US PROMETHEUS PROMETHEUS PROMETHEUS PROMETHEUS PROMETHEUS PROMETHEUS PROM
ETHEUS PROMETHEUS PROMETHEUS PROMETHEUS PROMETHEUS PROMETHEUS PROMETHEUS P
ROMETHEUS PROMETHEUS PROMETHEUS PROMETHEUS PROMETHEUS PROMETHEUS PROMETHE
US PROMETHEUS **PROMETHEUS** PROMETHEUS PROMETHEUS PROMETHE
ETHEUS PROMETHEUS PROMETHEUS PROMETHEUS PROMETHEUS PROM
ROMETHEUS PROMETHEUS PROMETHEUS PROMETHEUS PROMETHEUS
US PROMETHEUS PROMETHEUS PROMETHEUS PROMETHEUS PROMETHEU
ETHEUS PROMETHEUS PROMETHEUS PROMETHEUS PROMETHEUS PROMETHEUS PROMETHEUS P
ROMETHEUS PROMETHEUS PROMETHEUS PROMETHEUS PROMETHEUS PROMETHEUS PROMETHE
US PROMETHEUS PROMETHEUS PROMETHEUS PROMETHEUS PROMETHEUS PROMETHEUS PROM
ETHEUS PROMETHEUS PROMETHEUS PROMETHEUS PROMETHEUS **PROMETHEUS** PROMETHEUS P
ROMETHEUS PROMETHEUS PROMETHEUS PROMETHEUS PROMETHEUS PROMETHEUS PROMETHE
US PROMETHEUS PROMETHEUS PROMETHEUS PROMETHEUS PROMETHEUS PROMETHEUS PROM
ETHEUS PROMETHEUS PROMETHEUS PROMETHEUS PROMETHEUS PROMETHEUS PROMETHEUS P
ROMETHEUS **PROMETHEUS** PROMETHEUS PROMETHEUS PROMETHEUS PROMETHEUS PROMETHE
US PROMETHEUS PROMETHEUS PROMETHEUS PROMETHEUS PROMETHEUS PROMETHEUS PROM
ETHEUS PROMETHEUS PROMETHEUS PROMETHEUS PROMETHEUS PROMETHEUS PROMETHEUS P
ROMETHEUS PROMETHEUS PROMETHEUS PROMETHEUS PROMETHEUS PROMETHEUS PROMETHE
US PROMETHEUS PROMETHEUS PROMETHEUS PROMETHEUS PROMETHEUS PROMETHEUS PROM
ETHEUS PROMETHEUS PROMETHEUS PROMETHEUS PROMETHEUS PROMETHEUS PROMETHEUS P
ROMETHEUS PROMETHEUS PROMETHEUS **PROMETHEUS** PROMETHEUS PROMETHEUS PROMETHE
US PROMETHEUS PROMETHEUS PROMETHEUS PROMETHEUS PROMETHEUS PROMETHEUS PROM
ETHEUS PROMETHEUS PROMETHEUS PROMETHEUS PROMETHEUS PROMETHEUS PROMETHEUS P
ROMETHEUS **PROMETHEUS** PROMETHEUS PROMETHEUS PROMETHEUS PROMETHEUS PROMETHE
US PROMETHEUS PROMETHEUS PROMETHEUS PROMETHEUS PROMETHEUS PROMETHEUS PROM
ETHEUS PROMETHEUS PROMETHEUS PROMETHEUS PROMETHEUS **PROMETHEUS** PROMETHEUS P
ROMETHEUS PROMETHEUS PROMETHEUS PROMETHEUS PROMETHEUS PROMETHEUS PROMETHE
US PROMETHEUS PROMETHEUS PROMETHEUS PROMETHEUS PROMETHEUS PROMETHEUS PROM
ETHEUS PROMETHEUS PROMETHEUS PROMETHEUS PROMETHEUS PROMETHEUS PROMETHEUS P
ROMETHEUS PROMETHEUS PROMETHEUS PROMETHEUS PROMETHEUS PROMETHEUS PROMETHE
US PROMETHEUS PROMETHEUS PROMETHEUS PROMETHEUS PROMETHEUS PROMETHEUS PROM
ETHEUS PROMETHEUS PROMETHEUS PROMETHEUS **PROMETHEUS** PROMETHEUS PROMETHEUS P
ROMETHEUS PROMETHEUS PROMETHEUS PROMETHEUS PROMETHEUS PROMETHEUS PROMETHE
US **PROMETHEUS** PROMETHEUS PROMETHEUS PROMETHEUS PROMETHEUS PROMETHEUS PROM
ETHEUS PROMETHEUS PROMETHEUS PROMETHEUS PROMETHEUS PROMETHEUS PROMETHEUS P
ROMETHEUS PROMETHEUS PROMETHEUS PROMETHEUS PROMETHEUS **PROMETHEUS** PROMETHE
US PROMETHEUS PROMETHEUS PROMETHEUS PROMETHEUS PROMETHEUS PROMETHEUS PROM

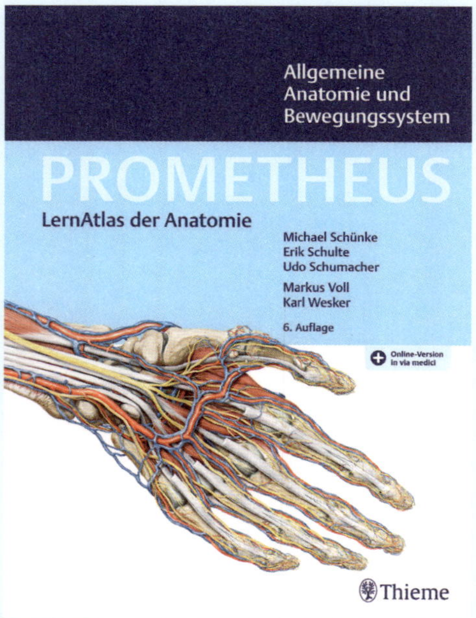

Wichtige Hinweise

- Der persönliche Zugangscode wird gesperrt, sobald die erste Freischaltung des Buches erfolgt ist. Die Nutzung ist somit nur für den Erstkäufer bzw. Erstnutzer (z. B. bei Bibliotheksexemplaren) möglich.
- Die Weitergabe von Passwörtern ist nicht erlaubt. Der Verlag behält sich das Recht vor, bei Verstoß rechtliche Schritte einzuleiten.
- Zugang zu den Online-Materialien erhält der Käufer ausschließlich für den privaten Gebrauch. Eine gewerbliche bzw. institutionelle Nutzung ist nicht gestattet.

Nutze dein Buch auch in via medici!

Nach Einlösung des Codes kannst du den Buchinhalt unbegrenzt elektronisch nutzen – auf PCs, Tablets und Smartphones.

- Dein persönlicher Zugangscode:

244413 Schünke, PROM. Bewegungsapp., A6

Achtung! Sobald der Zugangscode in der Printausgabe freigelegt ist, kann das Buch nicht mehr zurückgegeben werden.

- Nutze diesen QR-Code oder geh auf **viamedici.thieme.de/code**. Dort findest du dann alle notwendigen Informationen zum weiteren Vorgehen.

PROMETHEUS

LernAtlas der Anatomie

Thieme

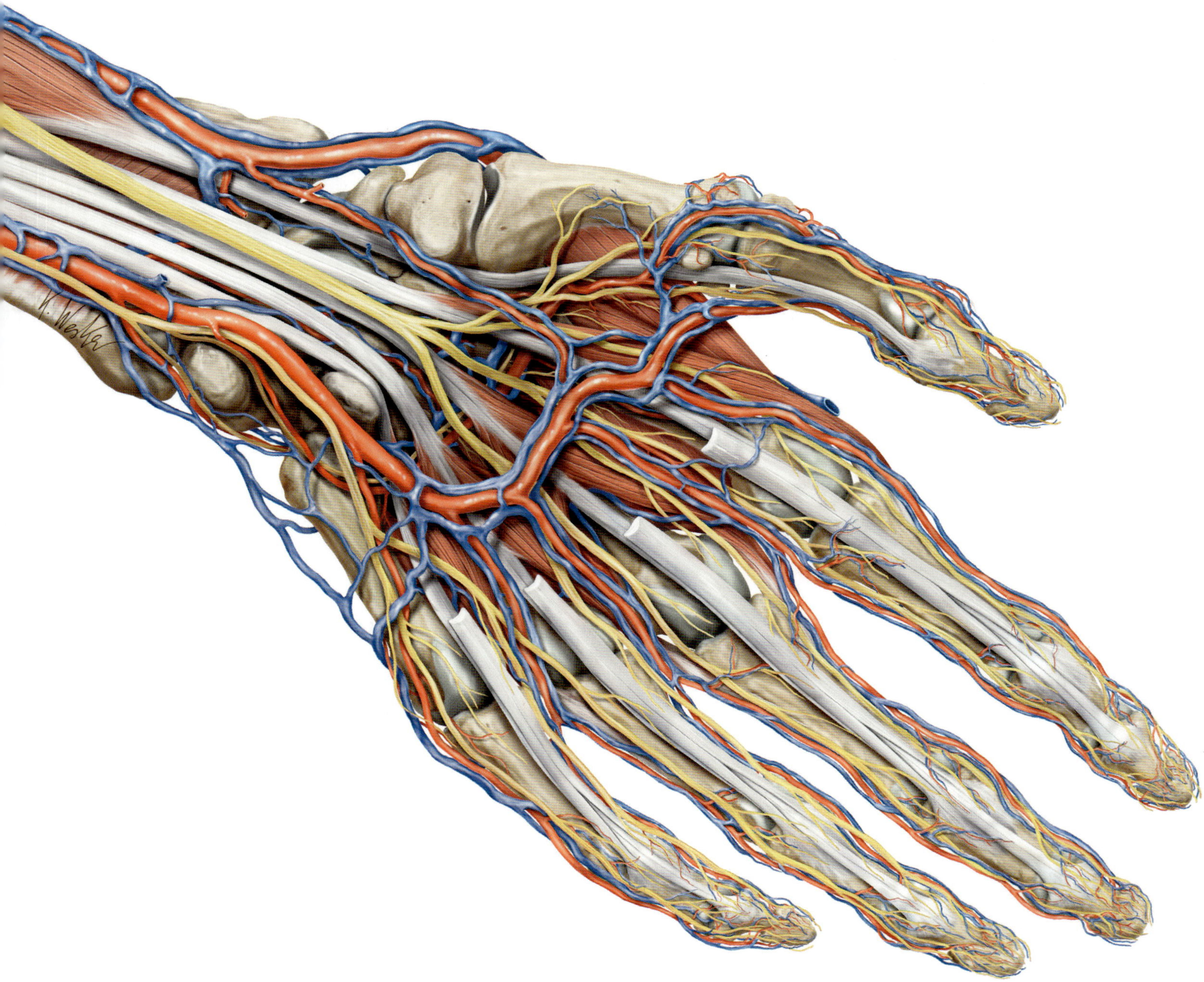

Allgemeine Anatomie
und Bewegungssystem

PROMETHEUS

LernAtlas der Anatomie

Michael Schünke
Erik Schulte
Udo Schumacher

Illustrationen von
Markus Voll
Karl Wesker

6., vollständig
überarbeitete und
erweiterte Auflage

2120 Illustrationen

Georg Thieme Verlag
Stuttgart · New York

Bibliografische Information der Deutschen Nationalbibliothek

Die Deutsche Nationalbibliothek verzeichnet diese Publikation in der Deutschen Nationalbibliografie; detaillierte bibliografische Daten sind im Internet über http://dnb.d-nb.de abrufbar.

Professor
Dr. med. Dr. rer. nat. Michael Schünke
Anatomisches Institut der
Christian-Albrechts-Universität zu Kiel
Otto-Hahn-Platz 8
24118 Kiel

Professor
Dr. med. Erik Schulte
Universitätsmedizin der
Johannes Gutenberg-Universität Mainz
Institut für Funktionelle und Klinische Anatomie
Johann-Joachim-Becher-Weg 13
55128 Mainz

Professor
Dr. med. Udo Schumacher, FRCPath, FSB, DSc
MSB Medical School Berlin
Hochschule für Gesundheit und Medizin
Rüdesheimer Straße 50
14197 Berlin

Grafiker

Markus Voll, München (Homepage: www.markus-voll.de)
Karl Wesker, Berlin (Homepage: www.karlwesker.de)

Georg Thieme Verlag KG
Rüdigerstraße 14, 70469 Stuttgart, Germany
www.thieme.de
Prometheus-Homepage: www.thieme.de/prometheus

Printed in Germany

Covergestaltung: © Thieme
Bildnachweis Cover: © Karl Wesker, Berlin
Satz und Layout: Gay & Sender, Bremen
Druck: Mohn Media, Gütersloh

DOI 10.1055/b000000613

ISBN 978-3-13-244413-3 1 2 3 4 5 6

Auch erhältlich als E-Book:
eISBN (PDF) 978-3-13-244414-0
eISBN (epub) 978-3-13-244415-7

1. deutsche Auflage 2005
1. italienische Auflage 2005
1. niederländische Auflage 2005
1. spanische Auflage 2005
1. englische Auflage 2006
1. französische Auflage 2006
1. brasilianisch-portugiesische Auflage 2006
1. japanische Auflage 2007
2. deutsche Auflage 2007
1. griechische Auflage 2007
1. koreanische Auflage 2007
1. portugiesische Auflage 2007
1. türkische Auflage 2007
1. polnische Auflage 2009
2. niederländische Auflage 2010
2. spanische Auflage 2010
3. deutsche Auflage 2011
2. japanische Auflage 2011
2. brasilianisch-portugiesische Auflage 2013
2. polnische Auflage 2013
4. deutsche Auflage 2014
2. italienische Auflage 2014
2. koreanische Auflage 2014
3. spanische Auflage 2014
2. englische Auflage 2015
2. türkische Auflage 2015
2. französische Auflage 2016
1. indonesische Auflage 2015
3. niederländische Auflage 2016
3. japanische Auflage 2017
5. deutsche Auflage 2018
3. brasilianisch-portugiesische Auflage 2019
4. italienische Auflage 2019
3. italienische Auflage 2021
3. türkische Auflage 2021
2. indonesische Auflage 2021
4. spanische Auflage 2021
3. polnische Auflage 2021
1. chinesische Auflage 2021

Warum PROMETHEUS?

In der griechischen Mythologie ist Prometheus der Titanensohn, der sich Menschen nach seinen eigenen Vorstellungen erschafft. Damit beschwört er den Zorn des Göttervaters Zeus herauf. Zeus muss jedoch der Sage nach wehrlos mit ansehen, wie Prometheus den Menschen das Feuer und damit Erleuchtung bringt – auch im übertragenen Sinne.

Prometheus bedeutet im Griechischen auch „der Vorausdenkende“, so dass unser Atlas neue Wege gehen muss, um seinem Namen gerecht zu werden. Diese neuen Wege wurden bereits bei der Konzeption des Buches beschritten. Sie basieren auf Umfragen und Interviews des Verlages mit Studierenden und Dozentinnen und Dozenten im deutschen Sprachraum sowie in den USA. Ausgangspunkt war die Frage, wie denn der „ideale“ Anatomie-Atlas aussehen müsste. Ideal für Studierende, die mit dem Atlas lernen sollen, die Informationsfülle des Faches Anatomie innerhalb eines sehr gedrängten Stundenplans zu bewältigen und sich dabei dauerhaft solide Kenntnisse zu erarbeiten.

Dass fundierte Kenntnisse im Fach Anatomie unverzichtbar für kompetentes ärztliches Handeln sind, wird mit fortschreitendem Studium immer klarer. Hierzu gehört es auch, Varianten des menschlichen Körpers zu kennen, denn dies kann später im Rahmen der Interpretation von Befunden oder bei Operationen hochrelevant sein und dazu beitragen, Fehler zu verhindern. PROMETHEUS berücksichtigt daher in besonderem Maße auch Varianten in der Anatomie des Menschen, wie z. B. zusätzliche oder nicht „regelkonform“ verlaufende Blutgefäße oder Lageanomalien von Organen.

Dabei vergessen die Autoren nicht, dass gerade die Anatomie – und hier besonders die makroskopische – die Lernenden wie kaum ein anderes medizinisches Fach vor die Schwierigkeit stellt, sich in einer erdrückenden Fülle von Namen und Fakten zu orientieren. Dies gilt umso mehr, als Anatomie ganz zu Beginn des Studiums gelehrt und gelernt werden muss, zu einem Zeitpunkt also, an dem die Studierenden meist noch nicht genügend Erfahrungen mit sinnvollen Lerntechniken gemacht haben. Sie können daher zwangsläufig Wichtiges noch nicht von weniger Wichtigem trennen und schließlich auch noch kaum Verknüpfungen zu anderen Fächern, wie etwa der Physiologie, aufbauen.

Vor diesem Hintergrund war es eine zentrale Zielsetzung bei der Konzeption des LernAtlas, eine wohlstrukturierte „Lernumgebung“ für Studierende zu schaffen. Eine Lernumgebung, die auf die genannten Schwierigkeiten gezielt Rücksicht nimmt und durch ihren Aufbau gleichzeitig Lernhilfe ist. Diesem Ziel diente zum einen die sorgfältige Auswahl der Themen, bei der „Vollständigkeit“ allein kein ausreichendes Kriterium sein konnte. Vielmehr wurde geprüft, inwieweit ein Thema entweder dem erforderlichen Grundverständnis des Faches Anatomie dient oder aber bereits sinnvolle Verbindungen zur klinischen Tätigkeit der späteren Ärztin/des späteren Arztes knüpft. Selbstverständlich spielte die Prüfungsrelevanz eines Themas in diesem Zusammenhang ebenfalls eine bedeutende Rolle, so dass sich unterschiedliche Gewichtungen von Themen ergaben.

Ein zweites Anliegen war es, den Studierenden nicht einfach eine wenig oder gar nicht kommentierte Bilderfolge vorzulegen. Vielmehr wurden alle Bildinformationen in engen Zusammenhang mit einem erklärenden Text gestellt. Auch wenn die Bilder teilweise „einfach für sich sprechen“, schafft der beigefügte Text zusätzliches Verständnis durch Erklärung der Bilder, durch Lernhinweise, fachübergreifende und in die Klinik verweisende Bezüge und vieles mehr. Dabei erläutert der Text schrittweise die Bilder und ermöglicht so ein tiefergehendes Verständnis auch komplexer Zusammenhänge. Der Grundsatz „Vom Einfachen zum Komplizierten“ war dabei ein Leitmotiv.

Als hilfreich erwies sich die Tatsache, dass die Makroskopische Anatomie in vielen Bereichen – vielleicht mit Ausnahme einiger neuroanatomischer Befunde – als ein „abgeschlossenes“ Fach gilt. Neues im Sinne einer wirklichen inhaltlichen Innovation ist eher die Ausnahme. Die Regel ist ein in vielen Bereichen etabliertes Fachwissen, das lediglich im Licht sich wandelnder klinischer Anforderungen neue Facetten bekommt. So ist die Schnittanatomie seit über 80 Jahren unter Anatomen bekannt, aber kaum genutzt worden. Eine enorme Renaissance erlebte sie mit modernen Bildgebungsverfahren wie CT und NMR, deren Bilder ohne ein profundes Verständnis der Schnittbildanatomie überhaupt nicht interpretiert werden können. „Neu“ im wirklich innovativen Charakter des Wortes konnte also nicht die Anatomie selbst sein. Neu – und auch modern im Sinne von zeitgemäß – sollte aber die Art und Weise der didaktischen Aufarbeitung sein.

Damit war im Grunde das prinzipielle Vorgehen bei der Erstellung des LernAtlas festgelegt: Ein Lernthema wird formuliert und erhält eine Lernumgebung aus Bildern, Legenden und Tabellen; auf benachbarte Themen, die ebenfalls in diesem Buch abgehandelt werden, wird verwiesen. Da also am Anfang die Formulierung des Lernthemas stand und nicht ein Bild oder ein Präparat als Bildvorlage, mussten alle Bilder komplett neu konzipiert und erstellt werden, was allein acht Jahre dauerte. Dabei stand nicht die 1:1-Wiedergabe eines Präparates im Vordergrund, vielmehr sollte das Bild selbst bereits einen anatomischen Befund didaktisch sinnvoll und lerntechnisch hilfreich deuten, um dem Lernenden das Arbeiten mit dem komplexen Bildinhalt zu erleichtern.

Es war unser Ziel, mit PROMETHEUS einen LernAtlas zu schaffen, der die Studierenden bei ihrer Arbeit im Fach Anatomie im Sinne einer didaktischen Führung unterstützt, ihre Begeisterung für dieses so spannende Thema noch verstärkt, der dem ganz am Anfang Stehenden ein Zuversicht gebender, lehrreicher Wegweiser durch die Anatomie ist und den Studierenden als zuverlässige Informationsquelle, der Ärztin wie dem Arzt als vertrautes Nachschlagewerk dient.

„Wenn Du das Mögliche erreichen willst, musst Du das Unmögliche versuchen“ (Rabindranath Tagore).

Michael Schünke, Erik Schulte, Udo Schumacher,
Markus Voll und Karl Wesker
Kiel, Mainz, Hamburg, München und Berlin im August 2022

Danke …

möchten wir zuallererst und zum wiederholten Male unseren Familien sagen. Ihnen widmen wir PROMETHEUS.

Seit der 1. Band PROMETHEUS 2005 erschienen ist, haben wir zahlreiche Hinweise und Ergänzungsvorschläge erhalten. Wir möchten diese Seite nutzen, um allen, die im Laufe der Jahre in irgendeiner Weise geholfen haben, PROMETHEUS zu verbessern, unseren herzlichen Dank auszusprechen. Im Einzelnen sind dies:
Frau Dr. rer. nat. Kirsten Hattermann, Frau Dr. med. dent. Runhild Lucius, Frau Prof. Dr. Renate Lüllmann-Rauch, Herr Prof. Dr. Jobst Sievers, Herr Dr. med. dent. Ali Therany, Herr Prof. Dr. Thilo Wedel (alle Anatomisches Institut der Christian-Albrechts-Universität zu Kiel) sowie Herr Univ.-Prof. Dr. med. Christoph Düber (Univ.-Med. Mainz), Herr Dr. med. dent. Christian Friedrichs (Praxis für Zahnerhaltung und Endodontie, Kiel), Herr Prof. Dr. Reinhart Gossrau (Charité Berlin, Institut für Anatomie), Herr Prof. Dr. Daniel Haag-Wackernagel (Basel), Herr Dr. med. Johannes-Martin Hahn (Tübingen), Herr Prof. Dr. med. Stefan Müller-Hülsbeck (DIAKO Krankenhaus gGmbH Flensburg), Herr Dr. Róbert Késmárszky, MD, Frau Prof. Susanne Klutmann (UKE Hamburg), Herr Michael Kriwat (Kiel), Herr Prof. Dr. Paul Peter Lunkenheimer (Westfälische Wilhelms-Universität Münster), Herr Prof. Dr. Janos Mester (UKE Hamburg), Herr Priv.-Doz. Dr. Jörg Detlev Moritz (Klinik für Radiologie und Neuroradiologie Kiel), Herr Priv.-Doz. Dr. Thomas Müller (Univ.-Med. Mainz), Herr Priv.-Doz. Dr. med. Dan mon O'Dey (Luisenhospital Aachen), Herr Dr. Kai-Hinrich Olms, Fußchirurgie Bad Schwartau, Herr Dr. med. Dipl.-Phys. Daniel Paech (Deutsches Krebsforschungszentrum Heidelberg), Herr OA Dr. Thilo Schwalenberg (Urologische Klinik des Universitätsklinikums Leipzig), Herr Dr. med. Hans-Peter Sobotta (Stiftung Herzogin Elisabeth Hospital Braunschweig), Frau Prof. Dr. em. Katharina Spanel-Borowski (Universität Leipzig), Herr Dr. Jürgen Specht (Orthopaedicum Frankfurt), Herr Prof. Dr. Christoph Viebahn (Georg-August-Universität Göttingen), Frau Dr. med. Imke Weyers (Univ. Lübeck).
Für aufwändige Korrekturarbeiten, insbesondere im Rahmen der 1. Auflage, danken wir Frau Dipl.-Biologin Gabriele Schünke, Herrn Dr. med. Jakob Fay sowie Frau cand. med. Claudia Dücker, cand. med. Simin Rassouli, cand. med. Heike Teichmann, cand. med. Susanne Tippmann und cand. med. dent. Sylvia Zilles, insbesondere für die Mithilfe bei den Beschriftungen Frau Dr. Julia Jörns-Kuhnke.
Ein ganz besonderer Dank geht an unsere beiden Layouter Stephanie Gay und Bert Sender. Ihre Fähigkeit, Bilder und Text so anzuordnen, dass jede Doppelseite einfach eine „klare Sache“ ist, trägt ganz entscheidend zur didaktischen und optischen Qualität unseres LernAtlas bei.

PROMETHEUS wäre ohne den Verlag nicht zustande gekommen. Da es aber immer Menschen und nicht Institutionen sind, die ein solches Projekt möglich machen, soll von unserer Seite besonders denen gedankt werden, die dieses Projekt von Verlagsseite aus betreut haben.
Das „Unmögliche möglich gemacht“ hat dabei Herr Dr. Jürgen Lüthje, Programmplaner des Thieme Verlages. Er hat es nicht nur geschafft, die Wünsche der Autoren und Grafiker mit den Zwängen der Realität sinnvoll zu vereinen. Er hat vielmehr über die Jahre der gemeinsamen Arbeit ein Team aus fünf Personen geschlossen bei einem Projekt gehalten, dessen Ziel uns von Anfang an bekannt war, dessen ausladende Dimension sich uns aber erst während der Arbeit im vollen Umfang erschloss. Sein Verdienst ist es in hohem Maße, dass der gemeinsame Wunsch, dieses Ziel zu erreichen, trotz aller Hürden, die überwunden werden mussten, nie erlosch. Bewundernswerte Geduld und die Fähigkeit zum Ausgleich von seiner Seite gerade auch in Problemsituationen kennzeichneten die zahllosen Gespräche mit ihm. Daher gebührt ihm unser aufrichtig und zutiefst empfundener Dank. Seit Herr Dr. Jürgen Lüthje 2018 in den Ruhestand gegangen ist, hat Herr Dr. Jochen Neuberger PROMETHEUS mit großem Engagement übernommen und mit dem bisherigen Team zusammen weitergeführt und weiterentwickelt.
Frau Sabine Bartl wurde im besten Sinne des Wortes zum Prüfstein für die Autoren. Sie hat – als Geisteswissenschaftlerin, nicht als Medizinerin – alle Texte gelesen und im Zusammenhang mit den Bildern darauf hin geprüft, ob einem/er (Noch-)Nicht-Mediziner/in – denn dies sind Studierende ganz am Anfang noch – die Logik der Darstellung wirklich gut ersichtlich wird. Gedankensprünge, die den Autoren, die das Fach aus einer anderen Perspektive sehen müssen, wohl zwangsläufig unterliefen, hat sie sofort entdeckt und die Neubearbeitung des Textes mit zahllosen Vorschlägen unterstützt. Aufgrund Ihrer Anregungen wurden auch Themen umformuliert und neu gestaltet. Ihr sind nicht nur die Autoren zu Dank verpflichtet: auch der Leser, dem sich nun ein Sachverhalt gut erschließt, profitiert von ihrem didaktischen Talent.
Herr Martin Spencker, bei Erscheinen der 1. Auflage Verlagsleiter Studium und Lehre, war, als der für das Projekt aus Verlagssicht Hauptverantwortliche, die letzte Instanz in der Koordination zwischen Verlag einerseits und Autoren und Grafikern andererseits. Seiner Fähigkeit, bei Problemen und Unklarheiten schnell und unkonventionell Entscheidungen zu treffen, verdankt das Projekt enorm viel. Seine Offenheit gegenüber allen Anliegen der Autoren und Grafiker, die Transparenz und Fairness bei allen Diskussionen gaben dem Projekt immer wieder Schwung und klare Rahmenbedingungen für eine offene und partnerschaftliche Kooperation. Auch ihm schulden wir großen Dank.
Ganz ausnahmslos war die Zusammenarbeit mit allen Mitarbeiterinnen und Mitarbeitern des Thieme Verlages zu jedem Zeitpunkt angenehm und freundschaftlich. Aus Platzgründen können wir hier leider nicht alle Personen namentlich aufführen, die in irgendeiner Weise an der Fertigstellung von PROMETHEUS beteiligt waren. Wir beschränken uns daher auf einige Mitarbeiterinnen und Mitarbeiter, die mit diesem Buch besonders intensiv verbunden sind. In diesem Zusammenhang möchten wir uns bedanken bei Antje Bühl, die als Projektassistentin von Anfang an mit dabei war und als „guter Geist im Hintergrund“ zahlreiche Arbeiten übernommen hat, wie z. B. wiederholtes Korrekturlesen der Layouts und Mithilfe beim Erfassen der Beschriftungen, bei Yvonne Straßburg, Michael Zepf und Laura Diemand, die dafür gesorgt haben, dass PROMETHEUS termingerecht gedruckt, gebunden und auf seinem gesamten Entstehungsweg mit bestem herstellerischem Know-how begleitet wurde; bei Susanne Tochtermann-Wenzel und Anja Jahn für die Unterstützung bei technischen Fragen rund um die Bebilderung, bei Julia Fersch, die dafür gesorgt hat, dass PROMETHEUS auch über eRef zugänglich ist, bei Almut Leopold und Dr. Wilhelm Kuhn für das ausgezeichnete Register; bei Marie-Luise Kürschner und Nina Jentschke für die ansprechende Gestaltung des Umschlags sowie bei Dr. Thomas Krimmer, Liesa Arendt, Birgit Carlsen, Stephanie Eilmann, Marion Hamm und Anne Döbler stellvertretend für alle, die PROMETHEUS im Hinblick auf Marketing, Verkauf und Öffentlichkeitsarbeit betreuen oder betreut haben.

Die Autoren im August 2022

Die Menschen hinter PROMETHEUS

Ein Werk wie PROMETHEUS kann nur entstehen, wenn die Menschen, die daran beteiligt sind, Hand in Hand zusammenarbeiten. Erst der rege Austausch zwischen den Anatomieprofessoren Michael Schünke, Erik Schulte und Udo Schumacher einerseits und den anatomischen Illustratoren Markus Voll und Karl Wesker andererseits führte zu dem didaktischen und künstlerischen Gesamtwerk, wie es jetzt vor Ihnen liegt.

Lerneinheiten zu schaffen, die ein Thema konsequent auf zwei gegenüberliegenden Seiten abhandeln, ist schon an sich eine besondere Herausforderung. Die Autoren müssen die Inhalte präzise auswählen, zusammenstellen und mit erläuternden Legenden versehen. Wie sich diese Inhalte dann jedoch im Atlas präsentieren, wie ansprechend und einprägsam sie sind, hängt maßgeblich von den Bildern ab – im PROMETHEUS sind es inzwischen gut 5000! Um sie zu zeichnen,

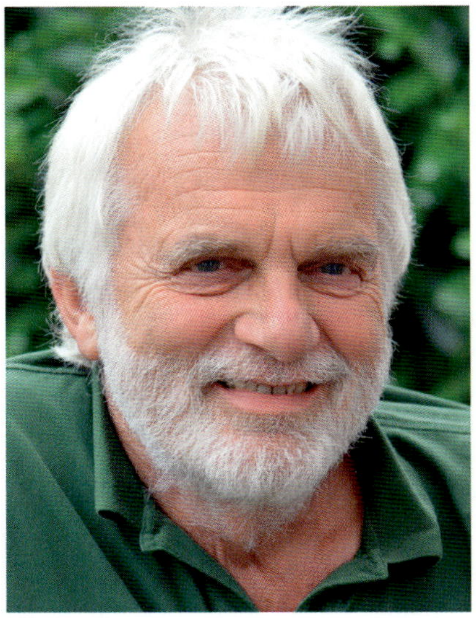

Foto: privat

Prof. Dr. med. Dr. rer. nat. Michael Schünke

Anatomisches Institut der Universität Kiel
Studium der Biologie und Medizin in Tübingen und Kiel
Intensive Lehrtätigkeit bei Medizinstudierenden und Physiotherapeuten
Autor und Übersetzer weiterer Lehrbücher

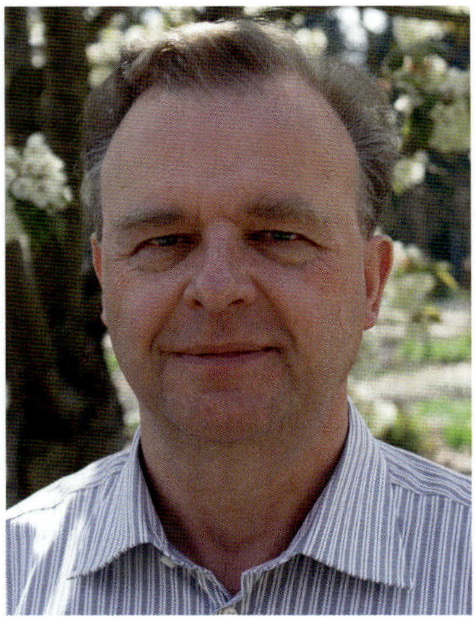

Foto: Kristina Schäfer

Prof. Dr. med. Erik Schulte

Institut für Funktionelle und Klinische Anatomie der Universitätsmedizin Mainz
Studium der Medizin in Freiburg
Intensive Lehrtätigkeit bei Medizinstudierenden
Preis für herausragende Leistungen in der Lehre in Mainz

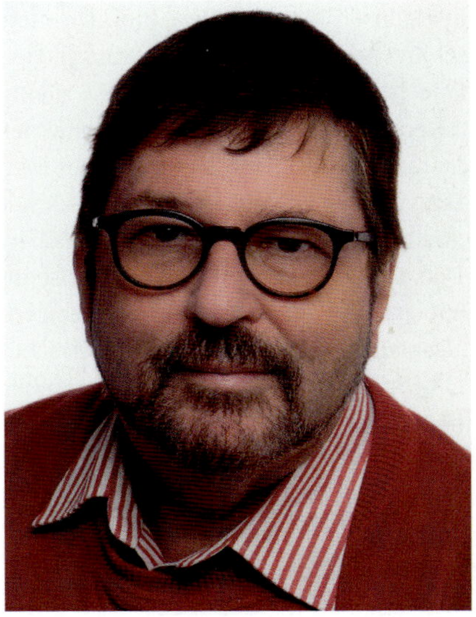

Foto: privat

Prof. Dr. med. Udo Schumacher

MSB Medical School Berlin
Studium der Medizin in Kiel sowie einjähriger Studienaufenthalt am Wistar Institute of Anatomy and Biology, Philadelphia
Intensive Lehrtätigkeit bei Medizinstudierenden, Physiotherapeuten/innen und Facharztkandidaten/innen (FRCS). Mehrjähriger Aufenthalt in Southampton, dort Erfahrungen in fächerübergreifendem, integriertem Unterricht

haben Markus Voll und Karl Wesker jahrzehntelange Erfahrungen in der anatomischen Illustration gesammelt, anatomische Sammlungen besucht, Präparate studiert und alte und neue Werke der Anatomie durchgearbeitet. Auf dieser Basis entstand der PROMETHEUS.

Er führt Sie Schritt für Schritt sicher durch die Anatomie und zeigt, welche bedeutende Rolle die Anatomie in der späteren praktischen Tätigkeit spielt: Ob Darmoperation bei einem Tumor, Trommelfellpunktion bei einer Mittelohrentzündung oder Untersuchung einer Schwangeren – immer sind profunde anatomische Kenntnisse notwendig. Ohne sie ist niemand eine gute Ärztin oder ein guter Arzt.

Das Lernen kann Ihnen auch PROMETHEUS nicht ersparen, aber er macht es schöner. Dafür garantieren Autoren und Grafiker.

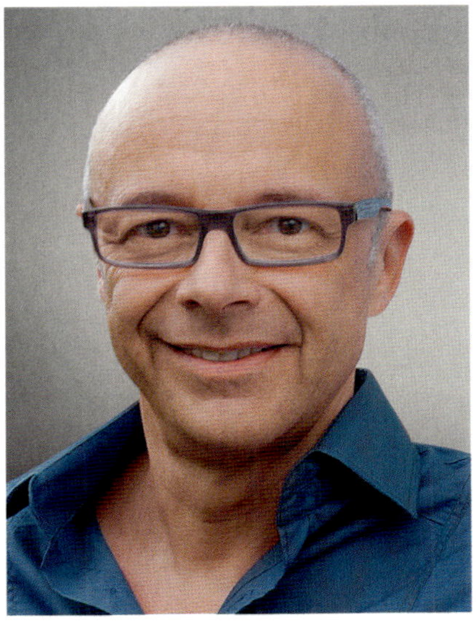

Foto: privat

Markus Voll

Freiberuflicher Illustrator und Grafiker in München
Grafikausbildung an der Blochererschule für Gestaltung in München
Studium der Medizin an der LMU München
Jahrzehntelange Tätigkeit als wissenschaftlicher Illustrator für zahlreiche Buchprojekte

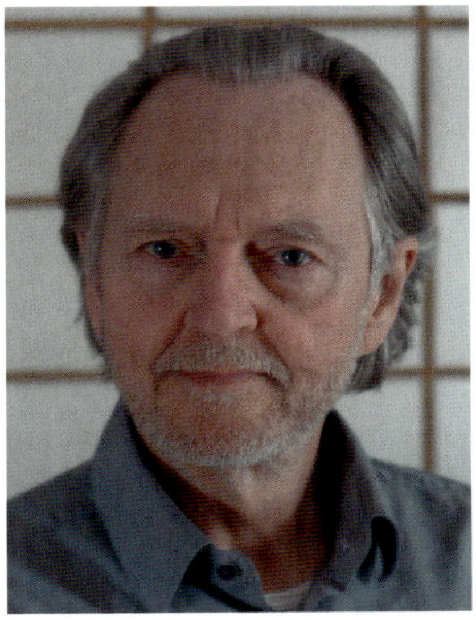

Foto: privat

Karl Wesker

Freiberuflicher Maler und Grafiker in Berlin
Lehre als Klischeeätzer und Lithograph
Studium der Visuellen Kommunikation an der FH Münster und an der Hochschule der Künste Berlin sowie der Kunstwissenschaft an der TU Berlin
Jahrzehntelang tätig in der freien Malerei und in der wissenschaftlichen Grafik, u. a. Buchprojekte für Anatomie

Inhaltsverzeichnis

A Allgemeine Anatomie

B Rumpfwand

C Obere Extremität

1 Knochen, Bänder und Gelenke

2 Systematik der Muskulatur

3 Topografie der Muskulatur

4 Systematik der Leitungsbahnen

5 Topografie der Leitungsbahnen

D Untere Extremität

Anhang

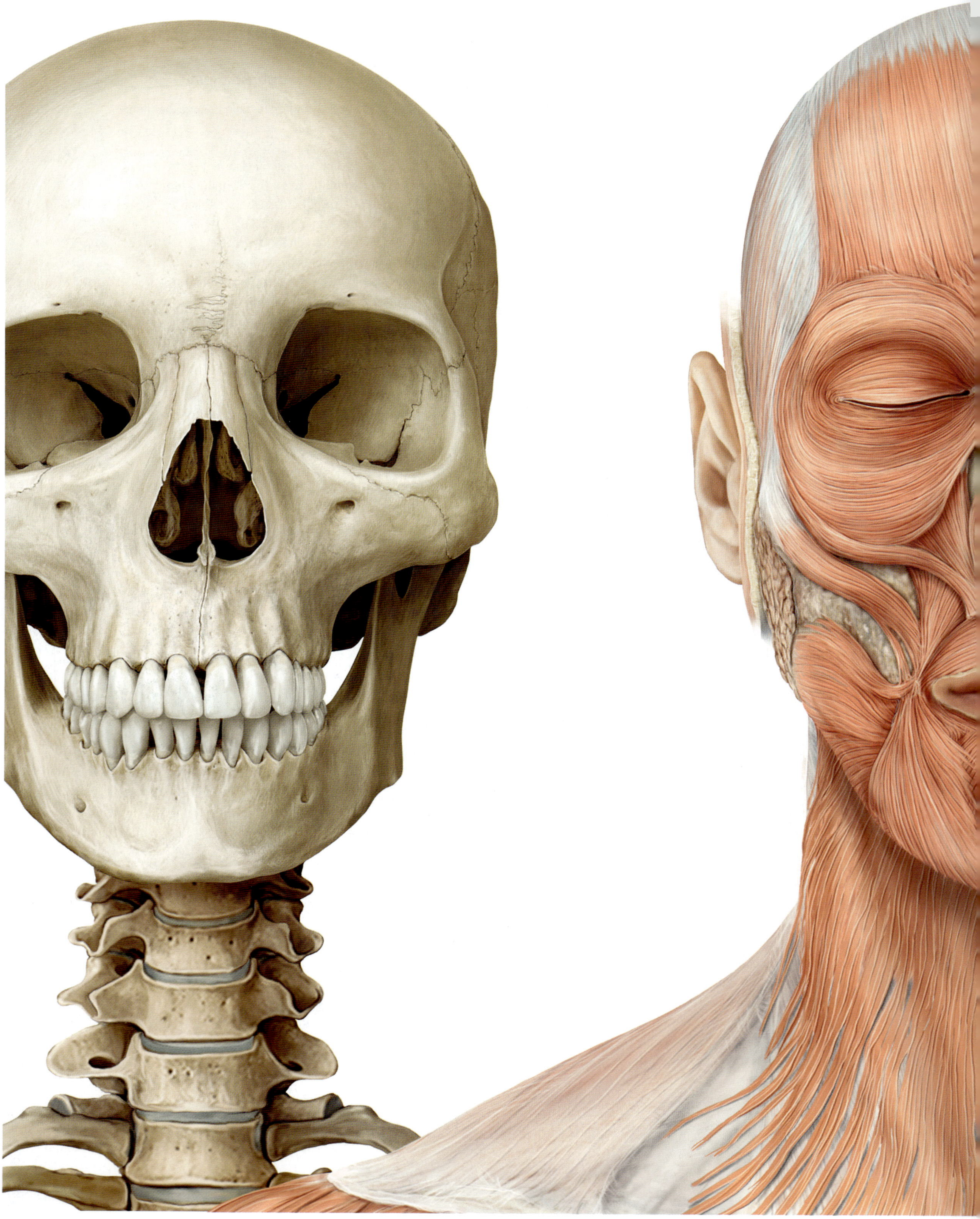

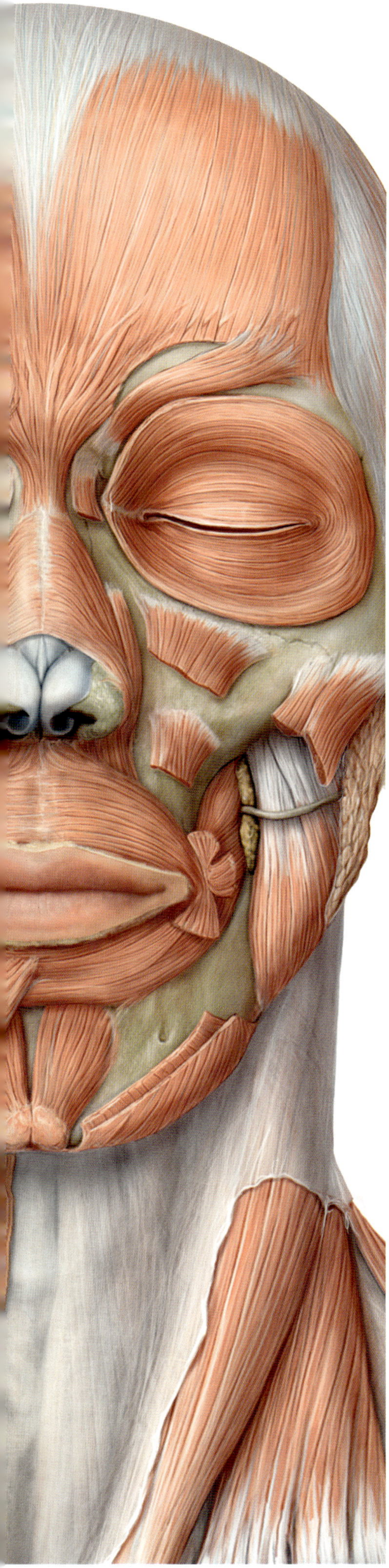

A Allgemeine Anatomie

1.1 Stammesgeschichte des Menschen

A Kurzer Überblick über die stammesgeschichtliche Entwicklung des Menschen

Um die Evolution des menschlichen Körpers besser zu verstehen, ist es sinnvoll, seine stammesgeschichtliche Entwicklung zurückzuverfolgen. Der Mensch und seine engsten Verwandten gehören zum **Stamm der Chordatiere (Chordata)** mit rund 50 000 Arten. Er besteht aus zwei Unterstämmen:

- *Invertebrata (Wirbellose):* Manteltiere (Tunicata) und Schädellose (Acrania oder Cephalochordata) und
- *Vertebrata (Wirbeltiere).*

Obwohl das Aussehen einzelner Vertreter der Chordaten stark voneinander abweicht, unterscheiden sie sich von allen anderen Tierstämmen durch charakteristische morphologische Strukturen, die zu irgendeinem Zeitpunkt im Leben dieser Tiere, manchmal nur während der Embryonalentwicklung, in Erscheinung treten (s. **G**). Wirbellose Chordaten wie die Cephalochordaten mit der bekanntesten Art, dem Lanzettfischchen *(Branchiostoma lanceolatum)*, sind hinsichtlich ihrer Organisation als *Modell eines primitiven Wirbeltiers* zu betrachten. Sie liefern Hinweise für den Grundaufbau des Wirbeltierkörpers und sind daher für das Verständnis der gesamten Wirbeltierorganisation sehr wichtige Formen (s. **D**).
Alle **Vertreter der heutigen Wirbeltierklassen** (Kieferlose, Knorpelfische, Knochenfische, Amphibien, Reptilien, Vögel und Säugetiere) haben zahlreiche charakteristische Merkmale gemeinsam (s. **H**), u. a. die aus einer Reihe von Wirbeln aufgebaute *Wirbelsäule,* die der gesamten Gruppe ihren Namen gab *(Vertebrata).* Die Evolution eines *amniotischen Eies,* d. h. die Entwicklung des Embryos innerhalb einer festen Eischale und in einer mit Flüssigkeit gefüllten Amnionhöhle, verbesserte das Überleben der Wirbeltiere an Land und war somit ein besonders bedeutungsvoller Durchbruch während der Evolution. Diese Anpassung der Reproduktion ermöglichte den landlebenden Vertebraten (Reptilien, Vögel und Säugetiere), ihre Lebenszyklen vollständig an Land zu durchlaufen und die letzten Bindungen an ihre Herkunft aus dem Wasser zu lösen. Vergleicht man die Embryonen verschiedener Wirbeltierklassen, lassen sich zahlreiche morphologische und funktionelle Ähnlichkeiten erkennen, u. a. die Anlage von Kiemenbögen (s. **B**).
Innerhalb der **Säugetiere** werden **drei Hauptgruppen** unterschieden: Monotremata (Kloakentiere), Marsupialia (Beuteltiere) und Placentalia (Plazentatiere). Zu letzteren zählt auch der Mensch. Plazentatiere besitzen eine Reihe typischer Merkmale (s. **J**), u. a. investieren sie deutlich mehr Energie in die Pflege und Aufzucht ihrer Jungen. Plazentale Säugetiere beenden ihre Embryonalentwicklung innerhalb der Gebärmutter und sind während der gesamten intrauterinen Phase mit ihrer Mutter über die Plazenta verbunden. Der Mensch ist ein Angehöriger der **Säugetierordnung Primates (Herrentiere)**, deren erste Vertreter vermutlich kleine baumlebende Säugetiere waren. Zusammen mit den Halbaffen, den Affen und den Menschenaffen besitzt er Merkmale, die ihren Ursprung in der Anpassung an eine baumlebende Lebensweise haben. So besitzen Primaten z. B. bewegliche Schultergelenke, wodurch sie sich schwingend von Ast zu Ast hangeln können, geschickte Hände, mit denen sie sich an Ästen festhalten und Nahrung bearbeiten können, sowie sich breit überlappende Sehfelder beider Augen, welche das räumliche Sehen verbessern.

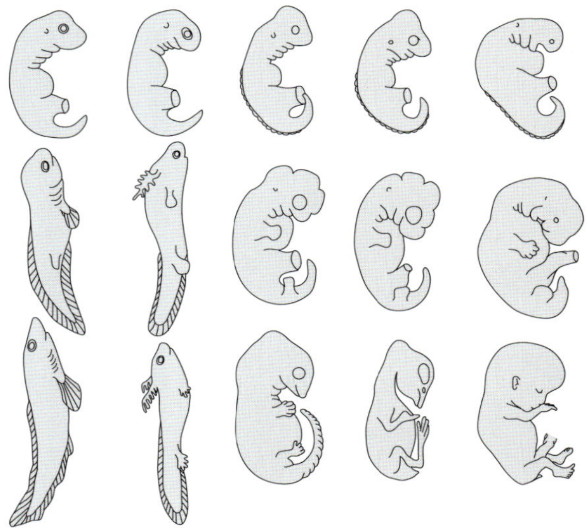

B Unterschiedliche Stadien der frühen Embryonalentwicklung von Wirbeltieren

Die frühen Entwicklungsstadien (obere Reihe) von Mensch, Vogel, Reptil, Amphibie und Fisch besitzen eine charakteristische Form, die praktisch für alle Wirbeltiere dieses Stadiums gleich ist. Auffallend ist die Übereinstimmung in der Gestalt, insbesondere bei der Anlage der Kiemen- bzw. Schlundbögen in der späteren Kopf-Hals-Region. Diese morphologische und funktionelle Ähnlichkeit von frühen Entwicklungsstadien weist auf Verwandtschaftsbeziehungen hin, d. h. die Keimentwicklung (Ontogenese) eines Wirbeltierorganismus stellt in gewisser Weise die kurze und schnelle Rekapitulation der Stammesentwicklung (Phylogenese) dar (Theorie der sog. „biogenetischen Grundregel" von Ernst Haeckel, 1834–1919).

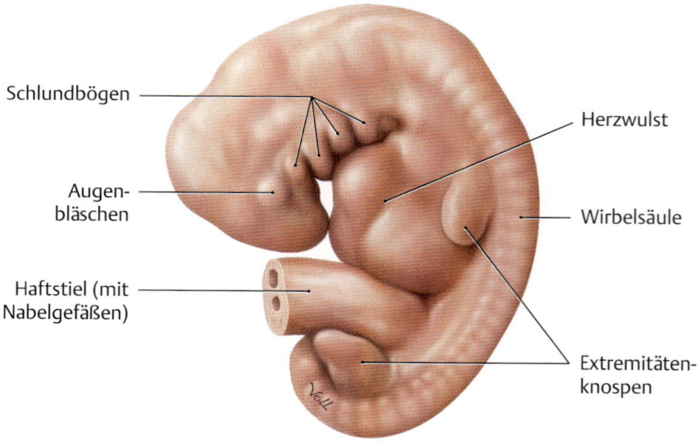

C Anlage der Schlund- bzw. Kiemenbögen bei einem fünf Wochen alten menschlichen Embryo

Ansicht von links. Die Schlund- bzw. Kiemenbögen sind (ähnlich wie die Somiten, die Ursegmente des embryonalen Mesoderms) *metamer* angelegte Grundstrukturen des Wirbeltierembryos. Das heißt, sie sind in hintereinander liegende, gleich gebaute Abschnitte gegliedert. Sie liefern u. a. das Anlagenmaterial für die artspezifische Entwicklung des Viszeralskeletts (Ober- und Unterkiefer, Mittelohr, Zungenbein und Kehlkopf), der dazugehörigen Gesichtsmuskulatur sowie des Schlunddarms (s. S. 11).

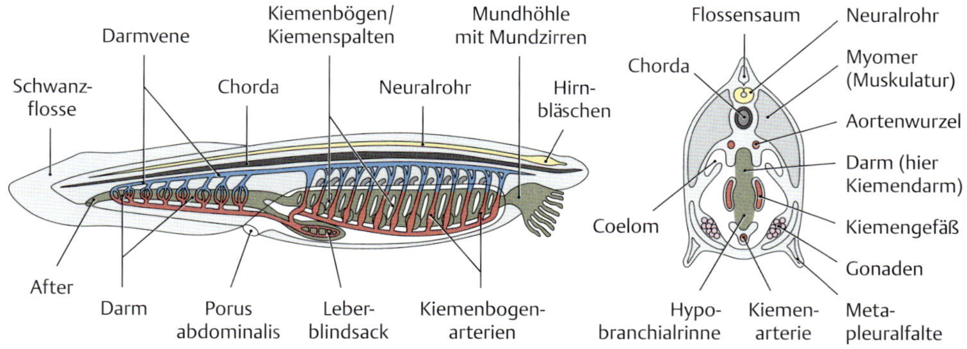

D Bauplan eines Chordaten: Lanzettfischchen *(Branchiostoma lanceolatum)*

Die Wirbeltiere (zu denen auch der Mensch gehört) sind ein Unterstamm der Chordatiere (Chordaten), deren typischer Vertreter das Lanzettfischchen ist. Es steht am Beginn der Evolution zu den Wirbeltieren. Zu den charakteristischen Baumerkmalen der Chordaten gehört die Ausbildung eines Achsenskeletts, der Chorda dorsalis (Rückensaite). Auch beim Menschen sind noch Reste der Chorda dorsalis erhalten, z. B. im Nucleus pulposus der Bandscheiben. Die Chorda dorsalis wird beim Menschen allerdings nur während der Embryonalentwicklung angelegt und nicht fertig ausgebildet. Daraus können sich manchmal sog. *Chordome,* das sind entwicklungsbedingte Tumoren, entwickeln. Dorsal der Chorda ist das *röhrenförmige Nervensystem* angelegt. Der Körper und insbesondere die Muskulatur besteht aus mehreren Segmenten, den *Myomeren.* Diese myomere Gliederung ist beim Menschen besonders gut im Rumpfbereich zu erkennen. Ferner zeichnen sich Chordaten durch einen geschlossenen Blutkreislauf aus.

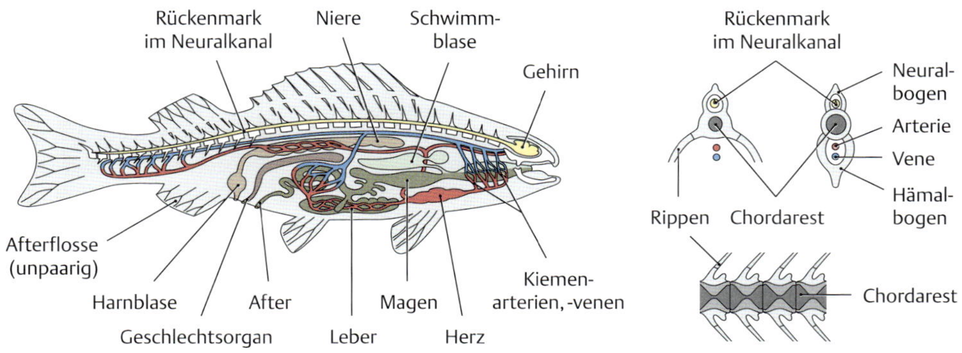

E Bauplan eines Wirbeltiers am Beispiel eines Knochenfisches

Die Wirbeltiere stellen den *Unterstamm der Chordaten* dar, aus denen sich der Mensch entwickelt hat. Am Beginn der Wirbeltierevolution stehen die Fische, bei denen die Chorda dorsalis zur Wirbelsäule umgebaut wurde. Die segmental angeordneten knöchernen Wirbel der Wirbelsäule umschließen ringförmig Reste der Chorda dorsalis und verdrängen diese mehr oder weniger. Von den Wirbelkörpern gehen dorsale und ventrale Bögen aus. Die dorsalen Bögen (Wirbel- oder Neuralbögen) bilden in ihrer Gesamtheit den Neuralkanal; die ventralen Bögen (Hämalbögen) formen in der Schwanzregion einen Hämalkanal für die großen Blutgefäße; in der Rumpfregion sind sie Träger der Rippen.

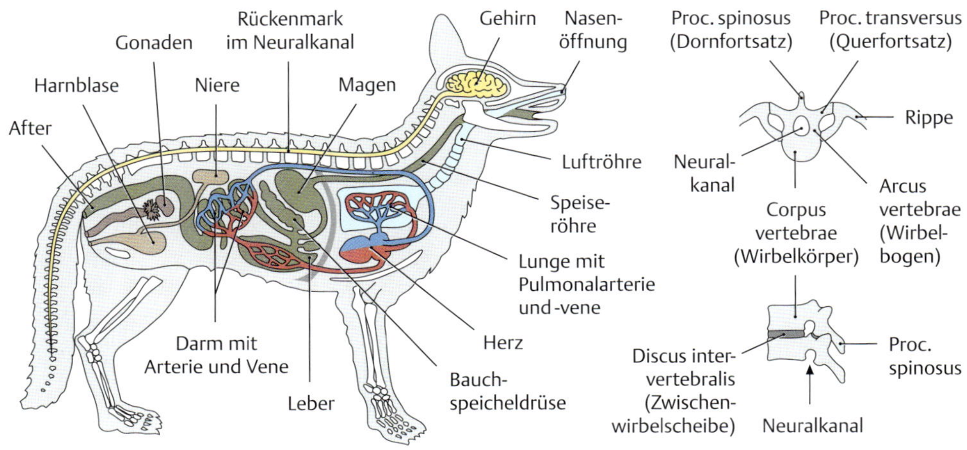

F Bauplan eines Säugetiers am Beispiel eines Hundes

G Chordatenmerkmale

- Ausbildung eines Achsenskeletts (Chorda dorsalis)
- dorsal gelegenes Neuralrohr
- segmentale Gliederung des Körpers, insbesondere der Muskulatur
- von Spalten durchbrochener Vorderdarm (Kiemendarm)
- geschlossener Blutkreislauf
- hinter dem After (postanal) liegender Schwanz

H Wirbeltiertypische Merkmale

- Konzentration von Nervenzellen, Sinnesorganen und Mundwerkzeugen am Kopf (Zephalisation)
- mehrteiliges Gehirn mit Hypophyse
- Ersatz der Chorda dorsalis durch die Wirbelsäule
- in der Regel zwei Extremitätenpaare
- Ausbildung von Kiemenbögen
- Auftreten von Neuralleistenzellen
- geschlossener Blutkreislauf mit ventralem, gekammertem Herz
- Labyrinthorgan mit Bogengängen
- mehrschichtige Epidermis
- Leber und Pancreas stets vorhanden
- komplexe endokrine Organe wie Schilddrüse und Hypophyse
- komplexes Immunsystem
- Geschlechter fast stets getrennt

J Säugetiertypische Merkmale

- drüsenreiche, von echten Haaren (Terminalhaaren) bedeckte Haut
- weibliche Tiere stets mit Milchdrüsen zur Ernährung der Nachkommen, meistens lebend gebärend
- starke Entwicklung des Großhirns
- gut entwickelte Hautmuskulatur
- sekundäres Kiefergelenk aus Dentale und Squamosum
- das Zwerchfell wird zum wichtigsten Atemmuskel und trennt Brust- und Bauchhöhle
- meist spezialisiertes, heterodontes Gebiss, dessen Zähne in Alveolen sitzen
- vierkammeriges Herz mit einem (linken) Aortenbogen
- konstante Körpertemperatur (Homiothermie)

1.2 Entwicklungsgeschichte des Menschen: Überblick, Befruchtung und früheste Entwicklungsstadien

Die Entwicklungsgeschichte (Ontogenese) hat große Bedeutung für das Verständnis des menschlichen Körpers. Sie befasst sich mit der Bildung von Geweben (Histogenese), Organen (Organogenese) und der Gestalt des Körpers (Morphogenese).

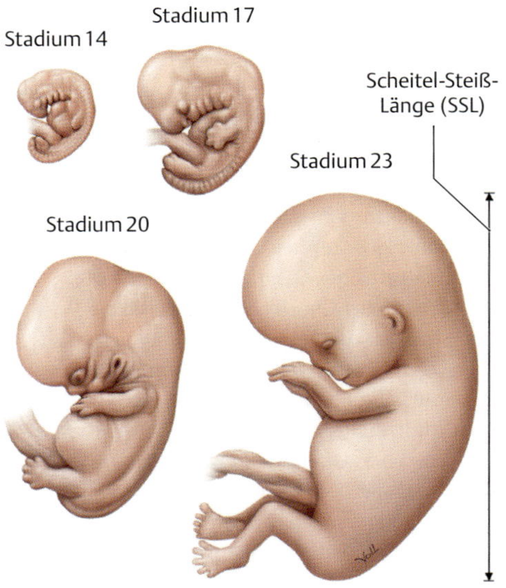

A Fünf bis acht Wochen alte Embryonen
Streeter (1942) und O'Rahilly (1987) teilten die Frühentwicklung und die Embryonalperiode des Menschen auf Basis der Carnegie-Sammlung in 23 Stadien ein. Diese *Carnegie-Stadien* sind charakterisiert durch das Alter (Befruchtungsalter), die Größe (ab der 5. Woche als Scheitel-Steiß-Länge, SSL) und durch ein definiertes Entwicklungsstadium.

Stadium 14: 5. Woche, SSL 8 mm, Nackenbeuge liegt über der Scheitelbeuge;
Stadium 17: 6. Woche, SSL 13 mm, Fingerstrahlen werden sichtbar;
Stadium 20: 7. Woche, SSL 18 mm, Arme gewinkelt, Hände in Pronationsstellung;
Stadium 23: 8. Woche, SSL 30 mm, Proportionen der Extremitäten ausgebildet.

B Längenwachstum und Gewichtsentwicklung in der Fetalperiode

Alter (Wochen)	Scheitel-Steiß-Länge, SSL (cm)	Gewicht (g)
9–12	5–8	10–45
13–16	9–14	60–200
17–20	15–19	250–450
21–24	20–23	500–820
25–28	24–27	900–1300
29–32	28–30	1400–2100
33–36	31–34	2200–2900
37–38	35–36	3000–3400

C Überblick über die zeitliche Abfolge der menschlichen Entwicklung
(Die Carnegie-Stadien sind in Klammern angegeben.)

1.–3. Woche: Frühentwicklung	
1. Woche:	Tubenwanderung, Furchung und Blastozystenbildung (Stadium 1–3)
2. Woche:	Implantation und zweiblättrige Keimscheibe, Dottersack (Stadium 4–5)
3. Woche:	dreiblättrige Keimscheibe, Neurulationsbeginn (Stadium 6–9)
4.–8. Woche: Embryonalperiode	
4. Woche:	Abfaltung des Keimes, Neurulation beendet, Axialorgane, Körpergrundgestalt (Stadium 10–13)
5.–8. Woche:	Organogenese (alle wesentlichen äußeren und inneren Organe sind angelegt, Extremitätenproportionen ausgebildet) (Stadium 14–23)
9.–38. Woche: Fetalperiode	
9.–38. Woche:	Organwachstum und funktionelle Ausreifung (geschlechtsspezifische Differenzierung des äußeren Genitales)
Schwangerschaftsdauer bzw. Tragzeit	
• p. o. = post ovulationem (Befruchtungsalter):	266 Tage = 38 Wochen
• p. m. = post menstruationem (Menstruationsalter):	280 Tage = 40 Wochen

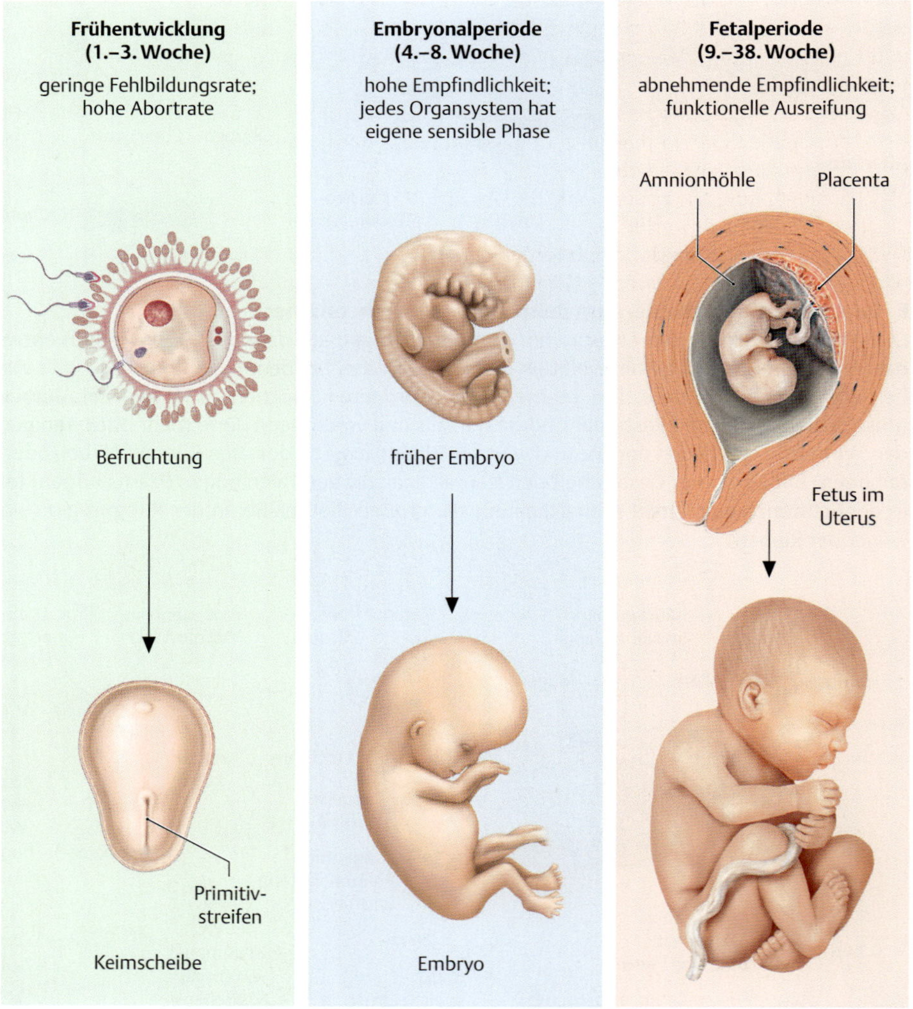

D Sensible Phasen gegenüber Teratogenen

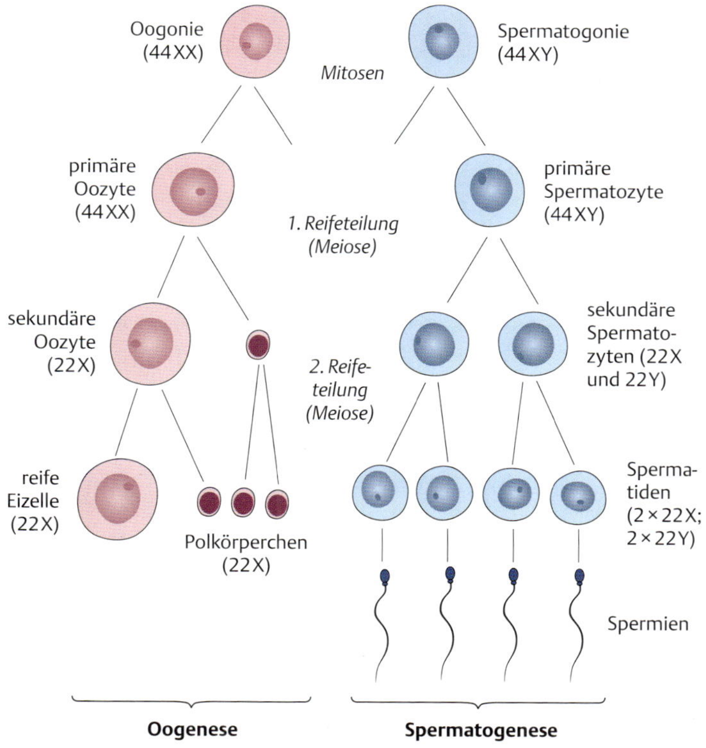

E Bildung von Eizelle und Spermien

Durch die 1. und 2. Reifeteilung (Meiose) entstehen Zellen mit halbiertem (haploidem) Chromosomensatz. Bei der Befruchtung wird daraus wieder ein diploider Chromosomensatz. Sinn der Meiose sind Umbau und Neukombination der Chromosomen, d. h. die Mischung des genetischen Materials.

Oogenese: Aus den Oogonien entstehen zunächst mitotisch primäre Oozyten, die noch einen diploiden Chromosomensatz (44 XX) aufweisen. Die primären Oozyten durchlaufen im Folgenden die 1. und 2. meiotische Reifeteilung, die zu vier haploiden Zellen (22 X) führen: eine reife Eizelle und drei Polkörperchen.

Spermatogenese: Diploide Spermatogonien teilen sich mitotisch und bilden primäre Spermatozyten (44 XY), die sich meiotisch teilen und vier haploide Spermatiden liefern, von denen jeweils zwei ein X-Chromosom (22 X) und zwei ein Y-Chromosom (22 Y) aufweisen. Aus den Spermatiden entwickeln sich die beweglichen Spermien (Spermatohistogenese).

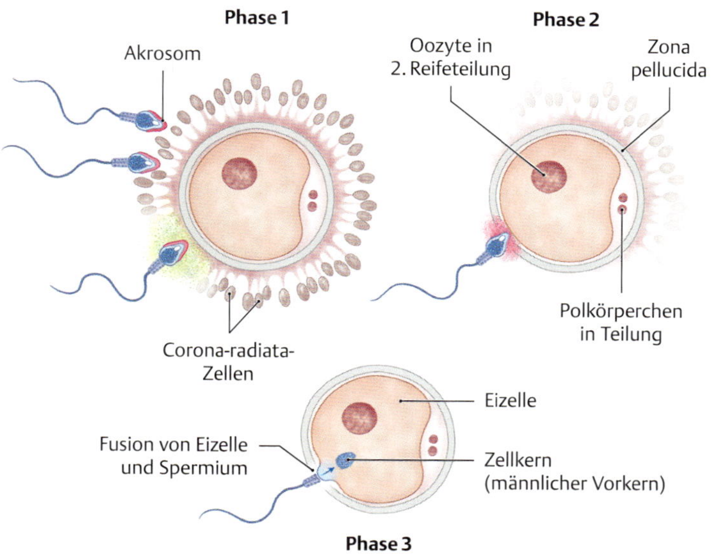

F Schematische Darstellung des Befruchtungsvorganges

In der *1. Phase* durchdringt das Spermium die Corona-radiata-Zellen, in der *2. Phase* löst sich das Akrosom auf, und die Zona pellucida wird enzymatisch angedaut. In der *3. Phase* verschmelzen die Zellmembranen von Ei- und Samenzelle, und das Spermium gelangt in die Eizelle.

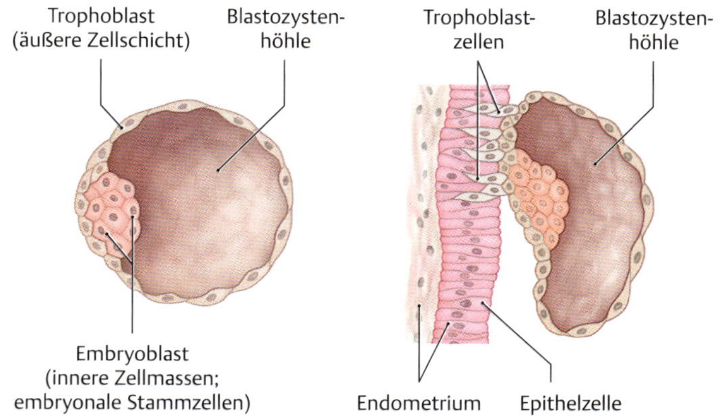

G Implantation der Blastozyste in die Uterusschleimhaut am 5./6. Tag p. o.

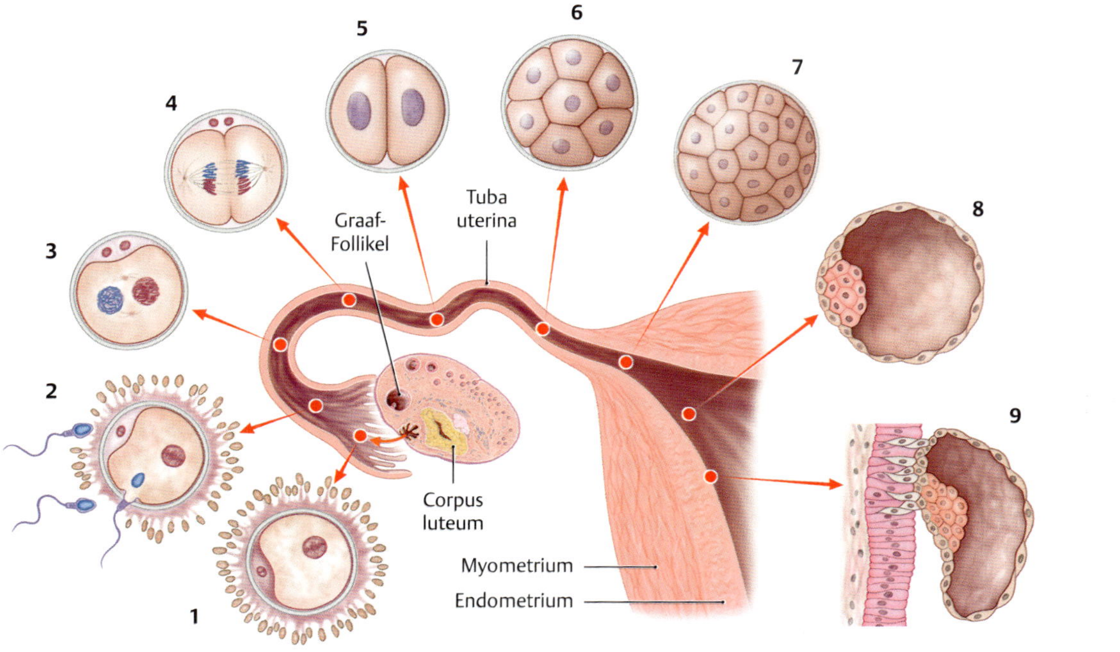

H Entwicklungsvorgänge während der 1. Woche der Frühentwicklung

1. Eizelle direkt nach erfolgter Ovulation
2. Befruchtung innerhalb von ca. 12 Stunden
3. männlicher und weiblicher Vorkern mit anschließender Zygotenbildung
4. erste Furchungsteilung
5. 2-Zellen-Stadium (30 h)
6. Morulastadium (3. Tag)
7. Eintritt in das Uteruslumen (4. Tag)
8. Blastozyste (4.–5. Tag)
9. Beginn der Implantation (5.–6. Tag)

1.3 Entwicklungsgeschichte des Menschen: Gastrulation, Neurulation und Somitenbildung

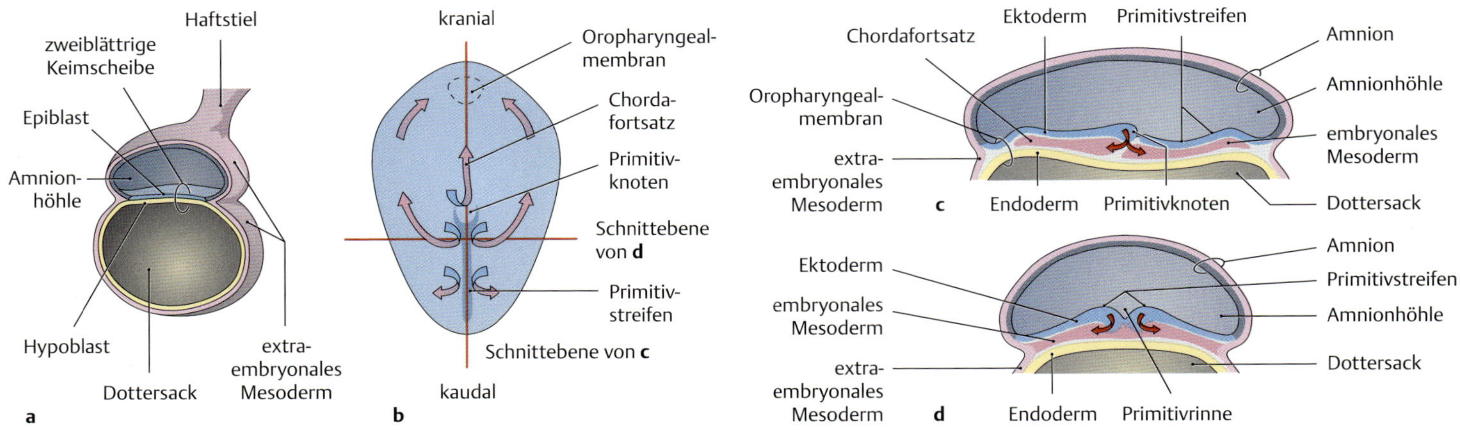

A Bildung der dreiblättrigen Keimscheibe (Gastrulation) am Beginn der 3. Woche p. o. beim Menschen
Das Ergebnis der Gastrulation ist die Differenzierung der Zellschichten in Ekto-, Endo- und Mesoderm, aus denen sämtliche Strukturen des menschlichen Körpers hervorgehen (z. B. geht die Anlage des Zentralnervensystems und der Sinnesorgane aus dem Ektoderm hervor). Darüber hinaus werden infolge der Gastrulation alle Körperachsen (ventral-dorsal, kranial-kaudal und links-rechts) festgelegt.

a Sagittalschnitt durch eine Embryonalanlage am Ende der 2. Woche. Die *noch zweiblättrige* Keimscheibe ist zwischen Amnionhöhle und Dottersack ausgespannt. Das extraembryonale Mesoderm, dessen Bildung am hinteren Pol der Keimscheibe beginnt, überzieht von außen bereits die gesamte Embryonalanlage, die über den Haftstiel mit der Chorionhöhle verbunden ist.

b Aufsicht auf eine menschliche Keimscheibe am Beginn der Gastrulation. Mit Beginn der 3. Woche bildet sich als Auftakt der Gastrulation im Epiblast zunächst der Primitivstreifen, in dem das embryonale Mesoderm entsteht und zwischen Epiblast und Hypoblast auswandert (die Pfeile zeigen die verschiedenen Richtungen der Mesoderminvagination). Kurz darauf wächst aus dem Epiblast auf der Höhe des Primitivknotens, d. h. an der kranialen Spitze des Primitivstreifens, der Chordafortsatz nach kranial, und – diesen flankierend – das definitive Endoderm in radiärer Richtung. Dabei ersetzt das definitive Endoderm sukzessive den Hypoblast, während der Chordafortsatz nur vorübergehend in die Hypoblastschicht eingegliedert wird. Der Chordafortsatz erstreckt sich in kraniokaudaler Richtung vom Primitivknoten bis zur Oropharyngealmembran (das Amnion ist entfernt).

c Sagittalschnitt durch die Keimscheibe entlang des Chordafortsatzes.

d Transversalschnitt durch die Keimscheibe auf Höhe der Primitivrinne (die Pfeile in **c** und **d** zeigen die Richtung der mesodermalen Gastrulationsbewegungen).

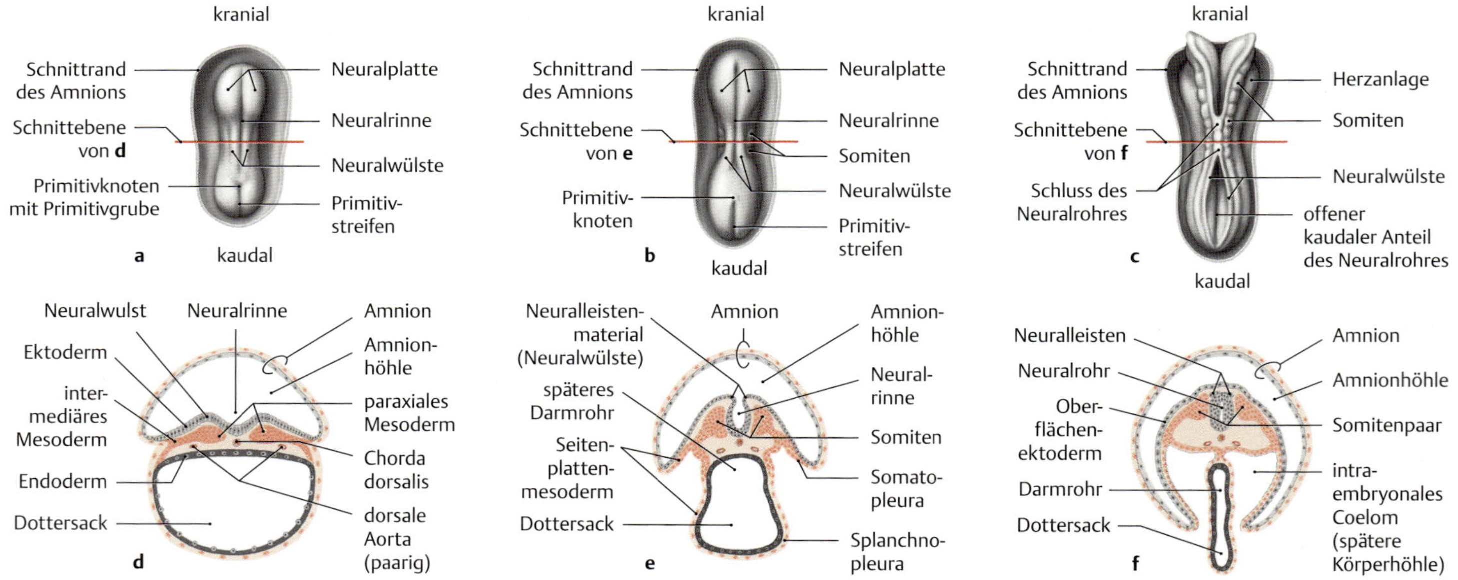

B Neurulation im Verlauf der menschlichen Frühentwicklung

a–c Ansicht von dorsal nach Entfernung des Amnions.

d–f Schematisierte Transversalschnitte der entsprechenden Stadien auf Höhe der in **a–c** angegebenen Schnittebenen; Altersangaben p. o. Während der Neurulation trennt sich durch induktive Einflüsse der Chorda dorsalis das Neuroektoderm vom Oberflächenektoderm.

a u. **d** 19 Tage alte Keimscheibe, im Bereich der Neuralplatte entwickelt sich die Neuralrinne.

b u. **e** 20 Tage alte Keimscheibe, die ersten Somiten haben sich gebildet und die Neuralrinne beginnt sich zum Neuralrohr zu schließen, beginnende Abfaltung des Keimes.

c u. **f** 22 Tage alter Embryo, beidseits des teilweise geschlossenen und in die Tiefe verlagerten Neuralrohrs kann man acht Somitenpaare erkennen. Das Neuralleistenmaterial beginnt auszuwandern und die spätere Körperhöhle (Coelom) bildet sich.

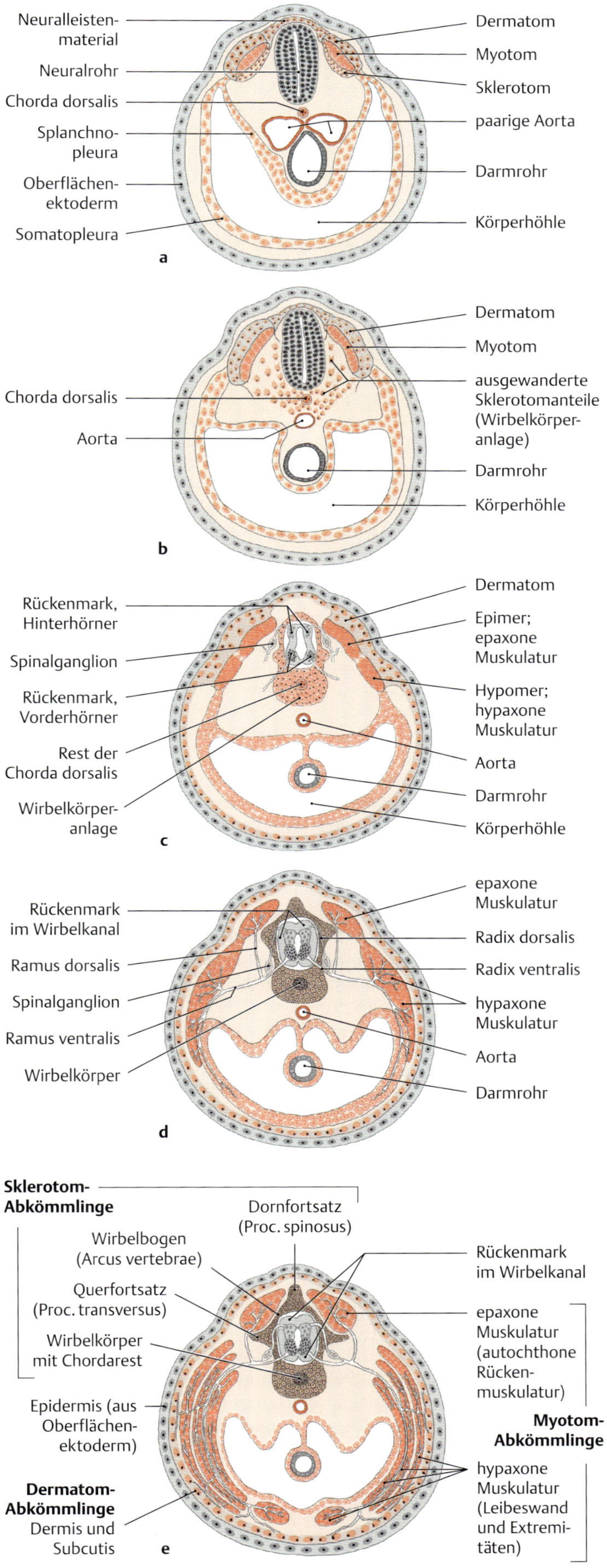

C Somitenderivate und Bildung der Spinalnerven während der Embryonalperiode (4.–8. Woche) an schematisierten Querschnitten

(Im Interesse der Übersichtlichkeit ist das umgebende Amnion nicht dargestellt.) Im Alter von ca. 20 Tagen (p. o.) entstehen die ersten Somitenpaare, am Tag 30 sind sämtliche (ca. 34–35) Somiten („Ursegmente“) gebildet.

a Mit Beginn der Differenzierung gliedern sich diese Somiten jeweils in ein Dermatom, ein Myotom und ein Sklerotom (also ein Haut-, Muskel- und Wirbelsegment).

b Am Ende der 4. Woche wandern die Sklerotomzellen in Richtung Chorda dorsalis und bilden die Anlage der Wirbelsäule.

c Das Neuralrohr (Vorstufe von Rückenmark und Gehirn) differenziert sich zur Rückenmarksanlage mit Vorder- und Hinterhörnern. Aus dem Neuralleistenmaterial (erste Anlage des PNS) entwickeln sich u. a. die Spinalganglienzellen mit einem sensiblen, zentralen *(Radix dorsalis)* und einem peripheren Fortsatz. Aus den Vorderhornzellen wachsen die motorischen Neurone *(Radix ventralis)* aus. Die Myotome gliedern sich in einen dorsal gelegenen Teil (Epimer; epaxone Muskulatur) und einen ventral gelegenen Teil (Hypomer; hypaxone Muskulatur).

d Radix dorsalis und ventralis vereinigen sich und bilden jeweils den Spinalnerv, der sich u. a. in zwei Hauptäste (Ramus dorsalis und Ramus ventralis) aufteilt. Die epaxone Muskulatur wird vom R. dorsalis, die hypaxone Muskulatur vom R. ventralis versorgt.

e Querschnitt auf Höhe der späteren Bauchmuskulatur. Die epaxone Muskulatur wird zur autochthonen Rückenmuskulatur (M. erector spinae), die hypaxone Muskulatur entwickelt sich u. a. zur seitlichen (Mm. obliqui abdominis externus und internus, M. transversus abdominis) und vorderen Bauchmuskulatur (M. rectus abdominis).

D Differenzierung der Keimblätter

Ektoderm	Neuralrohr		Gehirn, Retina, Rückenmark
	Neuralleiste	Kopfneuralleiste	sensible und parasympathische Ganglien, intramurales Nervensystem des Darmes, parafollikuläre Zellen, glatte Muskulatur, Pigmentzellen, Glomus caroticum, Knochen, Knorpel, Bindegewebe, Dentin und Zement der Zähne, Dermis und Unterhaut im Kopfbereich
		Rumpfneuralleiste	sensible und autonome Ganglien, periphere Glia, Nebennierenmark, Pigmentzellen, intramurale Plexus
	Oberflächenektoderm	ektodermale Plakoden	Adenohypophyse, kraniale sensorische Ganglien, Riechepithel, Innenohr, Linse
			Schmelzorgan der Zähne, Epithel von Mundhöhle, Speicheldrüsen, Nasenhöhlen, Nasennebenhöhlen, Tränenwege, äußerer Gehörgang, Epidermis, Haare, Nägel, Hautdrüsen
Mesoderm	axial	Chorda dorsalis, prächordales Mesoderm	äußere Augenmuskeln
	paraxial		Wirbelsäule, Rippen, Skelettmuskulatur, Bindegewebe, Dermis und Subkutis des Rückens und eines Teils des Kopfes, glatte Muskulatur, Blut- und Lymphgefäße
	intermediär		Nieren, Keimdrüsen, renale und genitale Ausführungsgänge
	Seitenplattenmesoderm	viszeral (Splanchnopleura)	Herz, Blutgefäße, glatte Muskulatur, Darmwand, Blut, Nebennierenrinde, viszerale Serosa
		parietal (Somatopleura)	Brustbein, Extremitäten ohne Muskulatur, Dermis und Unterhaut der ventrolateralen Körperwand, glatte Muskulatur, Bindegewebe, parietale Serosa
Endoderm			Epithel von Darmrohr, Respirationstrakt, Verdauungsdrüsen, Pharynxdrüsen, Ohrtrompeten, Paukenhöhle, Harnblase, Thymus, Nebenschilddrüsen, Schilddrüse

1.4 Entwicklungsgeschichte des Menschen: Entwicklung von Eihäuten und Placenta

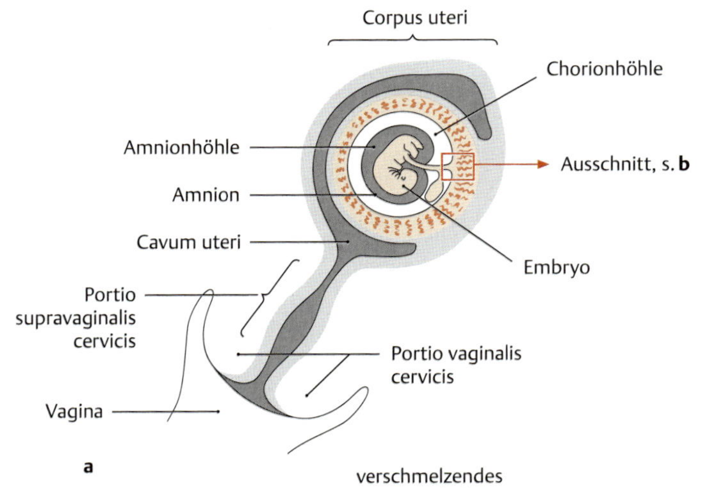

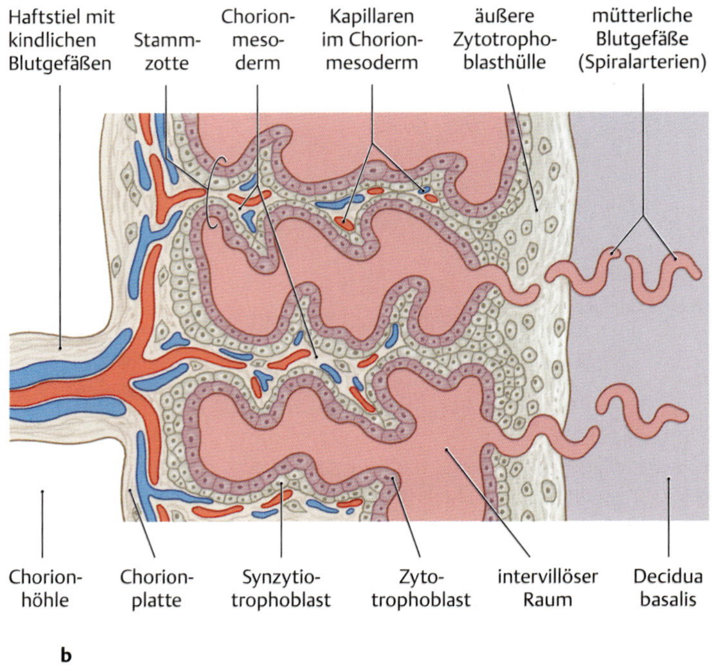

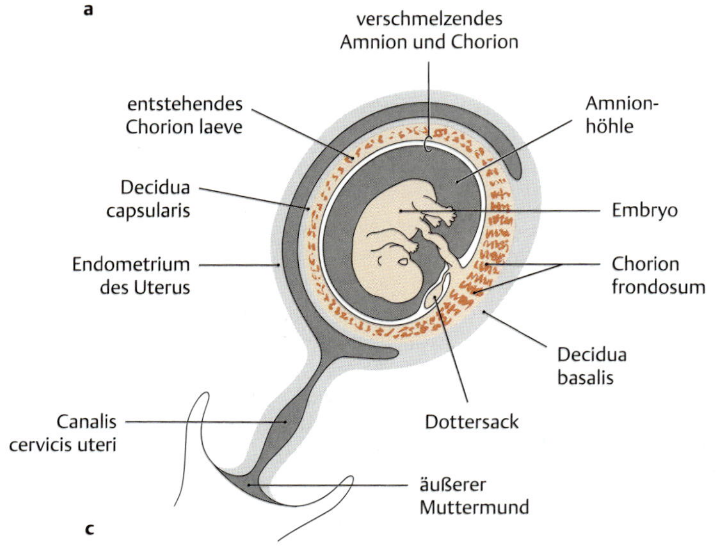

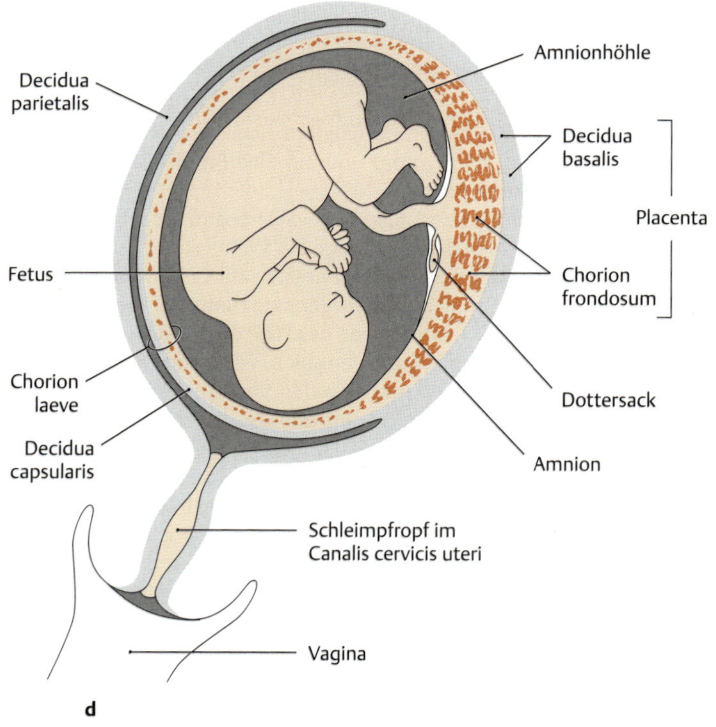

A Entwicklung von Eihäuten und Placenta

a, c u. **d** Schematisierte Schnitte durch einen graviden Uterus unterschiedlichen Alters; **b** Ausschnittsvergrößerung aus **a**.

a Fünf Wochen alter Embryo: Nach Implantation der Blastozyste in die Uterusschleimhaut wird die Ernährung des Embryos zunächst durch Differenzierung des Trophoblasten und des Chorionmesoderms sichergestellt. Es bilden sich Chorionzotten, welche die gesamte Chorionblase mit dem Keim umgeben. Sie entwickeln sich von primären zu sekundären und anschließend zu tertiären Zotten (s. Ausschnittsvergrößerung **b**).

b Ausschnittsvergrößerung aus a: Die Stammzotten der Chorionplatte sind auf der mütterlichen Seite mit kompakten Zytotrophoblastsäulen in der Basalplatte der Decidua basalis verankert. Sie weisen ebenso wie die aus ihnen aussprossenden und sich verzweigenden Zottenbäumchen einen synzytialen Überzug auf (Synzytiotrophoblast). Dieser ruht wiederum auf einer durchgehenden Schicht aus Zytotrophoblastzellen. Im Inneren der Zotten haben sich im Chorionmesoderm Kapillaren entwickelt, die ihrerseits mit den Gefäßen im Haftstiel in Verbindung stehen. Das mütterliche Blut strömt über Spiralarterien in die intervillösen Räume.

c Acht Wochen alter Embryo: Während die Chorionzotten am embryonalen Pol weiter wachsen und sich buschartig verzweigen (Chorion frondosum), gehen sie am abembryonalen Pol zugrunde, und es entsteht unmittelbar unter der Decidua capsularis das zottenlose Chorion laeve. Die Amnionhöhle hat sich auf Kosten der Chorionhöhle ausgeweitet, und das Amnion verschmilzt mit dem Chorion.

d 20 Wochen alter Fetus: Die voll ausgebildete Placenta besteht aus zwei Anteilen, einem fetalen Anteil, der vom Chorion frondosum gebildet wird, und einem mütterlichen Anteil, der Decidua basalis.

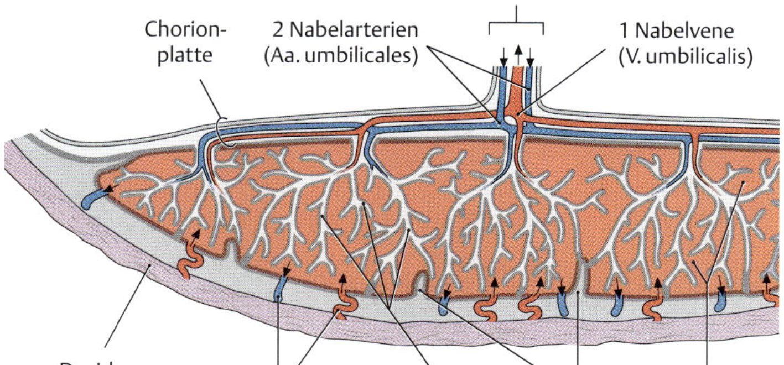

B Schematisierter Querschnitt durch eine reife menschliche Placenta

Die reife Placenta hat die Gestalt eines flachen Topfes, wobei der „Topfboden“ von der mütterlichen Decidua basalis (Basalplatte), der „Deckel“ von der fetalen Chorionplatte gebildet wird. Von der Chorionplatte ragen etwa 40 stark verzweigte und fetal vaskularisierte Zottenbäume in den mit mütterlichem Blut gefüllten Plazentaanteil (intervillöse Räume). Das mütterliche Blut strömt über etwa 80–100 Spiralarterien in die intervillösen Räume, die durch Deziduasepten unvollständig in Kotyledonen gekammert sind. Nachdem das Blut die Zotten umströmt hat, wird es über unregelmäßig verteilte venöse Öffnungen im Bereich der Basalplatte wieder aufgenommen und in den mütterlichen Kreislauf zurückgeleitet.

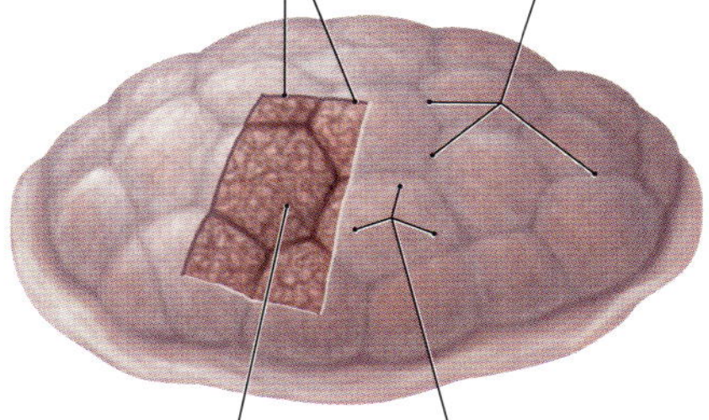

C Placenta nach der Geburt

Ansicht der mütterlichen Seite (an einem Teilstück ist die Decidua basalis entfernt). Die Kotyledonen wölben sich vor und sind untereinander durch mütterliche Deziduasepten getrennt.

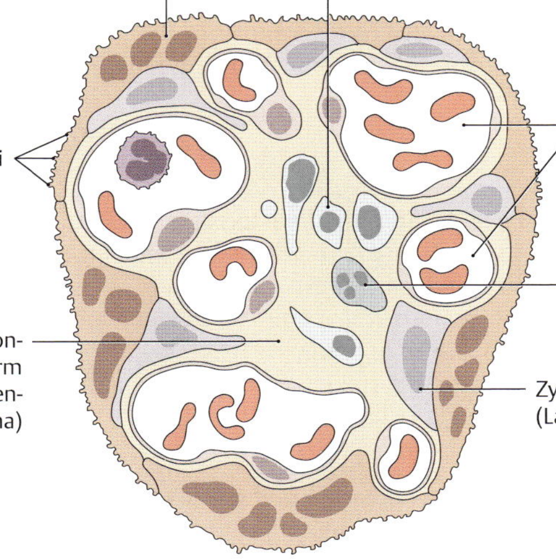

D Querschnitt durch eine Terminalzotte aus der reifen menschlichen Placenta

E Daten der reifen menschlichen Placenta

Größe:	18–23 cm Durchmesser 2–3 cm Dicke
Gewicht:	450–500 g
Volumen der gesamten Placenta:	ca. 500 ml
Volumen der intervillösen Räume:	ca. 150 ml
Zottenoberfläche:	ca. 11–13 m^2
Blutzirkulation der mütterlichen Seite:	500–600 ml/min

Aufbau der Plazentaschranke

- Endothel der fetalen Blutkapillaren und Basallamina
- bindegewebiges Zottenstroma
- Synzytiotrophoblast und Basallamina
- (bis zur 20. Woche zusätzlich noch der Zytotrophoblast als durchgehende Zellschicht)

Diffusionsstrecke: ca. 5 µm (zu Beginn ca. 50 µm)

Hauptaufgaben der reifen Placenta

1. Stofftransport und Austausch von Stoffwechselprodukten

Mutter – Fetus	**Fetus – Mutter**
O_2, Wasser, Elektrolyte, Kohlenhydrate, Aminosäuren und Lipide, Hormone, Antikörper sowie Vitamine und Spurenelemente, aber auch Drogen, Gifte, einige Viren	CO_2, Wasser, Elekrolyte, Harnstoff, Harnsäure, Bilirubin, Creatinin, Hormone

2. Hormonbildung (Synzytiotrophoblast)

- humanes Choriongonadotropin (HCG)
  → Aufrechterhaltung des Corpus luteum
- Östrogene
  → Wachstum des Uterus und der Mamma
- Progesteron
  → Ruhigstellung der Uterusmuskulatur

Klinischer Hinweis: Das im Synzytiotrophoblasten gebildete HCG verhindert den vorzeitigen Abbau des Corpus luteum und sichert die Schwangerschaft. Der Nachweis von HCG im Harn schwangerer Frauen ist bereits frühzeitig möglich und Grundlage des Schwangerschaftstests.

1.5 Die Entwicklung der Schlund-(Kiemen-)Bögen beim Menschen

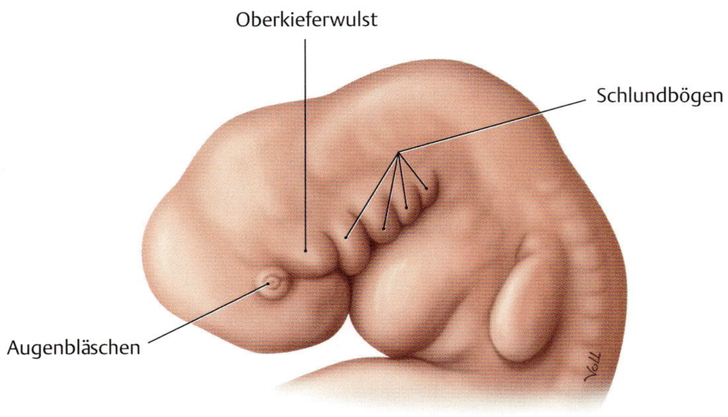

A Kopf- und Halsregion eines fünf Wochen alten menschlichen Embryos mit Darstellung der Schlundbögen und -furchen

Ansicht von links. Die Schlundbögen spielen eine wichtige Rolle bei der Ausbildung des Halses und des Gesichts. Bei *Fischen und Amphibienlarven* entwickeln sich die Kiemenbögen zu einem Atmungsorgan (Kiemen) für den Sauerstoff- bzw. Kohlendioxidaustausch zwischen Blut und Wasser. Bei *landlebenden Wirbeltieren* (einschließlich des Menschen) werden demgegenüber keine echten Kiemenbögen, sondern *Schlundbögen* ausgebildet. Die Entwicklung der Schlundbögen beginnt in der 4. Embryonalwoche mit dem Auswandern von Zellen aus der Neuralleiste in die zukünftige Kopf- und Nackenregion. Innerhalb von einer Woche entstehen nacheinander vier schräg verlaufende Wülste (1.–4. Schlundbogen), deren Vorwölbungen auf Höhe des kranialen Vorderdarmabschnittes liegen und außen durch tiefe Furchen (Schlundfurchen) getrennt werden. Schlundbögen und -furchen bestimmen das Aussehen des Embryos in dieser Phase. Der 5. Schlundbogen wird beim Menschen gar nicht mehr angelegt, das Anlagenmaterial des 6. Schlundbogens hingegen in den 4. mit einbezogen.

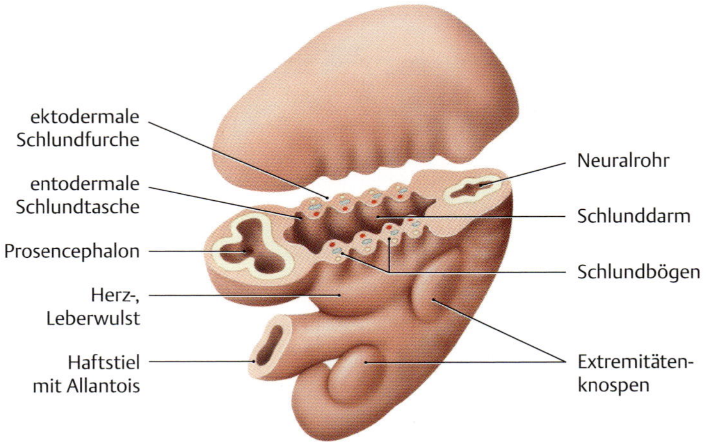

B Querschnitt durch einen menschlichen Embryo auf Höhe des Schlunddarms

Ansicht von links oben. Aufgrund der kraniokaudalen Krümmung des Embryos geht der Querschnitt sowohl durch Schlundbögen und Schlunddarm als auch durch Prosencephalon und Rückenmark.
Der Schlunddarm wird auf beiden Seiten durch die Schlundbögen (s. auch **A**) begrenzt, die einen mesodermalen Kern enthalten. Sie sind außen von Ektoderm und innen von Entoderm überzogen. Ektodermale Schlund*furchen* und entodermale Schlund*taschen* liegen sich direkt gegenüber. Durch die kraniokaudale Krümmung des Embryos liegen Schlunddarm und Schlundbögen über dem Wulst der Herz-Leber-Anlage.

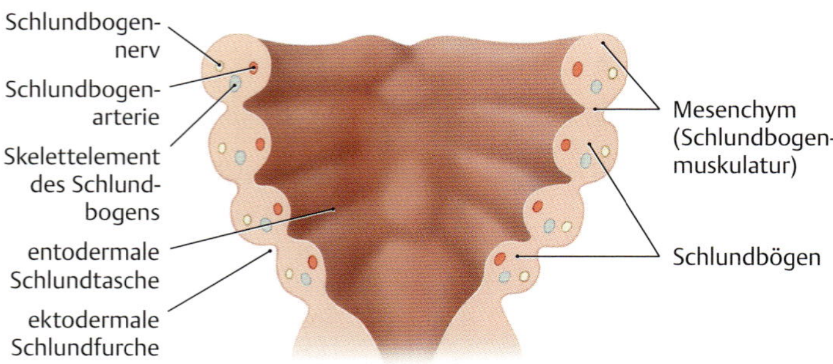

C Aufbau der Schlundbögen

Aufsicht auf den Boden des Schlunddarms und die quergeschnittenen Schlundbögen: Auf diese Weise werden die typischen Bestandteile eines Schlundbogens gut sichtbar: Schlundbogenarterie, Schlundbogenmuskulatur mit dazugehörigem Schlundbogennerv sowie dem jeweiligen knorpeligen Skelettelement des Schlundbogens. Die entsprechenden Derivate dieses Anlagenmaterials sind wesentlich an der Bildung von Gesicht, Hals, Kehlkopf und Pharynx beteiligt. Fehlbildungen der Kopf- und Halsregion (wie z. B. laterale Halsfisteln oder branchiogene Zysten) müssen daher immer im Zusammenhang mit fehlerhaften Transformationsprozessen gesehen werden.

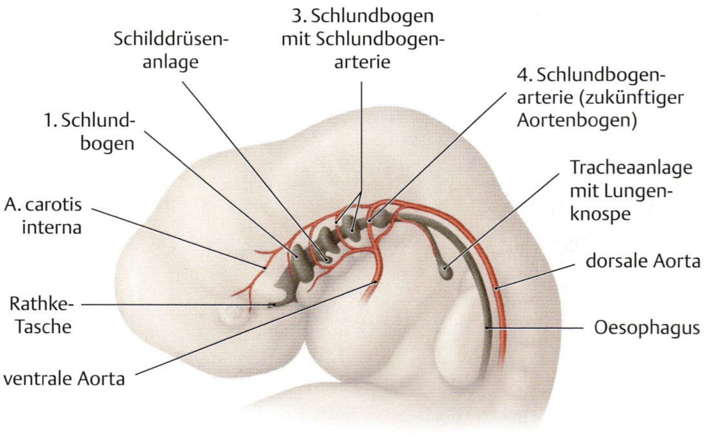

D Lage der Schlundbogenarterien und der Schlundtaschen

Die Schlundbogenarterien (Kiemenbogenarterien) *entspringen* aus der paarig angelegten, *ventralen Aorta* und verlaufen zwischen den Schlundtaschen. Dorsal *münden* sie in die ebenfalls paarig angelegte *dorsale Aorta.* Aus der 4., linken Schlundbogenarterie entsteht der definitive Aortenbogen (zur Entwicklung der Schlundbogenarterien s. S. 12). Die Schlundtaschen sind paarige divertikelartige Aussackungen des entodermalen Schlunddarms. Insgesamt entwickeln sich auf jeder Seite vier deutlich erkennbare Schlundtaschen, die 5. bleibt häufig rudimentär oder fehlt völlig (Derivate der Schlundtaschen s. Lehrbücher der Embryologie). *Beachte* die Ausstülpung am Dach der Mundhöhle, die sog. *Rathke-Tasche* (Anlage der späteren Adenohypophyse), die nach ventral aus dem Schlunddarm austretende *Lungenknospe* sowie die *Schilddrüsenanlage.*

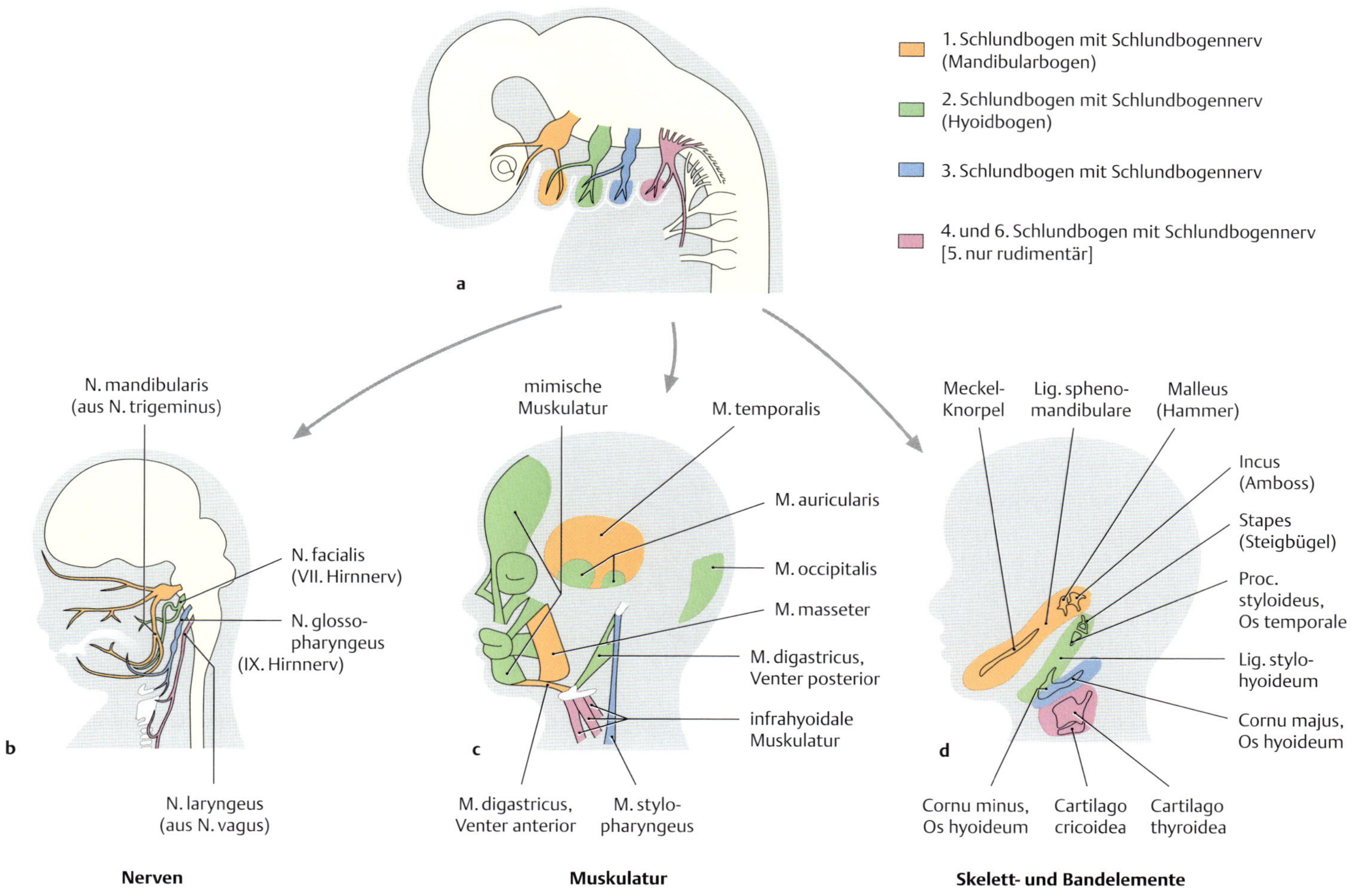

E Das System der Schlund- bzw. Kiemenbögen
a Anlage der embryonalen Schlundbögen mit den dazugehörigen Schlundbogenerven;
b definitive Verläufe der späteren Hirnnerven V, VII, IX und X;
c muskuläre Abkömmlinge der Schlundbögen;
d skelettale Abkömmlinge der Schlundbögen.

F Abkömmlinge der Schlund- bzw. Kiemenbögen beim Menschen

Schlundbogen	Nerv	Muskel	Skelett- und Bandelemente
1. (Mandibularbogen)	V. Hirnnerv (N. mandibularis des N. trigeminus)	Kaumuskulatur – M. temporalis – M. masseter – M. pterygoideus lateralis – M. pterygoideus medialis M. mylohyoideus M. digastricus (Venter anterior) M. tensor tympani M. tensor veli palatini	Hammer und Amboss Teile der Mandibula Meckel-Knorpel Lig. sphenomandibulare Lig. mallei anterius
2. (Hyoidbogen)	VII. Hirnnerv (N. facialis)	mimische Gesichtsmuskulatur M. stylohyoideus M. digastricus (Venter posterior) M. stapedius	Steigbügel Proc. styloideus des Os temporale kleines Zungenbeinhorn (Cornu minus) oberer Teil des Zungenbeinkörpers
3.	IX. Hirnnerv (N. glossopharyngeus)	M. stylopharyngeus	großes Zungenbeinhorn (Cornu majus) unterer Teil des Zungenbeinkörpers
4. und 6.	X. Hirnnerv (N. laryngeus superior und recurrens)	Pharynx- und Larynxmuskulatur	Kehlkopfskelett (Cartilago thyroidea, cricoidea, arytenoidea, corniculata und cuneiformis)

1.6 Frühembryonaler Kreislauf und Entwicklung wichtiger Blutgefäße im Verlauf der Ontogenese

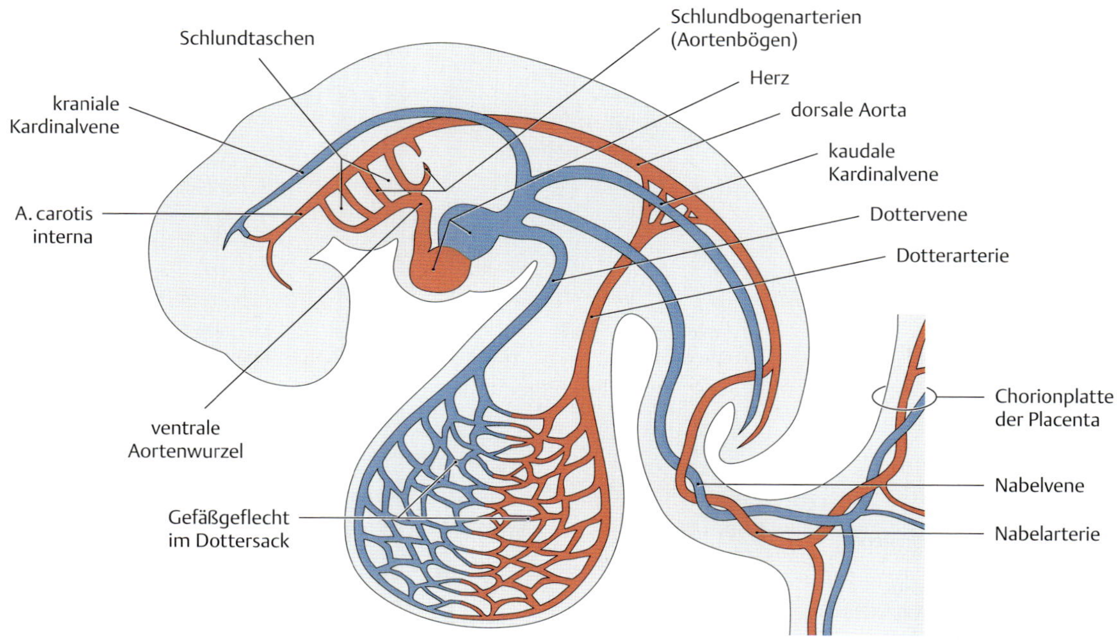

A Frühembryonaler Kreislauf eines 3–4 Wochen alten menschlichen Embryos

Ansicht von lateral. Bei einem 3–4 Wochen alten menschlichen Embryo besteht das Herz-Kreislauf-System aus einem gut funktionierenden zweikammerigen Herzen sowie drei unterschiedlichen Blutkreislaufsystemen:

1. einem **intraembryonalen Körperkreislauf** (Aortae ventralis und dorsalis, Kiemenbogen- bzw. Schlundbogenarterien, Vv. cardinales cranialis, caudalis und communes),
2. einem **extraembryonalen Dotterkreislauf** (Aa. und Vv. omphalomesentericae/vitellinae) und
3. einem **Plazentakreislauf** (Aa. und Vv. umbilicales).

Zu diesem Zeitpunkt sind die Gefäßbahnen größtenteils noch symmetrisch angelegt.

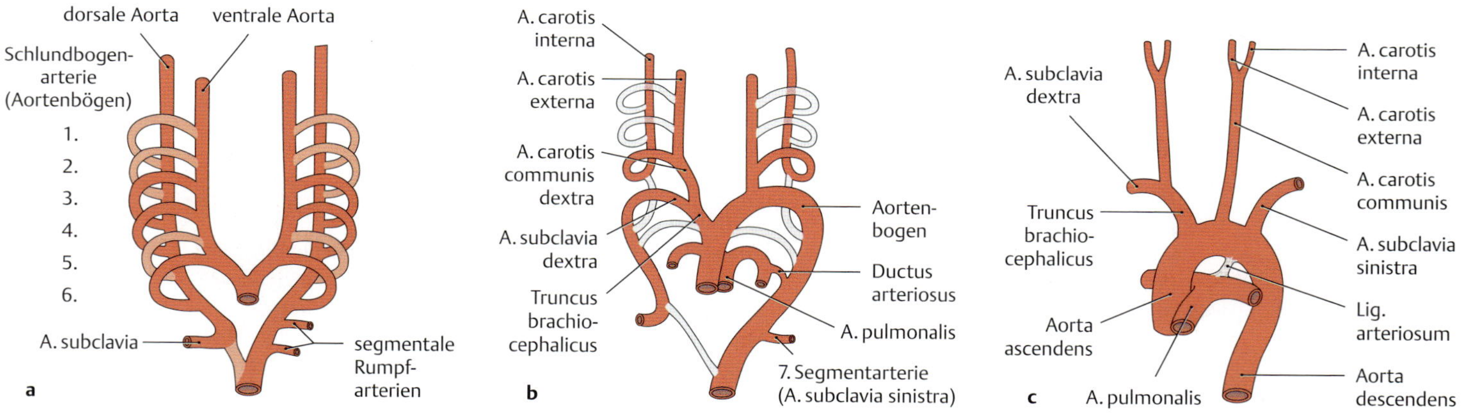

B Entwicklung der Arterien, die aus den Kiemenbogen- bzw. Schlundbogenarterien hervorgehen (nach Lippert u. Pabst)

a Ausgangsstadium (vier Wochen alte Embryonalanlage, Ansicht von ventral): In jedem Schlundbogen entwickelt sich von kranial nach kaudal fortschreitend je eine Schlundbogenarterie. Diese Arterien entspringen aus den paarigen ventralen Aortenwurzeln, verlaufen durch das Mesenchym der Schlundbögen und münden in eine zunächst paarige dorsale Aortenanlage. Aus dieser gehen segmentale Rumpfarterien hervor. Die sechs Schlundbogenarterien sind jedoch zu keinem Zeitpunkt gleichzeitig vorhanden. Während z. B. der 4. Bogen entsteht, beginnen sich die ersten beiden Bögen bereits zurückzubilden. Die Entwicklung läuft formal so ab, dass die ursprüngliche Symmetrie zugunsten der linken Seite verloren geht.

b Rückgebildete und erhaltene Anteile: Die 1., 2. und 5. Schlundbogenarterie beider Seiten gehen zugrunde. Aus dem 3. Schlundbogen bildet sich beidseitig die A. carotis communis sowie der proximale Abschnitt der A. carotis interna. Die linke 4. Schlundbogenarterie wird zum definitiven späteren *Aortenbogen,* die rechte zu Truncus brachiocephalicus und A. subclavia dextra. Die linke A. subclavia entsteht aus der 7. Segmentarterie. Aus der 6. Schlundbogenarterie gehen der Stamm der Pulmonalarterien und der Ductus arteriosus hervor.

c Definitive Situation beim Erwachsenen: Neben dem hier dargestellten Regelfall (77 %) kommen zahlreiche, jedoch unterschiedlich häufige Varianten des Truncus brachiocephalicus vor. Am zweithäufigsten (13 %) entspringt die linke A. carotis communis ebenfalls aus dem Truncus brachiocephalicus. In jeweils etwa 0,1 % der Fälle liegt ein rechtsläufiger Aortenbogen bzw. ein doppelter Aortenbogen vor (Arcus aortae duplex).

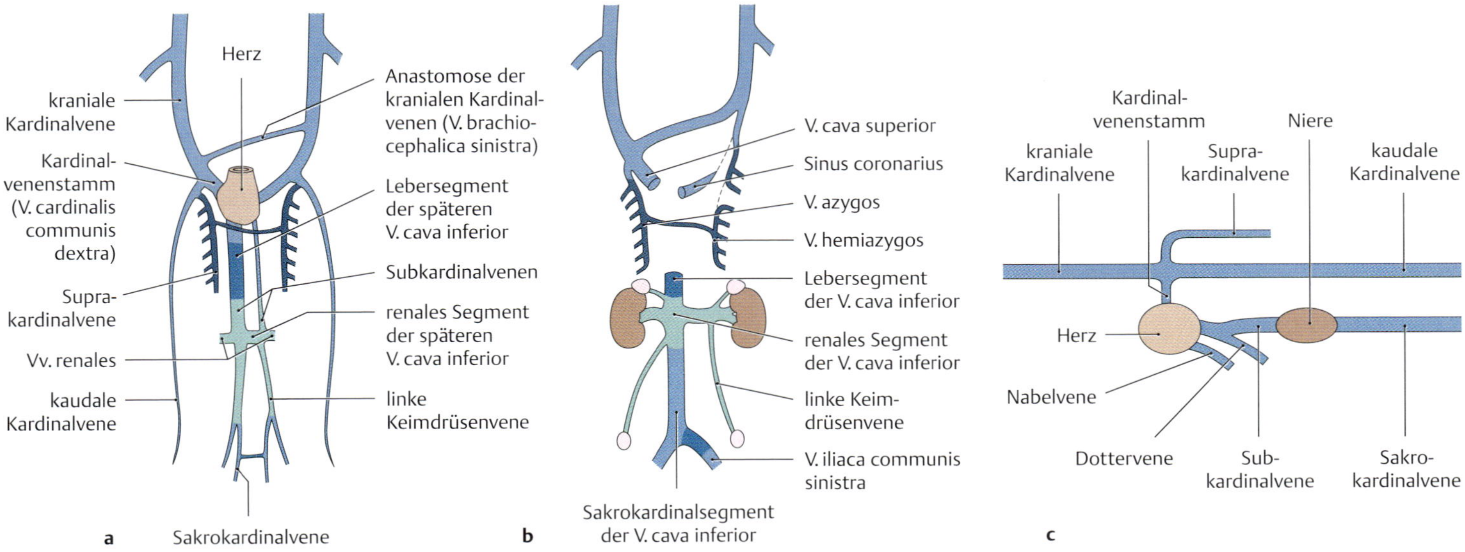

C Entwicklung des Kardinalvenensystems von der 5.–7. Woche bis zur Geburt

a Im Alter von 5–7 Wochen (Ansicht von ventral); **b** zum Zeitpunkt der Geburt (Ansicht von ventral); **c** im Alter von 5–7 Wochen (Ansicht von lateral).

Bis zur 4. Woche führen drei paarige Venenstämme das Blut zurück zum Herzen: die Dotter-, Nabel- und Kardinalvenen. Das System der Kardinalvenen besteht zu diesem Zeitpunkt aus den Vv. cardinales craniales, caudales und communes. Zwischen der 5. und 7. Woche entstehen folgende zusätzliche Kardinalvenensysteme:

- **Suprakardinalvenen (Vv. supracardinales):** Sie ersetzen die hinteren Kardinalvenen und nehmen das Blut aus den Interkostalvenen auf (späteres Azygossystem: V. azygos und V. hemiazygos).
- **Subkardinalvenen (Vv. subcardinales):** Sie entwickeln sich zur Drainage der Nieren, wobei die rechte V. subcardinalis zum mittleren Abschnitt der V. cava inferior wird. Aus der Queranastomose entsteht die linke Nierenvene. Der distale Abschnitt der linken Subkardinalvene bleibt als Keimdrüsenvene erhalten (V. testicularis bzw. V. ovarica sinistra).
- **Sakrokardinalvenen (Vv. sacrocardinales):** Sie entstehen mit der Bildung der unteren Extremitäten, ihre Queranastomose wird zur linken V. iliaca communis.

Zwischen den einzelnen Kardinalvenensystemen bilden sich charakteristische Queranastomosen aus, die das Blut von der linken auf die rechte Seite in die Einflussbahn des Herzens herüberführen. So bildet die Queranastomose zwischen den Vv. cardinales craniales die spätere V. brachiocephalica sinistra. Die spätere V. cava superior entsteht aus den rechten Vv. cardinales cranialis und communis; die linke V. cardinalis communis beteiligt sich an der venösen Entsorgung des Herzens (Sinus coronarius).

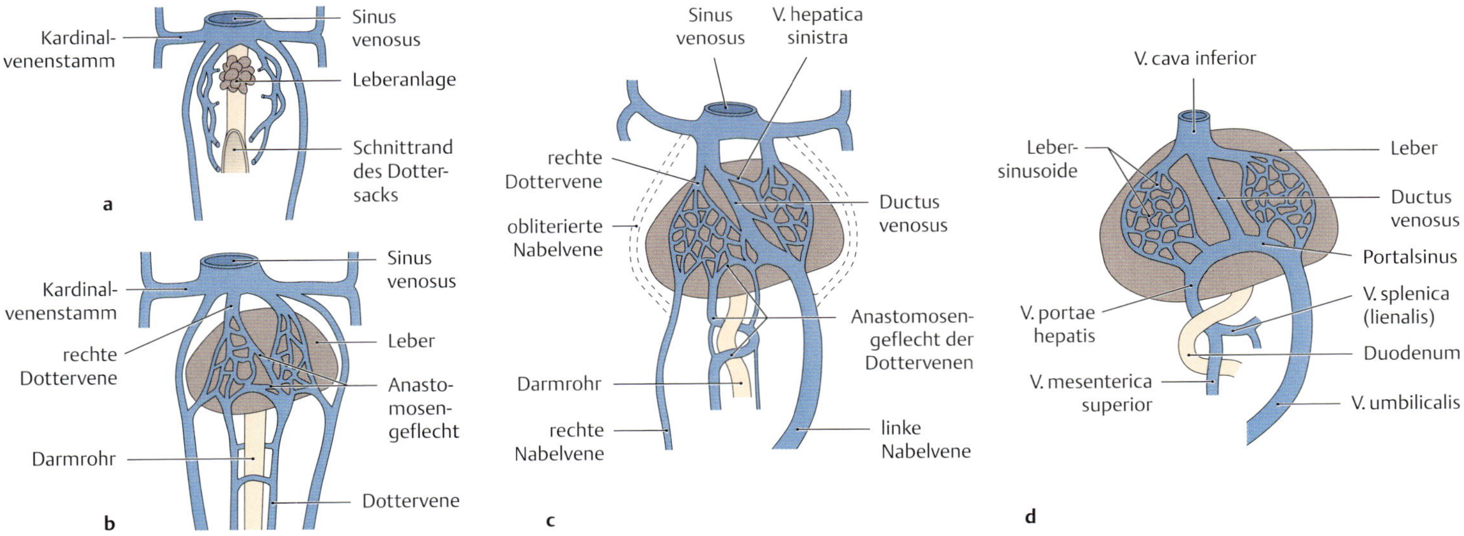

D Entwicklung der Dotter- und Nabelvenen

a 4. Woche; **b** 5. Woche; **c** 2. Monat; **d** 3. Monat (Ansicht von ventral).

Bevor die Dottervenen (Vv. omphalomesentericae) in den Sinus venosus einmünden, bilden sie um das Duodenum einen venösen Plexus, durchströmen die embryonale Leberanlage und bilden die ersten Lebersinusoide. In diesem Stadium verlaufen die beiden Nabelvenen (Vv. umbilicales) noch beidseits der Leberanlage. Im weiteren Verlauf nehmen sie jedoch Verbindung zu den Lebersinusoiden auf. Während sich im 2. Monat die rechte Nabelvene vollständig zurückbildet, übernimmt die linke V. umbilicalis den gesamten Bluttransport von der Placenta zurück zum Fetus. Über einen Kurzschluss (Ductus venosus) fließt das Blut in den *proximalen* Stamm der rechte Dottervene (späterer posthepatischer Teil der V. cava inferior) zurück zum Sinus venosus. Der *distale* Anteil der rechten Dottervene entwickelt sich zur späteren Pfortader (V. portae hepatis), über die das Blut aus den unpaaren Bauchorganen zur Leber geleitet wird (Vv. mesentericae superior und inferior, V. lienalis).

1.7 Entwicklung des Skelettsystems: Primordialskelett, Extremitäten- und Gelenkentwicklung

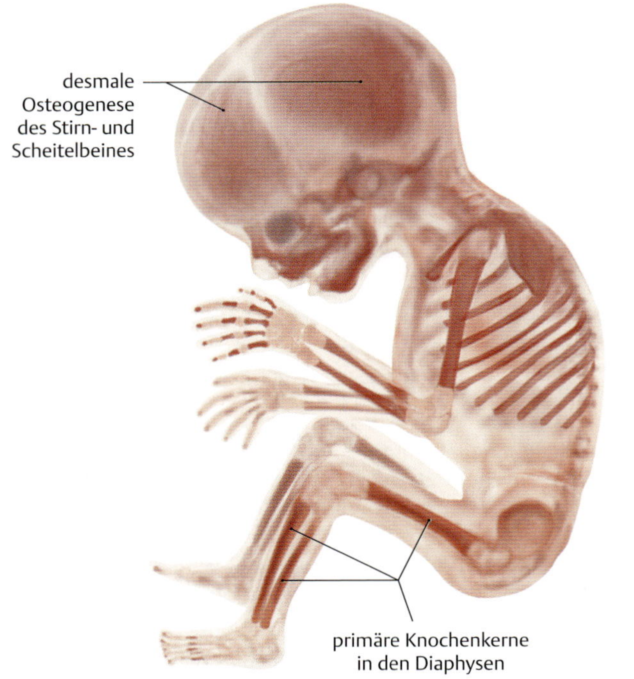

A Primordialskelett, pränatale Skelettentwicklung und Ossifikationszentren (Aufhellungspräparat eines 11 Wochen alten Fetus mit alizarinrotgefärbten Ossifikationszentren)

Die Stützgewebe des menschlichen Skeletts (v. a. Knorpel- und Knochengewebe) bilden sich aus dem embryonalen Bindegewebe (= Mesenchym), einem Abkömmling des mittleren Keimblatts (= Mesoderm, s. S. 7, Tab. **D**). Die Mesenchymzellen differenzieren sich zunächst zu Chondroblasten (deshalb „*chondrale* Osteogenese"), die aus hyalinem *Knorpel* ein Miniaturmodell des künftigen Skeletts bauen (Primordialskelett). Erst im Verlauf der weiteren Entwicklung wird der hyaline Knorpel durch Knochengewebe ersetzt. Durch die chondrale Osteogenese entsteht der weitaus größte Teil des menschlichen Skeletts (Rumpf, Extremitäten und Schädelbasis). Nur die Knochen von Schädeldach, Teile des Gesichtsschädels und das Schlüsselbein verknöchern direkt (*desmale* Osteogenese, d. h. mesenchymale Zellen entwickeln sich direkt zu Osteoblasten [s. S. 17]). Die Verknöcherung des Primordialskeletts beginnt am Ende der Embryonalperiode (8. Woche). Sie geht von der *perichondralen* Knochenmanschette im diaphysären Bereich der langen Röhrenknochen aus (perichondrale Ossifikation = Knochenbildung direkt aus dem Mesenchym, also desmale Osteogenese). Bald darauf erscheinen mit Beginn der *enchondralen* Ossifikation (= Knochenbildung über den Knorpel, also chondrale Osteogenese) die ersten *primären Knochenkerne* in den *Diaphysen.* Bis zur 12. Woche gibt es in allen Röhrenknochen primäre Knochenkerne. In den *Epiphysen* beginnt die enchondrale Ossifikation (*sekundäre* Knochenkerne) erst einige Zeit nach der Geburt (Ausnahme: distale Femur- und proximale Tibiaepiphyse, die schon bei der Geburt vorhanden sind). Viele kurze Knochen, z. B. die meisten Fußwurzel- und alle Handwurzelknochen, bestehen bei der Geburt noch ganz aus Knorpel und bilden erst Monate bis Jahre später einen eigenen Knochenkern aus.

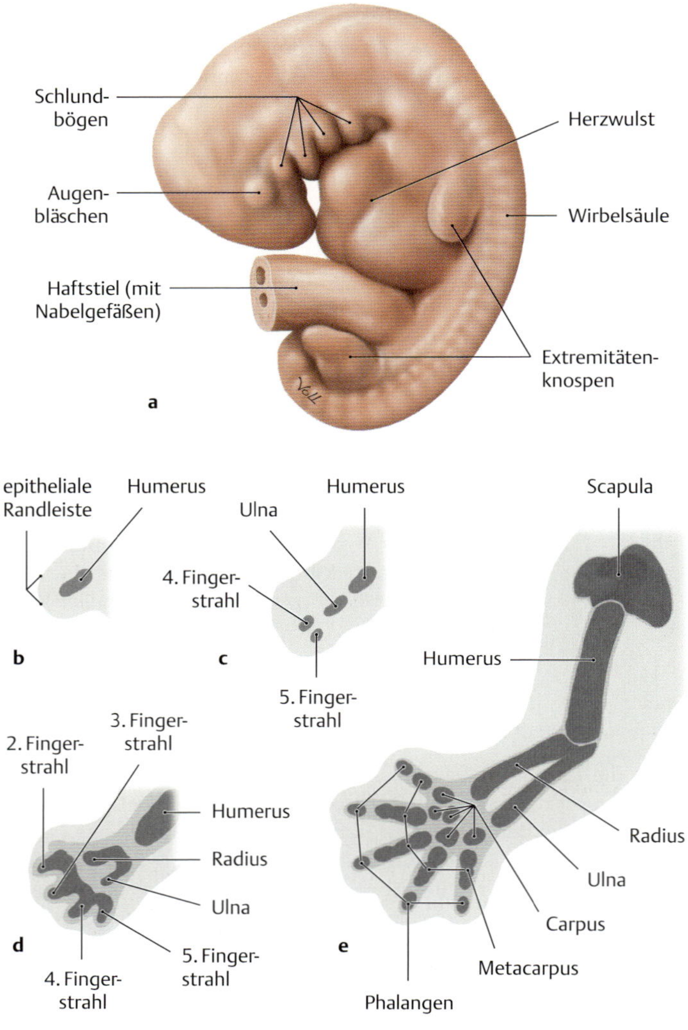

B Entwicklung der Extremitäten am Beispiel des Armes

Am Ende der 4. Entwicklungswoche erscheinen die Extremitätenanlagen als paddelförmige Ausstülpungen im Bereich der seitlichen Rumpfregionen (**a**). Diese Extremitätenknospen bestehen aus einem mesenchymalen Kern (sog. Blastem der Extremitätenanlage, s. S. 153) und einer ektodermalen Umhüllung mit einer apikalen Epithelverdickung, der *epithelialen Randleiste* (**b**). Das Wachstum der Extremitätenknospe sowie die Anordnung ihrer einzelnen Teile erfolgt in einem räumlichen Koordinatensystem, das im Wesentlichen einen proximodistalen sowie einen kraniokaudalen Differenzierungsgradienten aufweist. Bei der Armanlage wird zunächst der Humerus angelegt, gefolgt von der Ulna und den ulnar gelegenen Skelettelementen der Handwurzeln (**c**). Hierbei werden die Ulna und die Fingerstrahlen 4 und 5 als postaxialer (kaudaler) Abschnitt, der Radius und die Fingerstrahlen 1, 2 und 3 als präaxialer (kranialer) Abschnitt bezeichnet (**d**). Die Finger- und Zehenstrahlen entstehen z. B. dadurch, dass sich die Zellen der epithelialen Randleiste durch programmierten Zelltod (interdigitale Apoptosen) in fünf Segmente aufteilen (**e**). Bei einer Störung der Apoptose kommt es zu einer Verschmelzung benachbarter Finger bzw. Zehen *(Syndaktylie).* Fehlen Extremitäten vollständig, spricht man von *Amelie,* fehlen nur Teile (z. B. eine Hand), liegt eine *Meromelie* vor.

Beachte: Als *Achondroplasie* bezeichnet man eine genetisch bedingte Störung der enchondralen Ossifikation, eine der häufigsten Ursachen für einen disproportionierten Minderwuchs (kurze Extremitäten, kurzer Rumpf und relativ zu großer Schädel). Aufgrund einer gestörten Zellteilung und Reifung der Chondrozyten in den Wachstumsfugen bleiben alle durch chondrale Osteogenese entstehenden Knochen zu kurz, die desmale Osteogenese hingegen verläuft normal.

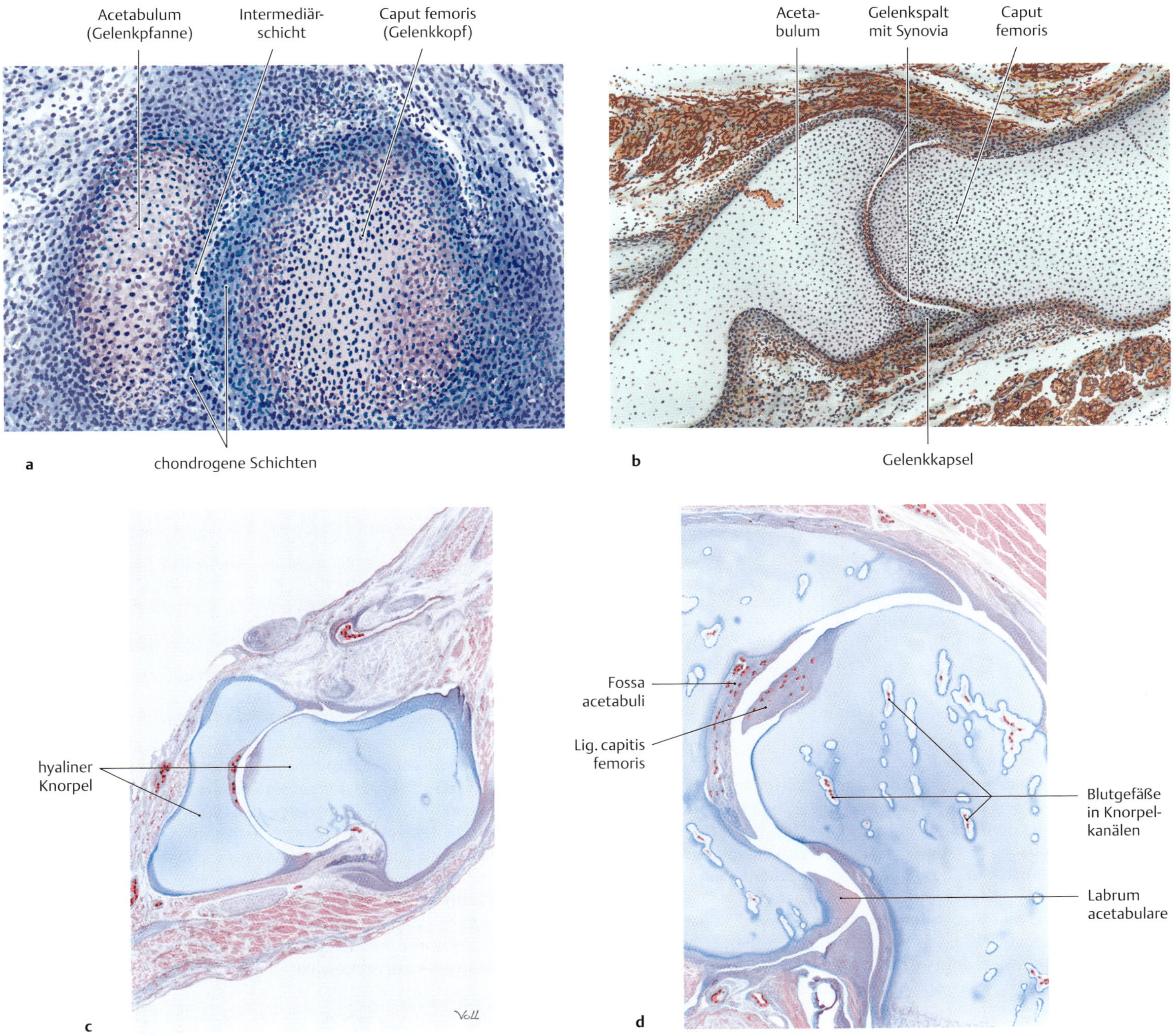

C Entwicklung der Gelenke am Beispiel des Hüftgelenks

a In der 6. Embryonalwoche verdichten sich die Zellen an den Stellen, an denen später Gelenke sind, intensiv. Es entsteht eine Gelenkzwischenzone mit drei Schichten: zwei den Skelettanlagen aufliegende chondrogene Schichten und eine mittlere, zellarme Intermediärschicht.

b Um die 8. Embryonalwoche bilden sich durch apoptotischen Zelluntergang im Bereich der mittleren Schicht *Gelenkspalt* und *Gelenkhöhle.* Aus den peripheren Bereichen der Gelenkzwischenzone entsteht die *Gelenkkapsel,* die mit der Bildung von Gelenkflüssigkeit *(Synovia)* beginnt.

c Nach Auftreten des Gelenkspaltes wird im Bereich der chondrogenen Schichten *hyaliner Gelenkknorpel* gebildet. Am Ende der 12. Entwicklungswoche ist die Gelenk*entwicklung* abgeschlossen. Die endgültige Gestalt des Gelenkkörpers bildet sich erst durch funktionelle Beanspruchung (z. B. durch Muskelkräfte) aus, obwohl die Gelenkform an sich genetisch festgelegt ist.

d Der Gelenkkörper wächst weiter (interstitielles und appositionelles Wachstum). Ab der 13. Entwicklungswoche reicht die Ernährung durch Diffusion vom Perichondrium bzw. über die Synovia aus der Gelenkhöhle nicht mehr aus. Deshalb sprossen jetzt entlang sog. Knorpelkanäle Gefäße ein. Nur ein nahe am Gelenkspalt liegender Bereich bleibt gefäßfrei. Diese Vaskularisation der knorpeligen Epiphysen steht jedoch in keiner Beziehung zur sekundären Knochenkernbildung. Am Femurkopf des Hüftgelenks z. B. besteht eine zeitliche Differenz von etwa 12 Monaten zwischen der ersten Gefäßeinsprossung (3. Entwicklungsmonat) und dem Auftreten des Knochenkerns in der proximalen Femurepiphyse (6. postnataler Monat).

Beachte: Grundsätzlich können Gelenke auf zweierlei Art entstehen:

- durch Abgliederung (am häufigsten), d. h. Spaltbildung innerhalb einer zunächst einheitlichen Skelettanlage (fast alle Gelenke: Hüftgelenk, Schultergelenk, Ellenbogengelenk, etc.),
- durch Anlagerung, d. h. zwei ursprünglich getrennte Skelettelemente wachsen aufeinander zu (z. B. Kiefer-, Sternoklavikular- und Iliosakralgelenk). An ihrer Kontaktstelle entsteht zunächst ein Schleimbeutel, der sich dann zur Gelenkhöhle umbildet. Außerdem sind in diesen Gelenken Gelenkzwischenscheiben (Disci articulares) typisch (Ausnahme: Iliosakralgelenk).

1.8 Knochenentwicklung und Knochenumbauvorgänge

Knochenentwicklung und Knochenumbau sind unmittelbar miteinander verknüpft. So erfolgt während des Wachstums ein ständiger Umbau, wobei das unreife Geflechtknochengewebe durch den „reifen“ Lamellenknochen ersetzt wird. Aber auch im ausgewachsenen Skelett findet ein kontinuierlicher Knochenumbau („remodelling“) statt, v. a. in der Spongiosa (s. **F**). Auf diese Weise werden beim Erwachsenen pro Jahr durchschnittlich 10 % des gesamten Skeletts umgebaut, d. h. innerhalb von etwa 10 Jahren wird das gesamte Skelett einmal erneuert. Dieser permanente Umbau dient in erster Linie der funktionellen Anpassung an die vorherrschende Beanspruchung des Knochens (die sich im Laufe des Lebens ändert), aber auch der Vorbeugung gegen Materialermüdung, der Reparatur von Mikroschäden und der Bereithaltung von rasch verfügbarem Calcium.

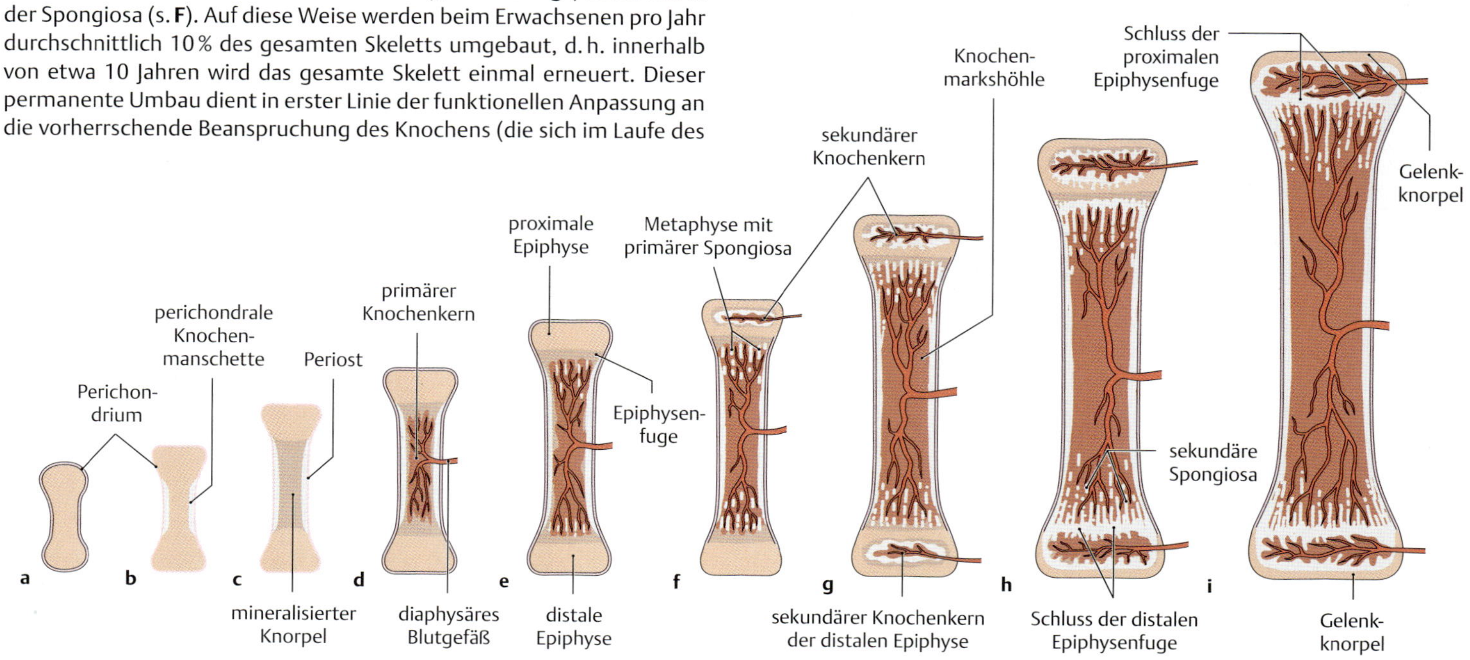

A Entwicklung eines Röhrenknochens
Röhrenknochen entstehen insgesamt durch *indirekte* Knochenbildung, also über eine knorpelige (chondrale) Vorstufe *(chondrale Osteogenese)*. Teile von ihnen (die perichondrale Knochenmanschette, die das Dickenwachstum des Knochens ermöglicht) gehen jedoch direkt aus dem Mesenchym hervor, entstehen also durch *direkte* Knochenbildung (*desmale Osteogenese*, vgl. **E**).
a Knorpelig präformierte Knochenanlage des Primordialskeletts (also der ersten Skelettentwicklung in der Embryonalperiode); **b** Bildung einer perichondralen Knochenmanschette (direkt aus dem Mesenchym); **c** Differenzierung zu hypertrophen Chondrozyten und Mineralisation der knorpeligen Extrazellulärmatrix; **d** Einwachsen eines diaphysären Gefäßes und Bildung eines primären Knochenkerns; **e** Entstehung der proximalen und distalen Wachstumszonen (Epiphysenfugen); **f** Auftreten des proximalen epiphysären Knochenkerns (sekundärer Knochenkern); **g** Bildung des distalen epiphysären Knochenkerns; **h** Schluss der distalen Epiphysenfuge; **i** Schluss der proximalen Epiphysenfuge (am Ende des Wachstums, etwa zwischen 18 und 23 Jahren bei den meisten Röhrenknochen).
Beachte: Osteogenese = Bildung eines individuellen Knochens; Ossifikation = Bildung von Knochengewebe.

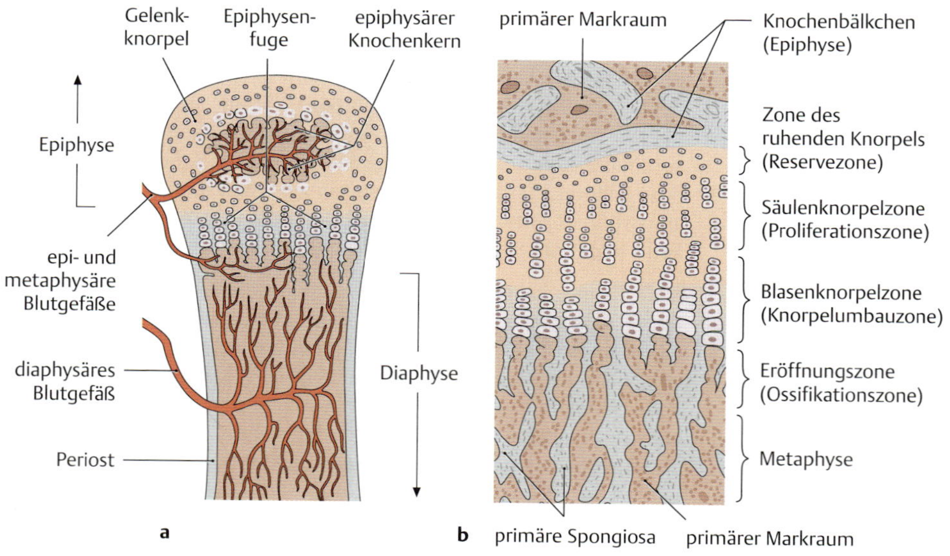

B Aufbau der Epiphysenfuge
a Blutversorgung; **b** Ausschnitt aus **a**: Zonierung der Epiphysenfuge.

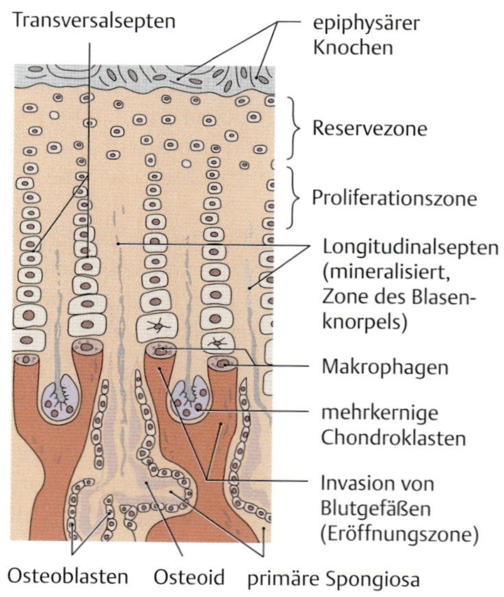

C Schematische Darstellung der zellulären Vorgänge innerhalb der Epiphysenfuge

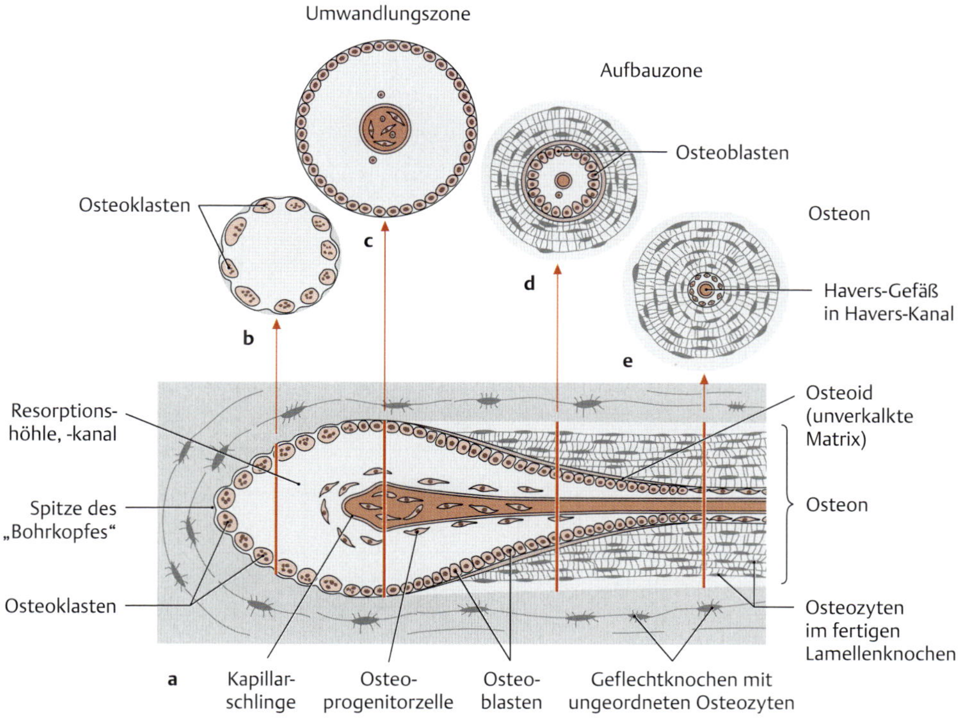

D Entwicklung eines Osteons

Im Rahmen des funktionellen Umbaus (s. linke S. oben) dringen zunächst Blutgefäße und mit ihnen Osteoklasten („Knochenfresszellen“) in den Geflechtknochen ein. Sie treiben wie ein Bohrkopf einen gefäßführenden Kanal (Resorptionskanal oder -höhle) in den Geflechtknochen, der bereits den Durchmesser des späteren Osteons hat.

- **a** Längsschnitt durch einen Resorptionskanal;
- **b** Querschnitt auf Höhe des Resorptionskanals;
- **c** Umwandlungszone: Osteoprogenitorzellen (eine Art Vorstufe der Knochenbildungszellen) wandeln sich in Osteoblasten um;
- **d** Aufbauzone (Osteoblasten bauen die Knochenlamellen auf);
- **e** neu entstandenes Osteon.

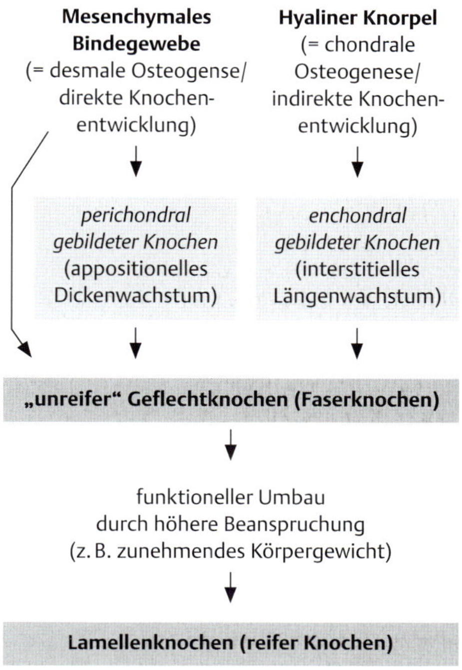

E Arten der Knochenentwicklung (Osteogenese)

Beachte: Die meisten Knochen entstehen durch *indirekte* Osteogenese (eine der wenigen Ausnahmen ist das Schlüsselbein bzw. einige Knochen der Schädelkalotte). Teile von ihnen entwickeln sich trotzdem direkt aus dem Mesenchym, also durch *direkte* Osteogenese.

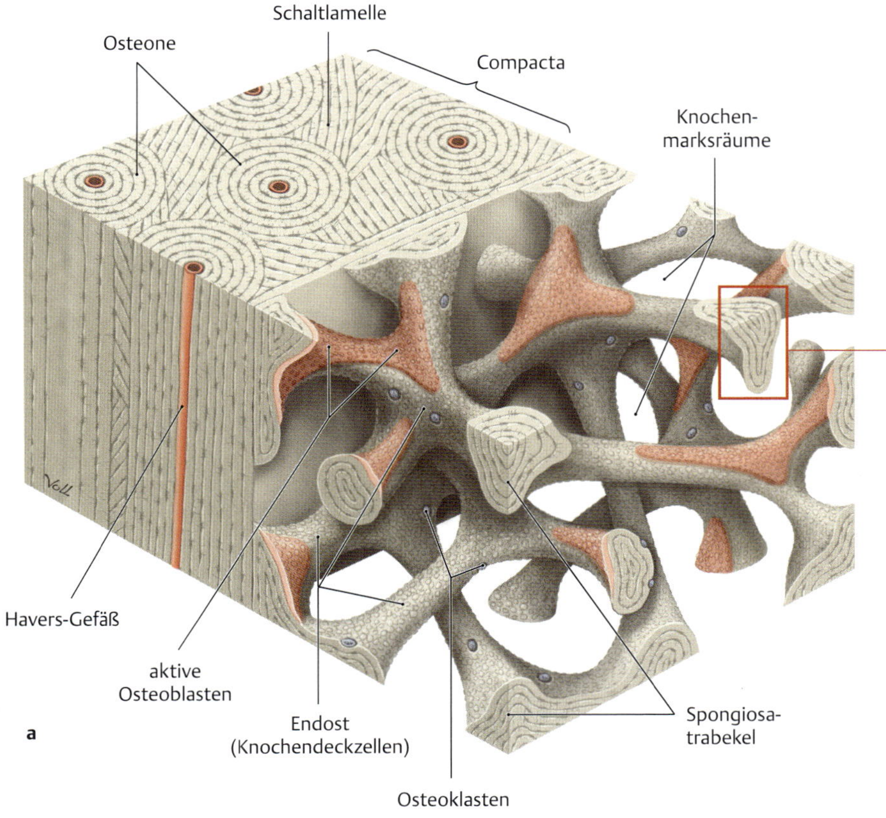

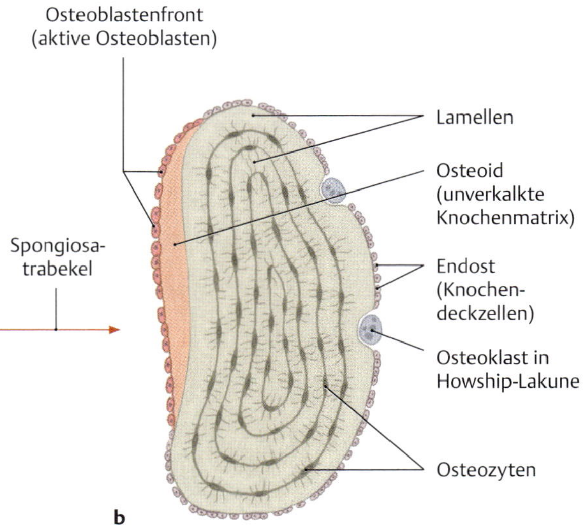

F Wachstums- und Umbauvorgänge innerhalb der Spongiosa eines Lamellenknochens

- **a** Räumliche Darstellung des Knochengewebes (Spongiosa);
- **b** Ausschnitt aus **a**: Umbau eines Spongiosatrabekels.

1.9 Ossifikation der Extremitäten

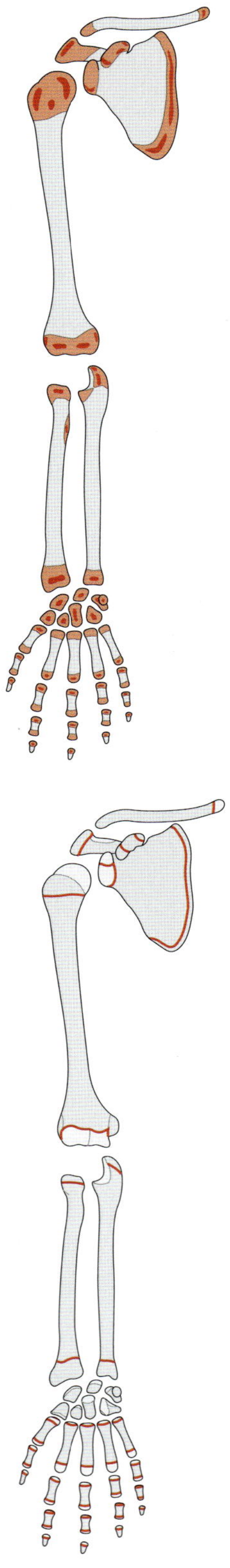

B Ossifikation des Skeletts der oberen Extremität

a Lage der epi- und apophysären Knochenkerne;

b Lage der Epi- und Apophysenfugen.

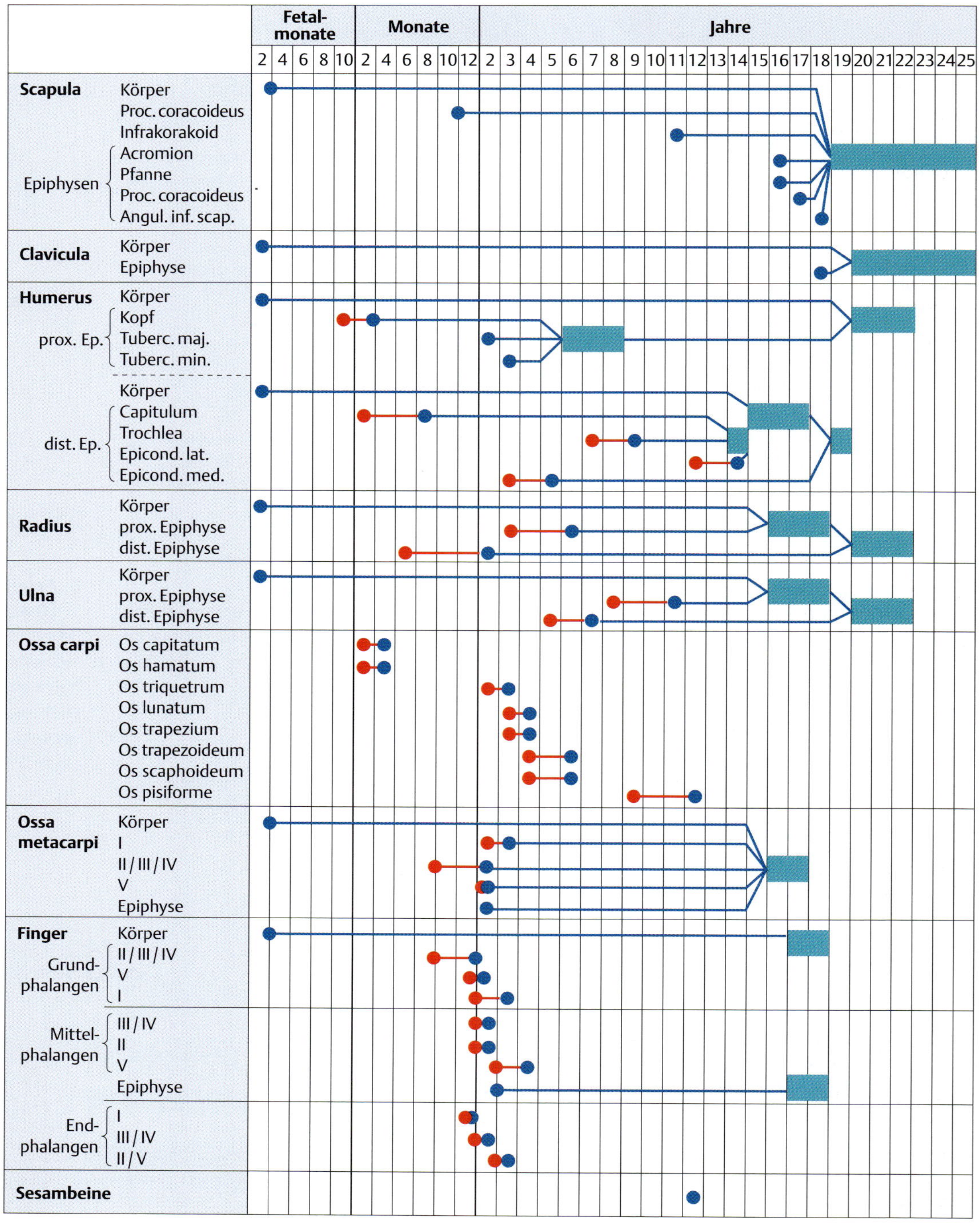

A

A u. C Zeitliche Abfolge des regionalen Knochenwachstums an der oberen (A) und unteren Extremität (C)

Das jeweilige Stadium der Skelettentwicklung und damit das individuelle Skelett- oder Knochenalter lassen sich aus dem zeitlichen Auftreten der Knochenkerne, dem Ossifikationszentrum der Knochen, ableiten. Man unterscheidet *primäre Knochenkerne,* die in der Regel *in der Fetalperiode* im Bereich der Diaphyse entstehen (diaphysäre Ossifikation) und *sekundäre Knochenkerne,* die sich *nach der Geburt* innerhalb der knorpeligen Epi- und Apophyse bilden (epi- und apophysäre Ossifikation). Mit dem Schluss der Epiphysenfuge (Synostosierung) ist das Längenwachstum abgeschlossen. Die Ossifikation des Tuberculum majus beginnt beispielsweise im Alter von zwei Jahren; zwischen sechs und acht Jahren folgt eine Zeit der Synostose, danach wächst das Tuberculum majus nur noch appositionell, also von außen. Mit dem Abschluss des Längenwachstums verschwinden die Knochenkerne, die bis dahin im Röntgenbild gut sichtbar sind. Am deutlichsten ist der Zusam-

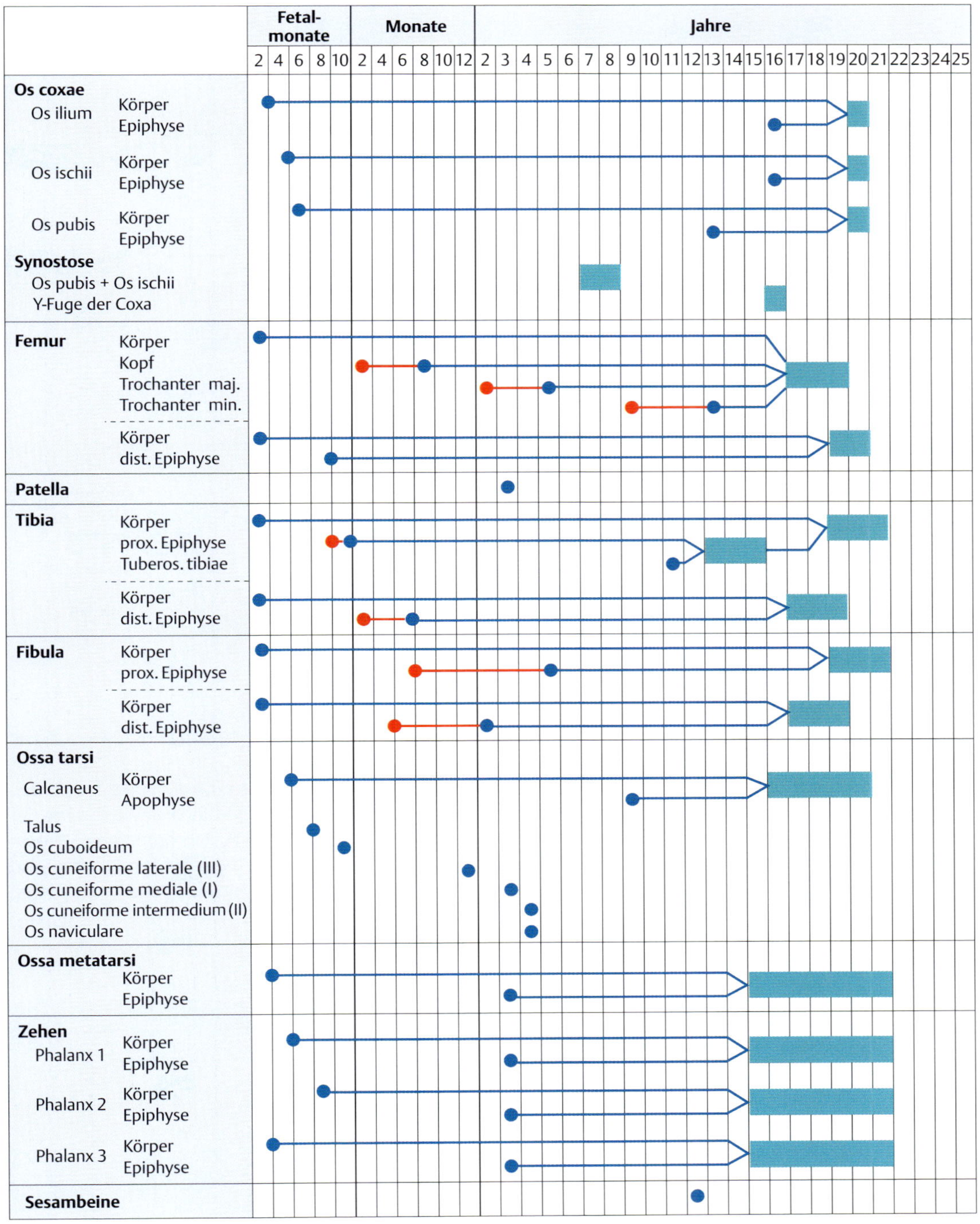

C Fetalmonate und das 1. Lebensjahr wurden vom weiteren Zeitablauf abgesetzt

Auftreten der Kerne:
- weiblich
- männlich

- Zeit der Ossifikation
- Zeit der Synostose

menhang von Entwicklungsstadium und Auftreten sekundärer Knochenkerne an den Handwurzelknochen erkennbar (s. auch **B**): Die acht Handwurzelknochen verknöchern nach und nach innerhalb von etwa neun Jahren: Als 1. Knochen zeigt das Os capitatum im 1. Lebensjahr einen Knochenkern; der letzte, das Os pisiforme, verknöchert im Alter von neun Jahren. Übereinkunftsgemäß wird für die Röntgenuntersuchung die linke bzw. die Nicht-Gebrauchshand verwendet. Das Skelett- oder Knochenalter ist v. a. Ausdruck des biologischen Reifungszustandes des Organismus, weniger des Lebensalters. Die Bestimmung des Skelettalters und damit der Wachstumsreserve ist z. B. von wesentlicher Bedeutung für die Prognose und Therapieplanung kinderorthopädischer Erkrankungen und Deformitäten. Da außerdem ein Zusammenhang zwischen der Skelettreifung und der definitiven späteren Körpergröße besteht, kann die zu erwartende Körpergröße in der Regel nach dem 6. Lebensjahr aufgrund des Skelettalters und der bestehenden Längenmaße ziemlich exakt vorausberechnet werden.

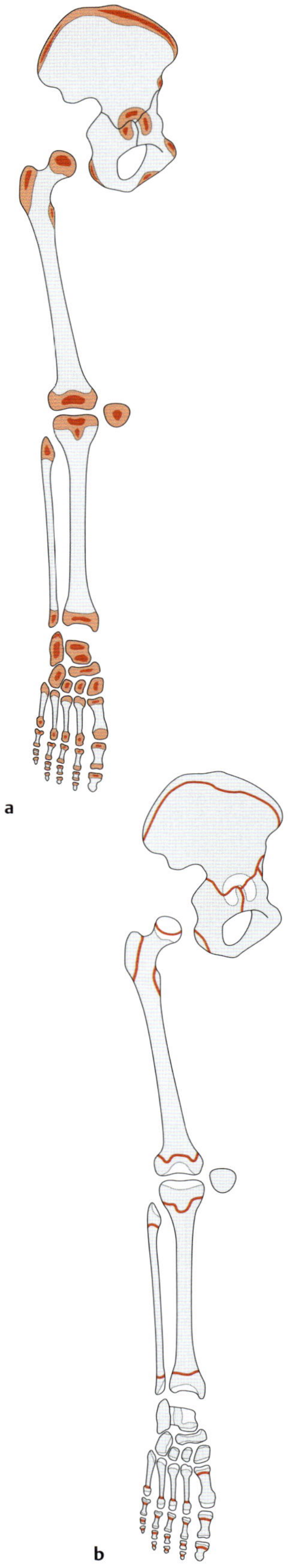

D Ossifikation des Skeletts der unteren Extremität

a Lage der epi- und apophysären Knochenkerne;
b Lage der Epi- und Apophysenfugen.

1.10 Bauplan und Stellung der Extremitäten

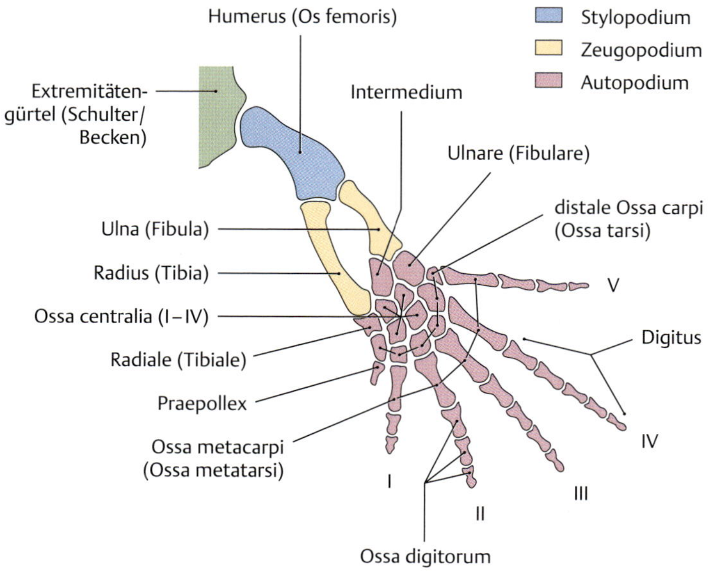

A Bauplan einer fünfstrahligen (pentadaktylen) Tetrapoden-extremität

Sowohl Vorder- als auch Hinterextremität eines freien Landwirbeltieres haben einen einheitlichen Grundbauplan mit drei Abschnitten: proximales, mittleres und distales Segment *(Stylo-, Zeugo- und Autopodium)*. Zwischen dem Stylopodium, das nur aus einem Knochen besteht (Humerus bzw. Os femoris) und dem aus zwei Skelettelementen aufgebautem Zeugopodium (Radius und Ulna bzw. Tibia und Fibula) liegt das Ellenbogen- bzw. Kniegelenk. Am fünfstrahligen Autopodium (Hand bzw. Fuß) werden ebenfalls ein proximaler, mittlerer und distaler Abschnitt *(Basi-, Meta- und Acropodium)* unterschieden (s. **C**). In Abänderung von diesem Grundbauplan kommt es in den verschiedenen Wirbeltierklassen vielfach zur Verschmelzung oder Reduktion verschiedener Knochenstücke.

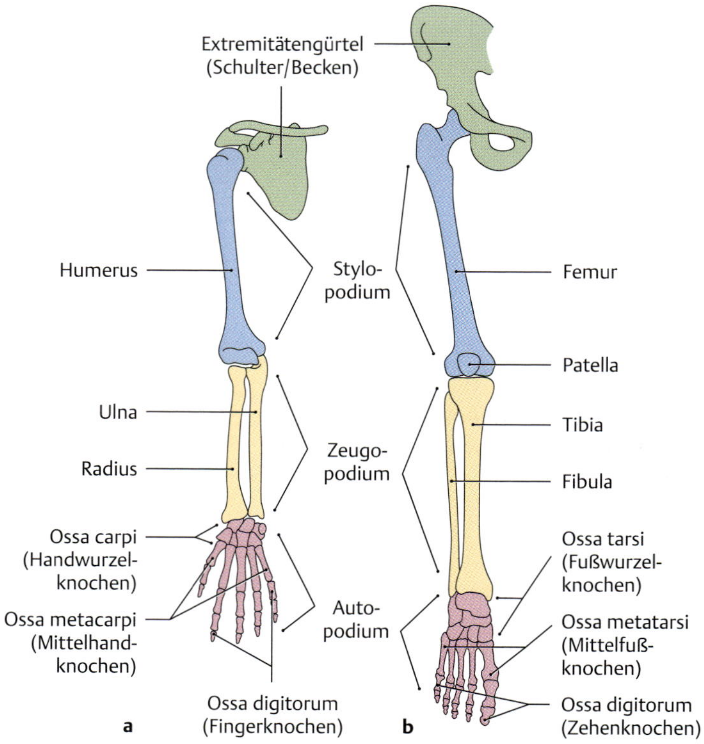

B Bauplan der Extremität eines Menschen

Ansicht von vorne. **a** rechte, obere Extremität; **b** rechte, untere Extremität.

Die einzelnen Segmente der Tetrapodenextremität aus **A** (Stylo-, Zeugo- und Autopodium) und die entsprechend gefärbten Skelettelemente der menschlichen oberen bzw. unteren Extremität sind homologe Strukturen. Fehlbildungen, wie z. B. die Polydaktylie oder die Syndaktylie (also das Vorhandensein von überzähligen Fingern oder Zehen bzw. deren Verschmelzung) sind nicht selten!

C Knöcherne Bestandteile der pentadaktylen Tetrapodenextremität

Abschnitte	Paarige Vorderextremitäten	Paarige Hinterextremitäten
Extremitätengürtel	Schultergürtel – Scapula und Clavicula	Beckengürtel – Os coxae
Freie Gliedmaße		
Stylopodium	Oberarm (Brachium) – Humerus	Oberschenkel (Femur) – Os femoris
Zeugopodium	Unterarm (Antebrachium) – Radius – Ulna	Unterschenkel (Crus) – Tibia – Fibula
Autopodium	Hand (Manus)	Fuß (Pes)
– Basipodium	Handwurzel (Carpus) – proximale Reihe: Radiale, Intermedium, Ulnare – zentrale Gruppe: Ossa centralia I–IV – distale Reihe: Ossa carpi I–V	Fußwurzel (Tarsus) – proximale Reihe: Tibiale, Intermedium, Fibulare – zentrale Gruppe: Ossa centralia I–IV – distale Reihe: Ossa tarsi I–V
– Metapodium	Mittelhand (Metacarpus) – Ossa metacarpi I–V	Mittelfuß (Metatarsus) – Ossa metatarsi I–V
– Acropodium	Finger (Digiti manus) – Ossa digitorum manus I–V (mit einer unterschiedlichen Zahl von Phalangen)	Zehen (Digiti pedis) – Ossa digitorum pedis I–V (mit einer unterschiedlichen Zahl von Phalangen)

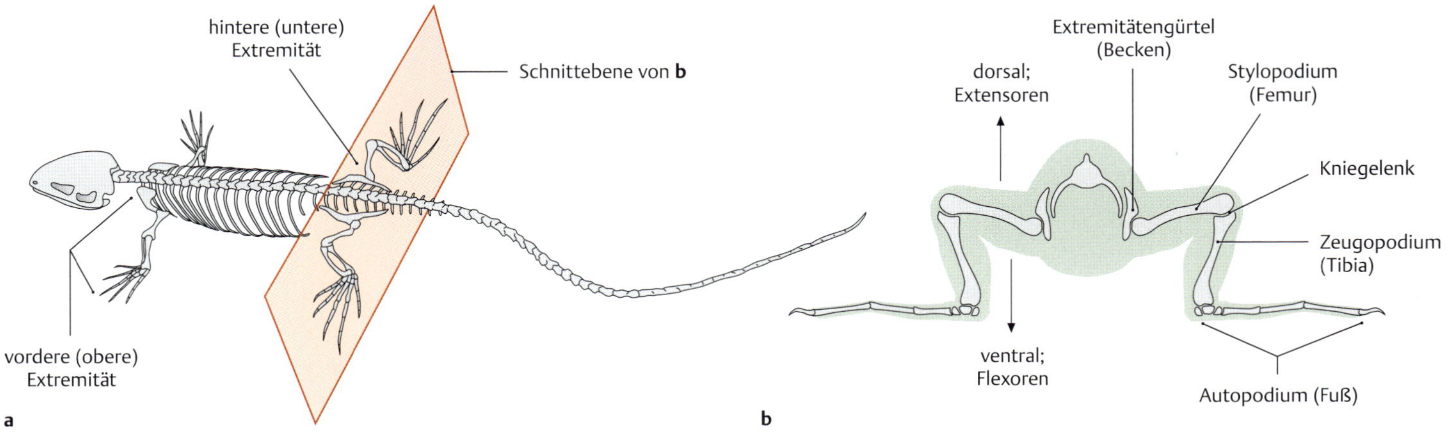

D Stellung der Extremitäten bei einem primitiven vierfüßigen Landwirbeltier (Eidechse, *Lacerta viridis*)

a Ansicht von dorsal; **b** Transversalschnitt auf Höhe des hinteren Extremitätenpaares.

Bei sehr ursprünglichen, niederen Tetrapoden (z. B. Molchen, Schildkröten und Eidechsen) hängt der Rumpf zwischen den Extremitäten und berührt häufig den Boden. Die Extremitäten sind fast rechtwinklig vom Körper abgespreizt, so dass Oberarm und Oberschenkel nahezu horizontal liegen und der Ellenbogen bzw. das Knie nach außen weisen. Radius und Ulna sowie Tibia und Fibula sind im Ellenbogen- und Kniegelenk rechtwinklig abgeknickt. Hand und Fuß liegen mit der volaren bzw. plantaren Fläche dem Boden auf. Die Achsen verlaufen in allen Gelenken parallel zur Wirbelsäule (s. **E**).

Beachte, dass die genetisch festgelegte *Extensoren*muskulatur *dorsal*, die *Flexoren*muskulatur *ventral* liegt. Die Lage der Extensoren bzw. Flexoren zum Knochen ändert sich also nicht, der Knochen wird nur anders ausgerichtet (s. auch **F**)!

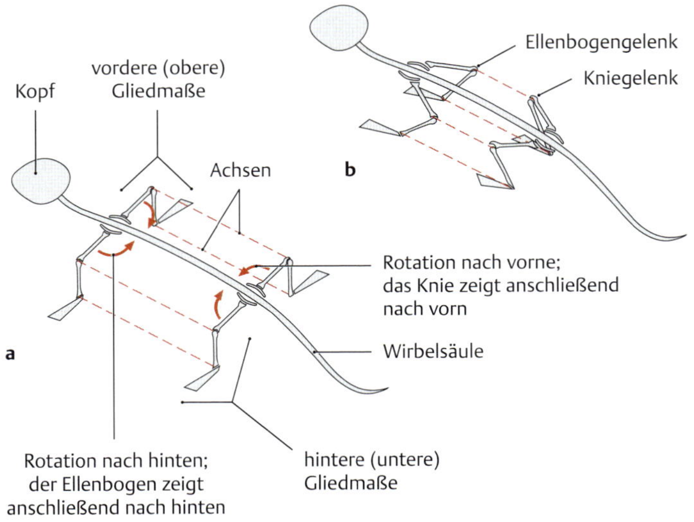

E Rotation der Extremitäten bei den Vorfahren der Säugetiere

a Vor der Rotation; **b** nach der Rotation.

Durch die Rotation wurden die Extremitäten der Säugetiere parallel zum Körper gestellt und nahe an oder unter den Körper gebracht. Dies verbesserte die Fortbewegung und stützte den Körper wirkungsvoller ab. Die *hintere Gliedmaße* wurde dabei *nach vorne* eingedreht (das Knie ist kopfwärts gerichtet), während die *vordere Gliedmaße nach hinten* an den Körper geführt wurde (der Ellenbogen weist nach hinten). Beide Extremitäten stehen jetzt in sagittaler Richtung am bzw. unter dem Rumpf (s. **F**).

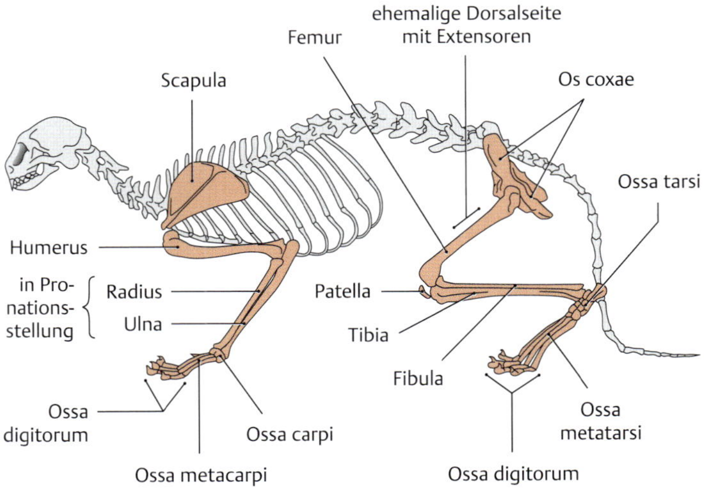

F Skelett einer Katze *(Felis catus)*

Ansicht von links. Damit die Handinnenflächen der vorderen Gliedmaßen trotz der nach hinten gerichteten Ellenbogen dem Boden aufliegen können und die Fingerspitzen somit kopfwärts weisen, müssen sich die Unterarmknochen jeweils überkreuzen, d. h. in Pronationsstellung stehen. An den hinteren Gliedmaßen bedarf es keiner Pronation der Unterschenkelknochen, da der Oberschenkel nach vorne gedreht wurde.

Diese Lage der Skelettelemente in den einzelnen Abschnitten der freien Gliedmaßen bleibt im Prinzip bis zum Menschen erhalten. Da die Hinterextremität nach vorn gedreht wurde, ist die *ehemalige Dorsalseite* dieser Gliedmaße beim aufrecht stehenden Menschen nach *ventral* gerichtet. Damit liegen die Extensoren an Ober- und Unterschenkel, d. h. die genetisch dorsalen Muskeln, an der Vorderseite und damit vor den entsprechenden Extremitätenknochen. Aus diesem Grund wird beim Menschen bei der *unteren Extremität* anstelle der Richtungsbezeichnungen „dorsal" und „ventral" besser „hinten" und „vorne" benutzt. Im Gegensatz hierzu haben z. B. die Extensoren (Flexoren) an Ober- und Unterarm ihre ursprüngliche dorsale (ventrale) Position bewahrt.

2.1 Der menschliche Körper: Proportionen, Oberflächen und Körpergewichte

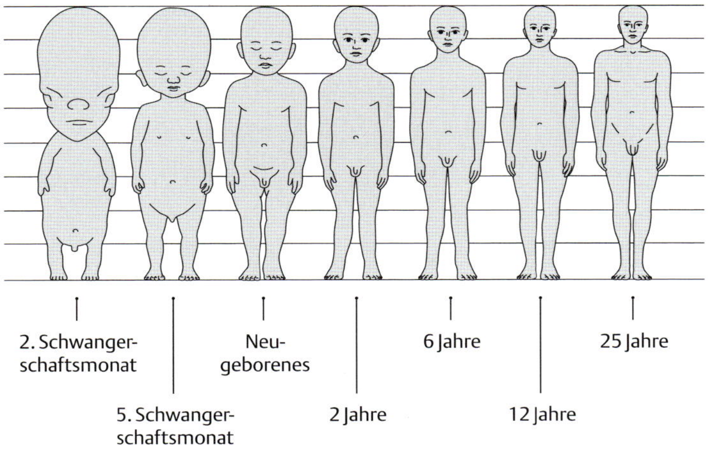

A Änderung der Körperproportionen während des Wachstums
Während die Kopfhöhe bei Embryonen am Ende des 2. Schwangerschaftsmonats etwa die Hälfte der Körperlänge ausmacht, misst sie bei Neugeborenen etwa ein Viertel, beim 6-jährigen Kind ein Sechstel und beim Erwachsenen ein Achtel der gesamten Körperlänge.

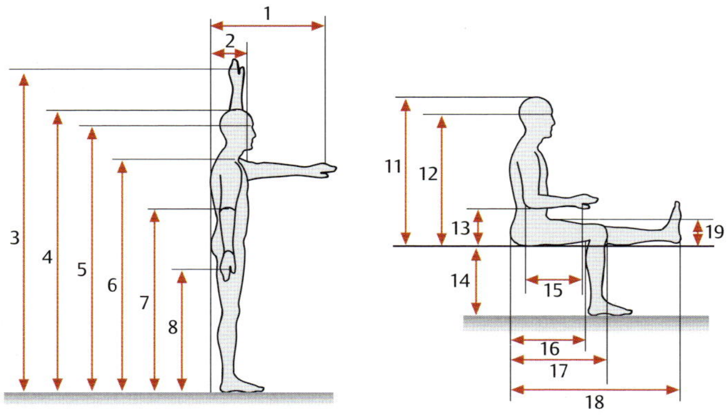

Abmessungen (in cm) (Punkte 9, 10 sowie 20 u. 21 nicht dargestellt)	Perzentile männlich 5.	50.	95.	weiblich 5.	50.	95.
1 Reichweite nach vorn	68,5	74,0	81,5	62,5	69,0	75,0
2 Körpertiefe	26,0	28,5	38,0	24,5	29,0	34,5
3 Reichweite nach oben (beidarmig)	197,5	207,5	220,5	184,0	194,5	202,5
4 Körperhöhe	165,0	175,0	185,5	153,5	162,5	172,0
5 Augenhöhe	153,0	163,0	173,5	143,0	151,5	160,5
6 Schulterhöhe	134,5	145,0	155,0	126,0	134,5	142,5
7 Ellenbogenhöhe über der Standfläche	102,5	110,0	117,5	96,0	102,0	108,0
8 Höhe der Hand über der Standfläche	73,0	76,5	82,5	67,0	71,5	76,0
9 Schulterbreite	44,0	48,0	52,5	39,5	43,5	48,5
10 Hüftbreite, stehend	34,0	36,0	38,5	34,0	36,5	40,0
11 Körpersitzhöhe (Stammlänge)	85,5	91,0	96,5	81,0	86,0	91,0
12 Augenhöhe im Sitzen	74,0	79,5	85,5	70,5	75,5	80,5
13 Ellenbogenhöhe über der Sitzfläche	21,0	24,0	28,5	18,5	23,0	27,5
14 Länge der Unterschenkelhöhe mit Fuß (Sitzflächenhöhe)	41,0	45,0	49,0	37,5	41,5	45,0
15 Ellenbogen-Griffachsen-Abstand	32,5	35,0	39,0	29,5	31,5	35,0
16 Sitztiefe	45,0	49,5	54,0	43,5	48,5	53,0
17 Gesäß-Knie-Länge	56,5	61,0	65,5	54,5	59,0	64,0
18 Gesäß-Bein-Länge	96,5	104,5	114,0	92,5	99,0	105,5
19 Oberschenkelhöhe	13,0	15,0	18,0	12,5	14,5	17,5
20 Breite über die Ellenbogen	41,5	48,0	55,5	39,5	48,5	55,5
21 Hüftbreite, sitzend	35,0	37,5	42,0	36,0	39,0	46,0

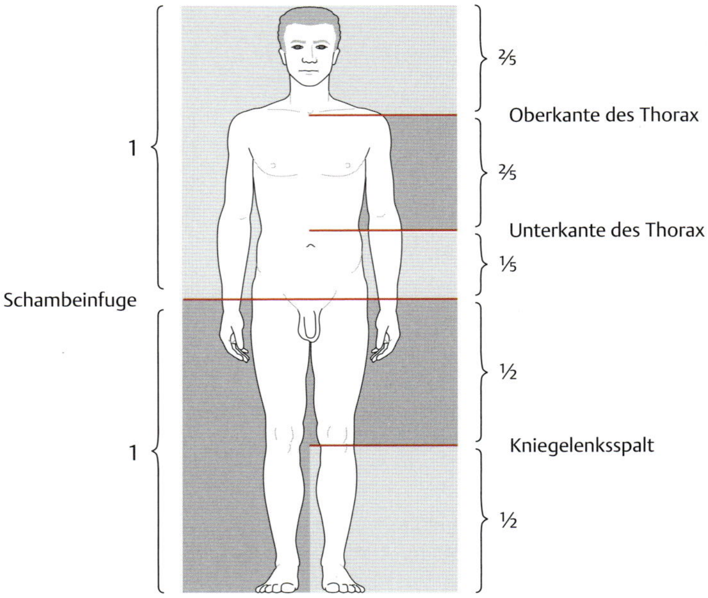

B Normale Körperproportionen
Beim Erwachsenen liegt die Mitte der Gesamtkörperlänge etwa auf Höhe der Schambeinfuge, d. h. Ober- und Unterlänge stehen im Verhältnis 1:1. Von der Oberlänge entfallen ein Fünftel auf das Becken und jeweils zwei Fünftel auf den Brustkorb und auf Kopf und HWS. Die Unterlänge teilt sich auf Höhe des Kniegelenkspaltes 1:1 in Oberschenkellänge zu Unterschenkellänge plus Ferse.

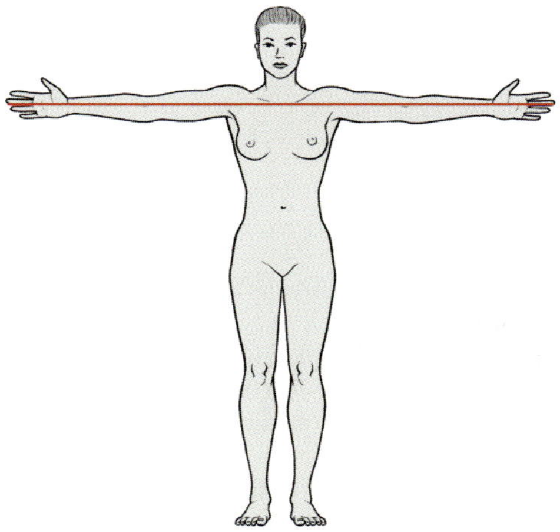

C Spannweite der ausgestreckten Arme
Die Spannweite (= Klafter) ist geringfügig *größer* als die Körperlänge (bei Frauen etwa 103 % und bei Männern etwa 106 % der Körperlänge).

D Ausgewählte Körpermaße des stehenden und sitzenden Menschen (unbekleidet, Altersgruppe 18–65 Jahre) nach DIN 33402-2 (aus: Ergonomie – Körpermaße des Menschen – Teil 2: Werte. Beuth, Berlin 2005)
Der jeweilige Perzentilwert gibt an, wie viel Prozent der Menschen in einer Bevölkerungsgruppe (in diesem Fall alle in Deutschland Wohnhaften, also inklusive Migranten in den Jahren 1999–2002), bezogen auf ein bestimmtes Körpermaß, kleiner sind als der jeweils angegebene Wert. Beispielsweise liegt das 95. Perzentil der Körperhöhe von 18- bis 65-jährigen Männern bei 185,5 cm. Dies besagt, dass 95 % dieser Bevölkerungsgruppe kleiner und 5 % größer als 185,5 cm sind.

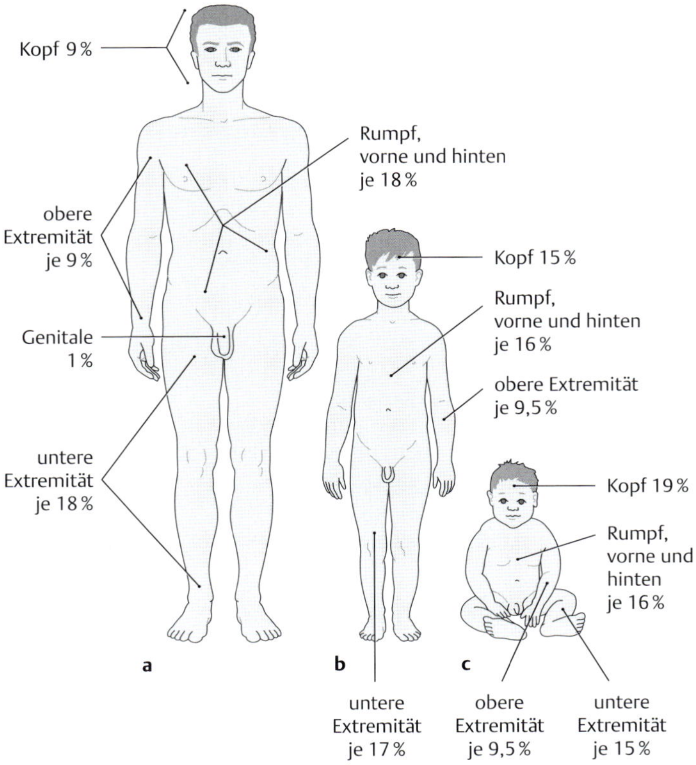

E Aufteilung der Körperoberfläche bei Erwachsenen, Kindern und Kleinkindern

a Erwachsene (> ca. 15 Jahre): Nach der Neunerregel von Wallace (1950) wird die Körperoberfläche eines Erwachsenen in ein *Vielfaches von „9"* aufgeteilt: Jeweils 9 % der Körperoberfläche entfallen auf den Kopf und jeden Arm, jeweils 18 % (2 × 9) auf die Rumpfvorderseite, die Rumpfrückseite und jedes Bein, 1 % auf das äußere Genitale. Bei Kindern (**b**) und Kleinkindern (**c**) ist die Neunerregel altersabhängig zu korrigieren.

Beachte: Mit Hilfe der Neunerregel kann man sich bei Verbrennungsschäden einen raschen Überblick über die flächenhafte Ausdehnung der Verbrennung verschaffen.

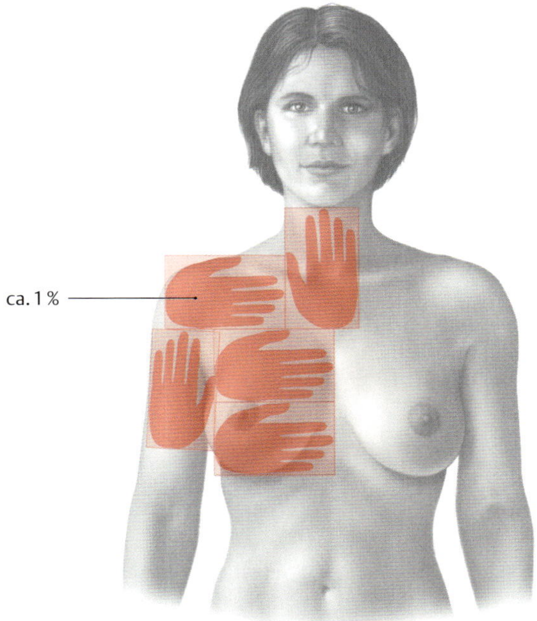

F Handflächenregel

Eine sehr genaue Abschätzung der geschädigten Körperoberfläche bei Verbrennungen ermöglicht die Handflächenregel. Hierbei beträgt die Handfläche des Patienten ca. 1 % seiner eigenen (!) Körperoberfläche (bei Maßangaben für Kinder berücksichtigen).

G Abhängigkeit der relativen Körperoberfläche (Hautoberfläche) vom Lebensalter

Die Haut von Neugeborenen bzw. Kindern besitzt im Vergleich zur Größe des Körpers eine relativ größere Fläche als die von Erwachsenen; d. h. kleinere Lebewesen haben eine relativ größere Oberfläche als größere. Deshalb haben kleine Tiere (z. B. eine Maus) oder Kinder einen höheren Stoffwechsel als große Tiere bzw. Erwachsene. Darüber hinaus wird bei kleineren Lebewesen mehr Wärme über die relativ größere Oberfläche abgegeben.

Alter	Körpergewicht (kg)	Körperoberfläche (cm^2)	Körperoberfläche / Körpergewicht (cm^2/kg)
Neugeborenes	3,4	2100	617,6
½ Jahr	7,5	3500	466,7
1 Jahr	9,3	4100	440,9
4 Jahre	15,5	6500	419,4
10 Jahre	30,5	10500	344,3
Erwachsener	70,0	18100	258,6

Größe in Meter

Gewicht in Kilogramm

	1,48		1,52		1,56		1,60		1,64		1,68		1,72		1,76		1,80		1,84		1,88		1,92		1,96		2,00
120	55	53	52	51	49	48	47	46	45	44	43	42	41	40	39	38	37	36	35	35	34	33	33	32	31	31	30
118	54	52	51	50	48	47	46	45	44	43	42	41	40	39	38	37	36	36	35	34	33	33	32	31	31	30	30
116	53	52	50	49	48	46	45	44	43	42	41	40	39	38	37	37	36	35	34	34	33	32	31	31	30	30	29
114	52	51	49	48	47	46	45	43	42	41	40	39	39	38	37	36	35	34	34	33	32	32	31	30	30	29	29
112	51	50	48	47	46	45	44	43	42	41	40	39	38	37	36	35	35	34	33	32	32	31	30	30	29	29	28
110	50	49	48	46	45	44	43	42	41	40	39	38	37	36	36	35	34	33	32	32	31	30	30	29	29	28	28
108	49	48	47	46	44	43	42	41	40	39	38	37	37	36	35	34	33	33	32	31	31	30	29	29	28	28	27
106	48	47	46	45	44	42	41	40	39	38	38	37	36	35	34	33	33	32	31	31	30	29	29	28	28	27	27
104	47	46	45	44	43	42	41	40	39	38	37	36	35	34	34	33	32	31	31	30	29	29	28	28	27	27	26
102	47	45	44	43	42	41	40	39	38	37	36	35	34	34	33	32	31	31	30	29	29	28	28	27	27	26	26
100	46	44	43	42	41	40	39	38	37	36	35	35	34	33	32	32	31	30	30	29	28	28	27	27	26	26	25
98	45	44	42	41	40	39	38	37	36	36	35	34	33	32	32	31	30	30	29	28	28	27	27	26	26	25	25
96	44	43	42	40	39	38	38	37	36	35	34	33	32	32	31	30	30	29	28	28	27	27	26	26	25	24	24
94	43	42	41	40	39	38	37	36	35	34	33	33	32	31	30	30	29	28	28	27	27	26	25	25	24	24	24
92	42	41	40	39	38	37	36	35	34	33	33	32	31	30	30	29	28	28	27	27	26	25	25	24	24	23	23
90	41	40	39	38	37	36	35	34	33	33	32	31	30	30	29	28	28	27	27	26	25	25	24	24	23	23	23
88	40	39	38	37	36	35	34	34	33	32	31	30	30	29	28	28	27	27	26	25	25	24	24	23	23	22	22
86	39	38	37	36	35	34	34	33	32	31	30	30	29	28	28	27	27	26	25	25	24	24	23	23	22	22	22
84	38	37	36	35	35	34	33	32	31	30	30	29	28	28	27	27	26	25	25	24	24	23	23	22	22	21	21
82	37	36	35	35	34	33	32	31	30	30	29	28	28	27	26	26	25	25	24	24	23	23	22	22	21	21	21
80	37	36	35	34	33	32	31	30	30	29	28	28	27	26	26	25	25	24	24	23	23	22	22	21	21	20	20
78	36	35	34	33	32	31	30	30	29	28	28	27	26	26	25	25	24	24	23	23	22	22	21	21	20	20	20
76	35	34	33	32	31	30	30	29	28	28	27	26	26	25	25	24	23	23	22	22	22	21	21	20	20	19	19
74	34	33	32	31	30	30	29	28	28	27	26	26	25	24	24	23	23	22	22	21	21	20	20	20	19	19	19
72	33	32	31	30	30	29	28	27	27	26	26	25	24	24	23	23	22	22	21	21	20	20	20	19	19	18	18
70	32	31	30	30	29	28	27	27	26	25	25	24	24	23	23	22	22	21	21	20	20	19	19	19	18	18	18
68	31	30	29	29	28	27	27	26	25	25	24	24	23	22	22	21	21	21	20	20	19	19	18	18	18	17	17
66	30	29	29	28	27	26	26	25	25	24	23	23	22	22	21	21	20	20	19	19	19	18	18	18	17	17	17
64	29	28	28	27	26	26	25	24	24	23	23	22	22	21	21	20	20	19	19	18	18	18	17	17	17	16	16
62	28	28	27	26	25	25	24	24	23	22	22	21	21	20	20	20	19	19	18	18	18	17	17	16	16	16	16
60	27	27	26	25	25	24	23	23	22	22	21	21	20	20	19	19	19	18	18	17	17	17	16	16	16	15	15
58	26	26	25	24	24	23	23	22	22	21	21	20	20	19	19	18	18	18	17	17	16	16	16	15	15	15	15
56	26	25	24	24	23	22	22	21	21	20	20	19	19	18	18	18	17	17	17	16	16	16	15	15	15	14	14
54	25	24	23	23	22	22	21	21	20	20	19	19	18	18	17	17	17	16	16	16	15	15	15	14	14	14	14
52	24	23	23	22	21	21	20	20	19	19	18	18	18	17	17	16	16	16	15	15	15	14	14	14	14	13	13
50	23	22	22	21	21	20	20	19	19	18	18	17	17	17	16	16	15	15	15	14	14	14	14	13	13	13	13
48	22	21	21	20	20	19	19	18	18	17	17	17	16	16	15	15	15	14	14	14	14	13	13	13	12	12	12

starke Adipositas · Adipositas · Übergewicht · Normalgewicht · Untergewicht

H Body-Mass-Index (BMI)

Innerhalb der Anthropometrie gilt der Body-Mass-Index (Körpermassenindex) heute international als Standard zur Beurteilung des Körpergewichtes, da er relativ gut mit dem Gesamtkörperfett korreliert. Er errechnet sich aus dem Körpergewicht (kg) dividiert durch das Quadrat der Körpergröße (m^2):

$$BMI = \frac{kg}{m^2}$$

2.2 Der Bauplan des menschlichen Körpers

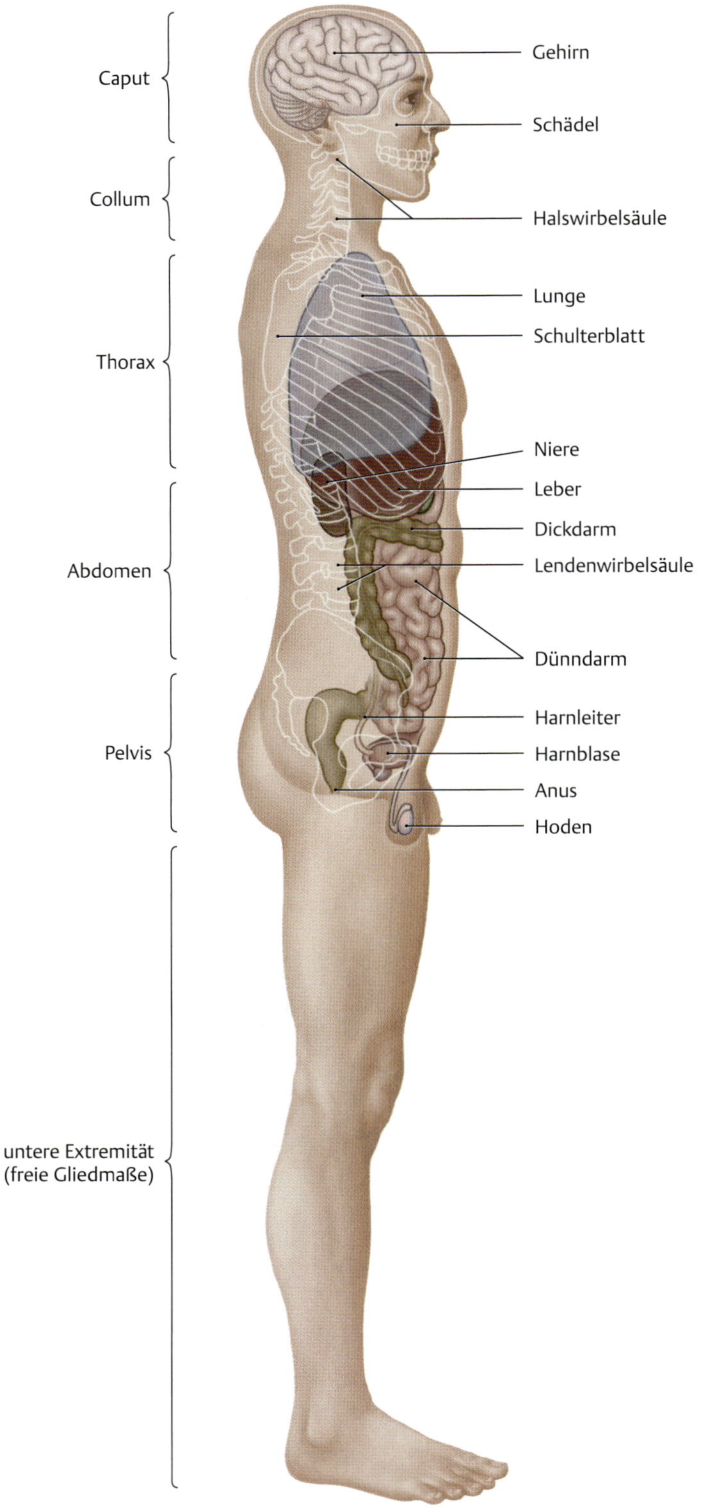

A Lage der inneren Organe
Ansicht von lateral.

B Regionale Gliederung in Körperabschnitte: Partes corporis (Teile des Körpers)

Caput (Kopf)

Collum (Hals)

Truncus (Rumpf)
- Thorax (Brust)
- Abdomen (Bauch)
- Pelvis (Becken)

Membrum superius (obere Extremität)
- Cingulum membri superioris (Schultergürtel)
- Pars libera membri superioris (freie obere Gliedmaße)

Membrum inferius (untere Extremität)
- Cingulum membri inferioris (Beckengürtel)
- Pars libera membri inferioris (freie untere Gliedmaße)

C Funktionelle Gliederung in Organsysteme

Bewegungsapparat
- Skelett und Skelettverbindungen (passiver Anteil)
- quergestreifte Skelettmuskulatur (aktiver Anteil)

Eingeweide
- Herz-Kreislauf-System
- hämolymphatisches System
- endokrines System
- Atmungssystem
- Verdauungssystem
- Harnsystem
- männliches und weibliches Genitalsystem

Kommunikationsapparat
- zentrales und peripheres Nervensystem
- Sinnesorgane

Haut und Hautanhangsgebilde

D Topografische Körperhöhlen, seröse Höhlen und Bindegewebsräume

Organe bzw. Organsysteme sind entweder in seröse Höhlen oder in unterschiedlich große Bindegewebsräume eingebettet. Eine seröse Höhle ist ein allseits geschlossener Spaltraum, der von einer spiegelnd glatten Haut (Serosa) ausgekleidet ist und eine geringe Menge Flüssigkeit enthält. Die Serosa besteht aus zwei *meist* aufeinanderliegenden Blättern (die beiden Blätter *müssen* nicht immer direkten Kontakt haben, z. B. in der Bauchhöhle!): Die Lamina visceralis liegt den Organen direkt auf, die Lamina parietalis kleidet die Wand der serösen Höhle aus.

Topografische Körperhöhlen	Darin liegende seröse Höhlen
• Cavitas thoracis (Brusthöhle)	• Cavitas pleuralis (Pleurahöhle) • Cavitas pericardiaca (Herzbeutelhöhle)
• Cavitas abdominalis (Bauchhöhle)	• Cavitas peritonealis abdominis* (Peritonealhöhle des Bauches)
• Cavitas pelvis (Beckenhöhle)	• Cavitas peritonealis pelvis* (Peritonealhöhle des Beckens)

Bindegewebsräume
- Raum zwischen mittlerem und tiefem Blatt der Fascia cervicalis
- Mediastinum (Mittelfellraum)
- Spatium extraperitoneale (Extraperitonealraum) mit:
  - Spatium retroperitoneale (Retroperitonealraum)
  - Spatium subperitoneale (Subperitonealraum)

**Beachte:* Die Peritonealhöhlen von Bauch und Becken stehen miteinander in Verbindung.

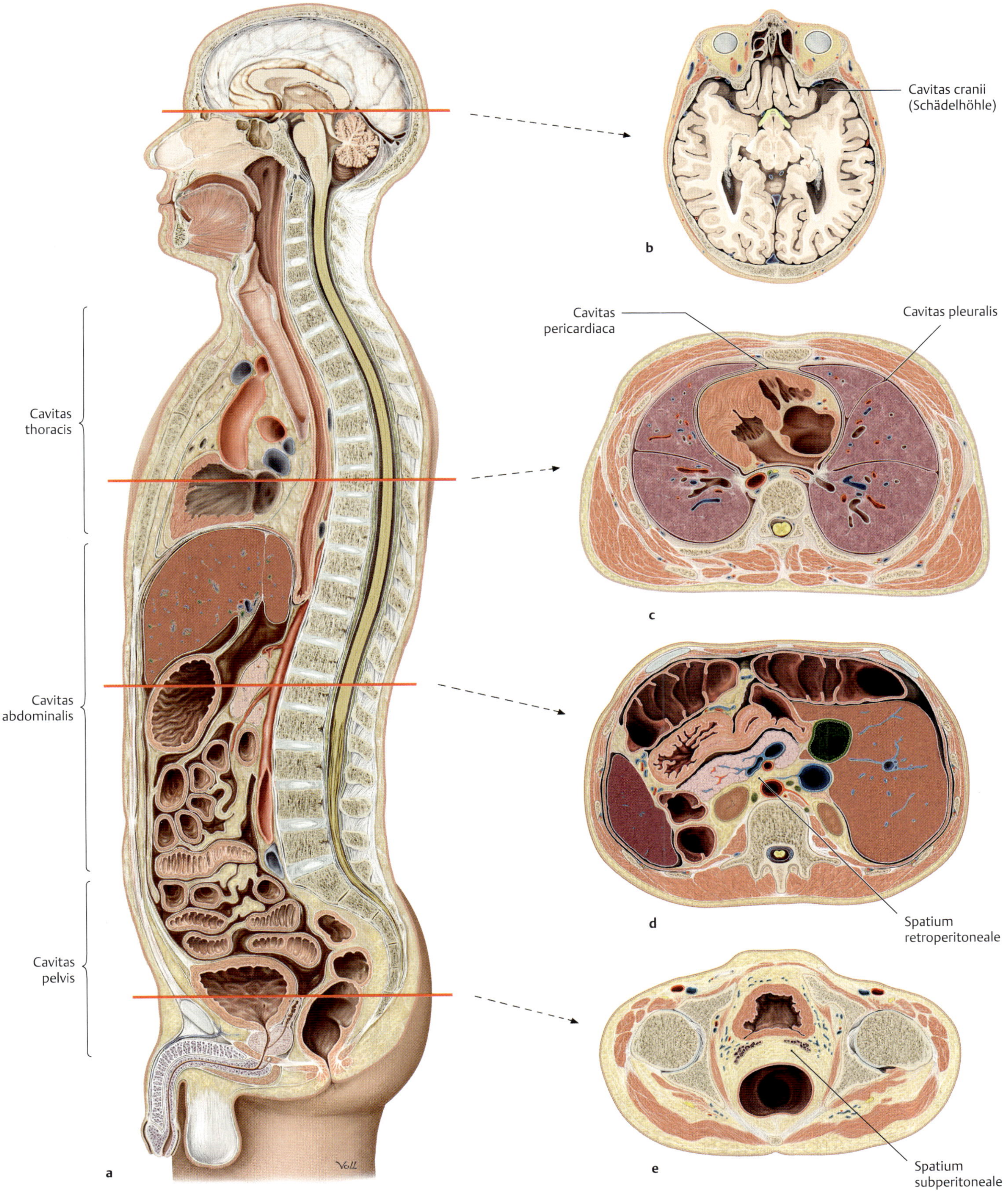

E Unterschiedliche Schnittebenen durch den Körper
a Mediansagittalschnitt;
b Transversalschnitt auf Höhe des Kopfes;
c Transversalschnitt durch den Thorax;
d Transversalschnitt durch das Abdomen;
e Transversalschnitt durch das kleine Becken (s. auch Hauptebenen und Hauptachsen, S. 27).

3.1 Lage- und Richtungsbezeichnungen sowie Hauptachsen und Hauptebenen am menschlichen Körper

A Lage- und Richtungsbezeichnungen (Termini generales)

Stamm (Kopf, Hals und Rumpf)	
cranialis	zum Kopf gehörend (kopfwärts gelegen)
caudalis	zum Steiß gelegen (schwanzwärts gelegen)
ventralis	bauchwärts gelegen
dorsalis	rückenwärts gelegen
superior	der Obere
inferior	der Untere
anterior	der Vordere
posterior	der Hintere
medius	der Mittlere
transversus	der Quere
flexor	der Beuger
extensor	der Strecker
axialis	auf die Achse bezogen; zum Axis gehörend
transversalis	quer zur Achse liegend
longitudinalis	längsverlaufend
horizontalis	waagerecht gelegen
verticalis	senkrecht gelegen
medialis	zur Medianebene hin
lateralis	von der Medianebene weg (seitlich gelegen)
medianus	in der Mitte liegend
intermedius	dazwischen liegend
centralis	im Mittelpunkt liegend (zum Inneren des Körpers hin)
peripheralis	nicht zum Zentrum gehörend
periphericus	zur Oberfläche des Körpers hin
profundus	tief liegend
superficialis	oberflächlich liegend
externus	außen gelegen
internus	innen gelegen
apicalis	zur Spitze gehörend (spitzenwärts)
basalis	zur Basis gehörend (basalwärts gelegen)
dexter	rechts
sinister	links
occipitalis	zum Hinterhaupt gehörend
temporalis	zur Schläfe hin
sagittalis	in Richtung der Pfeilnaht liegend
coronalis	in Richtung der Kranznaht liegend (zur Krone gehörend)
rostralis	schnabel-(schnauzen-)wärts gelegen
frontalis	zur Stirn gehörend
basilaris	zur Schädelbasis gehörend
Extremitäten	
proximalis	rumpfnah liegend (zum Rumpf hin)
distalis	rumpffern liegend (zum Ende der Gliedmaßen hin)
radialis	speichenwärts gelegen (zum Radius gehörend)
ulnaris	ellenwärts gelegen (zur Ulna gehörend)
tibialis	schienbeinseitig gelegen (zur Tibia gehörend)
fibularis	wadenbeinseitig gelegen (zur Fibula gehörend)
palmaris (volaris)	zur Hohlhandseite gehörend
plantaris	zur Fußsohlenseite gehörend
dorsalis	zum Hand- bzw. Fußrücken hin

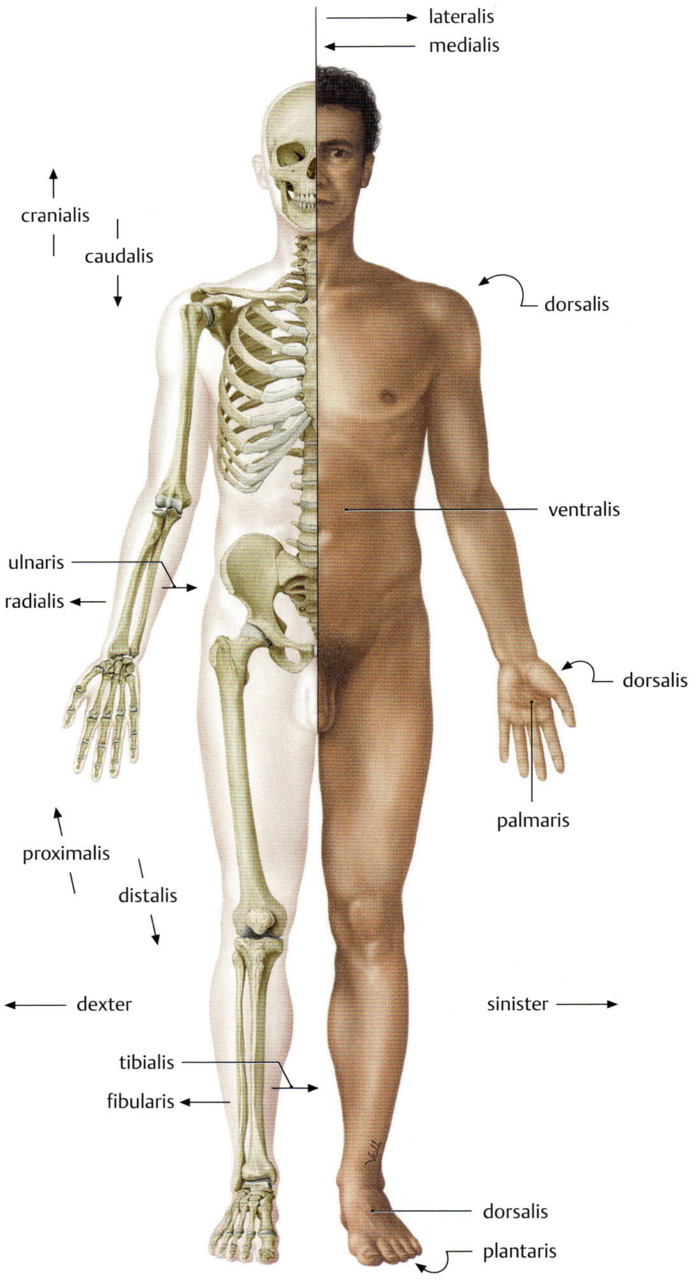

B Anatomische Normalposition
Der Blick ist nach vorne gerichtet, die Hände sind supiniert. Die *rechte* Körperhälfte ist durchscheinend dargestellt.
Beachte, dass sich die Bezeichnungen „links" und „rechts" immer auf den Patienten beziehen.

C Abkürzungen

A.	Arteria (Aa. = Arteriae)
V.	Vena (Vv. = Venae)
M.	Musculus (Mm. = Musculi)
N.	Nervus (Nn. = Nervi)
Nl.	Nodus lymphoideus (Nll. = Nodi lymphoidei)
Lig.	Ligamentum (Ligg. = Ligamenta)
R.	Ramus (Rr. = Rami)
Art.	Articulatio (Artt. = Articulationes)

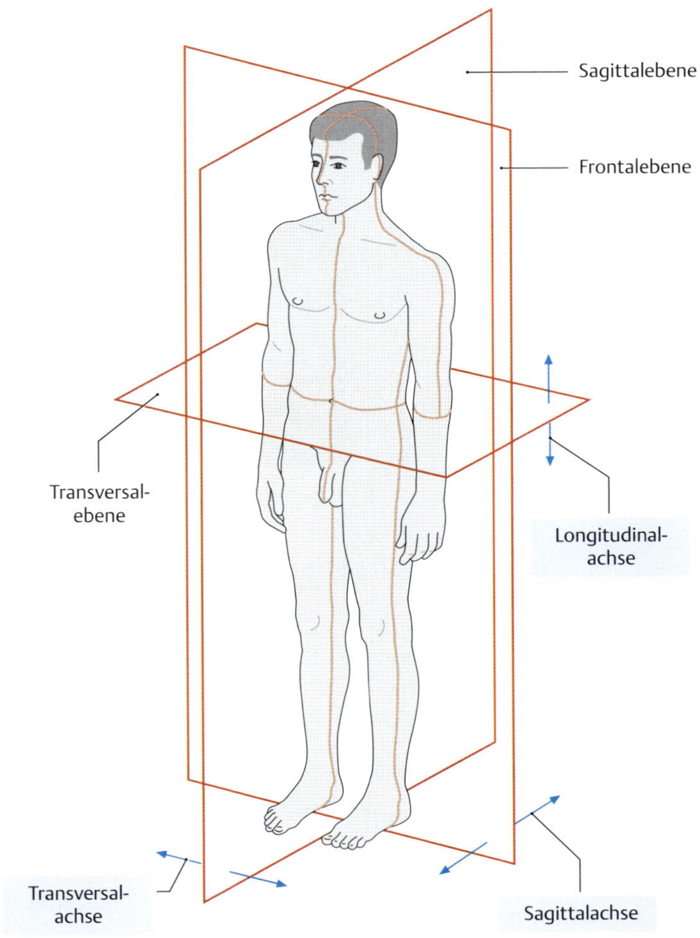

D Hauptebenen und Hauptachsen am Körper des Menschen (Neutral-Null-Stellung in der Ansicht von links vorne)

Obwohl sich durch den Körper des Menschen beliebig viele Achsen und Ebenen legen lassen, werden in der Regel *drei Hauptachsen und -ebenen* definiert. Sie stehen jeweils senkrecht aufeinander und geben die drei Raumkoordinaten an.

Hauptebenen:

- **Sagittalebene:** Alle *vertikalen* Ebenen, die parallel zur Sutura sagittalis (Pfeilnaht) des Schädels ausgerichtet sind und im Stand von ventral nach dorsal verlaufen. Die *Mediansagittalebene* (= Medianebene) teilt den Körper in zwei seitengleiche Hälften.
- **Frontalebene (= koronare Ebene):** Alle *parallel zur Stirn* (Frons) bzw. zur Sutura coronalis (Kranznaht) des Schädels ausgerichteten Ebenen, die im Stand vertikal von einer zur andern Körperseite verlaufen.
- **Transversalebene:** Alle, auf den Stand bezogen, *horizontal* verlaufenden Querschnittsebenen, die den Körper in einen kranialen und kaudalen Abschnitt teilen. Sie laufen senkrecht zur Körperlängsachse.

Hauptachsen:

- **Longitudinal- oder Vertikalachse (Längsachse):** Sie verläuft bei aufrechtem Stand in *kranial-kaudaler* Richtung und steht senkrecht zur Unterlage. Sie liegt im Schnittpunkt von Frontal- und Sagittalebene.
- **Sagittalachse (Pfeilachse):** Sie verläuft in *ventral-dorsaler* Richtung von der Vorder- zur Hinterfläche des Körpers bzw. umgekehrt und liegt im Schnittpunkt von Sagittal- und Transversalebene.
- **Transversal- oder Horizontalachse (Querachse):** Sie erstreckt sich von links nach rechts bzw. umgekehrt und liegt im Schnittpunkt von Frontal- und Transversalebene.

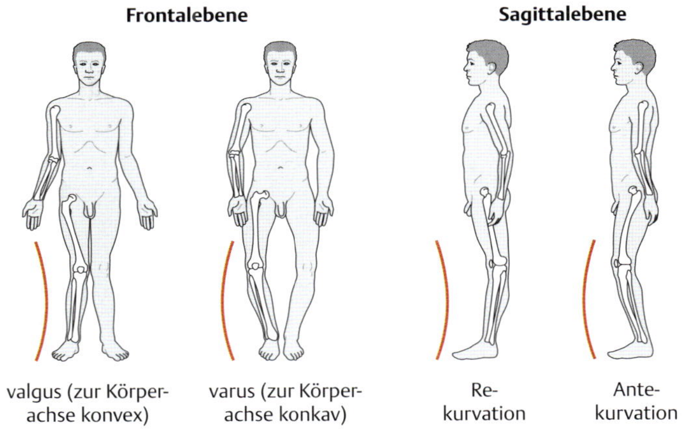

E Achsenabweichungen an den Extremitäten

An den Extremitäten können Gelenkdeformitäten dazu führen, dass die Achsen der beiden artikulierenden Knochen sowohl in der Frontal- als auch der Sagittalebene voneinander abweichen. Gemäß internationaler Übereinkunft bezeichnet man Achsenabweichungen in der Frontalebene als *Varus-* bzw. *Valgusstellung,* in der Sagittalebene als *Rekurvation* bzw. *Antekurvation.* Eine Varusstellung im Kniegelenk liegt z. B. vor, wenn die Achsenabweichung zur Körperlängsachse konkav ist bzw. der distale Knochen (Tibia) zur Mittellinie hin zeigt (z. B. *Genu varum* = O-Bein). Bei einer Valgusstellung im Kniegelenk ist die Achsenabweichung zur Körperlängsachse konvex bzw. die Tibia zeigt von der Mittellinie weg (z. B. Genu valgum = X-Bein).

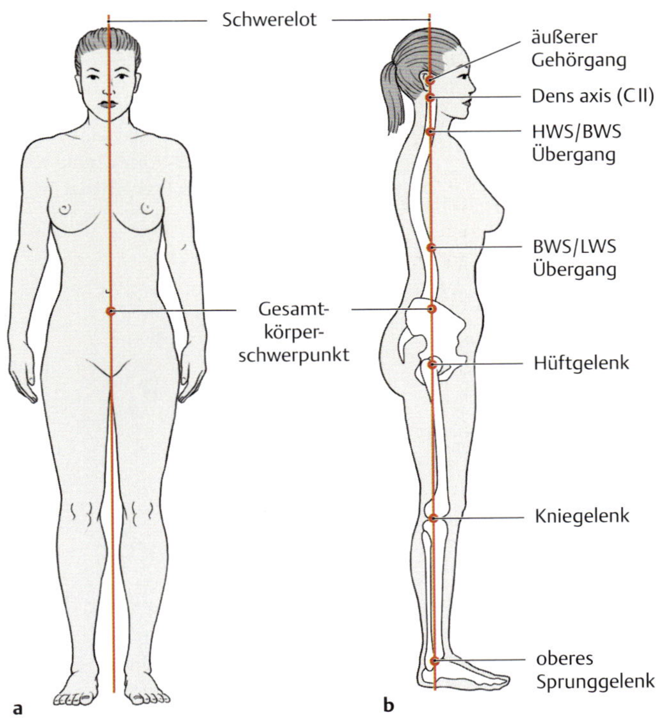

F Lage des Gesamtkörperschwerpunkts und Verlauf des Schwerelots

a Ansicht von vorne. Das Schwerelot verläuft in der Mediansagittalebene durch den Gesamtkörperschwerpunkt unterhalb des Promontoriums auf Höhe des 2. Sakralwirbels.

b Ansicht von lateral. Im Schwerelot liegen der äußere Gehörgang, der Zahnfortsatz des 2. Halswirbels (Dens axis), die anatomisch-funktionellen Übergänge innerhalb der Wirbelsäule, der Gesamtkörperschwerpunkt sowie die Hüft-, Knie- und Sprunggelenke.

3.2 Lage und Bezeichnung von radiologischen Untersuchungsebenen

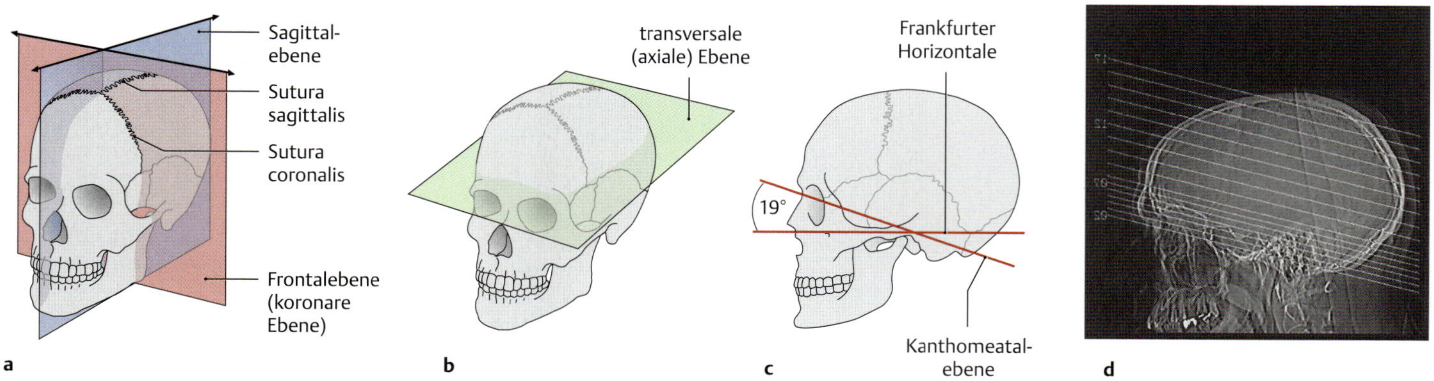

A Radiologische Schnittebenen am Beispiel des Schädels

a Entsprechend den drei anatomischen Hauptebenen (Frontal-, Sagittal- und Transversalebene, s. S. 27) werden auch bei den wichtigsten bildgebenden Verfahren (Computertomographie [CT] und Magnetresonanztomographie [MRT]) bestimmte Standardschnittebenen definiert:

Radiologische Schnittbildebene		Anatomische Ebene
Koronare Ebene	=	Frontalebene (entlang der bzw. parallel zur *Sutura coronalis*)
Sagittale Ebene	=	Sagittalebene (entlang der bzw. parallel zur *Sutura sagittalis*)
Axiale Ebene	=	Transversalebene (am Kopf parallel zur *„Frankfurter* bzw. *Deutschen Horizontalen"* bzw. am Rumpf und an den Extremitäten senkrecht zur jeweiligen Längs- oder Longitudinalachse)

b Die „Frankfurter" bzw. „Deutsche" Horizontale (Transversalebene) verläuft vom Oberrand des Meatus acusticus externus (äußerer Gehörgang) zum Unterrand der Orbita (Augenhöhle).

c u. **d** Axiale Computertomogramme des Schädels bzw. des Gehirns werden in der Regel um etwa 19° nach dorsal gekippt (entlang der sog. Kanthomeatalebene). Diese Ebene verläuft vom Oberrand des Meatus acusticus externus zum Kanthus (Augenwinkel) und schützt den Inhalt der Orbita vor zu starker Röntgenstrahlung.

Beachte: Prinzipiell ist jedoch sowohl bei der CT als auch bei der MRT jede beliebige Schnittebene (multiplanar) möglich. Bei beiden Verfahren wird jeweils ein Datenvolumen erzeugt, aus dem sich nicht nur 2-dimensionale Rekonstruktionen, sondern mit Hilfe der 3-D-Rekonstruktion auch räumliche Darstellungen (z. B. innerhalb der Gefäßdiagnostik bei komplizierten anatomischen oder pathologischen Gefäßveränderungen) herstellen lassen.

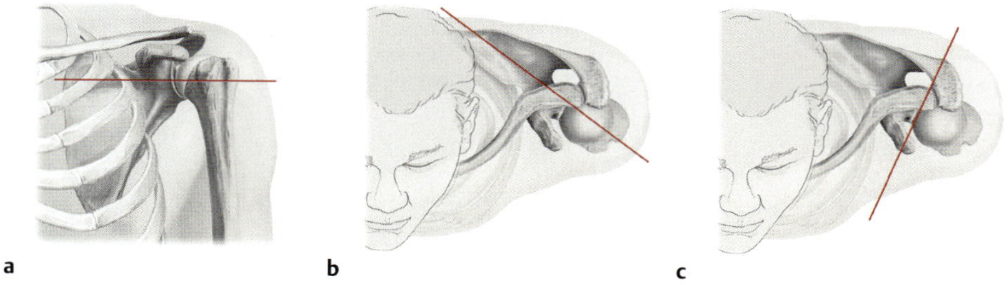

B Standardebenen bei der MRT-Untersuchung der Schulter

Der Patient liegt auf dem Rücken, der Arm des zu untersuchenden Schultergelenks ist parallel zum Körper in Armaußenrotation oder Neutral-Null-Stellung gelagert.

a Lage der axialen (transversalen) Untersuchungs(schnitt)ebene einer linken Schulter, Ansicht von ventral;
b Lage der schräg koronaren Schnittebene (parallel zum M. supraspinatus und senkrecht zur Cavitas glenoidalis), Ansicht von kranial;
c Lage der schräg sagittalen Schnittebene (parallel zur Cavitas glenoidalis), Ansicht von kranial.

Aufgrund der Darstellung des Körpers in beliebigen Schnittebenen (sog. multiplanare Darstellung) und der besonders guten Differenzierung der periartikulären Weichteile eignet sich die MRT sehr gut zur Untersuchung von Gelenken. Je nach gewählter Darstellung (Schnittebene) und Relaxationzeit (T1- und T2-gewichtete Aufnahmen) lassen sich die Gewebe nach ihrer anatomischen Lage sowie nach ihrem Wasser- oder Fettgehalt differenzieren.
Beachte: Die Betrachtung von axialen (transversalen) Schnittebenen (s. **D**) erfolgt stets von kaudal (distal).

C Wichtige anatomische Strukturen am Schultergelenk, geordnet nach der günstigsten Schnittebene bei der MRT

Schnittebene in der MRT	Wichtige anatomische Strukturen, die sichtbar sind
Axiale (transversale) Ebene	• M. supraspinatus • Labrum glenoidale • Gelenkkapsel • Ligg. glenohumeralia • lange Bizepssehne
Schräg koronare Ebene	• M. supraspinatus • M. infraspinatus • Bursa subacromialis • Akromioklavikulargelenk • oberes und unteres Labrum glenoidale
Schräg sagittale Ebene	• Rotatorenmanschette • Lig. coracoacromiale • Akromion • Ligg. glenohumeralia • subakromialer Raum

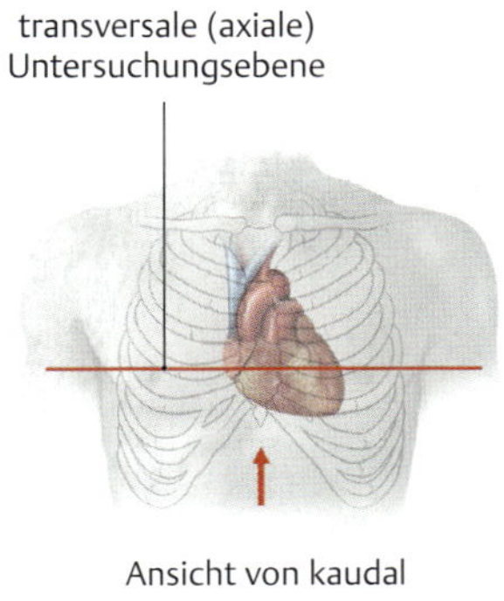

a

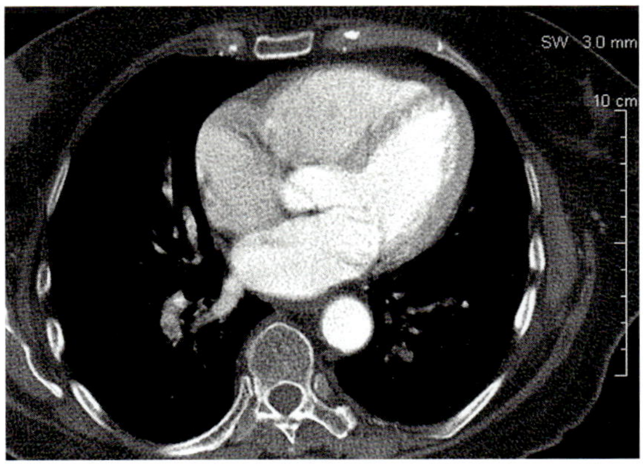

b

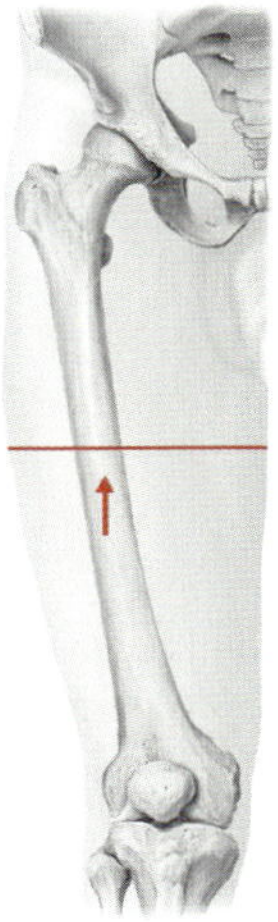

c

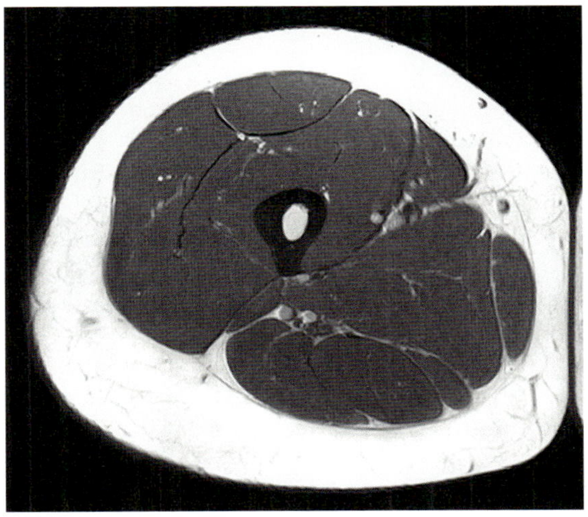

d

D Betrachtung von axialen Schnittbildern
a u. **b** Rumpf; **c**–**e** untere Extremität.

- **a** Thorax in der Ansicht von vorne und Lage der transversalen (axialen) Untersuchungsebene auf Höhe von Th VIII;
- **b** Axiales CT des Thorax (Ansicht von kaudal) im sog. Weichteilfenster, d. h., die Weichteile (das Herz) können in hoher Auflösung beurteilt werden, die Lungen dagegen sind aufgrund der in ihnen vorhandenen Luft überbelichtet (schwarz), die Knochen unterbelichtet (weiß) (aus: Duale Reihe Radiologie. Reiser M, Kuhn F, Debus J, Hrsg. 2. Aufl. Stuttgart: Thieme; 2006);
- **c** rechter Oberschenkel, Ansicht von vorne, und Lage der transversalen (axialen) Untersuchungsebene;
- **d** axiales, T1-gewichtetes MRT des rechten Oberschenkels, Ansicht von distal (aus Möller T, Reif E, Hrsg. Taschenatlas Schnittbildanatomie, Band III: Extremitäten, Gelenke, Wirbelsäule – CT und MRT. 2. Aufl. Stuttgart: Thieme; 2019);
- **e** anatomisches Schnittbild mit Bezeichnung der angeschnittenen Strukturen.

Axiale (transversale) Schnittbilder werden im CT wie im MRT von *kaudal,* bei Extremitäten dementsprechend von *distal,* betrachtet (Patient liegt auf dem Rücken). Auf axialen Schnittbildern zeigt deshalb die dorsal liegende Wirbelsäule nach unten, das ventral liegende Thoraxskelett nach oben; entsprechend weist die Vorderseite des Oberschenkels nach oben, die Rückseite nach unten; rechts liegende Strukturen werden links, links liegende Strukturen rechts abgebildet.
Beachte: Frontale bzw. koronare Schnittbilder werden betrachtet, als ob der Patient vor dem Betrachter stünde.

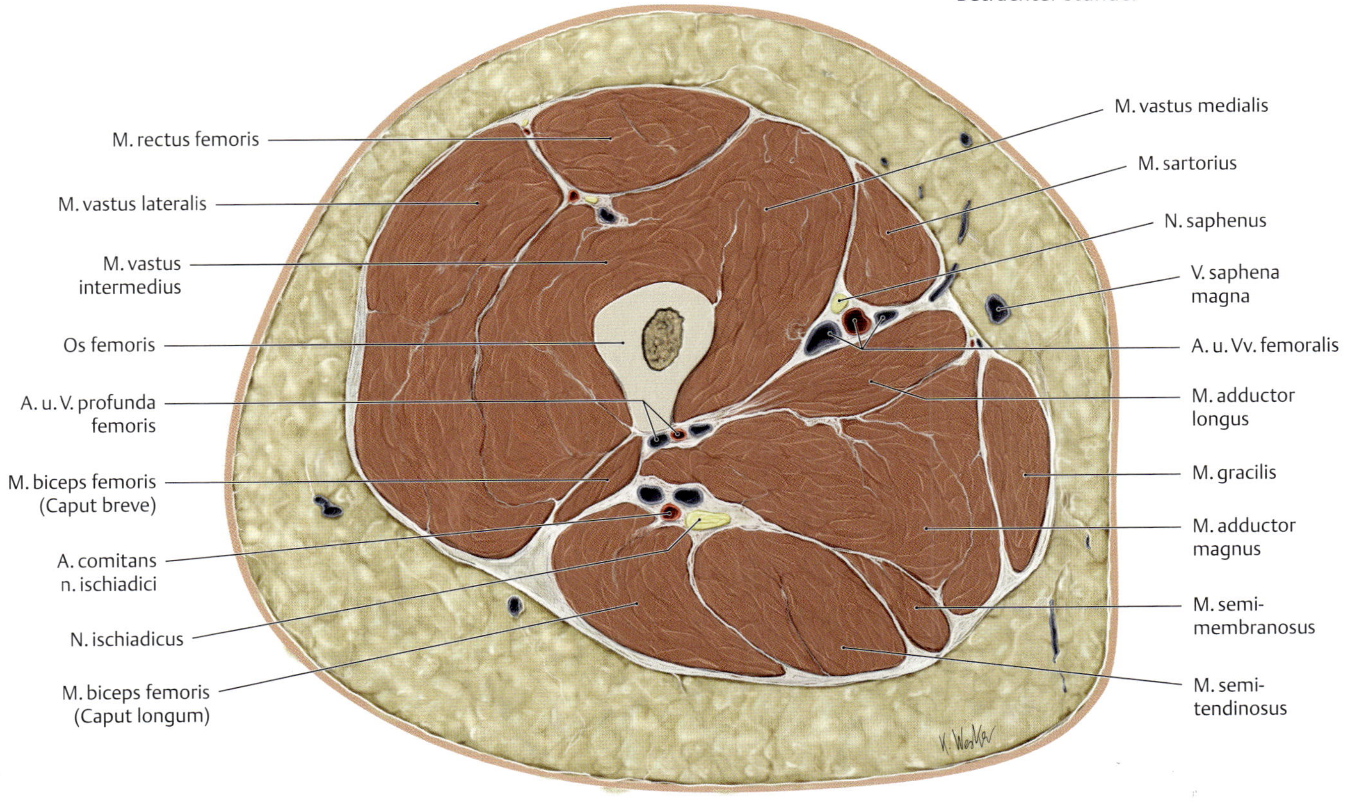

e

3.3 Oberflächenanatomie

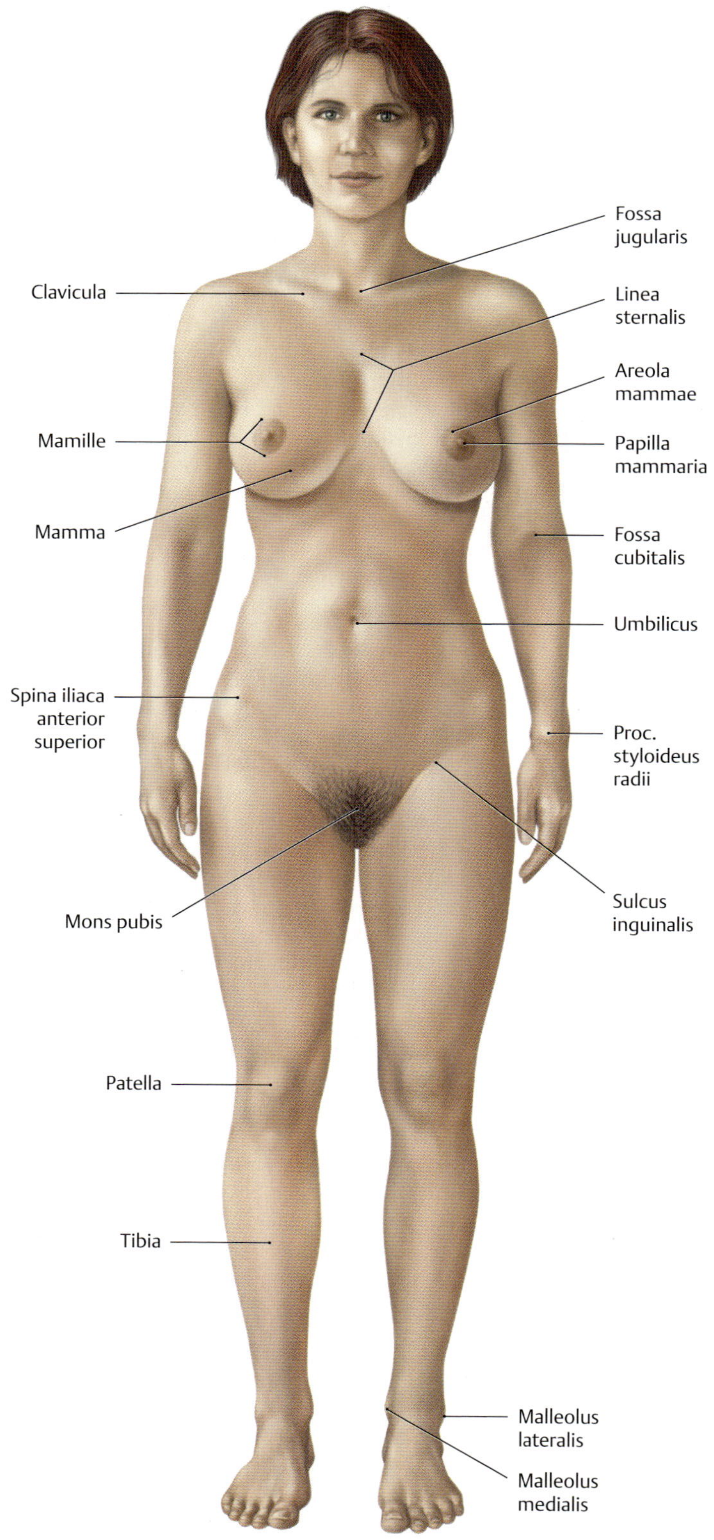

A Oberflächenanatomie der Frau
Ansicht von ventral. Die Oberflächenanatomie ist Anatomie am Lebenden und befasst sich u. a. mit der Körperoberfläche. Sie spielt bei den klassischen Untersuchungsmethoden (Inspektion, Palpation, Perkussion, Auskultation und Funktionsprüfung) eine wichtige Rolle und hat somit v. a. bei den klinischen Untersuchungskursen große Bedeutung. Im Interesse der Übersichtlichkeit sind bei Mann und Frau identische Strukturen, wie z. B. das Olecranon, nicht doppelt beschriftet.

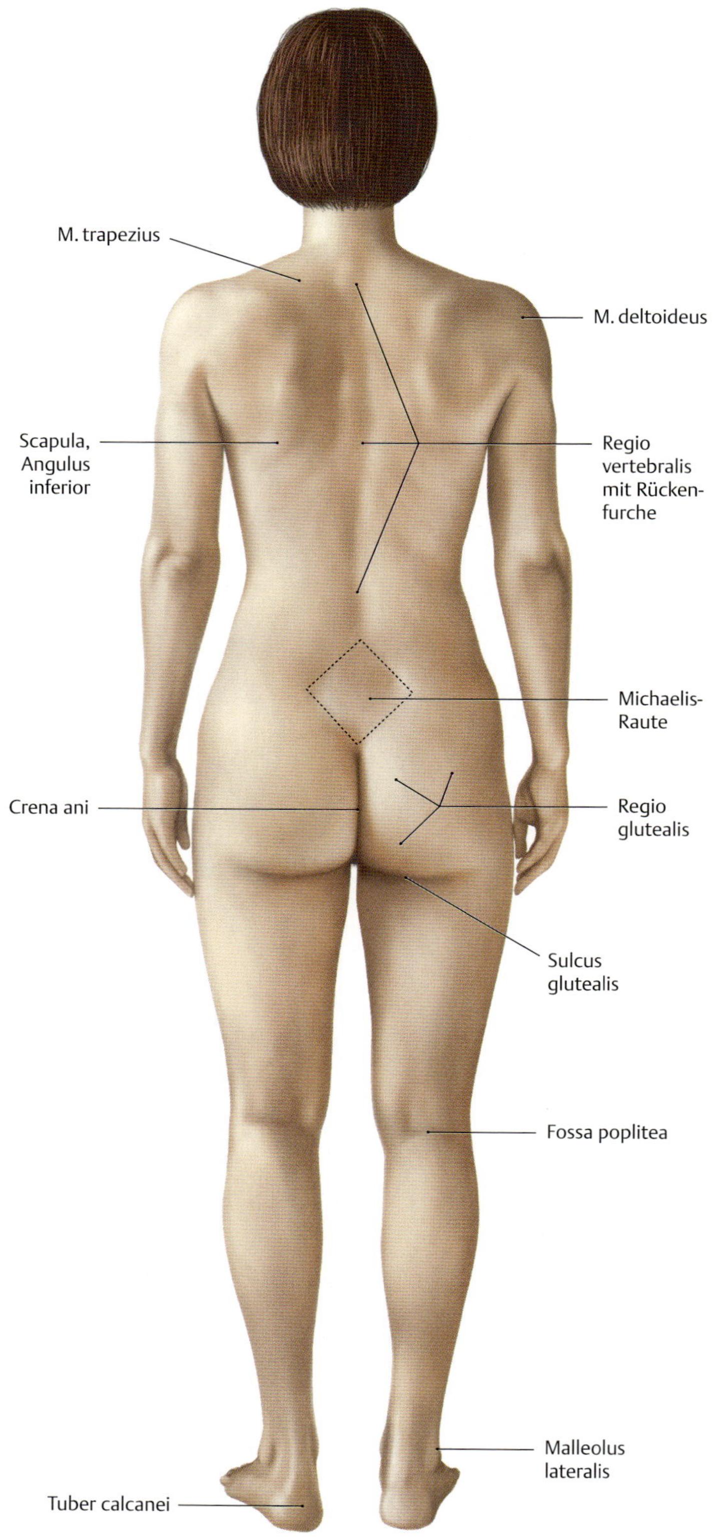

B Oberflächenanatomie der Frau
Ansicht von dorsal.

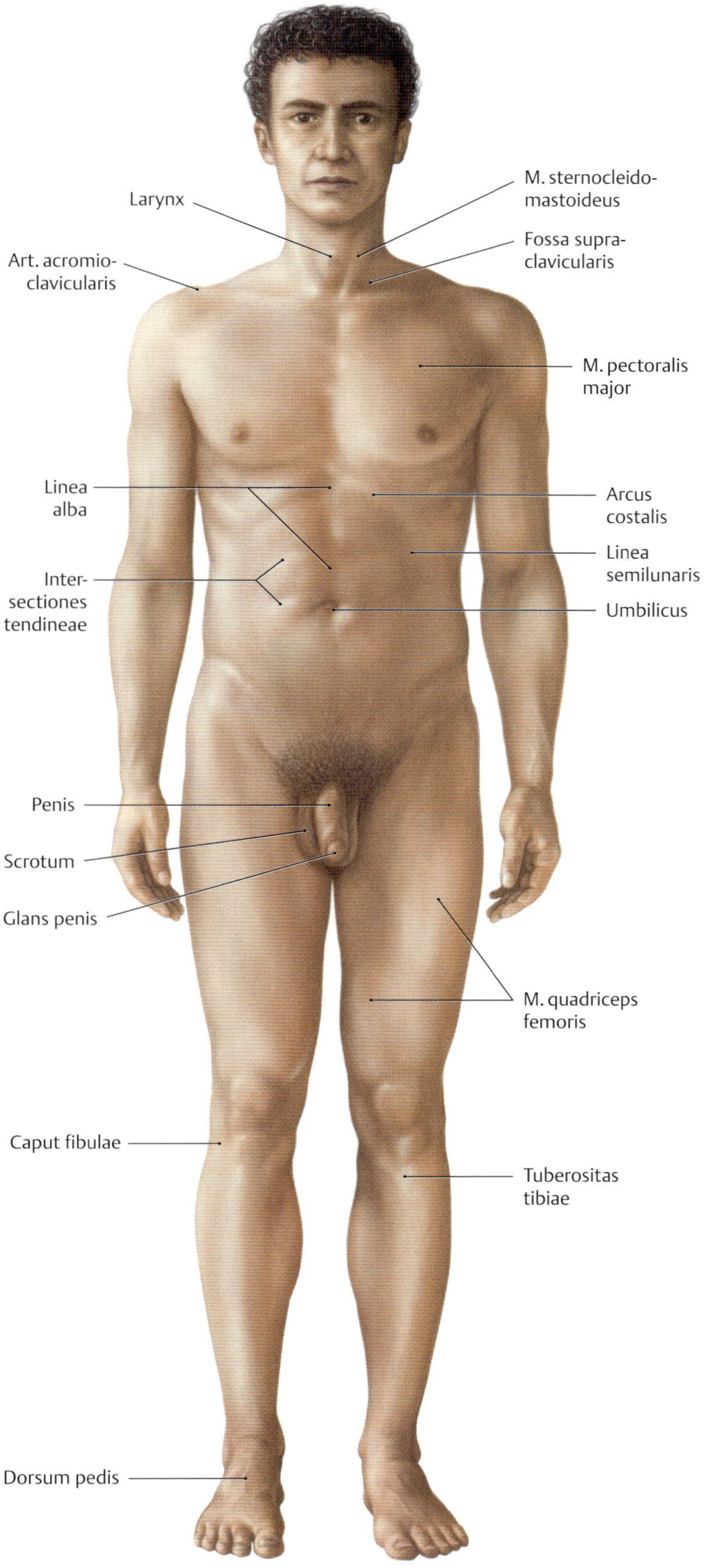

C Oberflächenanatomie des Mannes
Ansicht von ventral.

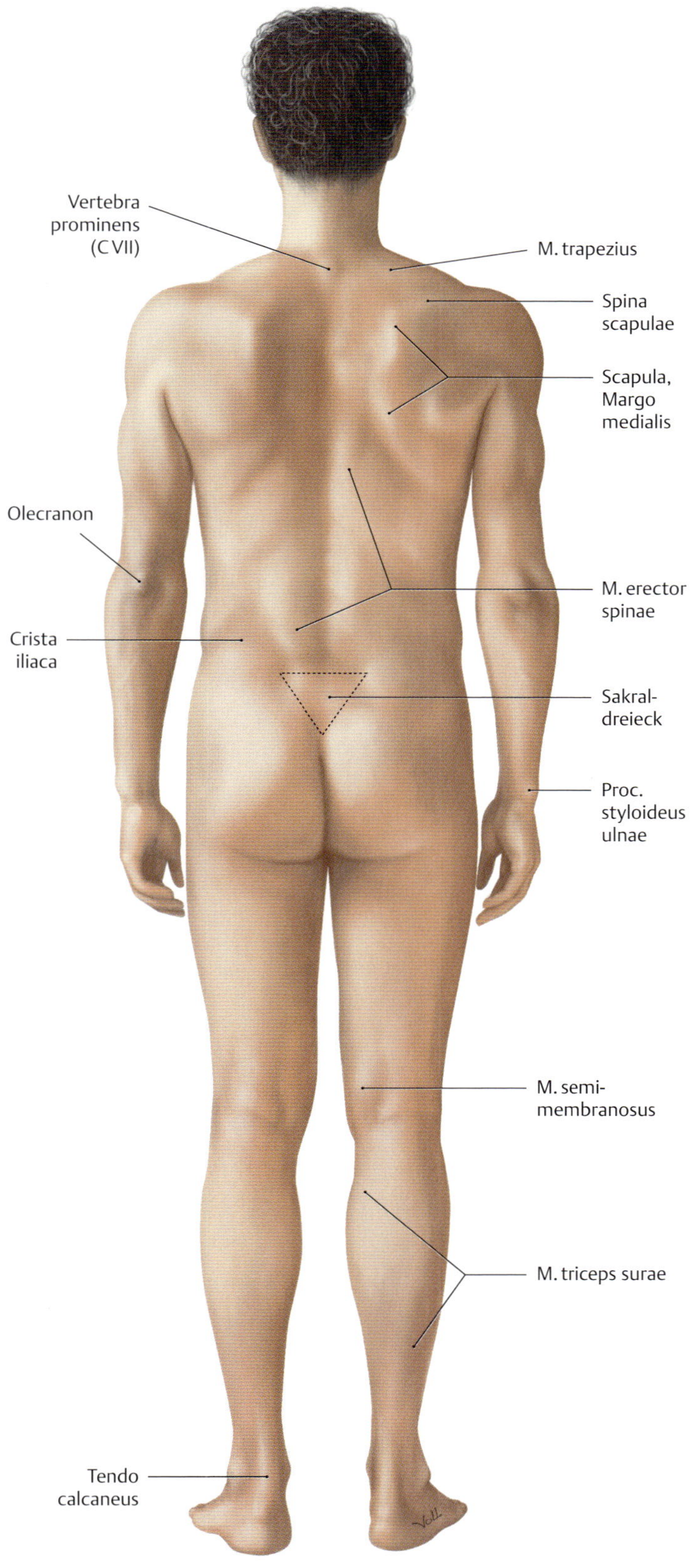

D Oberflächenanatomie des Mannes
Ansicht von dorsal.

3.4 Oberflächenrelief und tastbare Knochenpunkte

Tastbare Knochenpunkte sind wichtig für die Orientierung am Skelett, so ist beispielsweise die Palpation artikulierender Skelettelemente (z. B. des Hüftgelenks) manchmal nicht möglich. Bei der klinischen Untersuchung kann die Lage dann nur indirekt über tastbare Knochenpunkte in der Umgebung erfolgen.

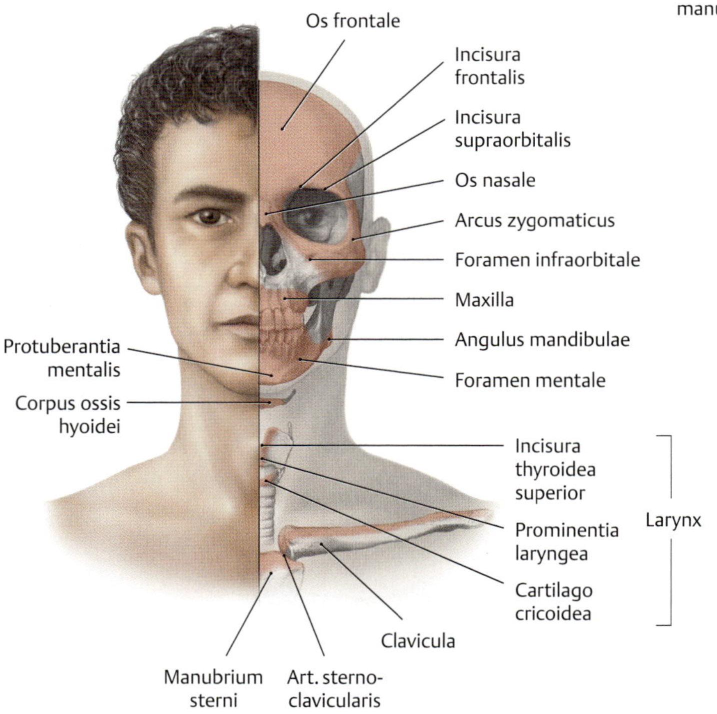

A Oberflächenrelief und tastbare Knochenpunkte von Gesicht und Hals
Ansicht von ventral.

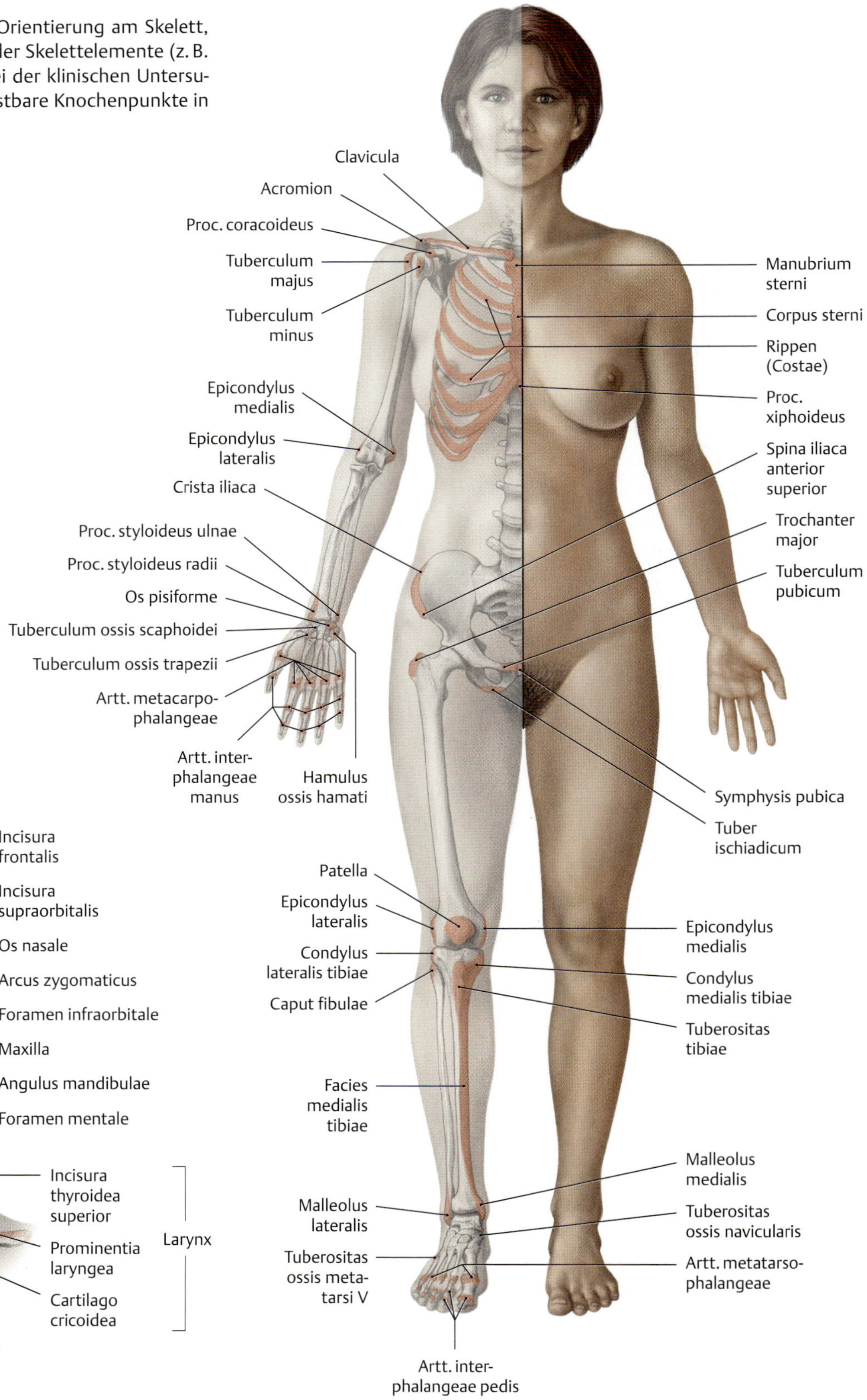

B Oberflächenrelief und tastbare Knochenpunkte von Rumpf, oberer und unterer Extremität einer Frau
Ansicht von ventral.

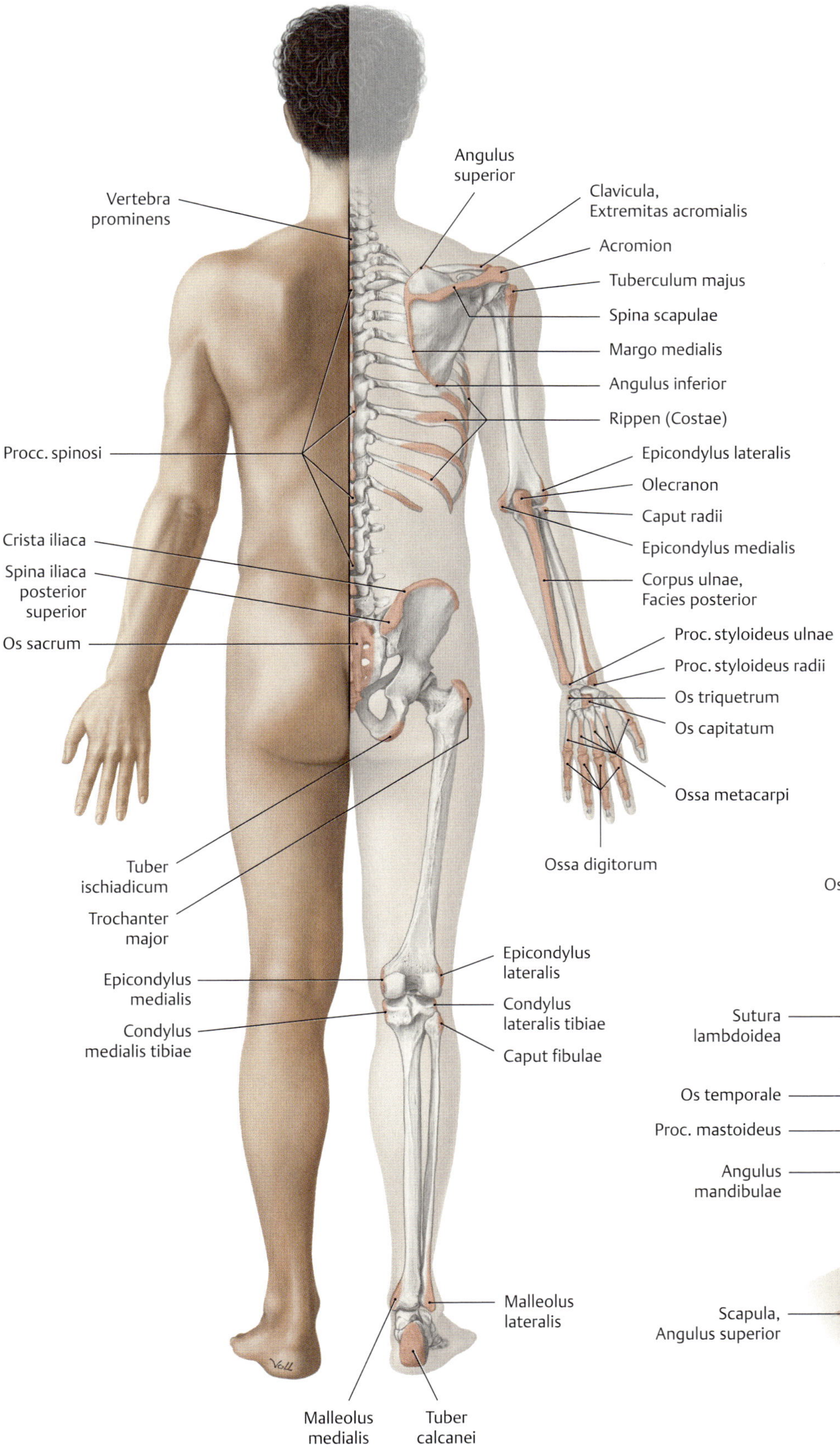

C Oberflächenrelief und tastbare Knochenpunkte von Rumpf, oberer und unterer Extremität eines Mannes
Ansicht von dorsal.

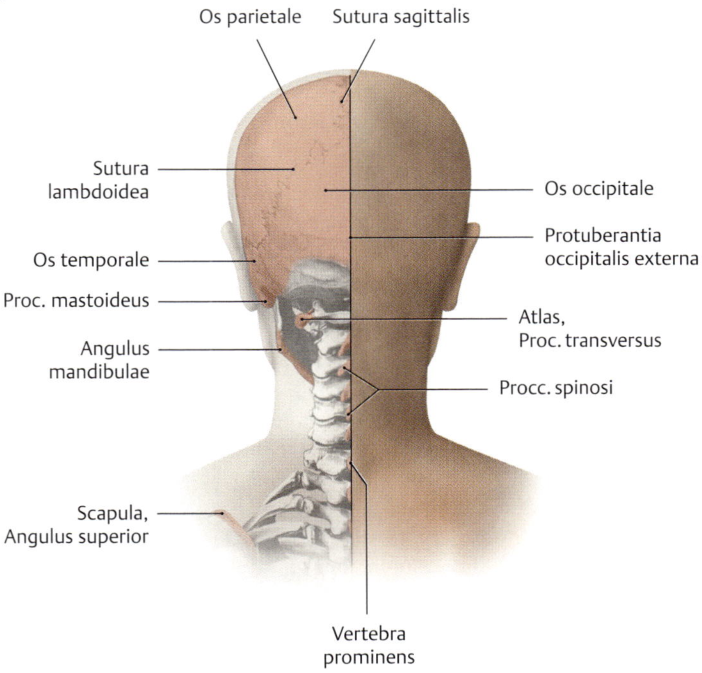

D Oberflächenrelief und tastbare Knochenpunkte von Kopf und Hals
Ansicht von dorsal.

3.5 Orientierungshilfen am menschlichen Körper

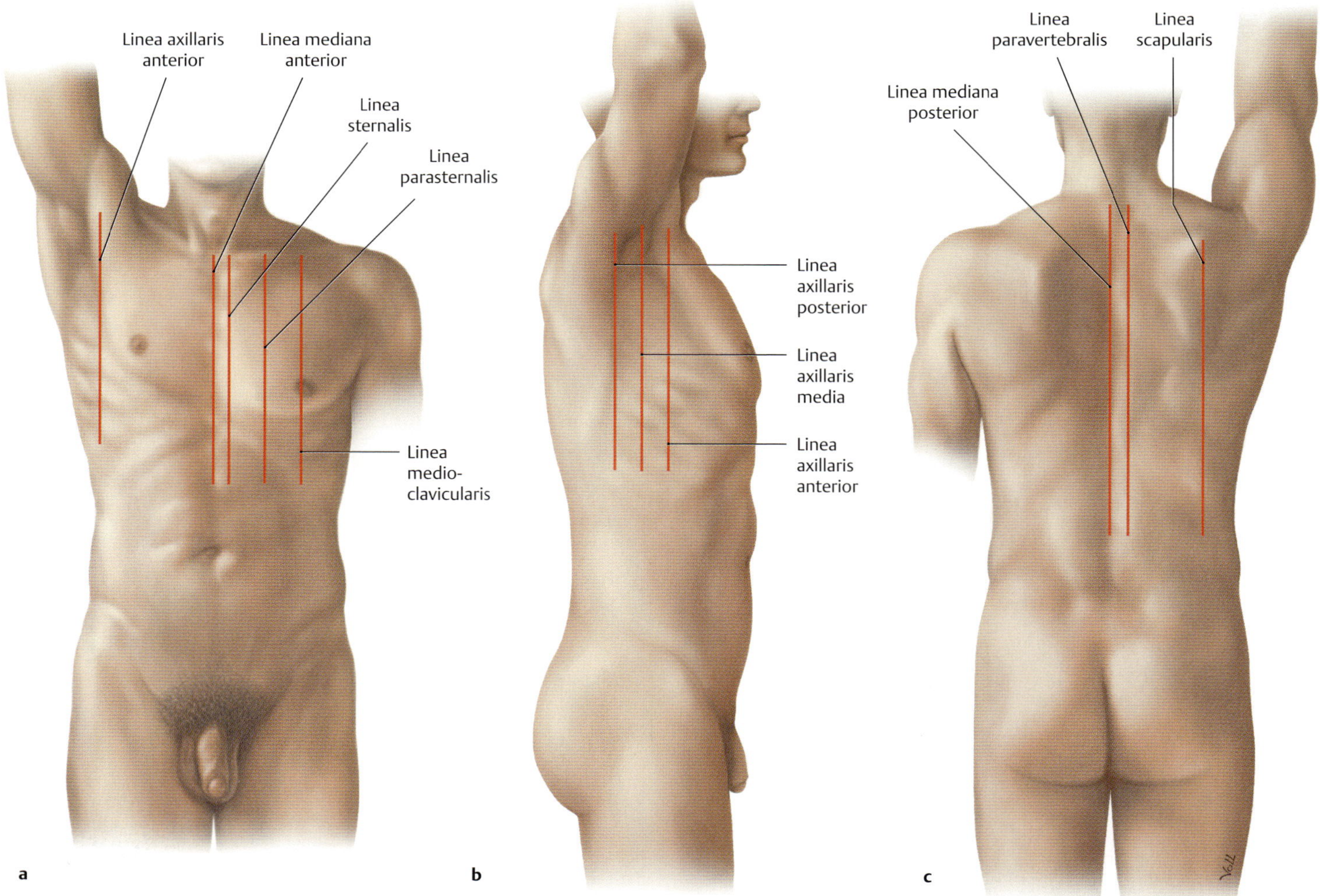

A Vertikale Orientierungslinien am Rumpf
a Ansicht von ventral; **b** Ansicht von rechts; **c** Ansicht von dorsal.

Linea mediana anterior	vordere Rumpfmittellinie durch die Mitte des Sternums
Linea sternalis	Linie entlang des Sternalrandes
Linea parasternalis	Linie in der Mitte zwischen Linea sternalis und Linea medioclavicularis
Linea medioclavicularis	Linie durch die Mitte des Schlüsselbeins (häufig identisch mit der Linea mammillaris)
Linea axillaris anterior	Linie auf Höhe der vorderen Achselhöhlenfalte (M. pectoralis major)
Linea axillaris media	Linie in der Mitte zwischen vorderer und hinterer Axillarlinie
Linea axillaris posterior	Linie auf Höhe der hinteren Achselhöhlenfalte (M. latissimus dorsi)
Linea mediana posterior	hintere Rumpfmittellinie auf Höhe der Dornfortsätze
Linea paravertebralis	Linie auf Höhe der Querfortsätze
Linea scapularis	Linie durch den Angulus inferior

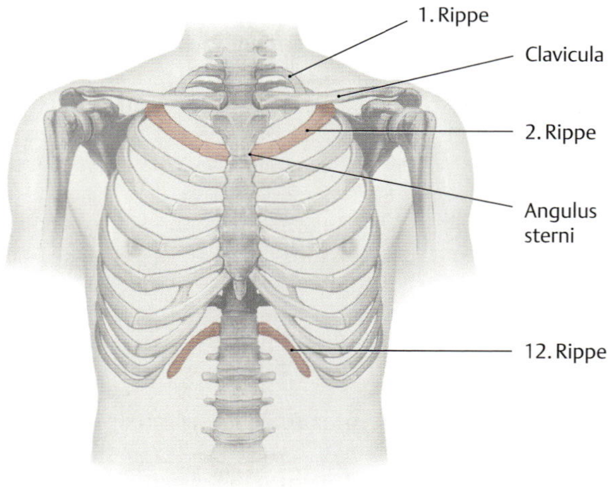

B Orientierung am Thorax durch „Abzählen" der Rippen
Die 1. Rippe wird von der Clavicula bedeckt, deswegen kann man erst die 2. Rippe tasten, sodass man bei der Zählung mit dieser beginnt. Sie setzt auf Höhe des Brustbeinwinkels (Angulus sterni) am Sternum an. Kaudal beginnt man am besten mit der 12. Rippe, welche nur dorsal zu tasten ist.

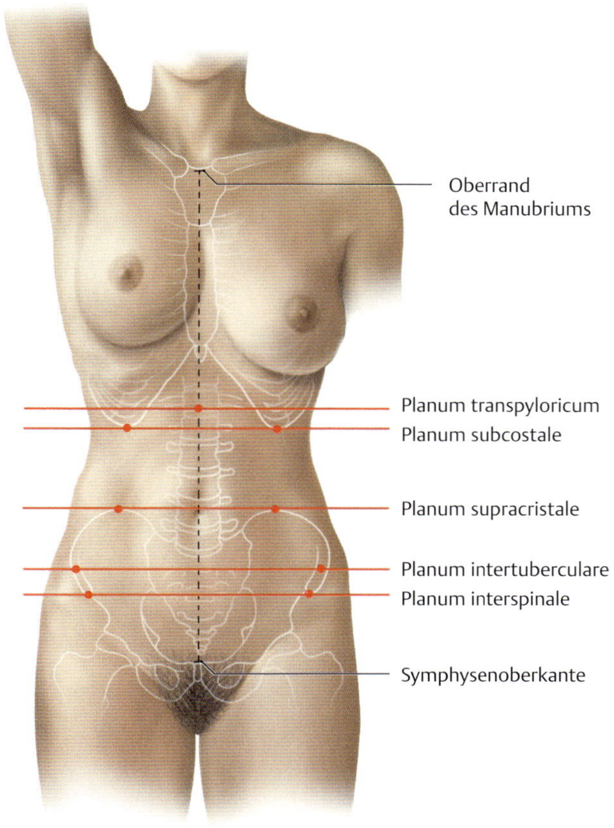

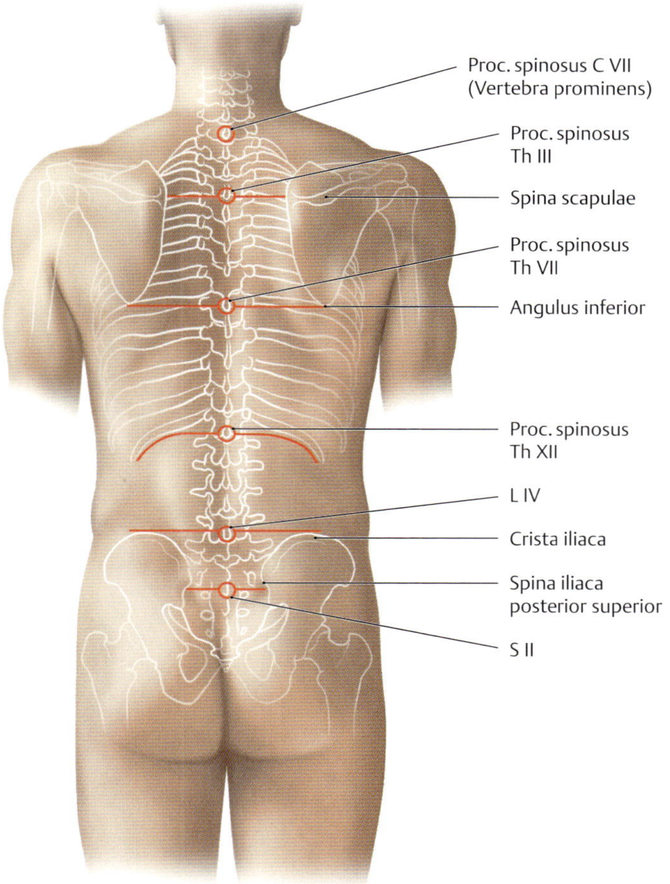

C Transversalebenen (s. auch S. 207) **zur Unterteilung des Bauchraums**
Ansicht von ventral.

Planum transpyloricum	Transversalebene durch den Halbierungspunkt der Strecke zwischen Symphysenoberkante und dem Oberrand des Manubriums
Planum subcostale	auf Höhe der unteren Rippenbogenbegrenzung (Unterkante des 10. Rippenknorpels)
Planum supracristale	durch die höchsten Punkte der beiden Cristae iliacae
Planum intertuberculare	auf Höhe der beiden Tubercula iliacae (der Darmbeinhöcker liegt etwa 5 cm dorsolateral von der Spina iliaca anterior superior)
Planum interspinale	durch die beiden Spinae iliacae anteriores superiores

D Dornfortsätze als Orientierungspunkte am Rücken
Ansicht von dorsal.

Dornfortsatz C VII	Vertebra prominens (wegen seines vorspringenden Dornfortsatzes deutlich sicht- und tastbar)
Dornfortsatz Th III	auf Höhe der Verbindungslinie zwischen den beiden Spinae scapulae
Dornfortsatz Th VII	auf Höhe der Verbindungslinie zwischen den Anguli inferiores der beiden Schulterblätter
Dornfortsatz Th XII	etwas unterhalb der 12. Rippe
Dornfortsatz L IV	auf Höhe der Verbindungslinie der höchsten Punkte der beiden Cristae iliacae
Dornfortsatz S II	auf Höhe der Verbindungslinie der beiden Spinae iliacae posteriores superiores (zu erkennen an den Hautgrübchen direkt über den Darmbeinstacheln)

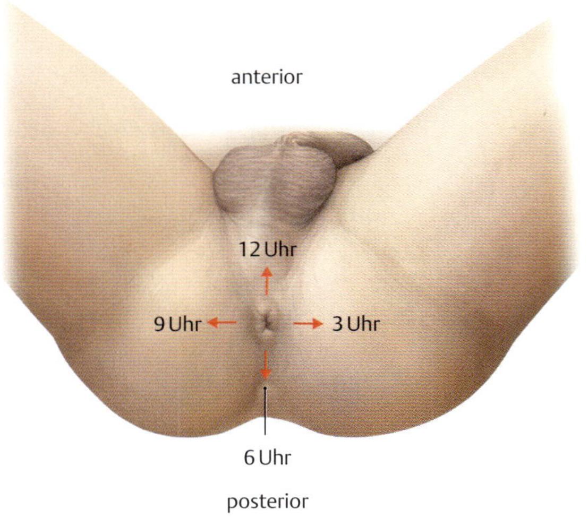

E Steinschnittlage (Rückenlage mit angewinkelten und gespreizten Beinen)
Bevorzugte Lagerung des Patienten bei der proktologischen Untersuchung. Die Orientierung (z. B. zur Beschreibung der Lokalisation eines Befundes) erfolgt entsprechend des Zifferblattes einer Uhr:

- oben = Richtung Os pubis = 12 Uhr,
- unten = Richtung Os sacrum = 6 Uhr,
- rechts = 3 Uhr und
- links = 9 Uhr.

3.6 Körperregionen (topografische Anatomie)

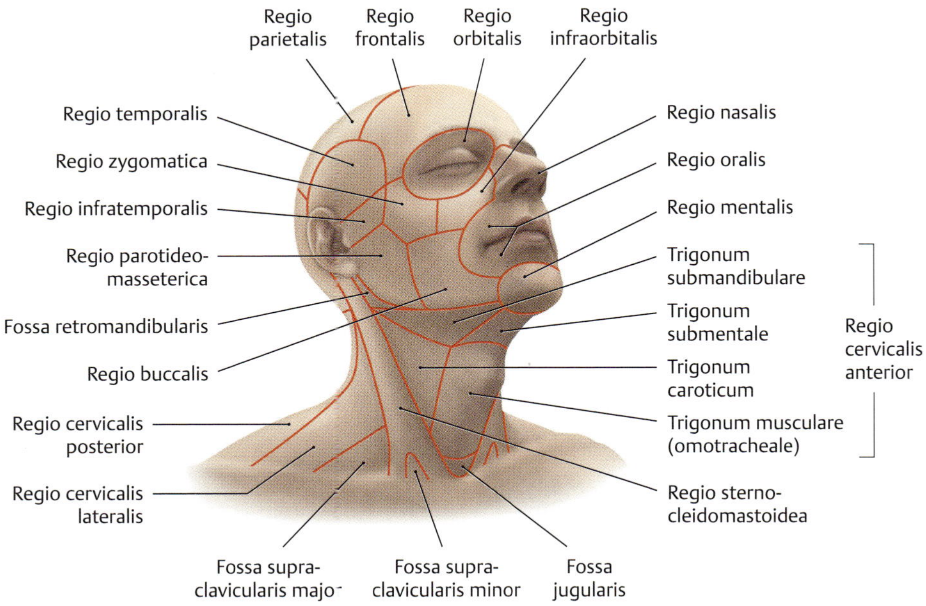

A Regionen des Kopfes und Halses
Ansicht von ventral-rechts.

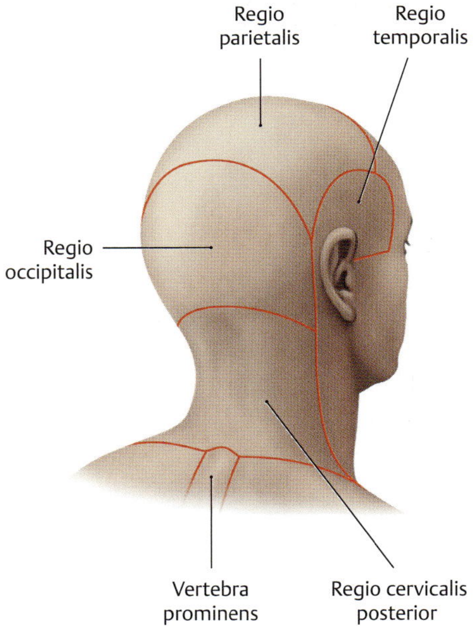

B Regionen des Kopfes und Halses
Ansicht von dorsal-rechts.

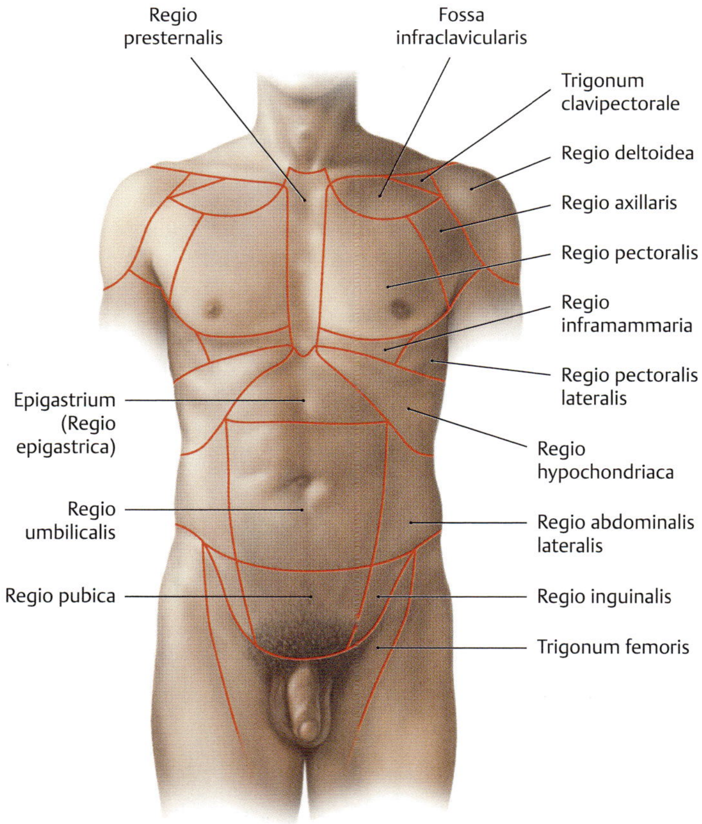

C Regionen von Thorax und Abdomen
Ansicht von ventral.

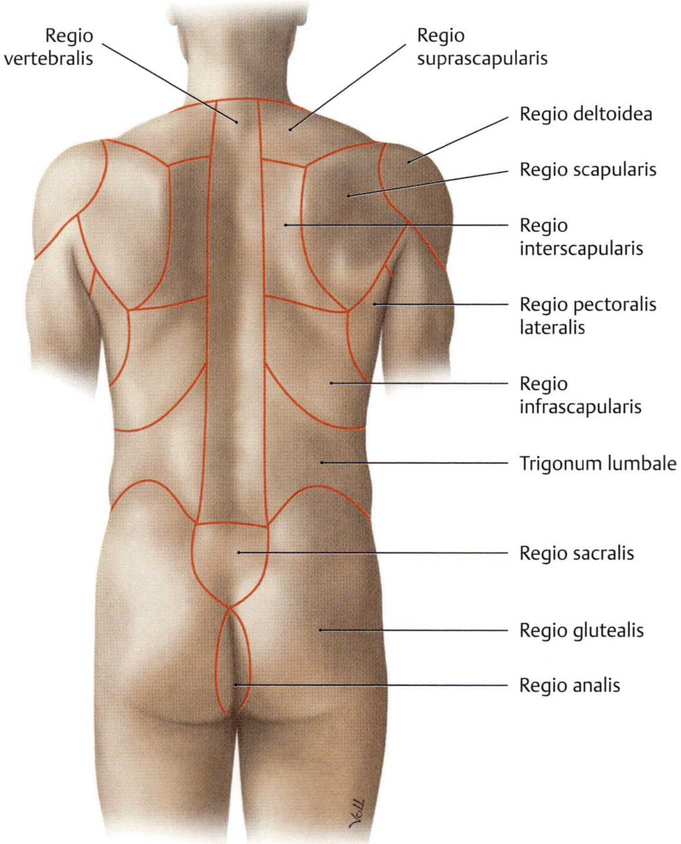

D Regionen des Rückens und der Gesäßgegend
Ansicht von dorsal.

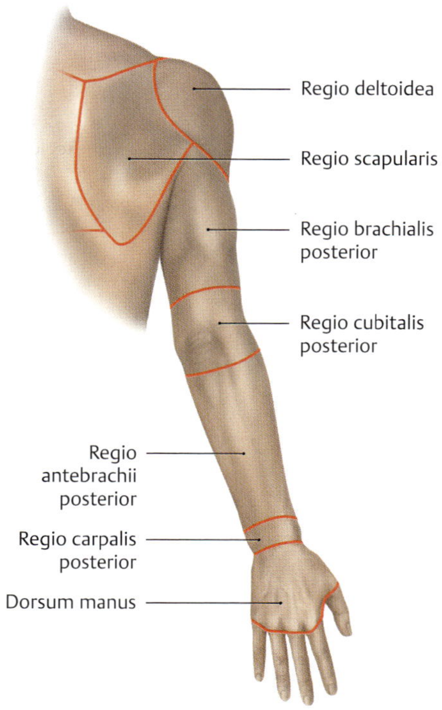

E Regionen der oberen Extremität
Ansicht von dorsal.

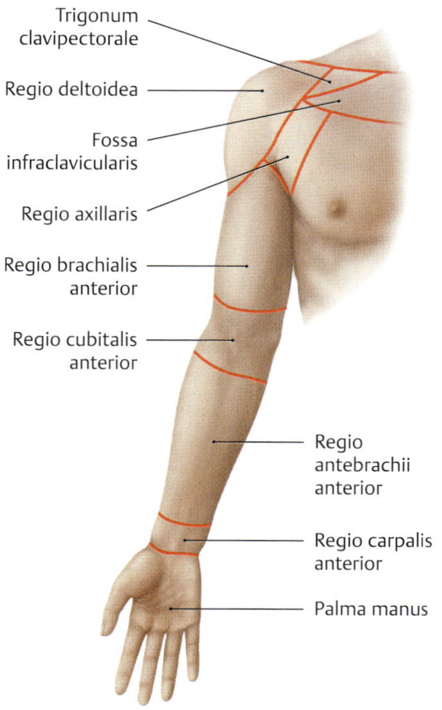

F Regionen der oberen Extremität
Ansicht von ventral.

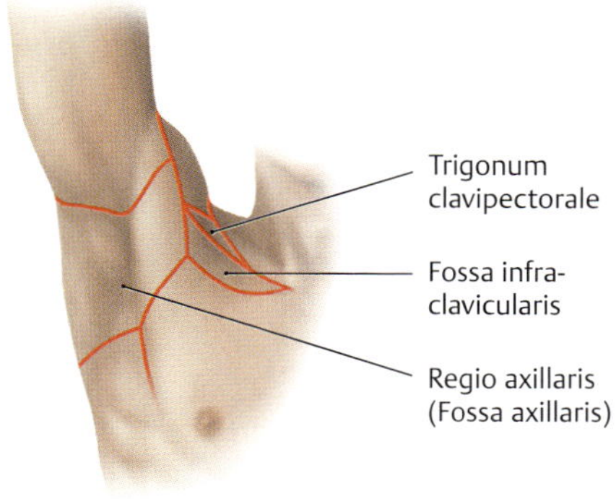

G Regionen im Bereich der Axilla
Ansicht von ventral.

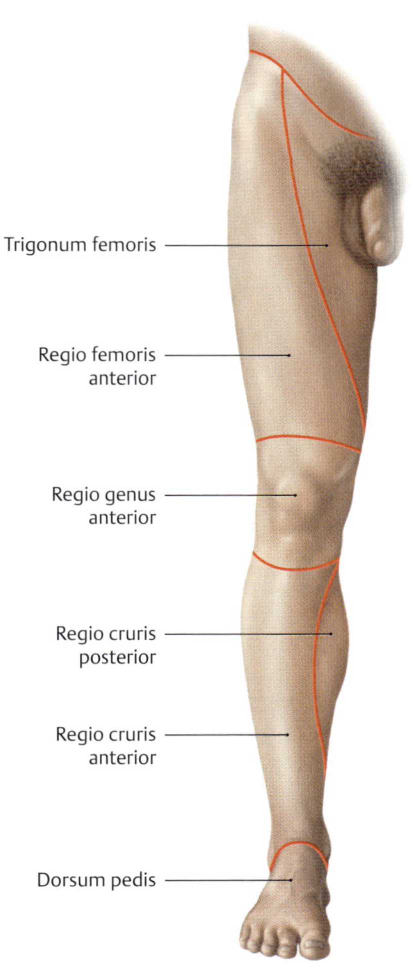

H Regionen der unteren Extremität
Ansicht von vorne.

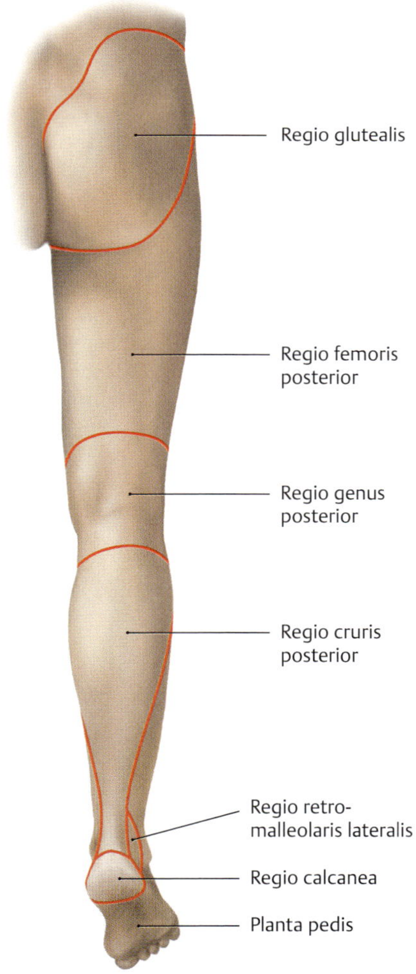

J Regionen der unteren Extremität
Ansicht von hinten.

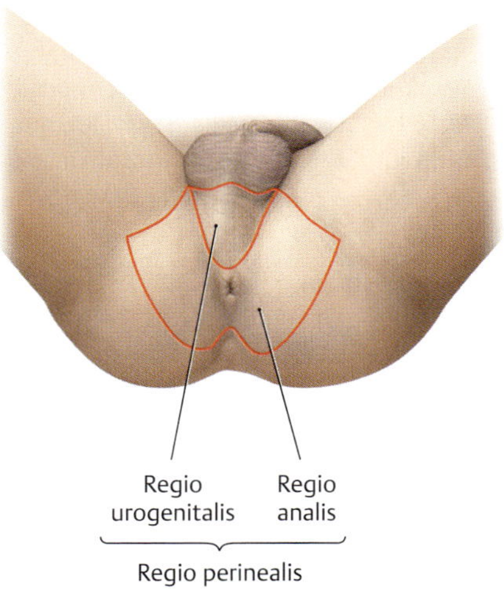

K Dammregionen (Steinschnittlage)

3.7 Haut

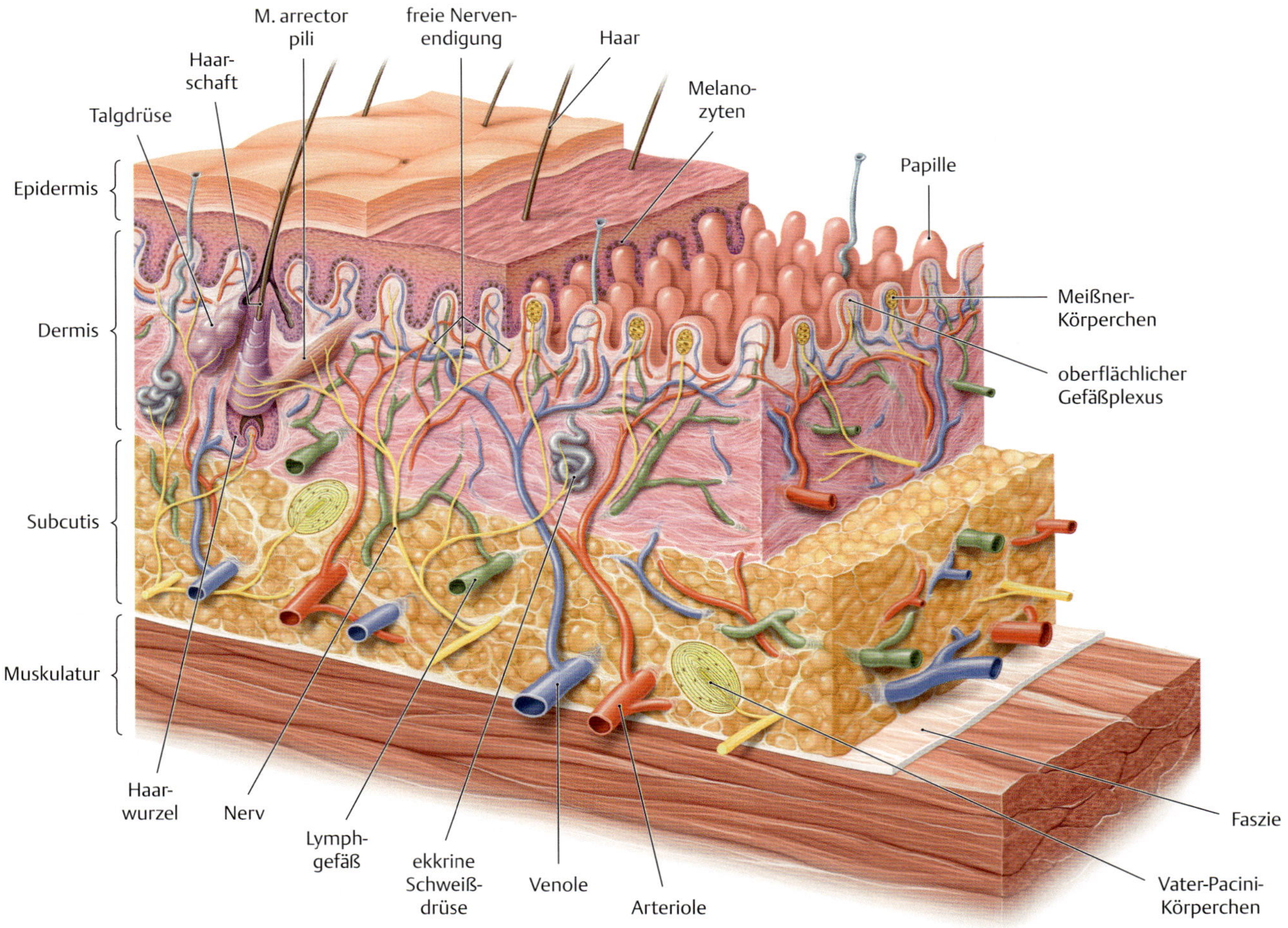

A Aufbau der Haut
Die Haut ist die äußere Barriere des Menschen gegenüber der Umwelt. Sie bedeckt den ganzen Körper und ist rein flächenmäßig das größte Organ (ca. 1,8 m² Oberfläche). Je nach Oberflächenrelief (rhombische Felder oder Leisten) unterscheidet man Felder- und Leistenhaut. Die Leistenbildung ist die Grundlage des Fingerabdruckes (s. S. 388). Leistenhaut gibt es nur an der Palmar- bzw. Plantarseite von Hand bzw. Fuß. Beide Hautarten sind in Schichten von oben nach unten bzw. von außen nach innen unterteilt (s. Tab. **C**):

- Oberhaut (Epidermis = epithelialer Anteil der Haut),
- Lederhaut (Dermis, Cutis oder Corium = bindegewebiger Anteil der Haut; diese Schicht der Haut von Nutztieren wird zu Leder verarbeitet),
- Unterhaut (Subcutis oder Tela subcutanea).

Die Epidermis ist ähnlich wie eine große Eierpappe mit der Dermis verzahnt. Dies vergrößert die Kontaktfläche zwischen beiden Strukturen. Bei der Hautpräparation sieht man die Einsenkungen an der Unterseite der Epidermis (sog. Bindegewebspapillen). Wie alle anderen Epithelien auch, enthält die Epidermis keine Blutgefäße. Diese befinden sich wie auch die Sinnesrezeptoren in der Dermis (s. **B** u. **D**). Die Subcutis besteht im Wesentlichen aus Fettgewebe. Sie endet auf der allgemeinen Körperfaszie.

B Gefäßversorgung der Haut
Eine intakte Gefäßversorgung ist nicht nur für die Ernährung der Haut, sondern auch für ihre Funktion der Thermoregulation unabdingbar. Die Blutgefäße befinden sich in der Dermis. An der Grenze zwischen papillärer und retikulärer Dermis liegt der Plexus superficialis, an der Grenze zwischen Dermis und Subcutis der Plexus profundus. Beide Plexus sind durch vertikale Gefäße miteinander verbunden. Vom oberen Plexus gehen Kapillarschlingen zur Versorgung der Papillen einschließlich der darauf liegenden Epidermis ab. Mit einem speziellen Schneidegerät (Dermatom) kann man die Dermis zwischen diesen beiden Plexus flächenhaft durchtrennen und das dadurch abgetrennte Hautstück zur Deckung von größeren Wunden (z. B. bei Verbrennungen) verwenden: Spalthauttransplantation.

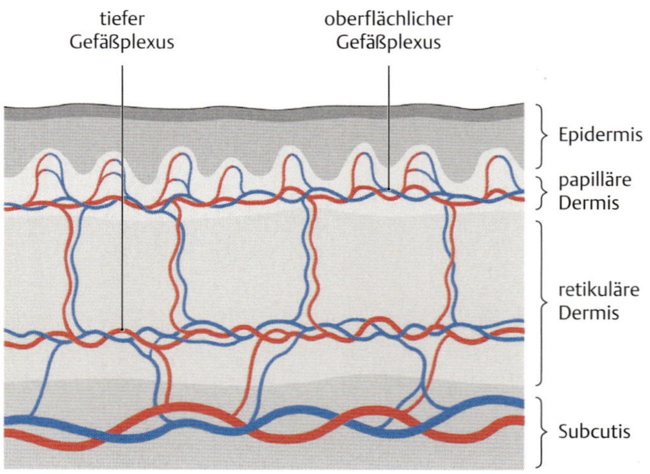

C Hautschichten und ihre Bestandteile

Hautschicht	Weitere Untergliederung, soweit vorhanden	Beschreibung	Hauptfunktionen
Epidermis (epithelialer Anteil der Haut) *Beachte:* In der Histologie betrachtet man die Schichten der Epidermis immer von *unten* nach *oben*. Hier sind die einzelnen Bestandteile in Analogie zu den übrigen Hautschichten in der Reihenfolge von *oben* nach *unten* bzw. von außen nach innen aufgeführt.	• Stratum corneum	Hornschicht aus toten verhornten Zellen	mechanischer Schutz, z. B. vor Keimen, Strahlung, chemischen Substanzen (besonders Säuren)
	• Stratum lucidum	„Glanzschicht" *nur* an der *Leistenhaut* (= Fußsohle und Handinnenfläche)	mechanischer Schutz
	• Stratum granulosum	Körnerschicht; Zellen enthalten Keratohyalingranula, die der physikalischen Abdichtung dienen	Schutz vor Austrocknung
	• Stratum spinosum	Stachelzellschicht; meist die dickste Schicht lebender Zellen in der Haut	• mechanischer Schutz durch viele Desmosomen und deren Verbindung untereinander durch Zytokeratine • Immunantwort durch Langerhans-Zellen
	• Stratum basale	unterste epitheliale Schicht der Epidermis, grenzt über Basalmembran an die bindegewebige Dermis an	• Schutz vor UV-Strahlung durch Sekretion von Melanin in den Melanozyten • Merkel-Tastscheiben (= langsam adaptierende Druckrezeptoren; bestehend aus Merkel-Zellen und den dazu gehörigen Nervenendigungen)
Dermis (bindegewebiger Anteil der Haut)	• Stratum papillare (auch als papilläre Dermis bezeichnet) • Stratum reticulare (auch retikuläre Dermis)	Zapfenschicht; Papillen ragen in die Epidermis hinein, so dass Dermis und Epidermis miteinander verzahnt sind Netzschicht mit straffem kollagenem Bindegewebe; die netzförmige Struktur erzeugt die Spaltlinien der Haut	• Schweißdrüsen: Schweißsekretion, Thermoregulation, Sekretion antimikrobieller Peptide • Duftdrüsen: Axilla, Brustwarze, Leistenregion, perianale Region, Schamregion • Talgdrüsen: Fettsekretion, Schutz vor Verdunstung • Blutgefäße: Versorgung, Thermoregulation • Lymphgefäße: Abtransport interstitieller Flüssigkeit • Haare: Schutz vor Sonneneinstrahlung und Wärmeverlust, Reizwahrnehmung • Druckrezeptoren: Meißner-Körperchen in der Leistenhaut sowie an den Lippen; seltener: Ruffini-Körperchen (liegen in der tieferen Dermis) • freie Nervenendigungen (überall): Reizwahrnehmung und -weiterleitung
Subcutis (Fettzellen und lockeres Bindegewebe)		Verschiebeschicht zwischen Haut und allgemeiner Körperfaszie, an die sie angrenzt	• Fettzellen: Fettspeicher und damit Energiereservoir • mechanisches Polster • große Blutgefäße: Versorgung, Thermoregulation • Vater-Pacini-Körperchen: schnell adaptierende Mechanorezeptoren für Vibrationsempfindungen; kleinere Form: Krause-Körperchen (auch als Krause-Endkolben bezeichnet)

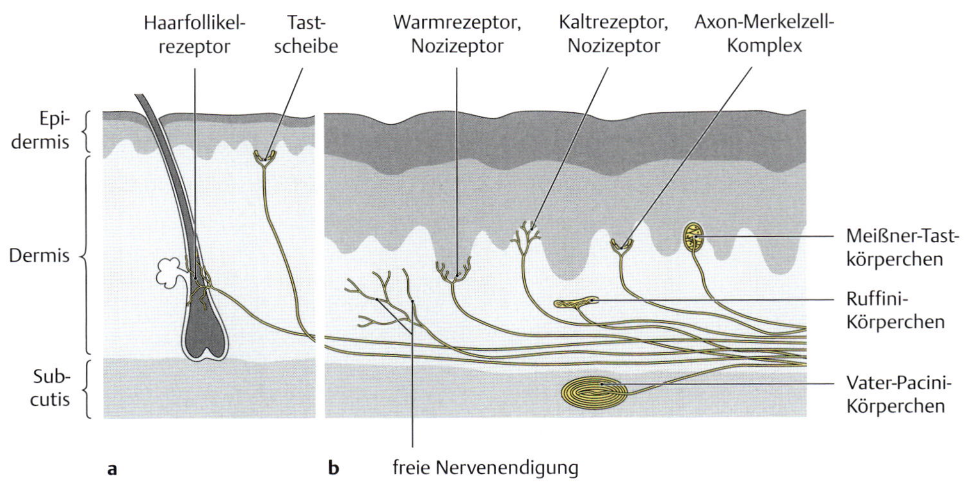

D Haut als Sinnesorgan

a behaarte Haut; **b** unbehaarte Haut.

Die Haut ist ein wichtiges Sinnesorgan. In der unbehaarten Leistenhaut (Fußsohle, Handfläche) und in der Lippe finden sich in den dermalen Papillen

- *Meißner-Körperchen* (schnell adaptierende Druckrezeptoren, registrieren Änderungen des Druckes),
- *Merkel-Tastscheiben* (langsam adaptierende Druckrezeptoren)
- und *Ruffini-Körperchen* (langsam adaptierende Druck bzw. Dehnungsrezeptoren).

In der behaarten Haut werden die Meißner-Körperchen durch Haarfollikelrezeptoren ersetzt. Die Vater-Pacini-Körperchen (schnell adaptierende Mechanorezeptoren für Vibrationsempfinden) liegen in der Subcutis.

4.1 Knöchernes Skelett und Bau eines Röhrenknochens

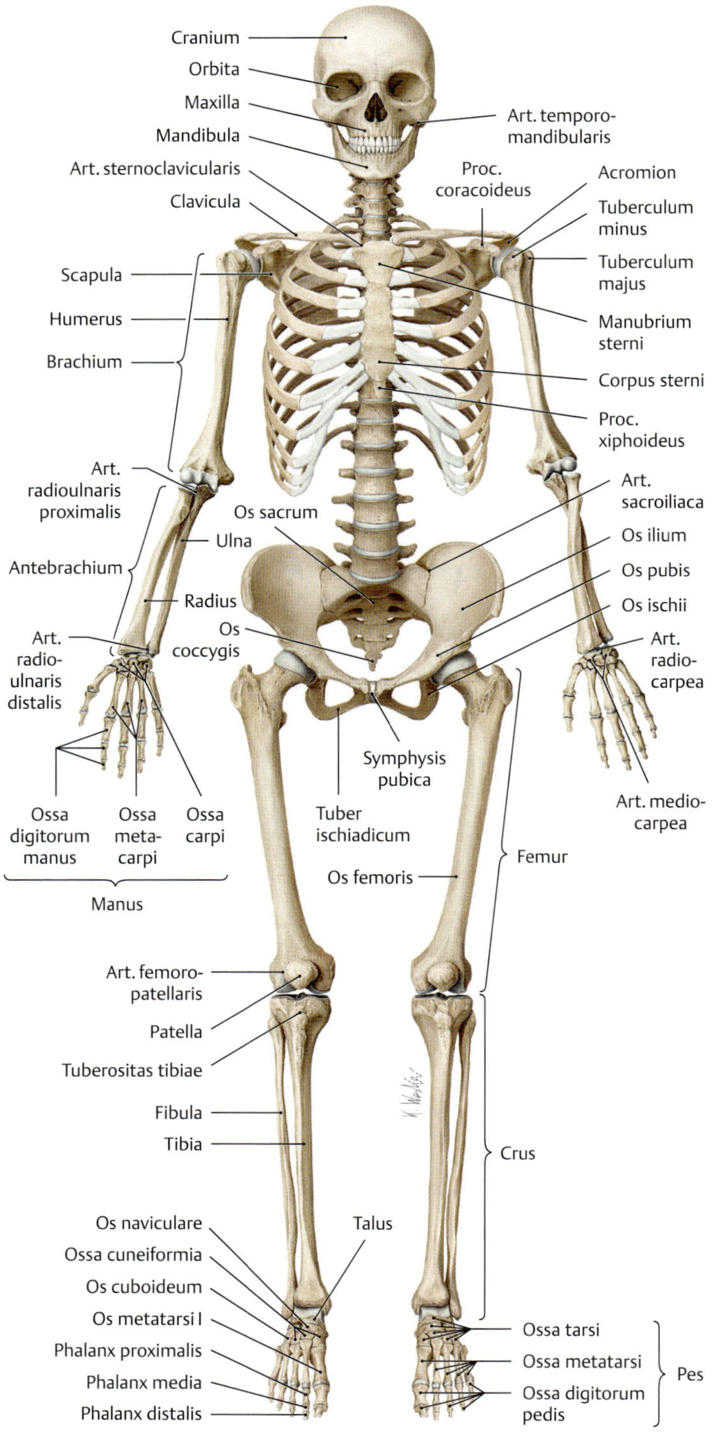

A Skelett der Frau von ventral
Der linke Unterarm ist proniert und beide Füße sind plantarflektiert.

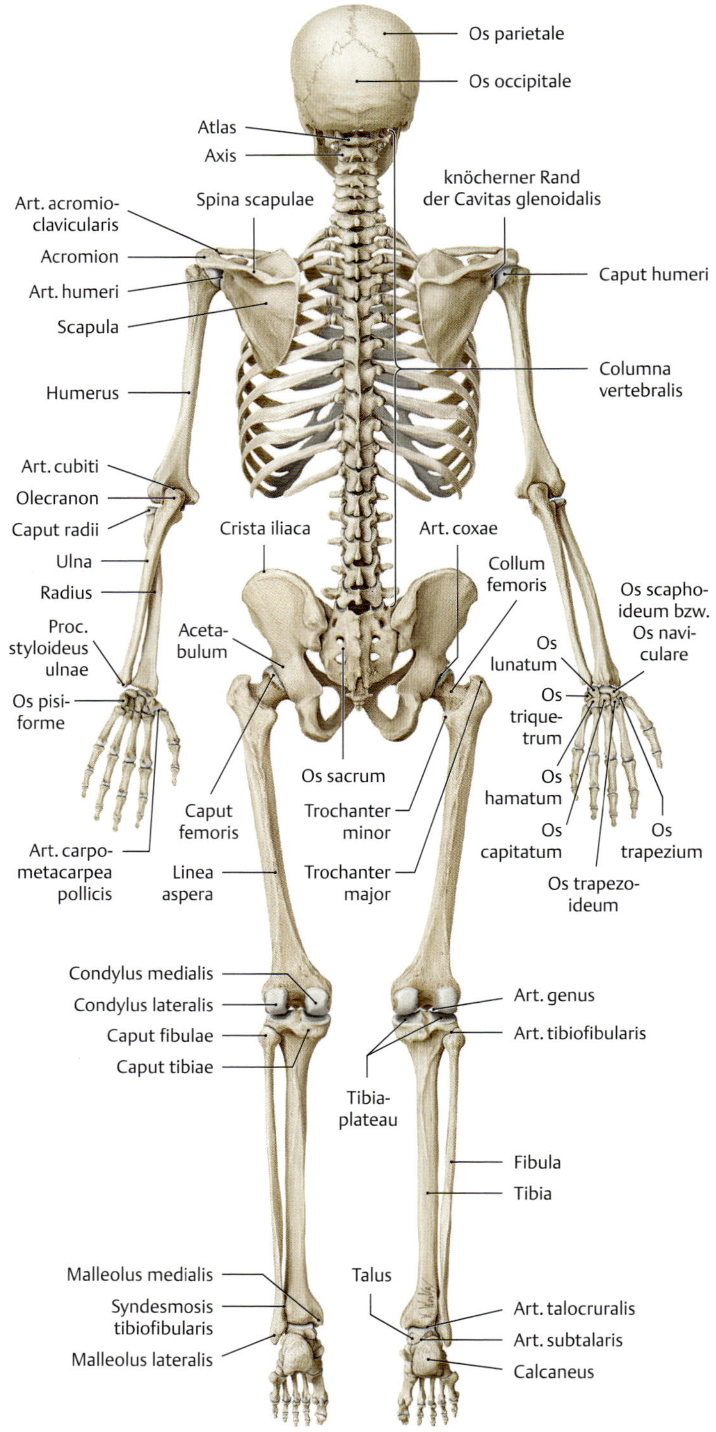

B Skelett des Mannes von dorsal
Der linke Unterarm ist proniert und beide Füße sind plantarflektiert.

C Knochentypen

- **Ossa longa** (lange Knochen), z. B. Röhrenknochen an den Extremitäten
- **Ossa brevia** (kurze Knochen), z. B. Hand- und Fußwurzelknochen
- **Ossa plana** (flächenhafte Knochen), z. B. Schulterblatt, Darmbein, Knochen des Schädeldaches
- **Ossa irregularia** (überzählige, nicht regelhaft auftretende Knochen), z. B. Knochen der Schädelbasis
- **Ossa pneumatica** (lufthaltige Knochen), z. B. Knochen des Gesichtsschädels mit Nasennebenhöhlen
- **Ossa sesamoidea** (in Sehnen eingelagerte Knochen – Sesambeine), z. B. Kniescheibe
- **Ossa accessoria** (zusätzliche, überzählige Knochen), z. B. am Schädeldach und am Fuß (entstehen in der Regel dadurch, dass bei der Verknöcherung einige Knochenkerne nicht miteinander fusionieren)

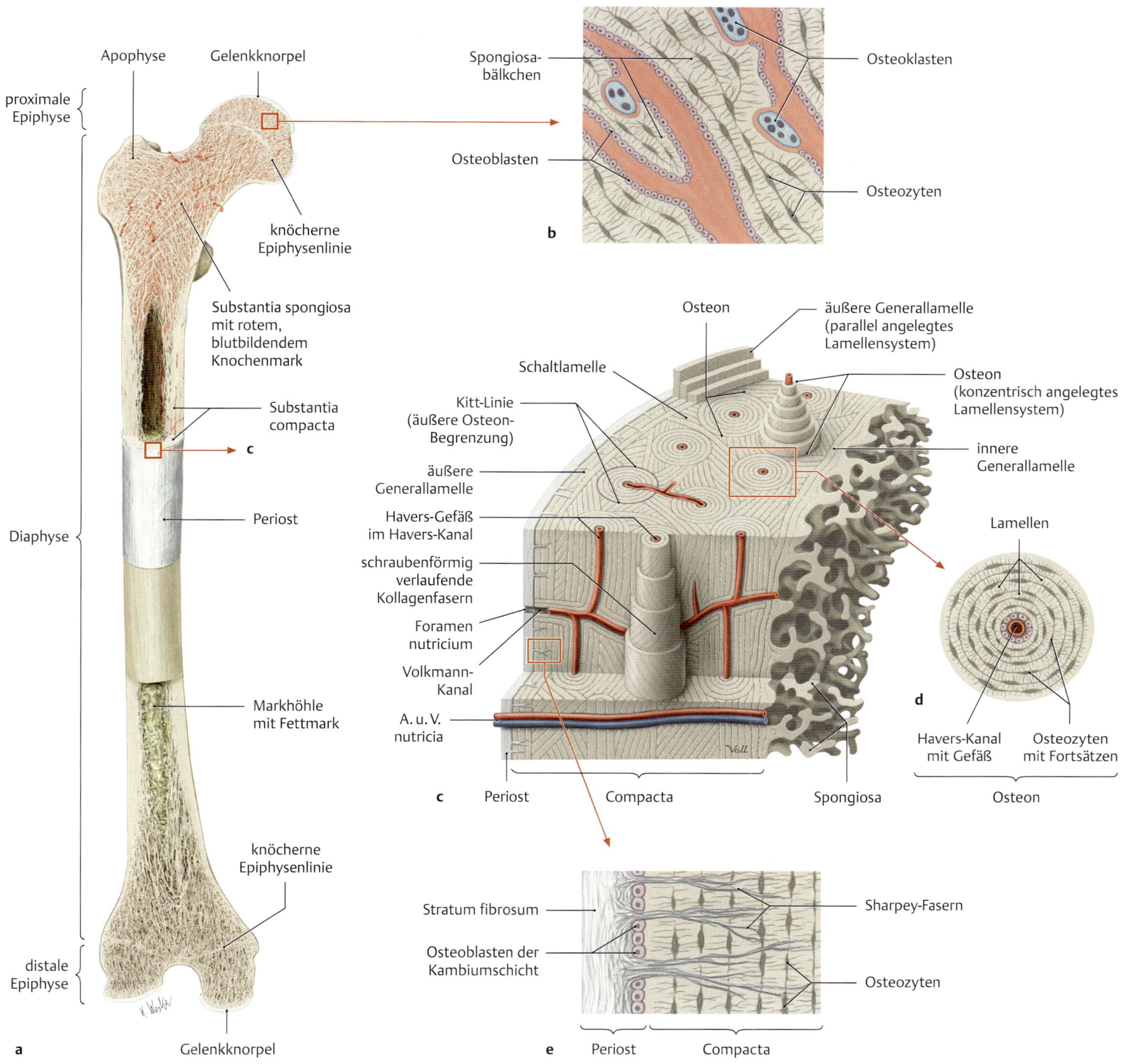

D Bau eines typischen Röhrenknochens am Beispiel des Femurs

a Frontaler Sägeschnitt durch den proximalen und distalen Teil des Oberschenkelknochens (Os femoris) eines Erwachsenen (der mittlere Diaphysenbereich ist als Ganzes erhalten).

b Ausschnittsvergrößerung aus **a**: An dem Schnittpräparat ist der lamellenartige Aufbau („Lamellenknochen") der Spongiosatrabekel (Spongiosabälkchen) zu erkennen. Die Lamellen liegen wie beim Sperrholz in Form von Platten aufeinander. Da in den Spongiosatrabekeln keine eigenen Gefäße verlaufen und die Ernährung per diffusionem vom angrenzenden Markraum erfolgt, erreichen die Trabekel nur eine Dicke von etwa 200–300 µm.

c Ausschnittsvergrößerung aus **a**: Räumliche Darstellung der Substantia compacta (kurz als Compacta bezeichnet), in der als Baueinheiten die etwa 1 cm langen gefäßführenden Osteone (Durchmesser 250–350 µm) verlaufen. Die Havers-Kanäle, die vorzugsweise in Längsrichtung des Knochens verlaufen, stehen durch kurze, quer und schräg laufende Volkmann-Kanäle untereinander sowie mit den Gefäßen des Periosts und des Markraums in Verbindung.

d Ausschnittsvergrößerung aus **c**: Feinbau eines Osteons. Um den zentralen Havers-Kanal sind etwa 5–20 konzentrische Lamellensysteme aus Osteozyten und Extrazellulärmatrix angeordnet, wobei die Osteozyten über zahlreiche feine Zytoplasmafortsätze untereinander in Verbindung stehen.

e Ausschnittsvergrößerung aus **c**: Aufbau des Periosts.

4.2 Knochenverbindungen: Übersicht und unechte Gelenke (Synarthrosen)

A Formen von Knochenverbindungen

Unechte Gelenke	Echte Gelenke
(Synarthrosen; kontinuierlich über Bindegewebe, Knorpel oder Knochen verbunden; mittel- bis geringgradig beweglich, s. rechte Seite)	(durch Gelenkspalt getrennt; unterschiedlich gut beweglich, je nach Bandapparat, der das Gelenk zusammenhält = diskontinuierliche Verbindung)
• **Syndesmosen** (Bandhaften, z. B. Schädelfontanellen des Neugeborenen) • **Synchondrosen** (Knorpelhaften, z. B. Bandscheiben; wenn das Füllgewebe größtenteils aus Faserknorpel besteht, spricht man von Symphysen, z. B. Symphysis pubica) • **Synostosen** (Knochenhaften, z. B. Kreuzbein, im engeren Sinne kein Gelenk mehr, weil unbeweglich)	• **Diarthrosen** (Gelenke mit unterschiedlichen Freiheitsgraden, s. S. 44); Einteilung nach: – Gestalt und Form der Gelenkkörper (Kugelgelenk, Eigelenk, Sattelgelenk) – Anzahl der Bewegungsachsen – Anzahl der Freiheitsgrade • **Amphiarthrosen** („straffe Gelenke", z. B. Iliosakralgelenk)

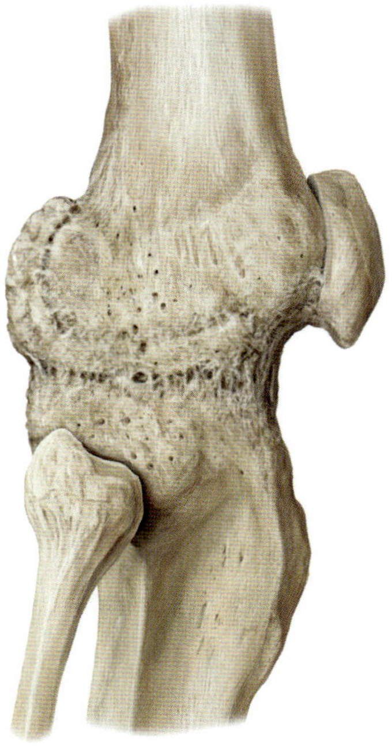

C Ankylose eines Kniegelenks
Zeichnung nach einem Präparat der Anatomischen Sammlung der Universität Kiel. Wenn der Knorpel vollständig abgebaut ist, wird der Gelenkspalt allmählich komplett mit Knochen aufgefüllt. Dies führt zu völligen Versteifung des Gelenks.

B Kurzes Glossar

- **Pseudarthrose** = sog. „Falschgelenk" (Instabilität aufgrund fehlender knöcherner Verbindung) nach missglückter Frakturheilung (s. S. 55);
- **Ankylose** = pathologische knöcherne Versteifung eines echten Gelenks (s. **C**);
- **Arthrodese** (im Bereich der Wirbelsäule als **Spondylodese** bezeichnet) = operative (therapeutische) knöcherne Gelenkversteifung mithilfe von Osteosyntheseverfahren (s. S. 55 u. Abb. **D**);
  - Hauptindikationen: infektiöse Arthritis (Gelenkentzündung), posttraumatische Gelenkzerstörung (nach Verletzungen, Infektionen), degenerative Gelenkerkrankungen sowie lähmungsbedingte Instabilität.
  - Prinzip: bewusster Verzicht auf die Beweglichkeit zugunsten von Schmerzfreiheit und Stabilität.
  - Wichtig für gute Gelenkfunktion postoperativ: Stabilisierung in Funktionsstellung, d. h. in der Stellung, die für die wichtigsten Gebrauchsfunktionen des Gelenks entscheidend ist, also für Arm und Hand *das Greifen*, für das Bein *das Stehen und Gehen*.
- **Arthrotomie** = operative Eröffnung eines Gelenks
- **Arthrographie** = röntgenologische Darstellung der Gelenkhöhle mit Hilfe eines Kontrastmittels (hat mit Einführung der MRT an Bedeutung verloren)
- **Arthroskopie** (Gelenkspiegelung) = endoskopische Untersuchung von Gelenken, meist verbunden mit nachfolgender endoskopischer Therapie, z. B. arthroskopischer Rekonstruktion verletzter Band- und Kapselstrukturen, Entfernung freier Gelenkkörper, Behandlung von Gelenkknorpeldefekten (z. B. Osteochondrosis dissecans)
- **Synovektomie** = Entfernung der Gelenkinnenhaut (Membrana synovialis), z. B. bei chronischer Polyarthritis
- **Gelenkpunktion** (intraartikuläre Injektion) = Punktion von Flüssigkeiten (z. B. bei einem Gelenkerguss) bzw. Applikation von Substanzen (z. B. Medikamente)
- **Gelenkendoprothetik** = operativer Ersatz der Gelenkkörper durch Total- oder Teilendoprothesen bei fortgeschrittener degenerativer Gelenkerkrankung (Arthrose) (s. S. 48)

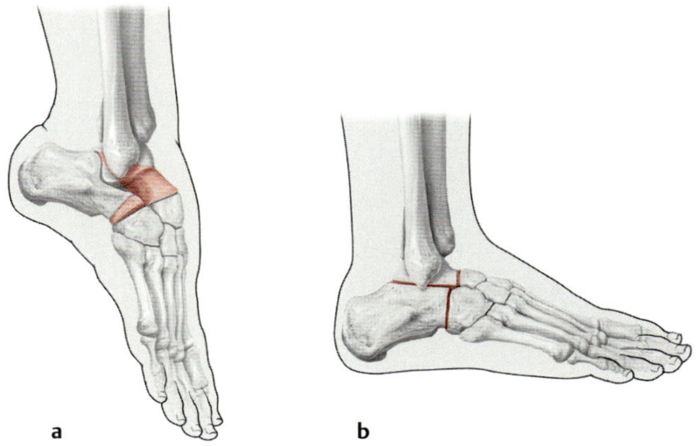

a b

D T-Arthrodese nach Lambrinudi zur Behandlung einer kontrakten Spitzfußdeformität
Rechter Fuß vor (**a**) und nach Arthrodesebehandlung (**b**), Ansicht von lateral.
Ziel der Operation ist, die Spitzfußstellung durch Versteifung (Arthrodese) in plantigrader Stellung zu beseitigen (Unterschenkel und Fuß bilden einen Winkel von 90°) und gleichzeitig die Mobilität im oberen Sprunggelenk zu erhalten. Da gleichzeitig drei Gelenke (subtalares, talonavikulares und kalkaneokuboidales Gelenk, s. S. 470) fusioniert bzw. versteift werden, spricht man auch von einer „Triple-Arthrodese". Hierbei wird der Taluskopf keilförmig reseziert und in einer Nut des Os naviculare osteosynthetisch verzahnt.
Beachte: Bei Instabilität und Fehlstellung an Sprunggelenken und Mittelfuß ist die Arthrodese die sicherste Behandlungsmethode.

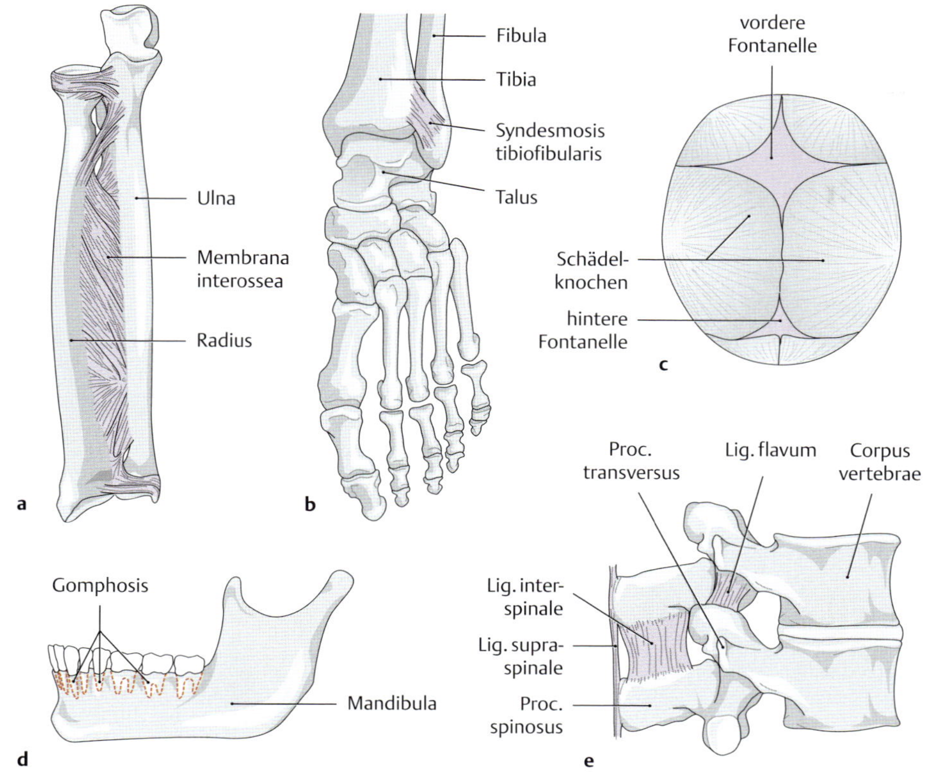

E Syndesmosen (Bandhaften)

a Membrana interossea;
b Syndesmosis tibiofibularis;
c Fontanellen;
d Gomphosis (Einzapfung);
e Lig. flavum, Lig. interspinale und Lig. supraspinale.

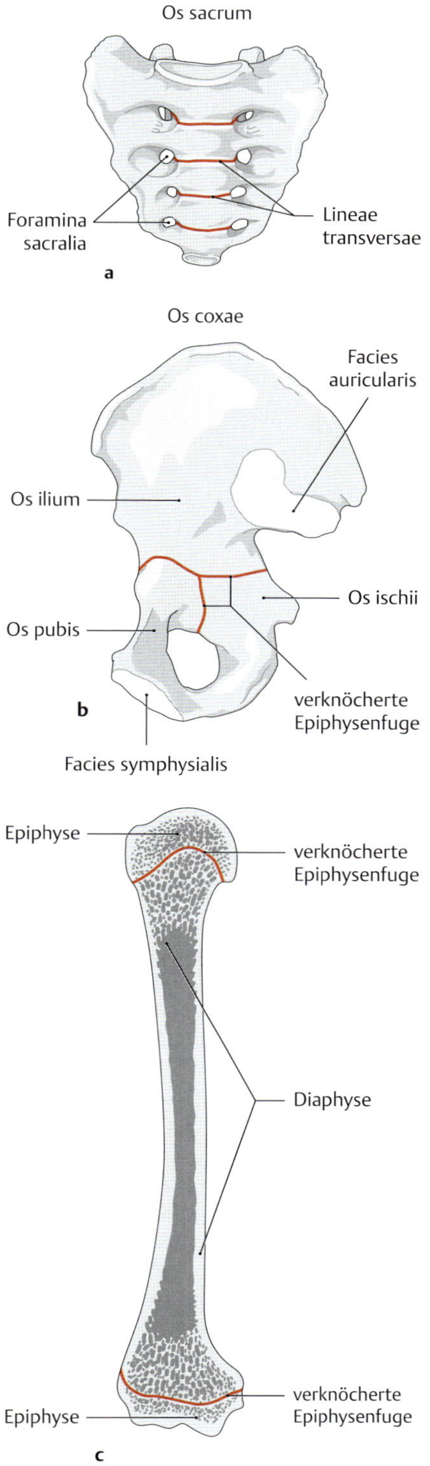

G Synostosen (Knochenhaften)

a Os sacrum (verschmolzene Kreuzbeinwirbel);
b Os coxae (Verschmelzung von Os ilium, Os ischii und Os pubis);
c geschlossene und verknöcherte Epiphysenfugen.

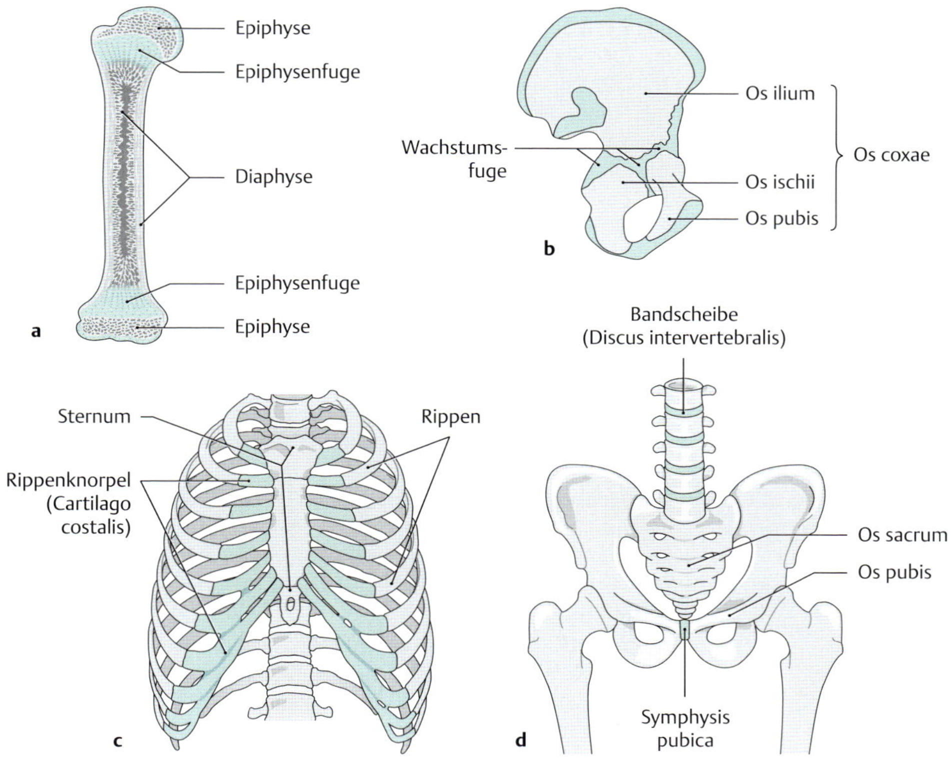

F Synchondrosen (Knorpelhaften)

a Epiphysenfugen vor dem Schluss;
b Os coxae vor dem Schluss der Wachstumsfugen;
c Rippenknorpel;
d Schambeinfuge (Symphysis pubica) und Bandscheiben (Symphysis intervertebralis).

4.3 Echte Gelenke: Bauelemente; intra- und extraartikuläre Strukturen

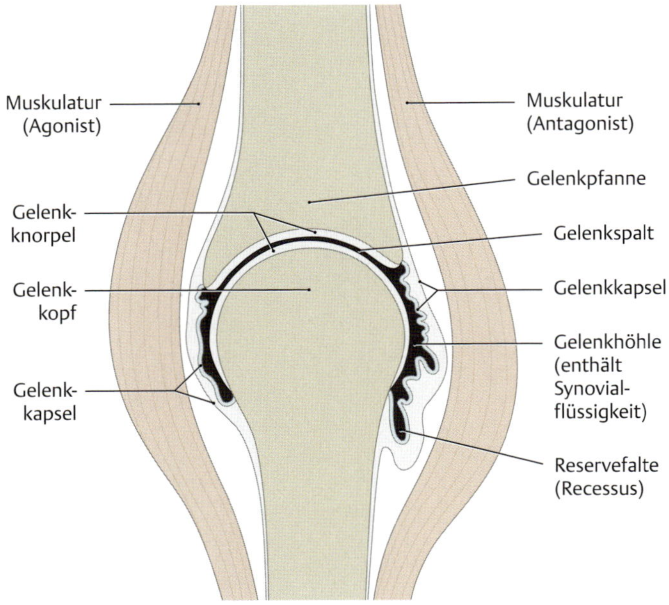

A Aufbau eines echten Gelenks

In echten Gelenken sind die miteinander artikulierenden Gelenkflächen durch einen nur wenige Zehntel Millimeter breiten *Gelenkspalt* vollständig voneinander getrennt (*Di*arthrosen!) – im Unterschied zu den unechten Gelenken, bei denen die Gelenkflächen miteinander in Kontakt stehen (*Syn*arthrosen!). Echte Gelenke werden auch als Junctura bzw. Articulatio synovialis bezeichnet, da die Gelenkkapsel eine Gelenkflüssigkeit, die Synovia, bildet. Neben diesem Gelenkspalt weisen echte Gelenke folgende charakteristische Bauelemente* auf:

- unterschiedlich geformte Gelenkflächen (Facies articulares), die von hyalinem Knorpel überzogen sind,
- Gelenkhöhle (Cavitas articularis) mit unterschiedlich weiten Ausbuchtungen (Recessus articulares),
- allseitig geschlossene Gelenkkapsel (Capsula articularis) mit verschieden geformten Oberflächenvergrößerungen: Wülsten (Plicae alares), Falten (Plicae synoviales) und Zotten (Villi synoviales),
- hochvisköse, von der Gelenkkapsel gebildete Gelenkflüssigkeit (Synovia),
- intraartikuläre Hilfseinrichtungen zur Verbesserung der Gelenkkongruenz und zur Vergrößerung der Kraft aufnehmenden Fläche: z. B. Gelenksichel bzw. -scheibe (Meniscus und Discus articularis) und Gelenklippe (Labrum articulare),
- unterschiedlich stark ausgebildeten Bandapparat mit intra- und extrakapsulär verlaufenden Bändern, die das Gelenk primär stabilisieren,
- über das Gelenk hinweg ziehende Muskeln, die das Gelenk in entgegengesetzte Richtungen bewegen (Agonisten/Antagonisten),
- häufig gelenknah liegende Schleimbeutel (Bursae synoviales), die mit der Gelenkhöhle kommunizieren können.

* Die einzelnen Bauelemente müssen in den unterschiedlichen Gelenken nicht notwendigerweise gleichzeitig vorkommen.

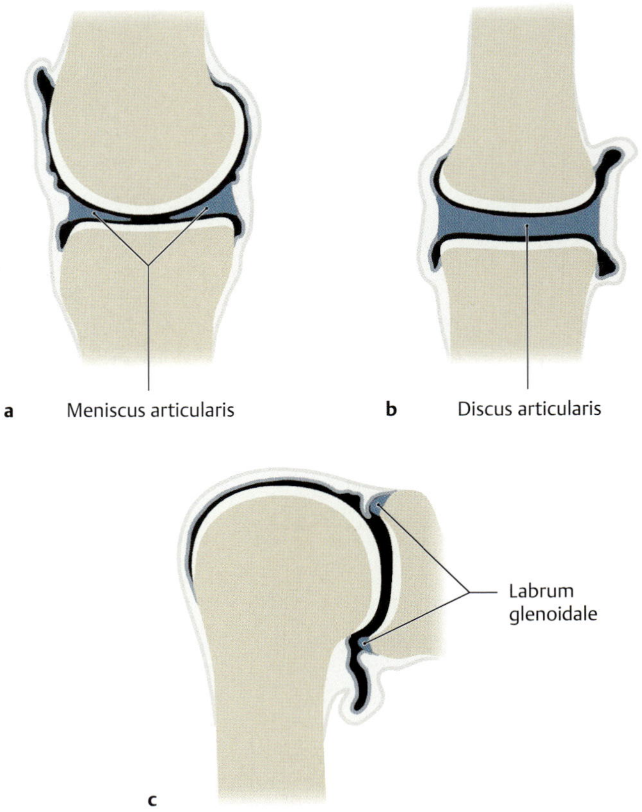

B Intraartikuläre Strukturen als Hilfseinrichtungen von Gelenken

Einige Gelenke enthalten *intraartikuläre* Strukturen, die für die Gelenke als Hilfseinrichtungen von Bedeutung sind. Sie vergrößern z. B. die Kraft aufnehmende Fläche, indem sie Inkongruenzen zwischen den Gelenkkörpern ausgleichen und damit die Druckbelastung des Gelenkknorpels deutlich reduzieren. Per definitionem liegen intraartikuläre Strukturen in der *Cavitas articularis* und werden von Synovialflüssigkeit umspült, d. h. sie haben direkten Kontakt mit der Synovia, über die sie auch größtenteils ernährt werden (Menisci, Disci, Gelenklippen).

a Menisci articulares: sichelförmige, im Querschnitt keilförmige Strukturen, die nur im Kniegelenk regelmäßig ausgebildet (s. S. 460) sind. Sie bestehen aus straffem kollagenfaserigem Bindegewebe und Faserknorpel. Während ihre peripheren, mit der Gelenkkapsel verwachsenen Anteile von den Blutgefäßen der Kapsel versorgt werden, werden die innen liegenden, faserknorpeligen Anteile über die Synovia ernährt.

b Disci articulares sind teils bindegewebige, teils faserknorpelige, scheibenförmige Gebilde, die ein Gelenk in zwei voneinander getrennte Kammern unterteilen. Regelmäßig kommen Gelenkzwischenscheiben im Kiefer- und Sternoklavikulargelenk sowie im proximalen Handgelenk vor (s. S. 301).

c Labra articularia *(Gelenklippen)* sind keilförmige Auflagerungen auf den Rändern der knöchernen Hüft- und Schultergelenkpfannen (Labrum acetabulare bzw. Labrum glenoidale; s. S. 444 u. 278). Sie bestehen überwiegend aus Faserknorpel und sind mit einem bindegewebigen Anteil außen mit der Gelenkkapsel verwachsen. Durch die Gelenklippen werden die artikulierenden Gelenkflächen von Schulter- und Hüftgelenk vergrößert.

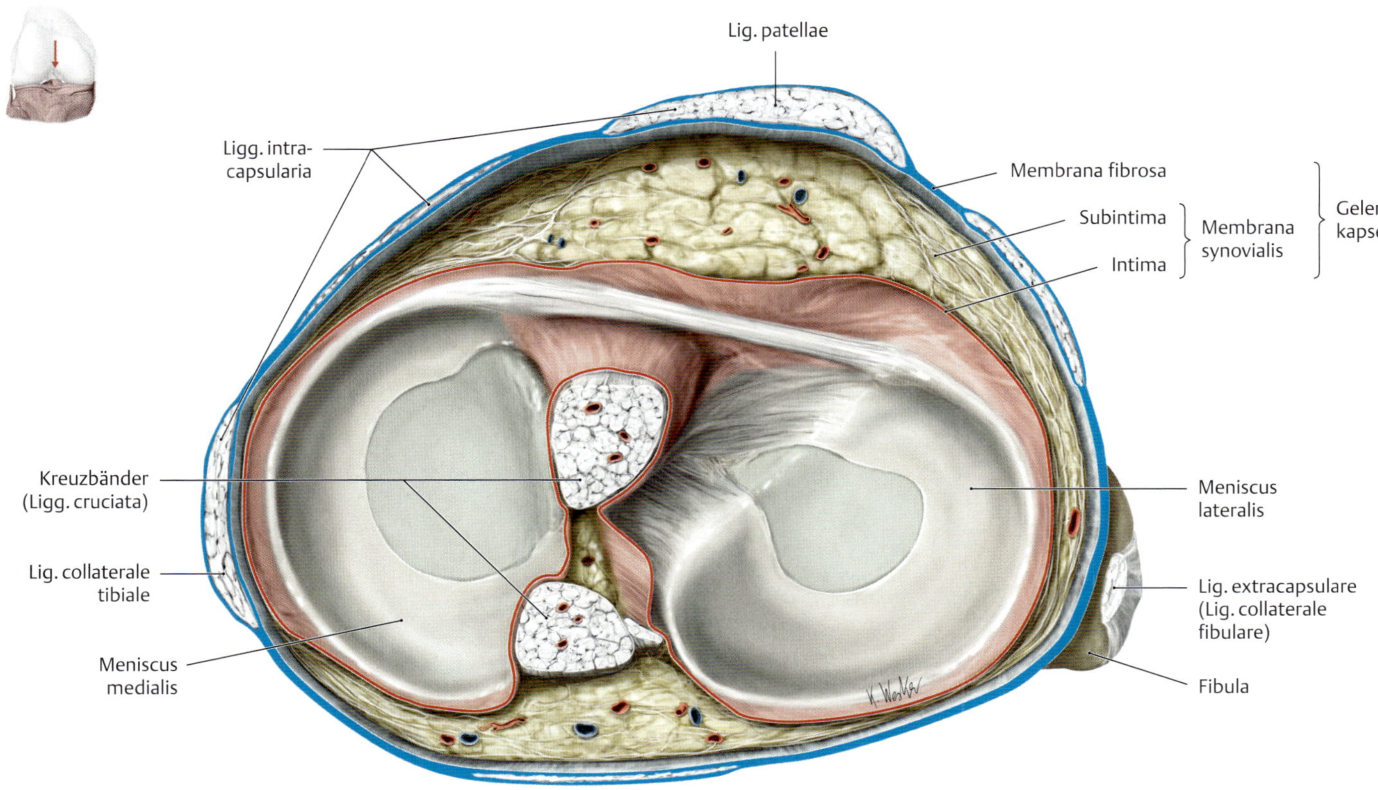

C Der Bandapparat von Gelenken: Extraartikuläre Strukturen, die in der Regel intrakapsulär (in der Gelenkkapsel) liegen

Intrakapsuläre Bänder *(Ligg. intracapsularia)* können sowohl in der Subintima (Ligg. cruciata) als auch in der Membrana fibrosa (z. B. Ligg. iliofemorale, ischiofemorale und pubofemorale des Hüftgelenks) verlaufen. Als *kapselverstärkende* Bänder haben sie v. a. mechanische Aufgaben; z. B. sind sie für Stabilität und Führung des Gelenks verantwortlich *(Führungsbänder)* oder können in unterschiedlichem Ausmaß Bewegungen begrenzen bzw. einschränken *(Hemmungsbänder)*. Gelegentlich verlaufen die Gelenkbänder auch ohne direkten Kontakt zur eigentlichen Gelenkkapsel *(Ligg. extracapsularia)*, wie z. B. das Lig. collaterale fibulare im Kniegelenk. Häufig werden Bandstrukturen, die auf den ersten Blick in der Cavitas articularis verlaufen (z. B. die Kreuzbänder im Kniegelenk = Ligg. cruciata, s. S. 458, oder das gefäßführende Lig. capitis femoris im Hüftgelenk) fälschlicherweise als intraartikulär verlaufende Bänder bezeichnet. Da sie jedoch im Gegensatz zu einem Meniskus oder einer Gelenklippe *immer* von einer dünnen synovialen Intima bedeckt sind und damit *subintimal* verlaufen, liegen sie streng genommen in der Kapsel, also *intrakapsulär* und dementsprechend außerhalb der eigentlichen Gelenkhöhle, also *extraartikulär* (s. S. 46).

Beachte: Bänder müssen die individuell „richtige" Länge haben, um das Gelenk führen und stabilisieren zu können. Wenn sie überdehnt werden oder reißen (infolge chronischer Überbeanspruchung oder Verletzungen wie Verstauchung oder Verrenkung), wird das Gelenk instabil. Wenn sie sich verkürzen, weil man das Gelenk nicht bewegt oder permanent in einer funktionell ungünstigen Stellung hält (z. B. Kniegelenk in Beugestellung, Fingergrundgelenke in Streckstellung), wird das Gelenk mehr oder weniger unbeweglich (Gelenkkontraktur).

D Zusammensetzung und Funktion der Gelenkflüssigkeit (Synovia)

Die Gelenkflüssigkeit (oder *Gelenkschmiere*) ist eine klare, leicht gelbliche, visköse Flüssigkeit (Sekretionsprodukt der Synovialozyten; pH-Wert 7,4–7,7). Selbst in großen Gelenken, wie z. B. dem Kniegelenk, beträgt ihr Volumen lediglich 3–5 ml (in kleinen Gelenken unter 1 ml).

Zusammensetzung	Funktion
• Hyaluronat (früher: Hyaluronsäure), Lubricin (muzinartiges Glykoprotein) und Phospholipide • Blutplasmabestandteile (v. a. Proteine und Glucose) • Abwehrzellen 60–150/µl (vorwiegend Makrophagen und Lymphozyten)	① Ernährung der gefäßfreien, hyalinen Gelenkknorpel mittels Diffusion und Konvektion ② Schmieren der knorpeligen Gelenkflächen (Lubrikation), dadurch nahezu reibungsfreies Gleiten möglich ③ Stoßdämpferfunktion durch gleichmäßiges Verteilen der einwirkenden Druckkräfte auf die Kraft aufnehmenden Gelenkflächen

4.4 Echte Gelenke: Aufbau von Gelenkkapsel (Capsula articularis) und hyalinem Gelenkknorpel

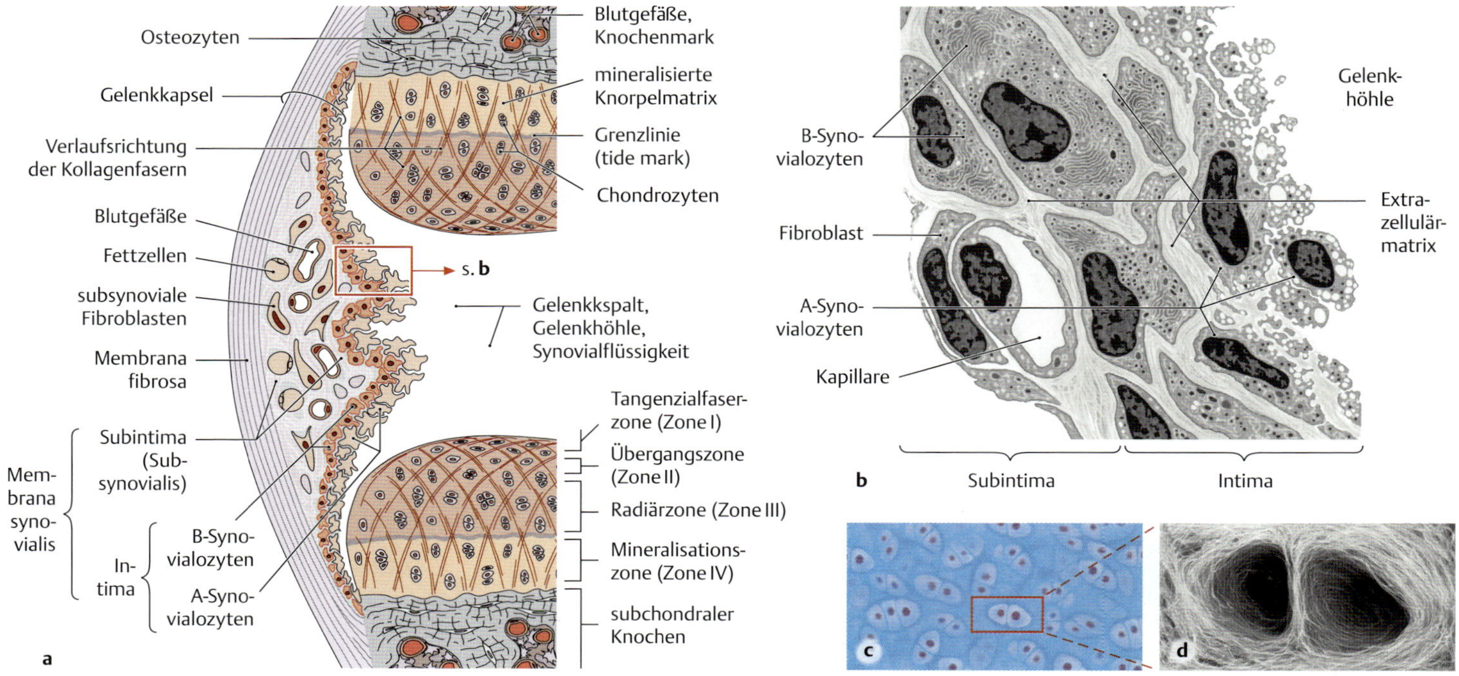

A Aufbau von Gelenkkapsel und hyalinem Gelenkknorpel

Die Gelenkhöhle echter Gelenke wird vollständig von einer Gelenkkapsel (Capsula articularis) mit zwei morphologisch und funktionell verschiedenen Schichten umschlossen:

Gelenkkapsel (Capsula articularis)

- **Membrana fibrosa** – W A N D
  (straffes, kollagenes Bindegewebe; Fasern setzen sich bis ins Periost des Knochens fort). Dicke variiert sowohl innerhalb eines Gelenks als auch in verschiedenen Gelenken; in vielen Gelenken durch Kapselbänder (Ligg. intracapsularia) verstärkt, s. S. 45
- **Membrana synovialis** – T A P E T E
  (an den Rand des Gelenkknorpels angeheftet)
  - **Synoviale Intima**, „lining cells" oder Synovialozyten (1–3 Lagen epithel*artige* [keine Epithelzellen, da keine Basalmembran!] Deckzellen); **Produktion und Resorption der Gelenkflüssigkeit**
    - **A-Synovialozyten** (Grenzschicht zur Gelenkhöhle) makrophagenähnliche Zellen mit Vakuolen, Golgi-Apparat, Mitochondrien, Lysosomen; Resorption verbrauchter Synovialflüssigkeit sowie Phagozytose von Bakterien und Zelltrümmern
    - **B-Synovialozyten** (unterhalb der A-Synovialozyten) fibroblastenähnliche Zellen mit rauem endoplasmatischem Retikulum, Sekretgranula; v. a. Produktion von Synovialflüssigkeit
  - **Subintima** oder Subsynovialis (Bindegewebe mit Blut- und Lymphgefäßen, Schmerzrezeptoren [freie Nervenendigungen] sowie Mechanorezeptoren [Pacini- und Ruffini-Körperchen = Propriozeptoren], die auf Längen- bzw. Spannungsänderungen der Gelenkkapsel reagieren = **Mithilfe bei der Steuerung der Bewegungsabläufe im Gelenk**); Aufbau regional unterschiedlich:
    - **areoläre Membrana synovialis** (lockeres, reichlich vaskularisiertes Bindegewebe)
    - **adipöse Membrana synovialis** (v. a. Fettzellen im Bindegewebe)
    - **fibröse Membrana synovialis** (gefäßarmes, kollagenreiches Bindegewebe)

Beachte: Die **Membrana synovialis** kann sich bis ins hohe Alter aus dem angrenzenden Bindegewebe regenerieren – sogar nach kompletter Entfernung (= Synovektomie; nötig z. B. bei chronischer Gelenkentzündung bei Rheuma).

Auf Reize reagiert die Membrana synovialis mit erhöhter Sekretion, die sich als Gelenkerguss und Schwellung des gesamten Gelenkbereiches äußert. Je nach Art des Reizes (mechanisch, allergisch, infektiös) ist der Erguss klar und dünnflüssig oder trüb-eitrig. Ein rein blutiger Erguss (Hämarthros) entsteht infolge von Verletzungen (z. B. Kreuzbandruptur). Die dabei auftretenden Schmerzen sind Folge der starken Dehnung der Gelenkkapsel und der Freisetzung von Entzündungsmediatoren (z. B. Prostaglandine, Histamin, Bradykinin und Zytokine). Mit Ausnahme von Kiefer- und Sternoklavikulargelenk, die von Faserknorpel bedeckt sind, sind alle Gelenkflächen von **hyalinem Knorpel** überzogen. Er ist durch Druck verformbar (sog. Druckelastizität) und je nach Beanspruchung unterschiedlich dick: von z. B. 1–2 mm (Fingergelenke) bis zu 5–7 mm (Patella des Kniegelenks). Hyaliner Knorpel besteht aus Extrazellulärmatrix (EZM) und Chondrozyten (etwa 5 % Volumenanteil).
Beachte: Während sich die Membrana synovialis aus dem angrenzenden Bindegewebe regenerieren kann, besitzt der hyaline Knorpel (außer im Primordialskelett) kein umgebendes Bindegewebe (Perichondrium) und kann sich daher kaum regenerieren. Zudem ist er gefäßfrei. Die Knorpelzellen (Chondrozyten) müssen sich also ausschließlich über die Gelenkflüssigkeit ernähren (Diffusion und Konvektion, s. **D**, rechte Seite).
Hyaliner Knorpel lässt sich in *Zonen* einteilen, die vom arkadenartigen Verlauf der Kollagenfibrillen bestimmt werden (**a**). Aus Zone IV (tiefste Zone, hier sind die Kollagenfibrillen mit dem Knochen unterhalb des Knorpels verbunden) ziehen die Kollagenfibrillen nahezu senkrecht (radiär) zur Gelenkoberfläche (Zone III), biegen in einen parallel zur Oberfläche ausgerichteten Verlauf ein (Zone II), um nach kurzem tangenzialem Verlauf (Zone I) wieder in die Tiefe zu ziehen.
Sichtbar sind die Kollagenfibrillen nur unter dem Raster- oder Transmissionselektronenmikroskop (s. **d**). Im lichtmikroskopischen Bild (s. **c**) sind sie „maskiert", das sie das Licht genauso brechen wie ihre Umgebung. Nach enzymatischem Herauslösen von Chondrozyten und Proteoglykanen mittels Hyaluronidase entsteht unter dem Rasterelektronenmikroskop der Eindruck von leeren „Knorpelhöhlen", die von einem dichten Geflecht kollagener Fibrillen umgeben sind (zur Zusammensetzung der Kollagenfibrillen, s. **d**). Proteoglykane, ein Bestandteil der EZM, sind dagegen unter dem Lichtmikroskop gut zu sehen, da sie viele negative Ladungen haben, die sich mit basophilen Farbstoffen, wie z. B. Hämatoxylin anfärben lassen (s. **c**).

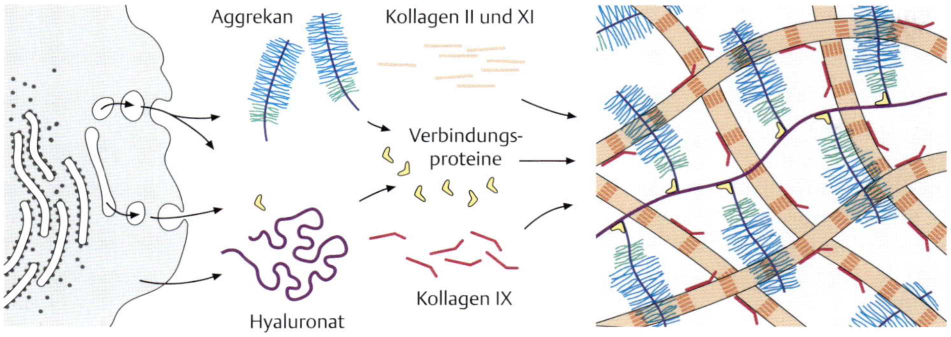

B Aufbau und Funktion der Extrazellulärmatrix (EZM)
Die Extrazellulärmatrix (EZM = alle Makromoleküle, die von Knorpelzellen sezerniert und im Extrazellulärraum durch Interaktion mit anderen Molekülen immobilisiert werden) besteht im Wesentlichen aus:

- Kollagenfasern bzw. -fibrillen (v. a. Kollagen-Typ II, IX und XI),
- Proteoglykanen (v. a. Aggrekan) mit Glykosaminoglykanen (z. B. Hyaluronat, Chondroitin- und Keratansulfat), sowie Kern- und Verbindungsproteinen,
- Glykoproteinen (z. B. Adhäsionsproteine wie Chondronektin) sowie
- interstitieller Flüssigkeit (Wasser) und Elektrolyte (v. a. Kationen, Ca^+, K^+, Na^+).

Die Kollagenfibrillen (Durchmesser 15–130 nm) bestehen aus Kollagenmolekülen, die aus jeweils drei Polypeptidketten (sog. α-Ketten) gebildet werden und die Form einer rechtsdrehenden Schraube (Tripelhelix) aufweisen. Einzelne Tripelhelices (Tropokollagene) sind durch kovalente Bindungen quervernetzt und erhalten auf diese Weise ihre ausgeprägte Zugfestigkeit.

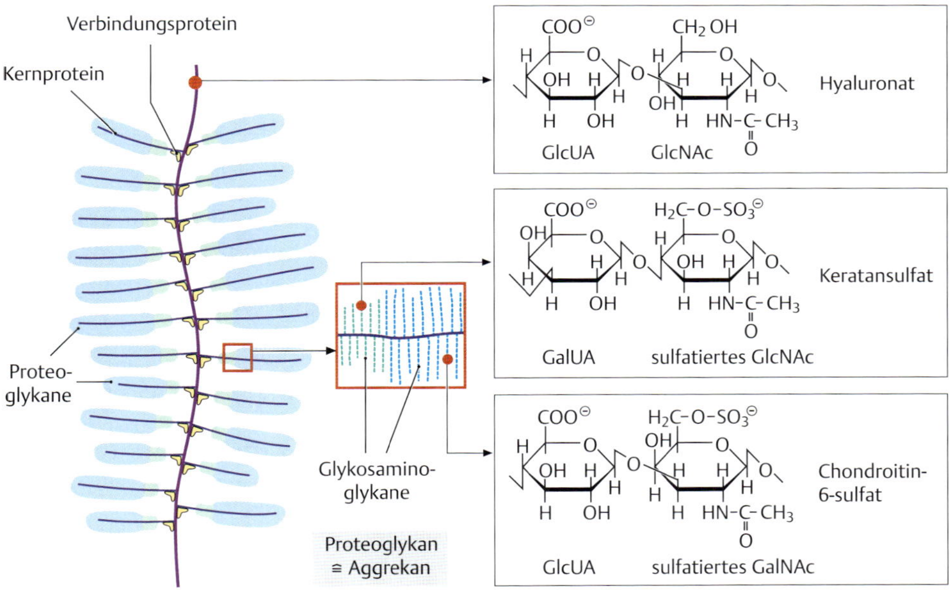

C Aggrekan – das wichtigste Proteoglykan des hyalinen Gelenkknorpels
Proteoglykane wie Aggrekan sind sehr große Molekülkomplexe, die aus weit über 100 Glykosaminoglykan-Ketten bestehen. Sie sehen aus wie eine Flaschenbürste, wobei die einzelnen Glykosaminoglykan-Moleküle die „Borsten“ darstellen, die über sog. Verbindungsproteine an einem zentralen Hyaluronatmolekül befestigt sind. Grundstruktur der Glykosaminoglykan-Ketten sind Disaccharid-Einheiten, die meist aus einer Uronsäure (z. B. Glucuronsäure, GlcUA) und einem Aminozucker (z. B. N-Acetyl-Galactosamin, GalNAc) bestehen und in der Regel zwei negative Ladungen (jeweils eine Carboxyl- und eine Sulfatgruppe) tragen. Aus Gründen der Elektroneutralität beherbergen die Proteoglykane viele Kationen, die wiederum aus osmotischen Gründen sehr viel Wasser reversibel binden können. Aufgrund der großen Wasserbindungsfähigkeit beanspruchen die Proteoglykanmoleküle ein riesiges Volumen und bilden daher große, raumfüllende Strukturen.

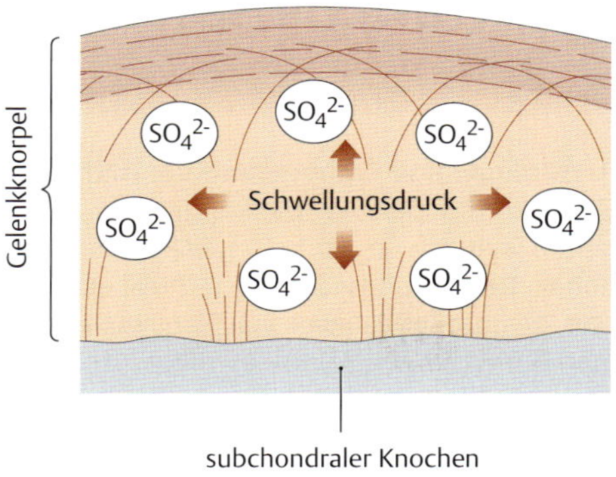

D Biphasisches viskoelastisches Modell des Gelenkknorpels (nach Mow u. Mitarb.)
Festigkeit und Druckelastizität des Knorpels sind eine wesentliche Voraussetzung für die Funktionstüchtigkeit der Gelenke. Beides wird durch den *Schwellungsdruck* (Prinzip der „Sprungfeder“) sichergestellt. Er entsteht durch das Zusammenspiel von Proteoglykanen und Kollagenfibrillen in der Extrazellulärmatrix (EZM), die eine Funktionsgemeinschaft bilden: Die Kollagenfibrillen sorgen mit ihrer ausgeprägten Zug- bzw. Reißfestigkeit für *mechanische Stabilität* und *strukturelle Integrität* des Gelenkknorpels, die polyanionischen Proteoglykane stellen seine *physikochemischen Eigenschaften* (z. B. reversible Wasserbindungskapazität) sicher. In freier wässriger Lösung würden sich die Proteoglykane normalerweise durch Abstoßung ihrer negativen Ladungen stark ausdehnen. Daran hindern sie jedoch die zugfesten Kollagenfibrillen, so dass sie nur etwa ⅕ des eigentlich benötigten Raumes einnehmen können. Eine weitere Kompression der Proteoglykane ist nur begrenzt möglich. Wird das Knorpelgewebe bei mechanischer Beanspruchung (normale Belastung) komprimiert, entweichen interstitielle Flüssigkeit und Kationen in die Gelenkhöhle, so dass die EZM zunehmend verdichtet wird. Infolgedessen fließt die Flüssigkeit immer schwerer ab, der hydrostatische Druck im Gewebe steigt (*visköse Komponente* des viskoelastischen Modells) – und zwar so lange, bis hydrostatischer Gewebedruck von innen und mechanischer Druck von außen im Gleichgewicht sind und keine Kompression mehr erfolgt. Mit Verdichtung der EZM werden auch die negativen Ladungen der Glykosaminoglykane einander angenähert. Infolge der damit steigenden Abstoßungskraft baut sich so ebenfalls Gegendruck auf. Bei Entlastung quillt das Gewebe zum Ursprungsvolumen auf, indem sich die negativen Ladungen durch die Abstoßung wieder voneinander entfernen und erneut interstitielle Flüssigkeit mit freien Ionen in das Gewebe ziehen (*elastische Komponente* des viskoelastischen Modells), bis das Kollagennetz erneut Einhalt gebietet. Ein- und Ausstrom der interstitiellen Flüssigkeit bei Be- und Entlastung bezeichnet man auch als *Konvektion*. Sie ist eine wesentliche Voraussetzung für die Ernährung des gefäßfreien Gelenkknorpels.

4.5 Degenerative Gelenkerkrankungen am Beispiel der Koxarthrose

A Ätiologie und Pathogenese der Arthrose

Degenerative Gelenkerkrankungen – v. a. die Arthrosen – stehen seit Jahren weltweit an der Spitze aller Invaliditätsursachen. Aufgrund der hohen Behandlungskosten (ca. 7 Milliarden Euro/Jahr in Deutschland) und der großen Anzahl von Arbeitsausfalltagen (ca. 50 Millionen im Jahr 2004) sind sie ein großes volkswirtschaftliches Problem. Besonders betroffen sind ältere Menschen. Die scheinbare Zunahme der Krankheit in den letzten Jahrzehnten beruht darauf, dass immer mehr Menschen ein höheres Alter erreichen und somit ihre Arthrose auch tatsächlich „erleben" (ein hohes Alter muss jedoch nicht zwangsläufig mit einer degenerativen Gelenkerkrankung einhergehen!).

Die wesentliche **Ursache** der Arthrose* ist ein *Missverhältnis zwischen Belastung und Belastbarkeit des Gelenkknorpels.* So entwickeln sich die sog. *sekundären* Arthrosen (im Gegensatz zu den *primären* Arthrosen, bei denen sich keine pathologische Ursache findet) nahezu ausschließlich auf dem Boden einer suboptimalen Biomechanik, z. B. bei Inkongruenzen der artikulierenden Gelenkflächen. Eine wichtige Rolle spielen Über- und Fehlbelastungen von Gelenken, z. B. aufgrund von posttraumatischen Deformitäten, Gelenkdysplasien, Achsabweichungen sowie Instabilitäten. Vor allem die steigende Anzahl von Sportverletzungen mit arthrotischen Spätfolgen ist in diesem Zusammenhang zu erwähnen. Übergewicht, Bewegungsmangel und falsche Ernährung begünstigen zusätzlich die Entstehung einer Arthrose. Vorbeugende Maßnahmen wie z. B. die Früherkennung und Korrektur von Achsfehlstellungen oder Umstellungsosteotomien bei Gelenkinkongruenzen haben daher besondere Bedeutung bei der **Prophylaxe** der Arthrose. Wenn eine Arthrose bereits entstanden ist und konservative Therapien „ausgereizt" sind, gibt es neben der Arthrodese (Gelenkversteifung, s. S. 42) die Möglichkeit, das Gelenk zu ersetzen (Endoprothese, s. **C**).

Pathogenetisch steht die allmähliche mechanische Abnutzung, d. h. der Verschleiß und die Zerstörung des Gelenkknorpels im Vordergrund (s. **D**). Wenn der hyaline Gelenkknorpel langfristig lokal zu stark belastet wird (s. Ätiologie), stört dies den regelmäßigen Ein- und Ausstrom interstitieller Flüssigkeit im Gelenkknorpel (s. S. 42). Dies beeinträchtigt nicht nur die Elastizität, sondern auch die Ernährung des bradytrophen Knorpels (keine Blutgefäße!), der aufgrund seines eingeschränkten Stoffwechsels und eines fehlenden Perichondriums kaum regenerationsfähig ist (s. S. 46). Durch die erhöhte lokale mechanische Überbeanspruchung umschriebener Gelenkknorpelareale werden sowohl Knorpelmatrix als auch Chondrozyten geschädigt (s. **D**). Diese Schäden sind irreversibel, eine völlige Wiederherstellung *(„Restitutio ad integrum")* ist nicht möglich *(„frustrane Regeneration")*. Es gibt jedoch endogene Kompensationsmechanismen, die in den frühen Stadien (I u. II, s. **D**) den Knorpelverlust und in den späten Stadien (III u. IV) den zunehmenden Druck im subchondralen Knochen ausgleichen sollen. Diese „Reparationsversuche" des Körpers erklären den Wechsel zwischen beschwerdefreien Perioden und Perioden mit starken Beschwerden. Von der Arthrose betroffen sind per se stark belastete Gelenke wie z. B. Hüft- und Kniegelenk oder die Wirbelgelenke der Wirbelsäule (s. **B**).

* Synonyme: Arthrosis deformans, Osteoarthrose – im Unterschied zur Arth*ritis,* bei der der Knorpel erst sekundär, infolge Entzündung der Gelenkkapsel, verloren geht. *Cave:* im angloamerikanischen Sprachraum wird die Arthrose trotzdem als Osteo*arthritis* bezeichnet!

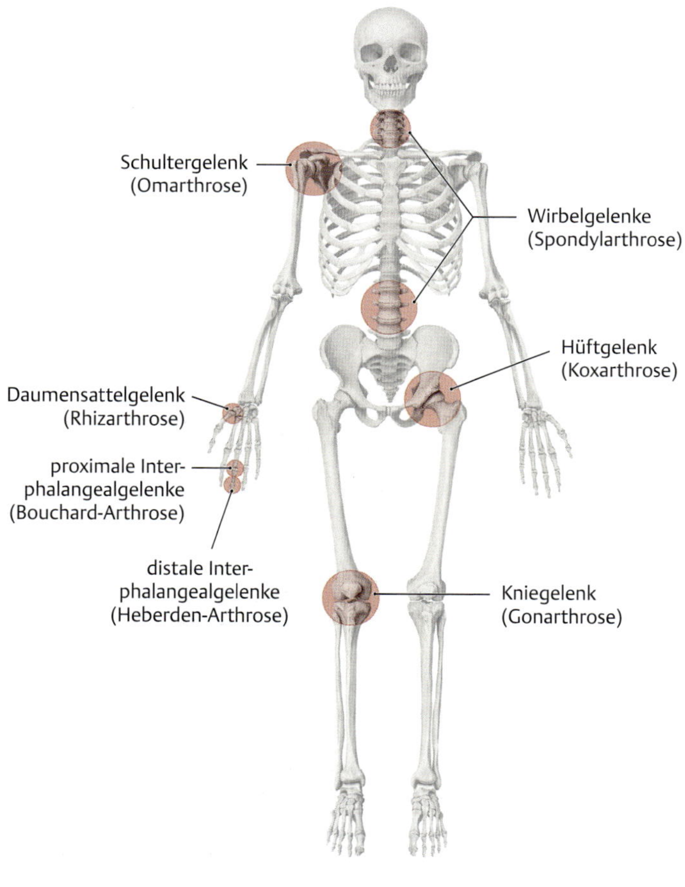

B Bevorzugte Lokalisationen degenerativer Gelenkerkrankungen

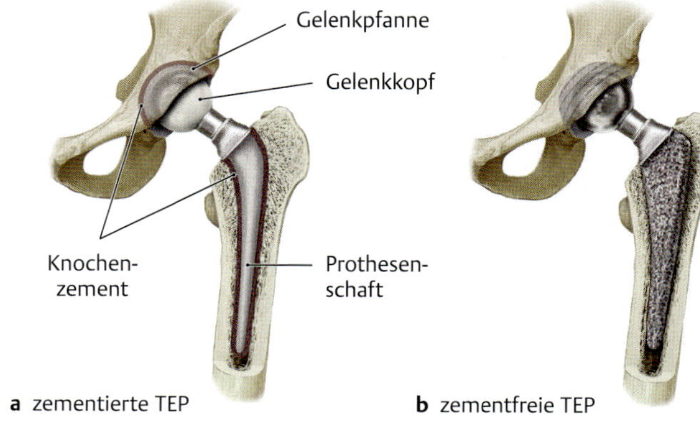

C Totalendoprothese (TEP) des Hüftgelenks

Der endoprothetische Gelenkersatz ist mittlerweile so gut wie in allen Gelenken möglich. Die besten Ergebnisse, v. a. in Bezug auf die Langzeiterfolge, werden am Hüftgelenk erzielt (Ersatz von Gelenkkopf und -pfanne). Die Implantate – in der Regel aus Metall, Kunststoff oder Keramik – werden entweder mit einem speziellen Zement im Knochen verankert oder „zementfrei" implantiert: Die zementierte TEP ist postoperativ sofort belastbar, die nicht zementierte braucht etwas Zeit (mehrere Wochen), um sich mit dem umgebenen Knochengewebe fest zu verbinden. Dafür ist bei der nicht zementierten Prothese ein evtl. notwendiger Prothesenwechsel (bei Lockerung der Prothese) einfacher, weil man keinen Zement entfernen muss. Welche Prothese eingesetzt wird, hängt von verschiedenen Faktoren ab: z. B. Alter, Primärstabilität des Knochens, evtl. Vorerkrankungen des Knochens (Osteoporose). Komplikationen des künstlichen Gelenkersatzes sind in erster Linie Lockerung des Implantats und Infektion. Sowohl zementierte als auch nicht zementierte Prothesen haben derzeit eine 90 % Wahrscheinlichkeit, deutlich über 10 Jahre zu halten.

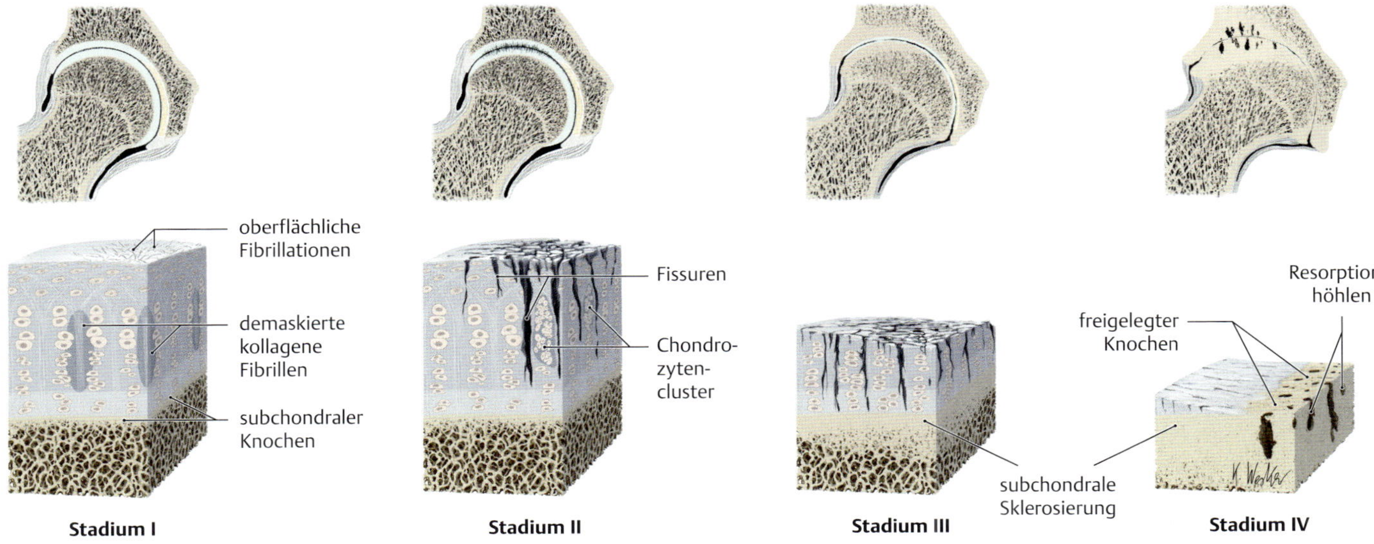

D Stadien, Kompensationsmechanismen und klinisches Bild der Arthrose

Stadium I	Stadium II	Stadium III	Stadium IV
• Oberfläche des Gelenks ist aufgeraut und beginnt aufzufasern (oberflächliche Fibrillationen) • in den tiefer liegenden Knorpelschichten werden durch verminderte Proteoglykansynthese kollagene Fibrillen freigelegt („demaskiert")	• Entstehung von tief in den Knorpel reichenden Spalten (Fissuren), dadurch • Verlust von Knorpelmatrix • im Bereich der Fissuren teilen sich einzelne Knorpelzellen erneut (Chondrozytencluster entstehen)	• Verdichtung des subchondralen Knochens als Reaktion auf den zunehmenden Knorpelverschleiß • erste Osteophyten am Knorpel-Knochen-Übergang • entzündliche Reaktion der Gelenkkapsel („reaktive Synovialitis", i. d. R. mit Reizerguss) auf den vermehrten Anfall von Knorpelabriebprodukten	• der Knochen liegt völlig frei („Knochenglatze"), die Knochenflächen reiben aneinander • Einbrüche der subchondralen Knochendecke (Knochennekrosen!) und • Bildung großer Resorptionshöhlen (Geröllzysten) im angrenzenden Knochenmark (s. **E**) • immer stärkeres Wachstum der Osteophyten

Kompensationsmechanismus in der frühen Phase	Kompensationsmechanismus in der späten Phase	Ziel des Kompensationsmechanismus
• begrenzte Proliferation (Zellteilung) der ehemals postmitotischen Knorpelzellen • Bildung sog. Chondrozytencluster oder Brutkapseln mit neu gebildeter Extrazellulärmatrix	• Aktivierung mesenchymaler Vorläuferzellen in eröffneten subchondralen Knochenmarkshöhlen (subchondrale Zysten, Geröllzysten) • Nachfolgend: Bildung einer neuen Gelenkoberfläche durch ein metaplastisch entstandenes Pseudoregenerat aus Faserknorpel	Knorpelverlust ausgleichen
reaktive Verdickung des subchondralen Knochens mit zunehmender Verdichtung (subchondrale Sklerosierung)	Vergrößerung der Kraft aufnehmenden Fläche durch Bildung von marginalen Osteophyten (sog. Randexostosen)	zunehmenden Druck im subchondralen Knochen ausgleichen

Klinische Symptome: Nach einer häufig über viele Jahre symptomlos verlaufenden Anfangsphase der Erkrankung (sog. „latente Arthrose") klagen die Patienten zunächst über diskrete Einlaufschmerzen, die bei Belastung zunehmen und die von ersten reflektorischen Muskelverspannungen begleitet werden. Im weiteren Verlauf der Erkrankung treten zusätzlich zum Belastungsschmerz auch Schmerzen in Ruhe auf (sog. „aktivierte Arthrose"), die ihre Ursache in einer entzündlichen Reaktion der Gelenkkapsel auf den vermehrten Anfall von Knorpelabriebprodukten hat. Diese reaktive Synovialitis geht fast immer einher mit der Bildung eines Reizergusses. Das weitere Fortschreiten der Erkrankung ist durch eine Intensivierung der Symptome mit zunehmender Gelenkinstabilität charakterisiert. Das Endstadium kündigt sich durch permanenten Schmerz, stark eingeschränkte Belastbarkeit, ausgeprägte Muskelkontrakturen, hochgradige Fehlstellung und Einsteifung der Gelenke an.

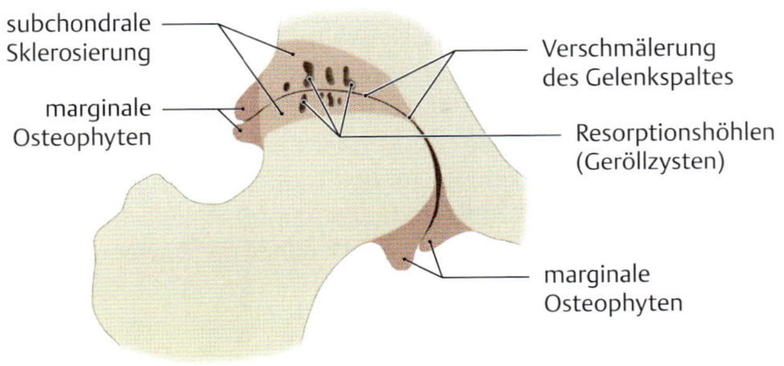

E Synopsis der radiologischen Untersuchungsbefunde

Schema typischer radiologischer Veränderungen am Beispiel einer fortgeschrittenen Koxarthrose. Die Destruktion und Degeneration des hyalinen Gelenkknorpels führt zu typischen Zeichen im konventionellen Röntgenbild. Hierzu zählt v. a. die Gelenkspaltverschmälerung in den am stärksten belasteten Gelenkanteilen als Folge eines zunehmenden Knorpelverlustes, die subchondrale Verdichtung (subchondrale Sklerosierung) und Aufhellungen (Geröllzysten) des Knochens sowie Osteophyten, d. h. reaktive Knochenveränderungen sowohl in belasteten als auch in unbelasteten Arealen. Zusätzlich kommt es zur einer Deformierung des Hüftkopfes.

4.6 Grundzüge der Gelenkmechanik: Bewegungen

A Gelenke als funktionelle Einheiten

Um Gelenke als funktionelle Einheiten zu verstehen, greift man am besten auf physikalische Gesetze zurück, denn obwohl Gelenke vorrangig *Bewegungen* ermöglichen, gewährleisten sie gleichzeitig die *Stabilität* des Bewegungsapparates und dienen der *Kraftübertragung* zwischen den artikulierenden Knochen.

- Bewegungen sind Ortsveränderungen im Raum (Translations- und Rotationsbewegungen), die sowohl eine zeitliche (gleichförmige bzw. ungleichförmige Bewegungen) als auch eine räumliche Komponente (Bewegungsvermögen entlang der drei Raumachsen = Anzahl der Freiheitsgrade) aufweisen (s. **B, C** u. **D**).
- Um den aufrecht stehenden menschlichen Körper gegen die Schwerkraft im Gleichgewicht zu halten, muss nahezu jedes Gelenk entsprechend seiner Lage zum Körperschwerpunkt v. a. durch Bänder, Muskeln und Sehnen stabilisiert werden (s. S. 52)
- Die auf ein Gelenk einwirkenden Kräfte (Muskel- und Bandkräfte, Körpergewicht bzw. Schwerkraft) erzeugen einen Gelenkdruck (über die Gelenkresultierende) und bewirken eine Gelenkbewegung (über das Drehmoment), wenn sie außerhalb des Drehzentrums, z. B. über einen Hebelarm, angreifen (s. S. 53).

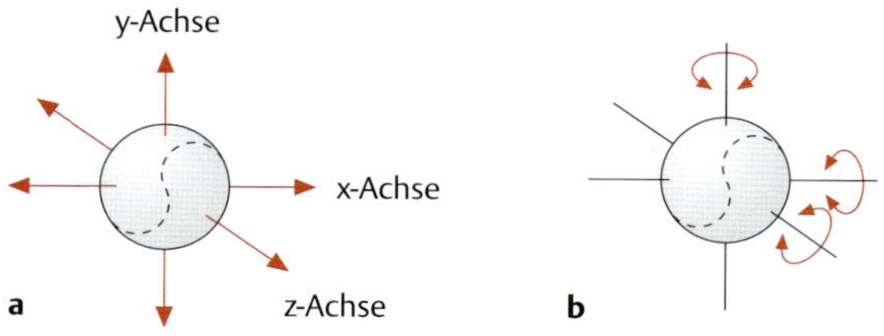

B Freiheitsgrade, dargestellt anhand der Bewegungsmöglichkeiten eines Tennisballs im Raum

a Drei Freiheitsgrade der *Translation* (jeweils ein Freiheitsgrad *entlang* der x-, y- und z-Achse);
b drei Freiheitsgrade der *Rotation* (jeweils ein Freiheitsgrad durch Rotationsbewegung *um* die x-, y- und z-Achse).

Aufgrund seiner Ähnlichkeit mit einem Tennisball ist das Kugelgelenk (s. **Fc** u. **d**) das Gelenk mit der größtmöglichen Beweglichkeit.

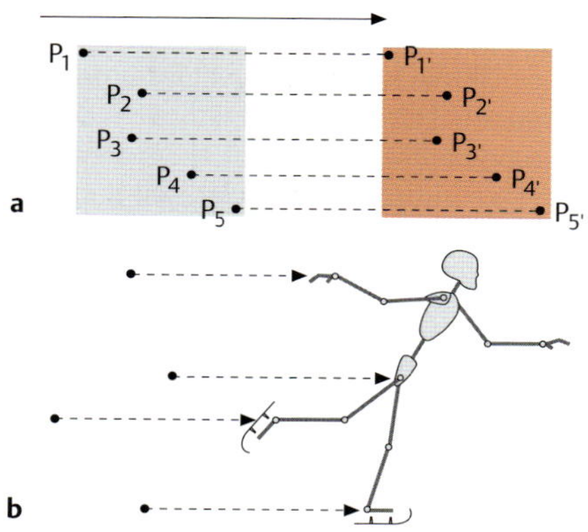

C Translations- oder Verschiebebewegung

Bei einer Translationsbewegung bewegt sich ein Körper auf einer geraden oder gekrümmten Linie, *ohne sich zu drehen;* d. h. alle Punkte legen eine *gleiche Strecke* in dieselbe Richtung zurück.

a Alle Punkte bewegen sich auf parallelen Linien; **b** der Eisläufer gleitet in einer Translationsbewegung.

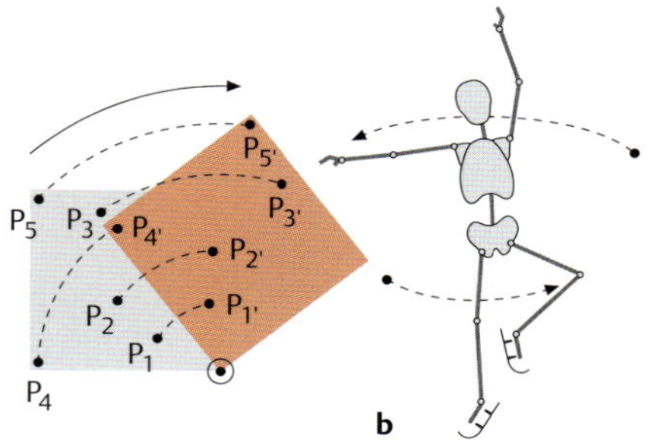

D Rotationsbewegung

Bei einer Rotationsbewegung bewegen sich die einzelnen Punkte auf konzentrischen Kreisen, wobei sie *unterschiedliche Strecken* zurücklegen.

a Alle Punkte bewegen sich auf Kreisbögen; **b** der Eisläufer dreht eine Pirouette.

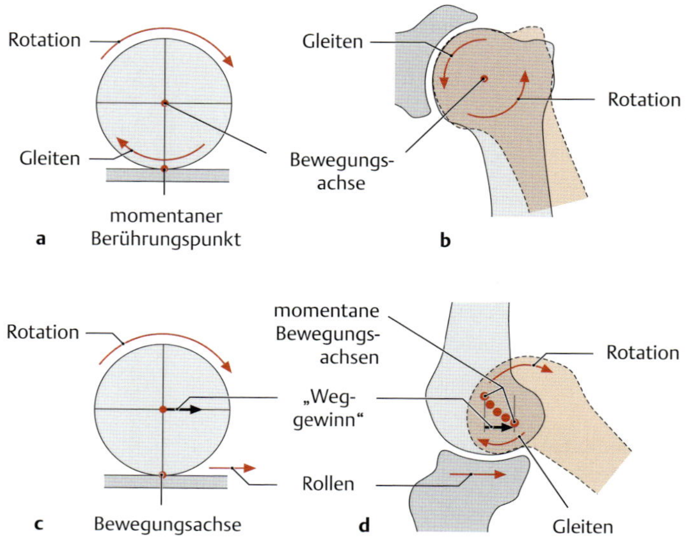

E „Gleiten“ und „Rollen“ bei Rotationsbewegungen

Bei Rotationsbewegungen können die Gelenkflächen aufeinander gleiten oder voneinander abrollen, wobei meist eine Kombination aus beidem vorliegt (Roll- oder Drehgleiten).

Beachte: Je kongruenter die Gelenkflächen (annähernd gleicher Krümmungsradius, z. B. Schultergelenk; **a** u. **b**) desto besser gleiten sie aufeinander, je inkongruenter die Gelenkflächen, desto mehr rollen sie voneinander ab (z. B. Kniegelenk; **c** u. **d**). Rollen und Gleiten unterscheiden sich hierbei in Bezug auf den *Weggewinn der Bewegungsachse* des rotierenden Körpers.

a u. **b** Rotation *ohne* Weggewinn der Bewegungsachsen (= Gleiten), d. h. ein Punkt der einen Gelenkfläche berührt nacheinander verschiedene Punkte der anderen Gelenkfläche (**a**) wie z. B. bei einer Abduktion (= Rotationsbewegung) im Schultergelenk (**b**).

c u. **d** Rotation *mit* Weggewinn der Bewegungsachsen (= Rollen), d. h. die Oberfläche des rotierenden Gelenkkörpers wickelt sich auf der Gelenkfläche des anderen Gelenkkörpers ab, d. h. jeder Punkt der einen Gelenkfläche kommt jeweils mit einem ganz bestimmten Punkt der anderen Fläche in Kontakt, wobei die abgewickelten Strecken beider Gelenkkörper exakt gleich lang sind. Beispiel Flexion im Kniegelenk (**d**): Hier sind Rollen und Gleiten miteinander kombiniert, da Femur- und Tibiakondylen deutlich unterschiedliche Krümmungsradien haben. Beim Rollen wandert daher die Bewegungsachse auf einer bestimmten Bahn (Evolute) nach hinten und es lässt sich immer nur angeben, wo sie sich im Moment der Flexionsbewegung befindet. Eine solche Achse wird auch als *Momentachse* bezeichnet.

F Zusammenhang von Form und Bewegungsmöglichkeiten eines Gelenks

Die Bewegungen, die ein Gelenk ausführen kann, werden entscheidend von der Form, d. h. der Geometrie der miteinander artikulierenden Gelenkflächen, bestimmt. Sie lassen sich prinzipiell auf zwei Grundbewegungen zurückführen:

- die Translations- (**a** u. **b**) und
- die Rotationsbewegung (**c**–**h**).

Während sich Translationsbewegungen in Gelenken in der Regel auf eine Raumebene entlang einer oder zwei Hauptbewegungsachsen beschränken (z. B. Femoropatellargelenk am Knie [**a**], Wirbelgelenke [**b**] der Wirbelsäule) finden Rotationsbewegungen z. B. in Kugelgelenken (Art. humeri, Art. coxae) um bis zu drei Hauptbewegungsachsen statt (**c** u. **d**). So gleitet beispielsweise im femoropatellaren Kniegelenk die Patella bei Kniebeugung im femoralen Gleitlager nach oben bzw. nach unten, d. h. dieses Gelenk besitzt einen Freiheitsgrad der Translation und dementsprechend zwei Hauptbewegungen. Bei den Wirbelgelenken mit ihren überwiegend planen Gelenkflächen finden die Translationsbewegungen in der Regel ebenfalls nur in einer Ebene statt, jedoch in unterschiedliche Richtungen (häufig zwei Freiheitsgrade der Translation mit vier Hauptbewegungen). Ein Kugelgelenk hingegen besitzt entsprechend der Anzahl der Bewegungsachsen drei Freiheitsgrade der Rotation und somit sechs Hauptbewegungen (Abduktion/Adduktion, Flexion/Extension und Innen-/Außenrotation). Bei Gelenken mit Rotationsbewegungen können je nach Form der miteinander artikulierenden Gelenkflächen die Anzahl der Bewegungsachsen und damit die Anzahl der Freiheitsgrade reduziert sein, z. B. Ei- oder Sattelgelenk (zwei Bewegungsachsen, also vier Hauptbewegungen, **e** u. **f**), Scharnier- oder Zapfengelenk (eine Bewegungsachse, also zwei Hauptbewegungen, **g** u. **h**).

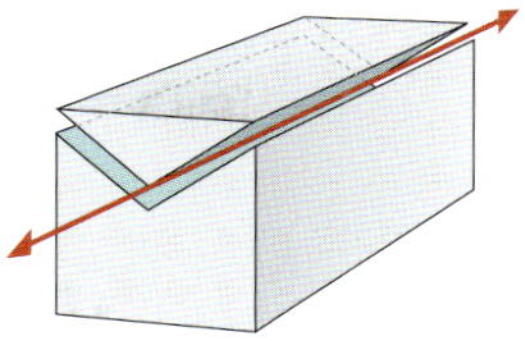

a Femoropatellargelenk

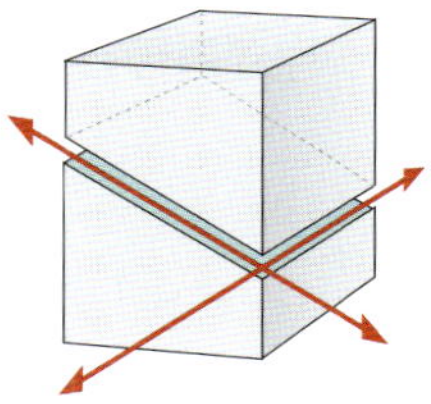

b Wirbelgelenk

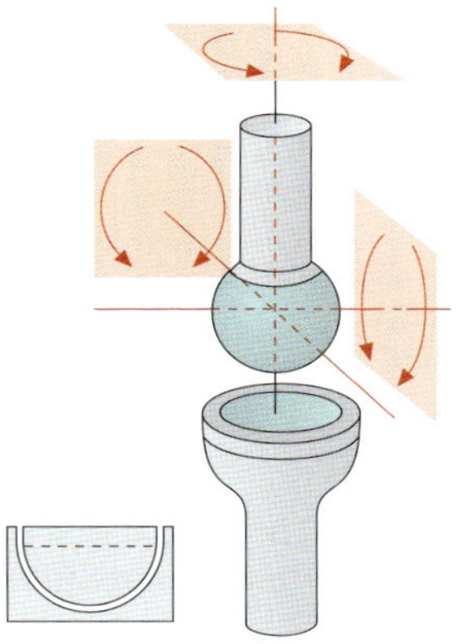

c Kugelgelenk
(z. B. Hüftgelenk mit tiefer Pfanne): drei senkrecht zueinander stehende Bewegungsachsen, also sechs Hauptbewegungen.

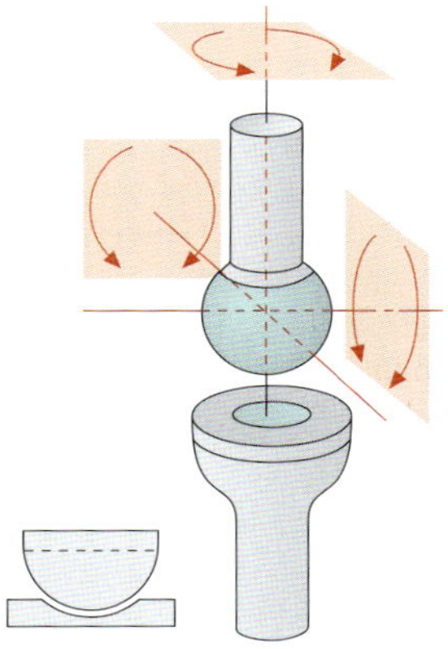

d Kugelgelenk
(z. B. Schultergelenk mit flacher Gelenkpfanne): drei senkrecht zueinander stehende Bewegungsachsen, also sechs Hauptbewegungen.

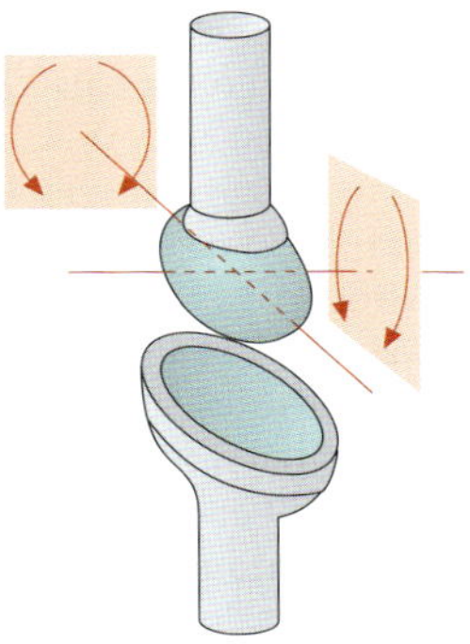

e Eigelenk
(z. B. proximales Handgelenk): zwei Bewegungsachsen, also vier Hauptbewegungen.

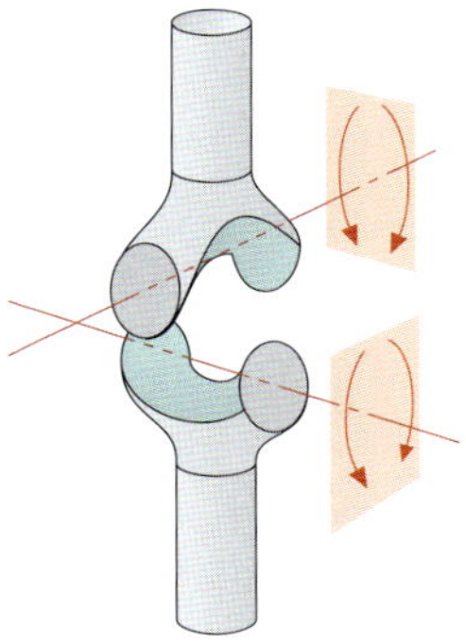

f Sattelgelenk
(z. B. Daumensattelgelenk): zwei Bewegungsachsen, also vier Hauptbewegungen.

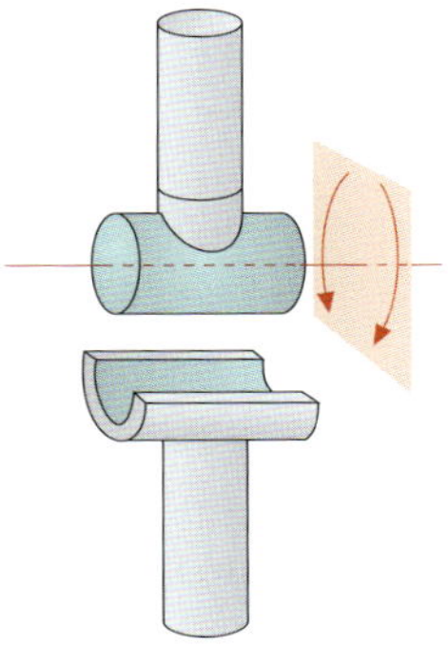

g Scharniergelenk
(z. B. Teil des Ellenbogengelenks): eine Bewegungsachse, also zwei Hauptbewegungen.

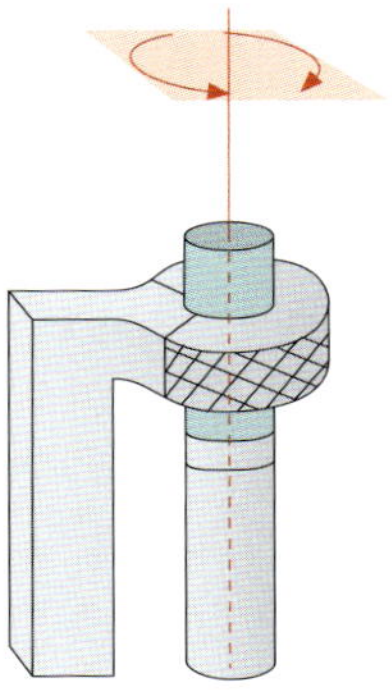

h Rad- oder Zapfengelenk
(z. B. proximales Radioulnargelenk): eine Bewegungsachse, also zwei Hauptbewegungen.

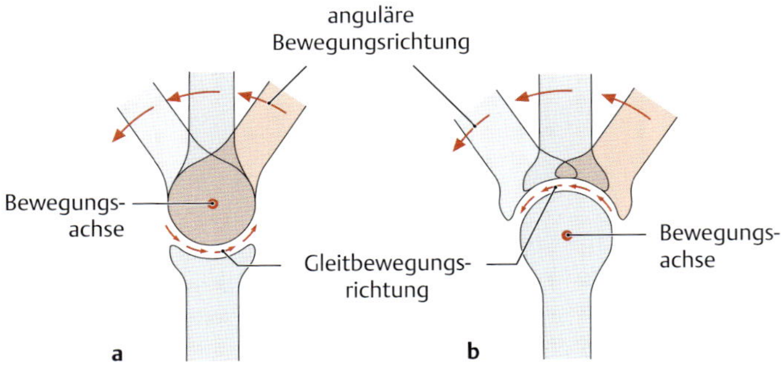

G Konvex-Konkav-Regel

Die Konvex-Konkav-Regel beschreibt die Richtung der Gleitbewegung in Abhängigkeit von der angulären Rotationsbewegungsrichtung.

a Bewegt sich der *konvexe Gelenkpartner* angulär um eine Bewegungsachse, hat seine Gleitbewegung im Gelenk die entgegengesetzte Richtung zur angulären Bewegung.

b Bewegt sich der *konkave Gelenkpartner* angulär um eine Bewegungsachse, hat seine Gleitbewegung im Gelenk dieselbe Richtung wie die anguläre Bewegung.

4.7 Grundzüge der Gelenkmechanik: Stabilität und Kraftübertragung

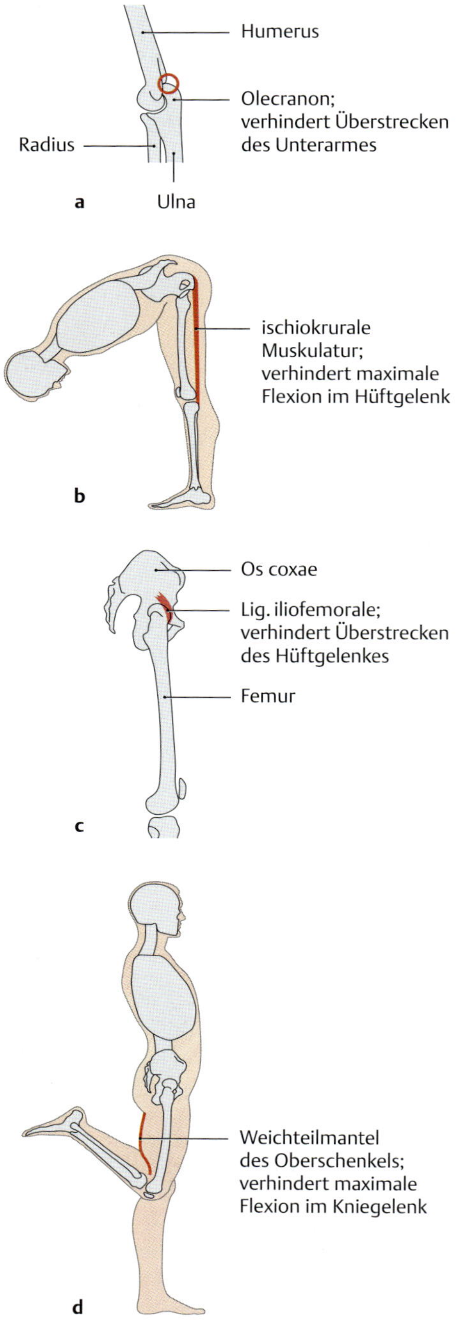

A Bewegungsspielraum eines Gelenkes (Verkehrsraum)

Das Ausmaß der Gelenkbewegung hängt nicht nur von der Form des Gelenks, also den Knochen, sondern auch von den Muskeln, Bändern und Weichteilen ab, mit denen das Gelenk in Verbindung steht. Dementsprechend wird der Bewegungsspielraum eines Gelenks auch durch alle diese Faktoren eingeschränkt:

a Knochenhemmung,
b Muskelhemmung,
c Bandhemmung,
d Weichteilhemmung.

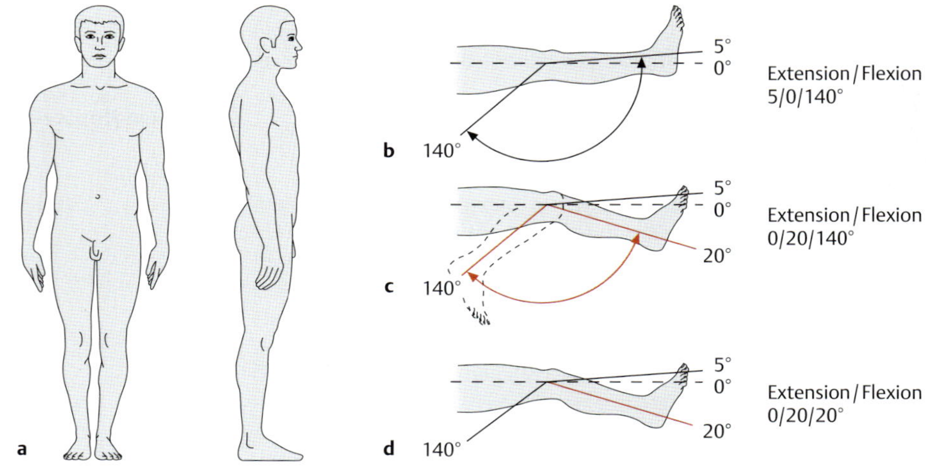

B Neutral-Null-Methode

Zweck: standardisierte Messung von Gelenkbeweglichkeit und Bewegungsumfang.

a Neutral-Null-Stellung in der Ansicht von vorne und von der Seite;
b Bewegungsausmaß eines normalen Kniegelenkes;
c eingeschränkte Beweglichkeit nach Flexionskontraktur;
d nach Versteifung (Ankylose): Fixierung in 20°-Flexionsstellung.

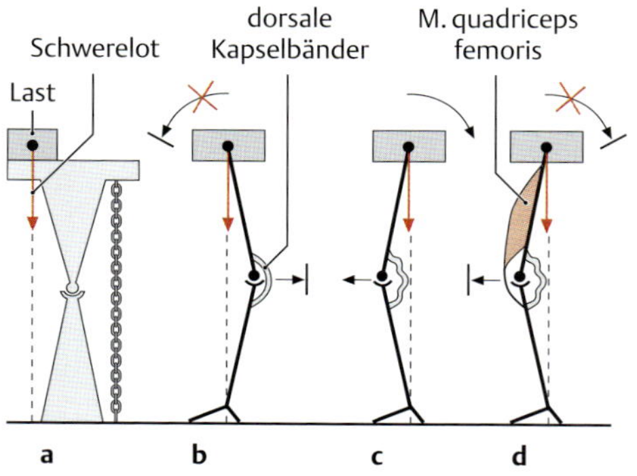

C Aktive und passive Gelenkstabilisierung am Beispiel des Kniegelenkes

Das Kniegelenk wird *aktiv* durch den M. quadriceps femoris, *passiv* v. a. durch die dorsalen Kapselbänder (Ligg. poplitea obliqua und arcuata) stabilisiert.

a Mechanisches Modell: Eine Last (Körpergewicht) erzeugt ein Drehmoment im Gelenk, da ihr Schwerelot vor der Gelenkmitte verläuft. Damit der obere Gelenkpartner nicht nach vorne abkippen kann, muss eine Kette eine Gegenkraft liefern.
b Passive Stabilisierung durch Ligg. poplitea obliqua und arcuata: Das Kniegelenk muss hinter das Schwerelot in Richtung dorsale Kapselbänder verlagert werden, damit die Bänder das Kniegelenk stabilisieren können.
c Liegt das Schwerelot hinter dem Kniegelenk, nützen die dorsalen Bänder nichts; der Körper kippt nach hinten und das Kniegelenk knickt ein.
d Aktive Stabilisierung des Kniegelenks durch den auf der Vorderseite verlaufenden M. quadriceps femoris.

D Die wichtigsten Muskelgruppen und Bänder, die ein aufrechtes Stehen ermöglichen

Muskeln	Bänder
• die Unterschenkelmuskulatur, v. a. M. triceps surae und M. tibialis anterior, stabilisiert das obere Sprunggelenk in der Sagittalebene • die Oberschenkelmuskulatur (M. quadriceps femoris) stabilisiert das Kniegelenk • die Gesäßmuskulatur stabilisiert das Hüftgelenk in der Sagittalebene • die kleinen Glutäen (Mm. glutei medius u. minimus) stabilisieren das Hüftgelenk in der Frontalebene, • die autochthone Rückenmuskulatur stabilisiert die Wirbelsäule	• die dorsalen Kapselbänder stabilisieren das Kniegelenk • das Lig. iliofemorale stabilisiert das Hüftgelenk • die Kollateralbänder stabilisieren das Kniegelenk und das obere Sprunggelenk in der Frontalebene

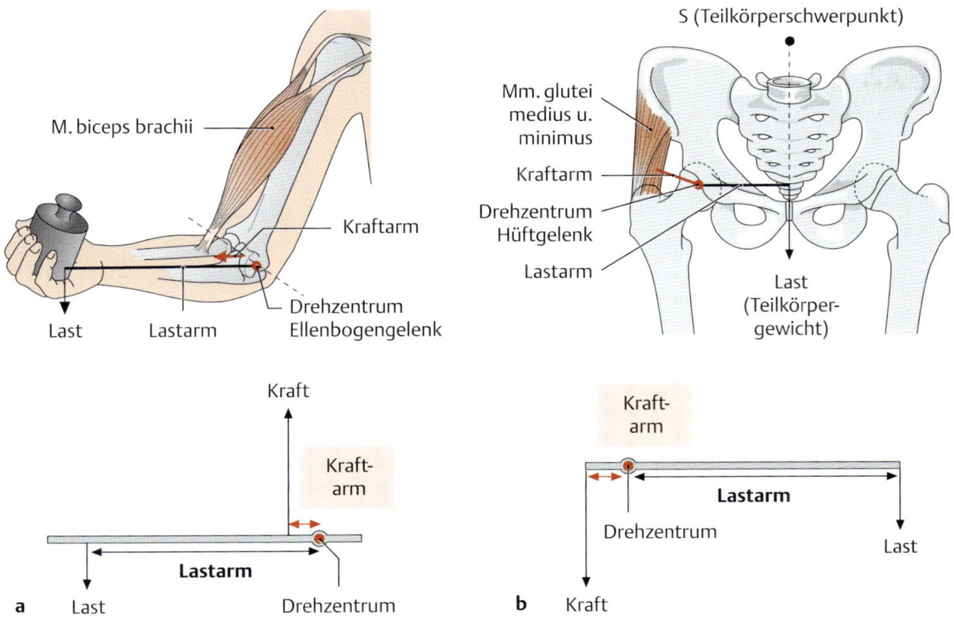

E Ein- und zweiarmiger Hebel

a Einarmiger Hebel (Ellenbogengelenk); **b** zweiarmiger Hebel (Hüftgelenk).

Die Gelenkmechanik funktioniert nach den Hebelgesetzen. Wieviel Kraft ein Muskel auf ein Gelenk übertragen kann, hängt von der Länge des jeweiligen Hebelarms ab. Dieser ergibt sich aus dem senkrechten Abstand vom Muskel bzw. seiner Sehne zum Drehzentrum *(= Kraftarm).* Ihm gegenüber steht der sog. *Lastarm,* im Falle des Ellenbogengelenks in **a** der Abstand von der Gelenkachse (Drehzentrum) bis zur Last. Die *Größe der jeweils einwirkenden Kraft* wird durch das Produkt aus Kraft × Kraftarm bzw. Last × Lastarm errechnet. Dieses Produkt wird als das jeweilige *Drehmoment* bezeichnet, da die einwirkenden Kräfte eine Drehbewegung des jeweiligen Hebels bewirken. Wenn Last × Lastarm = Kraft × Kraftarm, beide Drehmomente also identisch sind, befindet sich das Gelenk in Ruhestellung. Der Hebel in **a** ist *einarmig,* da Muskelkraft und Last *auf der selben Seite,* also links des Drehzentrums „angreifen". In **b** ist der Hebel *zweiarmig,* da die Muskelkraft links vom Drehzentrum und die Kraft des Körpergewichts rechts vom Drehzentrum „angreift"!

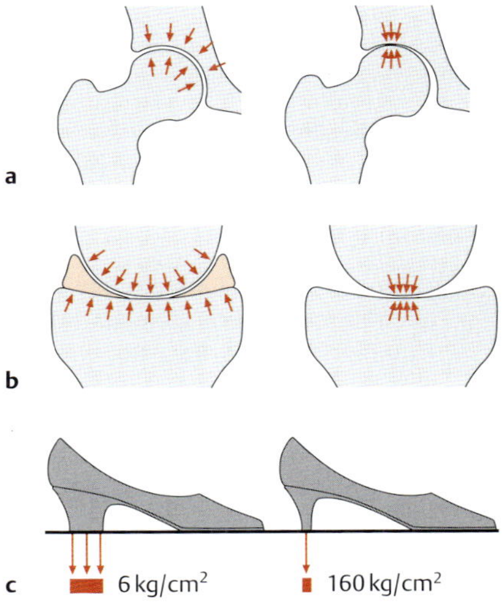

F Abhängigkeit der Gelenkbeanspruchung von der Größe der Kraft aufnehmenden Fläche

Je größer die Kraft aufnehmende Fläche, desto besser verteilt sich die einwirkende Kraft und umso geringer ist der Gelenkdruck bzw. die Gelenkbelastung pro Flächeneinheit.

- **a** Normale und geringe Überdachung des Femurkopfes;
- **b** Kniegelenk mit und ohne Mensikus;
- **c** Beispiel eines Block- und Pfennigabsatzes: Bei gleichem Körpergewicht, aber unterschiedlicher Kraft aufnehmender Fläche ist die Beanspruchung des Fußbodens um ein Vielfaches größer.

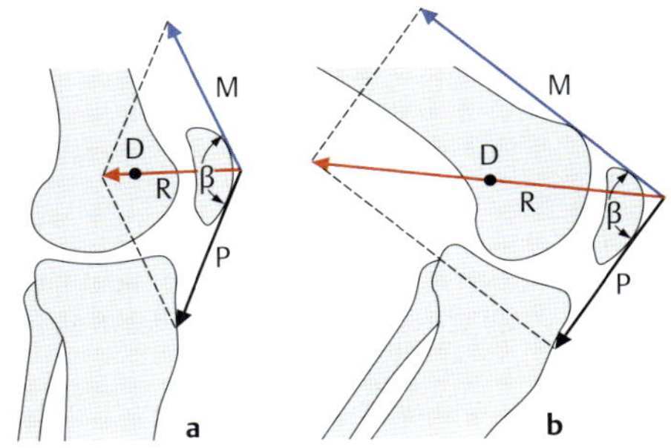

G Abhängigkeit der Gelenkbeanspruchung von der Größe der Gelenkresultierenden

- **a** Die Gelenkresultierende (R) des Femoropatellargelenkes verläuft durch das Drehzentrum des Gelenkes (D) und setzt sich aus der Vektoren der Muskelkraft (M. quadriceps femoris) und der Bandkraft (Lig. patellae) zusammen (geometrische Addition der Vektoren im Kräfteparallelogramm). Sie erzeugt den Gelenkdruck und ist ein Maß für die auf das Gelenk einwirkenden Kräfte.
- **b** Durch die vermehrte Anspannung des M. quadriceps femoris bei Kniebeugung ist die Resultierende in Beugestellung deutlich größer als in Streckstellung, d. h. mit zunehmender Beugung vergrößert sich die Gelenkbeanspruchung im Femoropatellargelenk.

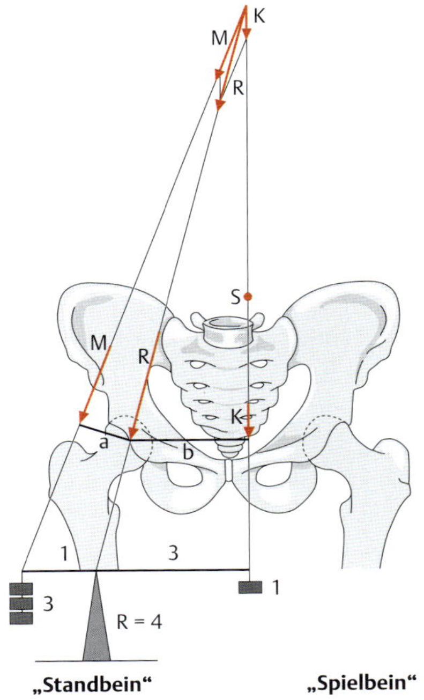

H Beanspruchung des rechten Hüftgelenks in der Standbeinphase

Ansicht von vorne. Beim Einbeinstand oder während des Gehens in der Standbeinphase verlagert sich der Teilkörperschwerpunkt (S) auf die gegenüberliegende Spielbeinseite, so dass das Teilkörpergewicht (K) deutlich medial des Hüftgelenks wirkt. Hieraus resultiert ein Drehmoment der Last, das die Tendenz hat, den Körperteil oberhalb des Gelenks zur Spielbeinseite hin abzukippen. Um ein stabiles Gleichgewicht zu erhalten, muss dem Drehmoment eine Gegenkraft (z. B. Muskel- und Bandkräfte) entgegenwirken. Diese Kraft liefert beim Hüftgelenk im Wesentlichen die Muskelkraft (M) der Hüftabduktoren (Mm. glutei medius u. minimus). Sie greift jedoch im Vergleich zur Kraft des Teilkörpergewichts mit einem etwa dreimal kürzeren Hebelarm am Hüftgelenk an, d. h. der Hebelarm der Muskelkraft (a) verhält sich zum Hebelarm des Teilkörpergewichts (b) wie etwa 1 : 3. Die zur Stabilisierung der Hüfte nötige *Muskelkraft* beträgt daher *beim Einbeinstand* etwa das Dreifache des Körpergewichts. Daraus ergibt sich, dass die *Druckkraft,* der das Hüftgelenk z. B. *beim Gehen* standhalten können muss (Gelenkresultierende R), aufgrund der ungleichen Länge der Hebelarme etwa viermal größer ist als das Teilkörpergewicht K (nach Pauwels). Das heißt, das Hüftgelenk muss permanent extremen Belastungen standhalten und ist daher besonders häufig von einer Arthrose betroffen.

4.8 Frakturen: Klassifikation, Heilung und Behandlung

A Frakturklassifikation

Frakturen können nach verschiedenen Gesichtspunkten eingeteilt werden; die hier genannten sind praxistauglich und haben sich in der täglichen Routine bewährt:

- Einteilung nach dem **Entstehungs- bzw. Unfallmechanismus:**
  - traumatische Fraktur durch *direkte* Gewalteinwirkung (Quer- oder Trümmerfraktur, s. **Ba** u. **Bg**, z. B. infolge Stoßstangenverletzung bei Unfall mit Fußgänger) oder *indirekte* Gewalteinwirkung (Hebel-Dreh-Wirkung fernab der Krafteinwirkung, z. B. Unterschenkeltorsionfraktur infolge Skisturzes, s. **Bf**);
  - nichttraumatische Fraktur („Spontanfraktur") infolge vorbestehender lokalisierter oder generalisierter Knochenerkrankung, wie Tumoren, Osteomyelitis oder Osteoporose (= pathologische Fraktur, kann auch ohne jede Gewalteinwirkung von außen zur Fraktur führen) oder infolge eines Mikrotraumas, das durch wiederholte moderate Krafteinwirkung an immer derselben Stelle entsteht und schließlich zur Fraktur führt (= Ermüdungsfraktur, z. B. Bruch eines Mittelfußknochens als sog. Marschfraktur);
- nach der **Frakturmorphologie** (z. B. Grad der Kontinuitätsunterbrechung – Fissur oder Fraktur), Verlauf der Frakturlinien, Anzahl der Bruchstücke, s. **B** u. **C**) sowie
- nach dem Ausmaß des begleitenden **Weichteilschadens:**
  - geschlossene Fraktur oder
  - offene Fraktur: sie muss generell als keimbesiedelt angesehen werden; entscheidend ist letztlich aber das Ausmaß des Weichteilschadens, also inwieweit Muskulatur, Gefäße und Nerven mitgeschädigt sind.

Darüber hinaus unterscheidet man an **Röhrenknochen** entsprechend der **anatomischen Lokalisation** der Fraktur (epiphysär, metaphysär und diaphysär) proximale Frakturen, Schaftfrakturen und distale Frakturen mit oder ohne Gelenkbeteiligung. Klinische Symptome einer Knochenfraktur sind neben Schmerzen deutliche Deformierung, abnorme Beweglichkeit sowie tast- und gelegentlich hörbare Krepitation (Knarren, Knistern infolge von Knochenreibung). Beweisend ist jedoch nur eine Röntgenaufnahme in mindestens zwei Ebenen.

Beachte: Frakturen im Kindesalter weisen Besonderheiten auf und sind von denen im Erwachsenenalter abzugrenzen. Der wichtigste anatomische Unterschied betrifft die Wachstumsfugen sowie das im Kindesalter noch dickere und kräftigere Periost. Wird z. B. bei einer Fraktur die Proliferationszone der Wachstumsfuge verletzt, können Zelluntergänge und Kallusbrücken zu einem vorzeitigen Schluss der Epiphysenfuge führen. Bei den sog. Grünholzfrakturen kommt es zur einseitigen Fraktur der Kortikalis unter Erhaltung des dicken Periostschlauches (intraperiostale Frakturen).

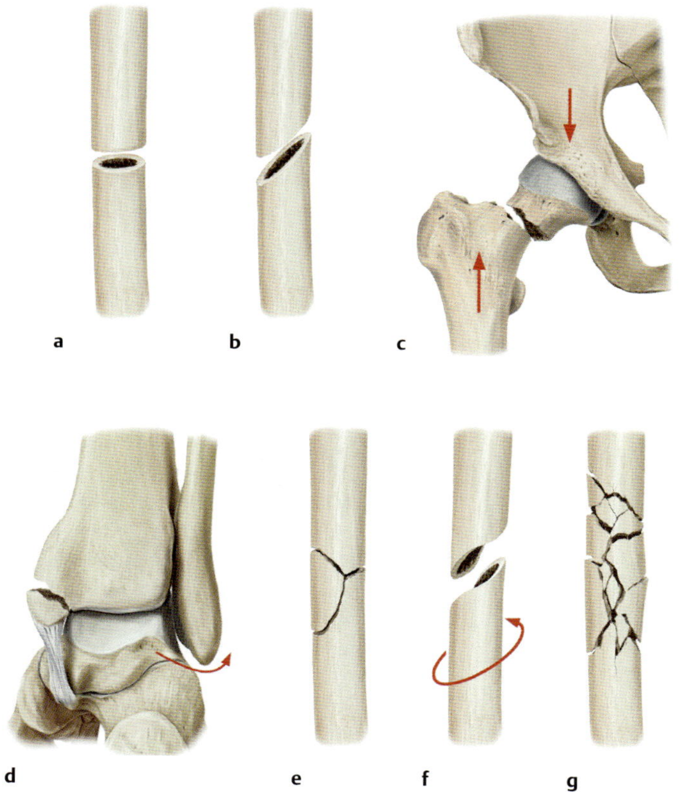

B Die wichtigsten Frakturformen

a Querfraktur, **b** Schrägfraktur; **c** Abscherfraktur (z. B. Schenkelhalsfraktur); **d** Abrissfraktur (z. B. Fragmentabriss des Innenbandes am Malleolus medialis); **e** Biegungsfraktur mit Biegungskeil als 3. Fragment; **f** Torsions- oder Spiralfraktur; **g** Trümmerfraktur mit mehr als 6 Fragmenten.

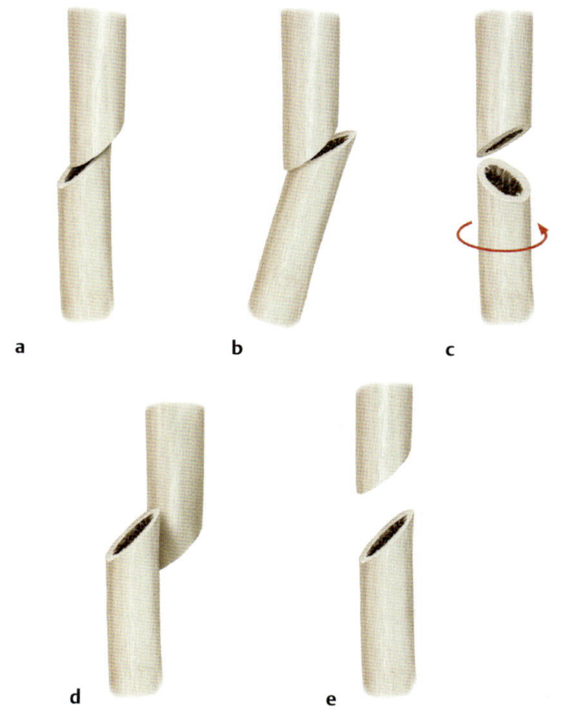

C Typische Frakturdislokationen

Frakturen können primär (durch die einwirkende Kraft) oder sekundär (durch eine gestörte Muskelbalance, z. B. Muskelzug an den Fragmenten) mehr oder weniger ausgeprägt verschoben bzw. disloziert sein.

a Verschiebung zur Seite (Dislocatio ad latus); **b** Knickbildung in der Achse (Dislocatio ad axim); **c** Verschiebung durch Rotation (Dislocatio ad peripheriam); **d** u. **e** Verschiebung mit Verkürzung oder Verlängerung (Dislocatio ad longitudem cum contractione oder distractione).

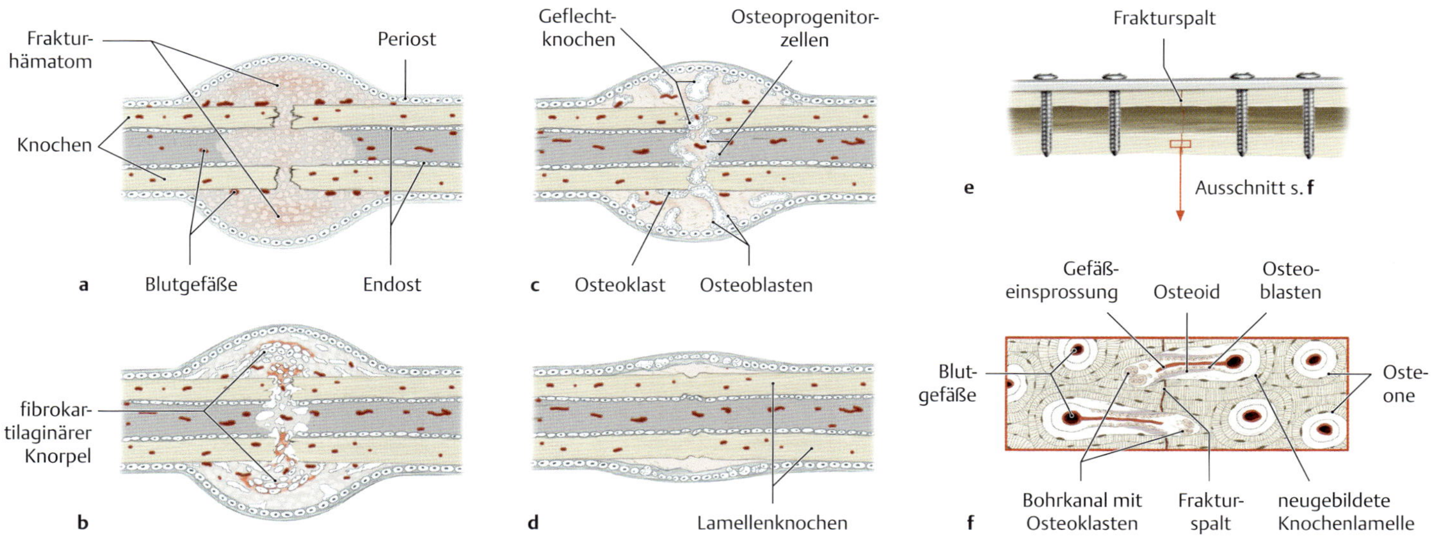

D Frakturheilung

Voraussetzung für die optimale Frakturheilung sind Einrichtung (Reposition) und Stabilisierung (Retention) der Fraktur. Sie können prinzipiell sowohl konservativ (z. B. mit Gipsverband) als auch operativ (s. **E**) erreicht werden. Außerdem sind Zellen mit osteogener Potenz, ausreichende Vaskularisation und absolute mechanische Ruhe im Frakturbereich nötig. Während der Heilung ist die aktive Bewegungstherapie wichtig, um Muskelatrophie, Inaktivitätsosteoporose, Einsteifung der Gelenke und Durchblutungsstörungen zu vermeiden. Am Heilungsprozess sind enchondrale und desmale Ossifikation beteiligt. Es wiederholen sich also Vorgänge, die während des normalen Skelettwachstums und bei der Entwicklung des Knochengerüsts stattfinden. Unterschieden werden:

- **Indirekte (natürliche oder sekundäre) Frakturheilung (a–d)** mit folgenden physiologischen Stadien:
  - Bildung eines Frakturhämatoms (Entzündungsphase, **a**) und Organisation des Frakturhämatoms mittels lockerem gefäßreichem Bindegewebe (Granulationsphase),
  - Bildung eines fibrokartilaginären Knorpels unter Beteiligung von Zellen des Periosts und des Endosts (sog. fibrokartilaginärer Kallus oder Fixationskallus, **b**),
  - Mineralisation des Knorpels (Kallushärtung innerhalb von 6–8 Wochen nach Frakturentstehung; sog. knöcherner Kallus oder Frakturkallus; zunächst dick und klobig),
  - Abbau der Knorpelsubstanz und Knochenneubildung (Geflechtknochen) mittels Osteoprogenitorzellen (**c**),
  - Knochenumbau in Lamellenknochen dauert Monate (!) (**d**).
- **Direkte (oder primäre) Frakturheilung (e u. f):** Hierbei entsteht kein chondraler Frakturkallus, sondern es kommt im Idealfall (selten) zur einer direkten angiogenen Ossifikation, d. h. die aussprossenden Osteone wachsen direkt von einem Fragment in das andere (**e** u. **f**). Dies erfordert jedoch *zwingend* eine operative Osteosynthese und setzt voraus, dass der Frakturspalt maximal 0,5 mm breit ist (Kontaktheilung). Durch eine konservative Stabilisierung mittels Gips- oder Kunststoffverband ist *keine* direkte Frakturheilung zu erzielen!
  Beachte: Pseudarthrosen (fehlende knöcherne Vereinigung nach 6 Monaten) gehören zu den häufigsten Komplikationen einer Frakturheilung. Sie entstehen aufgrund einer übermäßigen mechanischen Beanspruchung des Regenerats sowie mangelnder Kallusbildung infolge fehlender Durchblutung.

E Grundprinzipien der Osteosynthese

Die operative Osteosynthese schafft einen temporären mechanischen Knochenverbund mithilfe von Schrauben, Platten, Drähten oder Nägeln. Dabei wird die knöcherne Heilung weder ersetzt noch beschleunigt, es gibt jedoch eine Reihe von **Vorteilen gegenüber einer konservativen Gipsbehandlung:**

- exakte Reposition von Knochenfragmenten bei Gelenkbrüchen,
- sofortige Mobilisation (verhindert Thrombose, Embolie, Dekubitus sowie Frakturkrankheit z. B. Ödeme und Dystrophie),
- frühzeitige Übungsstabilität (Mobilisation der Gelenke ohne Belastung) und teilweise Belastbarkeit.

Nachteile sind die Risiken von Narkose bzw. Operation sowie die Möglichkeit einer Infektion. Zur Osteosynthese gibt es grundsätzlich 5 verschiedene Verfahren (bei Bedarf kombinierbar):

- Schraubenosteosynthese (z. B. Kompression mit Kortikalis-Zugschraube, **a**),
- Plattenosteosynthese (z. B. Kompressionsplatte, **b**),
- intramedulläre Kraftträger (z. B. Marknagel bei diaphysärer Fraktur, **c**),
- Zuggurtungsosteosynthese (z. B. mit Drahtschlinge, **d**),
- Fixateur externe (z. B. als dreidimensionale Rahmenkonstruktion, **e**).

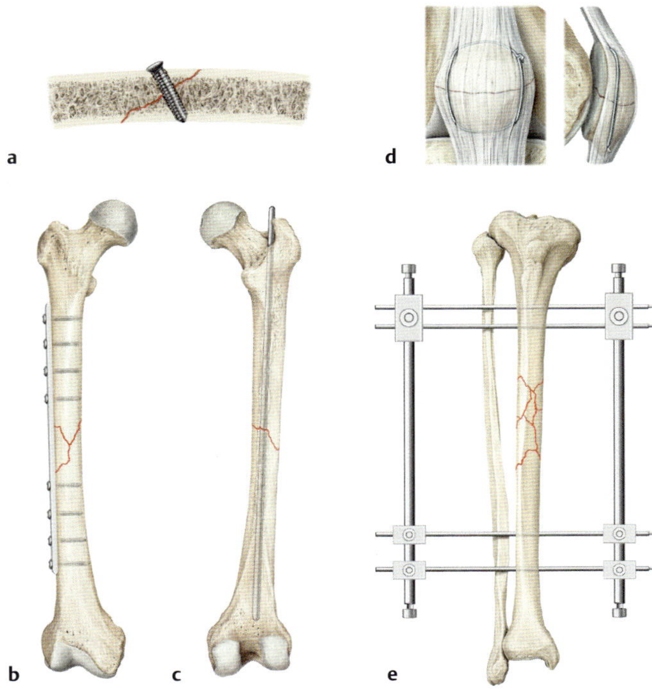

5.1 Übersicht: Frau

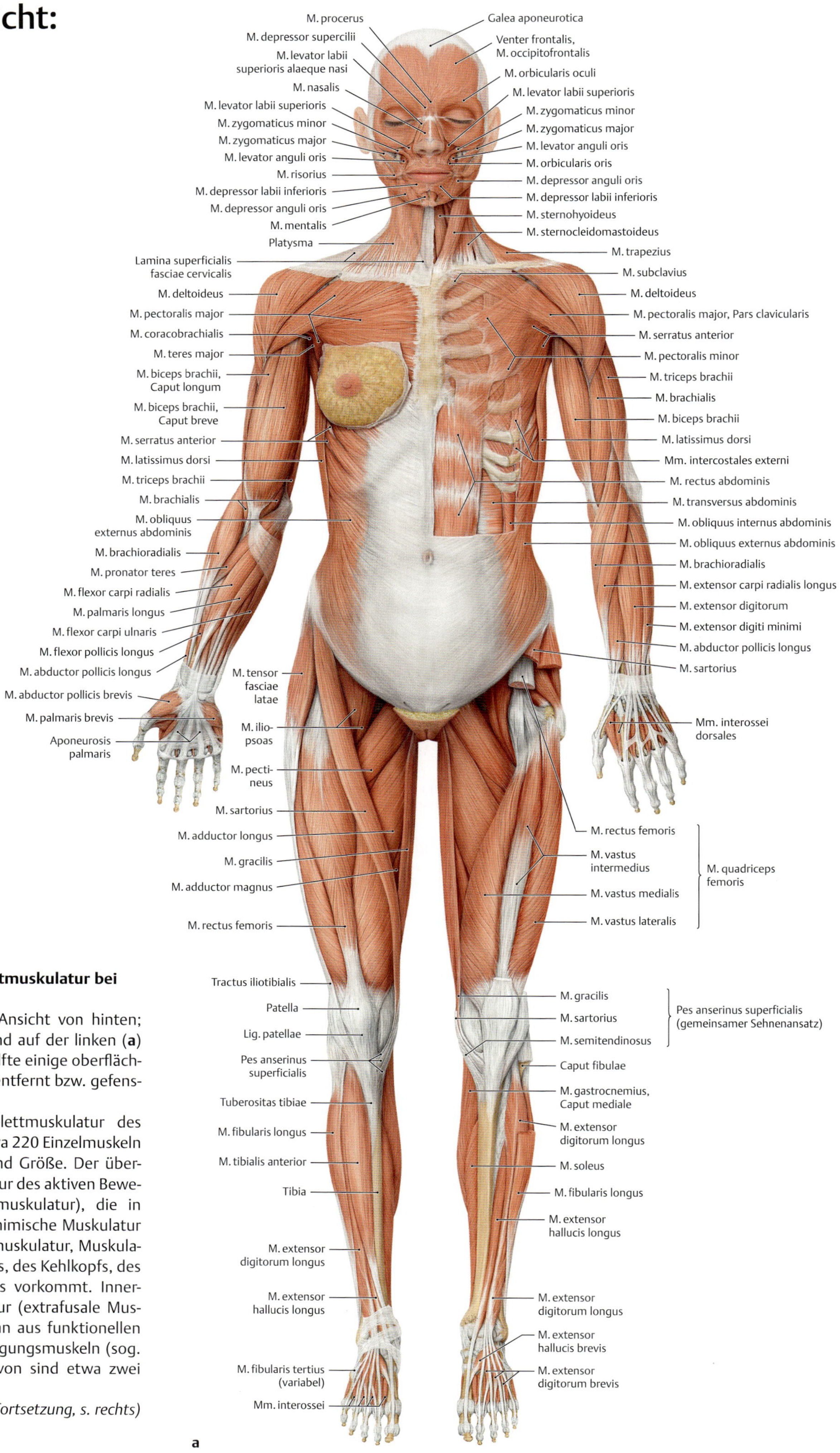

A Quer gestreifte Skelettmuskulatur bei der Frau

a Ansicht von vorne; **b** Ansicht von hinten; zur besseren Übersicht sind auf der linken (**a**) bzw. rechten (**b**) Körperhälfte einige oberflächlich verlaufende Muskeln entfernt bzw. gefenstert.

Die quer gestreifte Skelettmuskulatur des Menschen besteht aus etwa 220 Einzelmuskeln unterschiedlicher Form und Größe. Der überwiegende Teil ist Muskulatur des aktiven Bewegungssystems (= Arbeitsmuskulatur), die in ähnlicher Form auch als mimische Muskulatur im Gesicht sowie als Kaumuskulatur, Muskulatur der Zunge, des Rachens, des Kehlkopfs, des Auges und des Mittelohrs vorkommt. Innerhalb der Arbeitsmuskulatur (extrafusale Muskulatur) unterscheidet man aus funktionellen Gründen Halte- und Bewegungsmuskeln (sog. phasische Muskeln). Hiervon sind etwa zwei

(→ Fortsetzung, s. rechts)

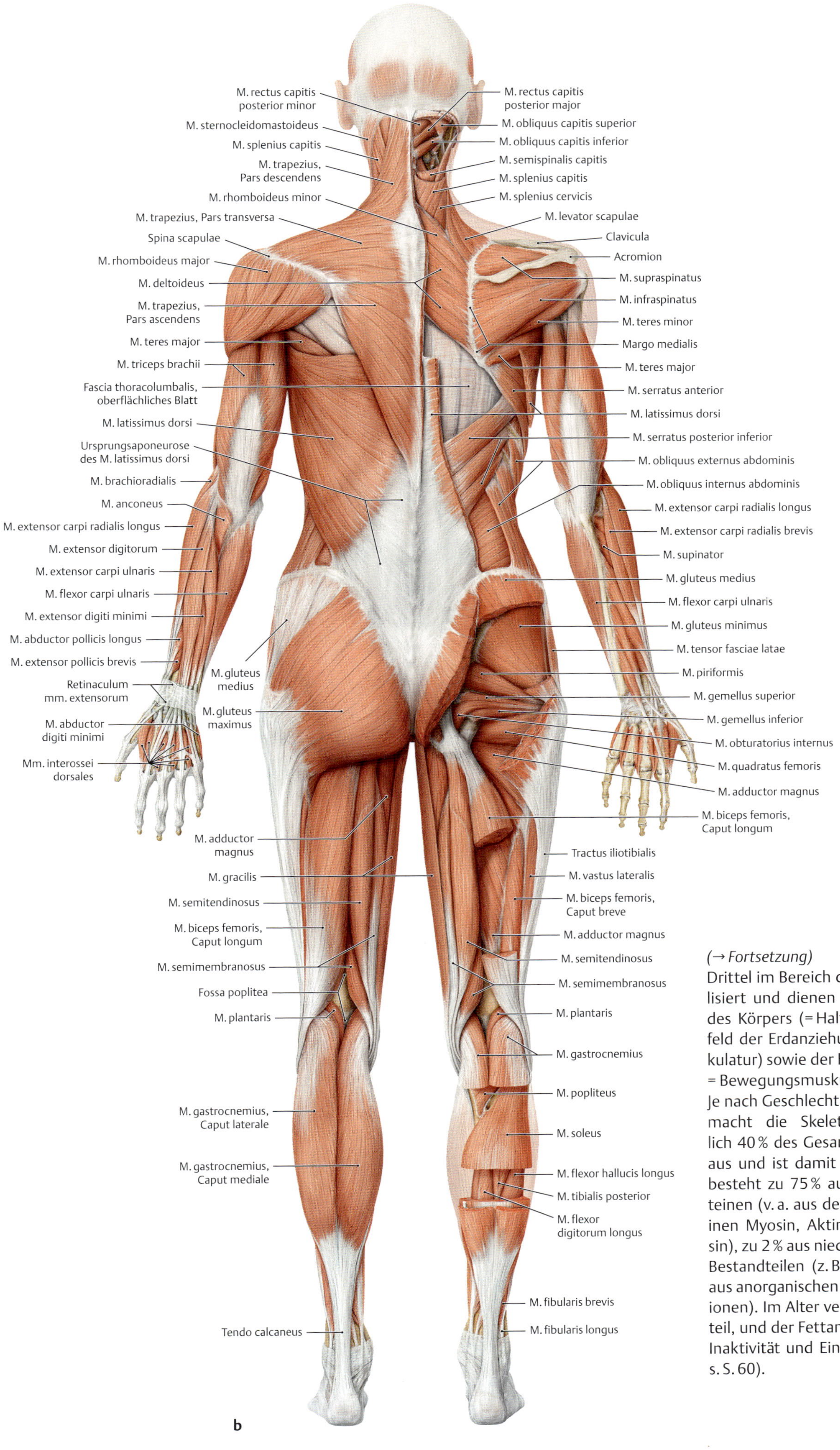

(→ Fortsetzung)
Drittel im Bereich der unteren Extremität lokalisiert und dienen v. a. der Aufrechterhaltung des Körpers (= Haltemuskulatur) im Schwerefeld der Erdanziehung (= Antigravitationsmuskulatur) sowie der Fortbewegung (Lokomotion = Bewegungsmuskulatur).

Je nach Geschlecht, Alter und Trainingszustand macht die Skelettmuskulatur durchschnittlich 40 % des Gesamtgewichtes des Menschen aus und ist damit sein schwerstes Organ. Sie besteht zu 75 % aus Wasser, zu 20 % aus Proteinen (v. a. aus den kontraktilen Muskelproteinen Myosin, Aktin, Troponin und Tropomyosin), zu 2 % aus niedermolekularen organischen Bestandteilen (z. B. Triglyzeride) sowie zu 3 % aus anorganischen Bestandteilen (z. B. Kalziumionen). Im Alter vermindert sich der Muskelanteil, und der Fettanteil erhöht sich (körperliche Inaktivität und Einfluss hormoneller Faktoren, s. S. 60).

5.2 Übersicht: Mann

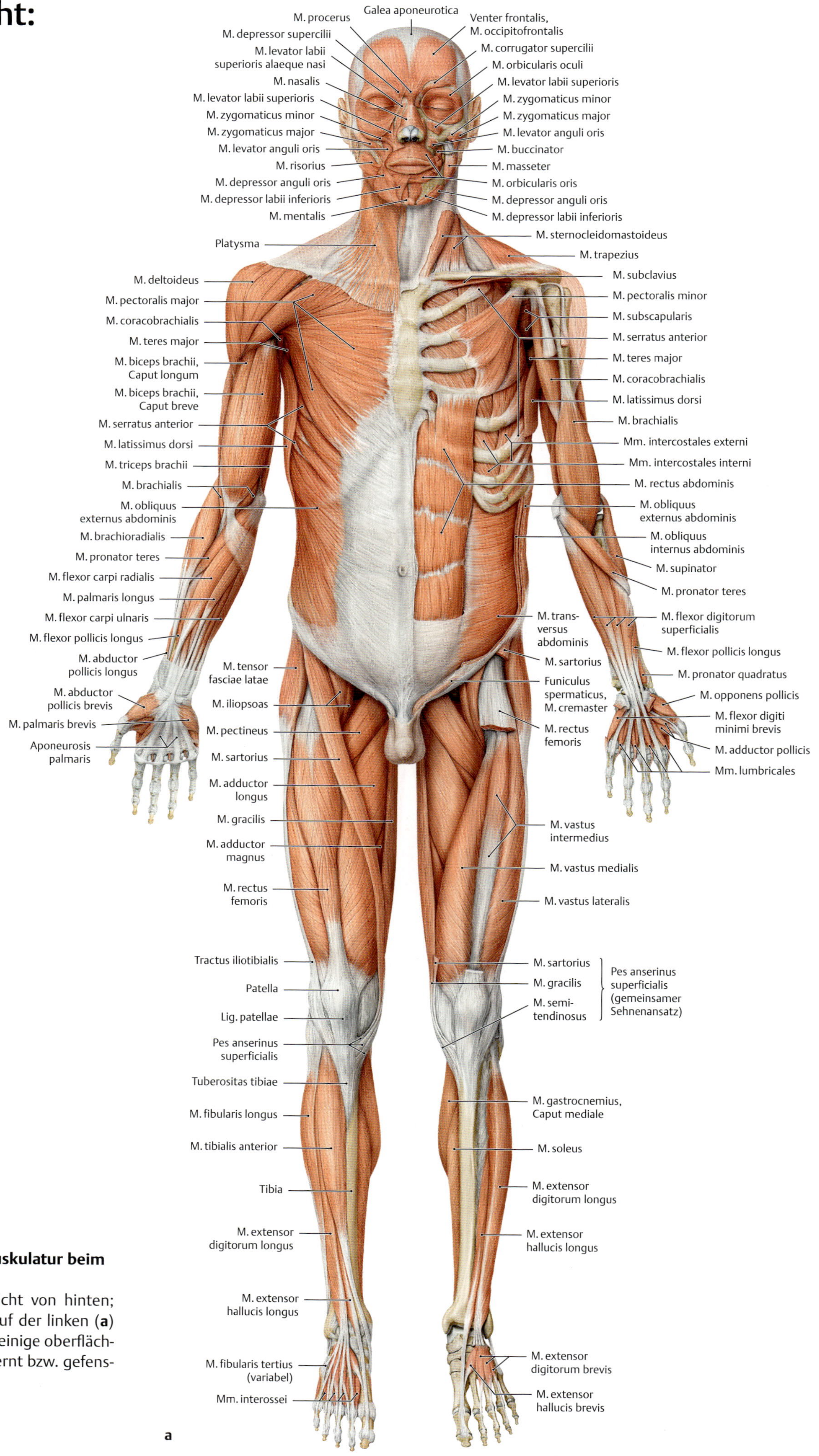

A Quer gestreifte Skelettmuskulatur beim Mann

a Ansicht von vorne; **b** Ansicht von hinten; zur besseren Übersicht sind auf der linken (**a**) bzw. rechten (**b**) Körperhälfte einige oberflächlich verlaufende Muskeln entfernt bzw. gefenstert.

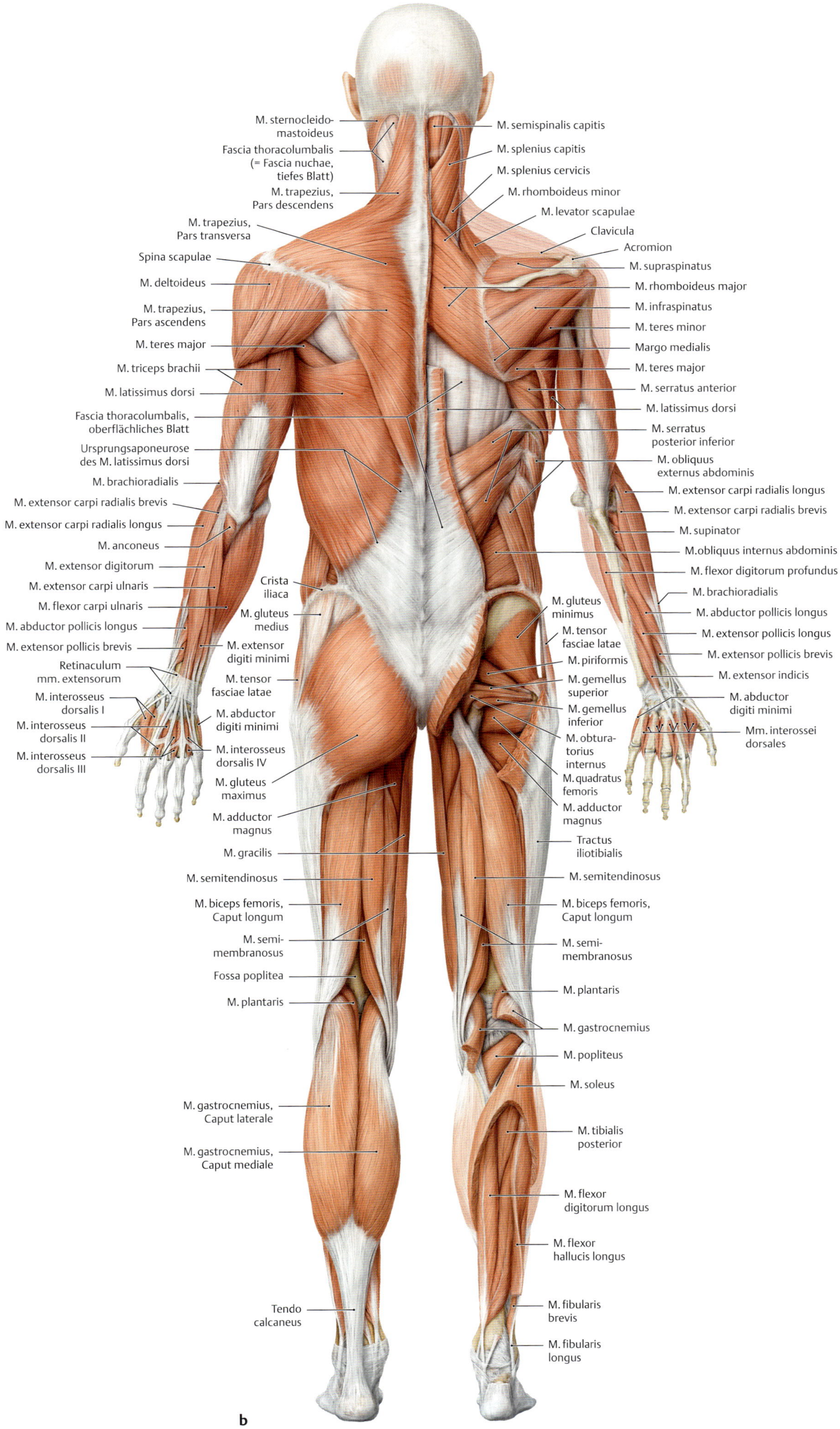

M. sternocleido-mastoideus
Fascia thoracolumbalis (= Fascia nuchae, tiefes Blatt)
M. trapezius, Pars descendens
M. trapezius, Pars transversa
Spina scapulae
M. deltoideus
M. trapezius, Pars ascendens
M. teres major
M. triceps brachii
M. latissimus dorsi
Fascia thoracolumbalis, oberflächliches Blatt
Ursprungsaponeurose des M. latissimus dorsi
M. brachioradialis
M. extensor carpi radialis brevis
M. extensor carpi radialis longus
M. anconeus
M. extensor digitorum
M. extensor carpi ulnaris
M. flexor carpi ulnaris
M. abductor pollicis longus
M. extensor pollicis brevis
Retinaculum mm. extensorum
M. interosseus dorsalis I
M. interosseus dorsalis II
M. interosseus dorsalis III
Crista iliaca
M. gluteus medius
M. extensor digiti minimi
M. tensor fasciae latae
M. abductor digiti minimi
M. interosseus dorsalis IV
M. gluteus maximus
M. adductor magnus
M. gracilis
M. semitendinosus
M. biceps femoris, Caput longum
M. semi-membranosus
Fossa poplitea
M. plantaris
M. gastrocnemius, Caput laterale
M. gastrocnemius, Caput mediale
Tendo calcaneus
M. semispinalis capitis
M. splenius capitis
M. splenius cervicis
M. rhomboideus minor
M. levator scapulae
Clavicula
Acromion
M. supraspinatus
M. rhomboideus major
M. infraspinatus
M. teres minor
Margo medialis
M. teres major
M. serratus anterior
M. latissimus dorsi
M. serratus posterior inferior
M. obliquus externus abdominis
M. extensor carpi radialis longus
M. extensor carpi radialis brevis
M. supinator
M.obliquus internus abdominis
M. flexor digitorum profundus
M. brachioradialis
M. abductor pollicis longus
M. extensor pollicis longus
M. extensor pollicis brevis
M. extensor indicis
M. abductor digiti minimi
Mm. interossei dorsales
M. gluteus minimus
M. tensor fasciae latae
M. piriformis
M. gemellus superior
M. gemellus inferior
M. obtura-torius internus
M. quadratus femoris
M. adductor magnus
Tractus iliotibialis
M. semitendinosus
M. biceps femoris, Caput longum
M. semi-membranosus
M. plantaris
M. gastrocnemius
M. popliteus
M. soleus
M. tibialis posterior
M. flexor digitorum longus
M. flexor hallucis longus
M. fibularis brevis
M. fibularis longus
b

5.3 Muskelfasertypen; gefiederte und nicht gefiederte Skelettmuskeln

A Muskelfasertypen der Halte- und Bewegungsmuskulatur im Vergleich

Alle quer gestreiften Skelettmuskeln sind grundsätzlich aus zwei verschiedenen Muskelfasertypen aufgebaut (Typ-I- und II-Fasern), die sich hinsichtlich ihrer metabolischen, physiologischen, histochemischen und biochemischen Merkmale unterscheiden (s. **B**). Die Typ-II-Muskelfasern lassen sich anhand verschieden schwerer Isoformen ihrer Myosinketten noch weiter unterteilen in Typ-II-A- und II-D-Fasern. Da Typ-I- und Typ-II-Fasern nach der *Alles-oder-nichts-Regel* auf ein einzelnes Aktionspotenzial des innervierenden Axons mit einer einzelnen Zuckung reagieren, werden sie auch als *Zuckungsfasern* (engl. twitch fibres) bezeichnet. In den sog. *Tonusfasern* (engl. tonic fibres), die nur vereinzelt, z. B. in Muskelspindeln und äußeren Augenmuskeln vorkommen, führen dagegen *abgestufte Depolarisationen* zu entsprechend abgestuften Faserverkürzungen.

Die Zuckungsdauer der Typ-I- und II-Fasern ist unterschiedlich: Typ-I-Fasern zucken langsamer (slow-twitch- oder ST-Fasern) als Typ-II-Fasern („fast-twitch- oder FT-Fasern"). Das *Grundmuster* der Verteilung von Typ-I- und II-Fasern im einzelnen Skelettmuskel ist offensichtlich genetisch determiniert. Bestimmt wird der Muskelfasertyp einer motorischen Einheit dabei durch das jeweils innervierende Neuron, so dass alle Fasern einer motorischen Einheit zum selben Fasertyp gehören. Dabei besitzen Muskeln mit kleinen motorischen Einheiten (<100) überwiegend schnell zuckende (Typ-II-)Fasern, Muskeln mit großen motorischen Einheiten (mehrere tausend Muskelfasern) überwiegend langsam zuckende (Typ-I-)Fasern (s. S. 63). Mit dem Fasertyp und seiner Zuckungsdauer ist eine bestimmte Art der Leistung und damit eine bestimmte Art der Muskulatur verbunden. Typ-I-Fasern sind aufgrund ihres hohen oxidativen Stoffwechsels zur Ausdauerleistung fähig und daher v. a. in der Haltemuskulatur zu finden, Typ-II-Fasern können aufgrund ihres hohen glykolytischen Stoffwechsels kurze und kraftvolle Kontraktionen durchführen und sind daher v. a. in der Bewegungs- oder Schnellkraftmuskulatur zu finden. Da Skelettmuskeln jedoch ein hohes adaptives Potenzial besitzen, lässt sich die genetisch programmierte Verteilung von Typ-I- und II-Fasern durch neuromuskuläre Aktivität, also Training, beeinflussen. Dementsprechend lassen sich Muskeln, die überwiegend Typ-I-Fasern enthalten, v. a. bei gut trainierten Ausdauerathleten wie Langstreckenläufern, Radfahrern, Ruderern und Skilangläufern nachweisen, Muskeln, die überwiegend Typ-II-Fasern enthalten, v. a. bei schnellkräftigen Athleten wie Sprintern, Hoch- und Weitspringern oder Gewichthebern (Pette u. Staron, 2001). Diese *phänotypische Plastizität* des Muskels beruht auf qualitativer und quantitativer Änderung der Genexpression und umfasst v. a. kontraktile und regulatorische Proteine des Myofibrillenapparates sowie die Enzyme des Energiestoffwechsels (Pette, 1999).

	Haltemuskulatur (auch rote Muskulatur, da stark durchblutet)	**Bewegungsmuskulatur** (auch weiße Muskulatur, da wenig durchblutet)
Eigenschaften:	• phylogenetisch älter als Bewegungsmuskulatur • überwiegend langsam zuckende Muskelfasern (Typ-I-Fasern, Zuckungsdauer: ca. 100 ms) • auf Dauerleistung ausgelegt • ermüden langsam • große motorische Einheiten • viel Myoglobin • viele Mitochondrien • oxidativer (aerober) Stoffwechsel • wenig Glykogen (PAS-negativ) • sehr gute Blutgefäßversorgung • neigen zur Verkürzung (Erhöhung des Grundtonus) und müssen regelmäßig gedehnt werden	• phylogenetisch jünger als Haltemuskulatur • überwiegend schnell zuckende Muskelfasern (Typ-II-Fasern, Zuckungsdauer: ca. 30 ms) • schnelle, kurze und kraftvolle Kontraktionen • ermüden schneller • kleine motorische Einheiten • wenig Myoglobin • wenig Mitochondrien • arbeiten überwiegend anaerob (Glykolyse) • viel Glykogen (PAS-positiv) • deutlich geringer kapillarisiert • neigen zur Atrophie und müssen regelmäßig gekräftigt werden
Beispiele:	Mm. intercostales, Mm. masticatorii, M. trapezius (Pars descendens), Mm. ischiocrurales, M. iliopsoas, Mm. adductores, M. rectus femoris, M. soleus, M. erector spinae (v. a. HWS-und LWS-Anteil)	M. biceps brachii, Mm. vastus lateralis und medialis, M. tibialis anterior, M. serratus anterior, M. gluteus maximus, M. gastrocnemius

Beachte: Der Verlust von Muskelmasse **(Sarkopenie)** im Alter und der damit verbundene Verlust von muskulärer Kraft und Ausdauerleistungsfähigkeit sind die wichtigsten Ursachen für eine eingeschränkte körperliche Mobilität und der hiermit einhergehenden eingeschränkten Fähigkeit, selbstständig zu leben. Die Sarkopenie ist v. a. in der alten Bevölkerung weit verbreitet und belastet unser Gesundheitssystem finanziell erheblich. Zwischen dem 25. und dem 75. Lebensjahr gehen fast 40 % der Muskelmasse verloren (hierbei sind v. a. Typ-II-Muskelfasern betroffen). Besonders dramatisch ist der Verlust an muskulärer Kraft ab dem 50. Lebensjahr (15 % pro Lebensdekade). Berücksichtigt man, dass Muskelschwäche der häufigste Sturzrisikofaktor im Alter ist, wird klar, dass gezieltes Muskeltraining (insbesondere der Schnellkraft) dem Kraftverlust sehr effizient entgegen wirken und in Kombination mit Gleichgewichtstraining das Sturzrisiko signifikant verringern kann.

B Histochemische Differenzierung von Typ-I- und II-Muskelfasern im Skelettmuskel

Mikroskopischer Querschnitt eines Skelettmuskels (M. tibialis anterior, Ratte, Vergrößerung 200 fach, 8 µm dicker Gefrierschnitt).

Enzymhistochemischer Nachweis der Succinatdehydrogenase (SDH), einem mitochondrialen Enzym des Muskelstoffwechsels, das die Umwandlung von Succinat in Fumarat katalysiert (Reduktion des anwesenden Farbstoffs führt zu einem braun-schwarzem Reaktionsprodukt). Die Aktivität der mitochondrialen SDH lässt den unterschiedlichen Gehalt an Mitochondrien in den einzelnen Muskelfasern erkennen: stark angefärbte Typ-I-Fasern mit zahlreichen Mitochondrien zwischen den Myofibrillen sowie unter dem Sarkolemm und blass gefärbte Typ-II-Fasern mit wenig Mitochondrien.

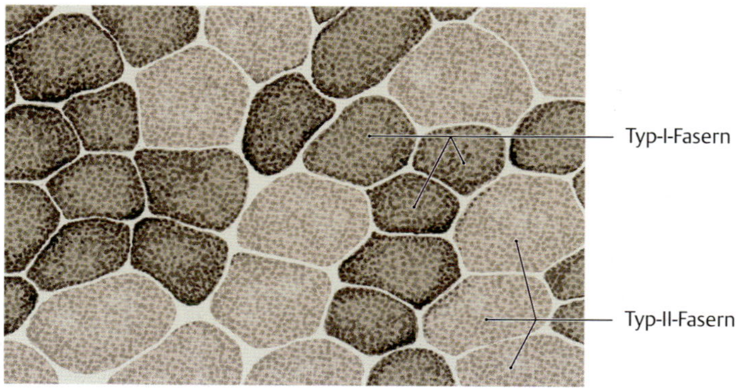

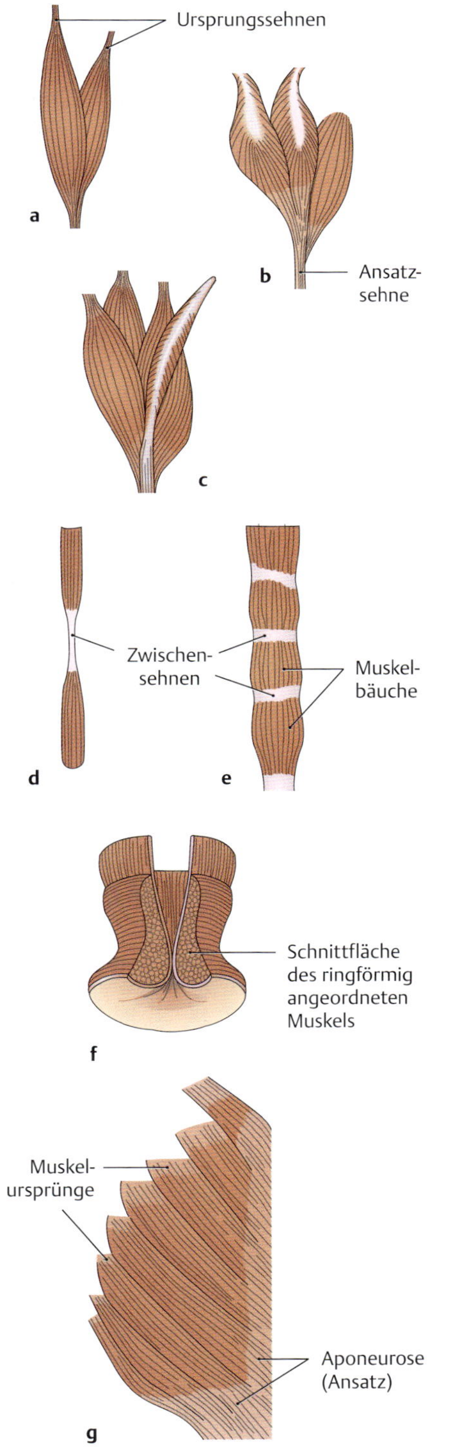

C Muskelformen

a Zweiköpfiger Muskel (z. B. M. biceps brachii);
b dreiköpfiger Muskel (z. B. M. triceps surae);
c vierköpfiger Muskel (z. B. M. quadriceps femoris);
d zweibäuchiger Muskel (z. B. M. digastricus);
e mehrbäuchiger Muskel (z. B. M. rectus abdominis);
f ringförmiger Schließmuskel (z. B. M. sphincter ani externus);
g platter Muskel (z. B. M. obliquus externus abdominis).

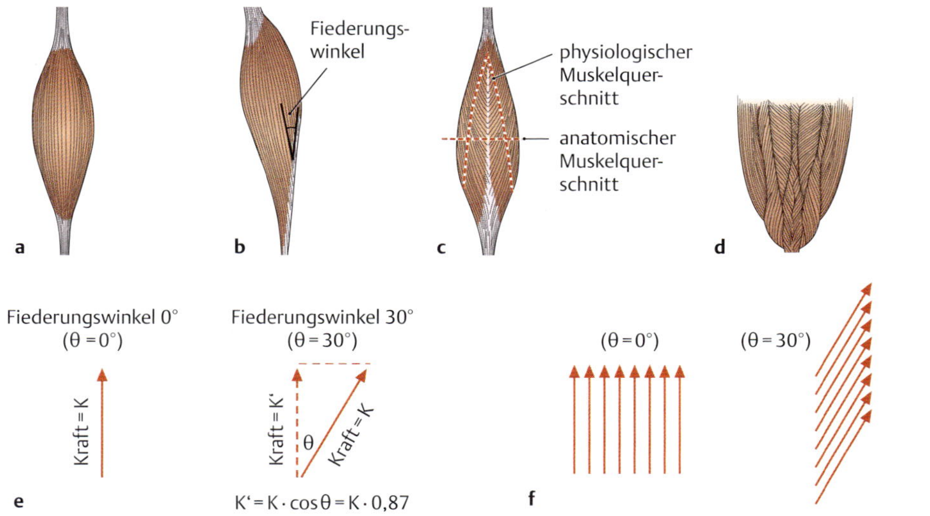

D Gefiederte und nicht gefiederte Skelettmuskeln

a Nicht gefiederter (parallelfaseriger) Muskel (M. fusiformis); **b** einfach gefiederter Muskel (M. unipennatus, z. B. M. semimembranosus); **c** doppelt gefiederter Muskel (M. bipennatus, z. B. M. tibialis anterior); **d** komplex gefiederter Muskel (M. multipennatus, z. B. M. deltoideus); **e** Auswirkung der Fiederung auf die Kraft (die Sehnenkraft *K'* beträgt bei einem Fiederungswinkel von 30° 87 % der Kraft *K* der Muskelfasern); **f** Auswirkung der Faseranordnung auf die Anzahl der Fasern in einem gegebenen Querschnitt des Muskels.

Während die Fasern der Skelettmuskeln fast alle gleich dick sind (Durchmesser im Mittel ca. 60 µm, s. S. 62, unterscheiden sie sich erheblich hinsichtlich ihrer *Länge* (einige Millimeter bis zu 20 cm), dem *Verhältnis von Faserlänge zu Muskellänge* (von 0,2–0,6, d. h. die Faserlänge beträgt maximal 60 % der Gesamtlänge des Muskels) sowie ihrem *Fiederungswinkel*.

Alle drei Faktoren spielen eine entscheidende Rolle für Hub*kraft* und Hub*höhe* und damit für die „Arbeitsleistung" des Muskels (Arbeit = Kraft × Weg bzw. Hubkraft × Hubhöhe):

- Je länger die Fasern, desto größer ihre mögliche Verkürzung und damit die mögliche Hub*höhe* des Muskels.
- Je länger die Fasern im Verhältnis zur Gesamtlänge des Muskels, desto geringer der physiologische Querschnitt des Muskels und damit die Hub*kraft* des Muskels.
- Je größer der Fiederungswinkel, desto größer der physiologische Querschnitt und damit die Hub*kraft*.

E Nicht gefiederte und gefiederte Muskeln im Vergleich

Nicht gefiederte (parallelfaserige) Muskeln	Gefiederte Muskeln
• Fasern sind *annähernd* in Längsrichtung der Sehne (= Wirkungslinie der Muskelkraft) ausgerichtet, können also fast ihre *gesamte* Kraft auf die Sehne übertragen, s. **f** • *maximal* mögliche Faserverkürzung (= Hubhöhe) und Ausmaß der *tatsächlichen* Faserverkürzung bei Betätigung des Muskels sind nahezu identisch • Anatomischer Querschnitt (rechtwinklig zur Längsachse des *Muskels*, an seiner dicksten Stelle) und physiologischer Querschnitt (senkrecht zur Längsachse der *Fasern*, s. **c**) sind annähernd gleich groß	• Fasern bilden mit der Längsrichtung der Sehne einen (Fiederungs-)Winkel (bis zu 30°), können also nur *einen Teil* ihrer Kraft auf die Sehne übertragen • *maximal* mögliche Faserverkürzung (= Hubhöhe) ist aufgrund des Fiederungswinkels größer als *tatsächliche* Faserverkürzung bei Betätigung des Muskels = Weggewinn! • Physiologischer Querschnitt ist größer als anatomischer, d. h. an einer Sehne können (aufgrund des Winkels) in einem gegebenen Querschnitt mehr Muskelfasern ansetzen (s. **f**) als beim parallelfaserigen Muskel; dies erhöht die Hubkraft, die von der Größe des physiologischen Querschnitts abhängt

Beachte: Beim parallelfaserigen Muskel ist die Kraft*ausbeute* größer (direkte Kraftübertragung vom Muskel auf die Sehne, da kein Fiederungswinkel), beim gefiederten Muskel die Kraft*entwicklung* (mehr Fasern in einem gegebenen Querschnitt, da Fasern schräg angeordnet, damit mehr Hubkraft, s. o.). Der gefiederte Muskel kompensiert also den Verlust an Kraftausbeute durch größere Kraftentwicklung. Sein großer Vorteil gegenüber dem nicht gefiederten Muskel ist die Platzersparnis. Gäbe es nur nicht gefiederte Muskeln, hätte der Körper an vielen Stellen Schwierigkeiten, genügend kräftige Muskeln unterzubringen. Denn mit einer großen Anzahl von parallel zur Längsachse des Muskels angeordneten Fasern würde der anatomische Querschnitt unzulässig groß werden.

5.4 Aufbau und Funktion

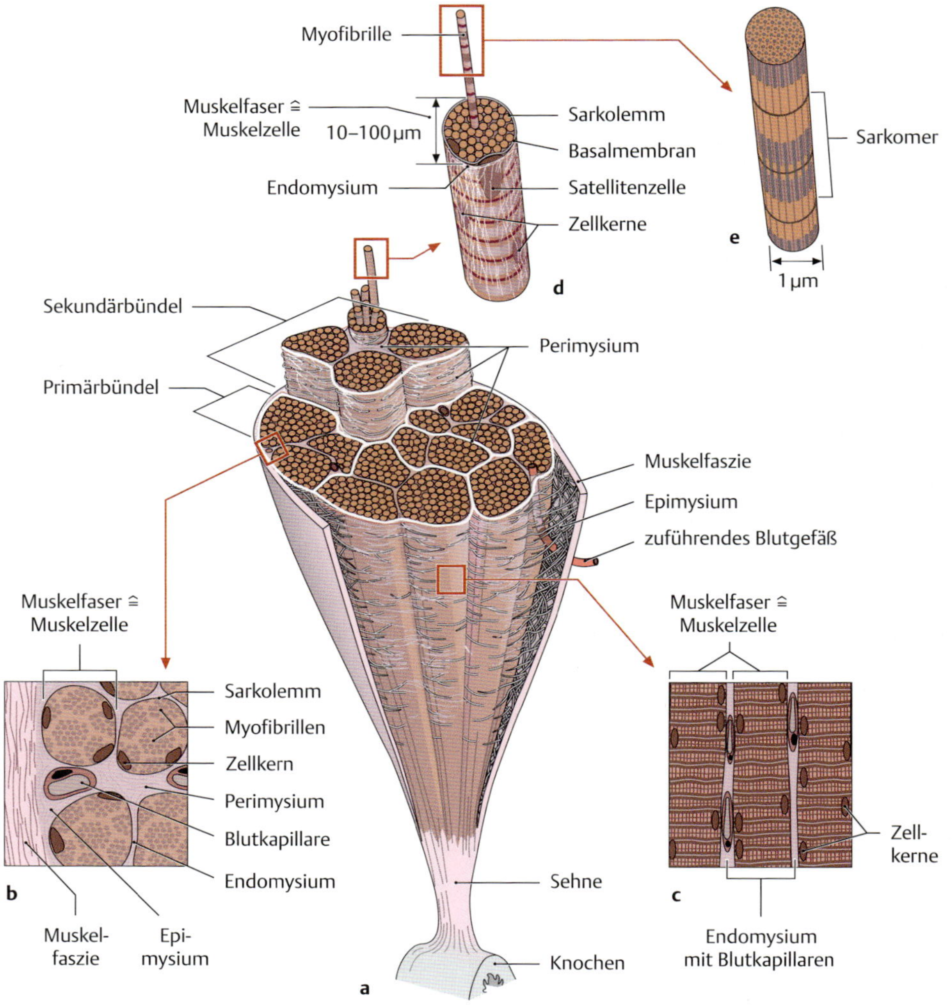

A Aufbau eines Skelettmuskels
a Querschnitt; **b** Ausschnitt aus **a** (Querschnitt); **c** Ausschnitt aus **a** (Längsschnitt); **d** Aufbau einer Muskelfaser; **e** Aufbau einer Myofibrille.
Im quer gestreiften Skelettmuskel bilden Muskelfasern und Bindegewebe eine Funktionsgemeinschaft. Das Bindegewebe ist von innen nach außen gegliedert in:

- Endomysium: innerste Bindegewebshülle (wichtig für die Reißfestigkeit des Muskels); umgibt die einzelnen Muskelzellen. Es enthält die Endaufzweigungen der motorischen Axone zu den motorischen Endplatten sowie zahlreiche (300–400 pro mm^2), stark geschlängelte Kapillaren, s. **c** (wichtig für die Versorgung des Muskels).
- Perimysium (wichtig für die Übertragung von Zugkräften des Muskels auf die Sehne): Es fasst Muskelfasern zu feineren Primärbündeln (mittlere Querschnittsfläche 1 mm^2, ca. 200–250 Muskelfasern = Muskelzellen; ältere Bezeichnung Perimysium internum) und mehrere Primärbündel zu gröberen sog. Sekundärbündeln (ältere Bezeichnung Perimysium externum) zusammen (s. **a**), die mehrere Millimeter dick und damit gut mit bloßem Auge zu sehen sind („Fleischfasern"). Bei manchen Muskeln ist die Zuordnung der Primärbündel zu Sekundärbündeln nicht einfach nachzuvollziehen und erscheint willkürlich, zudem kommen insbesondere bei sehr kleinen und feinmotorisch arbeitenden Muskeln (z. B. M. stapedius, äußere Augenmuskeln) nur zarte Primärbündel vor.
- Epimysium: lockere Bindegewebsschicht unmittelbar unter der Muskelfaszie (s. **b**), stellt die Verbindung zum Muskel her.

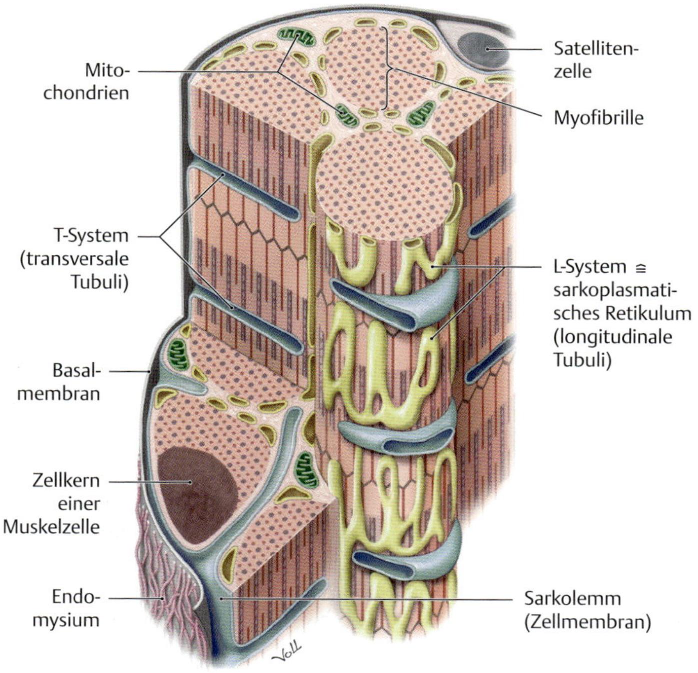

B Aufbau einer Skelettmuskelfaser
Skelettmuskelfasern sind besonders große Zellen. Ihr mittlerer Durchmesser beträgt etwa 60 µm (20–100 µm), ihre Länge bis zu 20 cm. Die beherrschenden Strukturen im Zytoplasma sind Myofibrillen, Mitochondrien sowie das sog. L- und T-System. Das *longitudinale* oder *L-System* ist ein Hohlraumsystem (sarkoplasmatisches Retikulum, longitudinale Tubuli), das in Längsrichtung zu den Myofibrillen angeordnet ist und ein Reservoir für Calciumionen darstellt. Das *transversale* oder *T-System* entsteht dadurch, dass sich die Zellmembran in regelmäßigen Abständen tief in das Innere der Muskelzelle einstülpt und auf diese Weise transversale Tubuli bildet. Durch sie vergrößert sich die Membranoberfläche einer Muskelfaser um das 5- bis 10-fache und der Extrazellularraum kann sich über den gesamten Muskelfaserquerschnitt ausbreiten. Dies gewährleistet die schnelle Ausbreitung des Aktionspotenzials bis tief in die Muskelfaser.
Charakteristisch für die Skelettmuskelzelle sind die zahlreichen Zellkerne (etwa 50 Kerne/mm Länge), die unmittelbar unter der Zellmembran (Sarkolemm) liegen. Diese sehr große Anzahl von Zellkernen entsteht in der Embryonalentwicklung, wenn die kettenförmig angeordneten Vorläuferzellen der Muskelzellen (Myoblasten) miteinander fusionieren. Zwischen Sarkolemm und Basalmembran liegen vereinzelt Satellitenzellen (etwa 800/mm^3 Muskelgewebe), die als ruhende Myoblasten (Stammzellen) eine Art Zellvorrat darstellen.

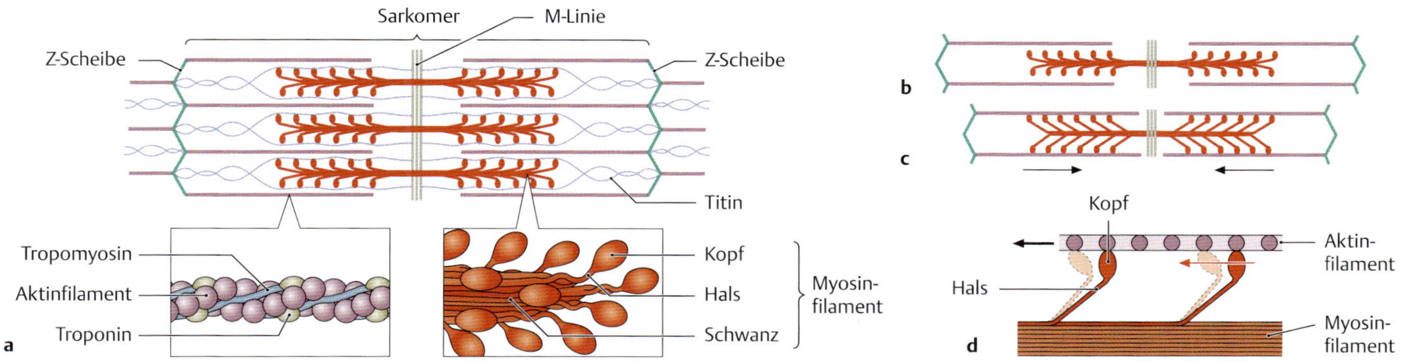

C Aufbau eines Sarkomers

a Schema eines Sarkomers (= Baueinheit der quergestreiften Muskelzelle); **b** Myosinköpfe im Ruhezustand; **c** Myosinköpfe bei Kontraktion; **d** Interaktion zwischen Myosinköpfen und Aktin.

Die Anordnung der Myofibrillen in den Skelettmuskelfasern (s. **B**) weist unter dem Lichtmikroskop eine Querstreifung auf. Sie ergibt sich aus der sehr regelmäßig wechselnden Anordnung dünner Aktin- (Durchmesser: 7 nm) und dicker Myosinfilamente (Durchmesser: 15 nm). Während die Aktinfilamente und ihre Begleitproteine (Tropomyosin und Troponin) von zwei benachbarten Sarkomeren an den Z-Scheiben miteinander verknüpft sind, sind die Myosinfilamente in der M-Linie u. a. durch das Protein Myosin miteinander vernetzt und werden zusätzlich durch das elastische Protein Titin in Position gehalten. An den bipolar aufgebauten Myosinfilamenten unterscheidet man einen Kopf-, Hals- und Schwanzteil. Bei einer Muskelkontraktion wandern die Myosinköpfe an den Aktinfilamenten entlang (sog. *Filamentgleiten*) in Richtung der Z-Scheiben. Dabei verkürzt sich jedes einzelne Sarkomer auf maximal 70 % seiner optimalen Ruhelänge von 2,2 µm, die einzelnen Filamente behalten jedoch ihre ursprüngliche Länge. Diesem Gleitmechanismus liegt eine rasche Folge von Reaktionszyklen zugrunde, bei denen zwischen den Myosinköpfen und den Aktinfilamenten Querbrücken geknüpft und wieder gelöst werden. Damit verbunden ist eine *Kipp-* oder *Ruderbewegung* des Myosinkopfes in Richtung Sarkomermitte, bei der die Myosinköpfe gelenkartig abknicken (roter Pfeil) und die Aktinfilamente „weiterschieben" (schwarzer Pfeil). Eine einzelne Kippbewegung verschiebt die Aktinfilamente um etwa 10–20 nm, d. h. das Sarkomer verkürzt sich um etwa 1 % der ursprünglichen Länge. Größere Längenänderungen werden durch mehrfache Wiederholung dieser Wechselwirkungen zwischen Aktin und Myosin ermöglicht. Grundlage dieser zyklischen Vorgänge ist die Spaltung von ATP mittels der Myosinkopf-ATPase und die Erhöhung der zytosolischen Ca^{+}-Konzentration (*elektromechanische Koppelung;* Näheres s. Bücher der Physiologie).

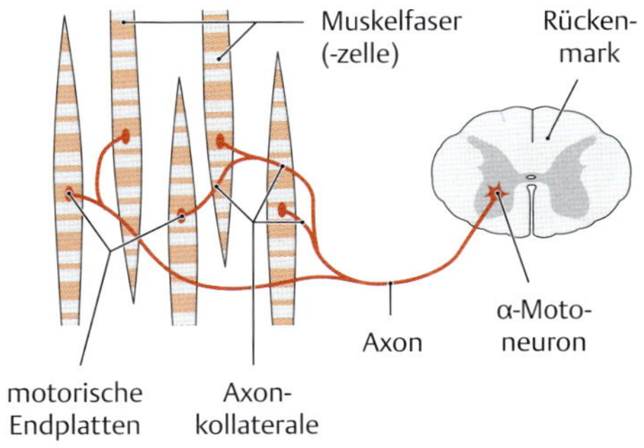

D Motorische Einheit

Eine motorische Einheit ist die Gesamtheit aller Muskelfasern, die von einer motorischen Nervenfaser (Axon der motorischen Nervenzelle des Rückenmarks = α-Motoneuron) innerviert werden. Es gibt *kleine motorische Einheiten* (< 100) mit überwiegend *schnell* zuckenden Muskelfasern und *große motorische Einheiten* (mehrere Tausend Muskelfasern) mit überwiegend *langsam* zuckenden Muskelfasern. Je weniger Muskelfasern in einer motorischen Einheit zusammengefasst sind, desto präziser ist die motorische Feinsteuerung. In Muskeln mit fein abgestimmten Präzisionsbewegungen (z. B. Fingermuskeln, äußere Augenmuskeln) umfasst eine motorische Einheit daher nur wenige Muskelfasern. Bei Muskeln, bei denen Haltefunktionen und grobe Bewegungsabläufe im Vordergrund stehen (z. B. Gesäß- und Rückenmuskeln), werden dagegen mehrere Tausend Muskelfasern von einer motorischen Nervenzelle innerviert.

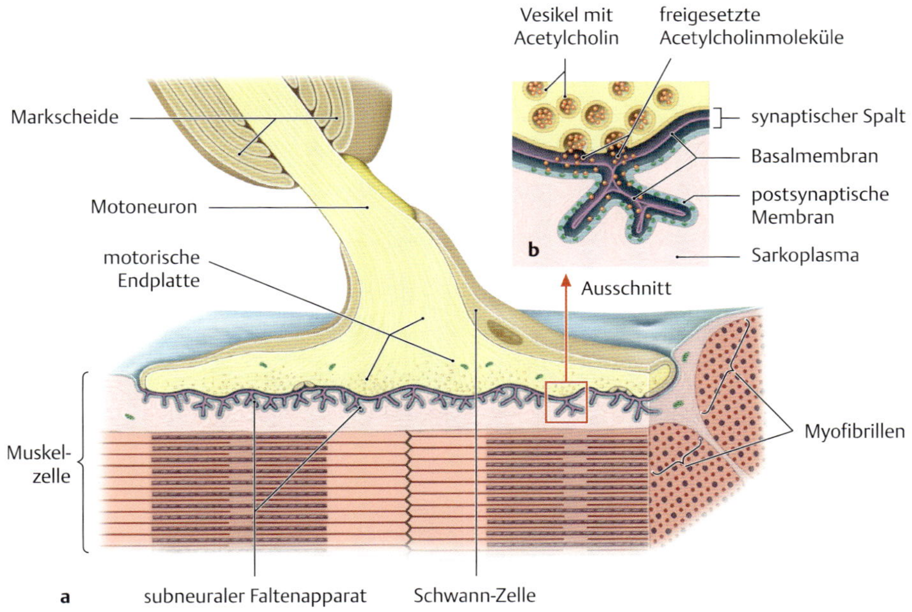

E Motorische Endplatte

a Schematischer Aufbau einer motorischen Endplatte; **b** Bestandteile des synaptischen Kontaktes (Ausschnitt aus **a**)

Das motorische Axon teilt sich am Ende in mehrere Äste auf (ein Ast pro Muskelfaser), verliert seine Markscheide und bildet an jedem dieser Äste eine motorische Endplatte (neuromuskuläre Synapse) aus, an der die synaptische Übertragung der Aktionspotenziale des Motoneurons auf die Muskelfaser stattfindet. Als Neurotransmitter dient Acetylcholin, das im Axoplasma der Endfüßchen in synaptischen Vesikeln gespeichert ist. Durch Einfaltungen des Sarkolemms (s. **B**) ist die postsynaptische Membran mit ihren Acetylcholinrezeptoren stark vergrößert (subneuraler Faltenapparat). Im gesamten, etwa 100 nm breiten Spaltensystem liegt eine Basallamina, an der die Acetylcholinesterase (verantwortlich für die schnelle Spaltung des Acetylcholins) verankert ist. Der Funktionsablauf an der motorischen Endplatte gleicht grundsätzlich dem an anderen Synapsen.

5.5 Sehnen und Hilfseinrichtungen von Muskeln

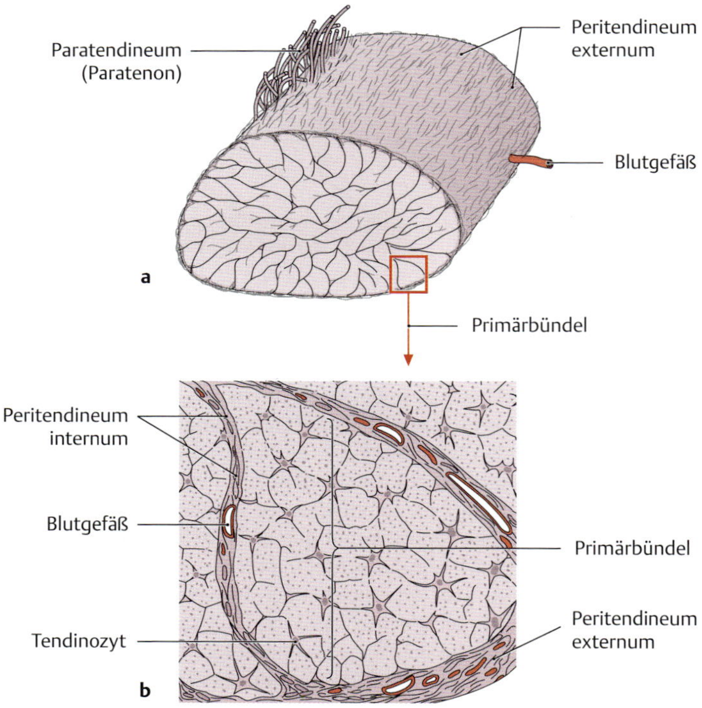

A Aufbau einer Muskelsehne (nach Kristic)

a Über das lockere und reichlich vaskularisierte Paratendineum (Paratenon) wird die Sehne in die Umgebung eingebaut.

b Ausschnitt aus **a**: Die einzelnen Primärbündel sind von Peritendineum internum umgeben und werden durch das Peritendineum externum zur eigentlichen Sehne vereinigt. Die Funktion einer Muskelsehne besteht darin, die Kraft vom Muskel auf den Knochen zu übertragen.

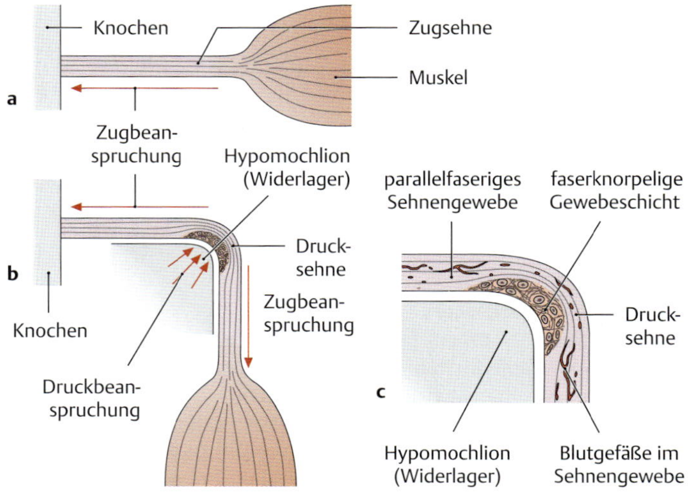

B Druck- und Zugsehnen

a Zugsehnen werden auf Zug beansprucht und bestehen aus straffem parallelfaserigem Bindegewebe.

b Drucksehnen werden auf Druck beansprucht und ziehen um den Knochen herum (im Unterschied zur Zugsehne). Sie bestehen auf der dem Knochen anliegenden Seite aus Faserknorpel. Der Knochen hat in diesem Fall die Funktion eines Widerlagers (Hypomochlion).

c Ausschnitt aus **b**: Das faserknorpelige Gewebe im Drucksehnenbereich ist im Gegensatz zum straffen Bindegewebe einer Zugsehne nicht vaskularisiert.

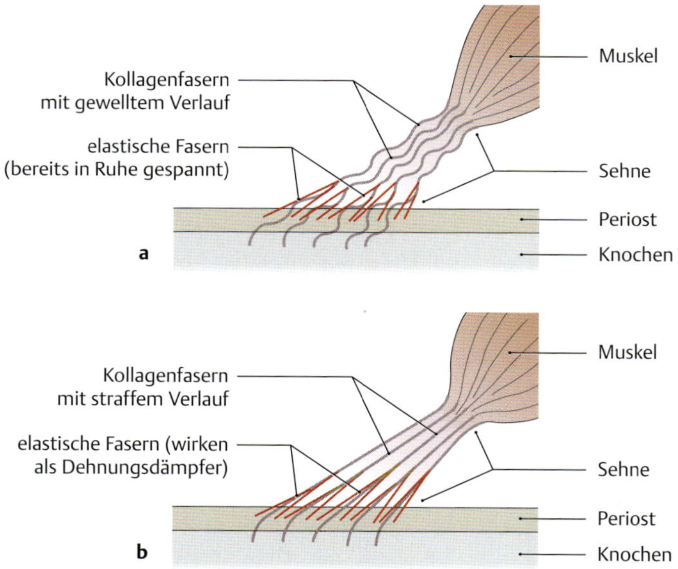

C Aufbau und Wirkungsweise eines periostal-diaphysären Sehnenansatzes

a Sehne im entspannten Zustand;

b Sehne im gedehnten Zustand.

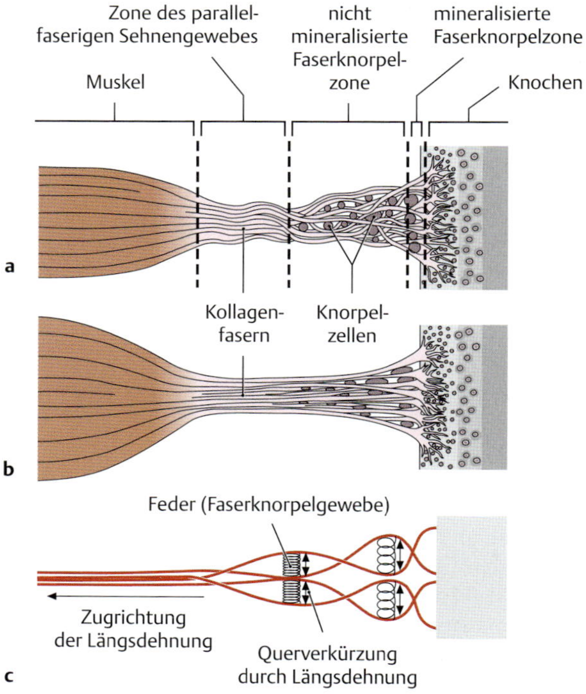

D Aufbau und Wirkungsweise eines chondral-apophysären Sehnenansatzes

a Sehne im entspannten Zustand (Muskel erschlafft);

b Sehne gedehnt (Muskel kontrahiert);

c Schema zum Prinzip der Dehnungsdämpfung: Knorpelzellen der nicht mineralisierten Faserknorpelzone wirken wie gespannte Federn der Querkürzung entgegen.

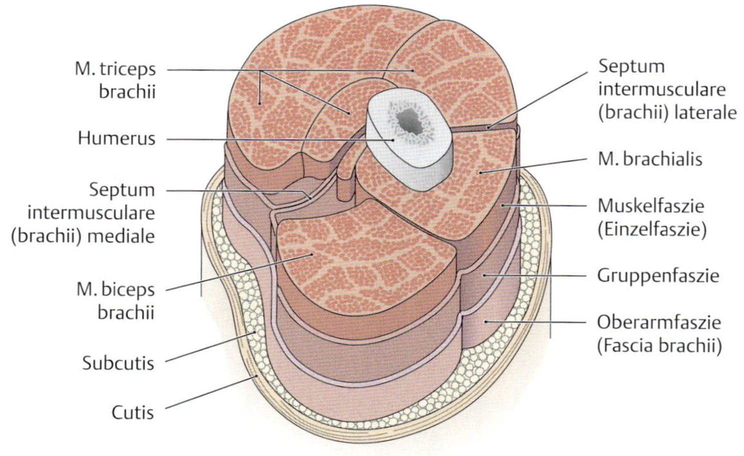

E Muskelfaszien
Querschnitt durch das mittlere Drittel eines rechten Oberarms, Ansicht von proximal.
Mit Ausnahme der mimischen Muskulatur im Gesicht werden alle Muskelindividuen von *Einzelfaszien*, funktionell einheitliche Muskelgruppen von *Gruppenfaszien* sowie alle Muskeln einer gesamten Extremität von einer *gemeinsamen Faszie* (z. B. Oberarmfaszie, Fascia brachii) umhüllt. Dort, wo zwei Gruppenfaszien aufeinanderstoßen, entsteht ein am Knochen befestigtes *Septum intermusculare*, das zusammen mit der Muskelfaszie und dem Knochen sog. osteofibröse Kanäle bilden, in denen Muskeln, Nerven und Gefäße liegen (als Muskellogen bzw. Kompartimente oder auch Abteilungen bezeichnet, vgl. hierzu auch S. 66).
Beachte: Eine Muskelloge kann nur einen einzelnen Muskel, aber eben auch mehrere Muskeln beinhalten.

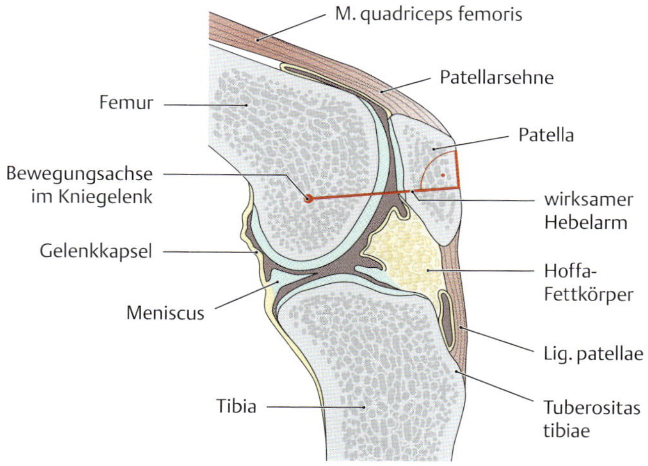

F Sesambeine (Ossa sesmoidea)
Sagittalschnitt durch ein Kniegelenk. Sesambeine oder -knochen sind in Sehnen eingelagerte Knochen, die Sehnen vor zu großer Reibung schützen. Sie sind nicht bei jedem Menschen in gleicher Anzahl vorhanden. Sesambeine entwickeln sich dort, wo Sehnen durch Knochen umgelenkt werden (Hypomochlion). Dabei entsteht durch den Druck zunächst Knorpel, dann Knochen. Sesambeine verlängern den Hebelarm von Muskeln und vermindern damit dessen Kraftaufwand. Dies ist hier am Beispiel der Patelle, dem größten Sesambein des Menschen dargestellt. Die Patella vergrößert den Hebelarm, also die Senkrechte von der Bewegungsachse auf die Ansatzsehne des M. quadriceps femoris, erheblich.

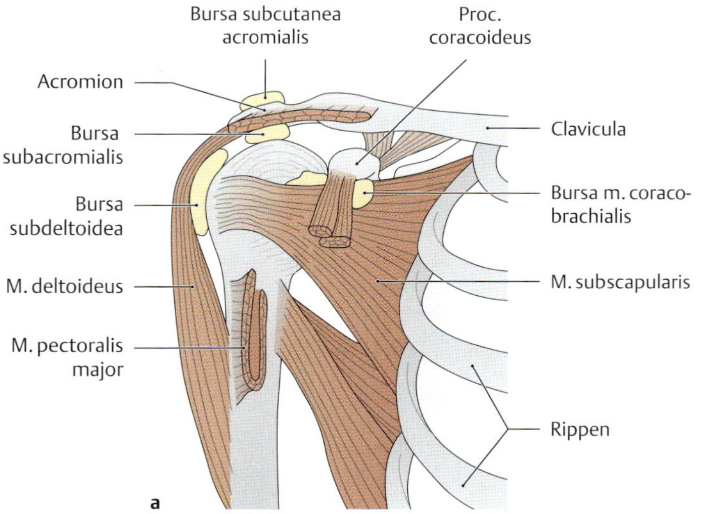

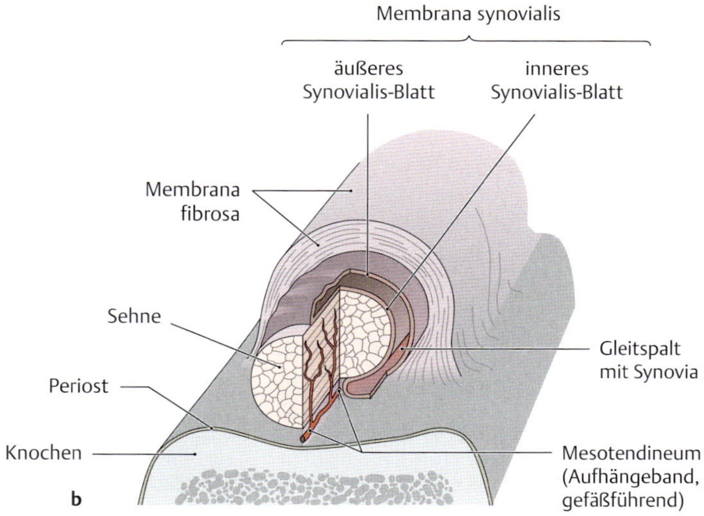

G Schleimbeutel und Sehnenscheiden – Hilfseinrichtungen zum Schutz von Sehnen und Muskeln
Man nimmt an, dass zunächst Schleimbeutel (**a**) die Sehnen dort schützen, wo sie in direktem Kontakt zum Knochen verlaufen. Eine etwas differenzierte Form des Schleimbeutels ist die Sehnenscheide (**b**).

a Schleimbeutel (Bursae synoviales) im Schulterbereich; rechte Schulter von ventral, Muskeln z. T. entfernt. Schleimbeutel sind unterschiedlich große, meist abgeplattete beutelähnliche Strukturen mit Synovialflüssigkeit. Ihre Wände sind wie die einer Gelenkkapsel aufgebaut. Schleimbeutel können sich entzünden (Bursitis) und dann große Schmerzen verursachen.

b Sehnenscheide (Vagina synovialis): Sie ist wie eine Gelenkkapsel aufgebaut mit äußerer Membrana fibrosa und innerer Membrana synovialis (Stratum synoviale). Das innere Synovia-Blatt ist fest mit der Sehne, das äußere fest mit der Membrana fibrosa der Sehnenscheide verwachsen. Die Gefäße laufen über das Mesotendineum (sog. Vinculum) zur Sehne.

6.1 Muskelfaszien: Aufbau und Funktion

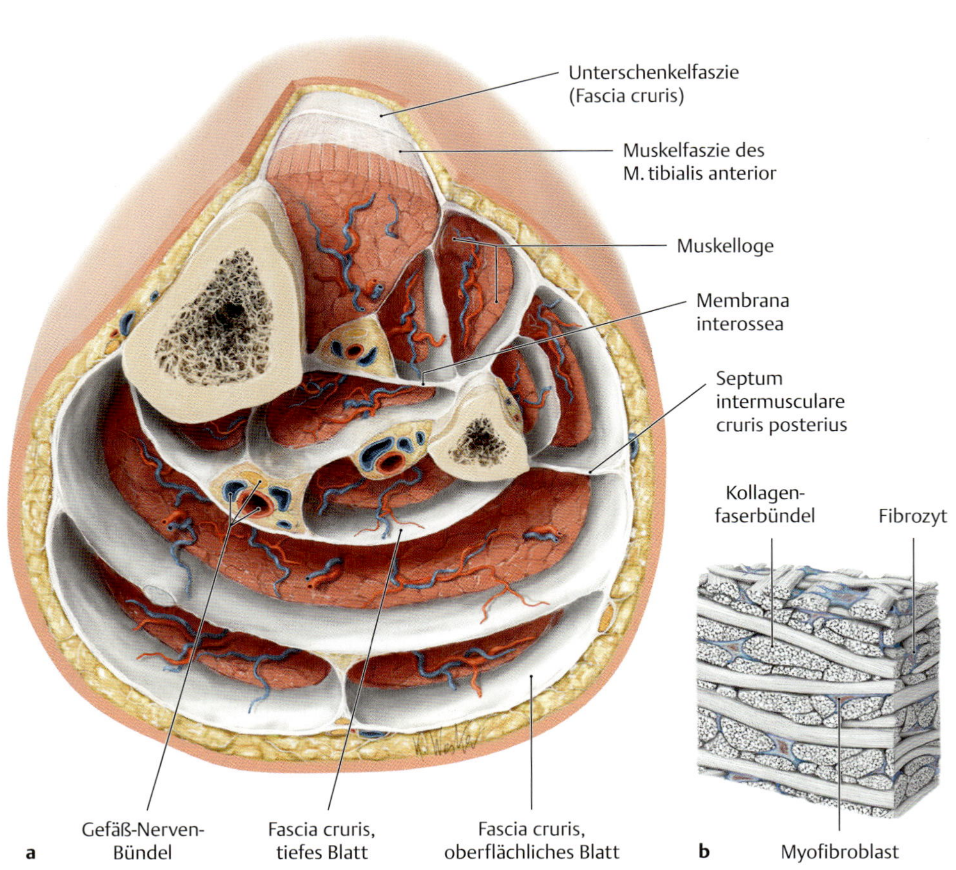

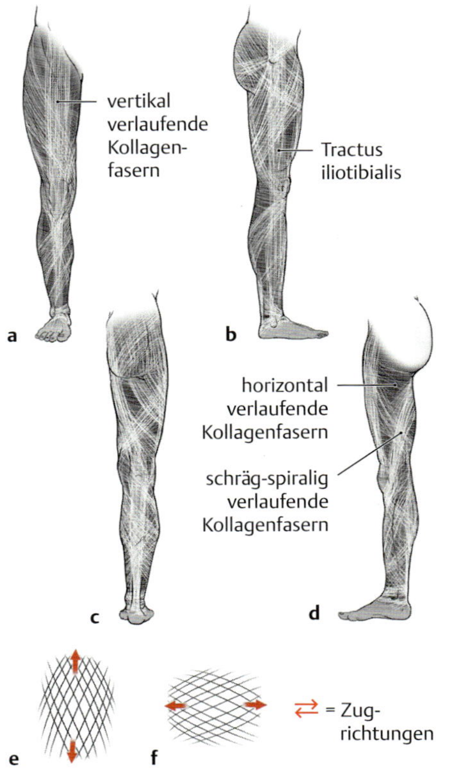

B Scherengitteranordnung am Beispiel der Beinfaszien

a–d Ansicht von vorne, lateral, medial und hinten; **e** u. **f** Scherengitteraufbau des Fasziengewebes.

Die von Gerlach und Lierse (1990) präparierten Fasziensysteme der unteren Extremität (v. a. Fascia lata am Oberschenkel und Fascia cruris am Unterschenkel) zeigen unter polarisierendem Licht mehrere übereinander liegende Schichten mit vertikalen, horizontalen sowie schräg-spiralig verlaufenden Kollagenfasern (vgl. **Ab**). Diese unterschiedlichen Steigungswinkel der Kollagenfasern, die sog. Scherengitteranordnung, erhöht nicht nur die Festigkeit und Belastbarkeit, sondern auch die Funktionalität des Faszienschlauches:

- optimale Zugbeanspruchung in verschiedene Richtungen,
- Anpassung der Faszie an die jeweils mit dem Kontraktionszustand wechselnde Form des Muskels.

Beachte: Vor allem die *vertikale* Verstärkung an der lateralen Seite der Fascia lata (sog. Tractus iliotibialis), reduziert die durch die Körperlast hervorgerufene Biegebeanspruchung des Femurs in der Frontalebene (Zuggurtungsprinzip nach Pauwels, s. S. 429) und spart so Knochenmaterial und entsprechend Körpergewicht. Zusammen mit den unterschiedlichen Muskelbindegeweben (Endo-, Peri- und Epimysium, s. S. 62) ermöglichen Faszien die freie Verschieblichkeit zwischen Muskelfasern eines Muskels und zwischen benachbarten Muskelindividuen, s. **A**).

A Definition des Begriffs „Faszie“ und Aufbau von Muskelfaszien

a Unterschenkelfaszie (Fascia cruris); **b** straffes, geflechtartiges kollagenes Bindegewebe.

Definition: Faszien sind (s. Nomina anatomica 1978) *„aufteilbare Bindegewebsanhäufungen“*, die Hüllen und Blätter bilden und flächen- oder schlauchförmig angeordnet sind. Neben Muskelfaszien werden Rumpfwand-, Körperhöhlenfaszien und subkutane Faszien (s. S. 68) unterschieden. Bei Muskeln wird streng genommen nur die äußerste Bindegewebsschicht, die dem Epimysium aufliegt, als *„Muskelfaszie“* bezeichnet (s. S. 62).

Beachte: Der Begriff „Faszie“ wird heute sehr unterschiedlich verwendet und bezeichnet fast alle festen und lockeren Bindegewebsarten, die den Körper wie eine 3-dimensionales Netzwerk umgeben und bis in die innersten Strukturen vordringen (vgl. 1. internationaler „Fascia Research Congress“, Harvard Medical School/Boston, 2007)

Aufbau: **a** zeigt, wie das oberflächliche Blatt der Fascia cruris Muskel und Subkutis voneinander abgrenzt, das tiefe Blatt die einzelnen Unterschenkelmuskeln sowie funktionell zusammengehörende Muskelgruppen (zur Untergliederung in Einzel- und Gruppenfaszien vgl. S. 65). Dort, wo zwei Gruppenfaszien aufeinanderstoßen, entsteht ein am Knochen befestigtes *Septum intermusculare*. Es bildet zusammen mit der Muskelfaszie und dem Knochen *osteofibröse Kanäle,* in denen Muskeln, Nerven und Gefäße liegen (= Muskelloge, Kompartiment, Abteilung). Dort, wo Faszien und Septa intermuscularia aponeurotisch verstärkt sind, dienen sie anderen *Muskeln als Ursprungsflächen,* z. B. in Form von Retinacula am Übergangsbereich Unterschenkel/Fuß oder Unterarm/Hand oder als laterale Verstärkung der Fascia lata am Oberschenkel (Tractus iliotibialis, s. S. 496 u. 524).

Muskelfaszien gehören zu den straffen, *geflechtartigen* kollagenen Bindegeweben. Sie bilden ein Geflecht (s. **b**), das nach dem Scherengitterprinzip (s. **B**) aufgebaut ist, d. h.: Schichten mit parallel verlaufenden Kollagenfasern vom Typ I (90 % des gesamten Kollagens) wechseln sich mit benachbarten Schichten von Kollagenfasern ab, die unterschiedliche Steigungswinkel aufweisen. Kollagenfasern sind um etwa 5 % dehnbar und aufgrund ihres leicht gewellten Verlaufes um etwa 3 % verlängerbar. Sie leisten einer Deformation der Gewebe Widerstand und orientieren sich dementsprechend stets in Richtung der Zugkräfte. Hierbei nehmen sie Zugspannungen auf (Zugfestigkeit). Bei längerer Entlastung (herabgesetzte Zugbelastung), können sie sich verkürzen, bei erhöhter Dehnung überdehnt werden. Kollagenfasern sind jedoch sehr reißfest (50–100 N/mm^2) und passen sich erhöhter Beanspruchung funktionell an (s. **B**).

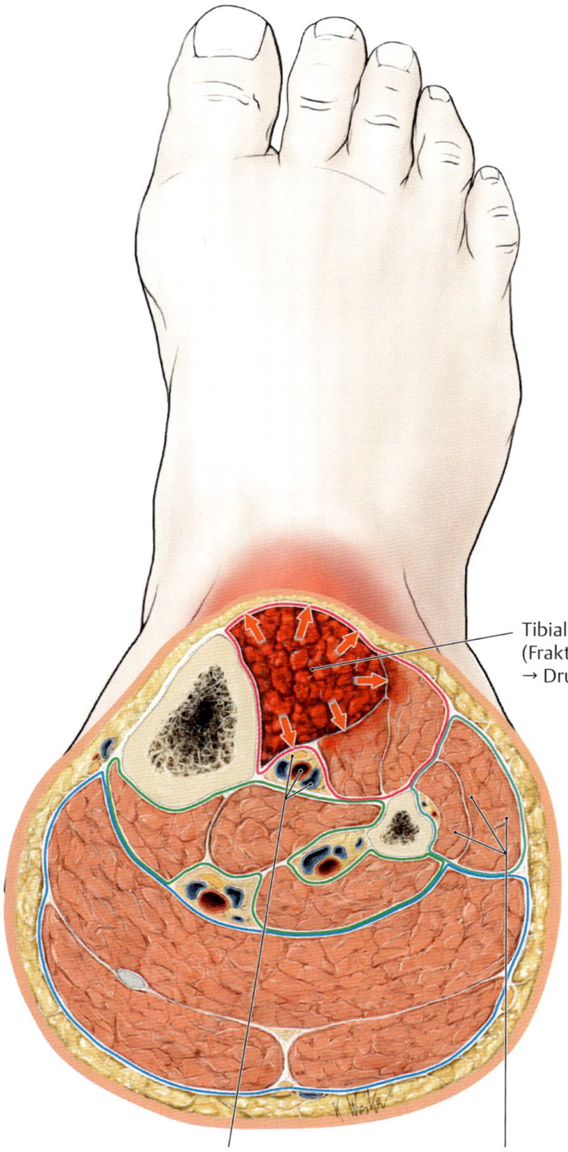

C Kompartment- (Muskellogen-)syndrom am Unterschenkel

80 % aller Kompartmentsyndrome betreffen Unterschenkel und Unterarm. Beim häufigen Tibialis-anterior-Syndrom (Compartimentum anterius, s. S. 585) kommt es aufgrund einer Erhöhung des Gewebedruckes, z. B. infolge eines Frakturhämatoms oder eines Muskelödems, in der Extensorenloge zu einer Beeinträchtigung der neuromuskulären Funktion. Pathophysiologisch führt der Verlust der kapillaren Durchblutung zu einer Ischämie und damit zu metabolischen Störungen von Muskeln und Nerven (irreversible Schäden nach etwa 4 Stunden = ischämische Muskelnekrosen etc.).

OP-Prinzip: sofortige Druckentlastung durch *Faszienspaltung* (sog. Dermatofasziotomie).

Klinische Symptomatik: Nach Unfalltrauma, z. B. Aufpralltrauma beim Fußball, häufig rasch zunehmender Schmerz im betroffenen Kompartiment mit nachfolgender Kompartmentschwellung (Logendruck über 40 mmHg spricht für ein manifestes Kompartmentsyndrom). Zusätzlich tritt passiver Muskeldehnungsschmerz auf mit motorischer Schwäche und Sensibilitätsstörungen im Innervationsgebiet (Ischämie der im Kompartiment verlaufenden Nerven).

Beachte: Distale Pulse sind in der Regel tastbar (!), da Druckerhöhungen von 30–60 mmHg nicht ausreichen, um größere Gefäße zu komprimieren.

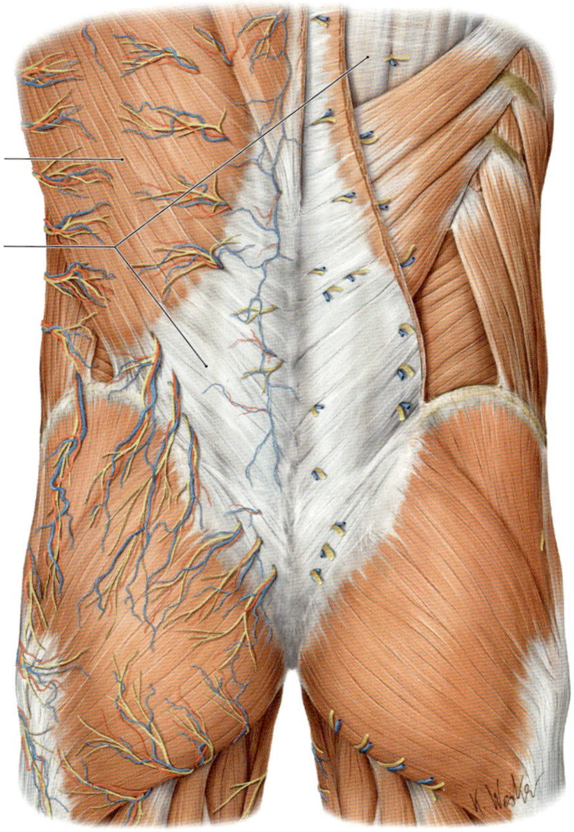

D Innervation von Faszien

Die meisten Befunde zur Innervation von Faszien beziehen sich auf die große Rückenfaszie, die Fascia thoracolumbalis (Mense, 2021), die den M. erector spinae als autochthonen Muskelstrang umhüllt und gleichzeitig mehreren Muskeln, v. a. dem M. latissimus dorsi als kräftiger aponeurotischer Muskelursprung dient. Nachdem Staubesand bereits 1997 Myofibroblasten in Muskelfaszien nachgewiesen hatte, wissen wir seit einigen Jahren, dass z. B. die Fascia thoracolumbalis neben zahlreichen Nervenfasern sowohl freie Nervenendigungen als auch eingekapselte Rezeptororgane enthält: Nozi- und Propriozeptoren sowie zahlreiche afferente und efferente Nervenfasern des autonomen sympathischen Nervensystems. Man muss jedoch davon ausgehen, dass die Innervation mit verschiedenen Rezeptortypen nicht in allen Muskelfaszien gleich ist. Übereinstimmend enthalten die freien Nervenendigungen v. a. die beiden Neuropeptide Substanz P sowie CGRP (= Calcitonin Gene-related peptide), die eine nozizeptive Funktion der Faszie wahrscheinlich machen. Verglichen mit der Dichte der CGRP-Fasern im M. erector spinae ist die Innervation der Faszie dreimal größer und somit deutlich schmerzempfindlicher als die Rückenmuskulatur. Überraschend war der Befund über die besonders dichte Innervation der Fascia thoracolumbalis mit sympathischen Nervenfasern (40 % der Gesamtinnervation). Dies würde bedeuten, dass die Blutversorgung der Faszie sehr stark von der Aktivität des Sympathikus abhängt, d. h. eine hohe Aktivität des Sympathikus könnte zu einer Minderdurchblutung der Faszie führen.

Beachte: Möglicherweise dienen die intrafaszialen Myofibroblasten dem autonomen Nervensystem dazu, eine fasziale Vorspannung zu regulieren, d. h. Faszientonus und autonomes Nervensystem stehen in engem Zusammenhang und beeinflussen sich gegenseitig. Dies wiederum bedeutet, dass unwillkürliche sympathische Einflüsse, wie z. B. Stress, Angst, psychische Erkrankungen sowie physiologische Parameter (Kälte, Wärme, etc.) nicht nur Veränderungen des Faszientonus bewirken können, sondern langfristig auch zu Faszienverhärtungen und -verklebungen führen können. Techniken wie z. B. Faszienmobilisation können daher zu einer verbesserten Körperhaltung und zu mehr Beweglichkeit führen.

6.2 Systematik der Faszien an Rumpf und Körperhöhlen

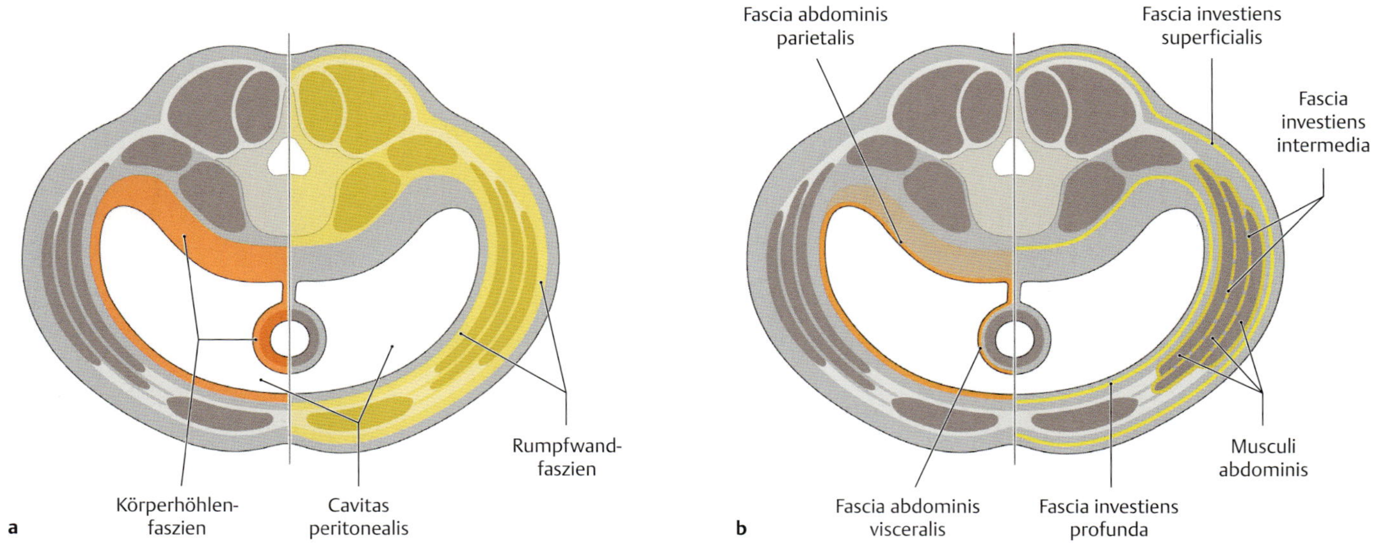

A Einteilung und Anordnung der Rumpffaszien am Beispiel des Abdomens
Horizontalschnitte durch das Abdomen, Ansicht von kranial. Die Faszien an Abdomen (Fasciae abdominis), Thorax (Fasciae thoracis) und Becken (Fasciae pelvis) gehören zur Gruppe der Rumpffaszien (Fasciae trunci). Wie alle Faszien umkleiden sie Strukturen und Räume und trennen funktionell unterschiedliche Schichten voneinander. Zum allgemeinen Aufbau von Faszien s. S. 66.

a Einteilung der Rumpffaszien: Unter topografischen wie funktionellen Aspekten teilt man die Faszien am Rumpf in zwei große Gruppen ein:

- **Rumpfwandfaszien:** Sie umfassen und unterteilen die *muskuläre (Abdomen)* oder die *muskuläre/knöcherne* (Thorax, Becken, s. **B** u. **C**) *Rumpfwand* und „kleiden sie ein" (lat. *Vestis* = Kleidung): *Fascia investiens.*
- **Körperhöhlenfaszien:** Sie kleiden die jeweilige Körperhöhle innen aus, gliedern sie in Subräume und umhüllen Organe und Organgruppen mit Bindegewebe. Ihre Bezeichnung erfolgt nach der *Lage zur Körperhöhlenwand* oder *zum Organ.*

b Anordnung der Rumpffaszien:
Rumpfwandfaszien: Die Faszien an der Rumpfwand lassen sich gleichsam **„von außen nach innen"** in **drei Schichten** darstellen:

- *Äußere (= oberflächliche) Schicht, Fascia investiens superficialis:* trennt die Rumpfwandmuskulatur von Haut (Cutis) und Unterhautgewebe (Subcutis) und gestattet Verschieblichkeit von Haut und Muskelwand gegeneinander;
- *Mittlere (= intermediäre) Schicht, Fascia investiens intermedia:* umfasst die Rumpfwandmuskulatur und trennt die einzelnen Muskelschichten beweglich voneinander. Die mittlere Schicht umkleidet somit eine Muskel*gruppe* und wird daher oft auch als *Muskelgruppenfaszie* bezeichnet.
- *Innere (= tiefe) Schicht, Fascia investiens profunda:* grenzt die Muskelwand gegen die eigentliche Körperhöhle ab.

Beachte: Am Abdomen, das daher hier als Beispiel für die grundsätzliche Untergliederung dient, sind die genannten drei Schichten die Schichten *einer einzigen Muskelwand* – vgl. dagegen die *zwei funktionell unterschiedlichen Muskelwände* am Thorax (s. **B**).

Körperhöhlenfaszien: Sie entsprechen sich in Abdomen, Thorax und Becken, sind aber am Thorax quantitativ deutlich schwächer ausgeprägt. Auch hier werden **drei Anteile** unterschieden, dieses Mal aber **„aus der Sicht der Höhle"**:

- *Parietale (= wandständige) Faszie: Fascia (abdominis) parietalis:* bildet die äußerste Begrenzung der Höhle und grenzt unmittelbar an die innere Rumpfwandfaszienschicht, mit der sie oft verwächst. Der parietalen Faszie liegt in der Peritonealhöhle nach innen (höhlenwärts) das Peritoneum parietale als seröse Haut an.
- *Viszerale (= organständige) Faszie: Fascia (abdominis) visceralis:* umfasst in unterschiedlichem Ausmaß die Organe (besonders ausgeprägt im Becken um Harnblase und Rectum) und ist direkt mit dem äußeren Organbindegewebe (Tunica adventitia; Tela subserosa) bzw. der Organfaszie (s. *Beachte*) verwachsen. Höhlenwärts ist sie von Peritoneum viscerale bedeckt.
- *Extraperitoneale (= intermediäre) Faszie: Fascia (abdominis, pelvis) extraperitonealis:* Bindegewebe, das parietale und viszerale Faszie miteinander verbindet und meist Leitungsbahnen führt, im Becken stärker ausgeprägt als im Abdomen.

Beachte: Die einzelnen Muskeln der Rumpfwand sind jeweils nochmals von einer *eigenen Muskelfaszie* umgeben (*Fascia propria musculi,* s. S. 66), die einzelnen Organe oft zusätzlich von einer *eigenen Organfaszie (Fascia propria organi)*. Benannt werden diese *Eigenfaszien* nach dem Muskel oder dem Organ, das sie *einzeln* umfassen. In der Unterteilung oben wäre die Muskel**eigen**faszie topografisch den (intermediären) Rumpfwandfaszien zuzurechnen, die Organ**eigen**faszie der (viszeralen) Körperhöhlenfaszie. Strukturell sind tiefe Rumpfwandfaszie und parietale Körperhöhlenfaszie ebenso wenig klar voneinander zu trennen wie viszerale Körperhöhlenfaszie und Organeigenfaszie. Aus Gründen der Systematik unterscheidet man sie aber. In der Abbildung sind die Muskel- und Organeigenfaszien im Interesse der Übersicht nicht aufgeführt.

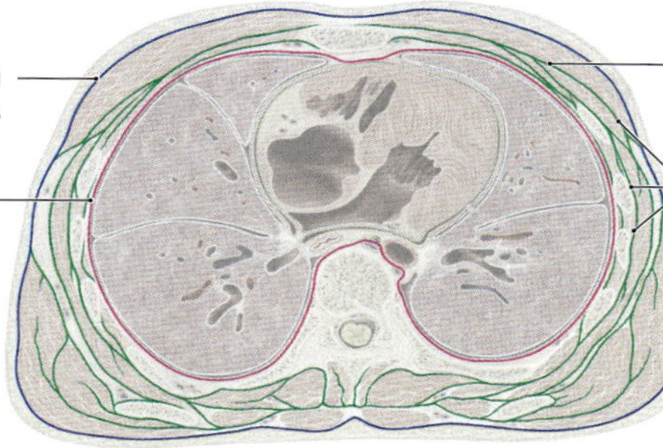

B Faszien am Thorax

Am Thorax sind **zwei** – topografisch voneinander getrennte – **Muskelwände** darstellbar (vgl. Abdomen: **eine** in sich 3-schichtige Muskelwand):

- Interkostalmuskeln: entsprechen systematisch und entwicklungsgeschichtlich der Bauchwandmuskulatur, sind mit den Rippen verbunden und dreischichtig;
- Muskeln zur Bewegung von Arm und Schultergürtel: „weiter außen" lokalisiert, nutzen den Thorax als Ursprung.

Darum unterscheidet man am Thorax bei den **Thoraxwandfaszien**:

- *außen* unter der Subkutis eine *Fascia investiens superficialis* (blau, entspricht der Fascia investiens superficialis am Abdomen);
- *innen* eine *Fascia investiens profunda*, pinkfarben, die aus Sicht der Rumpfwandfaszien am Thorax die innerste Schicht abgrenzt (entspricht der Fascia investiens profunda);
- *dazwischen* eine komplexe *Fascia investiens intermedia*, grün, die sich aber in systematisch unterschiedliche (auch unterschiedlich benannte) Blätter aufteilt, da sie – anders als am Abdomen – *zwei* verschiedene Muskelgruppen voneinander und gegen die Umgebung abgrenzt.

Die **Körperhöhlenfaszien des Thorax** entsprechen denen des Abdomens, sind aber quantitativ deutlich schwächer ausgeprägt. Auch im Thorax gibt es umfangreich faszienartiges Bindegewebe außerhalb der Serosa *(Fascia extraserosalis)*. Es entspricht der Fascia extraperitonealis in Abdomen und Becken.

Beachte: Wegen seiner zentralen *Lage im Mediastinum* des Thorax wird das faszienartige Bindegewebe außerhalb der Serosa meist nicht als „Faszie" bezeichnet (obwohl es eine solche darstellt), sondern sehr allgemein als *mediastinales Bindegewebe*. Zu den Bezeichnungen Fascia endothoracica etc. s. **D**.

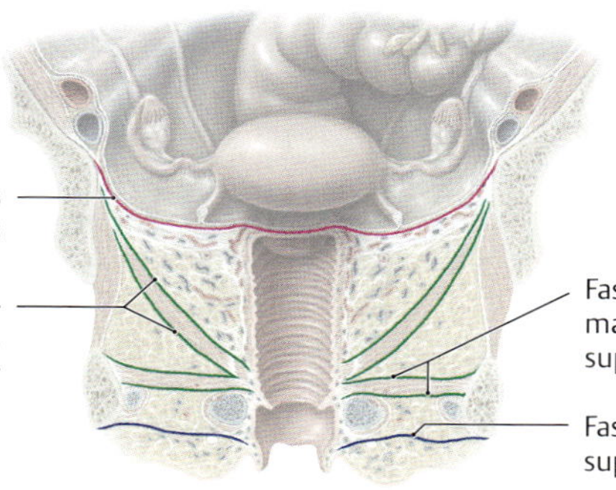

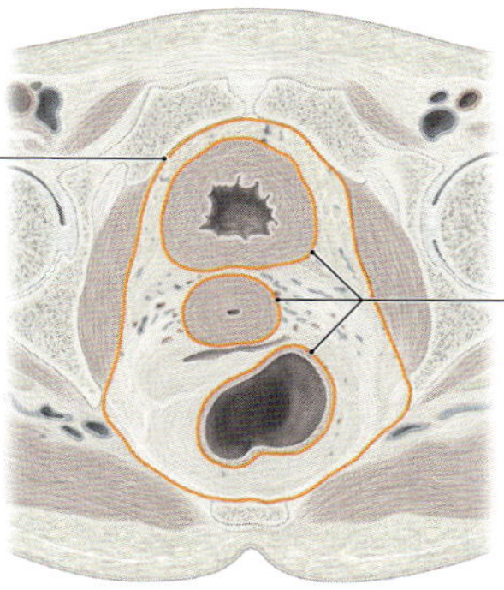

C Faszien des Beckens

a Faszien der Beckenwand; **b** Faszien des Beckenraums.

Beckenwandfaszien: Große Teile des Beckens sind durch den Beckengürtel knöchern umfasst. Daher sind fast nur die Glutealmuskeln an der Rückseite des Beckens von Faszien umhüllt, allerdings *ohne Bezug zur Beckenhöhle.* Eine wesentliche Muskelwand *mit* Bezug zur Beckenhöhle findet sich am *Beckenboden* mit dem *Diaphragma pelvis* und dem *Diaphragma urogenitale.* Beide Diaphragmen bestehen aus mehreren Muskeln und sind von *Fasciae investientes intermediae* umgeben. Eine *Fascia investiens superficialis* unter der Subkutis existiert ebenfalls, vor allem in der Dammregion (Perineum): *Fascia perinei*. Eine eigene Fascia investiens profunda ist in der Nomenklatur nicht beschrieben, sie existiert im Prinzip als Beckenfortsetzung der Fascia transversalis des Abdomens.

Körperhöhlenfaszien im Becken: Die ausgeprägte *Fascia parietalis, visceralis* und *extraperitonealis (pelvis)* entspricht den analogen Faszien des Abdomens.

D Spezielle Nomenklatur einiger Faszien

Mit der systematischen Nomenklatur lassen sich alle Faszien am Rumpf beschreiben. Aus historischen Gründen haben einige Faszien jedoch einen anderen Namen (s. Tab.), der sich fest etabliert hat und daher wichtig ist.

Systematischer Faszienname	Spezielle Bezeichnung am Thorax	Spezielle Bezeichnung am Abdomen	Spezielle Bezeichnung am Becken
Fascia investiens superficialis	*im Bereich des M. pectoralis major:* Fascia pectoralis	• Fascia abdominis superficialis • *speziell am Leistenkanal:* Fascia spermatica externa	Fascia perinei superficialis
Fascia investiens intermedia	• *für Mm. intercostales:* Fascia thoracica • *für M. pectoralis minor und M. subclavius:* Fascia clavipectoralis	keine	• *speziell am Diaphragma pelvis:* Fascia diaphragmatis pelvis sup./inf. • *speziell am Diaphragma urogenitale:* Fascia diaphragmatis urogenitalis sup./inf.
Fascia investiens profunda	keine (wegen der schlechten Abgrenzbarkeit der Faszien im Thorax wird hier manchmal die Fascia endothoracica genannt)	• Fascia transversalis • *speziell am Leistenkanal:* Fascia spermatica interna	keine
Fascia parietalis	• Fascia endothoracica • *speziell auf dem Diaphragma:* Fascia phrenicopleuralis	Fascia endoabdominalis	keine
Fascia visceralis	keine oder organbezogen	keine oder organbezogen	keine oder organbezogen
Fascia extraperitonealis	keine	keine	keine

7.1 Übersicht über das kardiovaskuläre System des Menschen

A Schematisiertes Kreislaufsystem

Das **Blutkreislaufsystem** ist ein geschlossenes System aus Arterien, Venen und Kapillaren, in dem das Herz den Blutfluss durch seine Pumpleistung aufrecht erhält. Arterien (Schlagadern) leiten das Blut vom Herzen weg, Venen (Blutadern) führen es dorthin zurück. In den Kapillaren findet der Substrat- und Gasaustausch (Sauerstoff, Kohlendioxid) statt. *Beachte:* Die Bezeichnung eines Gefäßes als „Arterie" oder „Vene" erfolgt entsprechend der **Flussrichtung des Blutes**. Sie sagt nichts über seinen Sauerstoffgehalt aus. Im Bild hier ist – im Unterschied zu allen anderen Darstellungen im Buch – sauerstoffreiches Blut rot, sauerstoffarmes Blut blau dargestellt, um den Sauerstofftransport zu illustrieren.
Funktionell unterscheidet man zwei Teilkreisläufe:

- **Lungenkreislauf** (kleiner Kreislauf) mit Aa. und Vv. pulmonales mit allen Ästen und
- **Körperkreislauf** (großer Kreislauf) mit Aorta und Vv. cavae mit allen Ästen.

Beachte: Diese Kreislaufbezeichnungen umfassen nur die oben genannten Gefäße, die Herzhöhlen sind nicht miteinbezogen.

- **Blutfluss Lungenkreislauf:** *Sauerstoffarmes Blut* fließt durch die Aa. pulmonales weg vom Herzen *zu den Lungen*, dort Anreicherung mit Sauerstoff; *sauerstoffreiches Blut* fließt über die *Vv. pulmonales* zurück zum Herzen, zunächst in den linken Vorhof, dann in den linken Ventrikel.
- **Blutfluss Körperkreislauf:** Vom linken Ventrikel leitet die *Aorta* das *sauerstoffreiche Blut* weg vom Herzen *zu den Organen*, die den Sauerstoff verbrauchen. Über die *Vv. cavae* fließt das *sauerstoffarme Blut* zum rechten Vorhof zurück, der es in den rechten Ventrikel leitet.

Eine Sonderstellung im Körperkreislauf hat der **Pfortaderkreislauf**, in dem zwei Kapillargebiete hintereinandergeschaltet sind. Bevor das venöse Blut aus den Kapillargebieten der unpaaren Bauchorgane (Magen, Darm, Pancreas und Milz) in die untere Hohlvene (V. cava inferior) gelangt, wird es über die Pfortader (V. portae hepatis) in das Kapillargebiet der Leber geführt. Dies stellt sicher, dass das nährstoffreiche Blut aus den Verdauungsorganen zunächst in die Leber fließt. Erst nach Verstoffwechselung in der Leber wird das Blut über die Lebervenen (Vv. hepaticae) der V. cava inferior zugeführt.
Parallel zum venösen Schenkel des Blutkreislaufes verläuft das **Lymphgefäßsystem.** Es beginnt blind im kapillären Extrazellulärbereich, nimmt die dort verbleibende extrazellulare Flüssigkeit auf und transportiert sie zurück ins Venenblut. Dieser Rücktransport verläuft über die Lymphgefäße, in die als biologische Filter Lymphknoten eingeschaltet sind.

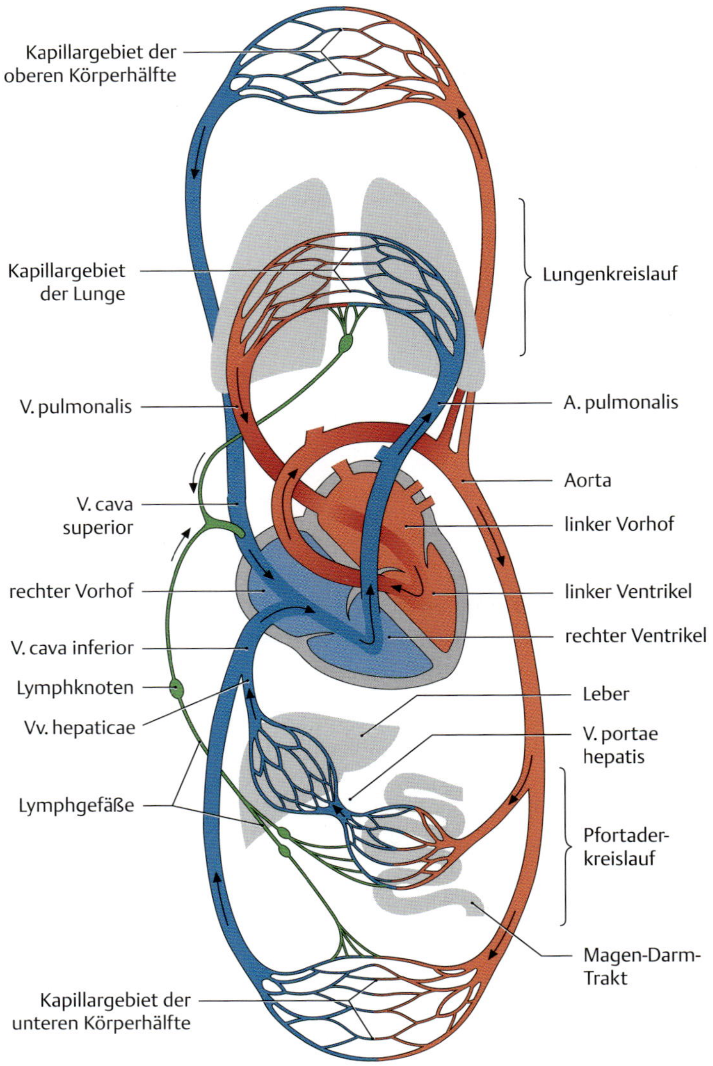

B Allgemeiner Funktionsplan des Blutkreislaufes (ohne Unterscheidung großer/kleiner Kreislauf; nach Klinke/Silbernagl)

Das Blut wird im Kreislaufsystem entlang eines *Druckgefälles* transportiert. Dies entsteht durch den unterschiedlich hohen Blutdruck im arteriellen und venösen Schenkel (arterielles Hochdrucksystem: ca. 100 mmHg bzw. 13,3 kPa, venöses Niederdrucksystem: ca. 20 mmHg bzw. 2,6 kPa). Zwischen beiden Systemen liegt das Kapillargebiet als terminale Strombahn. Hier findet der Stoffwechsel statt.
Durch die sog. „Windkesselfunktion" (Begriff in Anlehnung an den technischen Druck-Windkessel) wird in den **herznahen Arterien** (Arterien vom *elastischen* Typ) das Blutvolumen, das während der Systole ausgeworfen wird, unter *Dehnung* der Arterienwand aufgenommen. Bei der nachfolgenden Diastole wird es durch die *elastische Rückstellung* des Gefäßlumens in eine kontinuierliche Blutströmung überführt. Dies verhindert Blutdruckspitzen. **Herzferne Arterien** (Arterien vom *muskulären* Typ) können durch Erweiterung *(Vasodilatation)* und Verengung *(Vasokonstriktion)* des Gefäßdurchmessers den Widerstand und damit die lokale Durchblutung sehr effektiv regulieren. Die **Venen** fungieren als wichtiger Blutspeicher. Sie können aufgrund ihrer hohen Elastizität 80 % des gesamten Blutvolumens aufnehmen (sog „Kapazitätsgefäße").

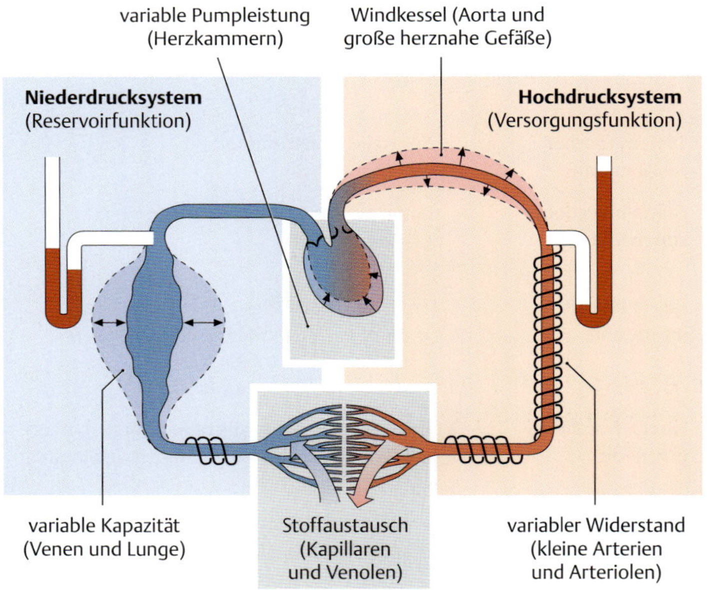

Beachte: Im Lungenkreislauf gehören auch die Arterien zum Niederdrucksystem. Dennoch existiert auch hier ein arteriovenöses Druckgefälle.

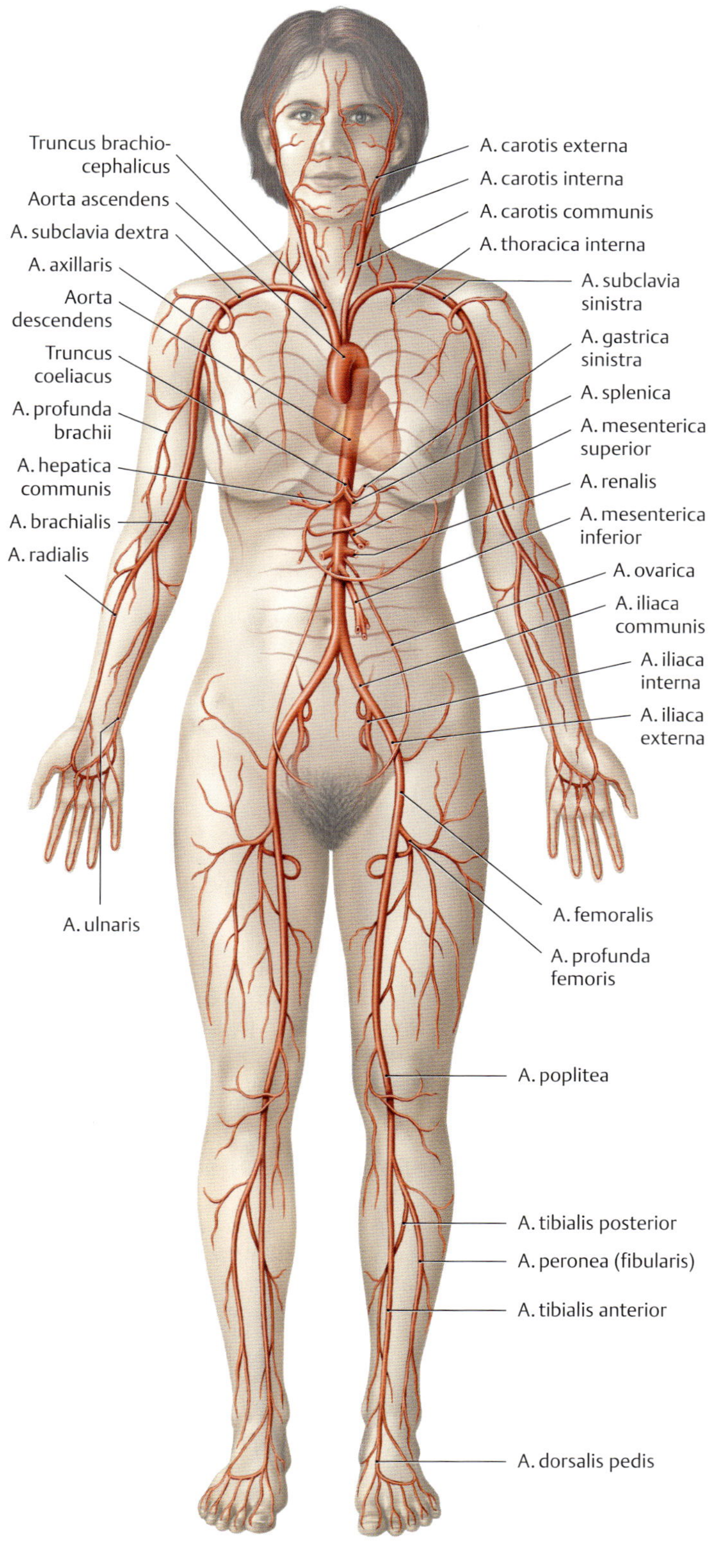

C Übersicht über die wichtigsten Arterien (Schlagadern) des Körperkreislaufes

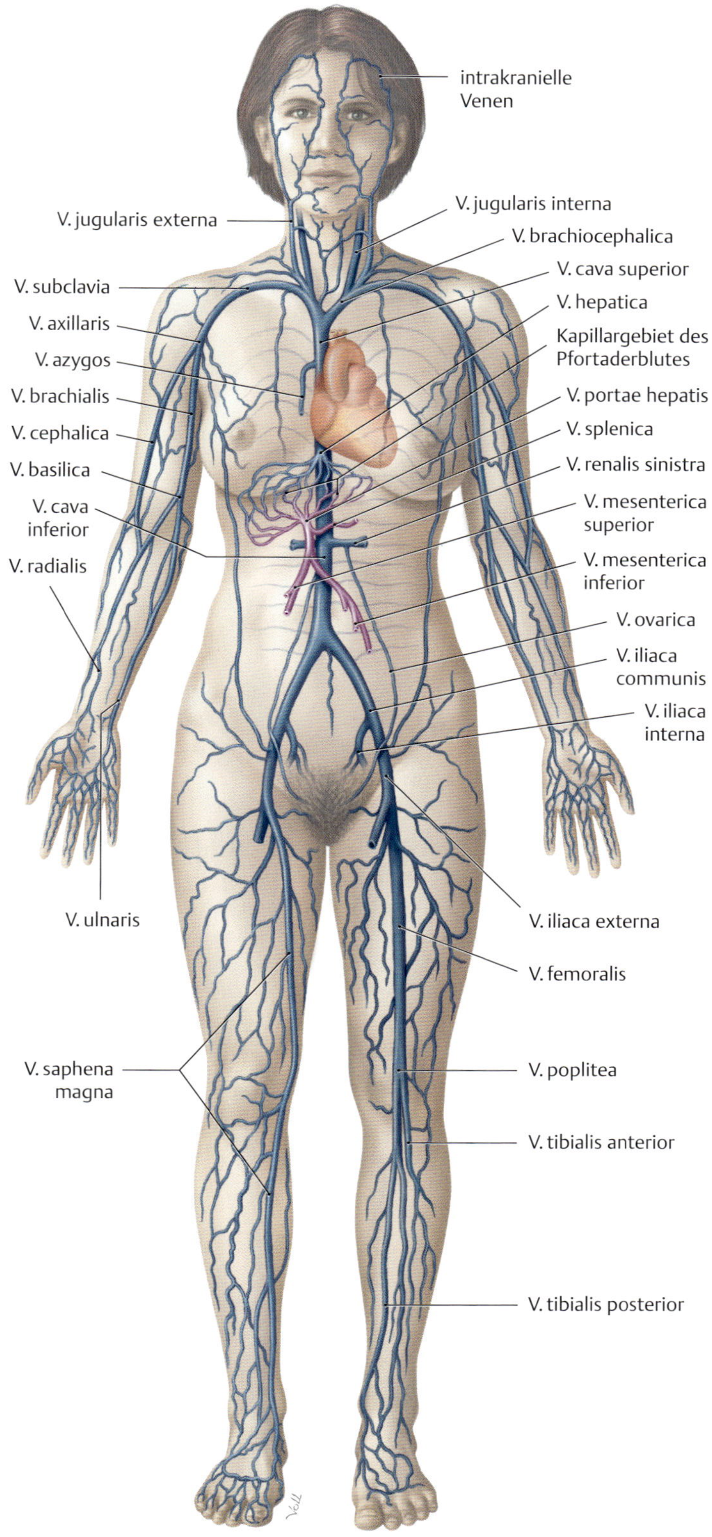

D Übersicht über die wichtigsten Venen (Blutadern) des Körperkreislaufes

Innerhalb des venösen Systems unterscheidet man oberflächliche (epifasziale) und tiefe Venen sowie Perforansvenen, die oberflächliches und tiefes Venensystem miteinander verbinden.

Beachte den Pfortaderkreislauf (V. portae hepatis), der das nährstoffreiche Blut (hier violett dargestellt) aus den Verdauungsorganen zunächst der Leber zuführt (vgl. linke Seite, **A**).

7.2 Aufbau von Arterien und Venen

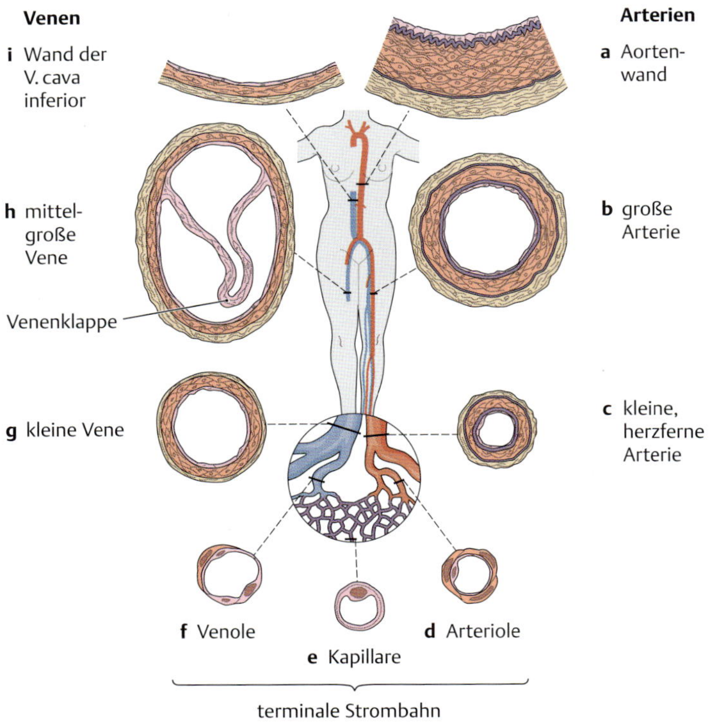

A Aufbau der Blutgefäße in den einzelnen Abschnitten des großen Kreislaufes (nach Frick/Leonhardt/Starck)

Entsprechend den wechselnden Erfordernissen zeigen die Gefäße der verschiedenen Kreislaufabschnitte (Hoch- und Niederdrucksystem, Mikrozirkulation) trotz prinzipieller Ähnlichkeit in der Abfolge der einzelnen Wandschichten erhebliche lokale Unterschiede im Aufbau. Während im gesamten *arteriellen System* ein verhältnismäßig hoher Innendruck herrscht und die arteriellen Gefäße dementsprechend dickwandig sind, haben die *Venen* auf Grund des geringen intravasalen Drucks relativ dünnere Wände und größere Querschnitte als die Arterien. Im Bereich der terminalen Strombahn hingegen sind die Wandschichten der Gefäße reduziert und somit für den Stoff-, Gas- und Flüssigkeitsaustausch besonders geeignet.

a–c Arterien, **d–f** terminale Strombahn, **g–i** Venen. **a** Ausschnitt aus der Aortenwand (Arterie vom elastischen Typ); **b** u. **c** große und kleine herzferne Arterien (Arterien vom muskulären Typ); **d** Arteriole; **e** Kapillare; **f** Venole; **g** u. **h** kleine und mittelgroße Venen (teilweise mit Venenklappen); **i** Ausschnitt aus der Hohlvenenwand (V. cava inferior).

B Gliederung des Blutgefäßsystems

Arterien (Hochdrucksystem = Versorgungsfunktion)
• Arterien vom elastischen Typ • Arterien vom muskulären Typ
Terminale Strombahn (Mikrozirkulation = Austauschfunktion)
• Arteriolen • Kapillaren • Venolen
Venen (Niederdrucksystem = Reservoirfunktion)
• kleine und mittelgroße Venen (mit Venenklappen) • große Venenstämme

	Arterien		**terminale Strombahn**		**Venen**	
	Aorta	kl. Arterie	Arteriole	Venole	Vene	V. cava
Wandstärke (w)	2,5 mm	1 mm	20 µm	5 µm	0,5 mm	1,5 mm
Innenradius (r_i)	12,5 mm	2 mm	20 µm	20 µm	2,5 mm	15 mm

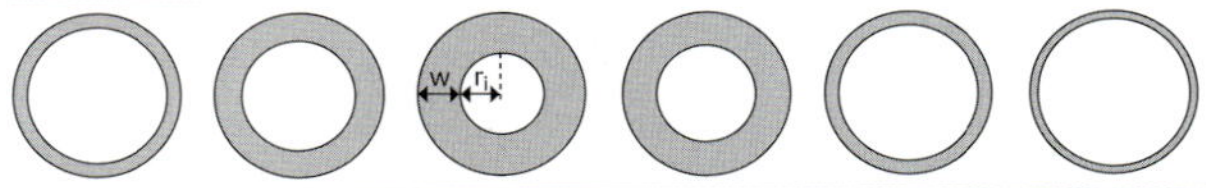

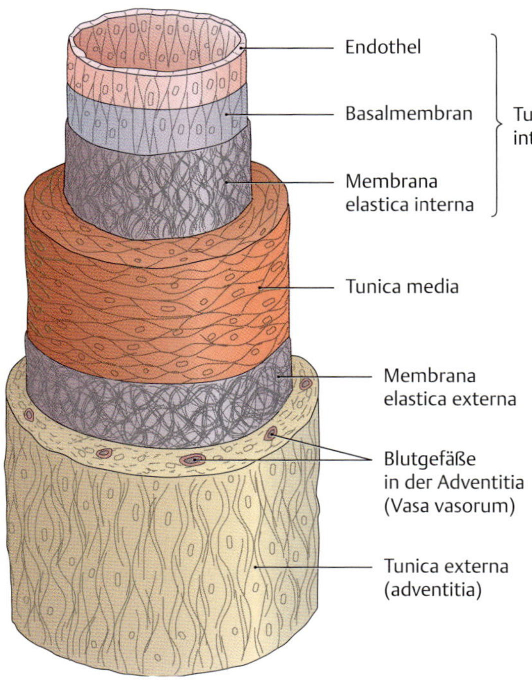

C Wandaufbau eines Blutgefäßes am Beispiel einer Arterie vom muskulären Typ

Die Wand der Blutgefäße besteht grundsätzlich aus *drei Schichten:* der Tunica interna, der Tunica media und der Tunica externa (adventitia), kurz: *Intima, Media* und *Adventitia* genannt. An der Arterienwand ist der dreischichtige Aufbau besonders deutlich, bei den Venen ist der Schichtenaufbau weniger ausgeprägt (vgl. **D**).

- Die **Intima** besteht aus einer Lage spindelförmiger, in Richtung des Gefäßverlaufs ausgerichteter Endothelzellen, die auf einer Basalmembran sowie einer dünnen Schicht subendothelialen Bindegewebes ruhen. Bei Arterien vom muskulären Typ wird die Intima gegen die Media regelmäßig durch eine Membrana elastica interna abgegrenzt.
- Die **Media** besteht aus annähernd zirkulär angeordneten glatten Muskelzellen, elastischen und kollagenen Fasern sowie Proteoglykanen. Bei Arterien vom muskulären Typ kann als Grenze zur Adventia eine Membrana elastica externa ausgebildet sein.
- Die **Adventitia** ist, wie die Intima, aus längsgerichteten Elementen aufgebaut, vorzugsweise aus Bindegewebe und kann bei Venen zusätzlich glatte Muskulatur enthalten. Über die Adventitia ziehen vegetative Nerven zur Muskulatur und, insbesondere bei größeren Gefäßen, die Vasa vasorum, die etwa das äußere Drittel der Gefäßwand versorgen.

Allen drei Schichten können besondere Funktionen zugeordnet werden: Die Intima dient hauptsächlich dem Stoff-, Flüssigkeits- und Gasaustausch durch die Gefäßwand, die Media reguliert den Blutfluss und über die Adventitia sind die Gefäße in ihre Umgebung eingebaut.

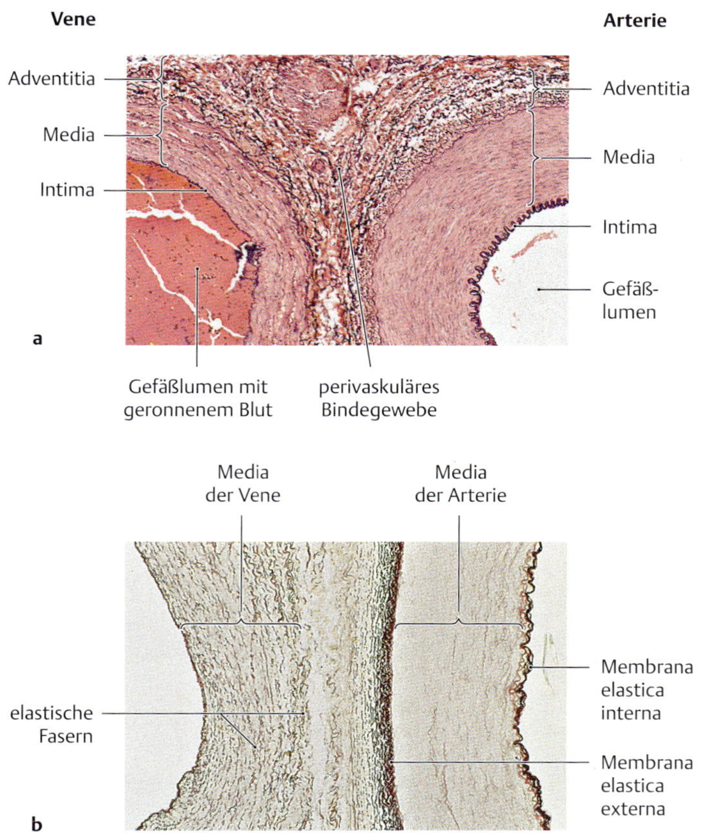

D Unterschiedlicher Wandaufbau einer Arterie und Vene
Ausschnitt aus der Wand einer Arterie vom muskulären Typ und einer Begleitvene. Gegenüberstellung unterschiedlich gefärbter Querschnitte. **a** H.E.-Resorcin-Fuchsin-gefärbter Schnitt (A. u. V. tibialis posterior); **b** Resorcin-Fuchsin-gefärbter Schnitt (A. u. V. femoralis).
Man beachte die charakteristischen Unterschiede in der Struktur der Media: Während die Media in den Arterien aus dicht gepackten Lagen glatter Muskelzellen besteht, enthält sie bei den Venen sehr viel mehr bindegewebige Elemente (kollagene und elastische Fasern) und ist daher sehr viel lockerer gebaut. Eine deutliche Schichtenbildung sowie eine Membrana elastica interna fehlt bei den Venen (aus Lüllmann-Rauch R. Histologie. 2. Aufl. Stuttgart: Thieme; 2006).

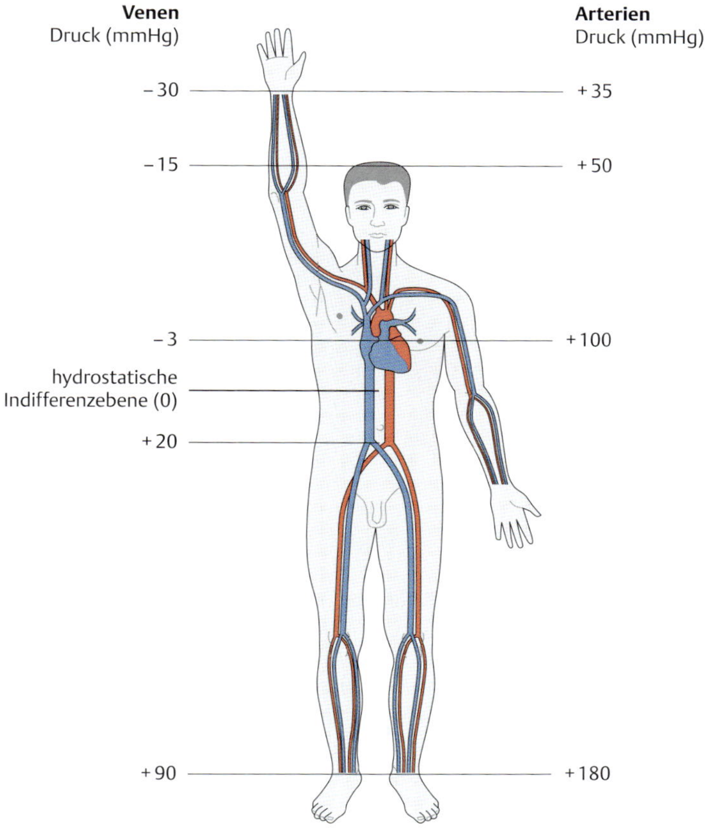

E Druckverhältnisse in Arterien und Venen beim stehenden Menschen
Beim Übergang vom Liegen zum Stehen verändern sich die Druckverhältnisse im Kreislaufsystem grundlegend. Bedingt durch die damit verbundenen hydrostatischen Druckverhältnisse steigt in den unteren Körperabschnitten der Druck stark an, in den oberen hingegen sinkt er ab (konstante Druckverhältnisse auf Höhe der hydrostatischen Indifferenzebene wenig unterhalb des Zwerchfells). Zusätzlich zum hydrostatischen Druck kommt es zu einer Volumenverlagerung von etwa 500 ml in die Beinvenen. Diese Venendruckerhöhung bedeutet eine starke Zunahme des transmuralen Druckes in den Beinvenen, während er in den Kopf- und Halsvenen so gering werden kann, dass diese kollabieren. Aus diesem Grund haben vergleichbare Venen der unteren und oberen Körperregion unterschiedlich dicke Wandschichten, z. B. sind die Venen am Fußrücken deutlich muskelstärker als am Handrücken. Die Wand der V. cava inferior hingegen ist auf Grund des geringen Venenblutdruckes papierdünn.

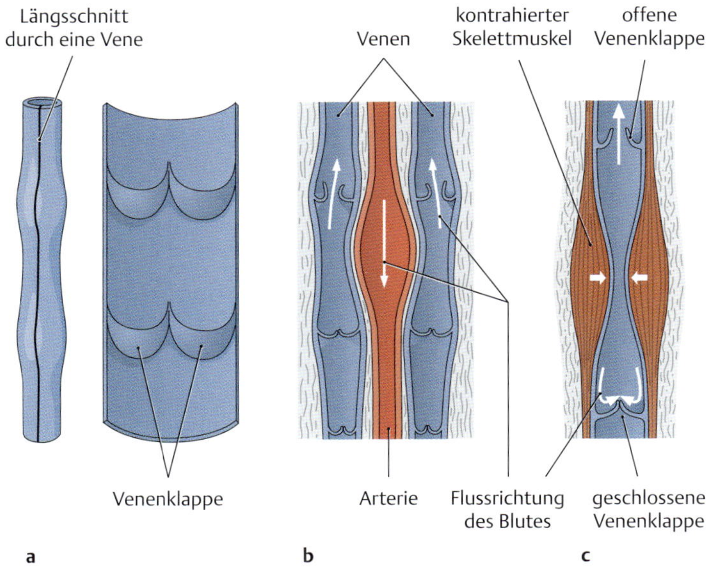

F Venöser Rückstrom zum Herzen
Der venöse Rückstrom zum Herzen wird durch folgende Faktoren bewirkt: **a** Öffnen und Schließen der Venenklappen; **b** arteriovenöse Koppelung (die Pulswelle der Arterie wird auf die Begleitvene übertragen); **c** Muskelpumpe.
Zusätzlich zu den dargestellten Mechanismen beteiligt sich v. a. die Sogwirkung des Herzens (Unterdruck durch Verlagerung der Ventilebene während der Systole in Richtung Herzspitze) an dem venösen Rückstrom zum Herzen. Fehlende Muskelbewegungen z. B. infolge zu langen Stehens und Sitzens führen u. a. durch den Rückstau des venösen Blutes zu einer Erhöhung des intravasalen Druckes und einer Insuffizienz der Venenklappen. Mögliche Folgen: Ausbildung von Ödemen, Varizen (Krampfadern) und Durchblutungsstörungen.

7.3 Gefäße der terminalen Strombahn

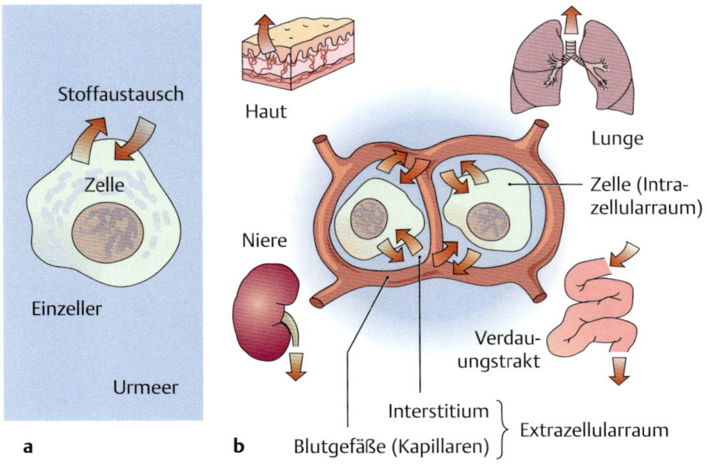

A Das Milieu, in dem die Zelle lebt (nach Silbernagl/Despopoulos)

a Einzeller: Wechselwirkung der ersten Zellen mit ihrer Umgebung, dem Urmeer, das sich durch ein Milieu gleichbleibender Zusammensetzung auszeichnete (inneres und äußeres Milieu waren gleich, so dass sich durch den Stoffaustausch weder das eine noch das andere veränderte).

b Mensch: Die Zellen eines vielzelligen Organismus werden von extrazellulärer Flüssigkeit umspült, deren Volumen deutlich kleiner ist als das intrazelluläre (zudem unterscheidet sich die Zusammensetzung von extra- und intrazellulärer Flüssigkeit). Dieses „innere Milieu" würde sich in seiner Zusammensetzung sehr schnell verändern, wenn der Zwischenzellraum (Interstitium) nicht über den Blutweg an Organe, wie z. B. die Lunge, die Nieren oder den Verdauungstrakt angeschlossen wäre, die neue Nahrung aufnehmen und Stoffwechselprodukte ausscheiden. Über den Blutkreislauf gelangen aus dem Darm resorbierte Nahrungsstoffe zu den Zellen (Interstitium des Kapillargebietes) der einzelnen Organe. Ebenfalls über den Blutweg gelangen die Stoffwechselprodukte der Zellen zu den Organen, die für die Ausscheidung verantwortlich sind (z. B. Nieren und Lungen).

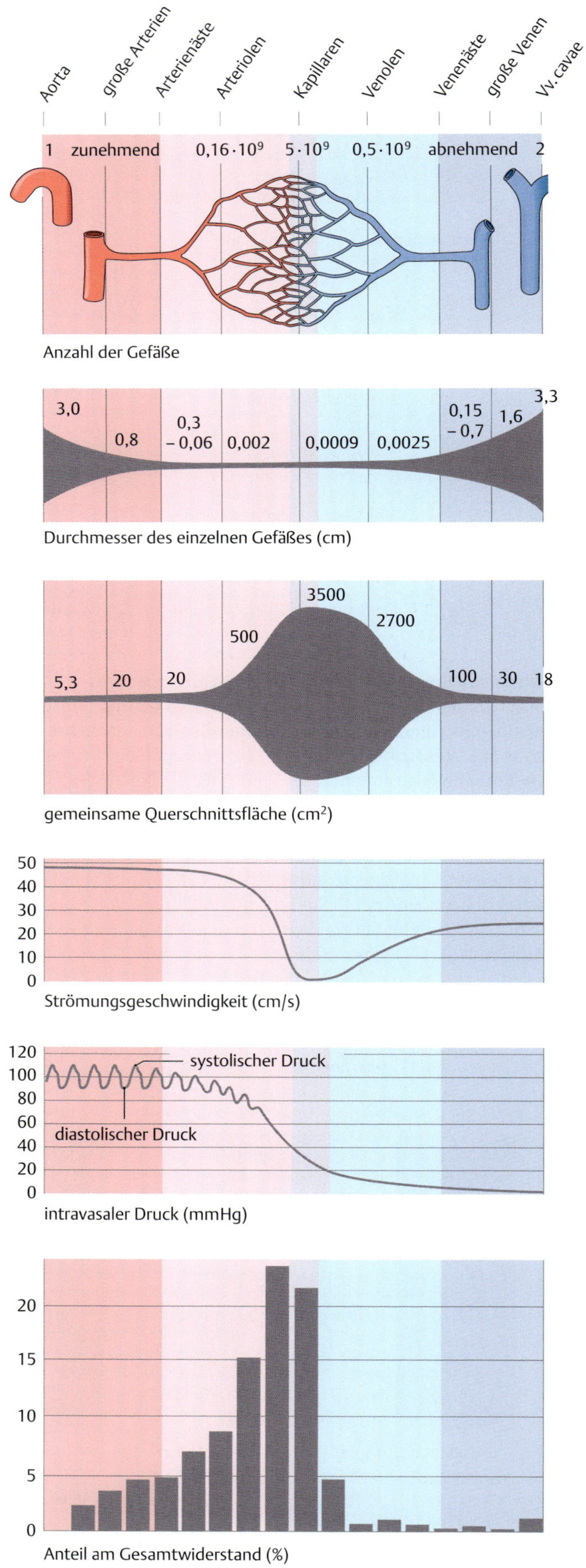

B Charakteristische Eigenschaften der unterschiedlichen Gefäßabschnitte (nach Silbernagl/Despopoulos)

Die terminale Strombahn ist der Ort der Mikrozirkulation und damit des Stoff-, Gas- und Flüssigkeitsaustausches. Sie umfasst:

- einen *zuführenden arteriellen Schenkel* (präkapilläre Arteriolen),
- das eigentliche *Kapillarbett* mit den Haargefäßen (den Kapillaren) und
- einen *abführenden venösen Schenkel* (postkapilläre Venolen).

Die kleinsten Gefäße, die Kapillaren, bestehen nur noch aus einer Endothelschicht und einer Basalmembran, der Perizyten anliegen können (vgl. dazu den deutlich komplizierteren Aufbau der großen Gefäße, S. 72). Aufgrund der starken Aufzweigung der Gefäße im Kapillargebiet nimmt der Gesamtquerschnitt zu (um etwa 800-mal), die Strömungsgeschwindigkeit folglich ab (von 50 cm/s in der Aorta bis auf 0,05 cm/s in den Kapillaren). Bei einer mittleren Kapillarlänge von 0,5 mm beträgt die zu Verfügung stehende Zeit für den Stoffaustausch etwa 1 Sekunde. Der erhöhte Gefäßwiderstand in den Arteriolen und Kapillaren, der auf dem Kontakt des Blutes mit der großen Endotheloberfläche beruht (erhöhte Reibungskräfte!), reduziert den Blutdruck und lässt die Druckspitzen verschwinden. Die Kapillaren bieten daher ideale Voraussetzungen für Austauschvorgänge zwischen Blut und interstitieller Flüssigkeit, die die Körperzellen umspült.

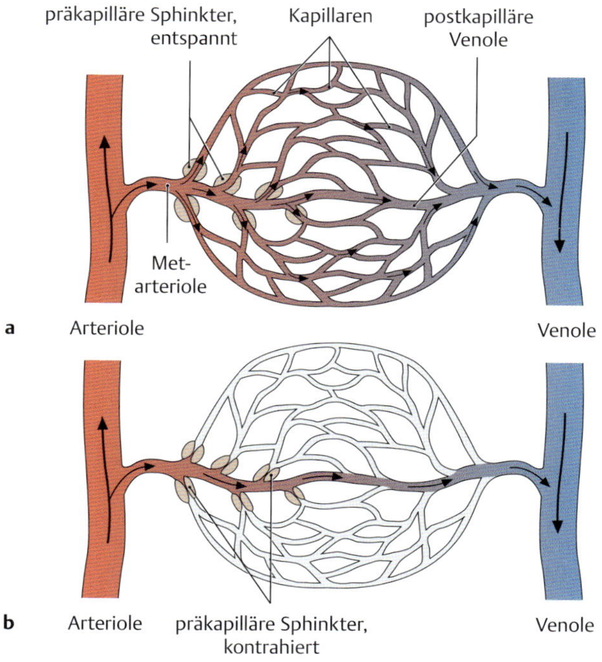

C Blutfluss im Kapillarbett

a Sphinkter entspannt; **b** Sphinkter kontrahiert.

Präkapilläre Sphinkter mit ihren zirkulär verlaufenden Muskelzellen liegen am Übergang von Metarteriolen zu Kapillaren und regulieren die Durchblutung innerhalb der Kapillarnetze. Bei kontrahierten Sphinkteren sind die abzweigenden Kapillaren geschlossen und das Kapillarbett wird mit Ausnahme der Metarteriolen nicht durchblutet; z. B. werden unter Ruhebedingungen nur etwa 25–35 % aller Kapillaren durchblutet. Zusätzlich können zwischen Arteriolen und Venolen Kurzschlussverbindungen, sog. *arteriovenöse Anastomosen* existieren.

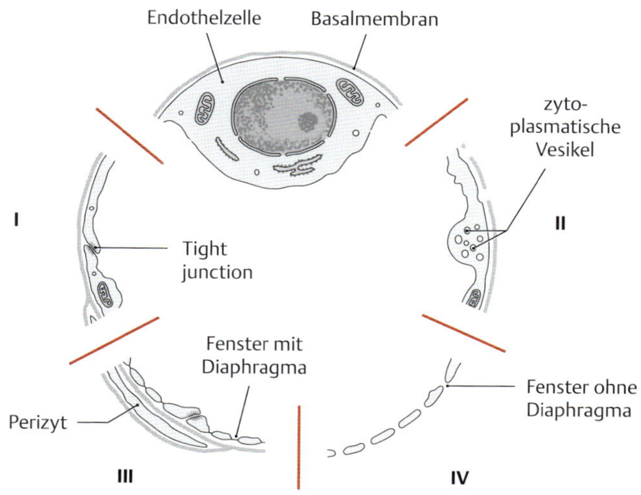

D Unterschiedliche Formen von Kapillarendothelien (elektronenmikroskopisches Schema)

Kapillaren haben einen Durchmesser von 5–15 µm und bestehen aus Endothelzellen, Basalmembran sowie von außen aufliegenden Perizyten. Perizyten haben unterschiedliche Eigenschaften und Funktionen, z. B. wirken sie bei der Gefäßentwicklung und -neubildung mit. Die einzelnen Endothelzellen sind untereinander durch Adhärenskontakte, Tight junctions und Gap junctions verbunden, sodass ein Stoffaustausch zwischen einzelnen Endothelzellen kaum möglich ist. Das Endothel verschiedener Kapillare insgesamt ist jedoch unterschiedlich durchlässig. Aufgrund dieser unterschiedlichen Durchlässigkeit werden verschiedene Typen von Endothelien unterschieden:

- **I** geschlossenes Endothel ohne Fensterung und mit geschlossener Basalmembran (z. B. Nervensystem);
- **II** geschlossenes Endothel mit pinozytotischer Aktivität (z. B. Herz- und Skelettmuskulatur);
- **III** Endothelien mit Fensterung durch ein Diaphragma (z. B. Magen-Darm-Trakt);
- **IV** Endothelien mit interzellulären Lücken (weite Fenster) ohne umhüllende Basalmembran (z. B. Leber).

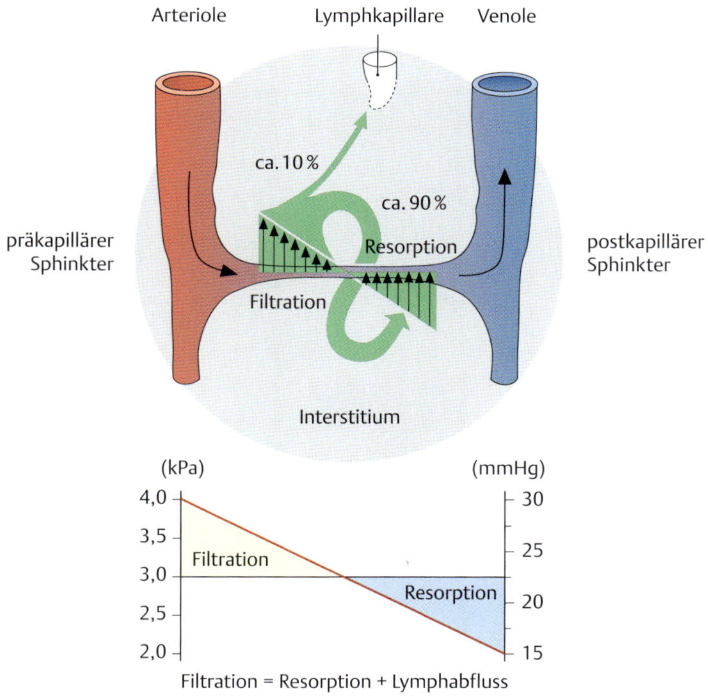

E Schema zum Mechanismus des Flüssigkeitsaustausches in einer Kapillare (nach Silbernagl/Despopoulos)

Der Flüssigkeitsaustausch zwischen Kapillaren und umliegendem Gewebe (Interstitium) wird durch ein wechselndes Druckgefälle zwischen dem Blutdruck in den Kapillaren (hydrostatischer [Blut]Druck) sowie dem intravasalen kolloidosmotischen Druck reguliert. Die treibende Kraft für den Flüssigkeitsaustausch ist der hydrostatische Blutdruck. Er ist am arteriellen Anfang der Kapillare mit 35 mmHg (= 4,6 kPa) um etwa 10 mmHg *höher* als der kolloidosmotische mit etwa 25 mmHg (= 3,3 kPa). Dieser positive Druckunterschied ermöglicht es, dass Flüssigkeit sowie gelöste Teilchen aus den Kapillaren in das umliegende Gewebe filtrieren. Am venösen Ende der Kapillare kehren sich diese Verhältnisse genau um. Hier sinkt der hydrostatische Blutdruck auf etwa 15 mmHg (2,0 kPa) ab, der kolloidosmotische Druck verändert sich demgegenüber kaum, bleibt also bei etwa 25 mmHg. Infolgedessen ist der hydrostatische Druck am *venösen Schenkel der Kapillare* um 10 mmHg *niedriger* als der kolloidosmotische (15–25 = –10 mmHg). Folglich strömt nun wieder Flüssigkeit mit den darin gelösten Teilchen in das Gefäß zurück *(Resorption)*.

Von den 20 l Flüssigkeit, die pro Tag die Kapillaren verlassen, werden nur etwa 18 l (90 %) wieder resorbiert. Rund 2 l (10 %) der filtrierten Menge werden über das Lymphgefäßsystem als Lymphflüssigkeit abtransportiert. Wenn dieser Flüssigkeitsaustausch nicht in der geschilderten Weise funktioniert, können Ödeme (also dauerhafte Ansammlungen von Flüssigkeiten im Interstitium) entstehen. Gründe hierfür sind z. B. ein *erhöhter hydrostatischer Druck* (infolge venösen Rückstaus im venösen Schenkel der Kapillaren) oder ein *erniedrigter kolloidosmotischer Druck* (aufgrund einer Verminderung der Plasmaproteine). In beiden Fällen gerät der Flüssigkeitsaustausch aus dem Gleichgewicht und führt zu vermehrter Flüssigkeitsansammlung im Gewebe.

8.1 Das lymphatische System des Menschen

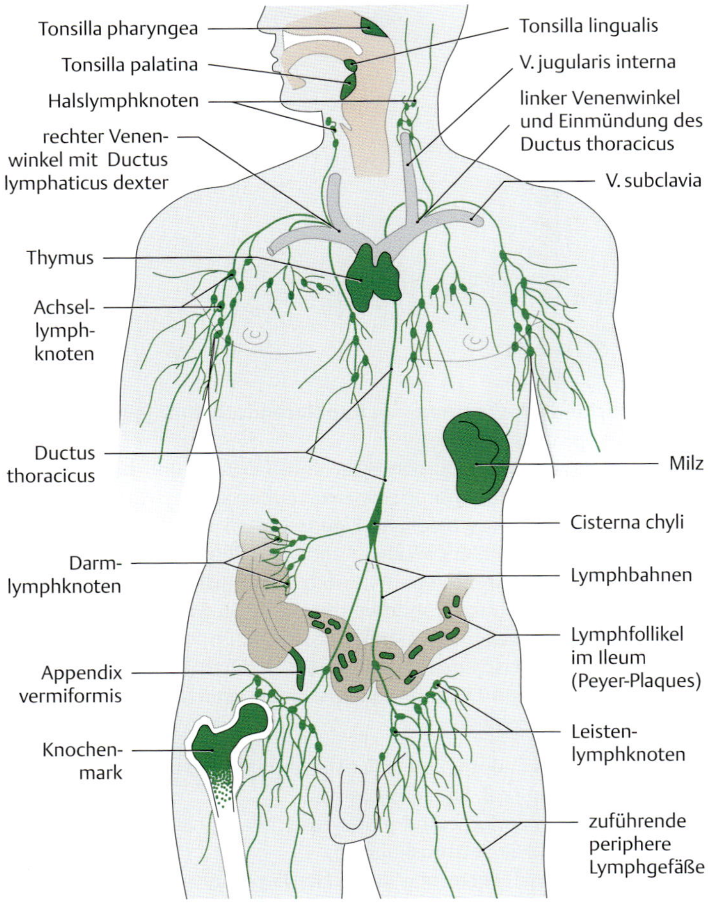

A Das lymphatische System des Menschen

Zum lymphatischen System zählt man die Lymphgefäße und die lymphatischen Organe (Immunorgane, s. **B**). Das **Lymphgefäßsystem** ist dem venösen System parallel gestellt und hat folgende Funktionen:

- in erster Linie Drainage von Gewebsflüssigkeit und Stoffen aus den interstitiellen Räumen, die im venösen Kapillargebiet nicht resorbiert werden können. Die Zusammensetzung der Lymphe ist regional unterschiedlich und ähnelt der interstitiellen Flüssigkeit der Umgebung;
- Abtransport von Nahrungslipiden (Chylomikronen), die im Darm resorbiert werden;
- Rücktransport von Lymphozyten aus den lymphatischen Organen ins Blut.

Das Lymphgefäßsystem besteht aus:

- den in der Peripherie blind beginnenden *Lymphkapillaren,*
- den *Lymphgefäßen* mit den zwischengeschalteten *Lymphknoten*
- sowie den *großen Lymphstämmen* (Ductus thoracicus und Ductus lymphaticus dexter).

Die Lymphkapillaren nehmen die Flüssigkeit aus dem Interstitium auf und leiten sie über die Lymphgefäße und -knoten den großen Lymphstämmen zu. Von diesen großen Lymphstämmen aus wird die Flüssigkeit über den linken bzw. rechten Venenwinkel in das venöse System zurückgeführt. Hierbei wird die Lymphe aus drei Körperquadranten in den linken Venenwinkel, und aus nur einem, dem rechten oberen, Quadranten in den rechten Venenwinkel geleitet.

Die **lymphatischen Organe** sind als Vertreter des spezifischen Immunsystems u. a. an den Gefahrenstellen, den Eintrittsstellen von Krankheitserregern, lokalisiert. Als einziges Immunorgan ist die Milz direkt in den Blutstrom eingeschaltet.

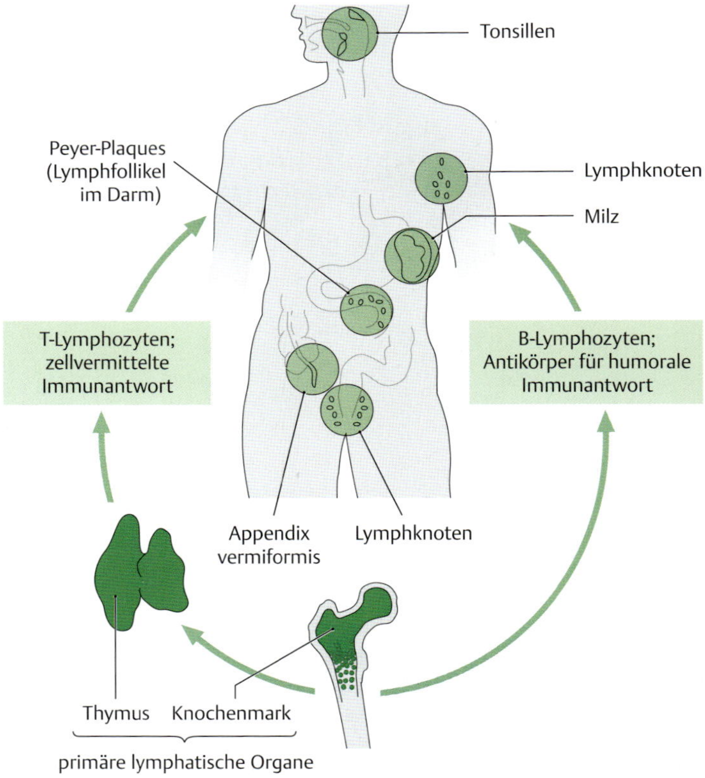

B Primäre und sekundäre lymphatische Organe

Lymphatische Organe dienen u. a. der spezifischen Abwehr. Man unterscheidet zwischen primären und sekundären lymphatischen Organen. Während die primären sich an der Bildung, Reifung und Prägung von Immunzellen beteiligen, werden die sekundären im Anschluss daran von den immunkompetenten Lymphozyten besiedelt. In ihnen finden u. a. Antigenpräsentation, Vermehrung von Lymphozyten und Antikörperbildung statt.

- **Primäre lymphatische Organe:**
  - Thymus (Prägung der T-Lymphozyten),
  - Knochenmark (Prägung der B-Lymphozyten).
- **Sekundäre lymphatische Organe:**
  - Milz,
  - Lymphknoten,
  - lymphatisches Gewebe der Schleimhäute (MALT = mucosa associated lymphatic tissue) sowie Mandeln des lymphatischen Rachenrings (z. B. Tonsilla pharyngea, palatina und lingualis),
  - lymphatisches Gewebe der Bronchien (BALT = bronchus associated lymphatic tissue),
  - darmassoziiertes lymphatisches Gewebe (GALT = gut associated lymphatic tissue), z. B. Peyer-Plaques, Appendix vermiformis.

C Gliederung und Systematik des Lymphgefäßsystems

Topografisch und funktionell können am Lymphgefäßsystem *drei Kompartimente* unterschieden werden:

1. ein oberflächliches (epifasziales) System → drainiert die Haut (Cutis und Subcutis);
2. ein tiefes (subfasziales) System → leitet die Lymphe aus den Muskeln, Gelenken, Sehnenscheiden und Nerven ab;
3. ein organspezifisches System → drainiert die Organe und weist organspezifische Unterschiede auf.

Das System der **Perforansgefäße** verbindet das oberflächliche mit dem tiefen System und leitet Lymphflüssigkeit von der Oberfläche in die Tiefe. **Aufgrund der histologischen Wandstruktur der Gefäße** gliedert sich das Lymphgefäßsystem in *vier unterschiedliche Abschnitte:*

1. Lymphkapillaren,
2. Präkollektoren,
3. Kollektoren,
4. Lymphstämme.

Lymphkapillaren und Präkollektoren werden auch als *initiale Lymphgefäße* bezeichnet.

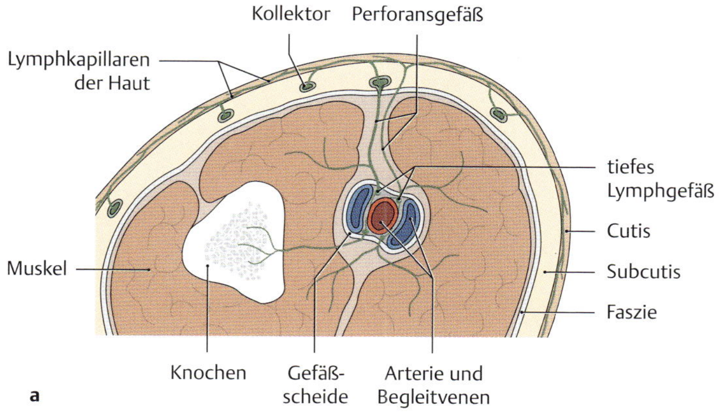

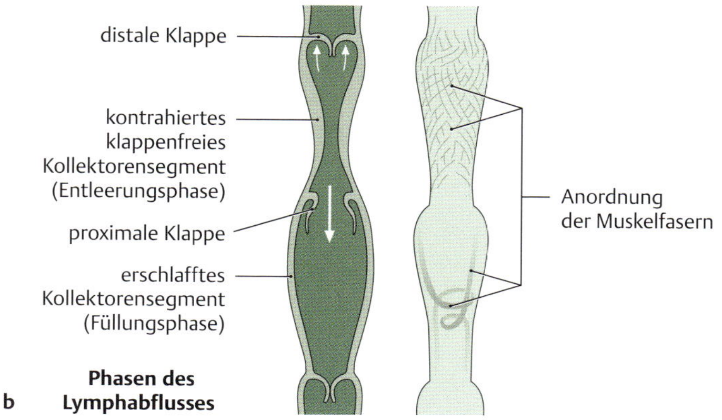

D Organisation und Bau der verschiedenen Lymphgefäßabschnitte

a Lymphgefäße in Haut und Muskulatur;
b Ausschnitt aus **a**: Bau und Funktion eines Kollektorensegmentes.

Sowohl das oberflächliche als auch das tiefe Lymphgefäßsystem beginnen mit den äußerst dünnwandigen, etwa 50 µm weiten **Lymphkapillaren**. Sie weisen neben dem Endothel eine unvollständige Basalmembran auf und sind über sog. kollagene „Ankerfilamente“ an elastischen Fasern und Kollagenfasern der Umgebung verankert. Das Netz der Lymphkapillaren mündet in größere, etwa 100 µm weite **Präkollektoren**, die im Gegensatz zu den Lymphkapillaren mit Taschenklappen ausgestattet sind. Darüber hinaus wird ihre Wand durch eine Bindegewebsschicht verstärkt. Die sich anschließenden, ebenfalls mit Klappen ausgestatteten **Kollektoren** (Querdurchmesser von 150–600 µm) sind – ebenso wie die größeren Lymphgefäße bzw. Lymphstämme – wie Venen aufgebaut. Sie besitzen eine undeutliche Wandschichtung in Intima (Endothel und Basalmembran), glattmuskuläre Media und bindegewebige Adventitia. Der *Lymphtransport* erfolgt durch rhythmische aufeinander folgende Kontraktionswellen (10–12/min) der glattmuskulären, klappenfreien Kollektorensegmente. Die *Förderrichtung* wird durch Schließen der distalen und Öffnen der proximalen Klappen von Präkollektoren und Kollektoren bestimmt.

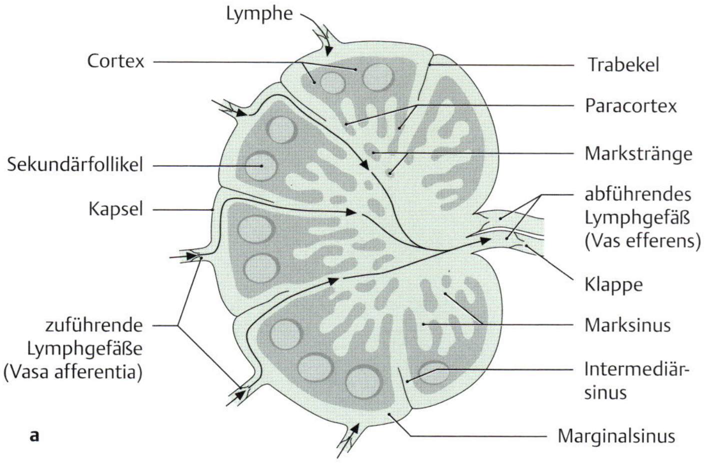

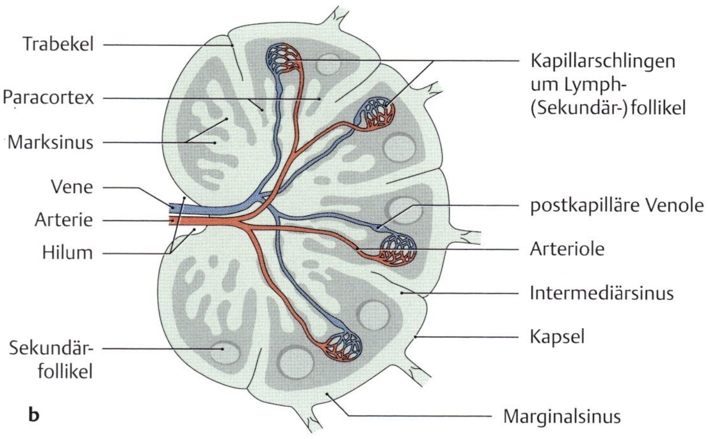

E Schematischer Aufbau eines Lymphknotens

a Lymphzirkulation; **b** Blutversorgung des Lymphknotens.

Lymphknoten sind mehrere Millimeter große, in die Lymphbahnen eingeschaltete Filterstationen sowie Organe der spezifischen Abwehr (enthalten T- und B-Lymphozyten). Die Mehrzahl der etwa 600–700 Lymphknoten liegt in der Kopf-Hals-Region. Man unterscheidet *regionäre Lymphknoten* und *Sammellymphknoten*, die die Lymphe aus mehreren regionären Lymphknoten aufnehmen können. Die Lymphflüssigkeit gelangt über mehrere zuführende Lymphgefäße (Vasa afferentia) in das Innere des Lymphknotens. Auf ihrem Weg entlang der einzelnen Lymphsinus zu den abführenden Gefäßen tritt sie großflächig mit dem Lymphknotengewebe in Kontakt. Von außen nach innen werden Rinde (Cortex), Paracortex und Mark (Medulla) unterschieden. Die zahlreichen Sekundärfollikel im *Cortex* bilden die *B-Lymphozyten-Region*, die lymphozytenreichen Areale zwischen und unter den Sekundärfollikeln sind die *T-Lymphozyten-Regionen (Paracortex)*. In den hochendothelialen postkapillären Venolen der T-Lymphozyten-Region verlassen Lymphozyten die Blutbahn, um den Lymphknoten nach ihrer Differenzierung mit der abfließenden Lymphflüssigkeit zu verlassen.

8.2 Exokrine und endokrine Drüsen

A Entwicklung und Einteilung der Drüsen
Drüsen (Glandulae) sind epitheliale Bildungen besonders differenzierter Einzelzellen (Becherzellen, multizelluläre intraepitheliale Drüsen) oder in die Tiefe verlagerter größerer Zellverbände. Sie bilden Sekrete und sondern diese ab. Unterschieden werden:

- **exokrine Drüsen** (z. B. Speicheldrüsen, Schweißdrüsen): Das Sekret wird direkt oder über Ausführungsgänge *nach außen,* also an Haut oder Schleimhaut abgegeben und
- **endokrine Drüsen:** Das Sekret, in diesem Fall Signal- oder Botenstoffe (Hormone), wird *nach innen,* also in das Blut- und Lymphgefäßsystem oder die Interzellularräume abgegeben. Endokrine Drüsen haben keine Ausführungsgänge (zur Hormonabgabe s. auch **F**). Über den Blutkreislauf werden die Hormone im gesamten Organismus verteilt und zu ihren Zielzellen gebracht, an denen sie, über spezifische Rezeptoren gebunden, ihre Wirkung entfalten.

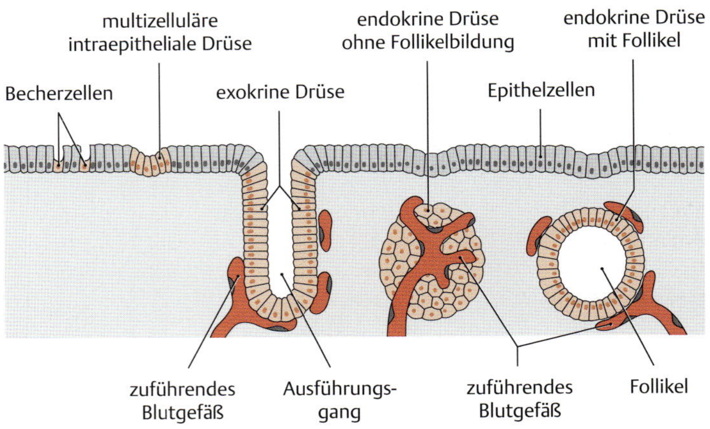

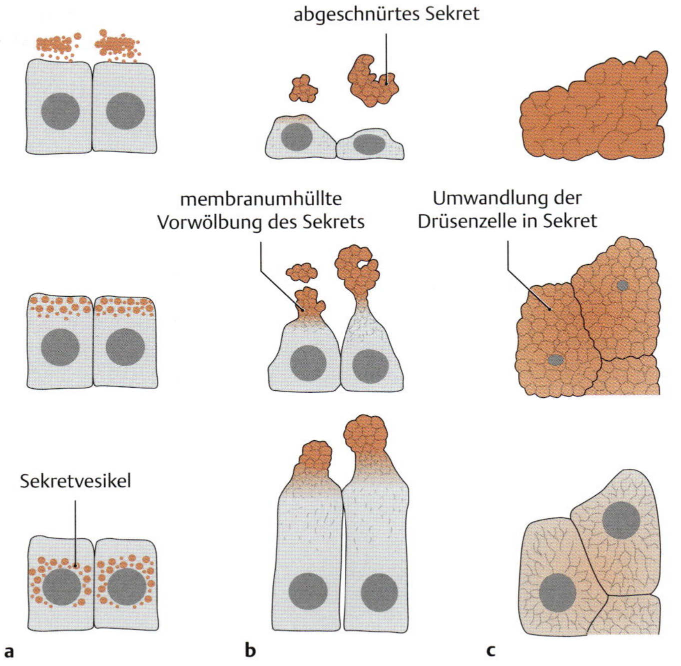

B Mechanismen der Sekretabgabe (Extrusion) von exokrinen Drüsen (lichtmikroskopische Dimension)

a Exozytose: Die Sekretabgabe erfolgt *ohne Membranumhüllung* (merokrine oder ekkrine Sekretion). Die sekrethaltigen membranumschlossenen Vesikel fusionieren mit der apikalen Zellmembran und der Vesikelinhalt wird ohne Membranverlust nach außen abgegeben (Sekretionsmechanismus der meisten Drüsen, s. auch **C**).

b Apozytose: Die *membranumhüllten* Vesikel wölben die apikale Zellmembran nach außen vor, um schließlich von ihr *abgeschnürt* zu werden (apokrine Sekretion). Die Sekretionsprodukte sind nach ihrer Abschnürung von einer Membran umhüllt. Dieser Sekretionsmechanismus ist bei der Sekretion von Fetten erforderlich. Die Membran umhüllt die Fette und hält sie auf diese Weise emulgiert (z. B. Duftdrüsen, Milchdrüsen).

c Holozytose: Die *gesamte Drüsenzelle wandelt sich in Sekret um* und geht dadurch zugrunde (holokrine Sekretion). Die Drüsenzellen müssen daher von einer basalen Zellschicht (Regenerationsschicht) ständig nachgeliefert werden (z. B. Talgdrüse der Haut).

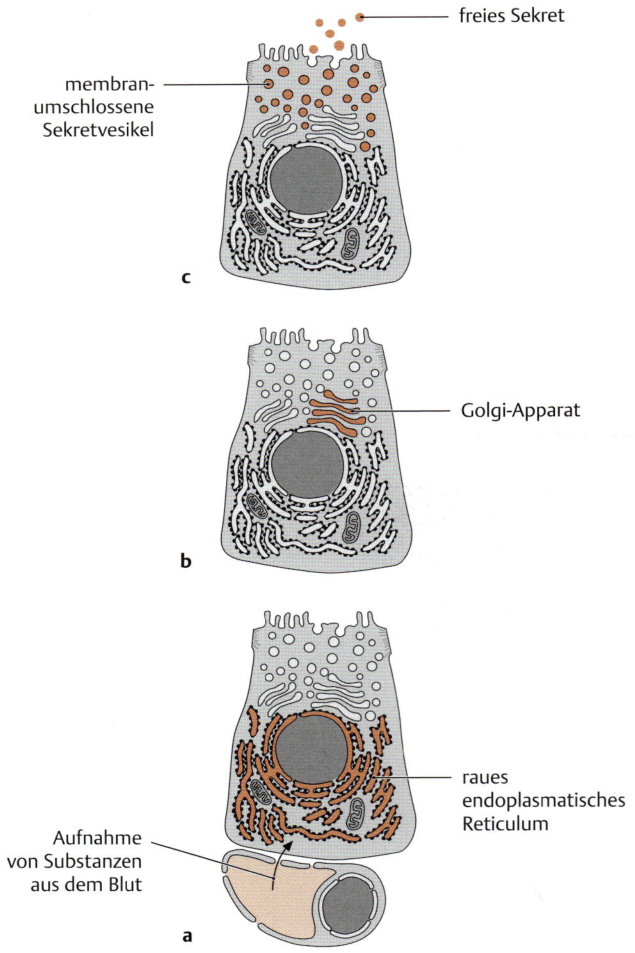

C Sekretbildung und Sekretabgabe durch Exozytose (elektronenmikroskopische Dimension)
Nach Aufnahme der Bausteine aus dem Blut und Synthese z. B. von sekretorischen Proteinen am rauen endoplasmatischen Reticulum (**a**) gelangen die Sekrete über den Golgi-Apparat (**b**) in den apikalen Teil der Zelle, wo sie durch Exozytose freigesetzt werden (**c**).

D Wichtige Bildungsorte von Hormonen und hormonähnlichen Substanzen

Hormone sind lebensnotwendige chemische Botenstoffe, die der Kommunikation zwischen den Zellen eines Organismus dienen. Meist wirken sie in sehr geringen Mengen auf die Stoffwechselvorgänge ihrer Zielzellen. Die verschiedenen Hormone lassen sich unterscheiden anhand:

- ihres Bildungsortes,
- ihres Wirkortes,
- ihres Wirkmechanismus oder
- ihrer chemischen Struktur.

Man unterscheidet z. B. Steroidhormone (z. B. Testosteron, Aldosteron), Aminosäurederivate (z. B. Adrenalin, Noradrenalin, Dopamin, Serotonin), Peptidhormone (z. B. Insulin, Glucagon) und Fettsäurederivate (z. B. Prostaglandine).

Hauptbildungsorte	Hormone/hormonähnliche Substanzen
Klassische endokrine Hormondrüsen	
Hirnanhangdrüse (Adenohypophyse, Neurohypophyse)	ACTH (adrenokortikotropes Hormon, Corticotropin) TSH (thyroideastimulierendes Hormon, Thyrotropin) FSH (follikelstimulierendes Hormon, Follitropin) LH (luteinisierendes Hormon, Lutropin) STH (somatotropes Hormon, Somatotropin) MSH (melanozytenstimulierendes Hormon, Melanotropin) PRL (Prolactin) ADH (Adiuretin oder Vasopressin) und Oxytocin (im Hypothalamus gebildet und über die Neurohypophyse ausgeschüttet)
Zirbeldrüse (Corpus pineale, Epiphyse)	Melatonin
Schilddrüse (Glandula thyroidea)	Thyroxin (T4) und Trijodthyronin (T3)
C-Zellen der Schilddrüse	Calcitonin
Nebenschilddrüsen (Epithelkörperchen oder Glandulae parathyroideae)	Parathormon
Nebennieren (Glandulae suprarenales)	Mineralo- und Glucocorticoide Androgene Adrenalin und Noradrenalin
Inselorgan der Bauchspeicheldrüse (Langerhans-Inseln des Pancreas)	Insulin, Glucagon, Somatostatin und pankreatisches Polypeptid
Eierstock (Ovar)	Östrogene und Gestagene
Hoden (Testis)	Androgene (v. a. Testosteron)
Mutterkuchen (Placenta)	Choriongonadotropin, Progesteron
Hormon bildende Gewebe und Einzelzellen	
zentrales und autonomes Nervensystem	neuronale Überträgersubstanzen (Transmitter)
Teile des Zwischenhirns (z. B. Hypothalamus)	Steuerhormone (Liberine und Statine)
System der gastrointestinalen Zellen im Magen-Darm-Trakt	Gastrin, Cholecystokinin, Sekretin
Herzvorhöfe	atriales natriuretisches Peptid
Niere	Erythropoetin, Renin
Leber	Angiotensinogen, Somatomedine
Immunorgane	Thymushormone, Zytokine, Lymphokine
Gewebshormone	Eikosanoide, Prostaglandine, Histamin, Bradykinin

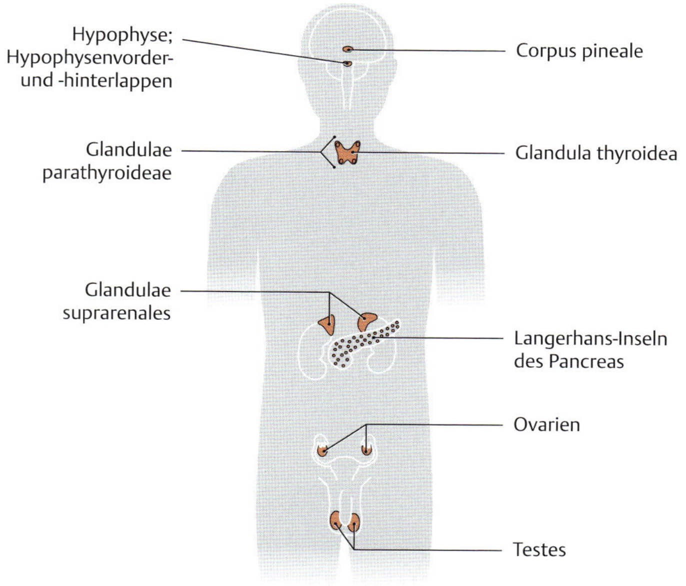

E Übersicht über die endokrinen Drüsen des Menschen

Das diffuse oder disseminierte endokrine Zellsystem (einzelne, zwischen den Zellen des Oberflächenepithels gelegene endokrine Zellen) im Magen-Darm-Trakt ist nicht eingezeichnet.

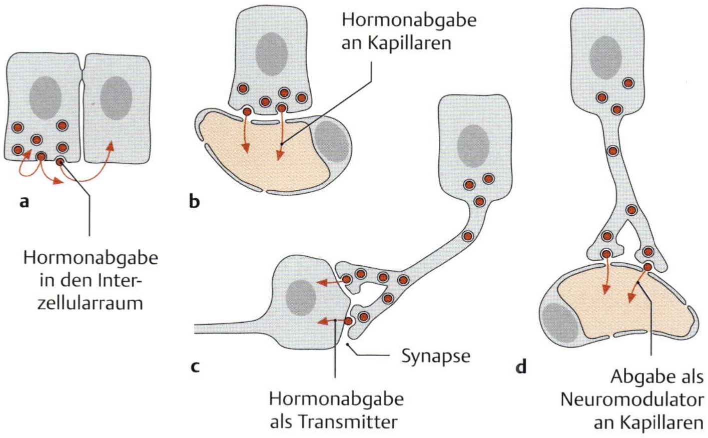

F Arten der hormonvermittelten Informationsübertragung

Das endokrine System ist hinsichtlich seiner biologischen Aufgaben eng mit dem vegetativen Nervensystem und dem Immunsystem verbunden. Es funktioniert als eine Art drahtloses Kommunikationssystem, das die Funktion z. T. weit voneinander entfernter Zielgewebe bzw. Zielorgane koordiniert.

a Para- und autokrine Sekretion: Die Hormone werden nicht in die Blutgefäße, sondern in den Interzellularraum abgegeben und wirken daher nur in der unmittelbaren Umgebung ihres Syntheseortes.

b Endokrine Sekretion: Die Hormone werden nach ihrer Synthese an die Blutbahn (gefensterte Kapillaren) abgegeben.

c Neurokrine Sekretion: Die Hormone des neurokrinen Systems (Neurotransmitter) wirken in Form synaptischer Überträgersubstanzen und dienen der lokalen Informationsübertragung.

d Neurosekretion: Hormone oder Neuromodulatoren (Neurohormone) werden in spezialisierten Nervenzellen produziert und an Blutgefäße von neurohämalen Regionen (z. B. Hypophyse) abgegeben. Auf diese Weise können sie auf weit entfernte Organe wirken.

9.1 Entwicklung des zentralen Nervensystems (ZNS)

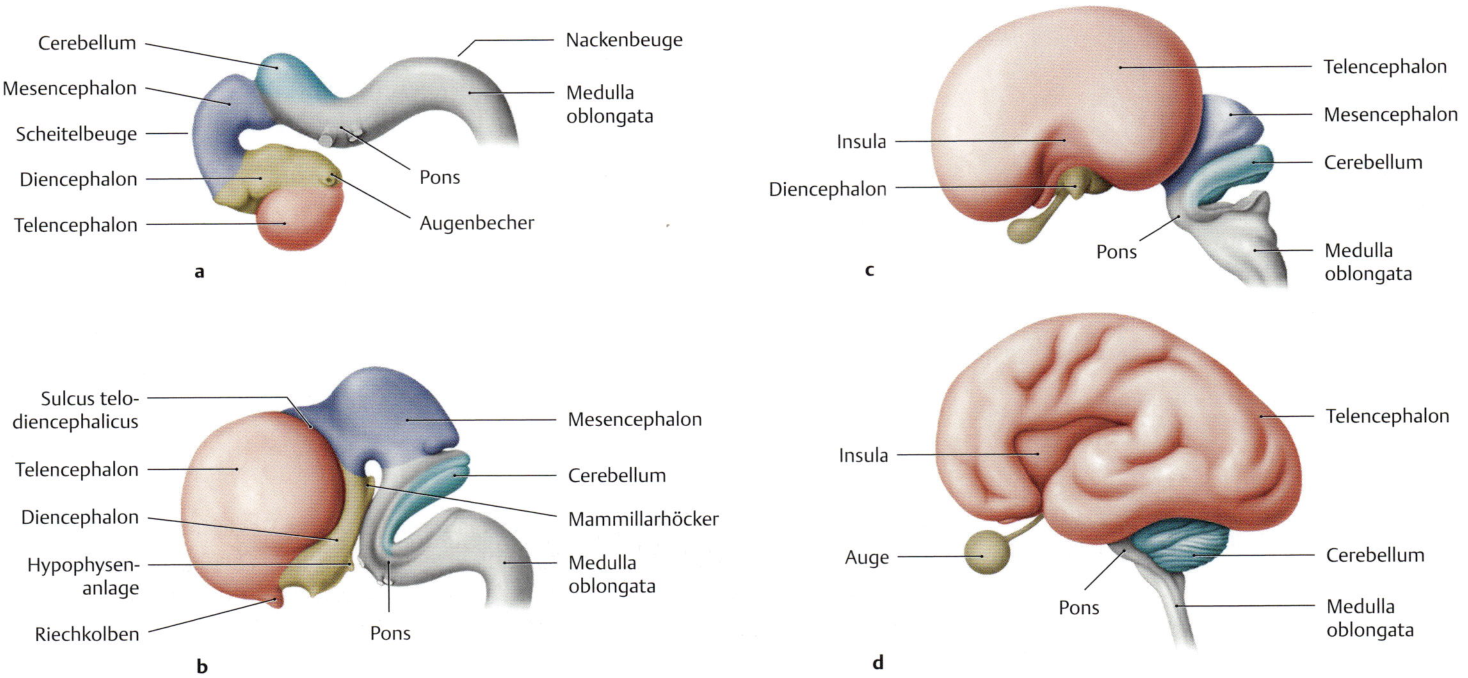

A Entwicklung des Gehirns

a Embryo von 10 mm Scheitel-Steiß-Länge, etwa *2. Entwicklungsmonat*. Schon in diesem Stadium ist die endgültige Gliederung des Gehirns in die einzelnen Abschnitte, die aus dem Neuralrohr entstehen (s. **C**), sichtbar:

- verlängertes Mark (Medulla oblongata, grau),
- Brücke (Pons, grau),
- Kleinhirn (Cerebellum, hellblau),
- Mittelhirn (Mesencephalon, dunkelblau),
- Zwischenhirn (Diencephalon, ocker) und
- Endhirn oder Großhirn (Telencephalon, rot).

Beachte: Im Verlauf der Entwicklung wird das Großhirn alle anderen Abschnitte überwachsen.

b Fetus von 27 mm Scheitel-Steiß-Länge, etwa *3. Entwicklungsmonat*. Telencephalon und Diencephalon vergrößern sich, der Riechkolben entwickelt sich aus dem Telencephalon, die Hypophysenanlage aus dem Diencephalon.

c Fetus von 53 mm Scheitel-Steiß-Länge, etwa *4. Entwicklungsmonat*. Das Telencephalon beginnt zu diesem Zeitpunkt die übrigen Hirnabschnitte zu überwachsen (Schwangerschaftsabbruch aus sozialer Indikation zu diesem Zeitpunkt nicht mehr zugelassen). Die später von den Hemisphärenteilen überwachsene Insel (Insula) liegt noch an der Hirnoberfläche (vgl. **d**).

d Fetus von 33 cm Länge, etwa *6. Entwicklungsmonat*. Furchen und Windungen beginnen sich auszuprägen.

B Hirnbläschen und ihre Abkömmlinge

Aus dem kranialen Neuralrohr entwickeln sich drei primäre Hirnbläschen, das Bläschen für das Vorderhirn (Prosencephalon), für das Mittelhirn (Mesencephalon) und für das Rautenhirn (Rhombencephalon). Großhirn (Telencephalon) und Zwischenhirn (Diencephalon) entwickeln sich aus dem Prosencephalon. Das Mesencephalon bleibt als solches erhalten; aus dem Rhombencephalon entwickeln sich Brücke (Pons), Kleinhirn (Cerebellum) und verlängertes Mark (Medulla oblongata). Pons und Cerebellum werden auch unter dem Begriff Metencephalon zusammengefaßt. Exemplarisch sind einige wichtige Strukturen des Erwachsenengehirns in der rechten Spalte dargestellt. Sie lassen sich anhand dieses Schemas auf ihre entwicklungsgeschichtlichen Wurzeln zurückverfolgen.

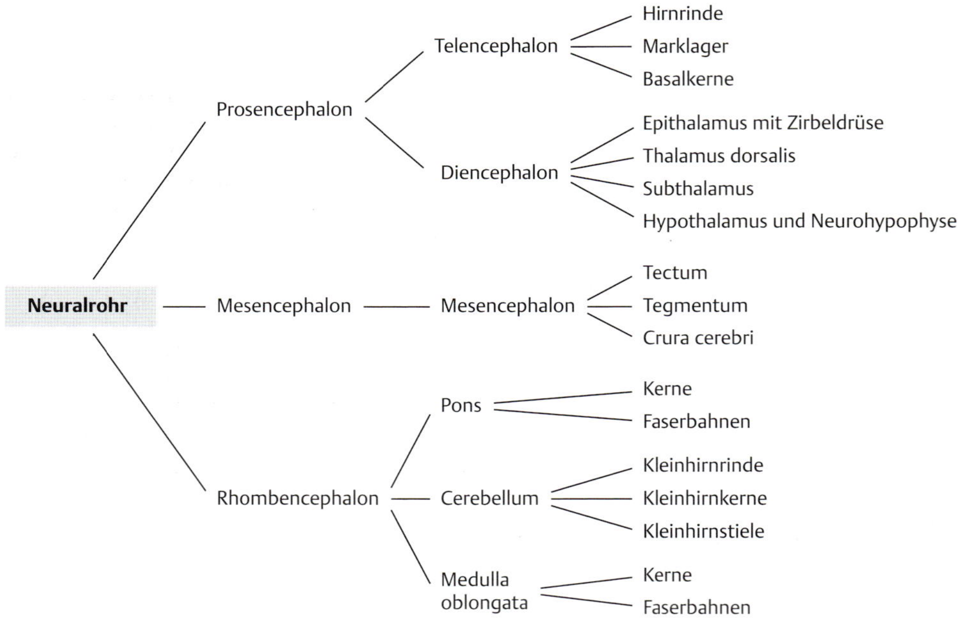

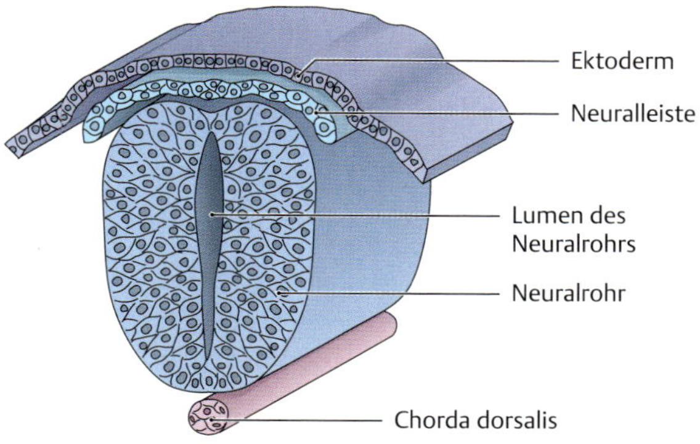

C Entwicklung des Nervensystems: Querschnitt durch Neuralrohr, Neuralleiste und bedeckendes Ektoderm

Während der Entwicklung faltet sich die Neuralrinne aus dem bedeckenden Ektoderm ab und schließt sich zum Neural*rohr*. Aus dem Seitenbereich der Neuralrinne wandern Zellen aus, die beiderseits die Neural*leiste* bilden. Aus dem Neural*rohr* entwickelt sich das *zentrale* Nervensystem (Gehirn und Rückenmark); aus Abkömmlingen der Neural*leiste* das *periphere* Nervensystem (s. S. 82).

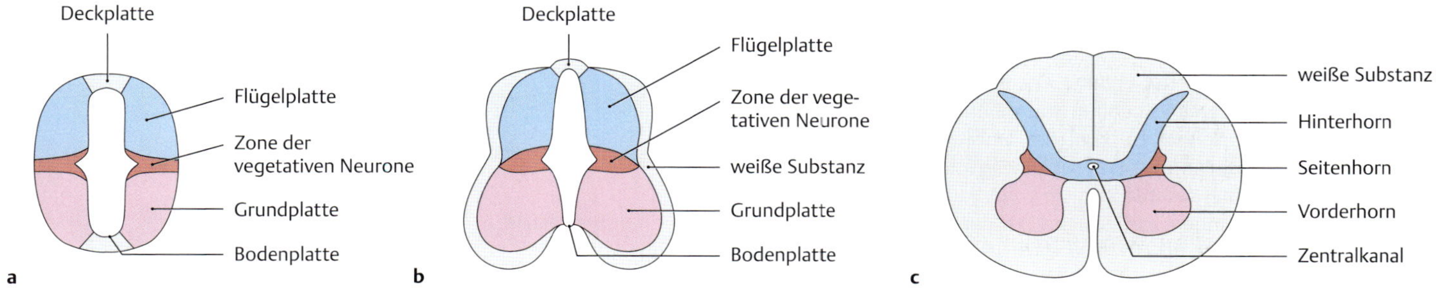

D Differenzierung des Neuralrohrs im Bereich des Rückenmarks während der Entwicklung

Querschnitt, Ansicht von kranial.

a Frühes Neuralrohr; **b** intermediäres Stadium; **c** adultes Rückenmark. Neurone, die in der *Grundplatte* gebildet werden, sind *efferent* (motorische Neurone), Neurone, die in der *Flügelplatte* gebildet werden, *afferent* (sensible Neurone). Dazwischen befindet sich – im späteren Thorakal-, Lumbal- und Sakralmark – eine weitere Zone, der die vegetativen Neurone entstammen. Deck- und Bodenplatte bilden keine Neurone. Die Kenntnis dieser Verteilung der Neuronenpopulationen erleichtert das Verständnis des Aufbaus des Rautenhirns (Rhombencephalons, s. **E**).

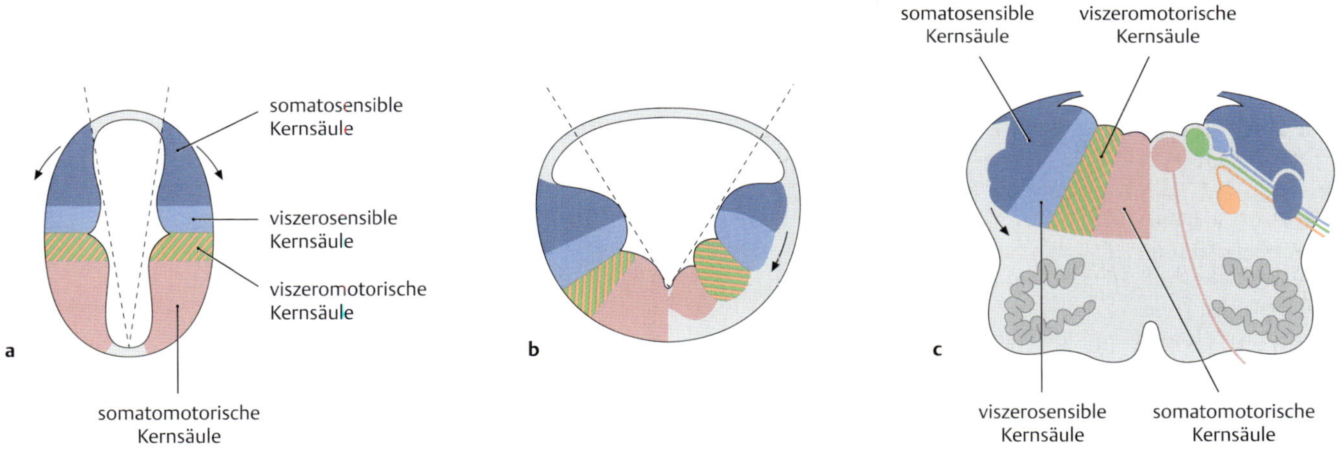

E Embryonale Wanderungsbewegungen von Neuronenpopulationen und ihr Einfluss auf die Lage der Hirnnervenkerne

Querschnitt, Ansicht von kranial. Sehhilfe: Wenn man das Rückenmark mit einem Buch vergleicht, wäre dieses in **a** geschlossen, in **b** und **c** dagegen aufgeschlagen.

a **Ausgangssituation** im Rückenmark: Die motorischen Neurone liegen ventral, die sensiblen dorsal. Die Pfeile deuten die Wanderungsbewegungen an.

b Im **frühembryonalen Stadium** wandern die Neurone der Flügelplatte nach lateral und ventral aus.

c Im adulten Gehirn (in Medulla oblongata und Pons, Abkömmlinge des Rhombencephalons) unterscheidet man nach His u. Herrick **vier Kernsäulen,** die Hirnnervenkerne mit gleicher Funktion enthalten:

1. somatomotorische (lila),
2. viszeromotorische (orange-grün gestreift),
3. viszerosensible (hellblau) und
4. somatosensible (dunkelblau) Kernsäulen (von medial nach lateral).

9.2 Neuralleistenderivate und Entwicklung des peripheren Nervensystems (PNS)

A Entstehung der Neuralleistenzellen

Durch Induktion der Chorda dorsalis verdickt sich am Ende der 3. Entwicklungswoche im medialen Bereich der Keimscheibe das Oberflächenektoderm zur Neuralplatte (Neuralektoderm) und differenziert sich im weiteren Verlauf zur Anlage des zentralen und peripheren Nervensystems. Innerhalb der Neuralplatte entsteht zwischen zwei seitlichen Auffaltungen (Neuralwülste) eine Vertiefung, die Neuralrinne, die sich im weiteren Verlauf zu einem Neuralrohr schließt und in die Tiefe verlagert. Teile der Neuralwülste, die sich nicht an der Bildung des Neuralrohrs beteiligen, differenzieren sich zu den Neuralleisten. Während im späteren Kopfgebiet die Auswanderung von Neuralleistenzellen bereits vor dem Schluss des Neuralrohrs beginnt, erfolgt im Rumpfbereich die Auswanderung erst nach der Bildung des Neuralrohrs. Die Auswanderung der Neuralleistenzellen beginnt mit einer so genannten *epithelio-mesenchymalen Transformation,* d. h. der Umwandlung von epithelialen Neuroektodermzellen in freie, gut bewegliche mesenchymale Zellen, die innerhalb ihrer Wanderung im embryonalen Organismus z. T. erstaunliche Entfernungen zurücklegen (zu den Hauptwanderungswegen s. **B**) (nach Wolpert).

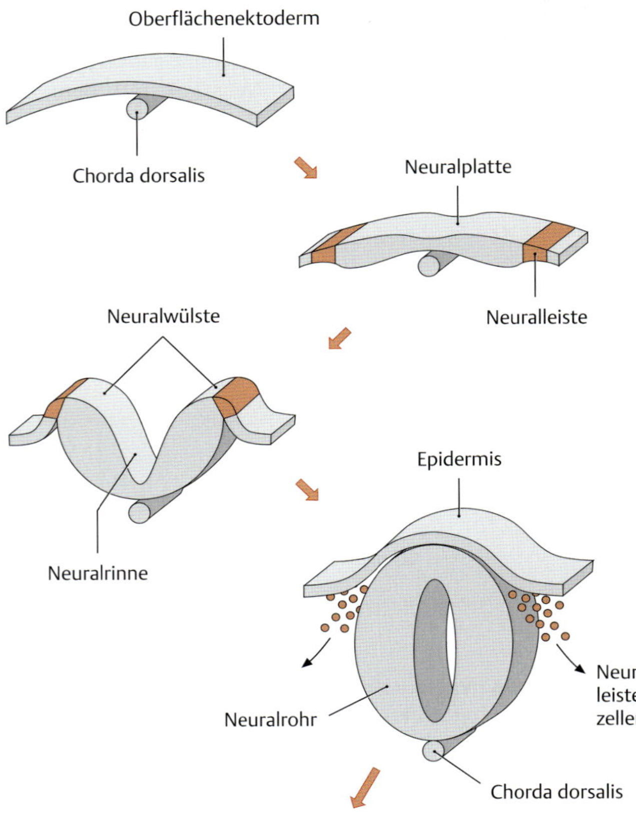

B Hauptwanderungswege und Derivate der Neuralleiste

Die verschiedenen Zellarten, die aus der paarig angelegten Neuralleiste hervorgehen, wandern in den Stamm und in den Kopf-Hals-Bereich aus (zu letzterem s. **C**). In diesem Schema ist die Wanderung der Neuralleistenzellen *im Stamm des frühen Embryos* (Ende 4. Woche, s. S. 7) dargestellt. Drei **Hauptwanderungswege** existieren:

① nach dorsolateral (Melanoblasten, die sich zu Melanozyten differenzieren),
② nach ventrolateral (Ganglioblasten, die sich zu sensiblen Nervenzellen im Spinalganglion differenzieren) und
③ nach ventral (Zellen differenzieren sich zu sympathikoadrenalen Zellen, also zu Nervenzellen im sympathischen Grenzstrangganglion, zu chromaffinen Zellen im Nebennierenmark und zu vegetativen Plexus im Magen-Darm-Trakt).

Die Derivate der Neuralleiste können also neben vielen Zellarten, die Teil des Nervensystems sind, auch *nicht neuronale* Zellen ausbilden (s. auch S. 7). Entsprechend der Vielzahl der Zellarten sind auch die Erkrankungen der Zellen der Neuralleiste verschiedenartig. Bei den Tumoren der Neuralleistenderivate fällt auf, dass es sich oft um sehr bösartige Tumoren handelt, die schwer erfolgreich zu behandeln sind (s. **D**).

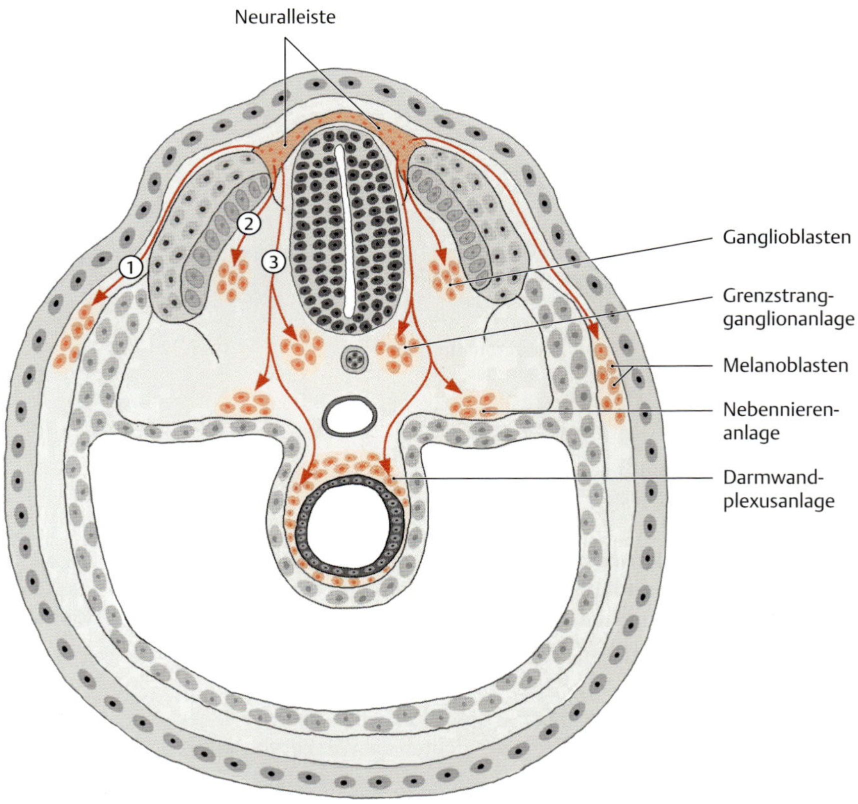

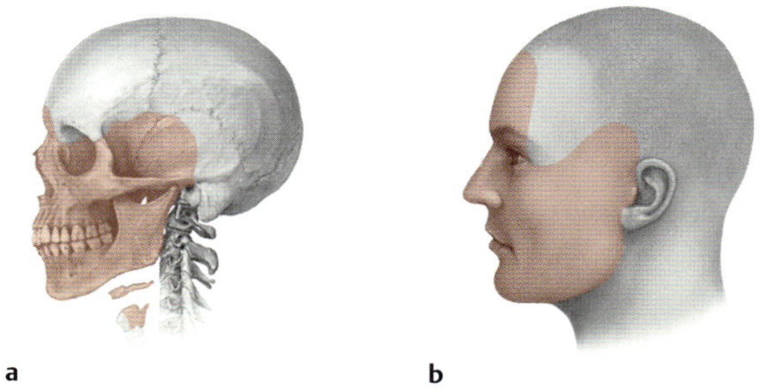

C Neuralleistenderivate im Kopf-Hals-Bereich
Im Kopf-Hals-Bereich stammen aus der kranialen Neuralleiste neben den Äquivalenten der unter **B** genannten Strukturen (wie z. B. Melanozyten) auch noch das Mesenchym und die sich aus ihm entwickelnden Strukturen ab.

a kraniale Neuralleistenderivate im Erwachsenenskelett: Gesichtsschädel, Zungenbein, Teile des Schildknorpels;
b der größte Teil der Haut im Gesichtsbereich stammt von der Neuralleiste ab.

D Erkrankungen von Neuralleistenderivaten (ausgewählte Beispiele)

Neuralleiste	Erkrankung
sympathische Eingeweideganglien	Neuroblastom (bösartiger Tumor im Kindesalter)
enterisches Nervensystem	Hirschsprung-Erkrankung (aganglionäres Colon)
Gliazellen (Schwann-Zellen, Satellitenzellen)	Neurofibromatose (von Recklinghausen)
Melanozyten	malignes Melanom, Albinismus
Nebennierenmark	Phäochromozytom (Tumor der Nebenniere)
endokrine Zellen der Lunge und des Herzens	Karzinoide (bösartige, endokrin aktive Tumoren)
parafollikuläre Zellen (C-Zellen) der Schilddrüse	medulläres Schilddrüsenkarzinom

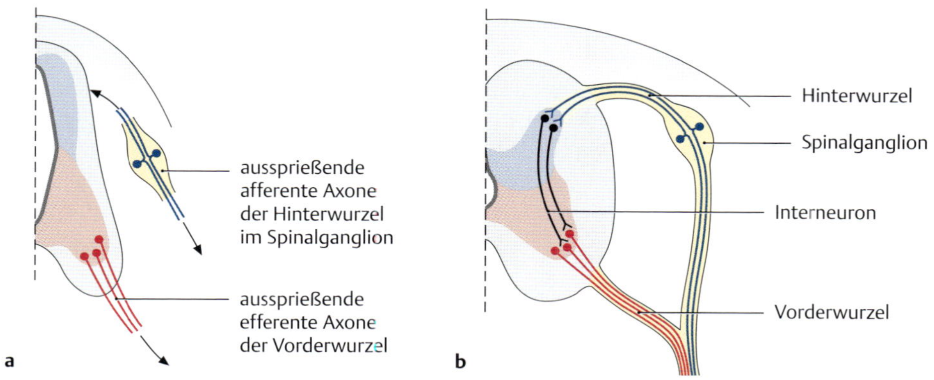

E Entwicklung eines peripheren Nervs
Afferente (blau) und efferente (rot) Axone sprossen während der Frühphase der Entwicklung *getrennt* aus den Somata der Neurone aus (**a**): Die primärafferenten Neurone entwickeln sich im Spinalganglion, die α-Motoneurone aus der Grundplatte des Rückenmarks (**b**). Die beide Neuronenarten verbindenden *Interneurone* (schwarz) entwickeln sich erst später.

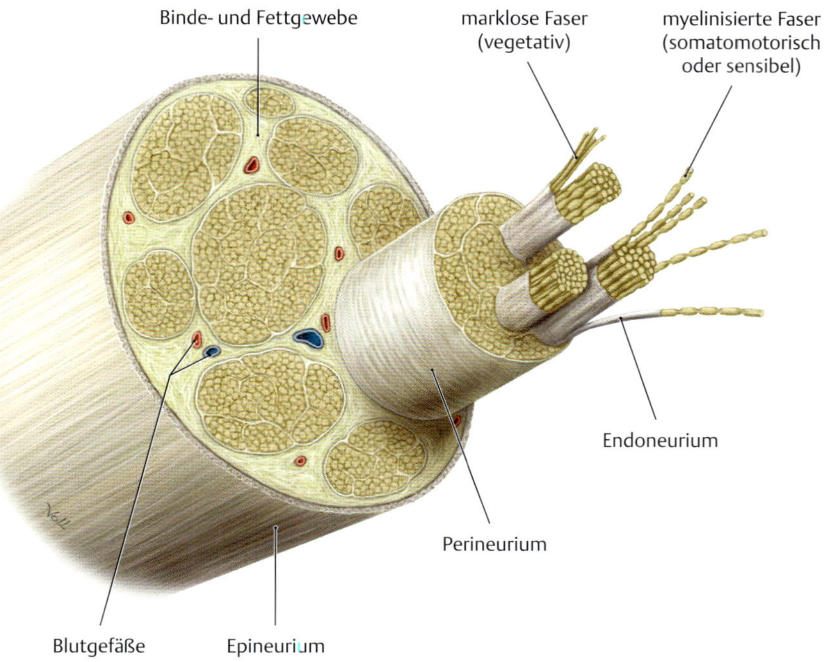

F Aufbau eines peripheren Nervs
Ein peripherer Nerv besteht nur aus Axonen (alternative Bezeichnung: Neuriten) und Hüllgewebe (Schwann-Zellen, Fibroblasten, Blutgefäße). Die Axone leiten dabei entweder Information aus der Peripherie ins ZNS *(Afferenzen)* oder umgekehrt aus dem ZNS in die Peripherie *(Efferenzen)*. Axone liegen entweder myelinisiert oder unmyelinisiert vor. Letztere haben eine viel langsamere Nervenleitgeschwindigkeit und sind meist Fasern des vegetativen Nervensystems (s. S. 103). Von den Hüllschichten des Nervs ist insbesondere das *Perineurium* wichtig, da es eine Gewebeschranke darstellt (s. S. 101).

9.3 Lage und Gliederung des Nervensystems

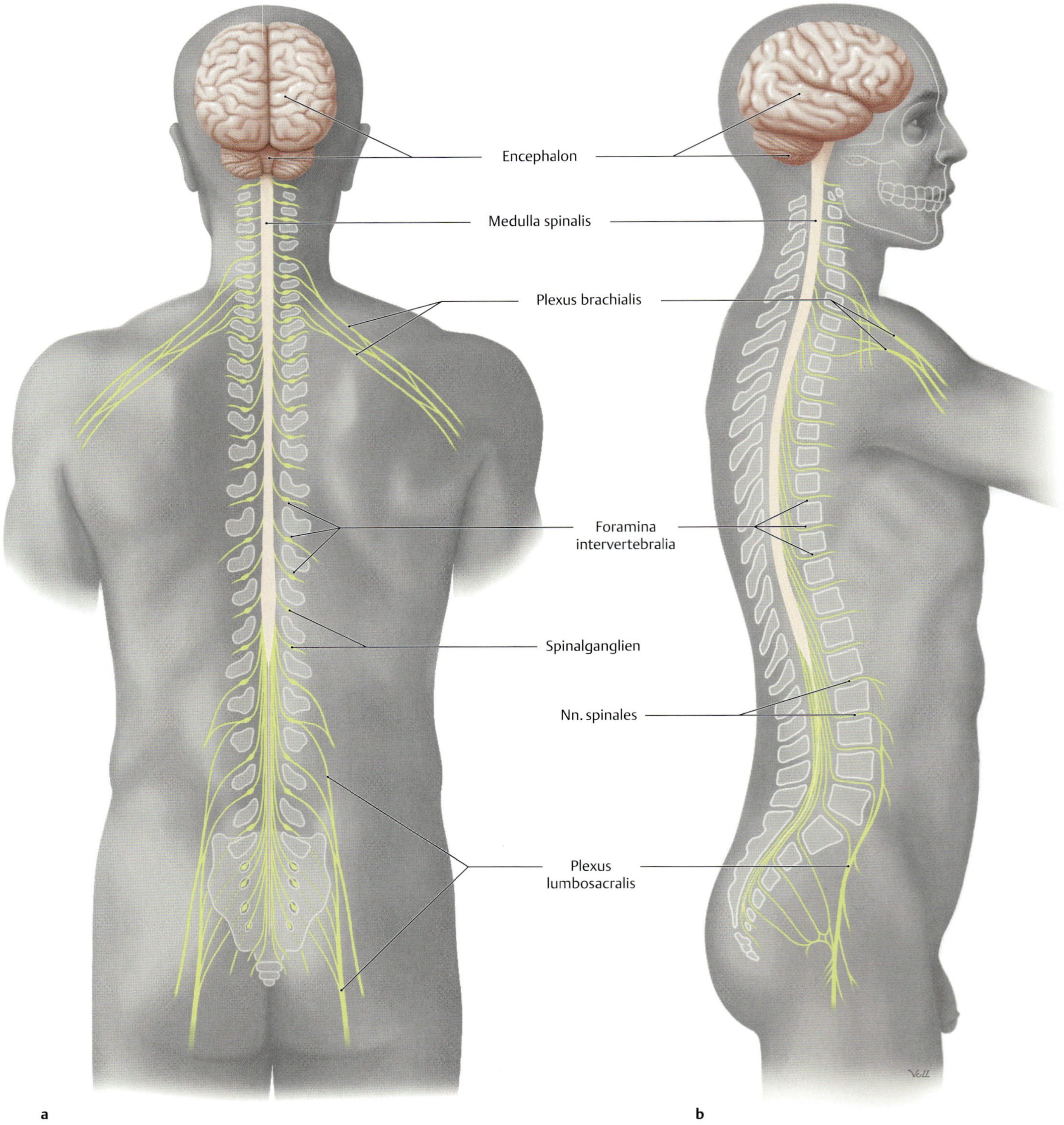

A Topografie des Nervensystems
a Ansicht von dorsal; **b** Ansicht von rechts.
Das *Zentralnervensystem* (ZNS), also Gehirn (Encephalon) und Rückenmark (Medulla spinalis), sind hellrot, das *periphere Nervensystem* (PNS), also Nerven und Ganglien, hellgelb dargestellt. Im Bereich des Rückenmarks treten die Nerven durch Löcher *(Foramina intervertebralia)* aus ihrer Knochenkapsel, der Wirbelsäule, aus und ziehen zu ihrem Versorgungsgebiet. In den Foramina intervertebralia bilden sich die *Spinalnerven* durch die Vereinigung ihrer vorderen und hinteren Wurzel (s. S. 89). Die kleinen *Spinalganglien* in den Foramina intervertebralia sind als Schwellungen der Hinterwurzel erkennbar (nur in der Dorsalansicht dargestellt; zu ihrer Funktion s. S. 89).
Im Bereich der Extremitäten lagern sich die vorderen Äste der Spinalnerven zu Geflechten (Plexus) zusammen. Aus den Plexus bilden sich dann die peripheren Nerven, welche die Extremitäten innervieren.

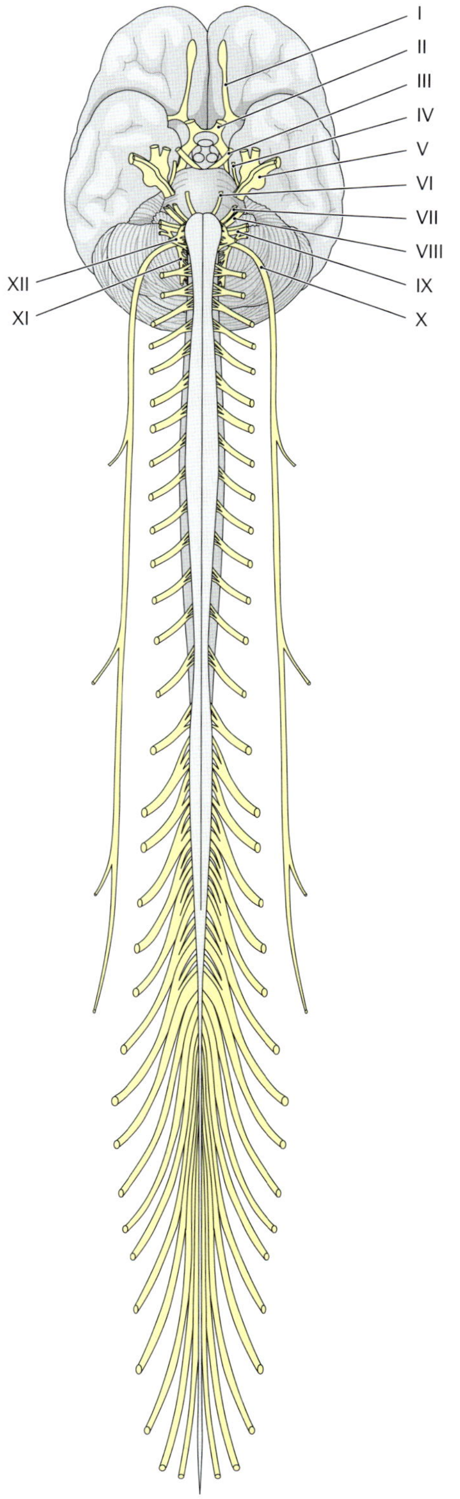

B Spinalnerven und Hirnnerven
Ansicht von ventral. Im *PNS* stellt man die *31 Spinalnervenpaare,* die aus dem Rückenmark stammen, den *12 Hirnnervenpaaren* gegenüber, die aus dem Gehirn stammen. Die Hirnnervenpaare werden traditionell mit römischen Ziffern von oral nach kaudal durchnummeriert.
Beachte: Die ersten beiden Hirnnerven, N. olfactorius (I) und N. opticus (II) sind keine peripheren Nerven im engeren Sinne, sondern aus dem Gehirn vorgelagerte Ausstülpungen, d. h. Leitungsbahnen des zentralen Nervensystems, die von Meningen umhüllt sind und Zellen enthalten, die ausschließlich im ZNS gefunden werden: Oligodendrozyten und Mikrogliazellen.

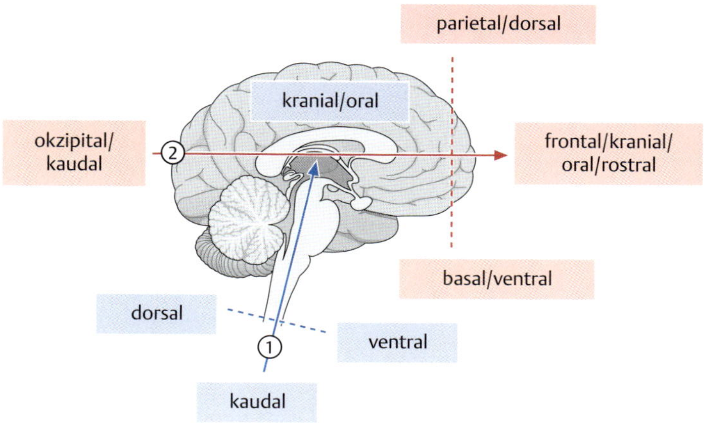

C Lagebezeichnungen im Zentralnervensystem
Mediansagittalschnitt; Ansicht von rechts.
Beachte zwei wichtige Achsen:

① die nahezu senkrecht verlaufende Hirnstammachse (entspricht in etwa der Körperachse; *Meynert-Achse*);
② die horizontal verlaufende Diencephalon-Telencephalon-Achse *(Forel-Achse).*

Bei Richtungsbezeichnungen im ZNS unbedingt an diese Bezugsachsen denken!

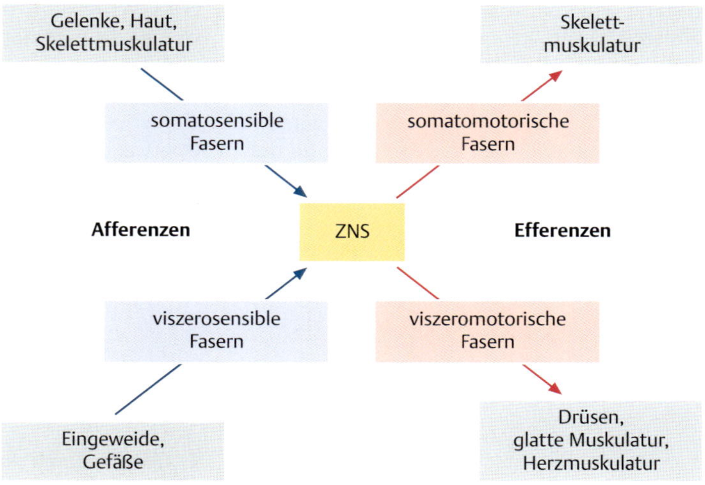

D Schema des Informationsflusses im Nervensystem
Die in den Nervenfasern kodierte Information wird entweder *zum ZNS* (Gehirn und Rückenmark) geleitet oder umgekehrt *vom ZNS* in die Peripherie (peripheres Nervensystem, PNS, einschließlich der peripheren Anteile des vegetativen Nervensystems, s. S. 102). Informationszuführende Fasern zum ZNS werden als afferente Fasern oder kurz *Afferenzen* bezeichnet, vom ZNS ausgehende Fasern als efferente Fasern oder *Efferenzen.*
Zur Terminologie: Im klassischen anatomischen Sinn wird der Begriff *sensibel* für Empfindungen verwendet, die am ganzen Körper wahrgenommen werden (z. B. Temperatur- oder Schmerzempfindungen), der Begriff *sensorisch* dagegen nur für Empfindungen an anatomisch definierten Orten der Sinnesorgane (also Hören, Sehen, Schmecken, Riechen, Gleichgewichtsempfindung). Heutzutage setzt sich der Begriff sensorisch für beide Arten von Empfindungen immer mehr durch.

9.4 Zellen des Nervensystems

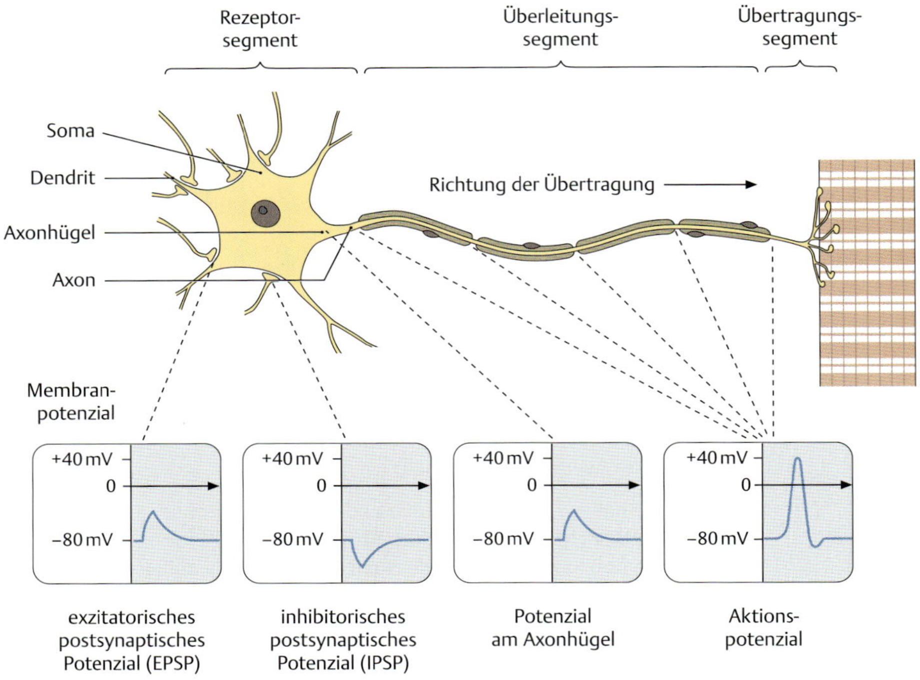

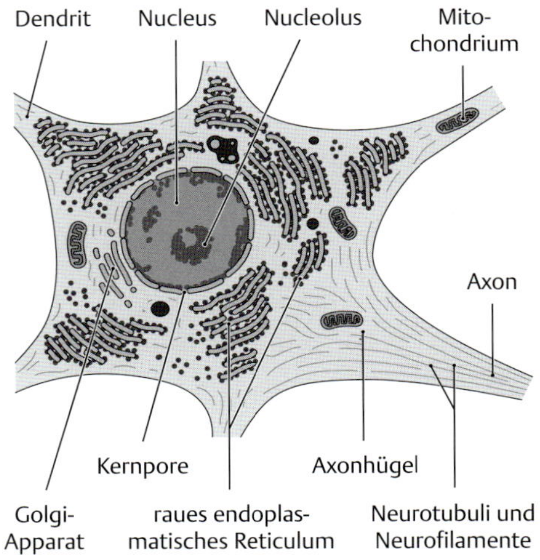

A Die Nervenzelle (Neuron)

Das Neuron ist die kleinste Funktionseinheit des Nervensystems. Neurone kommunizieren mit anderen Zellen über Synapsen. Diese anderen Zellen können neben Nervenzellen nicht neuronale Zellen, wie z. B. Skelettmuskelfasern sein (wie hier dargestellt). Die *Synapsen, die an Nervenzellen enden,* tun dies zumeist an Dendriten (wie hier zu sehen). Der an den Synapsen freigesetzte Transmitter, der auf die Membran des Dendriten wirkt, wirkt entweder *exzitatorisch* oder *inhibitorisch*. Durch den Transmitter wird das lokale Aktionspotenzial an der Nervenzellmembran also entweder gehoben oder gesenkt. Alle exzitatorischen und inhibitorischen Potenziale einer Nervenzelle werden im Axonhügel integriert. Überwiegen die exzitatorischen Potenziale, wird die Reizschwelle überschritten, so dass ein Impuls im Axon nach dem Alles-oder-Nichts-Gesetz weitergeleitet wird. Am Ende des Axons, im Übertragungssegment, befindet sich wiederum eine Synapse. Aus dieser wird ein Transmitter freigesetzt, der seine Wirkung am Erfolgsorgan entfaltet, so dass z. B. eine Muskelkontraktion erfolgt.

B Elektronenmikroskopie des Neurons

Neurone sind reich an *rauem endoplasmatischem Reticulum* (Proteinsynthese, aktiver Stoffwechsel). Dieses endoplasmatische Reticulum ist durch kationische Farbstoffe in der Lichtmikroskopie gut darstellbar (kationische Farbstoffe binden an die anionische m- und rRNS der Ribosomen). Es wird auch als *Nissl-Substanz* bezeichnet. Das Verteilungsmuster der Nissl-Substanz wird zur Beurteilung der funktionellen Integrität von Neuronen in der Neuropathologie herangezogen. Neurotubuli und Neurofilamente werden *lichtmikroskopisch* zu *Neurofibrillen* zusammengefasst, da sie sich aufgrund ihres geringen Durchmessers lichtmikroskopisch nicht unterscheiden lassen. Neurofibrillen kann man durch Versilberungsmethoden in der Lichtmikroskopie darstellen. Dies ist in der Neuropathologie von Interesse, da Verklumpungen der Neurofibrillen ein histologisches Merkmal der Alzheimer-Erkrankung sind.

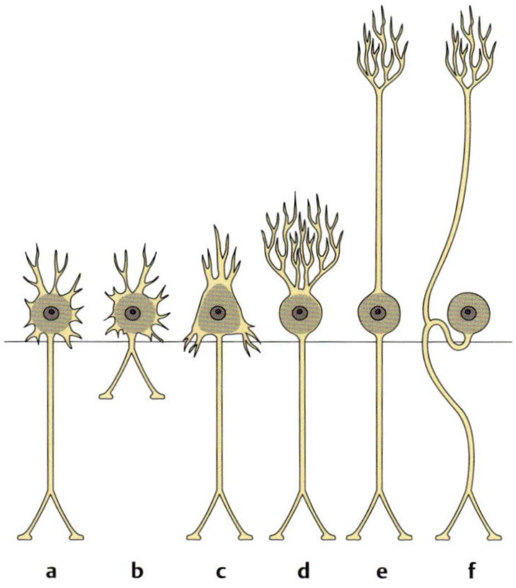

C Grundformen des Neurons und seine funktionsadaptierten Varianten

Der Querstrich markiert die Region des Axonhügels, der das Anfangssegment des Axons darstellt. (Zum Aufbau eines *peripheren* Nervs, der nur aus Axonen und Hüllgewebe besteht, s. S. 83.)

- **a** Multipolares Neuron (multiple Dendriten) mit *langem* Axon (= langem Übertragungsweg); Projektionsneuron wie z. B. α-Motoneuron im Rückenmark.
- **b** Multipolares Neuron mit *kurzem* Axon (= kurzem Übertragungsweg); Inter- oder Schaltneuron wie z. B. in der grauen Substanz von Gehirn und Rückenmark.
- **c** Pyramidenzelle: Dendriten sind nur an Spitze und Basis des *dreizipfeligen* Zellkörpers zu finden, das Axon ist lang; z. B. efferentes Neuron der motorischen Hirnrinde.
- **d** Purkinje-Zelle: ein reich verzweigter Dendritenbaum geht von einer umschriebenen Stelle des Zellkörpers ab; die Purkinje-Zelle erhält viele synaptische Kontakte von Afferenzen zum Kleinhirn und stellt gleichzeitig die efferente Zelle der Kleinhirnrinde dar.
- **e** Bipolares Neuron: Der Dendrit verzweigt sich in der Peripherie; z. B. bipolare Zellen der Retina.
- **f** Pseudounipolares Neuron: Dendrit und Axon sind nicht durch Zellkörper getrennt; z. B. primärafferentes (= erstes sensibles) Neuron im Spinalganglion (s. S. 97).

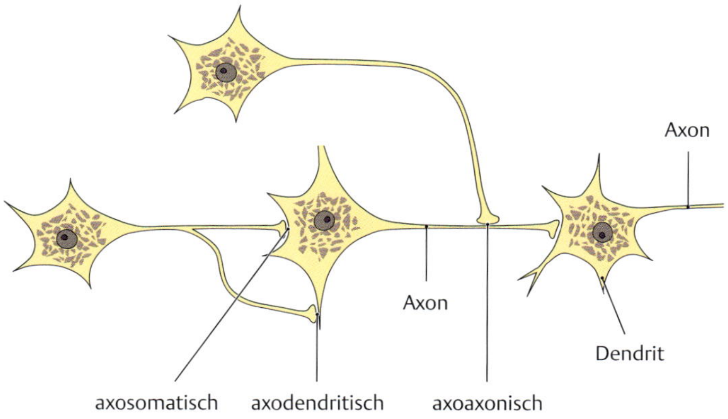

D Verschaltungen in einem kleinen Neuronenverband

Axone können an verschiedenen Orten des Zielneurons enden und dort ihre Synapsen ausbilden. Man spricht von axodendritischen, axosomatischen und axoaxonischen Synapsen. Am häufigsten sind axodendritische Synapsen (s. auch **A**).

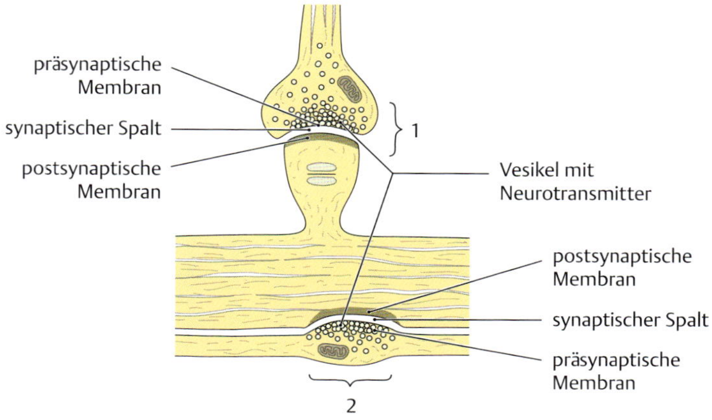

E Elektronenmikroskopie der beiden häufigsten Synapsentypen im ZNS

Synapsen stellen die funktionelle Verbindung zwischen zwei Neuronen her. Sie bestehen aus einer präsynaptischen Membran, einem synaptischen Spalt und einer postsynaptischen Membran. Bei der *Dornen- oder Spinesynapse* (1) kontaktiert der synaptische Endkolben (Bouton) eine spezialisierte Ausstülpung (Dorn oder Spine) des Zielneurons. Lagert sich das Axon einem Zielneuron an, so spricht man von einem Parallelkontakt oder *Bouton en Passage* (2). Die Vesikel in den präsynaptischen Auftreibungen enthalten die Überträgerstoffe (Neurotransmitter), die bei Aktivierung durch Exozytose in den synaptischen Spalt freigesetzt werden. Von hier diffundieren die Neurotransmitter zur postsynaptischen Membran, wo ihre Rezeptoren lokalisiert sind. Eine Vielzahl von Medikamenten und Toxinen greifen in die synaptische Übertragung ein (Antidepressiva, Muskelrelaxanzien, Giftgase, Botulinustoxin).

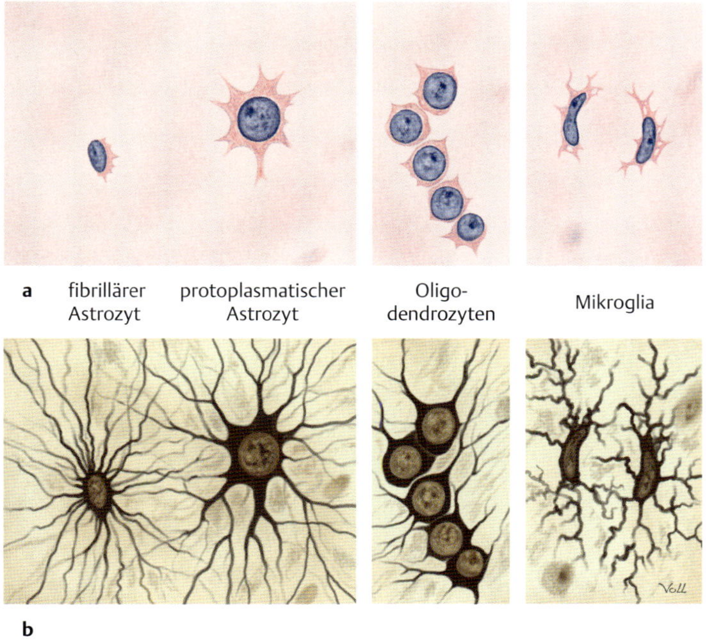

F Zellen der Neuroglia im ZNS

Die Zellen der Neuroglia umgeben die Neurone und unterstützen damit ihre Funktion (s. **G**). Durch verschiedene lichtmikroskopische Färbemethoden werden unterschiedliche Anteile der Neurogliazellen mehr oder weniger selektiv dargestellt:

a Darstellung der Zellkerne durch einen basischen Farbstoff;
b Darstellung des Zellleibes durch Silberimprägnation.

G Zusammenfassung: Zellen des zentralen (ZNS) und des peripheren Nervensystems (PNS) und deren funktionelle Bedeutung

Zelltyp	Funktion
Neurone (ZNS und PNS)	1. Erregungsbildung 2. Erregungsleitung 3. Informationsverarbeitung
Gliazellen	
Astrozyten (nur ZNS) (auch *Makroglia* genannt)	1. Konstanthaltung des inneren Milieus im ZNS 2. Beteiligung am Aufbau der Blut-Hirn-Schranke (s. S. 101) 3. Phagozytose von abgestorbenen Synapsen 4. Narbenbildung im ZNS, z. B. nach Hirninfarkt, bei multipler Sklerose
Mikrogliazellen (nur ZNS)	Phagozytose („Makrophagen des Gehirns")
Oligodendrozyten (nur ZNS)	Bildung der Myelinscheide im ZNS
Schwann-Zellen (nur PNS)	Bildung der Myelinscheide im PNS
Satellitenzellen (nur PNS)	modifizierte Schwann-Zellen; umhüllen den Zellleib von Neuronen in Ganglien des PNS

9.5 Aufbau eines Rückenmarkssegmentes

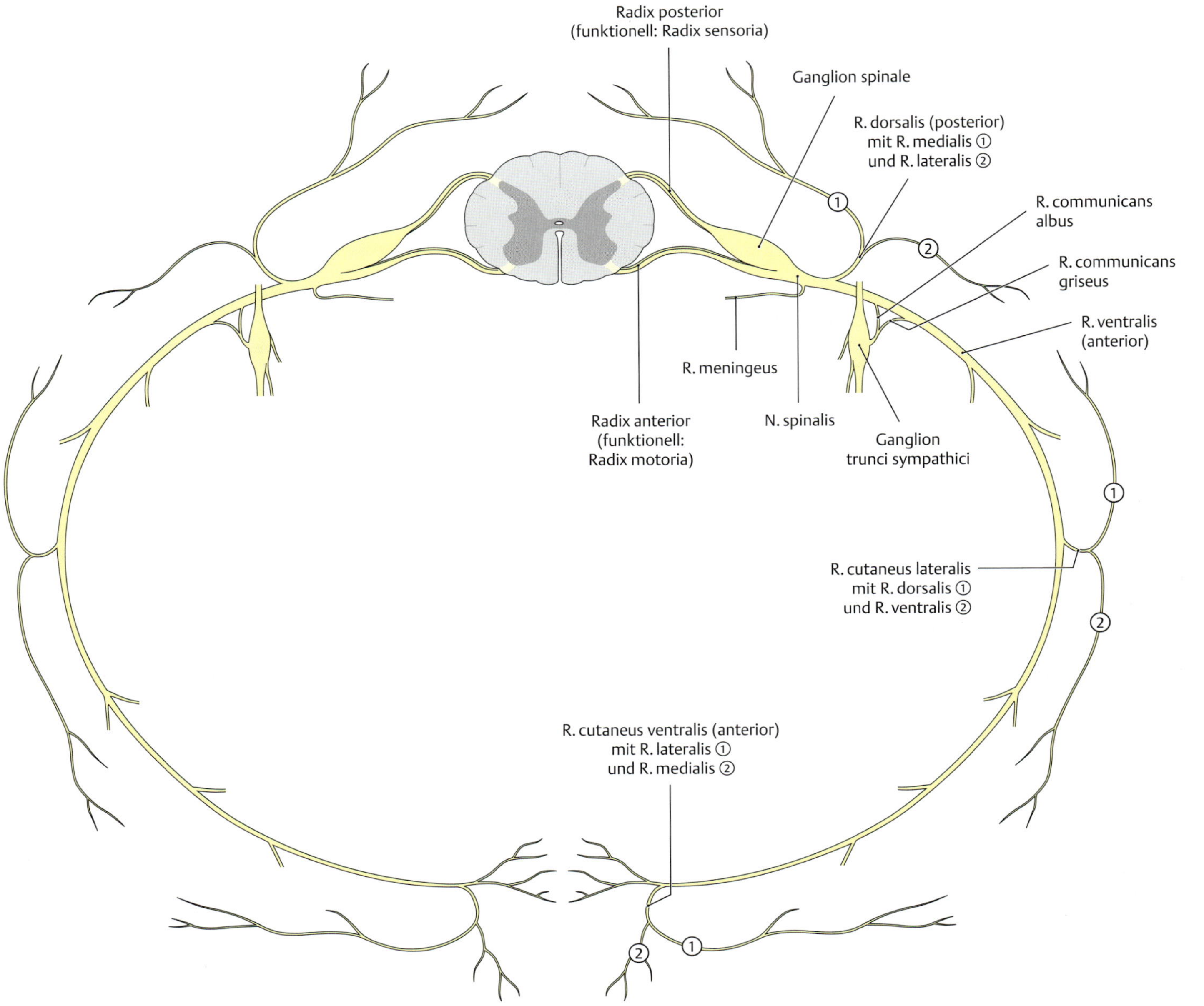

A Aufbau eines Rückenmarkssegmentes mit seinem Spinalnerv
Ansicht von kranial. Das Rückenmark ist aus 31 übereinandergeschichteten Segmenten aufgebaut (vgl. **B**), aus denen beidseitig eine *vordere* und eine *hintere Wurzel* hervorgehen *(Radix anterior* und *Radix posterior).* Die *ventrale* Wurzel enthält die *efferenten* (motorischen) Fasern, die *dorsale* Wurzel die *afferenten* (sensiblen) Fasern. Beide Wurzeln eines Segments vereinigen sich im Foramen intervertebrale zum *Spinalnerv* (Nervus spinalis). Bei dieser Vereinigung durchmischen sich afferente (sensible) und efferente (motorische) Fasern, so dass die Äste, in die sich der Spinalnerv aufteilt (s. u.), motorische *und* sensible Anteile enthalten (Ausnahme: R. meningeus, rein sensibel). Diese Aufspaltung in Äste (Rami) erfolgt bereits kurz nach der Vereinigung von Radix anterior und posterior zum Spinalnerv. Der eigentliche Spinalnerv ist damit nur etwa 1 cm lang.
Beachte: Dieser Abschnitt des Spinalnervs, der Spinalnerv im engeren Sinne, wird in der Terminologia Anatomica als Truncus n. spinalis bezeichnet.

Funktionen der Hauptäste des N. spinalis sind:

- Der R. ventralis innerviert die vordere und seitliche Leibeswand bzw. die Extremitäten;
- der R. dorsalis innerviert die Rückenhaut und die autochtone Rückenmuskulatur;
- der R. meningeus zieht in den Wirbelkanal zurück und innerviert u. a. die Rückenmarkshäute sensibel;
- der R. communicans albus führt weiße (= myelinisierte) Fasern *zum* sympathischen Grenzstrangganglion (Truncus sympathicus);
- der R. communicans griseus führt graue (= unmyelinisierte) Fasern vom sympathischen Grenzstrangganglion zurück zum Spinalnerv (zur funktionellen Bedeutung s. S. 103). Dorsale und ventrale Äste der Spinalnerven verzweigen sich in weitere (Unter)äste.

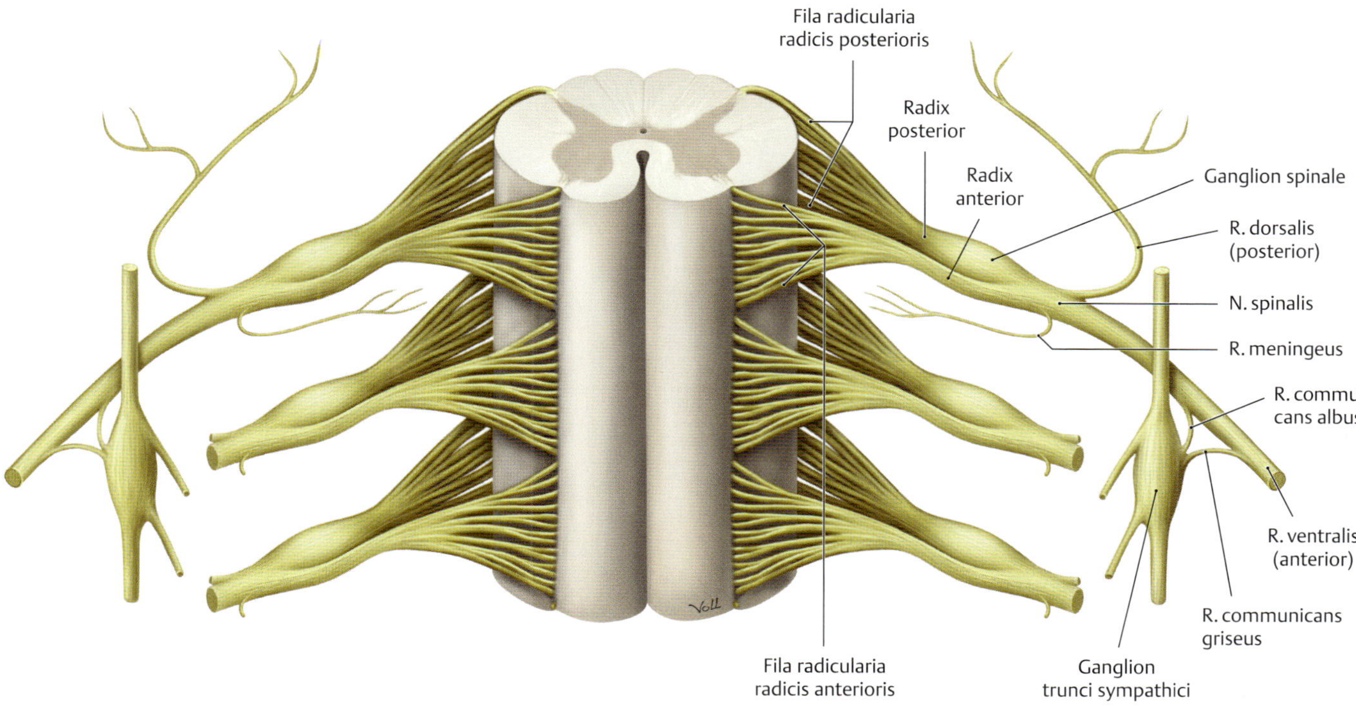

B Rückenmarkssegmente in der Ansicht von frontal
Das Rückenmark ist aus mehreren übereinandergeschichteten Segmenten aufgebaut, aus denen jeweils die paarig angelegten Spinalnerven hervorgehen (aus Gründen der Übersichtlichkeit hier nur beim obersten Segment dargestellt). Ventral ziehen mehrere Fila radicularia radicis anterioris aus dem Rückenmark und vereinigen sich zur *Vorderwurzel* (Radix anterior), dorsal bilden mehrere Fila radicularia radicis posterioris die *Hinterwurzel* (Radix posterior). Mehrere Fila radicularia vereinigen sich also zu einer Radix anterior bzw. posterior eines Spinalnervs, der sich dann in seine fünf Äste teilt (s. **A**). Der segmentale Aufbau des Rückenmarks ist äußerlich nur an den Fila radicularia zu erkennen, das Rückenmark selbst weist äußerlich keine Segmentierung auf.

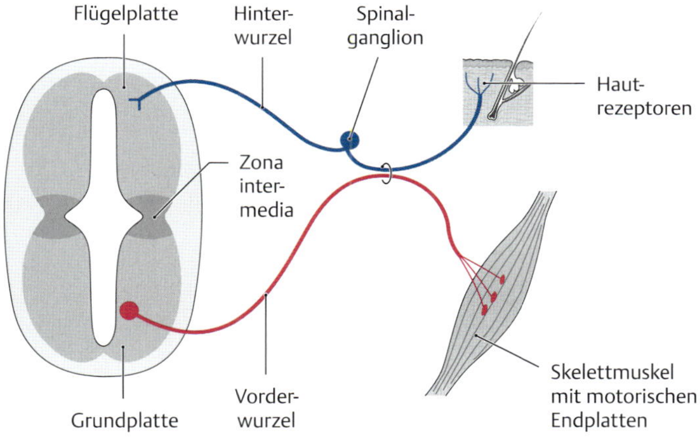

C Embryologische Herleitung der topografisch-funktionellen Zuordnung innerhalb eines Rückenmarksegmentes
Die afferenten Fasern (z. B. aus Hautrezeptoren) gelangen über die *Hinterwurzel* in das Hinterhorn des Rückenmarks, das sich aus der Flügelplatte entwickelt hat. Die efferenten Fasern gehen von Neuronen aus, die im Vorderhorn des Rückenmarks, einem Derivat der Grundplatte, liegen. Sie verlassen das Rückenmark über die *Vorderwurzel* und ziehen zu ihrem Erfolgsorgan, z. B. einem Skelettmuskel. Die Zona intermedia entwickelt sich zum Seitenhorn, in dem vegetative Neurone zur Organsteuerung liegen.

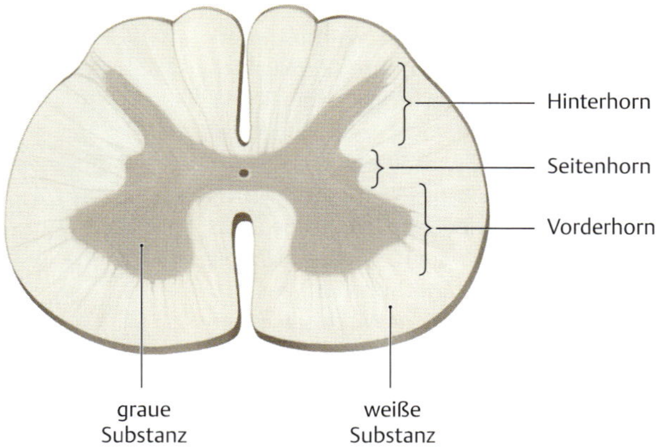

D Rückenmarksegment im Querschnitt
Ansicht von kranial. Im Querschnittbild des Rückenmarks erkennt man die zentral gelegene, schmetterlingsförmig angeordnete graue Substanz und die sie umhüllende weiße Substanz. In der grauen Substanz liegen die Zellleiber von Neuronen, in der weißen Substanz ziehen Axone auf- und abwärts. Die graue Substanz ist in Vorder-, Hinter- und Seitenhorn (letzteres nicht in allen Segmenten) untergliedert. Im Vorderhorn liegen die Zellleiber der efferenten, im Hinterhorn die der afferenten und im Seitenhorn die der vegetativen Neurone (Steuerung der Organe). Das Rückenmark zeigt eine horizontale Gliederung von ventral (Motorik) nach dorsal (Sensibilität). Zur Beziehung von Rückenmarkssegmenten und Dermatomen (vertikale Gliederung des Rückenmarks), s. S. 90.

9.6 Sensible Innervation: Übersicht

A Lage und Einteilung der Rückenmarkssegmente in Bezug auf den Wirbelkanal
Ansicht von rechts. Das Rückenmark besteht aus 31 übereinander angeordneten Segmenten:

- 8 Zervikalsegmente,
- 12 Thorakalsegmente,
- 5 Lumbalsegmente,
- 5 Sakralsegmente und
- 1 Kokzygealsegment (ohne klinische Bedeutung).

Da das Rückenmark in seinem Wachstum im Verhältnis zum Wachstum der Wirbelsäule zurück bleibt, reicht es beim Erwachsenen wie hier dargestellt nur bis etwa zum 1. Lendenwirbelkörper (vgl. S. 136). Den Segmenten des Rückenmarks entsprechen auf der Körperoberfläche die Dermatome (s. **C**). Anders gesagt, ist ein Dermatom das Areal auf der Körperoberfläche, dessen Hautsinnesrezeptoren (z. B. für Druck, Temperatur, Schmerz, Vibration) mit ihren Afferenzen in ein Rückenmarkssegment ziehen. Damit ist eine 1:1-Zuordnung von Körperoberfläche zu Rückenmarkssegment möglich. Klinisch bedeutet dies, dass man bei einer Sensibilitätsstörung (Funktionsausfall eines Dermatoms) feststellen kann, auf welcher Höhe des Rückenmarks die Störung lokalisiert ist. Das Dermatom umfasst nur die Sensibilität, im Bereich der Motorik entspricht dem Dermatom das Myotom (s. S. 7).
Beachte: Alle Zervikalnervenpaare treten oberhalb des gleichnamigen Wirbelkörpers aus – mit einer Ausnahme, dem 8. Zervikalnervenpaar (C8). Grund: Es gibt nur sieben Zervikalwirbel (CI–VII), aber acht Zervikalnervenpaare (C1–8). Das 8. Zervikalnervenpaar muss daher bereits oberhalb des 1. Thorakalwirbels austreten. Das hat wiederum zur Folge, dass das 1. Thorakalnervenpaar (Th1) unterhalb des entsprechenden Thorakalwirbels (Th I) austritt. Alle weiteren Nervenpaare der Wirbelsäule (Spinalnervenpaare) treten dann ebenfalls unterhalb des gleichnamigen Wirbelkörpers aus.

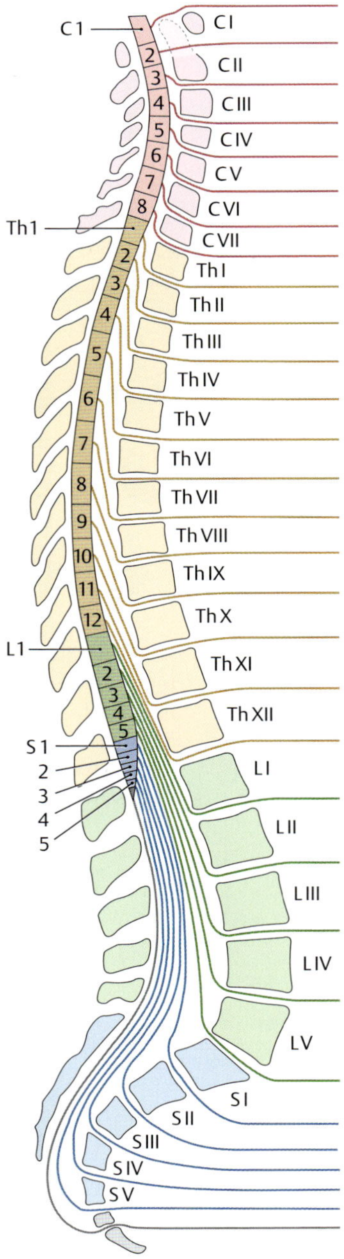

B Dermatome und Extremitätenknospen
Dermatome spiegeln die segmentale Gliederung, die auf den Somiten beruht, wider (s. S. 7). Aus den Somiten, aus denen die Extremitäten entstehen, wandern Zellen aus, die Extremitätenknospen bilden sich. Diese auswandernden Zellen ziehen ihre ursprünglich segmentale Innervation wie einen Ariadnefaden hinter sich her.

a Bei einem fünf Wochen alten Embryo sind die Dermatome noch segmental angeordnet.
b Bei einem sechs Wochen alten Embryo haben sich schon Verschiebungen ergeben: die präaxialen Segmente liegen kranial, die postaxialen kaudal. Die dazwischen liegenden Segmente haben sich nach distal in Richtung Hand verschoben.
c Bei einem sieben Wochen alten Embryo sind die Verhältnisse schon ähnlich wie nach der Geburt.

Dieses Dermatomschema wie auch das Schema **C** sind vereinfacht, da die Zellen, welche die Dermatome bilden, Wanderungsbewegungen durchführen (Einzelheiten s. S. 14).

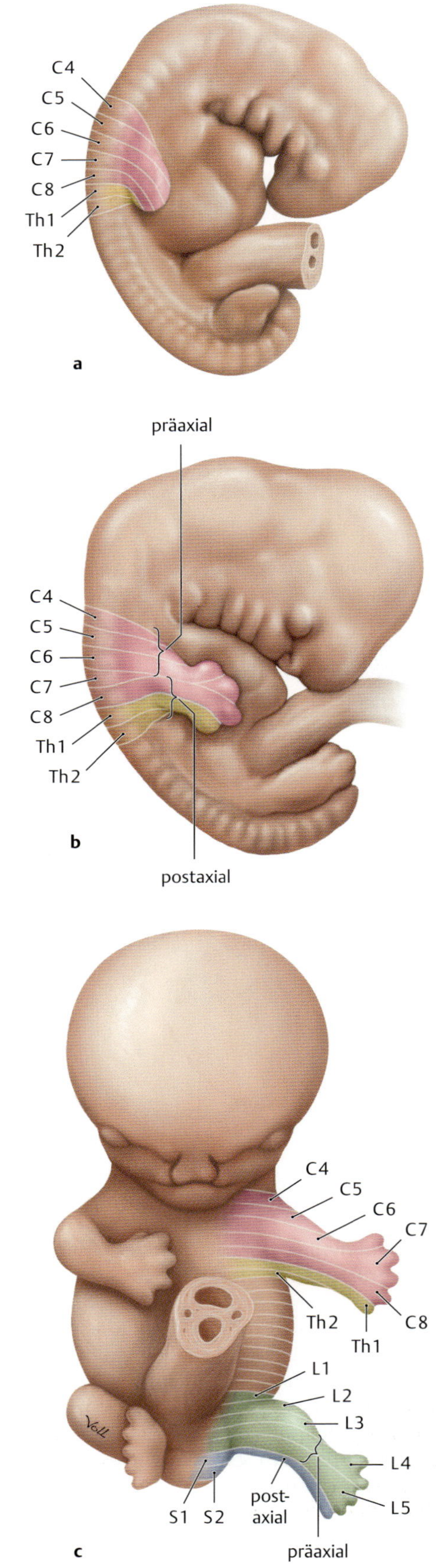

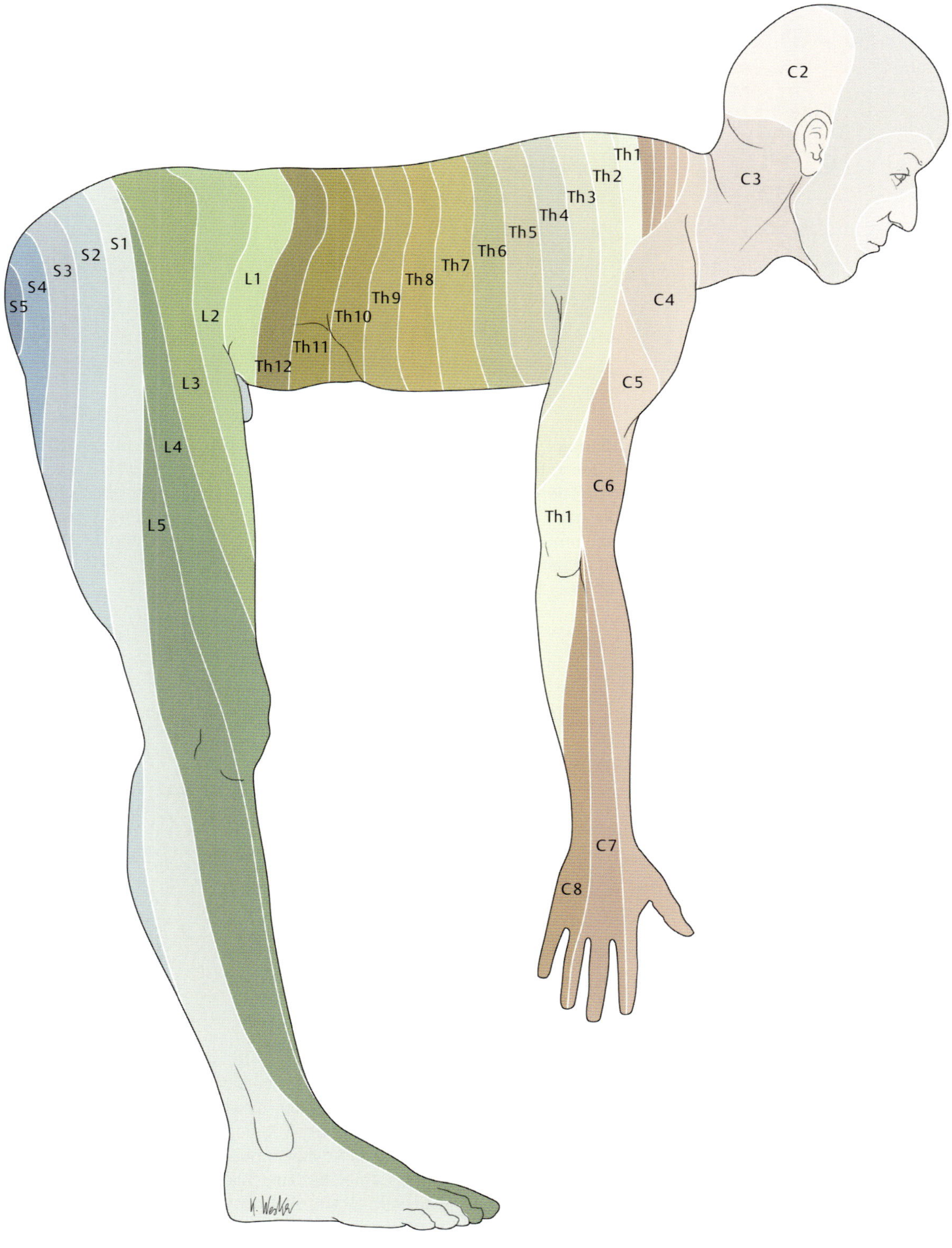

C Vereinfachtes Lernschema der Dermatome
Die Innervationsgebiete der Dermatome im Bereich der Extremitäten ergeben sich durch das Aussprossen der Extremitätenknospen während der Entwicklung. Durch die Positionierung der Extremitäten wie bei einem Vierfüßer (Quadrupeden) wird das Lernen der Dermatome – im Vergleich zur anatomischen Normalposition – vereinfacht. Vergleiche die Lage der Dermatome mit denen der Rückenmarkssegmente in **A**! Das aufgrund der Wanderungsbewegungen entstandene komplexere Muster der Dermatome ist auf S. 86 dargestellt.
Beachte: Da das Segment C1 nur motorische Fasern enthält, fehlt das C1-Dermatom.

9.7 Sensible Innervation: Prinzipien der Dermatom- und Plexusbildung

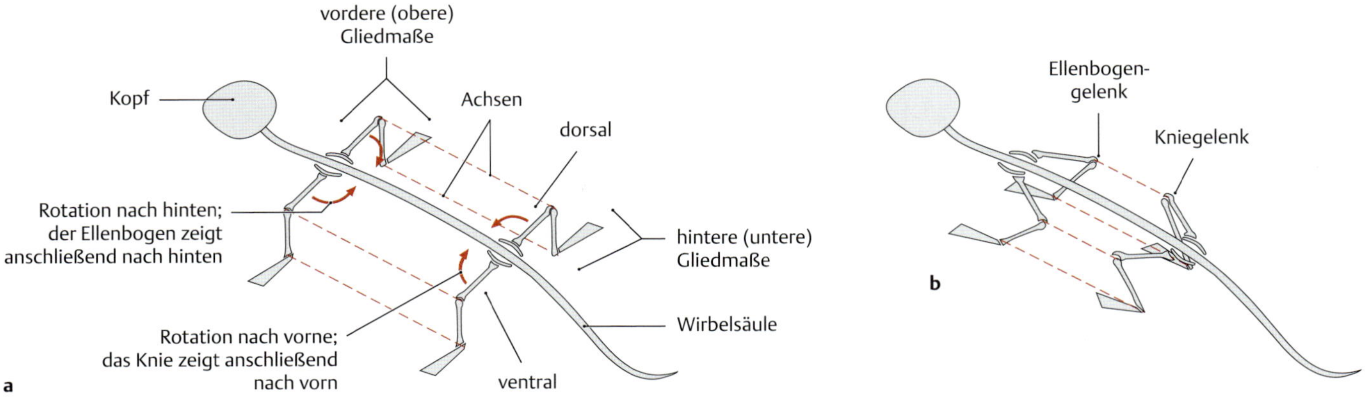

A Stammesgeschichtliche Herleitung der Dermatombildung
Während der Rumpf bei niederen Tetrapoden zwischen den Extremitäten hängt (**a**), werden die Extremitäten bei Säugetieren rotiert (**b**). Dabei kommt bei der hinteren (= unteren) Extremität, die nach *vorne* gedreht wird, die ursprünglich dorsale Lage der Extremitätenmuskulatur ventral zu liegen, wenn man sich das Säugetier aufrecht gehend vorstellt (Einzelheiten s. S. 20). Dies ist bei der vorderen (= oberen) Extremität, die nach *hinten* rotiert wird, nicht der Fall. Deshalb müssen die Zellen, die Dermatome im Bereich der *unteren* Extremität bilden, im Vergleich zu den gleichartigen Zellen der *oberen* Extremität verstärkt wandern. Daraus resultiert beim endgültigen Dermatommuster der unteren Extremität die schraubenartige Verteilung der Dermatome; bei der oberen Extremität ist dies nicht der Fall (s. S. 94).

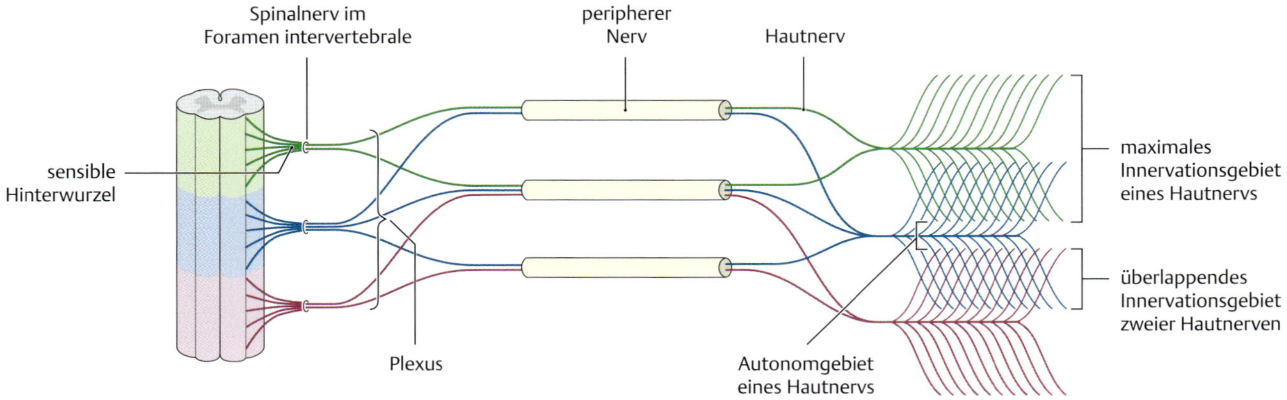

B Verlauf sensibler Fasern von der Hinterwurzel bis zum Dermatom
Im Folgenden wird nur der Verlauf *sensibler* Fasern vom Rückenmark bis zur Peripherie beschrieben, also *entgegen des Informationsflusses* in diesen (afferenten) Fasern. Dies hat rein didaktische Gründe.
Sensible Fasern ziehen von der *Hinterwurzel* zum Foramen intervertebrale, wo sie sich mit den motorischen Fasern zum Spinalnerv vereinigen. Die sensiblen Fasern verteilen sich dann auf den vorderen und hinteren Ast des Spinalnervs. Die einfache segmentale Anordnung der sensiblen Innervationsgebiete, die noch am Rumpf vorliegt, ist im Bereich der Extremitäten aufgehoben (s. S. 91). Ursache hierfür sind die Wanderungsbewegungen verschiedener Muskel- und Hautarealanlagen während der Extremitätenentwicklung. Da diese Anlagen ihre segmentale Innervation mitnehmen, erfolgt in den Extremitäten zwangsläufig eine Durchmischung sensibler Fasern aus unterschiedlichen Segmenten (Plexusbildung, s. **D**). Nach dem Faseraustausch in den Plexus ziehen die Fasern in peripheren Nerven zu ihren Versorgungsgebieten, im letzten Abschnitt oft als rein sensible Hautnerven. Das von einem Rückenmarksegment innervierte Hautareal wird als *Dermatom* bezeichnet. Die Dermatome von benachbarten Rückenmarksegmenten liegen oft so dicht beieinander, dass ihre Innervationsgebiete stark überlappen. Beim Ausfall eines Segmentes umfasst der klinisch feststellbare Sensibilitätsausfall daher möglicherweise ein wesentlich kleineres Gebiet. Dieses Gebiet, das ausschließlich von einem Hautnerv sensibel versorgt wird, wird als sog. *Autonomgebiet* dieses Nervs bezeichnet. Fällt ein Segment aus, so verbleiben die Hautnerven aus den beiden benachbarten Rückenmarksegmenten im Randbereich zur Innervation des betroffenen Hautareals.
Anhand dieses Schemas wird der Unterschied zwischen der *radikulären (= segmentalen)* und der *peripheren sensiblen Innervation* deutlich. Wird eine Nervenwurzel geschädigt (z. B. bei einem Bandscheibenvorfall), folgt der Sensibilitätsausfall dem Muster der radikulären Innervation (s. S. 94); wird hingegen ein peripherer Nerv geschädigt (z. B. Unfall im Bereich einer Extremität), gilt das Muster der peripheren Innervation (s. S. 95).

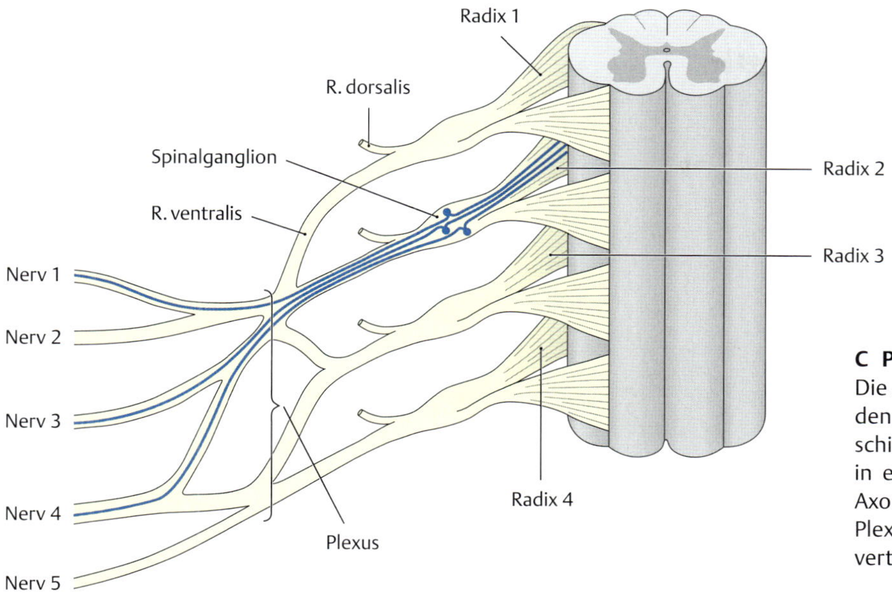

C Prinzip der Plexusbildung
Die Axone, welche die sensiblen Afferenzen bilden, kommen von ihrem Dermatom über verschiedene periphere Nerven, um schließlich in einer Radix in das Rückenmark zu ziehen. Axone einer Radix können sich im Rahmen der Plexusbildung auf mehrere periphere Nerven verteilen.

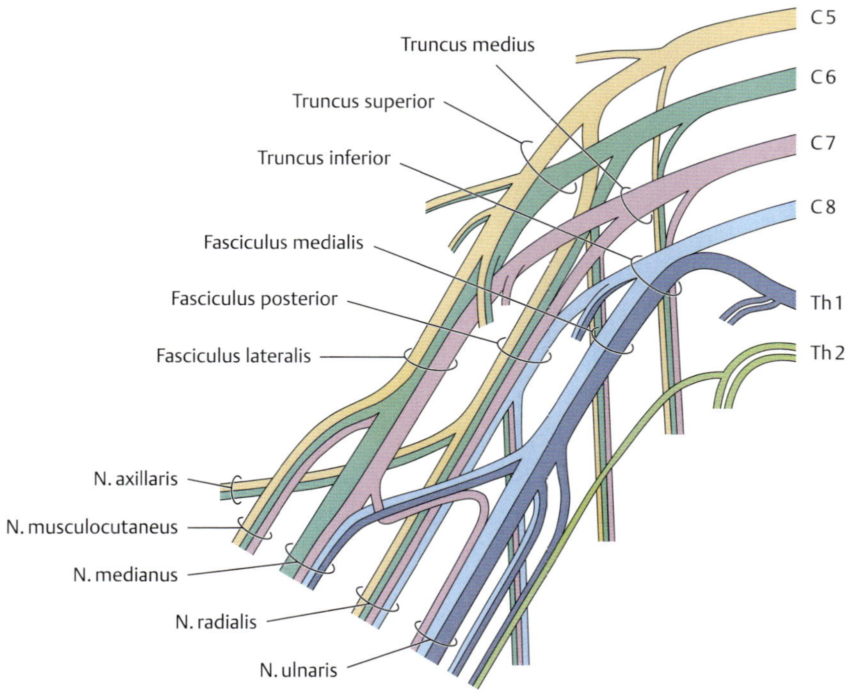

D Plexusbildung am Beispiel des Plexus brachialis
Während der Embryonalentwicklung findet im *Bereich der Extremitäten* eine Wanderung und damit verbunden eine Durchmischung von ventralen Anlagen der Dermatome und Myotome statt. Dabei ziehen Myotome und Dermatome ihre Innervation wie einen „Ariadnefaden" hinter sich her. Die Bauprinzipien von Myotomen und Dermatomen sind identisch, wobei hier nur die Dermatome besprochen werden (zu den Myotomen s. S. 96. Die Anlagen der Dermatome senden während der Entwicklung Signale an die aussprießenden sensiblen Axone (s. S. 83). Sie führen dazu, dass jedes Dermatom die Axone aus seinem spinalen Segment erhält. (Zur Verdeutlichung ist hier jedes Rückenmarkssegment mit einer eigenen Farbe gekennzeichnet.) Damit die Axone aus dem jeweiligen Rückenmarkssegment zu „ihrem" Dermatom gelangen können, müssen sie unterschiedlichen peripheren Nerven zugeordnet werden. Der Ort, an dem die Verschiebung und Durchmischung der Axone (= Fasern) stattfindet, ist der *Plexus*. Beim Plexus brachialis unterscheidet man verschiedene Abschnitte. Vor der Plexusbildung lagern sich die Axone aus einem Segment zu den Wurzeln (Radices) zusammen. Die Axone aus den Wurzeln von C5 und C6 lagern sich dann zum *Truncus superior* zusammen, die Axone von C7 zum *Truncus medius* und die von C8 und Th1 zum *Truncus inferior.* Anschließend bildet sich aus den vorderen Ästen der Trunci superior und medius der *Fasciculus lateralis,* aus dem vorderen Ast des Truncus inferior der *Fasciculus medialis* und aus den dorsalen Ästen aller drei Trunci der *Fasciculus posterior.* Aus den Fasciculi gehen schließlich die großen Nerven des Arms und der Schulter hervor, in denen sich die Axone auf ihrem Weg zu den Dermatomen befinden.

9.8 Sensible Innervation: Dermatome und Hautnervenareale

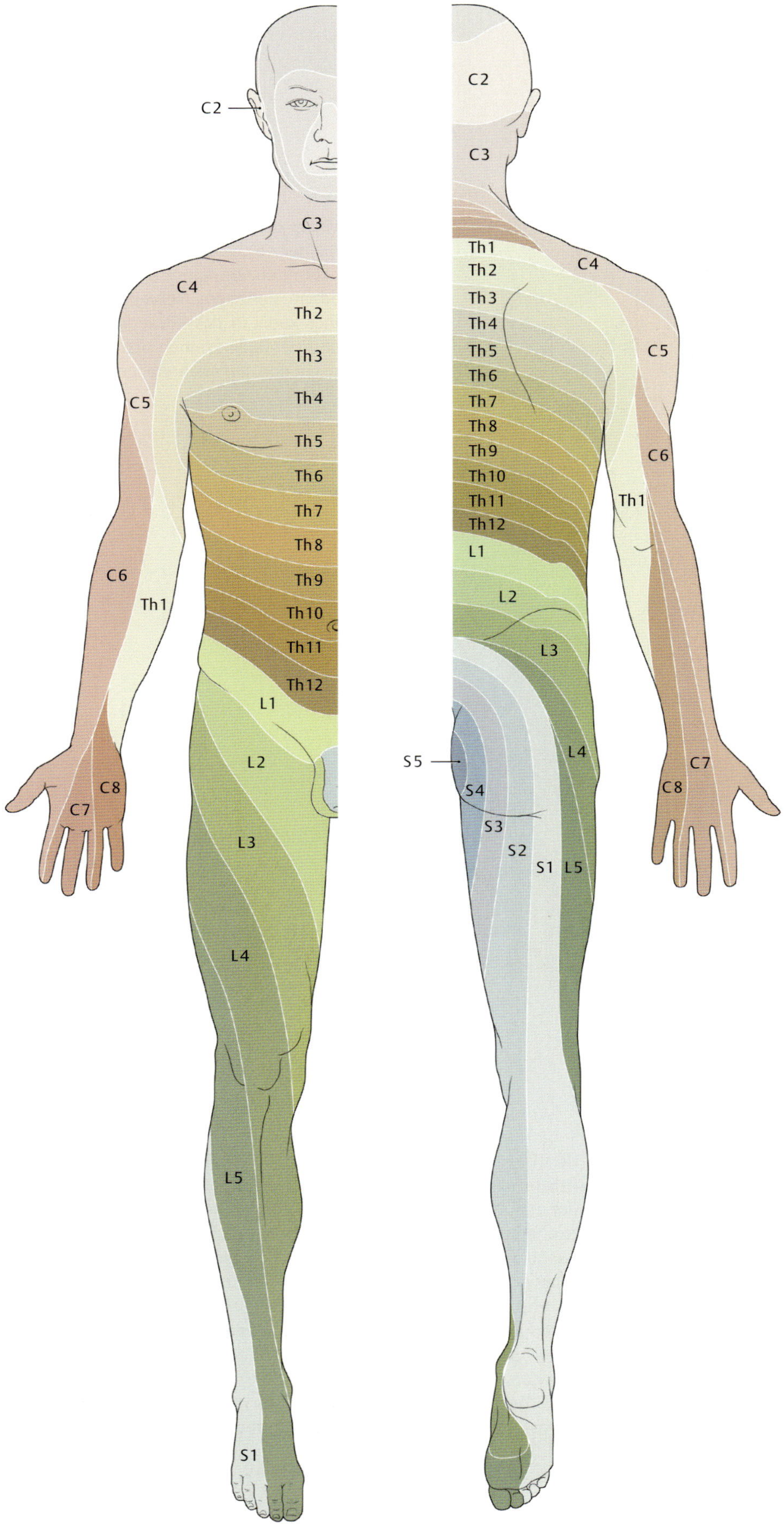

A Schema der radikulären (segmentalen) sensiblen Innervation

Das von einer hinteren Spinalnervenwurzel (Radix dorsalis) versorgte Hautareal wird als *Dermatom* bezeichnet. Da das Segment C1 ausschließlich aus motorischen Fasern besteht, gibt es kein korrespondierendes sensibles Feld. Die Kenntnis der radikulären Innervation ist klinisch sehr wichtig: Wird z. B. bei einem Bandscheibenvorfall eine sensible Wurzel komprimiert, kommt es zu Sensibilitätsausfällen in dem betroffenen Dermatom. Aufgrund des Sensibilitätsausfalles eines Dermatoms kann man auf die Lokalisation des Schadens schließen: Welche Zwischenwirbelscheibe ist betroffen? Bei einer Gürtelrose – einer viralen Entzündung eines Spinalganglions – ist jeweils das vom Ganglion versorgte Dermatom betroffen.

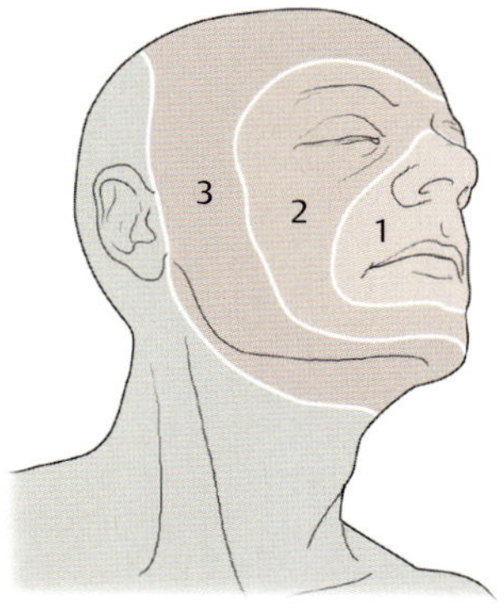

B Schema der nukleären sensiblen Innervation im Bereich des Kopfes

Der Kopf wird sensibel durch den N. trigeminus (V. Hirnnerv) innerviert. Bei einer Läsion des sensiblen Kerns des N. trigeminus im Gehirn (= zentrale Schädigung) tritt eine zwiebelschalenförmige Sensibilitätsstörung entlang der *Sölder-Linien* auf, die konzentrisch um Mund und Nasenöffnung verlaufen, der Verlauf dieser Linien entspricht der Verteilung der Neurone im sensiblen Kern des N. trigeminus (somatotopische Organisation, d. h. bestimmten Innervationsgebieten in der Peripherie sind bestimmte Neuronengruppen im ZNS zugeordnet). Das Gebiet 1 wird von der kranialen Kernsäule versorgt, Gebiet 2 von der mittleren und Gebiet 3 von der kaudalen Kernsäule. Dieses Schädigungsmuster entspricht dem der radikulären Schädigung eines peripheren Nervs.

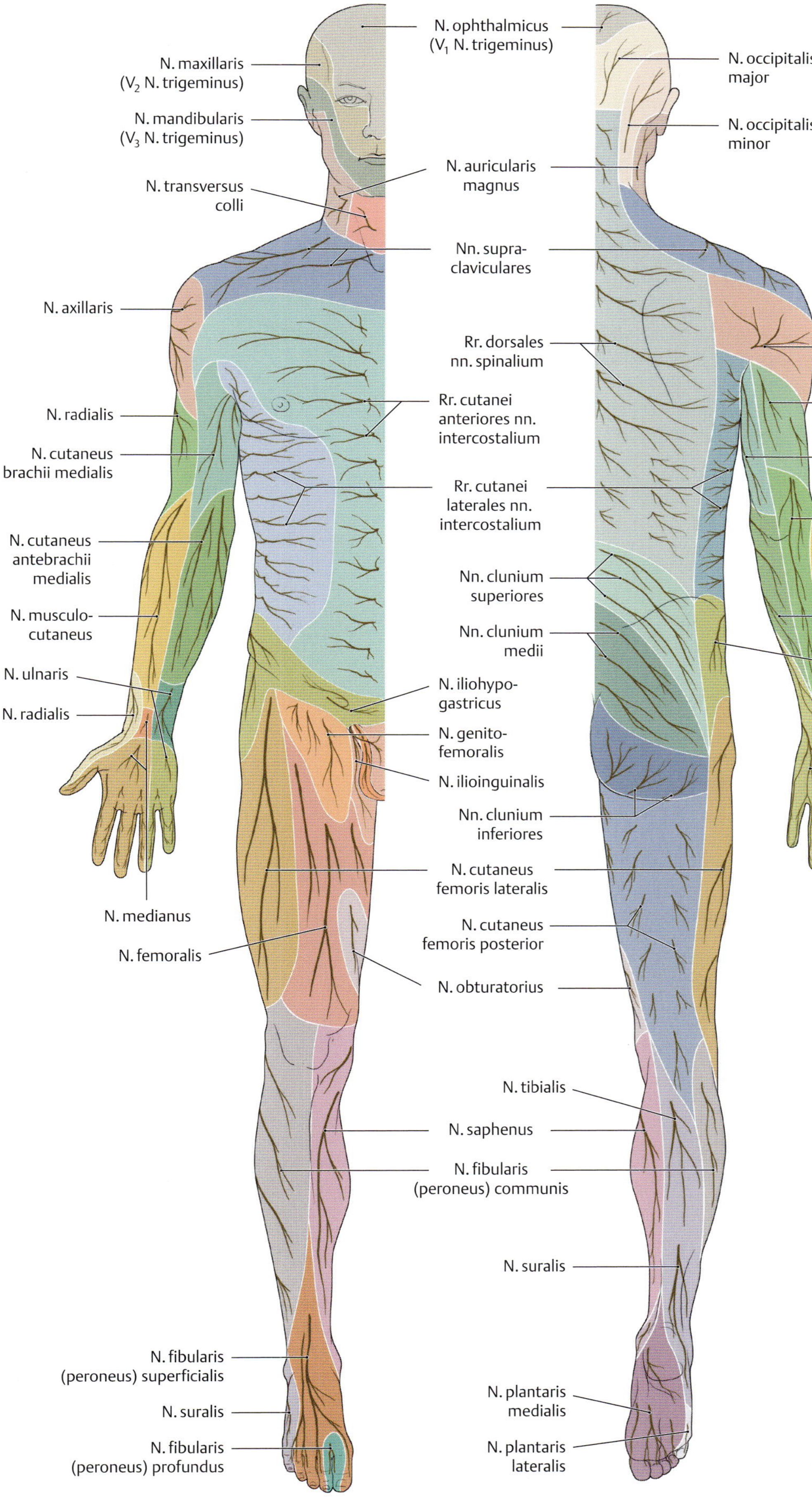

C Schema der peripheren sensiblen Innervation

Bei Schädigung eines peripheren Nervs treten Sensibilitätsausfälle nach diesem Muster auf. Man vergleiche den Bereich des Sensibilitätsausfalles bei einer Schädigung des peripheren Nervs mit dem einer Schädigung der Nervenwurzel in Abb. **D**.

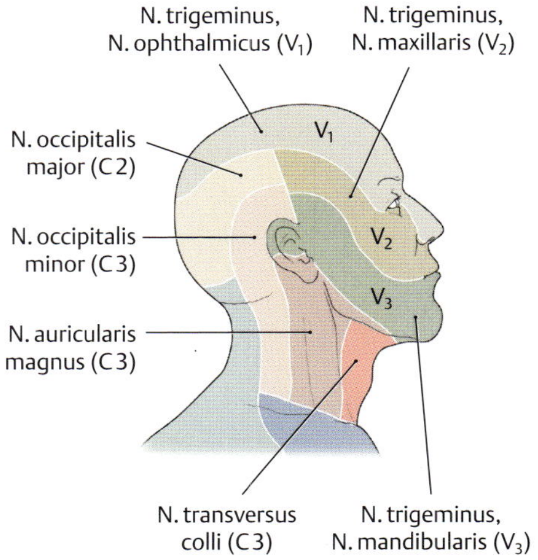

D Periphere Innervation von Kopf und Hals

Ansicht von rechts. Die Innervationsgebiete der segmentalen zervikalen Nerven und des N. trigeminus (V$_1$ – V$_3$) berühren sich in diesem Bereich.

9.9 Motorische Innervation: Organisation des Rückenmarks und Reflexe

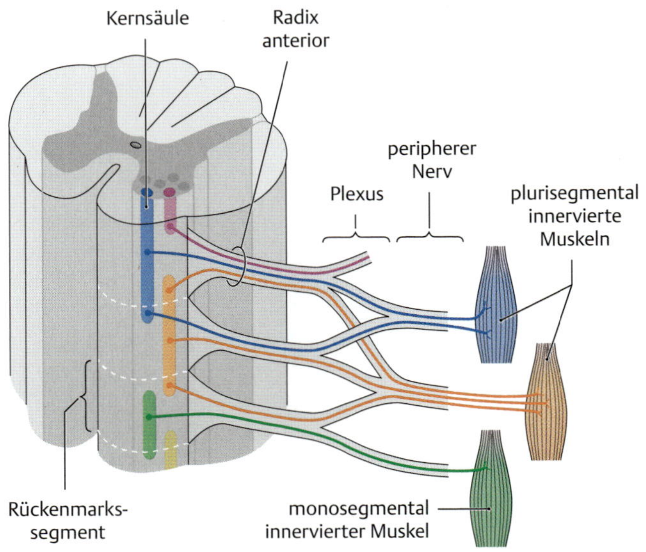

A Organisation der Vorderhörner im Rückenmark
Während sich Dermatome auf die sensible Innervation *(= Afferenzen)* beziehen, beziehen sich die Myotome auf die Innervation der Skelettmuskulatur *(= Efferenzen)*. Wie beim Hinterhorn liegen auch im Bereich des Vorderhornes die Segmente übereinander. In Bezug auf die Innervation kann man grundsätzlich zwei Arten von Skelettmuskeln unterscheiden:

- monosegmental und
- polysegmental (= plurisegmental) innervierte.

Bei der monosegmentalen Innervation liegen die Perikarya der die Skelettmuskulatur innervierenden Neurone (= Motoneurone) innerhalb der Höhe eines Rückenmarkssegments (grüner Muskel). Bei polysegmental innervierten Muskeln liegen die Motoneurone innerhalb einer Kernsäule, die sich über mehrere Segmente erstreckt (blauer und orangefarbener Muskel). Die ausschließlich bzw. überwiegend von einem Segment innervierten Muskeln nennt man *Kennmuskeln* dieses Segments. Die Funktionsfähigkeit dieser Muskeln kann man u. a. durch Reflexe überprüfen.

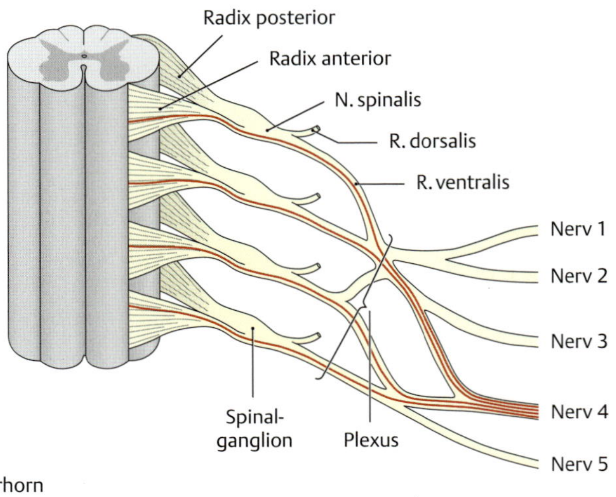

B Prinzip der Plexusbildung
Längere Kernsäulen für einen polysegmental innervierten Muskel senden ihre Axone über mehrere Radices in die Peripherie. Im Bereich des Plexus werden dabei die Axone aus den verschiedenen Radices zu einem peripheren Nerv gebündelt, der dann zum Muskel zieht.

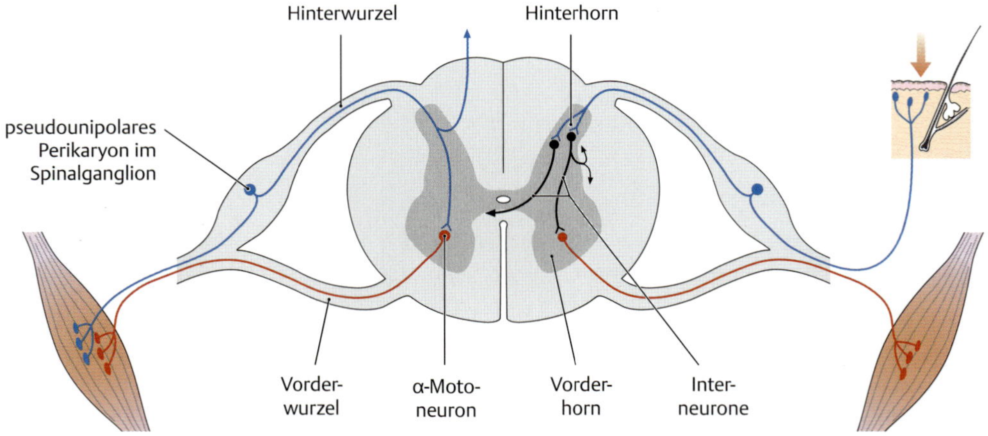

C Reflexe
Die graue Substanz des Rückenmarks dient u.a. dazu, die Muskelaktion lokal auf Rückenmarksebene zu koordinieren, ohne dass das Bewusstsein eingeschaltet wird. Diese Aufgabe übernehmen die Reflexe. Grob gesprochen, unterscheidet man den monosynaptischen Eigenreflex (links dargestellt) und den polysynaptischen Fremdreflex (rechts dargestellt).
Monosynaptischer Eigenreflex: Rezeptoren im Muskel selbst geben Informationen über den Zustand des Muskels (Länge, Spannung im Muskel) an das Rückenmark weiter. Die Informationsübertragung erfolgt durch ein Neuron im Spinalganglion, dessen Synapse auf dem Motoneuron des Muskels endet, dessen Aktivität es beeinflusst.
Polysynaptischer Fremdreflex: Die afferente Information stammt nicht aus dem Muskel selbst, sondern z. B. aus Rezeptoren in der Haut. Diese afferente Information wird über ein Interneuron an das Motoneuron weitergegeben. Da an dieser Informationsübertragungskette mehr als eine Synapse beteiligt ist, spricht man von einem polysynaptischen (Fremd) reflex.

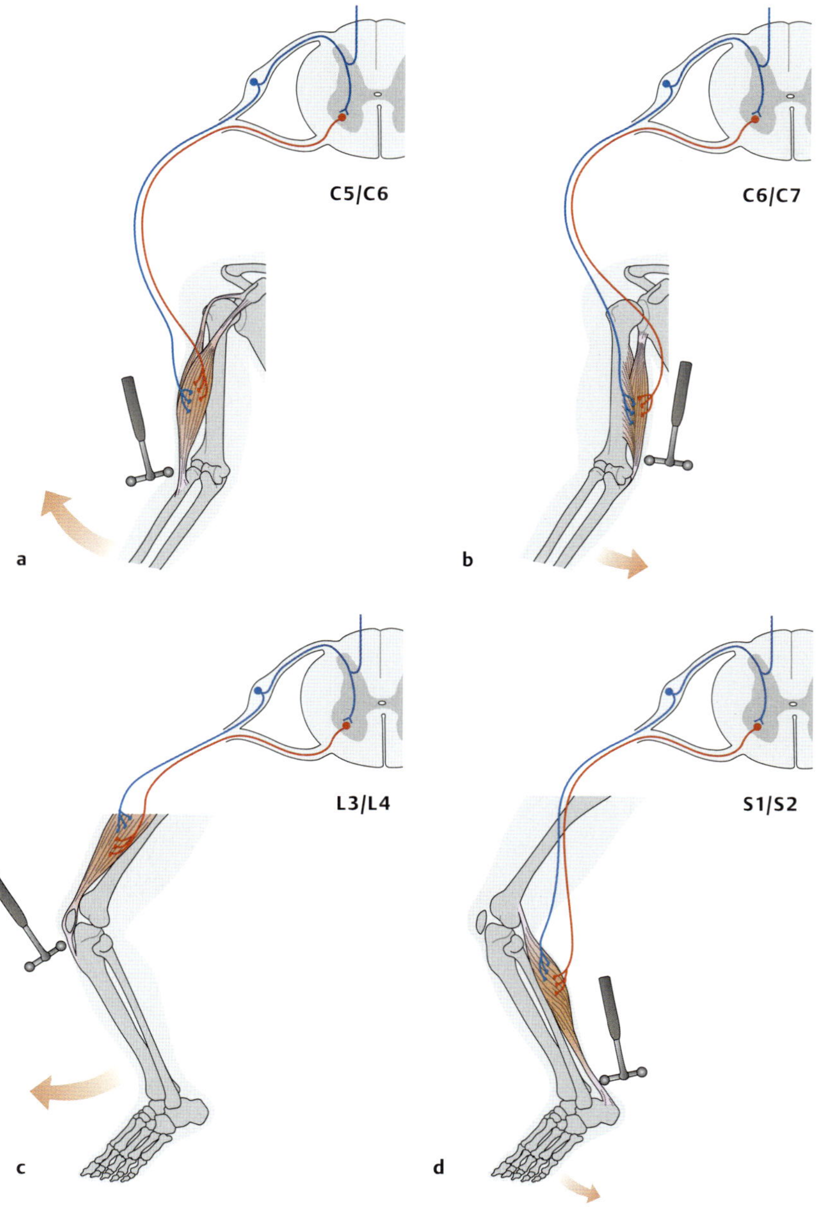

D Klinisch wichtige Eigenreflexe

a Bizepsreflex; **b** Trizepsreflex; **c** Patellarsehnenreflex (Quadrizepsreflex); **d** Achillessehnenreflex.

Dargestellt sind Muskeln, Auslösepunkt der Reflexe, beteiligte Nerven (Afferenzen blau, Efferenzen rot) und korrespondierende Rückenmarkssegmente. Die wichtigsten Muskeleigenreflexe sollten bei jeder klinischen Untersuchung überprüft werden. Ausgelöst wird der jeweilige Reflex durch einen kurzen Schlag mit dem Reflexhammer, meist auf die Sehne des Muskels. Dadurch wird der Muskel gedehnt. Wenn sich der Muskel als Antwort auf diese Dehnung kontrahiert, ist der Reflexbogen intakt. Obwohl es sich um einen Muskel und einen ihn versorgenden Nerv handelt, sind mehrere Rückenmarkssegmente an der Innervation beteiligt (plurisegmentale Muskeln s. **A**). Bei der klinischen Reflexprüfung sollte immer ein Seitenvergleich durchgeführt werden, da nur so einseitige Steigerungen, Abschwächungen oder pathologische Abweichungen festgestellt werden können.

E Synopse: Topografische und funktionelle Gliederung eines Rückenmarkssegments

Die **afferenten Fasern** von Haut, Muskeln und Gelenken (Somatosensibilität, blau) sowie von den Eingeweiden (Viszerosensibilität, grün) ziehen über die Hinterwurzel ins Rückenmark und enden im Hinterhorn. Beide Fasern gehen von pseudounipolaren Spinalganglienzellen aus.

Die **efferenten Fasern** für die Skelettmuskulatur (Somatomotorik, rot) sowie für die Eingeweide (Viszeromotorik, braun) ziehen über die Vorderwurzel zu den jeweiligen Erfolgsorganen, also zu den Skelettmuskeln bzw. zur glatten Muskulatur der Gefäße und der inneren Organe. Unterschiedlich ist hier lediglich der Ursprung der Fasern: Er liegt für die Skelettmuskulatur im Vorderhorn, für die Eingeweide im Seitenhorn in bestimmten Segmenten des Rückenmarks.

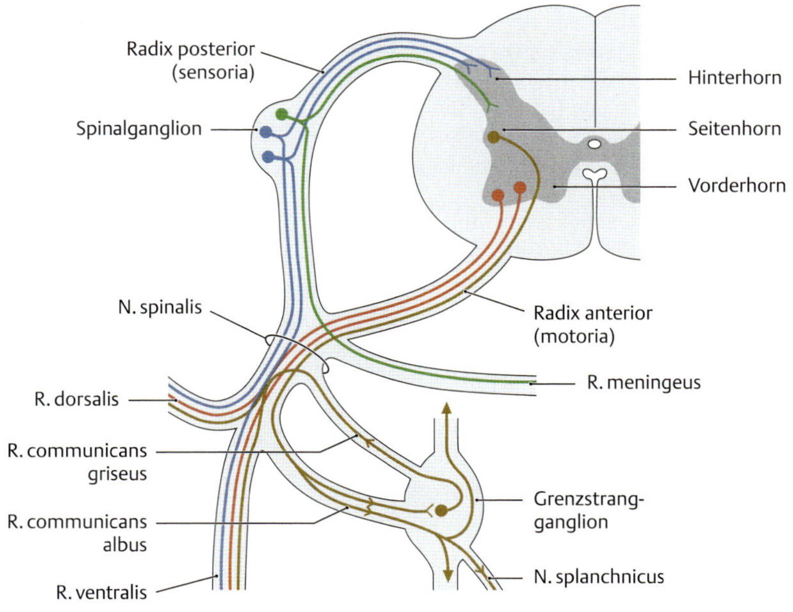

9.10 Motorische Innervation: 1. und 2. motorisches Neuron

A Vereinfachtes Schema der motorischen Innervation

Die 1. Motoneurone (dunkelrot) liegen im motorischen *Cortex*. Ihre Axone vereinigen sich zum Tractus corticospinalis (die Bahnen werden meist systematisch vom Perikaryon der Nervenzelle bis zur Endigung ihrer Axone bezeichnet); die Axone ziehen gemeinsam durch die weiße Substanz des Großhirns zum *Rückenmark.* Dabei kreuzen die meisten Axone im Bereich des unteren, verlängerten Marks zur Gegenseite, bevor sie das Rückenmark erreichen (sog. *Pyramidenbahnkreuzung*, ab hier wird die Bahn Pyramidenbahn genannt). Im Rückenmark findet eine Umschaltung auf die 2. Motoneurone (hellrot) statt, die bei Erregung dann zur Kontraktion des jeweiligen Skelettmuskels führen.

Die 2. Motoneurone werden durch Afferenzen aus der Peripherie in ihrer Aktivität beeinflusst (blau eingezeichnet). Diese Schaltung nennt man *Reflexbogen.*

Wenn die 1. Motoneurone (inklusive ihrer Axone) geschädigt werden (z. B. Schlaganfall!), entfallen die Einflüsse der Pyramidenbahn auf die 2. (oder α-)Motoneurone und damit die bewusste und kontrollierte Steuerung der Skelettmuskulatur durch das Gehirn. Neben der Pyramidenbahn fallen die mit ihr verlaufenden Fasern weiterer supplementär-motorischer Bahnen ebenfalls aus. Als Folge der Läsion etablieren sich lokale Schaltkreise auf Rückenmarksebene. Die Afferenzen aus der Hinterwurzel beeinflussen dann alleine und ohne Mitwirkung der Pyramidenbahn das α-Motoneuron. Diese Regelkreise führen zu einer krankhaften unwillkürlichen Dauerkontraktion der unterhalb der Läsion gelegenen Muskeln: *spastische* oder *zentrale Lähmung* (d. h. der Muskel muss vom Untersucher gegen einen unbewussten inneren Widerstand des Patienten bewegt werden). Fallen hingegen die 2. (oder α-)Motoneurone (inklusive ihrer Axone) aus, resultiert eine *schlaffe* oder *periphere Lähmung* (Muskel kann ohne Widerstand des Patienten vom Untersucher bewegt werden), da den Muskel keine Efferenzen mehr erreichen.

Beachte: Das 2. Motoneuron liegt zwar – morphologisch gesehen – im ZNS, wird aber funktionell als peripheres Neuron bezeichnet (vgl. **C** zum morphologischen Übergang).

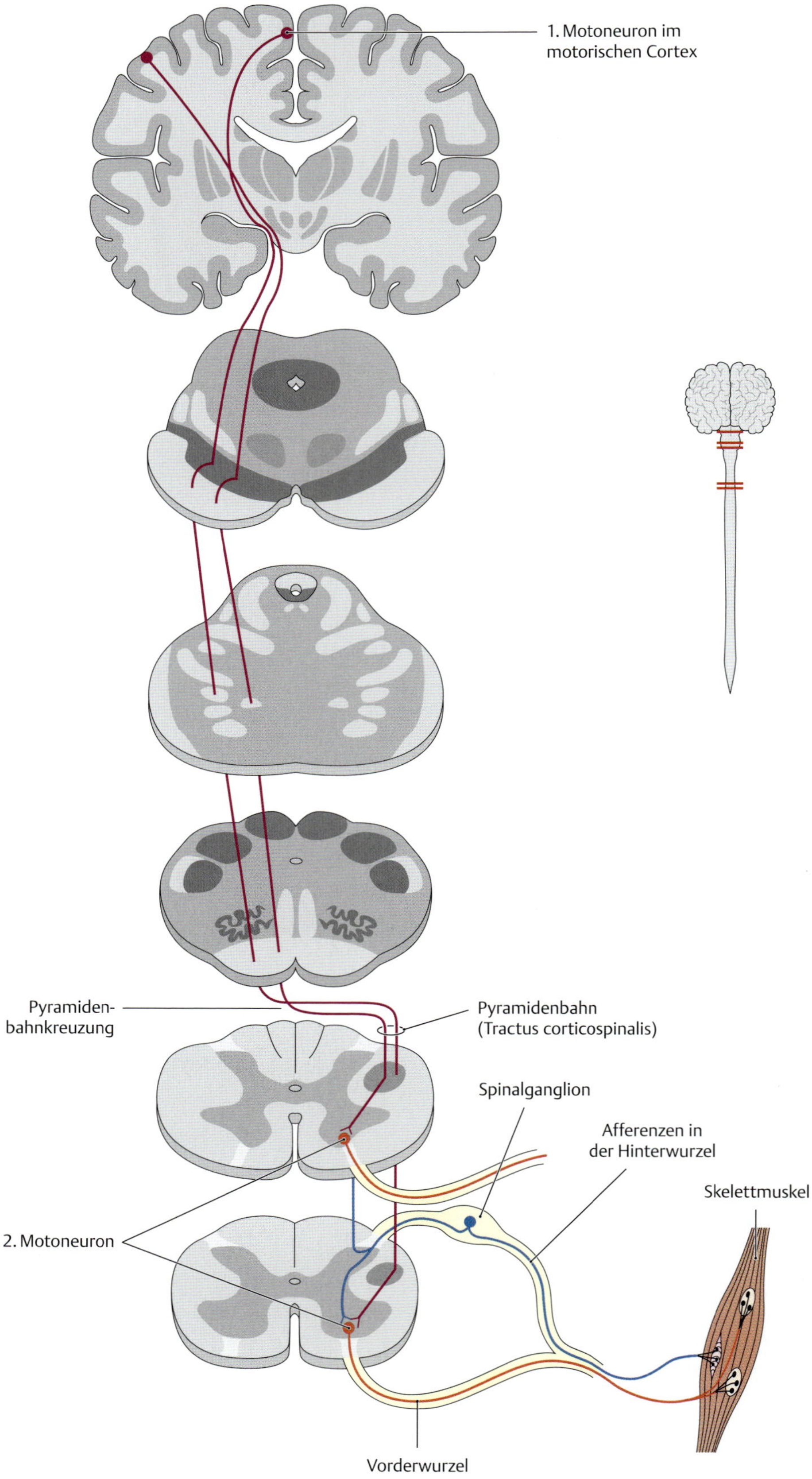

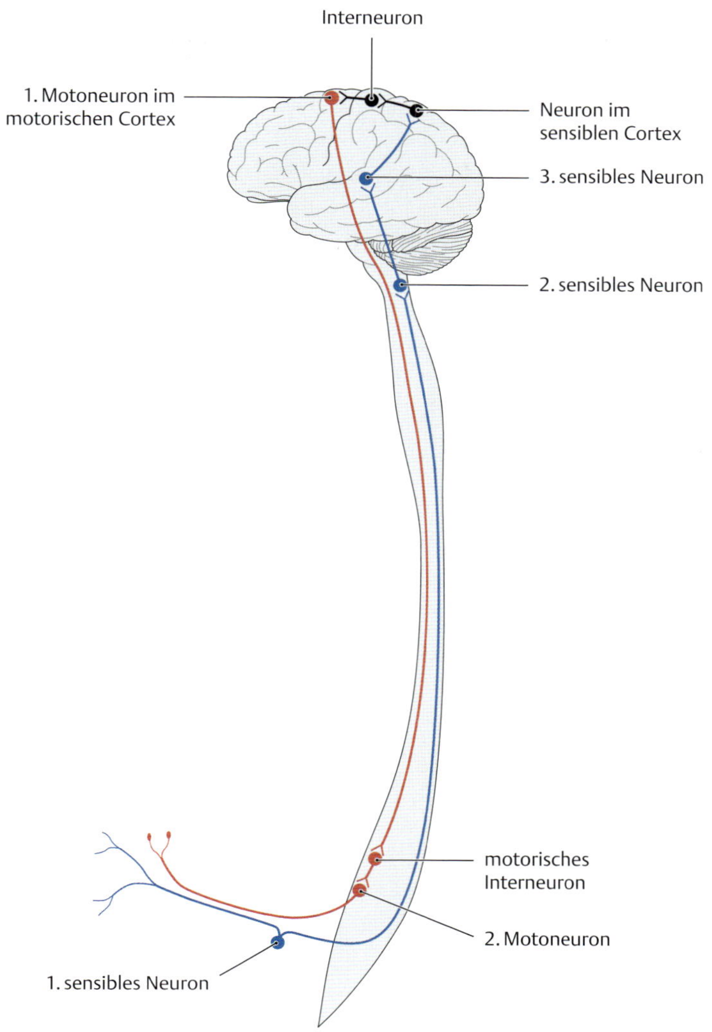

B Schaltkreis der sensiblen und motorischen Innervation
Ansicht von links. Die Informationsverarbeitung im ZNS ist wesentlich komplexer als in **A** dargestellt, da die motorische Innervation durch Afferenzen beeinflusst wird, die hier nicht dargestellt sind (= sensibel-motorischer Schaltkreis). An jedem Schritt der Schaltung ist eine Vielzahl gleichartig verschalteter Neuronen beteiligt – dargestellt ist jeweils nur ein Neuron. Sensible Informationen, kodiert als elektrische Impulse, gelangen über ein primärafferentes (1. sensibles) Neuron, dessen Zellkörper im Spinalganglion liegt, in das Rückenmark (afferente Neurone, blau dargestellt). Die Information wird synaptisch auf das 2. und 3. afferente (sensible) Neuron übertragen, welches die Information in den sensiblen Cortex (schwarz) sendet. Über Assoziationsneurone (Interneurone, schwarz) gelangt die Information zum 1. Motoneuron im Cortex. Dieses leitet die Information zum Rückenmark zurück, wo es vermutlich über ein Schaltneuron zum efferenten 2. (α-)Motoneuron gelangt. Letzteres leitet die Impulse zur willkürlichen Skelettmuskulatur. Da das Schaltneuron bei Ausfall der Pyramidenbahn (vgl. **A**) klinisch von untergeordneter Bedeutung ist, wird es beim prinzipiellen Aufbau der Pyramidenbahn oft nicht berücksichtigt (so auch nicht in der Abbildung links zur motorischen Innervation).

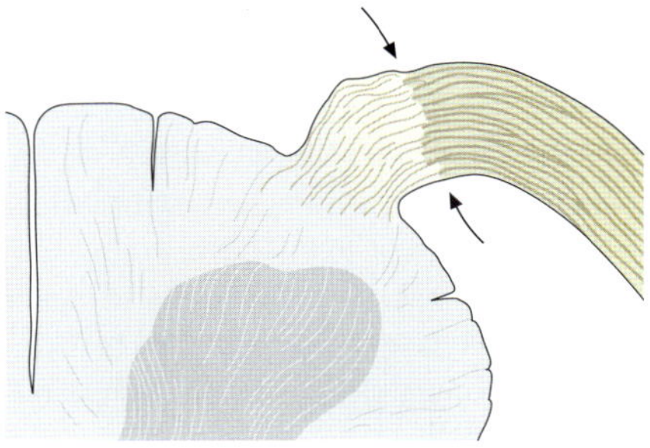

C Redlich-Obersteiner-Zone einer Hinterwurzel
Diese Zone markiert den morphologischen Übergang zwischen dem ZNS und dem PNS (Pfeil). Im ZNS wird die Myelinscheide um die Axone von den Oligodendrozyten gebildet, die bis kurz nach dem Austritt der Hinterwurzel aus dem Rückenmark myelinisieren. Im PNS werden die Myelinscheiden von den Schwann-Zellen gebildet (Einzelheiten s. S. 100). Das Myelin verdünnt sich an diesen Stellen, so dass es nahezu marklos erscheint; diese Stelle ist ein Prädilektionsort für immunologisch bedingte Erkrankungen wie z. B. Immunreaktionen im Spätstadium der Syphilis.

9.11 Unterschiede zwischen zentralem und peripherem Nervensystem

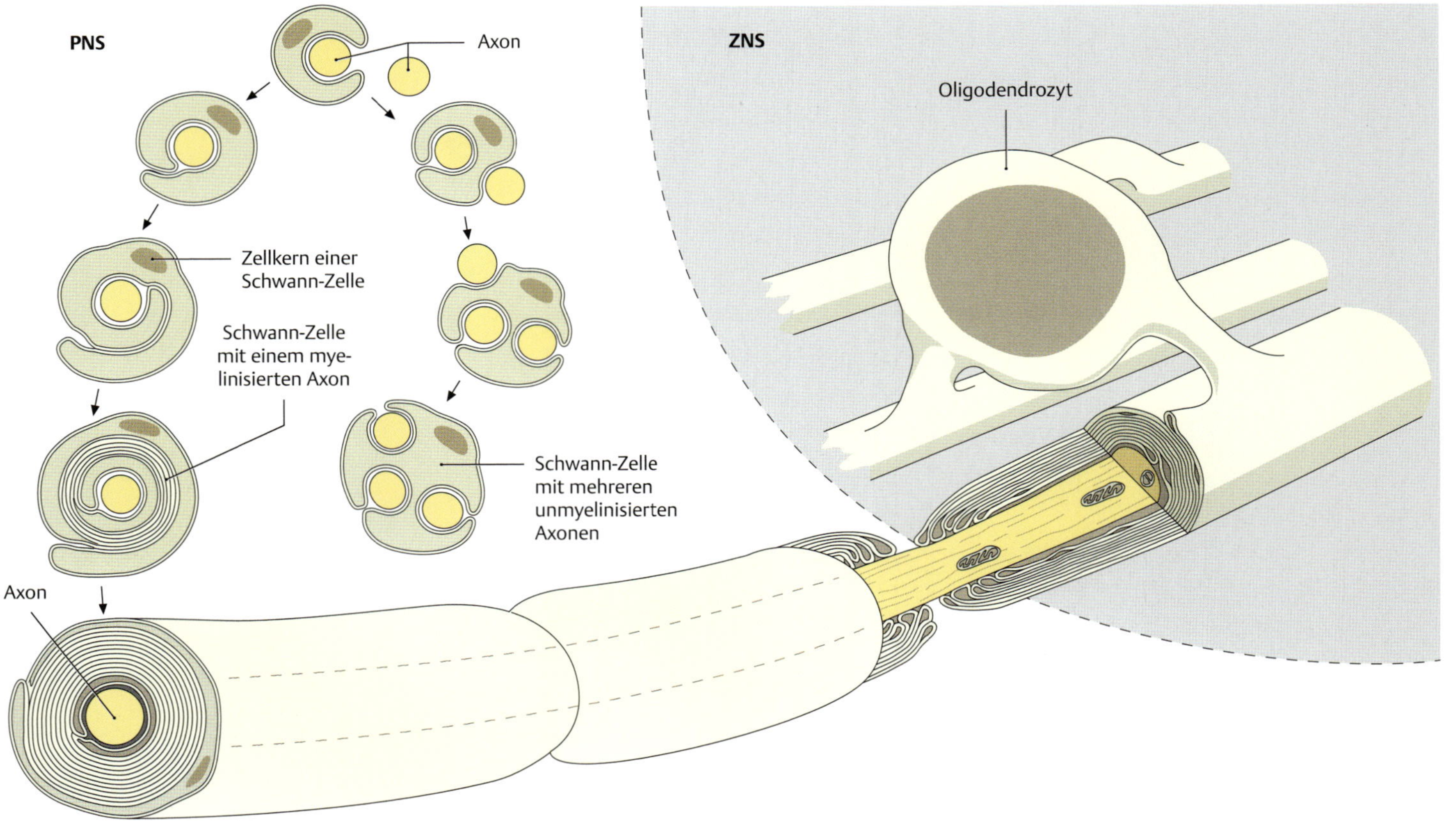

A Unterschiede in der Myelinisierung von PNS und ZNS
Zweck der Myelinisierung ist die elektrische Isolierung der Axone, wodurch die Nervenleitgeschwindigkeit beträchtlich erhöht wird (s. Physiologielehrbücher). Zu dieser Isolierung wickeln sich die sehr lipidreichen Zellmembranen von myelinisierenden Zellen um die Axone. Im *PNS* bilden Schwann-Zellen (links) das Myelin, im *ZNS* Oligodendrozyten (rechts).
Beachte: Im *ZNS* umhüllt ein Oligodendrozyt *immer mehrere* Axone, im *PNS kann* eine Schwann-Zelle *mehrere* Axone umhüllen, sofern ein *unmyelinisierter* Nerv vorliegt. Bei *myelinisierten* Nerven im PNS umhüllt eine Schwann-Zelle *immer ein* Axon.
Aufgrund der besseren Isolierung ist die Nervenleitgeschwindigkeit bei myelinisierten Nerven höher als bei unmyelinisierten. Dort, wo schnelle Reaktionen benötigt werden (Muskelkontraktion), liegen myelinisierte Fasern vor, während unmyelinisierte Fasern dort vorliegen, wo keine schnelle Informationsübertragung nötig ist, z. B. Übertragung von Eingeweideschmerzen. Bedingt durch die verschiedenen Zelltypen unterscheidet sich die Zusammensetzung des Myelins im ZNS und im PNS. Dieser Unterschied in der Myelinisierung ist auch klinisch bedeutsam, da z. B. bei der multiplen Sklerose die Oligodendrozyten beschädigt werden, nicht aber die Schwann-Zellen, die periphere Myelinscheide bleibt intakt, während die zentrale beschädigt wird.

B Myelinisierung

Prinzipien

- Myelinisierte Axone sind generell dicker als nichtmyelinisierte Axone.
- Myelinisierte Axone leiten schneller als nichtmyelinisierte Axone.
- Nicht myelinisierte Axone gibt es nur im PNS.

ZNS

- Axone sind durch Oligodendrozyten myelinisiert, dabei wickelt sich ein Oligodendrozyt um mehrere Axone (bis zu 50).

PNS

- Axone sind durch Schwann-Zellen myelinisiert, dabei wickelt sich eine Schwann-Zelle mit mehreren Lagen um ein Axon.
- Axone der Somatomotorik und der Somatosensibilität sind generell myelinisiert (Ausnahme: kleine Schmerzfasern).
- Axone des autonomen Nervensystems sind oft nicht myelinisiert (Ausnahme: z. B. Ramus albus der präganglionären Fasern).
- Bei nichtmyelinisierten Axonen wickelt sich eine Schwann-Zelle mit einer Lage um mehrere Axone.
- Der Übergang von Schwann-Zellen zu Oligodendrozyten findet in der Redlich-Obersteiner-Zone statt (s. S. 99, Abb. **C**).

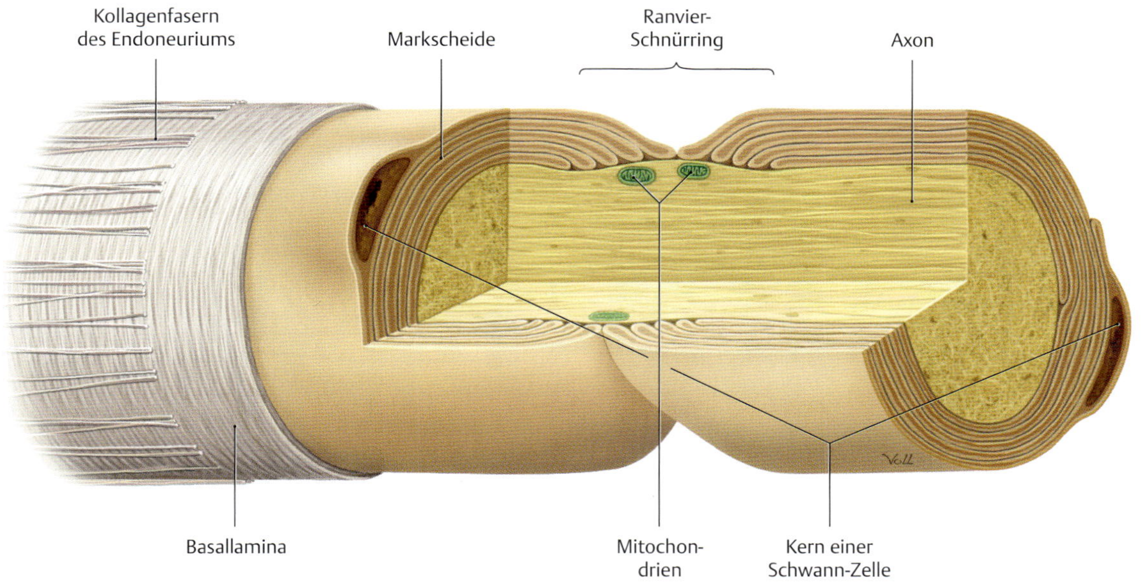

C Aufbau eines Ranvier-Schnürringes im PNS
Im PNS grenzen zwei Schwann-Zellen am sog. *Ranvier-Schnürring* aneinander. Dort bleibt ein kleiner Spalt des Axons frei von Myelin, diese Stelle ist die morphologische Grundlage der saltatorischen Erregungsüberleitung, die eine höhere Nervenleitgeschwindigkeit ermöglicht (s. Physiologielehrbücher). In den Ranvier-Schnürringen konzentrieren sich Mitochondrien, um die Energieversorgung der Na/K-ATPase sicherzustellen.

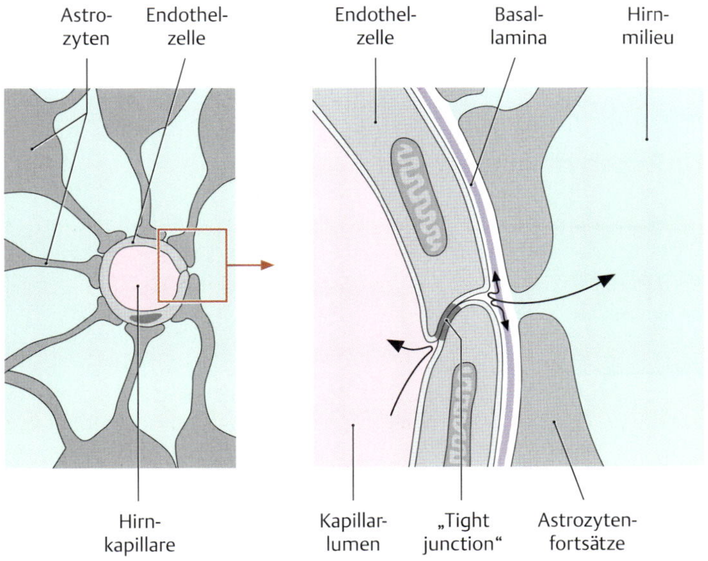

D Aufbau der Blut-Hirn-Schranke im zentralen Nervensystem
Neben der Art der Myelinisierung wechseln auch noch die Gewebeschranken beim Übergang vom ZNS zum PNS. Das ZNS wird vom umgebenden Gewebe durch die Blut-Hirn-Schranke getrennt. Diese Schranke ist im ZNS im wesentlichen in den Hirnmikrogefäßen lokalisiert und hält makro- und niedermolekulare Substanzen fern, welche die empfindlichen Nervenzellen schädigen könnten. „Tight junctions“ verbinden die Endothelzellen untereinander und verhindern somit den Stofftransport über die Endothelzellschicht. Die Basallamina sowie die sich daran anlagernden Astrozytenfortsätze komplettieren die Blut-Hirn-Schranke. Im PNS wird eine ähnliche Schranke durch die Perineuralscheide gebildet, s. **E**).

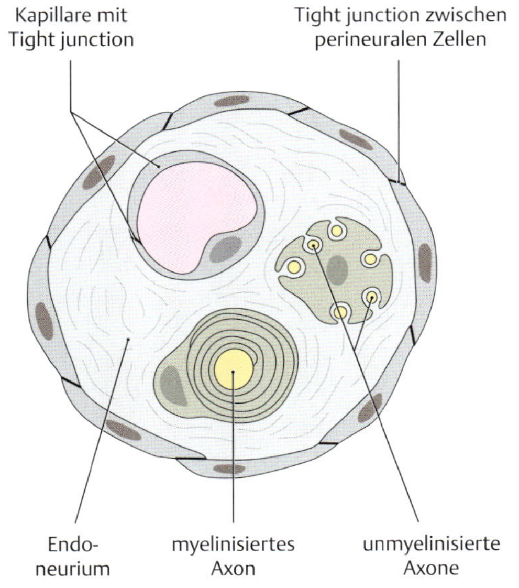

E Aufbau der Perineuralscheide im peripheren Nervensystem
Die Perineuralscheide wird wie die Blut-Hirn-Schranke durch Tight junctions zwischen den epithelartigen Fibroblasten (Perineuralzellen) gebildet (zum Perineurium s. S. 83). Sie isoliert das Milieu des Axons von dem des äußeren umgebenden Endoneuralraum (Endoneurium) und verhindert so das Eindringen von Noxen in das Axon. Diese Gewebeschranke muss von Pharmaka überwunden werden, die am Axon wirken sollen, wie das bei Lokalanästhetika der Fall ist (s. Pharmakologielehrbücher).

9.12 Vegetatives Nervensystem

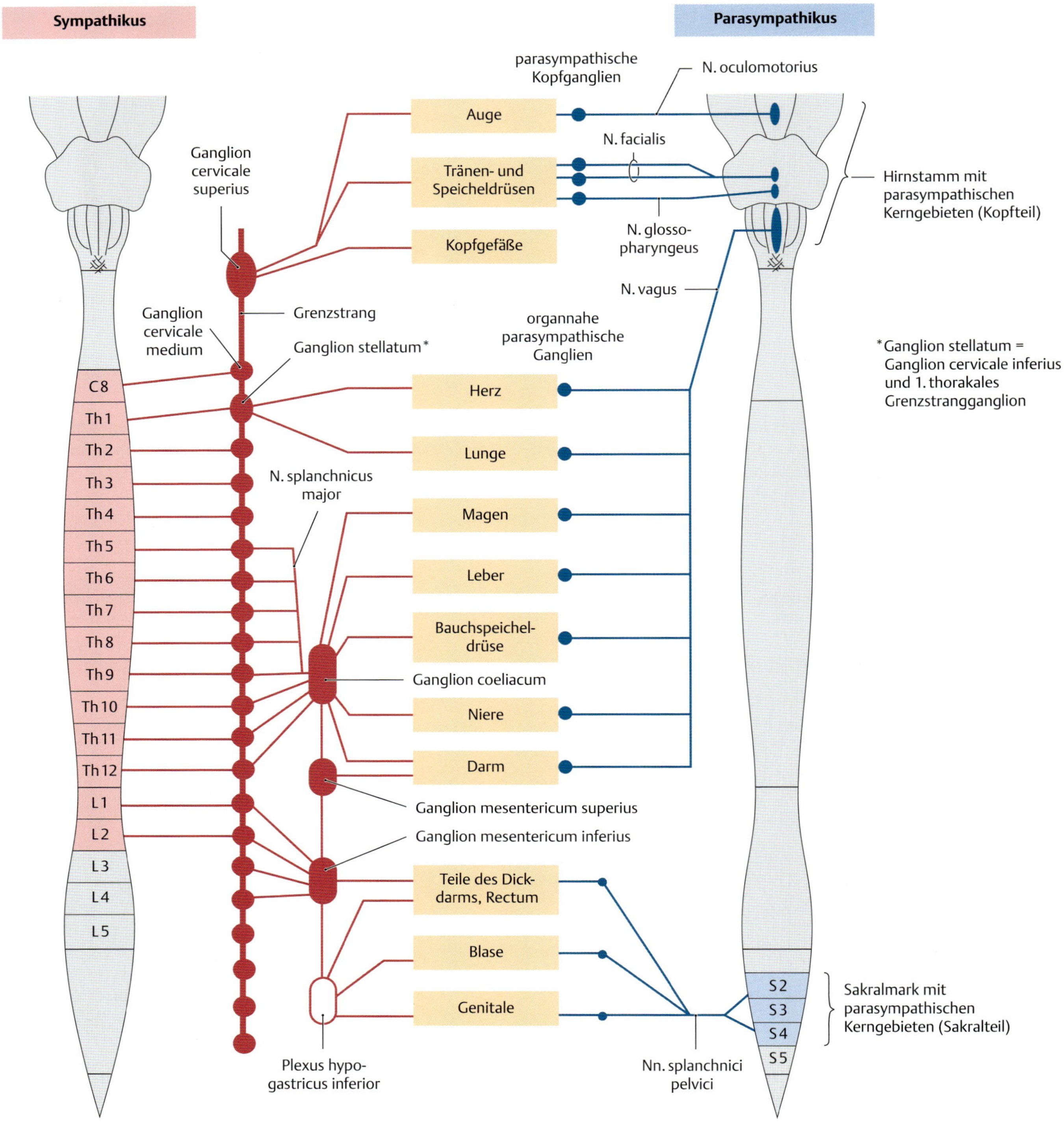

A Aufbau des vegetativen Nervensystems
Dem somatomotorischen Nervensystem, das die willkürliche Skelettmuskulatur innerviert, wird das *vegetative* oder *autonome Nervensystem* gegenübergestellt. Beim vegetativen Nervensystem unterscheidet man zwischen Sympathikus (rot dargestellt) und Parasympathikus (blau dargestellt, zur Funktion s. **B**). Während die *Neurone des Parasympathikus* in Teilen der Hirnnervenkerne und im Sakralmark lokalisiert sind, liegen die *Neurone des Sympathikus* im Seitenhorn des Zervikal-, Thorakal- und Lumbalmarks. Im Parasympathikus erfolgt die *Umschaltung vom 1. auf das 2. Neuron,* entweder in Kopfganglien oder in organnahen Ganglien, während diese Umschaltung im Sympathikus in den Grenzstrangganglien (Ganglien des Truncus sympathicus) und in organnahen Ganglien oder in den Organen selbst geschehen kann. Die Begriffe Sympathikus und Parasympathikus bezogen sich ursprünglich nach Langley (1905) nur auf die efferenten Neurone und ihre Axone (viszeroefferente Fasern; nur diese sind dargestellt). Inzwischen wurde nachgewiesen, dass auch Afferenzen im Sympathikus und Parasympathikus verlaufen (Viszeroafferenzen, Schmerz- und Dehnungsrezeptoren; nicht dargestellt). Das enterische Nervensystem (Eingeweidenervensystem) wird inzwischen als eigener Teil des vegetativen Nervensystems angesehen.

B Synopsis von Sympathikus und Parasympathikus

1. Der Sympathikus ist der anregende Teil des autonomen Nervensystems, Fluchtreaktionen: *Fight or flight!*
2. Der Parasympathikus koordiniert Ruhe und Verdauungsphasen des Körpers: *Rest and digest!*
3. Obwohl beide Teile getrennte Kerngebiete enthalten, sind sie in der Peripherie anatomisch und funktionell eng verknüpft.
4. Der Transmitter am Erfolgsorgan ist beim Parasympathikus Acetylcholin, beim Sympathikus Noradrenalin.
5. Die Stimulation von Sympathikus und Parasympathikus erzeugt folgende unterschiedliche Wirkungen an einzelnen Organen:

Organ	Sympathikus	Parasympathikus
Auge	Pupillenerweiterung	Pupillenverengung und stärkere Linsenkrümmung
Speicheldrüsen	Verminderung der Speichelsekretion (wenig, zäh)	Vermehrung der Speichelsekretion (viel, dünnflüssig)
Herz	Beschleunigung der Herzfrequenz	Verlangsamung der Herzfrequenz
Lungen	Verminderung von Bronchialsekret und Erweiterung der Bronchien	Vermehrung von Bronchialsekret und Verengung der Bronchien
Magen-Darm-Trakt	verminderte Sekretion/Motorik	vermehrte Sekretion/Motorik
Bauchspeicheldrüse	verminderte Sekretion des endokrinen Anteils	vermehrte Sekretion
männliche Sexualorgane	Ejakulation	Erektion
Haut	Gefäßverengung, Schweißsekretion, Aufstellen der Haare	keine Wirkung

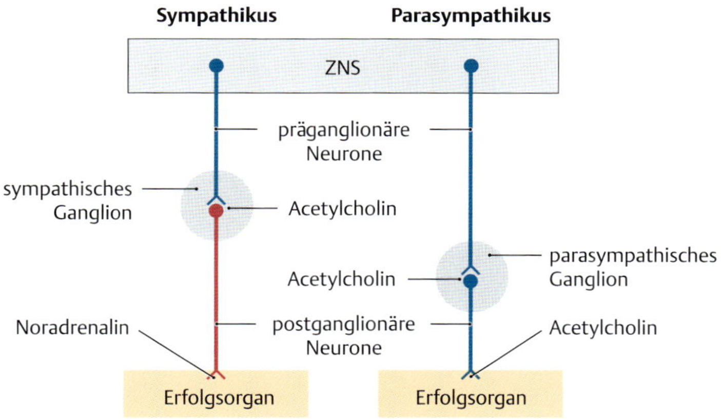

C Schaltschema des vegetativen Nervensystems

Das zentral gelegene 1. Neuron enthält als Überträgersubstanz bei Sympathikus *und* Parasympathikus *Acetylcholin* (cholinerges Neuron, blau dargestellt); beim Sympathikus wird es in den Ganglien auf *Noradrenalin* (adrenerges Neuron, rot dargestellt) umgeschaltet, beim Parasympathikus bleibt der Neurotransmitter Acetylcholin auch im 2. Neuron erhalten.

Beachte: Für das Acetylcholin gibt es *verschiedene Rezeptortypen* (= Sensoren für Transmitter), die in der Membran der Zielzellen lokalisiert sind. So kann Acetylcholin – in Abhängigkeit vom Rezeptortyp – ganz verschiedene Wirkungen auslösen.

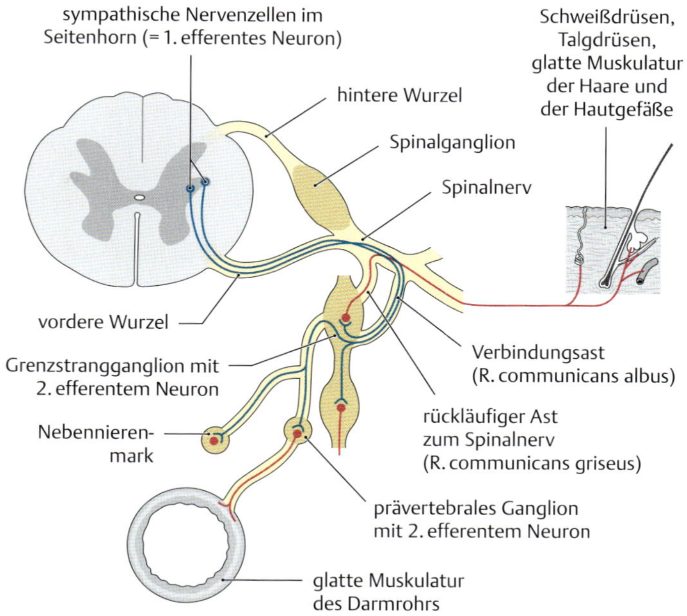

D Verteilung sympathischer Fasern in der Peripherie

Haut (Blutgefäße, Hautanhangsdrüsen, glatte Muskelzellen der Haare) sowie die Blutgefäße der Skelettmuskulatur werden nur sympathisch innerviert. Für diese Regionen erfolgt die Umschaltung auf das postganglionäre Neuron im Grenzstrangganglion. Für die Umschaltung der sympathischen Fasern für die Eingeweide auf das postganglionäre Neuron s. **E**.
Beachte: Haut- und Skelettmuskulatur werden *nicht* parasympathisch innerviert.

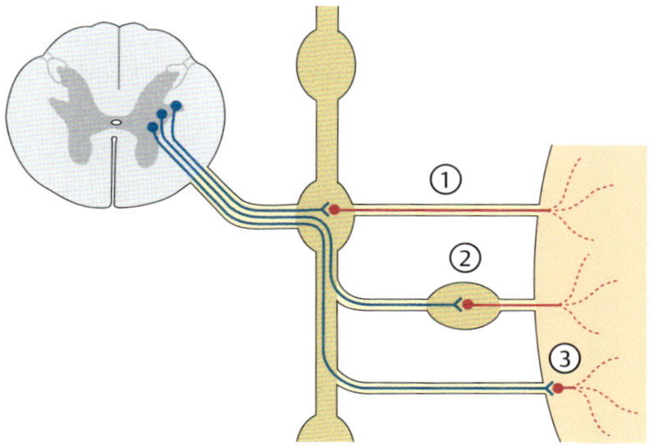

E Orte der Umschaltung vom präganglionären auf das postganglionäre Neuron im Sympathikus

Da im Parasympathikus Acetylcholin der Transmitter des 1. wie des 2. Neurons ist, ist die Umschaltung von Acetylcholin auf Noradrenalin im Sympathikus (s. **C**) funktionell wichtig, damit sich die beiden Systeme in der Peripherie am Erfolgsorgan über die Transmitter unterscheiden. Nur so ist es möglich, dass z. B. die Bronchien durch die Wirkung der sympathischen Fasern erweitert, durch die Wirkung der parasympathischen jedoch verengt werden (s. **B**). Die Umschaltung vom 1. cholinergen (blau) auf das 2. adrenerge Neuron (rot) kann im Sympathikus an drei Orten erfolgen:

① in paravertebralen Ganglien, die beiderseits an die Wirbelsäule angrenzen und die untereinander zu sympathischen Grenzstrangganglien verbunden sind (Truncus sympathicus). In diesen Ganglien erfolgt hauptsächlich die Umschaltung für die Blutgefäße der Haut und Skelettmuskulatur (s. **D**);
② in prävertebralen Ganglien, die vor der Wirbelsäule liegen. In ihnen findet die Umschaltung für die Eingeweidefasern von Bauch- und Beckeneingeweiden statt;
③ im Erfolgsorgan selbst: Nebennierenmark.

9.13 Läsion peripherer Nerven

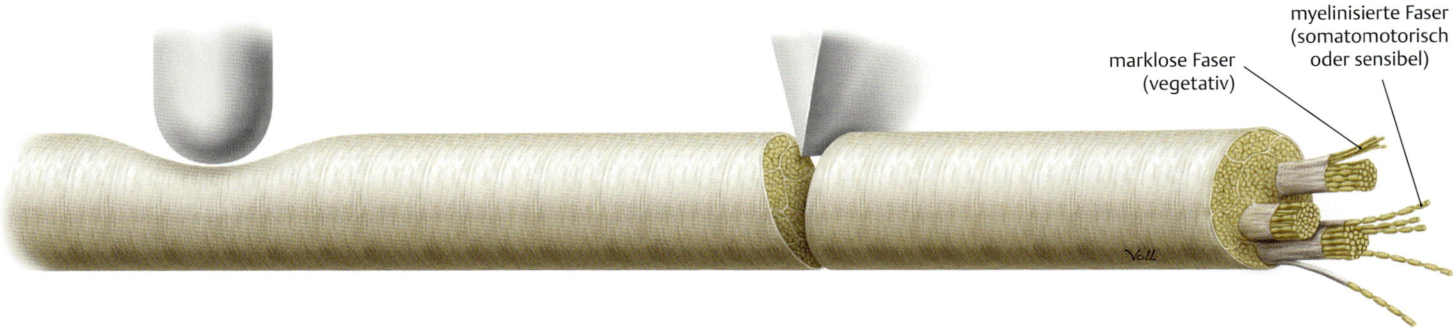

A Schädigung eines peripheren Nervs

Ein peripherer Nerv ist ein Bündel aus afferenten (Schmerz, Temperatur, Druck, Vibration, Lagesinn) und efferenten (somato- und viszeromotorische) Axonen. Er kann während seines z. T. sehr langen Verlaufs durch Druck (links) und Schnitt (rechts) geschädigt werden.

Schädigungen durch Druck: Schon auf geringen akuten Druck reagieren periphere Nerven sehr empfindlich, wobei zunächst das afferente System betroffen ist: Bereits ein leichter Reiz führt zu Missempfindungen (z. B. Kribbeln bei Reizung des N. ulnaris durch leichtes Klopfen am medialen Ellenbogen), längerer und stärkerer Druck zu Sensibilitätsausfällen im Innervationsgebiet des Nervs. Erst zuletzt wird das efferente System geschädigt, so dass es zu motorischen Ausfällen kommt. Im Körper gibt es eine Reihe anatomischer Engpässe (wie z. B. tunnel- oder schlitzförmige [osteo]fibröse Kanäle), die u. U. zu sog. *Kompressionssyndromen* führen. Sie machen sich zunächst durch Schmerzen, später durch Funktionsausfall der betroffenen Muskeln bemerkbar. Einige wichtige Syndrome sind in **B** aufgeführt.

Schädigungen durch Schnitt: Bei einer Schnittverletzung (komplette Durchtrennung eines gemischten Nervs) fallen afferentes und efferentes System zugleich aus. Die durch den Nerv innervierten Muskeln können nicht mehr bewegt werden: schlaffe Lähmung (zum Unterschied schlaffe – spastische Lähmung s. S. 98). Zusätzlich bestehen natürlich noch durch den Ausfall der Afferenzen Sensibilitätsausfall sowie durch den Ausfall der sympathischen Fasern vegetative Symptome (gestörte Schweißsekretion und vermehrte Hautdurchblutung) in dem vom Nerv innervierten Hautareal.

B Ausgewählte Nervenkompressions(engpass-)syndrome

Die nachfolgende Tabelle soll eine Übersicht über die Syndrome bzw. die Symptomatik geben, die die Kompression einzelner Nerven hervorrufen kann (Details zu den Syndromen s. Lehrbücher der Neurologie).

Betroffener Nerv	Anatomische Region	Syndrom/Symptomatik
Schultergürtel und obere Extremität		
Plexus brachialis	obere Thoraxapertur	„thoracic-outlet syndrome" (z. B. Skalenussyndrom, Halsrippensyndrom, Kostoklavikularsyndrom)
N. suprascapularis	Incisura scapulae	Incisura-scapulae-Syndrom
N. axillaris	laterale Achsellücke	laterales Achsellückensyndrom
N. ulnaris	Sulcus ulnaris Ursprungssehnen des M. flexor carpi ulnaris ulnarseitige Hohlhand	Ulnarisrinnensyndrom (Sulcus-ulnaris-Syndrom) Kubitaltunnelsyndrom Ulnaristunnelsyndrom (Guyon-Logen-Syndrom)
N. radialis	Sulcus n. radialis	„Parkbanklähmung"
– R. profundus	M. supinator (Frohse-Arkade)	Supinatorsyndrom (distales Radialiskompressions-Syndrom)
– R. superficialis	distaler radialer Unterarm	Wartenberg-Syndrom
N. medianus	Durchtritt durch M. pronator teres Canalis carpi	Pronator-teres-Syndrom Karpaltunnelsyndrom
Beckengürtel und untere Extremität		
N. ischiadicus	Glutealregion	Piriformis-Syndrom
N. femoralis	Leistenregion	Schmerz/Schwäche auf der Oberschenkelvorderseite
N. obturatorius	vordere Schambeinregion	Howship-Romberg-Syndrom
N. saphenus	Adukktorenkanal	Dysästhesien an der Unterschenkel-Innenseite
N. cutaneus femoris lateralis	laterale Leisten-/Oberschenkelregion	Meralgia paraesthetica (Leistenbandsyndrom)
N. fibularis communis	Caput/Collum fibulae	Fibularistunnelsyndrom
N. fibularis profundus	Vorderseite des oberen Sprunggelenks	vorderes Tarsaltunnelsyndrom
N. tibialis/Nn. plantares	Innenknöchelregion	hinteres Tarsaltunnelsyndrom
Nn. digitales plantares	Zehenballenregion III/IV	interdigitale Morton-Neuralgie

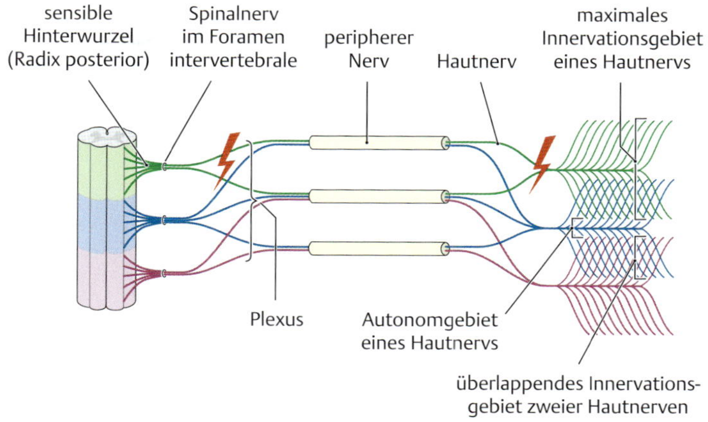

C Topik der Schädigung eines peripheren Nervs am Beispiel eines sensiblen Schadens

Im Bereich des afferenten Systems ist der Nerv funktionell nur Teil eines Leitungskabels, das im sensiblen Cortex des Gehirns endet und dort zur bewussten Wahrnehmung des jeweiligen Reizes führt (s. S. 99). Die Schädigung eines Nervs lokalisiert das Gehirn immer im Bereich des Innervationsgebietes des jeweiligen Hautnervs, egal, ob die Schädigung (Blitze) rückenmarksnah oder rückenmarksfern erfolgt ist. Bei einem Sensibilitätsausfall muss daher die Schädigung des sensiblen Systems selbst gar nicht in dem Gebiet liegen, in dem der Sensibilitätsausfall wahrgenommen wird.

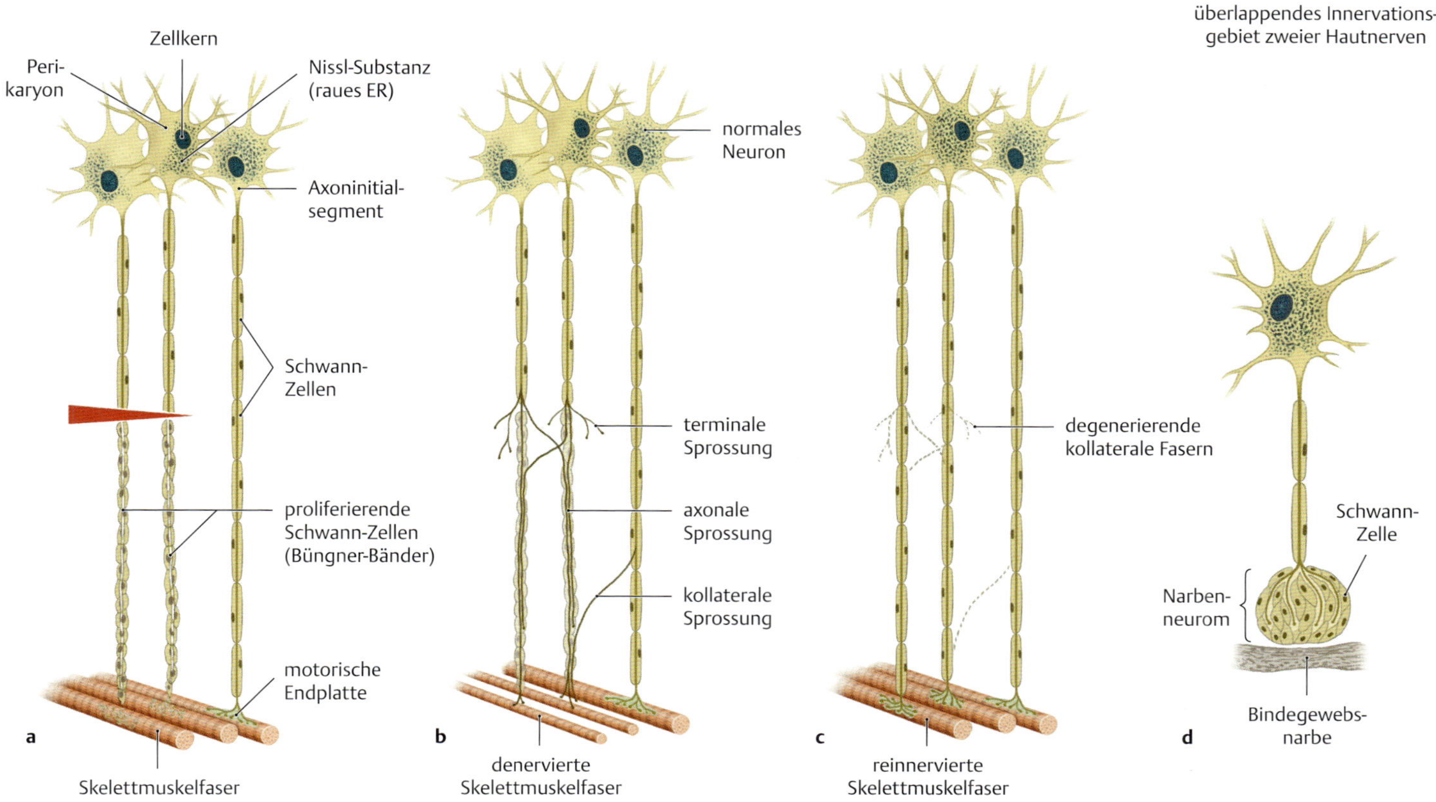

D Regeneration eines peripheren Nervs nach Durchtrennung

Im peripheren Nervensystem (PNS) kann sich ein Nerv grundsätzlich nach Durchtrennung seines Axons regenerieren.

- **a** Einige Tage nach der Durchtrennung degeneriert das Axon zunächst distal der Läsion (sog. *Waller-Degeneration*): seine Myelinscheide zerfällt und das Axon löst sich auf, da es nicht mehr durch das Perikaryon versorgt wird (die sog. trophische Funktion des Perikaryons entfällt). In den betroffenen Perikarya verlagert sich der Zellkern an den Rand, die Nissl-Substanz löst sich teilweise auf (Tigrolyse). Gleichzeitig teilen sich die Schwann-Zellen vermehrt, die sog. *Büngner-Bänder* entstehen.
- **b** Wochen später sprossen die durchtrennten Axone wieder von proximal aus (axonales Aussprossen oder Sprouting) und schieben sich mit etwa 1 mm/Tag in ihr ursprüngliches Innervationsgebiet vor. Von benachbarten, nicht von der Läsion betroffenen Axonen können Axonkollateralen in das betroffene Gebiet vorgeschoben werden. Das Fortschreiten der axonalen Aussprossung kann man durch das Hoffmann-Tinel-Zeichen prüfen. Beklopft man den Nerv entlang seines Verlaufs, so kribbelt es in dem Bereich, in dem die Axone aussprießen.
- **c** Monate später ist die Regeneration abgeschlossen: Die Axone haben die Skelettmuskelzellen wieder erreicht und innervieren sie. Axone, die es nicht zu den betreffenden Skelettmuskelzellen geschafft haben, sowie die Axone aus den ausgesprossten Axonkollateralen gehen zugrunde. Da sich die Schwann-Zellen distal der Läsion geteilt haben, wird nun die gleiche Strecke Axon von mehr Schwann-Zellen myelinisiert als zuvor. Dies vermehrt auch die Ranvier-Schnürringe – die saltatorische Erregungsleitung wird dadurch verlangsamt, was durch Bestimmung der Nervenleitgeschwindigkeit messbar ist. Die Lage der Zellkerne und die Textur der Nissl-Substanz in den Perikarya haben sich normalisiert.

Nach Durchtrennung eines peripheren Nervs werden die durchtrennten Enden durch eine Nervennaht End zu End wieder aneinander genäht. Ziel dieser Nervennaht ist es, die Kontinuität des Bindegewebsschlauches mit seinen Schwann-Zellschläuchen als Leitstruktur für die aussprießenden Axone zu erhalten. Ist ein größeres Stück Nerv zerrissen, wird eine Nerventransplantat eingesetzt, das diese Lücke überbrückt; es bildet ebenfalls nur eine Leitschiene für die aussprossenden Axone. Eine solche Leitschiene ist für aussprossende Axone wichtig, da Axone keine bindegewebigen Narben durchdringen können. Finden die aussprossenden Axone aufgrund einer solchen Narbe nicht zu ihrem Muskel zurück, so kann sich ein Amputations- oder Narbenneurom (s. **d**) bilden, ein Konglomerat aus Schwann-Zellen und Axonsprossen.

B Rumpfwand

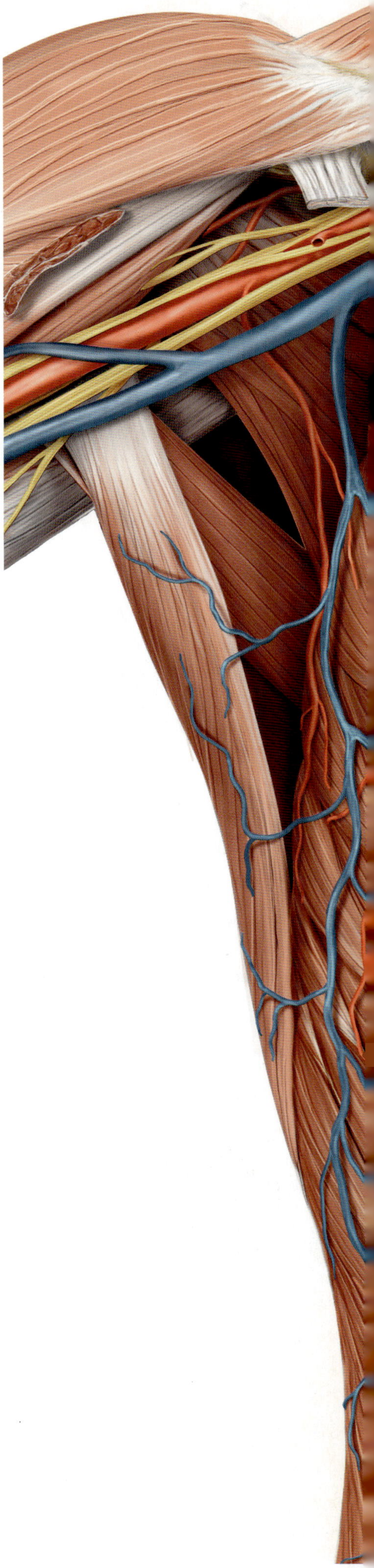

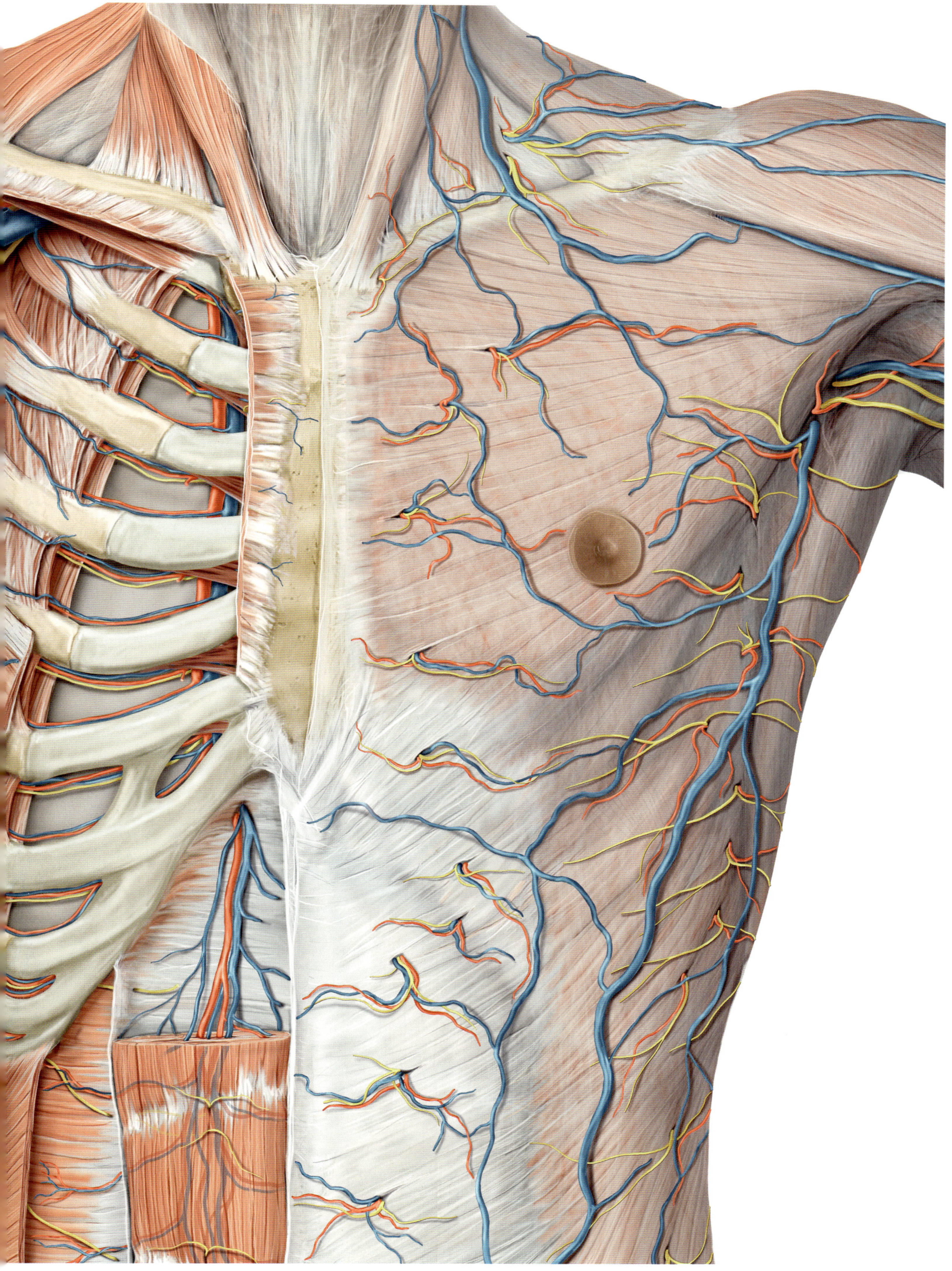

1.1 Rumpfskelett

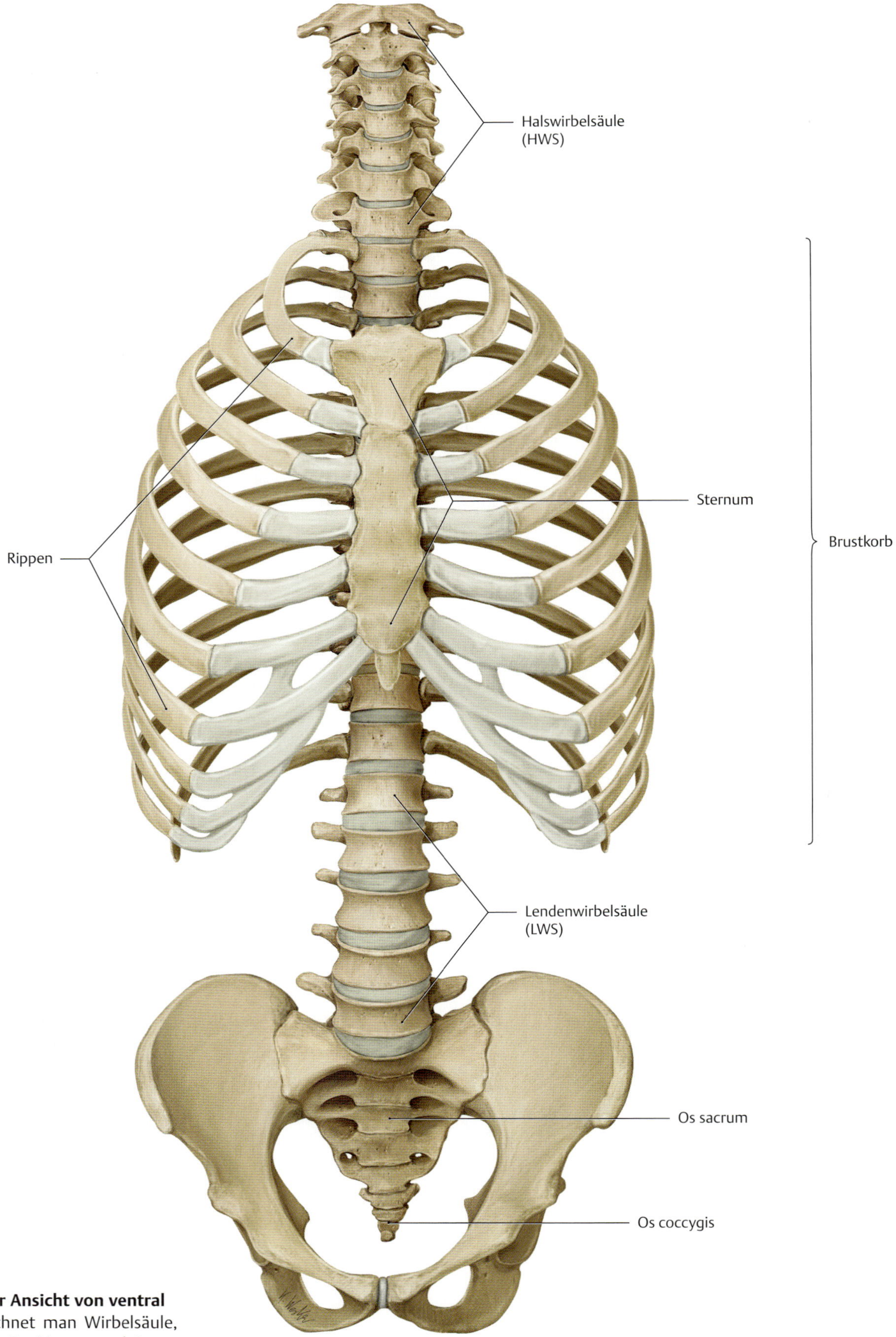

A Rumpfskelett in der Ansicht von ventral
Zum Rumpfskelett rechnet man Wirbelsäule, Rippen und Brustbein. Zu Rippen und Brustbein im Einzelnen vgl. S. 140.

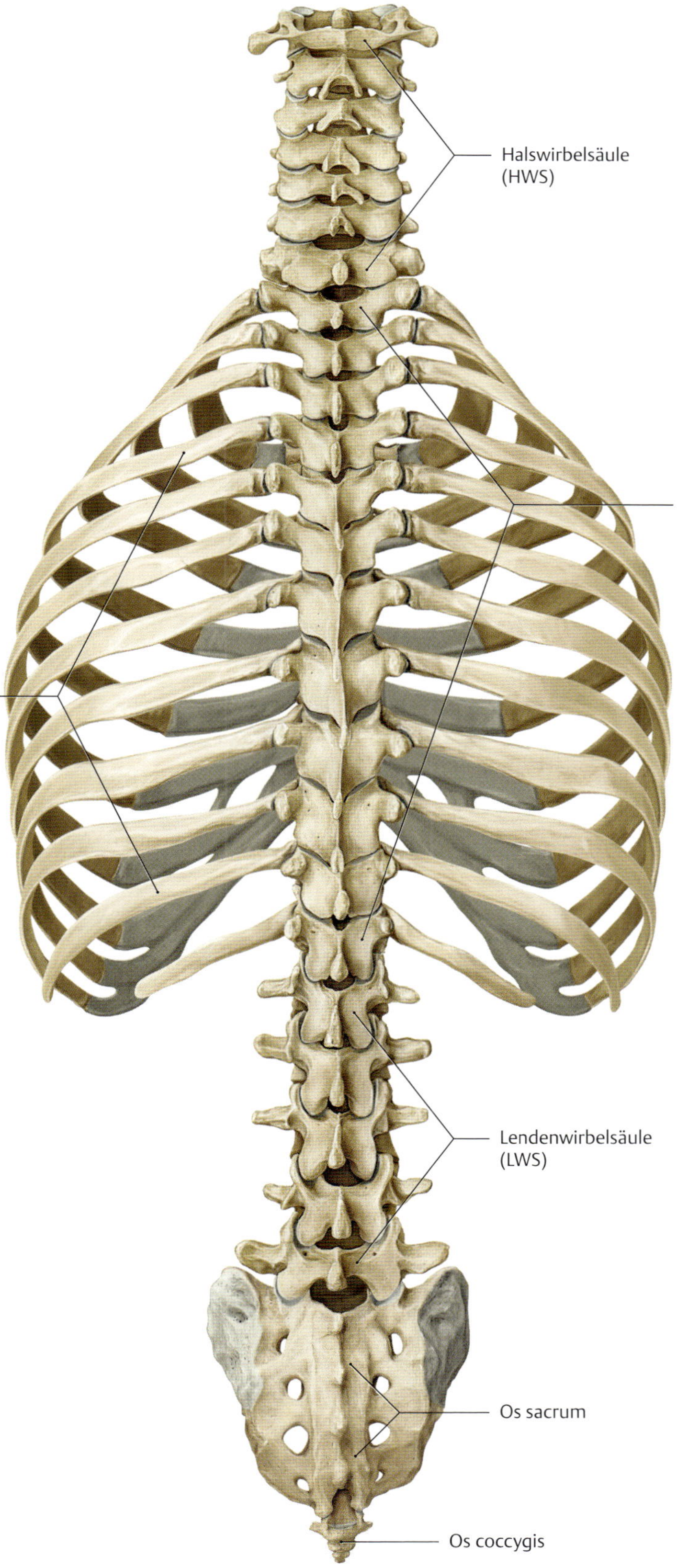

B Rumpfskelett in der Ansicht von dorsal

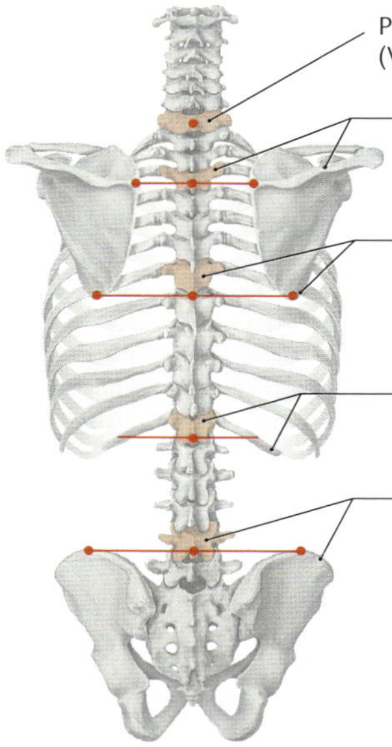

C Dornfortsätze als Orientierungshilfe an der Wirbelsäule

Ansicht von dorsal. Die Dornfortsätze (Procc. spinosi) der Wirbelsäule wölben die Haut teils stärker, teils schwächer hervor und dienen bei der körperlichen Untersuchung als wichtige Orientierungshilfe. Sie sind mit wenigen Ausnahmen leicht zu tasten:

- der Dornfortsatz des 7. Halswirbels am Übergang zur Brustwirbelsäule. Er ragt meist am stärksten hervor, so dass der 7. Halswirbel aufgrund dieses Dornfortsatzes die Bezeichnung *Vertebra prominens* erhalten hat,
- der Dornfortsatz des 3. Brustwirbels auf der Verbindungslinie der beiden Spinae scapulae,
- der Dornfortsatz des 7. Brustwirbels auf Höhe der beiden unteren Schulterblattwinkel (Anguli inferiores scapulae),
- der Dornfortsatz des 12. Brustwirbels etwas unterhalb des Ansatzes der letzten Rippe und
- der Dornfortsatz des 4. Lendenwirbels auf einer Verbindungslinie zwischen den höchsten Punkten der beiden Cristae iliacae.

Beachte: Im Bereich der Brustwirbelsäule laufen die Dornfortsätze schräg abwärts (vgl. S. 118), daher liegt z. B. der Dornfortsatz des 5. Brustwirbels auf Höhe des 6. Brustwirbelkörpers.

1.2 Knöcherne Wirbelsäule

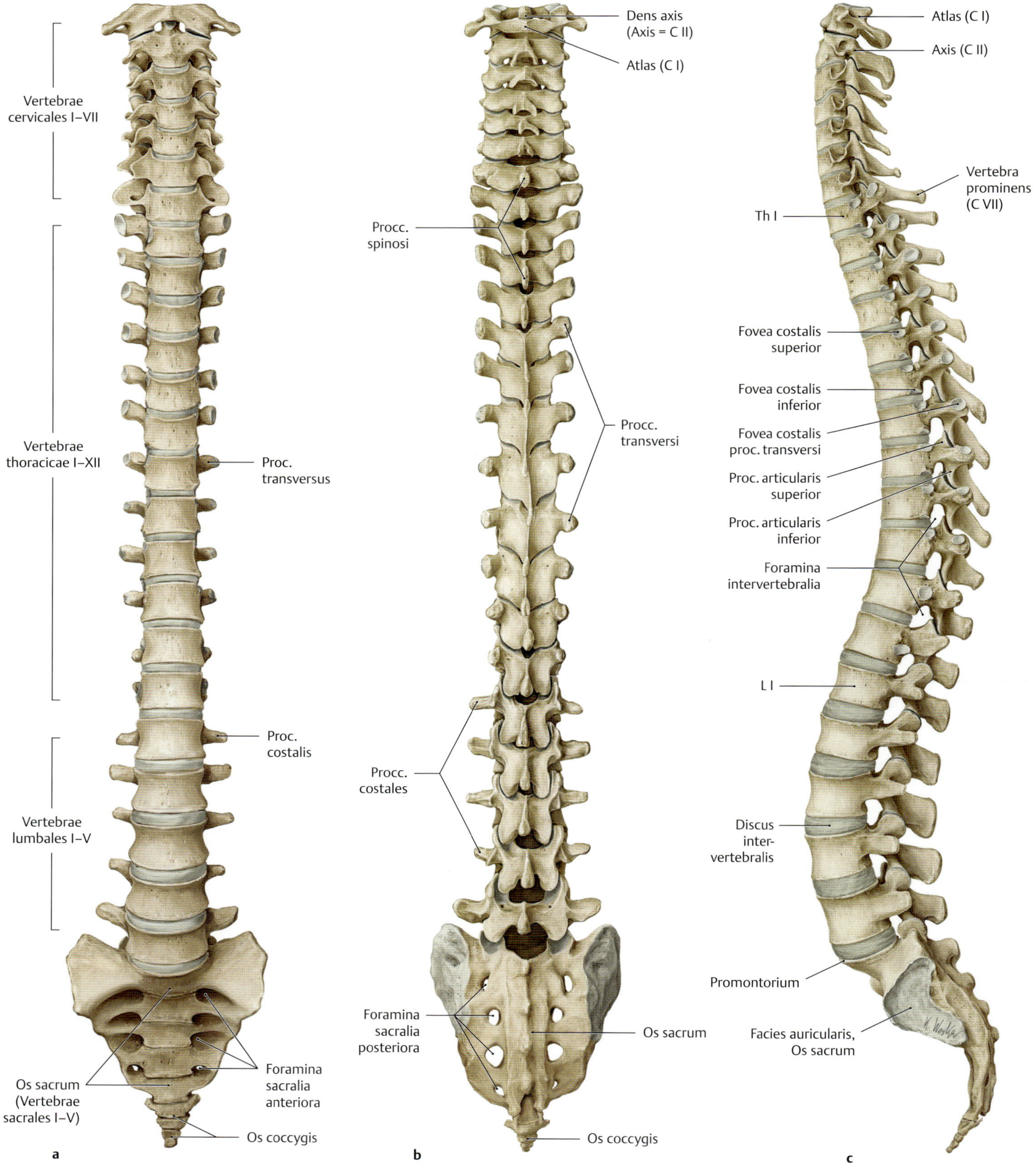

A Knöcherne Wirbelsäule
a Ansicht von ventral; **b** Ansicht von dorsal; **c** Ansicht von links lateral.

Beachte: Die Querfortsätze der Lendenwirbel sind entwicklungsgeschichtlich rudimentäre Rippen. Sie werden daher als Procc. costales bezeichnet (vgl. S. 114).

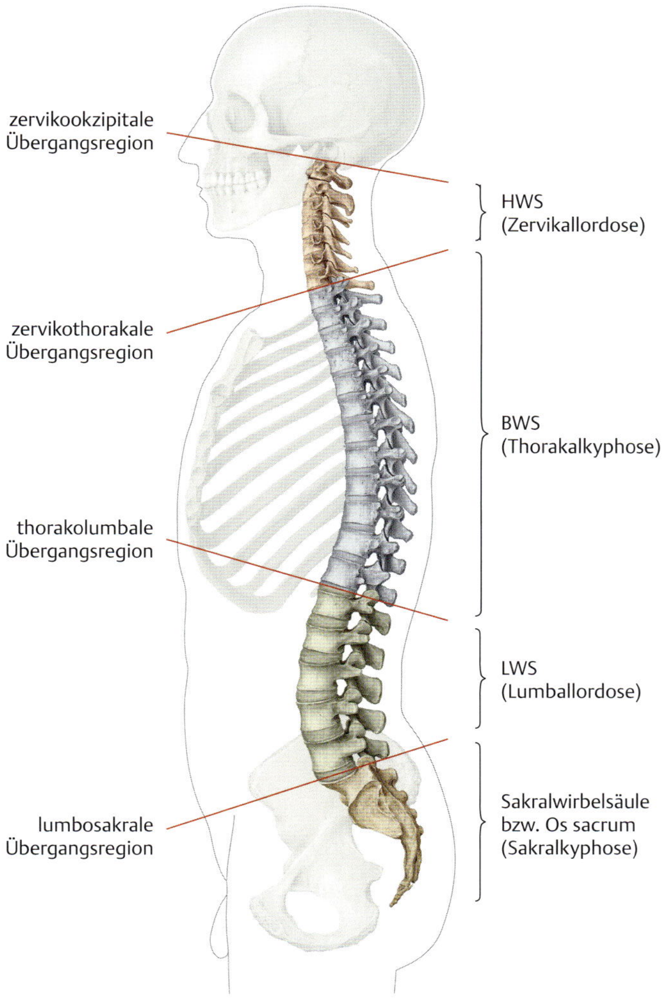

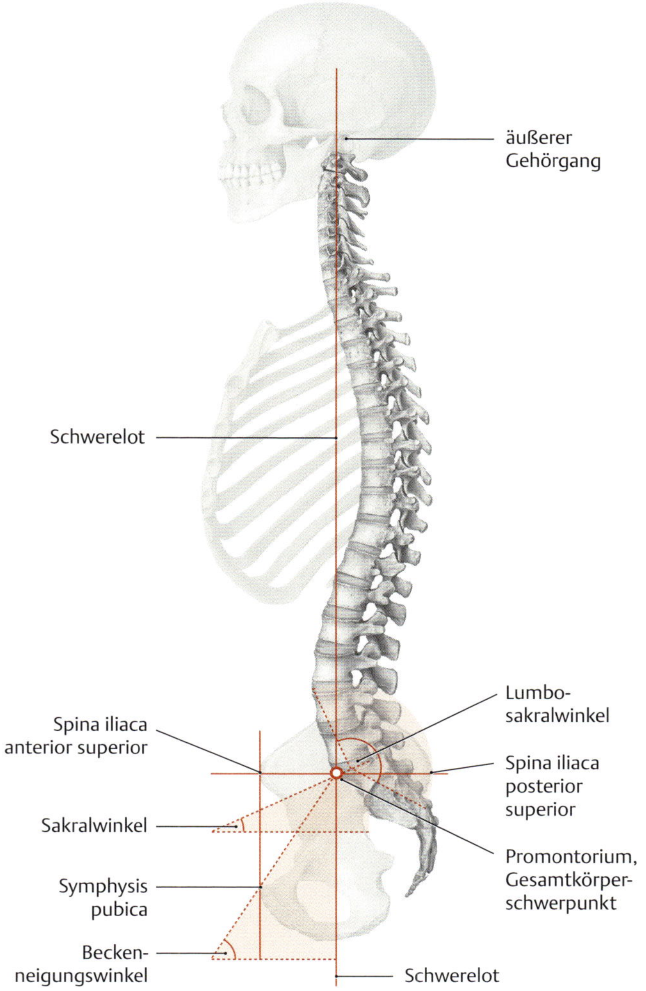

B Abschnitte und Krümmungen der Wirbelsäule
Ansicht von links lateral. Die Wirbelsäule eines Erwachsenen ist in vier Abschnitte gegliedert und weist in der Sagittalebene entsprechend vier typische Krümmungen auf. Sie sind als Folge der Anpassung an die bipede und aufrechte Fortbewegung beim Menschen entstanden (Abfedern von Belastungen). Im Einzelnen werden von kranial nach kaudal folgende Abschnitte bzw. Krümmungen unterschieden:

- Halswirbelsäule (HWS) – Zervikallordose;
- Brustwirbelsäule (BWS) – Thorakalkyphose;
- Lendenwirbelsäule (LWS) – Lumballordose;
- Sakralwirbelsäule (Os sacrum) – Sakralkyphose.

HWS, BWS und LWS werden auch als *präsakrale Wirbelsäule* bezeichnet. Klinisch bedeutsam sind die Übergangsregionen zwischen den einzelnen Abschnitten der Wirbelsäule, da sie Prädilektionsstellen für Wirbelsäulenerkrankungen darstellen (z. B. Bandscheibenvorfälle). Die Wirbel in diesen Übergangsregionen können gelegentlich atypisch ausgebildet sein und werden dann als *Übergangswirbel* bezeichnet. Besonders häufig ist dies am Übergang von der Lendenwirbelsäule zum Kreuzbein (Os sacrum) der Fall. Je nachdem, wie der atypische Übergang aussieht, spricht man von *Lumbalisation* oder *Sakralisation*. Bei einer Lumbalisation ist der 1. Sakralwirbel nicht mit dem Os sacrum verschmolzen, es gibt also einen zusätzlichen Lendenwirbel. Bei einer Sakralisation ist dagegen der 5. Lendenwirbel mit dem Kreuzbein synostosiert, es fehlt also ein Lendenwirbel. Häufig sind diese sog. *Assimilationsstörungen* halbseitig (Hemilumbalisation, Hemisakralisation).

C Einbau der Wirbelsäule in den Beckengürtel
Rumpfskelett mit Kopf und Beckengürtel, Ansicht von links lateral. Die Wirbelsäule ist normalerweise so gekrümmt bzw. in den Beckengürtel eingebaut, dass sich charakteristische Winkel zwischen bestimmten gedachten Linien bzw. Achsen ergeben. Sie spielen z. B. bei der radiologischen Beurteilung von Stellungs- bzw. Formfehlern der Wirbelsäule bzw. des Rumpfes eine Rolle.
Lumbosakralwinkel: Winkel zwischen den Achsen des 5. Lendenwirbels und des 1. Sakralwirbels (durchschnittlich 143°). Er ergibt sich daraus, dass das Os sacrum als fest eingefügter Bestandteil des Beckenringes (s. S. 146) nicht vollständig an der Aufrichtung der Wirbelsäule teilnimmt. Die Folge ist eine charakteristische scharfe Abknickung am Übergang des präsakralen Anteils der Wirbelsäule zum Os sacrum.
Sakralwinkel: Winkel zwischen der Horizontalen und der nach kranial gerichteten Fläche des Os sacrum (durchschnittlich etwa 30°).
Beckenneigungswinkel (Inclinatio pelvis): Winkel zwischen der Beckeneingangsebene (Verbindung Promontorium/Oberrand Symphyse) und der Horizontalen. Er beträgt bei aufrechter Haltung etwa 60°. Bei Kippung des Beckens nach vorne oder hinten vergrößert bzw. verkleinert er sich (vgl. S. 165). Bei aufrechter Haltung ist das Becken idealerweise so ausgerichtet, dass sowohl Spina iliaca anterior superior als auch Spina iliaca posterior superior auf einer Horizontalen liegen, der vordere obere Darmbeinstachel und der Oberrand der Symphyse dagegen auf einer Senkrechten. Dies ist wichtig zu wissen, da man auf diese Weise sehr leicht durch gut tastbare Knochenpunkte die korrekte Stellung des Beckens beurteilen kann.
Schwerelot: Im Schwerelot liegen z. B. der äußere Gehörgang, der Dens axis des 2. Halswirbels, die anatomisch-funktionellen Übergänge der Wirbelsäule (zwischen Lordosen und Kyphosen) sowie der Gesamtkörperschwerpunkt unmittelbar ventral des Promontorium.

1.3 Entwicklung der Wirbelsäule

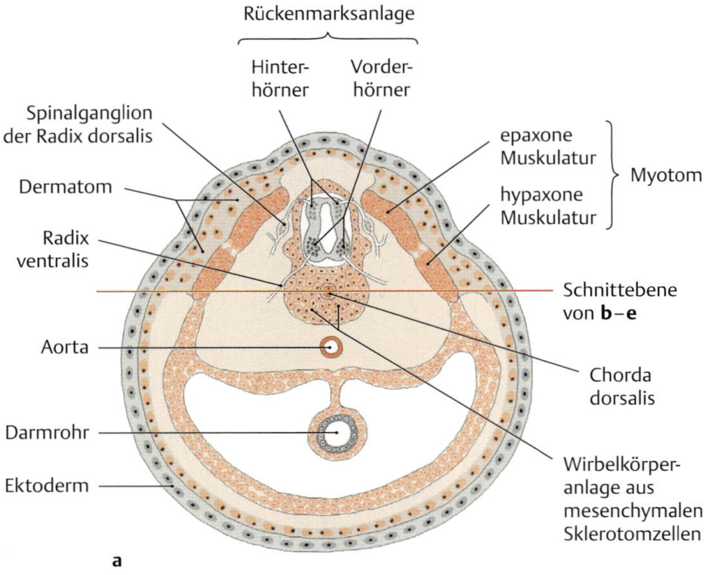

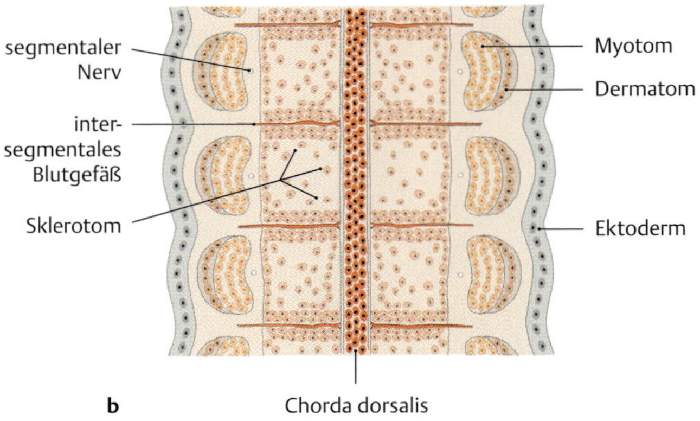

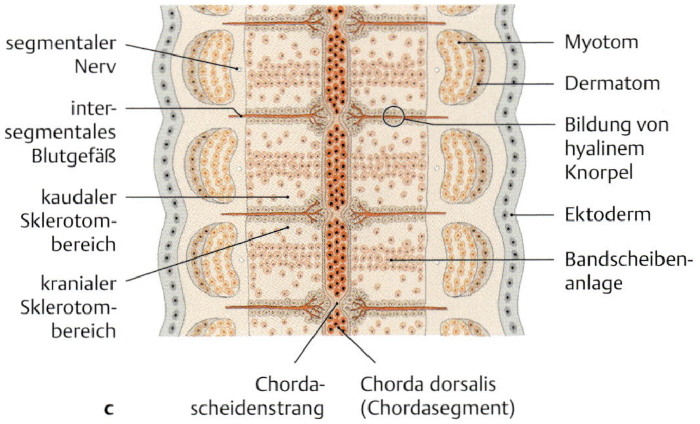

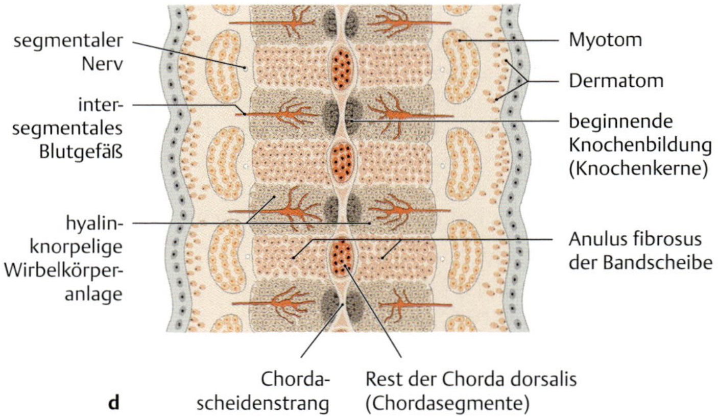

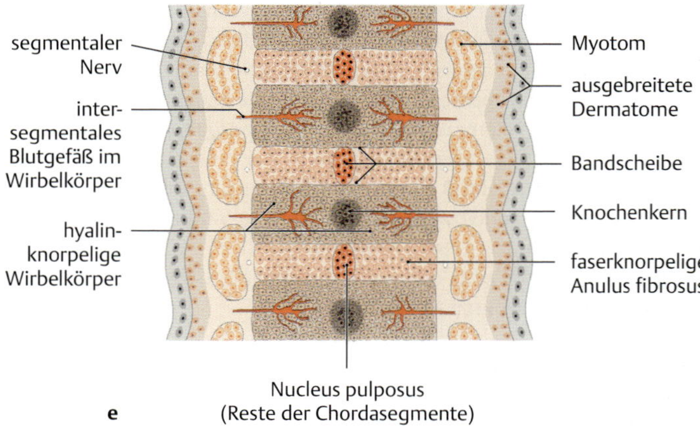

A Entwicklung der Wirbelsäule (4.–10. Entwicklungswoche)
a Schematisierter Transversalschnitt; **b–e** schematisierte Frontalschnitte (die Schnittebene von **b–e** ist in **a** angegeben).

a u. **b** Die ehemaligen Somiten haben sich in Myotom, Dermatom und Sklerotom differenziert. Die Sklerotomzellen lösen sich am Ende der 4. Woche aus dem Verband, wandern in Richtung Chorda dorsalis aus und bilden einen mesenchymalen Zellverband um die Chorda (Anlage der späteren Wirbelsäule).

c Benachbarte kraniale und kaudale Sklerotomabschnitte oberhalb und unterhalb der Intersegmentalgefäße verbinden sich und beginnen in der 6. Woche zu verknorpeln, wodurch das Chordamaterial nach oben und unten verdrängt wird (Chordasegmente).

d Zwischen den Wirbelkörperanlagen entwickeln sich die Bandscheiben mit Nucleus pulposus und Anulus fibrosus. Im Zentrum der Wirbelkörper beginnt die Verknöcherung (8. Woche).

e Durch die Verschmelzung der kaudalen und kranialen Sklerotomabschnitte verbinden die segmental angelegten Myotome nunmehr die Fortsätze zweier benachbarter Wirbelanlagen und überbrücken dabei die Bandscheiben. Auf diese Weise entstehen die sog. *Bewegungssegmente* (vgl. S. 132). Der segmentale Spinalnerv verläuft auf Höhe des späteren Foramen intervertebrale, die Intersegmentalgefäße werden zu den *ernährenden Gefäßen* (Vasa nutricia) der Wirbelkörper (10. Woche).

Klinischer Bezug: Wenn der regelrechte Schluss des Neuralrohrs bzw. der hinteren Anteile der Wirbelbögen während der Embryonalentwicklung ausbleibt, entsteht das Bild der *Spina bifida,* der geteilten Wirbelsäule. Der Wirbelkanal ist dann hinten offen und die Dornfortsätze fehlen (zu den unterschiedlichen Formen und Folgen vgl. Lehrbuch der Embryologie). Einen meist beidseitigen Defekt der Wirbelbögen (in der Regel im Bereich des 4. u. 5. LWK) bezeichnet man als *Spondylolyse*. Er kann angeboren oder erworben sein (z. B. traumatisch) und kommt daher häufig bei Sportlern vor (Speerwerfen, Turnen, Stabhochspringen, wobei die Wirbelbögen brechen können). Wenn zusätzlich die dazugehörige Bandscheibe geschädigt ist, beginnt der Wirbelkörper nach vorne abzugleiten (*Spondylolisthesis* = Wirbelgleiten). Bei den *angeborenen Spondylolysen* (die, zwar in unterschiedlichem Maße, aber grundsätzlich mit Wirbelgleiten verbunden sind) verläuft der Gleitprozess während des Wachstums langsam und kommt nach dem 20. Lebensjahr praktisch immer zum Stillstand.

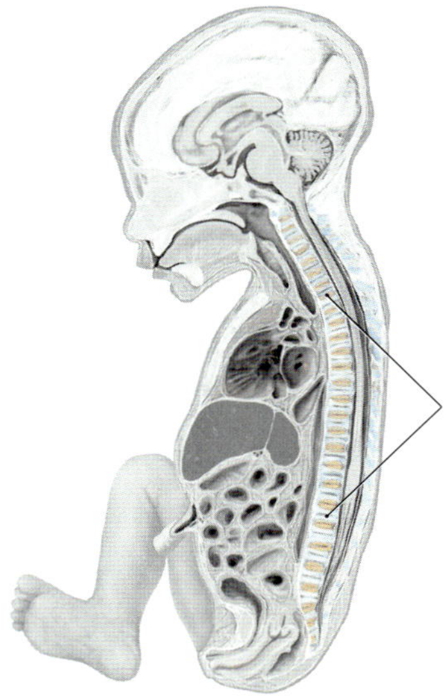

B Kyphosierte Wirbelsäule eines Neugeborenen

Median-Sagittal-Schnitt durch ein Neugeborenes, Ansicht von links. Durch die gekrümmte Haltung des Fetus während der Schwangerschaft weist das Neugeborene eine „kyphosierte" Wirbelsäule ohne lordotische Streckung von HWS und LWS auf.

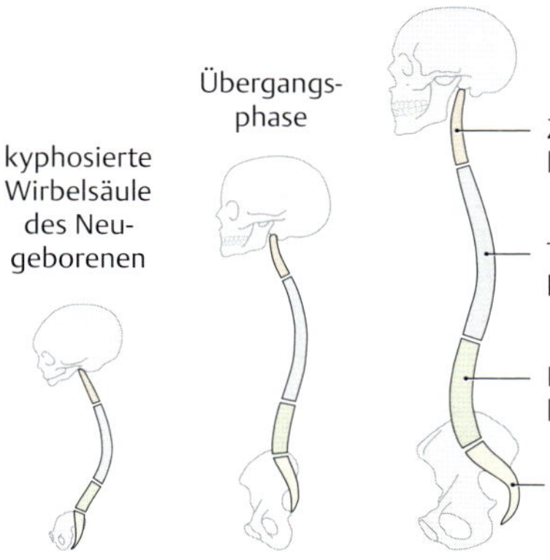

C Aufrichtung der Wirbelsäule bei normaler Entwicklung

Die charakteristischen Krümmungen der erwachsenen Wirbelsäule sind beim Neugeborenen nur teilweise vorhanden (vgl. **B**). Sie entwickeln sich erst im Laufe des postnatalen Lebens. Zunächst entsteht unter Mitwirkung der kräftiger werdenden Nackenmuskulatur die Halslordose zur Balance des Kopfes, im weiteren Verlauf – mit dem Erlernen des Sitzens, Stehens und Gehens – auch die Lendenlordose. Diese verstärkt sich, bis die Beine in den Hüftgelenken durchgestreckt werden können, wird aber erst im Laufe der Pubertät endgültig fixiert. Eine ähnliche Umgestaltung der Wirbelsäule vollzieht sich auch innerhalb der phylogenetischen Entwicklung von der quadrupeden zur bipeden Fortbewegungsweise.

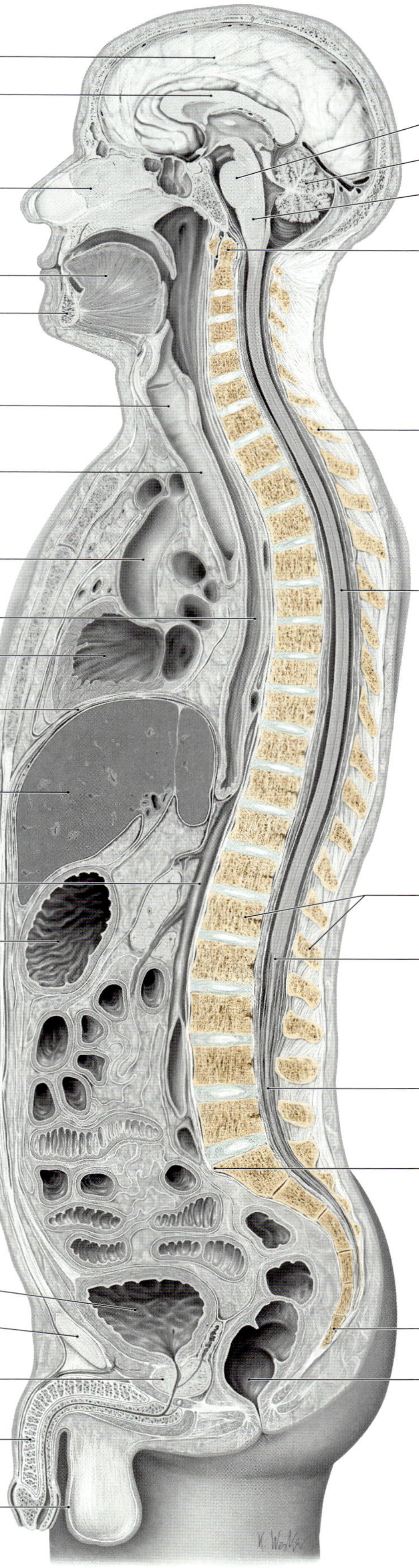

D Physiologische Krümmungen der erwachsenen Wirbelsäule

Median-Sagittal-Schnitt durch einen Mann, Ansicht von links.

1.4 Aufbau eines Wirbels

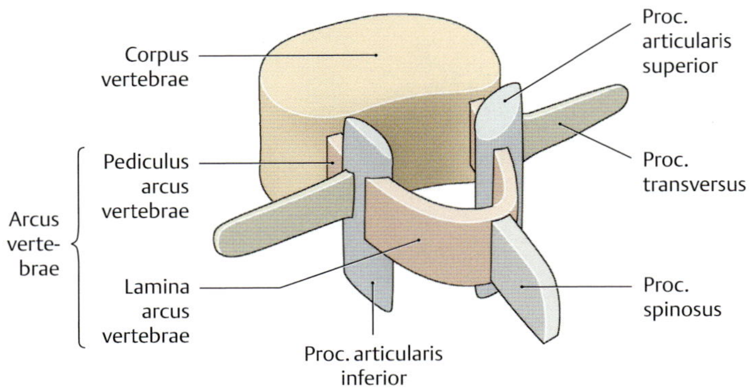

A Bauelemente eines Wirbels

Ansicht von links, oben und dorsal. Alle Wirbel, mit Ausnahme des 1. u. 2. Halswirbels (vgl. S. 115) (Atlas und Axis), folgen einem einheitlichen Grundbauplan und setzen sich aus folgenden Bauelementen zusammen:

- einem Wirbelkörper (Corpus vertebrae),
- einem Wirbelbogen (Arcus vertebrae),
- einem Dornfortsatz (Proc. spinosus),
- zwei Querfortsätzen (Procc. transversi bzw. costales bei den Lendenwirbeln) sowie
- vier Gelenkfortsätzen (Procc. articulares).

Die Fortsätze dienen Muskeln und Bändern als Ansatz, im Bereich der Brustwirbelkörper bilden sie die Rippen-Wirbel-Gelenke. Wirbelkörper und Wirbelbogen umschließen das Wirbelloch (Foramen vertebrale). Die Gesamtheit der Wirbellöcher bildet den Wirbelkanal (Canalis vertebralis).

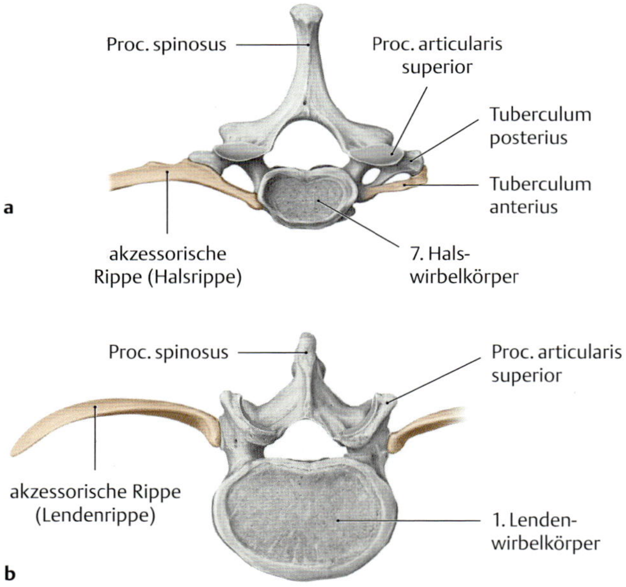

B Zusätzliche Rippenanlagen

Ansicht von kranial. **a** Halsrippe; **b** Lendenrippe.

Akzessorische Rippenanlagen können z. B. als Halsrippen die Skalenuslücke einengen und zu einem anatomischen Engpass für den Plexus brachialis und die A. subclavia werden (Skalenus- bzw. Halsrippensyndrom, vgl. S. 376). Eine zusätzliche Lendenrippe verursacht demgegenüber keine Beschwerden.

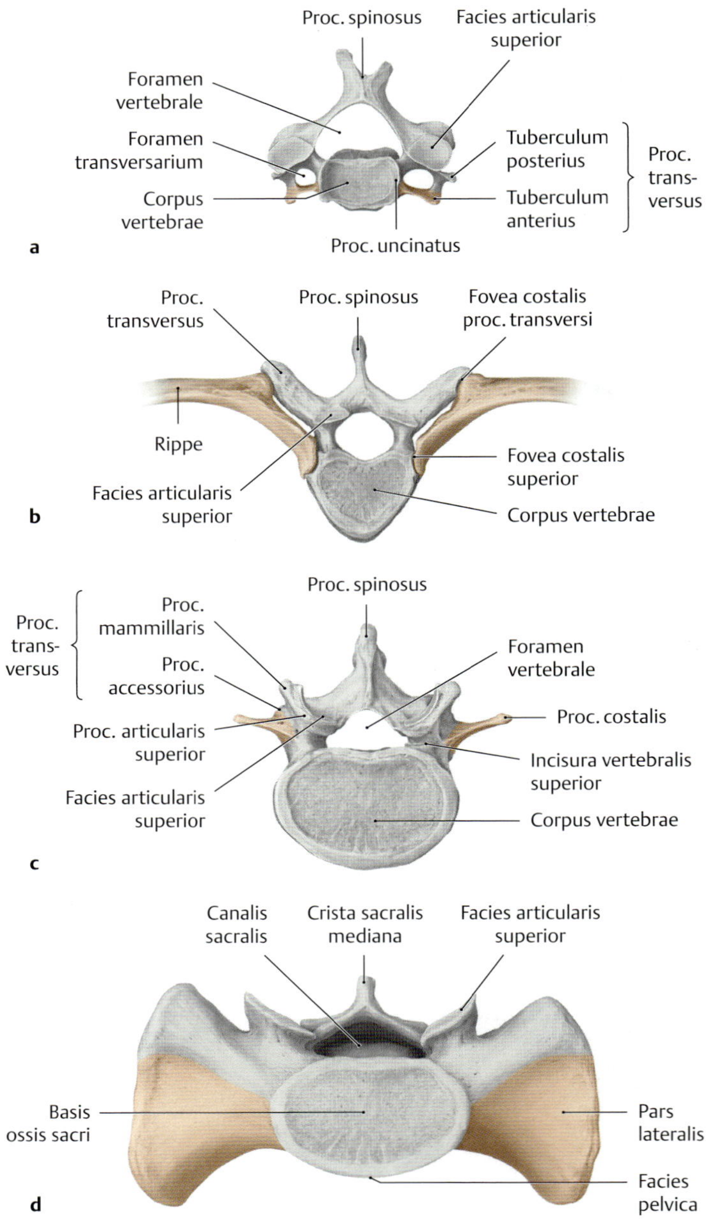

C Rippenanlagen in den unterschiedlichen Wirbelsäulenregionen

Ansicht von kranial. Form und Ausgestaltung der Wirbel sind eng verbunden mit der Ausbildung von Rippen bzw. deren rudimentärer Anlage (hier farbig hervorgehoben).

a Halswirbel: Hier bildet das Rippenrudiment die sog. vordere Spange, das Tuberculum anterius. Zusammen mit der hinteren Spange, dem Tuberculum posterius, umschließt es das Foramen transversarium.

b Brustwirbel: Da an ihnen die Rippen ansetzen, sind sie sowohl an den Wirbelkörpern als auch an den Querfortsätzen mit überknorpelten Gelenkflächen ausgestattet (Fovea costalis proc. transversi sowie Fovea costalis superior bzw. inferior).

c Lendenwirbel: Hier sind die Rippenanlagen in Form der sog. Querfortsätze sehr viel kräftiger als an der Halswirbelsäule. Die Querfortsätze werden daher bei den Lendenwirbeln auch als Rippenfortsätze (Procc. costales) bezeichnet.

d Kreuzbein: Hier liefert die rudimentäre Rippenanlage den vorderen Abschnitt der Partes laterales. Sie ist mit den Querfortsätzen verschmolzen.

D Typische Wirbel aus verschiedenen Regionen der Wirbelsäule

Ansicht von kranial und links-lateral.

a u. **b** 1. Halswirbel (Atlas);
c u. **d** 2. Halswirbel (Axis);
e u. **f** 4. Halswirbel;
g u. **h** 6. Brustwirbel;
i u. **j** 4. Lendenwirbel;
k u. **l** Os sacrum.

Die Wirbel in den einzelnen Regionen der Wirbelsäule unterscheiden sich sowohl hinsichtlich ihrer Größe als auch ihrer besonderen Merkmale. Während die Wirbel*körper* von kranial nach kaudal allmählich größer werden, um der wachsenden Belastung durch das Körpergewicht standzuhalten, werden die Wirbel*löcher* allmählich kleiner, weil das Rückenmark immer schmaler wird. Darüber hinaus ändert sich die Ausgestaltung der Wirbelbögen und der angrenzenden Fortsätze (Einzelheiten s. S. 117, 119 u. 121).

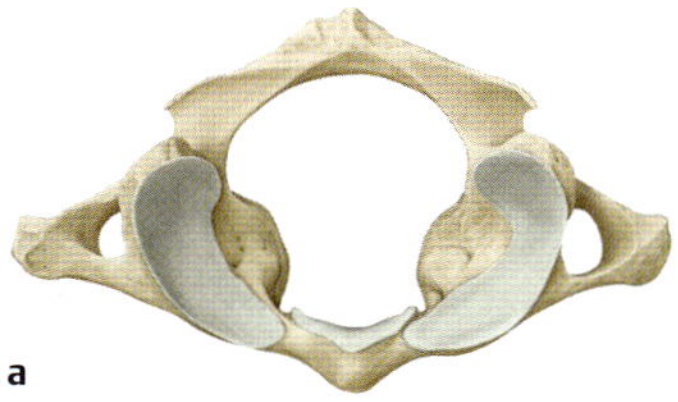
a

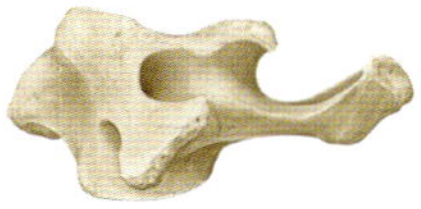
b

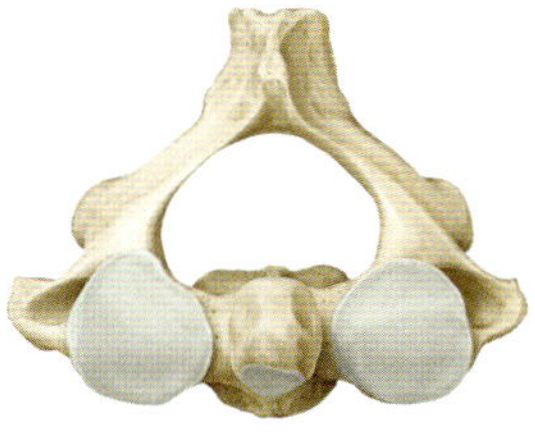
c

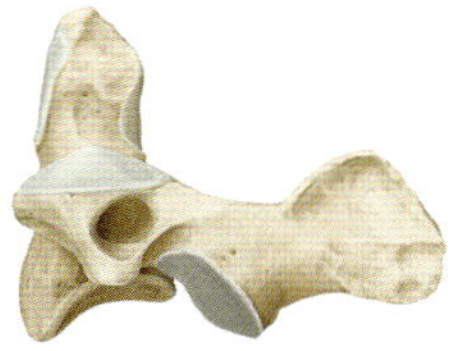
d

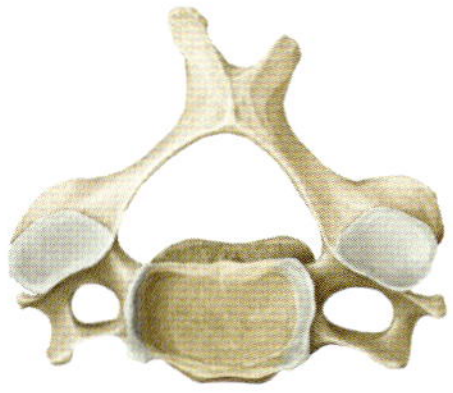
e

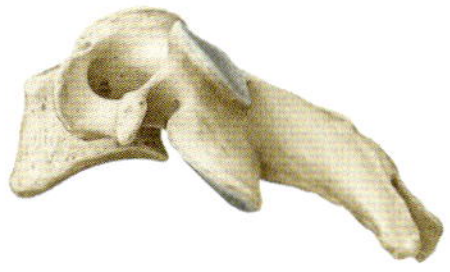
f

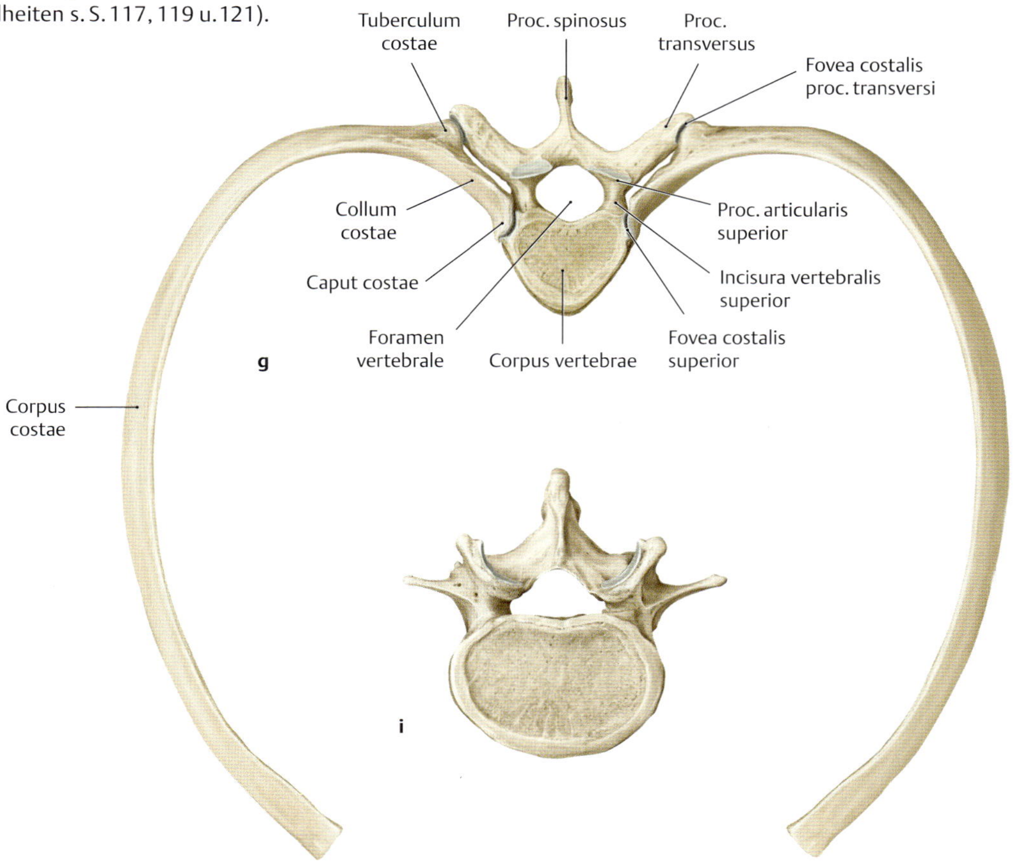

g

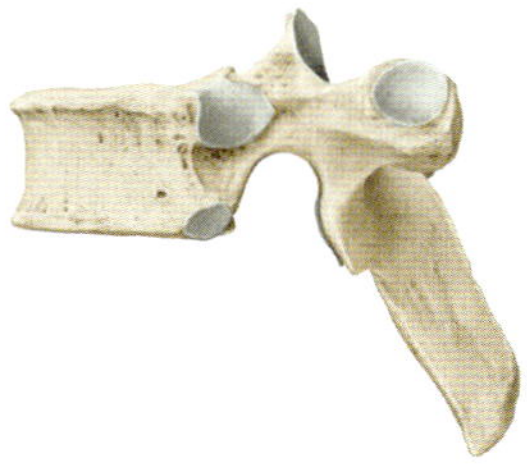
h

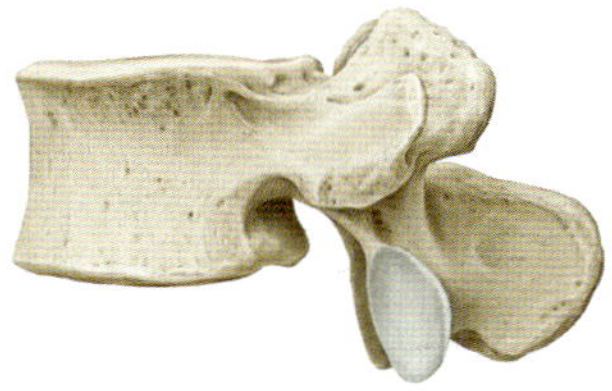
j

i

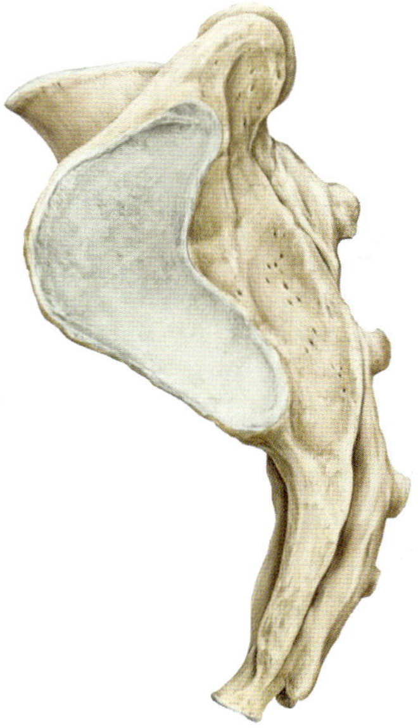
l

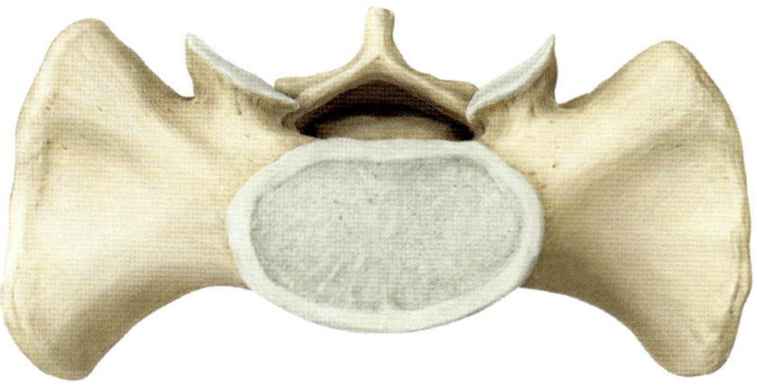
k

1.5 Halswirbelsäule

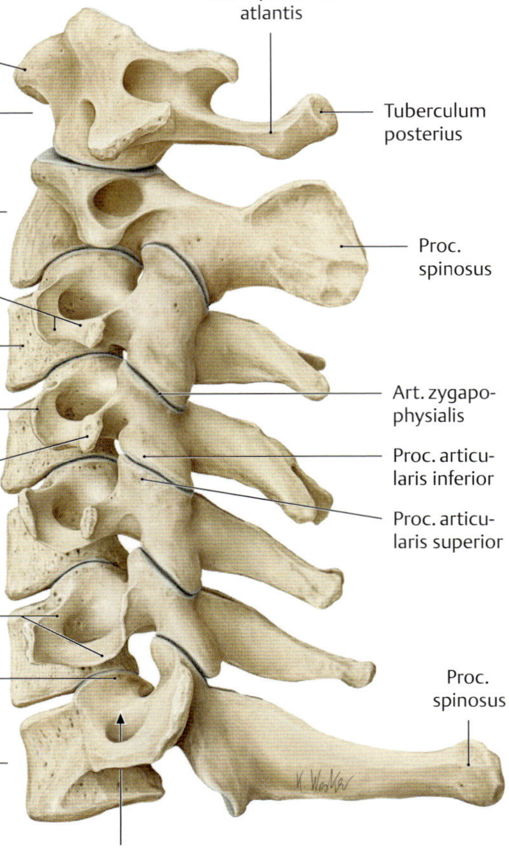

A Halswirbelsäule in der Ansicht von links

Von den insgesamt sieben Halswirbeln weichen der **1. und 2. Halswirbel** (Atlas und Axis) am stärksten von der Grundform der Wirbel ab. Sie sind so gebaut, dass sie sowohl die Hauptlast des Kopfes aufnehmen können als auch – einem Kugelgelenk entsprechend – die Bewegung des Kopfes in drei Freiheitsgraden ermöglichen. Die **verbleibenden fünf Halswirbel** haben einen verhältnismäßig kleinen und in der Aufsicht annähernd würfelförmigen Wirbelkörper und ein großes, dreieckiges Foramen vertebrale (s. **Cc**). Ihre Endflächen sind sattelförmig gekrümmt, wobei die kranialen Flächen seitlich Erhebungen (Unci corporis vertebrae oder Procc. uncinati) aufweisen, die erst um das 10. Lebensjahr auftreten (s. S. 134). Der Proc. transversus besteht aus einer ventralen und einer dorsalen Spange, die seitlich in zwei kleinen Höckern enden (Tubercula anterius u. posterius). Diese Spangen umschließen das Foramen transversarium (Foramen proc. transversi), in dem ab dem 6. Halswirbel beiderseits die A. vertebralis nach kranial verläuft. Die kraniale Fläche des Querfortsatzes weist vom 3. Halswirbel an eine tiefe, breite Rinne auf (Sulcus n. spinalis), durch die der jeweilige Spinalnerv nach lateral zieht. Die Gelenkfortsätze (Procc. articulares superior u. inferior) sind breit und flach, ihre planen Gelenkflächen neigen sich um etwa 45° gegen die Horizontale. Die Dornfortsätze der Halswirbel 3–6 sind kurz und gegabelt; der Dornfortsatz des 7. Halswirbels übertrifft die anderen an Länge und Stärke und ist der erste der Dornfortsätze, der sich gut durch die Haut tasten lässt (Vertebra prominens).

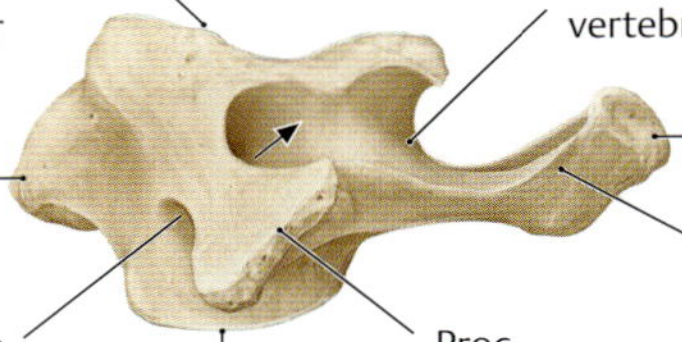

a 1. Halswirbel (Atlas)

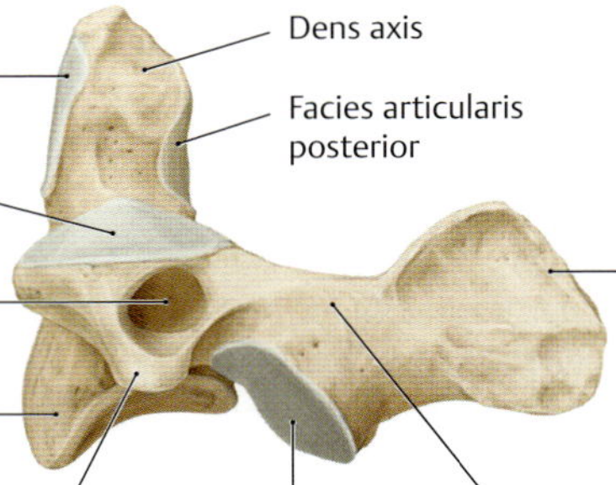

b 2. Halswirbel (Axis)

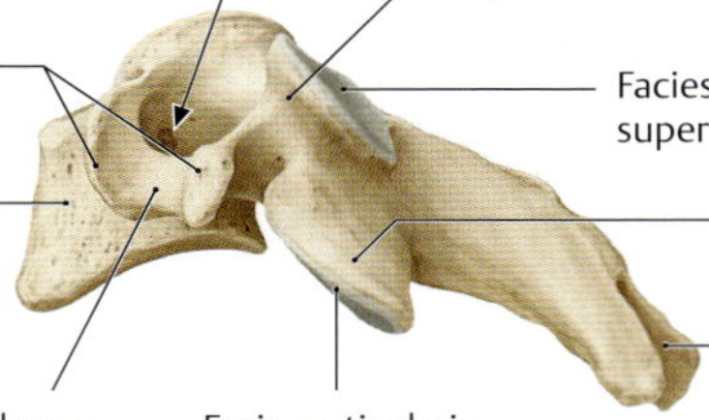

c 4. Halswirbel

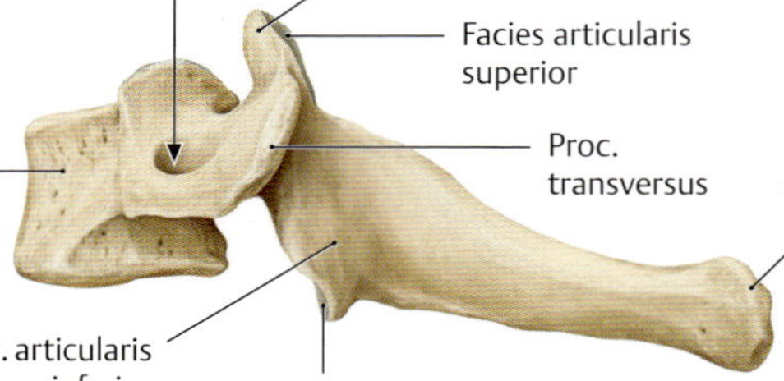

d 7. Halswirbel (Vertebra prominens)

B Halswirbel in der Ansicht von links

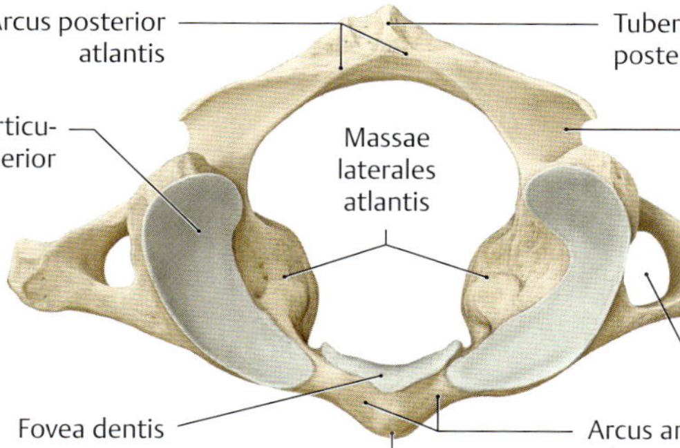

a 1. Halswirbel (Atlas)

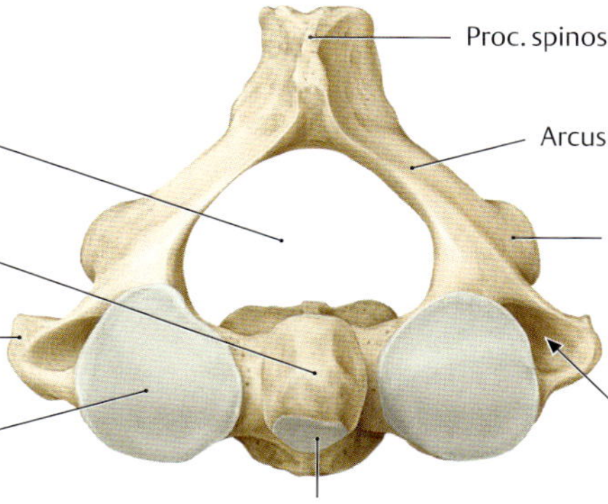

b 2. Halswirbel (Axis)

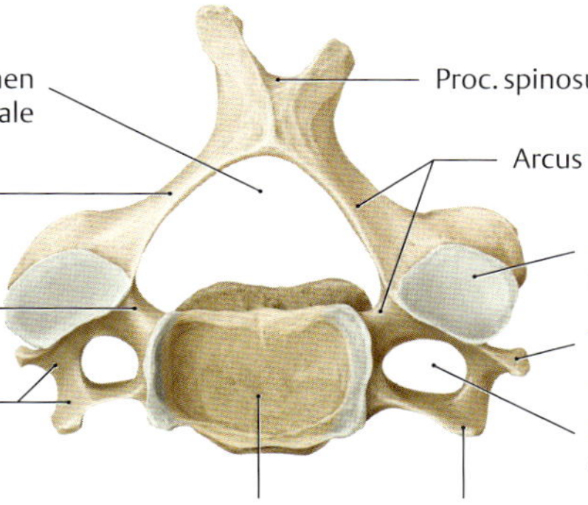

c 4. Halswirbel

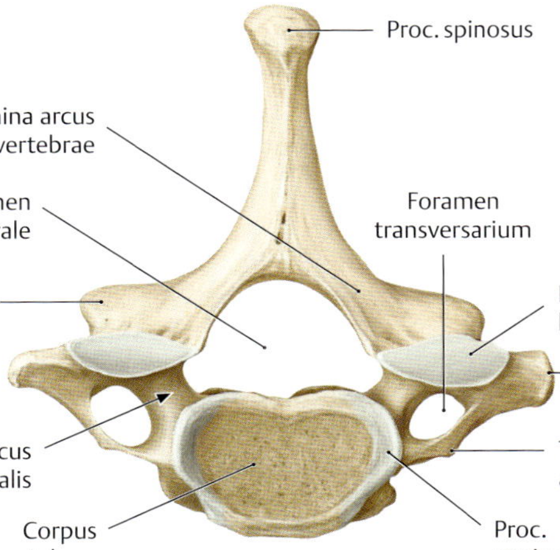

d 7. Halswirbel (Vertebra prominens)

C Halswirbel in der Ansicht von kranial

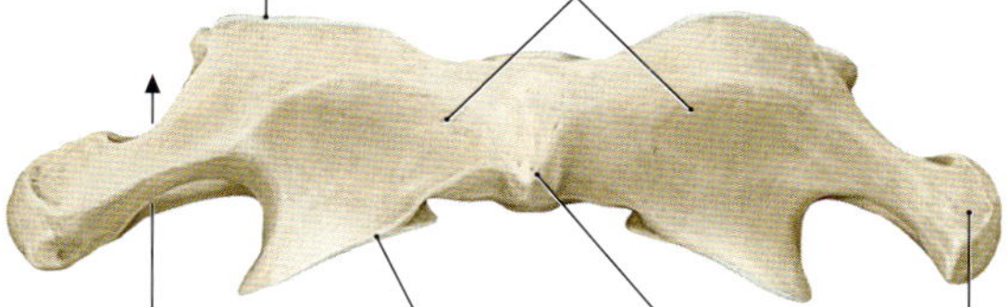

a 1. Halswirbel (Atlas)

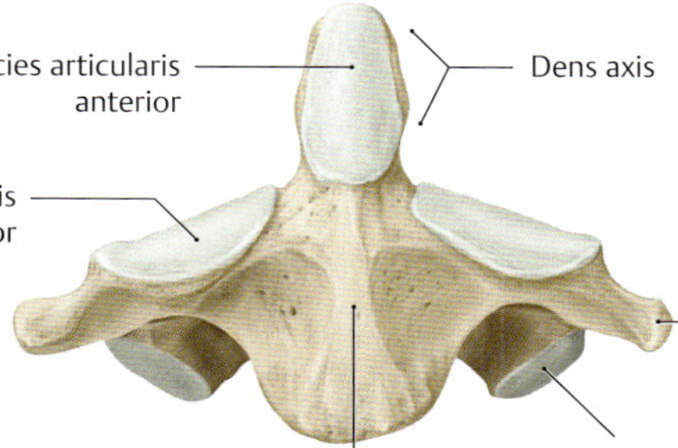

b 2. Halswirbel (Axis)

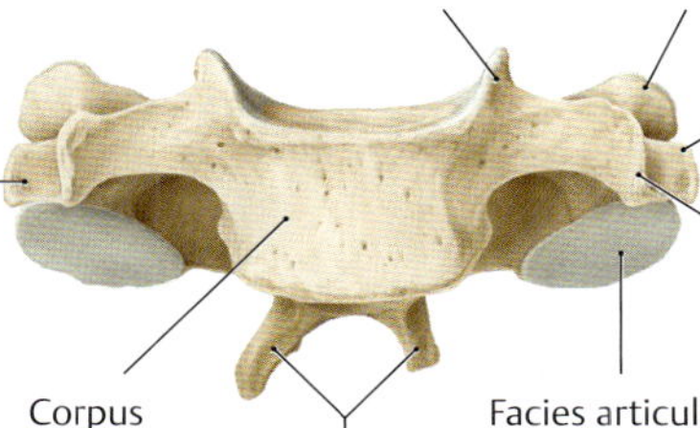

c 4. Halswirbel

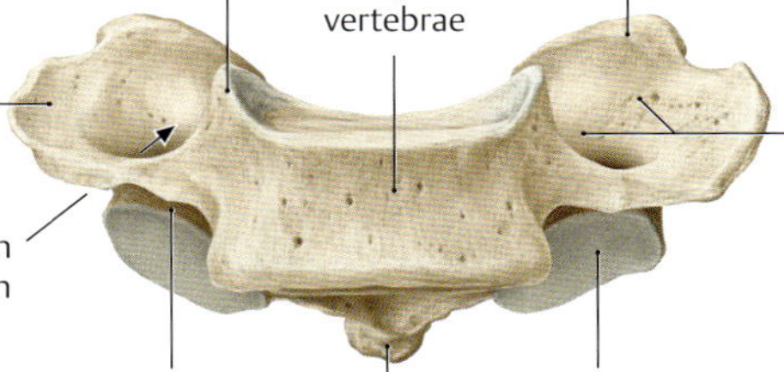

d 7. Halswirbel (Vertebra prominens)

D Halswirbel in der Ansicht von ventral

1.6 Brustwirbelsäule

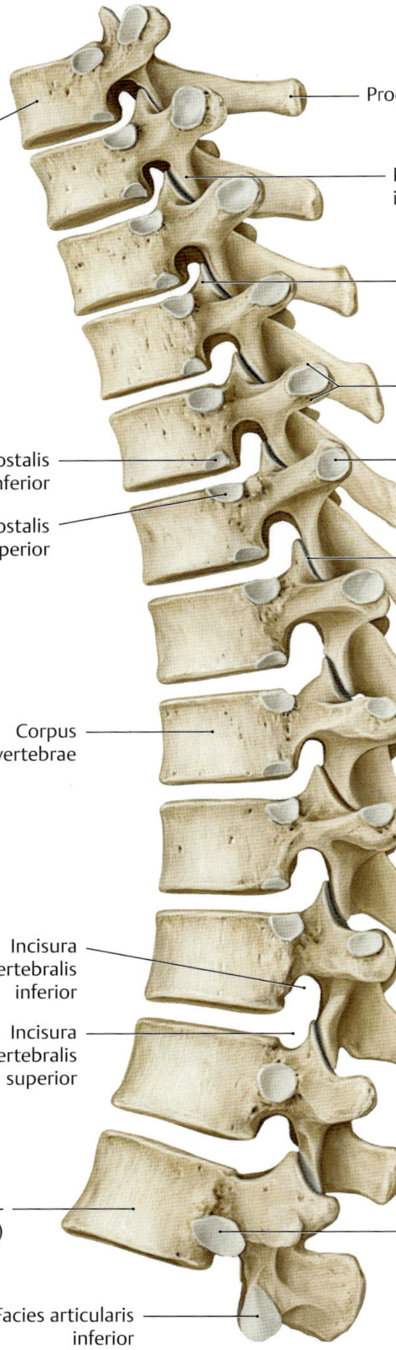

A Brustwirbelsäule in der Ansicht von links-lateral

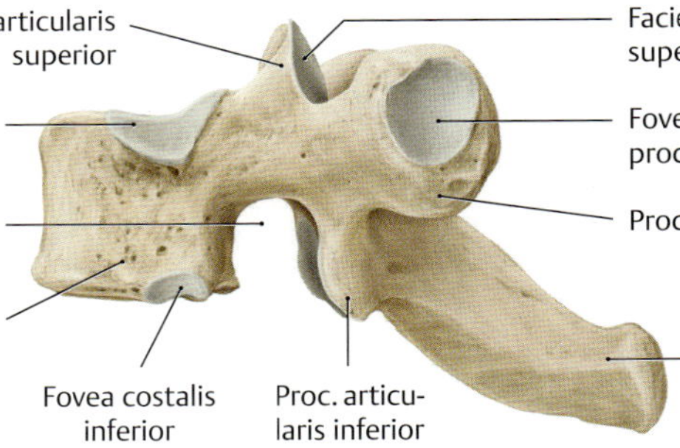

a 2. Brustwirbel

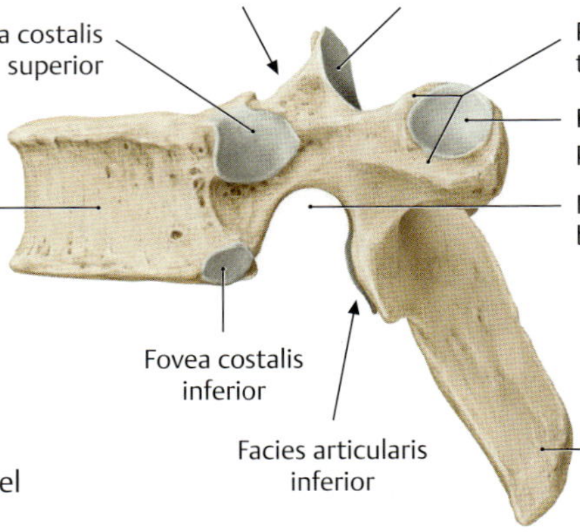

b 6. Brustwirbel

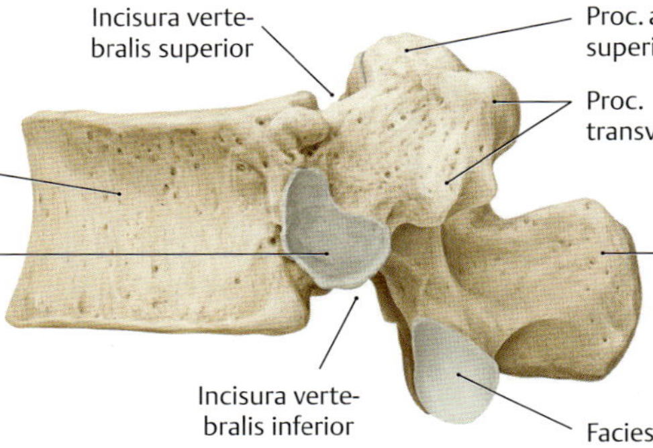

c 12. Brustwirbel

B Brustwirbel in der Ansicht von links-lateral

Die Brustwirbelkörper werden vom 1. bis zum 12. allmählich höher und breiter, so dass die kaudalen Wirbelkörper in ihrer querovalen Form den Lendenwirbelkörpern gleichen. Das Foramen vertebrale ist annähernd rund und kleiner als in der Halswirbelsäule, die Endflächen sind abgerundet und dreieckig. Da die Dornfortsätze lang und stark nach kaudal abgeknickt sind, sind die Brustwirbel in besonderer Art und Weise miteinander verzahnt und wie Dachziegel einander aufgelagert. Die Gelenkflächen des *unteren* Gelenkfortsatzes (Proc. articularis inferior) weisen nach ventral. Damit sie den Gelenkflächen des *oberen* Gelenkfortsatzes (Proc. articularis superior) aufliegen können, müssen diese nach dorsal weisen (vgl. sog. kleine Wirbelgelenke, Artt. zygapophysiales, S. 126). Eine weitere Besonderheit ist, dass die Querfortsätze nach dorsal „weggeklappt" sind. Auf diese Weise ist sowohl Platz für Gelenkflächen an den Wirbelkörpern als auch an den Querfortsätzen. Diese überknorpelten Gelenkflächen dienen den unterschiedlichen gelenkigen Verbindungen mit den Rippen (vgl. S. 145). Die Wirbelkörper des 1.–9. Brustwirbels haben jeweils auf *jeder Seite zwei* Gelenkflächen, eine obere (Fovea costalis superior) und eine untere (Fovea costalis inferior), so dass zwei übereinanderliegende Wirbel zusammen eine komplette Gelenkpfanne bilden. (Ausnahme ist der Wirbelkörper des 1. Brustwirbels, der am *oberen* Rand eine komplette Gelenkpfanne hat.) Der Wirbelkörper des 10. Brustwirbels hat *nur* eine *obere* Gelenkfläche (die mit der unteren des 9. Brustwirbels eine Gelenkpfanne bildet); die untere Gelenkfläche kann „entfallen", da der Wirbelkörper des angrenzenden 11. Brustwirbels (ebenso wie der des 12.) *seitlich* eine *komplette* Gelenkpfanne (Fovea costalis) hat. Wie erwähnt, haben an der Brustwirbelsäule – bis auf den 11. und 12. Wirbel – auch die Querfortsätze Gelenkflächen (Fovea costalis proc. transversi).

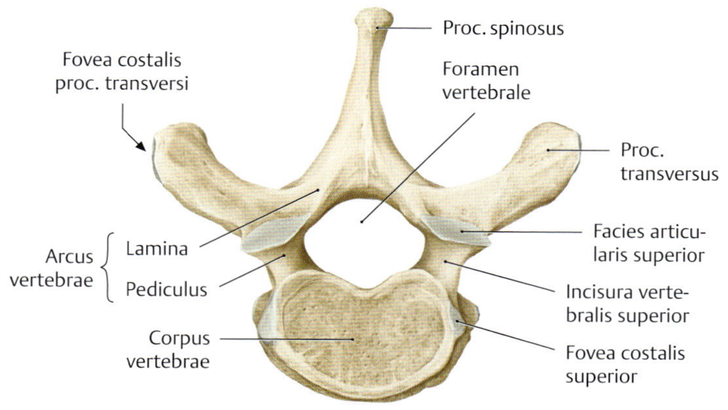

a 2. Brustwirbel

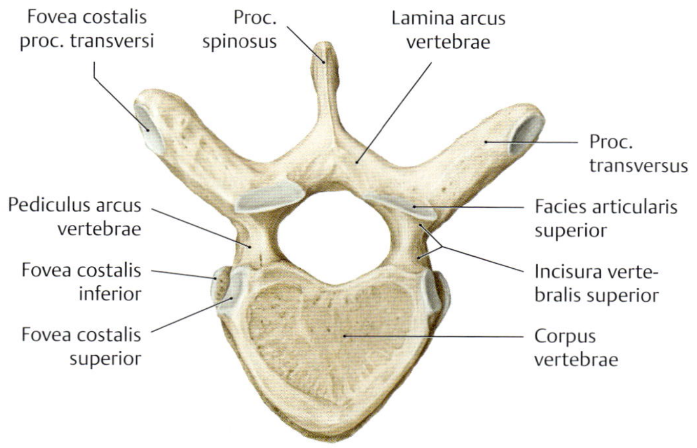

b 6. Brustwirbel

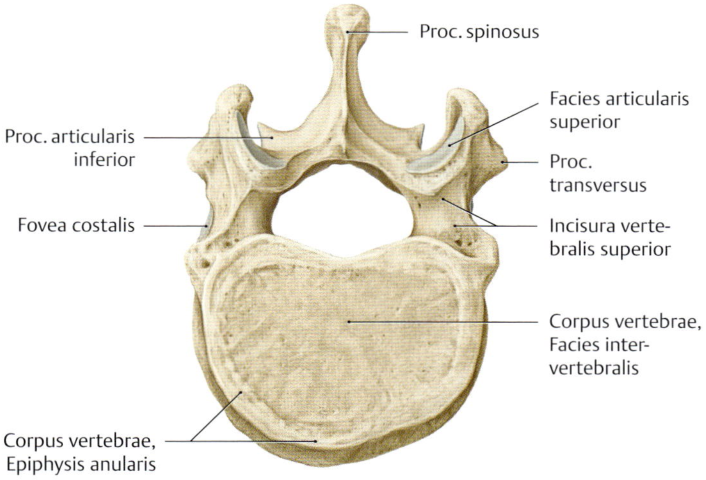

c 12. Brustwirbel

C Brustwirbel in der Ansicht von kranial

Die Lamina arcus vertebrae bildet zusammen mit dem Pediculus arcus vertebrae den Wirbelbogen.

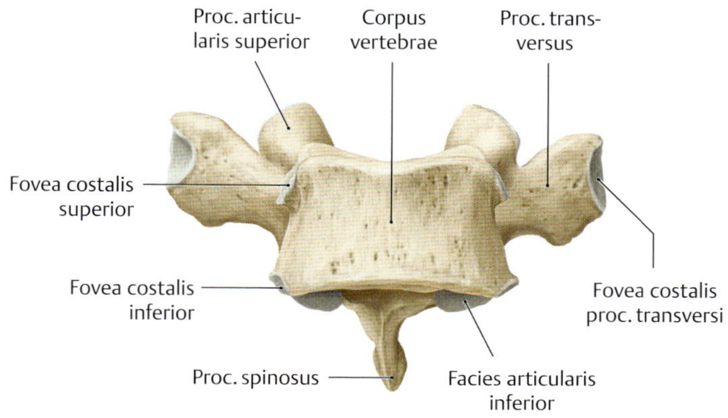

a 2. Brustwirbel

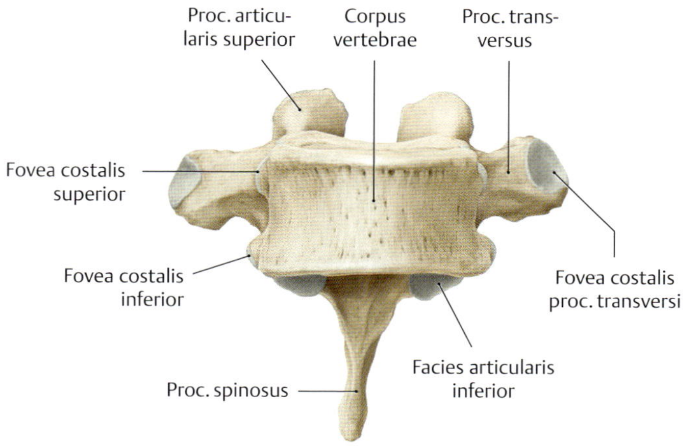

b 6. Brustwirbel

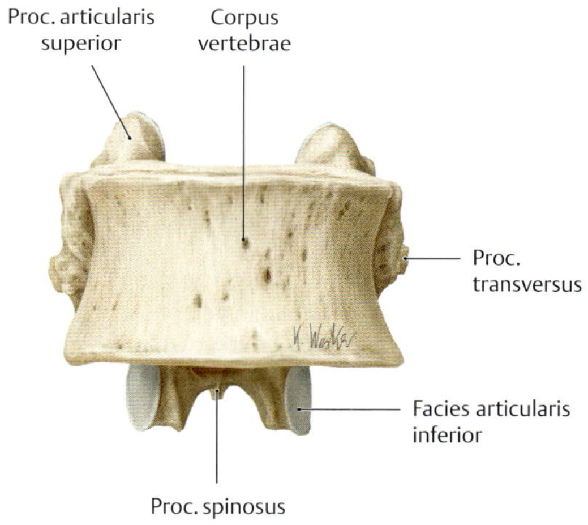

c 12. Brustwirbel

D Brustwirbel in der Ansicht von ventral

1.7 Lendenwirbelsäule

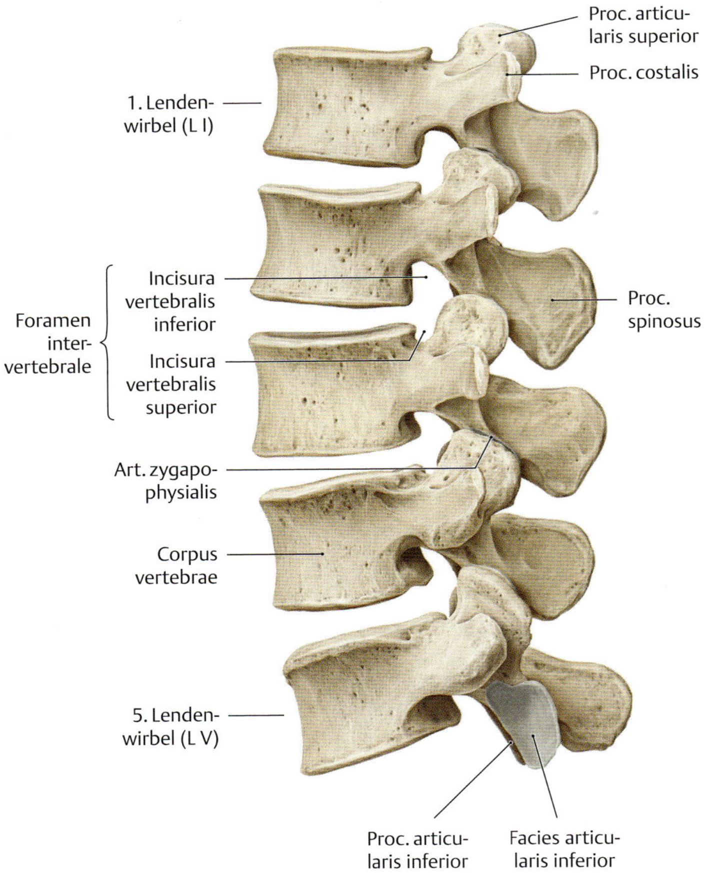

A Lendenwirbelsäule in der Ansicht von links-lateral

Die Lendenwirbel besitzen kräftige, in der Aufsicht querovale Körper (s. **C**). Ihre wuchtigen Wirbelbögen umschließen ein nahezu dreieckiges Wirbelloch und vereinigen sich dorsal zu einem kräftigen, beidseitig abgeplatteten Dornfortsatz. Die sog. Querfortsätze der Lendenwirbel sind entwicklungsgeschichtlich Rippenrudimente (s. S. 114). Sie werden daher als Procc. costales bezeichnet und sind nicht homolog mit den Procc. transversi der übrigen Wirbel. Die kräftigen Procc. costales sind mit dem eigentlichen Querfortsatz, einem kleinen spitzen Fortsatz an der Basis des Proc. costalis (Proc. accessorius, s. **Cb**), verschmolzen. Die mächtigen Gelenkfortsätze (Procc. articulares superior u. inferior) tragen leicht abgewinkelte Gelenkflächen, die senkrecht und nahezu sagittal ausgerichtet sind. Die Gelenkflächen der oberen Gelenkfortsätze sind leicht konkav und nach medial gerichtet, die der unteren Gelenkfortsätze entsprechend leicht konvex und nach lateral gerichtet. An den Außenflächen der oberen Gelenkfortsätze dienen sog. Procc. mamillares (Muskelhöcker) als Ursprünge bzw. Ansätze von autochthonen Rückenmuskeln (s. **Bb** u. **Ca**).

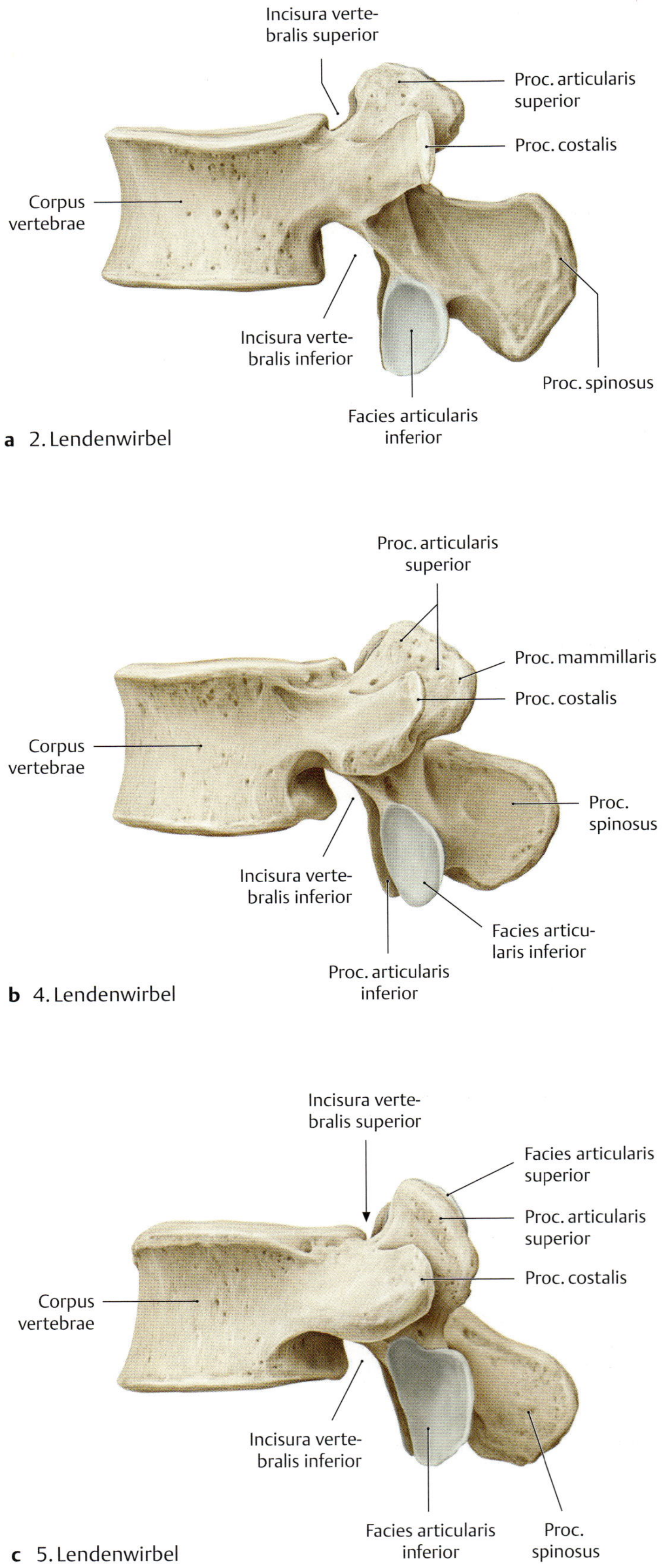

B Lendenwirbel in der Ansicht von links-lateral

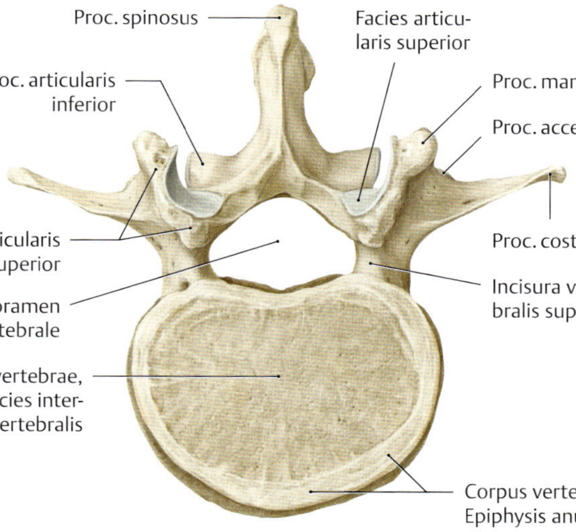

a 2. Lendenwirbel

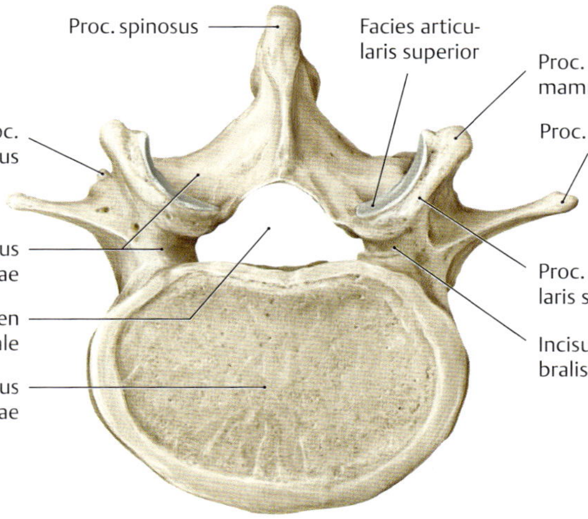

b 4. Lendenwirbel

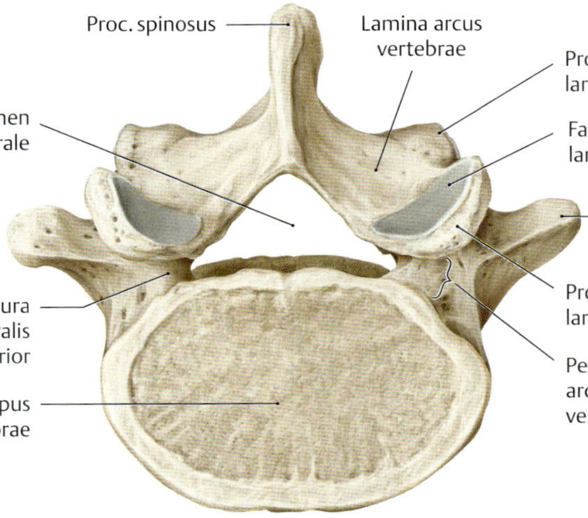

c 5. Lendenwirbel

C Lendenwirbel in der Ansicht von kranial

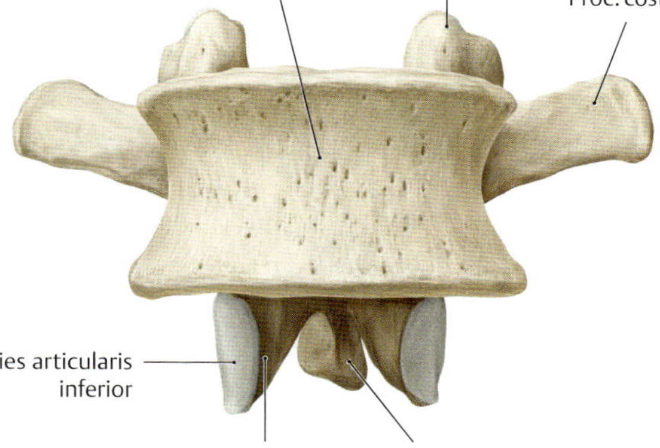

a 2. Lendenwirbel

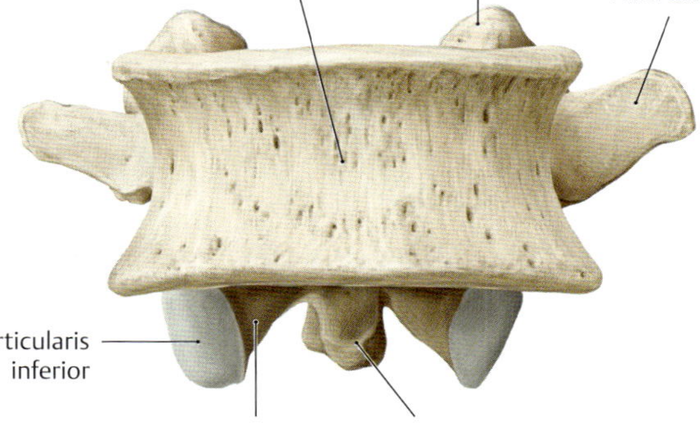

b 4. Lendenwirbel

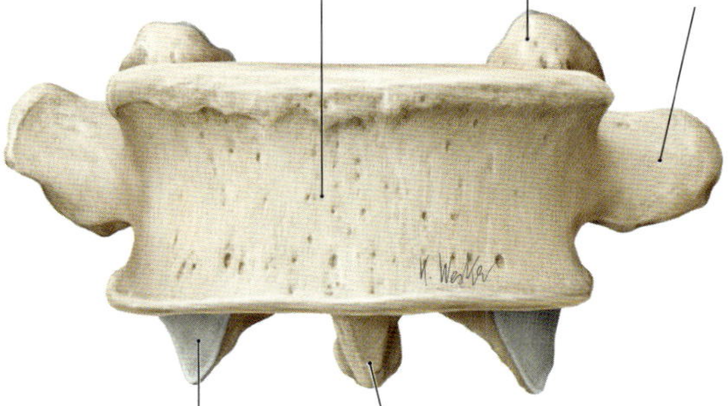

c 5. Lendenwirbel

D Lendenwirbel in der Ansicht von ventral

1.8 Kreuzbein (Os sacrum) und Steißbein (Os coccygis)

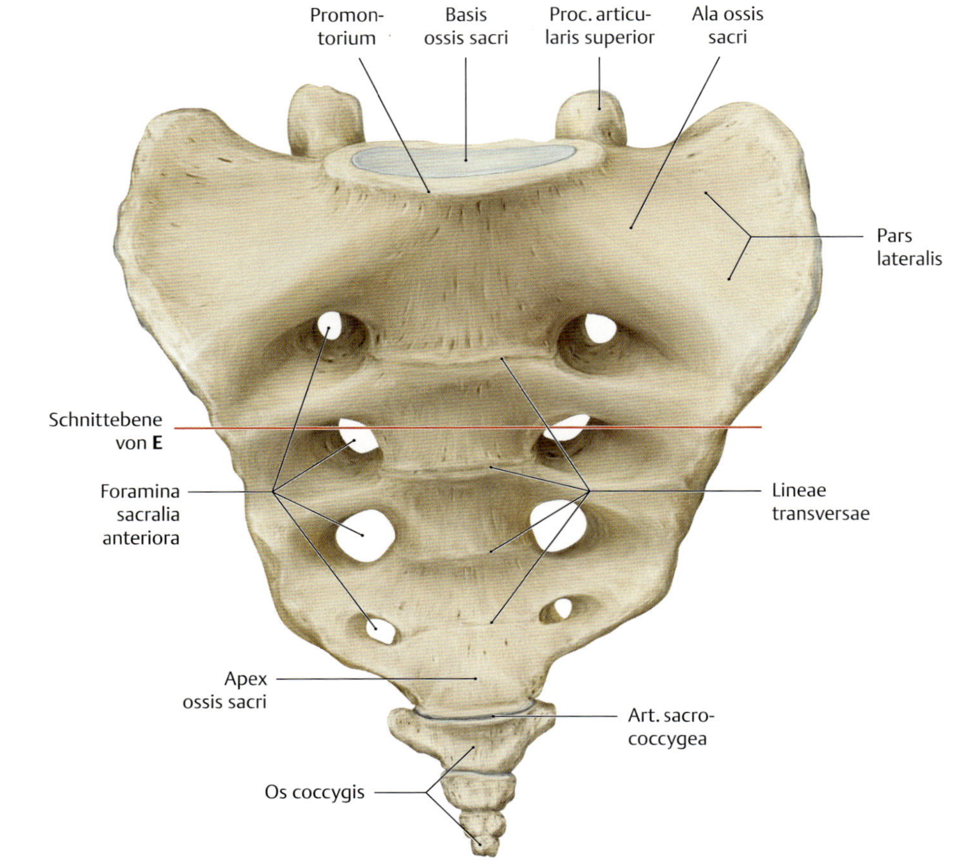

A Kreuz- und Steißbein in der Ansicht von ventral

Das Os sacrum besteht ursprünglich aus fünf selbständigen Kreuzbeinwirbeln. Sie verschmelzen nach der Geburt zu einem einheitlichen, dorsoventral abgeplatteten und in der Ansicht von ventral dreieckig aussehenden Knochen. Die *Basis des Kreuzbeins* (Basis ossis sacri) ist nach kranial gerichtet und steht durch eine keilförmige Zwischenwirbelscheibe mit dem Wirbelkörper des 5. Lendenwirbels in Verbindung. Die *Kreuzbeinspitze* (Apex ossis sacri) ist nach kaudal gerichtet und mit dem Steißbein verbunden. Die *Vorderfläche des Kreuzbeins* (Facies pelvica) ist in sagittaler und transversaler Richtung konkav gekrümmt (s. **C**). Zwischen den Foramina sacralia anteriora verlaufen vier Querleisten (Lineae transversae) auf Höhe der ehemaligen Vereinigungsstellen der fünf Sakralwirbel. Das Steißbein (Os coccygis) besteht aus drei bis vier Wirbelrudimenten, wobei nur der 1. Steißbeinwirbel noch typische Bauelemente eines Wirbels erkennen lässt. Er besitzt als Reste der kranialen Gelenkfortsätze zwei kleine Cornua coccygea und kurze Querfortsätze und ist zumeist über eine Knorpelhafte (Art. sacrococcygea) mit der Kreuzbeinspitze verbunden. Auf diese Weise wird eine passive Bewegung des Steißbeins nach vorne und hinten ermöglicht (Vergrößerung der Conjugata recta der Beckenausgangsebene während der Geburt, s. S. 147).

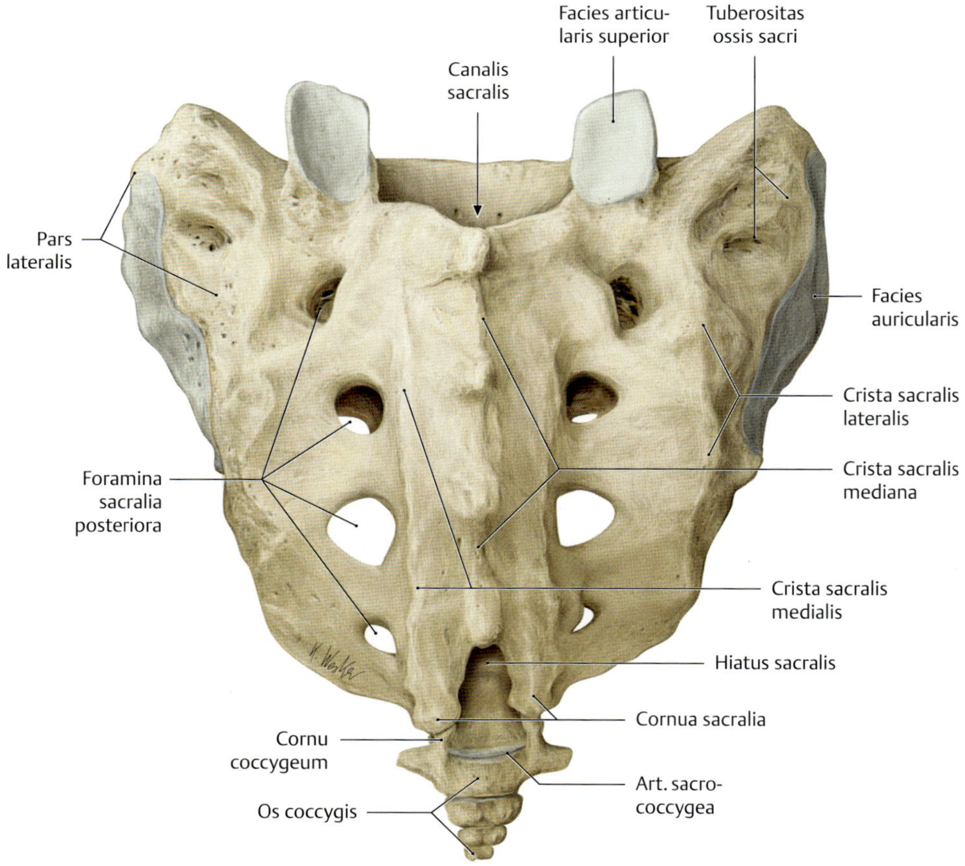

B Kreuz- und Steißbein in der Ansicht von dorsal

Die vereinigten Dornfortsätze bilden auf der konvexen Hinterfläche (Facies dorsalis) des Kreuzbeins eine gezackte Knochenleiste, die *Crista sacralis mediana*. Jeweils lateral davon entsteht durch Verschmelzung der Gelenkfortsätze die paarige *Crista sacralis medialis.* Sie geht kaudal in die rudimentären Gelenkfortsätze des 5. Sakralwirbels (Cornua sacralia), kranial in die beiden oberen, nahezu frontal gestellten Gelenkfortsätze (Procc. articulares superiores) für den 5. Lumbalwirbel über. Zwischen den Cornua sacralia entsteht durch den nicht ausgebildeten 5. Wirbelbogen eine Öffnung (Hiatus sacralis), die den Zugang zum Canalis sacralis bildet (Hiatus-sacralis-Anästhesie). Lateral der Foramina sacralia posteriora verläuft eine weitere paarige Längsleiste *(Crista sacralis lateralis)*, die aus der Verschmelzung der Querfortsätze entstanden ist. Die knöcherne Vereinigung der Querfortsätze mit den Rippenrudimenten bilden beiderseits des Kreuzbeinkörpers die mächtigen Partes laterales, an deren Seiten die ohrenförmigen Gelenkflächen (Facies auriculares) für die Darmbeine liegen (s. **C**).

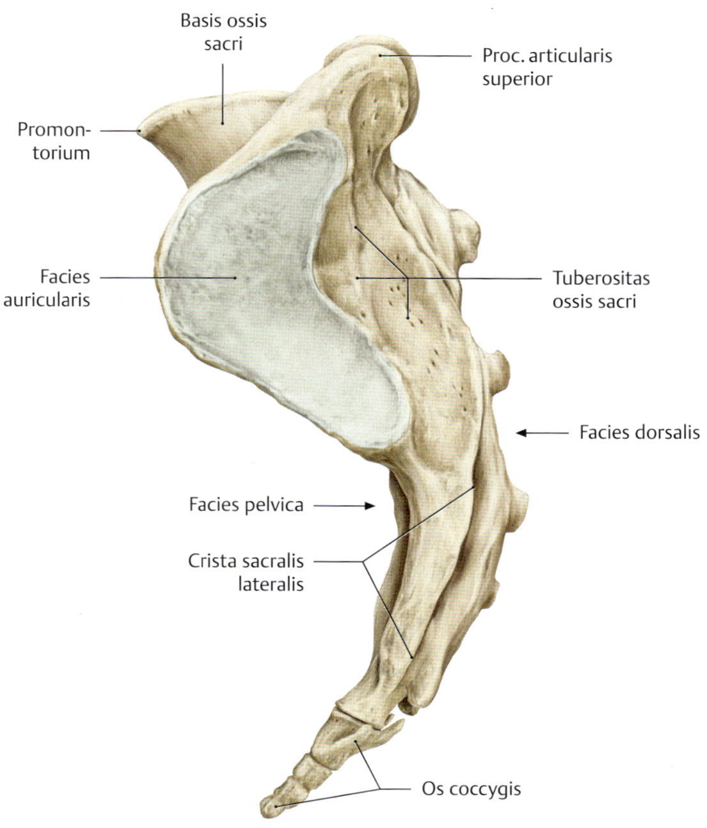

C Os sacrum in der Ansicht von links-lateral

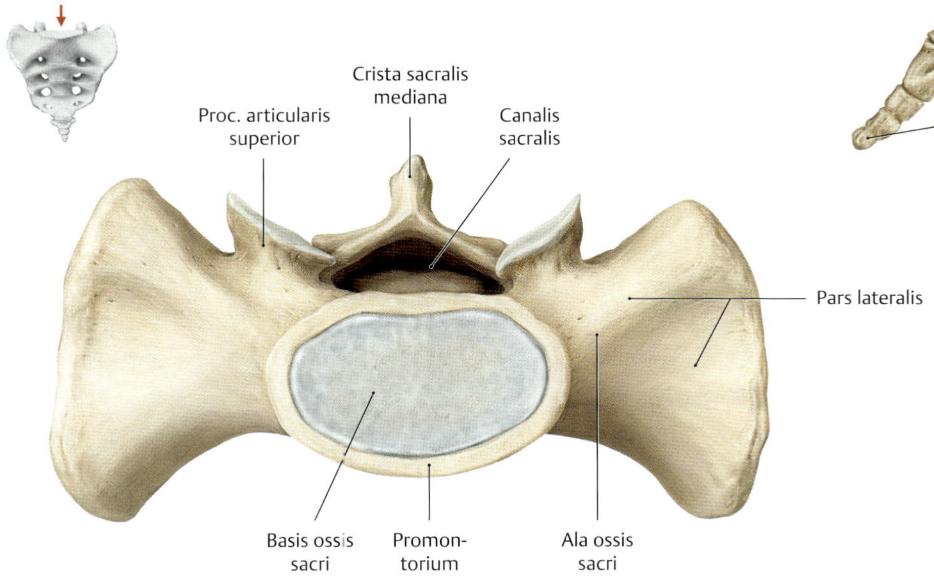

D Os sacrum in der Ansicht von kranial

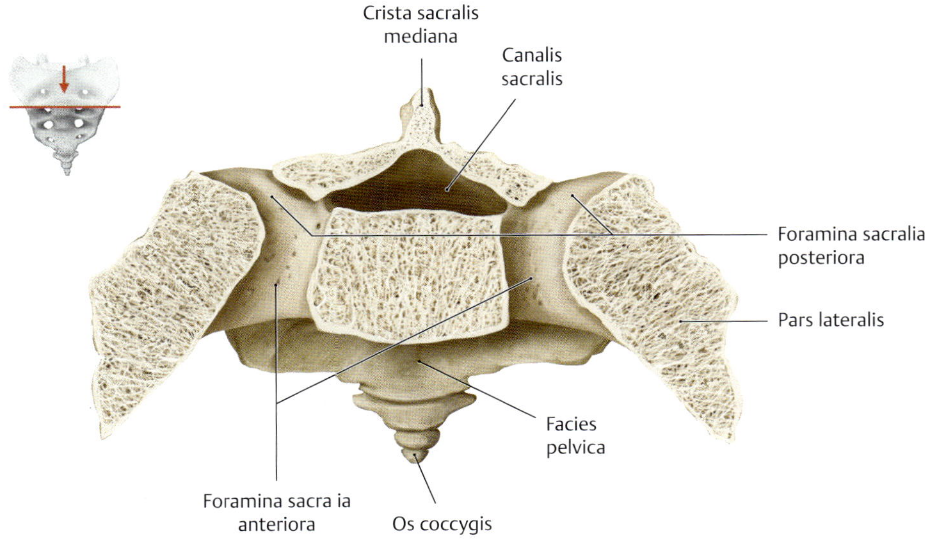

E Transversalschnitt durch das Os sacrum
Ansicht von kranial; Lage der Schnittebene s. **A**. Durch Verschmelzung der Wirbel entstehen im Bereich der oberen vier Kreuzbeinwirbel an Stelle der Zwischenwirbellöcher beidseitig vier T-förmige Knochenkanäle, durch die die Sakralnerven I–IV austreten. Die entsprechenden Rr. ventrales u. dorsales der Spinalnerven verlassen die Knochenkanäle durch die Foramina sacralia anteriora u. posteriora (s. S. 555).

1.9 Bandscheibe (Discus intervertebralis): Aufbau und Funktion

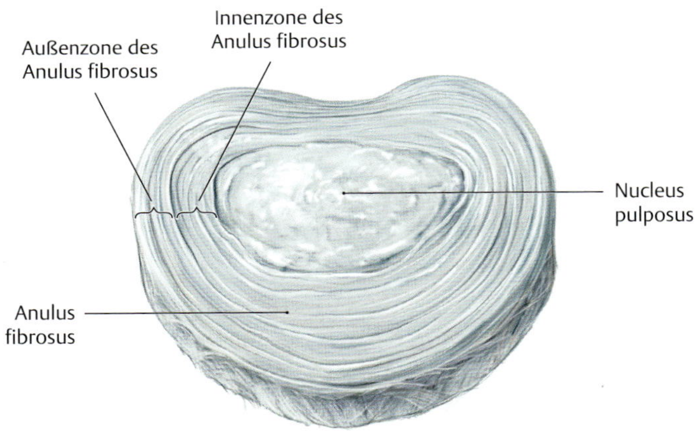

A Aufbau eines Discus intervertebralis (Zwischenwirbelscheibe bzw. Bandscheibe)
Isolierte lumbale Bandscheibe, Ansicht von kranial-ventral. Der Discus intervertebralis besteht aus einem *äußeren Faserring* (Anulus fibrosus) und einem *zentral gelegenen Gallertkern* (Nucleus pulposus). Innerhalb des Anulus fibrosus unterscheidet man eine Außen- und eine Innenzone. Die äußere Zone besteht aus einer zugfesten bindegewebigen Hülle, die aus konzentrischen Lamellen von Typ-I-Kollagenfasern aufgebaut ist. Ihre Fasersysteme überkreuzen sich aufgrund unterschiedlicher Steigungswinkel und verbinden die Randleisten zweier benachbarter Wirbel miteinander (vgl. **B**), in denen sie verankert sind. Am Übergang zur Innenzone des Anulus fibrosus geht das straffe Bindegewebe der Außenzone ohne scharfe Grenze in ein faserknorpeliges Gewebe über, deren Typ-II-Kollagenfasern in die hyalinknorpeligen Deckplatten der Wirbelkörper einstrahlen (vgl. **Da** u. **Ea**).

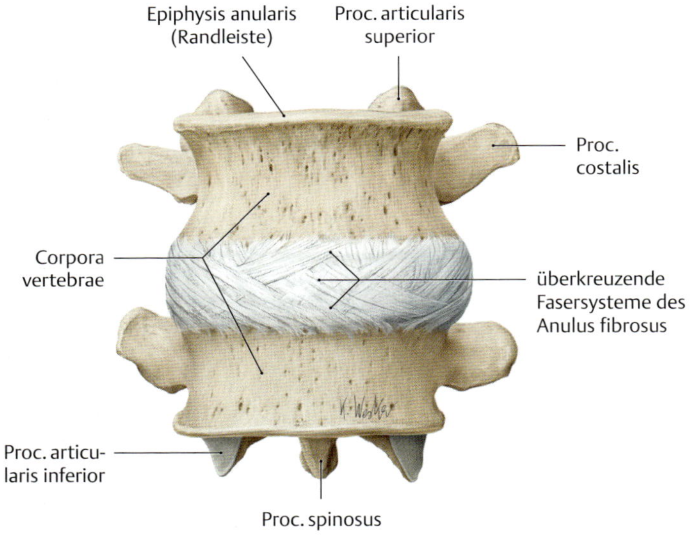

B Außenzone des Anulus fibrosus
Bandscheibe zwischen 3. und 4. Lendenwirbelkörper, Ansicht von ventral.
Die bindegewebigen Faserbündel der äußeren Zone des Anulus fibrosus überkreuzen sich und verbinden die knöchernen Randleisten zweier benachbarter Wirbelkörper.

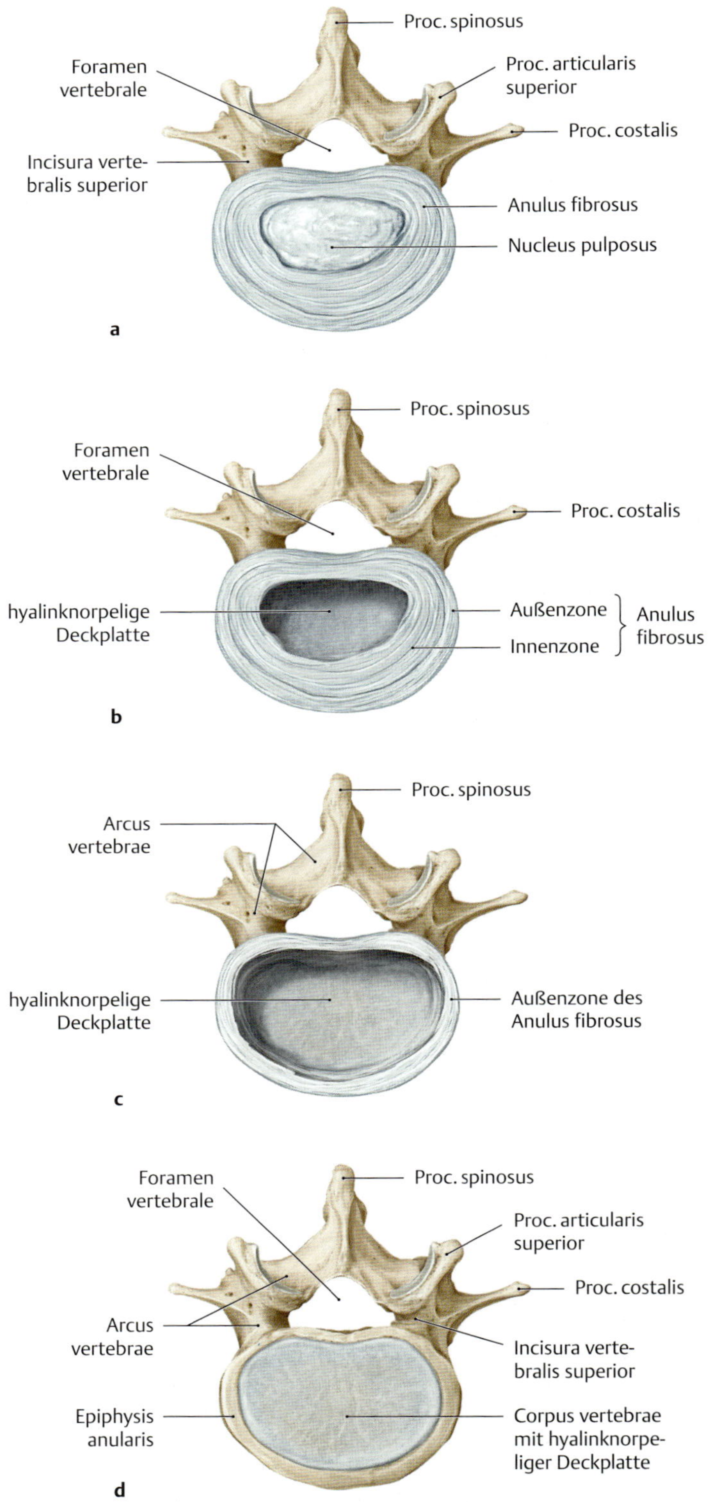

C Darstellung der unterschiedlichen Bandscheibenanteile
4. Lendenwirbelkörper mit seiner oberen Bandscheibe, Ansicht von kranial.

a Bandscheibe mit Anulus fibrosus und Nucleus pulposus;
b Anulus fibrosus (Nucleus pulposus entfernt);
c Außenzone des Anulus fibrosus (Innenzone entfernt);
d hyalinknorpelige Deckplatte innerhalb der knöchernen Randleiste (gesamte Bandscheibe entfernt).

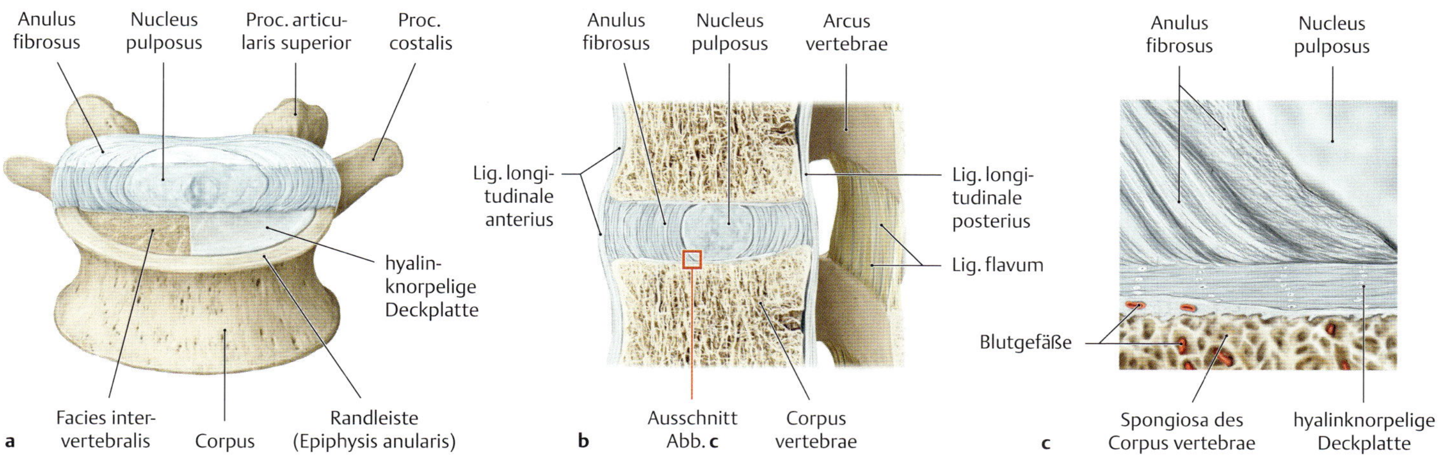

D Lage der Bandscheibe im Bewegungssegment

a Hyalinknorpelige Abschlussplatte (Deckplatte), Ansicht von kranial-ventral (die vordere Bandscheibenhälfte und die rechte Hälfte der Deckplatte sind entfernt);
b Sagittalschnitt durch ein Bewegungssegment (vgl. S. 132), Ansicht von links;
c Ausschnitt aus **b**.

Mit Ausnahme der Außenzone des Anulus fibrosus grenzt die gesamte Bandscheibe sowohl oben als auch unten an die hyaline Knorpelschicht der Deck- bzw. Bodenplatte. Der subchondrale, knöcherne Teil der Abschlussplatte besteht aus kompaktem Knochen (Facies intervertebralis) und ist siebartig von zahlreichen Poren durchsetzt (s. **c**), über die eine Verbindung zu den Gefäßen der Knochenmarksräume der Wirbelkörper besteht (Ernährung der Bandscheibe!).

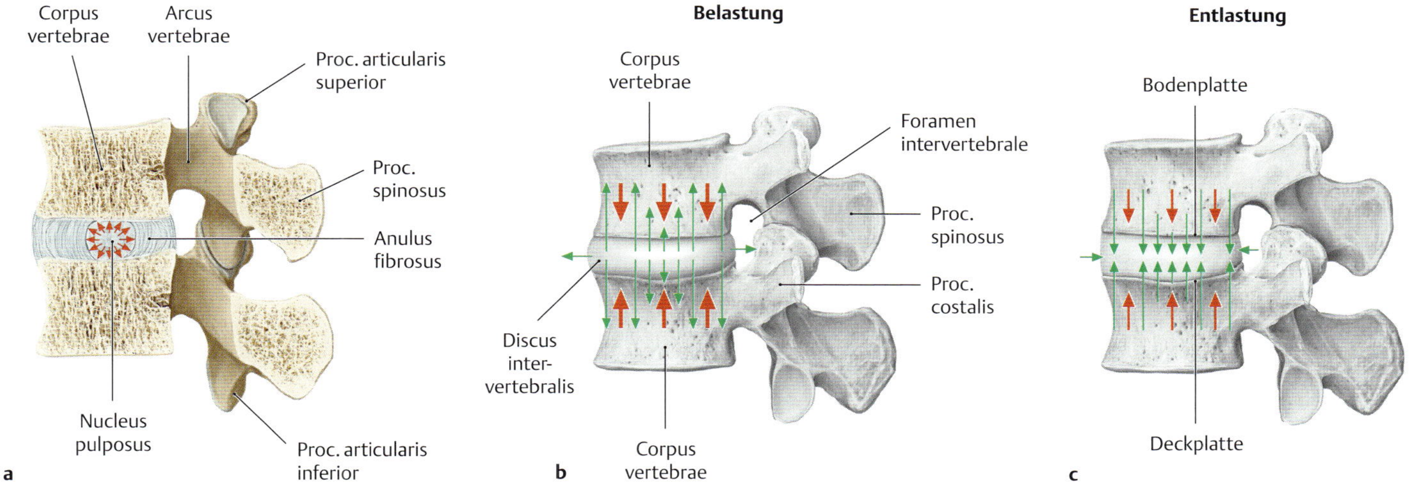

E Belastungsabhängige Flüssigkeitsverschiebungen innerhalb der Bandscheibe

a Nucleus pulposus als „Wasserkissen" bei kurzfristiger Belastung: Mechanisch entspricht die Bandscheibe einem druckelastischen hydrostatischen System aus einer zugfesten Hülle (dem Anulus fibrosus) und wässrigem, nicht komprimierbarem Inhalt, dem Nucleus pulposus. Er besteht zu 80–85 % aus Wasser, das er in seinem zellarmen, gallertigen und schleimig-viskösen Gewebe (aufgrund des hohen Anteils an Glykosaminoglykanen) reversibel binden kann. Vor allem bei Belastung steht der Nucleus pulposus unter sehr großem hydrostatischem Druck. Diesen Druck können sowohl die angrenzenden Knorpelplatten (Deck- und Bodenplatten) als auch der Anulus fibrosus abfangen. (Innerhalb des Anulus fibrosus werden die Druckkräfte in Zugkräfte umgesetzt.) Auf diese Weise erfüllt der Nucleus pulposus die Funktion eines „Wasserkissens" bzw. einer hydraulischen Presse zwischen zwei benachbarten Wirbelkörpern. Zusammen mit dem Anulus fibrosus dient er als eine Art Stoßdämpfer mit der Folge einer gleichmäßigen Druckverteilung auf die angrenzenden Deck- und Bodenplatten.

b Flüssigkeitsabgabe der Bandscheibe (grüne Pfeile) bei langfristiger Belastung (dicke rote Pfeile): Während kurzfristige Belastungen durch die Stoßdämpferfunktion von Nucleus pulposus und Anulus fibrosus abgefangen werden können (s. **a**), führen langfristige Belastungen zu einer langsamen, aber permanenten Flüssigkeitsabgabe. Turgor und Dicke der Bandscheibe nehmen ab, Deck- und Bodenplatten und letztlich knöcherne Wirbelanteile bewegen sich aufeinander zu (zur Degeneration der Bandscheiben s. S. 139).

c Flüssigkeitsaufnahme der Bandscheibe (grüne Pfeile) bei Entlastung (dünne rote Pfeile). Die unter **b** beschriebene Entwicklung wird durch Entlastung der Bandscheibe wieder rückgängig gemacht, da die Bandscheibe bei Entlastung wieder an Dicke zunimmt. Diese Dickenzunahme beruht auf einer Flüssigkeitsaufnahme des Gewebes aus den subchondralen Gefäßen der Knochenmarksräume, die in erster Linie der Ernährung der Bandscheibe dienen (vgl. **Dc**). Infolge der druckabhängigen Flüssigkeitsverschiebungen (Konvektion) im Bereich der Bandscheiben nimmt die Körperlänge im Laufe eines Tages um etwa 1 % (1,5–2,0 cm) der Ausgangslänge ab.

1.10 Bandapparat der Wirbelsäule: Überblick und thorakolumbaler Bereich

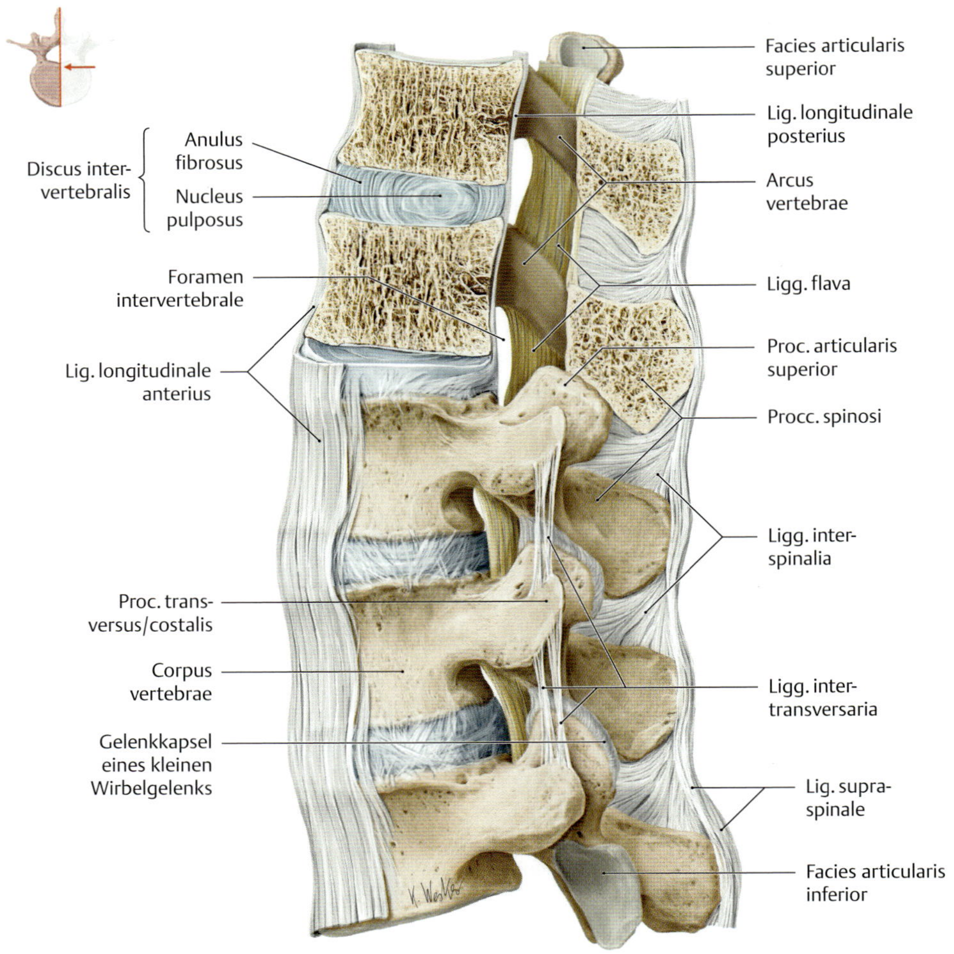

A Bandapparat der Wirbelsäule auf Höhe des thorakolumbalen Übergangs (Th XI–L III)
Ansicht von links-lateral; die beiden thorakalen Wirbel sind median-sagittal halbiert.

B Bandapparat der Wirbelsäule
Die Wirbelsäulenbänder führen zu einer stabilen Verbindung der Wirbel untereinander und ermöglichen hohe mechanische Belastungen. Innerhalb des Bandapparates werden Wirbel*körper*bänder und Wirbel*bogen*bänder unterschieden.

Wirbelkörperbänder

- Lig. longitudinale anterius
- Lig. longitudinale posterius

Wirbelbogenbänder

- Ligg. flava
- Ligg. interspinalia
- Lig. supraspinale
- Lig. nuchae*
- Ligg. intertransversaria

* Das sagittal ausgerichtete Lig. nuchae (Nackenband) verläuft zwischen Protuberantia occipitalis externa und Vertebra prominens (7. Halswirbel) und entspricht einem kranial verbreiterten Lig. supraspinale (vgl. S. 129).

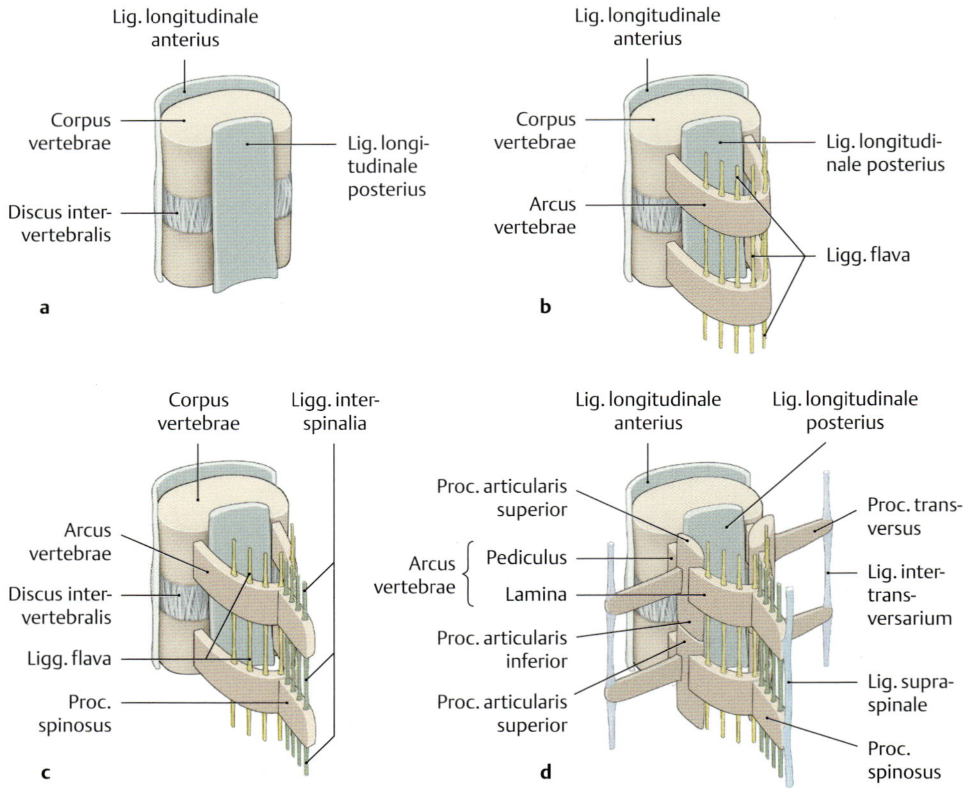

C Schematische Darstellung der Wirbelkörper- und Wirbelbogenbänder
Ansicht von schräg links-hinten.

a Wirbelkörperbänder;
b–d Wirbelbogenbänder.

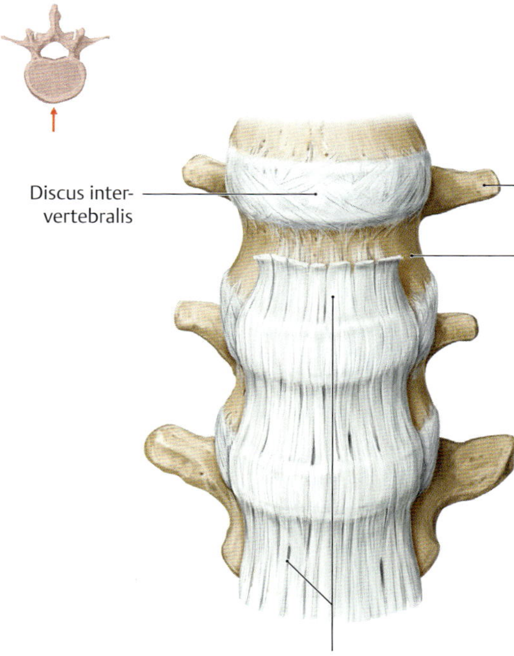

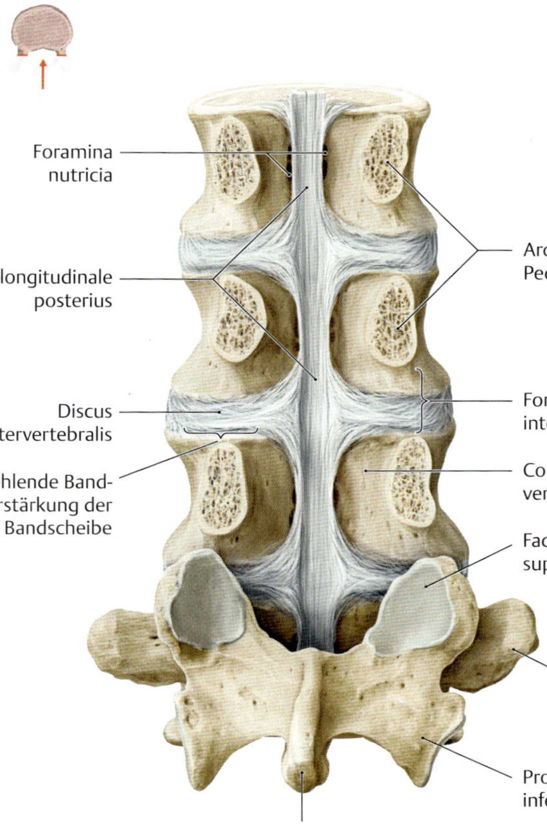

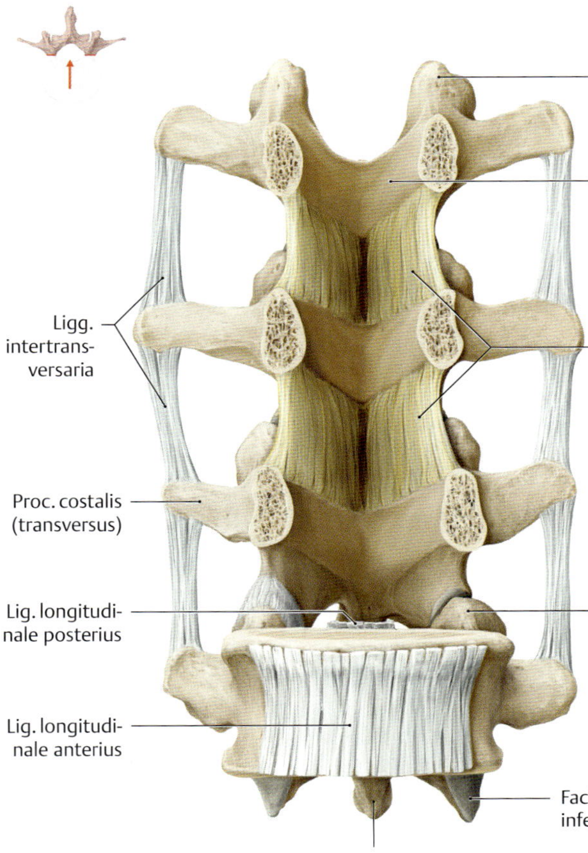

D Bandapparat im Bereich der Lendenwirbelsäule

a Lig. longitudinale anterius, Ansicht von ventral;
b Lig. longitudinale posterius, Ansicht von dorsal nach Entfernung der Wirbelbögen auf Höhe der Pediculi arcus vertebrae;
c Ligg. flava und Ligg. intertransversaria in der Ansicht von ventral (nach Entfernung der Wirbelkörper L II–IV). (Die übrigen Wirbelbogenbänder sind in dieser Ansicht nicht zu sehen).

Das **Lig. longitudinale anterius** verläuft breitflächig auf der Vorderseite der Wirbelkörper und erstreckt sich von der Schädelbasis bis zum Os sacrum. Mit seinen tiefen Fasern verbindet es benachbarte Wirbelkörper, mit seinen oberflächlichen Anteilen zieht es über mehrere Segmente hinweg. Dabei sind die Kollagenfasern mit den Wirbelkörpern fest, mit den Bandscheiben hingegen nur locker verbunden. Das schwächere **Lig. longitudinale posterius** entspringt auf dem Clivus und zieht auf der Rückseite der Wirbelkörper bis in den Sakralkanal hinein. Es ist im Bereich der Wirbelkörper schmal und an deren Ober- und Unterrand befestigt. Auf Höhe der Bandscheibe, mit der es fest verwachsen ist, dehnt es sich zipfelförmig nach lateral aus. Trotz Anheftung des hinteren Längsbandes am Anulus fibrosus der Bandscheiben (hier nicht genau zu sehen, da vom hinteren Längsband verdeckt) bleibt ein großer Teil der Zwischenwirbelscheibe, besonders im seitlichen Bereich, ohne Bandverstärkung (laterale Bandscheibenvorfälle s. S. 139). Beide Längsbänder sind an der Aufrechterhaltung der Wirbelsäulenkrümmung beteiligt. Die **Ligg. flava** bestehen größtenteils aus elastischen Fasern, die ihnen die gelbe Farbe verleihen. Sie verlaufen als dicke, kräftige Bänder zwischen den Laminae arcus vertebrae benachbarter Wirbelbögen und vervollständigen dorsal der Zwischenwirbellöcher die Wand des Wirbelkanals (vgl. **A**). Die Ligg. flava stehen bei aufrechter Haltung der Wirbelsäule unter Spannung und unterstützen die Rückenmuskeln bei der Stabilisierung in der Sagittalebene. Darüber hinaus hemmen sie eine übermäßige Ventralflexion der Wirbelsäule und unterstützen auf diese Weise die Aufrichtung der nach vorn gebeugten Wirbelsäule. Die Spitzen der Querfortsätze werden beidseitig durch **Ligg. intertransversaria** verbunden, die v. a. Seitwärtsbewegungen entgegenwirken.

1.11 Bandapparat der Halswirbelsäule im Überblick

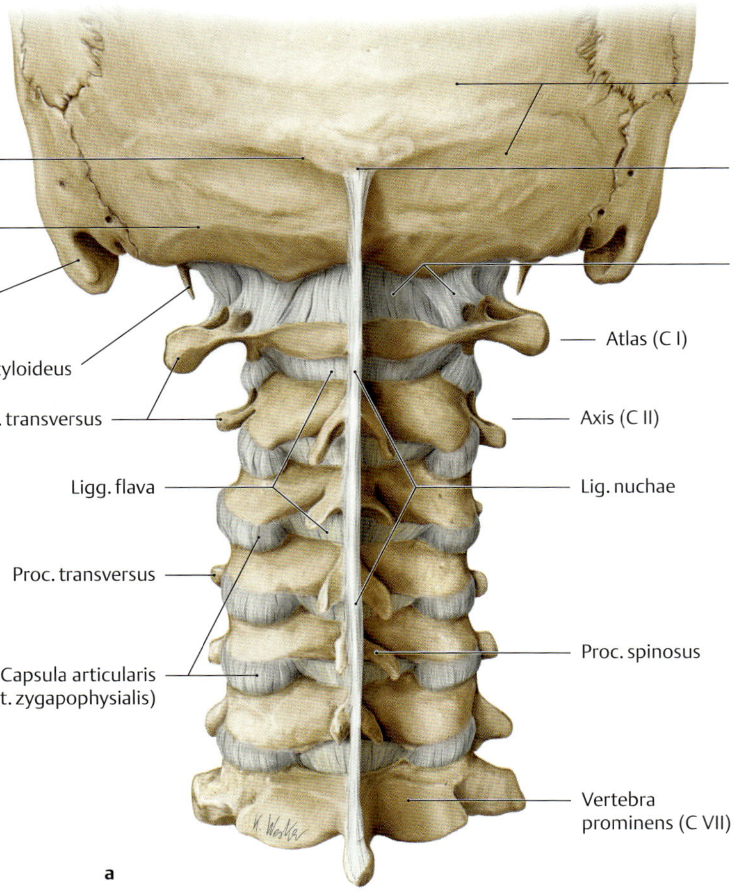

A Bänder der Halswirbelsäule

a Ansicht von dorsal;
b Ansicht von ventral nach Entfernung der vorderen Schädelbasis (zum Bandapparat der oberen Halswirbelsäule, insbesondere Kopfgelenke, s. S. 130).

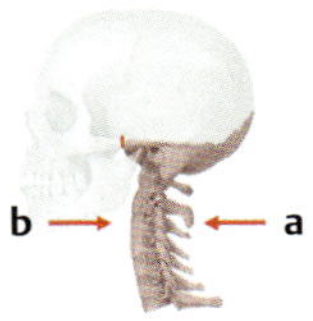

B Kopfgelenke

Als Kopfgelenke bezeichnet man die gelenkigen Verbindungen zwischen Atlas (1. Halswirbel) und Os occipitale (Hinterhaupt) einerseits (Art. atlantooccipitalis) sowie zwischen Atlas und Axis (2. Halswirbel) andererseits (Artt. atlantoaxiales). Insgesamt sind sechs anatomisch getrennte Gelenke zu unterscheiden, die jedoch mechanisch miteinander kombiniert sind und somit eine Funktionsgemeinschaft bilden (vgl. S. 133).

Oberes Kopfgelenk (Art. atlantooccipitalis)
Paarige gelenkige Verbindung der ovalen, leicht konkaven Foveae articulares superiores des Atlas mit den konvex geformten Condyli occipitales des Hinterhaupts.
Untere Kopfgelenke (Artt. atlantoaxiales)
• *Art. atlantoaxialis lateralis* = paarige gelenkige Verbindung zwischen den unteren Gelenkflächen des Atlas und den oberen Gelenkflächen des Axis • *Art. atlantoaxialis mediana* = unpaares Gelenk (mit einer vorderen und hinteren Abteilung) zwischen Dens axis, Fovea dentis atlantis und überknorpelter Fläche des Lig. transversum atlantis (s. S. 131)

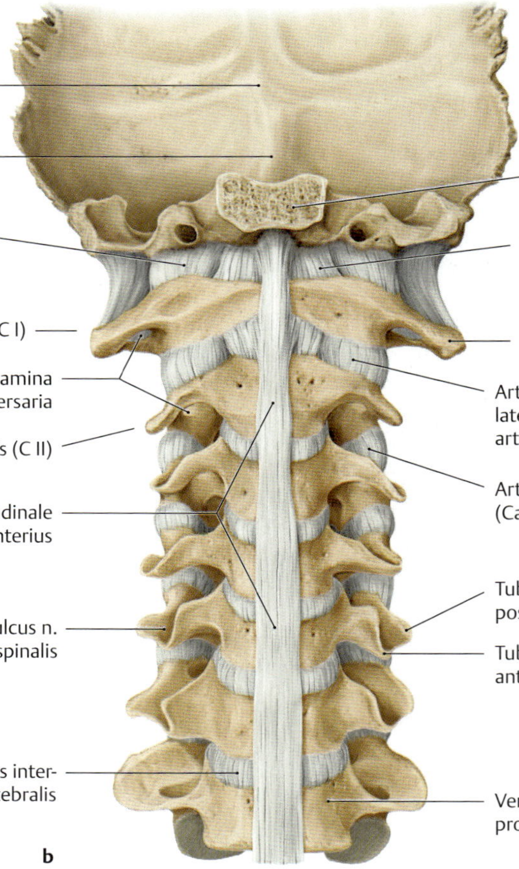

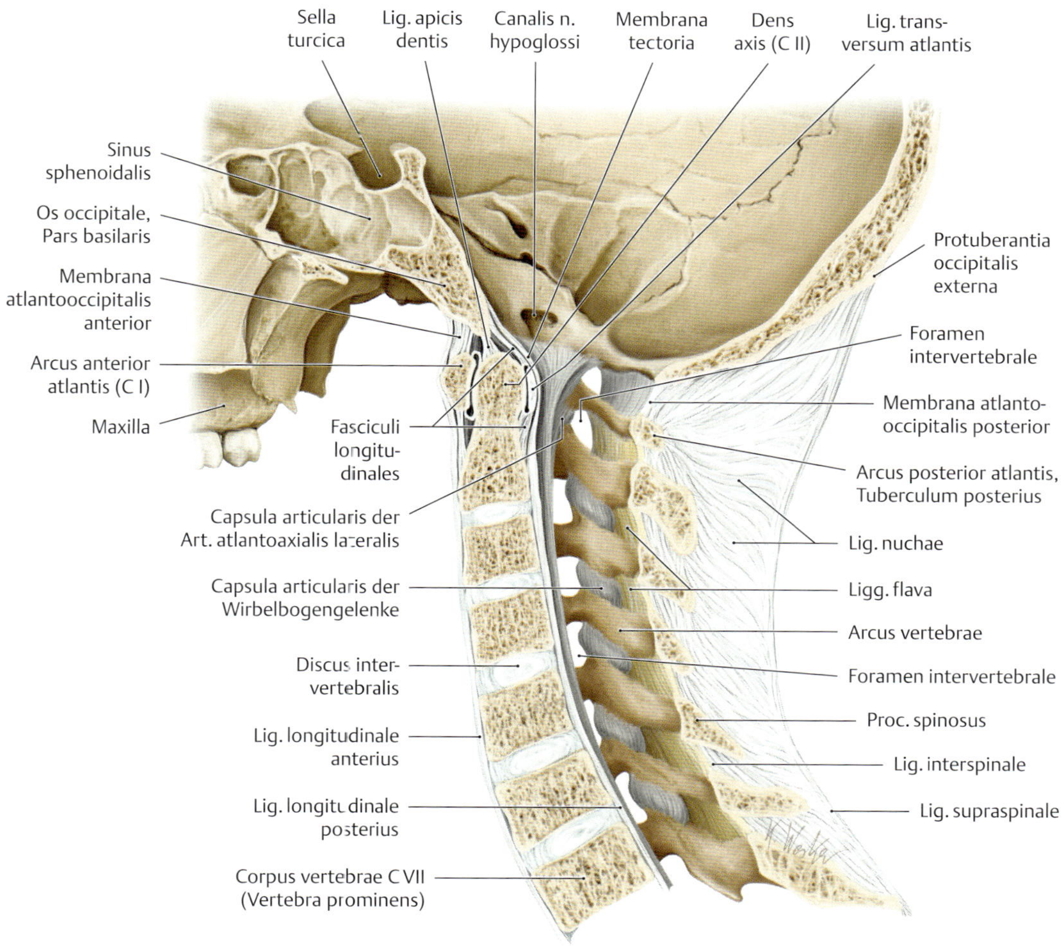

C Bandapparat der Halswirbelsäule: Lig. nuchae

Median-Sagittal-Schnitt, Ansicht von links. Das Lig. nuchae ist der sagittal ausgerichtete, verbreiterte Teil des Lig. supraspinale, der sich von der Vertebra prominens bis zur Protuberantia occipitalis externa (s. **A**) erstreckt. (Zum Bandapparat des oberen und unteren Kopfgelenks s. S. 130.)

Beachte: Zwischen Atlas und Axis liegt das Foramen intervertebrale dorsal der Gelenkkapsel.

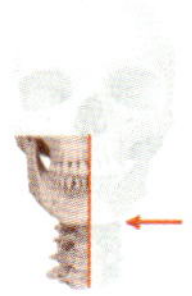

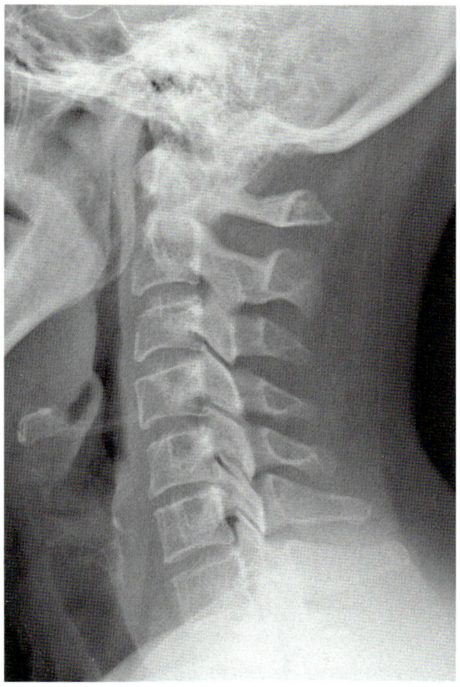

D Nativröntgenbild der Halswirbelsäule von lateral

Ansicht von links.

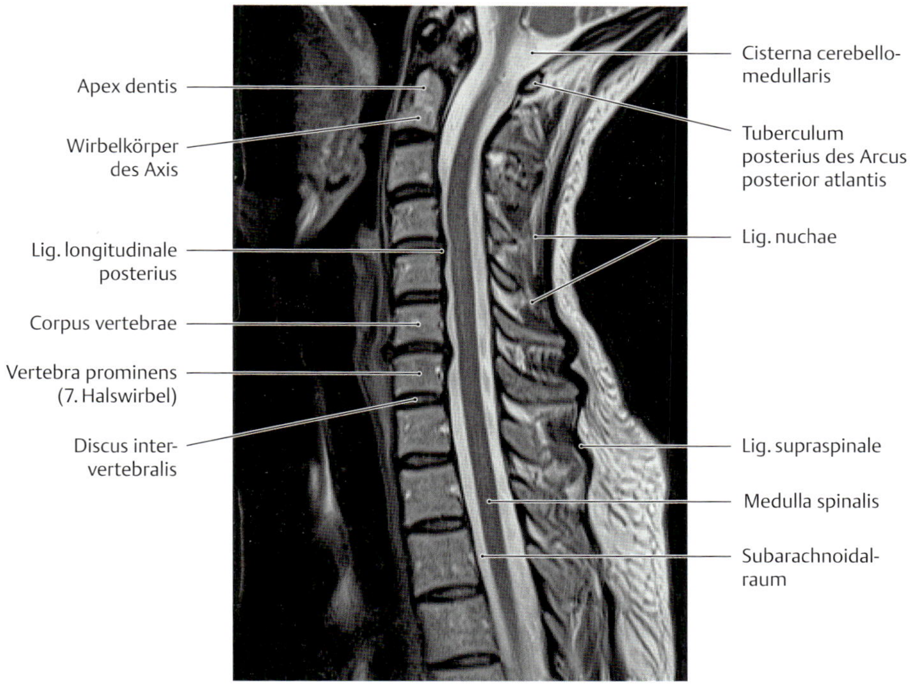

E Magnetresonanztomographie (MRT) der Halswirbelsäule

Median-Sagittal-Schnitt, Ansicht von links, T2-gewichtete TSE-Sequenz (Originalabbildung: Prof. Dr. med. S. Müller-Hülsbeck, Inst. für Diagnostische und Interventionelle Radiologie/Neuroradiologie, DIAKO Krankenhaus gGmbH Flensburg).

1.12 Bandapparat der oberen Halswirbelsäule (oberes und unteres Kopfgelenk)

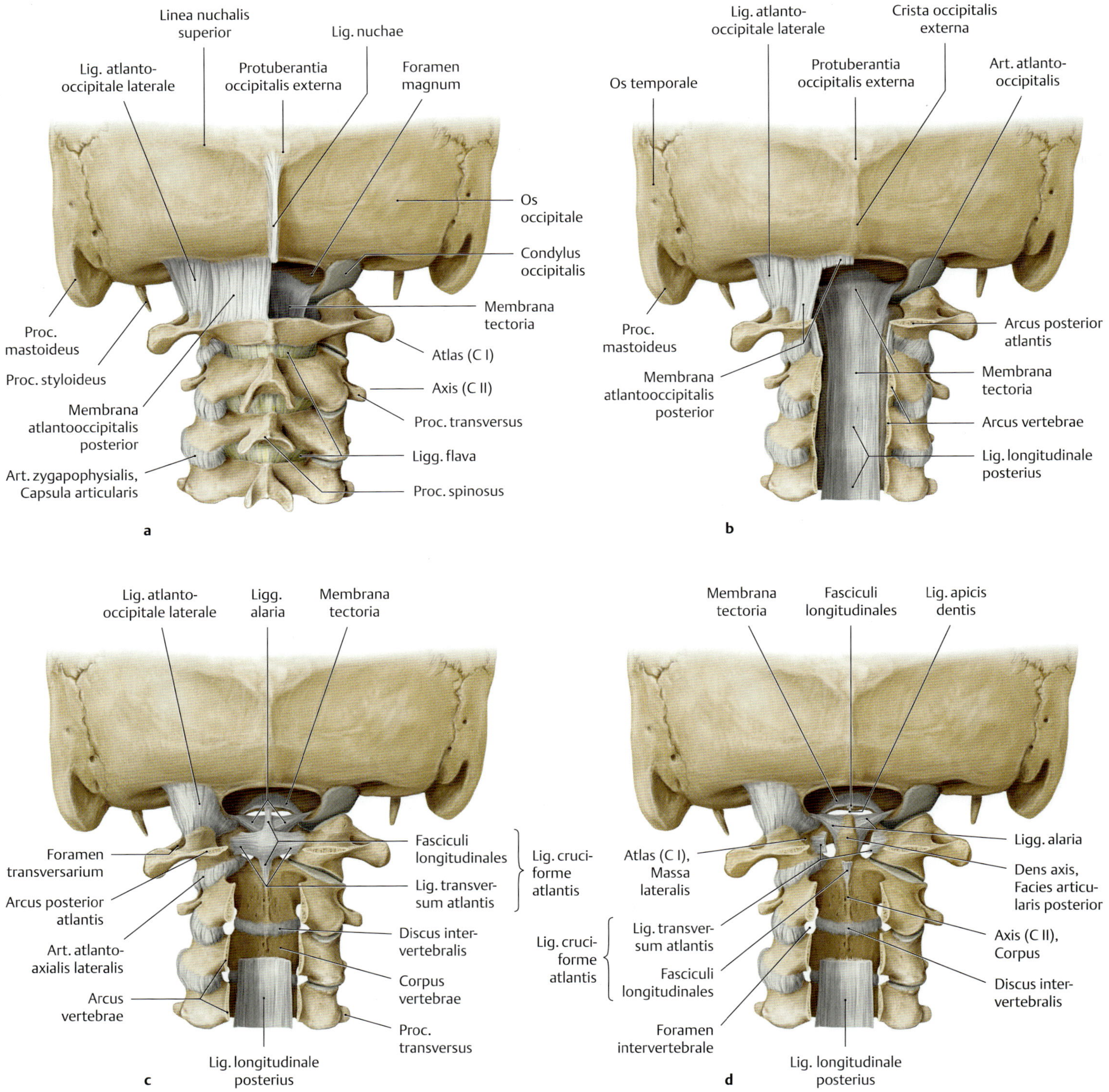

A Bandapparat der Kopfgelenke
Schädel und obere Halswirbelsäule, Ansicht von dorsal.

- **a** Die Membrana atlantooccipitalis posterior, das „Lig. flavum" (vgl. S. 128) zwischen Atlas und Os occipitale, zieht vom hinteren Atlasbogen zum hinteren Rand des Foramen magnum (auf der rechten Seite teilweise entfernt).
- **b** Nach Eröffnung des Wirbelkanals und Entfernung des Rückenmarks erkennt man als vordere Begrenzung des Wirbelkanals auf Höhe der Kopfgelenke die Membrana tectoria, eine verbreiterte Fortsetzung des Lig. longitudinale posterius.
- **c** Nach Entfernung der Membrana tectoria erscheint das sog. „Kreuzband" (Lig. cruciforme atlantis). Es besteht aus einem kräftigen horizontal verlaufenden Schenkel, dem Lig. transversum atlantis, und schwächeren vertikal verlaufenden Längszügen, den Fasciculi longitudinales.
- **d** Das Lig. transversum atlantis und die Fasciculi longitudinales sind teilweise entfernt. Man erkennt die paarigen Ligg. alaria, die von den Seitenflächen des Dens axis zu den jeweiligen Innenflächen der Condyli occipitales ziehen und das unpaare Lig. apicis dentis, das von der Spitze des Dens axis zum Vorderrand des Foramen magnum verläuft.

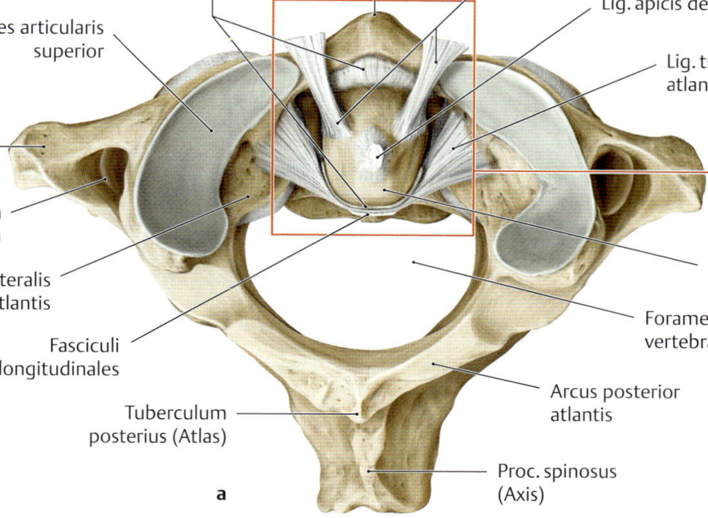

a

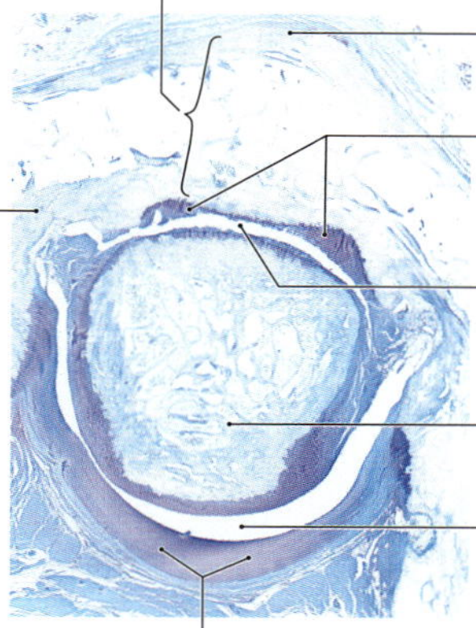

b

B Bandapparat und Histologie der Art. atlantoaxialis mediana

a Atlas und Axis von kranial, Fovea dentis (Bestandteil der Art. atlantoaxialis mediana) von der Gelenkkapsel verdeckt.

b Ausschnitt aus **a**, s. Markierung dort. Horizontalschnitt durch die vordere und hintere Abteilung der Art. atlantoaxialis mediana, Ansicht von kranial (Mensch, männlich, 85 Jahre, Färbung: Toluidinblau, Schnittdicke 10 µm).

Beachte 1. den auf Druck beanspruchten und folglich aus Faserknorpel aufgebauten Teil des Lig. transversum atlantis und 2. die fortgeschrittene Arthrose (deutlicher Verlust des Gelenkknorpels) in der vorderen Abteilung des medianen Kopfgelenkes. Sie ist möglicherweise Folge einer übermäßigen lebenslangen Belastung in diesem Gelenk (übernimmt fast 70 % der gesamten HWS-Rotation).

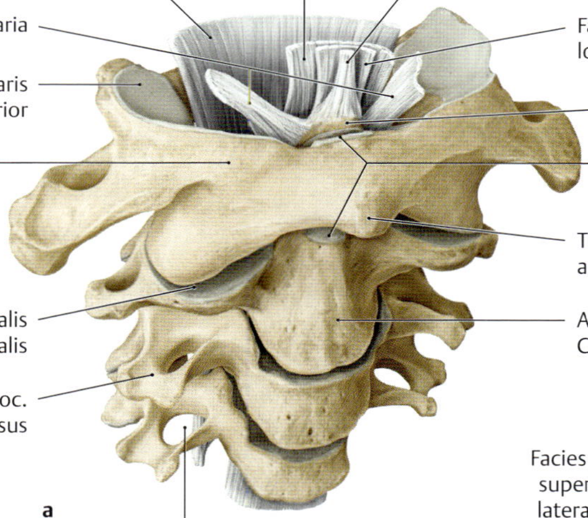

a

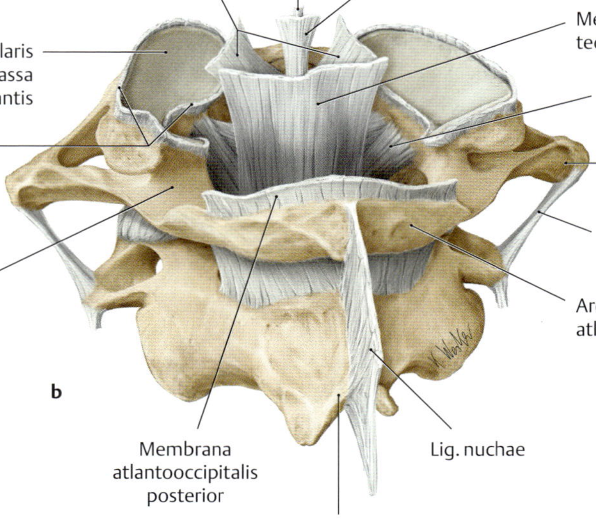

b

C Bandapparat der Kopfgelenke (Gelenkkapsel entfernt)

a Proximale Halswirbelsäule, Ansicht von ventral-kranial (Gelenkkapsel entfernt);

b Atlas und Axis, Ansicht von dorsal-kranial.

1.13 Wirbelbogengelenk, Bewegungssegment und Bewegungsausmaß der einzelnen Wirbelsäulenregionen

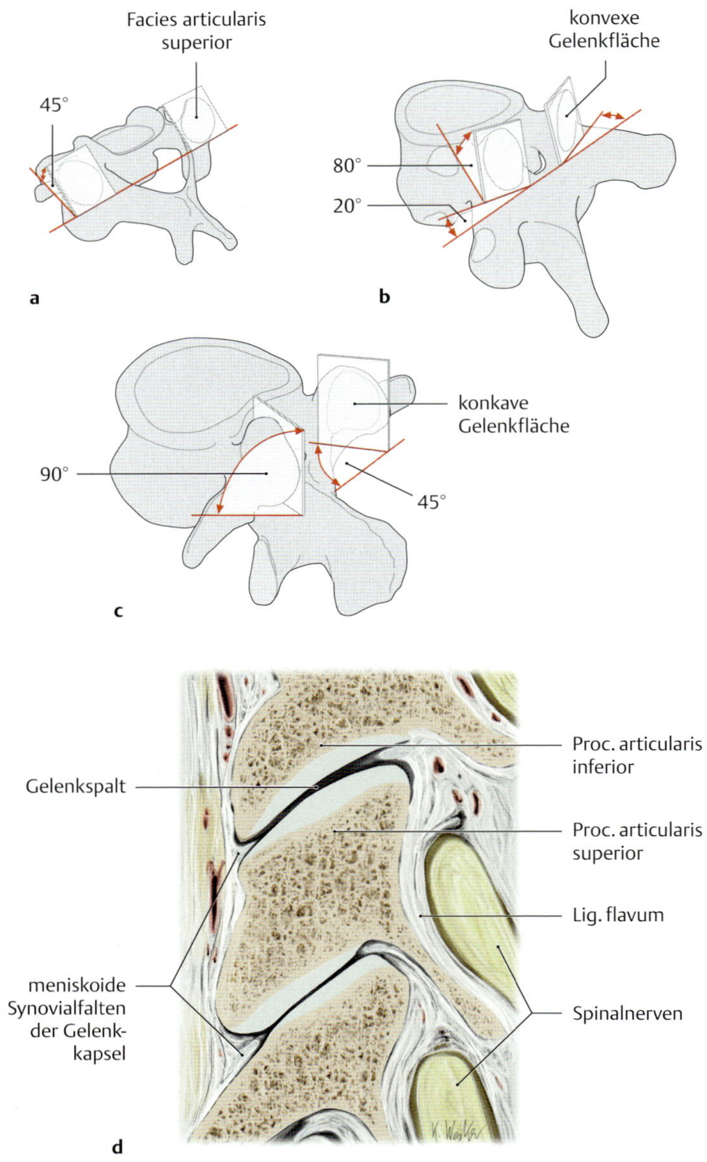

A Wirbelbogengelenke (Artt. zygapophysiales)

Stellung der Gelenkflächen der Wirbelbogengelenke in verschiedenen Regionen der Wirbelsäule; **a** HWS; **b** BWS; **c** LWS, Ansicht von links-hinten-oben; **d** Sagittalschnitt durch die Wirbelbogengelenke auf Höhe des 3., 4. und 5. Halswirbels, Ansicht von lateral (nach einem Präparat aus der Sammlung des Anatomischen Instituts der Universität Kiel).

Die paarigen Wirbelbogengelenke (sog. kleine Wirbelgelenke) sind echte Gelenke und werden von den Gelenkfortsätzen der Wirbelbögen (Procc. articulares, s. S. 114) gebildet. Ihre **Gelenkflächen** (sog. Gelenkfacetten) sind, je nach Wirbelsäulenabschnitt, in unterschiedlichem Ausmaß gegen die Horizontale (und Vertikale) geneigt und damit auf bestimmte Bewegungsrichtungen sowie ein bestimmtes Bewegungsausmaß spezialisiert (zu den Bewegungsmöglichkeiten im Einzelnen s. **D**). Die **Gelenkkapsel** der kleinen Wirbelgelenke entspringt an den Rändern der Gelenkflächen und ist häufig mit dem Lig. flavum fest verwachsen (s. **d**). Im Bereich der HWS ist die Kapsel eher weit und schlaff, im Brust- und Lendenbereich deutlich enger. In nahezu allen Wirbelgelenken finden sich sog. *meniskoide Synovialfalten,* die sichelförmig in den Gelenkspalt hineinragen. Sie bestehen aus gefäßreichem, lockerem, häufig auch straffem Bindegewebe und sollen die Inkongruenz der artikulierenden Gelenkflächen ausgleichen (**d**).

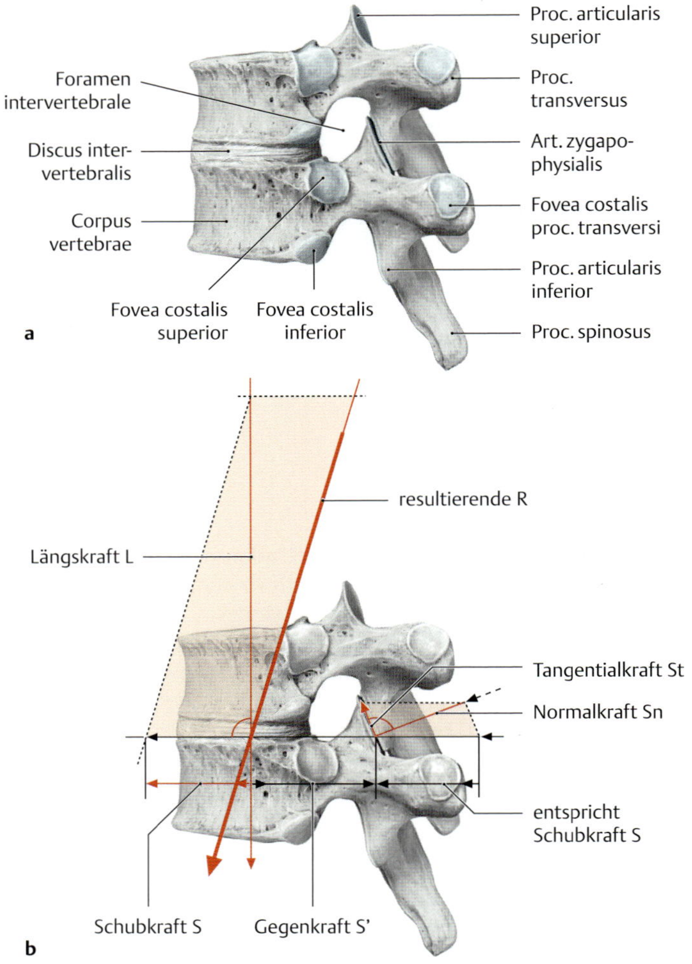

B Aufbau und Belastung eines Bewegungssegments am Beispiel von zwei Brustwirbeln

Ansicht von lateral. Als Bewegungssegment bezeichnet man die gelenkige und muskuläre Verbindung zwischen zwei benachbarten Wirbeln (**a**). Es besteht aus: Zwischenwirbelscheibe (Discus intervertebralis, „Bandscheibe"), paarigen Wirbelbogengelenken (Artt. zygapophysiales), Bandapparat sowie den Muskeln des entsprechenden Bereichs (beides hier nicht dargestellt). Zum Bewegungssegment wird außerdem, v. a. unter klinischen Gesichtspunkten, der Inhalt der Zwischenwirbellöcher (Nerven und Blutgefäße, s. S. 198 u. 204) und des Wirbelkanals gerechnet. Innerhalb der Wirbelsäule gibt es insgesamt 25 solcher Bewegungssegmente, die sowohl funktionelle als auch morphologische Einheiten darstellen. Störungen in einem umschriebenen Wirbelsäulenbereich wirken sich daher auch auf die übrigen Abschnitte der Wirbelsäule aus. Jedes dieser Bewegungssegmente ist bestimmten Belastungen ausgesetzt, die sich als einwirkende Kräfte darstellen lassen (**b**): eine nach ventral gerichtete *Schubkraft* und eine nach kaudal gerichtete *Längskraft* – zusammen die resultierende Kraft R. Die Längskraft wirkt auf Wirbelkörper und Bandscheibe, die Schubkraft wird im Wesentlichen von Bändern und kleinen Wirbelgelenken aufgefangen (Gegenkraft S'). Die Schubkraft lässt sich nochmals in eine Normalkraft (Sn) und eine Tangentialkraft (St) zerlegen. Da die Schubkraft nicht senkrecht auf die Gelenkflächen der kleinen Wirbelgelenke trifft, erfolgt die Belastung dieser Gelenkflächen durch die axial ausgerichtete *Normalkraft* (Sn), die gegenüber der ursprünglich einwirkenden Schubkraft abgeschwächt ist. Eine Verschiebung der Wirbel durch die kranial ausgerichtete *Tangentialkraft* (St) wird durch den Bandapparat und die autochthone Rückenmuskulatur verhindert (nach Kummer).

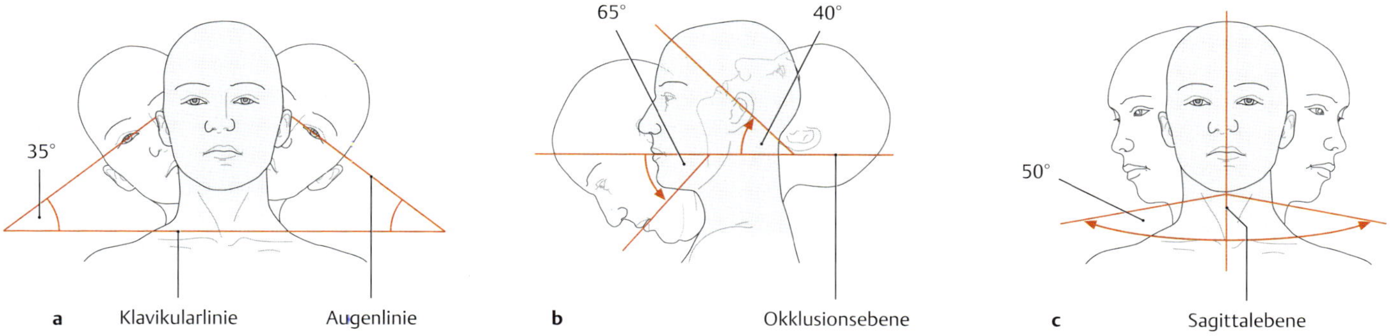

C Gesamtbeweglichkeit der Halswirbelsäule
a Lateralflexion; **b** Ventralflexion/Dorsalextension; **c** Rotation.

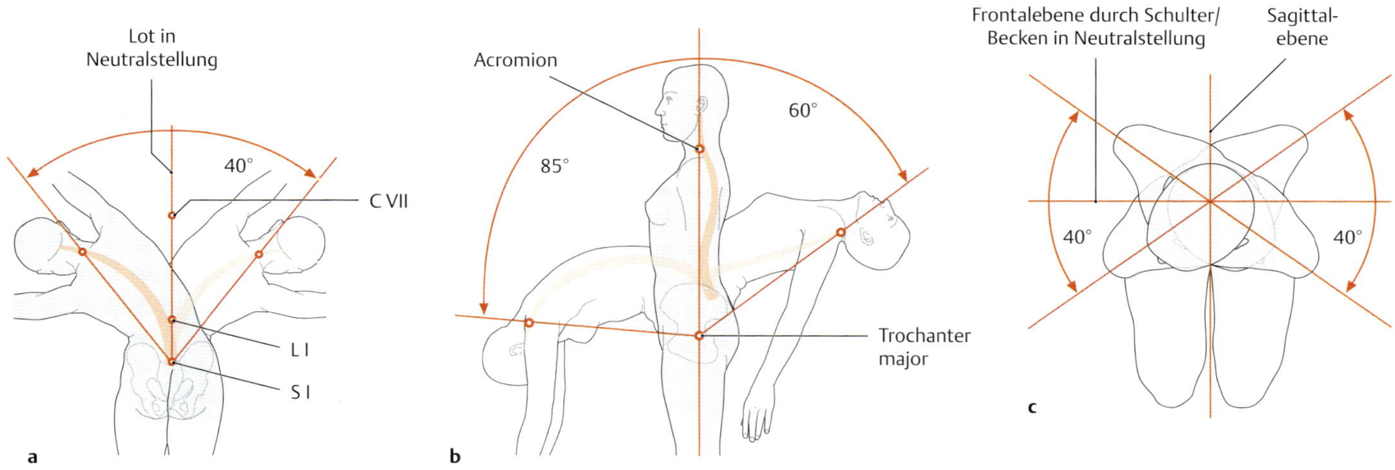

D Gesamtbeweglichkeit von Brust- und Lendenwirbelsäule
a Lateralflexion; **b** Ventralflexion/Dorsalextension; **c** Rotation.
Bei der Untersuchung der Wirbelsäule spielt v. a. die klinische Untersuchung und hier die Funktionsprüfung eine wichtige Rolle. Da sich die Gesamtbewegung der Wirbelsäule aus den Bewegungen von insgesamt 25 Bewegungssegmenten zusammensetzt, gelingt es in der Regel nur, Bewegungsstörungen einzelner Abschnitte zu eruieren. Es lassen sich hierbei z. B. Versteifungen bestimmter Wirbelsäulenabschnitte deutlich erkennen. Der Untersucher kann sich dabei an Hilfslinien orientieren (z. B. Klavikular- oder Okklusionsebene), um festzustellen, ob das Bewegungsausmaß normal oder eingeschränkt ist.

E Durchschnittliches Bewegungsausmaß in den einzelnen Wirbelsäulenregionen

	HWS			**BWS**	**LWS**	**HWS + BWS + LWS**
	oK	uK	gesamte HWS			
Ventralflexion	20	–	65	35	50	150
Dorsalextension	10	–	40	25	35	100
Lateralflexion*	5	–	35	20	20	75
Rotation*	–	35	50	35	5	90

oK = oberes Kopfgelenk; uK = unteres Kopfgelenk; * = zu jeder Seite

Anstelle von Ventralflexion/Dorsalextension benutzt man im klinischen Sprachgebrauch für den Bereich der Halswirbelsäule auch die Begriffe Inklination und Reklination.

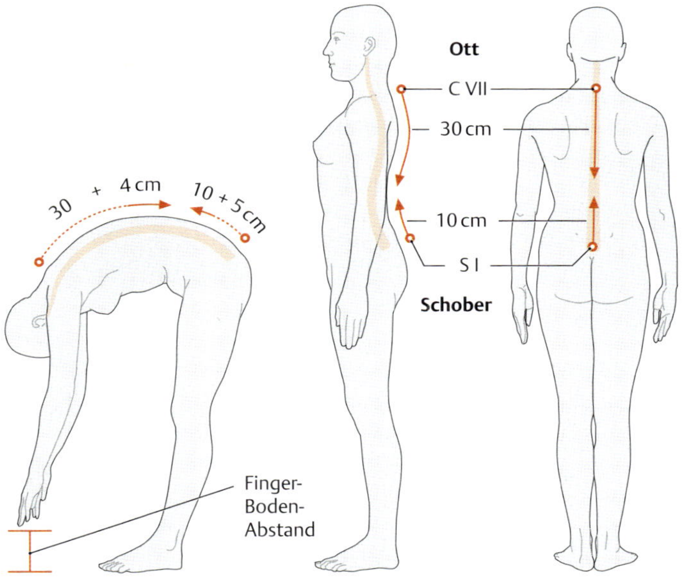

F Messung der Ventralflexion von Brust- und Lendenwirbelsäule nach Schober und Ott
Bei der Messung nach Schober und Ott markiert man bei aufrechter Haltung den Dornfortsatz von S I und einen zweiten, 10 cm kranial gelegenen Punkt. Nach maximaler Vorneigung weichen die beiden Hautmarken bis zu einer Distanz von etwa 15 (10 + 5) cm auseinander (Beweglichkeit der Lendenwirbelsäule). Um das Ausmaß der Brustwirbelsäulenbeweglichkeit zu messen, misst man im Stehen vom Dornfortsatz des 7. Halswirbels (Vertebra prominens) 30 cm abwärts und markiert diesen Punkt. Die Längenzunahme bei maximaler Vorneigung beträgt bis zu 4 (30 + 4) cm. Alternativ bestimmt man den kleinsten Finger-Boden-Abstand (FBA) mit gestreckten Knien.

1.14 Unkovertebralgelenke der Halswirbelsäule

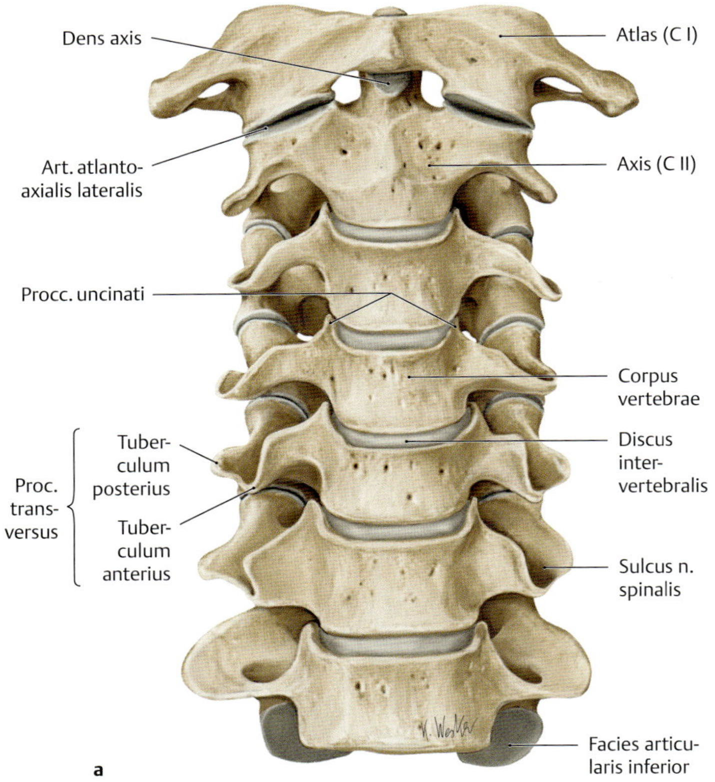

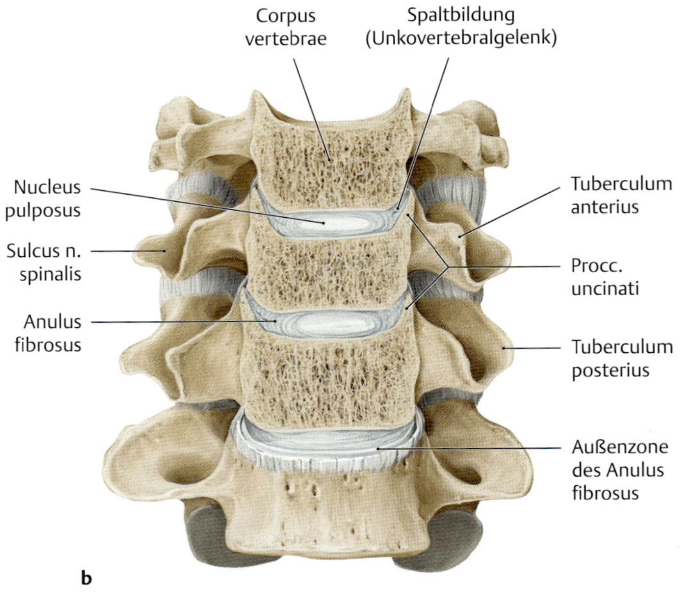

A Unkovertebralgelenke bei einem jungen Erwachsenen
Halswirbelsäule eines 18-jährigen Mannes, Ansicht von ventral.

a Beim 3.–7. Halswirbel besitzen jeweils die kranialen Deckplatten der Wirbelkörper seitliche Erhebungen (Unci corporis vertebrae bzw. Procc. uncinati). Diese Erhebungen entstehen erst im Laufe der Kindheit. Im Alter von etwa zehn Jahren treten sie allmählich mit einer halbmondförmigen Schrägkante an der Unterfläche des nächsten, oben angrenzenden Wirbelkörpers in Kontakt. Dadurch kommt es in den äußeren Anteilen der Zwischenwirbelscheiben zu seitlichen Spaltbildungen (sog. Unkovertebralspalten oder -gelenke, s. **b**)

b 4.–7. Halswirbel. Zur besseren Darstellung der Unkovertebralgelenke bzw. -spalten sind die Wirbelkörper des 4., 5. und 6. Halswirbels frontal geschnitten. Die Unkovertebralspalten werden seitlich von einer bindegewebigen Struktur, einer Art Gelenkkapsel, begrenzt und ähneln daher den Gelenkspalten echter Gelenke. Diese Spalten bzw. Risse im Discus intervertebralis wurden bereits 1858 von dem Anatomen Hubert von Luschka beschrieben, der sie als sog. „*Hemiarthroses laterales*" bezeichnete. Er sah in ihnen primäre Einrichtungen, die die Beweglichkeit der Halswirbelsäule begünstigen und daher einen funktionellen Vorteil darstellen (nach Präparaten der Anatomischen Sammlung der Universität Kiel).

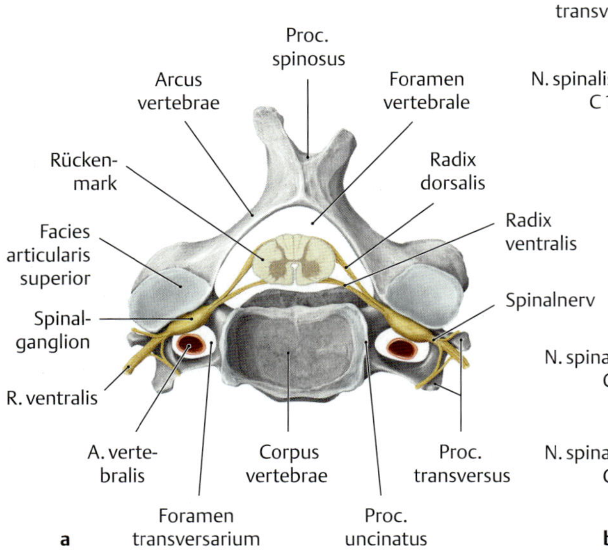

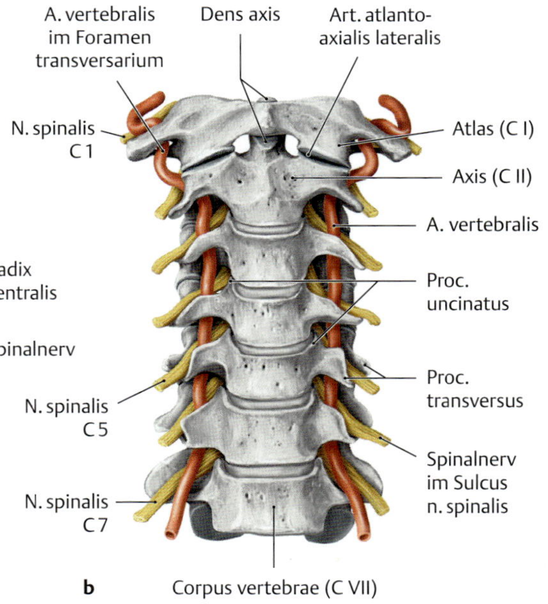

B Topografische Beziehung von Spinalnerv und A. vertebralis zum Proc. uncinatus

a 4. Halswirbel mit Rückenmark, Spinalwurzeln, Spinalnerven und Aa. vertebrales, Ansicht von kranial;

b Halswirbelsäule mit beidseitiger A. vertebralis und austretenden Spinalnerven, Ansicht von ventral.

Beachte den Verlauf der A. vertebralis durch die Foramina transversaria und den Verlauf des Spinalnervs auf Höhe der Foramina intervertebralia. Aufgrund ihrer unmittelbaren Nachbarschaft können sowohl Arterie als auch Nerv von Osteophyten, die im Rahmen einer Unkarthrose entstehen, eingeengt werden (vgl. **D**).

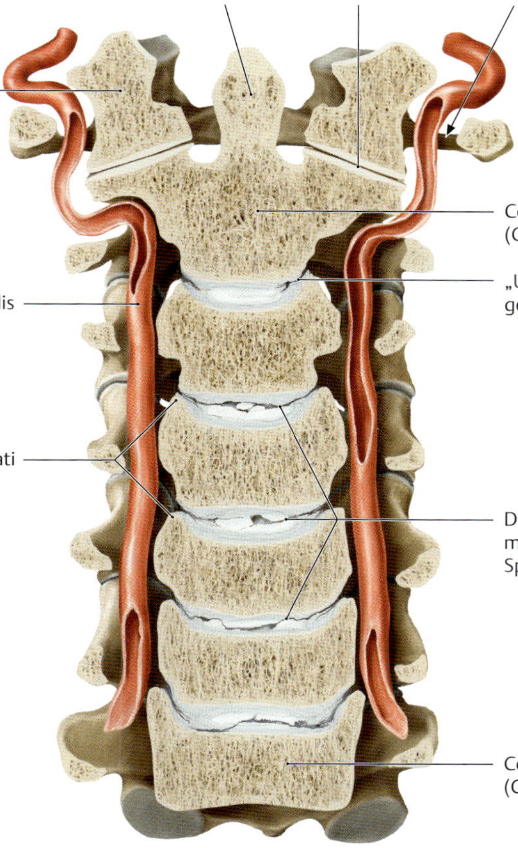

C Degenerative Veränderungen im Bereich der Halswirbelsäule (Unkarthrose)

Frontalschnitt durch die Halswirbelsäule eines 35-jährigen Erwachsenen, Ansicht von ventral. *Beachte* den Verlauf der A. vertebralis beiderseits der Wirbelkörper.

Mit der Ausbildung der Unkovertebralgelenke im Alter von etwa zehn Jahren beginnt auch die zunehmende Rissbildung der Bandscheiben. Sie schreitet mit zunehmendem Alter weiter in Richtung Bandscheibenzentrum fort, so dass schließlich durchgehende transversale Spalten entstehen, die die Bandscheiben in zwei etwa gleich dicke Scheiben unterteilen. Dadurch kommt es zu einer zunehmenden Degeneration, d.h. Abflachung der Bandscheiben mit daraus resultierender Instabilität der Bewegungssegmente (nach Präparaten der Anatomischen Sammlung der Universität Kiel).

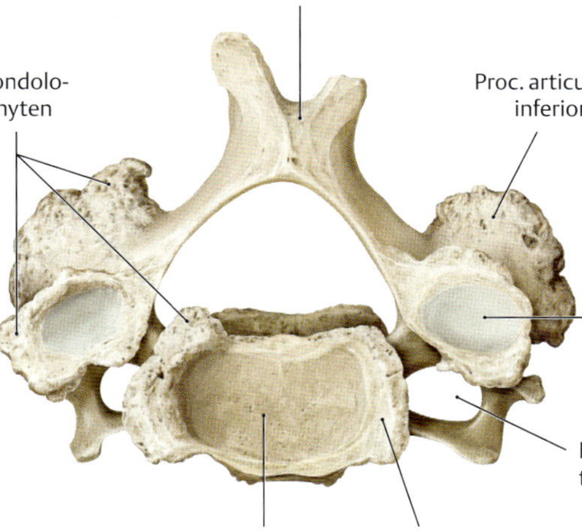

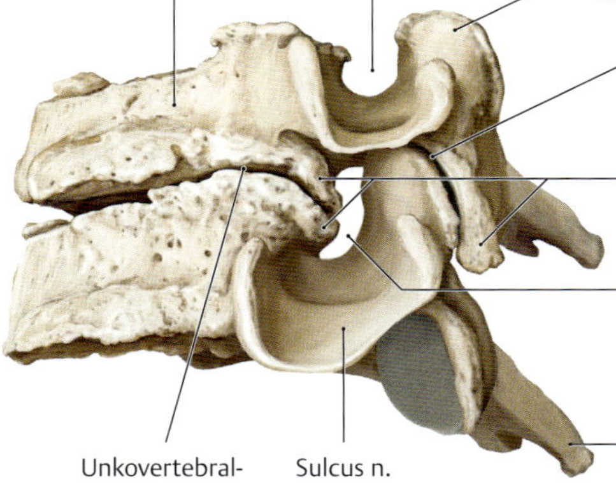

D Fortgeschrittene Unkarthrose im Bereich der Halswirbel

a 4. Halswirbel, Ansicht von kranial; **b** 4. und 5. Halswirbel, Ansicht von lateral (nach Präparaten der Anatomischen Sammlung der Universität Kiel).

An den Unkovertebralgelenken treten degenerative Veränderungen auf, wie wir sie in vergleichbarer Weise auch an den übrigen Gelenken finden, z. B. Osteophyten (an den Wirbelkörpern als Spondylophyten bezeichnet). Diese Knochenneubildungen dienen dazu, die Kraft aufnehmende Fläche zu vergrößern und auf diese Weise den Druck auf das Gelenk zu reduzieren. Durch eine fortschreitende Destabilisierung des entsprechenden Bewegungssegmentes kommt es zu einer gleichzeitigen Spondylarthrose der kleinen Wirbelgelenke mit nachfolgender Osteophytenbildung. Durch ihre enge topografische Beziehung zum Foramen intervertebrale und zur A. vertebralis haben die Osteophyten der Unkovertebralgelenke eine erhebliche klinische Bedeutung (Unkarthrose). Es kommt zu einer langsam fortschreitenden Einengung des Foramen intervertebrale mit zunehmender Kompression des Spinalnervs und häufig auch der A. vertebralis (vgl. **C**). Gleichzeitig kann der Spinalkanal durch Osteophyten massiv eingeengt werden (Spinalkanalstenose).

1.15 Schnittbildanatomie der Lendenwirbelsäule

A Median-Sagittal-Schnitt durch den unteren Abschnitt der Wirbelsäule

Ansicht von links-lateral.

Beachte: Das Rückenmark endet mit dem Conus medullaris, der bei den meisten Menschen in Höhe des 1., bei manchen auch in Höhe des 2. Lendenwirbelkörpers liegt

Bis zur 12. Entwicklungswoche sind Rückenmark und Wirbelkanal gleich lang, so dass jedes Spinalnervenpaar durch das in gleicher Höhe liegende Zwischenwirbelloch austritt. Mit zunehmendem Alter wächst die Wirbelsäule jedoch schneller in die Länge als das Rückenmark, so dass sich der Conus medullaris immer mehr nach kranial verlagert. Schon bei der Geburt liegt der Conus medullaris auf Höhe des 3. Lendenwirbels. In den ersten Lebensjahren bis etwa zum 10. Lebensjahr wandert er allmählich weiter hoch. Infolge dieses unterschiedlichen Wachstums verlaufen die Spinalwurzeln schräg abwärts von ihrem Ursprungssegment im Rückenmark zu ihrem entsprechenden Foramen intervertebrale. Die unterhalb des Conus medullaris verlaufenden Wurzeln nennt man in ihrer Gesamtheit *Cauda equina* (sog. Pferdeschwanz). Da die das Rückenmark umgebenden Hüllen (Rückenmarkshäute) jedoch bis in den Canalis sacralis des Os sacrum reichen, kann unterhalb des 3. Lendenwirbels ohne Verletzung des Rückenmarks gefahrlos Liquor cerebrospinalis aus dem Subarachnoidalraum (Cisterna lumbalis) entnommen werden *(Lumbalpunktion).* Ebenso kann an gleicher Stelle im Rahmen einer *spinalen Lumbalanästhesie* ein Betäubungsmittel in den Liquor injiziert werden, um auf diese Weise eine komplette Leitungsblockade sowohl der afferenten (Schmerzausschaltung) als auch der efferenten Nervenwurzel (Muskellähmung) für die untere Extremität und die Beckenregion zu erzielen.

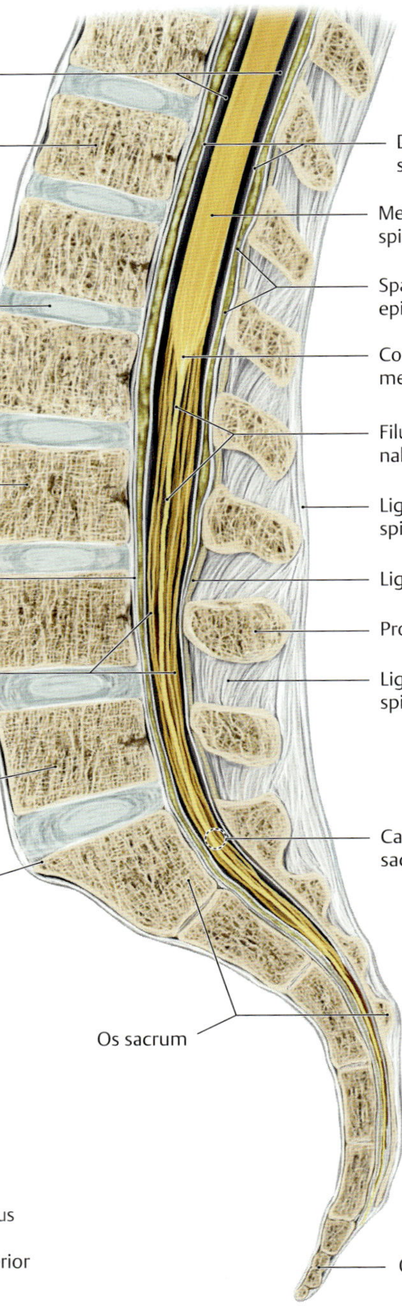

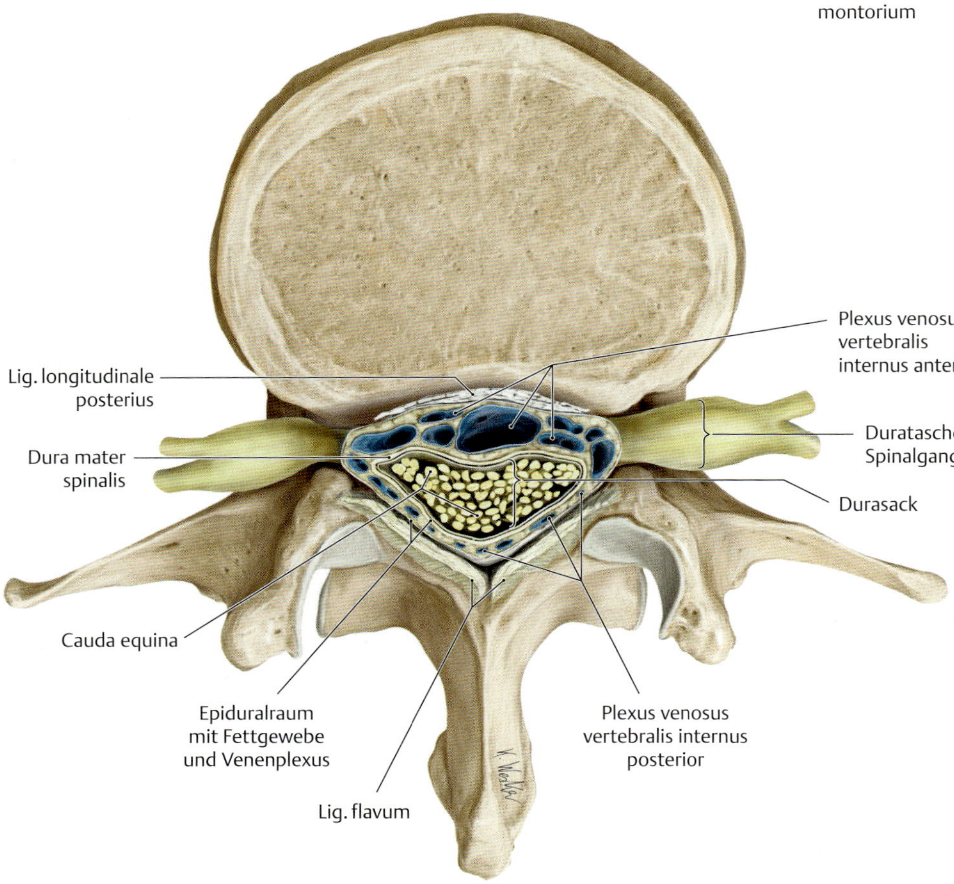

B Cauda equina in Höhe des 2. Lendenwirbels

Querschnitt, Ansicht von kranial. Da das Rückenmark bei den meisten Menschen auf Höhe des 1. Lendenwirbels endet, finden sich schon auf Höhe des 2. Lendenwirbels nur noch Cauda equina und Filum terminale im Durasack, der auf Höhe des 2. Sakralwirbels endet (s. **A**). Der Epiduralraum vergrößert sich hier und ist durch ausgedehnte Venenplexus und Fettgewebe ausgefüllt.

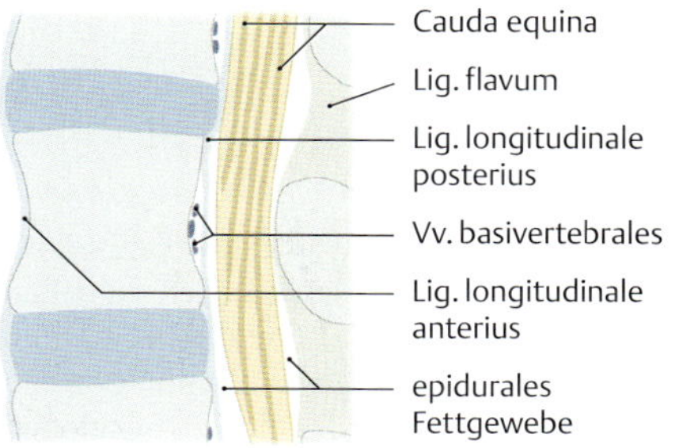

a

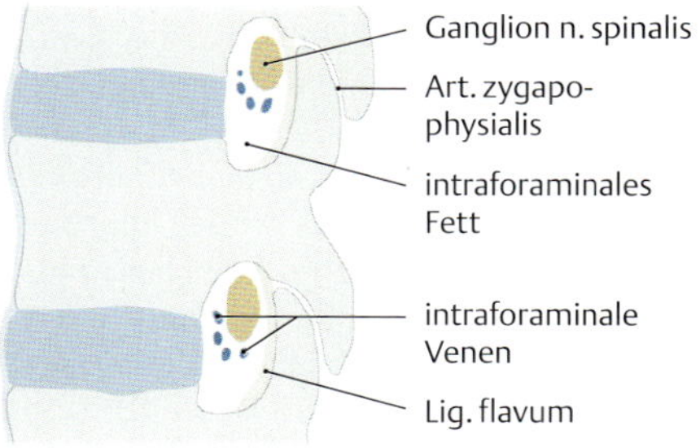

b

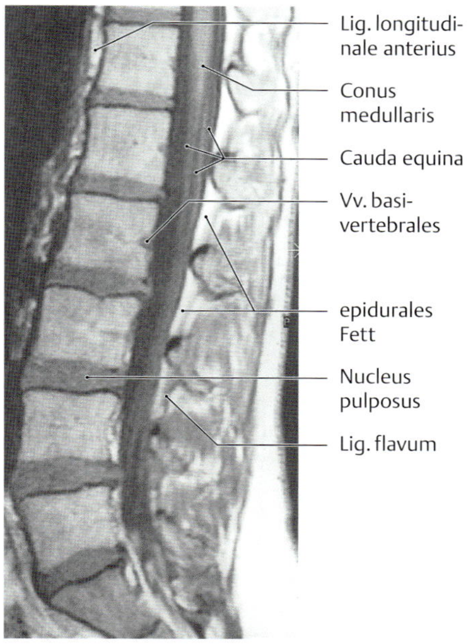

c

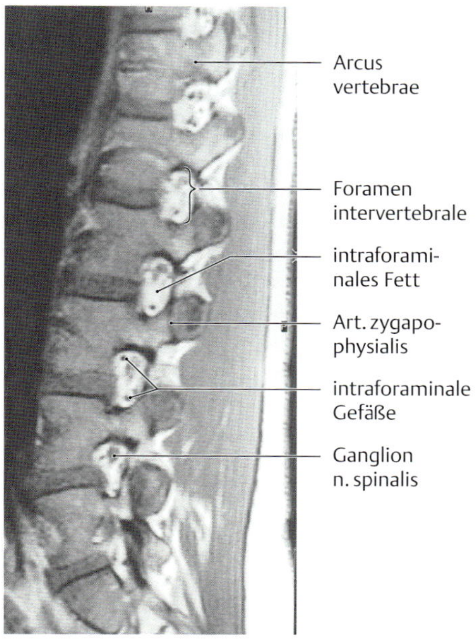

d

C Kernspintomographie der normalen Lendenwirbelsäule: Sagittal- und Transversalschnitte (Fotos aus Vahlensieck M, Reiser M. MRT des Bewegungsapparates. 3. Aufl. Stuttgart: Thieme; 2006)

a u. **b** Strukturen, die im Median- und Parasagittalschnitt sichtbar sind;

c u. **d** T1-gewichtete SE-Sequenz der Lendenwirbelsäule im Median- und Para*sagittalschnitt*.

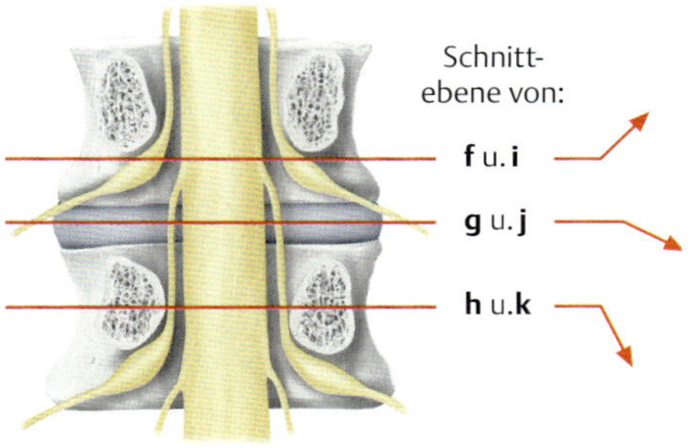

e

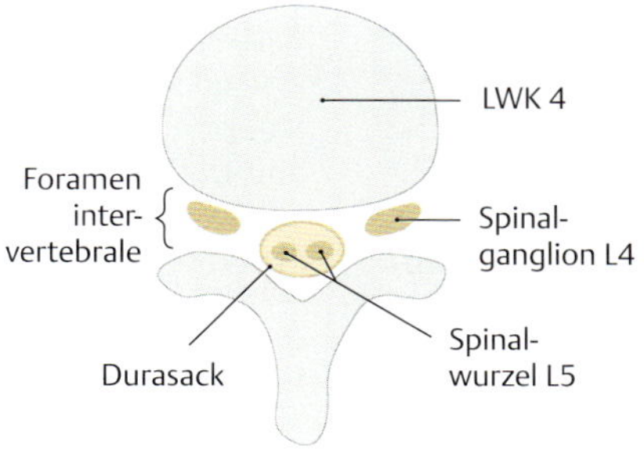

f

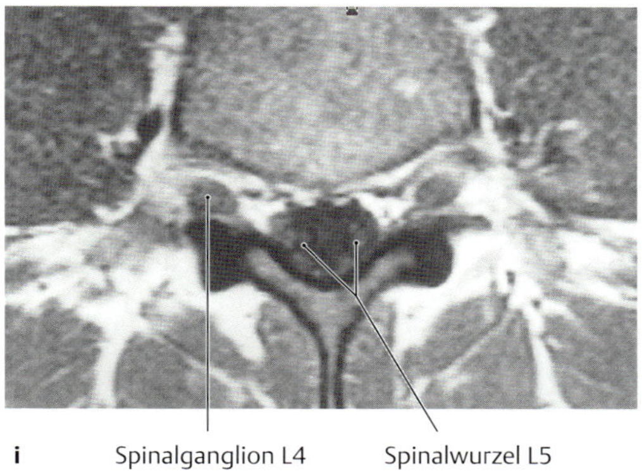

i

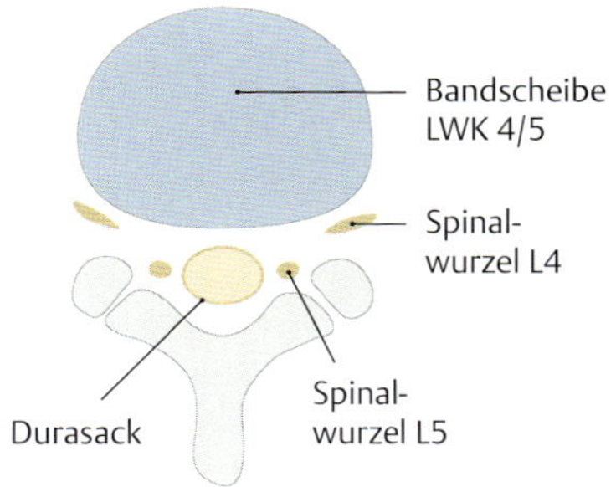

g

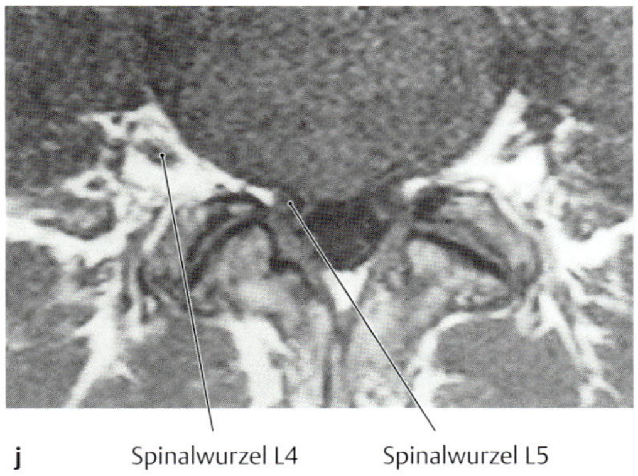

j

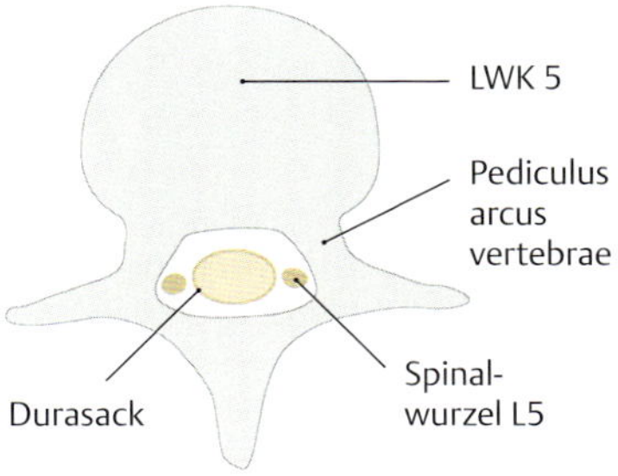

h

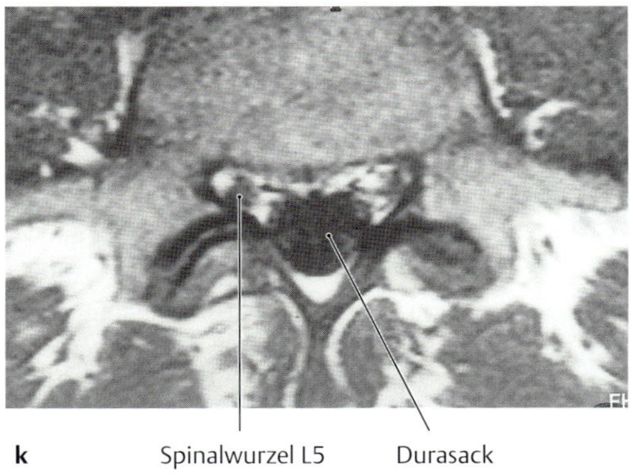

k

e Bewegungssegment LWK 4/5 nach Entfernen der Wirbelbögen, Ansicht von dorsal; Lage der transversalen Schnittebenen:

f supradiskale Ebene;
g diskale Ebene;
h infradiskale Ebene.

In **f** und **g** ist das Foramen intervertebrale angeschnitten, in **h** der Pediculus arcus vertebrae.

i–k T1-gewichtete SE-Sequenzen des Bewegungssegmentes LWK 4/5 in den entsprechenden axialen *(transversalen)* Schnittebenen.

Beachte die Lage der Spinalwurzeln in Beziehung zum Durasack. Die Spinalwurzeln verlaufen in sog. Durataschen, die bis in das Foramen intervertebrale hineinreichen, d. h. die Wurzeln und das Spinalganglion werden komplett von Liquor umspült (s. Abb. **B**)!

1.16 Degenerative Veränderungen im Bereich der Lendenwirbelsäule

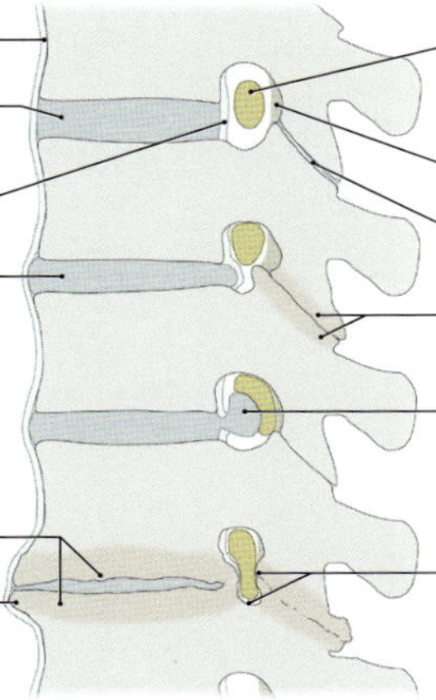

A Degenerative Wirbelsäulenveränderungen im Überblick

Degenerative Wirbelsäulenerkrankungen gehören zu den häufigsten Krankheitsbildern. Sie sind altersabhängig und nehmen nach dem 30. Lebensjahr deutlich zu. Betroffen sind v. a. der Discus intervertebralis, die benachbarten knöchernen Boden- und Deckplatten, die Wirbelgelenke sowie der Bandapparat des beteiligten Bewegungssegmentes.

Bandscheibendegeneration und -vorfall: Infolge des Flüssigkeitsverlustes im Nucleus pulposus (verminderte Wasserbindungskapazität – eine normale Alterserscheinung), wird der Bandscheibenraum immer schmäler, das betroffene Bewegungssegment immer instabiler. Die daraus resultierende veränderte, lokal erhöhte mechanische Beanspruchung der Bandscheibe führt zu Auffaserungen und Rissbildungen im Anulus fibrosus (*Chondrose* bzw. *Diskose*) und letztendlich zum Bandscheibenvorfall (*Protrusion* bzw. *Prolaps*, s. **D**).

Spinalkanalstenose: Der Körper versucht, die Degeneration der Bandscheiben durch reaktive Veränderungen des Knochens auszugleichen – ähnlich wie bei der Arthrose der Extremitätengelenke (s. S. 48). An den Wirbelkörpern wachsen Randzacken (Osteophyten = Spondylophyten), die die Kraft aufnehmende Fläche vergrößern und damit das jeweilige Wirbelgelenk entlasten und das Bewegungssegment stabilisieren sollen; Deck- und Bodenplatten sklerosieren *(Osteochondrose)*. Ähnliche Vorgänge spielen sich an den kleinen Wirbelgelenken ab *(Spondylarthrose)*. Die damit verbundene zunehmende Einengung des Wirbel- oder Spinalkanals und der Foramina intervertebralia führt zum Krankheitsbild der degenerativen Spinalkanalstenose (s. **B**). Im weiteren Verlauf wachsen die Randzacken aufeinander zu, bis sie sich schließlich berühren und das Bewegungssegment überbrücken und knöchern versteifen („Spangenbildung", s. **Cc**). Dies schränkt die Bewegung der Wirbelsäule zunehmend ein, wobei die Beschwerden oft abnehmen. Ein Bandscheibenvorfall ist dann nicht mehr möglich. Aus diesem Grund gibt es im höheren Alter kaum noch Bandscheibenvorfälle.

Wirbelkörpereinbrüche und -deformitäten: Im höheren Alter ist der Wirbelkörper häufig das schwächste Glied: Fortschreitende Osteoporose oder osteolytische Knochenmetastasen und der damit verbundene Stabilitätsverlust des Knochens können zu Wirbelkörpereinbrüchen und Deformitäten führen. Dies äußert sich zunächst in lokal begrenzten Schmerzen, die ausstrahlen können, wenn es zu gleichzeitigen Kompressionen von Nervenwurzeln kommt.

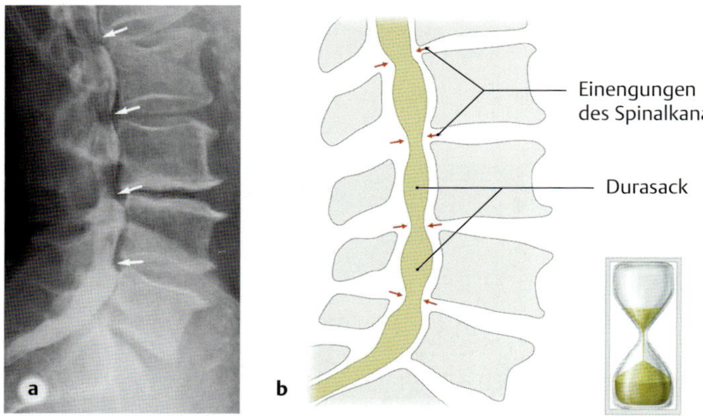

B Degenerative lumbale Spinalkanalstenose

Kennzeichen dieses Krankheitsbildes ist die konzentrische Einengung des Wirbel- oder Spinalkanals (Canalis vertebralis) in Höhe *des jeweiligen* Bewegungssegmentes. Sie entsteht auf dem Boden einer angeborenen Enge und/oder erworbener degenerativer Veränderungen, wie z. B. dorsaler Spondylophyten und arthrotisch veränderter Wirbelgelenke (Spondylarthrose). Auch eine Hypertrophie der Bänder (selten), insbesondere des Lig. longitudinale posterius und der Ligg. flava, können zur Verengung des Spinalkanals beitragen. Typisch sind belastungsabhängige neurogene Schmerzen im Lendenwirbelbereich und in den Beinen. Sie entstehen bei längerem Gehen, aber auch im Stehen und bessern sich bei Entlastung (z. B. Abstützen mit den Armen) und Kyphosierung der LWS (Sitzen mit vornüber geneigtem Oberkörper). Durch Schmerzen, Sensibilitätsstörungen und Lähmungen ist die Gehstrecke häufig stark limitiert (Claudicatio spinalis). Die Diagnose erfolgt in der Regel kernspintomographisch und/oder mit Hilfe der lumbalen Myelographie in seitlicher Projektion (**a**) (aus: Niethard F, Pfeil J, Biberthaler P, Hrsg. Duale Reihe Orthopädie und Unfallchirurgie. 8. Aufl. Stuttgart: Thieme; 2017). *Beachte* die sanduhrförmigen Einengungen des kontrastmittelgefüllten Durasackes (**b**).

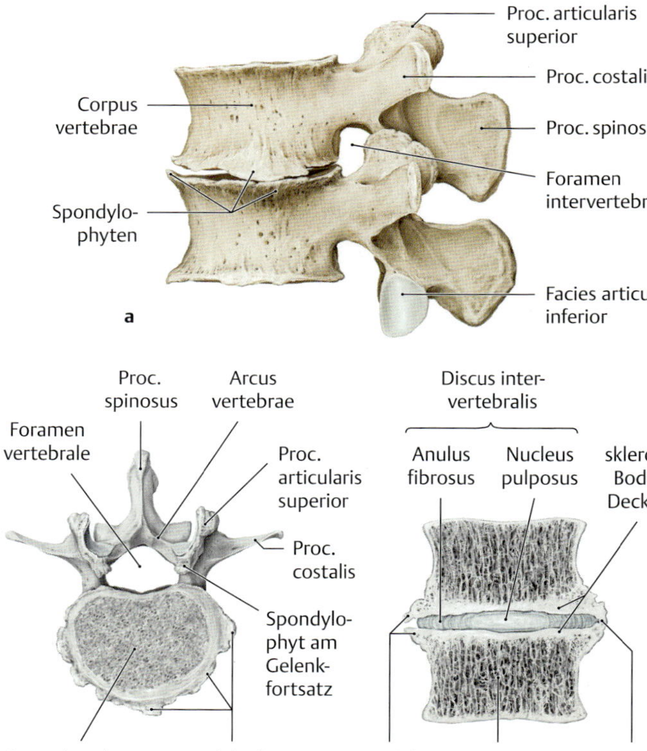

C Spondylophyten im Bereich eines Bewegungssegmentes

a 3. und 4. Lendenwirbel, Ansicht von lateral (Bandscheibe ist entfernt);
b 4. Lendenwirbel, Ansicht von kranial;
c Frontalschnitt durch 3. und 4. Lendenwirbel.

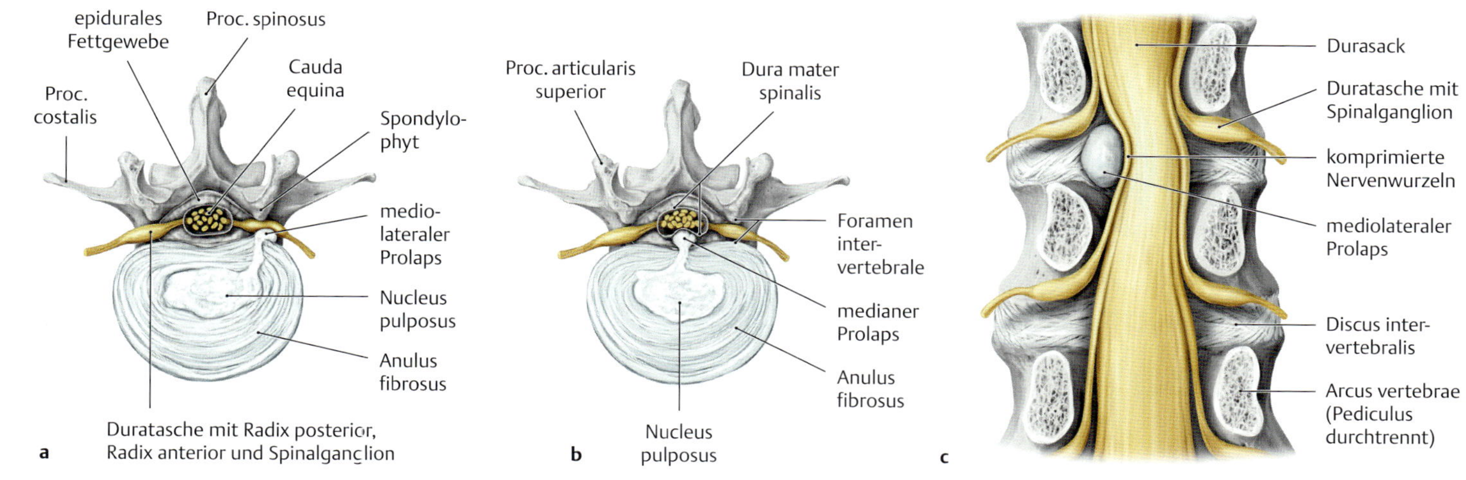

D Lumbaler Bandscheibenvorfall

a Mediolateraler Bandscheibenvorfall, Ansicht von kranial;
b medianer (dorsaler) Bandscheibenvorfall, Ansicht von kranial;
c mediolateraler Vorfall, Ansicht von dorsal (die Wirbelbögen sind auf Höhe der Pediculi entfernt worden; man erkennt den lumbalen Durasack und die entsprechenden Nervenwurzeln).

Im Alter wird die Bandscheibe nicht nur dünner (geringerer Wassergehalt des Nucleus pulposus, s. **A**), sondern verlagert sich auch leichter. Dies resultiert aus der geringeren Widerstandsfähigkeit der Bandscheiben„hülle“, des Anulus fibrosus, der Risse bekommt und sich auffasert. Das Gewebe des Gallertkerns der Bandscheibe, der Nucleus pulposus, verlagert sich zunächst in Richtung der Schwachstellen des Anulus fibrosus (Bandscheibenprotrusion). Wenn dieser durch die anhaltende Belastung reißt, tritt es komplett durch diesen aus (Bandscheibenvorfall oder -prolaps bzw. Diskushernie) und komprimiert den Inhalt des Foramen intervertebrale (Nervenwurzeln und Begleitgefäße). Zur sog. *Sequestration* kommt es, wenn ein Teil der vorgefallenen Bandscheibe keine Verbindung mehr zur Restbandscheibe aufweist. Bei *mediolateralen* Diskushernien (**c**) wird in der Regel die tiefer liegende Nervenwurzel komprimiert, so dass Schmerzen, aber auch Lähmungserscheinungen in kaudal benachbarten Dermatomen bzw. entsprechenden Muskeln auftreten können (s. **E**).

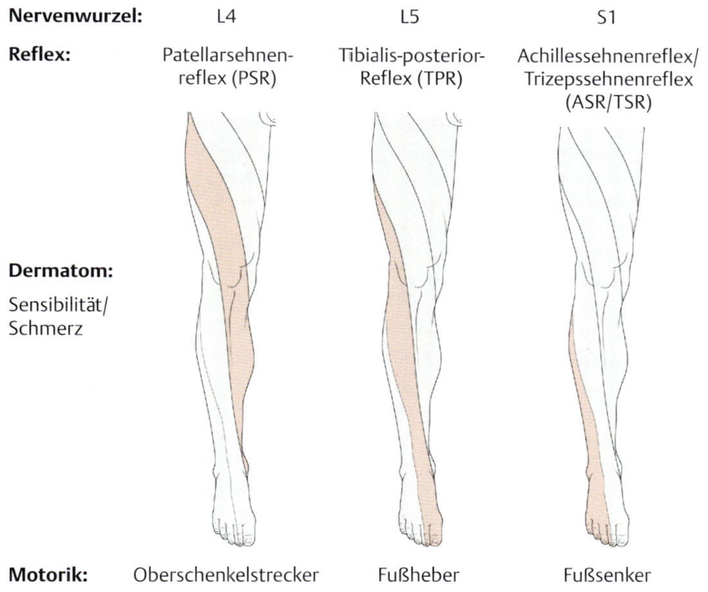

E Schematische Darstellung der neurologischen Ausfälle bei lumbalen Wurzelkompressionssyndromen durch Bandscheibenvorfälle (L4, L5 und S1)

Lumbale Bandscheibenvorfälle betreffen in über 90 % der Fälle die Wurzeln L5 und S1. Die Patienten klagen über Schmerzen und Sensibilitätsstörungen in den betroffenen Dermatomen sowie über eine Schwäche bzw. Lähmung der von den Nervenwurzeln versorgten Muskeln. Die Symptome des Wurzelkompressionssyndroms folgen mit zunehmender Ausprägung der Reihenfolge Schmerz, Sensibilitätsstörung und Lähmung. Häufig liegt eine Abschwächung oder ein Ausfall des der betroffenen Wurzel zugehörigen Muskeleigenreflexes vor.

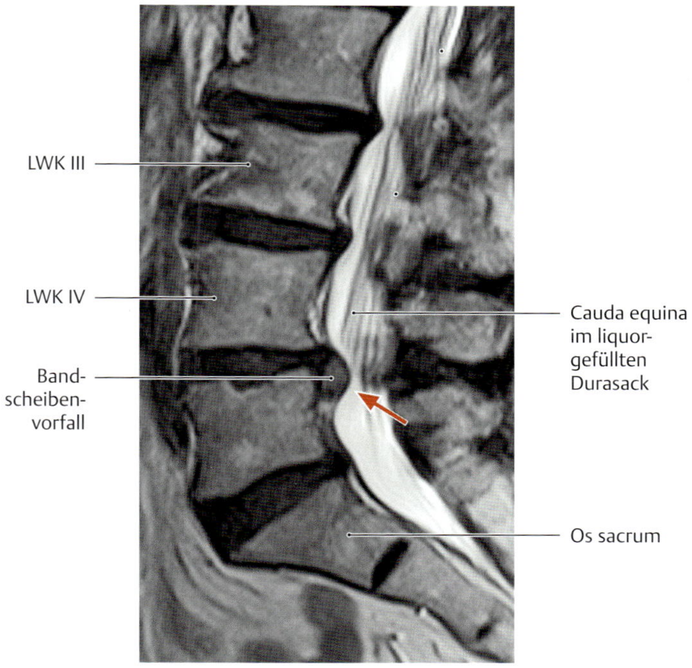

F Dorsaler Bandscheibenvorfall

74-jährige Frau mit Kompression von LV rechts.

Befund: In Höhe LWK IV/V ist ausgetretenes Nucleus-pulposus-Gewebe erkennbar, das nach kaudal sequestriert. Im mediosagittalen T1-gewichteten (fettgesättigten) Kernspintomogramm reichert sich das Kontrastmittel im Randbereich dieses Gewebes an (roter Pfeil) (aus: Stäbler A, Ertl-Wagner B. Hrsg. Radiologie-Trainer: Bewegungsapparat. 4. Aufl. Stuttgart: Thieme; 2022).

1.17 Knöcherner Brustkorb

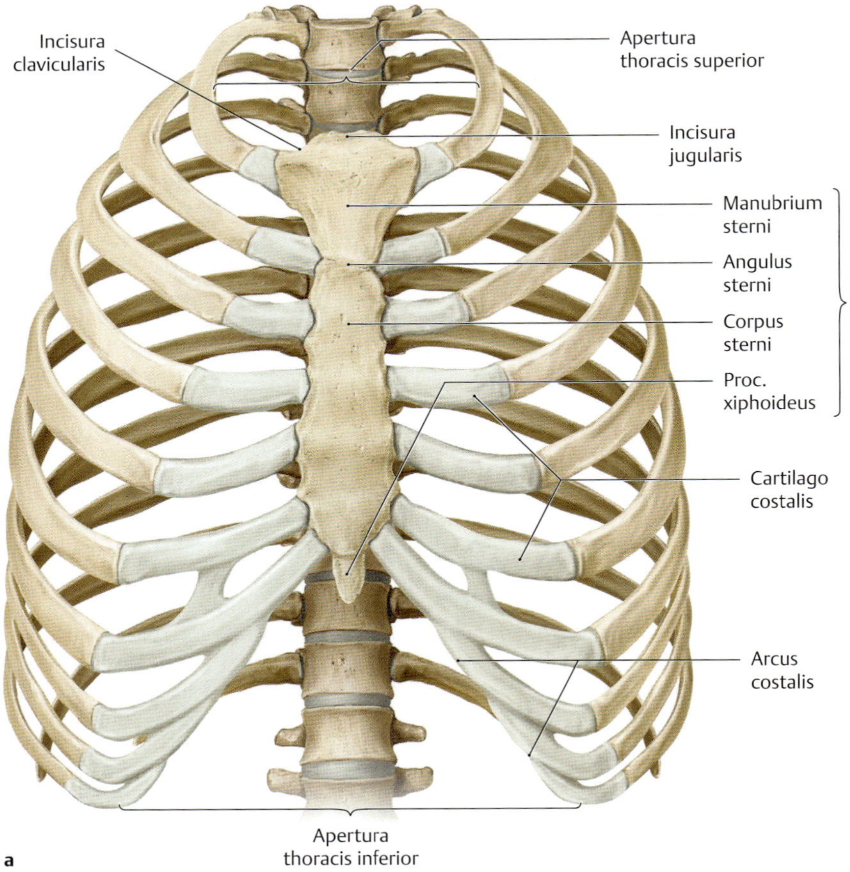

a

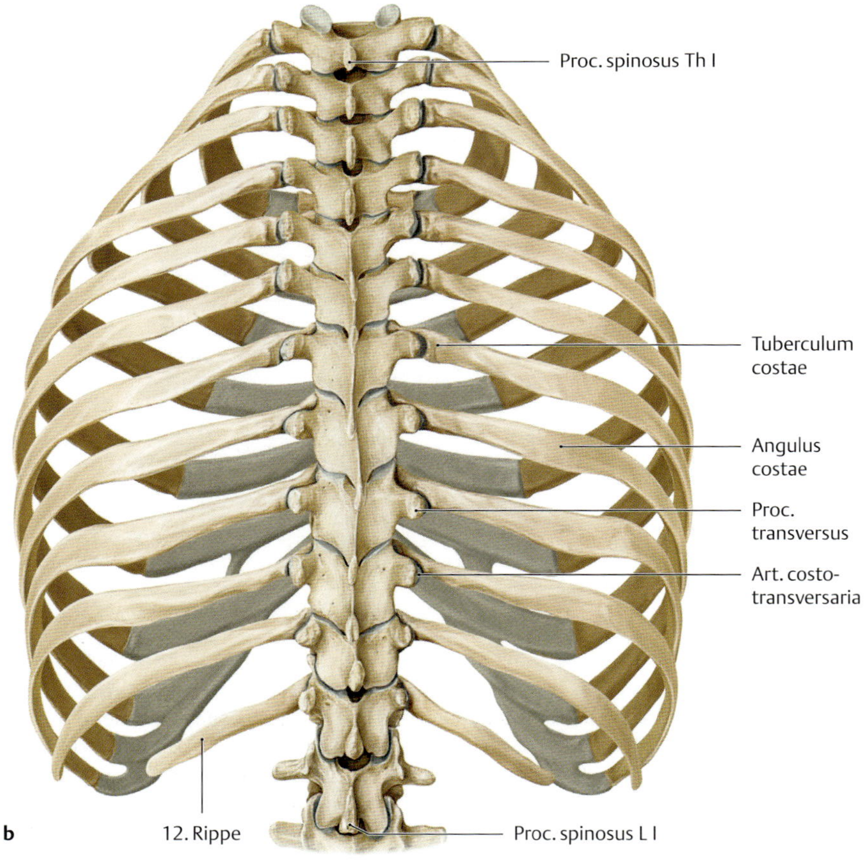

b

A Knöcherner Brustkorb

a Ansicht von ventral; **b** Ansicht von dorsal.

Der knöcherne Brustkorb (Thorax) wird von der Brustwirbelsäule, den zwölf Rippenpaaren und dem Brustbein (Sternum) gebildet. Diese Strukturen sind durch Bänder sowie echte und unechte Gelenke miteinander beweglich verbunden und durch die Zwischenrippenmuskeln (Mm. intercostales) verspannt. Der Brustkorb umschließt die Brusthöhle (Cavitas thoracis) und besitzt eine obere (Apertura thoracis superior) und eine untere Öffnung (Apertura thoracis inferior). Seine Form weist neben individuellen auch starke alters- und geschlechtsspezifische Unterschiede auf. Beim Säugling haben die Rippen noch eine sehr geringe Neigung; sie stehen annähernd horizontal. Mit zunehmendem Alter senken sie sich, und der Brustkorb flacht sich in sagittaler Richtung ab. Gleichzeitig verkleinert sich die untere Thoraxapertur. In der Regel ist der weibliche Thorax schmäler und kürzer als der männliche. Unter funktionellen Gesichtspunkten bilden der knöcherne Thorax und seine muskulären Wandstrukturen eine feste stabile Hülle, die Atembewegungen ermöglicht und damit Voraussetzung für die normale Atmung ist. Dies wird besonders deutlich bei schweren Thoraxverletzungen, z. B. Rippenserienfrakturen nach stumpfer Gewalteinwirkung, bei denen es infolge der instabilen Thoraxwand meist zur paradoxen Atmung kommt (= inspiratorische Einziehungen und exspiratorische Auswärtsbewegungen der betroffenen Brustkorbseite). Durch die daraus resultierende Pendelluft (die zwischen den beiden Lungenflügeln hin und her „pendelt") kommt es zur vermehrten Totraumventilation (= herabgesetzter alveolärer Gasaustausch) und damit zur Ateminsuffizienz. In der Regel müssen die Patienten intubiert werden.

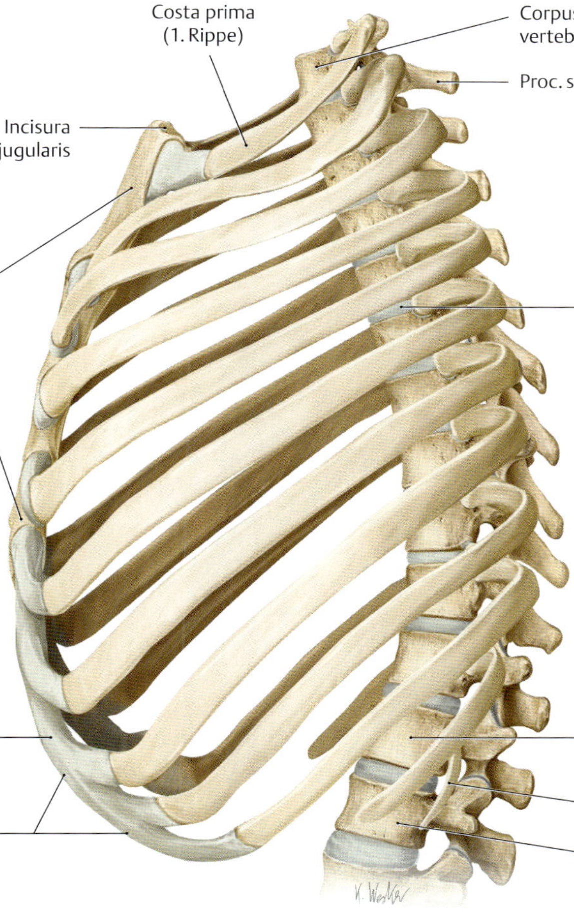

B Knöcherner Brustkorb in der Ansicht von lateral

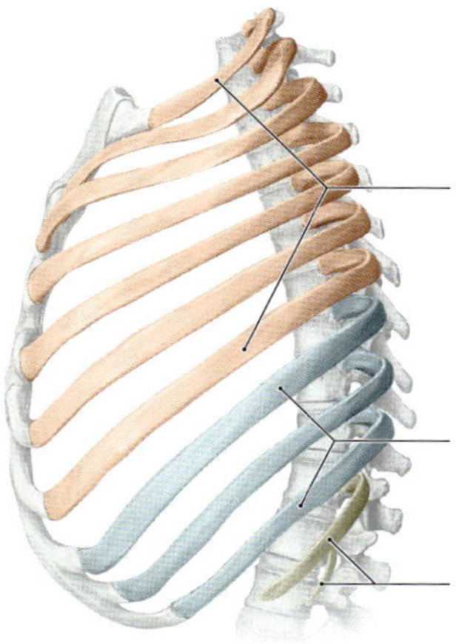

C Echte, falsche und freie Rippen

Ansicht von lateral. Von den zwölf Rippen (Costae) ist jedes Rippenpaar bilateral symmetrisch, aber in jedem Segment anders geformt. Die ersten sieben Rippenpaare erreichen normalerweise als sog. echte Rippen *(Costae verae)* das Brustbein unmittelbar. Von den übrigen fünf, sog. falschen Rippenpaaren *(Costae spuriae)* stehen die 8., 9. und 10. Rippe mit dem Sternum nur indirekt in Verbindung, indem sich ihre Rippenknorpel der nächsthöheren Rippe anlegen und auf diese Weise am Aufbau des Rippenbogens (Arcus costalis) beteiligt sind (vgl. **Aa**). Die beiden letzten „falschen" Rippenpaare enden gewöhnlich frei zwischen den Muskeln der seitlichen Bauchwand *(Costae fluctuantes)*.

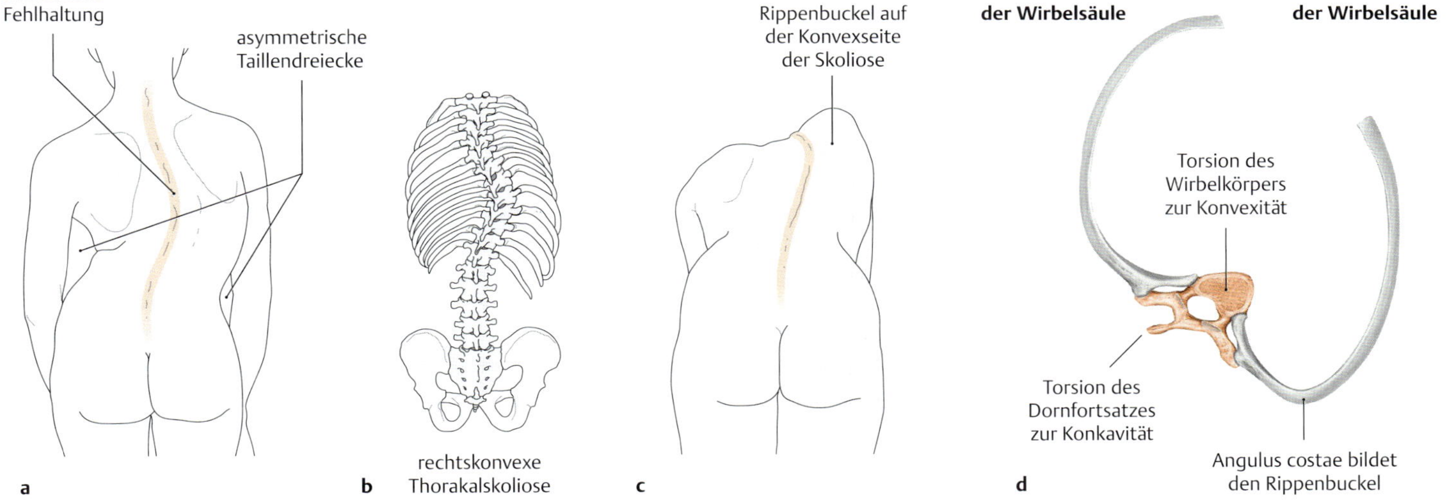

D Seitliche Verkrümmung der Wirbelsäule (Skoliose)

a u. **b** Ansicht von dorsal; die Skoliose kommt am häufigsten als *rechtskonvexe* Verkrümmung der Wirbelsäule auf Höhe des 8./9. Brustwirbels vor (**b**) und äußert sich in einer typischen Fehlhaltung beim aufrechten Stehen (**a**).

c u. **d** Beim Vornüberneigen entsteht bei der rechtskonvexen Verkrümmung der Wirbelsäule ein typischer Rippenbuckel auf der Konvexseite der Skoliose (**c**). Ursache hierfür ist, dass sich – aufgrund der Torsion der Wirbelkörper – auch die jeweils angrenzenden Rippen in einer Fehlstellung befinden (**d**, Ansicht von kranial).

1.18 Brustbein und Rippen

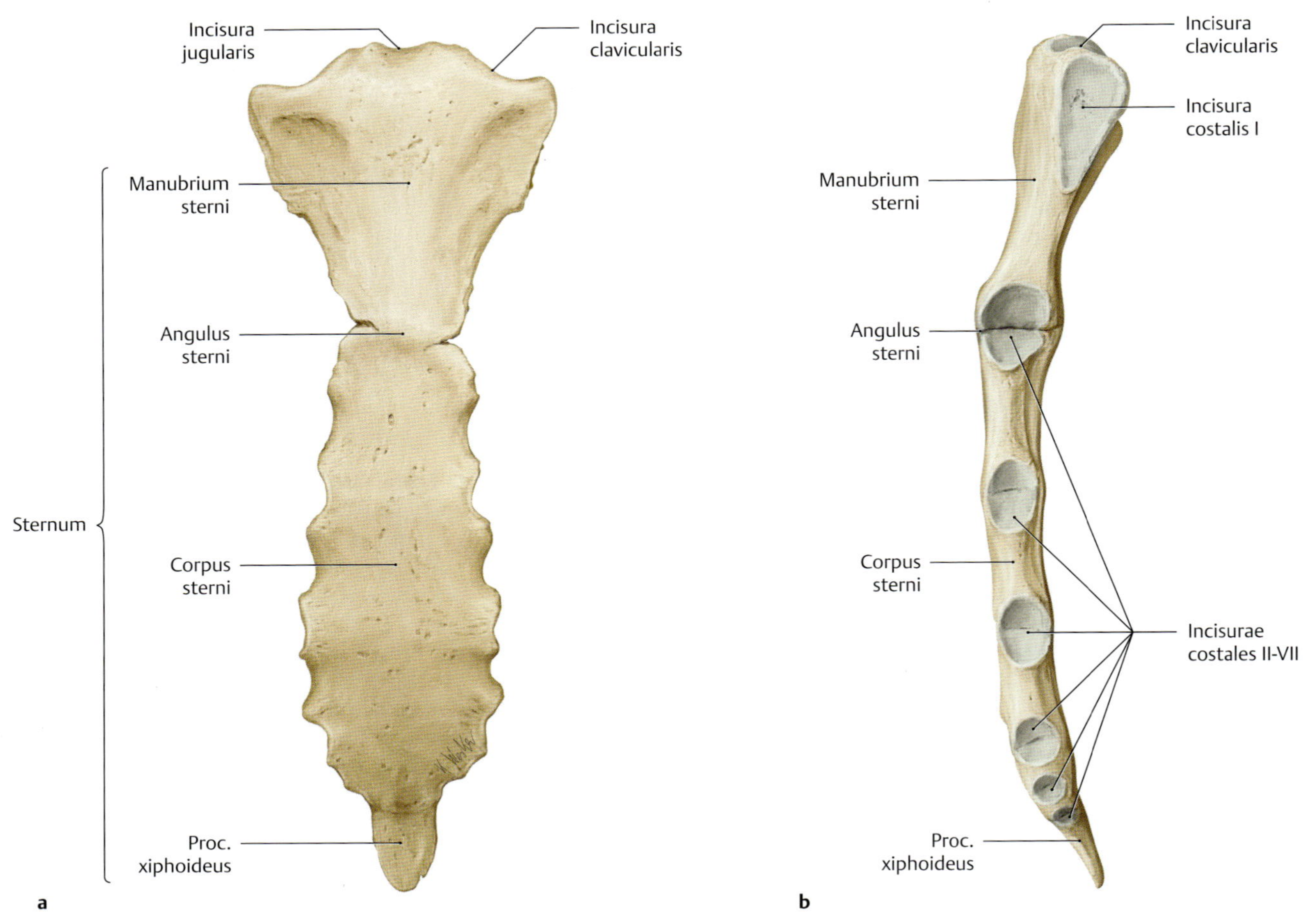

A Brustbein (Sternum)

a Ansicht von ventral; **b** Ansicht von lateral. Das Brustbein (Sternum) ist ein abgeplatteter, leicht nach vorne gewölbter Knochen, dessen seitliche Ränder mehrfach eingekerbt sind (Incisurae costales). Es besteht beim Erwachsenen aus drei knöchernen Teilen:

- dem Handgriff (Manubrium sterni),
- dem Körper (Corpus sterni) und
- dem Schwertfortsatz (Proc. xiphoideus).

Manubrium, Corpus und Proc. xiphoideus stehen bei Jugendlichen und bei jungen Erwachsenen durch Knorpelfugen (Synchondrosis manubriosternalis und Synchondrosis xiphosternalis) untereinander in Verbindung, die im Alter allmählich verknöchern (und deshalb in diesen Abbildungen nicht zu sehen sind). An seinem kranialen Rand besitzt das Manubrium eine Einziehung (Incisura jugularis), die als untere Begrenzung der sog. Drosselgrube gut durch die Haut zu tasten ist. Seitlich der Incisura jugularis liegt jeweils eine Vertiefung zur Artikulation mit der jeweiligen Clavicula (Incisura clavicularis). Unmittelbar darunter findet man auf beiden Seiten eine flache Einkerbung (Incisura costalis I) für die synchondrotische Verbindung mit der 1. Rippe. Am Übergang zwischen Manubrium und Corpus sterni liegt die Gelenkfläche für die 2. Rippe (Incisura costalis II). An dieser Stelle ist der Handgriff gegen den Brustbeinkörper meist etwas nach hinten abgeknickt (Brustbeinwinkel = Angulus sterni). An den Seitenrändern des Corpus sterni liegen weitere Rippeneinschnitte (Incisurae costales III–VII) für die Verbindung mit dem 3.–7. Rippenknorpel, wobei die für den 6. und 7. Rippenknorpel bestimmten Einschnitte unmittelbar zusammenliegen. Der manchmal gegabelte und perforierte Proc. xiphoideus selbst trägt keine Rippen und ist sehr variabel gestaltet. Häufig ist er auch noch beim Erwachsenen knorpelig.

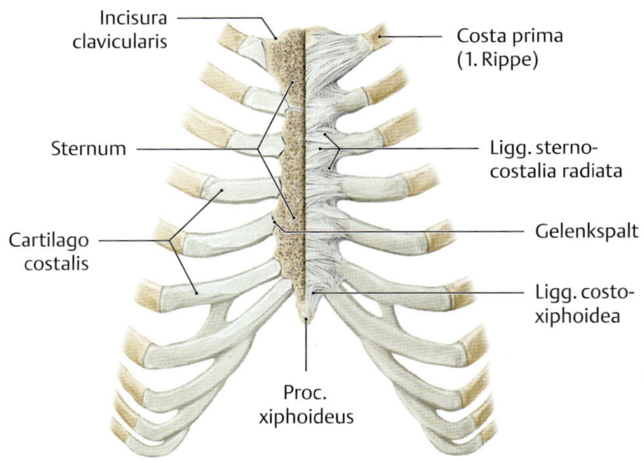

B Brustbein-Rippen-Gelenke (Artt. sternocostales)

Rippenschild in der Ansicht von ventral (zur Demonstration der Brustbein-Rippen-Gelenke ist die rechte Seite des Sternum frontal geschnitten). Die Verbindungen zwischen den Rippenknorpeln der 1.–7. Rippe und den Incisurae costales sterni des Brustbeins sind teils Synchondrosen, teils echte Gelenke. Einen Gelenkspalt findet man in der Regel meistens nur bei der 2.–5. Rippe, während die 1., 6. und 7. Rippe synchondrotisch mit dem Brustbein verbunden sind. Sowohl bei den echten Gelenken als auch bei den Synchondrosen strahlen Bänder (Ligg. sternocostalia radiata) vom Perichondrium des Rippenknorpels zur Vorderseite des Sternum und verflechten sich mit dem Periost zu einer dichten Bindegewebsplatte (Membrana sterni).

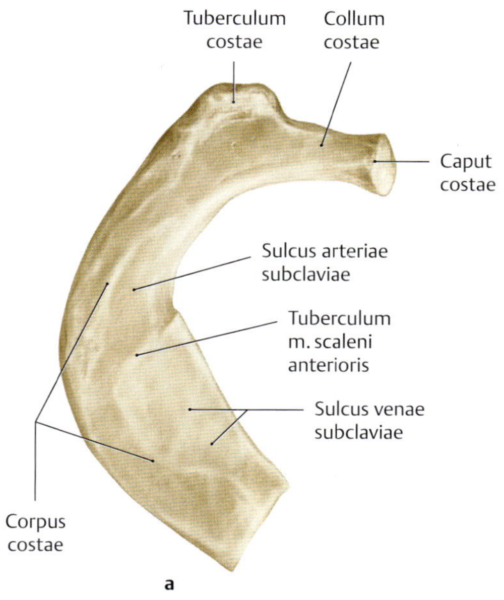

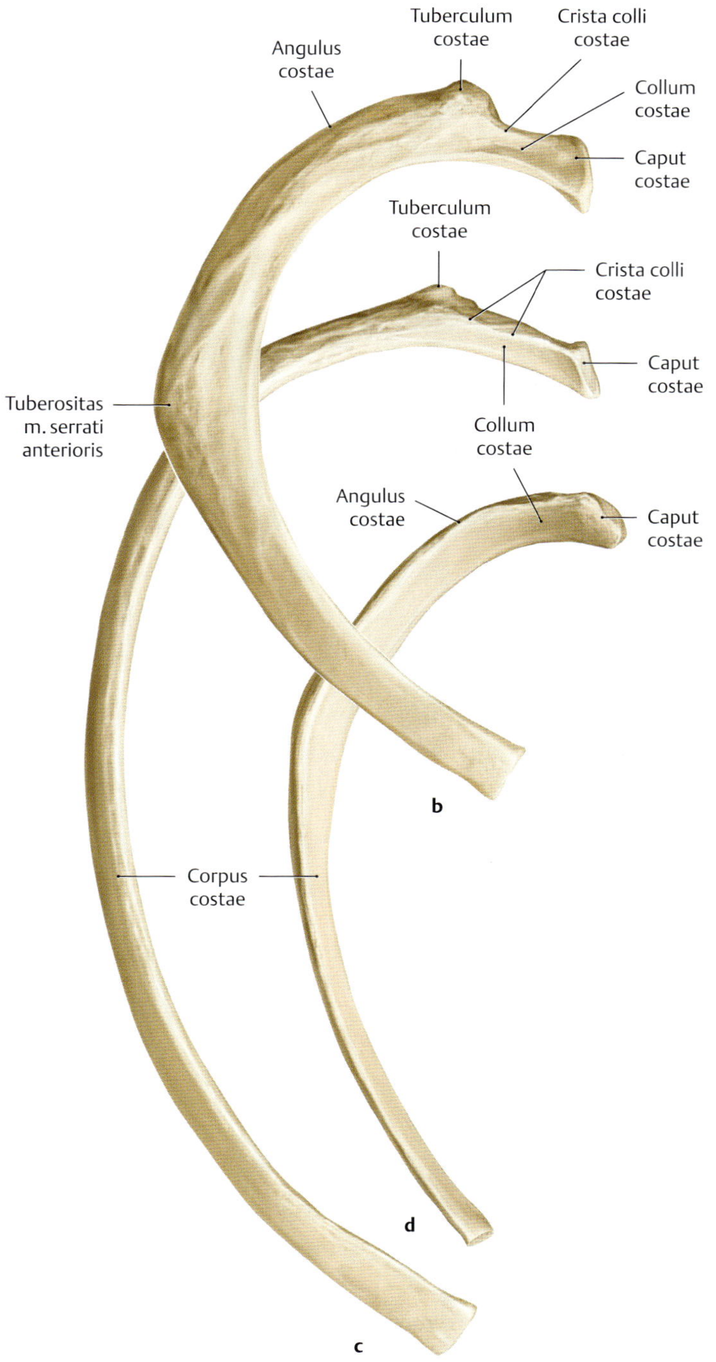

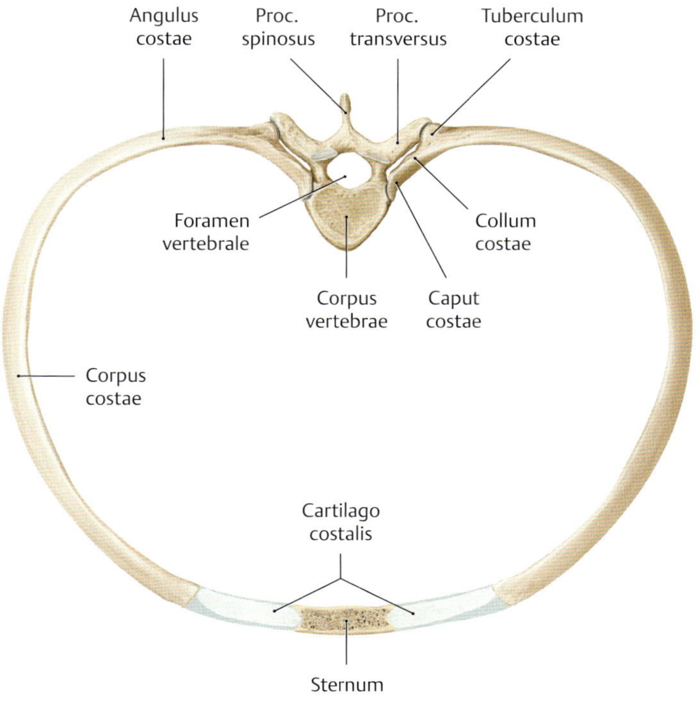

C Unterschiedliche Rippenformen

a 1. Rippe; **b** 2. Rippe; **c** 5. Rippe; **d** 11. Rippe (jeweils rechte Rippen, Ansicht von kranial).

Der Rippenhals reicht vom Caput costae bis zum Tuberculum costae und weist mit Ausnahme der 1. Rippe eine nach oben gerichtete Leiste (Crista colli costae) auf. Lateral vom Rippenhöckerchen ändert der Rippenkörper seine Verlaufsrichtung und biegt unter Bildung des Rippenwinkels nach vorne um. Vor allem die Rippenkörper der 2.–11. Rippe weisen unregelmäßige Krümmungen auf (sog. Flächen- und Kantenkrümmungen) und sind zusätzlich um ihre Längsachse torquiert. Durch diese Rippentorsion sind die Außenflächen der Rippen an ihrem vertebralen Ende etwas nach kaudal, und an ihrem ventralen Ende leicht nach kranial geneigt. Normalerweise sind die 1. und 12. Rippe am kürzesten, und die 7. Rippe am längsten. Der Rippenknorpel wiederum nimmt von der 1.–7. Rippe an Länge zu, ab der 8. Rippe wird er wieder kürzer. Mit Ausnahme der 1., 11. und 12. Rippe besitzt jede Rippe an ihrer Unterfläche eine Furche (Sulcus costae), in dem die Interkostalgefäße und -nerven relativ geschützt verlaufen (vgl. S. 181 u. 213).

D Rippenabschnitte und Aufbau eines Thoraxsegmentes

6. Rippenpaar, Ansicht von kranial. Jede Rippe besteht aus einem Knochen (Os costale) und einem knorpeligen Teil (Cartilago costalis). An dem knöchernen Teil der Rippe unterscheidet man, ausgehend von der Wirbelsäule, folgende Abschnitte:

- Rippenkopf (Caput costae),
- Rippenhals (Collum costae),
- Rippenhöckerchen (Tuberculum costae) und
- Rippenkörper (Corpus costae) mit
- Rippenwinkel (Angulus costae).

1.19 Rippenwirbelgelenke und Thoraxbewegungen

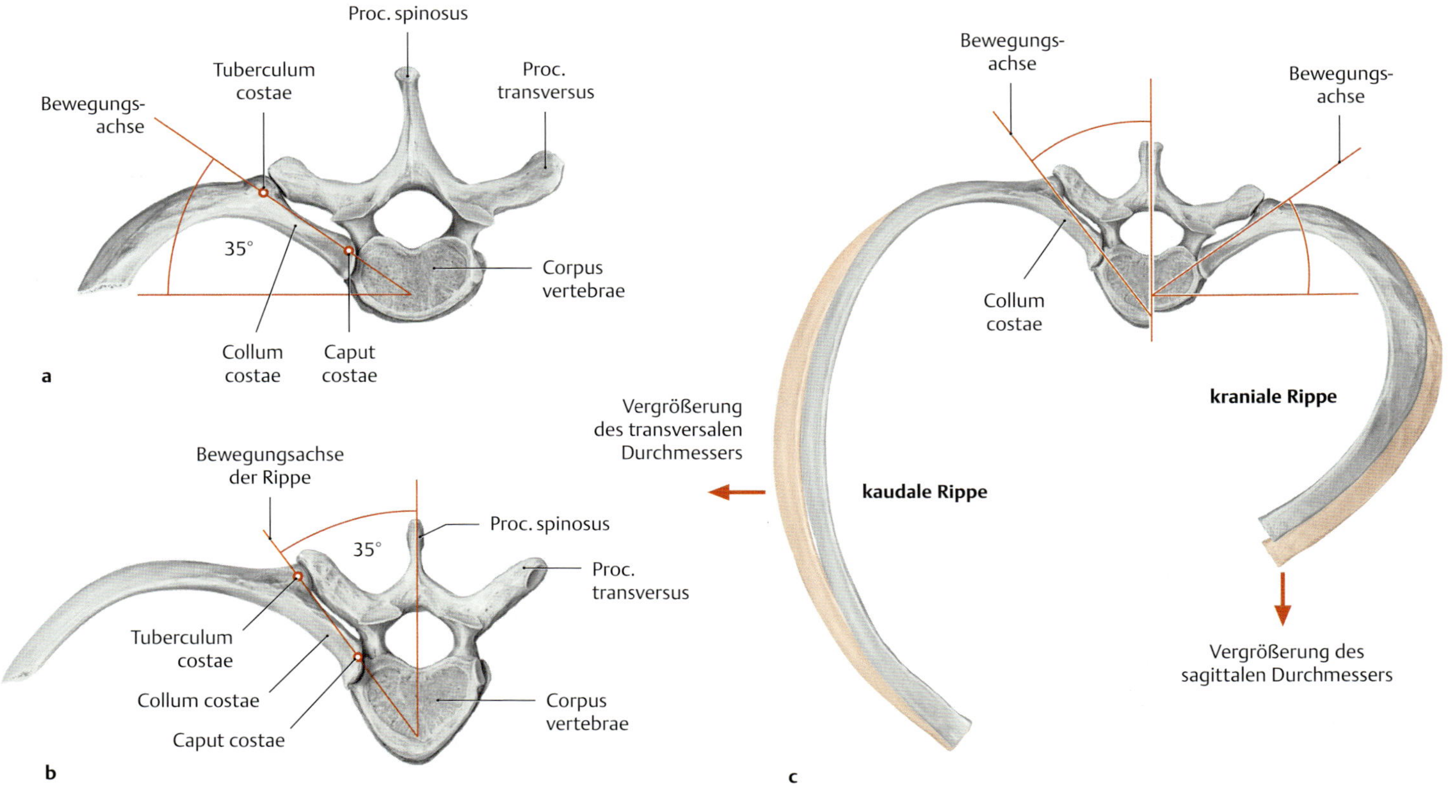

A Bewegungsachsen der Rippen-Wirbel-Gelenke und Bewegungen der Rippen
Ansicht von kranial; **a** Bewegungsachse für die kranialen Rippen; **b** Bewegungsachse für die kaudalen Rippen; **c** Richtung der Rippenbewegung (zu den Rippen-Wirbel-Gelenken vgl. **C**).
Die Bewegungsachsen für die Rippenbewegungen laufen parallel zum Rippenhals (Collum costae), wobei die Achsen der kranialen Rippen eher frontal (**a**), die Achsen der kaudalen Rippen eher sagittal (**b**) ausgerichtet sind. Eine Rippenhebung führt daher im oberen Teil des Brustkorbs eher zu einer Vergrößerung des sagittalen Durchmessers und im unteren Teil des Brustkorbs eher zu einer Vergrößerung des transversalen Durchmessers. Vgl. hierzu **B**.

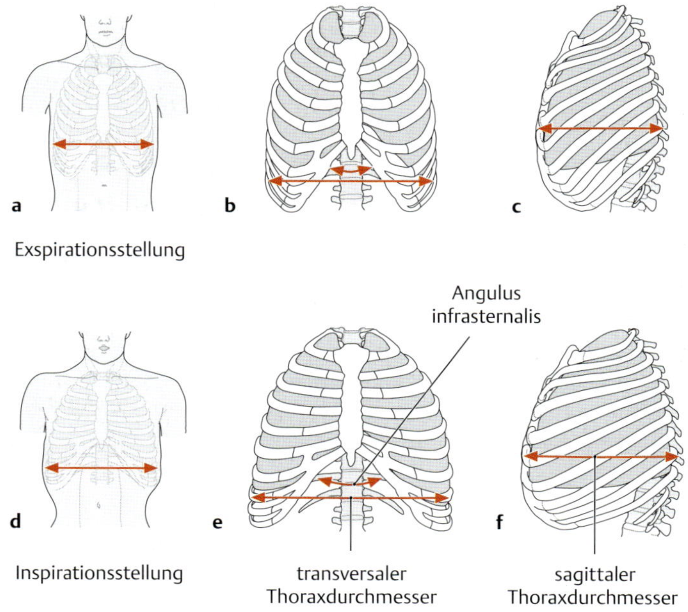

B Bewegungen des Brustkorbs während der Brust- oder Rippenatmung (sternokostale Atmung)
Voraussetzung für die Atmung (Ventilation) sind Volumenveränderungen des Thorax. Die für die Einatmung notwendige Vergrößerung des Thoraxvolumens kann auf zwei Arten zustande kommen:

1. durch Senkung des Zwerchfells (kostodiaphragmale Atmung oder Bauchatmung) (vgl. S. 168) oder
2. durch Anheben der Rippen (sternokostale Atmung oder Brust- bzw. Rippenatmung).

Während in Ruhe fast ausschließlich die Bauchatmung eingesetzt wird, kommt bei körperlicher Anstrengung die Brustatmung mit den Mm. intercostales sowie der Atemhilfsmuskulatur hinzu. Die Abbildung hier stellt die Volumenänderungen des Thorax während der *Brust- oder Rippenatmung* dar, bei der sich das Thoraxvolumen sowohl in frontaler als auch in sagittaler Richtung verkleinert bzw. vergrößert; **a–c** zeigen die Ausatmung (Exspirationsstellung) und damit die *Verkleinerung*, **d–f** die Einatmung (Inspirationsstellung) und damit die *Vergrößerung* von Brustumfang, transversalem sowie sagittalem Durchmesser.

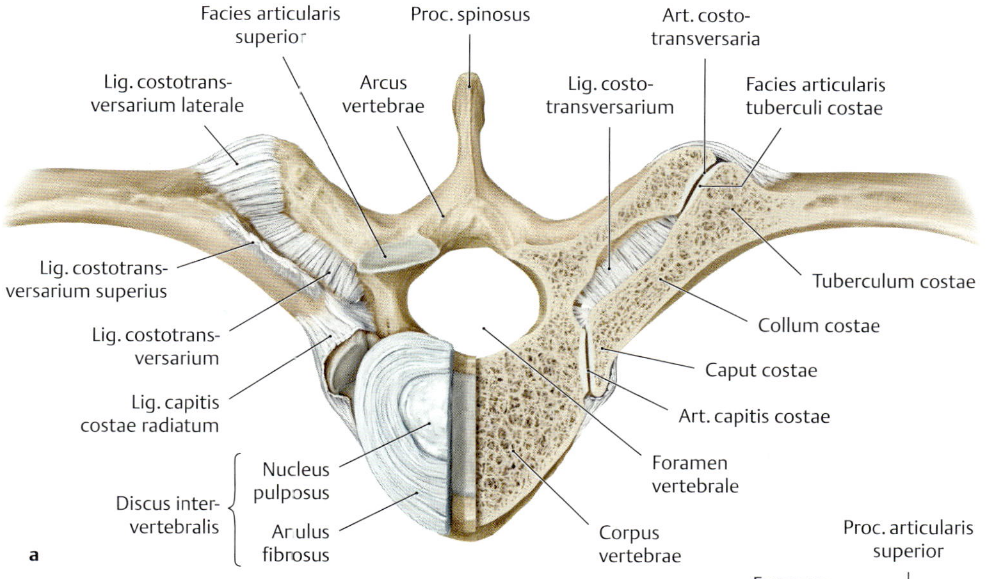

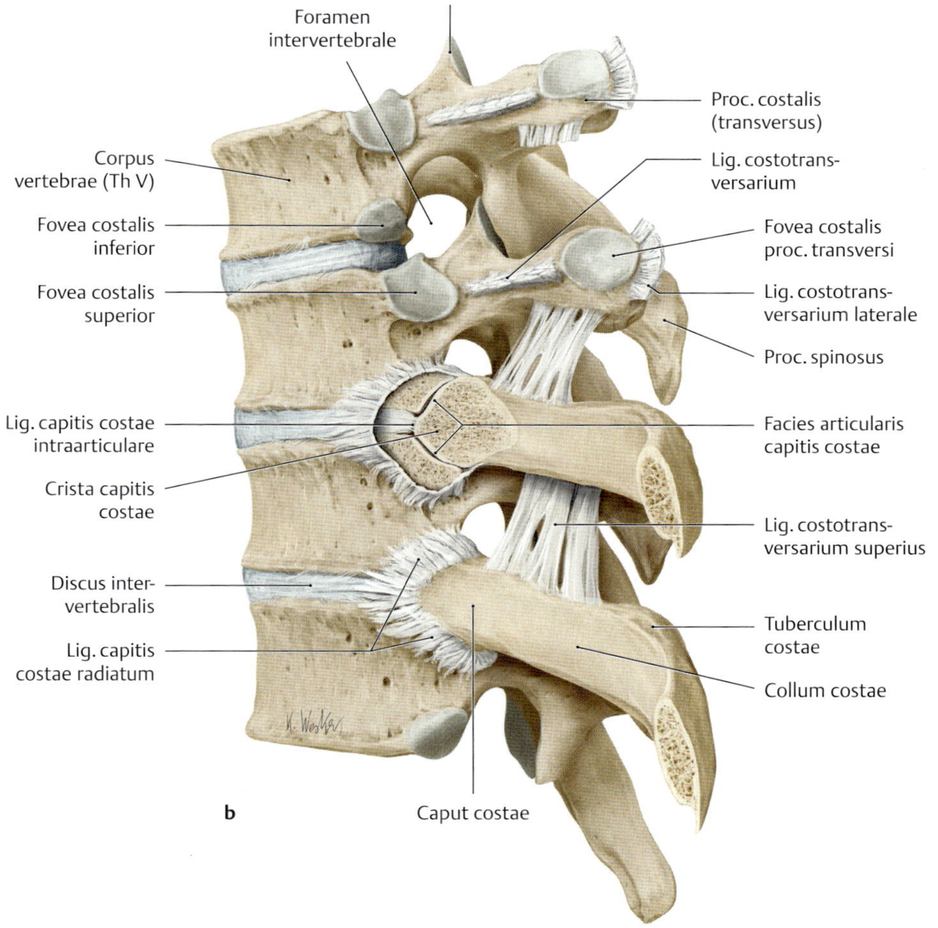

C Bandapparat der Rippen-Wirbel-Gelenke

Über die Rippen-Wirbel-Gelenke stehen die Rippen mit den Wirbeln in gelenkiger Verbindung. Man unterscheidet jeweils ein Rippenkopfgelenk (Art. capitis costae) und ein Rippenhöcker-Wirbelquerfortsatz-Gelenk (Art. costotransversaria). Beide Gelenke sind zwar morphologisch vollständig getrennt, aber in ihrer Beweglichkeit zwangsläufig miteinander kombiniert.

a Gelenkverbindungen der 8. Rippe mit dem 8. Brustwirbel, Ansicht von kranial (auf der linken Seite sind Rippenkopfgelenk und Rippenhöckergelenk durch einen Transversalschnitt eröffnet).

b Brustwirbelsäule (5.–8. Brustwirbel) mit angrenzenden Rippen (7. und 8. Rippe), Ansicht von links-lateral (das Rippenkopfgelenk der 7. Rippe ist durch einen Tangentialschnitt eröffnet);

Rippenkopfgelenk (Art. capitis costae): Das Rippenkopfgelenk wird von zwei Gelenkflächen gebildet:

1. einer am Rippenkopf *(Facies articularis capitis costae)* und
2. einer am Wirbelkörper *(Fovea costalis).*

Hierbei artikuliert die Gelenkfläche am Rippenkopf (die durch die Crista capitis costae geteilt wird) bei der 2.–10. Rippe mit den Gelenkflächen zweier aufeinanderfolgender Brustwirbelkörper, nämlich der des darüber und der des darunter liegenden Brustwirbelkörpers (= Fovea costalis superior und Fovea costalis inferior). Beide Gelenkflächen bilden zusammen mit der Bandscheibe die Gelenkpfanne. Die Gelenkhöhle wird bei den Rippenkopfgelenken der 2.–10. Rippe durch das Lig. capitis costae intraarticulare, das von der Crista capitis costae zur Bandscheibe zieht, in zwei Kammern unterteilt. Im Gegensatz hierzu artikulieren die 1., 11. und 12. Rippe nur mit jeweils einem Brustwirbelkörper (vgl. **A**, S. 118). Bei allen Rippenkopfgelenken wird die Gelenkkapsel durch das *Lig. capitis costae radiatum* verstärkt.

Rippenhöckergelenk (Art. costotransversaria): Im Rippenhöckergelenk der 1.–10. Rippe artikuliert die Gelenkfläche des Rippenhöckers (Facies articularis tuberculi costae) mit der Gelenkfläche des entsprechenden Brustwirbelquerfortsatzes (Fovea costalis proc. transversi). Bei der 11. und 12. Rippe fehlt ein entsprechendes Gelenk, da die Querfortsätze des 11. und 12. Brustwirbels keine Gelenkflächen haben (vgl. **A**, S. 118). Drei Bänder sichern die Art. costotransversaria und verstärken gleichzeitig die Gelenkkapsel:

1. Lig. costotransversarium laterale (von der Spitze des Proc. transversus zum Tuberculum costae),
2. Lig. costotransversarium (zwischen Rippenhals und Querfortsatz) und
3. Lig. costotransversarium superius (zwischen Rippenhals und dem Querfortsatz des nächsthöheren Wirbels).

1.20 Knöchernes Becken

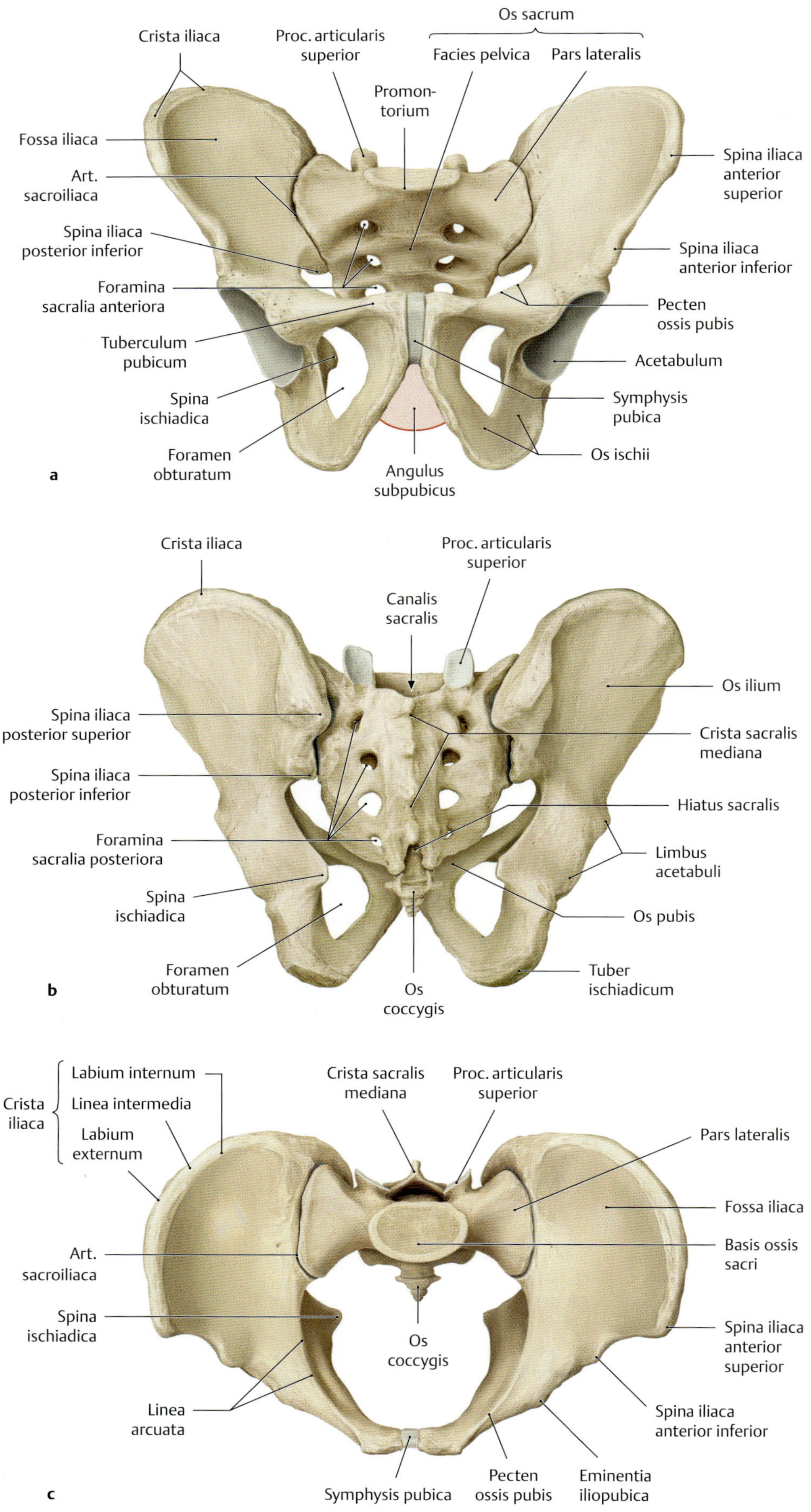

A Knöchernes Becken eines Mannes
a Ansicht von ventral;
b Ansicht von dorsal;
c Ansicht von kranial.

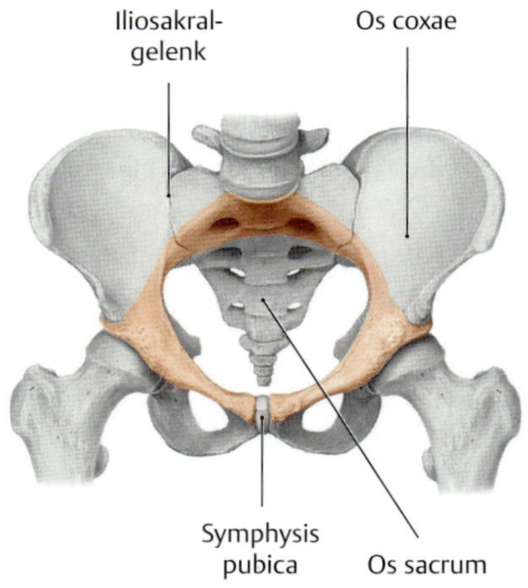

B Beckengürtel und Beckenring
Ansicht von ventral-kranial. Der Beckengürtel besteht aus den beiden Hüftbeinen (Ossa coxae). Durch die Iliosakralgelenke und die knorpelige Schambeinfuge (Symphysis pubica) werden die knöchernen Bestandteile des Beckengürtels mit dem Kreuzbein (Os sacrum) zu einem stabilen Ring miteinander verbunden, dem Beckenring (farbig hervorgehoben). Er erlaubt nur eine geringe Beweglichkeit, da Stabilität im gesamten Beckenring eine wichtige Voraussetzung für die Übertragung der Rumpflast auf die freie untere Gliedmaße ist.

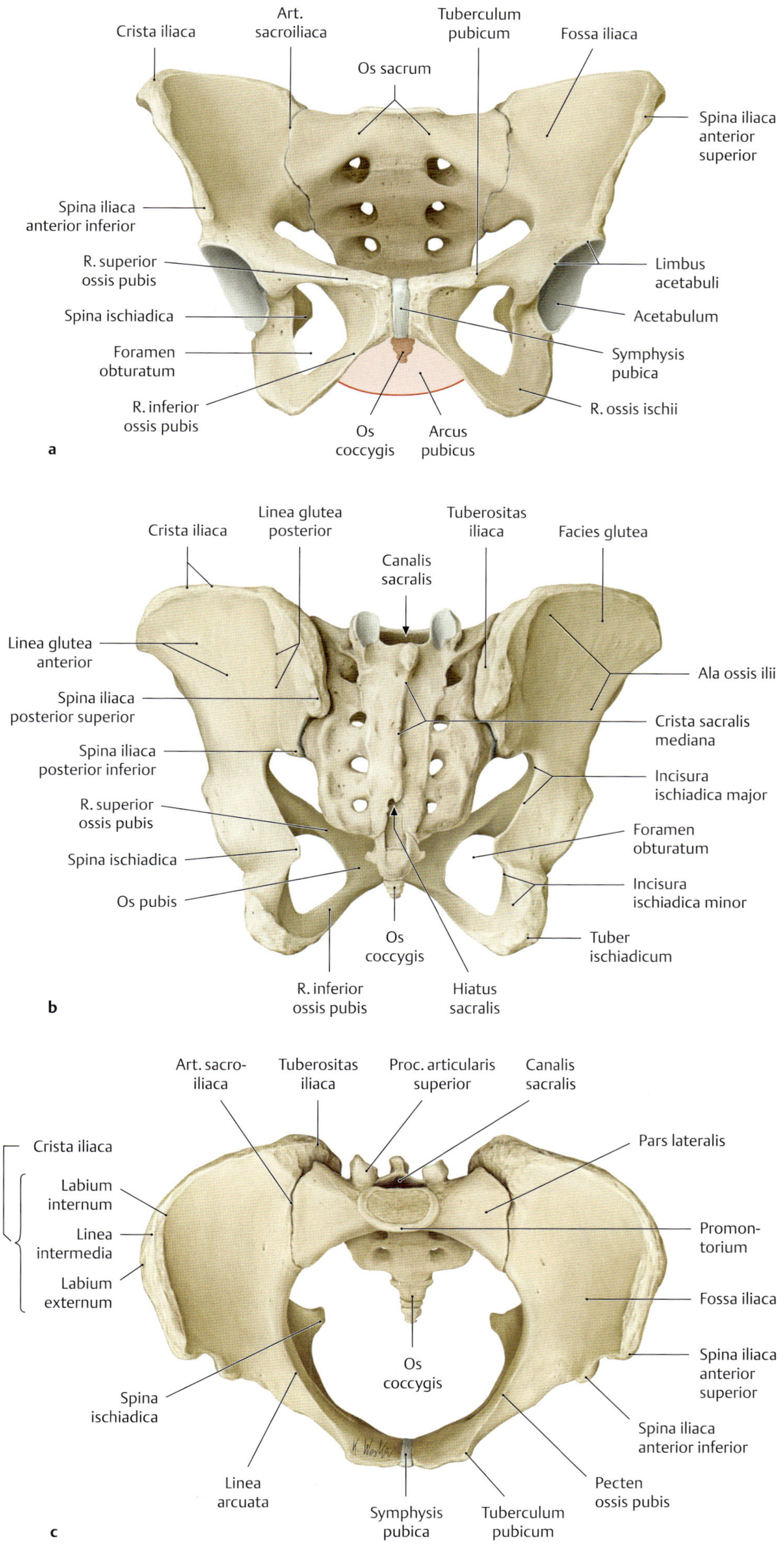

C Knöchernes Becken einer Frau
a Ansicht von ventral;
b Ansicht von dorsal;
c Ansicht von kranial.

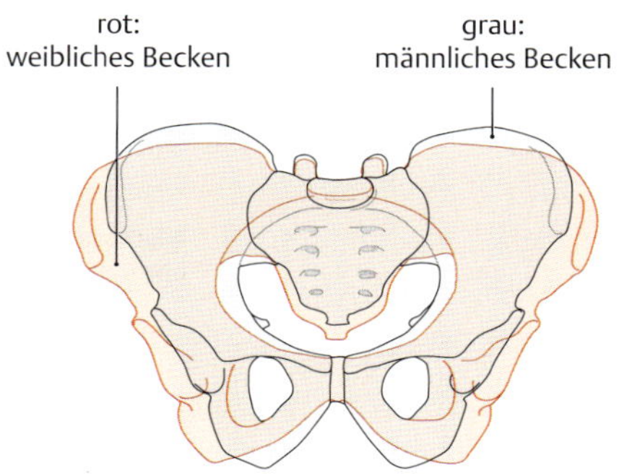

D Geschlechtsspezifische Beckenmerkmale
Ansicht von ventral-kranial. Zur Demonstration der geschlechtsspezifischen Unterschiede wurden ein männliches und ein weibliches Becken aufeinander projiziert. Vergleicht man beide miteinander, so ist festzustellen, dass das weibliche Becken größer und ausladender ist als das männliche, das männliche hingegen massiver, steiler und enger als das weibliche. Während der Beckeneingang der Frau nahezu queroval und größer als beim Mann ist, kommt es beim männlichen Becken zu einem stärkeren Vorspringen des Promontorium (s. **Cc**). Charakteristisch sind die Geschlechtsunterschiede auch im unteren Schambeinwinkel. Während der Winkel zwischen den unteren Schambeinästen beim Mann eher spitz ist (70°), weisen Frauen einen deutlich größeren Winkel auf (nahezu 90–100°). Man spricht deshalb auch beim Mann vom Angulus subpubicus, bei der Frau vom Arcus pubis (s. **D**, S. 149). Auch am Os sacrum lassen sich Geschlechtsunterschiede feststellen: Bei der Frau ist das Kreuzbein auf Höhe des 3. und 4. Wirbels abgeknickt (vgl. S. 122), beim Mann hingegen liegt eine eher gleichmäßige Krümmung vor.

1.21 Bandapparat und Beckenmaße

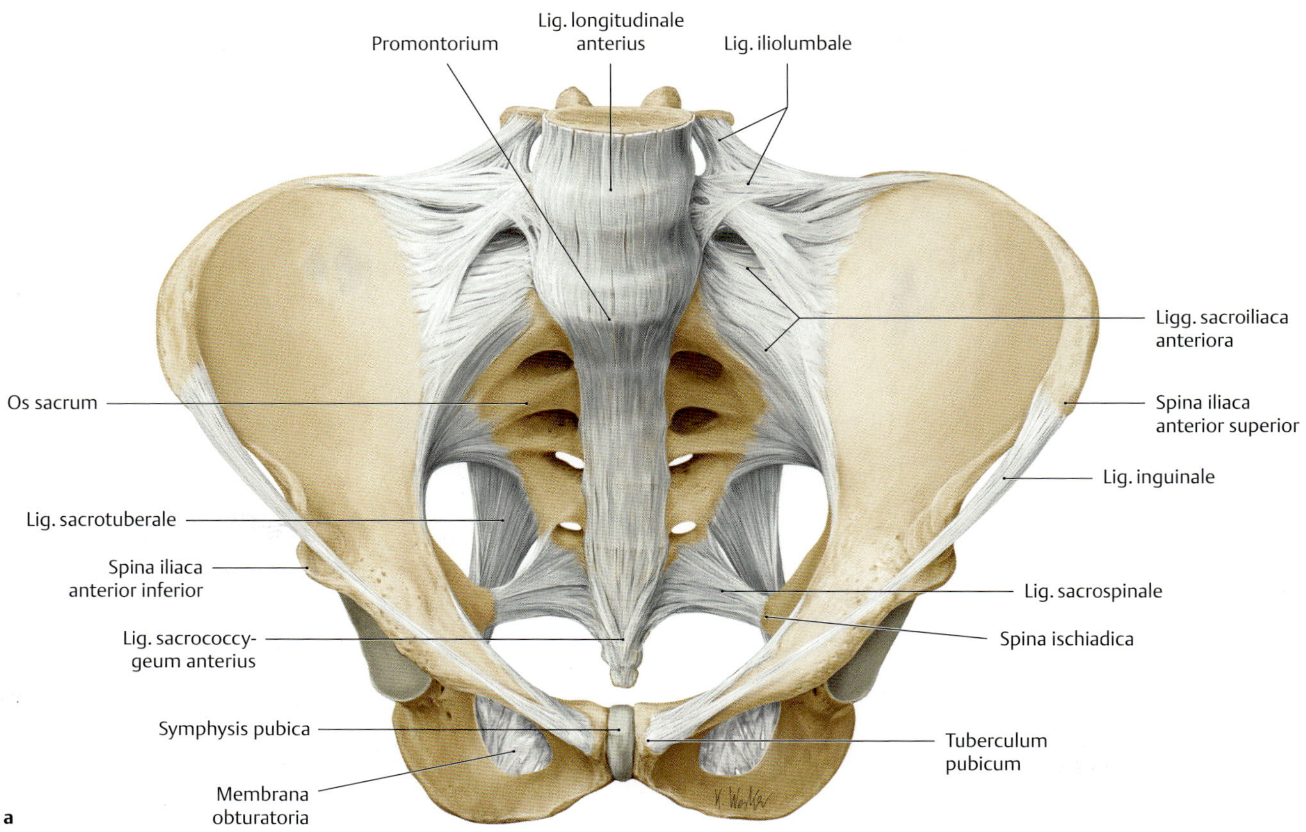

a

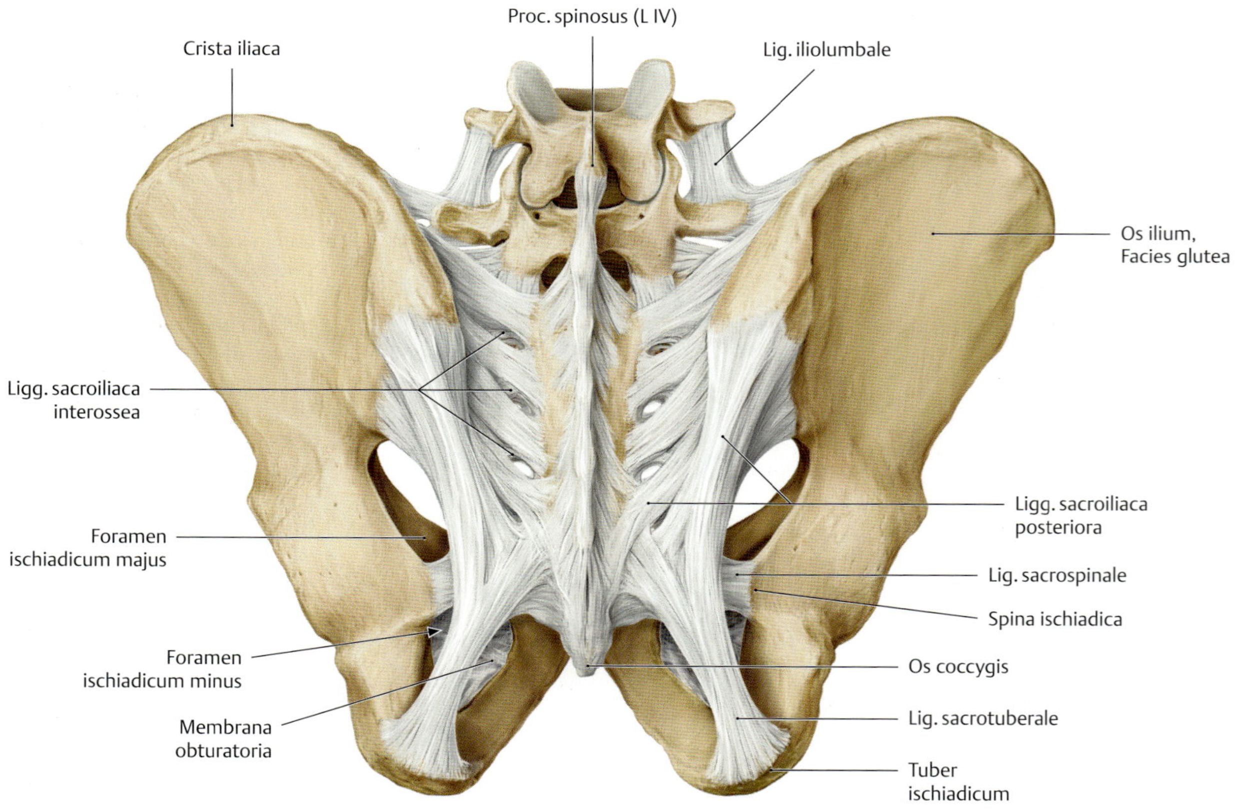

b

A Bandapparat eines männlichen Beckens
a Ansicht von ventral-kranial;
b Ansicht von dorsal.

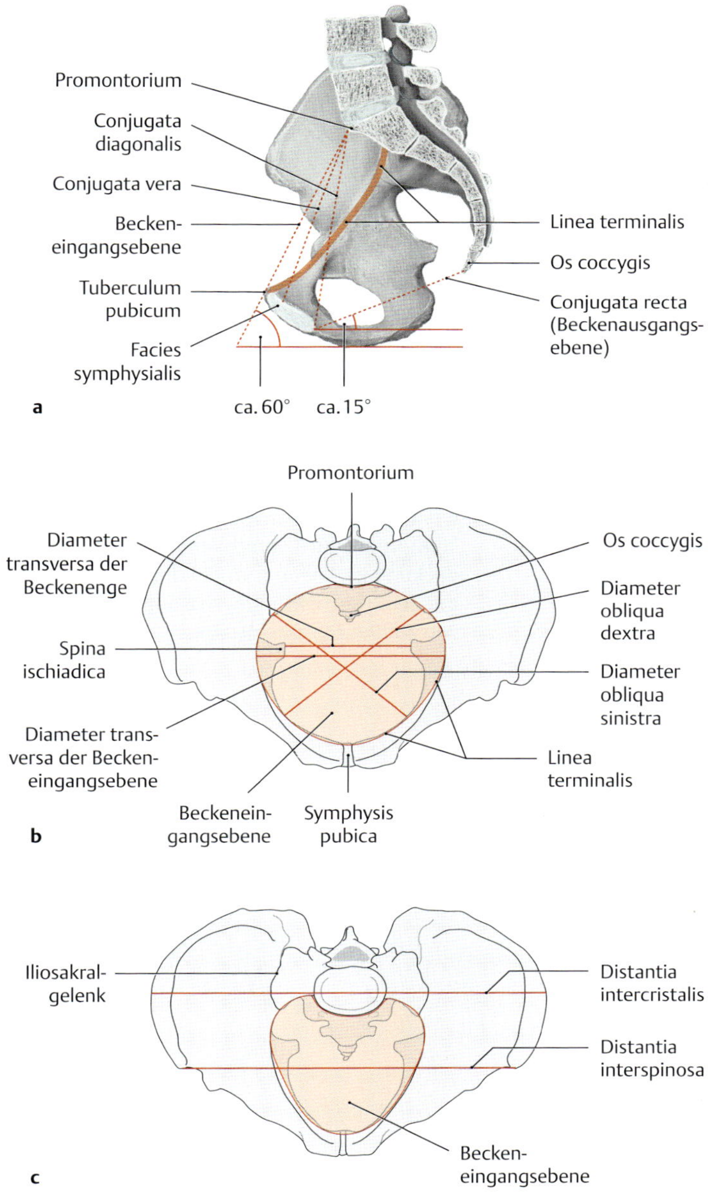

B Innere und äußere Beckenmaße

a Rechte Hälfte eines weiblichen Beckens, Ansicht von medial;
b weibliches Becken, Ansicht von kranial;
c männliches Becken, Ansicht von kranial.

In **a** ist die Linea terminalis, in **b** und **c** die Beckeneingangsebene farbig hervorgehoben.

C Innere und äußere Beckenmaße, Linea terminalis und Beckeneingangsebene

Innere und äußere Beckenmaße geben direkt bzw. indirekt Auskunft über Form und Größe der knöchernen Begrenzung des kleinen Beckens. Da das kleine Becken als Geburtskanal dient, sind innere und äußere Beckenmaße v. a. in der Geburtshilfe von praktischer Bedeutung: Sie geben Auskunft darüber, ob die Beckenhöhle weit genug ist, um den Durchtritt des Kopfes bei der vaginalen Geburt zu ermöglichen. Besonders wichtig in diesem Zusammenhang ist die Conjugata vera des Beckeneingangs als kleinster gerader Durchmesser des kleinen Beckens. Mit Hilfe der *Pelvimetrie,* der Ermittlung der Beckenmaße, können mögliche Geburtshindernisse im Vorfeld erkannt werden. Die Messung erfolgt in der Regel vaginalsonografisch. Einige Beckenmaße, z. B. die Conjugata diagonalis, können durch vaginale Untersuchung sehr gut abgeschätzt werden.

Innere Beckenmaße bei der Frau (s. **Ba** u. **b**)

- Diameter conjugata (Conjugata vera) = 11 cm (Abstand zwischen Promontorium und Hinterrand der Symphyse)
- Diameter diagonalis (Conjugata diagonalis) = 12,5–13 cm (Abstand zwischen Promontorium und Unterrand der Symphyse)
- Diameter sagittalis der Beckenausgangsebene (Conjugata recta) = 9 (+2) cm (Distanz zwischen dem Unterrand Symphyse und der Steißbeinspitze)
- Diameter transversa der Beckeneingangsebene = 13 cm (weitester Abstand zwischen den Lineae terminales)
- Diameter transversa der Beckenenge = 11 cm (Abstand zwischen den Spinae ischiadicae)
- Diameter obliqua dextra (I) und sinistra (II) = 12 cm (Abstand zwischen dem Iliosakralgelenk auf Höhe der Linea terminalis und der Eminentia iliopubica [ehemals „iliopectinea"] der Gegenseite)

Äußere Beckenmaße beim Mann (s. **Bc**)

- Distantia interspinosa = 25–26 cm (Abstand zwischen den beiden Spinae iliacae anteriores superiores)
- Distantia intercristalis = 28–29 cm (größte Entfernung zwischen linker und rechter Crista iliaca in der Frontalebene)
- Conjugata externa = 20–21 cm (Abstand zwischen oberem Symphysenrand und Proc. spinosus des 5. Lendenwirbels)

Linea terminalis (s. **B**)

Grenze zwischen großem und kleinem Becken (Verlauf vom Promontorium entlang der Lineae arcuatae über die Schambeinkämme (Pecten ossis pubis) bis zum oberen Symphysenrand).

Beckeneingangsebene (s. **Bb** u. **c**)

Durch den Beckeneingang gelegte Ebene auf Höhe der Linea terminalis, unter der das kleine Becken liegt.

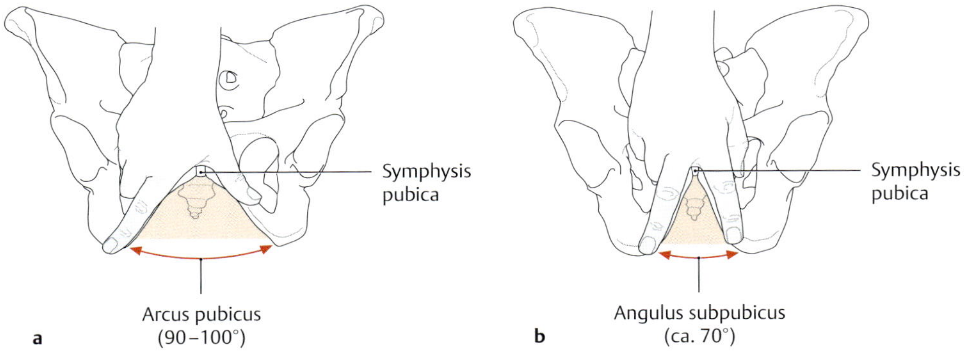

D Unterer Schambeinwinkel
Ansicht von ventral.

a Weibliches Becken: Arcus pubicus;
b männliches Becken: Angulus subpubicus.

1.22 Iliosakralgelenk

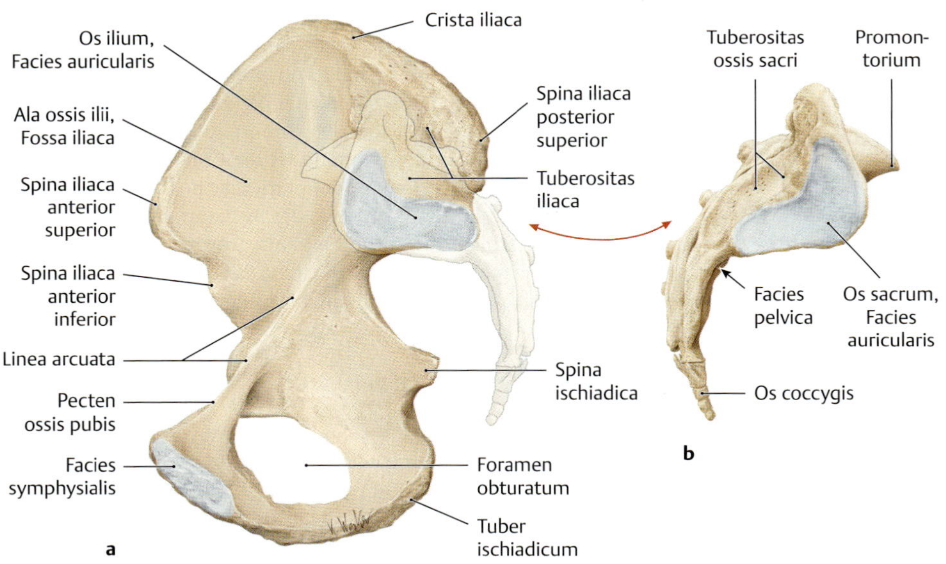

A Gelenkflächen des Iliosakralgelenks

a Facies auricularis ossis ilii, rechtes Hüftbein, Ansicht von medial (das Os sacrum ist durchscheinend dargestellt);

b Facies auricularis ossis sacri, Os sacrum in der Ansicht von rechts-lateral.

In den Kreuzbein-Darmbein- oder Iliosakralgelenken (Artt. sacroiliacae) artikulieren die beiden ohrförmigen Gelenkflächen von Os ilium und Os sacrum: Die Oberfläche der Facies auricularis des Os sacrum ist im mittleren Bereich leicht eingekerbt. In diese Vertiefung senkt sich ein entsprechender First auf der Gelenkfläche des Os ilium. Form und Größe beider Gelenkflächen sind – mehr als bei anderen Gelenken – individuell verschieden: Ihre Knorpelbedeckung ist uneben, wobei der Gelenkknorpel auf der Kreuzbeinseite etwa doppelt so dick ist wie auf der Darmbeinseite.

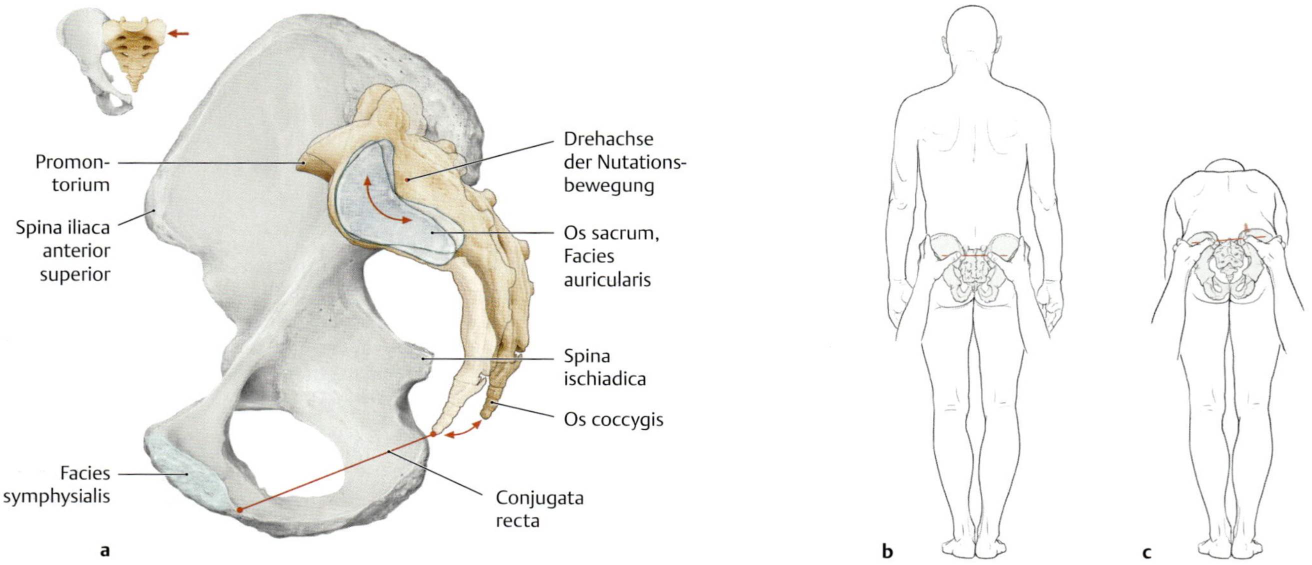

B Bewegung und Blockierung im Iliosakralgelenk (Vorlaufphänomen)

Bewegungen im Iliosakralgelenk (ISG) sind grundsätzlich stark eingeschränkt (vgl. **C**). Ihr Ausmaß variiert jedoch individuell und geschlechtsspezifisch. Praktische Bedeutung haben sie z. B. beim Geburtsvorgang, da sie u. a. die Weite des Beckenrings beeinflussen. Möglich sind minimale Rotations- und Translationsbewegungen. Bei einer Rotationsbewegung (= **Nutations-** oder **Kippbewegung**, s. **a**) dreht sich das Os sacrum um eine Achse im Bereich der Anheftungsstellen der Lig. sacroiliaca interossea. Dreht es sich nach *vorne*, verlagert sich das Promontorium nach kaudal-ventral und das Steißbein nach kranial-dorsal: die Conjugata recta des Beckenausgangs wird größer. Dreht es sich nach *hinten*, vergrößert sich der sagittale Durchmesser der Beckeneingangsebene: die Conjugata recta des Beckenausgangs wird kleiner.

Verkeilt sich das Os sacrum, z. B. bei einer Sportverletzung (schlecht abgefangener Sprung u. ä.), sind keine Bewegungen im ISG mehr möglich (**Blockierung des ISG**). Sichtbar wird dies durch das sog. **Vorlaufphänomen** (**b** u. **c**). Es zeigt sich beim Standing-Flexion-Test. Dabei steht der Patient mit dem Rücken zum Untersucher, die Füße etwa hüftbreit auseinander. Der Untersucher sitzt auf einem Hocker hinter dem Patienten und palpiert mit beiden Daumen gleichzeitig beide obere hintere Darmbeinstacheln (= Spina iliaca posterior superior = SIPS, s. **b**). Er bittet den Patienten, die Knie durchzustrecken und den Oberkörper langsam nach vorne zu neigen (s. **c**). Gleichzeitig beobachtet er, ob sich beide Daumen auf den SIPS gleichzeitig und in gleichem Ausmaß nach kranial und ventral mitbewegen. Wenn das ISG normal beweglich ist, die Nutationsbewegung des Os sacrum gegenüber beiden Beckenschaufeln also gleichförmig, stehen beide Daumen des Untersuchers (und damit beide Darmbeinstacheln des Patienten) am Ende der Rumpfbeugung ebenso auf gleicher Höhe wie zu Beginn. Ist das ISG auf einer Seite blockiert, wird der Darmbeinstachel der betroffenen Seite zusammen mit dem Os sacrum im Vergleich zur Gegenseite schneller nach kranial gezogen, er „läuft vor“ (= positives Vorlaufphänomen auf der betroffenen Seite). Eine Blockade des ISG führt zu einer starken Dehnung der Gelenkkapsel und äußert sich bei praktisch allen Körperbewegungen durch starke Schmerzen. Schmerzen im ISG können jedoch auch durch chronisch entzündliche oder degenerative Erkrankungen (Morbus Bechterew, Arthrose u. a.) sowie Bandschwächen (s. **C**) hervorgerufen werden. Eine allgemeine Bandschwäche oder eine schwangerschafts- und hormonbedingte Bandlockerung kann zur Hypermobilität des ISG und damit zu Schmerzen führen.

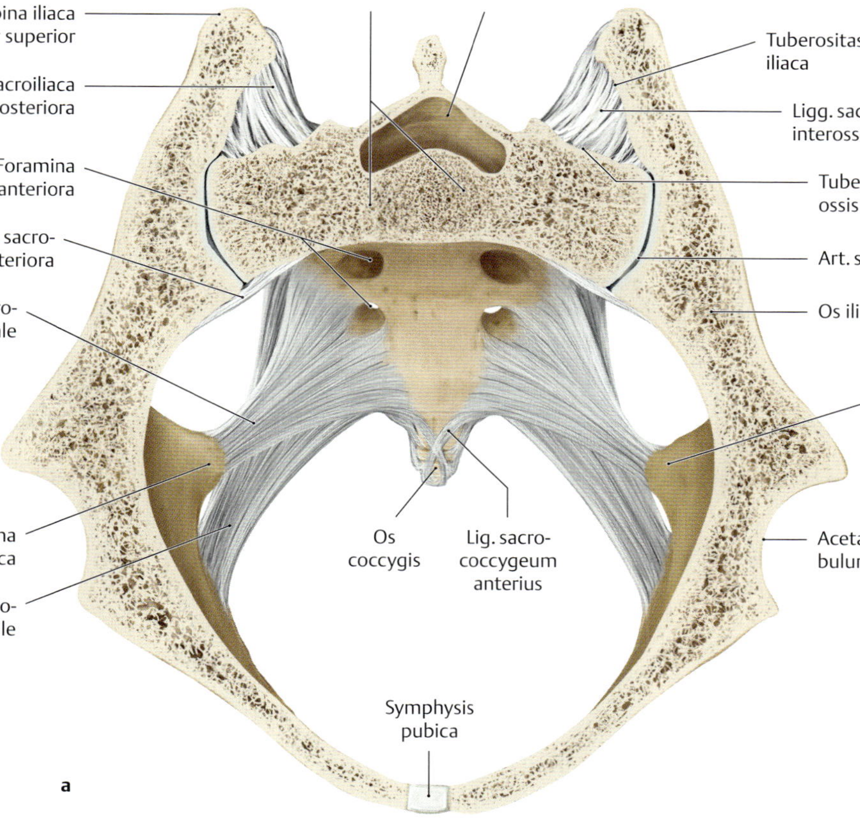

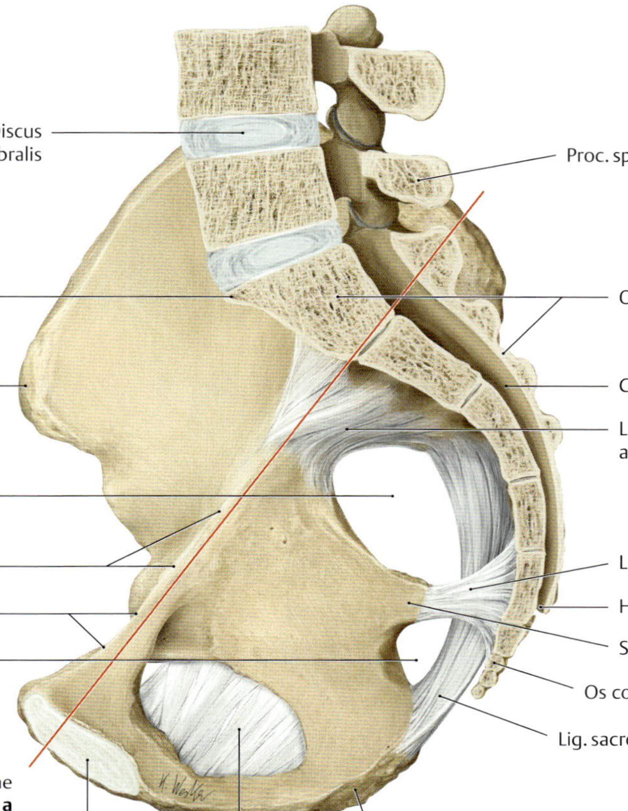

C Bandapparat des Iliosakralgelenks

a Nach ventral geneigter Horizontalschnitt durch das Becken auf Höhe der Beckeneingangsebene, Ansicht von kranial (zur Lage der Schnittebene s. **b**);

b rechte Beckenhälfte, Ansicht von medial.

Obwohl das Iliosakralgelenk ein echtes Gelenk darstellt, sind die Bewegungsmöglichkeiten durch die straffe Gelenkkapsel und den kräftigen Bandapparat erheblich eingeschränkt (Amphiarthrose). Auf der Beckeninnenseite sorgen die Ligg. sacroiliaca anteriora für eine ausreichende Bandsicherung, auf der Dorsalseite v. a. die Ligg. sacroiliaca interossea u. posteriora sowie die Ligg. iliolumbalia (s. S. 148). Die mächtigen Ligg. sacroiliaca interossea verlaufen in der Tiefe unmittelbar hinter dem Iliosakralgelenk von der Tuberositas iliaca nach medial zur Tuberositas ossis sacri. Sie sind vollständig von den Ligg. sacroiliaca posteriora bedeckt. Der Bandapparat hilft, das Kreuzbein bei aufrechtem Stand im Beckenring zu verankern und verhindert somit das Abgleiten des Os sacrum in die Beckenhöhle. Darüber hinaus sichern das Lig. sacrotuberale und das Lig. sacrospinale (s. **b**) die beiden Iliosakralgelenke und verhindern eine dorsale Kippbewegung des Beckens um eine transversale Achse.

2.1 Übersicht über die Rumpfwandmuskulatur, ihre Herkunft und Funktion

Übersicht über die Rumpfwandmuskulatur

Zur Rumpfwandmuskulatur im engeren Sinne zählen die autochthone* Rückenmuskulatur sowie die Brustkorb- und Bauchwandmuskulatur; im weiteren Sinne auch die Beckenbodenmuskulatur (verschließt den Bauch- bzw. Beckenraum kaudal) und das Zwerchfell (Diaphragma; trennt die Brust- von der Bauchhöhle). Vor allem Brust und Rücken werden – außer von der eigentlichen (primären) Rumpfwandmuskulatur – zusätzlich von Muskeln des Schultergürtels und der oberen Extremität besetzt, die im Laufe der stammesgeschichtlichen Entwicklung ihre Ursprünge auf den Rumpf ausgedehnt haben (eingewanderte Rumpfwandmuskulatur = *sekundäre Rücken- bzw. Thoraxmuskeln*). Hierzu gehören z. B. die ventral gelegenen *thorakohumeralen* Muskeln (Brustkorb-Arm-Muskeln), die dorsal und lateral verlaufenden *spinohumeralen* (Rumpf-Arm-Muskeln bzw. Rumpf-Schultergürtel-Muskeln) und die *spinokostalen* Muskeln (Rumpf-Rippen-Muskeln). Andere eingewanderte Rückenmuskeln, wie z. B. der M. trapezius, entstammen dem Mesenchym der Kiemenbögen (Branchialmuskulatur). Sie werden von Hirnnerven innerviert (M. trapezius vom N. accessorius) und sind sekundär in den Dienst des Bewegungsapparates getreten (vgl. S. 312 ff.).

* (gr. autochthon) = aus dem Lande selbst, eingeboren (Ureinwohner), an Ort und Stelle entstehend.

A Übersicht über die Rumpfwandmuskeln im engeren Sinne

Autochthone Rückenmuskulatur (M. erector spinae)
Lateraler Trakt des M. erector spinae • sakrospinales System – M. iliocostalis – M. longissimus • spinotransversales System – M. splenius • intertransversales System – Mm. intertransversarii – Mm. levatores costarum
Medialer Trakt des M. erector spinae • spinales System – Mm. interspinales – M. spinalis • transversospinales System – Mm. rotatores breves u. longi – M. multifidus – M. semispinalis
Kurze Nacken- bzw. Kopfgelenkmuskeln (Mm. capitis bzw. suboccipitales)* • M. rectus capitis posterior major • M. rectus capitis posterior minor • M. obliquus capitis superior • M. obliquus capitis inferior
Prävertebrale Halsmuskulatur (gehören topografisch zur Gruppe der tiefen Halsmuskeln, üben ihre Hauptwirkung jedoch auf die Halswirbelsäule aus)
• M. longus capitis • M. longus colli • M. rectus capitis lateralis • M. rectus capitis anterior
Brustkorbmuskulatur (Thoraxwandmuskeln)
• Mm. intercostales • M. transversus thoracis • Mm. subcostales • Mm. scaleni (gehören topografisch zur Gruppe der tiefen Halsmuskeln, haben funktionell jedoch Beziehung zur Brustkorbatmung)
Bauchwandmuskulatur
Seitliche (schräge) Bauchmuskeln • M. obliquus externus abdominis • M. obliquus internus abdominis • M. transversus abdominis
Vordere (gerade) Bauchmuskeln • M. rectus abdominis • M. pyramidalis
Hintere (tiefe) Bauchmuskeln • M. quadratus lumborum • M. psoas major (gehört funktionell zu den Hüftmuskeln, s. S. 494)

B Übersicht über die Rumpfwandmuskeln im weiteren Sinne

Beckenbodenmuskulatur
Diaphragma pelvis • M. levator ani – M. puborectalis – M. pubococcygeus – M. iliococcygeus
Diaphragma urogenitale • M. transversus perinei profundus • M. transversus perinei superficialis
Schließ- und Schwellkörpermuskeln des Urogenital- und Darmtraktes • M. sphincter ani externus • M. sphincter urethrae • M. bulbospongiosus • M. ischiocavernosus
Zwerchfell (Diaphragma)
• Pars costalis • Pars lumbalis • Pars sternalis

C Übersicht über die sekundär eingewanderte Rumpfwandmuskulatur (Besprechung im Kapitel „Obere Extremität", S. 250)

Rumpf-Rippen-Muskeln (s. auch S. 172)
• M. serratus posterior superior • M. serratus posterior inferior
Rumpf-Schultergürtel-Muskeln
• M. rhomboideus major u. minor • M. levator scapulae • M. serratus anterior • M. subclavius • M. pectoralis minor • M. trapezius
Rumpf-Arm-Muskeln
• M. latissimus dorsi
Brustkorb-Arm-Muskeln
• M. pectoralis major

* Die Mm. suboccipitales im engeren Sinne sind die kurzen oder tiefen Nackenmuskeln, die zur autochthonen Rückenmuskulatur zählen (Kriterium: Innervation durch einen R. dorsalis). Die Mm. recti capitis anterior u. lateralis gehören aus diesem Grund *nicht* zur autochthonen Rückenmuskulatur, da sie von den Rr. ventrales innerviert werden, obwohl sie topografisch auch unter dem Os occipitale liegen.

Herkunft der Rumpfwandmuskulatur

Die quergestreifte Skelettmuskulatur der Rumpfwand (einschließlich Zwerchfell und Beckenbodenmuskulatur) entsteht – wie die Extremitätenmuskulatur – aus den Myotomen der Somiten (s. S. 6) und wird daher auch als *somatische Muskulatur* bezeichnet. Insgesamt werden zwischen dem 20. und 30. Entwicklungstag etwa 42–44 paarige, segmentale Somitenanlagen im Bereich des paraxialen Mesoderms (s. S. 6) angelegt. In kraniokaudaler Folge entstehen zunächst 5 okzipitale, 7 zervikale, 12 thorakale, 5 lumbale, 5 sakrale und schließlich 8–10 kokzygeale Somiten (s. **D**). Von diesen bilden sich v. a. die ersten okzipitalen und die meisten kokzygealen wieder zurück, so dass die Zahl der angelegten Somiten größer ist als die Zahl der späteren Wirbelsegmente. Die Grenze zwischen Kopf und Hals verläuft durch das 5. okzipitale Somitenpaar. Am Ende der 6. Entwicklungswoche strecken sich die Myotome der Somiten in dorsoventraler Richtung und lassen eine deutliche Gliederung in einen dorsalen (Epimer bzw. epaxone Muskulatur) und einen ventralen Anteil (Hypomer bzw. hypaxone Muskulatur) erkennen (**E**). Während sich die epaxonen Muskeln zur autochthonen (ortsständigen) Rückenmuskulatur entwickeln und ihre ursprüngliche Lage beibehalten, gehen aus dem Hypomer die ventrolateralen Bauchwand- und Thoraxmuskeln sowie die Extremitätenmuskeln hervor (**F**). Dieser Myotomgliederung entspricht auch die Aufzweigung der Spinalnerven in einen *R. dorsalis* (für die epaxone Muskulatur und einen *R. ventralis* für die hypaxone Muskulatur s. **Ea**). Die ursprünglich segmentale (metamere) Anordnung der Rumpfmuskulatur geht in der weiteren Entwicklung größtenteils verloren: Sie verbleibt nur in den tiefen Schichten der autochthonen Rückenmuskulatur (z. B. Mm. rotatores, interspinales u. intertransversarii) und der Thoraxmuskulatur (z. B. Mm. intercostales interni u. externi), während die oberflächlichen Anteile der Myotome zu langen segmentübergreifenden Muskelindividuen (Polymerisation) verschmelzen, bei denen nur die Gefäß- und Nervenversorgung noch an die ursprüngliche Anordnung in Segmenten erinnert (s. **F**).

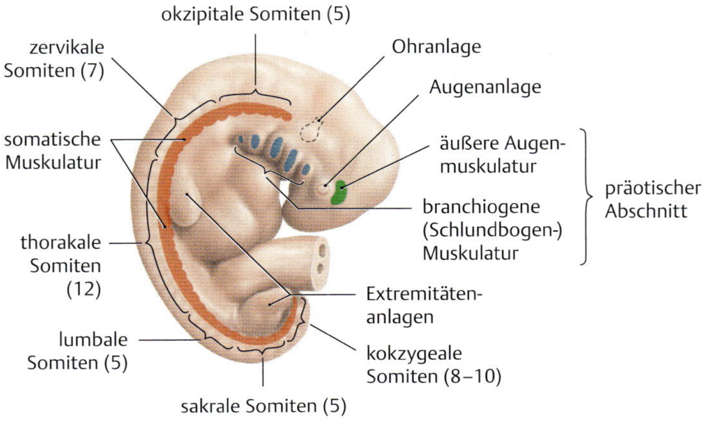

D Somitenanlagen eines fünf Wochen alten menschlichen Embryos

Ansicht von rechts. Die aus dem paraxialen Mesoderm gebildeten Somiten lassen sich in einen *prä-* (blau bzw. grün markierten) und einen *postotischen* (rot) Abschnitt unterteilen (also vor bzw. hinter der Ohranlage lokalisiert), wobei die somatische Muskulatur aus dem postotischen Anteil entsteht. Innerhalb des präotischen Abschnitts lässt sich keine Segmentation in unterschiedliche Somiten nachweisen. In diesem Bereich liegen die Anlagen der branchiogenen Schlundbogenmuskulatur sowie der äußeren Augenmuskulatur. Die Innervation in diesem Abschnitt erfolgt über Hirnnerven.

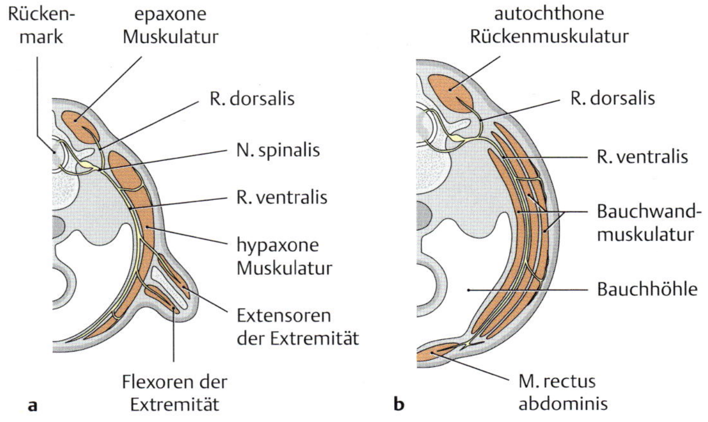

E Querschnitte durch einen sechs Wochen alten menschlichen Embryo

a Querschnitt im Bereich einer Extremitätenknospe; **b** Querschnitt im Bereich der Bauchwand.

Nachdem in Höhe der Extremitätenanlagen noch teilungsfähige Muskelvorläuferzellen aus den Myotomen in die Gliedmaßenanlagen eingewandert sind, bildet das verbleibende Myotom in diesen Bereichen ausschließlich autochthone Rückenmuskeln. Mit dem Auswachsen der Extremitätenknospe gliedert sich das Muskelgewebe in eine dorsale Anlage (Blastem) für die Extensoren und in eine ventrale für die Flexoren der oberen und unteren Extremität (s. S. 20). Die Innervation der Extremitätenmuskulatur erfolgt wie beim Hypomer von ventralen Ästen der Spinalnerven (Plexus brachialis und Plexus lumbosacralis s. S. 374 u. 548).

Beachte die unterschiedliche Innervation der epaxonen (R. dorsalis des Spinalnervs) und der hypaxonen Muskulatur (R. ventralis des Spinalnervs).

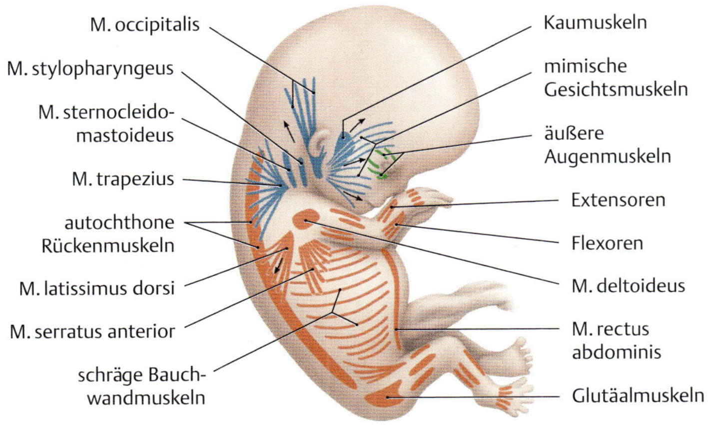

F Schema der wichtigsten Muskelgruppen bei einem acht Wochen alten menschlichen Embryo

Ansicht von rechts; rot = somatische Muskulatur, blau = branchiogene (Schlundbogen-)Muskulatur, grün = äußere Augenmuskulatur.

2.2 Autochthone Rückenmuskulatur (M. erector spinae): lateraler Trakt

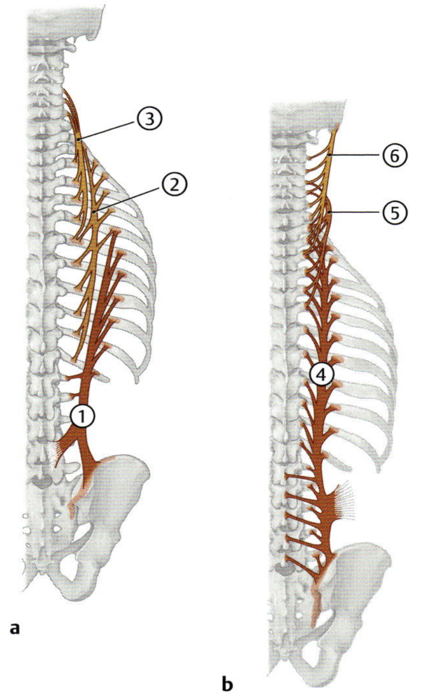

A Lateraler Trakt des M. erector spinae: sakrospinales System im Überblick
a M. iliocostalis;
b M. longissimus.

M. iliocostalis (* s. rechte Seite unten)

Ursprung: ① M. iliocostalis lumborum: Os sacrum, Crista iliaca, oberflächliches Blatt der Fascia thoracolumbalis
② M. iliocostalis thoracis: 7.–12. Rippe
③ M. iliocostalis cervicis: 3.–7. Rippe

Ansatz:
- M. iliocostalis lumborum: 6.–12. Rippe, tiefes Blatt der Fascia thoracolumbalis, Querfortsätze der oberen LWS
- M. iliocostalis thoracis: 1.–6. Rippe
- M. iliocostalis cervicis: Querfortsätze des 4.–6. Halswirbels

Funktion: gesamter Muskel: Dorsalextension bei beidseitiger Kontraktion. Lateralflexion zur ipsilateralen Seite bei einseitiger Kontraktion

Innervation: laterale Äste der Rr. dorsales der Spinalnerven (C8–L1)

M. longissimus

Ursprung: ④ M. longissimus thoracis: Os sacrum, Crista iliaca (gemeinsame Ursprungssehne mit dem M. iliocostalis), Dornfortsätze der LWS, Querfortsätze der unteren BWS
⑤ M. longissimus cervicis: Querfortsätze des 1.–6. Brustwirbels
⑥ M. longissimus capitis: Querfortsätze des 1.–3. Brustwirbels und Quer- und Gelenkfortsätze des 2.–7. Halswirbels

Ansatz:
- M. longissimus thoracis: 2.–12. Rippe, Rippenfortsätze der LWS, Querfortsätze der Brustwirbel
- M. longissimus cervicis: Querfortsätze des 4.–5. Halswirbels
- M. longissimus capitis: Proc. mastoideus des Os temporale

Funktion:
- gesamter Muskel: Dorsalextension (bei beidseitiger Kontraktion), Lateralflexion zur ipsilateralen Seite bei einseitiger Kontraktion
- M. longissimus capitis: Dorsalextension des Kopfes bei beidseitiger Kontraktion, Lateralflexion und Drehung des Kopfes zur ipsilateralen Seite bei einseitiger Kontraktion

Innervation: laterale Äste der Rr. dorsales der Spinalnerven (C1–L5)

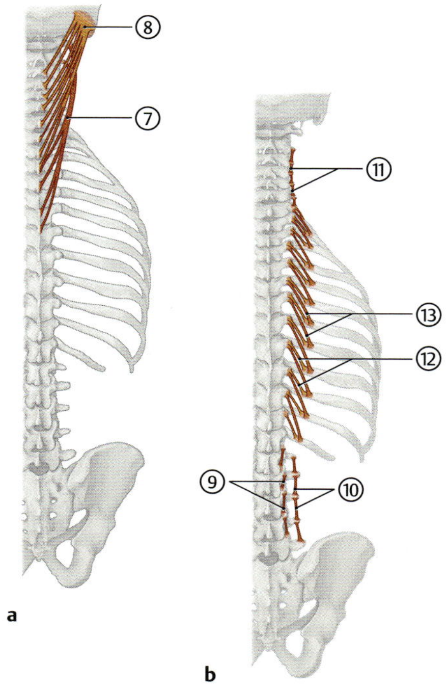

B Lateraler Trakt des M. erector spinae: spinotransversales und intertransversales System im Überblick
a M. splenius;
b Mm. intertransversarii u. levatores costarum.

M. splenius

Ursprung: ⑦ M. splenius cervicis: Dornfortsätze des 3.–6. Brustwirbels
⑧ M. splenius capitis: Dornfortsätze des 4. Hals- bis 3. Brustwirbels

Ansatz:
- M. splenius cervicis: Querfortsätze des 1. und 2. Halswirbels
- M. splenius capitis: laterale Linea nuchalis superior, Proc. mastoideus

Funktion: gesamter Muskel: Dorsalextension der HWS und des Kopfes bei beidseitiger Kontraktion, ipsilaterale Lateralflexion und Rotation bei einseitiger Kontraktion

Innervation: laterale Äste der Rr. dorsales der Spinalnerven (C1–6)

Mm. intertransversarii

Ursprung und Ansatz: ⑨ Mm. intertransversarii mediales lumborum: verlaufen zwischen benachbarten Procc. mammillares aller Lendenwirbel
⑩ Mm. intertransversarii laterales lumborum: verlaufen zwischen benachbarten Procc. costales aller Lendenwirbel
⑪ Mm. intertransversarii posteriores cervicis: verlaufen zwischen benachbarten Tubercula posteriora des 2.–7. Halswirbels
- Mm. intertransversarii anteriores cervicis: verlaufen zwischen benachbarten Tubercula anteriora des 2.–7. Halswirbels

Funktion:
- beidseitige Kontraktion: Stabilisierung und Dorsalextension der HWS und LWS
- einseitige Kontraktion: Lateralflexion der HWS und LWS zur ipsilateralen Seite

Innervation: Rr. dorsales der Spinalnerven außer Mm. intertransversarii laterales lumborum und Mm. intertransversarii anteriores cervicis (Rr. ventrales der Spinalnerven)

Mm. levatores costarum

Ursprung: ⑫ Mm. levatores costarum breves: Querfortsätze des 7. Hals- und 1.–11. Brustwirbels
⑬ Mm. levatores costarum longi: Querfortsätze des 7. Hals- und 1.–10. Brustwirbels

Ansatz:
- Mm. levatores costarum breves: Angulus costae der nächsttieferen Rippe
- Mm. levatores costarum longi: Angulus costae der übernächsten Rippe

Funktion:
- beidseitige Kontraktion: Dorsalextension der BWS
- einseitige Kontraktion: ipsilaterale Lateralflexion und kontralaterale Rotation

Innervation: sowohl von Rr. dorsales als auch von Rr. ventrales der Spinalnerven

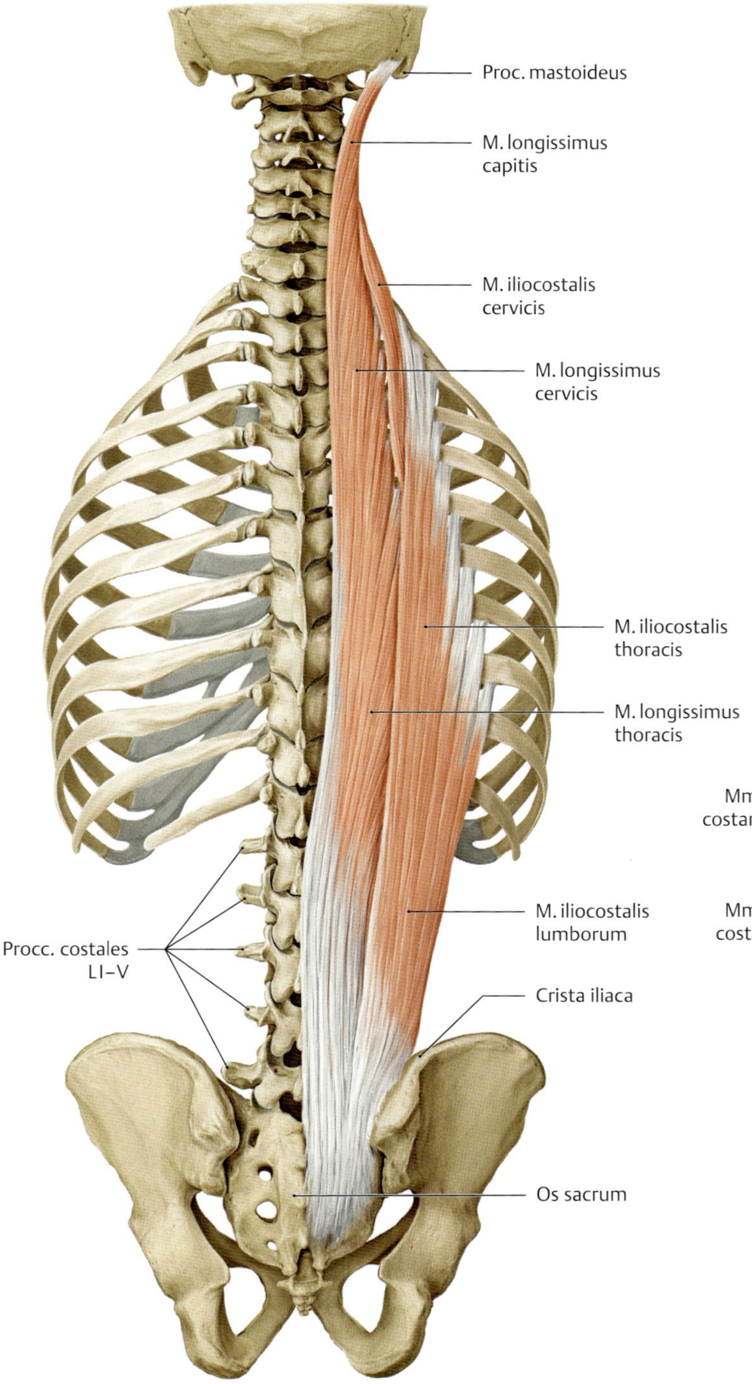

C Lateraler Trakt des M. erector spinae: sakrospinales System (M. iliocostalis und M. longissimus)

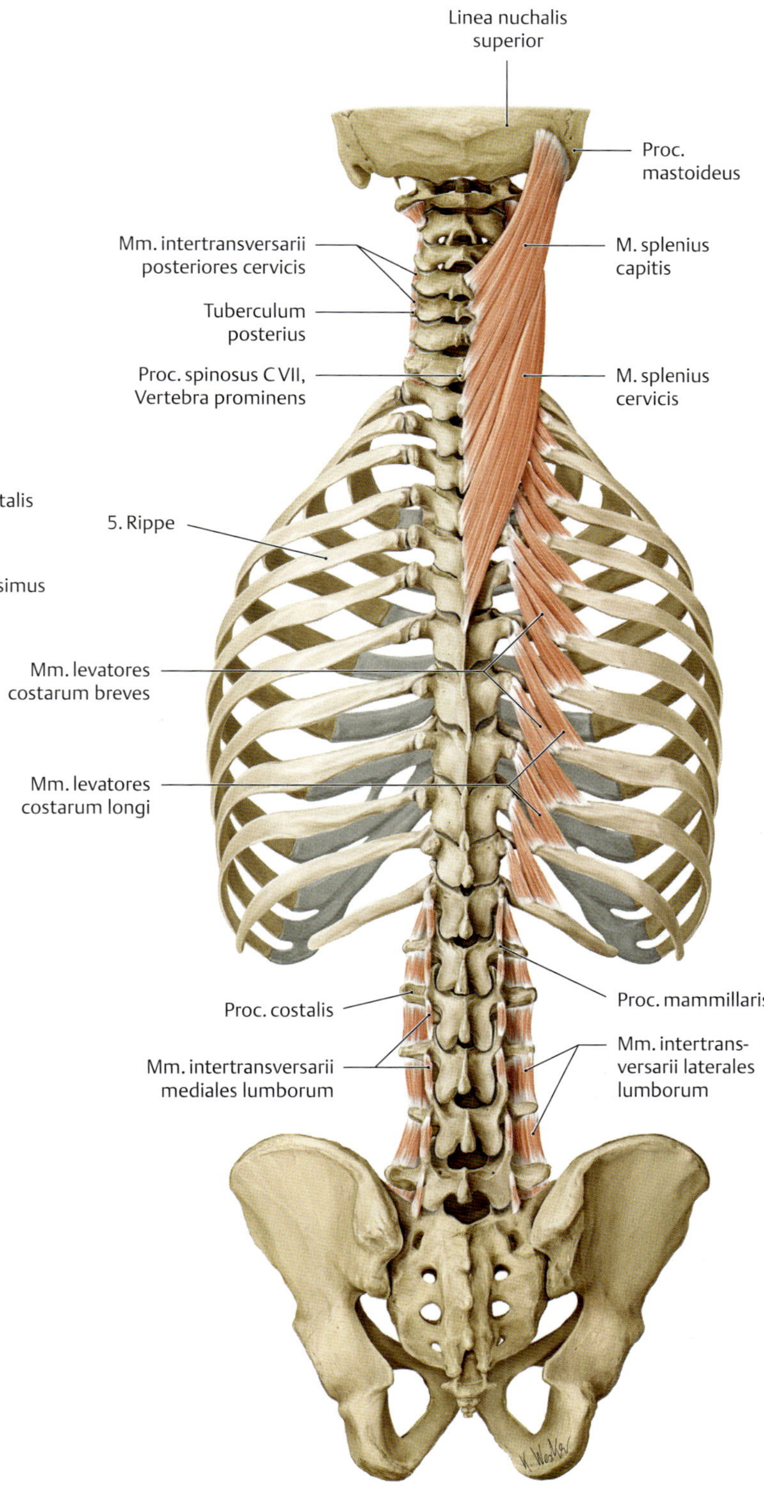

D Lateraler Trakt des M. erector spinae: spinotransversales (M. splenius) und intertransversales System (Mm. intertrans-versarii und levatores costarum)

* Die Strukturen, die in den Tabellen links genannt werden, sind nicht alle in den Abbildungen auf der rechten Seite beschriftet, da sie dort zwangsläufig nicht alle zu sehen sein können. Die Schemazeichnungen links sollen zusammen mit den Tabellen einen systematischen Überblick über den jeweiligen Muskel und seine Funktion vermitteln, die Abbildungen auf der rechten Seite sollen den Muskel zeigen, wie er sich nach Präparation darstellt.

2.3 Autochthone Rückenmuskulatur (M. erector spinae): medialer Trakt

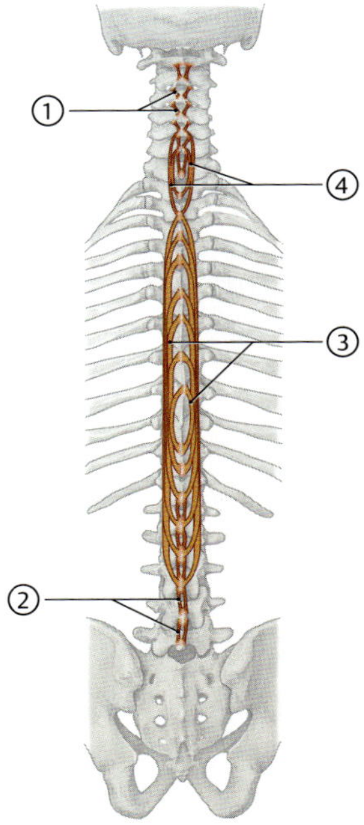

A Medialer Trakt des M. erector spinae: spinales System im Überblick
Mm. interspinales und M. spinalis.

Mm. interspinales

Ursprung und Ansatz: ① Mm. interspinales cervicis: verlaufen zwischen den Dornfortsätzen der HWS
② Mm. interspinales lumborum: verlaufen zwischen den Dornfortsätzen der Lendenwirbel

Funktion: Dorsalextension der HWS und LWS

Innervation: Rr. dorsales der Spinalnerven

M. spinalis

Ursprung: ③ M. spinalis thoracis: seitliche Fläche der Dornfortsätze des 10.–12. Brustwirbels sowie des 1.–3. Lendenwirbels
④ M. spinalis cervicis: Dornfortsätze der beiden ersten Brustwirbel sowie des 5.–7. Halswirbels

Ansatz:
- M. spinalis thoracis: seitliche Fläche der Dornfortsätze des 2.– 8. Brustwirbels
- M. spinalis cervicis: Dornfortsätze des 2.–4. Halswirbels

Funktion:
- beidseitige Kontraktion: Dorsalextension der HWS und BWS
- einseitige Kontraktion: Lateralflexion der BWS und HWS zur ipsilateralen Seite

Innervation: Rr. dorsales der Spinalnerven

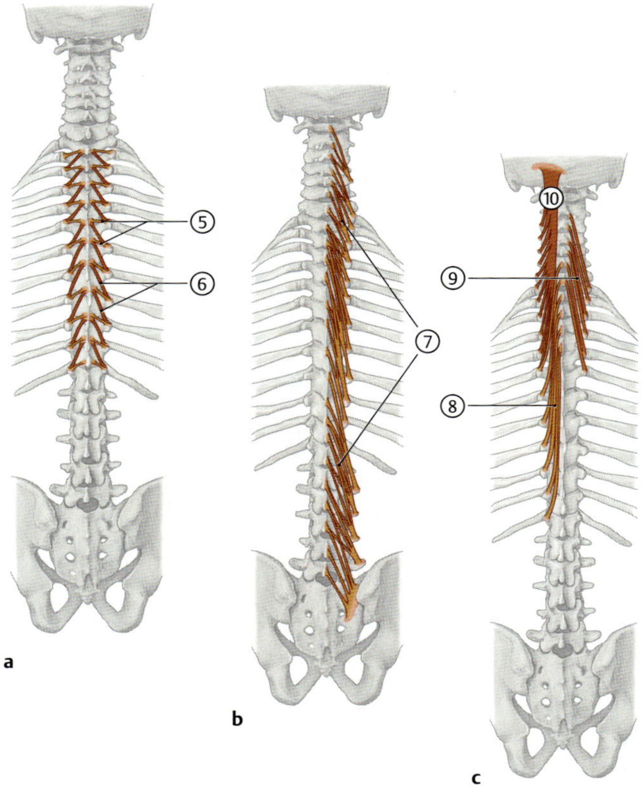

B Medialer Trakt des M. erector spinae: transversospinales System im Überblick
a Mm. rotatores breves u. longi;
b M. multifidus;
c M. semispinalis.

Mm. rotatores breves u. longi

Ursprung und Ansatz: ⑤ Mm. rotatores breves: verlaufen zwischen Querfortsatz und nächsthöherem Dornfortsatz innerhalb der gesamten BWS
⑥ Mm. rotatores longi: verlaufen zwischen Querfortsatz und übernächstem Dornfortsatz innerhalb der gesamten BWS

Funktion:
- beidseitige Kontraktion: Dorsalextension der BWS
- einseitige Kontraktion: Rotation zur kontralateralen Seite

Innervation: Rr. dorsales der Spinalnerven

⑦ M. multifidus

Ursprung und Ansatz: verläuft zwischen Querfortsatz und Dornfortsatz (überspringt 2–4 Wirbel) innerhalb der gesamten Wirbelsäule (2. Halswirbel bis Os sacrum), am stärksten in der LWS ausgebildet

Funktion:
- beidseitige Kontraktion: Dorsalextension
- einseitige Kontraktion: Lateralflexion zur ipsilateralen Seite und Rotation zur kontralateralen Seite

Innervation: Rr. dorsales der Spinalnerven

M. semispinalis

Ursprung: ⑧ M. semispinalis thoracis: Querfortsätze des 6.–12. Brustwirbels
⑨ M. semispinalis cervicis: Querfortsätze des 1.–6. Brustwirbels
⑩ M. semispinalis capitis: Querfortsätze des 3. Hals- bis 6. Brustwirbels

Ansatz:
- M. semispinalis thoracis: Dornfortsätze des 6. Hals- bis 4. Brustwirbels
- M. semispinalis cervicis: Dornfortsätze des 2.–7. Halswirbels
- M. semispinalis capitis: Os occipitale zwischen Linea nuchalis superior und Linea nuchalis inferior

Funktion:
- beidseitige Kontraktion: Dorsalextension der BWS, der HWS sowie des Kopfes (Stabilisierung der Kopfgelenke)
- einseitige Kontraktion: Lateralflexion zur ipsilateralen Seite und Rotation zur kontralateralen Seite (Kopf, HWS und BWS)

Innervation: Rr. dorsales der Spinalnerven

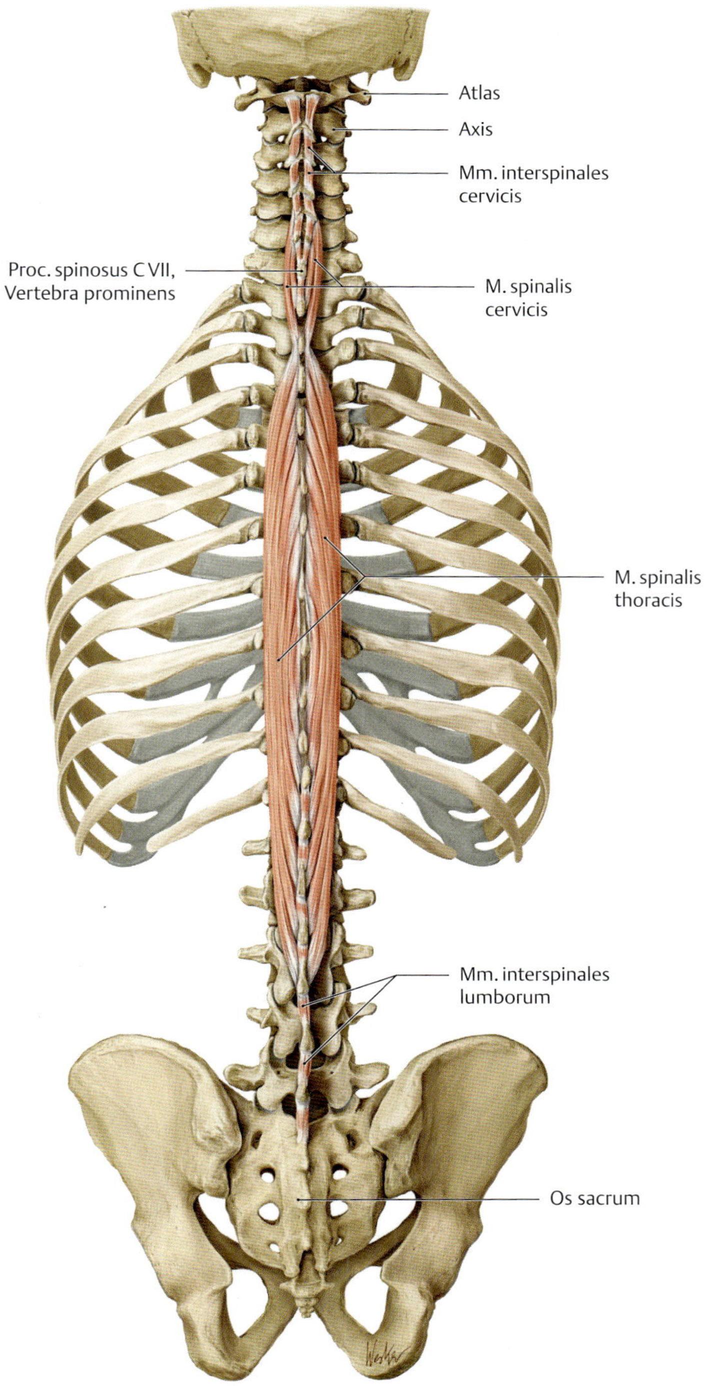

C Medialer Trakt des M. erector spinae: spinales System (Mm. interspinales und M. spinalis)

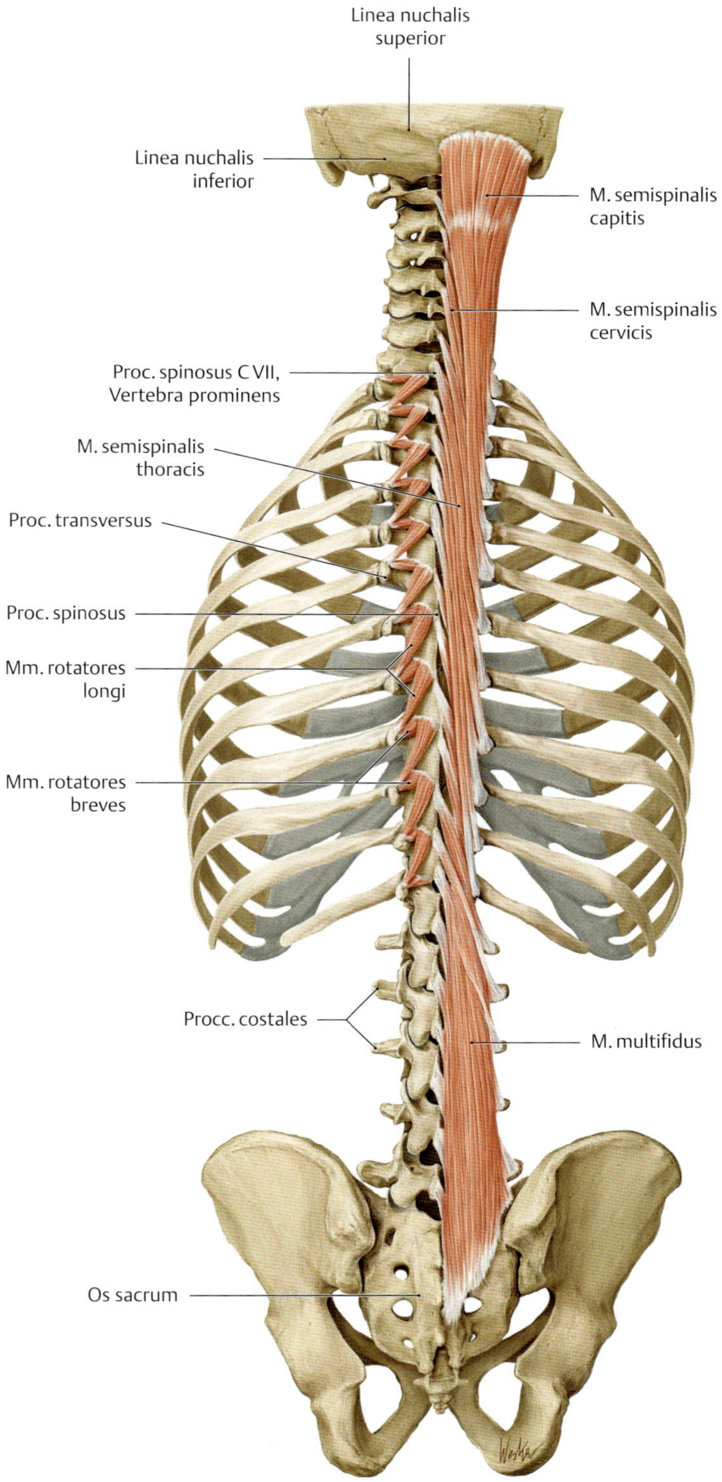

D Medialer Trakt des M. erector spinae: transversospinales System (Mm. rotatores breves und longi, M. multifidus und M. semispinalis)

2.4 Autochthone Rückenmuskulatur (kurze Nacken- bzw. Kopfgelenkmuskeln) und prävertebrale Muskulatur

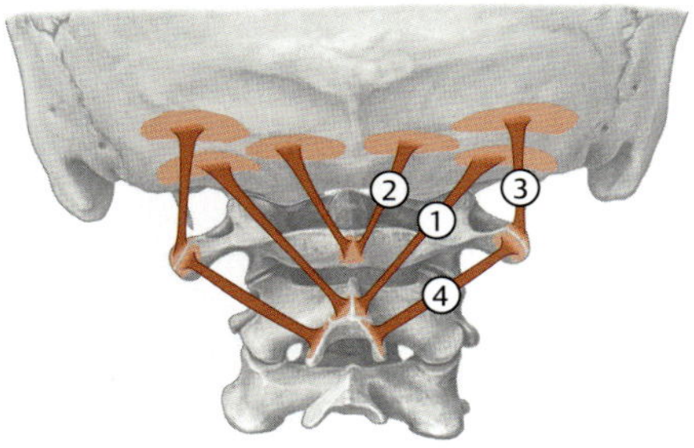

A Kurze Nacken- bzw. Kopfgelenkmuskeln (Mm. suboccipitales) im Überblick: Mm. recti capitis posterior major und minor sowie Mm. obliquii capitis superior und inferior

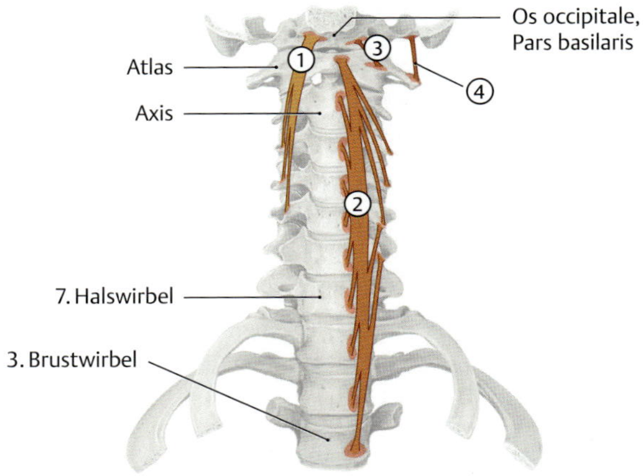

B Prävertebrale Halsmuskeln* (Mm. colli bzw. cervicis) im Überblick: Mm. longi capitis und colli sowie Mm. recti capitis anterior und lateralis

① **M. rectus capitis posterior major**

Ursprung: Dornfortsatz des Axis
Ansatz: mittleres Drittel der Linea nuchalis inferior
Funktion:
- beidseitige Kontraktion: Dorsalextension
- einseitige Kontraktion: Drehen des Kopfes zur ipsilateralen Seite

Innervation: R. dorsalis von C1 (N. suboccipitalis)

② **M. rectus capitis posterior minor**

Ursprung: Tuberculum posterius des Atlas
Ansatz: inneres Drittel der Linea nuchalis inferior
Funktion:
- beidseitige Kontraktion: Dorsalextension
- einseitige Kontraktion: Lateralflexion des Kopfes zur ipsilateralen Seite

Innervation: R. dorsalis von C1 (N. suboccipitalis)

③ **M. obliquus capitis superior**

Ursprung: Querfortsatz des Atlas
Ansatz: oberhalb der Ansatzzone des M. rectus capitis posterior major
Funktion:
- beidseitige Kontraktion: Dorsalextension
- einseitige Kontraktion: Lateralflexion des Kopfes zur ipsilateralen Seite

Innervation: R. dorsalis von C1 (N. suboccipitalis)

④ **M. obliquus capitis inferior**

Ursprung: Dornfortsatz des Axis
Ansatz: Querfortsatz des Atlas
Funktion:
- beidseitige Kontraktion: Dorsalextension
- einseitige Kontraktion: Drehen des Kopfes zur ipsilateralen Seite

Innervation: R. dorsalis von C1 (N. suboccipitalis)

① **M. longus capitis**

Ursprung: Tubercula anteriora der Querfortsätze des 3.–6. Halswirbels
Ansatz: Pars basilaris des Os occipitale
Funktion:
- einseitig: Lateralflexion und geringfügige Rotation des Kopfes zur ipsilateralen Seite
- beidseitig: Ventralflexion des Kopfes

Innervation: direkte Äste aus dem Plexus cervicalis (C1–4)

② **M. longus colli (cervicis)**

Ursprung:
- Pars recta: Vorderseiten der Wirbelkörper des 5.–7. Halswirbels und des 1.–3. Brustwirbels
- Pars obliqua superior: Tubercula anteriora der Querfortsätze des 3.–5. Halswirbels
- Pars obliqua inferior: Vorderseiten des 1.–3. Brustwirbelkörpers

Ansatz:
- Pars recta: Vorderseiten des 2.–4. Halswirbels
- Pars obliqua superior: Tuberculum anterius des Atlas
- Pars obliqua inferior: Tubercula anteriora der Querfortsätze des 5. und 6. Halswirbels

Funktion:
- einseitig: Lateralflexion und Rotation der HWS zur ipsilateralen Seite
- beidseitig: Ventralflexion der HWS

Innervation: direkte Äste aus dem Plexus cervicalis (C2–4) sowie aus C5 und C6

③ **M. rectus capitis anterior**

Ursprung: Massa lateralis des Atlas
Ansatz: Pars basilaris des Os occipitale
Funktion:
- einseitig: Lateralflexion im Atlantookzipitalgelenk
- beidseitig: Ventralflexion im Atlantookzipitalgelenk

Innervation: R. ventralis des 1. Zervikalnervs

④ **M. rectus capitis lateralis**

Ursprung: Proc. transversus des Atlas
Ansatz: Pars lateralis des Os occipitale (lateral von den Condyli occipitales)
Funktion:
- einseitig: Lateralflexion im Atlantookzipitalgelenk
- beidseitig: Ventralflexion im Atlantookzipitalgelenk

Innervation: R. ventralis des 1. Zervikalnervs

* *Beachte:* Die prävertebrale Muskulatur wird nicht zu den autochthonen Rückenmuskeln gezählt, da sie von Rr. ventrales innerviert wird.

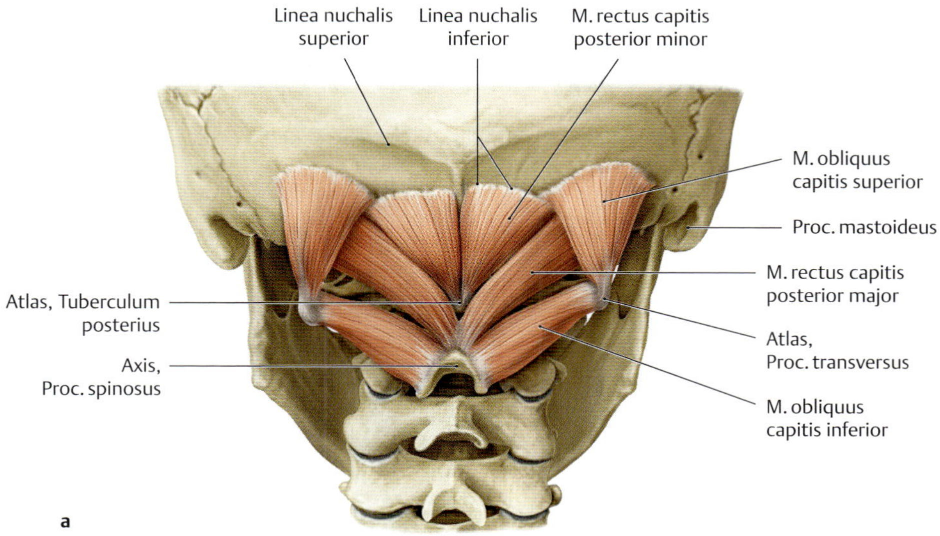

a

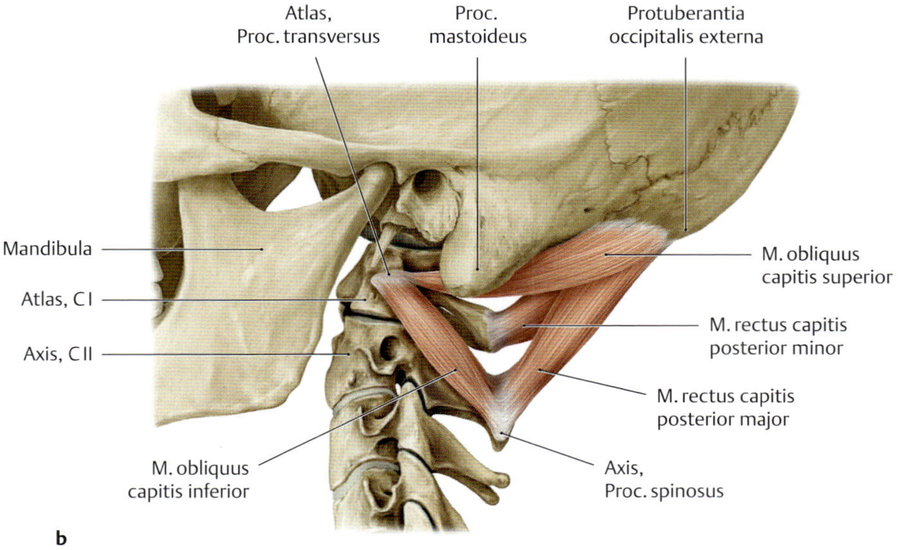

b

C Kurze Nacken- bzw. Kopfgelenkmuskeln: Mm. recti capitis posterior sowie Mm. obliquii capitis

a Ansicht von dorsal; **b** Ansicht von lateral.
Zu den kurzen Nackenmuskeln werden im engeren Sinne nur die Muskeln gezählt, die vom R. dorsalis des 1. Spinalnervs (N. suboccipitalis) innerviert werden. Unter ihnen sind sowohl Vertreter des lateralen (M. obliquus capitis inferior) als auch des medialen Trakts (M. obliquus capitis superior und Mm. recti capitis posterior major u. minor). Die ventrale Gruppe der kurzen Nackenmuskeln (Mm. recti capitis lateralis u. anterior) wird von Rr. ventrales innerviert; sie werden daher auch zu den prävertebralen Muskeln gezählt (s. **D**).

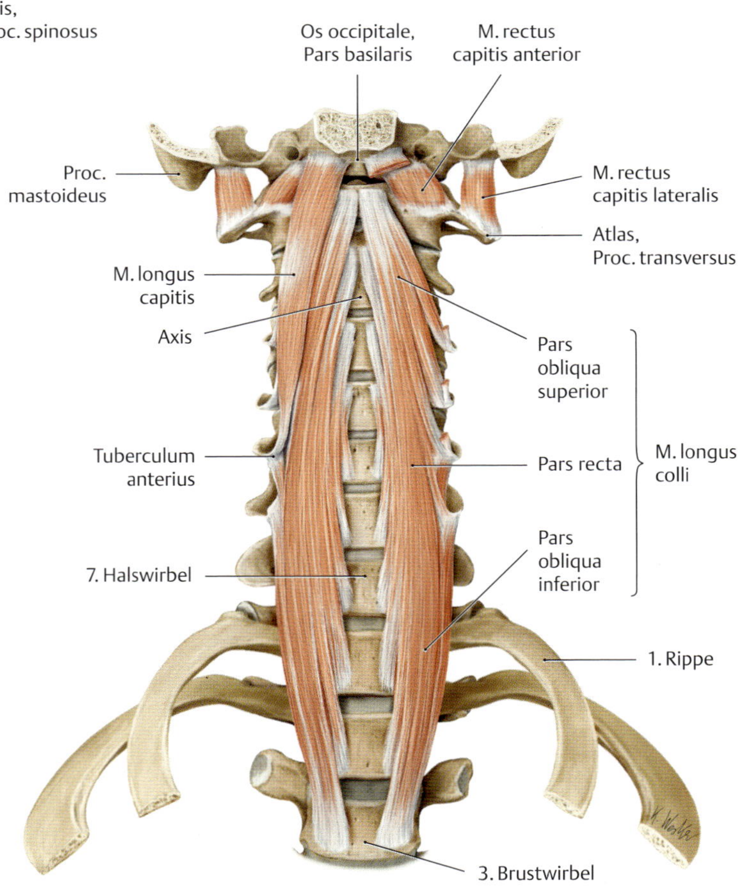

D Prävertebrale Muskulatur: M. longus capitis, M. longus colli sowie Mm. recti capitis anterior und lateralis

Ansicht von ventral nach Entfernung der Halseingeweide. Auf der linken Seite ist der M. longus capitis teilweise entfernt.

2.5 Bauchwandmuskulatur: seitliche, schräge Bauchwandmuskeln

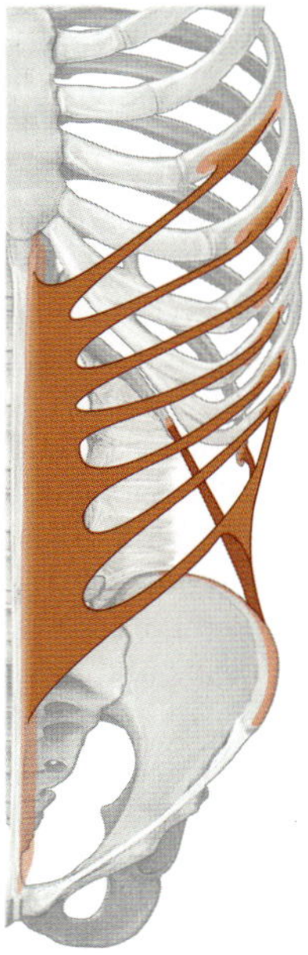

A M. obliquus externus abdominis im Überblick

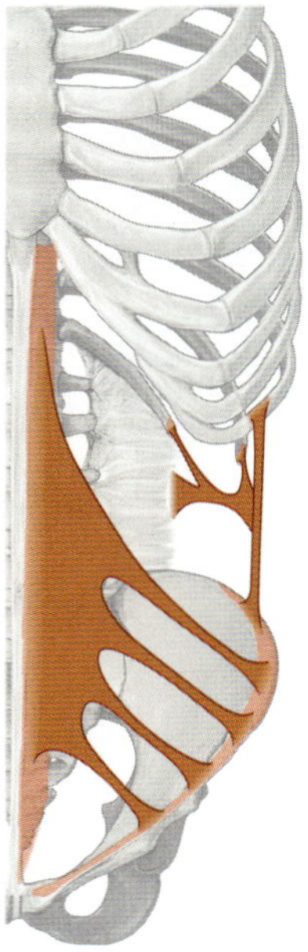

B M. obliquus internus abdominis im Überblick

M. obliquus externus abdominis

Ursprung: Außenfläche der 5.–12. Rippe

Ansatz:
- Labium externum der Crista iliaca
- vorderes Blatt der Rektusscheide, Linea alba

Funktion:
- einseitig: Lateralflexion des Rumpfes zur ipsilateralen Seite, Rotation des Rumpfes zur kontralateralen Seite
- beidseitig: Ventralflexion des Rumpfes, Aufrichtung des Beckens, Bauchpresse und Ausatmung

Innervation: Nn. intercostales (Th5–12)

M. obliquus internus abdominis

Ursprung: tiefes Blatt der Fascia thoracolumbalis, Linea intermedia der Crista iliaca, Spina iliaca anterior superior, laterale Hälfte des Lig. inguinale

Ansatz:
- untere Ränder der 10.–12. Rippe
- vorderes und hinteres Blatt der Rektusscheide, Linea alba
- Übergang zum M. cremaster

Funktion:
- einseitig: Lateralflexion des Rumpfes zur ipsilateralen Seite, Rotation des Rumpfes zur ipsilateralen Seite
- beidseitig: Ventralflexion des Rumpfes, Aufrichtung des Beckens, Bauchpresse und Ausatmung

Innervation:
- Nn. intercostales (Th8–12), N. iliohypogastricus, N. ilioinguinalis
- M. cremaster (R. genitalis des N. genitofemoralis)

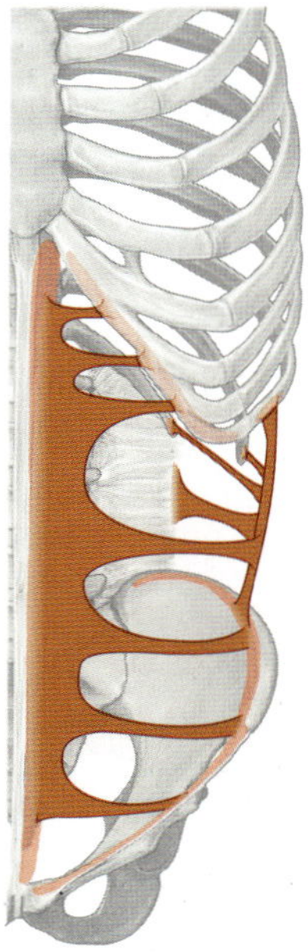

C M. transversus abdominis im Überblick

M. transversus abdominis

Ursprung:
- Innenflächen der 7.–10. Rippenknorpel (sowie 11. u. 12. Rippe)
- tiefes Blatt der Fascia thoracolumbalis
- Labium internum der Crista iliaca, Spina iliaca anterior superior
- lateraler Teil des Lig. inguinale

Ansatz: hinteres Blatt der Rektusscheide, Linea alba

Funktion:
- einseitig: Rotation des Rumpfes zur ipsilateralen Seite
- beidseitig: Bauchpresse und Ausatmung

Innervation: Nn. intercostales (Th5–12), Nn. iliohypogastricus und ilioinguinalis

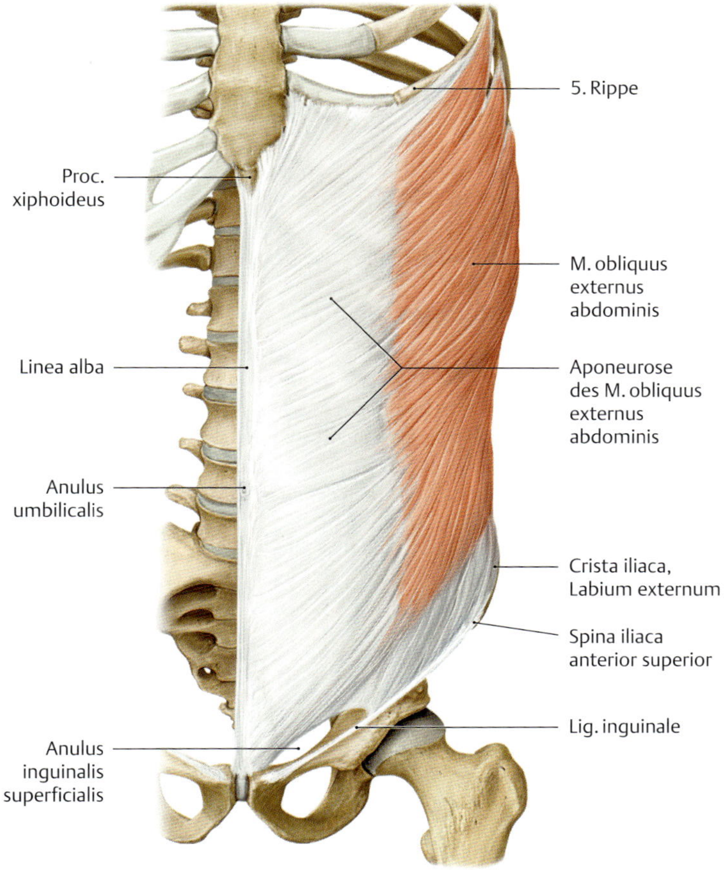

D M. obliquus externus abdominis
Linke Seite, Ansicht von ventral.

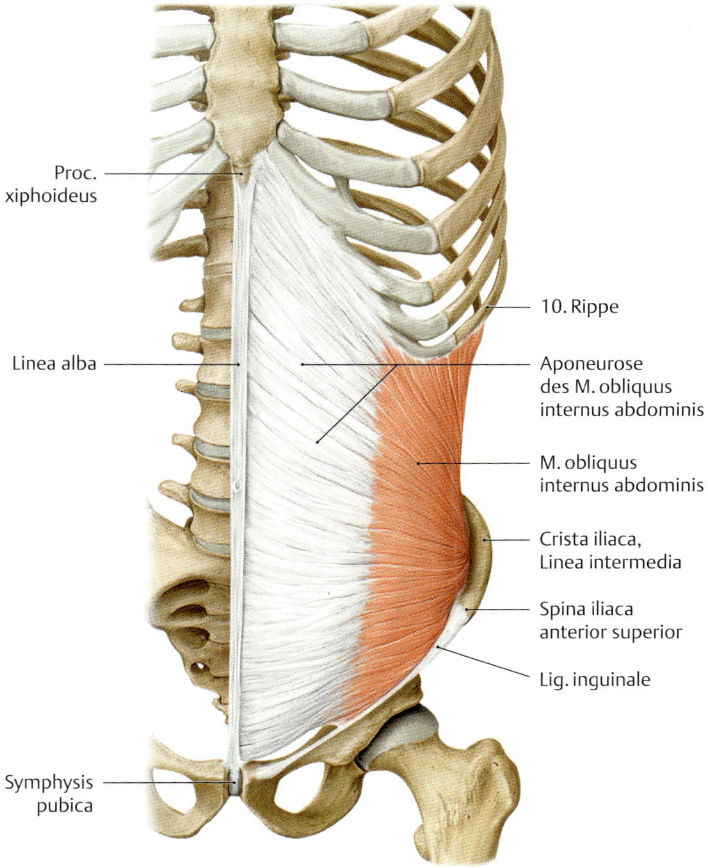

E M. obliquus internus abdominis
Linke Seite, Ansicht von ventral.

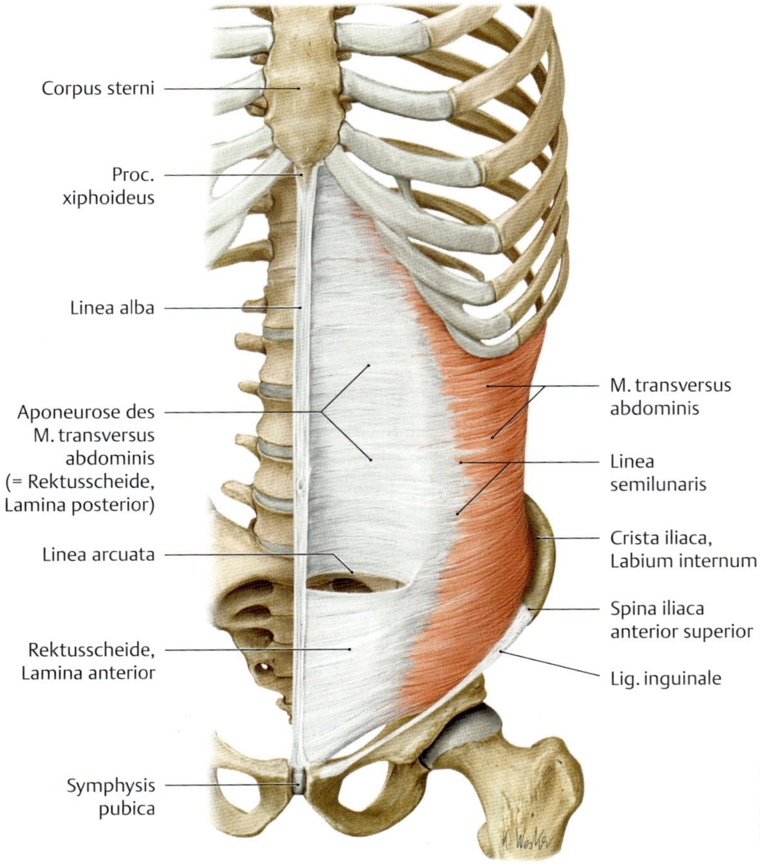

F M. transversus abdominis
Linke Seite, Ansicht von ventral.
Zum Aufbau der Rektusscheide s. S. 187.

2.6 Bauchwandmuskulatur: vordere und hintere Bauchwandmuskeln

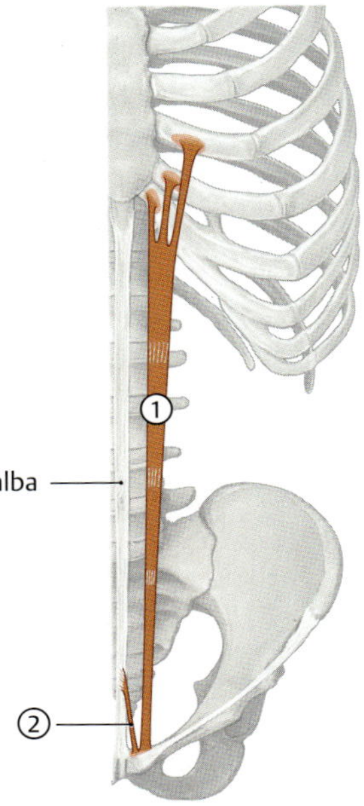

A Vordere, gerade Bauchwandmuskeln im Überblick: Mm. rectus abdominis und pyramidalis

① M. rectus abdominis

Ursprung: Knorpel der 5.–7. Rippe, Proc. xiphoideus des Sternum
Ansatz: Schambein (zwischen Tuberculum pubicum und Symphyse)
Funktion: Ventralflexion, Aufrichtung des Beckens, Bauchpresse, Ausatmung
Innervation: Nn. intercostales (Th5–12)

② M. pyramidalis*

Ursprung: Schambein (ventral am Ansatz des M. rectus abdominis)
Ansatz: Linea alba (verläuft innerhalb der Rektusscheide)
Funktion: Spannen der Linea alba
Innervation: N. subcostalis (N. intercostalis XII)

*variabel, fehlt bei 10–25% der Menschen

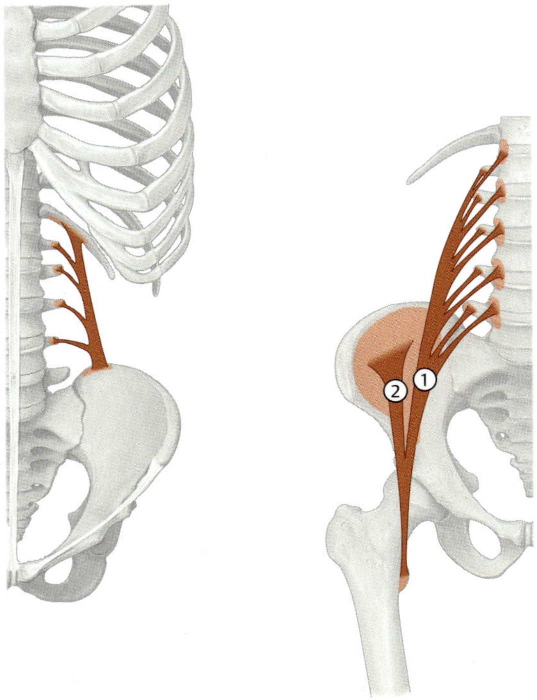

B Hintere, tiefe Bauchwandmuskeln im Überblick: Mm. quadratus lumborum und psoas major

M. quadratus lumborum

Ursprung: Crista iliaca
Ansatz: 12. Rippe, Rippenfortsätze des 1.–4. Lendenwirbels
Funktion:
- einseitig: Lateralflexion des Rumpfes zur ipsilateralen Seite
- beidseitig: Bauchpresse und Ausatmung

Innervation: N. subcostalis (N. intercostalis XII, Th12)

M. iliopsoas (① M. psoas major und ② M. iliacus)*

Ursprung:
- M. psoas major (oberflächliche Schicht): Seitenflächen des 12. Brustwirbelkörpers, des 1.–4. Lendenwirbelkörpers sowie die zugehörigen Disci intervertebrales
- M. psoas major (tiefe Schicht): Procc. costales des 1.–5. Lendenwirbels
- M. iliacus: Fossa iliaca

Ansatz: gemeinsam als M. iliopsoas am Trochanter minor des Os femoris
Funktion:
- Hüftgelenk: Flexion und Außenrotation
- Lendenwirbelsäule: bei einseitiger Kontraktion (Punctum fixum am Femur) Lateralflexion zur ipsilateralen Seite, bei beidseitiger Kontraktion Aufrichten des Rumpfes aus der Rückenlage

Innervation: N. femoralis (L1–L4) sowie direkte Äste aus dem Plexus lumbalis

* Von diesen beiden Muskeln gehört nur der M. psoas major topografisch zu den hinteren Bauchmuskeln; funktionell zählt er zu den Hüftmuskeln (s. S. 488).

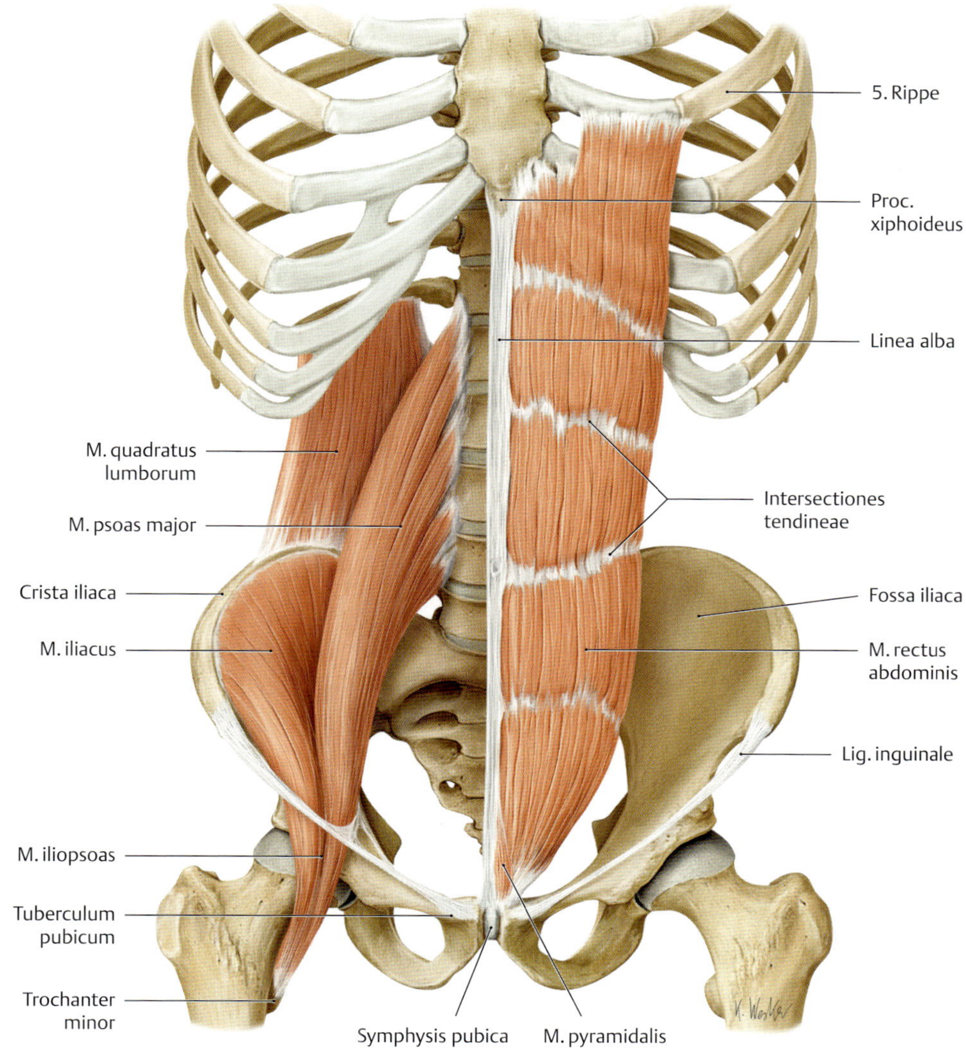

C Vordere (Mm. rectus abdominis und pyramidalis) und hintere Bauchwandmuskeln (Mm. quadratus lumborum und iliopsoas)

Ansicht von ventral. Auf der linken Seite sind die vorderen, auf der rechten die hinteren Bauchwandmuskeln dargestellt.

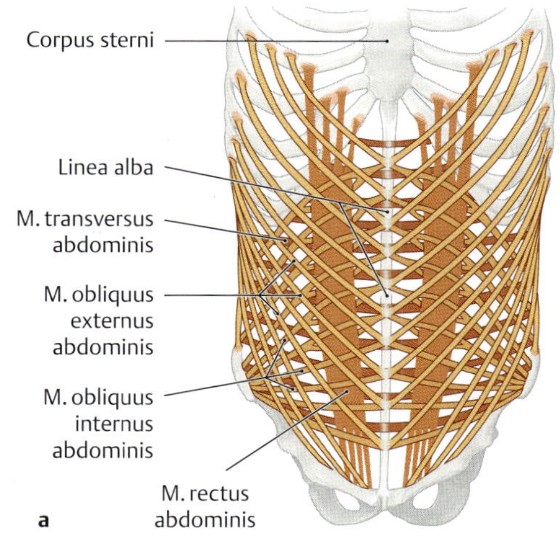

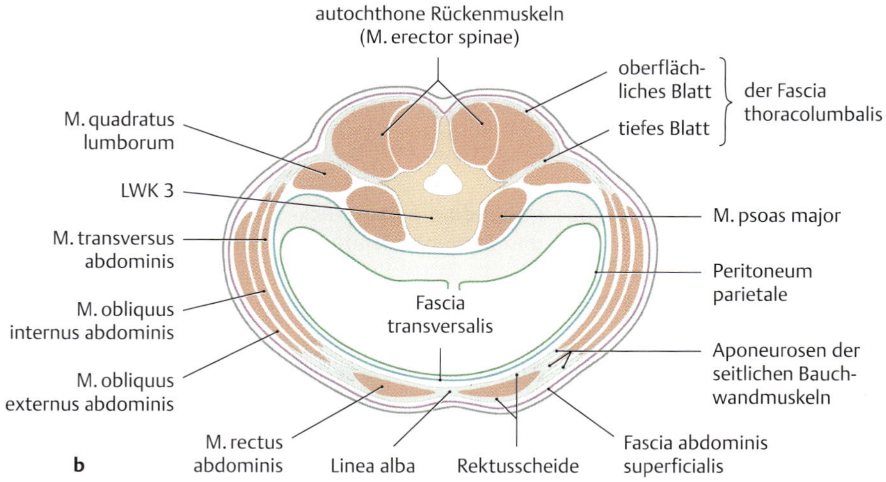

D Anordnung der Bauchwandmuskeln in Form von Verspannungssystemen

a Ansicht von ventral; **b** Querschnitt auf Höhe des 3. Lendenwirbelkörpers.

Die vorderen (geraden) und seitlichen (schrägen) Bauchwandmuskeln und ihre Aponeurosen bilden eine Funktionsgemeinschaft. Aufgrund des Muskelverlaufs und der Durchflechtung ihrer flächenhaften Aponeurosen im Bereich der Linea alba entstehen funktionelle Muskelschlingen, die als Verspannungssysteme der Bauchwand wirken. Hierbei umhüllen die Aponeurosen der seitlichen Bauchwandmuskeln köcherartig die vorderen geraden Bauchmuskeln und bilden zusammen mit den Faszien der Bauchwand die Rektusscheide (s. S. 187). Nach dem Verlauf der Muskel- und Sehnenfasern unterscheidet man ein schräges, ein queres sowie ein vertikales Verspannungssystem. Dieses Verspannungssystem der Bauchwand ist wichtig, damit die Eingeweide „an ihrem Platz" bleiben und weil hier die Belastung besonders stark ist.

2.7 Aufgaben der Bauchwandmuskeln

Aufgaben der Bauchwandmuskeln
Die verschiedenen Bauchwandmuskeln übernehmen zahlreiche Funktionen, die sehr oft in Zusammenarbeit mit anderen Muskelgruppen (z. B. Rücken- und Gesäßmuskeln, Zwerchfell) erfüllt werden. Folgende Aufgaben stehen im Vordergrund:

- Verspannung von Bauchwand und Bauchpresse;
- Stabilisierung und Entlastung der Wirbelsäule;
- Bewegungen von Rumpf und Becken;
- Unterstützung der Atmung.

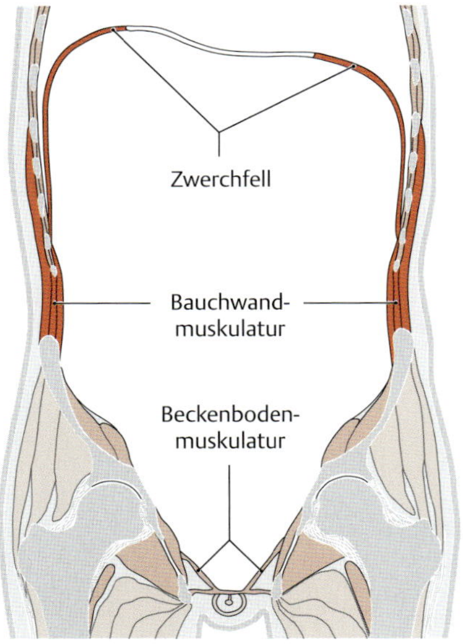

a

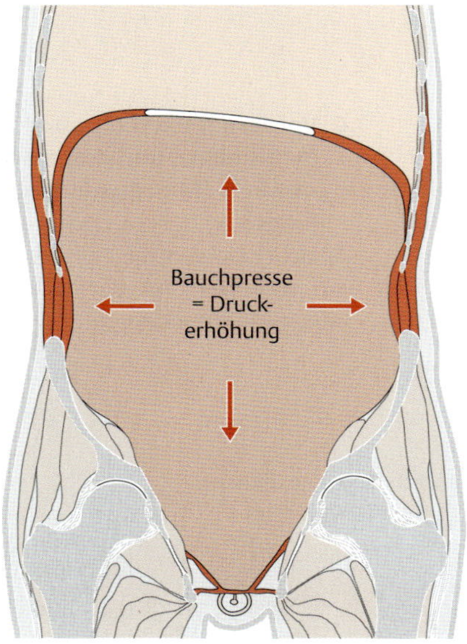

b

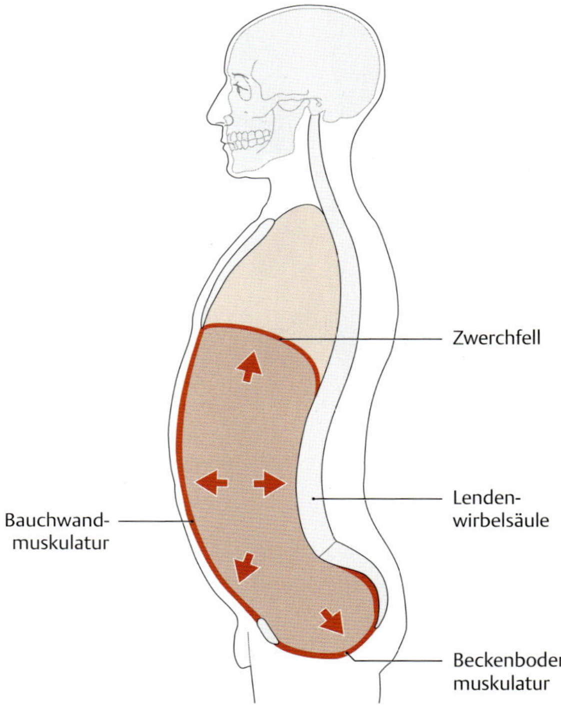

A Bauchpresse = Erhöhung des intraabdominalen Druckes durch Anspannung der Bauchwand- und Beckenbodenmuskeln sowie des Zwerchfells

Schematisierte Frontalschnitte durch den Bauchraum, Ansicht von ventral.

a Die Wände der Bauch- und Beckenhöhle werden sowohl von Knochen (Wirbelsäule, Brustkorb und Becken) als auch von Muskeln (Zwerchfell, Bauch- und Beckenbodenmuskeln) gebildet.

b Bei Kontraktion der beteiligten Muskeln (Bauchpresse) kommt es zu einer Verkleinerung des Bauchraumes und damit zu einer intraabdominalen Druckerhöhung. Hierbei wird aktiv Druck auf die Eingeweide ausgeübt. Dies unterstützt beispielsweise die Entleerung des Enddarms (Defäkation), der Blase (Miktion) und des Magens (Erbrechen). Während der Austreibungsphase der Entbindung unterstützt die Bauchpresse die Kontraktionen der Gebärmutter („Presswehen").

B Bauchpresse = Stabilisierung der Wirbelsäule durch Erhöhung des intraabdominalen Druckes

Schematisierter Mediansagittalschnitt durch den Rumpf, Ansicht von links. Gleichzeitige Kontraktionen des Zwerchfells sowie der Bauchwand- und Beckenbodenmuskulatur erhöhen den intraabdominalen Druck in der Bauchhöhle (Bauchpresse). Die hydrostatische Wirkung der Bauchpresse stabilisiert den Rumpf, entlastet insbesondere die Lendenwirbelsäule und versteift die Rumpfwand wie die Wand eines aufgeblasenen Balls. Dieser Mechanismus wird automatisch beim Heben schwerer Lasten eingesetzt. Dadurch verringert der Rumpf als „aufblasbarer Raum" die Druckbelastung der Zwischenwirbelscheiben um bis zu 50 % im oberen und um etwa 30 % im unteren Lendenwirbelsäulenbereich. Gleichzeitig wird der Kraftaufwand der autochthonen Rückenmuskeln um mehr als die Hälfte reduziert. Dies erklärt die Bedeutung einer gut trainierten Bauchmuskulatur für die Prophylaxe und die Therapie von Wirbelsäulenerkrankungen.

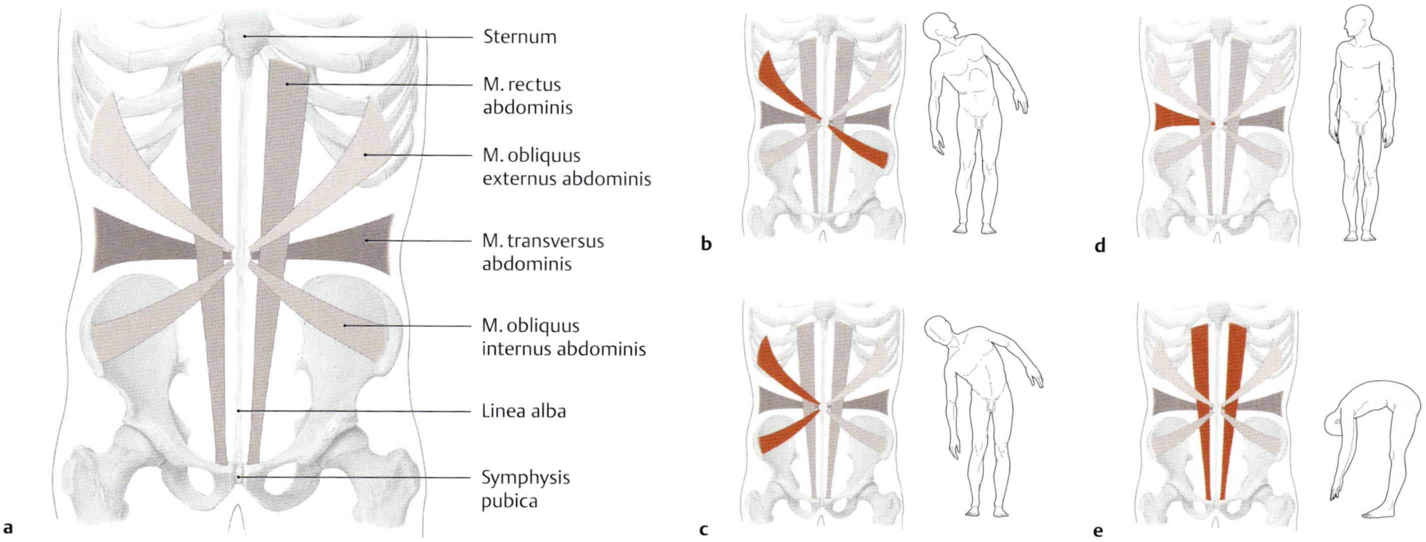

C Rumpfbewegungen mit Hilfe der geraden und schrägen Bauchwandmuskeln

a Verlauf und Anordnung der geraden und schrägen Bauchwandmuskeln;

b Lateralflexion zur rechten Seite mit gleichzeitiger Rotation des Rumpfes zur linken Seite durch Kontraktion des M. obliquus externus abdominis der rechten Seite und des M. obliquus internus abdominis der linken Seite;

c Lateralflexion zur rechten Seite durch Kontraktion der rechten Mm. obliquii externus u. internus abdominis (Mitwirkung des rechten M. quadratus lumborum);

d Rotation zur rechten Seite durch Kontraktion des rechten M. transversus abdominis;

e Ventralflexion des Rumpfes hauptsächlich durch die Mm. recti abdominis beider Seiten.

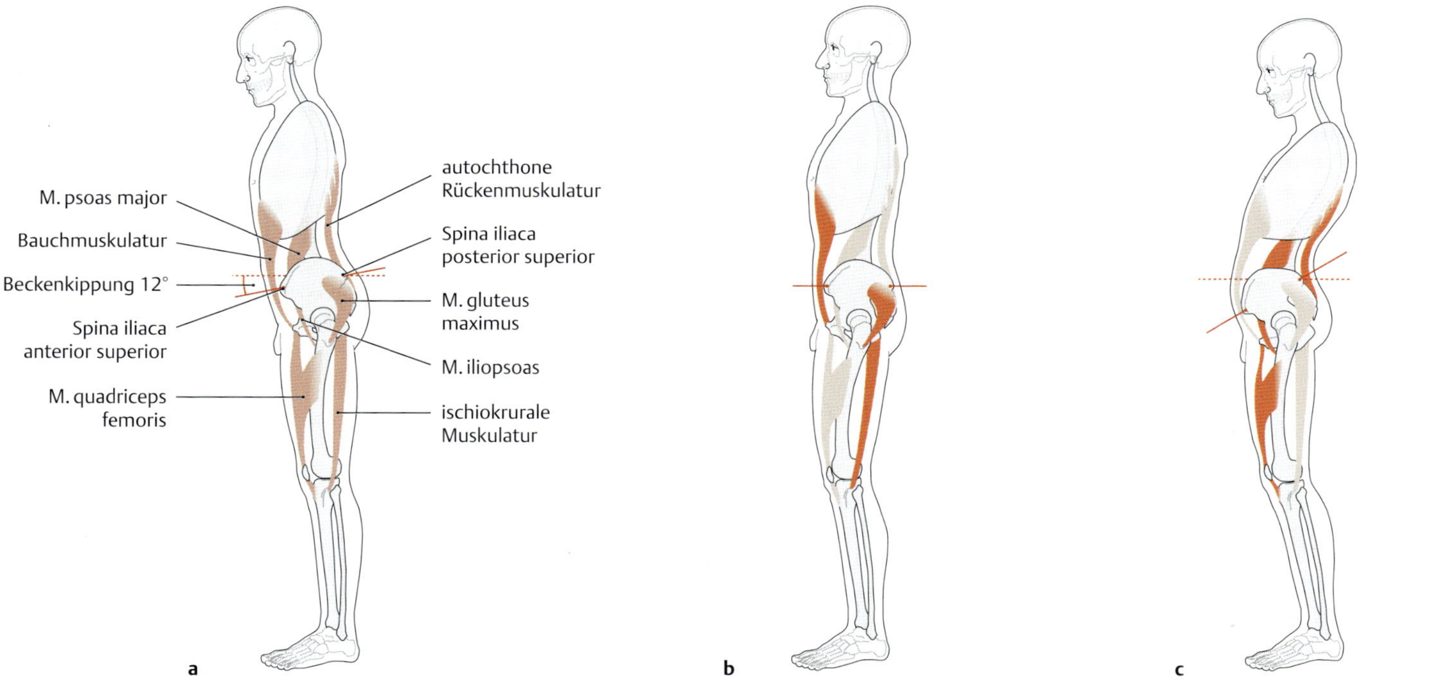

D Wirkung der Bauchwandmuskulatur auf die Bewegungen des Beckens: aktive und passive Haltung

a aktive normale Haltung; **b** aktive stramme Haltung; **c** passive schlaffe Haltung.

Ein Ungleichgewicht zwischen autochthonen Rückenmuskeln und Bauchmuskeln macht sich besonders im unteren Wirbelsäulenbereich und bei der Kippung des Beckens bemerkbar. Bei der aktiven normalen Haltung ist das Becken etwa um 12° nach vorne gekippt (**a**). Bei der aktiven strammen Haltung *(„Bauch rein, Brust raus")* wird das Becken leicht aufgerichtet, so dass die Spina iliaca anterior superior und die Spina iliaca posterior superior auf einer Horizontalen liegen (**b**). Die beteiligten Muskeln sind v. a. die Bauchwandmuskeln sowie die Gesäßmuskeln und die ischiokruralen Muskeln. Bei erschlaffter und wenig trainierter Bauchmuskulatur resultiert eine passive schlaffe Haltung (**c**) mit einer übermäßigen Beckenkippung nach vorne. Hierbei wird die Lendenwirbelsäule durch die zunehmende Verkürzung der autochthonen Rückenmuskeln übermäßig lordotisch. Diese Haltung wird durch den zur Verkürzung neigenden M. iliopsoas (M. psoas major und M. iliacus) unterstützt.

2.8 Brustkorbmuskulatur: Mm. intercostales bzw. subcostales und scaleni sowie M. transversus thoracis

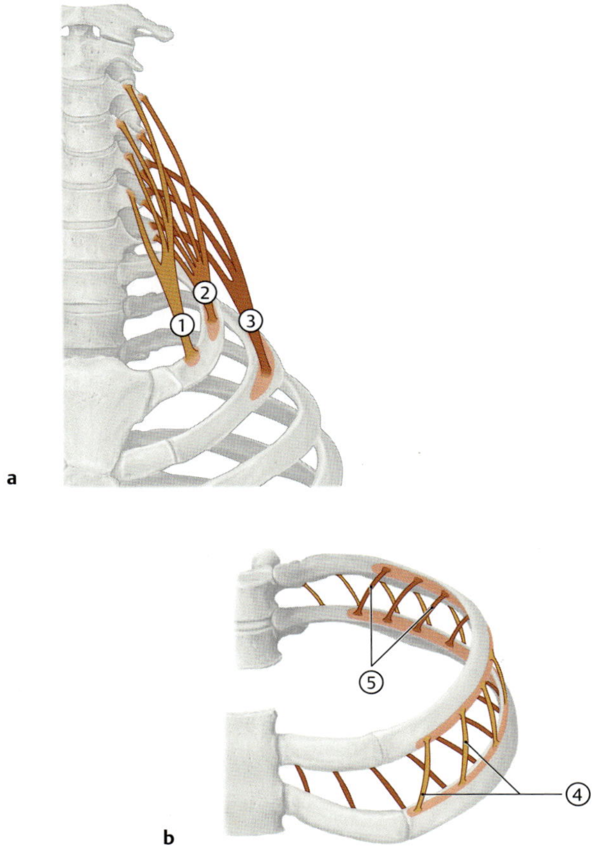

A Thoraxmuskeln im Überblick
Ansicht von ventral.

a Mm. scaleni;
b Mm. intercostales.

Mm. scaleni

Ursprung:
① M. scalenus anterior: Tubercula anteriora der Querfortsätze des 3.–6. Halswirbels
② M. scalenus medius: Tubercula posteriora der Querfortsätze des 3.–7. Halswirbels
③ M. scalenus posterior: Tubercula posteriora der Querfortsätze des 5.–7. Halswirbels

Ansatz:
- M. scalenus anterior: Tuberculum musculi scaleni anterioris der 1. Rippe
- M. scalenus medius: 1. Rippe (dorsal des Sulcus arteriae subclaviae)
- M. scalenus posterior: Außenfläche der 2. Rippe

Funktion:
- Punctum mobile an den Rippen: Inspiration (Heben der oberen Rippen)
- Punctum fixum an den Rippen: Lateralflexion der HWS zur ipsilateralen Seite (bei einseitiger Kontraktion)
- Ventralflexion des Halses (bei beidseitiger Kontraktion)

Innervation: direkte Äste aus dem Plexus cervicalis und dem Plexus brachialis (C3–6)

Mm. intercostales

Ursprung und Ansatz:
④ Mm. intercostales externi (Tuberculum costae bis zur Knorpel-Knochen-Grenze): entspringen am Unterrand einer Rippe und inserieren am Oberrand der nächst tieferen Rippe (Verlauf: von hinten-oben nach vorne-unten)
⑤ Mm. intercostales interni (Angulus costae bis zum Sternum): entspringen am Oberrand einer Rippe und inserieren am Unterrand der nächsthöheren Rippe (Verlauf: von hinten-unten nach vorne-oben)
- Mm. intercostales intimi: Abspaltung der Mm. intercostales interni (daher gleicher Verlauf und gleiche Funktion)

Funktion:
- Mm. intercostales externi: Rippenheber (Inspiration); verspannen die Zwischenrippenräume; Stabilisation der Thoraxwand
- Mm. intercostales interni u. intimi: Rippensenker (Exspiration); verspannen die Zwischenrippenräume; Stabilisation der Thoraxwand

Innervation: Nn. intercostales I–XI

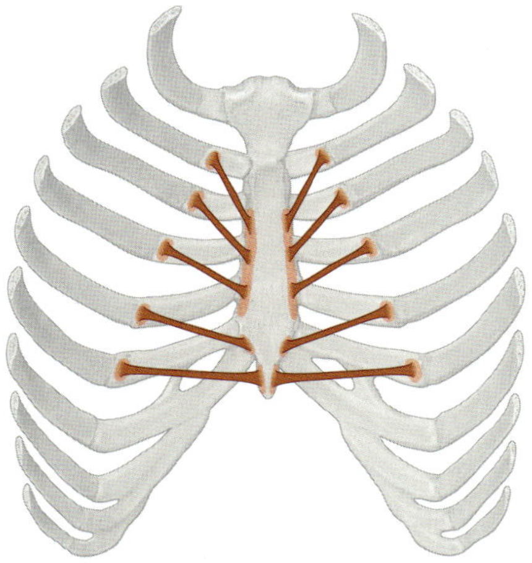

B M. transversus thoracis im Überblick
Ansicht von dorsal.

M. transversus thoracis

Ursprung: Innenseite des Corpus sterni und des Proc. xiphoideus sterni
Ansatz: Innenseite der Rippenknorpel der 2.–6. Rippe
Funktion: Rippensenker (Exspiration)
Innervation: Nn. intercostales II–VI

C Mm. scaleni anterior, medius und posterior sowie Mm. intercostales interni und externi

Teilweise eröffneter Brustkorb, Ansicht von ventral. Die Mm. scaleni zählen topografisch zu den tiefen Halsmuskeln, funktionell haben sie jedoch eine enge Beziehung zur Brustkorbatmung. Überspringen die Mm. intercostales *interni* ein bis zwei Rippen, können zusammenhängende Muskelplatten (besonders im Bereich der Rippenwinkel der 6.–11. Rippe) entstehen, die als *Mm. subcostales* bezeichnet werden.

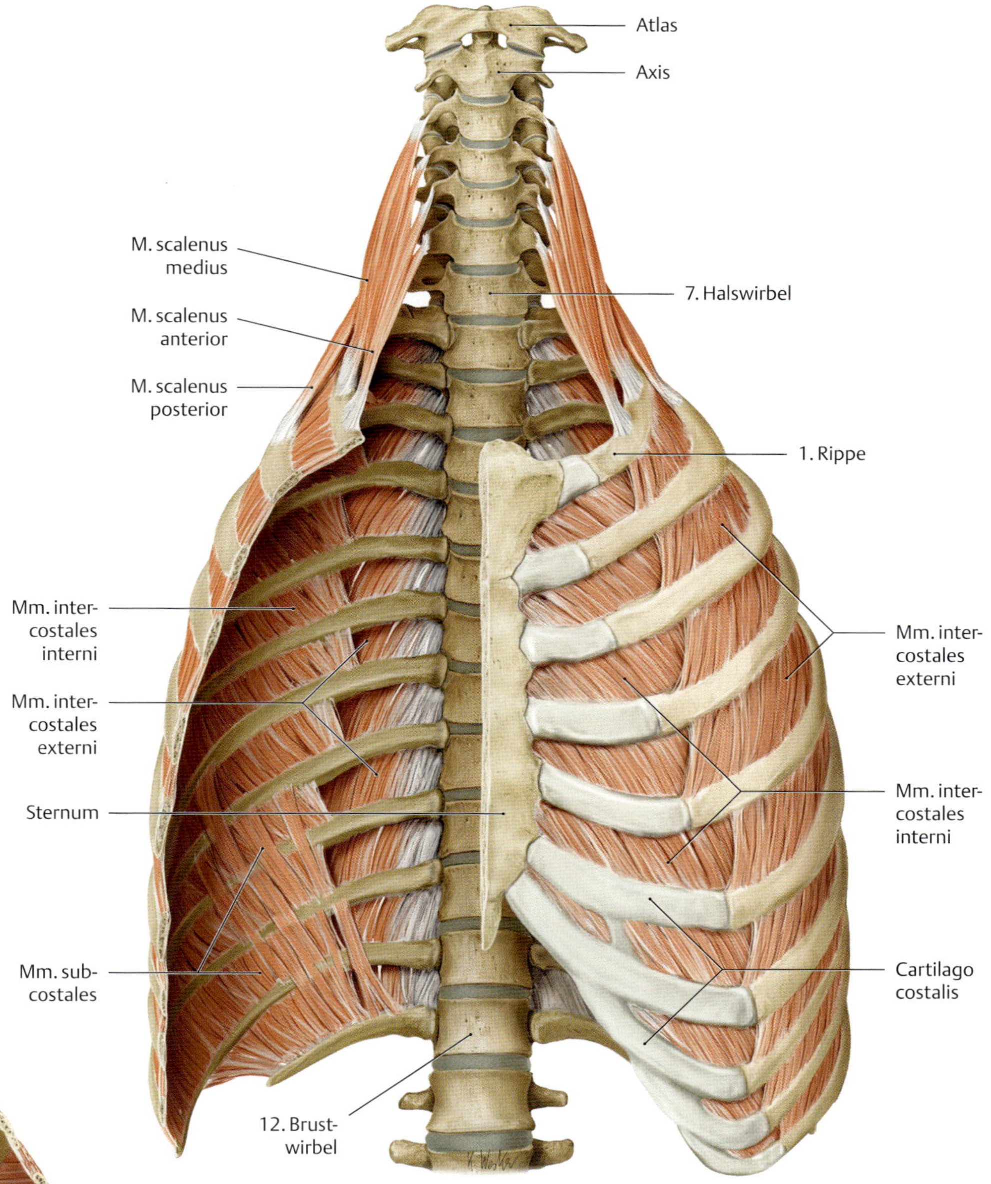

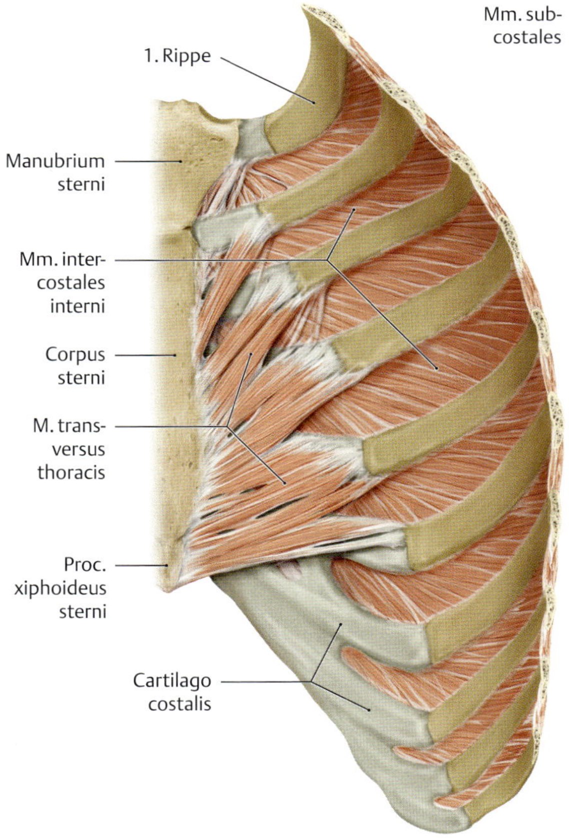

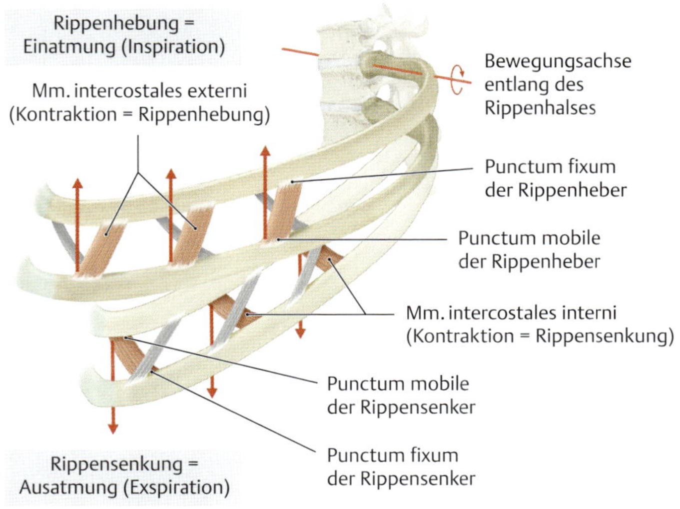

D M. transversus thoracis

Rückseite des in **C** entfernten Rippenschildes (rechte Hälfte des M. transversus thoracis), Ansicht von dorsal.

E Wirkung der Mm. intercostales externi und interni

Beachte die Lage der Bewegungsachse entlang des Rippenhalses.

2.9 Brustkorbmuskulatur: Zwerchfell (Diaphragma)

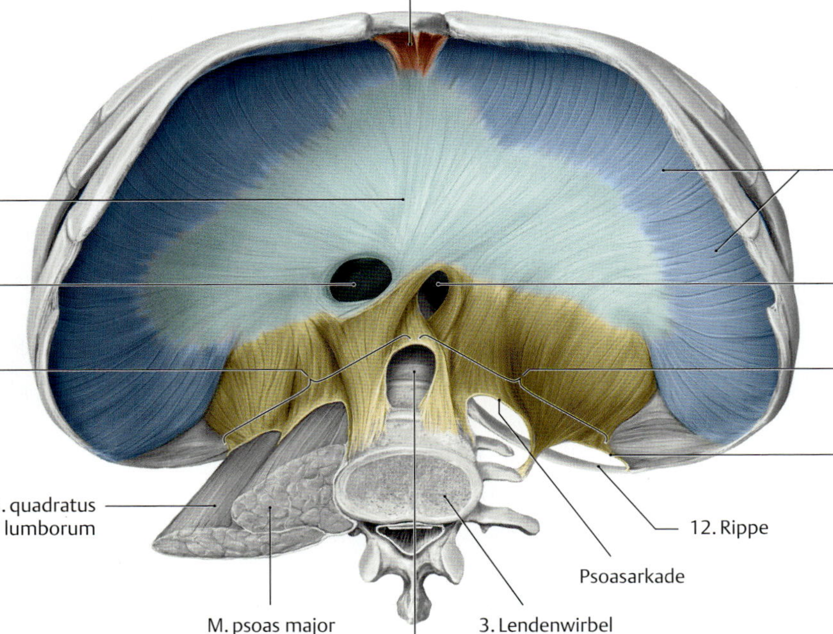

A Zwerchfell (Diaphragma) im Überblick

Ursprung:	• Pars costalis: Unterrand des Rippenbogens (Innenfläche der 7.–12. Rippe) • Pars lumbalis (Crus dextrum und Crus sinistrum): – mediale Teile: LWK 1.–3., 2. u. 3. Zwischenwirbelscheibe, Lig. longitudinale anterius – laterale Teile: 1. Sehnenbogen der Psoasarkade (Lig. arcuatum mediale) vom 2. LWK zum dazugehörigen Rippenfortsatz; 2. Sehnenbogen der Quadratusarkade (Lig. arcuatum laterale), vom Rippenfortsatz des 2. LWK zur Spitze der 12. Rippe • Pars sternalis: Hinterfläche des Proc. xiphoideus sterni
Ansatz:	Centrum tendineum
Funktion:	wichtigster Inspirationsmuskel (Zwerchfell- bzw. Bauchatmung), Mitwirkung bei der Bauchpresse
Innervation:	N. phrenicus aus dem Plexus cervicalis (C3–5)

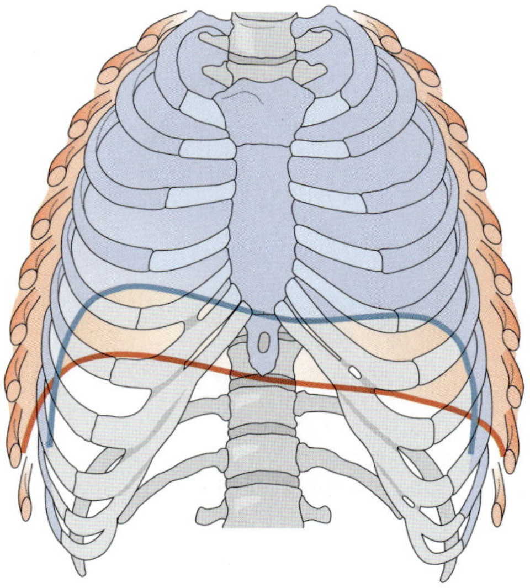

B Zwerchfellstand und Rippenstellung in Abhängigkeit von der Atemlage

Brustkorb, Ansicht von ventral.

Beachte die unterschiedliche Lage des Zwerchfells nach tiefer Inspiration (Einatmung, rot) und tiefer Exspiration (Ausatmung, blau). Bei der klinischen Untersuchung können mit Hilfe der Perkussion (Beklopfen des Körpers) die dorsalen Lungengrenzen bestimmt werden. Hierbei ist die respiratorisch bedingte Zwerchfellverschieblichkeit zwischen tiefer Exspiration und tiefer Inspiration zu berücksichtigen. Sie beträgt etwa 4–6 cm (s. auch S. 182 f.).

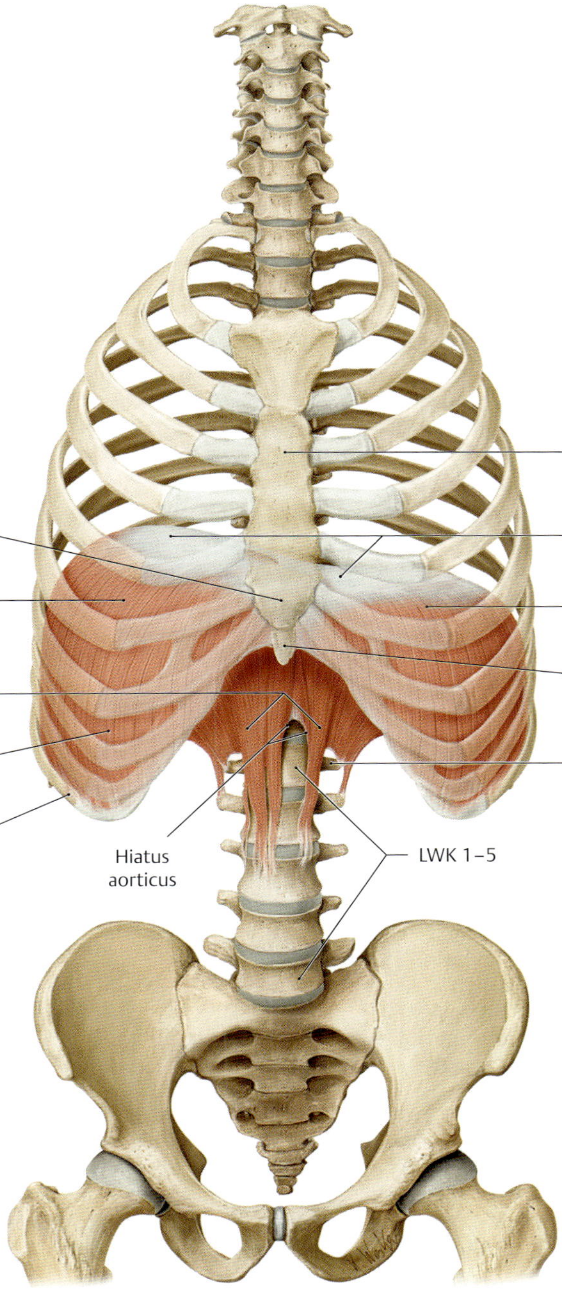

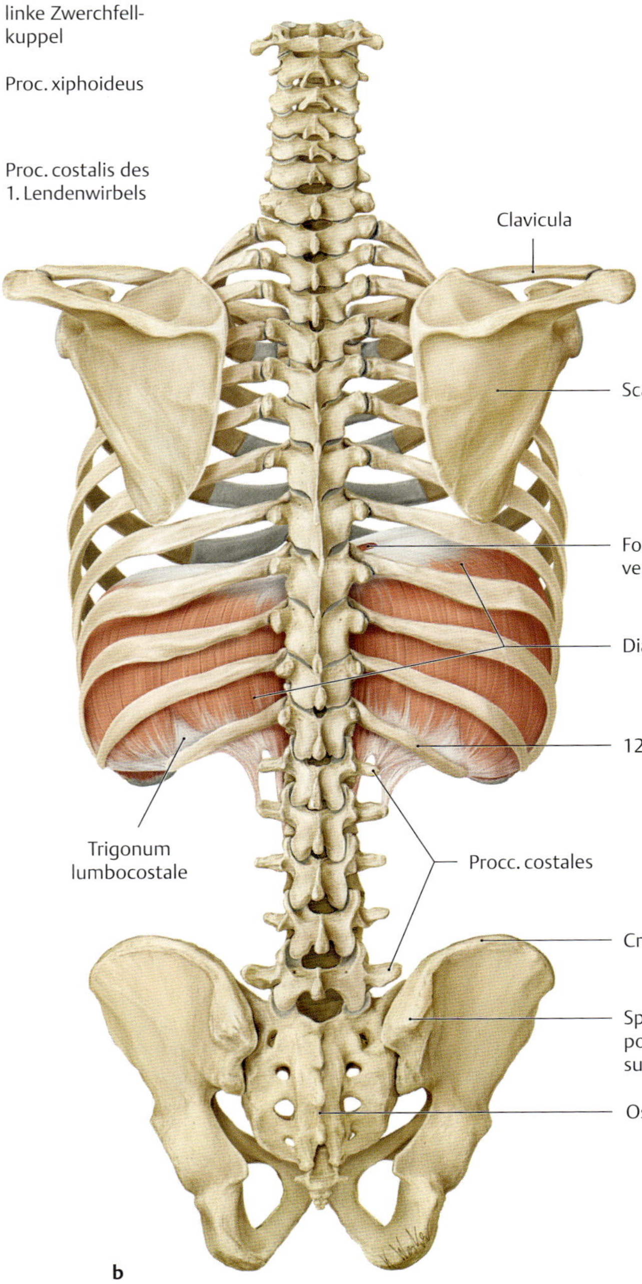

C Zwerchfell (Diaphragma)
a Ansicht von ventral; **b** Ansicht von dorsal.

2.10 Beckenbodenmuskulatur: Diaphragma pelvis, Diaphragma urogenitale und Schließ- bzw. Schwellkörpermuskeln

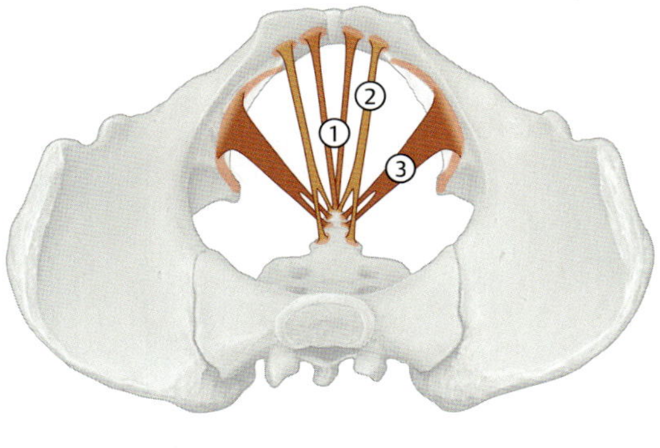

A Diaphragma pelvis im Überblick: M. levator ani (Mm. puborectalis, pubococcygeus und iliococcygeus)
Ansicht von kranial.

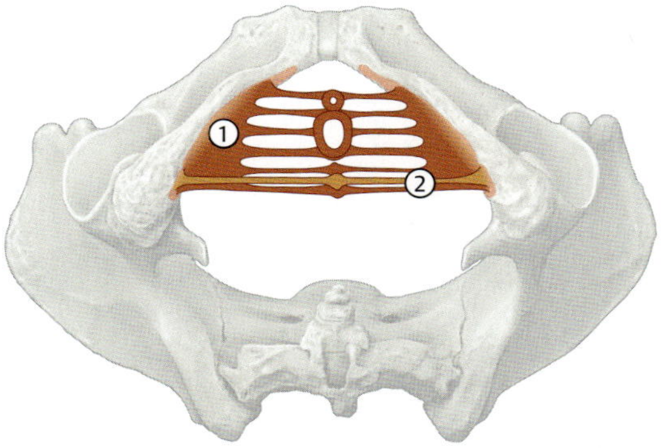

B Diaphragma urogenitale im Überblick: Mm. transversi perinei profundus und superficialis
Ansicht von kaudal.

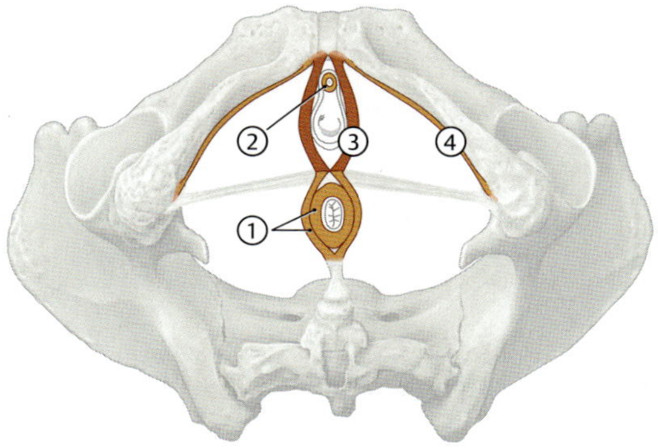

C Schließ- bzw. Schwellkörpermuskeln des Beckenbodens im Überblick: Mm. sphincter ani externus, sphincter urethrae, bulbospongiosus und ischiocavernosus
Ansicht von kaudal.

M. levator ani

① **M. puborectalis**

Ursprung: beiderseits der Symphyse, am oberen Schambeinast
Ansatz: schlingenförmig um die Junctio anorectalis, verwoben mit der Pars profunda des M. sphincter ani externus
Innervation: N. pudendus (S2–4)

② **M. pubococcygeus**

Ursprung: Schambein (lateral am Ursprung des M. puborectalis)
Ansatz: Lig. anococcygeum, Steißbein
Innervation: N. pudendus (S2–4)

③ **M. iliococcygeus**

Ursprung: Sehnenbogen der Faszie des M. obturatorius internus (Arcus tendineus m. levatoris ani)
Ansatz: Raphe zwischen den Mm. iliococcygei, Steißbein
Funktion des Diaphragma pelvis: Sicherung der Lage der Beckenorgane
Innervation: N. pudendus (S2–4)

① **M. transversus perinei profundus**

Ursprung: R. inferior ossis pubis, R. ossis ischii
Ansatz: Wand der Vagina und der weiblichen bzw. männlichen Urethra, Centrum perinei
Innervation: N. pudendus (S2–4)

② **M. transversus perinei superficialis**

Ursprung: R. ossis ischii
Ansatz: Centrum perinei
Funktion des Diaphragma urogenitale: Sicherung der Lage der Beckenorgane, Verschlussmechanismus für die Urethra
Innervation: N. pudendus (S2–4)

① **M. sphincter ani externus**
verläuft als ringförmiger Schließmuskel um den Analkanal und erstreckt sich vom Centrum perinei bis zum Lig. anococcygeum (Unterteilung in Pars subcutanea, Pars superficialis u. Pars profunda)
Funktion: Verschluss des Anus
Innervation: N. pudendus (S2–4)

② **M. sphincter urethrae (Externus)**
besteht aus zwei Anteilen: einem inneren, ringförmigen und glattmuskulären Anteil und einem äußeren, quergestreiften Anteil (Omega-Form)
Funktion: Verschluss der Urethra
Innervation: N. pudendus (S2–4)

③ **M. bulbospongiosus**
verläuft bei der Frau vom Centrum perinei nach ventral zur Clitoris (beim Mann zur Raphe penis)
Funktion: verengt den Scheideneingang bei der Frau, umhüllt das Corpus spongiosum des Penis beim Mann
Innervation: N. pudendus (S2–4)

④ **M. ischiocavernosus**

Ursprung: R. ossis ischii
Ansatz: Crus penis/Crus clitoridis
Funktion: presst Blut in das Corpus cavernosum penis/clitoridis
Innervation: N. pudendus (S2–4)

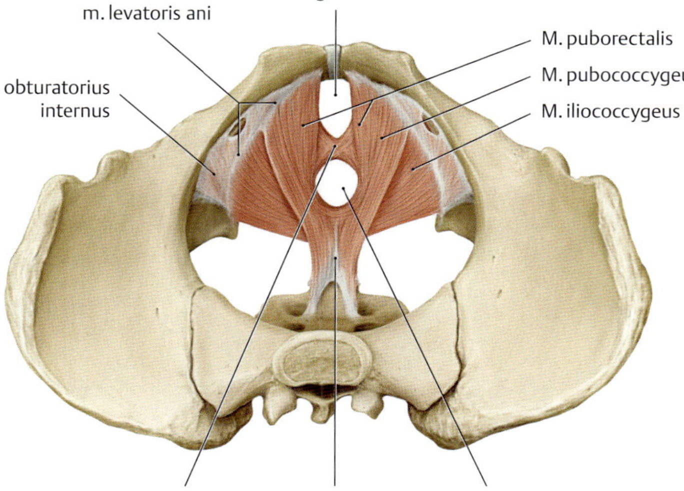

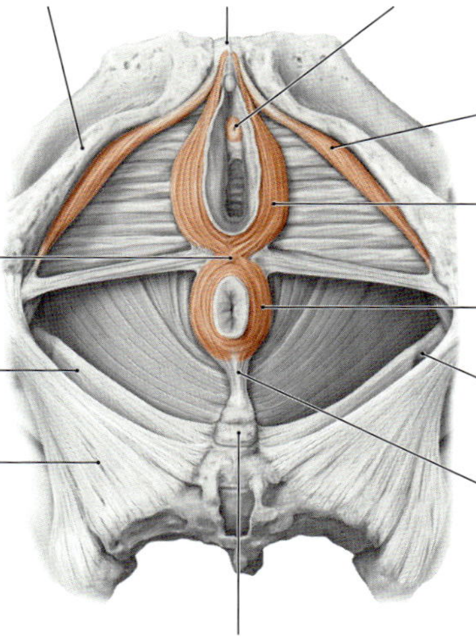

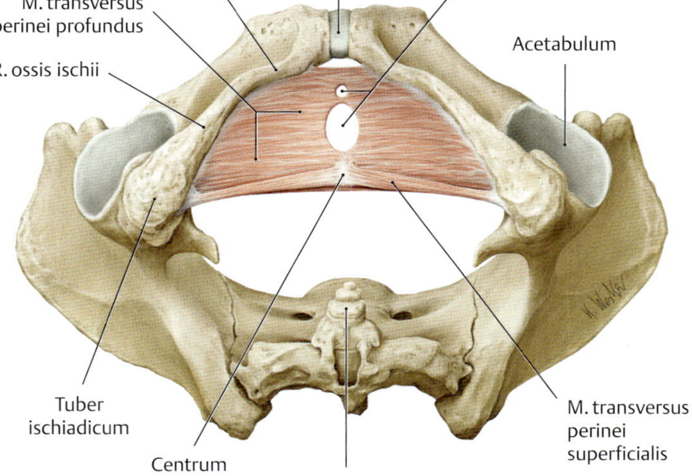

D Beckenbodenmuskulatur bei der Frau

a Diaphragma pelvis, Ansicht von kranial;
b Diaphragma urogenitale, Ansicht von kaudal;
c Schließ- bzw. Schwellkörpermuskeln, Ansicht von kaudal.

Der Begriff des „Diaphragma urogenitale" ist in der neuen Terminologia anatomica nicht mehr vorgesehen, v. a. deshalb, weil die Existenz des M. transversus perinei profundus im weiblichen Becken kontrovers diskutiert wird. Dies liegt daran, dass dieser Muskel mit zunehmendem Alter und besonders nach vaginalen Entbindungen mit viel Bindegewebe durchsetzt ist. Bei älteren Frauen enthält das Spatium profundum perinei (s. S. 191) im Wesentlichen Bindegewebe, das den Hiatus urogenitalis im Bereich der Mündungen von Urethra und Vagina ausfüllt (vgl. S. 196).

Wichtige Funktionen der Beckenbodenmuskulatur
Der Beckenboden hat eine Doppelfunktion:

- Sicherung der Lage von Bauch- und Beckenorganen durch Verschluss des Bauch- und Beckenraumes nach kaudal und somit Tragen eines Großteils der Eingeweidelast;
- Kontrolle der Öffnungen von Rectum, Harn- und Genitalwegen (Sphinkterfunktion), deren Durchtritt die mechanische Widerstandsfähigkeit des Beckenbodens vermindert.

Diesen eigentlich widersprüchlichen Funktionen (verschließen, aber auch Öffnungen ermöglichen) entspricht der Aufbau des Beckenbodens aus kulissenartig gestaffelten, trichterförmigen Muskel- und Bindegewebsplatten; gleichzeitig macht er ihn (insbesondere bei der Frau) sehr anfällig: Häufig wiederkehrende, extreme Steigerungen des intraabdominellen Druckes sowie Belastungen, besonders am Ende der Schwangerschaft, führen zu einer Schwächung des Bindegewebsapparates und/oder zu einer Schädigung der Beckenbodenmuskulatur. Überdehnungen und Verletzungen des Beckenbodens bzw. der versorgenden Nerven z. B. unter der Geburt, können (bei häufigen Entbindungen) langfristig zu einer Insuffizienz des Beckenbodens mit unterschiedlichen klinischen Folgen führen:

- Tiefertreten des Beckenbodens (Descensus perinei) und damit der Beckenorgane, z. B. des Uterus *(Descensus uteri);*
- im Extremfall Heraustreten des Uterus aus der Vagina mit Umstülpung der Scheide *(Prolapsus uteri).*

Der Deszensus ist in der Regel mit Harn- oder Stuhlinkontinenz, die sich z. B. beim Husten äußert *(Stressinkontinenz)*, verbunden. Bei geringgradigem Deszensus genügt oft regelmäßige Beckenbodengymnastik, bei stärkerer Ausprägung ist evtl. eine operative *Beckenbodenplastik* (z. B. Annäherung der beiden Levatorschenkel durch Nahtraffung der Mm. puborectales) bzw. eine operative Anheftung der Beckenorgane (z. B. Kolopexie, Rektopexie) an die Beckenwand oder das Sacrum notwendig.

2.11 Sekundär eingewanderte Rumpfwandmuskulatur: spinokostale, spinohumerale und thorakohumerale Muskeln

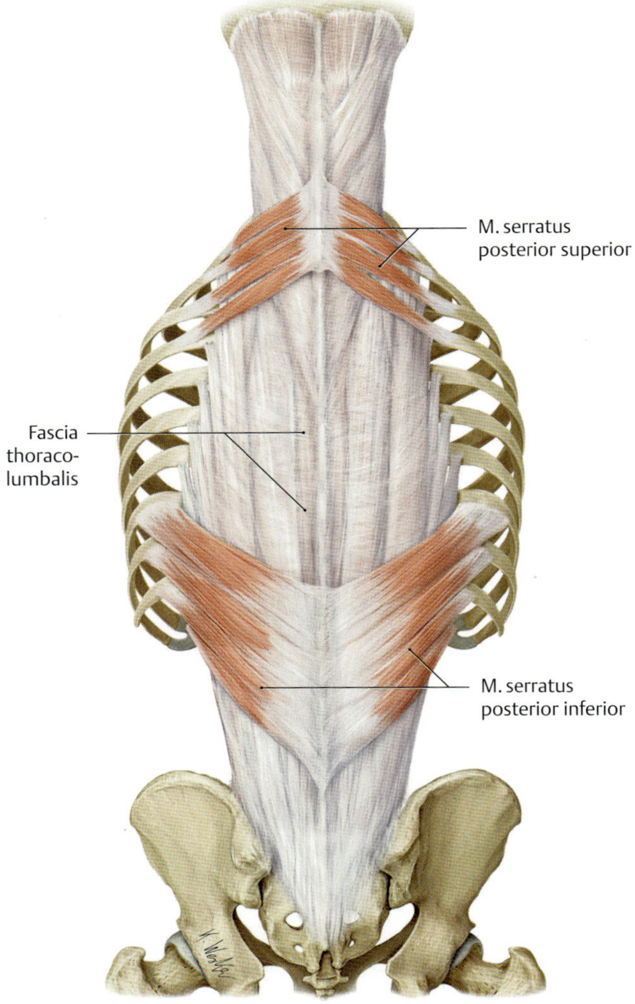

A Spinokostale Muskulatur im Überblick
Aufgrund ihrer Lage oberhalb der Fascia thoracolumbalis und ihrer Innervation durch Rr. ventrales der Spinalnerven zählt man die beiden hinteren Serratusmuskeln nicht zu den autochthonen Rückenmuskeln, sondern zu den sekundär eingewanderten Rückenmuskeln. Die meist sehr dünnen, häufig noch deutlich segmentierten Muskeln wirken als inspiratorische Atemhilfsmuskeln (s. Tabelle unten).

M. serratus posterior superior	
Ursprung:	Dornfortsätze des 6. und 7. Halswirbels sowie des 1. und 2. Brustwirbels
Ansatz:	2.–5. Rippe in Höhe des Angulus costae
Funktion:	hebt die Rippen und unterstützt somit die Inspiration
Innervation:	Nn. intercostales Th 1–4
M. serratus posterior inferior	
Ursprung:	Dornfortsätze des 11. und 12. Brustwirbels, des 1. und 2. Lendenwirbels sowie an der Fascia thoracolumbalis
Ansatz:	zum Unterrand der 9.–12. Rippe
Funktion:	unterstützt ebenfalls die Inspiration (!), indem er durch seinen Zug einer Verengung der unteren Thoraxapertur entgegen wirkt und auf diese Weise dem Zwerchfell ein stabiles Punctum fixum verschafft
Innervation:	Nn. intercostales Th 9–12

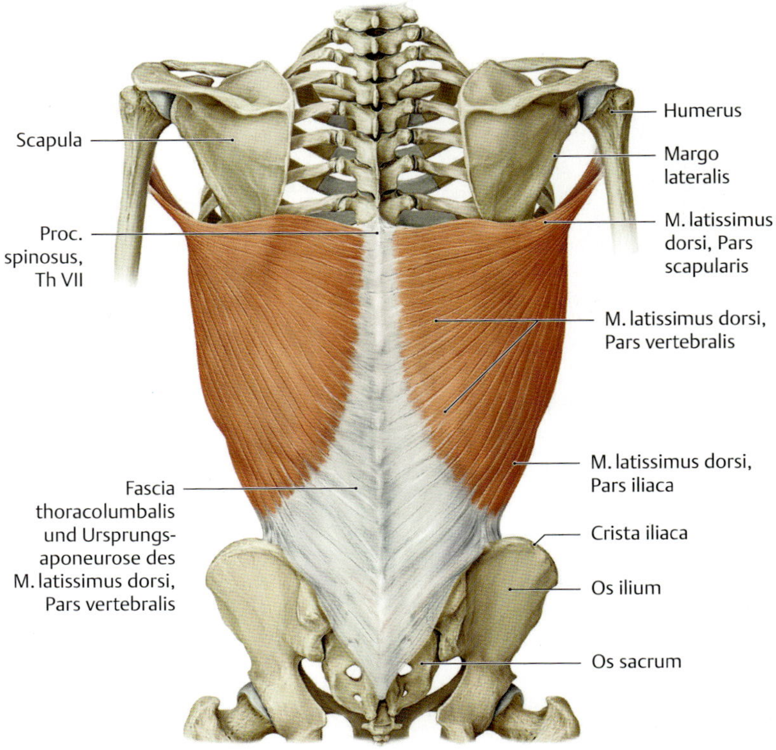

B M. latissimus dorsi
Ansicht von dorsal. *Beachte:* Die Ursprungsaponeurose des M. latissimus dorsi ist fest mit der Fascia thoracolumbalis verwachsen. Beide Strukturen sind daher nicht voneinander zu trennen!

C Sekundär eingewanderte Rumpfwandmuskulatur im Überblick
(Besprechung mit Ausnahme der Mm. serrati auf S. 312). Die gesamte autochthone Rückenmuskulatur wird von großen, teilweise bis zum Becken hinunter reichenden Muskeln überdeckt, die im Laufe der Phylogenese ihre Ursprünge auf den Rumpf ausgedehnt haben (eingewanderte Rumpfmuskulatur, vgl. S. 153). Diese Muskeln sind als hypaxone Muskeln (Innervation: Rr. ventrales) zunächst aus dem Rückenbereich ausgewandert, und zwar in Richtung obere Extremität (daher auch Schultergürtelmuskeln), um sich später wieder auf den Rücken zurückzuverlagern, wahrscheinlich im Rahmen der Entwicklung der Tetrapoden, als die Schultergürtelmuskulatur größer wurde und sie mehr Gewicht tragen musste! Man unterscheidet:

Spinokostale oder Rumpf-Rippen-Muskulatur (zwischen Wirbelsäule und Rippen)	
• M. serratus posterior superior • M. serratus posterior inferior	
Spinohumerale oder Rumpf-Schultergürtel- bzw. Rumpf-Arm-Muskulatur (zwischen Wirbelsäule und Schultergürtel bzw. Oberarm)	
• Rumpf-Schultergürtel-Muskulatur – Mm. rhomboidei major u. minor – M. levator scapulae – M. serratus anterior – M. subclavius – M. pectoralis minor – M. trapezius	• Rumpf-Arm-Muskulatur – M. latissimus dorsi • Thorakohumerale oder Brustkorb-Arm-Muskulatur – M. pectoralis major
Beachte: Alle von ventral eingewanderten Muskeln werden von ventralen Ästen der Spinalnerven (Rr. ventrales) innerviert.	

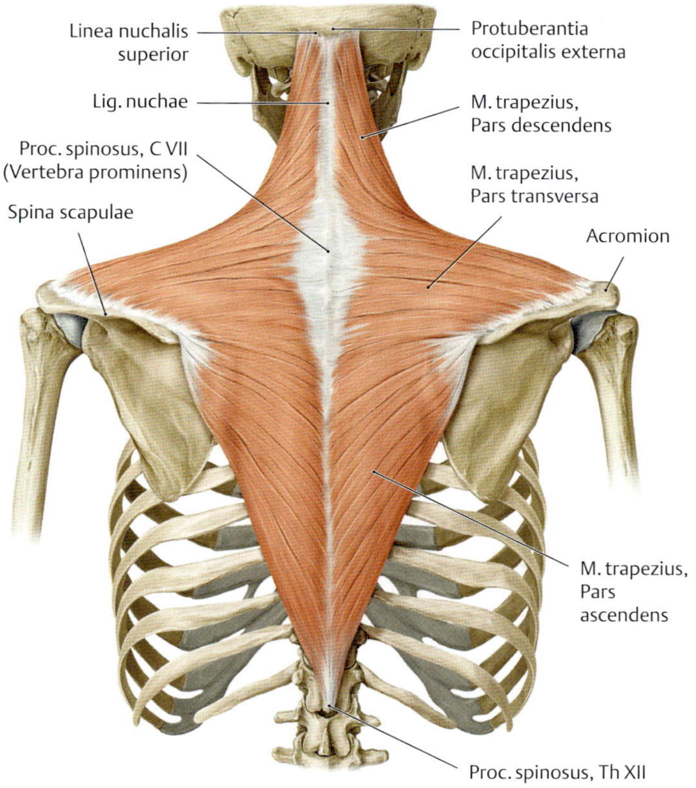

D M. trapezius
Ansicht von dorsal.

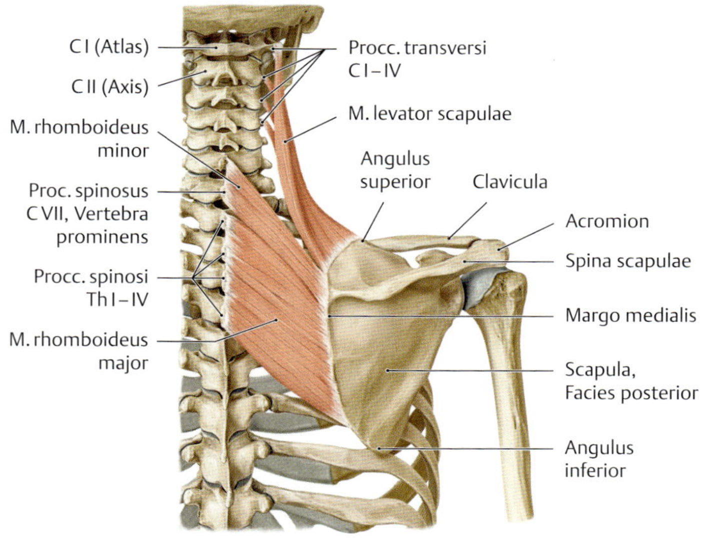

F M. levator scapulae, M. rhomboideus major und M. rhomboideus minor
Rechte Seite, Ansicht von dorsal.

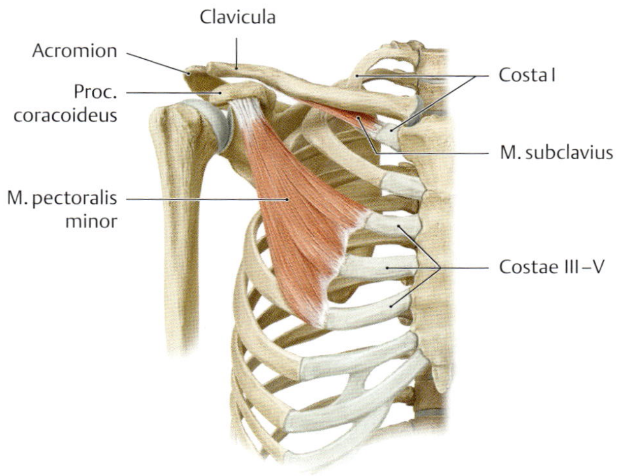

G M. pectoralis minor und M. subclavius
Rechte Seite, Ansicht von ventral.

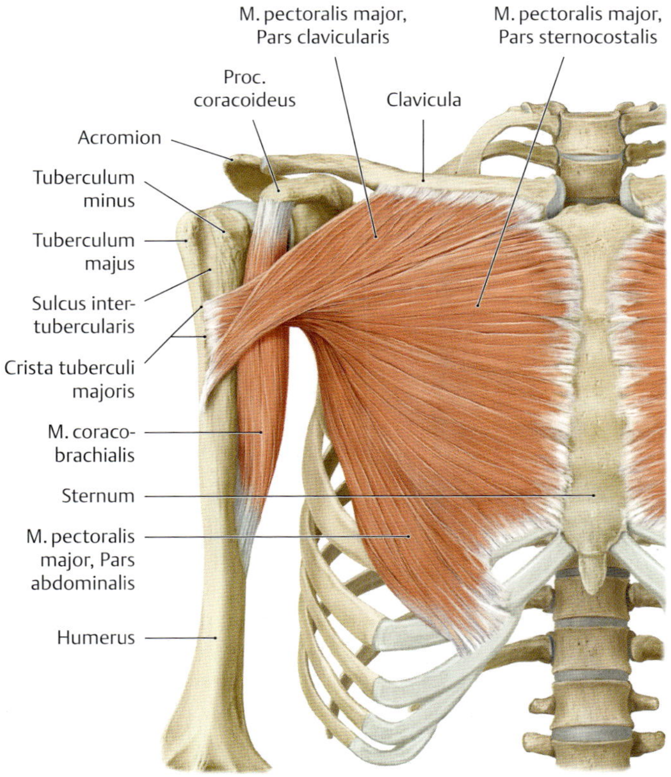

E Mm. pectoralis major und coracobrachialis
Rechte Seite, Ansicht von ventral.

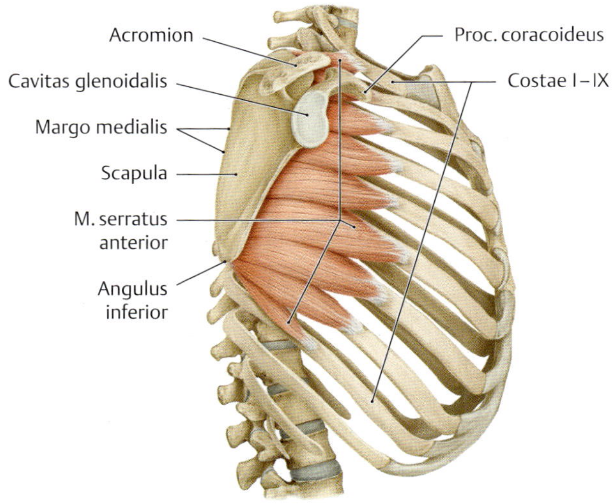

H M. serratus anterior
Rechte Seite, Ansicht von lateral.

3.1 Rückenmuskeln im Überblick und Fascia thoracolumbalis

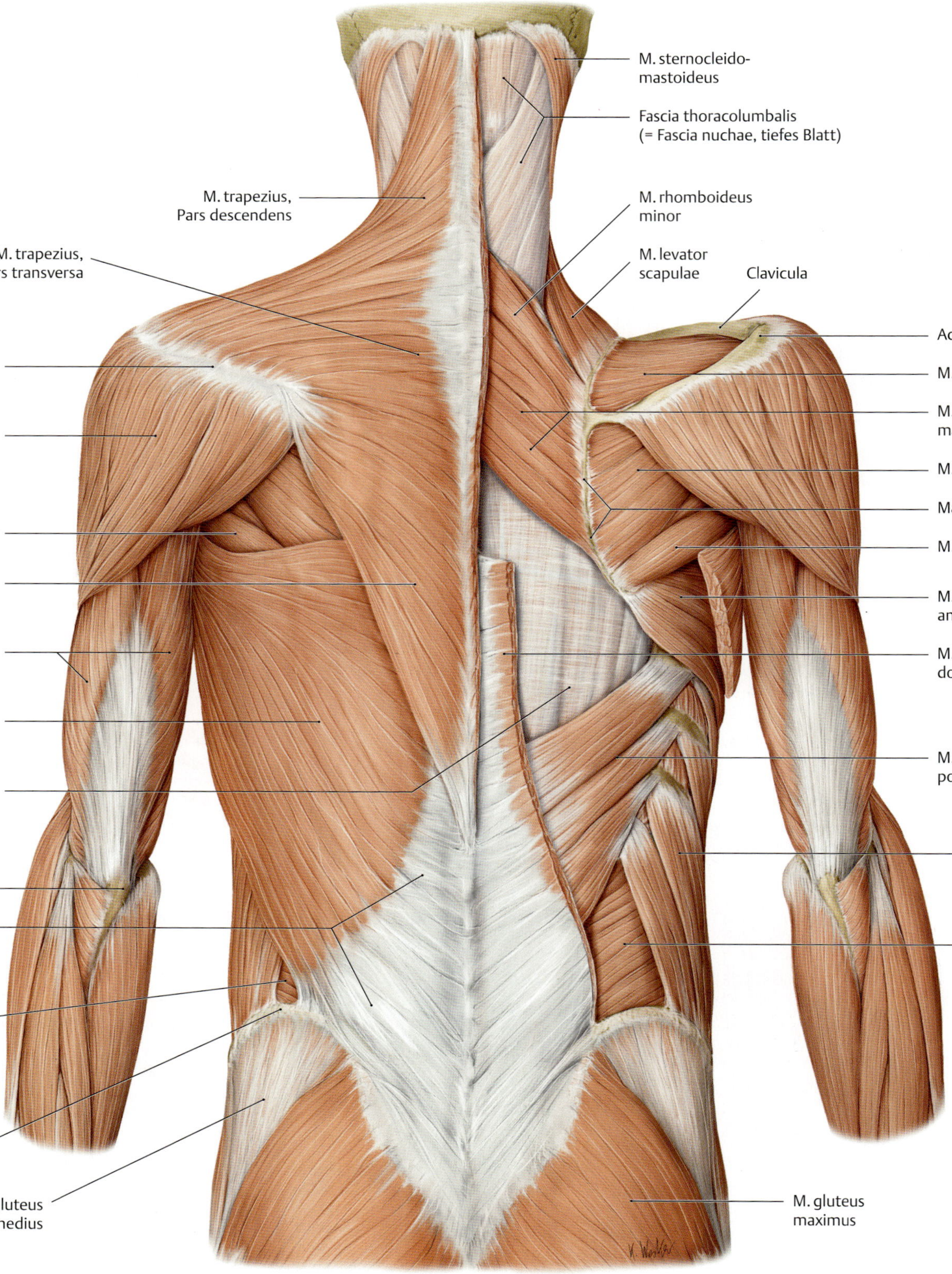

A Fascia thoracolumbalis als „Trennwand" zwischen autochthoner und eingewanderter Rückenmuskulatur

Zur Darstellung der Fascia thoracolumbalis ist der M. trapezius auf der rechten Seite der Abbildung vollständig, der M. latissimus dorsi teilweise entfernt. Das oberflächliche Blatt der Fascia thoracolumbalis trennt im gesamten Bereich der Rückenmuskulatur die autochthonen (M. erector spinae) von den sie bedeckenden eingewanderten (nicht autochthonen) Rückenmuskeln.

Beachte: Das oberflächliche Blatt der Fascia thoracolumbalis liegt nahe der Wirbelsäule unmittelbar unter der Haut, ist dort massiv verstärkt und dient der flächenhaften Sehne des M. latissimus dorsi als Ursprungsfläche. Lateral dieser Ursprungslinie „schiebt" sich das oberflächliche Blatt gleichsam unter Sehne und Muskel und verliert dabei seinen direkten Kontakt zum Unterhautgewebe. Auf seiner ganzen Breite – medial wie lateral – bedeckt das oberflächliche Blatt die autochthonen Rückenmuskeln.

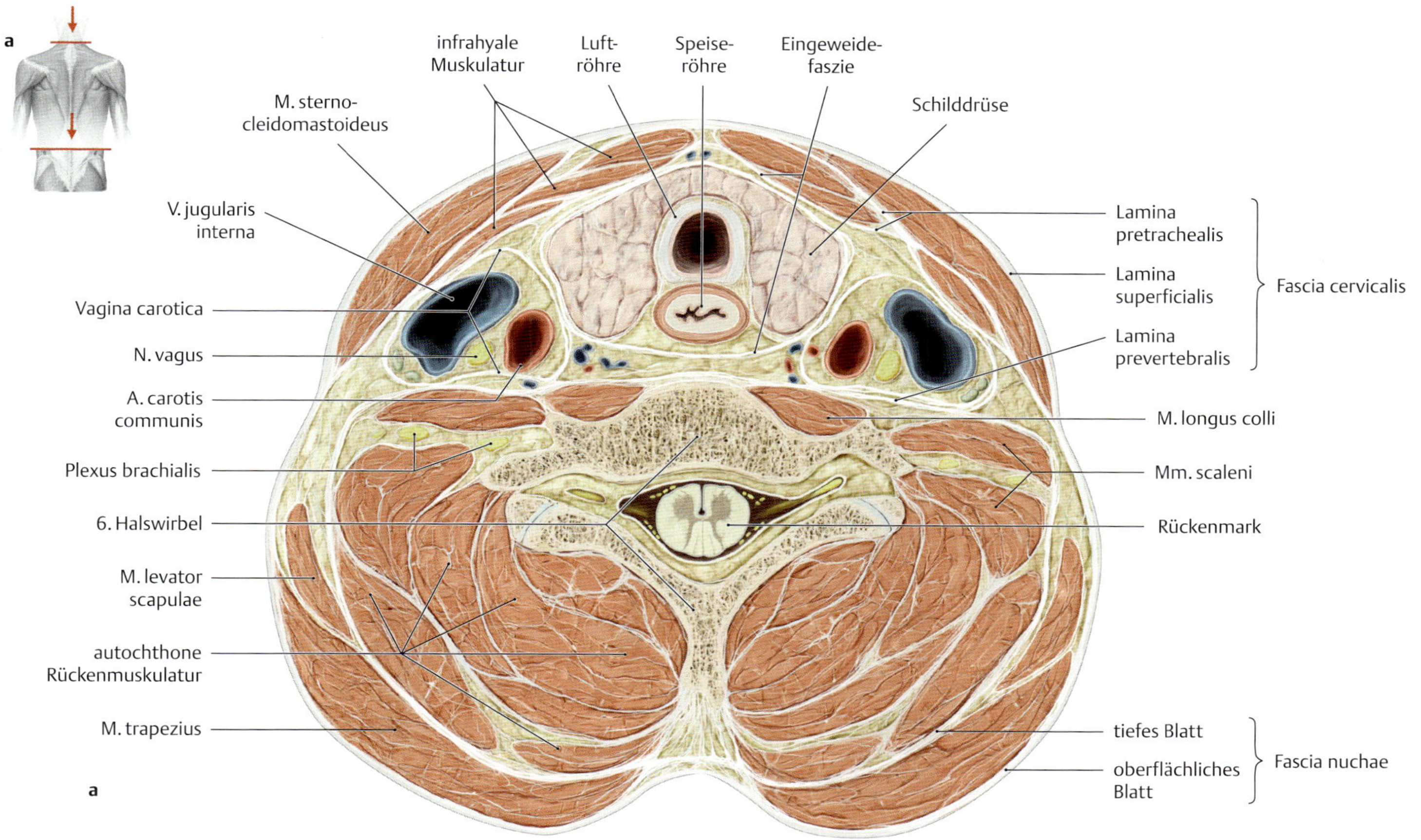

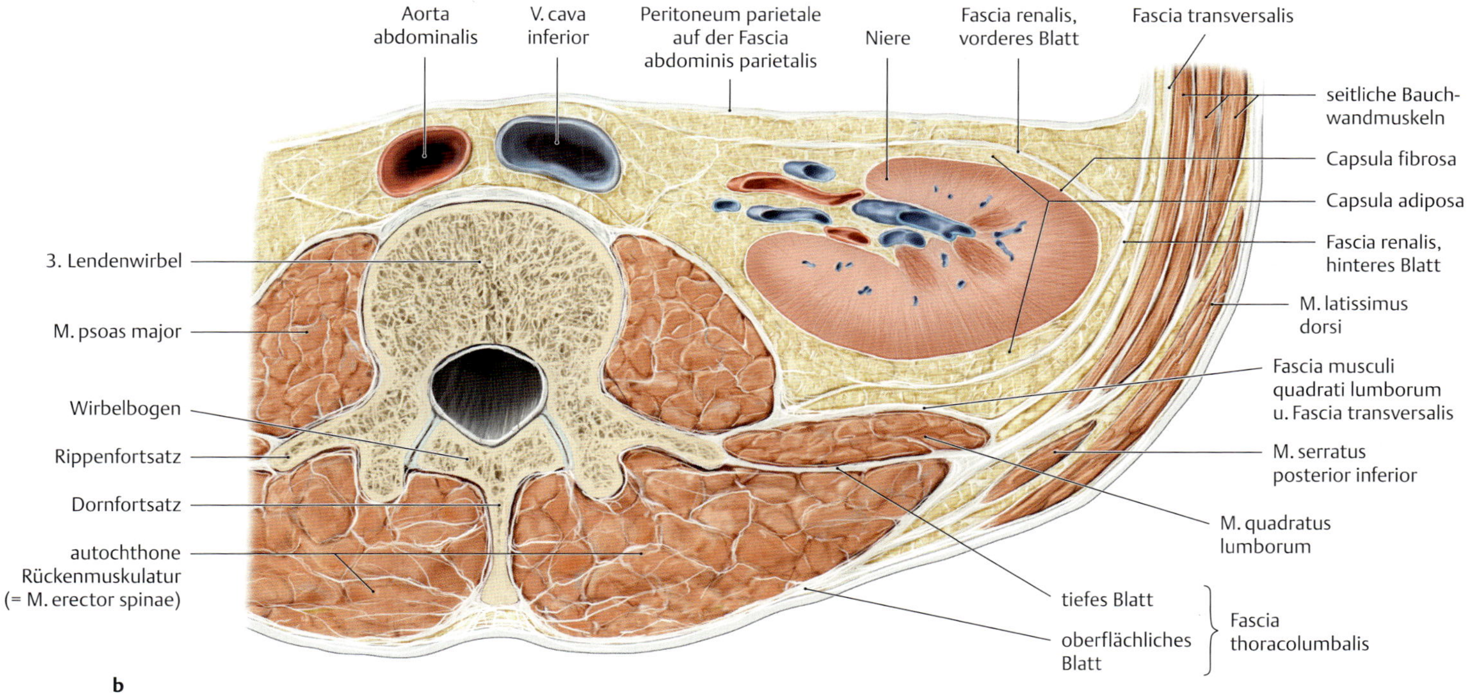

B Fascia thoracolumbalis

a Querschnitt durch den Hals in Höhe des 6. Halswirbels, Ansicht von kranial;

b Querschnitt durch die dorsale Rumpfwand in Höhe des 3. Lendenwirbels, Ansicht von kranial.

Die Fascia thoracolumbalis bildet den seitlichen Anteil eines osteofibrösen Kanals, in dem die gesamte *autochthone* Rückenmuskulatur (M. erector spinae) liegt. Dieser Kanal wird – außer von der Fascia thoracolumbalis – von den Wirbelbögen sowie den Dorn- und Rippenfortsätzen gebildet. Vor allem im Lendenwirbelsäulenbereich besteht die Fascia thoracolumbalis aus einem oberflächlichen und einem tiefen Blatt, die sich beide am lateralen Rand des M. erector spinae vereinigen. Im Nackenbereich geht das oberflächliche Blatt der Fascia thoracolumbalis in die Fascia nuchae (tiefes Blatt) über und bildet somit die Fortsetzung der Lamina prevertebralis der Halsfaszien.

Beachte: Nach der neuen Terminologia Anatomica besteht die Fascia thoracolumbalis aus drei Blättern: Das bisher tiefe Blatt wird zum mittleren Blatt (Lamina media), das neue tiefe Blatt ist die Faszie des M. quadratus lumborum, das oberflächliche Blatt bleibt.

3.2 Autochthone Rückenmuskulatur: lateraler und medialer Trakt des M. erector spinae

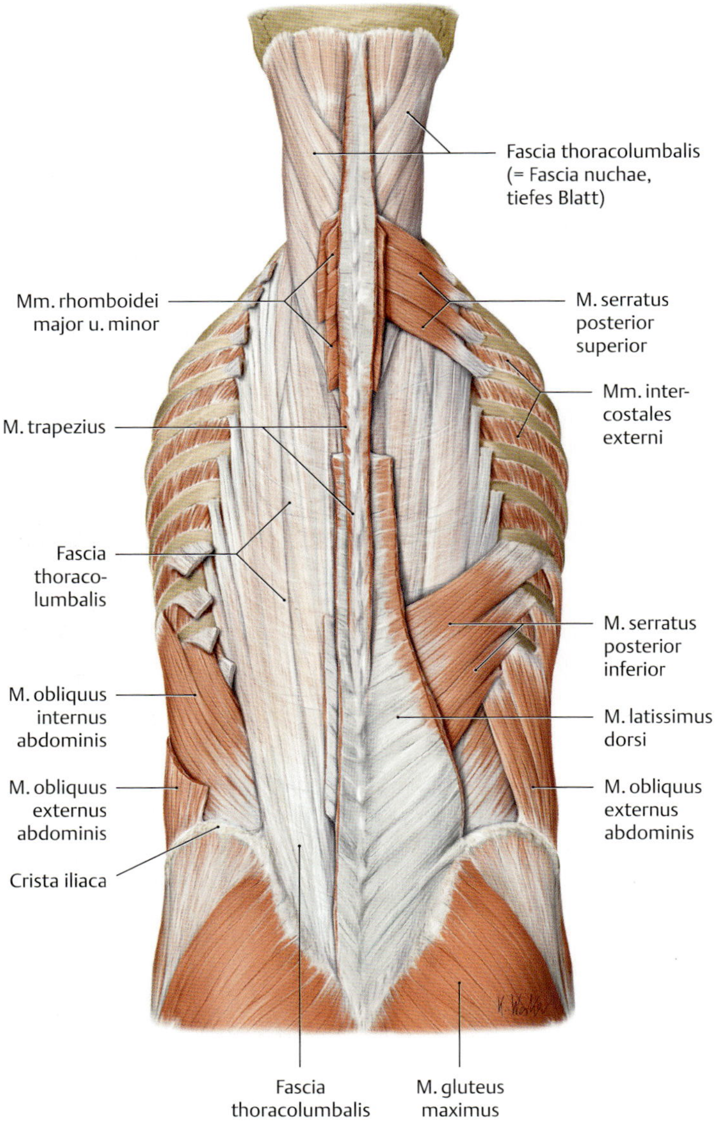

A Verlauf der Fascia thoracolumbalis
Ansicht von dorsal. Um die Fascia thoracolumbalis darzustellen, wurden beide Schultergürtel und die eingewanderte Rückenmuskulatur entfernt (mit Ausnahme der Mm. serrati posterior superior u. inferior sowie der Ursprungsaponeurose des M. latissimus dorsi auf der rechten Seite).

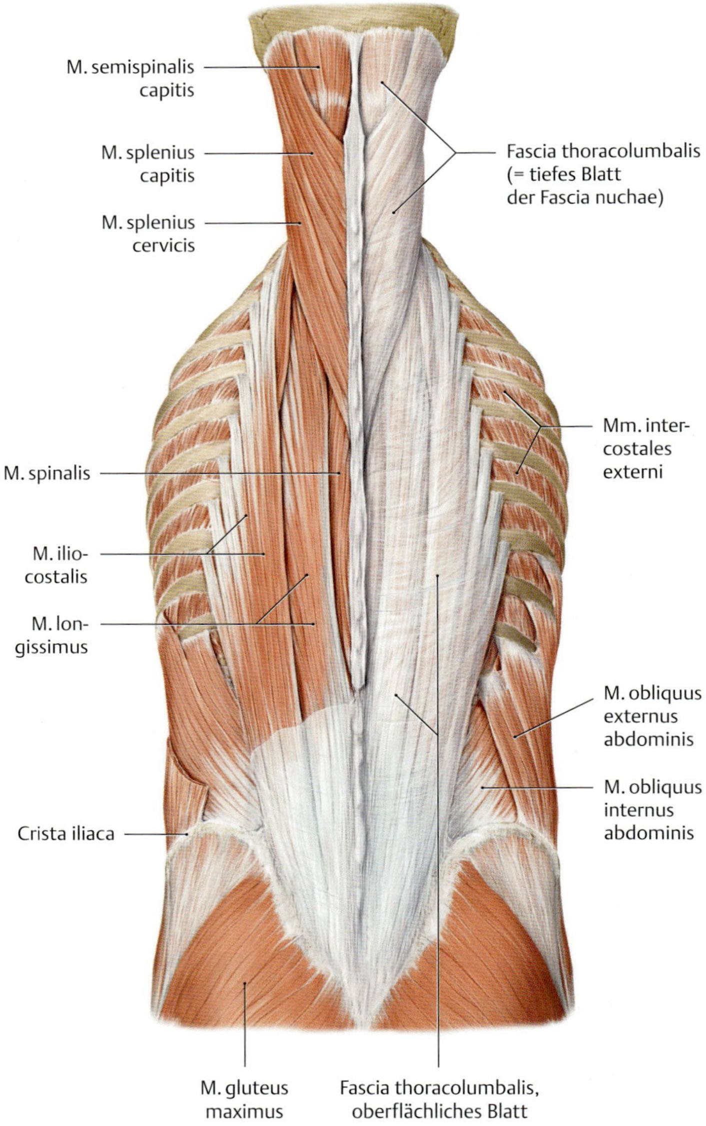

B Lateraler Trakt des M. erector spinae
Ansicht von dorsal. Zur Freilegung des lateralen Traktes (Mm. iliocostalis, longissimus, splenii cervicis u. capitis) sind auf der linken Rückenhälfte Teile des oberflächlichen Blattes der Fascia thoracolumbalis entfernt worden. Die Mm. levatores costarum sowie intertransversarii, die ebenfalls zum lateralen Trakt zählen, sind hier durch die Mm. iliocostalis u. longissimus verdeckt, vgl. **C** u. **D**.
Beachte, dass in der Nackenregion die Fascia thoracolumbalis in das tiefe Blatt der Fascia nuchae übergeht.

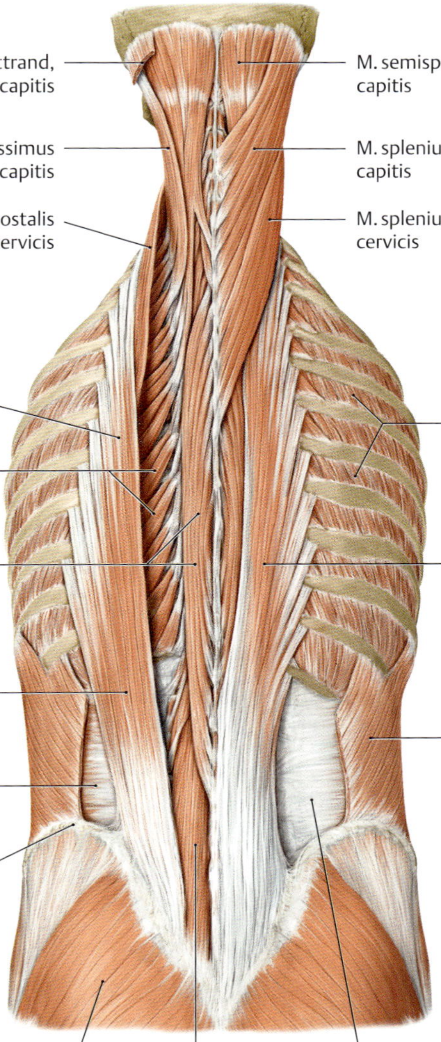

C Medialer Trakt des M. erector spinae (Teile des lateralen Traktes belassen)

Ansicht von dorsal. Auf der linken Rückenhälfte sind der M. longissimus (mit Ausnahme des M. longissimus capitis) und die Mm. splenii cervicis u. capitis, auf der rechten Rückenhälfte ist der gesamte M. iliocostalis entfernt worden (zu den Mm. rotatores s. **D**).

Beachte das tiefe Blatt der Fascia thoracolumbalis: Es dient sowohl dem M. obliquus internus abdominis als auch dem M. transversus abdominis als Ursprung (vgl. **D**).

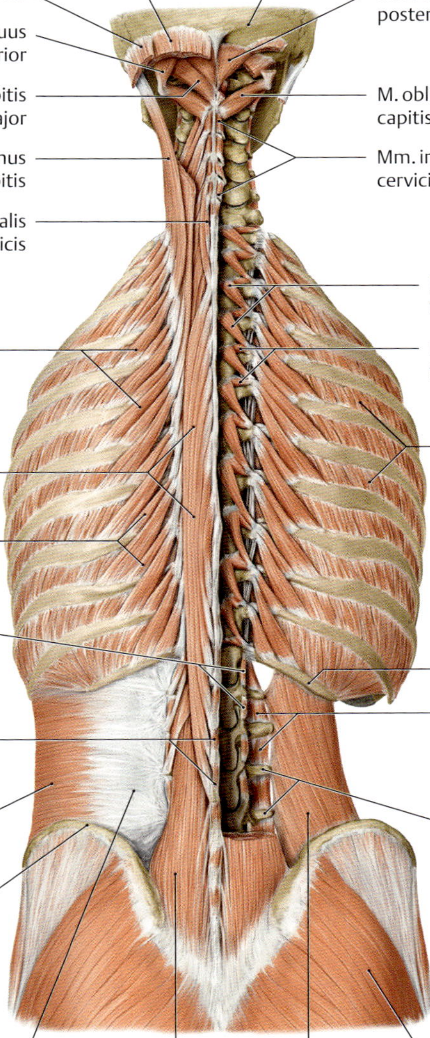

D Medialer Trakt des M. erector spinae (gesamter lateraler Trakt entfernt)

Ansicht von dorsal. Zur Darstellung der unterschiedlichen Muskelindividuen des medialen Traktes sind der gesamte laterale Trakt (bis auf die Mm. intertransversarii u. levatores costarum) sowie Teile des medialen Trakts entfernt worden.

Beachte im Lendenbereich den Ursprung des M. transversus abdominis vom tiefen Blatt der Fascia thoracolumbalis (linke Seite).

Rechts erkennt man nach Entfernung des tiefen Faszienblattes und des M. multifidus sowohl die Mm. intertransversarii (lateraler Trakt des M. erector spinae) als auch den M. quadratus lumborum (hintere, tiefe Bauchmuskeln).

3.3 Autochthone Rückenmuskulatur: kurze Nackenmuskeln

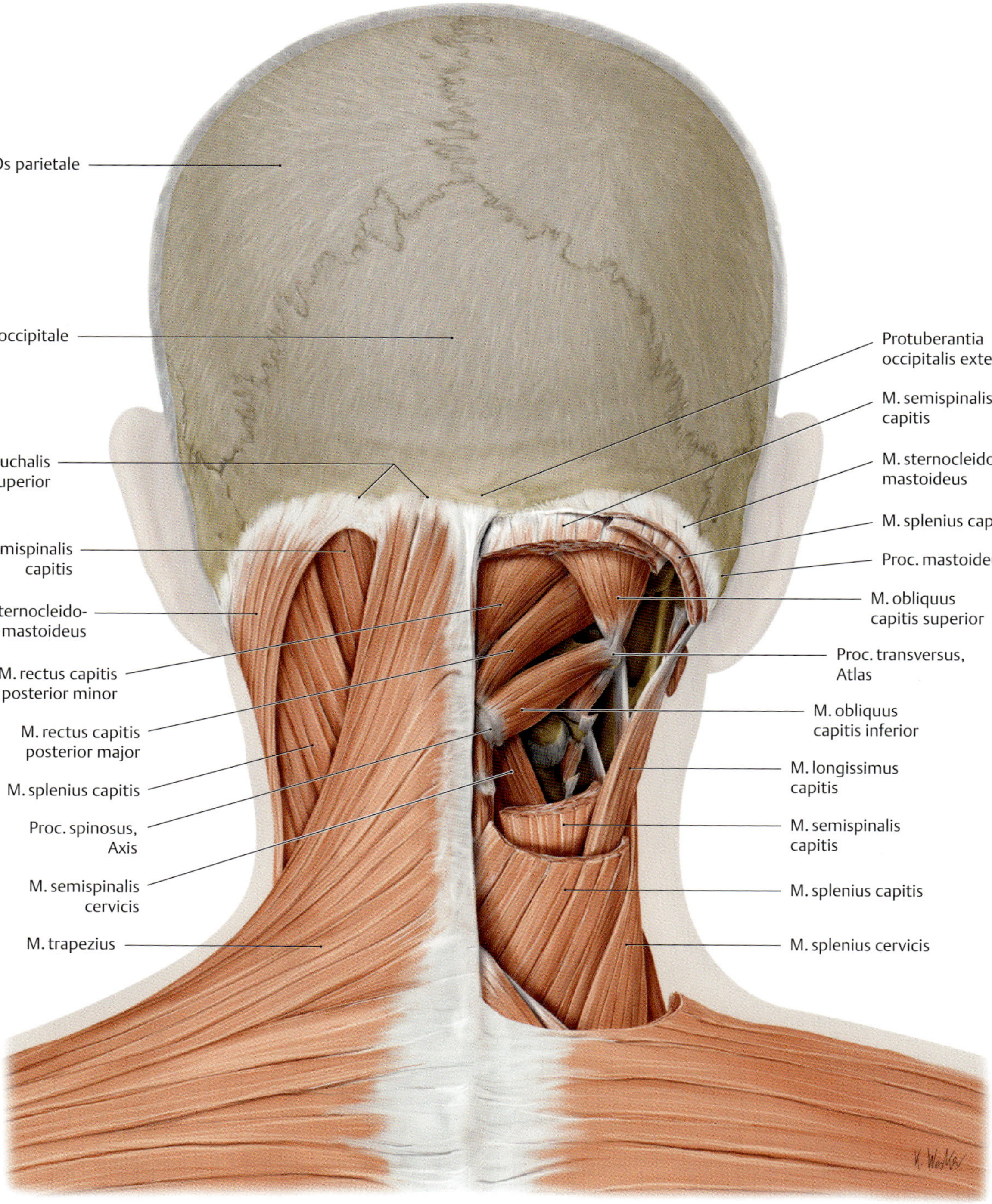

A Lage der kurzen Nackenmuskeln (Mm. suboccipitales)
Nackenregion, Ansicht von dorsal. Die Mm. suboccipitales im engeren Sinne sind die kurzen oder tiefen Nackenmuskeln, die zur autochthonen Rückenmuskulatur zählen (Mm. recti capitis posteriores major u. minor sowie obliquii capitis superior u. inferior). Kriterium für diese Zuordnung ist die Innervation durch einen R. dorsalis, hier durch den R. dorsalis I, den N. suboccipitalis. Die Mm. recti capitis *anterior* u. *lateralis* gehören aus diesem Grund *nicht* zur autochthonen Rückenmuskulatur, da sie von den Rr. ventrales innerviert werden, obwohl sie topografisch auch unter dem Os occipitale liegen. Die kurzen oder tiefen Nackenmuskeln liegen in der Tiefe der Nackenregion innerhalb der Fascia thoracolumbalis und verlaufen zwischen dem Hinterhaupt (Os occipitale) und den beiden ersten Halswirbeln. Sie wirken im Wesentlichen auf die sog. Kopfgelenke (s. S. 128) und unterstützen differenzierte Kopfbewegungen (z. B. Feineinstellung der Kopfhaltung). Zur Darstellung ihrer Lage sind im Bereich der rechten Nackenregion folgende Muskeln teilweise entfernt worden: Mm. trapezius, sternocleidomastoideus, splenius capitis u. semispinalis capitis. Ein wichtiger Orientierungspunkt in der tiefen Nackenregion ist der Dornfortsatz des Axis.

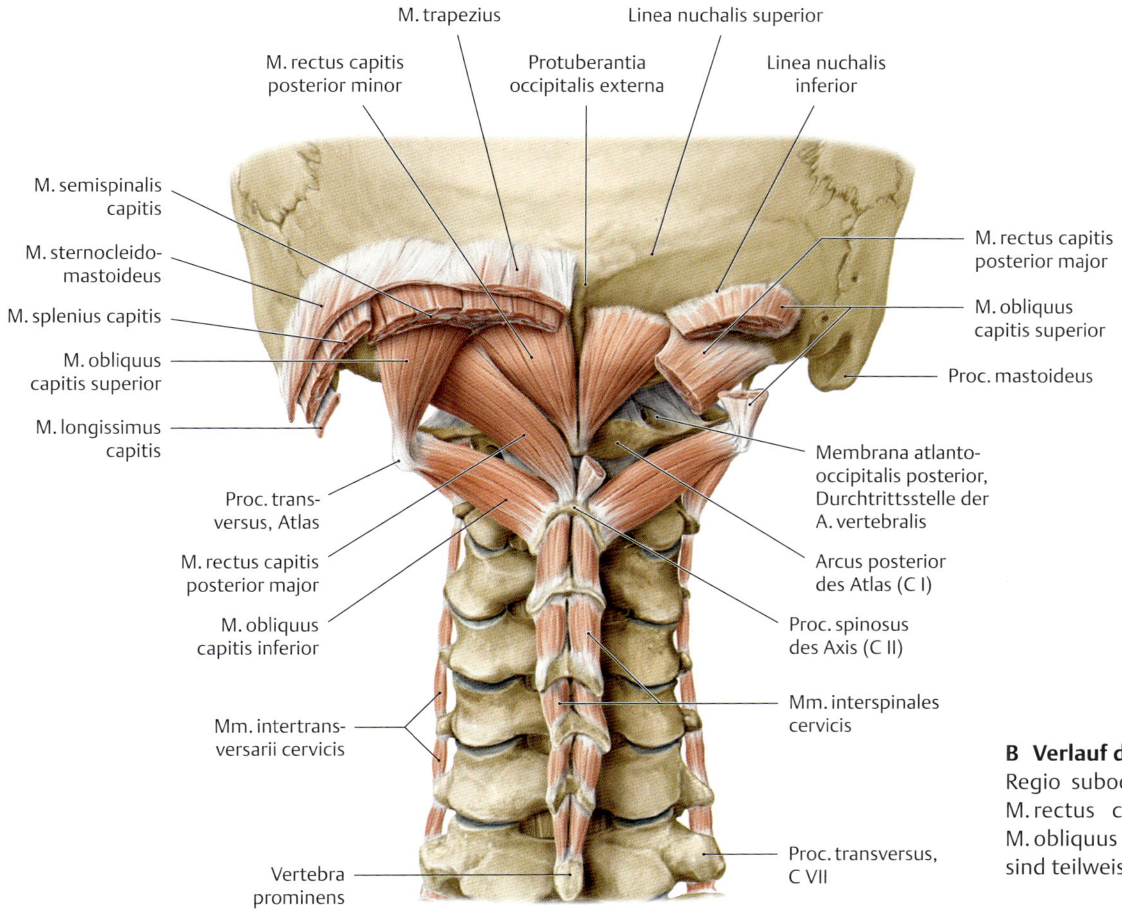

B Verlauf der kurzen Nackenmuskeln
Regio suboccipitalis, Ansicht von dorsal. Der M. rectus capitis posterior major und der M. obliquus capitis superior der rechten Seite sind teilweise entfernt.

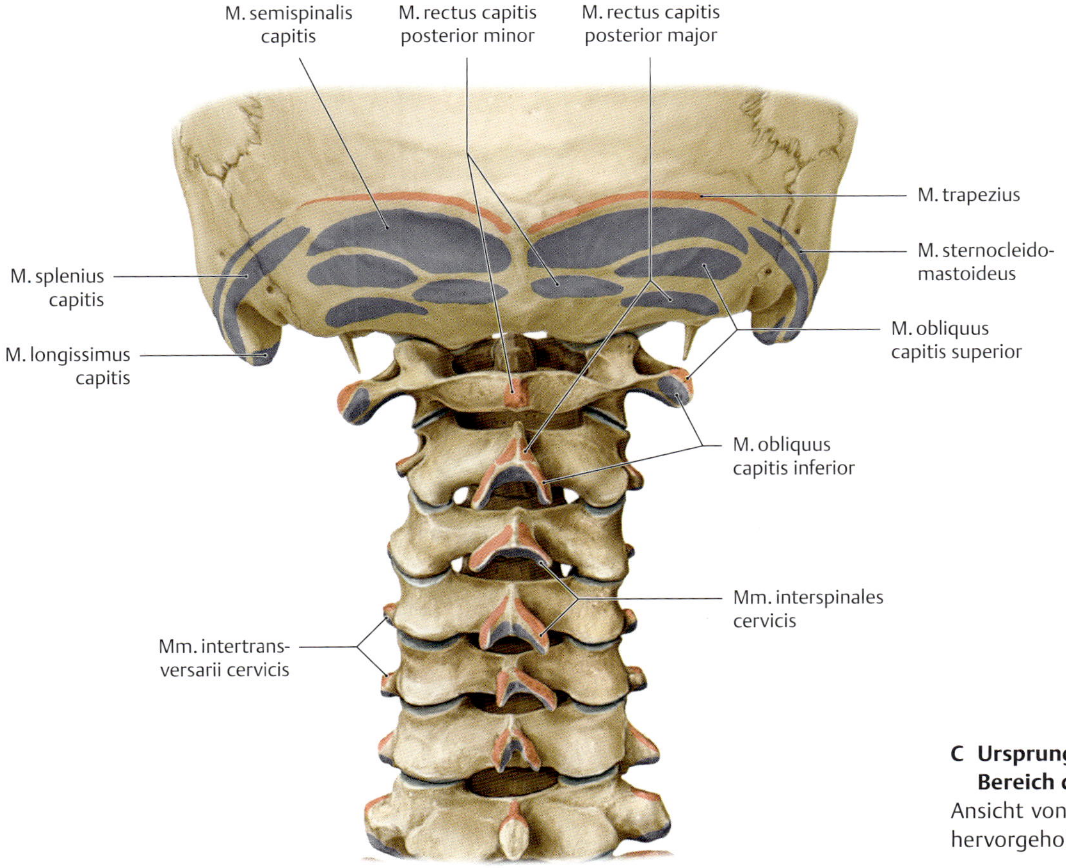

C Ursprung und Ansatz der Muskeln im Bereich der Regio suboccipitalis
Ansicht von dorsal. Ursprung rot, Ansatz blau hervorgehoben.

3.4 Thoraxwandmuskeln und Fascia endothoracica

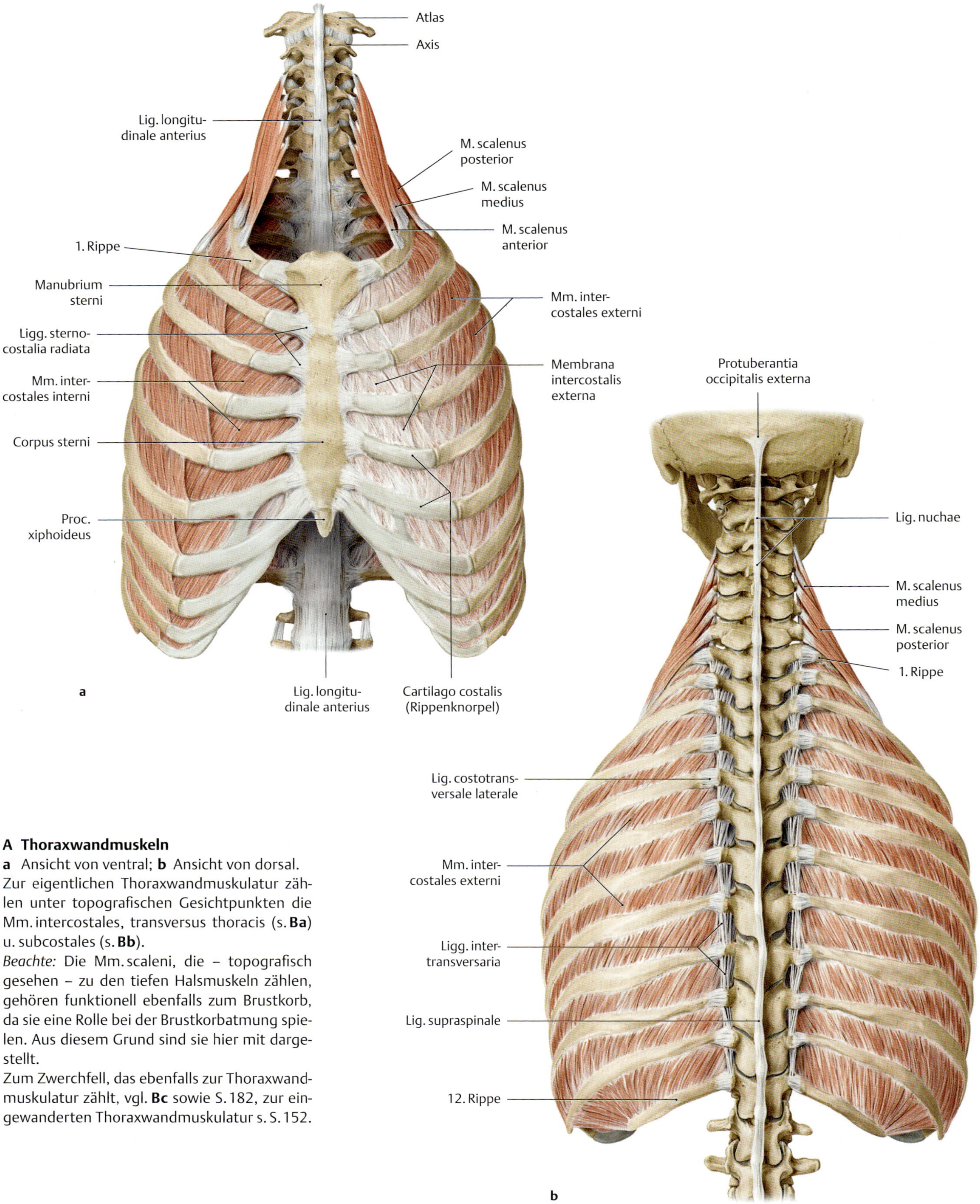

A Thoraxwandmuskeln
a Ansicht von ventral; **b** Ansicht von dorsal.
Zur eigentlichen Thoraxwandmuskulatur zählen unter topografischen Gesichtpunkten die Mm. intercostales, transversus thoracis (s. **Ba**) u. subcostales (s. **Bb**).
Beachte: Die Mm. scaleni, die – topografisch gesehen – zu den tiefen Halsmuskeln zählen, gehören funktionell ebenfalls zum Brustkorb, da sie eine Rolle bei der Brustkorbatmung spielen. Aus diesem Grund sind sie hier mit dargestellt.
Zum Zwerchfell, das ebenfalls zur Thoraxwandmuskulatur zählt, vgl. **Bc** sowie S. 182, zur eingewanderten Thoraxwandmuskulatur s. S. 152.

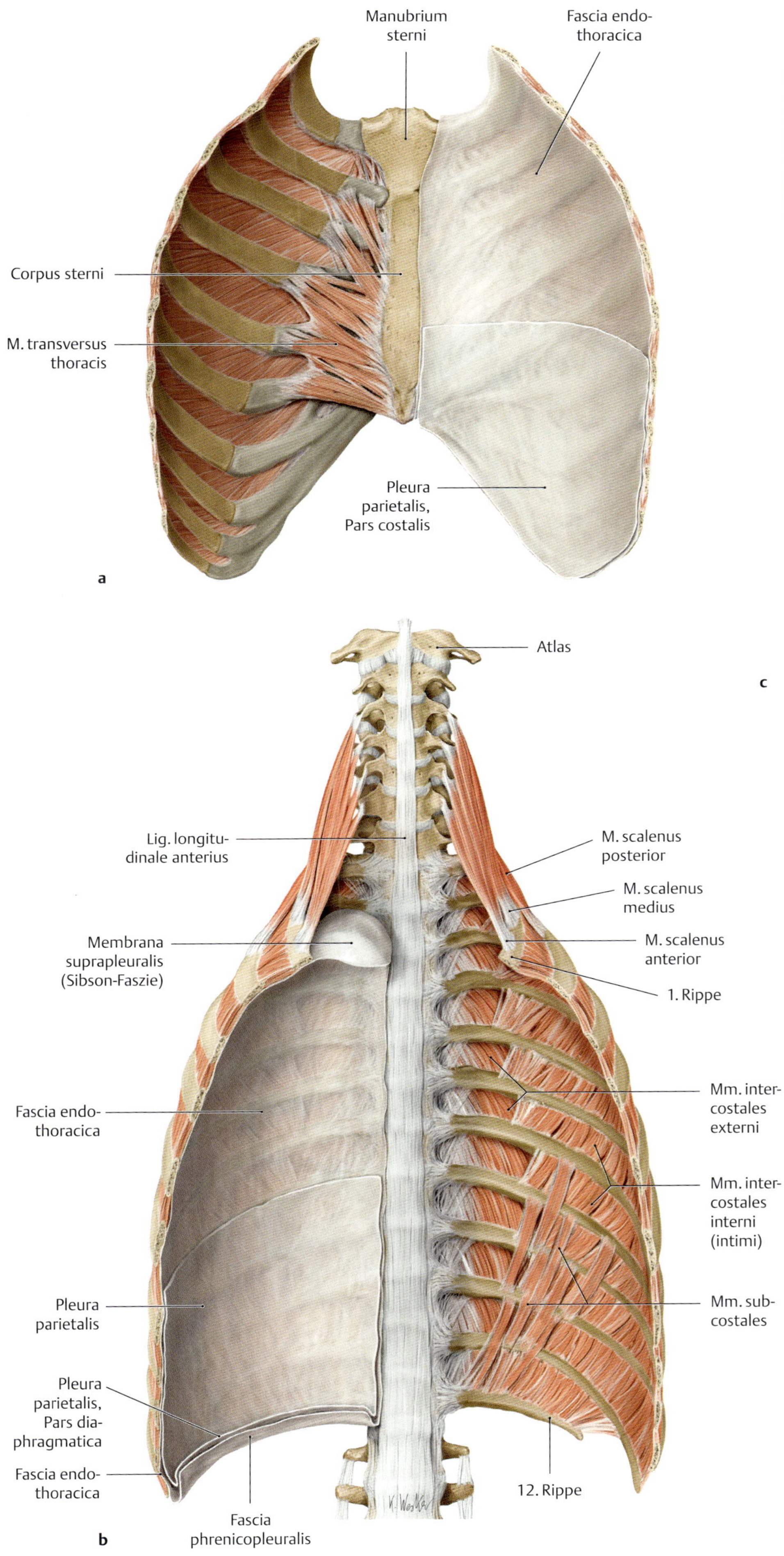

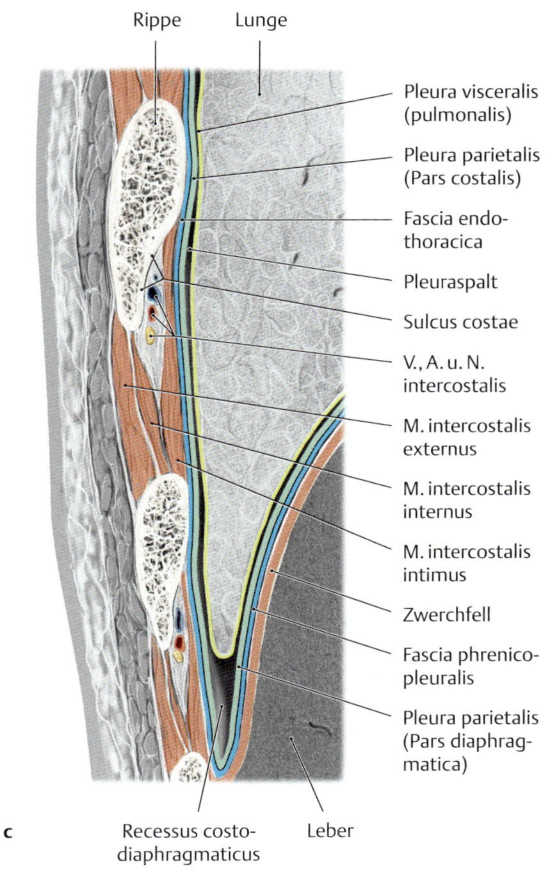

B Fascia endothoracica

a Rückseite des in **b** entfernten Thoraxschildes; **b** hintere Thoraxwand, Ansicht von ventral (Fascia endothoracica der linken Seite entfernt); **c** Frontalschnitt auf Höhe der lateralen Brustwand im Bereich des Recessus costodiaphragmaticus.

Der Innenraum des Thorax ist mit einer faszienartigen Bindegewebsschicht ausgekleidet *(= Fascia endothoracica)*. Sie liegt zwischen der inneren Brustwandmuskulatur und der Pleura parietalis/Pars costalis (= Rippenfell), mit der sie fest verbunden ist, und entspricht der Fascia transversalis des Bauchraumes (**a**). Im Bereich der Pleurakuppel ist die Fascia endothoracica verstärkt und wird als *Membrana suprapleuralis (Sibson-Faszie)* bezeichnet. Der Abschnitt der Fascia endothoracica, der die Pleura parietalis/Pars diaphragmatica mit dem Zwerchfell verbindet, heißt *Fascia phrenicopleuralis* (**b**). Der Recessus costodiaphragmaticus (**c**) zwischen Thoraxwand und Zwerchfell ist ein Reserveraum, der sich bei Einatmung (Abflachung des Diaphragmas) vergrößert, und in den sich die Lunge ausdehnen kann. Der Pleuraspalt befindet sich zwischen dem Rippenfell (Pleura parietalis/Pars costalis) und dem Lungenfell (Pleura visceralis/pulmonalis), welches dem Lungengewebe aufliegt.

3.5 Übergang von Brustkorb zu Bauchhöhle: Zwerchfell (Diaphragma)

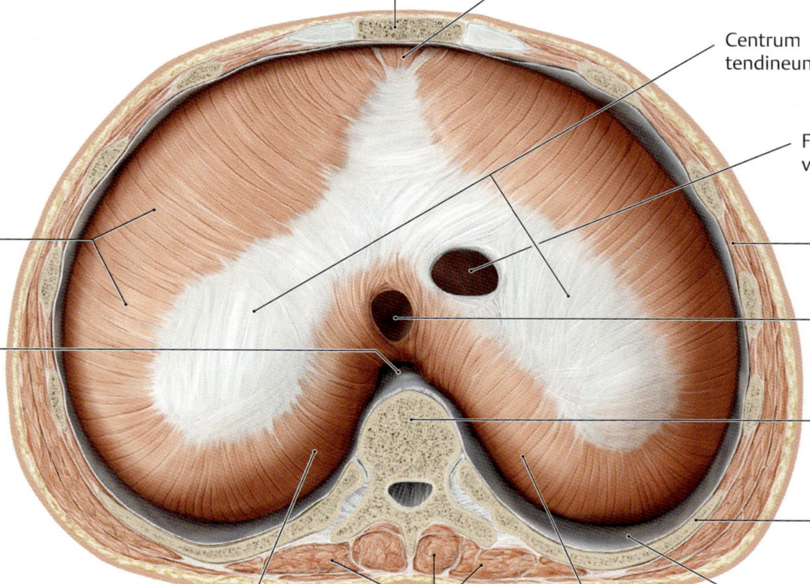

A Zwerchfell in der Ansicht von kranial
Das Zwerchfell wird in drei Teile unterteilt: Partes costalis, lumbalis u. sternalis. Als Übergangsmuskel zwischen Brust- und Bauchhöhle hat das Zwerchfell charakteristische Öffnungen für den Durchtritt von Oesophagus, V. cava inferior und Aorta (s. **Cb** u. **Db**).

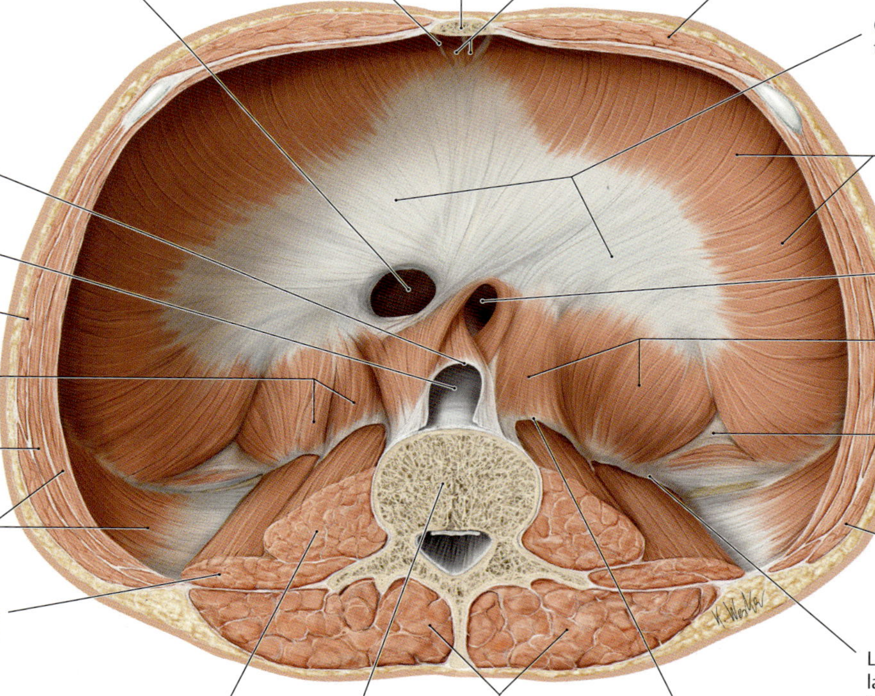

B Zwerchfell in der Ansicht von kaudal

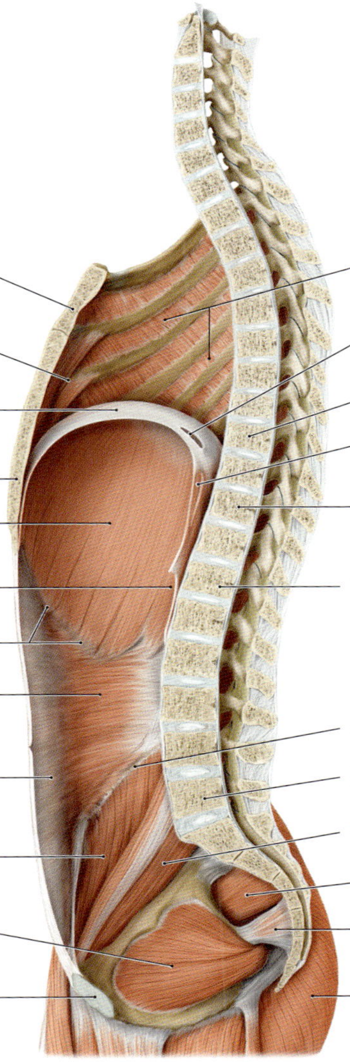

a

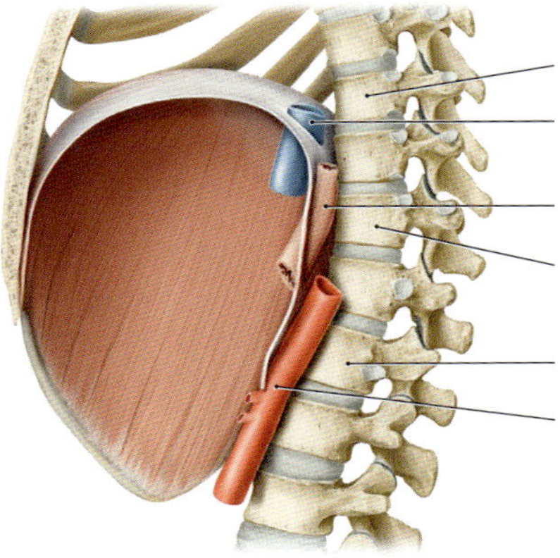

b

C Lage und Form des Zwerchfells in der Ansicht von links
Mediansagittalschnitt mit Blick auf die rechte Körperhälfte, Zwerchfell in Atemmittellage (= am Ende der Exspiration).

a Projektion der Durchtrittsöffnungen auf die untere Brustwirbelsäule (Foramen venae cavae: BWK VIII; Hiatus oesophageus: BWK X; Hiatus aorticus: BWK XII);

b Durchtrittsöffnungen mit hindurchziehenden Strukturen (s. auch S. 213).

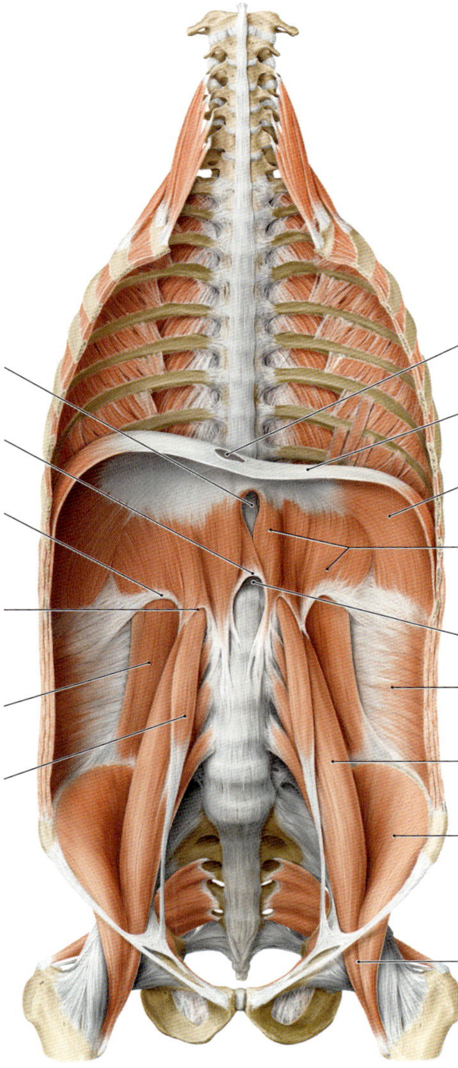

a

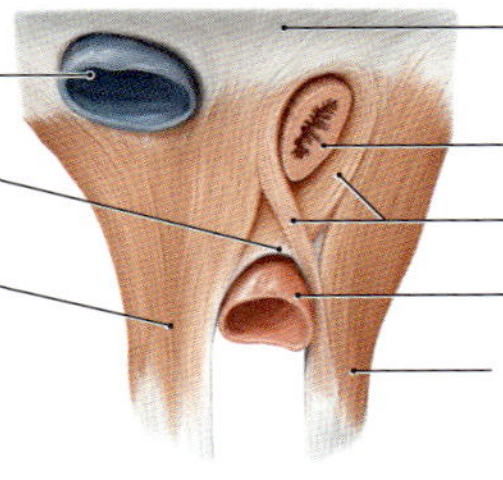

b

D Lage und Form des Zwerchfells in der Ansicht von vorn
Frontalschnitt, Zwerchfell in Atemmittellage.

a Die Durchtrittsöffnungen liegen im Bereich des Centrum tendineum (V. cava inferior) und der Pars lumbalis diaphragmatis (Hiatus oesophageus und Hiatus aorticus);

b das Foramen venae cavae liegt rechts, der Hiatus oesophageus und der Hiatus aorticus liegen links von der Medianebene.

Bei sog. *Zwerchfellbrüchen oder -hernien* werden Baucheingeweide durch eine angeborene oder erworbene Schwachstelle im Zwerchfell in die Brusthöhle verlagert. Häufigste Bruch- und damit Eintrittspforte für die Baucheingeweide in die Brusthöhle ist der Hiatus oesophageus (90 % der Fälle). Meistens „gleitet" dabei das Ende der Speiseröhre mit der Cardia des Magens (Mageneingang) durch den Hiatus oesophageus in den Thorax (axiale Hiatushernie oder Gleithernie; etwa 85 % aller Hiatushernien). Typische Beschwerden sind dann Sodbrennen, saures Aufstoßen und Druckgefühl hinter dem Sternum nach dem Essen, bis hin zu Übelkeit, Erbrechen, Atemnot und funktionellen Herzbeschwerden.

3.6 Seitliche und vordere Bauchwandmuskeln*

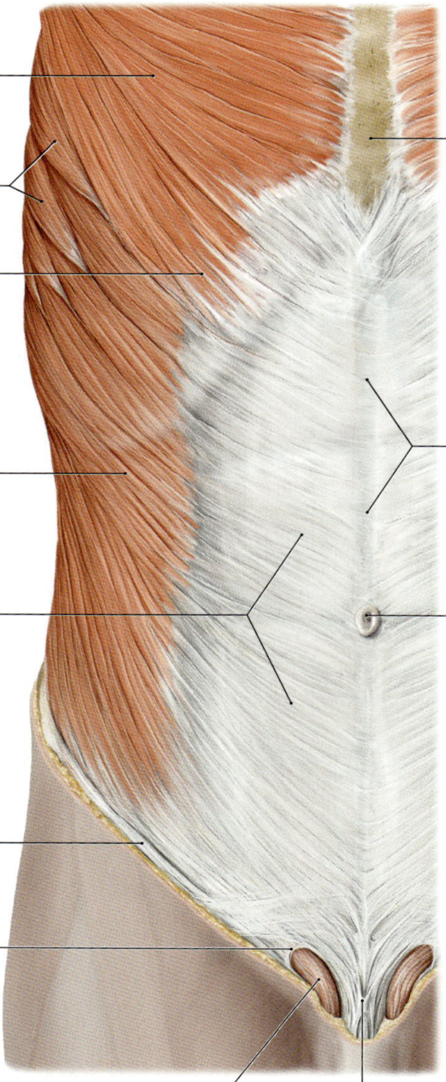

* Die hinteren oder tiefen Bauchwandmuskeln, v. a. der M. psoas major, sind funktionell eigentlich Hüftmuskeln, da sie ihre Hauptwirkung auf das Hüftgelenk ausüben. Aus diesem Grund sind sie bei der unteren Extremität dargestellt, s. S. 492.

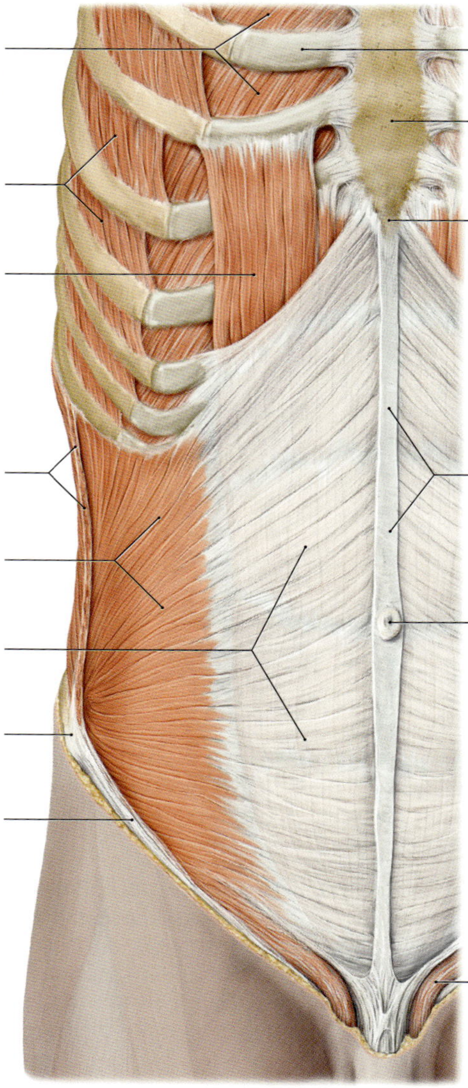

A Seitliche (schräge) Bauchwandmuskeln beim Mann

Rechte Seite, Ansicht von ventral. Zu den schrägen Bauchwandmuskeln zählen die Mm. obliquii externus sowie internus abdominis und der M. transversus abdominis.

a Die Aponeurose des M. obliquus externus abdominis begrenzt den äußeren Leistenring (Anulus inguinalis superficialis) und bildet mit ihrem kaudalen Rand das Leistenband (Lig. inguinale);

b nach Entfernung der Mm. obliquus externus abdominis, pectoralis major u. serratus anterior. Der untere Rand des M. obliquus internus abdominis bildet das Dach des Leistenkanals (vgl. S. 219) und entlässt Fasern, die sich beim Mann als M. cremaster auf den Funiculus spermaticus fortsetzen.

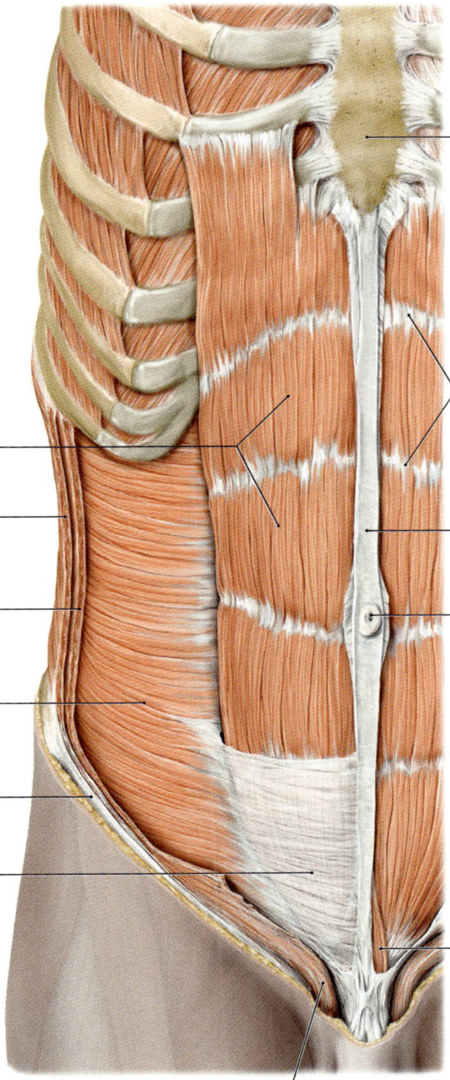

a

B Vordere (gerade) Bauchwandmuskeln beim Mann

Rechte Seite, Ansicht von ventral. Zu den geraden Bauchwandmuskeln zählen die Mm. rectus abdominis u. pyramidalis.

a Gerade Bauchmuskeln nach Entfernung des M. obliquus internus abdominis;
b nach Entfernung des kranialen Abschnitts des M. rectus abdominis.

Beachte: Unterhalb der Linea arcuata verläuft sowohl die Aponeurose des M. transversus abdominis als auch die Aponeurose des M. obliquus internus abdominis ventral des M. rectus abdominis (vgl. S. 187).

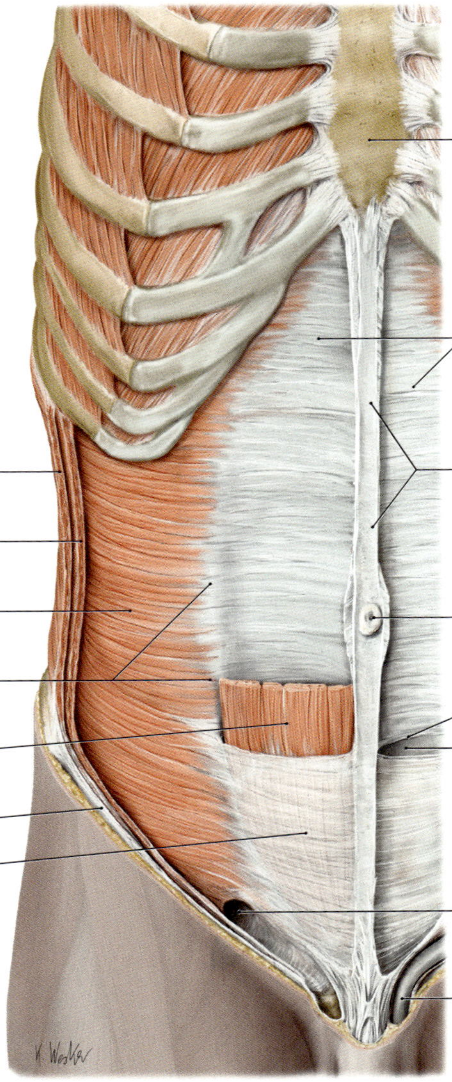

b

3.7 Aufbau von Bauchwand und Rektusscheide (Vagina musculi recti abdominis)

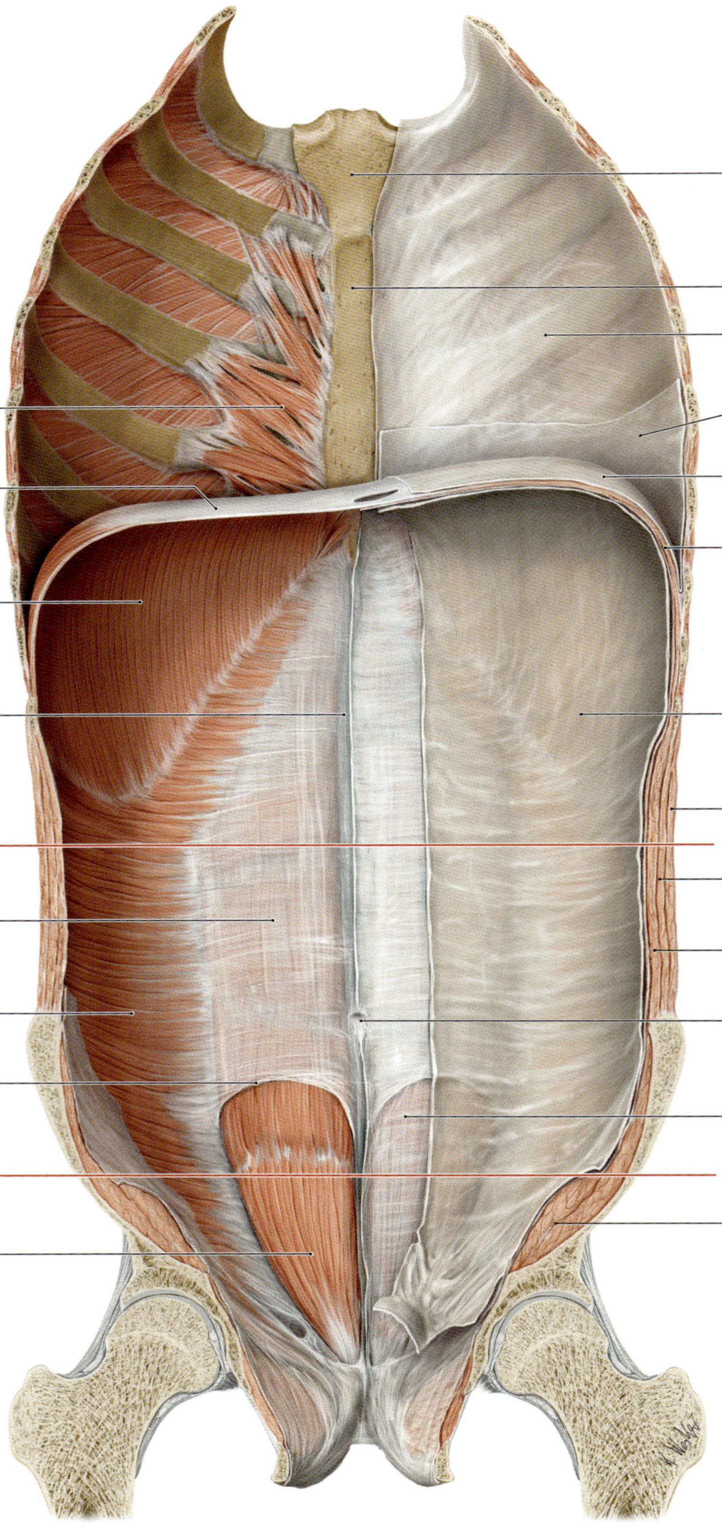

A Bauchwand und Rektusscheide im Überblick
Ansicht von dorsal nach Entfernung der Eingeweide. Um sichtbar zu machen, dass das Zwerchfell die Brust- von der Bauchhöhle trennt, sind im Bereich der linken *Bauchwand* die Fascia transversalis und das parietale Peritoneum entfernt worden, im Bereich der linken *Thoraxwand* die Fascia endothoracica und die Pleura parietalis. Eine besondere Rolle spielt an der Bauchwand die Rektusscheide (Vagina m. recti abdominis), da sich ihr Aufbau unterhalb der Linea arcuata verändert, um dem zunehmenden Druck der Eingeweide auf die Bauchwand standzuhalten (s. **C**). Die Rektusscheide besteht aus den Aponeurosen der seitlichen Bauchmuskeln (von denen hier nur die des M. transversus zu sehen ist, die übrigen sind verdeckt) und teilt sich in ein vorderes und ein hinteres Blatt (Lamina anterior und Lamina posterior).

B Schematischer Aufbau der Bauchwand
Querschnitt durch die Bauchwand oberhalb des Nabels, Ansicht von kranial. An der seitlichen Bauchwand kann man von innen nach außen folgende Schichten darstellen:

- Peritoneum parietale;
- Fascia transversalis;
- M. transversus abdominis;
- M. obliquus internus abdominis;
- M. obliquus externus abdominis;
- Fascia abdominis superficialis*;
- Subcutis und Cutis.

* *Beachte:* Die bisherige anatomische Nomenklatur hat die Fascia abdominis superficialis im Bereich der vorderen Bauchwand in ein oberflächliches und ein tiefes Blatt eingeteilt:

- oberflächliches Blatt = Fascia subcutanea bzw. **Camper-Faszie,** nach Peter Camper, 1722–1789, Professor der Anatomie, Chirurgie und Medizin in Amsterdam;
- tiefes Blatt (die eigentliche oberflächliche Körperfaszie) = Fascia abdominis superficialis bzw. **Scarpa-Faszie,** nach Antonio Scarpa, 1747–1832, Professor der Anatomie und Chirurgie in Modena.

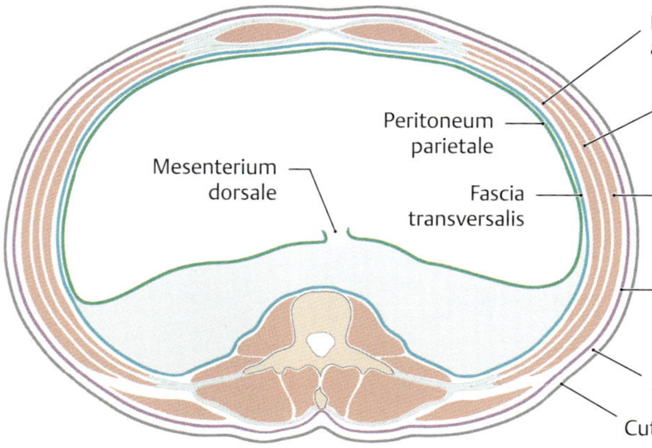

Die *aktuelle* Terminologia Anatomica bezeichnet diese Faszienstrukturen als **„Panniculus adiposus abdominis"** und **„Stratum membranosum abdominis"**. Beide Begriffe haben sich jedoch – insbesondere im klinischen Sprachgebrauch – noch nicht durchgesetzt.

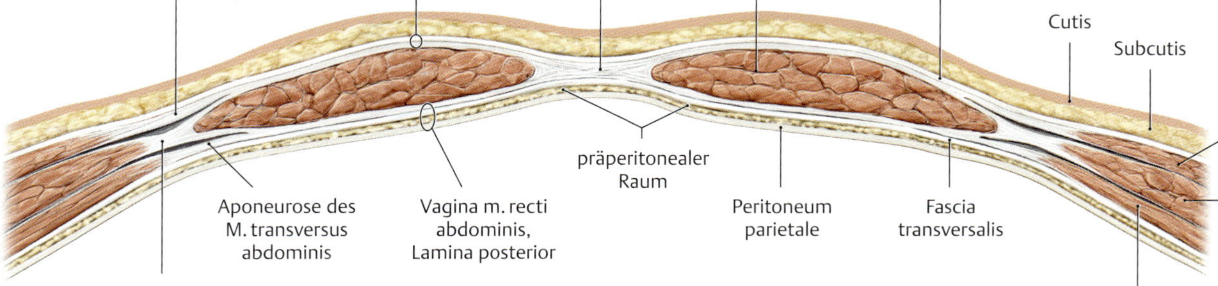

a

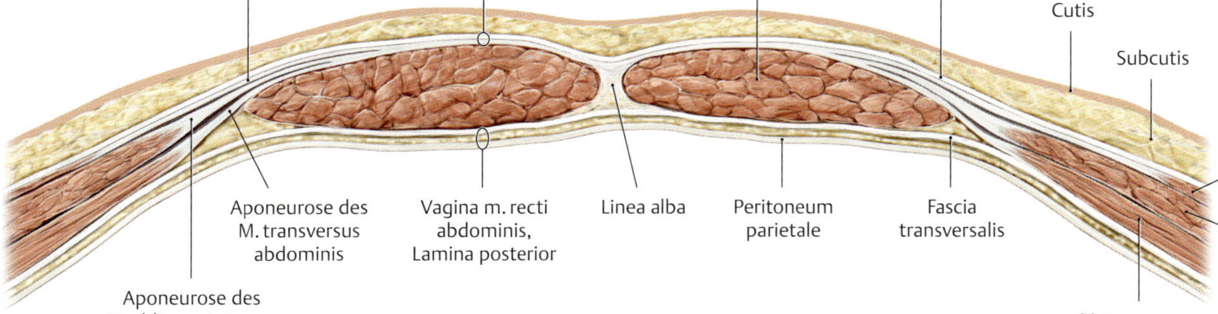

b

C Aufbau der Rektusscheide (Vagina musculi recti abdominis)
Querschnitte durch die Rektusscheide oberhalb (**a**) und unterhalb (**b**) der Linea arcuata, Ansicht von kranial. Die Aponeurosen der seitlichen Bauchmuskeln umhüllen köcherartig die vorderen geraden Bauchmuskeln beider Seiten und bilden zusammen mit den Faszien der Bauchwand die Rektusscheide. Die so gebildete Muskelloge besteht aus einem vorderen und einem hinteren Blatt (Lamina anterior u. posterior). Während sich oberhalb der Linea arcuata die Aponeurosen der drei seitlichen Bauchmuskeln zu gleichen Teilen an der Bildung der Lamina anterior u. posterior beteiligen, verschmelzen die beiden Blätter etwa 3–5 cm unterhalb des Nabels (auf Höhe der Linea arcuata) zu einem einzigen (und damit stabileren) Blatt, das vor dem M. rectus abdominis entlang zieht. *Unterhalb der Linea arcuata* wird das hintere Blatt der Rektusscheide also nur aus der Fascia transversalis und dem Peritoneum gebildet. Zwischen Fascia transversalis und Peritoneum parietale befindet sich der sog. präperitoneale Raum – eine zarte Schicht aus lockerem Bindegewebe und Fett (s. auch S. 224).

3.8 Beckenbodenmuskeln: Überblick über die Regio perinealis und oberflächliche Faszien

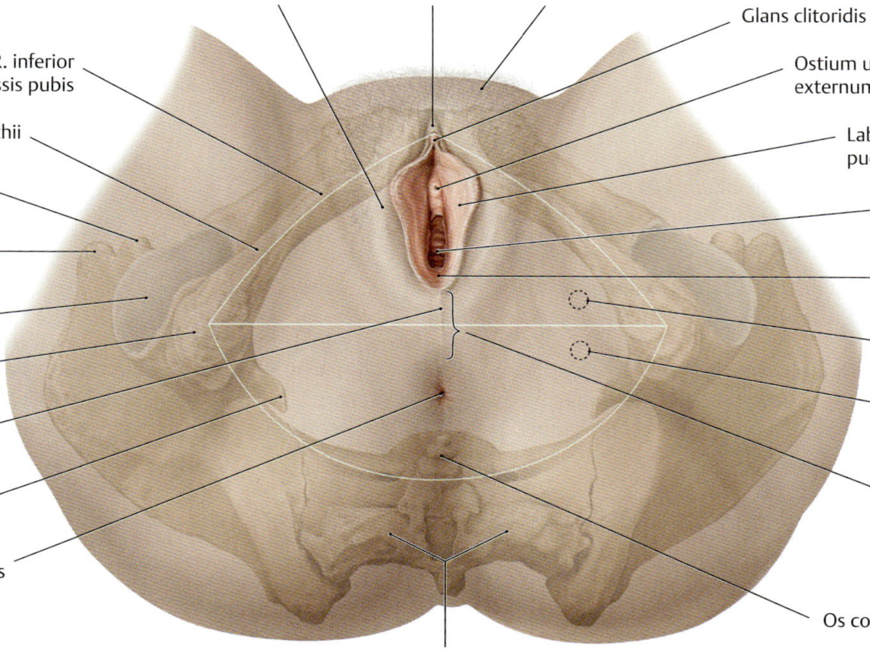

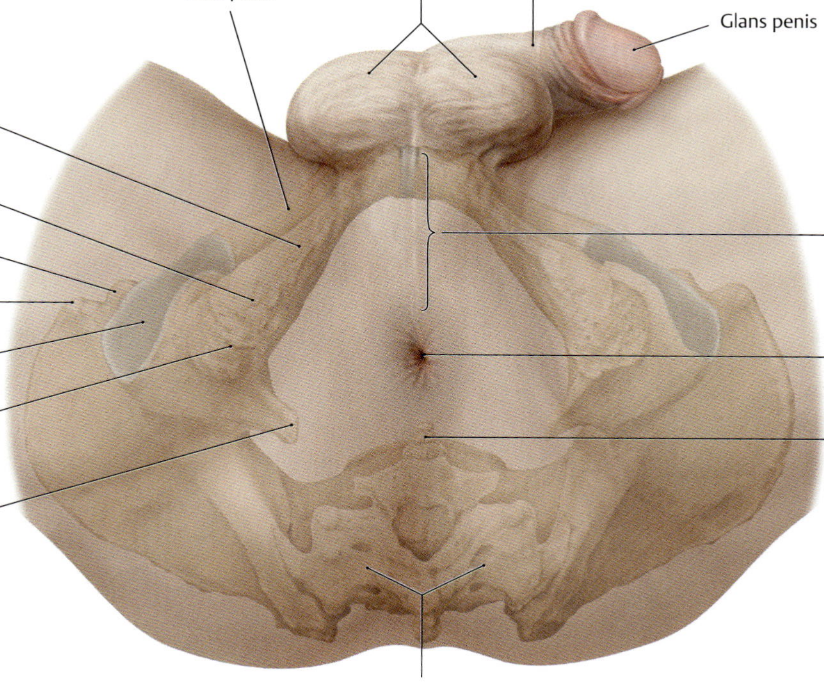

A Dammregion (Regio perinealis) bei der Frau (a) und beim Mann (b)

Steinschnittlage, Ansicht von kaudal. Die Dammregion gliedert sich bei Mann und Frau in die vorne liegende *Regio urogenitalis* und die sich nach hinten anschließende *Regio analis*. Die Grenze zwischen beiden Regionen verläuft auf Höhe der Tubera ischiadica. Als *Damm* (Perineum) im engeren Sinne bezeichnet man die Weichteilbrücke zwischen Analöffnung (Anus) und Genitale, die den Harn- und Geschlechtsweg vom Verdauungstrakt trennt. Bei der Frau ist der Damm relativ kurz und erstreckt sich vom Vorderrand des Anus bis zur hinteren Kommissur der Scheide, beim Mann ist er deutlich länger und reicht bis zur Wurzel des Scrotum. Der Damm ist ein von zahlreichen glatten und quer gestreiften Muskelfasern durchsetztes Bindegewebsgebilde (Centrum perinei mit dem darüber liegenden Corpus perineale). Zum Aufbau des Dammes s. S. 192.

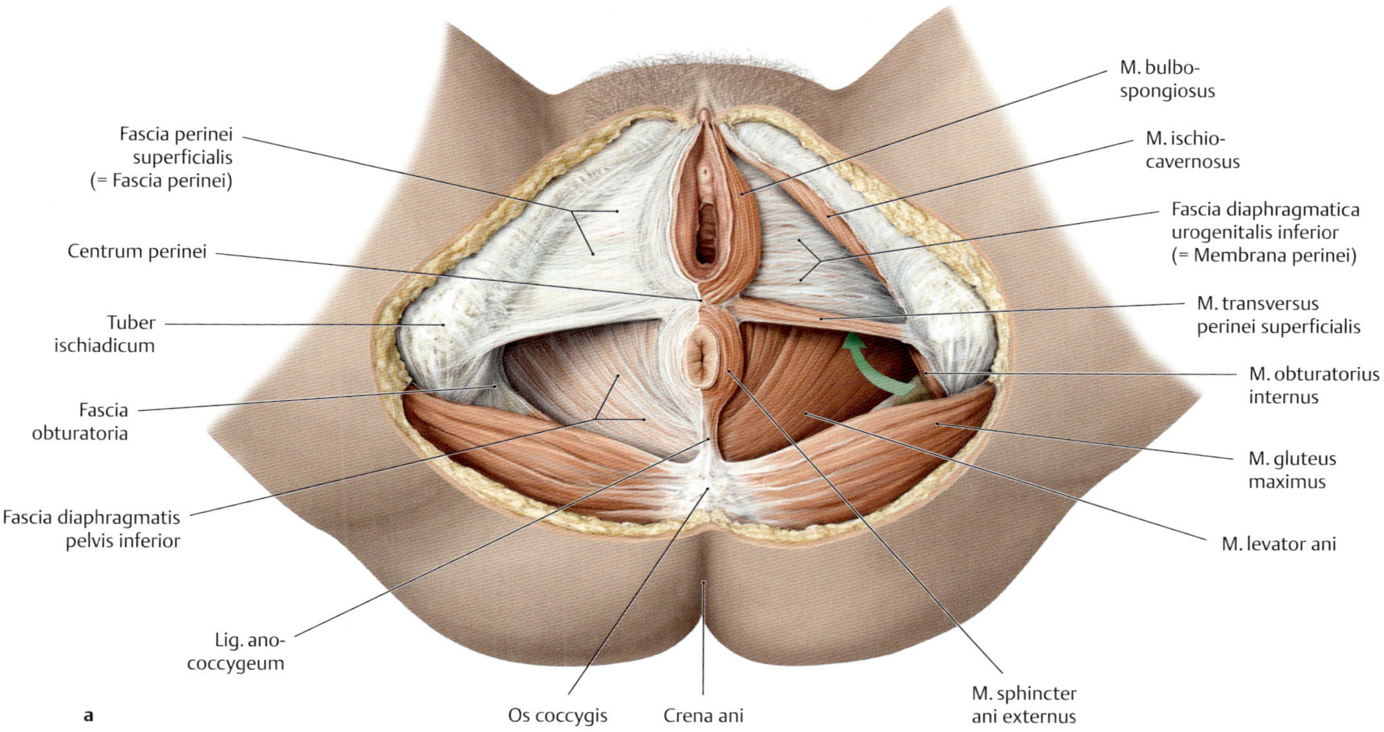

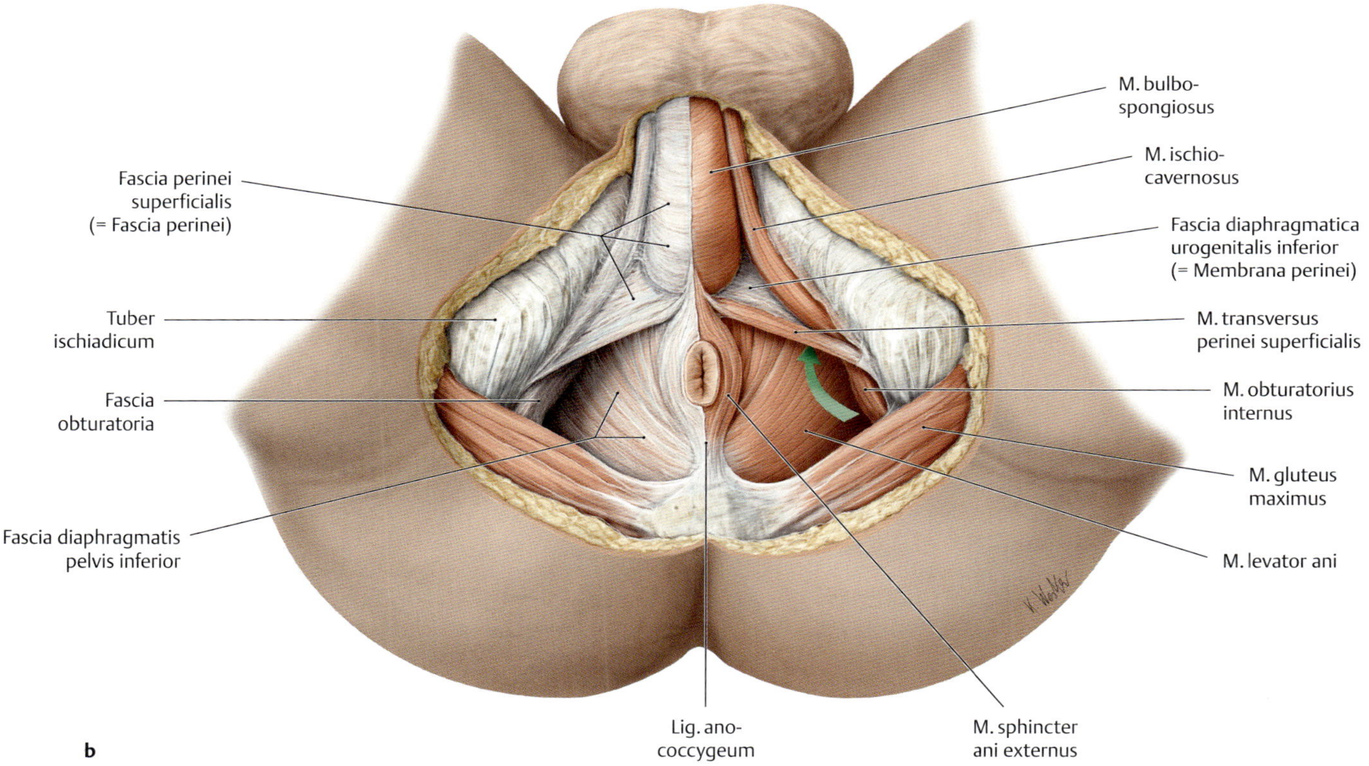

B Oberflächliche Faszien des weiblichen (a) und männlichen Beckenbodens (b)

Steinschnittlage, Ansicht von kaudal. Rechts sind die Fascia perinei superficialis (Regio urogenitalis) sowie die Fascia diaphragmatis pelvis inferior (Regio analis) jeweils erhalten, links dagegen entfernt. Dadurch sind jeweils auf der linken Seite in der Regio urogenitalis das Spatium superficiale perinei eröffnet und in der Regio analis der M. levator ani freigelegt. Das Spatium superficiale perinei wird nach dorsal vom M. transversus perinei superficialis und nach kranial von der Membrana perinei begrenzt, die den M. transversus perinei profundus umhüllt. In diesem oberflächlichen Dammraum liegen medial der M. bulbospongiosus, lateral der M. ischiocavernosus und dorsal der M. transversus perinei superficialis. Die grünen Pfeile weisen in den darüber liegenden, infra(sub-)levatorischen Raum, die jeweils linke Fossa ischioanalis (vgl. S. 574).

3.9 Beckenbodenmuskeln: Aufbau des Beckenbodens und Beckenräume im Geschlechtervergleich

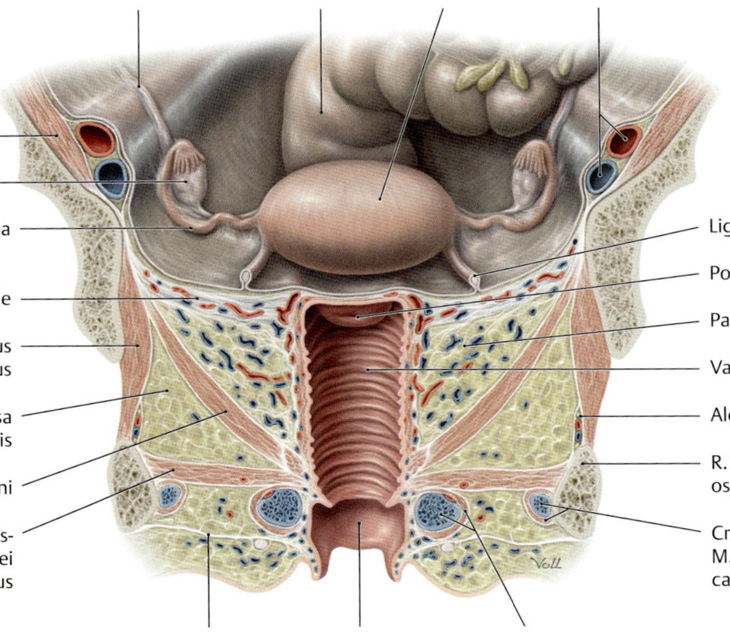

A Frontalschnitt durch das Becken einer Frau
Ansicht von ventral.

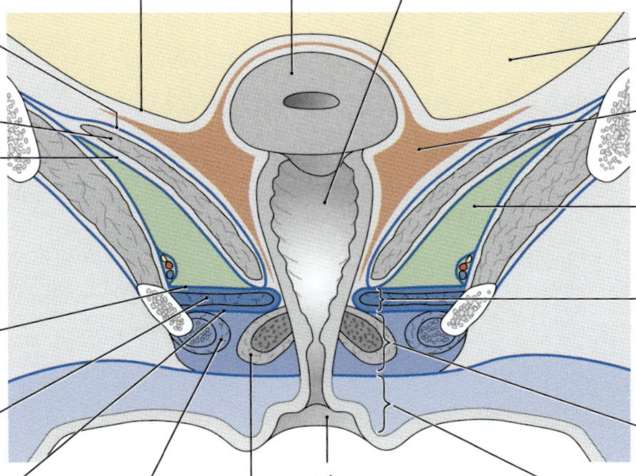

B Beckenräume, Faszien und Anordnung der Beckenbodenmuskulatur in einem weiblichen Becken
Frontalschnitt auf Höhe der Vagina, genaue Lage der Schnittebene s. Navigator oben. Die Etagen des Beckenraumes sind farbig dargestellt.

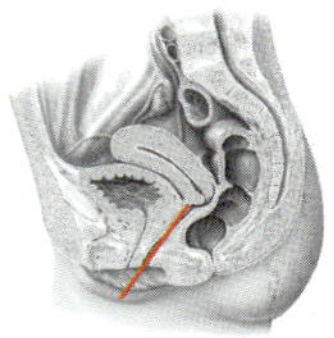

C Gliederung des Beckenraumes und Aufbau des Beckenbodens (trifft für beide Geschlechter zu)

Gliederung des Beckenraums

Der Beckenraum *(Cavitas pelvis)* ist der im kleinen Becken gelegene Teil des Bauchraumes. Er wird vom Beckenskelett des kleinen Beckens umgeben, das in der *Linea terminalis* kaudal (s. S. 149) an das große Becken anschließt. Der Beckenraum wird durch das Peritoneum und den Beckenboden in drei Etagen gegliedert:

- **obere Etage:** Peritonealhöhle des kleinen Beckens;
- **mittlere Etage:** subperitonealer (supralevatorischer) Raum;
- **untere Etage:** infralevatorischer Raum (Fossa ischioanalis).

Kaudal des Beckenraums schließen sich drei weitere Räume an, die nicht mehr zum eigentlichen Beckenraum gezählt werden, das *Spatium profundum perinei* (tiefer Dammraum), das *Spatium superficiale perinei* (oberflächlicher Dammraum) und der sog. subkutane Dammraum (s. **A** u. **B** sowie **F**).

Aufbau des Beckenbodens

Die drei am Aufbau des Beckenbodens beteiligten Muskel- und Bindegewebsplatten sind ebenfalls in drei Etagen angeordnet:

- **obere Etage:** Diaphragma pelvis;
- **mittlere Etage:** Diaphragma urogenitale;
- **untere Etage:** Schließ- und Schwellkörpermuskeln des Urogenital- und Darmtraktes.

Das trichterförmige Diaphragma pelvis wird hauptsächlich vom M. levator ani und seiner oberen und unteren Muskelfaszie (Fascia diaphragmatis pelvis superior u. inferior) gebildet. Das Diaphragma urogenitale (vgl. S. 192) ist als horizontale Muskel-Bindegewebs-Platte zwischen den Sitz- und Schambeinästen ausgespannt und wird hauptsächlich vom M. transversus perinei profundus und seiner oberen und unteren Muskelfaszie (Fascia diaphragmatis urogenitalis superior u. inferior) gebildet. Zu den Schließ- und Schwellkörpermuskeln werden die Mm. bulbospongiosus, ischiocavernosus, sphincter urethrae u. sphincter ani externus mit ihren individuellen Muskelfaszien gezählt (s. S. 170).

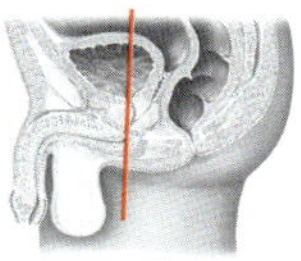

Schnittebene von **D** u. **E**

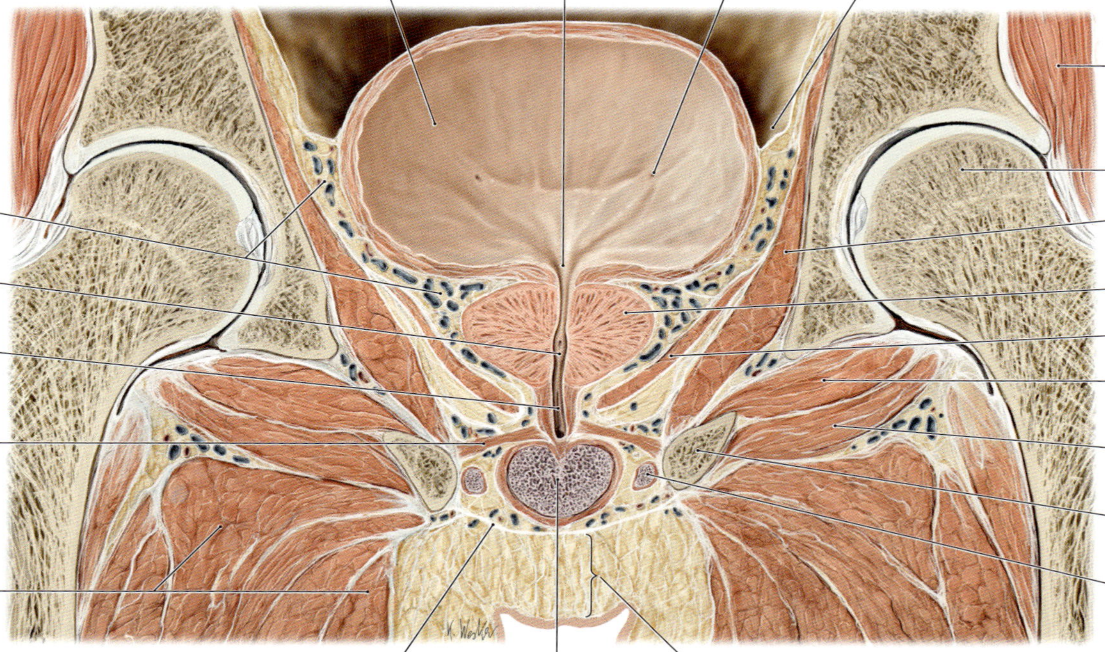

D Frontalschnitt durch das Becken eines Mannes
Ansicht von ventral.

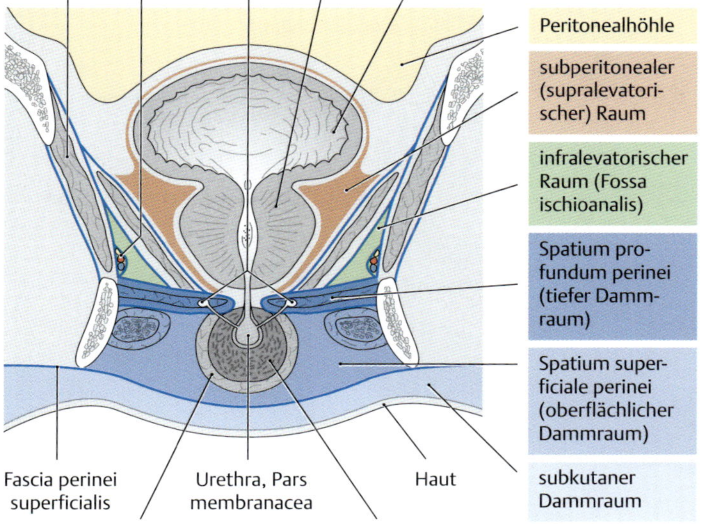

E Beckenräume, Faszien und Anordnung der Beckenbodenmuskulatur in einem männlichen Becken
Frontalschnitt auf Höhe der Prostata, genaue Lage der Schnittebene s. Navigator oben. Zusätzlich zu den Etagen des Beckenraumes sind die unterschiedlichen Dammräume farbig dargestellt.

F Begrenzung und Inhalt von Spatium profundum perinei und Spatium superficiale perinei (Colles-Raum) des Mannes [der Frau]

Spatium profundum perinei (tiefer Dammraum)

- Begrenzung:
  - Fascia diaphragmatis urogenitalis inferior (kaudal)
  - Fascia diaphragmatis urogenitalis superior (kranial)
  - M. transversus perinei superficialis (dorsal)
- Inhalt beim Mann [bei der Frau]:
  - M. transversus perinei profundus
  - M. sphincter urethrae (Externus)
  - Pars membranacea urethrae
  - Glandulae bulbourethrales [Glandulae vestibulares majores]
  - Endäste der A. u. V. pudenda interna
  - Endäste des N. pudendus

Spatium superficiale perinei (oberflächlicher Dammraum)

- Begrenzung:
  - Fascia perinei superficialis (kaudal)
  - Fascia diaphragmatis urogenitalis inferior (kranial)
  - M. transversus perinei superficialis (dorsal)
- Inhalt beim Mann [bei der Frau]:
  - Bulbus penis [Bulbus vestibuli]
  - Crura corporis cavernosi penis [Crura, Corpus und Glans clitoridis]
  - Mm. bulbospongiosi
  - Mm. ischiocavernosi
  - Endäste der A. u. V. pudenda interna
  - Endäste des N. pudendus

Der **subkutane Dammraum** befindet sich zwischen der Fascia perinei superficialis und der Haut und enthält im Wesentlichen Fettgewebe.

3.10 Beckenboden- und Beckenwandmuskeln bei der Frau in der Ansicht von kaudal

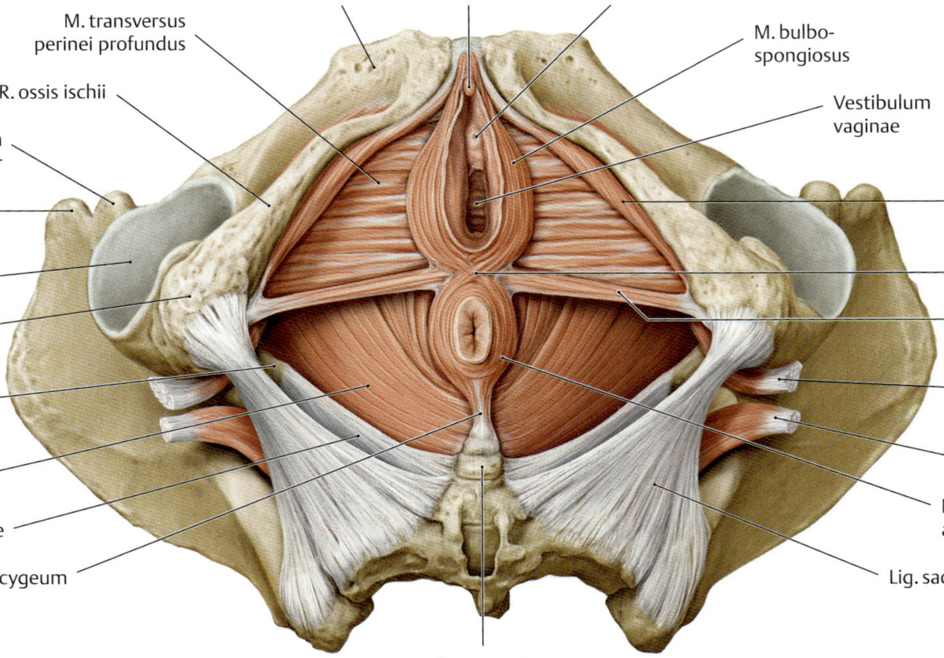

A Muskulatur des Beckenbodens nach Entfernung der Faszien
Weibliches Becken, Ansicht von kaudal. In den Abb. **B–D** werden die einzelnen Muskeln nach und nach entfernt, so dass die jeweils darunter liegenden Muskeln schrittweise und immer aus demselben Blickwinkel erkennbar werden. Der M. levator ani wird auf den nachfolgenden Seiten näher erläutert.

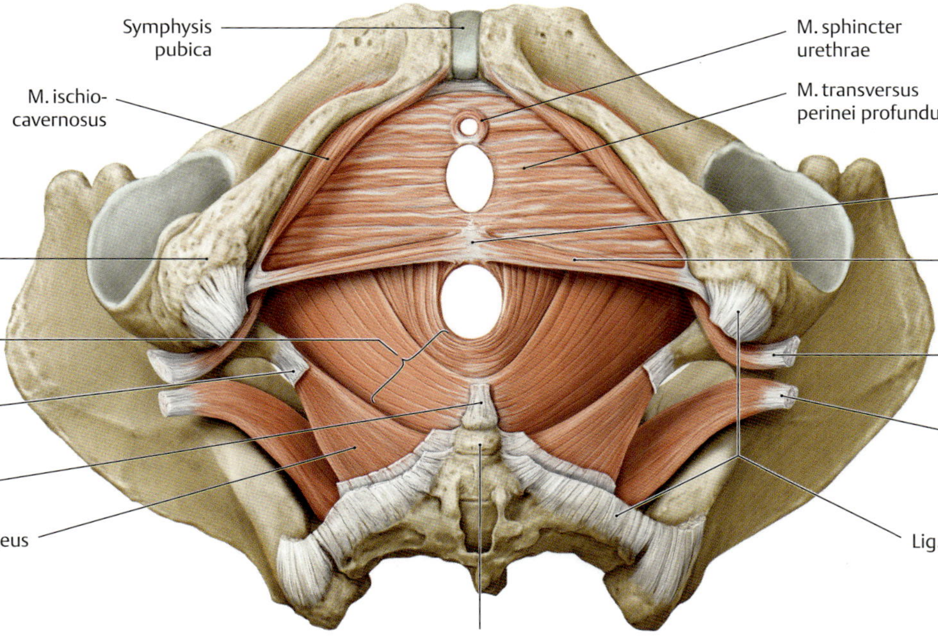

B Muskulatur des Beckenbodens nach Entfernung der Schließmuskeln
Weibliches Becken, Ansicht von kaudal. Nach Entfernung der Schließmuskeln von Urogenital- und Darmtrakt (= Mm. bulbospongiosi und M. sphincter ani externus; der M. sphincter urethrae externus ist belassen).

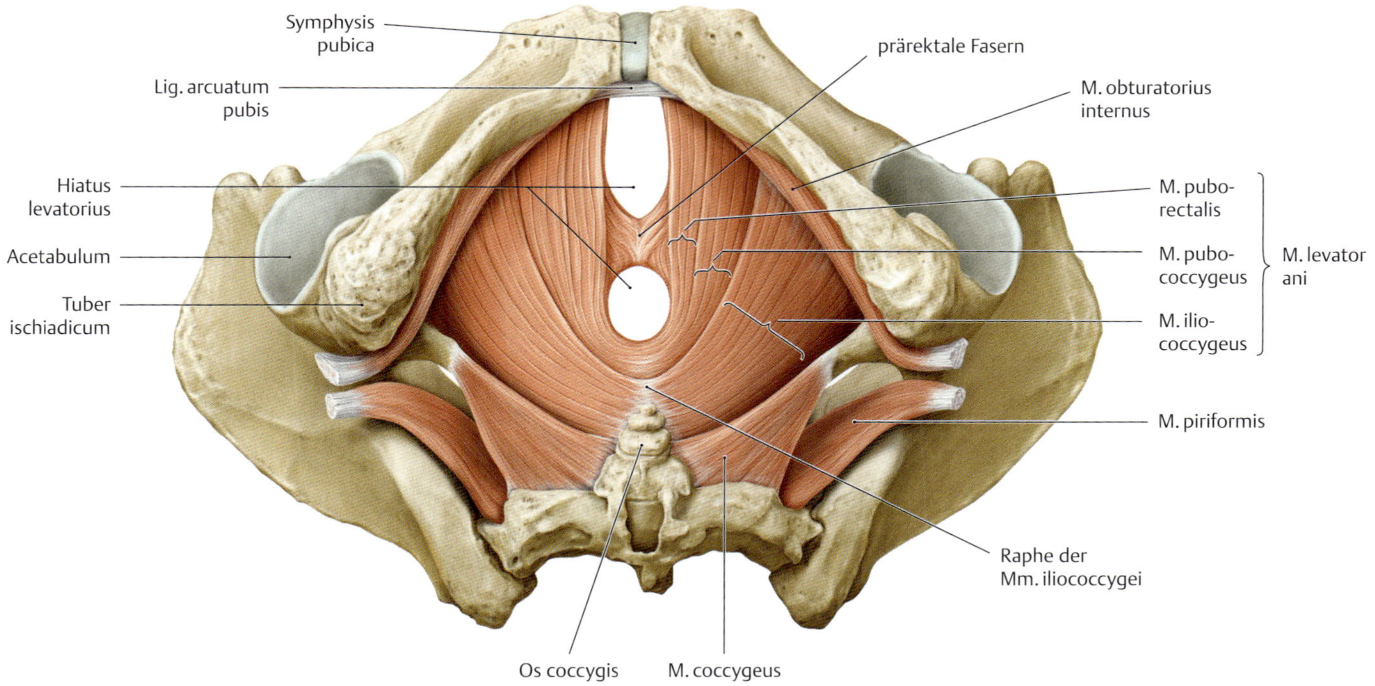

C Muskulatur des Beckenbodens nach Entfernung der Muskeln des Diaphragma urogenitale

Weibliches Becken, Ansicht von kaudal. Nach Entfernung der Muskeln des Diaphragma urogenitale (= Mm. transversi perinei profundus u. superficialis sowie Mm. ischiocavernosi).

Beachte das Levatortor (Hiatus levatorius), das von den beiden Schenkeln des M. puborectalis (sog. Levatorschenkel) begrenzt wird, sowie die präerektalen Fasern als Abspaltung des M. puborectalis. Die präerektalen Fasern durchflechten sich mit Bindegewebsfasern und glatter Muskulatur und bilden auf diese Weise die fibromuskuläre Grundlage des Dammes (vgl. S. 188).

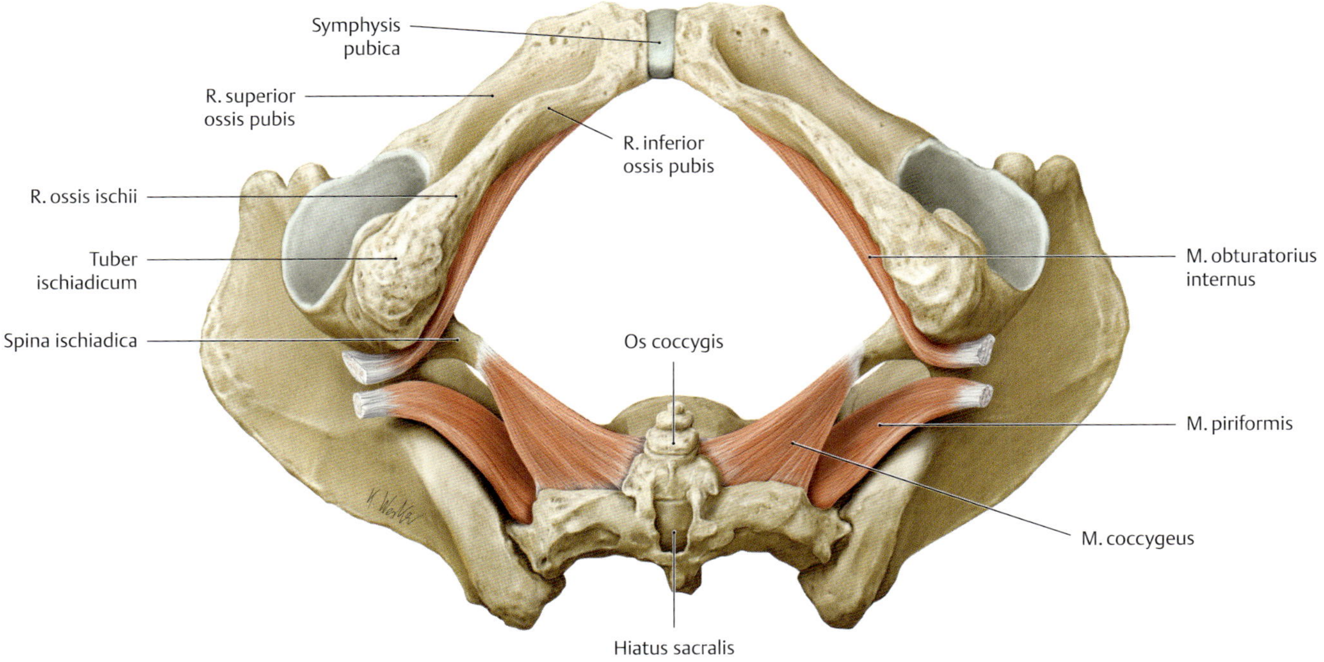

D Muskulatur der Beckenwand (parietale Muskeln des kleinen Beckens)

Weibliches Becken, Ansicht von kaudal. Nach Entfernung sämtlicher Beckenbodenmuskeln bleiben die sog. parietalen Beckenmuskeln übrig (Mm. obturatorius internus, coccygeus u. piriformis). Sie beteiligen sich neben dem Skelett des kleinen Beckens am Aufbau der Beckenwand und dienen als zusätzlicher Verschluss des hinteren Beckenausgangs. Der M. obturatorius internus bildet mit seiner Muskelfaszie einen sehnigen Ursprung für einen Teil des M. levator ani, den M. iliococcygeus (Arcus tendineus m. levatoris ani, s. S. 195).

3.11 Beckenbodenmuskeln: M. levator ani

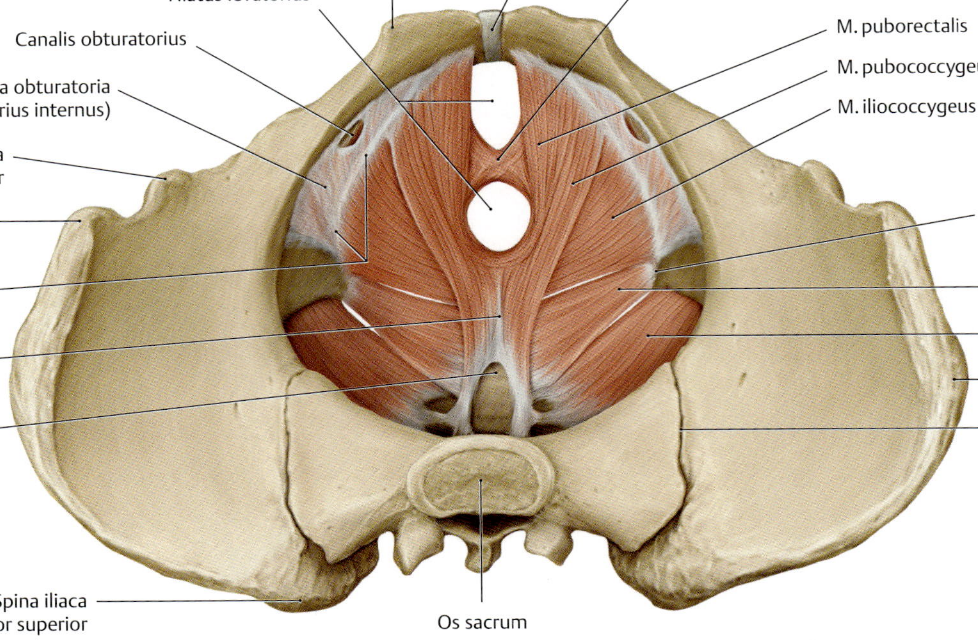

a

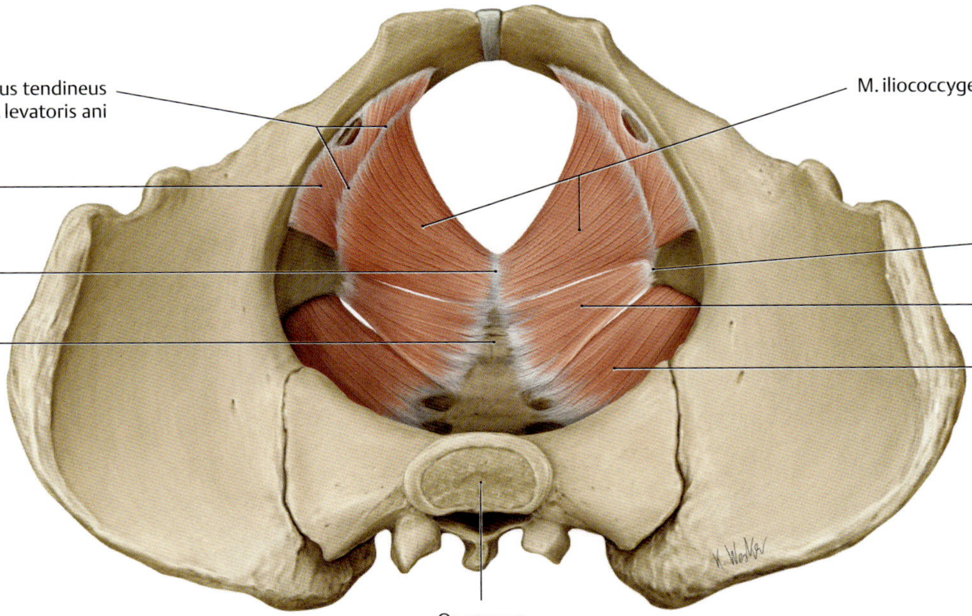

b

A Bestandteile des M. levator ani und parietale Beckenwandmuskeln
Weibliches Becken, Ansicht von kranial.

a Der M. levator ani besteht aus drei Teilen (Mm. puborectalis, pubococcygeus u. iliococcygeus) und entspringt an der vorderen und seitlichen Beckenwand auf einer Linie, die von der Mitte der Symphyse bis zur Spina ischiadica läuft (= Arcus tendineus m. levatoris ani). Als Bestandteil des Kontinenzorgans spielt der *M. puborectalis* neben dem M. sphincter ani externus (hier nicht zu sehen) eine wichtige Rolle als Analschließmuskel. Er entspringt beiderseits der Symphyse am oberen Schambeinast, zieht an den Organen vorbei nach dorsal und verläuft schlingenförmig um das Rectum, wo die Fasern mit dem tiefen Teil des M. sphincter ani externus verwoben sind. Er hat die Form eines Torbogens (sog. „Levatortor") und begrenzt mit seinen beiden Schenkeln (Levatorschenkel) den Hiatus levatorius. Durch Kontraktion der Puborectalis-Schlinge wird die Rektumwand nach vorne in Richtung Schambein gezogen, wodurch der sog. anorektale Winkel (Krümmung zwischen Rectum und Analkanal = Flexura perinealis) erhöht und der Analkanal im Sinne eines Quetschverschlusses abgedichtet wird.

b Nach Entfernung der Mm. puborectalis u. pubococcygeus. Nach hinten vervollständigen der M. coccygeus (Muskelfasern auf dem Lig. sacrospinale) und der M. piriformis den Beckenausgang beiderseits des Kreuzbeins.

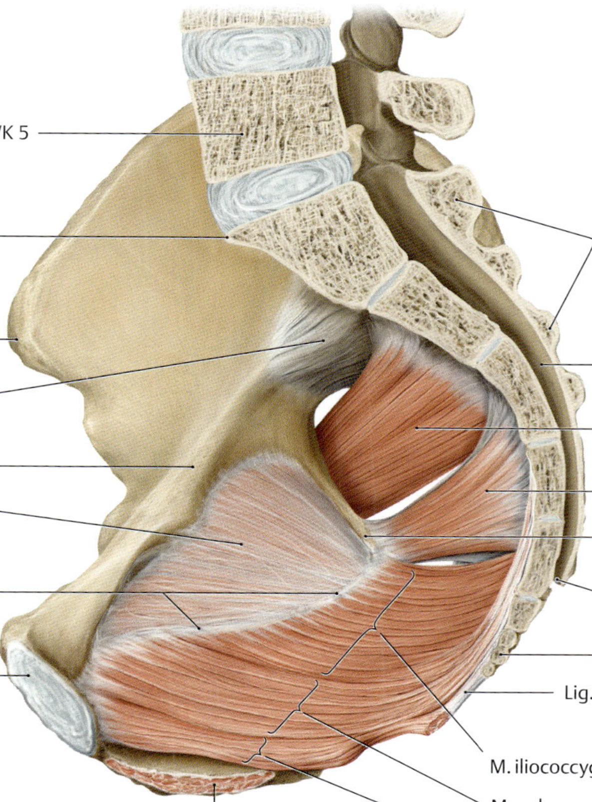

B Arcus tendineus musculi levator ani
Rechte Beckenhälfte, Ansicht von medial. Der Arcus tendineus m. levator ani ist eine bogenförmig verlaufende Verstärkung der Muskelfaszie des M. obturatorius internus, an dem hauptsächlich der M. iliococcygeus entspringt.

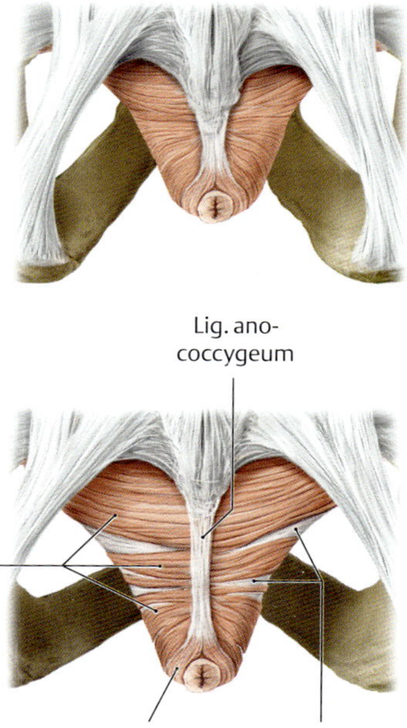

D Geschlechtsspezifische Unterschiede im Aufbau des M. levator ani (**a** männlich, **b** weiblich)
Ansicht von dorsal.
Beachte die bindegewebigen Lücken zwischen den muskulären Anteilen des M. levator ani der Frau.

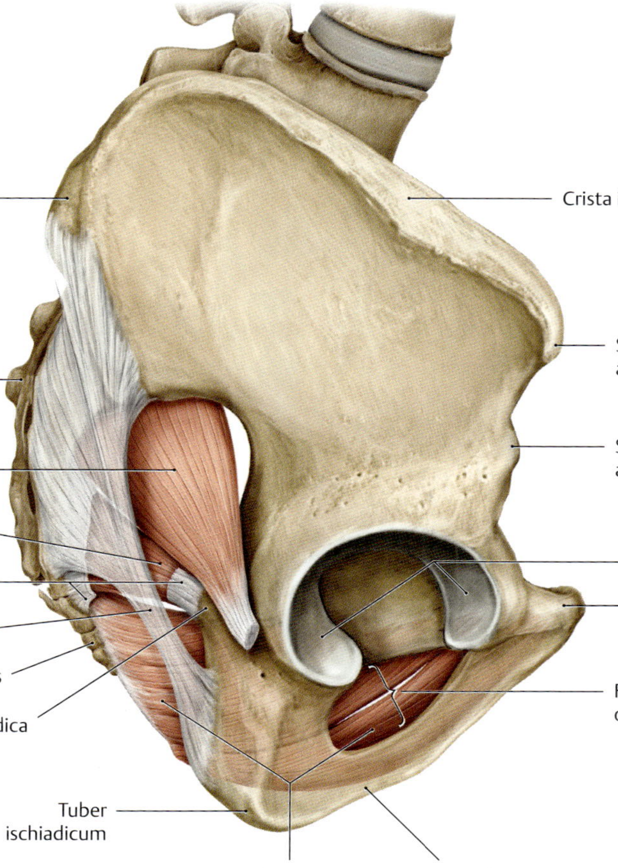

C Trichterform des M. levator ani
Becken in der Ansicht von rechts lateral; Teile des Scham- und Sitzbeins sind durchscheinend dargestellt. Eine Kontraktion des trichterförmigen M. levator ani führt zur Anhebung (levatore = aufsteigen) des Anus und Vorwärtsbewegung durch Zug des M. puborectalis. Der in Ruhe steilgestellte Levatortrichter flacht bei Anspannung ab. Bei gleichzeitigem Anstieg des intraabdominellen Druckes während der Defäkation kontrahieren sich lediglich die peripheren Anteile des M. levator ani; die sphinkternahen Bereiche einschließlich des M. puborectalis erschlaffen, so dass der Anus tiefer tritt und die Stuhlsäule durch den geöffneten Analkanal gedrückt werden kann.

3.12 Beckenbodenmuskeln: Lage in Bezug auf Organe und Gefäße bei Mann und Frau

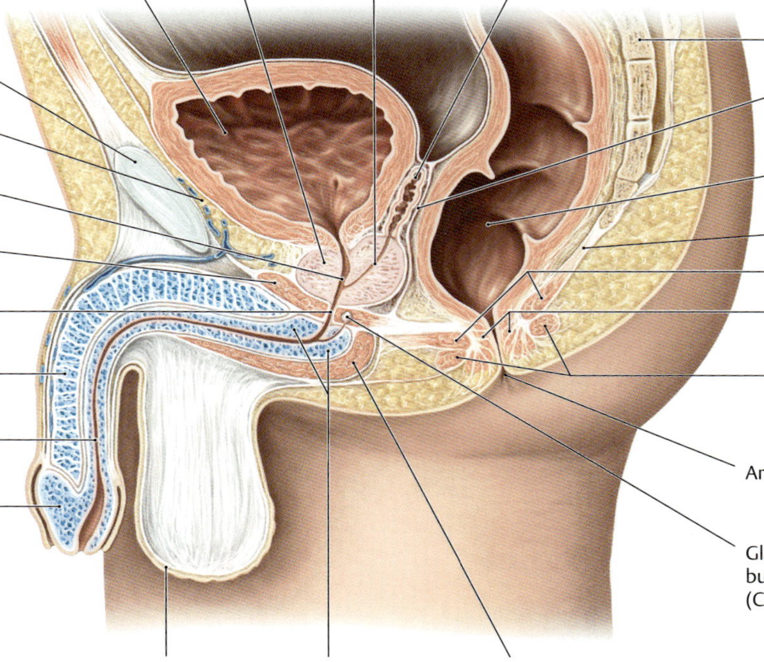

A Mediansagittalschnitt durch ein männliches Becken
Sicht von links auf die rechte Beckenhälfte.

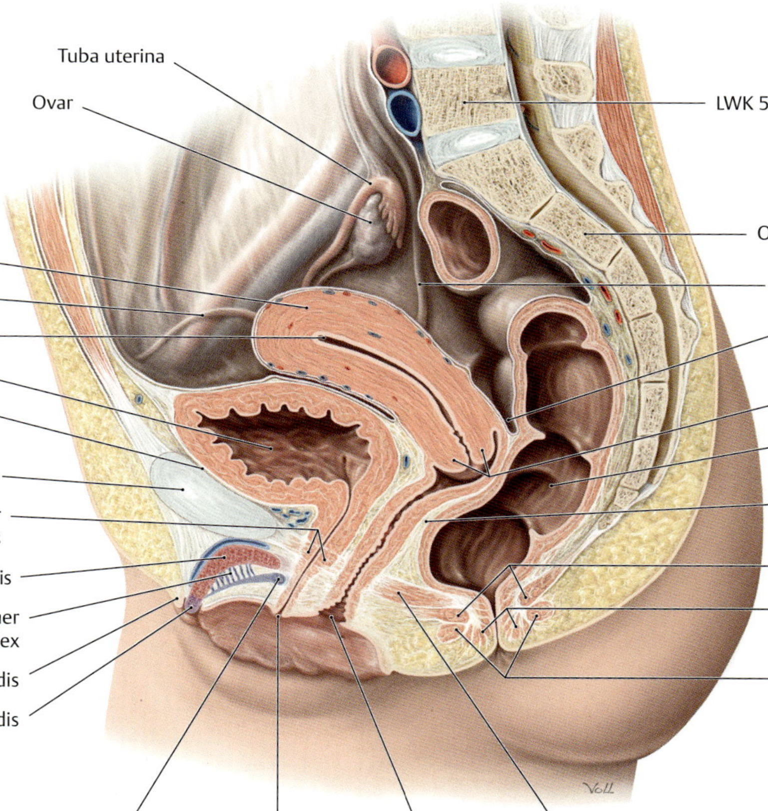

B Mediansagittalschnitt durch ein weibliches Becken
Sicht von links auf die rechte Beckenhälfte.

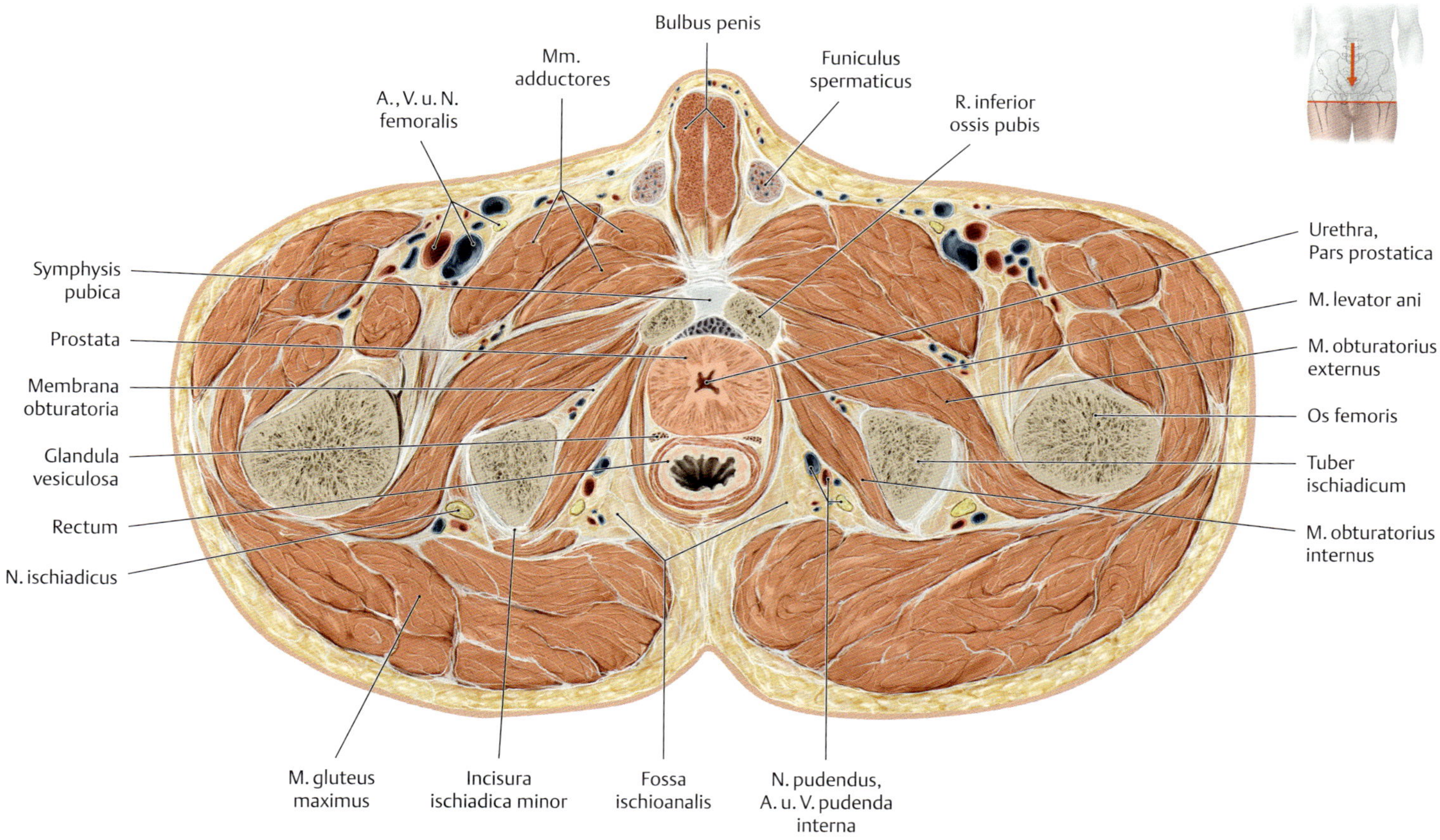

C Horizontalschnitt durch ein männliches Becken
Ansicht von kranial.

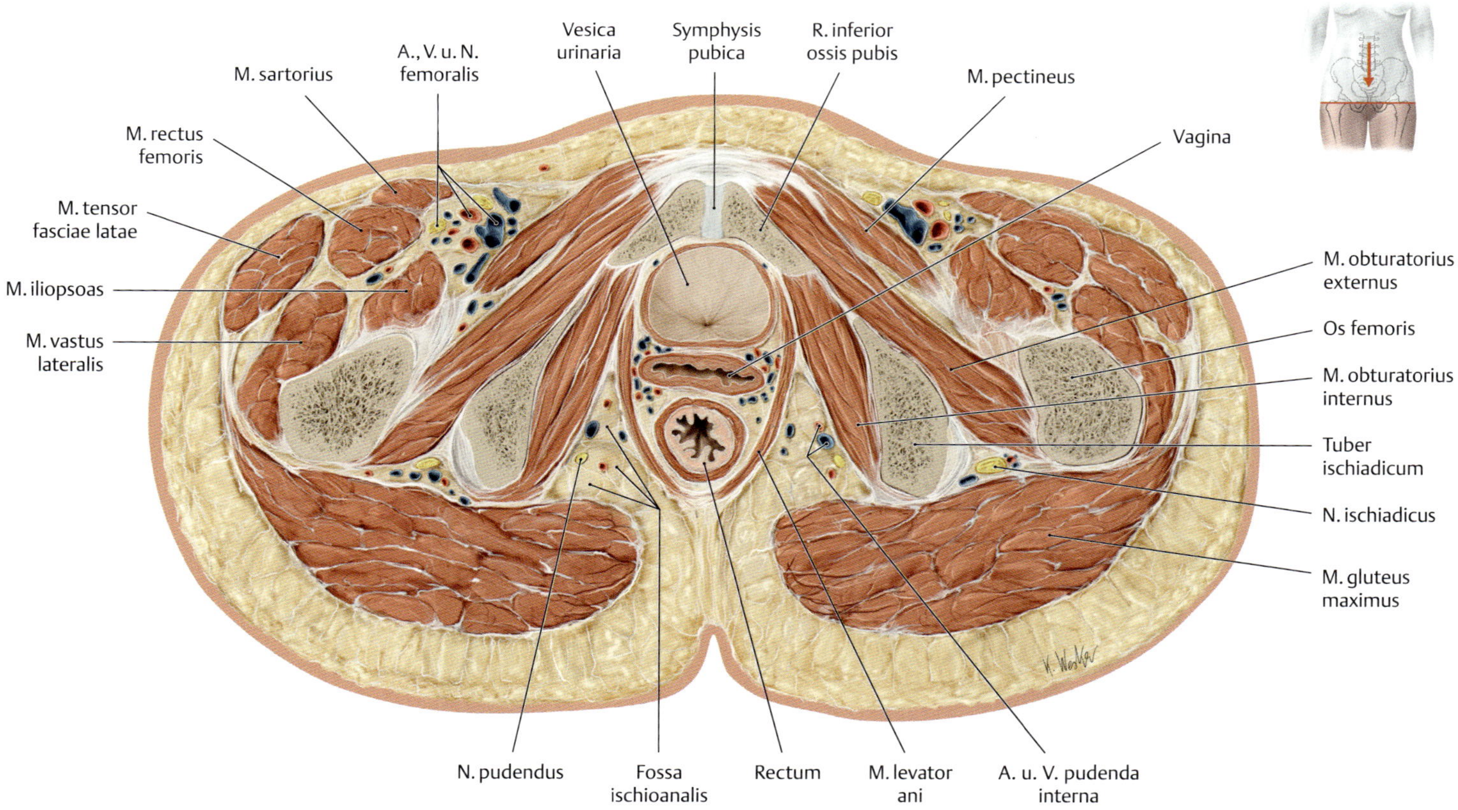

D Horizontalschnitt durch ein weibliches Becken
Ansicht von kranial.

4.1 Arterien

A Übersicht über die Arterien der Rumpfwand

Der Verlauf der Leitungsbahnen des Rumpfes spiegelt insbesondere im Brustbereich die Gliederung der Rumpfwand in Segmente wider. In jedem Zwischenrippenraum (Interkostalraum) verläuft dementsprechend eine Interkostalarterie, eine Interkostalvene und ein Interkostalnerv. Alle *Arterien* zur Versorgung der Rumpfwand stammen letztlich aus der Aorta.

Versorgung der hinteren, seitlichen und vorderen Brustwand durch die Aa. intercostales posteriores aus der Aorta und durch die Rr. intercostales anteriores aus der A. thoracica interna

- Aa. intercostales posteriores I u. II aus der A. intercostalis suprema (= Ast des Truncus costocervicalis, s. **Da**)
- Aa. intercostales posteriores III–XI (mit jeweils einem R. dorsalis, collateralis sowie einem R. cutaneus lateralis, s. **Db**)
- A. musculophrenica (einer der beiden Endäste der A. thoracica interna), die hinter dem Rippenbogen verläuft, s. **B**
- A. subcostalis (A. intercostalis XII, die letzte sog. „Interkostalarterie"); s. **B**
- Rr. intercostales anteriores aus der A. thoracica interna; s. **B**

Versorgung der vorderen, seitlichen und hinteren Rumpfwand durch zusätzliche „regionale" Arterien

vordere Rumpfwand

- Rr. perforantes (aus der A. thoracica interna, z. B. Rr. mammarii mediales an die Mamma), s. **Db**
- A. epigastrica superior (Fortsetzung der A. thoracica interna, s. **B** u. **C**)
- A. epigastrica inferior (aus der A. iliaca externa, s. **B** u. **C**)
- A. epigastrica superficialis, s. **B**
- A. circumflexa ilium superficialis, s. **B**
- A. circumflexa ilium profunda, s. **B**

hintere Rumpfwand

- Rr. dorsales (aus der A. intercostalis posterior) mit jeweils einem R. cutaneus medialis u. lateralis sowie einem R. spinalis, s. **Dc**
- Aa. lumbales I–IV (mit jeweils einem R. dorsalis u. spinalis), s. **B**
- A. sacralis mediana, s. **B**

seitliche Rumpfwand

- A. thoracica superior, s. **B**
- A. thoracoacromialis, s. **B**
- A. thoracica lateralis, s. **B**
- Rr. cutanei laterales (aus der A. intercostalis) mit Ästen v. a. zur Mamma (Rr. mammarii laterales, s. **Db**)
- A. iliolumbalis (aus der A. iliaca interna) mit jeweils einem R. iliacus, lumbalis u. spinalis, s. **B**

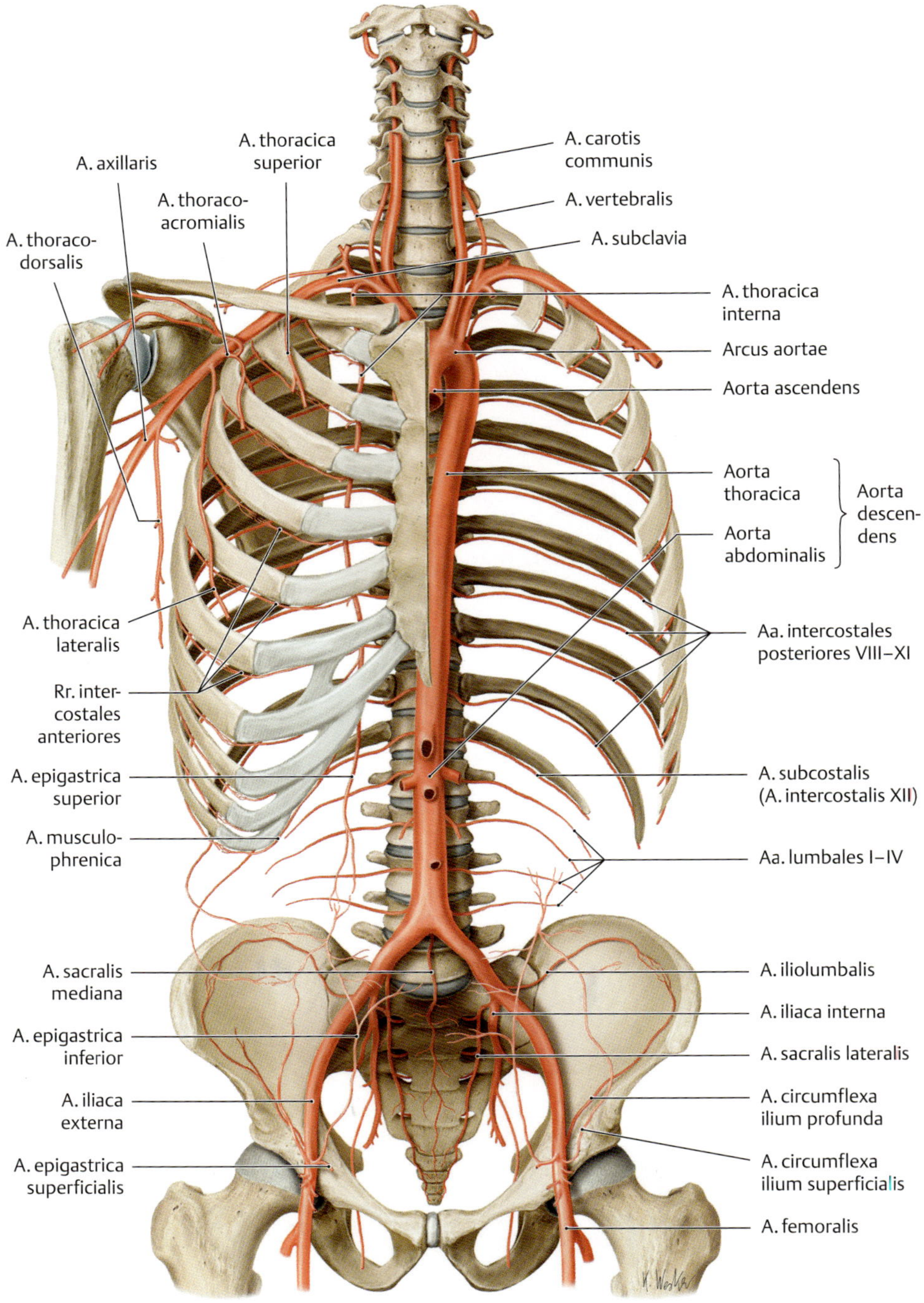

B Arterien der Rumpfwand
Ansicht von ventral. Auf der linken Seite sind die vorderen Rippenanteile entfernt worden.

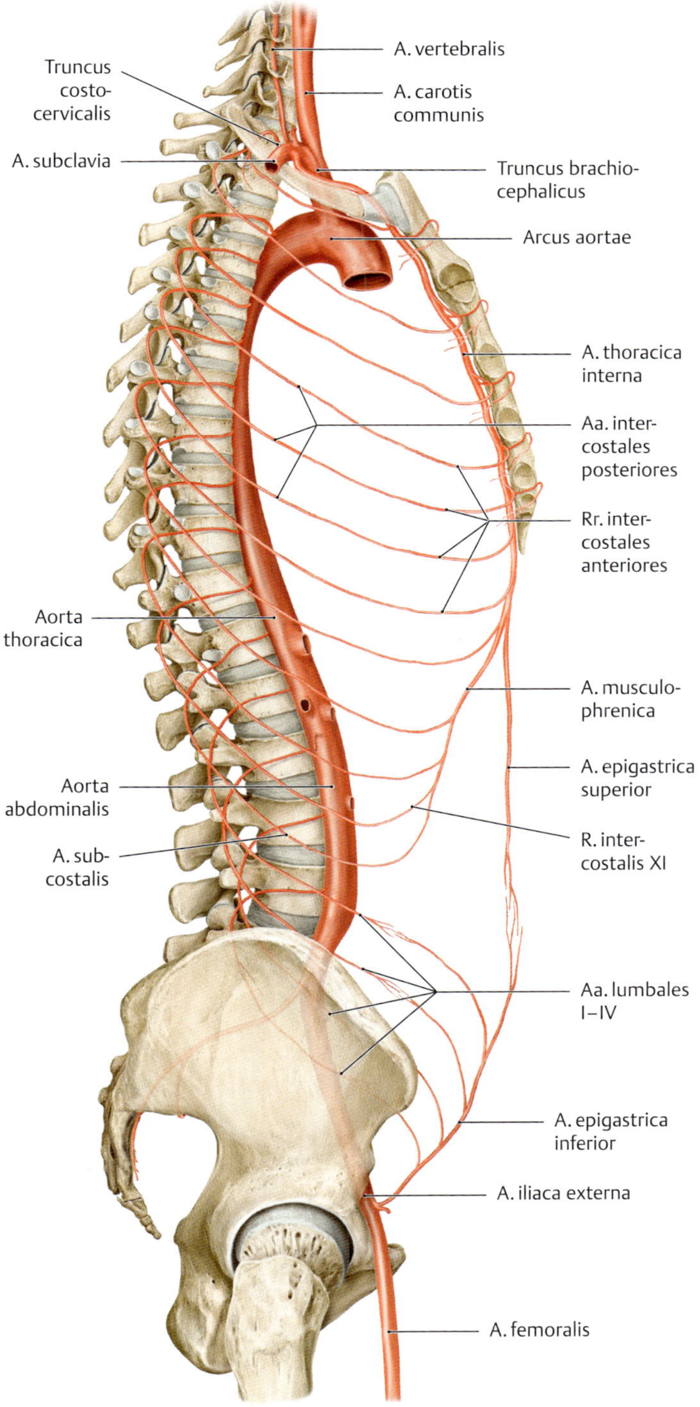

C Arterien der Rumpfwand
Ansicht von rechts.

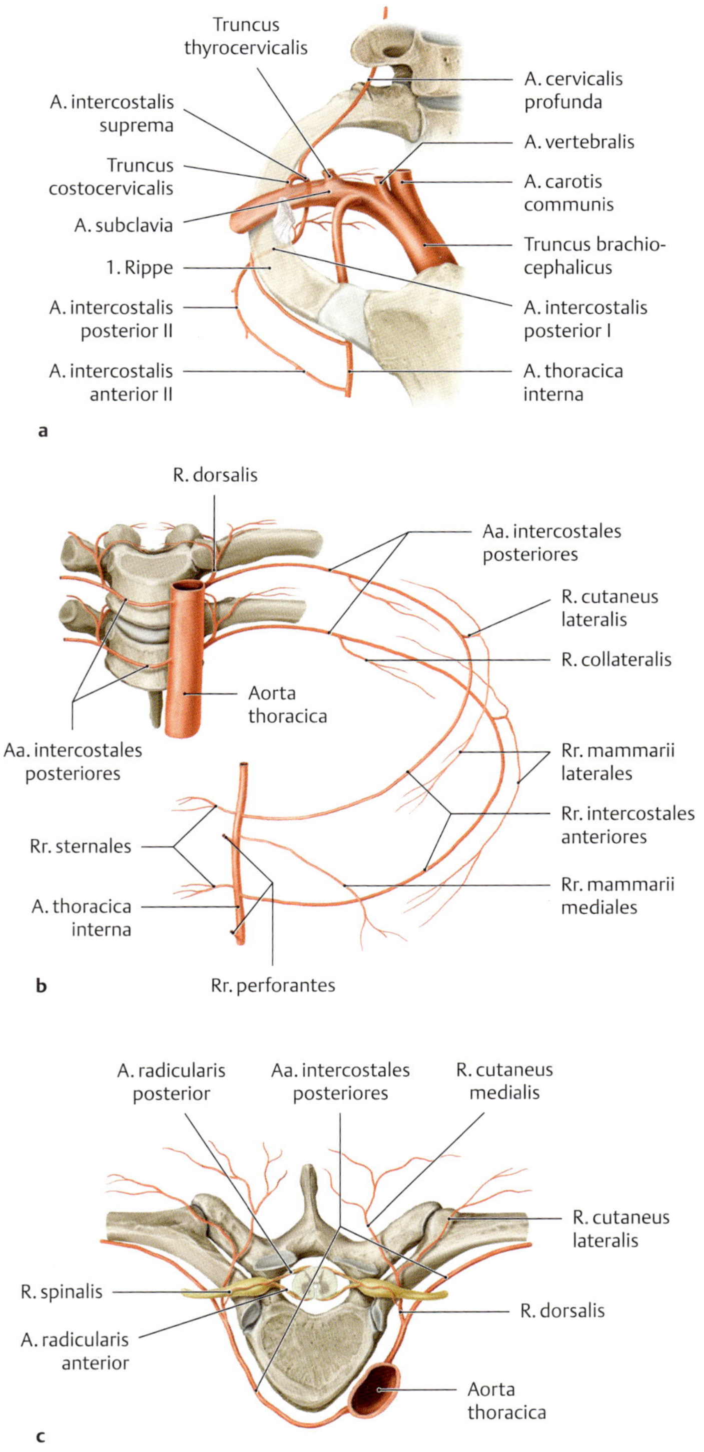

D Verlauf und Äste der Interkostalarterien

a A. intercostalis suprema als Stamm der beiden ersten Interkostalarterien, Ansicht von ventral.
Beachte: Die Aa. intercostales posteriores I u. II sind keine Äste der Aorta thoracica, sondern entspringen aus der A. intercostalis suprema (Ast des Truncus costocervicalis), entstammen also dem Stromgebiet der A. subclavia.

b Verlauf der Aa. intercostales posteriores III–XI als Segmentarterien der Aorta thoracica, Ansicht von ventral.
Beachte: Die Rr. intercostales *anteriores* entstammen dem Stromgebiet der A. subclavia (über die A. thoracica interna), wogegen die Aa. intercostales *posteriores* direkte Äste der Aorta thoracica sind.

c Äste der Aa. intercostales posteriores, Ansicht von kranial.

4.2 Venen

A Übersicht über die Venen der Rumpfwand

Die Venen der Rumpfwand drainieren sowohl in das Hohlvenen- als auch in das Azygossystem (vgl. **B**). Innerhalb des Hohlvenensystems unterscheidet man das Einzugsgebiet von V. cava inferior und V. cava superior, das an der Abdomen-Thorax-Grenze liegt. Verbindungen zwischen oberer und unterer Hohlvene bezeichnet man als *kavokavale Anastomosen* (Umgehungskreisläufe).

Einzugsgebiet der V. cava superior
- V. azygos (s. **B**)
- V. intercostalis suprema (V. brachiocephalica) (s. **B**)
- Vv. intercostales anteriores (V. thoracica interna, V. subclavia) (s. **D**)
- V. epigastrica superior (V. thoracica interna, V. subclavia)
- V. thoracica lateralis (V. axillaris) (s. **C**)
- V. thoracoepigastrica (V. axillaris) (s. **C**)

Einzugsgebiet der V. cava inferior (s. **B**)
- Vv. intercostales posteriores (nur untere Thoraxwand), V. subcostalis, Vv. lumbales I–IV } V. lumbalis ascendens
- V. iliolumbalis, V. sacralis mediana, V. sacralis lateralis } V. iliaca communis
- V. circumflexa ilium profunda, V. epigastrica inferior } V. iliaca externa
- V. obturatoria (s. S. 220), V. pudenda interna (s. S. 238) } V. iliaca interna
- Vv. pudendae externae, V. circumflexa ilium superficialis, V. epigastrica superficialis } V. femoralis

Einzugsgebiet der V. azygos (s. **B**)
- Vv. intercostales superiores (die Mehrzahl)
- Vv. intercostales posteriores
- V. hemiazygos
- V. hemiazygos accessoria
- Vv. columnae vertebralis, s. **Ea**

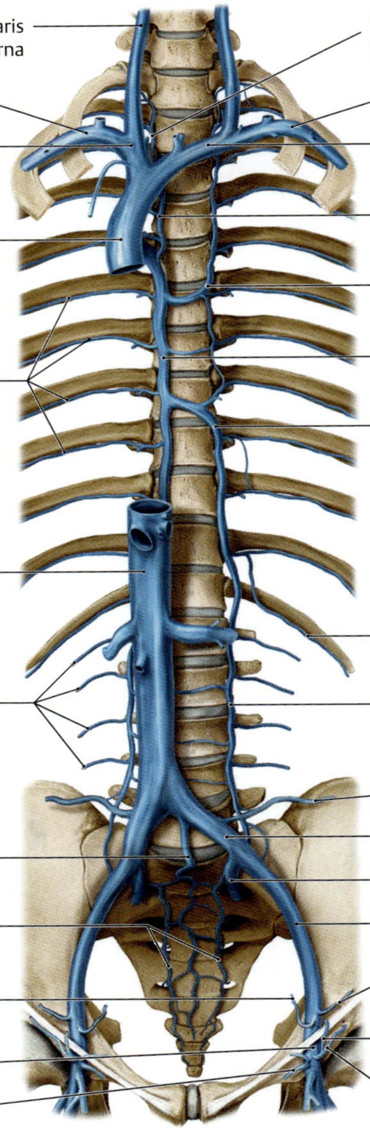

B Venenstämme im Rumpfbereich
Ansicht von ventral.

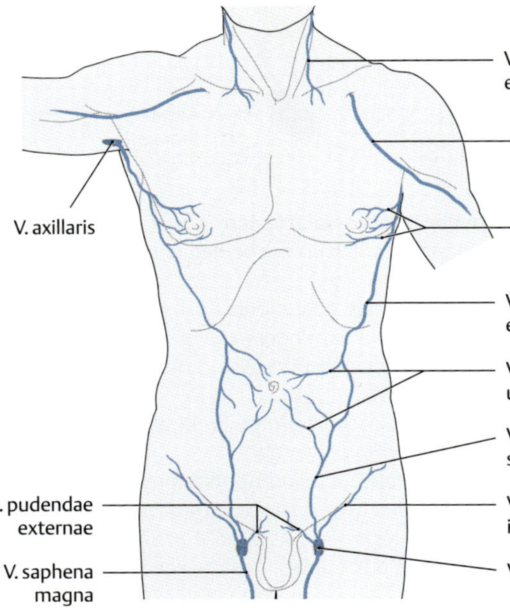

C Epifasziale Venen der vorderen Rumpfwand
Ansicht von ventral. Normalerweise kann man diese Venen nicht tasten. Sie spielen jedoch im Rahmen von sog. portokavalen Anastomosen (über die ehemalige Nabelvene anastomosiert die V. portae hepatis mit den Vv. cavae superior u. inferior) eine überaus wichtige Rolle. So kann es z. B. im Rahmen einer Lebererkrankung (Leberzirrhose bei Alkoholabusus) zu einem Pfortaderhochdruck kommen. Hierbei muss das Pfortaderblut die Leber teilweise umgehen und fließt über die Vv. paraumbilicales (s. S. 218) zu den oberflächlichen Rumpfvenen im Bereich des Nabels (Vv. periumbilicales) und schließlich zum Herzen. Da die epifaszialen Venen hierbei deutlich mehr Blut transportieren müssen, erweitern sie sich zu sog. Krampfadern und sind nunmehr auf dem Bauch sicht- und tastbar. Dieser Abfluss kann sowohl über die Vv. thoracoepigastricae als auch über die Vv. epigastricae superficiales erfolgen. Man spricht in diesem Zusammenhang auch von einem „Caput medusae", da die vom Nabel radiär verlaufenden und stark geschlängelten Venen wie die Schlangen der Medusa (eine der Gorgonen-Schwestern) aussehen.

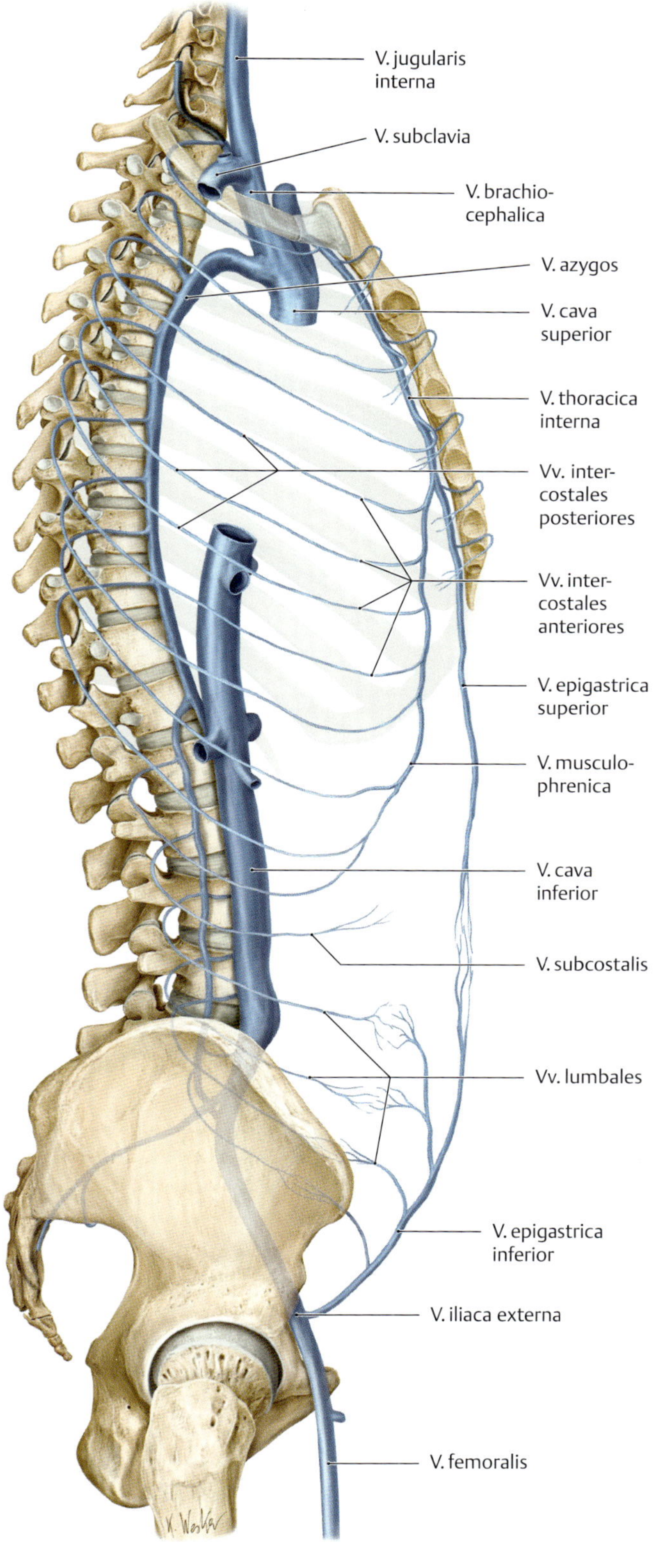

D Rumpfwandvenen
Ansicht von rechts.

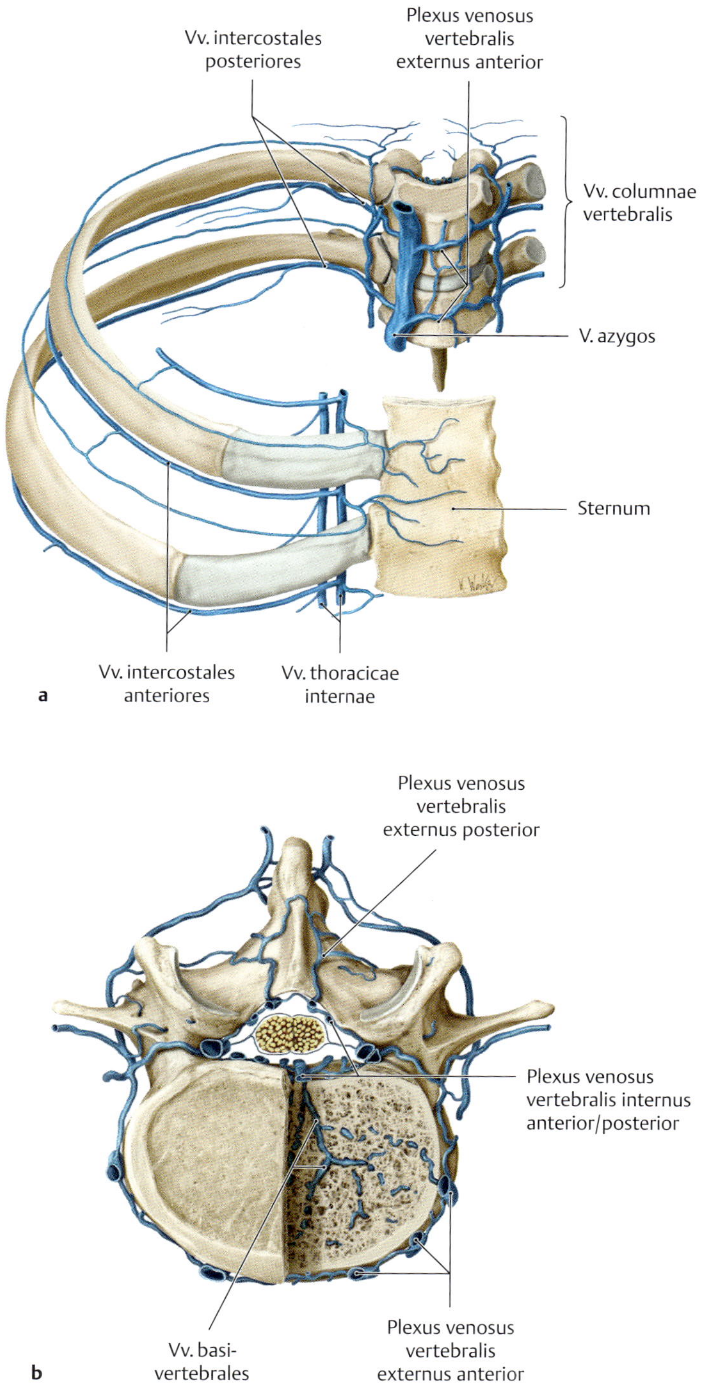

E Interkostalvenen und Venenplexus des Wirbelkanals
a Wirbelsäule und Rippensegment, Ansicht von kranial-ventral;
b Lendenwirbel, Ansicht von kranial.

4.3 Lymphbahnen und Lymphknoten

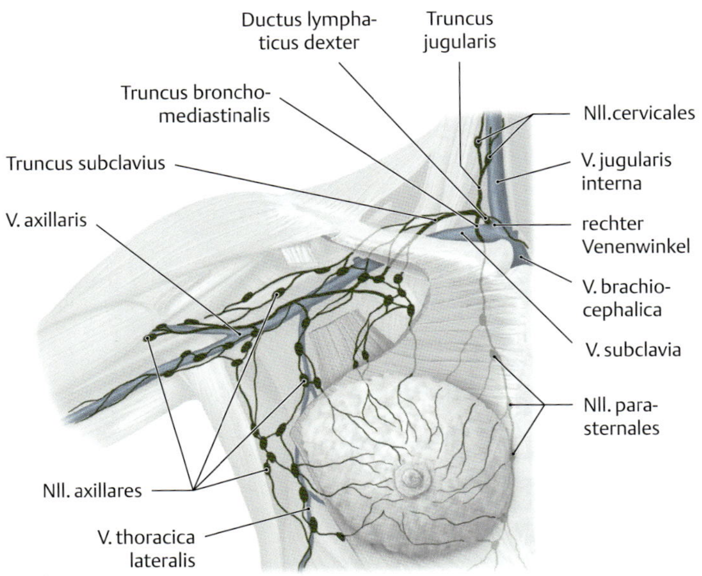

a

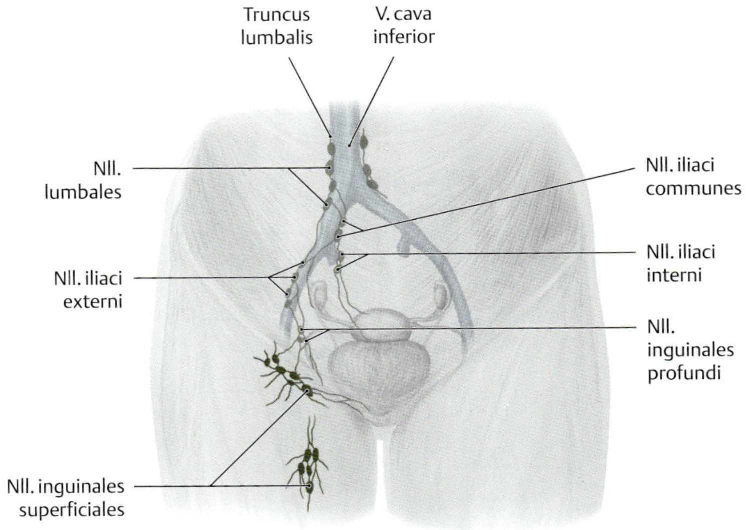

b

A Regionäre Lymphknoten und ihre Abflüsse
Ansicht von ventral.

a Axilläre, parasternale und zervikale Lymphknoten (rechte Brust- und Achselregion, Arm abgespreizt); zu den Lymphknotenetagen („Levels") s. S. 217.
b Lymphknoten der Inguinalregion und des kleinen Beckens.

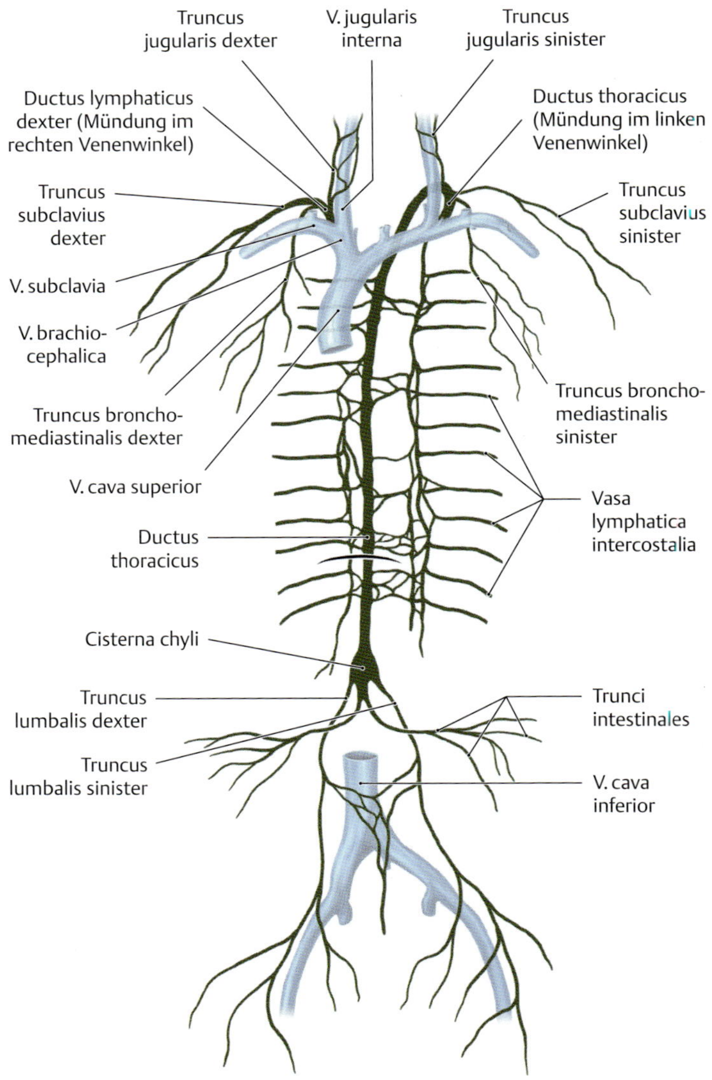

B Linker und rechter Venenwinkel
Ansicht von ventral. Der etwa 1 cm lange *Ductus lymphaticus dexter* sammelt die Lymphe aus dem rechten oberen Quadranten (s. **Ca**) und mündet in den **rechten Venenwinkel** (Angulus venosus dexter), dem Zusammenfluss der rechten V. jugularis interna und der rechten V. subclavia. Hauptzuflüsse sind:

- Truncus jugularis dexter (rechte Kopf- und Halshälfte),
- Truncus subclavius dexter (rechte obere Extremität, rechte Brust- und Rückenwand) und
- Truncus bronchomediastinalis dexter (Organe der rechten Brusthöhle).

Der *Ductus thoracicus* (Milchbrustgang) ist etwa 40 cm lang und führt die Lymphe aus der gesamten unteren Körperhälfte und dem linken oberen Quadranten und mündet in den **linken Venenwinkel** (Angulus venosus sinister), den Zusammenfluss der linken V. jugularis interna und der linken V. subclavia. Hauptzuflüsse sind:

- Truncus jugularis sinister (linke Kopf- und Halshälfte),
- Truncus subclavius sinister (linke obere Extremität, linke Brust- und Rückenwand),
- Truncus bronchomediastinalis sinister (Organe der linken Brusthöhle),
- Trunci intestinales (Bauchorgane) und
- Truncus lumbalis dexter und sinister (linkes und rechtes Bein, Beckeneingeweide, Becken-, Bauch- und Rückenwand).

Über die Vasa lymphatica intercostalia schließlich fließt die Lymphe aus den linken und rechten Interkostalräumen in den Ductus thoracicus.

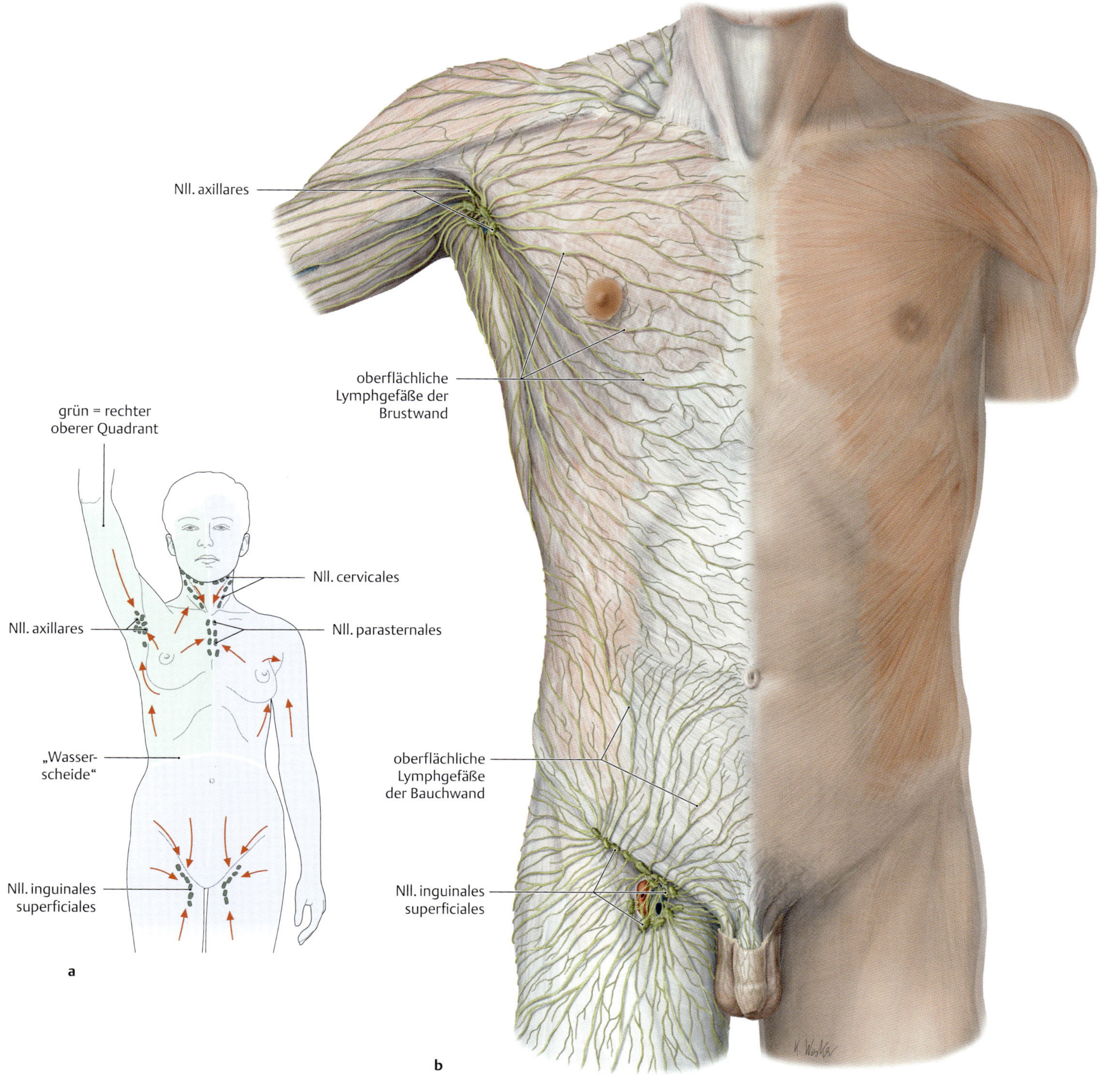

C Einzugsgebiete der oberflächlichen Lymphgefäße der ventralen Rumpfwand

Ansicht von ventral.

a Lymphabflusswege und regionäre Lymphknoten der ventralen Rumpfwand (die Pfeile zeigen die Richtung des Lymphflusses an);

b oberflächliches Lymphgefäßnetz der rechten ventralen Rumpfwand.

Die Lymphe aus der Haut der Rumpfwand wird größtenteils den Nll. axillares sowie inguinales superficiales zugeführt. Sie folgt an der ventralen Rumpfwand im Allgemeinen den Venen. Die „Wasserscheide“ zwischen den beiden Abflussgebieten liegt oberhalb des Nabels entlang einer bogenförmigen Linie unterhalb des Rippenbogens. Aus den regionären axillären und inguinalen Lymphknoten schließlich erfolgt der Rückfluss der Lymphe in die Blutbahn über zwei Lymphstämme in den jeweiligen Angulus venosus (rechter und linker Venenwinkel) ihrer Körperseite (s. **B**). Hierbei wird die Lymphflüssigkeit aus dem rechten oberen Quadranten (grün) über den *Ductus lymphaticus dexter* und aus den restlichen drei Körperquadranten (blau) über den *Ductus thoracicus* in das venöse System zurückgeführt.

4.4 Nerven

A Ventrale und dorsale Äste der Spinalnerven

Die sensible Versorgung der Rumpfwand erfolgt hauptsächlich über die ventralen und dorsalen Äste aus den Rückenmarkssegmenten Th1–12 (Nn. intercostales und Rr. dorsales nn. spinalium) (vgl. S. 208).

Rückenmarkssegment	Ventrale Äste (Rr. ventrales*)	Dorsale Äste (Rr. dorsales**)
C1, C2, C3, C4	Plexus cervicalis	N. suboccipitalis, N. occipitalis major, N. occipitalis tertius (s. S. 208)
C5, C6, C7, C8, Th1	Plexus brachialis	Rr. dorsales nn. spinalium*** (C4–Co2)
Th1, Th2, Th3, Th4, Th5, Th6, Th7, Th8, Th9, Th10, Th11, Th12	Nn. intercostales	
Th12, L1, L2, L3, L4	Plexus lumbalis	
L5, S1, S2, S3, S4	Plexus sacralis	
S5, Co1, Co2	Plexus coccygeus (s. S. 560)	

* Werden auch als Rr. anteriores bezeichnet.

** Werden auch als Rr. posteriores bezeichnet.

*** Die Rr. dorsales n. spinalium aus L1–3 werden auch als Nn. clunium superiores, die aus S1–3 als Nn. clunium medii bezeichnet (s. **C**).
Beachte: Die Nn. clunium *inferiores* sind ventrale Äste aus dem Plexus sacralis, vgl. S. 554.

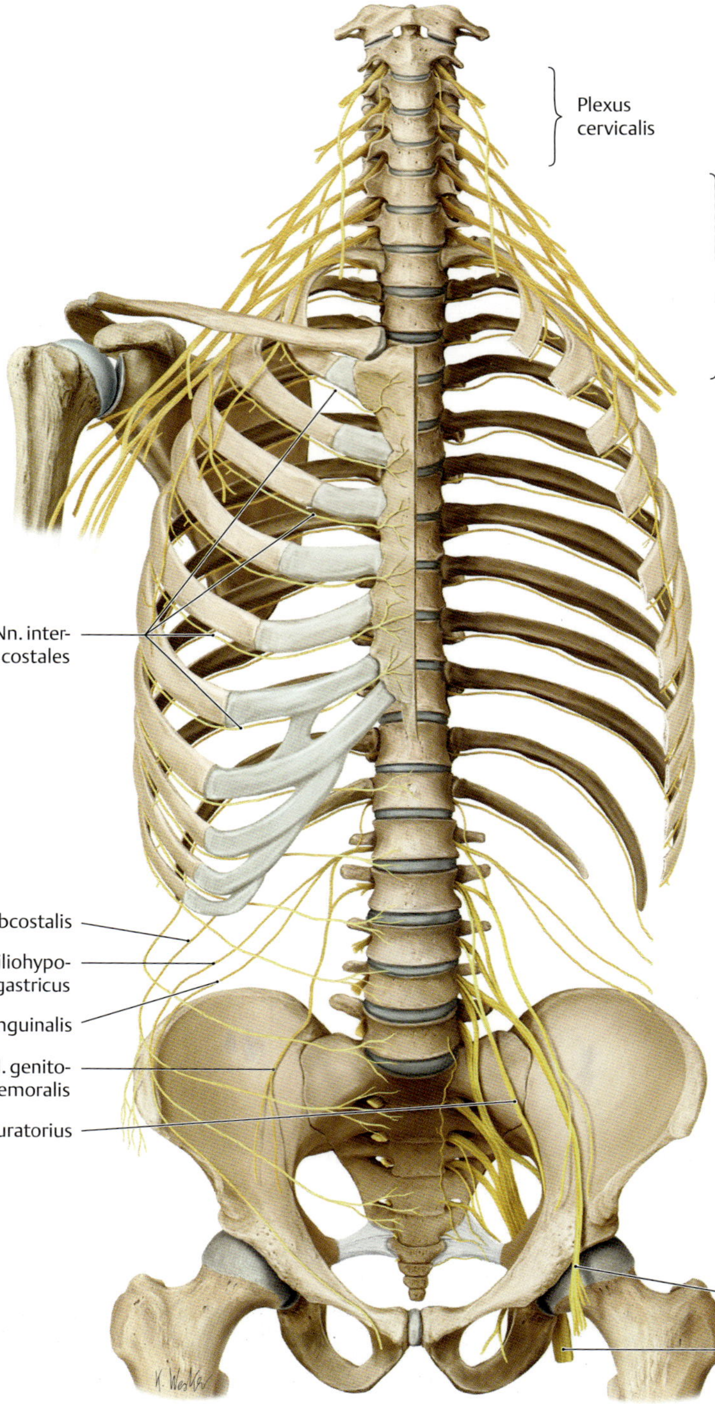

B Nerven der Rumpfwand

Ansicht von ventral, der vordere Teil der linken Brustkorbhälfte ist entfernt worden. Die motorische und sensible Versorgung der Rumpfwand erfolgt größtenteils durch die zwölf thorakalen Spinalnerven. Von allen Rückenmarksnerven zeigen diese zwölf Nervenpaare die ursprüngliche Anordnung in Segmenten (Metamerie) noch am deutlichsten. Die Rr. ventrales verlaufen als Interkostalnerven (Nn. intercostales) in den Zwischenrippenräumen nach ventral, die Rr. dorsales ziehen zur autochthonen Rückenmuskulatur sowie zur Rückenhaut. Zusätzlich werden Teile der Rumpfwand aus dem Plexus cervicalis (Nn. supraclaviculares), dem Plexus brachialis (z. B. N. thoracicus longus) und dem Plexus lumbalis (z. B. N. ilioinguinalis) versorgt.

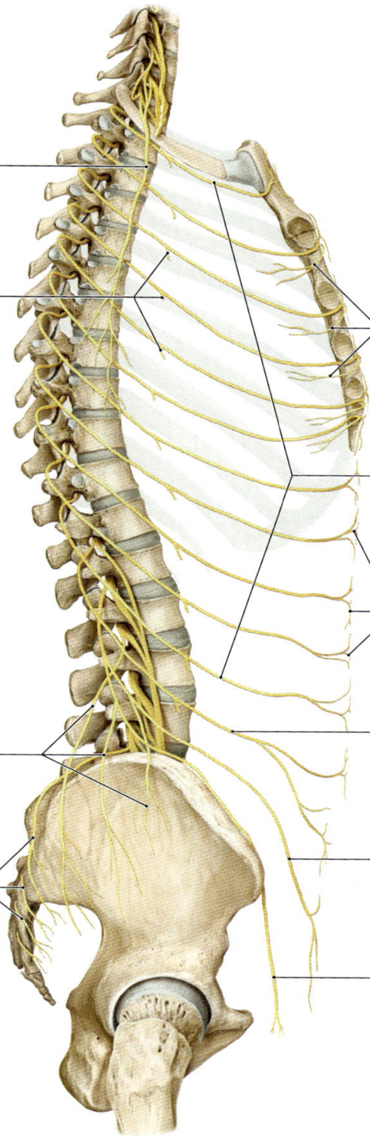

C Verlauf der Nerven an der seitlichen Rumpfwand
Ansicht von rechts.
Beachte die segmentale Anordnung der Interkostalnerven (vgl. hierzu die ebenfalls segmentale Anordnung von Arterien und Venen, S. 199 u. 201).

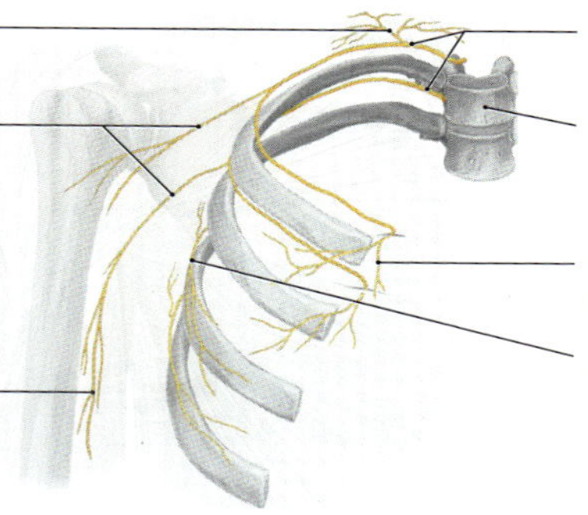

D Verlauf der Interkostalnerven
Rechte Seite, Ansicht von ventral.

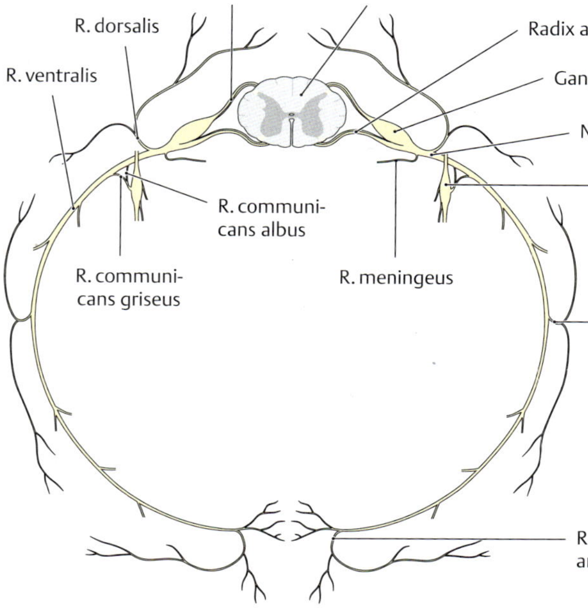

E Äste eines Spinalnervs
Nach Vereinigung der dorsalen (sensiblen) und ventralen (motorischen) Spinalwurzel (Radix spinalis) verläuft der etwa 1 cm lange Spinalnerv (N. spinalis) durch das Foramen intervertebrale und teilt sich, nachdem er den Wirbelkanal verlassen hat, in fünf Äste (vgl. **F**) auf.

F Äste und Versorgungsgebiete eines Rückenmarksnervs (Spinalnervs)

Spinalnervenast	Motorisches bzw. viszero-motorisches Innervationsgebiet	Sensibles Innervationsgebiet
① R. ventralis (anterior)	gesamte somatische Muskulatur mit Ausnahme der autochthonen Rückenmuskulatur	Haut der seitlichen und ventralen Rumpfwand sowie der oberen und unteren Extremität
② R. dorsalis (posterior)	autochthone Rückenmuskulatur	Haut der Rückseite von Kopf und Hals, des Rückens und des Gesäßes
③ R. meningeus		Rückenmarkshäute, Bandapparat der Wirbelsäule und Gelenkkapsel der kleinen Wirbelgelenke
④ R. communicans albus	führt präganglionäre Fasern vom Spinalnerv zum sympathischen Grenzstrang (Truncus sympathicus)	
⑤ R. communicans griseus*	führt postganglionäre Fasern vom Grenzstrang zurück zum Spinalnerv	

* Streng genommen ist der R. communicans griseus kein Ast des N. spinalis, sondern ein Ast des Truncus sympathicus zum N. spinalis.

5.1 Oberflächenrelief und epifasziale Leitungsbahnen der ventralen Rumpfwand

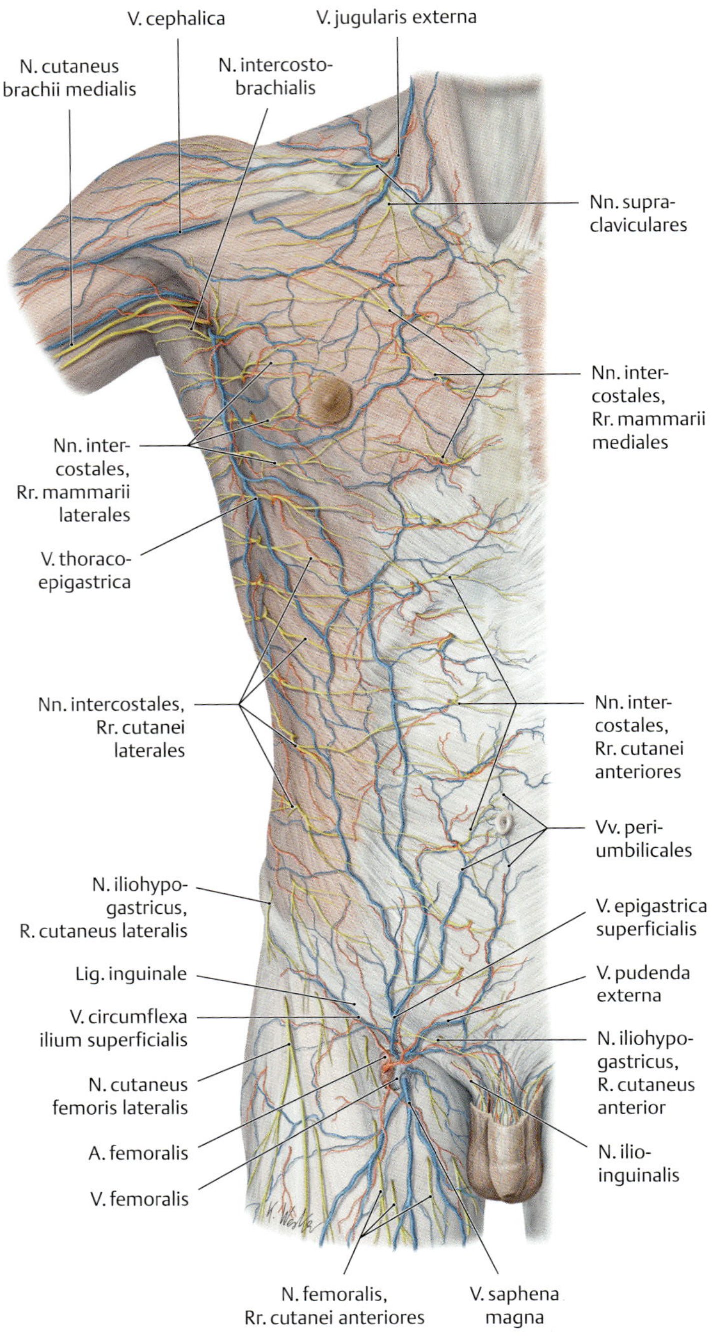

A Epifasziale Hautgefäße und -nerven der ventralen Rumpfwand
Ansicht von ventral.
Epifasziale Gefäße: Die *arterielle Versorgung* der ventralen Rumpfwand erfolgt hauptsächlich aus zwei Quellen: A. thoracica interna und A. epigastrica superficialis. Die epifaszialen *Venen* münden v. a. in die V. axillaris (über die V. thoracoepigastrica) und in die V. femoralis (über die Vv. epigastrica superficialis u. circumflexa ilium superficialis). Über die Vv. peri- bzw. paraumbilicales stehen die oberflächlichen Rumpfwandvenen mit den Pfortadervenen in Verbindung (portokavale Anastomosen).
Epifasziale Nerven: Die *sensible Versorgung* der ventralen Rumpfwand erfolgt weitgehend segmental (z. B. durch Rr. cutanei laterales u. anteriores aus den Interkostalnerven). Im Brustbereich sind zusätzlich der Plexus cervicalis (Nn. supraclaviculares), im unteren Bauchraum zusätzlich der Plexus lumbalis (z. B. Nn. iliohypogastricus, ilioinguinalis) beteiligt.

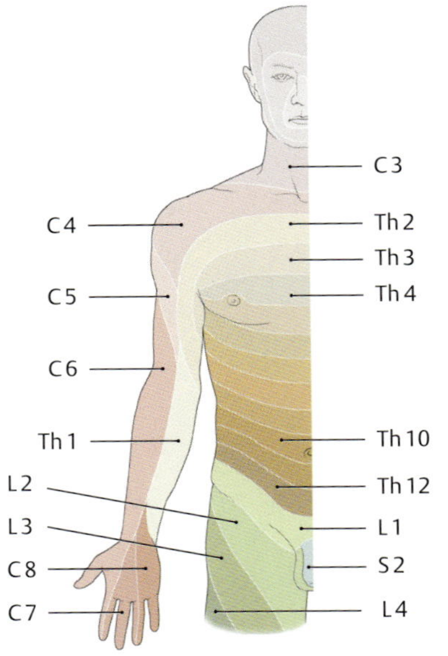

B Segmentale (radikuläre) Hautinnervation (Dermatome) der ventralen Rumpfwand
Rechte Rumpfhälfte und angrenzende obere Extremität, Ansicht von ventral. Jede sensible Hinterwurzel (Radix dorsalis) innerviert mit ihren Fasern ein definiertes Hautareal. Diese sog. Dermatome (vgl. S. 94) entsprechen damit den jeweiligen Rückenmarkssegmenten. Sie sind an der Brustwand und am Oberbauch annähernd gürtelförmig angeordnet, unterhalb des Nabels (zur Medianebene hin) leicht abfallend. Zwischen den Dermatomen von C 4 und Th 2 besteht eine sog. „Segmentlücke", da die sensiblen Fasern von C 5–8 sowie Th 1 mit dem Auswachsen der oberen Extremität aus dem Bereich der Rumpfwand ausgegliedert wurden.

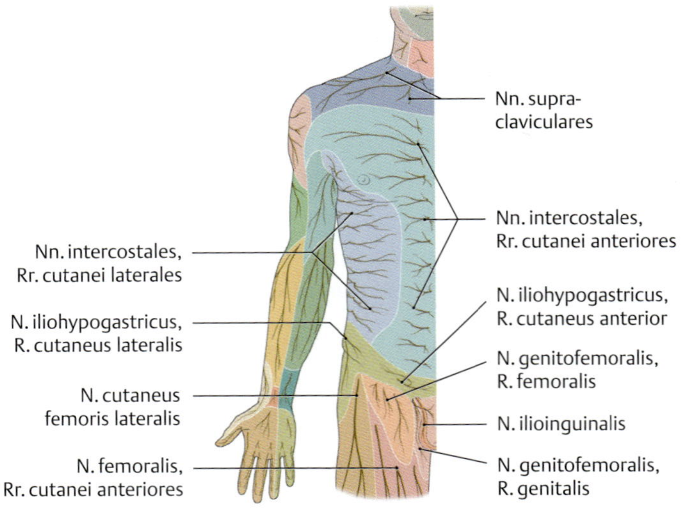

C Periphere sensible Hautinnervation der ventralen Rumpfwand
Rechte Rumpfhälfte und angrenzende obere Extremität, Ansicht von ventral. Die farbig dargestellten Innervationsgebiete der peripheren Hautnerven (Rr. cutanei) entsprechen den Verzweigungsgebieten der Hautnerven im subkutanen Bindegewebe. Neben den Hautästen der Interkostalnerven (Rr. cutanei anteriores u. laterales) sind hauptsächlich die Nn. supraclaviculares sowie die Nn. iliohypogastricus u. ilioinguinalis an der Hautinnervation der ventralen Rumpfwand beteiligt.

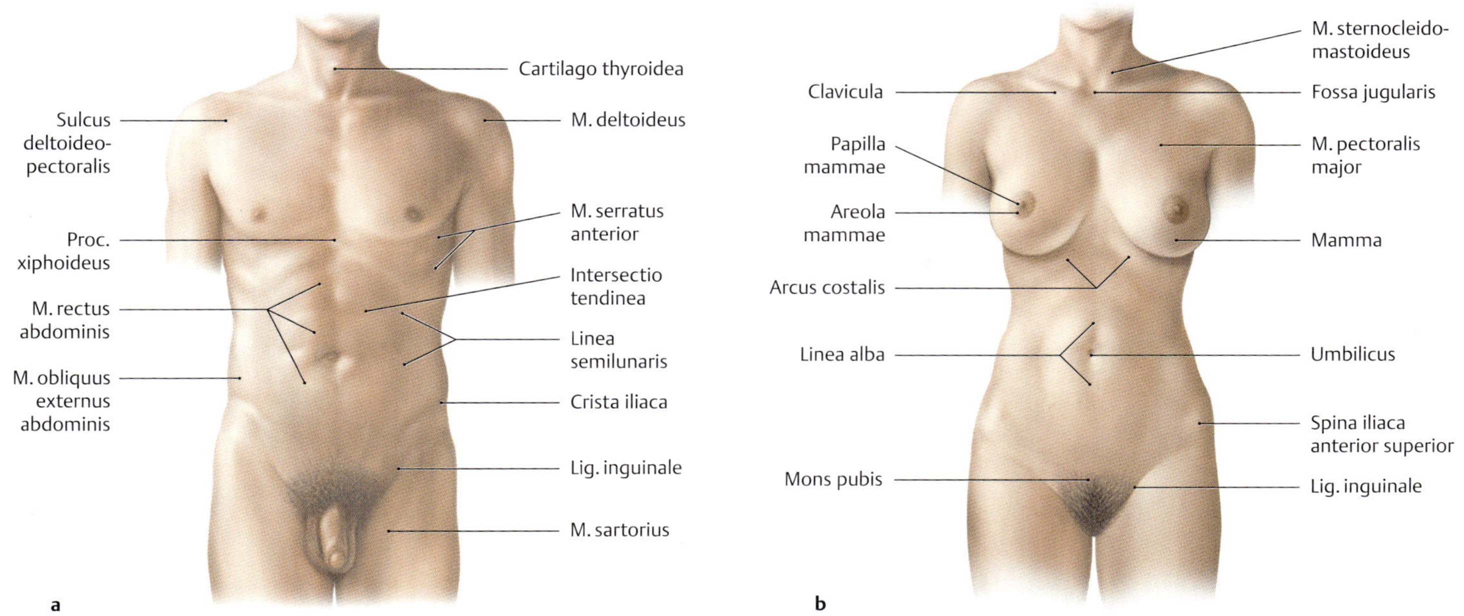

D Oberflächenrelief der ventralen Rumpfwand

a Mann; **b** Frau.

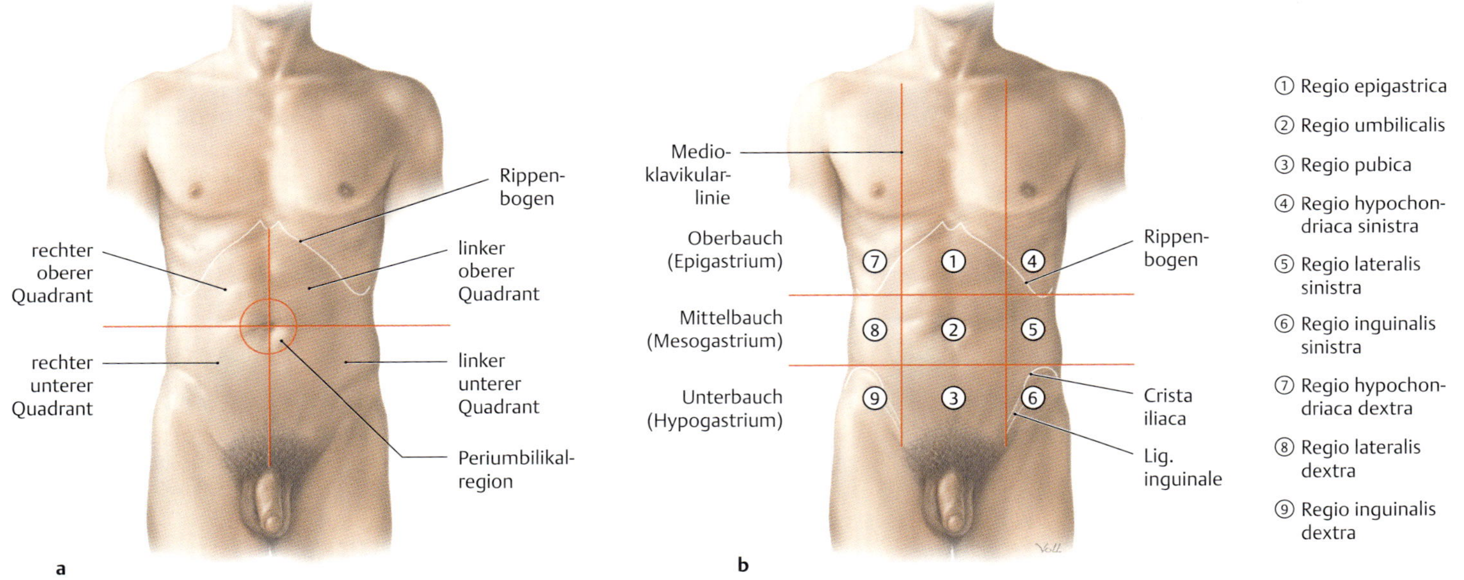

E Kriterien für die Einteilung der Bauchregion

a Einteilung des Abdomens in vier Quadranten durch zwei Linien, die im Nabel senkrecht zueinander stehen.

b Koordinatensystem aus zwei senkrechten und zwei waagerechten Linien, das neun Regionen ergibt, von denen jeweils drei Regionen im Ober-, Mittel- und Unterbauch liegen. Die senkrechten Linien entsprechen der linken und rechten Medioklavikularlinie, die beiden horizontalen Linien verlaufen durch den tiefsten Punkt der 10. Rippen bzw. den höchsten Punkt der beiden Darmbeinkämme (s. S. 35).

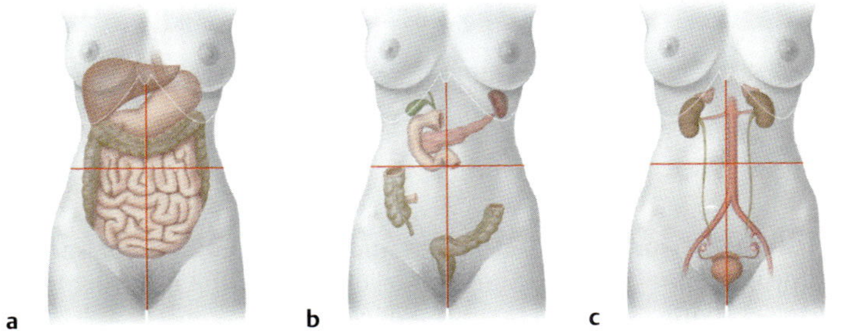

F Projektion der Bauchorgane auf die vier Quadranten der vorderen Bauchwand

a Organe der ventralen Schicht; **b** Organe der mittleren Schicht; **c** Organe der dorsalen Schicht.

Die Organe der *ventralen* Schicht liegen der vorderen Bauchwand unmittelbar an, die der *mittleren* Schicht befinden sich im hinteren Teil der Abdominalhöhle (teilweise bereits retroperitoneal), die der *dorsalen* Schicht außerhalb bzw. hinter der eigentlichen Bauchhöhle, d. h. retroperitoneal.

5.2 Oberflächenrelief und epifasziale Leitungsbahnen der dorsalen Rumpfwand

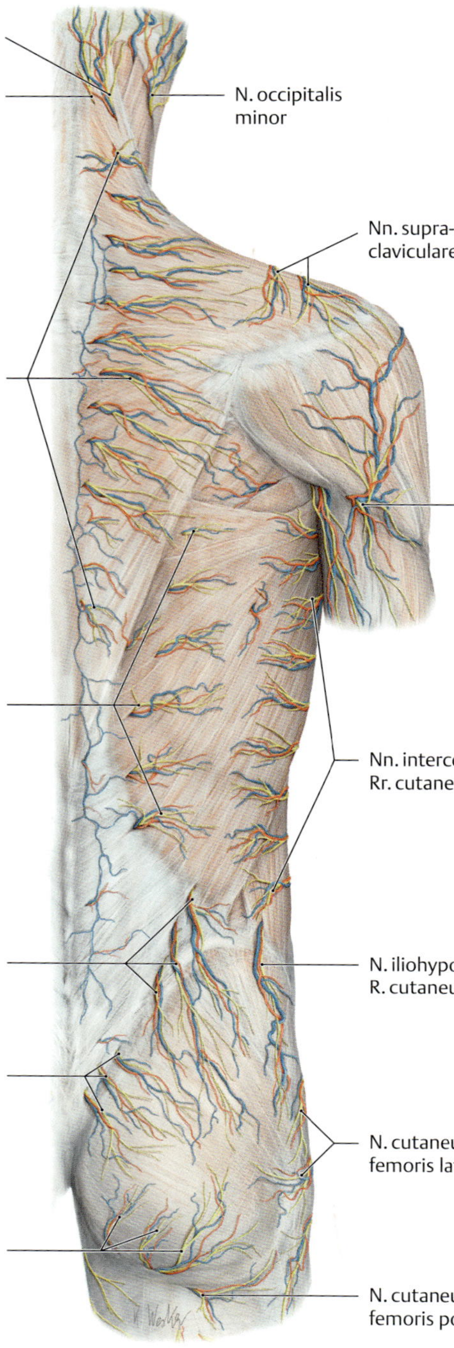

A Epifasziale Hautgefäße und -nerven der dorsalen Rumpfwand

Ansicht von dorsal. Die sensible Innervation erfolgt mit Ausnahme des kaudalen Gesäßbereiches und der seitlichen Rumpfwandanteile durch Rr. dorsales der Spinalnerven sowie durch Rr. cutanei laterales der Nn. intercostales, also überwiegend segmental wie bei der ventralen Rumpfwand. Hierbei treten sowohl die medialen als auch die lateralen Äste (Rr. cutanei medialis u. lateralis) gemeinsam mit den Hautgefäßen durch die autochthonen Rückenmuskeln zur Rückenhaut. Zur Haut des Gesäßes ziehen die lateralen Äste der drei kranialen Lumbal- und Sakralnerven (Nn. clunium superiores und Nn. clunium medii).

Beachte: Der kaudale Gesäßbereich wird durch die Nn. clunium inferiores versorgt, also von Ästen des Plexus sacralis und somit Rr. *ventrales* der Spinalnerven!

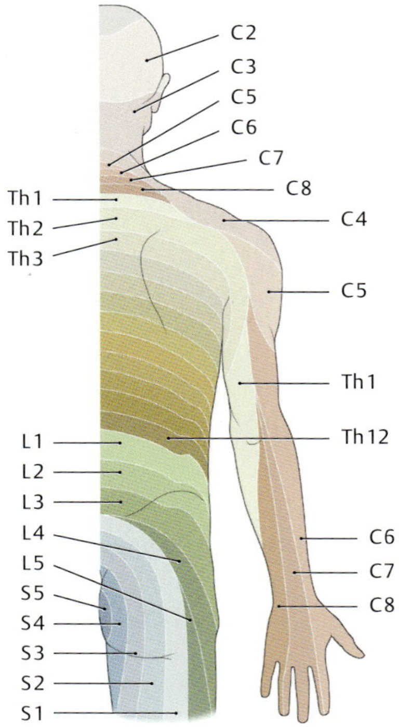

B Segmentale (radikuläre) Hautinnervation (Dermatome) der dorsalen Rumpfwand

Rechte Rumpfhälfte und angrenzende obere Extremität, Ansicht von dorsal.

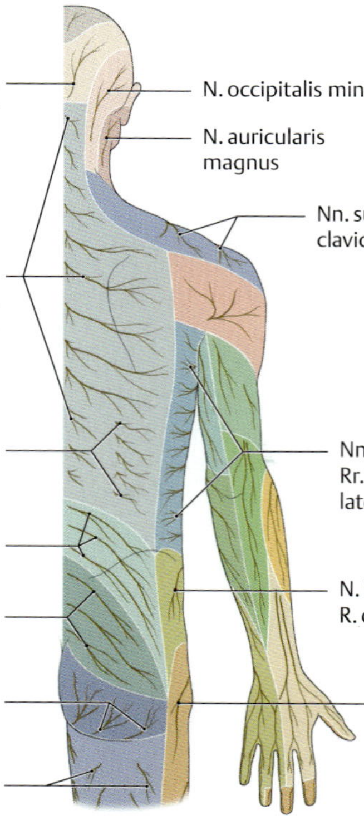

C Periphere sensible Hautinnervation der dorsalen Rumpfwand

Rechte Rumpfhälfte und angrenzende obere Extremität, Ansicht von dorsal.

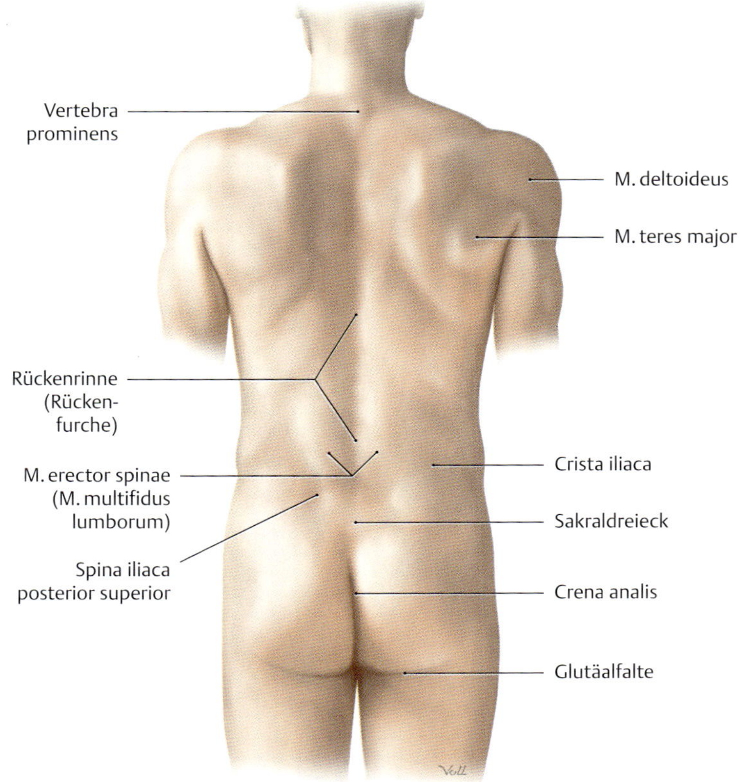

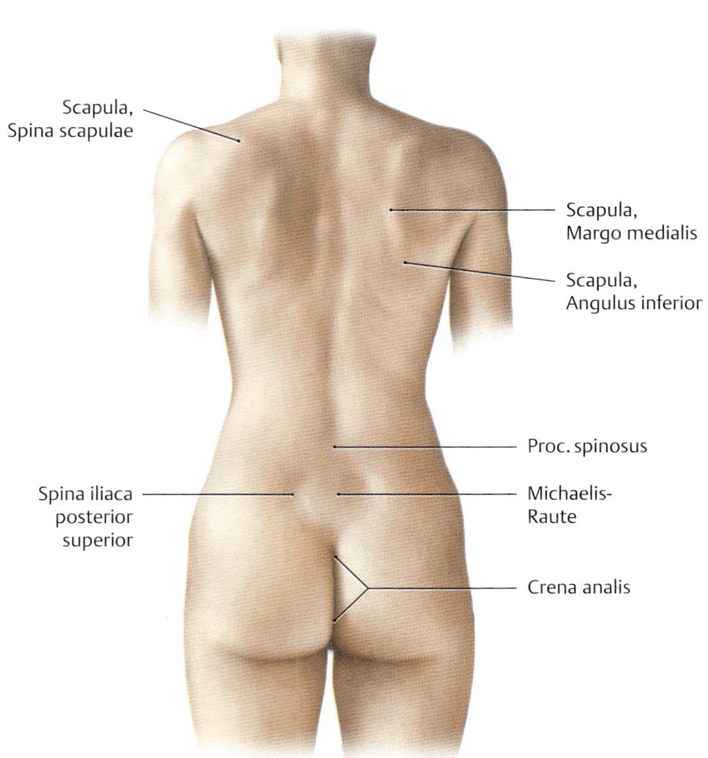

D Oberflächenrelief der dorsalen Rumpfwand

a Mann; **b** Frau.

Bei beiden Geschlechtern lässt sich auf der Dorsalseite des Rumpfes in der Medianlinie unterhalb des 7. Dornfortsatzes die sog. *Rückenrinne* erkennen. Grundlage hierfür ist die Fixierung des subkutanen Gewebes an den jeweiligen Dornfortsätzen. Im Kreuzbeinbereich verbreitert sich die Rinne beim Mann zum *Sakraldreieck* (Begrenzung des Dreiecks: rechter und linker hinterer, oberer Darmbeinstachel und Beginn der Afterfurche, *Crena analis*), bei der Frau zur *Venus*- bzw. *Michaelis-Raute* (s. **F**).

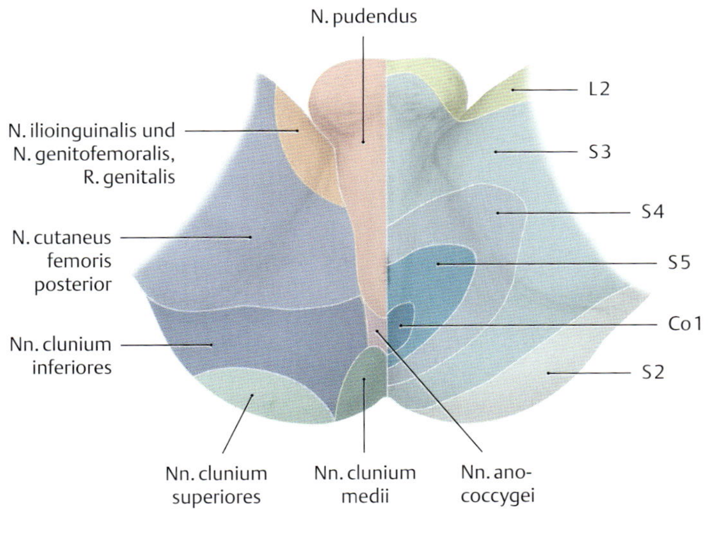

E Segmentale und periphere Hautinnervation der Dammregion beim Mann

Steinschnittlage. Auf der linken Körperseite sind die Segmente bzw. Dermatome, auf der rechten Körperseite die Innervationsgebiete der peripheren Hautnerven dargestellt.

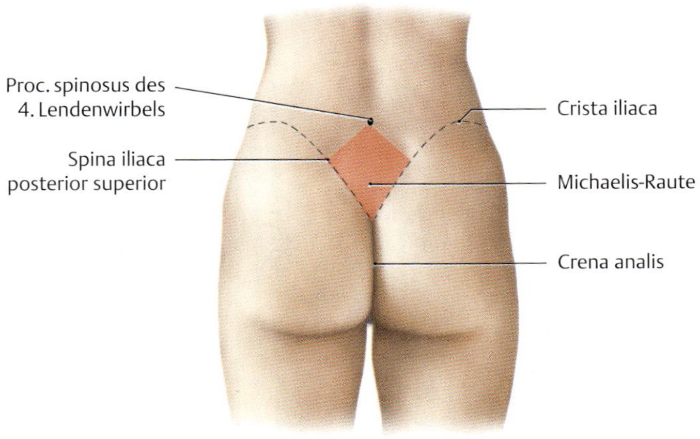

F Anatomische Begrenzung der Michaelis-Raute

Gesäßregion einer Frau, Ansicht von dorsal. Bei Frauen ist das Sakraldreieck zu einer rautenförmigen Figur mit folgenden Begrenzungen ausgezogen: linker und rechter hinterer, oberer Darmbeinstachel (Spina iliaca posterior superior), Proc. spinosus des 4. Lendenwirbels und Beginn der Crena analis. Bei normalem weiblichen Becken ist der vertikale und horizontale Durchmesser fast gleich groß. Aus der Form der Michaelis-Raute (G. A. Michaelis, 1798–1848, Gynäkologe aus Kiel) lassen sich Rückschlüsse auf die Breite des weiblichen Beckens, d. h. indirekt auf den Geburtskanal ziehen.

5.3 Dorsale Rumpfwand in der Ansicht von dorsal

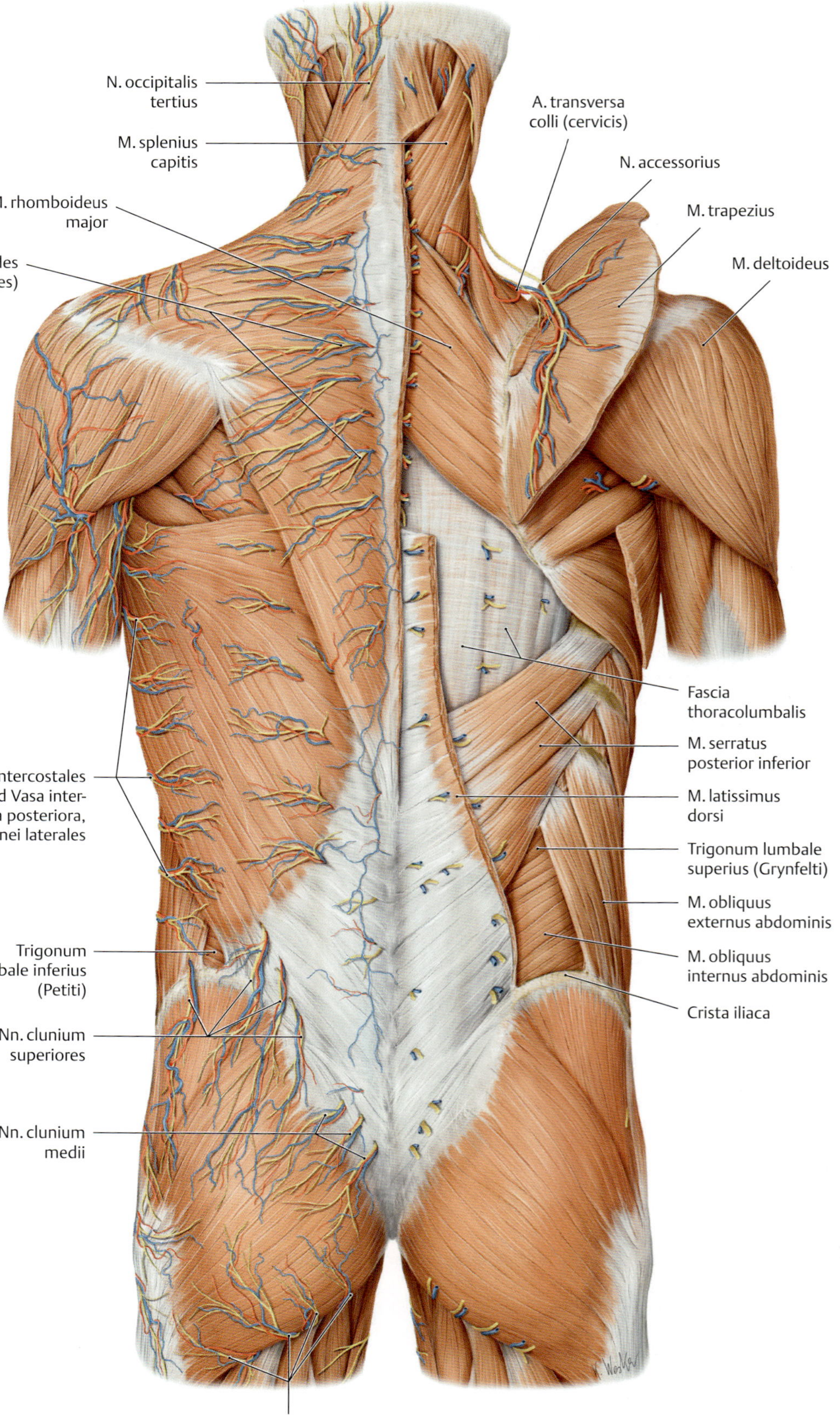

A Leitungsbahnen der dorsalen Rumpfwand und der Nackenregion

Ansicht von dorsal. Auf der linken Rumpfseite sind die segmental angelegten Leitungsbahnen der dorsalen Rumpfwand (Rr. dorsales der Spinalnerven sowie Äste der Rr. dorsales der hinteren Interkostal- bzw. Lumbalgefäße) dargestellt (nach Entfernung aller Muskelfaszien mit Ausnahme der Lamina superficialis der Fascia thoracolumbalis). Zur Darstellung des Verlaufs der A. transversa cervicis in der tiefen Skapularregion wurde auf der rechten Seite der M. trapezius von seinen Ursprüngen abgelöst und nach lateral geklappt (vgl. **B**).

Beachte: An der dorsalen Rumpfwand werden ausschließlich die seitliche Nacken- (N. occipitalis minor, s. **C**) und die untere Glutäalregion (Nn. clunium inferiores) von ventralen Spinalnervenästen sensibel versorgt.

Zur Darstellung des oberen kostolumbalen Dreiecks (Trigonum lumbale superius bzw. „Trigonum Grynfelti") wurde der M. latissimus dorsi auf der rechten Seite teilweise entfernt. Das Trigonum lumbale superius (Begrenzung: 12. Rippe; M. erector spinae und M. obliquus internus abdominis) ist ähnlich wie das untere iliolumbale Dreieck oder „Trigonum Petiti" (Begrenzung: Crista iliaca, M. latissimus dorsi und M. obliquus externus abdominis) Bruchpforte für seltene, in der Regel jedoch erworbene Lumbalhernien (Grynfelt- bzw. Petit-Hernie, vgl. S. 229).

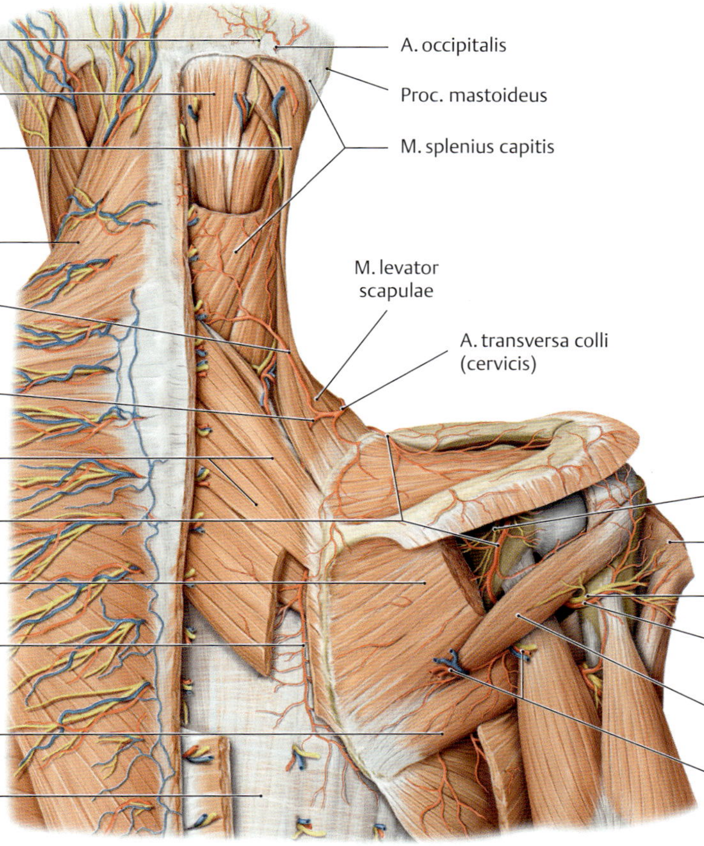

B Arterien der tiefen Skapularegion
Rechte Schulterblattregion, Ansicht von dorsal. Auf der rechten Seite sind die Mm. trapezius, splenius capitis, deltoideus, infraspinatus sowie rhomboideus major u. minor vollständig bzw. teilweise entfernt worden. Die tiefe Skapularegion wird von folgenden Arterien versorgt: Aa. transversa colli (cervicis), cervicalis profunda (s. **C**), suprascapularis, circumflexa scapulae sowie circumflexa humeri posterior. Sie entstammen alle direkt oder indirekt (über den Truncus thyrocervicalis) der A. subclavia (beide hier nicht zu sehen). Die Aa. suprascapularis u. circumflexa scapulae bilden die sog. „*Schulterblattarkade*" (s. S. 403). Medial des Proc. mastoideus erscheint die A. occipitalis unter der Ansatzsehne des M. sternocleidomastoideus und verläuft zusammen mit dem sensiblen N. occipitalis major nach kranial zur Haut des Hinterhaupts. Der N. occipitalis major durchbohrt sowohl den M. trapezius als auch den M. semispinalis capitis im Bereich ihrer derben Ansatzsehnen und kann daher an diesen Stellen komprimiert werden mit der möglichen Folge einer *Okzipitalneuralgie.*

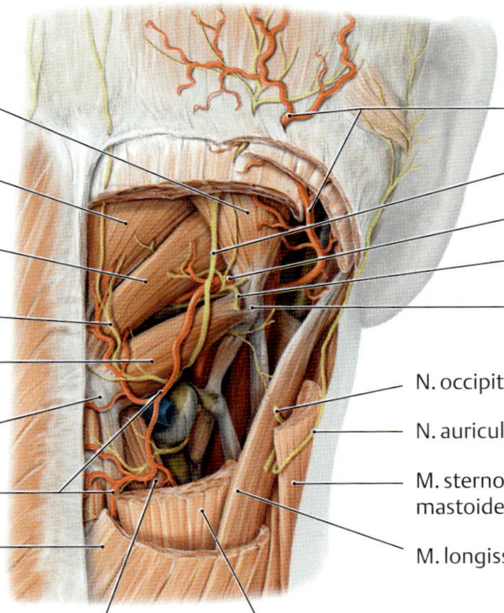

C Tiefes Nackendreieck (Trigonum arteriae vertebralis bzw. Trigonum suboccipitale)
Tiefe Nackenregion der rechten Seite nach Entfernung der Mm. trapezius, sternocleidomastoideus, splenius capitis u. semispinalis capitis, Ansicht von dorsal. Topografisch wird das tiefe Nackendreieck von den Mm. suboccipitales (Mm. recti capitis posteriores major u. minor sowie Mm. obliquii capitis superior u. inferior) begrenzt. In seiner Tiefe verläuft die A. vertebralis im Sulcus a. vertebralis des Atlas. Oberhalb des hinteren Atlasbogens tritt der ausschließlich motorische N. suboccipitalis (C1) hervor und innerviert die kurzen Kopfmuskeln. Unterhalb des M. obliquus capitis inferior biegt der N. occipitalis major (C2) und weiter kaudal der N. occipitalis tertius (C3) nach dorsal. Zwischen den Mm. semispinales capitis u. cervicis verläuft die A. cervicalis profunda, ein Ast aus dem Truncus costocervicalis.

5.4 Dorsale Rumpfwand in der Ansicht von ventral

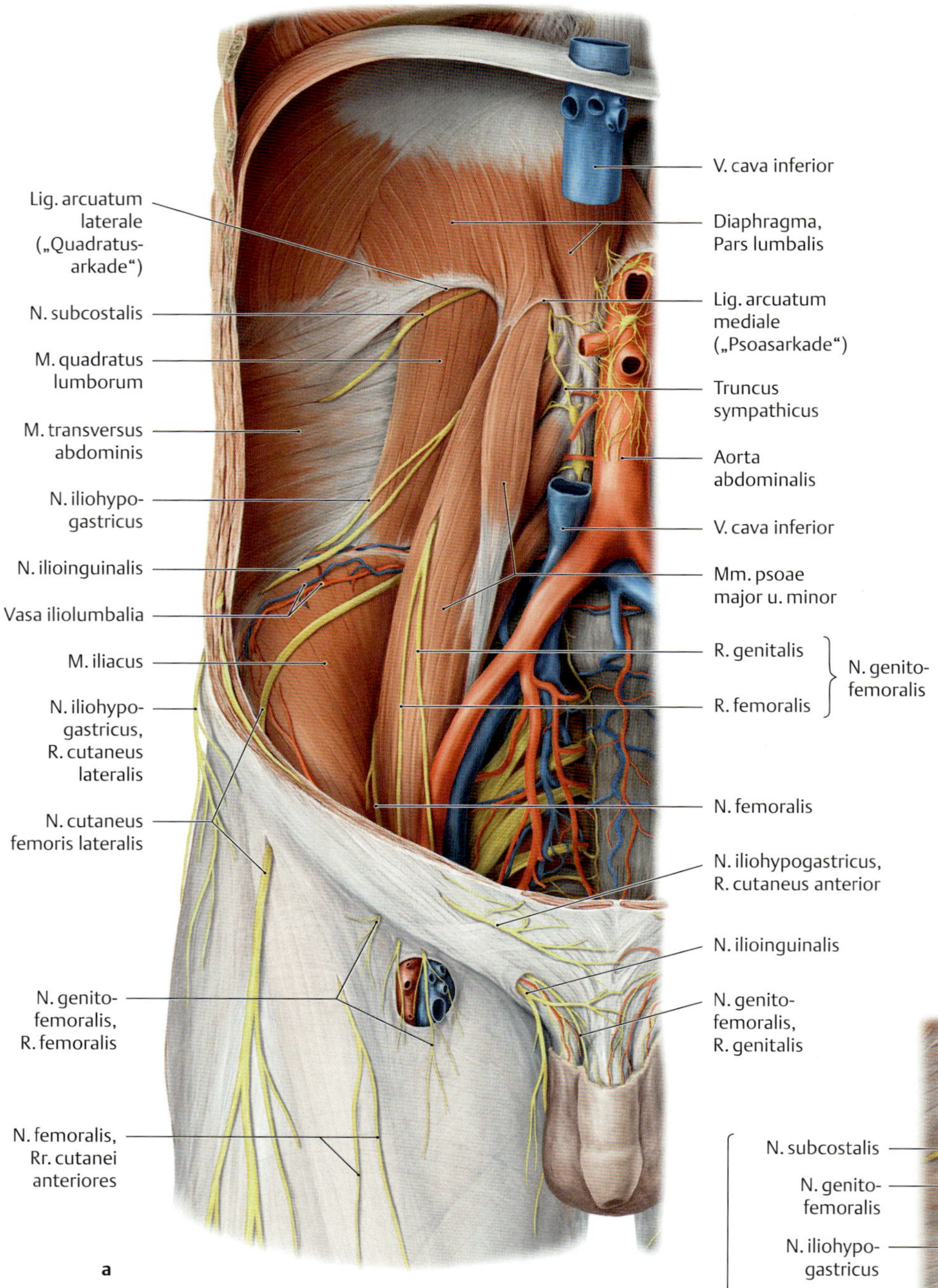

A Leitungsbahnen an der Vorderseite der dorsalen Rumpfwand
Ansicht von ventral.

- **a** Fossa lumbalis der rechten Seite nach Entfernung der vorderen und seitlichen Rumpfwand, der intra- und retroperitonealen Organe, des Peritoneum und aller Rumpfwandfaszien. Die V. cava inferior ist teilweise entfernt;
- **b** Fossa lumbalis mit Plexus lumbalis der rechten Seite nach Abtragung der oberflächlichen Schicht des M. psoas major.

Der Plexus lumbalis (vgl. S. 548) entsteht seitlich der Lendenwirbelsäule, zum Teil bedeckt durch den M. psoas major, aus den ventralen Ästen von Th12–L4. Die Nerven verlaufen nach lateral absteigend zur Bauchwand und zum Oberschenkel mit Ausnahme des N. obturatorius (s. **b**), der über die laterale Wand des kleinen Beckens durch das Foramen obturatorium (hier nicht zu sehen) den medialen Oberschenkel erreicht.
Beachte: Die Austrittsstellen der Vasa lumbalia sowie der Vasa iliolumbalia befinden sich unterhalb des M. psoas major. Sie verlaufen nahezu horizontal über den M. quadratus lumborum und den M. iliacus. Medial des M. psoas major (und bedeckt von der V. cava inferior) liegt der lumbale Grenzstrang (Truncus sympathicus).

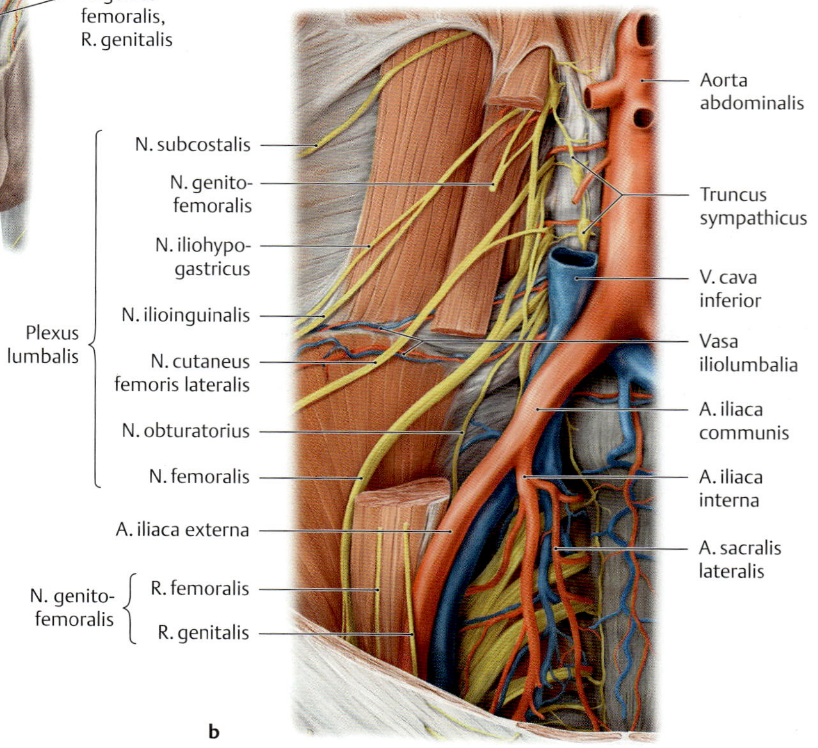

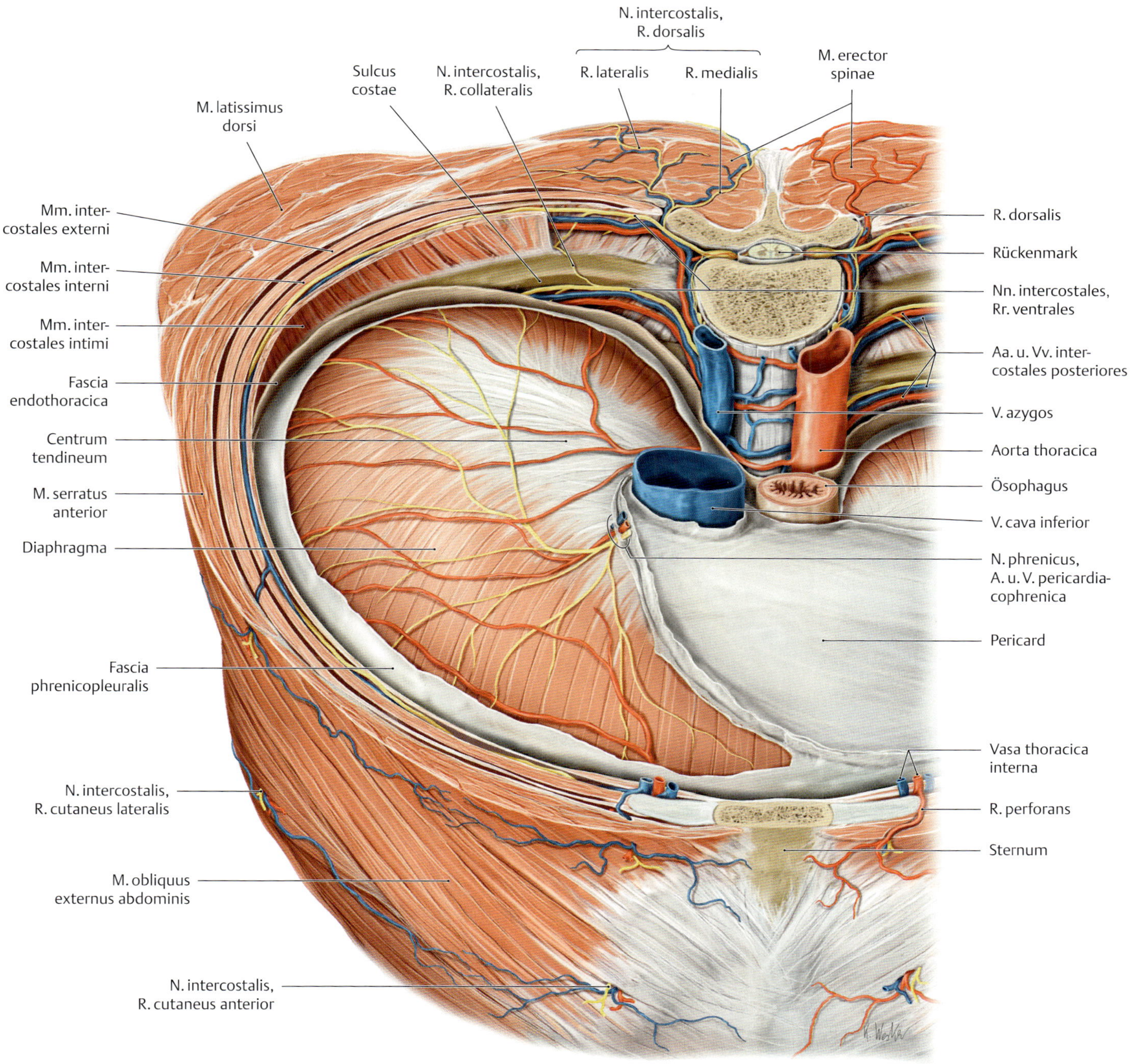

B Leitungsbahnen der dorsalen Rumpfwand im Bereich des Thorax

Horizontalschnitt durch den Brustkorb nach Entfernung der thorakalen Organe, der Pleura parietalis sowie teilweise der Fascia endothoracica, Ansicht von kranial-ventral. Die arterielle Versorgung der Brustwand erfolgt über die Aa. intercostales posteriores, die venöse Drainage über die Vv. intercostales in das Azygossystem. Die Interkostalgefäße verlaufen zusammen mit den Nn. intercostales am Unterrand der jeweiligen Rippe geschützt im Sulcus costae.

5.5 Ventrale Rumpfwand: Übersicht und klinisch bedeutsame Lage einiger Leitungsbahnen

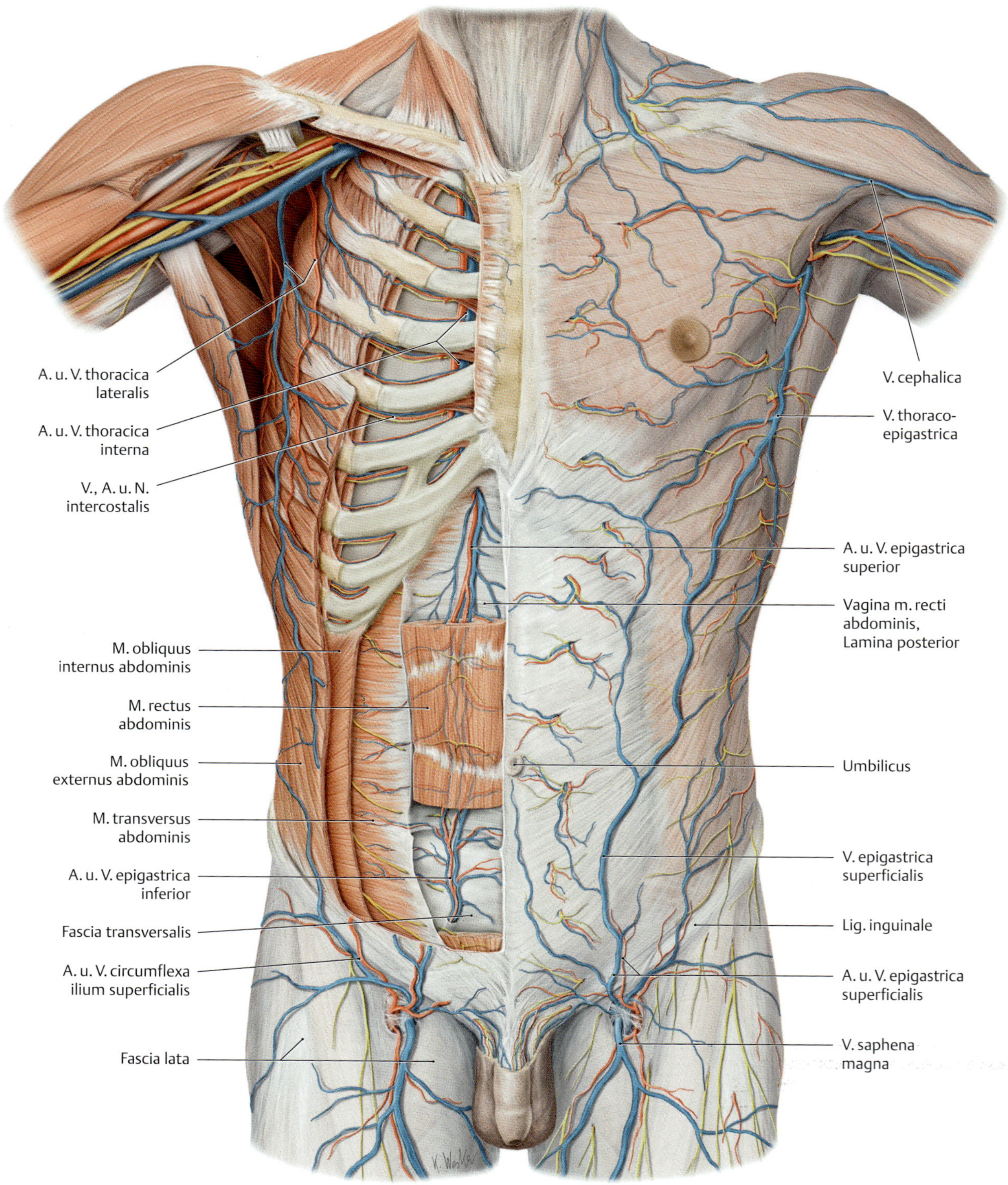

A Leitungsbahnen der Vorderseite der ventralen Rumpfwand
Ansicht von ventral. An der linken Rumpfhälfte sind die epifaszialen (subkutanen), an der rechten die tiefen (subfaszialen) Leitungsbahnen dargestellt. Hierzu wurden auf der rechten Seite die Mm. pectorales major u. minor vollständig, die Mm. obliquii externus u. internus abdominis teilweise entfernt. Zur Darstellung der Vasa epigastrica inferiora sind Teile des rechten M. rectus abdominis entfernt bzw. durchsichtig gezeichnet. Um den Verlauf der Vasa intercostalia und der Nn. intercostales zu verdeutlichen, wurden die Zwischenrippenräume gefenstert.

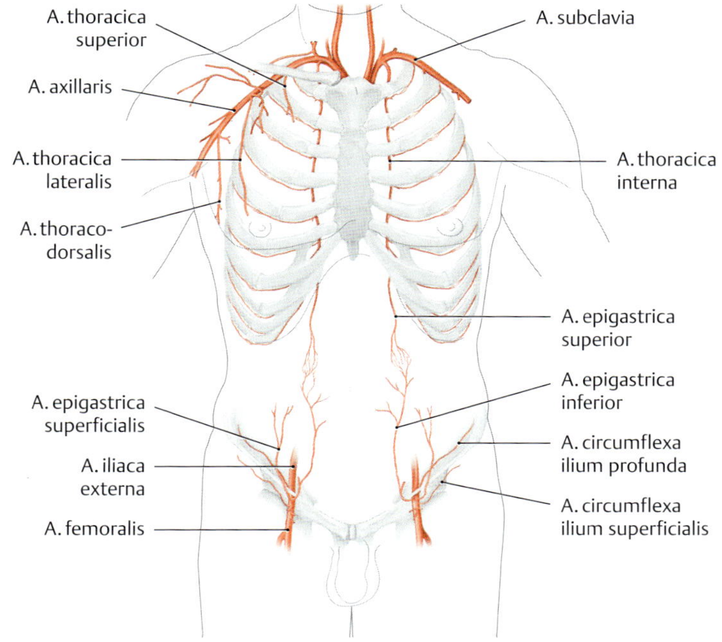

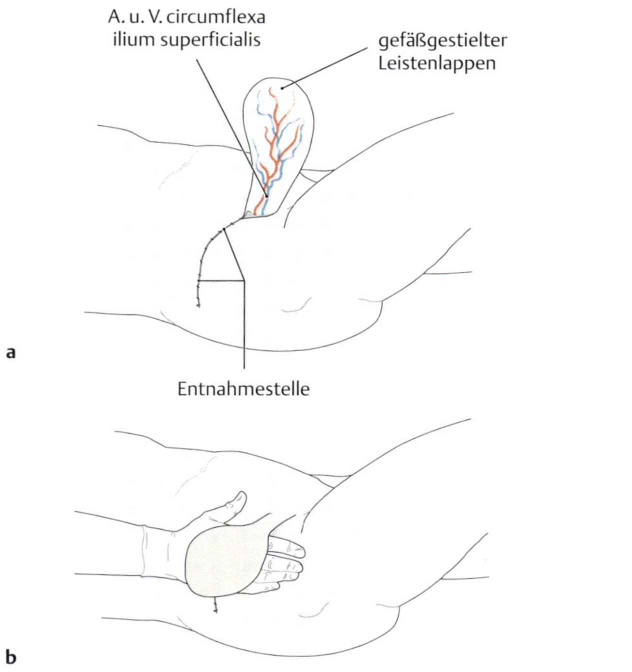

B Schema der arteriellen Versorgung der ventralen Rumpfwand

Ansicht von ventral. Die vordere Rumpfwand wird hauptsächlich aus zwei Quellen gespeist: aus der A. subclavia über die A. thoracica interna und über die A. epigastrica inferior aus der A. iliaca externa. Zusätzlich kommen kleinere Arterien aus der A. axillaris (A. thoracica superior, A. thoracodorsalis und A. thoracica lateralis) und aus der A. femoralis (A. epigastrica superficialis und A. circumflexa ilium superficialis).

C Bedeutung der A. circumflexa ilium superficialis beim Gewinnen von Hautlappen in der plastischen Chirurgie

a Präparation des von der A. circumflexa ilium superficialis versorgten Hautlappens.

b Position des Leistenlappens nach erfolgter Transplantation auf dem rechten Handrücken.

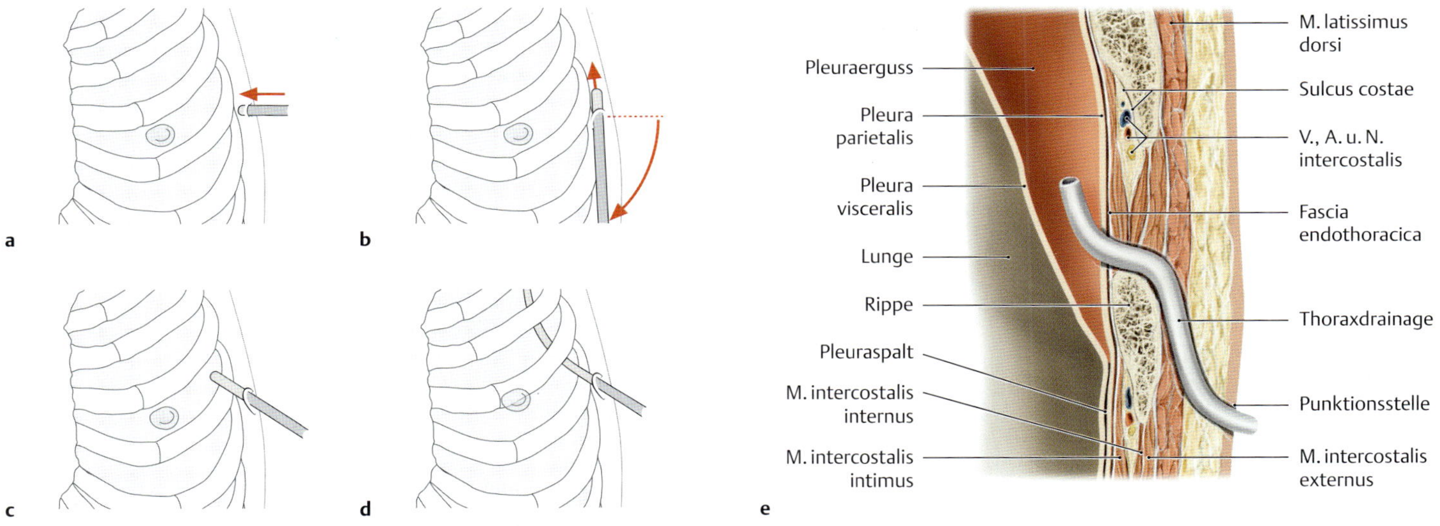

D Klinisch bedeutsame Lage von A., V. und N. intercostales bei Thoraxdrainage und Pleurapunktion

Eine Thoraxdrainage (Bülau-Drainage) bzw. Pleurapunktion muss z. B. bei vermehrter Flüssigkeitsansammlung im Pleuraspalt (= Pleuraerguss, z. B. aufgrund eines Bronchialkarzinoms) zur Entlastung des Pleuraraumes durchgeführt werden. Dies erfordert, dass zunächst eine Thoraxdrainage gelegt wird. Mittels Perkussion oder Sonografie klärt man, wo die Drainage-Kanüle am besten eingeführt werden sollte. In der Regel ist eine optimale Punktionsstelle beim sitzenden Patienten auf Höhe des 7. oder 8. Interkostalraumes entlang der hinteren Axillarlinie (s. **e** und S. 34). Grundsätzlich sollte die Thoraxdrainage zur Schonung der A., V. und N. intercostales immer am *Oberrand einer Rippe* angelegt werden, wie hier dargestellt (zu weiteren Punktionsstellen s. Lehrbücher der Chirurgie).

a–d Arbeitsschritte beim Legen einer Thoraxdrainage (Ansicht von ventral):

a Nach Lokalanästhesie und Legen eines Hautschnittes: Vorschieben der Thoraxdrainage zunächst senkrecht zur Thoraxwand;

b nach Erreichen der Rippen: Abwinkeln der Drainage um 90° und subkutanes Vorschieben nach kranial parallel zur Thoraxwand;

c nach Erreichen des nächst höheren Interkostalraumes: Durchstoßen der Interkostalmuskulatur oberhalb der Rippe;

d danach: Vorschieben der Drainage in die Pleurahöhle.

e Längsschnitt durch die Brustwand auf Höhe der hinteren Axillarlinie bei Vorliegen eines Pleuraergusses und nach Legen einer Thoraxdrainage.

5.6 Ventrale Rumpfwand: Nerven, Blut- und Lymphgefäße der weiblichen Brustdrüse

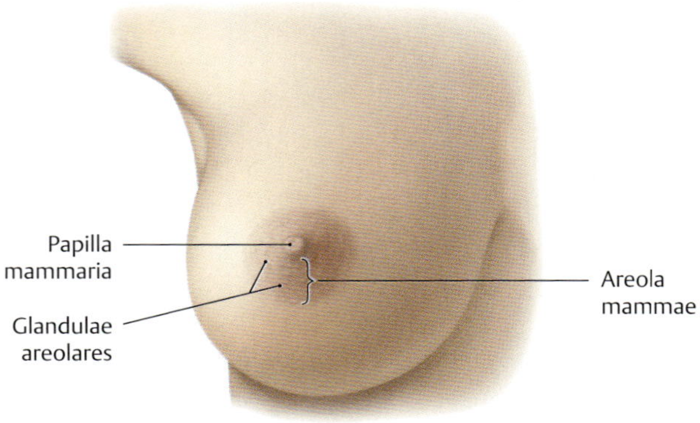

A Form und Aussehen der weiblichen Brust (Mamma)
Rechte Brust, Ansicht von ventral. Die Form der weiblichen Brust entspricht einem Kegel, der in der unteren Hälfte eine stärkere Rundung als in der oberen Region aufweist. Sie besteht aus der Brustdrüse (Glandula mammaria) und einem bindegewebigen Stroma, das Fettgewebe enthält. Die Ausführungsgänge des Drüsengewebes münden an der konisch geformten Brustwarze (Papilla mammaria, häufig kurz als *Mamille* bezeichnet), die im Zentrum des stark pigmentierten Warzenhofs (Areola mammae) liegt. Zahlreiche kleine Höcker in der Epidermis des Warzenhofs markieren die Einmündung von apokrinen Schweißdrüsen und freien Talgdrüsen (Glandulae areolares).

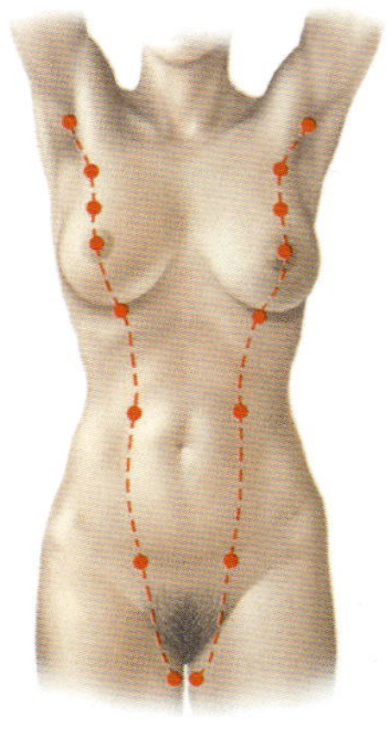

B Milchleisten
Die Anlagen der Brustdrüsen entstehen bei beiden Geschlechtern im Bereich der Milchleisten in Form einer Epidermisleiste, die beiderseits der Axilla bis zur Leistenbeuge zieht. Auch wenn beim Menschen im ganzen Bereich der Milchleiste in seltenen Fällen akzessorische Brustwarzen vorkommen können (Polythelie), bilden sich in der Regel bis auf das thorakale Paar alle Anlagen zurück. Aus den zwei verbleibenden Epithelknospen sprossen bis zur Geburt Milchgänge in die Subcutis. Erst nach der Menarche kommt es bei Mädchen unter dem Einfluss der Sexualhormone zu einer Zunahme des Stromas und zu einer Proliferation des Drüsenbaumes.

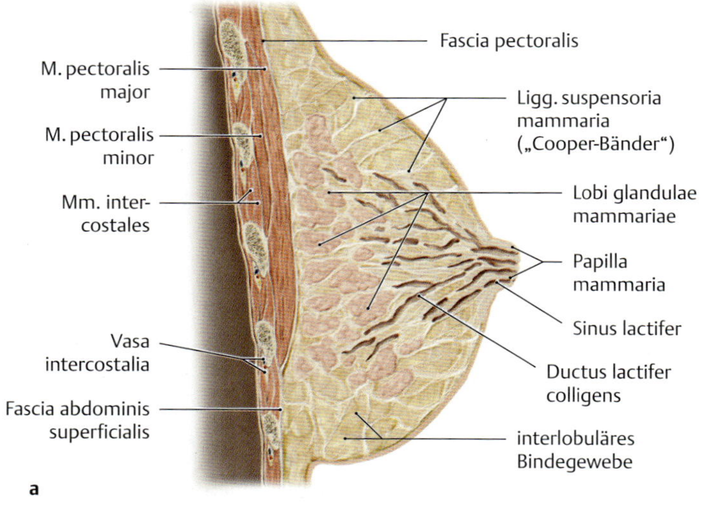

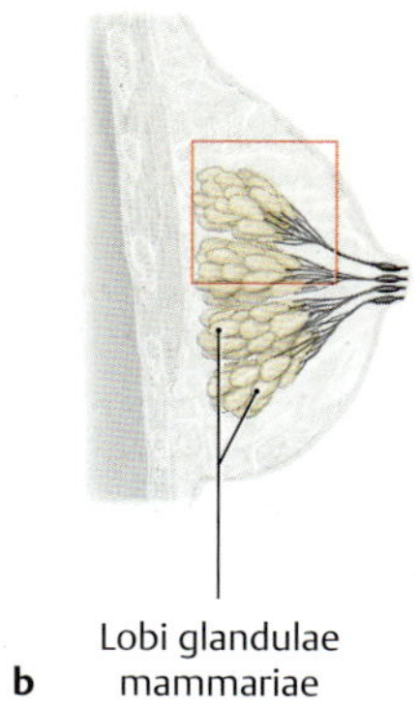

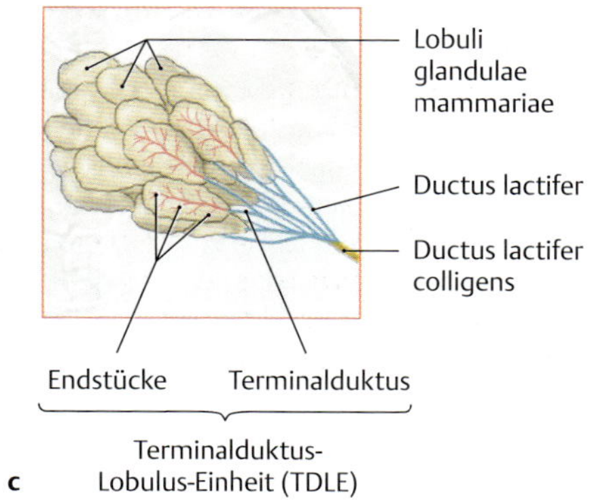

C Makroskopische und mikroskopische Anatomie der Mamma

a Die Basis der erwachsenen weiblichen Brust erstreckt sich auf Höhe der Medioklavikularlinie von der 2. bis zur 6. Rippe und liegt den Mm. pectoralis major, serratus anterior u. obliquus externus abdominis auf. Mit der Brustfaszie (Fascia pectoralis) und den angrenzenden Faszien (Fasciae axillaris u. abdominis superficialis) ist sie durch lockeres Bindegewebe verschiebbar verbunden. Insbesondere im kranialen Bereich ist sie zusätzlich durch Bindegewebsbündel fixiert (Ligg. suspensoria mammaria, sog. *Cooper-Bänder*), die in die Haut einstrahlen. Der Drüsenkörper ist aus 10–20 Einzeldrüsen (Lobi glandulae mammariae) zusammengesetzt, die jeweils mit einem eigenen Hauptausführungsgang (Ductus lactifer colligens = Milchgang) trichterförmig über einen kleinen Milchsack (Sinus lactifer) auf der Brustwarze münden (zum Aufbau eines Lobus s. **b**). Drüsen und Milchgänge sind von gefäß- und fettreichem, derbem Bindegewebe umgeben.

b Gangsystem und Anteile eines Lobus im Sagittalschnitt: Ein Lobus gleicht einem Baum aus verzweigten Gängen (Ductus lactiferi), an deren Enden wiederum kleinere Lobuli (Durchmesser ca. 0,5 mm) sitzen. Bei *nichtlaktierender Brustdrüse* (wie hier dargestellt) enthalten diese Lobuli rudimentäre Endstücke, die ohne erkennbares Lumen als kleine Epithelknospen in Gruppen angeordnet sind.

c Terminalduktus-Lobulus-Einheit (TDLE): Jeweils ein Lobulus und sein Terminalduktus bilden die Funktionseinheit der weiblichen Brustdrüse. Ein Lobulus umfasst die Endstücke, die jeweils von einem *Terminalduktus* drainiert werden. Im dazugehörigen intralobulären Bindegewebe (Mantelgewebe) liegen Stammzellen, aus denen der riesige Zellzuwachs (Proliferation des Gangsystems und Differenzierung der Endstücke) während des Umbaus zur *laktierenden Brustdrüse* hervorgeht. Die TDLE ist daher insbesondere in der Pathohistologie von Bedeutung, weil sie der Entstehungsort der meisten bösartigen Mammatumoren ist (nach Lüllmann).

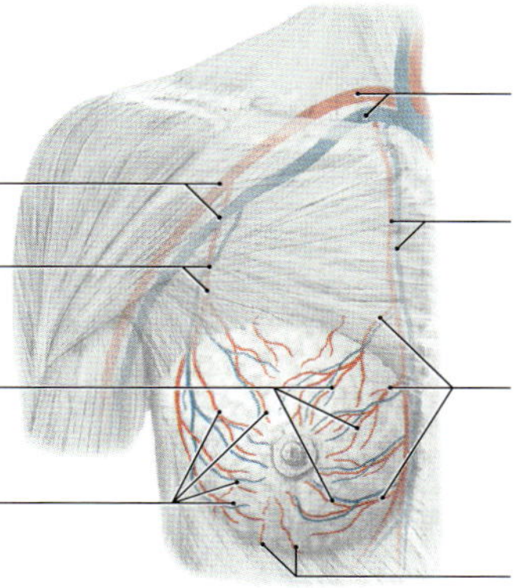

D Blutversorgung der Brustdrüse
An der Blutversorgung der Mamma beteiligen sich Rr. perforantes der A. thoracica interna (= Rr. mammarii mediales aus dem 2.–4. Interkostalraum), Äste der A. thoracica lateralis (Rr. mammarii laterales) und direkte Äste aus der 2.–5. Interkostalarterie (Rr. mammarii). Die venöse Entsorgung erfolgt über die Vv. thoracicae interna und lateralis.

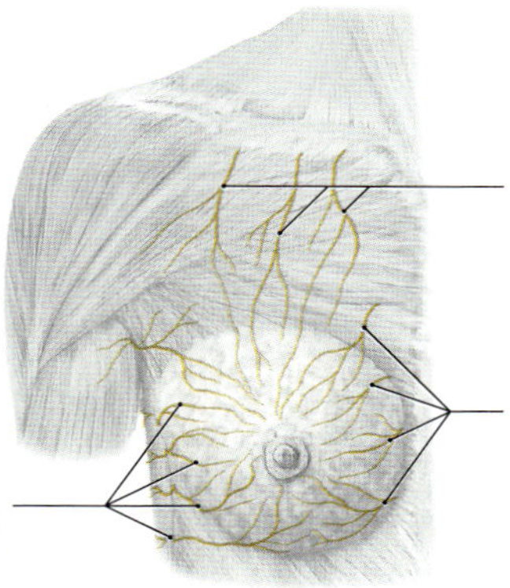

E Nervenversorgung der Brustdrüse
Die sensible Versorgung ist segmental angelegt und erfolgt durch Äste der 2.–6. Interkostalnerven (Rr. mammarii laterales u. mediales). Im kranialen Bereich beteiligen sich Äste des Plexus cervicalis (Nn. supraclaviculares).

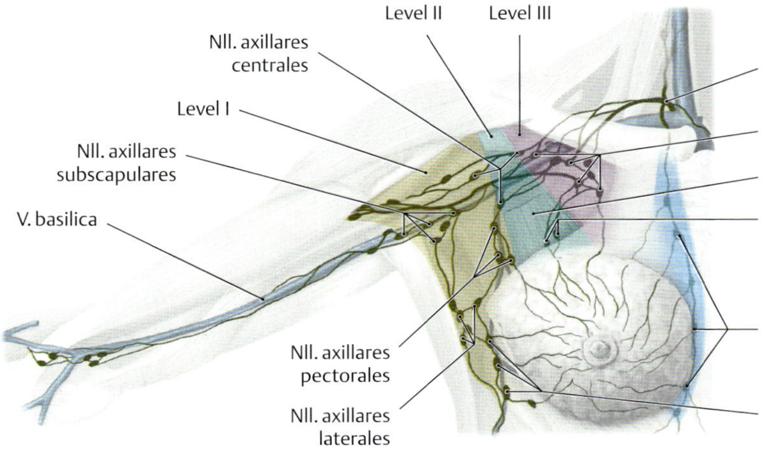

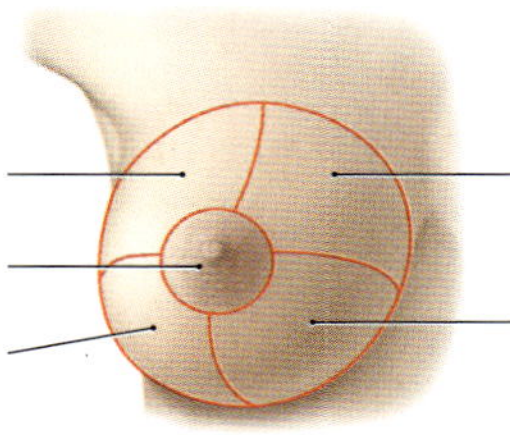

G Verteilung der Mammakarzinome in den Quadranten der weiblichen Brust
Die Abbildung zeigt die durchschnittliche prozentuale Lokalisation bösartiger Mammatumoren.

F Lymphgefäßsystem der Brustdrüse
Das Lymphgefäßsystem der Mamma kann in ein oberflächliches, ein subkutanes und ein tiefes System unterteilt werden. Das tiefe System beginnt mit seinen Lymphkapillaren an den Drüsenendstücken (s. **Cb** u. **c**) und ist als Ausbreitungsweg von Metastasen von besonderer Bedeutung. Regionäre Filterstationen sind v. a. axilläre und parasternale Lymphknoten, wobei die ca. *30–60 axillären Lymphknoten* den größten Teil der Lymphe aufnehmen. Sie werden als erstes von Metastasen befallen (vgl. **G**) und sind daher besonders aus onkochirurgischer Sicht von großer Bedeutung. Die axillären Lymphknoten werden in Etagen oder „Levels" eingeteilt (vgl. S. 372):

- **Level I: untere axilläre Gruppe** (lateral des M. pectoralis minor):
  - Nll. axillares pectorales;
  - Nll. axillares subscapulares;
  - Nll. axillares laterales;
  - Nll. paramammarii;
- **Level II: mittlere axilläre Gruppe** (auf Höhe des M. pectoralis minor):
  - Nll. axillares interpectorales;
  - Nll. axillares centrales;
- **Level III: obere, infraklavikuläre Gruppe** (medial des M. pectoralis minor):
  - Nll. axillares apicales.

Über die *parasternalen Lymphknoten,* die entlang der Vasa thoracica interna verlaufen, drainiert v. a. der mediale Abschnitt der Mamma. Von hier aus erfolgt auch eine mögliche Ausbreitung von Tumorzellen über die Medianlinie zur Gegenseite. Die Überlebensrate bei einem Mammakarzinom korreliert u. a. mit der Anzahl der befallenen Lymphknoten in den einzelnen *axillären* Lymphknotenetagen. Die parasternalen Lymphknoten spielen dabei nur sehr selten eine Rolle. Nach Henne-Bruns, Dürig u. Kremer beträgt beispielsweise die *5-Jahres-Überlebensrate* bei einem metastatischen Tumorbefall von Level I ca. 65 %, bei einem Befall von Level II noch 31 %, geht jedoch bei einem Befall von Level III gegen 0 %. Von großer prognostischer Bedeutung ist daher die sog. *„Sentinel-Lymphknoten-Ektomie"* (Entnahme des Wächter-, engl. = sentinel, Lymphknotens). Dieses Verfahren basiert auf der Annahme, dass jeder Punkt des Integuments seine Lymphe über bestimmte Lymphabstrombahnen in einen bestimmten Lymphknoten abführt, selten in mehrere. Der Lymphknoten, in den die Lymphe aus dem Primärtumor zuerst abfließt, muss demzufolge auch als erster die Tumorzellen enthalten, die bei einer lymphogenen Metastasierung aus diesem Primärtumor abgeschwemmt werden. Um die jeweilige Lymphabstrombahn und damit den Sentinel-Lymphknoten zu finden, wird eine Lymphabstromszintigrafie durchgeführt, früher mit dem Farbstoff Patentblau, heute mit radioaktiv markierten Kolloiden (^{99m}Tc-Schwefel-Mikrokolloid). Der Lymphknoten, der dabei als erster sichtbar wird, ist der Sentinel-Lymphknoten. Er wird entfernt und histopathologisch auf evtl. enthaltene Tumorzellen untersucht. Wenn der Sentinel-Lymphknoten keine Tumorzellen enthält, sind die nachfolgenden Lymphknoten in der Regel ebenfalls negativ. Auf diese Weise lässt sich in 98 % der Fälle präoperativ voraussagen, welcher Level der axillären Lymphknoten betroffen ist.

5.7 Ventrale Rumpfwand: Canalis inguinalis

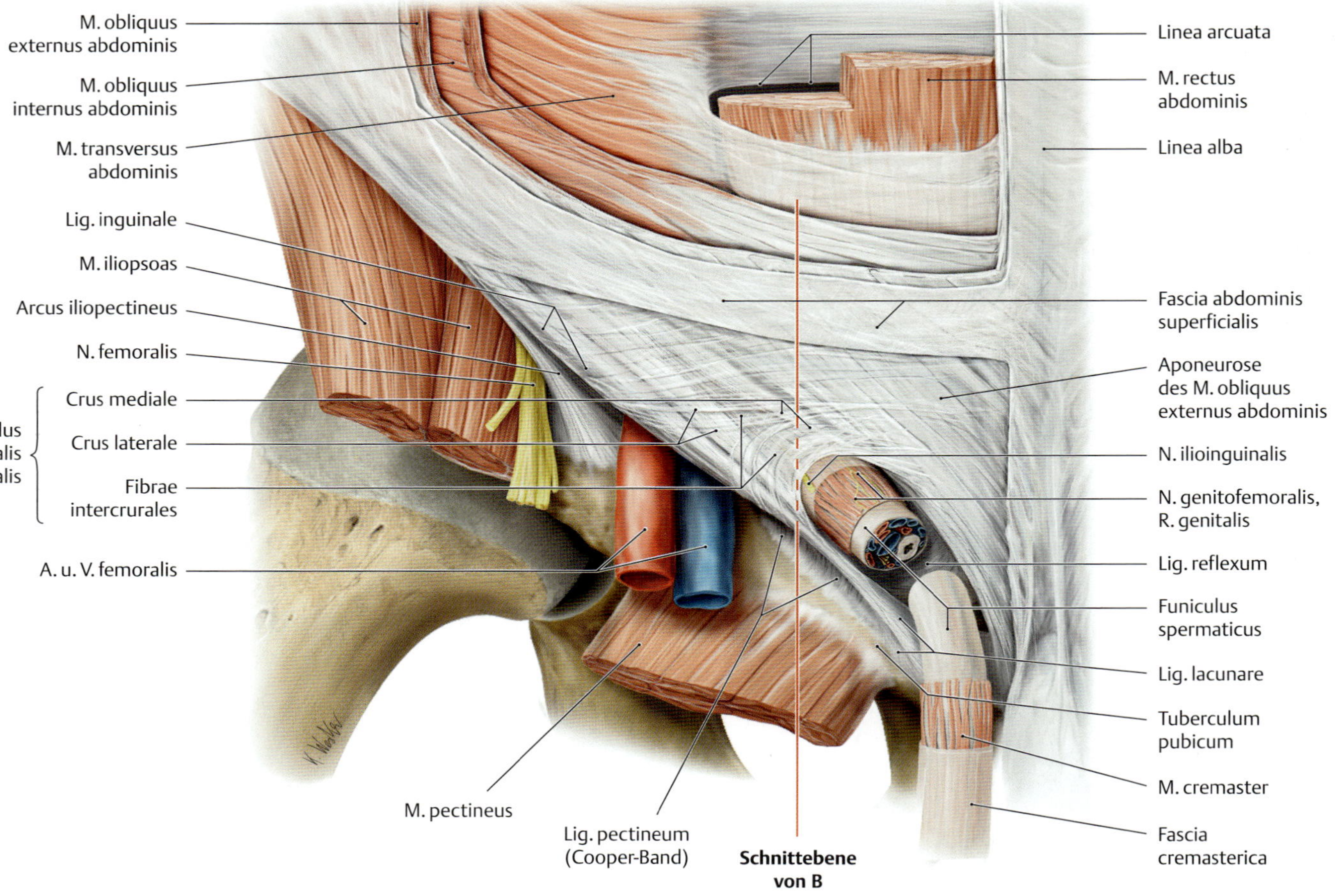

A Lage des Leistenkanals beim Mann

Rechte Inguinalregion, Ansicht von ventral. Der etwa 4–6 cm lange Leistenkanal (Canalis inguinalis) durchsetzt die vordere Bauchwand, indem er oberhalb des Leistenbandes (Lig. inguinale) schräg von dorsal, lateral und kranial nach ventral, medial und kaudal verläuft. Er beginnt mit einer „inneren Öffnung" am inneren Leistenring (Anulus inguinalis profundus, s. **D** u. **E**) in der Fossa inguinalis lateralis (s. S. 220) und endet mit einer „äußeren Öffnung", die vom äußeren Leistenring (Anulus inguinalis superficialis lateral des Tuberculum pubicum) gebildet wird. Diese „äußere Öffnung" lässt sich erst nach Entfernung der oberflächlichen Körperfaszie (Fascia abdominis superficialis) als schlitzförmige Öffnung in der Aponeurose des M. obliquus externus abdominis (kurz Externusaponeurose) darstellen. Sie wird medial-kranial vom *Crus mediale* und lateral-kaudal durch das *Crus laterale* begrenzt. Beide Schenkel sind durch die *Fibrae intercrurales* verbunden. Nach innen wird der äußere Leistenring durch bogenförmige Faserzüge (Lig. reflexum) des Leistenbandes zu einer tiefen Rinne vervollständigt. Der Leistenkanal dient beim Mann in der Fetalzeit dem Abstieg des Hodens in den Hodensack (Descensus testis, s. S. 232). Der Canalis inguinalis enthält beim Mann (nach erfolgtem Deszensus) u. a. den Samenstrang (Funiculus spermaticus), bei der Frau u. a. das runde Mutterband (Lig. teres uteri). Vgl. hierzu **C**.

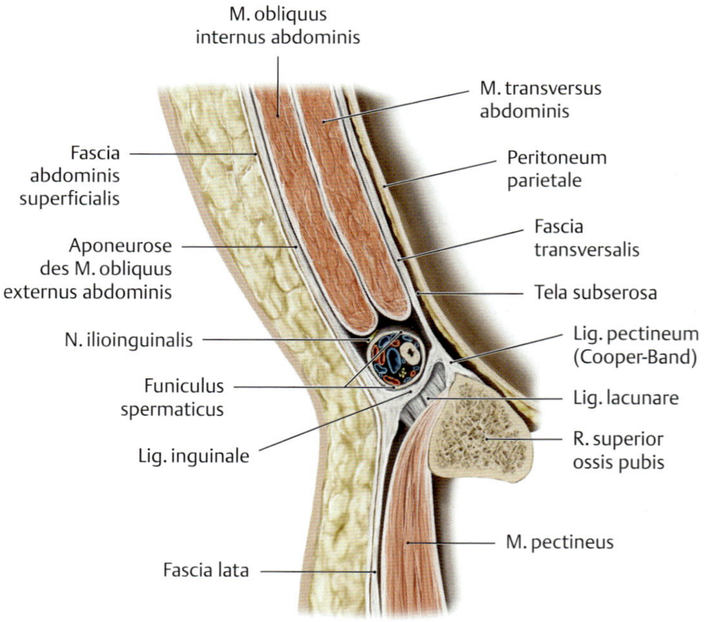

B Sagittalschnitt auf Höhe des Leistenkanals beim Mann

Ansicht von medial. *Beachte* die Wandstrukturen, die den Leistenkanal oberhalb und unterhalb des Funiculus spermaticus sowie auf der ventralen und dorsalen Seite bilden (vgl. **C**). Öffnungen und Wandstrukturen des Leistenkanals spielen im Zusammenhang mit Hernien eine wichtige Rolle.

C Öffnungen und Wandstrukturen des Leistenkanals (Canalis inguinalis)

Der Leistenkanal gleicht einer abgeplatteten Röhre mit einer inneren und einer äußeren Öffnung (s. u.), einem kaudalen Boden, einem kranialen Dach und jeweils einer ventralen und dorsalen Wand. Ein Lumen entsteht erst nach Entfernung seines Inhaltes (Samenstrang beim Mann, Lig. teres uteri/A. lig. teretis uteri bei der Frau, N. ilioinguinalis und Vasa lymphatica bei beiden Geschlechtern). Der Canalis inguinalis bleibt, insbesondere beim Mann, zeitlebens offen und stellt eine Schwachstelle (Bruchpforte für Hernien) innerhalb der Bauchwand dar (vgl. S. 221).

Öffnungen des Leistenkanals (vgl. **A**)

Anulus inguinalis superficialis (äußerer Leistenring)	Öffnung in der Externusaponeurose mit Crus mediale, Crus laterale, Fibrae intercrurales und Lig. reflexum als Begrenzungen
Anulus inguinalis profundus (innerer Leistenring)	mit Fascia transversalis und Peritoneum verschlossene Öffnung zwischen Lig. interfoveolare, Lig. inguinale und Plica umbilicalis lateralis (s. S. 220)

Wandstrukturen des Leistenkanals (vgl. **B**)

kaudaler Boden	Lig. inguinale (innige Verflechtung der kaudalen Externusaponeurose und der angrenzenden Fascia lata des Oberschenkels)
kraniales Dach	M. transversus abdominis und M. obliquus internus abdominis
ventrale Wand	Aponeurose des M. obliquus externus abdominis und Fascia abdominis superficialis
dorsale Wand	Fascia transversalis und Peritoneum (teilweise verstärkt durch das Lig. interfoveolare)

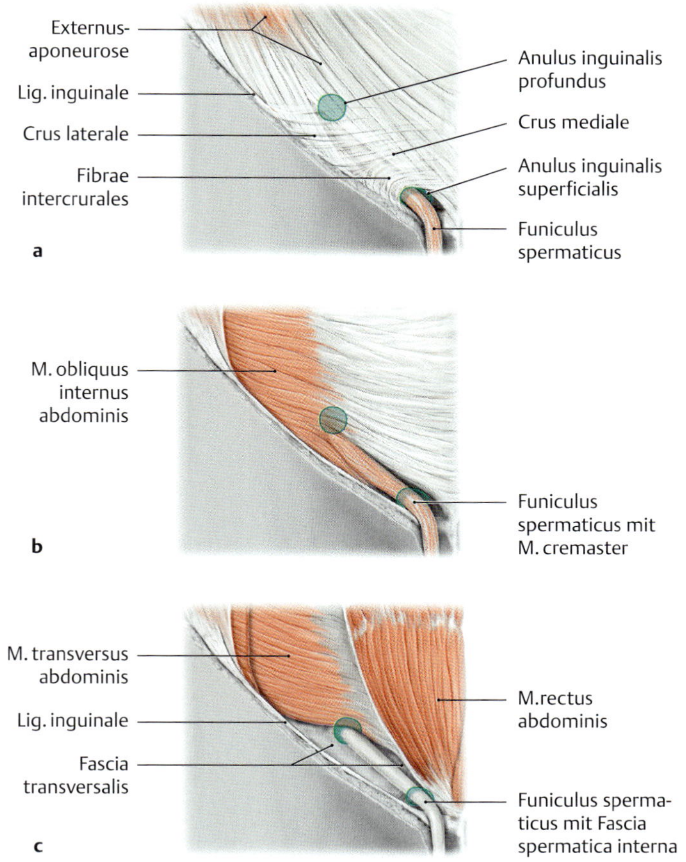

D Beteiligung der schrägen Bauchmuskeln am Aufbau des Leistenkanals beim Mann

Rechte Leistenregion, Ansicht von ventral.

a–c Schrittweises Entfernen der Bauchwandmuskeln.

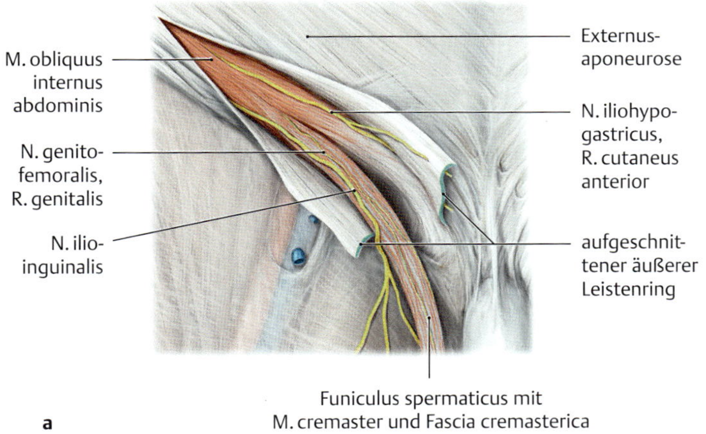

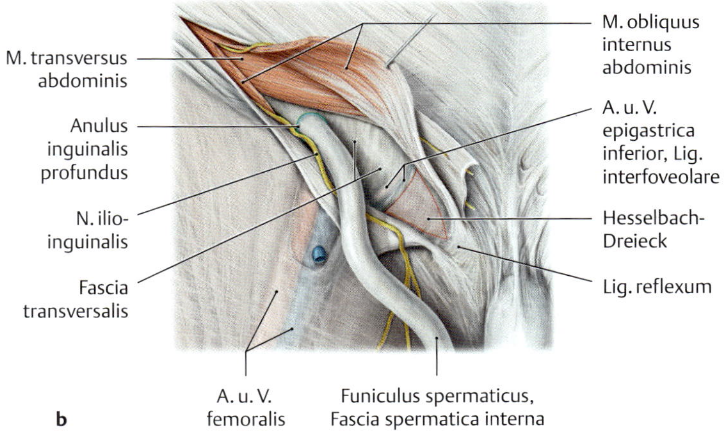

E Schrittweise Eröffnung des Leistenkanals mit Freilegung des Funiculus spermaticus

a Nach Durchtrennung der Externusaponeurose erscheint der M. obliquus internus abdominis, der sich mit einigen Fasern als M. cremaster auf den Samenstrang fortsetzt. Mit ihm verläuft unter der Fascia cremasterica der R. genitalis des N. genitofemoralis (vgl. S. 550). Auf dem Samenstrang zieht der N. ilioinguinalis durch den Leistenkanal und tritt mit sensiblen Fasern durch den äußeren Leistenring zur Haut oberhalb der Symphyse sowie zur seitlichen Region des Scrotum bzw. der großen Vulvalippen (früher Schamlippen).

b Nach Durchtrennung des M. obliquus internus abdominis und Spaltung des M. cremaster kann der Funiculus spermaticus in seinem gesamten Verlauf durch den Leistenkanal betrachtet werden. Er erscheint am inneren Leistenring, wo sich die Fascia transversalis in den Leistenkanal stülpt (und den Funiculus spermaticus auf seinem Weg bis zum Hoden umhüllt), und verläuft kaudal des M. transversus abdominis entlang der dorsalen Wand des Leistenkanals (Fascia transversalis und Peritoneum). Im mittleren Bereich wird die Wand durch das Lig. interfoveolare, im medialen Anteil durch das Lig. reflexum verstärkt. Medial des Lig. interfoveolare, unter dem die epigastrischen Gefäße verlaufen, und kranial des Lig. inguinale liegt das *Hesselbach-Dreieck*, eine Schwachstelle innerhalb der Bauchwand und daher häufige Bruchpforte der direkten Leistenhernien (vgl. auch S. 221).

5.8 Anatomie und Schwachstellen der vorderen Bauchwand

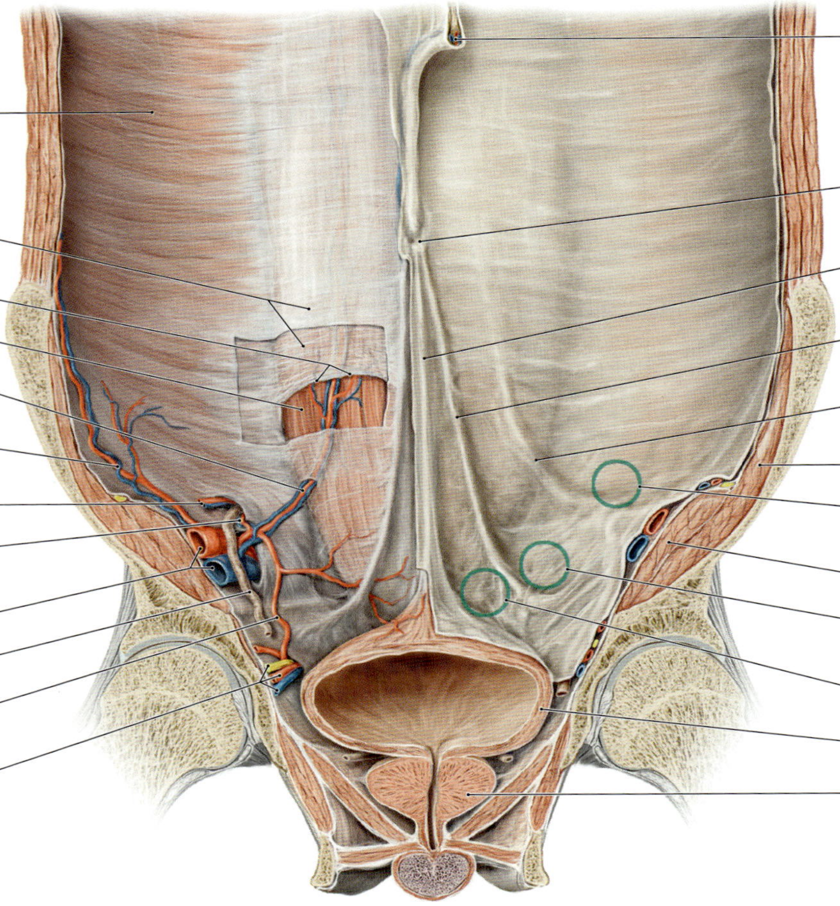

A Innenrelief der vorderen Bauchwand beim Mann
Frontalschnitt durch den Bauch- und Beckenraum auf Höhe der Hüftgelenke, Ansicht von dorsal. Mit Ausnahme der Blase und der Prostata sind alle Bauch- bzw. Beckenorgane entfernt worden. Zusätzlich wurden auf der linken Seite stellenweise das Bauchfell und die Fascia transversalis entfernt. Das Relief der unteren Bauchwandinnenseite wird durch insgesamt fünf Bauchfellfalten (Plicae) geprägt, die in Richtung Nabel (Umbilicus) verlaufen:

- eine unpaare in der Medianebene verlaufende *Plica umbilicalis mediana* (enthält den obliterierten Urachus),
- eine paarige linke und rechte *Plica umbilicalis medialis* (enthält die linke bzw. rechte obliterierte A. umbilicalis) und
- eine paarige linke und rechte *Plica umbilicalis lateralis* (enthält die linken bzw. rechten Vasa epigastrica inferiora).

Zwischen den Bauchfellfalten liegen auf jeder Seite drei mehr oder weniger deutliche Gruben (Fossae), die als Schwachstellen der vorderen Bauchwand zu *inneren* Bruchpforten werden können:

- eine *Fossa supravesicalis* zwischen der Plica umbilicalis mediana und der Plica umbilicalis medialis oberhalb des Blasenscheitels,
- eine *Fossa inguinalis medialis* (Hesselbach-Dreieck) zwischen der Plica umbilicalis medialis und der Plica umbilicalis lateralis und
- eine *Fossa inguinalis lateralis* lateral der Plica umbilicalis lateralis (Lokalisation des Anulus inguinalis profundus).

B Innere und äußere Bruchpforten an der vorderen Bauchwand im Überblick
Oberhalb des Leistenbandes begrenzen die Plicae umbilicales mediana, medialis u. lateralis (vgl. **A**) auf jeder Seite jeweils drei Schwachstellen, an denen typischerweise indirekte und direkte Leistenhernien bzw. suprapubische Hernien auftreten. Eine weitere Schwachstelle liegt *unterhalb des Leistenbandes* medial der V. femoralis in der Lacuna vasorum. An dieser Stelle wird der sog. Anulus femoralis ausschließlich von einer nachgiebigen und von zahlreichen Lymphgefäßen durchsetzten lockeren Bindegewebsstruktur, dem Septum femorale, verschlossen. Das scharfkantige Lig. lacunare als mediale Begrenzung kann die Einklemmung einer Schenkelhernie (s. S. 223) begünstigen.

Innere Bruchpforte	Hernie	Äußere Bruchpforte
Oberhalb des Leistenbandes:		
Fossa supravesicalis	Hernia supravesicalis	Anulus inguinalis superficialis
Fossa inguinalis medialis (Hesselbach-Dreieck)	Hernia inguinalis directa	Anulus inguinalis superficialis
Fossa inguinalis lateralis (Anulus inguinalis profundus)	Hernia inguinalis indirecta	Anulus inguinalis superficialis
Unterhalb des Leistenbandes:		
Anulus femoralis/ Schenkelring	Hernia femoralis	Hiatus saphenus (Fossa ovalis)

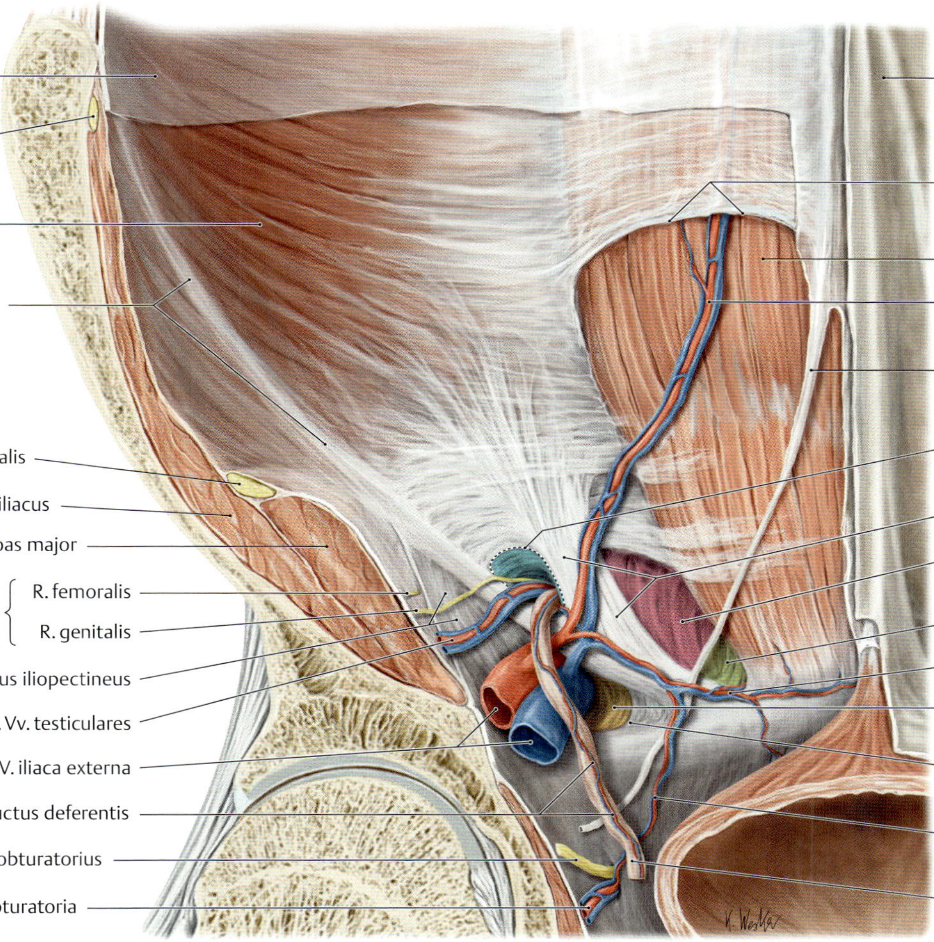

C Innere Bruchpforten im Bereich der Leisten- und Schenkelregion beim Mann

Ausschnitt aus **A**, Ansicht von dorsal. Zur besseren Darstellung der Bruchpforten sind Peritoneum und Fascia transversalis teilweise entfernt worden. Die inneren Bruchpforten (s. **A** u. **B**) der indirekten und direkten Leistenhernien, der Schenkelhernien sowie der suprapubischen (= supravesikalen) Hernien sind farbig markiert.

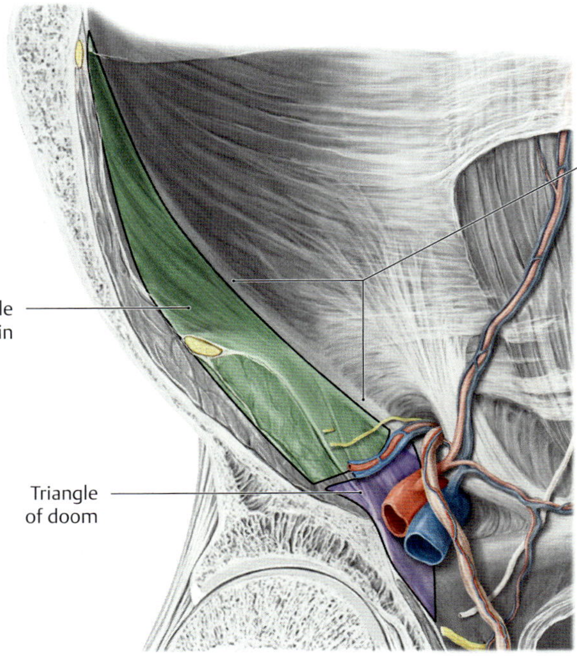

D Triangle of Doom und Triangle of Pain

Insbesondere bei laparoskopischen Leistenbruchoperationen (s. S. 227) sind im präperitonealen Raum zwei Regionen von Bedeutung, in denen z. B. keine Clips zur Befestigung von Netzeinlagen platziert werden sollten: das „Schmerzdreieck" *(Triangle of pain)* und das „Dreieck der Verdammnis" *(Triangle of doom)*. Beide Dreiecke werden kranial vom Tractus iliopubicus (Verschmelzung der Fascia transversalis mit dem Leistenband) begrenzt. Das Triangle of pain liegt lateral der Vasa testicularia, das Triangle of doom medial davon. Das Schmerzdreieck enthält beide Äste des N. genitofemoralis, den N. femoralis und den N. cutaneus femoris lateralis. Eine Verletzung dieser Nerven kann mit Schmerzen und Dysästhesien einhergehen. Im Dreieck der Verdammnis verlaufen neben den Vasa testicularia die großen Gefäße zum Bein (Vasa iliacae externae). Eine Verletzung dieser Gefäße kann zu schwer stillbaren Blutungen führen.

5.9 Leisten- und Schenkelhernien

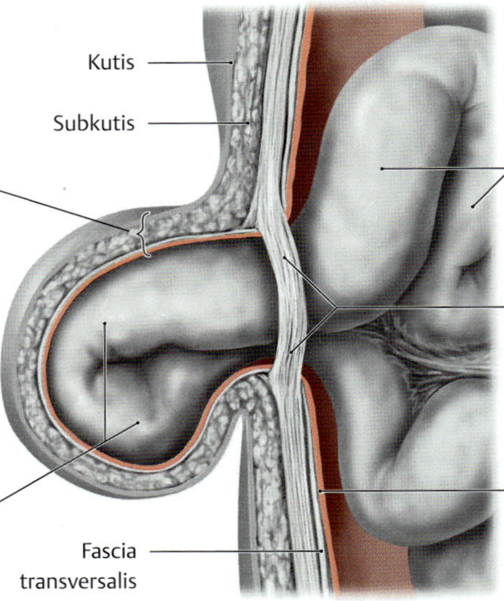

A Definition, Vorkommen und Aufbau einer Hernie
Zwischen Thorax und knöchernem Becken besteht eine ausgedehnte Skelettlücke, die durch eine vielschichtige Bauchdecke aus breitflächigen Muskeln, Faszien, Aponeurosen und Peritoneum verschlossen ist. An typischen Stellen der Bauchwand fehlt die muskuläre Grundlage und die Bauchdecke wird nur durch Bindegewebsstrukturen, wie z. B. die Fascia transversalis gebildet, die u. a. die Hinterwand des Leistenkanals bildet. Diese Bereiche sind Schwachstellen der Bauchwand *(Loci minoris resistentiae)*. Insbesondere bei geschwächtem Bindegewebe – z. B. im Alter – halten sie dem intraabdominellen Druck nicht immer stand und werden zu Durchtrittspforten für Hernien. Auslöser kann z. B. das Heben von schweren Gegenständen oder auch Husten sein. Der Begriff Hernie (lat. hernia = Bruch) bezeichnet die Ausstülpung des parietalen Bauchfells durch eine präformierte (z. B. Leisten- oder Schenkelhernie) oder sekundär entstandene Lücke (z. B. Narbenhernie). Durchtritt die Hernie den Bauchraum und wird an der Körperoberfläche sichtbar, spricht man von einer *äußeren Hernie*, erfolgt die Ausstülpung in Bauchfelltaschen hinein, von einer *inneren Hernie*. Hinsichtlich des Zeitpunktes des Auftretens unterscheidet man *angeborene* (z. B. Nabelbruch, indirekter Leistenbruch bei offenem Proc. vaginalis) und *erworbene* Bruchformen (z. B. direkter Leistenbruch, Schenkelhernien). Aus chirurgischer Sicht sind folgende Bestandteile einer Hernie von Bedeutung:

- **Bruchpforte:** Durchtrittsstelle der Hernie, nach der die Hernie benannt wird (z. B. Leisten-, Schenkel- oder Narbenhernie);
- **Bruchsack:** füllt die Hernie aus und ist in der Regel von spiegelndem Peritoneum bedeckt, er hat entsprechend der Bruchgröße ein sehr unterschiedliches Ausmaß;
- **Bruchinhalt:** kann aus nahezu sämtlichen Bestandteilen des Bauchraums bestehen, am häufigsten sind das große Netz und das Dünndarmkonvolut beteiligt;
- **Bruchhüllen:** die den Bruchsack umgebenden Gewebeschichten; ihre Zusammensetzung hängt von der Lokalisation und dem Entstehungsmechanismus des Bruches ab.

B Hernien der Leistenregion (Leisten- und Schenkelhernien)*

Hernie	Bruchpforten und ihr Verlauf
• **Direkte (mediale) Leistenhernien** (Hernia inguinalis directa) immer erworben	• *Innere Bruchpforte:* Hesselbach-Dreieck (Fossa inguinalis medialis), also oberhalb des Lig. inguinale und medial der A. u. V. epigastricae inferiores • *Verlauf:* Bruchsack verläuft direkt durch die Bauchwand • *Äußere Bruchpforte:* Anulus inguinalis superficialis
• **Indirekte (laterale) Leistenhernien** (Hernia inguinalis indirecta) angeboren (offener Proc. vaginalis peritonei) oder erworben	• *Innere Bruchpforte:* Anulus inguinalis profundus, also oberhalb des Lig. inguinale und lateral der A. u. V. epigastricae inferiores • *Verlauf:* Bruchsack verläuft im Leistenkanal • *Äußere Bruchpforte:* Anulus inguinalis superficialis
• **Schenkelhernien** (Hernia femoralis) immer erworben	• *Innere Bruchpforte:* Lacuna vasorum (Anulus femoralis mit Septum femorale), also unterhalb des Lig. inguinale und medial der A. u. V. femoralis • *Verlauf:* Bruchsack verläuft im Canalis femoralis unter der Fascia lata • *Äußere Bruchpforte:* Hiatus saphenus (Fossa ovalis)

* 80 % aller Hernien sind Leistenhernien (90 % davon entfallen auf Männer) und etwa 10 % sind Schenkelhernien (überwiegend bei Frauen) (s. auch S. 224). Leistenhernien gehören mit einem Anteil von etwa 20 % aller Operationen zu den häufigsten Erkrankungen des Menschen (in Deutschland etwa 200 000 Leistenhernienoperationen pro Jahr).

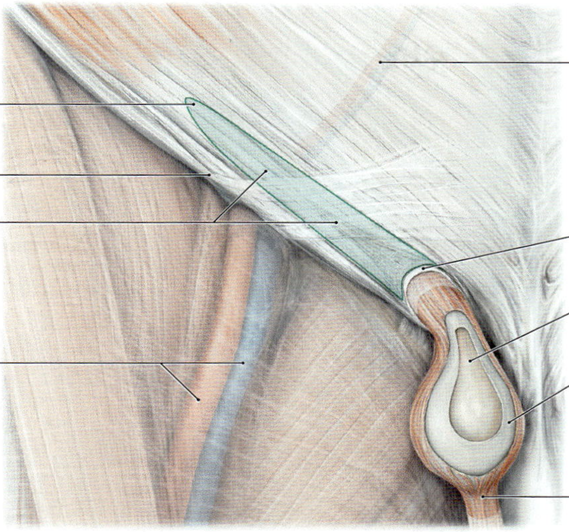

a

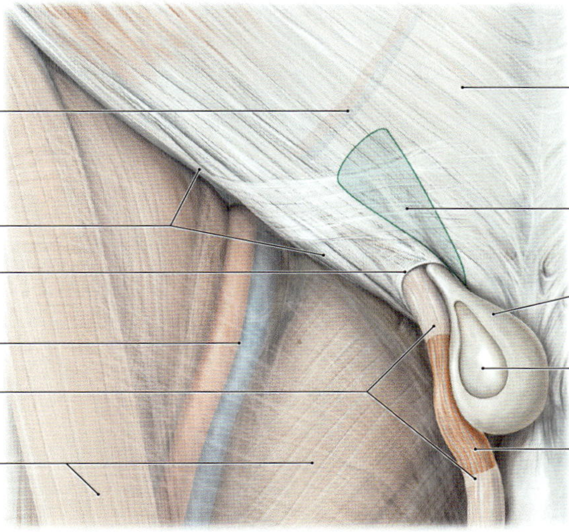

b

C Indirekte und direkte Leistenhernie (Hernia inguinalis indirecta und directa)

Rechte Leistenregion eines Mannes nach Entfernung von Haut und oberflächlicher Körperfaszie, Fascia lata des Oberschenkels durchscheinend dargestellt, Funiculus spermaticus gefenstert, Ansicht von ventral.

a Indirekte (laterale) Leistenhernie (angeboren oder erworben): Der Bruchsack schiebt sich parallel zur Bauchwand durch den Leistenkanal hindurch und kann so bis ins Scrotum gelangen. Die innere Bruchpforte ist der erweiterte und lateral der epigastrischen Gefäße liegende Anulus inguinalis profundus (= innerer Leistenring), die äußere Bruchpforte der Anulus inguinalis superificialis (= äußerer Leistenring).

b Direkte (mediale) Leistenhernie (immer erworben): Der Bruchsack verläuft direkt durch die Bauchwand und senkrecht zu ihr – ohne „Umweg" über den Leistenkanal (deshalb „direkte Hernie"). Die innere Bruchpforte befindet sich hier im Bereich des Hesselbach-Dreiecks, das medial der epigastrischen Gefäße liegt. Die äußere Bruchpforte ist wie bei der indirekten Leistenhernie der Anulus inguinalis superficialis. Der nach außen getretene Bruchsack erscheint in der Regel medial des Funiculus spermaticus.

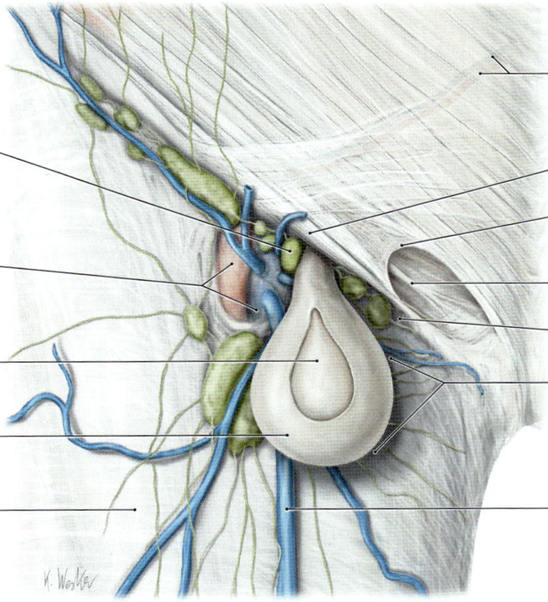

D Erworbene Schenkelhernie (Hernia femoralis)

Rechte Leistenregion einer Frau nach Entfernung der Haut und der oberflächlichen Körperfaszie, Ansicht von ventral. Schenkelhernien sind immer erworben und treten überwiegend bei Frauen auf (breiteres Becken und größere Lacuna vasorum). Sie gelangen stets unterhalb des Leistenbandes und medial der V. femoralis durch den medialen Teil der Lacuna vasorum in den sog. Schenkelkanal (Canalis femoralis, hier nicht zu sehen). Der trichterförmige Canalis femoralis beginnt am Anulus femoralis (innere Bruchpforte, s. S. 220) und endet etwa 2 cm kaudal am Hiatus saphenus (Fossa ovalis). Er liegt auf der Fascia pectinea und wird medial vom scharfkantigen Lig. lacunare (Gefahr der Brucheinklemmung) und lateral von der V. femoralis begrenzt. Der Canalis femoralis ist üblicherweise von lockerem Fett- und Bindegewebe sowie von Lymphknoten (Rosenmüller-Lymphknoten) ausgefüllt. Im Bereich der Fossa ovalis (äußere Bruchpforte), die von der dünnen Lamina cribrosa bedeckt ist, treten die Schenkelhernien unter die Haut.

5.10 Topografie der Leistenhernien

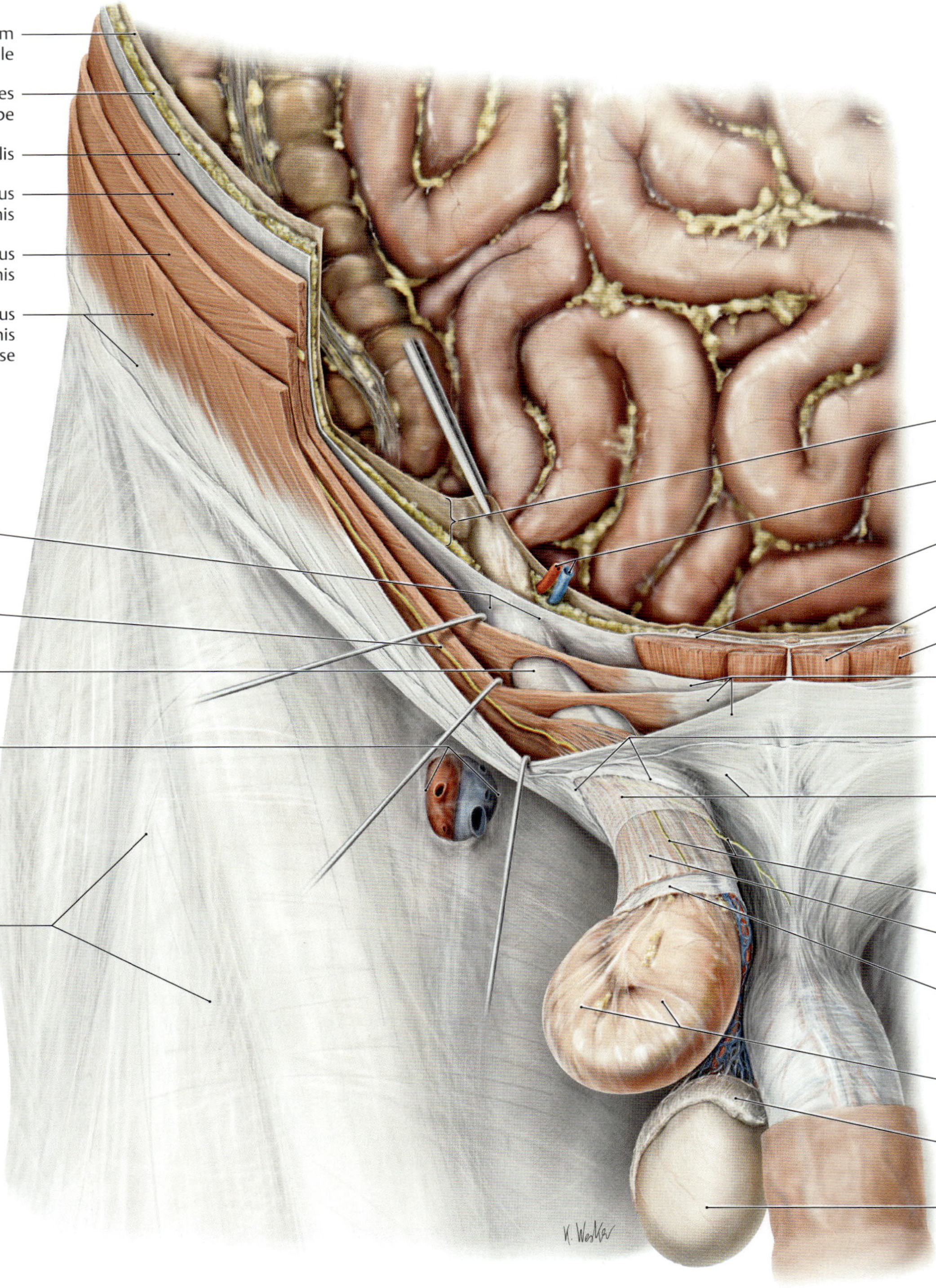

A Erworbene, indirekte Leistenhernie beim Mann (rechte Seite)
Ansicht von ventral; Haut und Bauchwandschichten größtenteils entfernt. Im Bereich des schräg von lateral oben nach medial unten verlaufenden Leistenkanals sind die einzelnen Bauchwandschichten aus didaktischen Gründen auseinander gezogen. Man erkennt den mit einer Darmschlinge ausgefüllten Bruchsack einer indirekten, d. h. durch den Leistenkanal verlaufenden Leistenhernie. Da der Bruchsack im Funiculus spermaticus liegt, wird der Bruchinhalt sowohl vom parietalen Peritoneum und der Fascia transversalis als auch vom M. cremaster und seiner Faszie (Fascia cremasterica) bedeckt.
Beachte die Lage der inneren (Anulus inguinalis profundus) und äußeren Bruchpforte (Anulus inguinalis superficialis) sowie den sog. präperitonealen Raum zwischen Peritoneum und Fascia transversalis, der mit lockerem Fett- bzw. Bindegewebe gefüllt ist. Dieser Raum wird bei inguinalen bzw. femoralen Hernien chirurgisch eröffnet, um Netzplastiken zur Verstärkung der Hinterwand des Leistenkanals durchzuführen (s. S. 227).

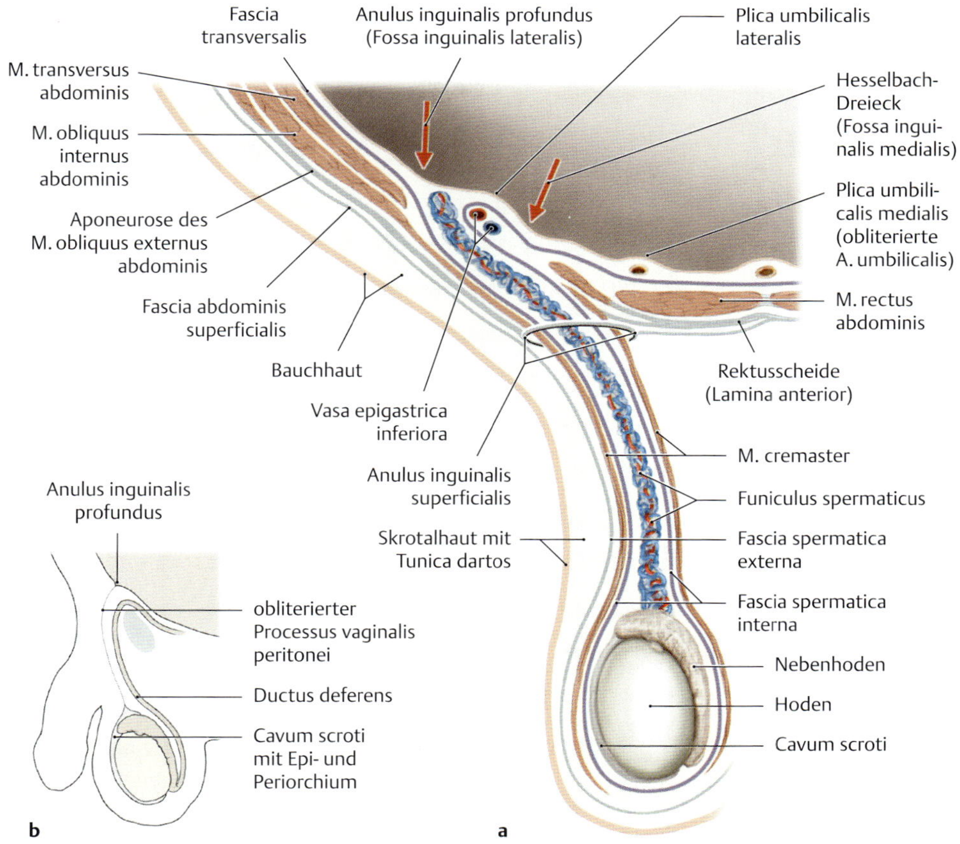

B Schematische Darstellung des Leistenkanals, der Bauchwandschichten und ihrer Fortsetzung in die Hodenhüllen

Aus didaktischen Gründen sind mehrere Schnittebenen miteinander kombiniert. Die beiden Pfeile weisen auf die Fossa inguinalis lateralis (= Anulus inguinalis profundus) und die Fossa inguinalis medialis (Hesselbach-Dreieck). Dazwischen verlaufen die Vasa epigastrica inferiora in der Plica umbilicalis lateralis. Die Fossa inguinalis lateralis ist die *innere* Bruchpforte für indirekte Leistenhernien (s. **Da**), die Fossa inguinalis medialis für direkte Leistenhernien (s. **Db**). Als *äußere* Bruchpforte nutzen beide Formen der Leistenhernien den Anulus inguinalis superficialis.

Beachte die Tunica vaginalis testis mit ihrer Lamina visceralis (Epiorchium) und Lamina parietalis (Periorchium) sowie den von ihnen eingeschlossenen Spaltraum (Cavum scroti) als Rest des obliterierten Proc. vaginalis peritonei (**b**) (vgl. S. 232).

C Gegenüberstellung der Bauchwandschichten und der ihnen entsprechenden Hüllen von Hoden und Samenstrang

Die Hüllen des Samenstranges und des Hodens sind Abkömmlinge der Muskeln und Faszien der Bauchwand sowie des Peritoneums. Sie stellen eine Fortsetzung der Schichten der vorderen Bauchwand dar und umhüllen Samenstrang und Hoden in einer von der Bauchhaut gebildeten Tasche (Hodensack bzw. Scrotum).

Bauchwandschichten	Hüllen des Samenstrangs und des Hodens
• Bauchhaut	→ Skrotalhaut mit Tunica dartos (Myofibroblasten in der Dermis)
• oberflächliche Körperfaszie (Fascia abdominis superficialis)	→ Fascia spermatica externa
• M. obliquus internus abdominis	→ M. cremaster mit Fascia cremasterica
• Fascia transversalis	→ Fascia spermatica interna
• Peritoneum	→ Tunica vaginalis testis mit: Lamina visceralis (Epiorchium) und Lamina parietalis (Periorchium)

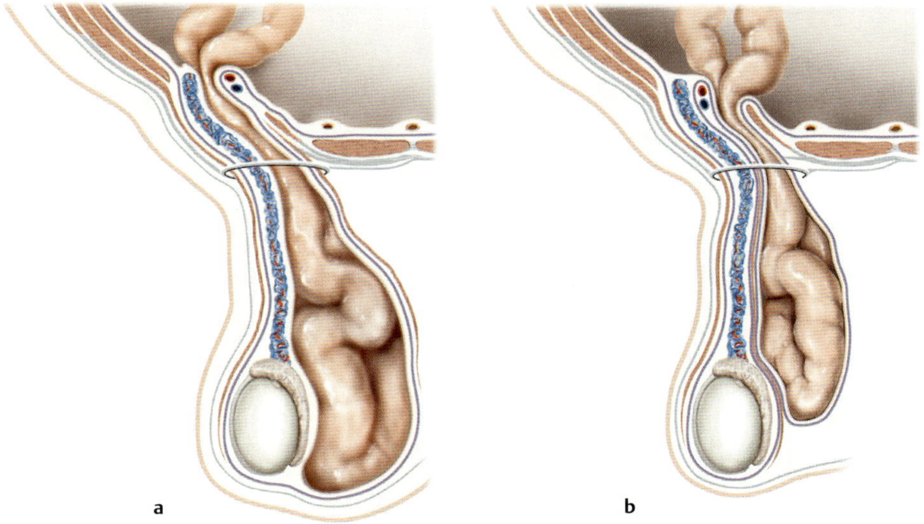

D Indirekte und direkte Leistenhernie im Vergleich

a Indirekte Leistenhernie (angeboren oder erworben): Die innere Bruchpforte (Fossa inguinalis lateralis = Anulus inguinalis profundus) liegt lateral der Vasa epigastrica inferiora. Der von Peritoneum parietale umschlossene Bruchinhalt (z. B. Darmschlingen) senkt sich entweder sekundär durch den Leistenkanal in das Scrotum (erworbene Hernie), oder er verlagert sich durch den offen gebliebenen Proc. vaginalis peritonei (s. **Bb**) ins Scrotum (angeborene Hernie). Die Bruchhüllen sind in beiden Fällen die gleichen: Peritoneum parietale, Fascia transversalis und M. cremaster.

b Direkte Leistenhernie (immer erworben!): Die innere Bruchpforte (Fossa inguinalis medialis = Hesselbach-Dreieck) liegt medial der Vasa epigastrica inferiora. Der Bruchsack verläuft ohne Beziehung zum Leistenkanal direkt durch die Bauchwand und gelangt über den Anulus inguinalis superficialis ebenfalls in das Scrotum. Im Unterschied zu den indirekten Leistenhernien bestehen die Bruchhüllen jedoch nur aus Peritoneum parietale und Fascia transversalis (!).

5.11 Diagnostik und Therapie von Hernien

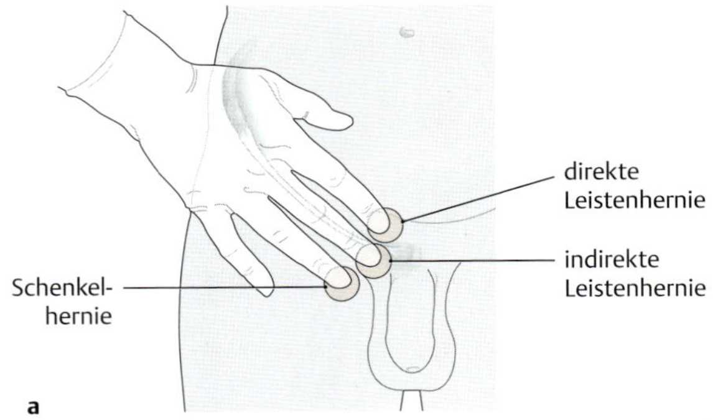

a

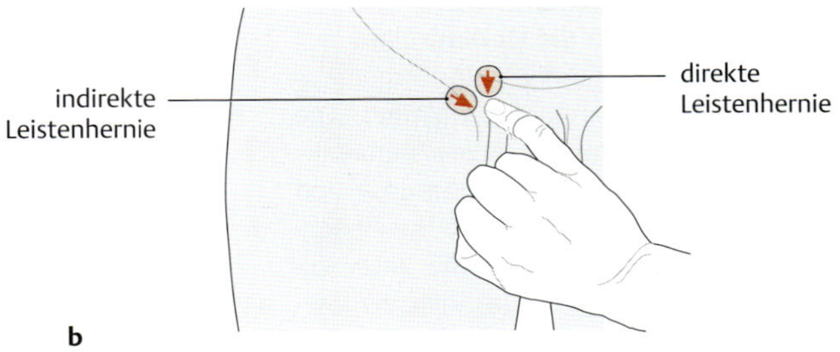

b

A Untersuchungstechnik bei Leisten- und Schenkelhernien

Wie die meisten Brüche treten Hernien der Leistenregion besonders nach intraabdomineller Druckerhöhung (z. B. beim Husten, Niesen oder Pressen) hervor und sind als Schwellung bzw. Vorwölbung in der Leistenregion zu tasten. Meist bildet sich diese Schwellung im Liegen spontan zurück, daher sollte die klinische Untersuchung am stehenden Patienten durchgeführt werden. Spontanschmerz ist bei einer unkomplizierten Hernie die Ausnahme, häufiger liegt ein Fremdkörpergefühl vor. Anhaltender Schmerz bei gleichzeitiger Druckempfindlichkeit der Bruchgeschwulst, Übelkeit und Erbrechen weisen auf eine Inkarzeration hin (s. **C**). Bei Vorwölbungen im Bereich der Leiste und bei Raumforderungen im Scrotum (s. S. 235) kommen differenzialdiagnostisch z. B. Hydrozelen, Varikozelen, ektope Hoden, Lymphome oder Tumoren des Hodens bzw. Nebenhodens in Frage. Die Diagnose einer Leisten- oder Schenkelhernie wird in der Regel klinisch gestellt (z. B. durch Inspektion und Palpation), da diese als äußere Hernien gut sichtbar sind.

a Palpation vom Darmbeinstachel aus (sog. Drei-Finger-Regel): Mit der Drei-Finger-Regel ist es häufig möglich, Hernien der Leisten- und Schenkelregion topografisch genauer einzuordnen und damit zwischen direkter und indirekter Leistenhernie sowie Schenkelhernie zu differenzieren. Legt man den Thenar (Daumenballen) auf den vorderen oberen Darmbeinstachel, markiert der Zeigefinger den Verlauf des direkten Bruchs, der Mittelfinger den des indirekten Bruchs und der Ringfinger den Verlauf einer Schenkelhernie. *Cave:* Da der Bruchsack sowohl bei indirekter als auch direkter Leistenhernie durch den äußeren Leistenring austritt, sind beide Hernientypen inspektorisch und palpatorisch nicht zu unterscheiden.

b Palpation vom Scrotum aus: Besonders kleinere Leistenhernien können beim stehenden Patienten mit Hilfe des kleinen Fingers getastet werden. Durch Einstülpung der Skrotal- bzw. Leistenhaut tastet man sich entlang des Samenstranges durch den äußeren Leistenring und legt die palmare Fingerbeere auf die dorsale Wand des Leistenkanals. Wenn der Patient hustet, spürt der geübte Untersucher eine direkte Hernie gegen die Fingerbeere, eine indirekte gegen die Fingerspitze schlagen.

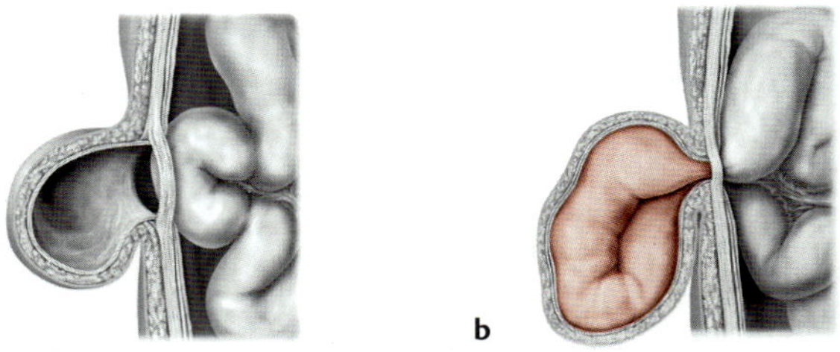

a b

B Komplette Reposition einer Hernie und Brucheinklemmung (Inkarzeration)

a Bei freier Beweglichkeit des Bruchinhalts im Brucksack und in der Bruchpforte lässt sich eine Hernie in der Regel spontan oder durch manuelle Reposition zurückdrängen, d. h. sie ist reponibel, z. B. weil der Patient sich hingelegt hat wie oben beschrieben. Die akute Gefahr der Brucheinklemmung besteht also nicht.

b Die Inkarzeration ist die schwerwiegendste Komplikation einer Hernie. Durch Strangulation in der Bruchpforte resultiert eine Durchblutungsstörung des Bruchinhaltes bis hin zur Darmnekrose. Im weiteren Verlauf kann sich eine Ileussymptomatik herausbilden. Unter einem Ileus versteht man einen mechanischen oder funktionellen Darmverschluss, der zu einer lebensbedrohlichen Unterbrechung der Darmpassage durch Verengung oder Verlegung der Darmlichtung führt. Die Folge kann eine Darmperforation mit anschließender Bauchfellentzündung (Peritonitis) sein. Daher besteht die Indikation zur sofortigen Notfalloperation (s. **C**).

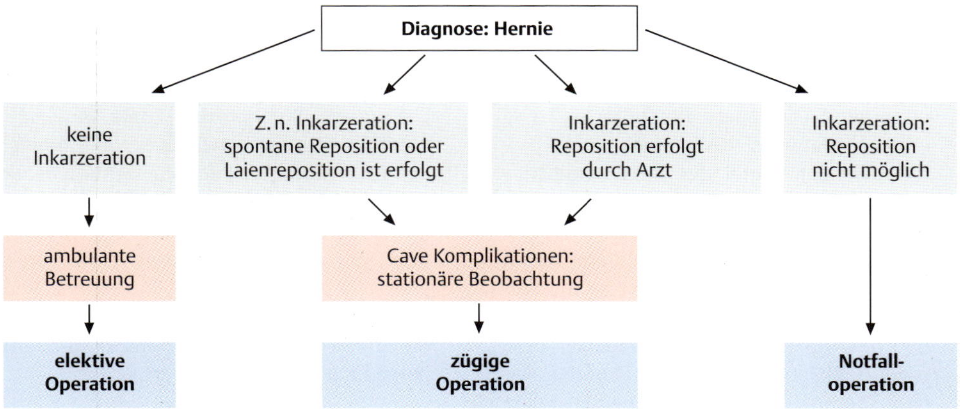

C Symptomatologie einer Hernie und daraus resultierender Operationszeitpunkt (nach Henne-Bruns, Dürig u. Kremer)

Bei Hernien ist in der Regel eine Heilung durch konservative Maßnahmen (z. B. eine Bruchbandversorgung) nicht möglich. Ein dauerhafter Behandlungserfolg ist nur durch den operativen Bruchlückenverschluss zu erreichen (s. **E**). Der Zeitpunkt der Operation richtet sich nach der Symptomatologie, d. h. nach dem Vorliegen von reponiblen, irreponiblen oder inkarzerierten Hernien.

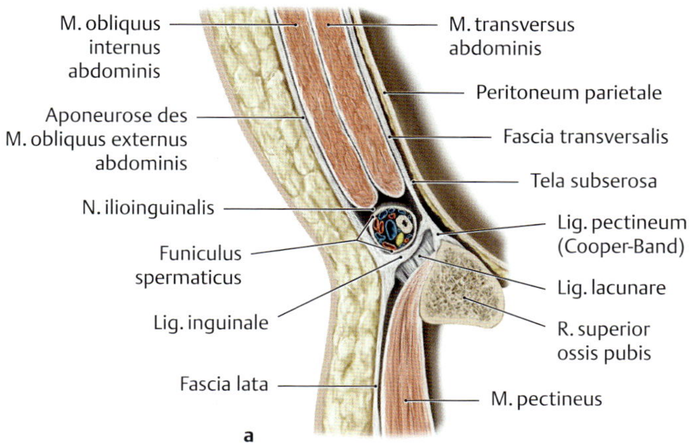

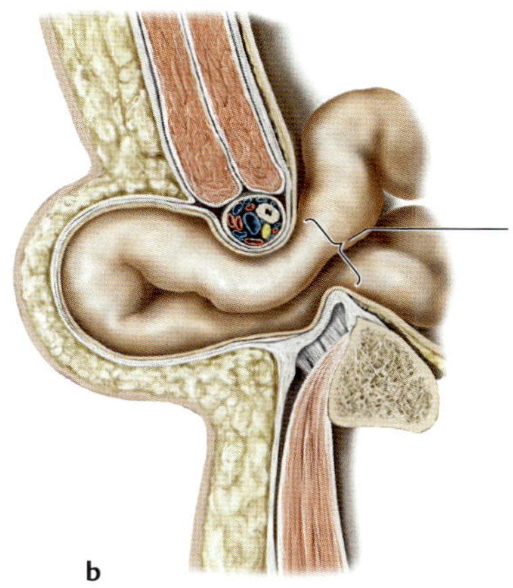

D Zustand nach direkter, erworbener Leistenhernie
Sagittalschnitte durch die Leistenregion beim Mann: **a** Normalbefund; **b** direkte, erworbene Leistenhernie.

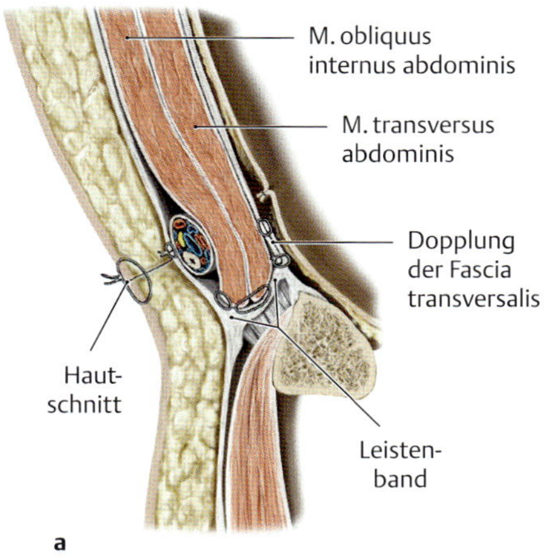

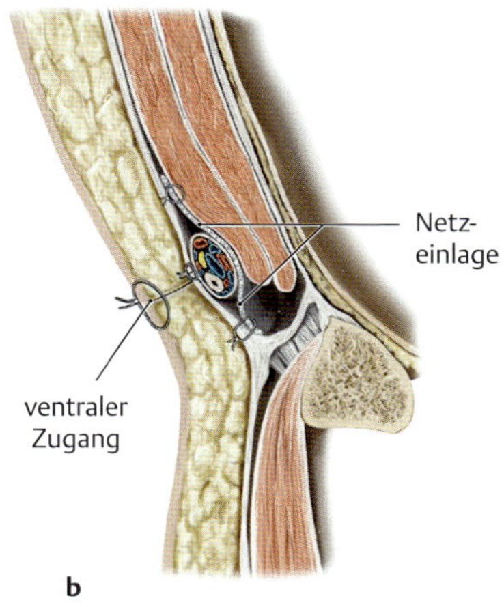

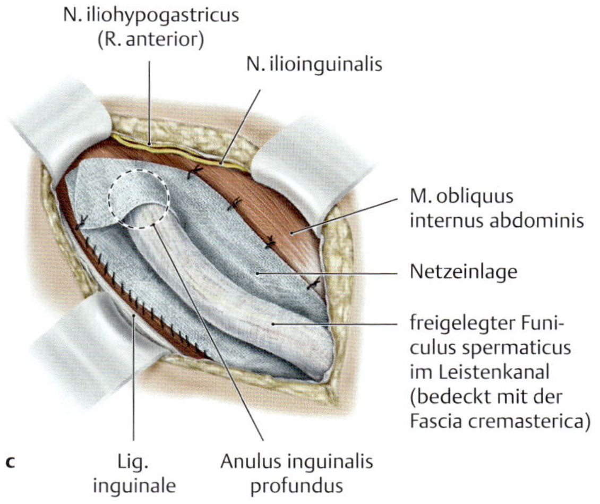

E Leistenhernienoperationen
Für den Verschluss der Bruchpforten stehen unterschiedliche Operationsmethoden zur Verfügung. Sie unterscheiden sich v. a. durch die jeweilige Technik, die zur Verstärkung der Hinterwand des Leistenkanals eingesetzt wird. Folgende Schritte werden bei allen Operationen durchgeführt:

- Bruchsack freilegen und präparieren,
- Inhalt des Bruchsacks in den Bauchraum reponieren,
- Bruchpforte verschließen und damit die Stabilität der Bauchwand wiederherstellen.

Während man bei jüngeren Patienten mit kräftigen Muskel- und Faszienverhältnissen zunächst die Rekonstruktion ohne Fremdmaterial (z. B. Operation nach Shouldice) anstrebt, verstärkt man bei älteren Patienten oder rezidivierenden Hernien die Bauchwand in der Regel mit einer spannungsfreien Netzeinlage (z. B. Operation nach Lichtenstein).

a Operation nach Shouldice: Die Hinterwand des Leistenkanals wird verstärkt indem man die Mm. obliquus internus u. transversus abdominis in zwei Reihen an das Leistenband anheftet und die Fascia transversalis doppelt.

b u. c Operation nach Lichtenstein: Bei der spannungsfreien Rekonstruktion („tension-free repair") nach Lichtenstein wird die Bauchwand über einen vorderen Zugang durch Einlage eines Kunststoffnetzes ventral der Mm. obliquus internus u. transversus abdominis verstärkt.

d–f Netzeinlage durch totalen extraperitonealen (TEP) bzw. transabdominellen präperitonealen (TAPP) Zugang: Die Bauchwand wird durch laparoskopische Einlage eines Kunststoffnetzes dorsal der Mm. obliquus internus u. transversus abdominis im sog. präperitonealen Raum zwischen Fascia transversalis und parietalem Peritoneum verstärkt (**d**). Während bei der TEP die Bauchhöhle nicht eröffnet wird (extraperitoneal, s. **e**), muss bei der TAPP das parietale Peritoneum vom Bauchraum aus (transabdominell, s. **f**) eröffnet werden.

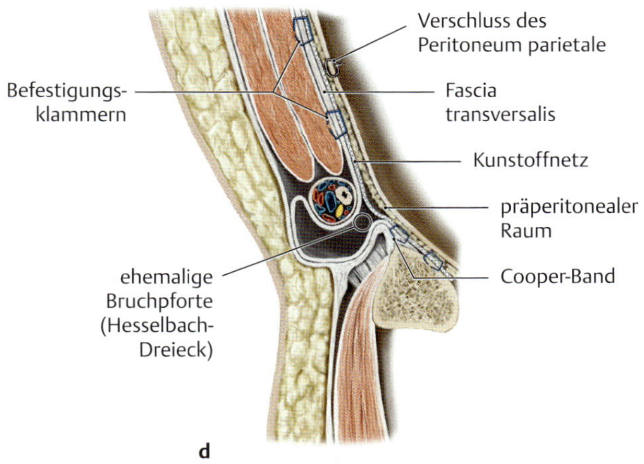

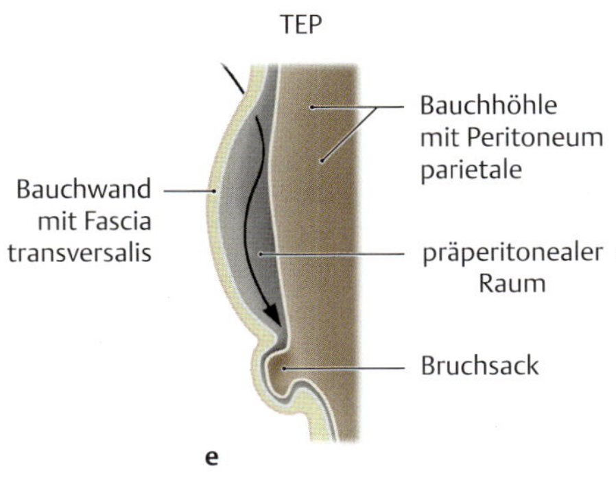

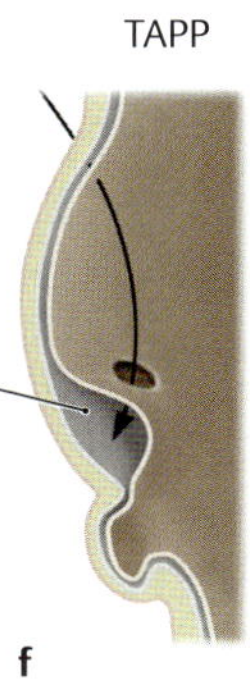

5.12 Seltene äußere Hernien

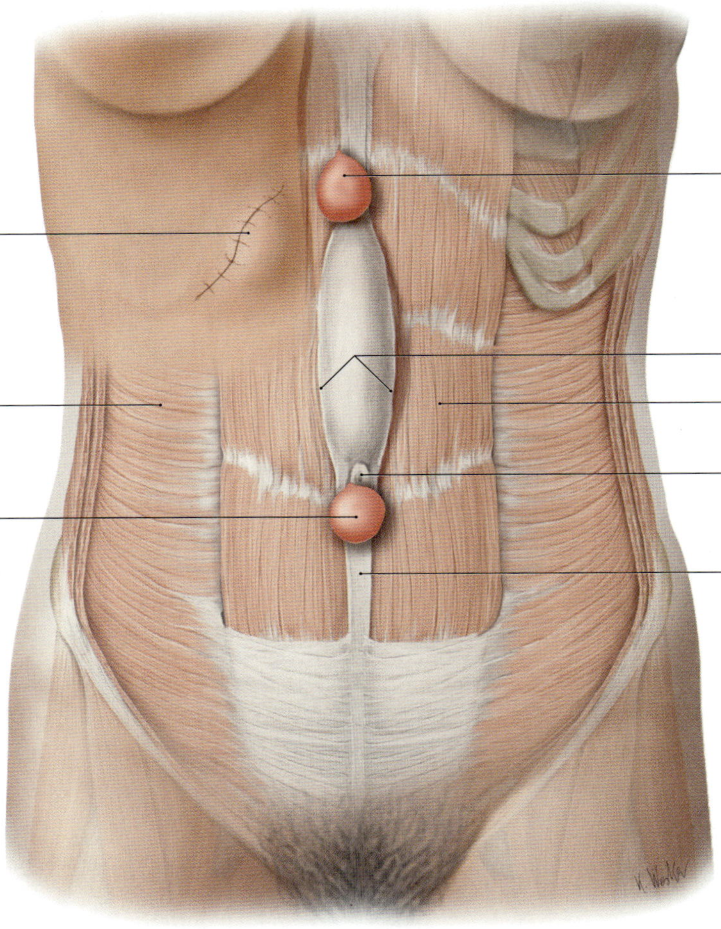

A Lokalisation von Hernien an der vorderen Bauchwand

B Hernien der vorderen Bauchwand*

Hernie	Lokalisation, Vorkommen und typische Merkmale
• **Hernia umbilicalis** (Nabelbruch)	• im Bereich der Nabelregion mit dem Anulus umbilicalis als Bruchpforte: – angeborener Nabelbruch: keine vollständige Rückbildung des physiologischen Nabelbruchs durch Vernarbung der Papilla umbilicalis (Bruchsack: Amnion und Peritoneum) – erworbener Nabelbruch: häufig nach mehreren Schwangerschaften, aber auch bei Adipositas, Leberzirrhose oder Aszites (sekundäre Erweiterung des Anulus umbilicalis)
• **Omphalozele** (Nabelschnurbruch)	• angeborene Hemmungsfehlbildung (1:6000) durch einen Bauchwanddefekt mit unvollständiger Reposition der Baucheingeweide während der Fetalzeit; im Gegensatz zum Nabelbruch ist der Nabelschnurbruch nicht von Haut und Subcutis, sondern nur von Peritoneum, Warton-Sulze und Amnionepithel überzogen (Bruchinhalt ist daher gut zu erkennen)
• **Hernia epigastrica**	• Bruchpforten sind Lücken in der Linea alba mit Ausnahme des Nabels (schleichender Übergang zur Rektusdiastase, s. u.)
• **Rektusdiastase** **	• Auseinanderweichen der Rektusmuskulatur (= Bruchpforte) im Bereich der Linea alba bei Anspannung der Bauchmuskulatur (geht bei Entspannung wieder zurück, selten Beschwerden)
• **Narbenhernien**	• Bruchpforten sind die auseinander gewichenen Fasziennähte im Bereich von Operationsnarben (am häufigsten nach medianer Oberbauchlaparotomie)

* Nabelhernien und epigastrische Hernien machen etwa 10 % aller Hernien aus.
** Rektusdiastasen zählen nicht zu den typischen Hernien der vorderen Bauchwand.

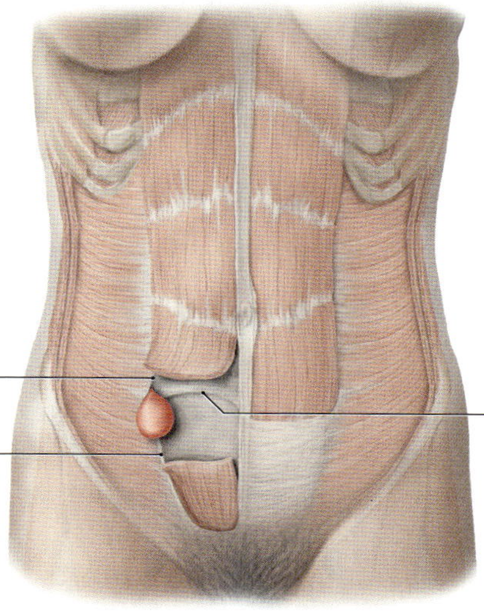

D Spieghel-Hernie

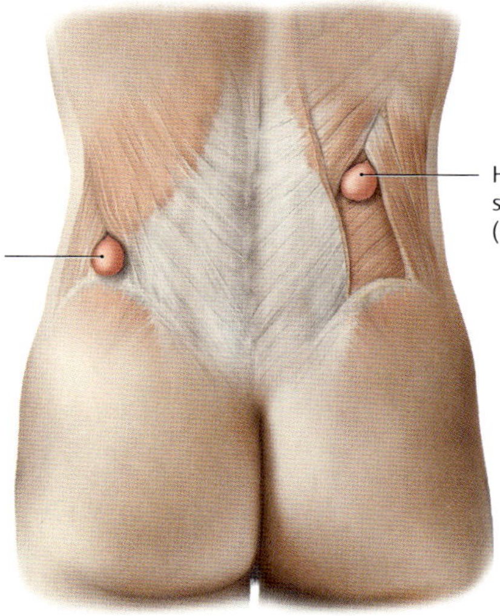

E Hernia lumbalis

C Weitere, seltene Bruchformen am übrigen Rumpf*

Hernie	Lokalisation
• **Spieghel-Hernie**	• im Bereich der vorderen Bauchwand zwischen Linea semilunaris und lateraler Rektusscheide, meist an der Kreuzungsstelle mit der Linea arcuata
• **Hernia lumbalis**	• zwischen der 12. Rippe und dem Beckenkamm: – Hernia lumbalis superior (oberes kostolumbales Dreieck, Trigonum Grynfelti): zwischen 12. Rippe und M. iliocostalis – Hernia lumbalis inferior (unteres iliolumbales Dreieck, Trigonum Petiti): zwischen Crista iliaca, M. latissimus dorsi und M. obliquus externus abdominis
• **Hernia obturatoria**	• durch das Foramen obturatum und dann zwischen den Mm. pectineus, adductor longus u. obturatorius externus hindurch
• **Hernia ischiadica**	• durch das Foramen ischiadicum majus: – Hernia suprapiriformis (oberhalb des M. piriformis) – Hernia infrapiriformis (unterhalb des M. piriformis) – Hernia spinotuberosa (vor dem Lig. sacrotuberale)
• **Hernia perinealis**	• durch den Beckenboden: – Hernia perinealis anterior (vor dem M. transversus perinei profundus) – Hernia perinealis posterior (hinter dem M. transversus perinei profundus) – Hernia ischiorectalis (durch den M. levator ani in die Fossa ischioanalis)

* weniger als 1 % aller Hernien, in der Regel erworben (nach Schumpelick)

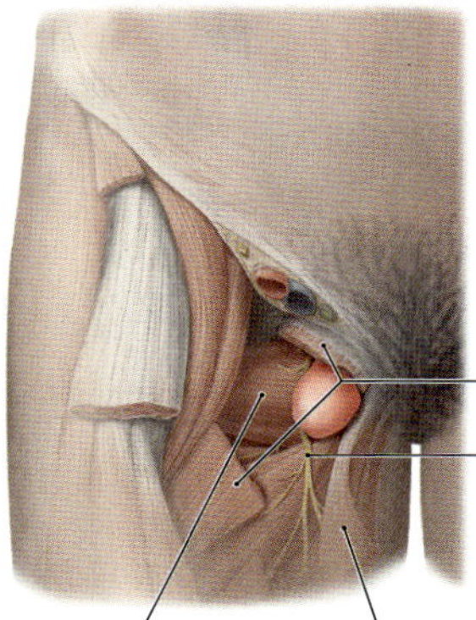

F Hernia obturatoria

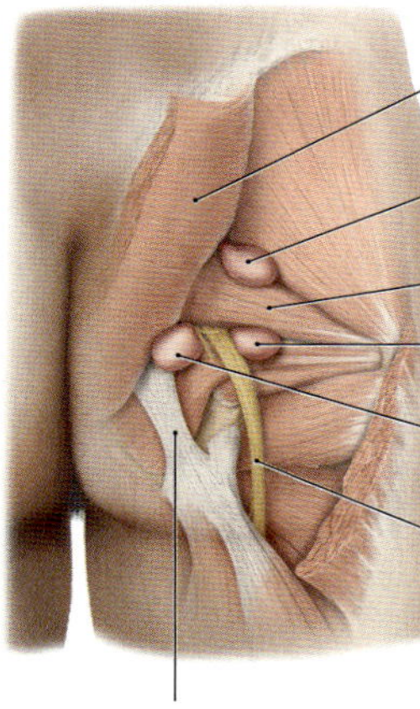

G Hernia ischiadica

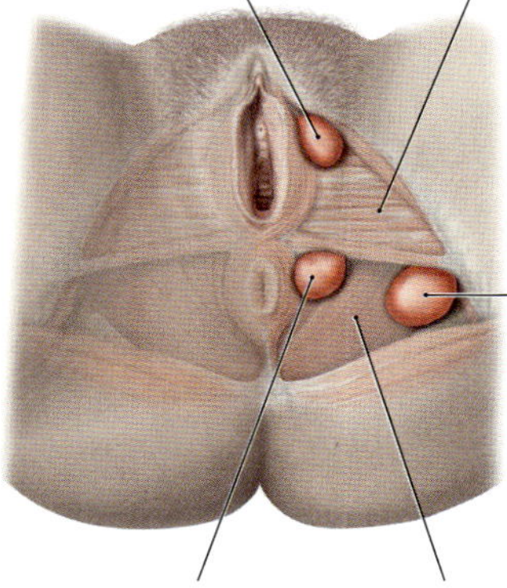

H Hernia perinealis

5.13 Entwicklung der äußeren Geschlechtsorgane

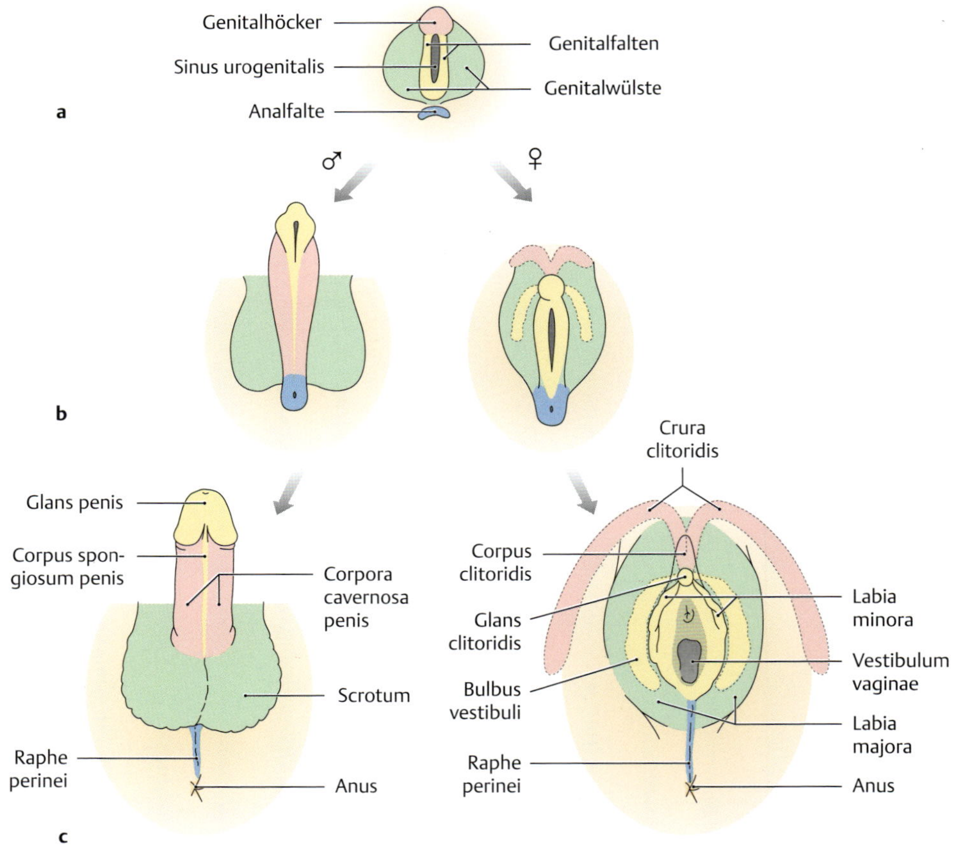

A Geschlechtsspezifische Entwicklung der äußeren Genitalorgane

a Indifferente Anlage der äußeren Geschlechtsorgane bei einem 6 Wochen alten Embryo;
b Differenzierung der äußeren Geschlechtsorgane bei einem 10 Wochen alten Fetus;
c unterschiedliche äußere Geschlechtsorgane beim Neugeborenen.

Die äußeren Geschlechtsorgane entwickeln sich aus einer undifferenzierten mesodermalen Anlage im Bereich der *Kloake* und durchlaufen ähnlich den inneren Geschlechtsorganen zunächst ein **indifferentes Stadium**. Rectum bzw. Anus und Sinus urogenitalis (Kloake) sind noch nicht voneinander getrennt und nach außen durch eine gemeinsame Kloakenmembran verschlossen. Durch intensive mesodermale Zellteilungen entstehen um die Kloakenmembran folgende Erhebungen:

- vorne: Genitalhöcker (= Geschlechtshöcker),
- seitlich: Genitalfalten (Urethralfalten),
- hinten: Analfalten sowie
- lateral der Genitalfalten die Genitalwülste (Labioskrotalwülste).

Danach (in der 6.–7. Woche) teilt das Septum urorectale die Kloake in einen vorderen (Sinus urogenitalis) und einen hinteren Abschnitt (Anus und Rectum). Die Kloakenmembran löst sich auf, im vorderen Abschnitt bildet sich das Ostium urogenitale. Auf Höhe des Septum urorectale entsteht (durch Verschmelzung der paarigen Analfalten zur Raphe perinei) die primäre Anlage des Damms (Perineum). Die **Differenzierung der Geschlechtsorgane** beginnt ungefähr in der 8.–9. Fetalwoche. In der 13. Woche ist der Geschlechtsunterschied deutlich sichtbar, ab der 16. Woche voll ausgebildet:

- Beim *männlichen Fetus* vergrößert sich unter dem *Einfluss von Testosteron* der Genitalhöcker zum Phallus und bildet den späteren Penis. Der Sinus urogenitalis schließt sich durch Verschmelzung der Genitalfalten vollständig und bildet die Pars spongiosa der Urethra. Die Genitalwülste (Skrotalwülste) vereinigen sich zum Scrotum.
- Beim *weiblichen Fetus (Fehlen von Testosteron)* bilden sich aus dem Genitalhöcker das Corpus clitoridis sowie die Crura clitoridis. Der Sinus urogenitalis bleibt als Vestibulum vaginae offen und die beiden Genitalfalten bilden die kleinen Vulvalippen (Labia minora). Die Genitalwülste vergrößern sich und bilden die großen Vulvalippen (Labia majora), die Bulbi vestibuli sowie das sog. RSP (infra-corporeal **R**esidual **S**pongy **P**art).

Männliche Geschlechtsorgane entstehen nur, wenn bestimmte Faktoren vorhanden sind. Im Einzelnen sind dies:

- ein funktionstüchtiges *SRY-*(sex-determining region of Y-)*Gen* auf dem Y-Chromosom (sonst entstehen Eierstöcke und ein weiblicher Phänotyp); das SRY-Gen sorgt auch dafür, dass das Anti-Müller-Hormon und die Leydig-Zellen gebildet werden, s. u.;
- das sog. *Anti-Müller-Hormon,* das u. a. für die Rückbildung der Müller-Gänge sorgt. Es wird ab der 8. Fetalwoche in den somatischen Zellen der Hodenstränge (spätere Sertoli-Zellen) gebildet;
- die *Leydig-Zellen,* die ab der 9. Woche in den fetalen Hoden entstehen und bis zur Geburt große Mengen von Androgenen (Testosteron) produzieren. Unter ihrem Einfluss findet die Differenzierung des *Wolff-Ganges* zu den Samenwegen und die Ausbildung der äußeren männlichen Geschlechtsorgane statt.

Wenn die hier beschriebenen Entwicklungsschritte an irgendeiner Stelle unterbrochen oder gestört werden, entstehen zum einen die verschiedenen Spaltbildungen (Hypospadie, Epispadie, vgl. **C**) zum anderen die Fehlbildungen des äußeren Genitale bei den unterschiedlichen Formen der Intersexualität (s. **E**)

B Abkömmlinge der embryonalen indifferenten Geschlechtsanlage bei der Bildung der äußeren Geschlechtsorgane (Baskin et al. 2018)

Indifferente Anlage	♂ Geschlecht	♀ Geschlecht
Genitalhöcker	Corpora cavernosa penis	Corpus clitoridis mit auf- und absteigendem Teil, Angulus clitoridis, Crura clitoridis
Genitalfalten	Corpus spongiosum penis, Glans penis	Labia minora, Bulbus vestibuli, Glans clitoridis, RSP (infracorporeal **R**esidual **S**pongy **P**art)
Genitalwülste	Scrotum	Labia majora
Sinus urogenitalis	Pars spongiosa urethrae	Vestibulum vaginae
Analfalten	Raphe perinei	Raphe perinei

* Zur Entwicklung der Geschlechtsdrüsen (Gonaden) sowie der Geschlechtsgänge s. Lehrbücher der Embryologie.

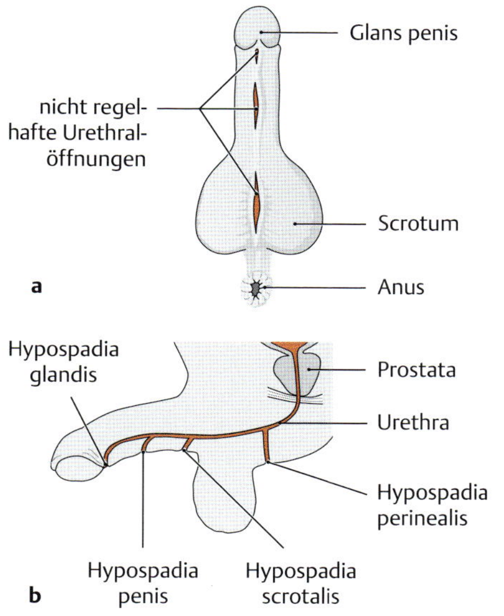

C Hypospadie: Eine Fehlbildung der Harnröhre bei Jungen

a Unterseite von Penis und Scrotum mit Spaltbildungen;
b mögliche Austrittspforten der Harnröhre bei Hypospadie (Penis in der Ansicht von lateral).

Wenn die Genitalfalten im Zuge der Geschlechtsdifferenzierung nicht vollständig verschmelzen (s. **A**), kommt es zu einer Spaltbildung der Harnröhre, die entweder an der Unterseite *(Hypospadie)* oder an der Oberseite des Penis *(Epispadie)* auftreten kann. Mit einer Inzidenz von 1:3000 gegenüber 1:100 000 ist die Hypospadie deutlich häufiger. Am häufigsten findet man nicht regelhafte Urethralöffnungen im Bereich der Glans penis (glanduläre Form der Hypospadie). Zusätzlich ist der Penisschaft meist verkürzt und durch ventral verlaufende Bindegewebsstränge zur Unterseite abgeknickt. In der Regel erfolgt eine operative Korrektur zwischen dem 6. Lebensmonat und dem 2. Lebensjahr.

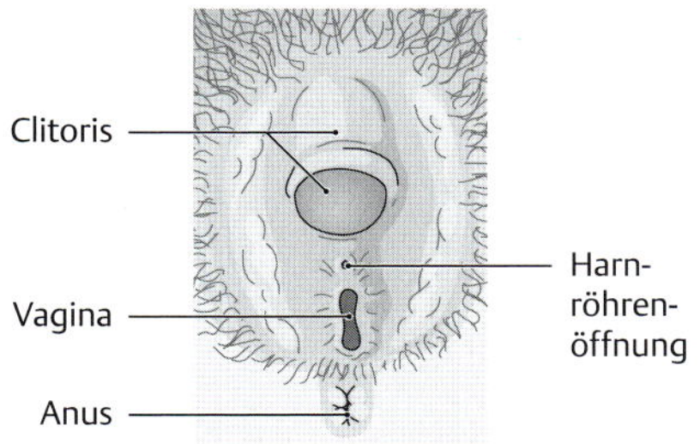

D Äußeres Genitale einer Frau mit adrenogenitalem Syndrom

Ansicht von ventral. Das äußere Genitale erscheint stark vermännlicht. Die Clitoris ist deutlich vergrößert, die großen und kleinen Vulvalippen, früher Schamlippen, sind partiell fusioniert und der Sinus urogenitalis bildet ein verkleinertes Vestibulum vaginae (s. **E**, Pseudohermaphroditismus femininus).

E Verschiedene Formen der Intersexualität*

Erscheinungsform	Merkmale
• **Hermaphroditismus verus**** (echtes Zwittertum)	• Sehr seltene Zwitterbildung (in etwa 70 % der Fälle weiblicher Karyotyp: 46,XX). Die Keimdrüsen enthalten sowohl Hoden- als auch Ovargewebe *(Ovotestis)*, wobei das Ovargewebe überwiegt. Die äußeren Geschlechtsorgane sind daher in der Regel weiblich ausgeprägt, jedoch mit einer deutlich vergrößerten Clitoris. Ein Uterus ist häufig vorhanden. Die meistens Hermaphroditen werden als Mädchen aufgezogen.
• **Pseudohermaphroditismus** (Scheinzwittertum)	• Ein eindeutiges chromosomales Geschlecht (Frau: 46,XX oder Mann: 46,XY) verbirgt sich hinter einem Phänotyp, der weitestgehend dem *anderen* Geschlecht entspricht. Wenn ein Hoden vorhanden ist, spricht man von einem männlichen, wenn ein Ovar vorhanden ist, von einem weiblichen Pseudohermaphroditen.
– *Pseudohermaphroditismus masculinus* → chromosomales Geschlecht: männlich (46,XY) → Phänotyp: weiblich	• **Ätiologie und Pathogenese** Der weibliche Phänotyp entsteht durch mangelnde fetale Androgeneinwirkung: 1. Störung der Testosteronsynthese; 2. Störung der Testosteronumwandlung; 3. Androgenrezeptordefekt; 4. Hodendysgenesie. • **Beispiel: Syndrom der testikulären Feminisierung** (1:20 000 Lebendgeburten): – 46,XY-Chromosomensatz; – äußeres Erscheinungsbild weiblich (Östrogen-Synthese vorhanden), aber Fehlen von Scham- und Achselbehaarung („hairless woman") sowie Fehlen von Uterus und oberer Vagina; – *Ursache:* Androgenrezeptordefekt bzw. Störungen des Androgenmetabolismus (5α-Reduktase-2-Defekt); – daher keine funktionsfähige Spermatogenese; – *Therapie:* Entfernung der meistens in der Leistenregion liegenden Hoden (Gefahr der malignen Entartung) und lebenslange Östrogensubstitution.
– *Pseudohermaphroditismus femininus* → chromosomales Geschlecht: weiblich (46,XX) → Phänotyp: männlich	• **Ätiologie und Pathogenese** Der männliche Phänotyp entsteht durch die fetale Androgeneinwirkung: 1. angeborene Enzymstörung; 2. diaplazentare Androgeneinwirkung. • **Beispiel: angeborenes adrenogenitales Syndrom** (1:5000 Lebendgeburten): – 46,XX-Chromosomensatz; – innere Genitalorgane weiblich, Maskulinisierung der *äußeren* Genitalien (Vergrößerung der Clitoris, partielle Fusion der großen Vulvalippen (früher Schamlippen), kleiner Sinus urogenitalis, s. **D**); – *Ursache:* Nebennierenrindenhyperplasie mit gestörter Steroidsynthese aufgrund eines genetischen Enzymdefektes (am häufigsten 21-Hydroxylase-Mangel). Der verminderte Hormonspiegel führt über eine vermehrte Ausschüttung von ACTH zu einer Überproduktion von Androgenen; – *Therapie:* lebenslange Zufuhr von Hydrocortison und ggf. einem Mineralocorticoid.

* Intersexualität bezeichnet den Zustand eines Menschen, der Widersprüche in der Ausbildung der allgemeinen äußeren Geschlechtsmerkmale, der Keimdrüsen sowie des chromosomalen Geschlechts aufweist.

** Benannt nach *Hermaphroditos*, dem zweigeschlechtlichen Sohn von Hermes und Aphrodite aus der griechischen Mythologie.

5.14 Äußere männliche Geschlechtsorgane: Descensus testis und Funiculus spermaticus

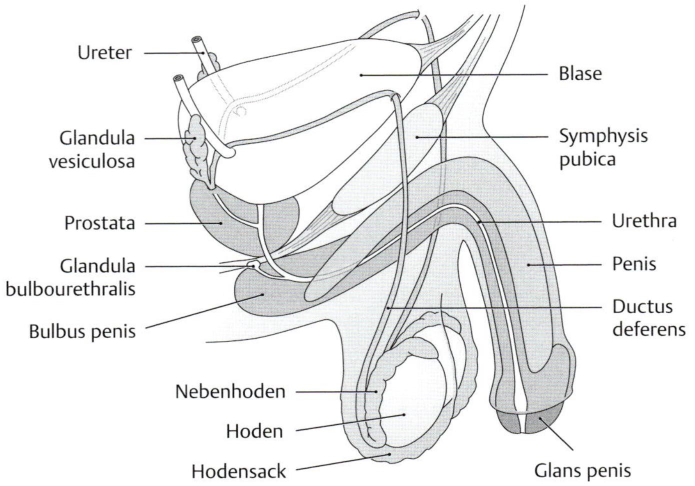

A Übersicht über die männlichen Geschlechtsorgane

Nach ihrer *Entstehung* unterscheidet man innere und äußere männliche Geschlechtsorgane: Die inneren entwickeln sich aus den beiden Urogenitalleisten kranial des Beckenbodens (Ausnahme: Prostata und Cowper-Drüsen entstehen aus Urethraepithel und sind damit Abkömmlinge des Sinus urogenitalis), die äußeren aus einer kaudal des Beckenbodens lokalisierten Geschlechtsanlage um den Sinus urogenitalis (vgl. S. 230).

Innere männliche Geschlechtsorgane	Äußere männliche Geschlechtsorgane
• Hoden (Testis) • Nebenhoden (Epididymis) • Samenleiter (Ductus deferens) • akzessorische Geschlechtsdrüsen – Vorsteherdrüse (Prostata) – Bläschendrüse (Glandula vesiculosa) – Cowper-Drüsen (Glandulae bulbourethrales)	• Glied (Penis) • Hodensack (Scrotum) • Hodenhüllen
Topografisch gesehen zählt man Hoden, Nebenhoden und einen Teil des Ductus deferens jedoch zu den äußeren männlichen Geschlechtsorganen, da sie während der Fetalentwicklung (Descensus testis) aus der Bauchhöhle in den Hodensack verlagert werden.	

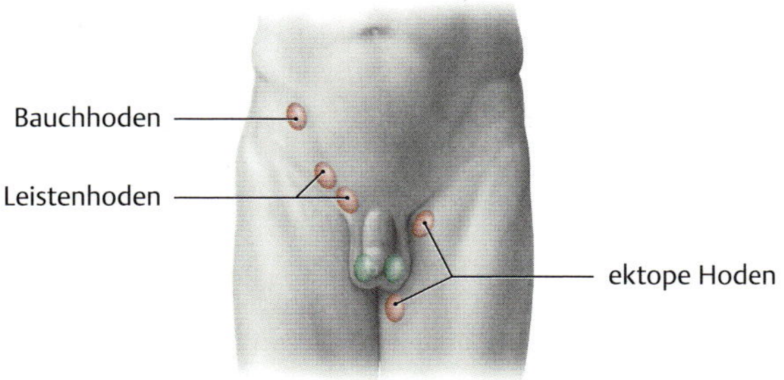

C Lageanomalien des Hodens

Störungen des Descensus testis kommen bei etwa 3 % der Neugeborenen vor. Der Hoden kann hierbei in der Bauchhöhle oder im Leistenkanal liegen bleiben (Kryptorchismus bzw. Hodenretention). Als Ursache wird eine ungenügende Androgenproduktion angenommen. Verirrt sich der Hoden bei seinem Abstieg, spricht man von einer Hodenektopie. Folgen einer Hodenfehllage sind durch die hohe Umgebungstemperatur v. a. Fertilitätsstörungen sowie ein erhöhtes Risiko der malignen Entartung.

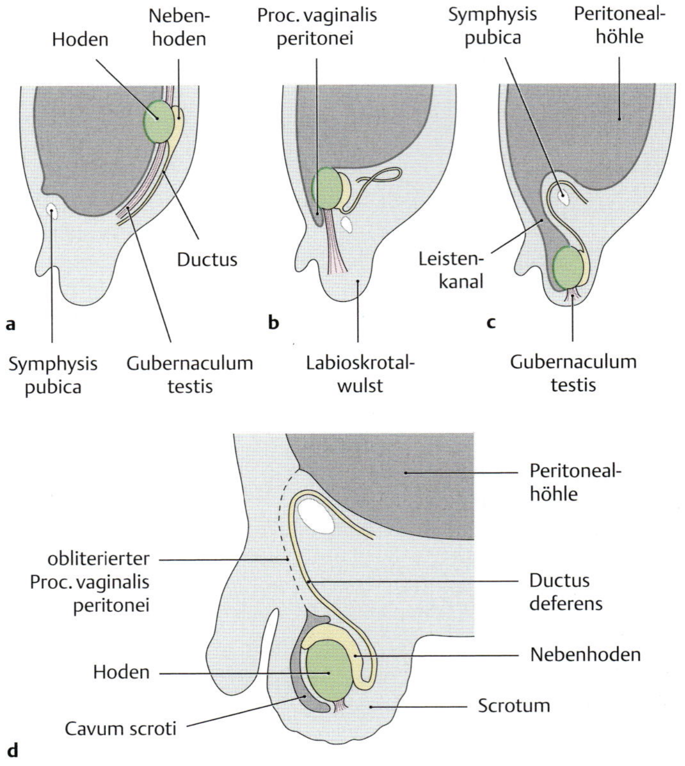

B Descensus testis

Ansicht von lateral.

a 2. Monat; **b** 3. Monat; **c** zum Zeitpunkt der Geburt; **d** nach Obliteration des Proc. vaginalis peritonei.

Gegen Ende des 2. Entwicklungsmonats liegen die Keimdrüsen (Gonaden) und die Reste der Urniere in einer gemeinsamen Peritonealfalte (Urogenitalfalte), aus der nach Rückbildung der Urniere die sog. Keimdrüsenbänder hervorgehen. Wichtig für den Descensus testis ist das kaudale Keimdrüsenband (Gubernaculum testis). Es unterkreuzt die Genitalgänge, durchsetzt die Bauchwand im Bereich des Canalis inguinalis und endet im Labioskrotalwulst, einer Aussackung der ventralen Bauchwand. Durch den Zug dieses Keimdrüsenbandes (der eine Folge des Rumpfwachstums ist, das schneller vonstatten geht als das Wachstum der Geschlechtsorgane) gleiten Hoden und Nebenhoden unter dem Peritoneum an der dorsalen Rumpfwand nach kaudal **(transabdominaler Deszensus)**. Zu Beginn des 3. Monats liegt der Hoden bereits über dem Eingang in den späteren Leistenkanal. Ventral des Gubernaculum testis bildet sich der Proc. vaginalis peritonei, eine trichterförmige Aussackung des Peritoneum, die sich mit den übrigen Schichten der Bauchwand bis in den Skrotalwulst fortsetzt. Hieraus entstehen nach Abschluss des Deszensus die Hüllen des Samenstrangs und des Hodens. Eine 2. Phase, die erst kurz vor der Geburt abgeschlossen ist **(transinguinaler Deszensus)** führt zur Passage des Hodens durch den Leistenkanal in das Scrotum. Nach Abschluss des Descensus testis (zum Zeitpunkt der Geburt) obliteriert der Proc. vaginalis peritonei bis auf einen kleinen Spaltraum, der als Cavum scroti den Hoden teilweise umgibt (Tunica vaginalis testis mit einem viszeralen, *Epiorchium,* und einem parietalen Blatt, *Periorchium*, s. S. 234). Bleibt diese Obliteration aus, kommunizieren Bauchhöhle und Hodenhöhle miteinander (angeborene indirekte Leistenhernien, vgl. S. 222) (nach Starck).

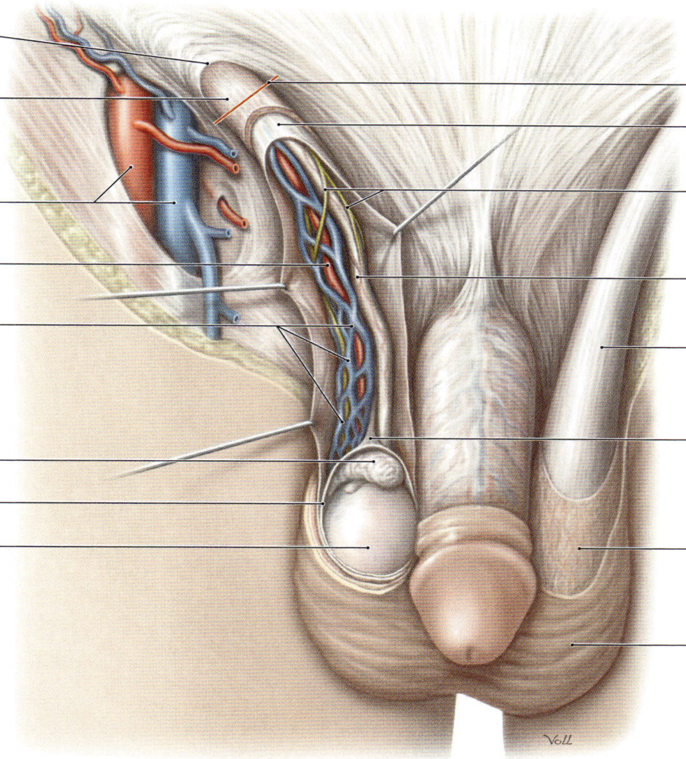

D Penis, Scrotum und Funiculus spermaticus
Ansicht von ventral. Im Bereich von Scrotum und Funiculus spermaticus ist die Haut teilweise entfernt. Auf der linken Seite sind Tunica dartos und Fascia spermatica externa freigelegt, auf der rechten Seite ist der Samenstrang schichtweise eröffnet. Die Haut des Hodensackes unterscheidet sich in vielerlei Hinsicht von der Haut der Bauchwand. Sie ist relativ stark pigmentiert, deutlich dünner, leichter verschiebbar und frei von subkutanem Fettgewebe. Darüber hinaus liegt in der Dermis des Hodensacks ein Geflecht von Myofibroblasten (Tunica dartos), deren Kontraktion zur Runzelung der Haut führt. Dadurch wird die Oberfläche verringert und bei gleichzeitiger Vasokonstriktion der Hautgefäße die Wärmeabgabe gesenkt. Mithilfe dieses Mechanismus wird die Temperatur so geregelt, dass sie für die Spermatogenese optimal ist.

E Inhalt des Samenstranges (Funiculus spermaticus)
Querschnitt durch einen Samenstrang (zur Schnitthöhe s. **D**). Auf Höhe des inneren Leistenringes bündeln sich die zum Hoden ziehenden Leitungsbahnen zu einem kleinfingerdicken Kabel, das durch lockeres Binde- bzw. Fettgewebe und die Samenstrang- bzw. Hodenhüllen zusammengehalten wird. Die Hüllen umschließen folgende Strukturen:

- A. u. V. ductus deferentis,
- N. ilioinguinalis*,
- Ductus deferens,
- R. genitalis des N. genitofemoralis,
- A. testicularis,
- M. cremaster mit Fascia cremasterica,
- A. u. V. cremasterica,
- Vv. testiculares (= Plexus pampiniformis),
- vegetative Nerven (Plexus testicularis),
- Lymphgefäße sowie den
- obliterierten Proc. vaginalis peritonei.

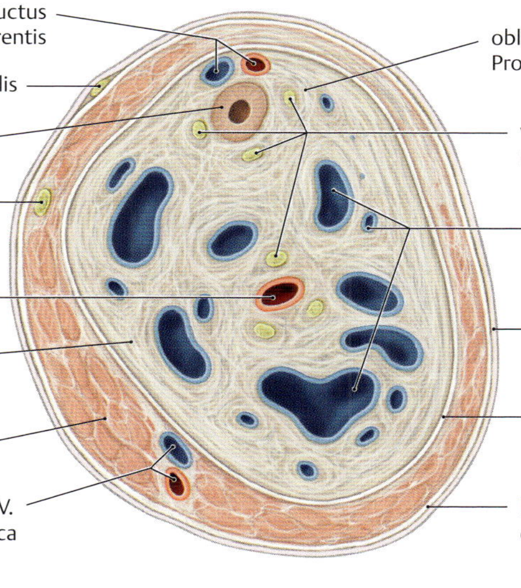

Besonderheiten: Die weitlumigen Venen des Plexus pampiniformis sind mit ihrer dreischichtigen Media ungewöhnlich dickwandig und können daher leicht mit Arterien verwechselt werden. Der Ductus deferens ist am Lebenden aufgrund seiner kompakten Muskelwand als stricknadeldicker, harter Strang durch die Haut zu tasten. Diese chirurgisch gut zugängliche Lage macht man sich bei der sog. *Vasektomie* bzw. *Vasoresektion* zunutze: Durch Unterbindung des Ductus deferens wird der Transport der Spermien unterbrochen (Sterilisation).

* Wenn man den Funiculus spermaticus *außerhalb* des Leistenkanals betrachtet, wie hier im Bild, gehört die Fascia spermatica externa (die Fortsetzung der oberflächlichen Körperfaszie) zum Funiculus spermaticus, so dass der N. ilioinguinalis zunächst ein kleines Stück *innerhalb* von diesem und später epifaszial verläuft. *Im* Leistenkanal gibt es keine Fascia spermatica externa, so dass der N. ilioinguinalis dort *außerhalb* des Funiculus spermaticus verläuft. Da bei der Demonstration im Präpariersaal in der Regel die oberflächliche Körperfaszie (die Fascia spermatica externa) ohnehin entfernt ist, entsteht der falsche Eindruck, der N. ilioinguinalis würde grundsätzlich außerhalb des Funiculus spermaticus verlaufen.

5.15 Äußere männliche Geschlechtsorgane: Hoden und Nebenhoden

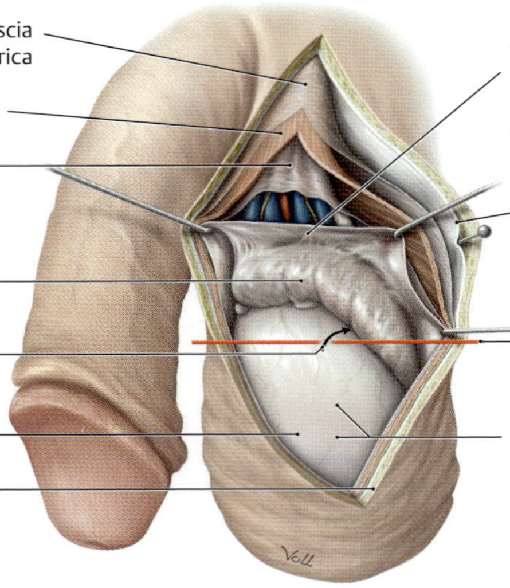

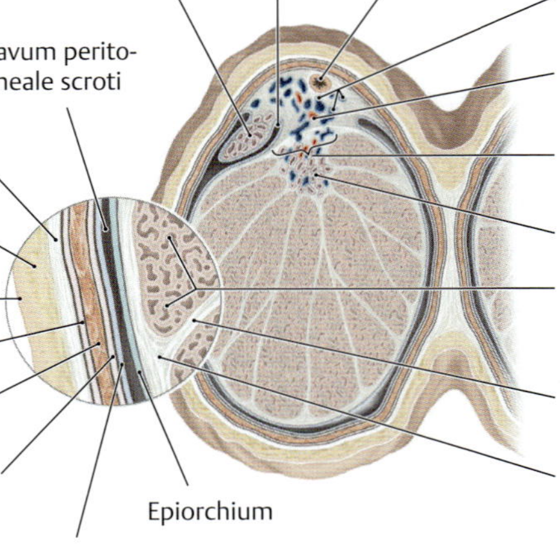

A Tunica vaginalis testis und Cavum peritoneale scroti (Cavum serosum testis)

a Eröffnete Tunica vaginalis testis eines linken Hodens, Ansicht von lateral;

b Querschnitt durch Hoden, Nebenhoden und Scrotum, Ansicht von kranial.

Die Tunica vaginalis testis (nicht obliteriertes Ende des Proc. vaginalis peritonei, vgl. S. 232) umgibt als seröse Hülle Hoden und Nebenhoden. Ihr viszerales Blatt *(Epiorchium)* ist fest mit der Tunica albuginea des Hodens verwachsen. Es schlägt am Mediastinum testis, dem *Mesorchium* (Aufhängeband des Hodens mit Ein- und Austrittsstelle der Leitungsbahnen), in das parietale Blatt *(Periorchium)* um, das außen von der Fascia spermatica interna bedeckt ist. Zwischen beiden Blättern liegt ein mit wenig Flüssigkeit gefüllter und von Mesothel ausgekleideter Spalt (Cavum peritoneale scroti), der sich teilweise zwischen Hoden und Nebenhoden fortsetzt (Sinus epididymidis). Eine pathologische Ansammlung von Flüssigkeit im Cavum serosum scroti nennt man eine *Hydrocele testis* (s. **Fb**).

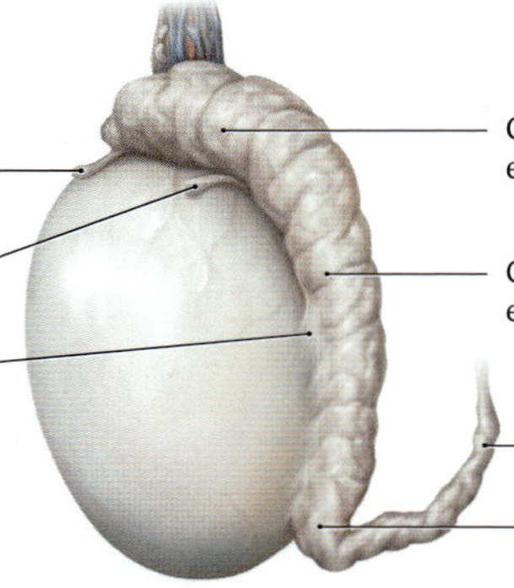

B Äußere Gestalt von Hoden und Nebenhoden

Linker Hoden und Nebenhoden, Ansicht von lateral. Im geschlechtsreifen Zustand wiegt der Hoden (Testis) zusammen mit dem Nebenhoden (Epididymis) etwa 20–30 g. Der *Hoden* hat eine eiförmige Gestalt (Länge: ca. 5 cm; Breite: ca. 3 cm) mit einem durchschnittlichen Volumen von etwa 18 ml (12–20 ml). Das Hodengewebe wird von einer derben Bindegewebskapsel (Tunica albuginea) umschlossen und ist von prall-elastischer Konsistenz. Der *Nebenhoden* sitzt mit seinem Kopf (Caput epididymidis) dem oberen Hodenpol auf und verläuft mit seinem Körper bzw. Schwanz (Corpus und Cauda epididymidis) auf der Dorsalseite des Hodens bogenförmig entlang dem Mediastinum testis. Am unteren Hodenpol geht der Nebenhodenschwanz in den Ductus deferens über.

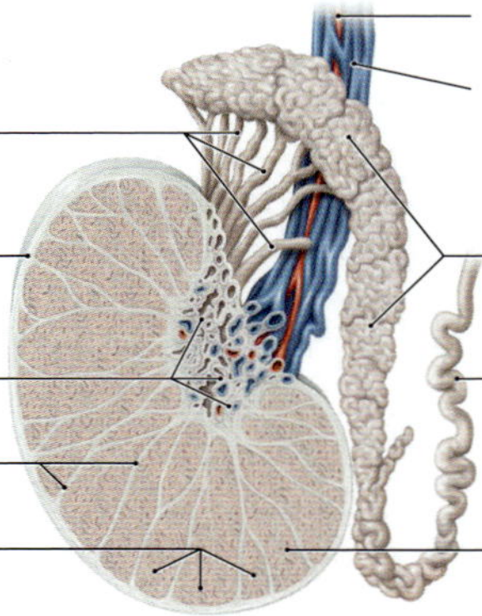

C Feinbau von Hoden und Nebenhoden

Schnitt durch den Hoden (Nebenhoden intakt), Ansicht von lateral. Die von der Tunica albuginea des Hodens radiär in Richtung Mediastinum testis ziehenden Bindegewebssepten (Septula testis) unterteilen das Hodengewebe in etwa 370 keilförmige Hodenläppchen (Lobuli testis). Jeder Lobulus enthält ein oder mehrere aufgeknäulte Hodenkanälchen (Tubuli seminiferi contorti), in deren Epithel die Samenzellen gebildet werden (Spermatogenese, vgl. S. 4) und die in das Rete testis münden. Von dort ziehen etwa 10–15 Ductuli efferentes zum Nebenhodenkopf, in dem der etwa 6 m lange und stark aufgeknäulte Nebenhodengang (Ductus epididymidis) beginnt. Der Nebenhodengang setzt sich in den Ductus deferens fort, der mit dem Samenstrang durch den Leistenkanal in die Bauchhöhle eintritt und über ein kurzes Zwischenstück (Ductus ejaculatorius) in die Pars prostatica der Urethra einmündet (s. S. 237).

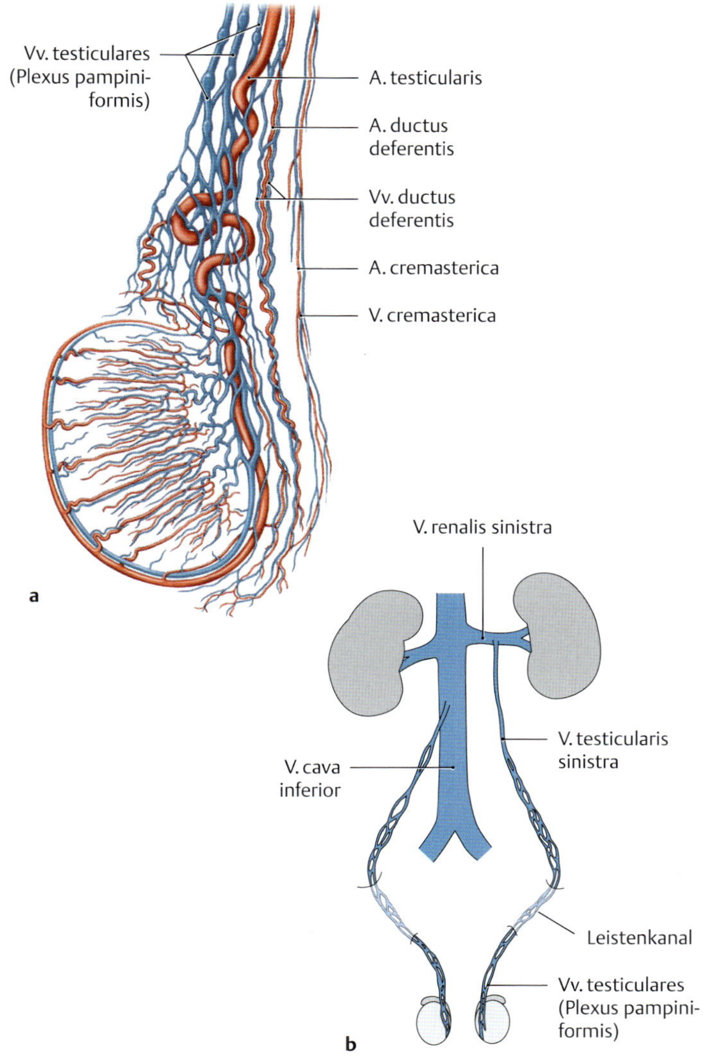

D Gefäßversorgung des Hodens

a Arterielle Versorgung: Hoden, Nebenhoden und Hodenhüllen werden über drei unterschiedliche Arterien versorgt, die untereinander anastomosieren:

- A. testicularis: direkt aus der Aorta;
- A. ductus deferentis: aus der A. iliaca interna;
- A. cremasterica: aus der A. epigastrica inferior.

Die Gefäße für den Hodensack stammen aus der A. pudenda interna (s. S. 574).

b Unterschiedlicher venöser Abfluss des rechten und linken Hodens: Das venöse Blut aus Hoden und Nebenhoden fließt im Bereich des Mediastinum testis in die Vv. testiculares, die besonders in ihrem distalen Verlauf ein längsgestrecktes Venengeflecht, den Plexus pampiniformis, bilden. Er umgibt die Äste der A. testicularis und zieht mit ihr durch den Leistenkanal in den retroperitonealen Raum. Dort mündet die *rechte* V. testicularis in die V. cava inferior, die *linke* in die V. renalis sinistra. Die unterschiedliche venöse Entsorgung ist klinisch von großer Bedeutung: Die Einmündung in die V. renalis sinistra erfolgt im rechten Winkel. Dadurch entsteht eine physiologische Engstelle, an der es zu Abflusstörungen des venösen Blutes kommen kann. Diese können zu krampfaderartigen Erweiterungen (sog. Varikozelen, s. **Fd**) der linken V. testicularis und damit auch des Plexus pampiniformis führen. Der Plexus pampiniformis kann dann seine Funktion als „Temperaturregler" (Kühlen des aus der A. testicularis zurückströmenden, venösen Blutes) nicht mehr ausreichend erfüllen. Die Folge ist eine lokale Überwärmung und damit häufig eine eingeschränkte Fertilität des linken Hodens.

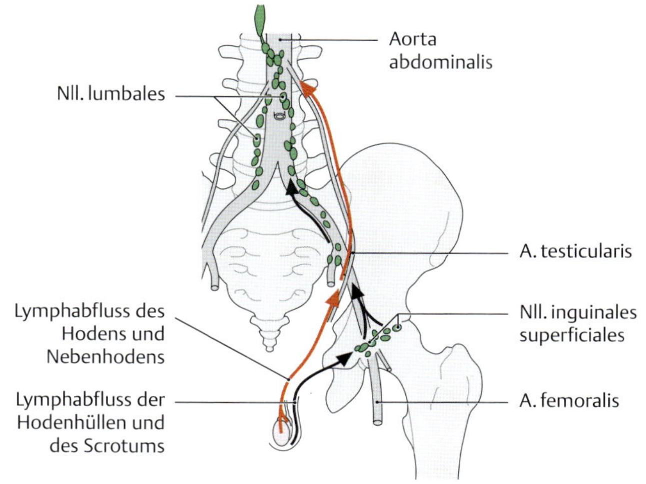

E Lymphabflüsse und regionäre Lymphknoten von Hoden, Nebenhoden, Hodenhüllen und Scrotum

Die Lymphgefäße von Hoden und Nebenhoden ziehen in Begleitung der Vasa testicularia zu den Nll. lumbales, die regionären Lymphknoten für die Hodenhüllen und das Scrotum hingegen sind die Nll. inguinales superficiales (s. S. 546).

Beachte: Bei fortgeschrittenen Hodentumoren treten bevorzugt retroperitoneale Lymphknotenmetastasen auf, da Hoden und Nebenhoden ihre Lymphe über die lumbalen Lymphknoten abführen.

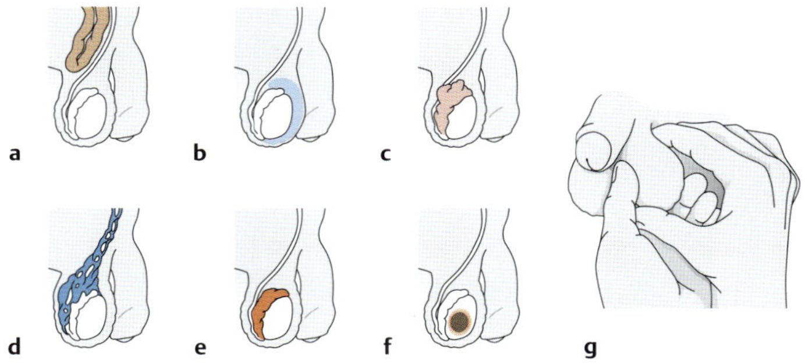

F Hinweise auf Erkrankungen des äußeren Genitale bei der klinischen Untersuchung

a–f Erkrankungen, die eine Schwellung des Hodensacks hervorrufen können: a Leistenhernie; **b** Hydrocele testis (Ansammlung seröser Flüssigkeit im Cavum serosum scroti); **c** Spermatozele (Retentionszyste im Nebenhoden); **d** Varikozele (schmerzhafter, varikös erweiterter Plexus pampiniformis); **e** Epididymitis (schmerzhafte bakterielle Entzündung des Nebenhodens); **f** Hodentumor (schmerzlose, meist einseitige Verhärtung des Hodens).

g Bimanuelle Untersuchung von Hoden und Nebenhoden: Die klinische Untersuchung des äußeren Genitale beinhaltet u. a. die Palpation von Hoden und Nebenhoden (bimanuelle Untersuchung). Aus den oben erwähnten Symptomen einzelner Erkrankungen ergeben sich folgende Punkte, die bei der klinischen Untersuchung berücksichtigt werden müssen:

- Ist die Raumforderung auf das Scrotum beschränkt?
- Bemerkt man eine kurzzeitige Zunahme der Raumforderung, wenn der Patient hustet?
- Ist die Raumforderung bei der *Diaphanoskopie* (Beleuchtung mit einer Taschenlampe) durchscheinend oder nicht?
- Ist die Raumforderung schmerzlos oder druckdolent?

Beachte: Eine schmerzlose Verhärtung des Hodens, insbesondere bei jüngeren Männern, sollte immer an einen Hodentumor denken lassen.

5.16 Äußere männliche Geschlechtsorgane: Penisfaszien und Schwellkörper

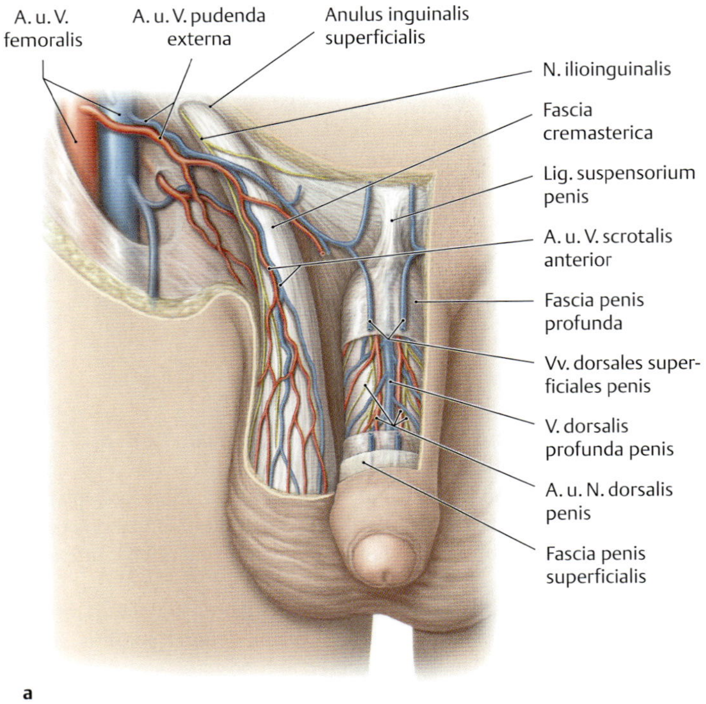

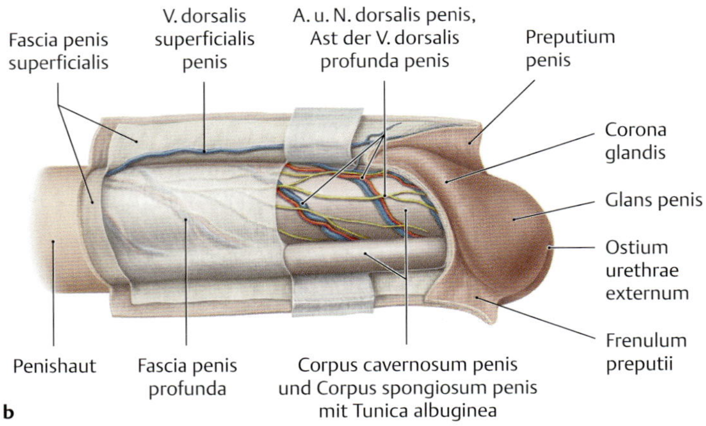

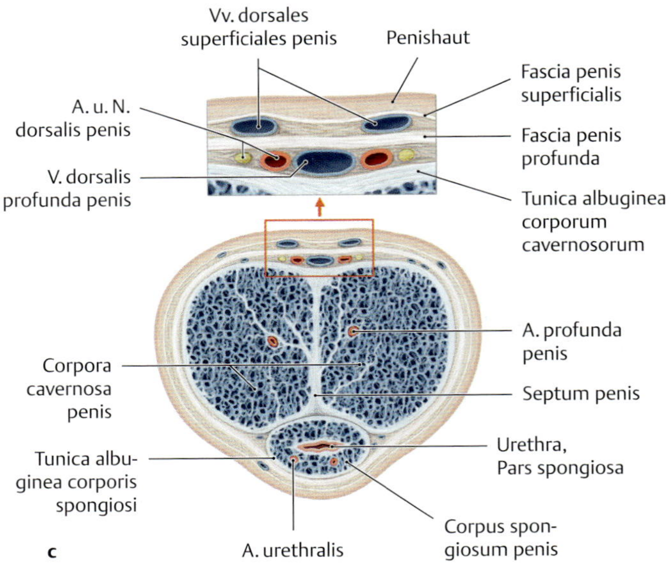

A Anordnung der Penisfaszien

a Penis in der Ansicht von ventral (Haut und Faszien teilweise entfernt);
b Penis in der Ansicht von rechts (Haut und Faszien teilweise entfernt);
c Querschnitt durch das Corpus penis.

Das männliche Glied (Penis) wird von einer dünnen, fettgewebsfreien und gut verschiebbaren Penishaut umgeben. Über der Glans penis (Eichel) bildet die Haut eine Duplikatur, die Vorhaut (Preputium penis), die als Reservefalte über das Frenulum preputii an die Unterseite der Glans penis angeheftet ist (s. **b**). Die Schwellkörper des Penis werden von einer derben kollagenfaserigen *Tunica albuginea* fest umschlossen. Beide Schwellkörper werden zusammen von beiden Blättern der *Fascia penis* umgeben (Fasciae penis superficialis u. profunda). Die Schwellkörper mit ihren bindegewebigen Hüllen und die Art des Einbaus der Gefäße in diese Bindegewebsstrukturen sind für das Verständnis der Funktion des Penis von besonderer Bedeutung (s. S. 239).

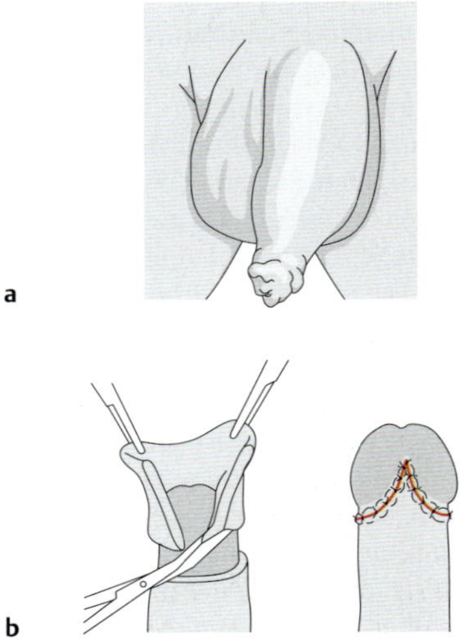

B Verengung der Vorhaut (Phimose)

a Verengung der Vorhaut bei einem 3-jährigen Jungen;
b Zustand nach operativer Zirkumzision (Beschneidung).

Bei Neugeborenen und Säuglingen ist das Epithel des inneren Vorhautblattes mit dem Oberflächenepithel der Glans penis verklebt. Dadurch entsteht am distalen Übergang der äußeren Vorhaut zum inneren Vorhautblatt eine Verengung, die sog. **physiologische Phimose**. Im Laufe des 1.–2. Lebensjahres lösen sich die epithelialen Verklebungen aufgrund der Vergrößerung der Eichel und der Absonderungen von Smegma („Vorhauttalg", zerfallene abgeschilferte Zellen des mehrschichtig verhornten Epithels). Lässt sich aufgrund einer funktionellen Stenose (die dadurch entsteht, dass sich die epithelialen Verklebungen nicht lösen, weil z. B. eben kein Smegma abgesondert wird) auch nach Vollendung des 3. Lebensjahres die Vorhaut nicht über die Eichel streifen, sollte die Vorhautverengung durch eine operative Zirkumzision beseitigt werden. Diese Beschneidung kann (je nachdem, wie „dramatisch" die Verengung ist) erhaltend oder radikal, d. h. Vorhaut resezierend (wie hier dargestellt), durchgeführt werden. Ein sofortiges ärztliches Eingreifen (also vor Vollendung des 3. Lebensjahres) erfordert die **Paraphimose** (Notfallsituation!), bei der es durch die zurückgestreifte, verengte Vorhaut zu einer Strangulation der Glans penis kommt (schmerzhafte livide Anschwellung der Glans penis durch Minderperfusion und damit Gefahr der Nekrotisierung) (nach Sökeland, Schulze u. Rübben).

C Penisschwellkörper und Schwellkörpermuskeln

a Ansicht von kaudal; der Harnröhrenschwellkörper ist z. T. abgelöst, Haut und Faszien sind entfernt. Auf der linken Seite sind die Mm. ischiocavernosus u. bulbospongiosus sowie die Fascia diaphragmatis urogenitalis inferior entfernt.

b Querschnitt auf Höhe der Peniswurzel. Am Penis unterscheidet man eine fest an Beckenboden und -skelett verankerte Peniswurzel (Radix penis), einen frei beweglichen Penisschaft (Corpus penis) mit einer Ober- und Unterseite (Dorsum penis und Facies urethralis) sowie eine Glans penis (Eichel), auf der die Harnröhre mündet. Der Penis ist aus zwei Schwellkörpern aufgebaut:

- einem paarigen Penisschwellkörper (Corpus cavernosum penis) und
- einem unpaaren Harnröhrenschwellkörper (Corpus spongiosum penis).

Im Bereich der Peniswurzel verjüngen sich die Corpora cavernosa penis konisch zu je einem Schwellkörperschenkel (Crus penis). Zwischen den beiden Crura penis liegt das verdickte Ende des Corpus spongiosum (Bulbus penis). Die Glans penis bildet das distale Ende des Harnröhrenschwellkörpers. Ihr hinterer Rand ist dachartig verbreitert (Corona glandis) und stülpt sich über die Enden der Penisschwellkörper. Die Blutgefäße zur Versorgung der Schwellkörper sind Äste der A. pudenda interna, die sich im Spatium profundum perinei aufzweigt (s. S. 191 u. S. 238).

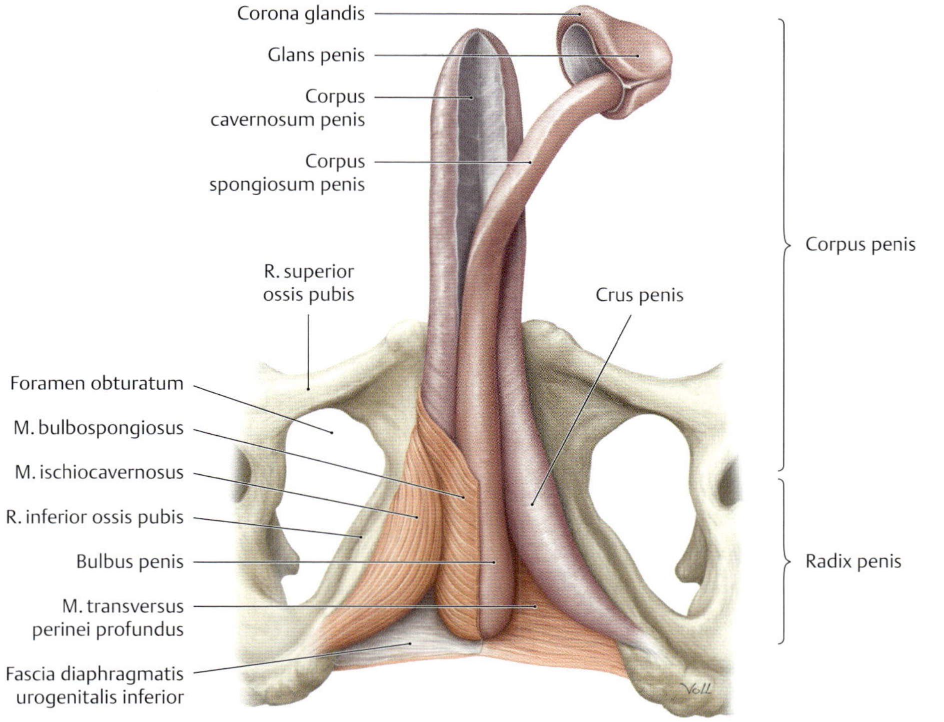

a

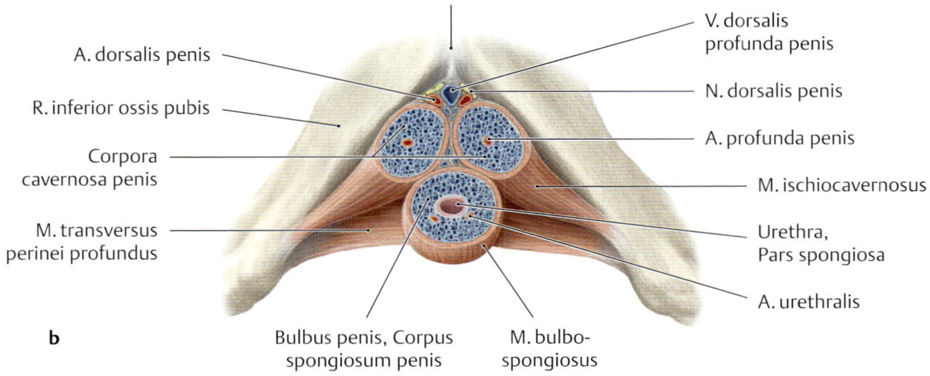

b

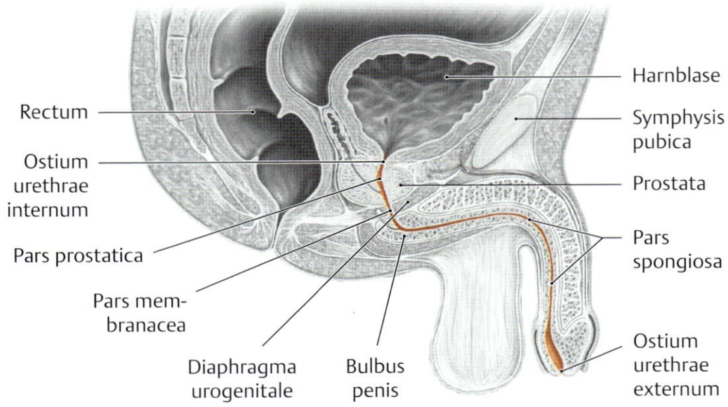

D Verlauf der männlichen Harnröhre

Mediansagittalschnitt durch ein männliches Becken. An der männlichen Harnröhre unterscheidet man entsprechend ihrem Einbau in die unterschiedlichen Bereiche von Becken und äußeren Geschlechtsorganen eine Pars prostatica, eine Pars membranacea und eine Pars spongiosa (vgl. S. 232). Die Pars spongiosa beginnt unterhalb des Diaphragma urogenitale mit ihrem Eintritt in den Bulbus penis des Corpus spongiosum penis und endet am Ostium urethrae externum.

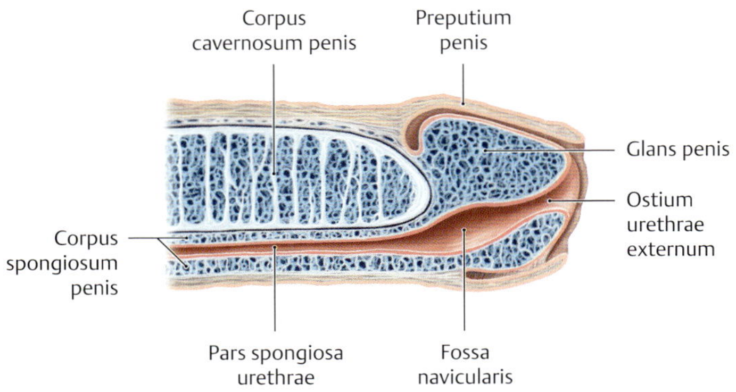

E Mediansagittalschnitt durch die Penisspitze

Im Bereich der Glans penis liegt eine etwa 2 cm lange spindelförmige Erweiterung der Pars spongiosa urethrae (Fossa navicularis), in der das mehrschichtige Zylinderepithel der Harnröhre durch mehrschichtiges unverhorntes Plattenepithel abgelöst wird. Dessen obere Zellschichten sind reich an Glykogen, welches – wie im Vaginalmilieu der Frau – Nährboden für die hier vorkommenden Milchsäurebakterien ist (saurer pH und damit Schutz vor Krankheitserregern!).

5.17 Äußere männliche Geschlechtsorgane: Leitungsbahnen des Penis

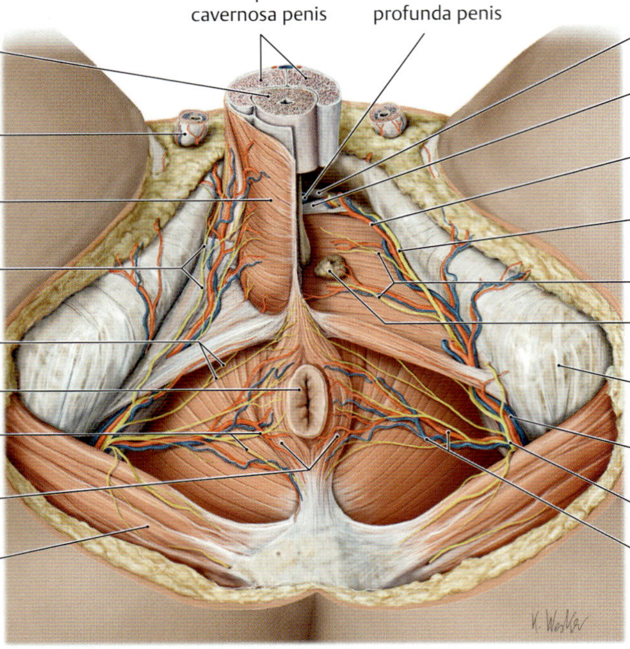

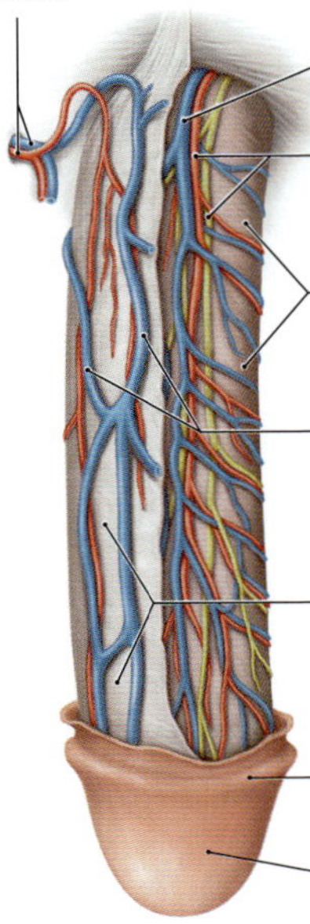

A Leitungsbahnen der Regio perinealis beim Mann
Steinschnittlage nach Entfernung des Scrotum, Ansicht von kaudal. Auf der rechten Seite ist der oberflächliche Dammraum durch Entfernung der Fascia perinei superficialis eröffnet. Auf der linken Seite sind Schwellkörpermuskeln und Peniswurzel entfernt, der tiefe Dammraum ist teilweise freigelegt. Der Penis ist im Schaftbereich quergeschnitten, die Funiculi spermatici sind durchtrennt.

B Gefäße und Nerven am Dorsum penis
Preputium, Haut und Fascia penis superficialis des Penisschaftes sind vollständig entfernt worden. Am linken Penisrücken ist zusätzlich die Fascia penis profunda abgetragen.

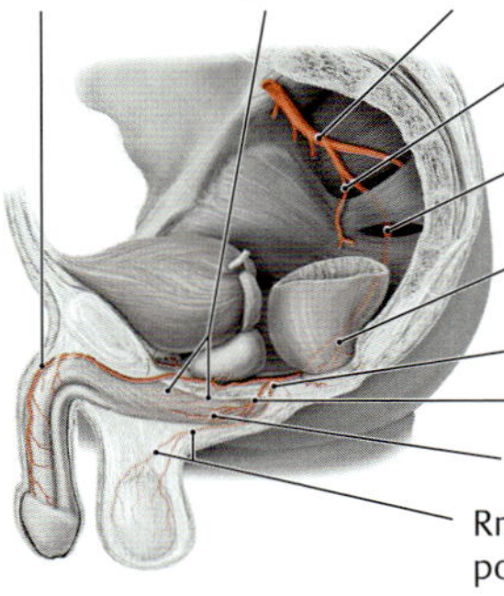

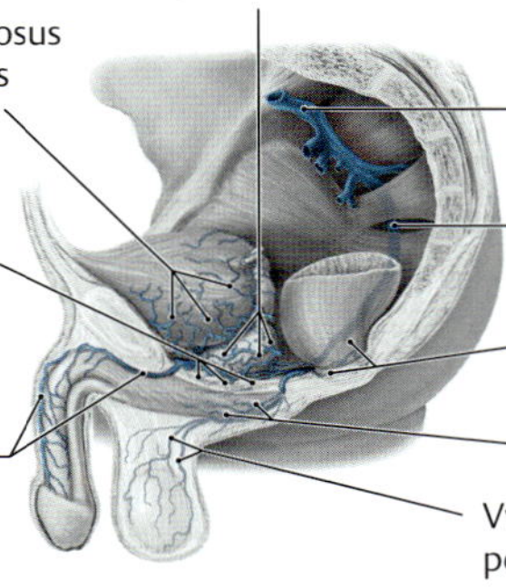

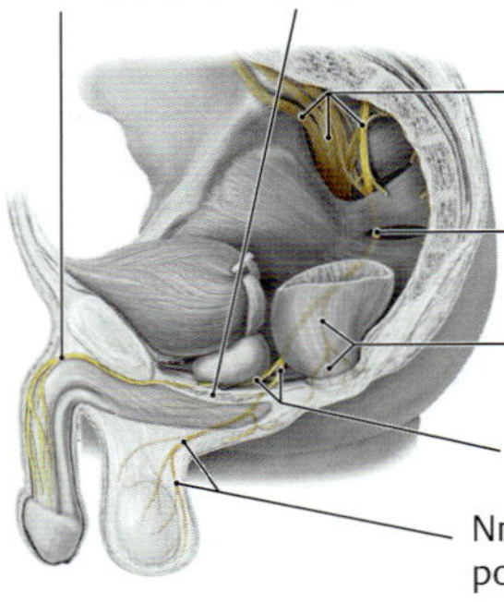

C Arterielle Versorgung von Penis und Scrotum
Ansicht von links. Die arterielle Versorgung von Penis und Hodensack übernimmt die A. pudenda interna. Sie tritt aus der Fossa ischioanalis und zieht nach Abgabe der A. rectalis inferior zum Anus, an den Hinterrand des Diaphragma urogenitale und gelangt (nach Abgabe der A. perinealis) durch den tiefen (Spatium profundum perinei) in den oberflächlichen Dammraum (Spatium perinei superficiale, s. S. 191). Dort zweigt sie sich in ihre Endäste auf: A. dorsalis penis, A. profunda penis, A. bulbi penis und A. urethralis.

D Venöser Abfluss aus Penis und Scrotum
Ansicht von links. Die Venen des Penis (v. a. die V. dorsalis profunda penis und ihre Zuflüsse die Vv. profundae penis und Vv. bulbi penis) münden zunächst in die V. pudenda interna und dann in den Plexus venosus prostaticus. Ausnahme hiervon sind die oberflächlichen Vv. dorsales superficiales penis (hier nicht zu sehen), deren Blut über die Vv. pudendae externae in die V. saphena magna abfließt. Auf ihrem Weg zum Plexus venosus prostaticus zieht die V. dorsalis profunda penis durch einen schmalen Spalt unmittelbar unter der Symphyse zwischen dem Lig. arcuatum pubis und dem Lig. transversum perinei hindurch (zu den Ligamenta s. **A**).

E Innervation von Penis und Scrotum
Ansicht von links. Der N. pudendus tritt aus der Fossa ischioanalis und zieht (nach Abgabe der Nn. rectales inferiores) zum M. sphincter ani externus und zur Haut des Anus an den Hinterrand des Diaphragma urogenitale. Dort spaltet er sich in seine Endäste, die Nn. perineales, auf. Die oberflächlichen Äste ziehen durch das Spatium perinei superficiale zur Haut des Dammes und des hinteren Scrotum (Rr. scrotales posteriores). Die tiefen Äste verlaufen im Spatium perinei profundum. Sie innervieren die Schwellkörpermuskeln (über Rr. musculares), die Haut des Penis sowie die Schwellkörper (über den N. dorsalis penis). Zum Verlauf der vegetativen Fasern s. **F**.

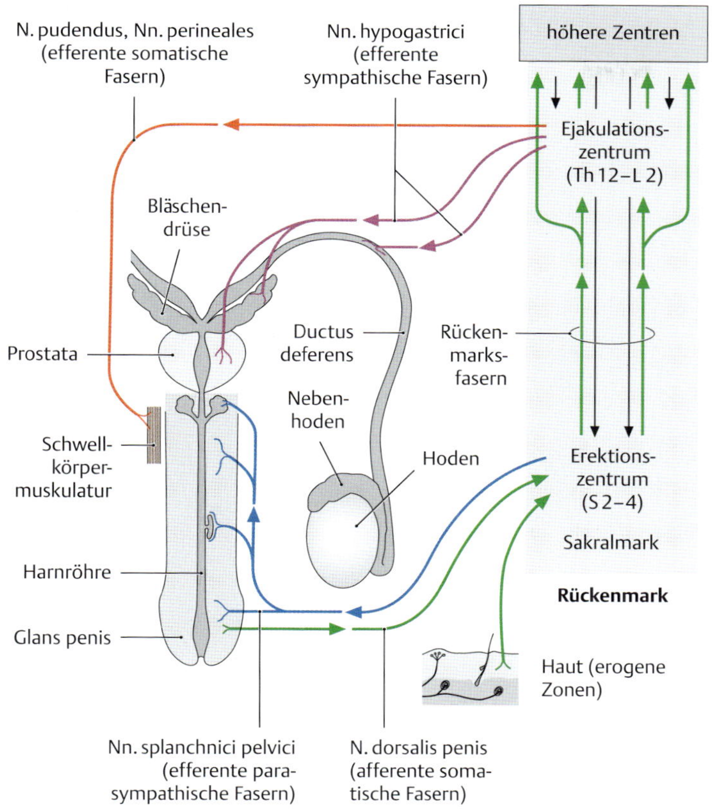

F Übersicht über die Kohabitationsreflexe beim Mann

Die Kohabitationsreflexe beim Mann werden durch verschiedene Reize ausgelöst (z. B. taktile, visuelle, olfaktorische, akustische und psychogene). Somatische und vegetative Nervenbahnen leiten den jeweiligen Reiz zum Erektions- und Ejakulationszentrum im Rücken- bzw. Sakralmark und von dort zu den höheren Zentren (z. B. Hypothalamus und limbisches System). So werden beispielsweise *taktile Hautreize* der Genitalien über *afferente somatische* Fasern (N. dorsalis penis aus dem N. pudendus, grün) in das Sakralmark geleitet und im Erektionszentrum (S 2–4) auf *efferente* parasympathische Fasern (Nn. splanchnici pelvici, blau) umgeschaltet. Diese Impulse, die zu einer Vasodilatation der Schwellkörperarterien führen (s. **G**), werden durch absteigende Bahnen aus höher gelegenen Zentren entscheidend beeinflusst. Umgekehrt gelangen die Erregungen bei zunehmender mechanischer Reizung der Glans penis vom Sakralmark aufsteigend in das Ejakulationszentrum im Rückenmark (Th 12 – L 2). Dort werden sie auf *efferente sympathische* Fasern (Nn. hypogastrici, violett) umgeschaltet und bewirken eine Kontraktion der glatten Muskulatur von Nebenhoden, Ductus deferens, Prostata und Bläschendrüse. Die gleichzeitige Stimulation der Schwellkörpermuskulatur über efferente *somatische* Nervenfasern (Nn. perineales aus dem N. pudendus, rot) bewirkt durch rhythmische Kontraktionen die Austreibung des Ejakulats aus der Harnröhre (Emission). Wenn es trotz erhaltener Libido (= biologische Tendenz zur sexuellen Betätigung) nicht zur Erektion kommt, spricht man von *erektiler Dysfunktion*. Bei der medikamentösen Therapie der erektilen Dysfunktion mit *Sildenafil* (z. B. Viagra) geht man seit einigen Jahren vollkommen neue Wege, indem man sich die Wirkung des sekundären Botenstoffes cGMP (s. u.) zunutze macht. Der durch Nervenimpulse freigesetzte Botenstoff Stickstoffmonoxid (NO) bewirkt im Schwellkörper des Penis die Aktivierung des Enzyms Guanylatcyclase. Dieses Enzym bildet einen sekundären Botenstoff, das zyklische Guanosin-Monophosphat (cGMP), das die Dilatation der Gefäße und damit eine Erektion bewirkt. Sildenafil hemmt den bei erektiler Dysfunktion zu schnell erfolgenden Abbau von cGMP, so dass die Gefäße erweitert und das Glied steif bleiben (nach Klinke u. Silbernagl).

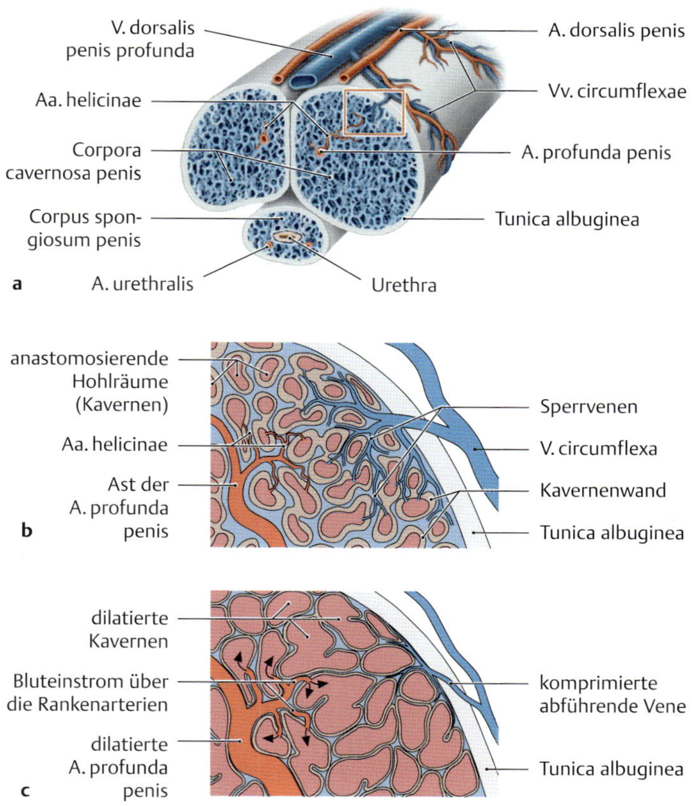

G Mechanismus der Erektion

- **a** Penis im Querschnitt mit an der Erektion beteiligten Blutgefäßen (Ausschnittsvergrößerung s. **b** und **c**);
- **b** Corpus cavernosum penis im nicht erigierten Zustand;
- **c** Corpus cavernosum penis bei der Erektion.

Die Erektion des Penis beruht im Wesentlichen auf *maximaler Blutfüllung* und Druckerhöhung in den Kavernen der Corpora cavernosa penis bei *gedrosseltem Blutabfluss*. Dadurch steigt der intrakavernöse Blutdruck auf etwa das 10fache (!) des normalen systolischen Blutdrucks (bei jungen Männern etwa 1200 mmHg). Mikroskopisch besteht das Schwellkörpergewebe des Penis aus einem stark verzweigten Bälkchengerüst aus Bindegewebe und glatten Muskelzellen, das mit der Tunica albuginea in Verbindung steht. Zwischen den Bälkchen liegen miteinander anastomosierende Hohlräume (Kavernen), die mit Endothel ausgekleidet sind. In diese Kavernen münden Äste der A. profunda penis, sog. Rankenarterien (Aa. helicinae). Im erschlafften Zustand sind die Rankenarterien durch sog. Intimapolster mehr oder weniger verschlossen. Durch Einfluss des vegetativen Nervensystems kommt es bei der Erektion zur Dilatation der zuführenden Arterien sowie zur Öffnung der Rankenarterien. Die Folge ist, dass mit jeder Pulswelle Blut in die Kavernen der Corpora cavernosa strömt und folglich das Volumen und damit der Druck in den Kavernen zunimmt. Die nur begrenzt dehnbare Tunica albuginea spannt und die durch sie hindurchtretenden abführenden Venen werden komprimiert. Hierdurch sowie durch Verschluss von Sperrvenen wird der Blutabfluss gedrosselt. Dadurch wird das Glied steif und hart, wobei die dichten Venengeflechte im Corpus spongiosum penis und in der Glans penis eine gleichzeitige Kompression der Harnröhre verhindern. Die Erschlaffungsphase beginnt mit einer Vasokonstriktion der zuführenden Arterien. Eine ungewollte, andauernde und schmerzhafte Dauererektion bezeichnet man als *Priapismus* (benannt nach *Priapos*, dem Sohn von Aphrodite und Dionysos), z. B. bei bestimmten Blutkrankheiten oder Stoffwechselstörungen. Die Therapie erfolgt zunächst medikamentös, z. B. durch Vasokonstriktiva (Etilefrin oder Noradrenalin) und gleichzeitig Heparin. Operativ werden sog. Stanzanastomosen gemacht, um den Blutabfluss zu fördern.

5.18 Äußere weibliche Geschlechtsorgane: Übersicht und Dammschnitt

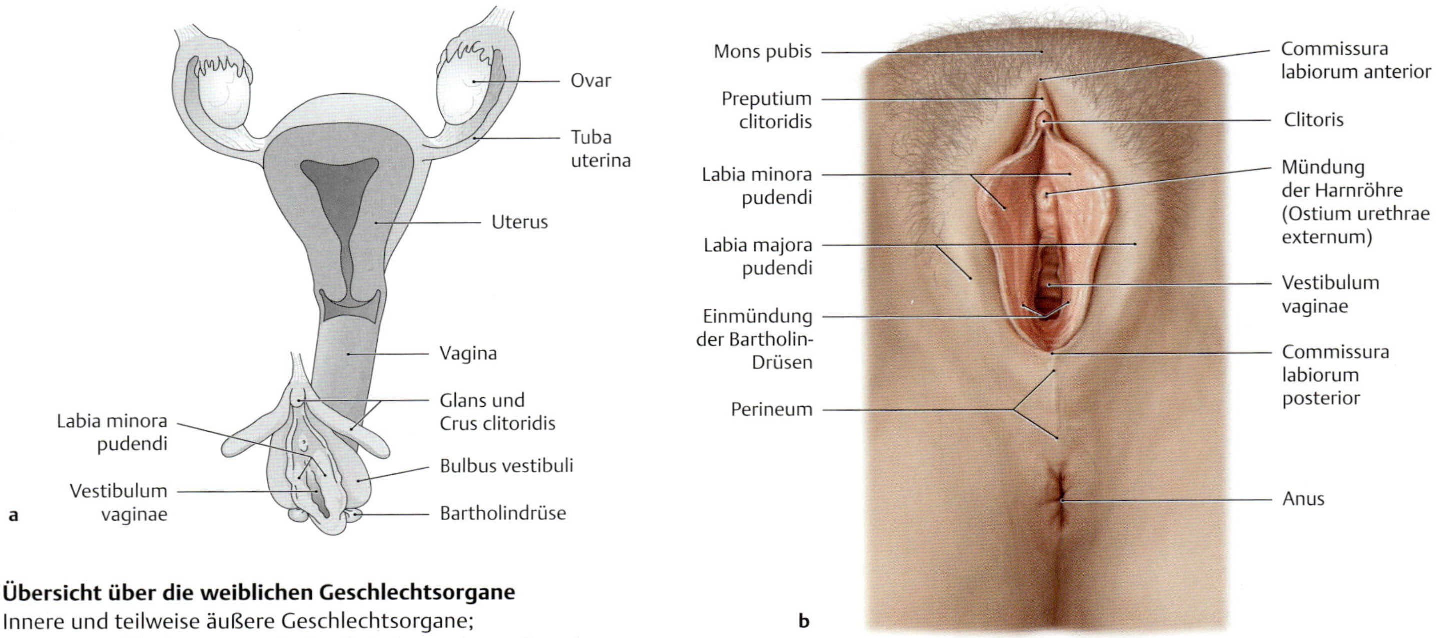

A Übersicht über die weiblichen Geschlechtsorgane

a Innere und teilweise äußere Geschlechtsorgane;
b äußere Geschlechtsorgane, Steinschnittlage mit auseinandergespreizten kleinen Vulvalippen.

Wie bei den männlichen Geschlechtsorganen unterscheidet man auch bei der Frau im Hinblick auf Entwicklung und Topografie innere und äußere Geschlechtsorgane. Die Homologie bei der Entwicklung der männlichen und weiblichen Geschlechtsorgane zeigt sich v. a. im grundsätzlich vergleichbaren histologischen Aufbau der entsprechenden Anteile (vgl. Lehrbücher der Histologie). Die äußeren weiblichen Geschlechtsorgane (Pudendum femininum) werden im klinischen Sprachgebrauch als *Vulva* bezeichnet. Von den inneren Geschlechtsorganen sind sie durch den *Hymen,* das sog. Jungfernhäutchen (hier nicht zu sehen) abgegrenzt. Die äußeren Grenzen der Vulva bilden der Mons pubis, ein suprasymphysäres Hautfettpolster, und die großen Vulvalippen, zwei pigmentierte Hautwülste, die glatte Muskelzellen sowie Talg-, Schweiß- und Duftdrüsen enthalten. Vorne und hinten sind die großen Vulvalippen durch je eine Gewebebrücke verbunden (Commissura labiorum anterior u. posterior). Zwischen hinterer Kommissur und Anus befindet sich der Damm (Perineum). Zu den einzelnen Organen s. Tabelle rechts.

Innere weibliche Geschlechtsorgane	**Äußere weibliche Geschlechtsorgane** (klinisch Vulva)
• Eierstock (Ovar) • Eileiter (Tuba uterina) • Gebärmutter (Uterus) • Scheide (Vagina)	• Schamberg (Mons pubis) • große Vulvalippen (Labia majora pudendi) • kleine Vulvalippen (Labia minora pudendi) • Scheidenvorhof (Vestibulum vaginae) • Vorhofschwellkörper (Bulbus vestibuli) • Kitzler (Clitoris) • Vorhofdrüsen (Glandulae vestibulares) – Glandulae vestibulares majores (Bartholin-Drüsen) – Glandulae vestibulares minores

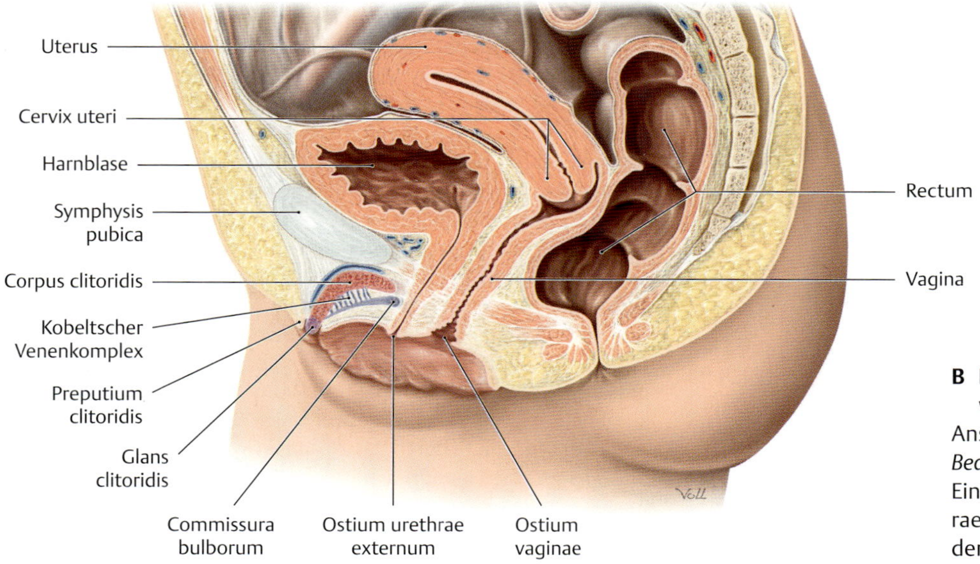

B Mediansagittalschnitt durch ein weibliches Becken

Ansicht von links.
Beachte die unmittelbare Nachbarschaft der Einmündungen von Harnröhre (Ostium urethrae externum) und Vagina (Ostium vaginae) in den Scheidenvorhof (Vestibulum vaginae).

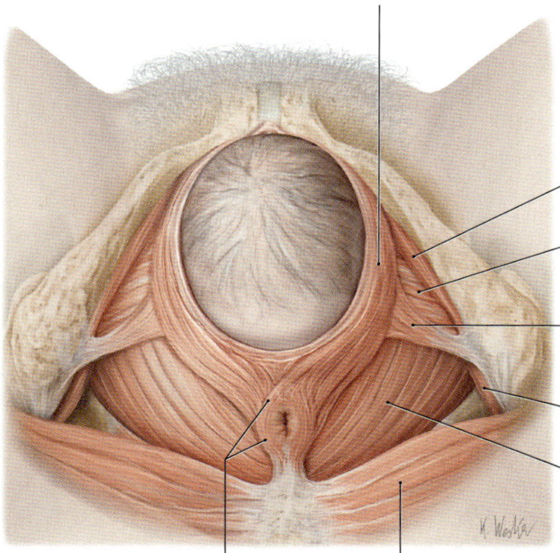

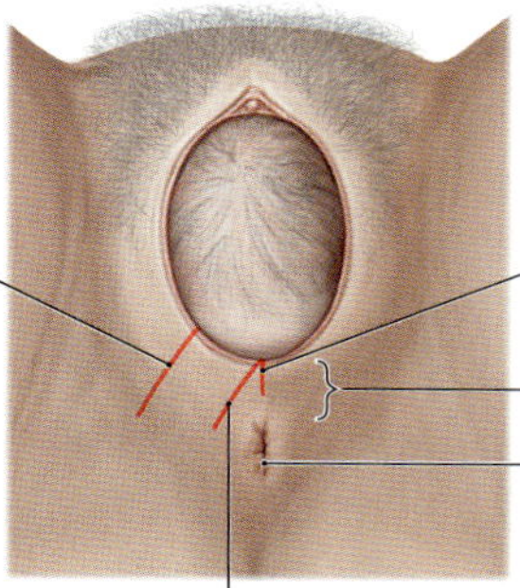

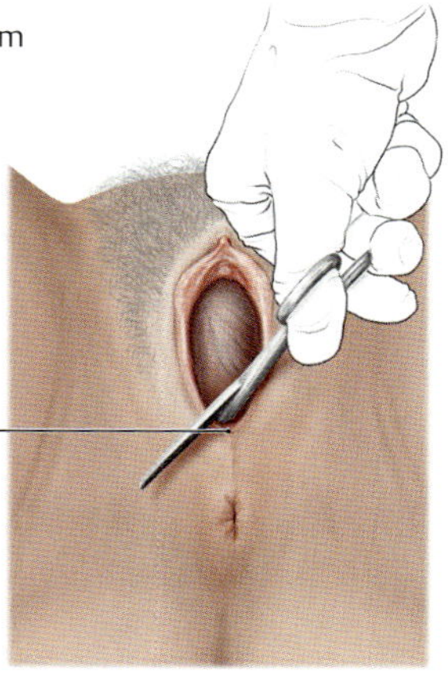

C Indikation und Durchführung eines Dammschnittes (Episiotomie)

a Beckenboden beim „Durchschneiden" des kindlichen Kopfes;
b Möglichkeiten der Schnittführung bei der Episiotomie: 1. median, 2. mediolateral, 3. lateral;
c Durchführung einer mediolateralen Episiotomie auf dem Höhepunkt einer Wehe.

Die Episiotomie ist eine häufige geburtshilfliche Maßnahme zur Vergrößerung des Geburtskanals während der Austreibungsphase (s. S. 560). Beim „Durchschneiden" des kindlichen Kopfes durch den Beckenboden wird insbesondere der M. levator ani („Levatorplatte") passiv gedehnt, nach abwärts gedrängt und um etwa 90° gedreht. Dadurch wird er, ebenso wie das Diaphragma urogenitale und der M. bulbospongiosus, zur Wand des distalen Geburtskanals. Als solche gerät er insbesondere während der Austreibungsphase im Bereich des Centrum tendineum perinei unter erheblichen Zug. Zum Schutz vor Zerreißung des Muskelgefüges im Bereich des Dammes wirkt der Geburtshelfer diesem Zug daher mit zwei Fingern entgegen *(Dammschutz)*. Um ein unkontrolliertes Zerreißen des Gewebes zu verhindern (Dammriss), wird häufig ein *Dammschnitt* durchgeführt (mütterliche Indikation). Ein Dammriss droht immer dann, wenn unter der Geburt die perineale Haut so weit anspannt, dass sie akut weiß wird (Durchblutung herabgesetzt!). Im Vordergrund steht jedoch, insbesondere bei drohender kindlicher Hypoxie in der Austreibungsphase, den Geburtsverlauf zu beschleunigen (kindliche Indikation). Bei der sog. *frühzeitigen Episiotomie* schneidet man *vor* dem „Durchschneiden" des Kopfes (Kopf ist in der Presswehe sichtbar, zieht sich in der Wehenpause jedoch zurück), bei der *rechtzeitigen Episiotomie* beim Durchschneiden des Kopfes, also bei maximaler Anspannung der Dammhaut. Prinzipiell werden drei Schnittführungen unterschieden (Vor- und Nachteile s. **D**):

- **mediane Episiotomie:** Schnitt in Verlängerung der Scheide auf den Anus zu;
- **mediolaterale Episiotomie:** Schnitt von der Commissura posterior zur Seite;
- **laterale Episiotomie:** seitliche Schnittführung beginnt im unteren Vulvadrittel.

Die Wundversorgung des Dammschnittes erfolgt nach der Plazentageburt in der Regel unter Lokalanästhesie in mindestens drei Schichten (vaginale Naht, tiefe Dammnaht und Hautnaht). Insbesondere bei den frühzeitigen Episiotomien ist in aller Regel eine Anästhesie notwendig. Wird bei der rechtzeitigen Episiotomie auf dem Höhepunkt einer Wehe geschnitten, ist keine Analgesie notwendig. Zur Durchführung einer Infiltrations- bzw. Leitungsanästhesie des vom N. pudendus versorgten Hautareals (z. B. Pudendusblock, PDB) vgl. S. 560.

D Vor- und Nachteile der verschiedenen Schnittführungen bei Episiotomie (nach Goerke)

Episiotomie	Durchtrennte Muskeln	Vorteile	Nachteile
• Median	• keine	• leicht zu versorgen • gute Heilung	• kann zum Dammriss Grad III weiterreißen (Verletzung des M. sphincter ani externus)
• Mediolateral	• M. bulbospongiosus • M. transversus perinei superficialis	• mehr Raumgewinn • Risiko des Weiterreißens gering	• stärkere Blutung • schwieriger zu versorgen • schlechtere Heilung
• Lateral*	• M. bulbospongiosus • M. transversus perinei superficialis • M. levator ani (M. puborectalis)	• größter Raumgewinn	• stärkste Blutung • evtl. Komplikationen (z. B. anale Inkontinenz) • größte Beschwerden

* wird sehr selten durchgeführt

5.19 Äußere weibliche Geschlechtsorgane: Leitungsbahnen sowie Schwellkörper, Schwellkörpermuskeln und Scheidenvorhof

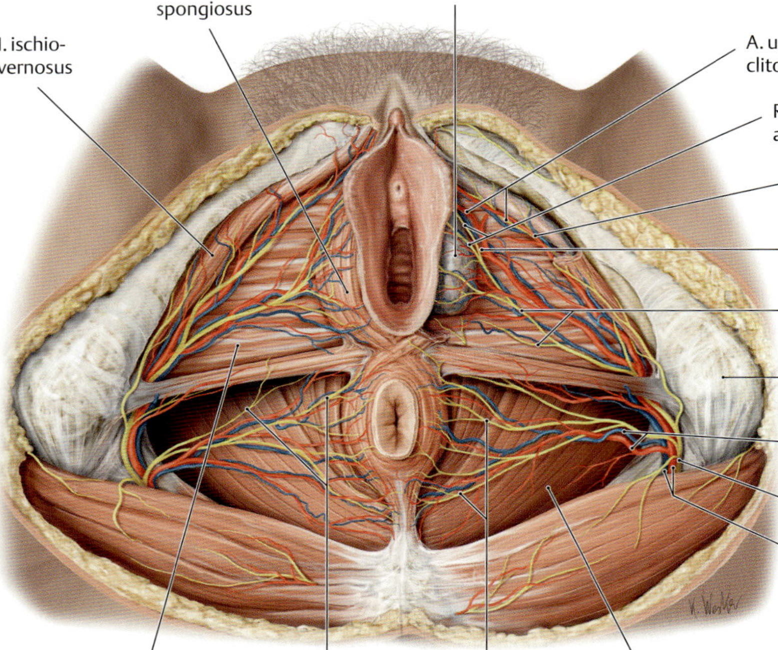

A Leitungsbahnen der Regio perinealis bei der Frau
Steinschnittlage. Zur Darstellung der Leitungsbahnen sind große Vulvalippen, Haut, Fascia perinei superficialis und Fettgewebe der Fossa ischioanalis entfernt worden. Zusätzlich sind der M. bulbospongiosus, der M. ischiocavernosus und die Fascia diaphragmatis urogenitalis inferior der linken Seite teilweise abpräpariert.

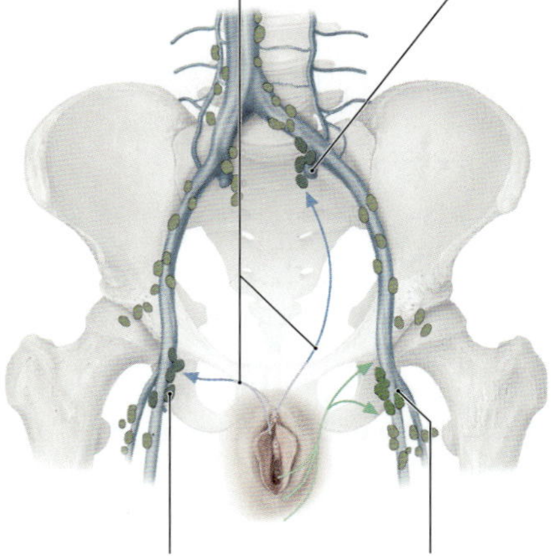

B Lymphabflüsse der äußeren weiblichen Geschlechtsorgane
Weibliches Becken, Ansicht von ventral. Die Lymphe aus den äußeren weiblichen Geschlechtsorganen fließt in die Nll. inguinales superficiales ab. Einzige Ausnahme bilden die vorderen Klitorisanteile (Corpus und Glans clitoridis). Sie führen ihre Lymphe in die Nll. inguinales profundi und Nll. iliaci interni ab.

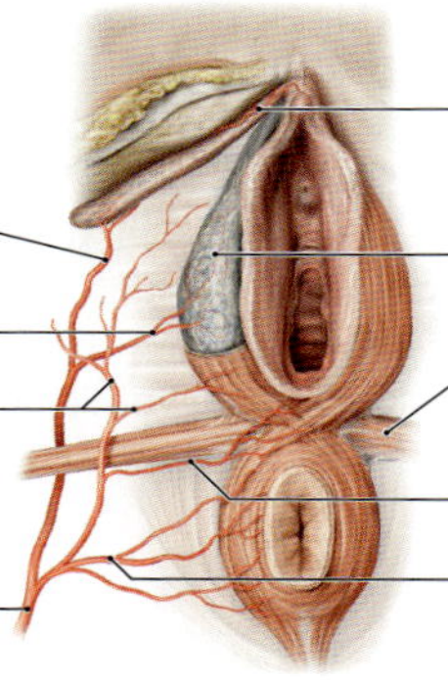

C Arterielle Versorgung der äußeren weiblichen Geschlechtsorgane
Regio perinealis, Ansicht von kaudal. Wie bei Penis und Scrotum wird die arterielle Versorgung von der A. pudenda interna übernommen. Sie tritt aus der Fossa ischioanalis (hier nicht zu sehen) und zieht nach Abgabe der A. rectalis inferior zum Anus, an den Hinterrand des Diaphragma urogenitale. Mit einem weiteren Zweig, der A. perinealis, versorgt sie Dammregion und Schwellkörpermuskeln sowie den *hinteren Teil* der großen Vulvalippen (Rr. labiales posteriores). Im oberflächlichen Dammraum (Spatium superficiale perinei, hier nicht zu sehen, s. S. 191) verzweigt sich die A. pudenda interna in ihre Endäste, die A. bulbi vestibuli (zum Bulbus vestibuli) und die Aa. profunda u. dorsalis clitoridis (zum Corpus cavernosum clitoridis). Der *vordere Teil* der großen Vulvalippen wird über die Aa. pudendae externae (Rr. labiales anteriores) aus der A. femoralis versorgt (hier nicht zu sehen).

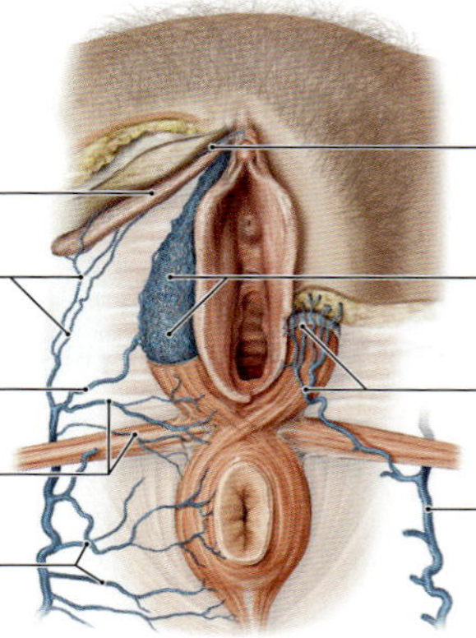

D Venen der äußeren weiblichen Geschlechtsorgane
Der venöse Abfluss erfolgt

- aus den Vv. profundae clitoridis, Vv. labiales posteriores sowie der V. bulbi vestibuli in die *V. pudenda interna,*
- aus den Vv. dorsales superficiales clitoridis und Vv. labiales anteriores in die *Vv. pudendae externae* (hier nicht zu sehen) und
- aus der V. dorsalis profunda clitoridis in den *Plexus venosus vesicalis*.

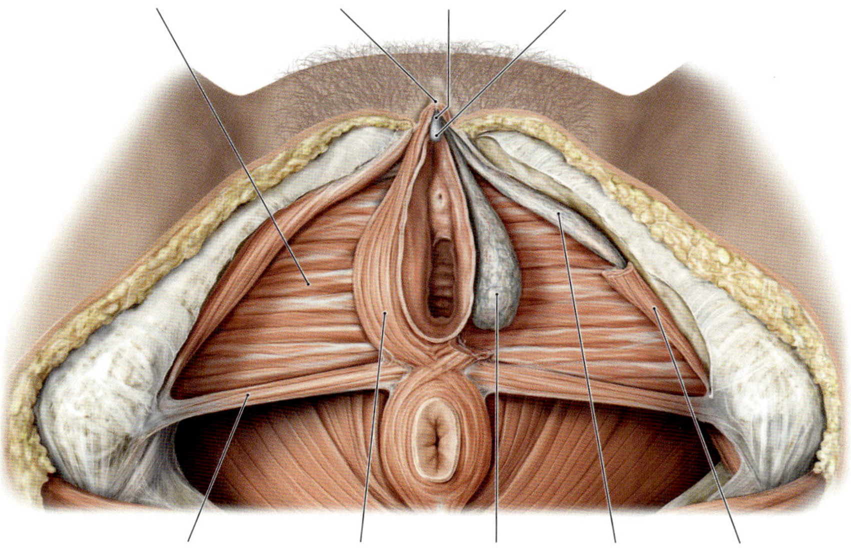

E Schwellkörper und Schwellkörpermuskeln bei der Frau

Regio perinealis, Steinschnittlage. Große und kleine Vulvalippen, Haut und Fascia perinei superficialis sind entfernt, auf der linken Seite zusätzlich die Schwellkörpermuskeln.

Schwellkörpergewebe: Das Schwellkörpergewebe der *Clitoris* ist um die beiden Schenkel der Clitoris (Crura clitoridis) und ihren kurzen Schaft (Corpus clitoridis) herum lokalisiert. Es entspricht dem Schwellkörpergewebe beim Mann und hat in diesem Fall sogar analoge Bezeichnungen: *Corpora cavernosa clitoridis* (dextrum u. sinistrum), entsprechend den Corpora cavernosa penis. Ebenso wird die Anschwellung am Ende des Klitorisschafts analog zur Glans penis als Glans clitoridis bezeichnet. Sie wird wie die Glans penis sensibel innerviert und ist größtenteils von einem Preputium clitoridis bedeckt. Das Schwellkörpergewebe der *kleinen Vulvalippen* ist in den unbehaarten und fettgewebefreien Hautfalten der kleinen Vulvalippen lokalisiert und wird als *Bulbus vestibuli* bezeichnet. Dem Bulbus vestibuli entspricht beim Mann das Corpus spongiosum penis.

Schwellkörpermuskeln: Die beiden Schenkel, mit denen die Clitoris beiderseits vom unteren Schambeinast entspringt, sind vom *M. ischiocavernosus* bedeckt; das dichte, schwellfähige Venengeflecht in der Basis der Vulvalippen vom *M. bulbospongiosus.*

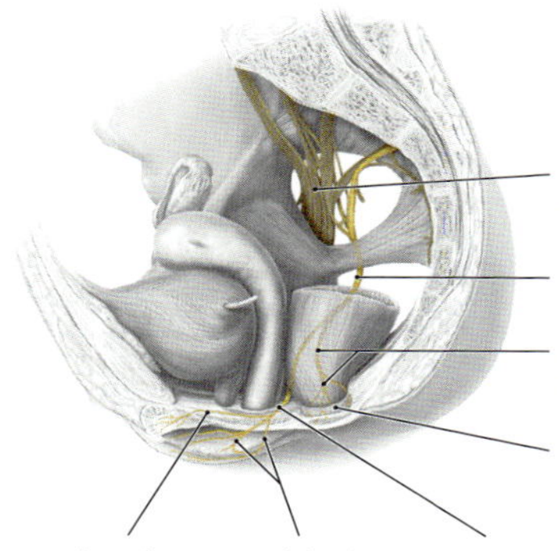

F Innervation der äußeren weiblichen Geschlechtsorgane

Kleines Becken, Ansicht von links. Der N. pudendus tritt aus der Fossa ischioanalis und zieht, nach Abgabe der Nn. rectales inferiores zum M. sphincter ani externus und zur Haut des Anus, an den Hinterrand des Diaphragma urogenitale, wo er sich in seine Endäste (Nn. perineales) aufspaltet. Die *oberflächlichen Äste* ziehen durch das Spatium perinei superficiale (hier nicht zu sehen) zur Haut des Damms und zu den hinteren Anteilen der großen Vulvalippen (Rr. labiales posteriores). Die *tiefen Äste* verlaufen im Spatium profundum perinei und innervieren über Rr. musculares die Schwellkörpermuskeln und über den N. dorsalis clitoridis die Clitoris. Die vorderen Anteile der großen Vulvalippen werden von Rr. labiales anteriores aus dem N. ilioinguinalis versorgt (hier nicht zu sehen).

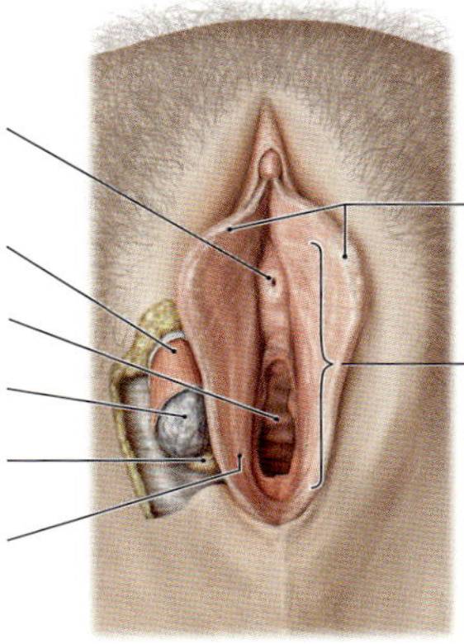

G Scheidenvorhof und Vorhofdrüsen

Ansicht in Steinschnittlage mit auseinandergespreizten Vulvalippen. In den Scheidenvorhof, der von den kleinen Vulvalippen begrenzt wird, münden die äußeren Öffnungen von Harnröhre und Vagina (Ostium urethrae externum und Ostium vaginae) sowie die Vorhofdrüsen. Die *kleinen Vorhofdrüsen* (Glandulae vestibulares minores – hier nicht zu sehen) münden mit zahlreichen Öffnungen in der Nähe des Ostium urethrae externum, die paarigen *großen Vorhofdrüsen* (Glandulae vestibulares majores bzw. Bartholin-Drüsen) mit jeweils einem 1 cm langen Gang am Hinterrand des Bulbus vestibuli auf der Innenfläche der kleinen Vulvalippen. Den kleinen Vorhofdrüsen entsprechen beim Mann die Glandulae urethrales, den großen die Bulbourethraldrüsen. Die Vorhofdrüsen bilden ein schleimiges Sekret, das den Scheidenvorhof befeuchtet und beim Geschlechtsverkehr die Reibung vermindert und damit Epithelschäden vorbeugt. Neben dem Ostium urethrae externum befinden sich noch zwei rudimentäre, blind endende, kurze und wenig verzweigte Ausführungsgänge, die sog. Paraurethralgänge (*Skene-Gänge,* hier nicht zu sehen). Sie entsprechen entwicklungsgeschichtlich der Prostata beim Mann und werden daher auch als weibliche Prostata (Prostata feminina) bezeichnet (bereits im 17. Jahrhundert von dem niederländischen Gynäkologen Regnier de Graaf sehr detailliert untersucht und beschrieben). Das Sekret der weiblichen Prostata wird während des Orgasmus als weibliches Ejakulat über die Harnröhrenöffnung in das Vestibulum vaginae abgegeben. Über die funktionelle Bedeutung des weiblichen Ejakulats wird bis heute spekuliert (antimikrobielle Eigenschaft, Milieuoptimierung für die Spermien?). Die Paraurethralgänge können, wie die Vorhofdrüsen, von Bakterien besiedelt werden. Eine bakterielle Besiedlung der großen Vorhofdrüsen (Bartholin-Drüsen) kann zu einer *Bartholinitis* führen, einer schmerzhaften Entzündung mit Schwellung und Rötung. Wenn sich infolge dessen der Ausführungsgang dieser Drüsen verschließt, entsteht eine *Retentionszyste,* die ebenfalls Schmerzen verursacht und entfernt bzw. eröffnet werden muss.

5.20 Lage, Bau und Innervation des Bulboklitoralorgans

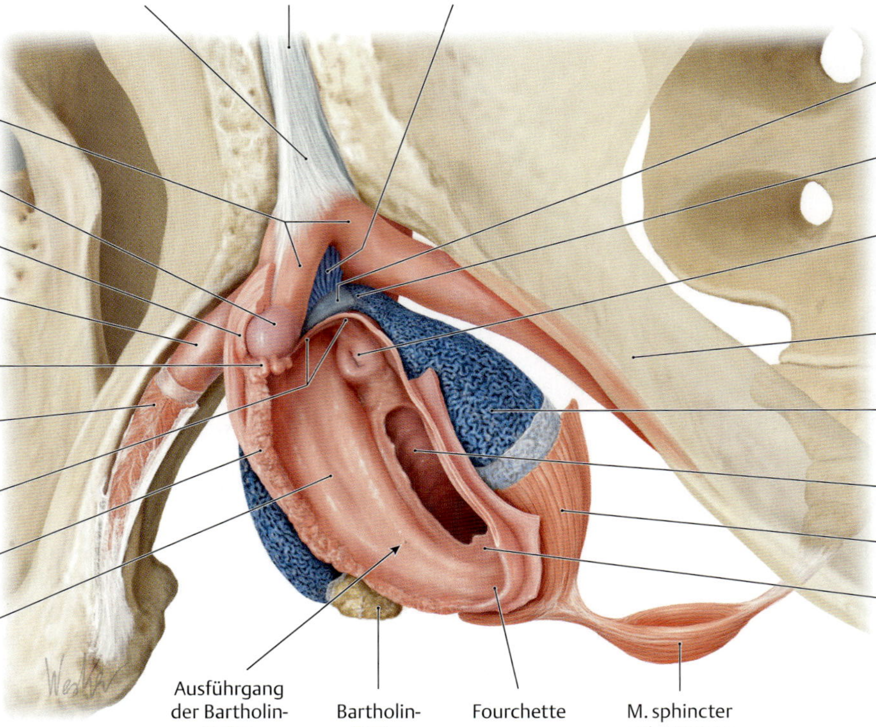

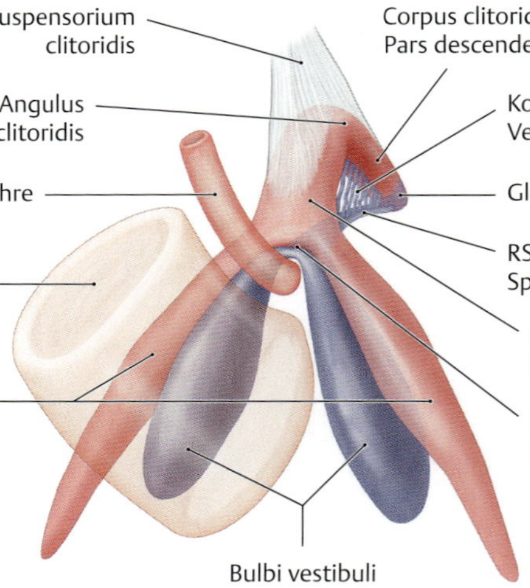

A Bau und Lage des Bulboklitoralorgans
a Bulboklitoralorgan in situ, teilweise gefenstertes Präparat von vorne links; **b** Bulboklitoralorgan isoliert und schematisiert von hinten-rechts, Lagebeziehung zu Harnröhre und Vagina.

Als *Bulboklitoralorgan* bezeichnen Marino und Lepidi (2014) die eng miteinander verbundenen kavernösen und spongiösen Strukturen des äußeren weiblichen Genitale (Corpora cavernosa bzw. spongiosa). Als erektile Schwellkörper spielen diese Strukturen eine zentrale Rolle bei der sexuellen Erregung und sind wichtige Orte der Erzeugung weiblicher Lust. Zu den **Corpora cavernosa** gehören:

- auf- und absteigender Teil des Klitoriskörpers (Corpus clitoridis, Pars ascendens/descendens),
- Klitoriswinkel (Angulus clitoridis) sowie
- linker und rechter Klitorisschenkel (Crus clitoridis sinistrum/dextrum).

Die **Corpora spongiosa** bestehen aus:

- Klitoriseichel (Glans clitoridis),
- Vorhofbulben (Bulbi vestibuli, paarig) und
- (infra-corporeal = „unter dem Klitoriskörper") RSP = Residual Spongy Part.

Beide Corpora liegen kaudal der Symphyse zwischen den beiden Rr. inferiores des Schambeins im sog. Schambeinbogen (= Arcus pubicus). Die Befestigung des Bulboklitoralorgans am kleinen Becken erfolgt sowohl über das Lig. suspensorium clitoridis, das vom gesamten Klitoriskörper breitflächig zur Symphyse zieht (s. **b**), als auch über die retrokruralen Faszien der Klitorisschenkel an den Rr. inferiores ossis pubis.
Beachte: Das Bulboklitoralorgan ist von der Glans clitoridis bis zu den Enden der Klitorisschenkel etwa 9 cm lang.
Die Fourchette (Frenulum labiorum minorum) verbindet die posterioren Ausläufer der beiden kleinen Vulvalippen und begrenzt die Fossa navicularis. Das Frenulum clitoridis (Klitorisbändchen) ist paarig und zieht von der Glans clitoridis in die jeweilige kleine Vulvalippe. Als einzige, von außen sichtbare Struktur erkennt man den vorderen Teil der Glans clitoridis unter der klitoralen Vorhaut (Preputium clitoridis). Aufgrund ihrer gemeinsamen embryonalen Anlage (s. S. 230) stehen die Klitoriseichel und die beiden Bulbi vestibuli über das RSP in Verbindung. Unmittelbar unterhalb der Bulbuskommissur (Commisura bulbi vestibuli) verlaufen Harnröhre und Vagina (s. **b**). Die vom Vestibulum sicht- und tastbare Vorwölbung zwischen Harnröhrenöffnung und Glans clitoridis entspricht der bindegewebigen Verschmelzung der beiden Urogenitalfalten und wird als Raphe bzw. als Harnröhrenzügel bezeichnet (s. **a**). Zwischen RSP und absteigendem Klitoriskörper befindet sich ein *Venenkomplex aus 8–10 Vv. communicantes,* der nach Georg Ludwig Kobelt, 1844, benannte sog. Kobeltsche Venenkomplex. Bei sexueller Erregung pressen die Muskeln der Klitorisschenkel (M. ischiocavernosus) und der Vorhofbulben (M. bulbospongiosus) rhythmisch Blut über den Kobeltschen Venenkomplex in den Klitoriskörper und die Klitoriseichel.

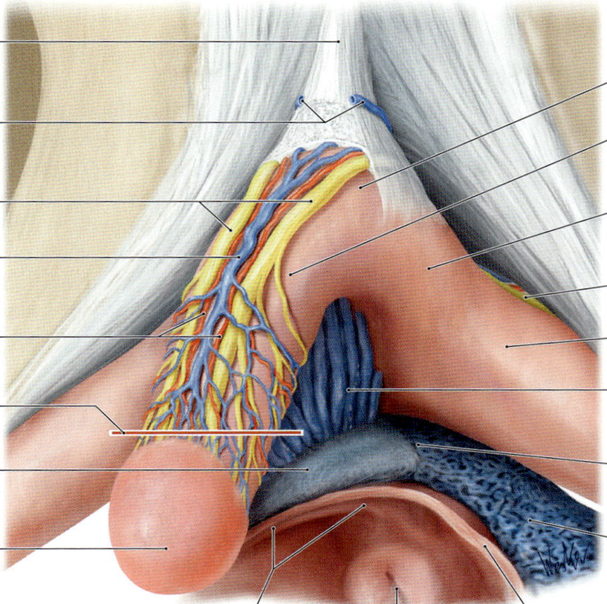

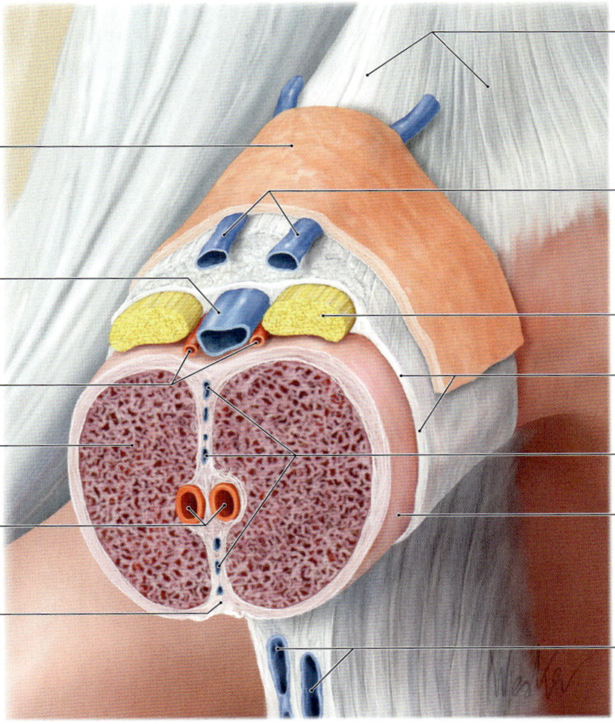

B Innervation des Bulboklitoralorgans

a Verlauf des N. dorsalis clitoridis auf dem absteigenden Klitoriskörper, Ansicht von vorne-links; **b** Querschnitt durch den absteigenden Klitoriskörper (Schnitthöhe s. **a**). Der N. dorsalis clitoridis zieht, von lateral kommend, entlang des jeweiligen Crus clitoridis auf die Dorsalseite des Klitoriskörpers und verläuft zunächst geschützt im Lig. suspensorium clitoridis, später zwischen Tunica albuginea und Fascia clitoridis weiter zur Glans clitoridis (s. **b**). An der Grenze zur Glans clitoridis beginnt die eigentliche Aufzweigung des noch immer etwa 2 mm dicken Endastes des N. dorsalis clitoridis (d. h. 95 % der gesamten afferenten Nervenfasern beginnen in der Glans, zuvor zweigen nur einige wenige seitliche Äste ab). Mit ihren über 8000 sensorischen Nervenendigungen ist die Klitoriseichel eine der empfindlichsten Strukturen des weiblichen Körpers. Neben freien Nervenendigungen spielen v. a. korpuskuläre Mechanorezeptoren (im Wesentlichen Genital- und Vater-Pacini-Körperchen, hier nicht dargestellt) eine wichtige Rolle bei der Generierung sexueller Erregung und dem Auslösen des Orgasmus (Haag-Wackernagel, 2021a, 2021b und 2022).

5.21 Beschneidungsformen und Vulvarekonstruktion

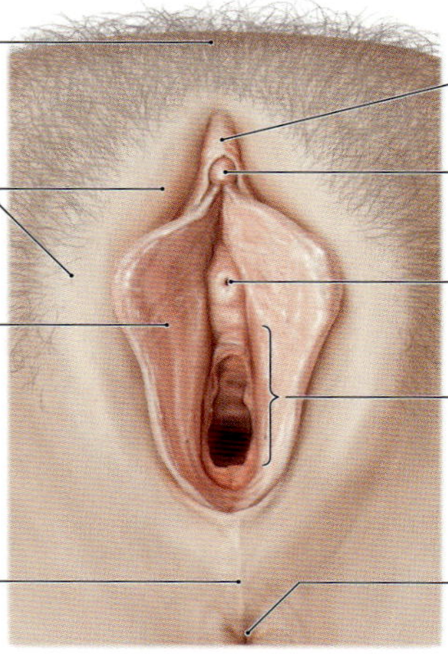

A Intaktes, nicht beschnittenes äußeres weibliches Genitale

Zu den Beschneidungsformen s. **B**, zu Rechtslage sowie akuten und chronischen körperlichen wie psychischen Komplikationen, s. auch die Empfehlungen der Bundesärztekammer (Empfehlungen zum Umgang mit Patientinnen nach weiblicher Genitalverstümmelung [female genital mutilation Abk.: FGM] Stand: April 2016, bundesaerztekammer.de). *Beachte:* Im klinischen Alltag wird ausschließlich der Begriff „Introitus vaginae" verwendet. Er fasst sozusagen die anatomischen Bezeichnungen Vestibulum vaginae und Ostium vaginae zusammen.

B WHO-Klassifikation der Beschneidungsformen*

Typ I: Partielle oder komplette Entfernung der Glans clitoridis und/oder der Klitorisvorhaut (Preputium clitoridis).
Typ II: Partielle oder komplette Entfernung der Glans clitoridis und der kleinen Vulvalippen mit oder ohne Exzision der großen Vulvalippen.
Typ III: Verengung des Introitus vaginae (Infibulation) durch bedeckenden, narbigen Hautverschluss nach Entfernung oder Zusammenheften der kleinen und/oder großen Vulvalippen, mit oder ohne Entfernung der Glans clitoridis (sog. *Pharaonische Beschneidung,* bei der die Vaginalöffnung so eng verschlossen wird, dass nur eine winzige Öffnung für Urin und Menstruationsblut verbleibt).
Typ IV: Alle anderen schädigenden Eingriffe (wie z. B. Einstechen, Einschneiden, Durchbohren, Ausbrennen, Verätzen etc.), die das weibliche Genitale verletzen und keinem medizinischen Zweck dienen.

* Nach der WHO sind von der weibliche Genitalverstümmelung („female genital mutilation/cutting" = FGM/C) weltweit über 200 Millionen Frauen in rund 30 Ländern betroffen (am häufigsten in Ägypten, Äthiopien, Nigeria und Sudan). Angaben aus dem Jahr 2019 von der Frauenrechtsorganisation „Terre des femmes" gehen von etwa 70 000 betroffenen Frauen in Deutschland aus.
(Quelle: https://www.who.int/news-room/fact-sheets/detail/female-genital-mutilation, Stand 3.2.2020. Von Thieme ins Deutsche übersetzt. Die WHO ist für Inhalt und Präzision der Übersetzung nicht verantwortlich. Im Falle von Unstimmigkeiten zwischen der englischen Originalfassung und der deutschen Übersetzung ist die englische Version bindend.)

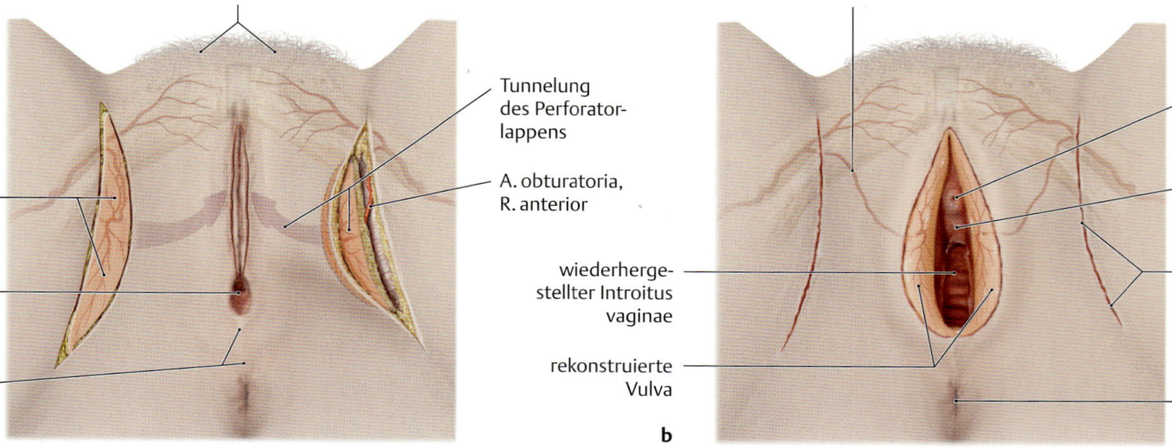

C Anatomisch-funktionelle Rekonstruktion des äußeren weiblichen Genitale nach Typ-III Beschneidung

Spezielle rekonstruktive und mikrochirurgische Operationsverfahren ermöglichen eine weitgehende anatomische Wiederherstellung des äußeren Genitale (O'Dey 2018, 2019, 2020). Die Therapien reichen von einer vergleichsweise einfachen anatomischen Wiedereröffnung des Introitus vaginae (Defibulation) bis hin zu komplexen plastischen Operationen (z. B. Rekonstruktion der Vulvalippen, s. **a** u. **b**, Wiederherstellung einer Neoglans/Preputium clitoridis, s. **c–g**, rechte Seite). Während die Defibulation dazu dient, den Geschlechtsverkehr, den Harnfluss, die physiologische Entbindung sowie die Menstruation wieder zu ermöglichen, soll die Klitorisrekonstruktion v. a. chronische Schmerzen lindern und die sexuelle Empfindung verbessern. Nachfolgend wird die operative Rekonstruktion des äußeren Genitale erläutert, wie sie nach einer Typ-III-Beschneidung notwendig und heute möglich ist.

a u. b Rekonstruktion von äußeren Vulvalippen und Introitus vaginae (Anterior obturator artery perforator = aOAP-Lappenplastik); Patientin in Steinschnittlage. Präparation eines vom *R. anterior* der *A. obturatoria* versorgten, sog. *Perforatorlappens,* also eines Hautlappens *ohne* Muskelgewebe (= aOAP-flap = *anterior obturator artery perforator flap*). Spenderregion ist der Sulcus genitofemoralis, der sich u. a. aufgrund seiner topografischen Nähe eignet.

- Vorschieben des Perforatorlappens unterhalb der Haut nach medial in die Empfängerregion (sog. getunnelte Transposition, s. **a**) und Rekonstruktion der großen Vulvalippen beidseits des wiedereröffneten Vestibulums mithilfe des Perforatorlappens (s. **b**).
- Wundverschluss an der Entnahmestelle und damit Wiederherstellung des Sulcus genitofemoralis – dadurch unsichtbare Narbe.

(→ *Fortsetzung, s. rechts*)

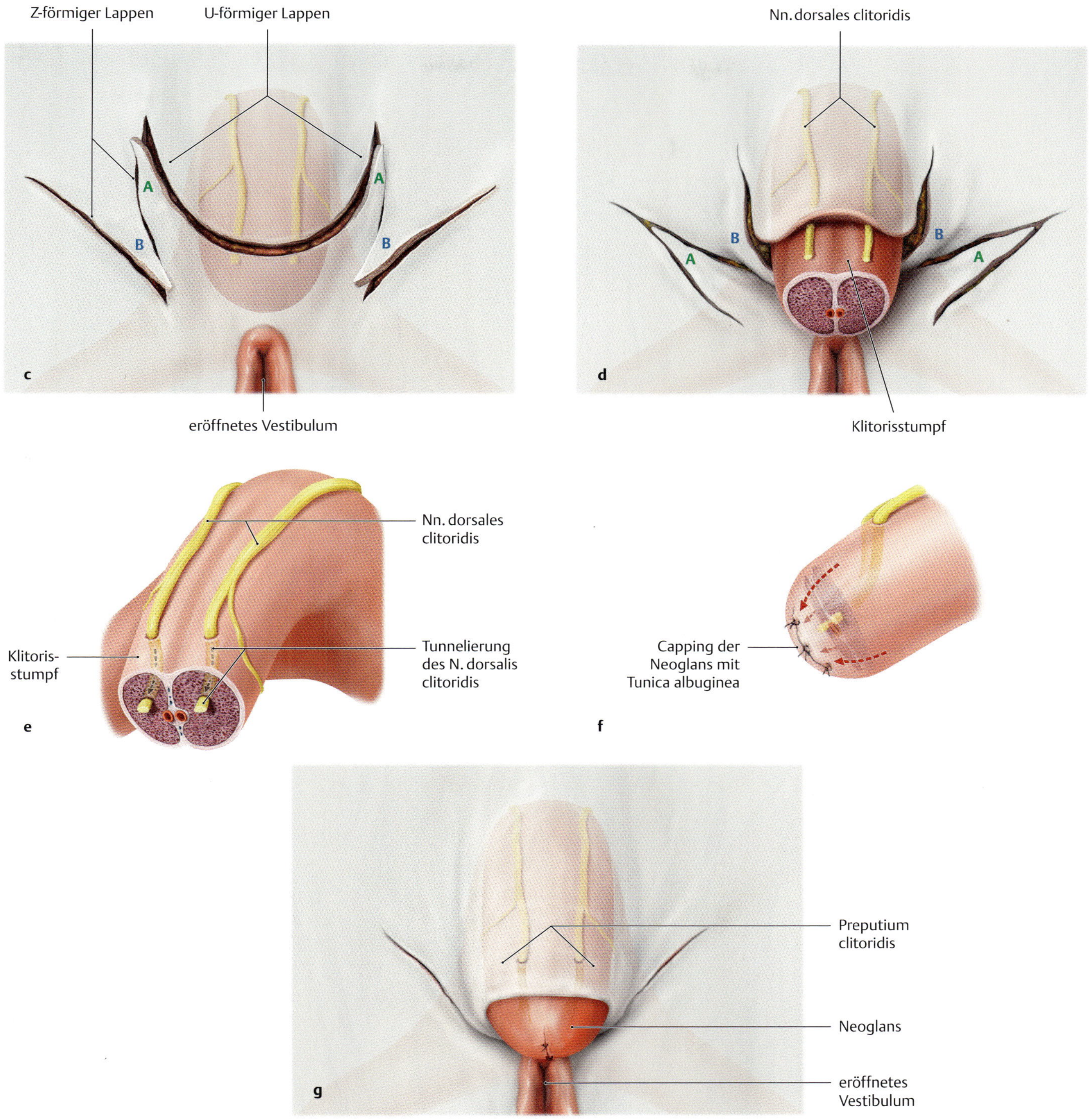

(→ Fortsetzung)

c–g Rekonstruktion von Klitorisspitze (Neurotizing and molding of the clitoral stump = NMCS-Prozedur) und Klitorisvorhaut (Omega-domed = OD-Lappenplastik)

Dieser Teil der Rekonstruktion beginnt mit dem sog. Omega-Schnitt (s. **c**), d. h.:

- Inzision in Form eines zentralen, U-förmigen Lappens (s. A in der Abb., nach offizieller Nomenklatur ein sog. halbkreisförmiger, anterior gestielter, gut durchbluteter Transpositionslappen), der die Rekonstruktion der Klitorisvorhaut ermöglicht. Außerdem beidseitig Inzision zweier lateraler, Z-förmiger Lappen (s. B in der Abb.) für die spätere Rekonstruktion der Vorhaut;
- Nach-oben-Klappen des U-förmigen Lappens und Aufsuchen des Klitorisstumpfes in der Tiefe sowie
- Lösen des Lig. suspensorium (= Mobilisieren des Klitorisstumpfes), um den Klitorisstumpf nach vorne zu ziehen und die neue Klitorisspitze (Neoglans) an der Stelle der durch Beschneidung entfernten Glans clitoridis zu platzieren und zu fixieren, s. **d**.
- Aufsuchen der Nn. dorsales clitoridis und Reintegration beider Nerven in die neu geformte Klitorisspitze (**e**) sowie Verschluss der vorderen Schnittfläche mit einem Tunica-albuginea-Lappen („capping") (**f**);
- zum Schluss Rekonstruktion einer neuen Vorhaut mittels beidseitiger Z-Plastik (**g**): Die Z-Plastik ermöglicht eine spannungsfreie Verschiebung von Hautbereichen und wird daher häufig bei Narbenkorrekturen angewendet. Die beiden dreieckig geformten Teillappen (A und B) werden nach medial verlagert und unter der neu entstandenen Klitorissspitze miteinander vernäht. Durch die Verlagerung der beiden Z-Plastiken nach medial, wird die Basis des halbkreisförmigen Mittel-Lappens von den Seiten her einander spannungsfrei angenähert, d. h. sie verschmälert sich. Durch den Hautüberschuss entsteht an der Hebestelle ein Dach bzw. eine Haube, die neugebildete, rekonstruierte Klitorisvorhaut.

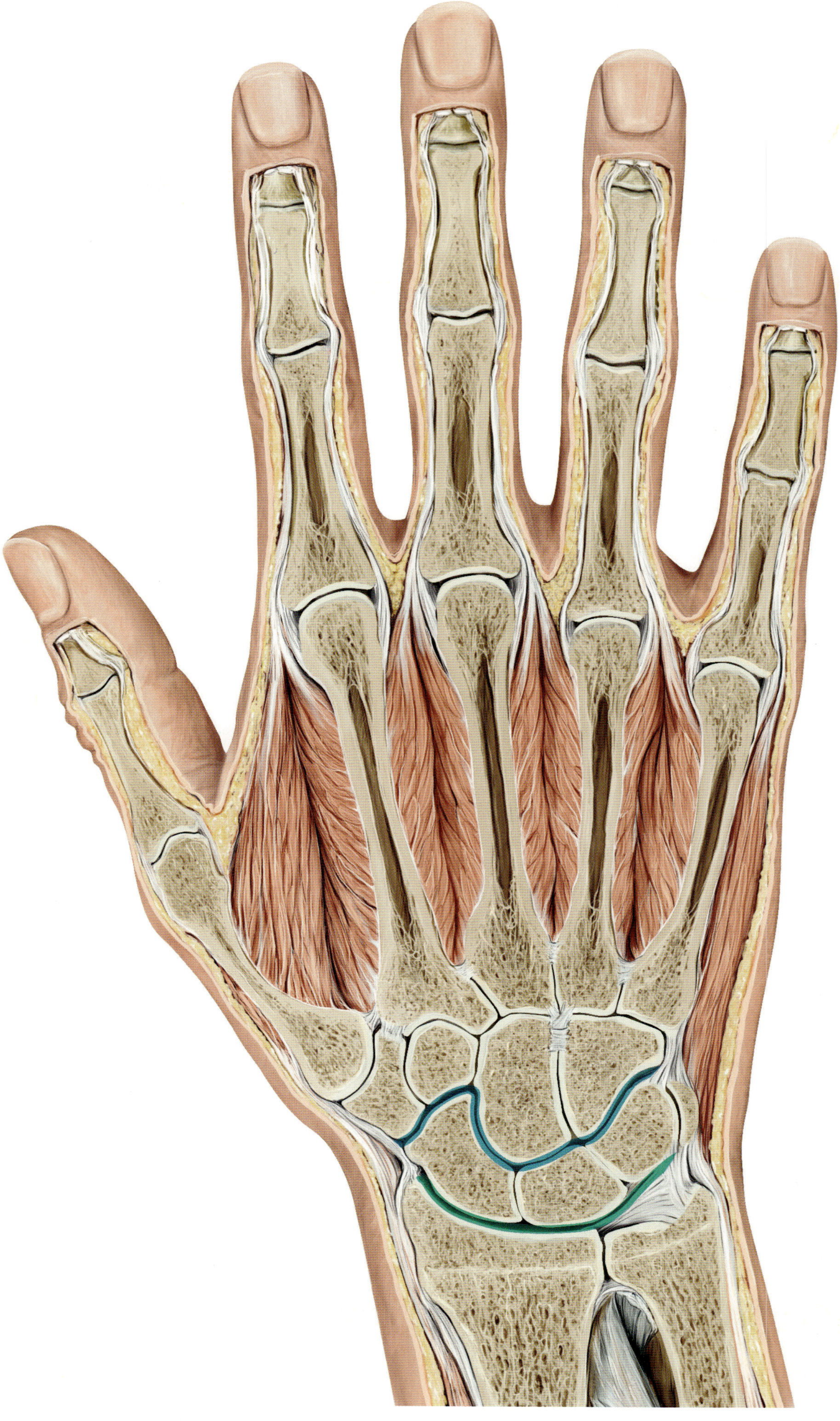

C Obere Extremität

1.1 Obere Extremität als Ganzes

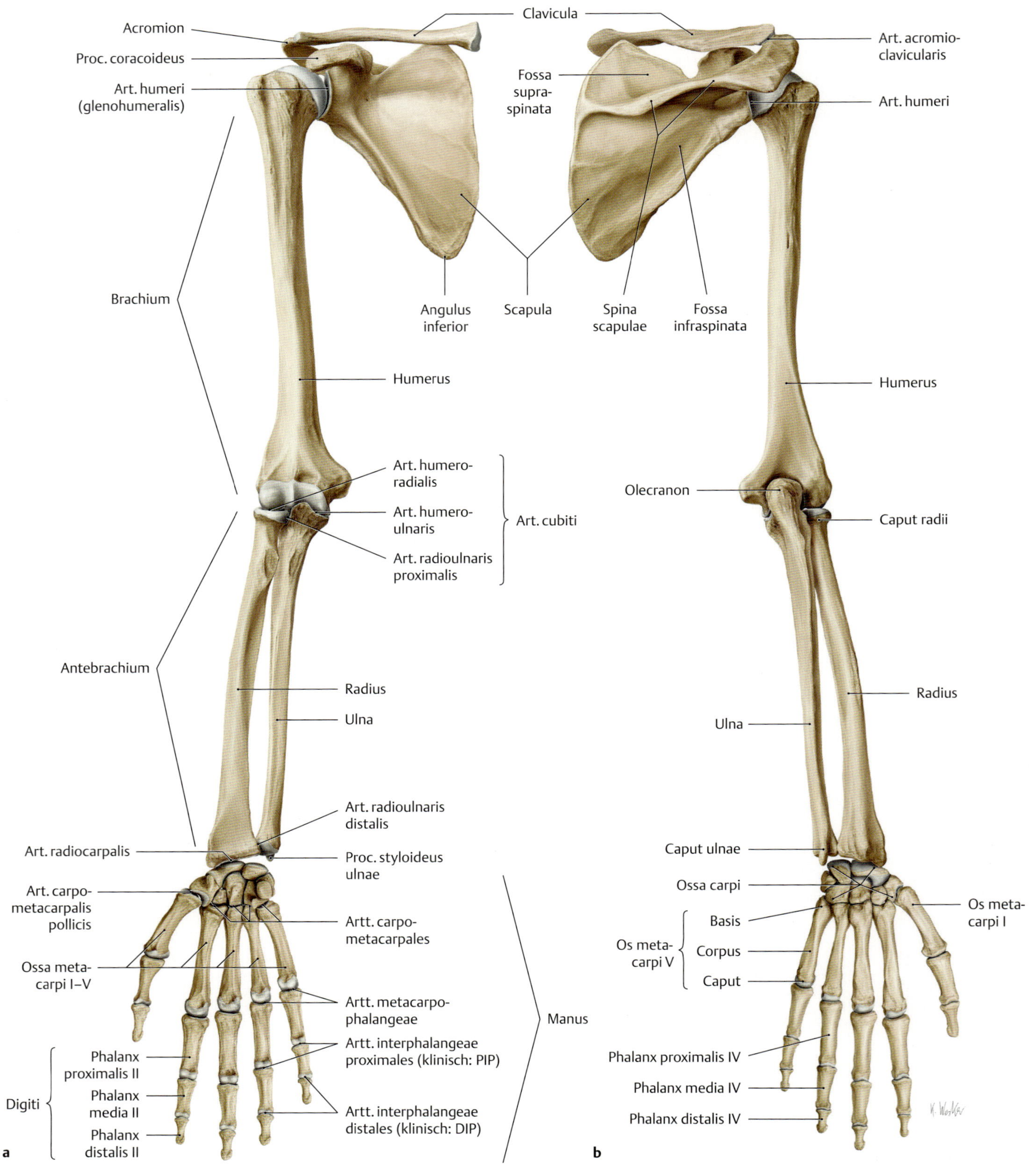

A Skelett der oberen rechten Extremität
a Ansicht von ventral; **b** Ansicht von dorsal.
Das Skelett der oberen Extremität setzt sich aus dem Schultergürtel und dem Arm, der freien Gliedmaße, zusammen. Der Schultergürtel (Clavicula und Scapula) verbindet den Arm mit dem Rumpf: über das Sternoklavikulargelenk (s. S. 271) mit dem Thorax und über das Schultergelenk mit der freien Gliedmaße. An der freien Gliedmaße unterscheidet man:

- Oberarm (Brachium),
- Unterarm (Antebrachium) und
- Hand (Manus).

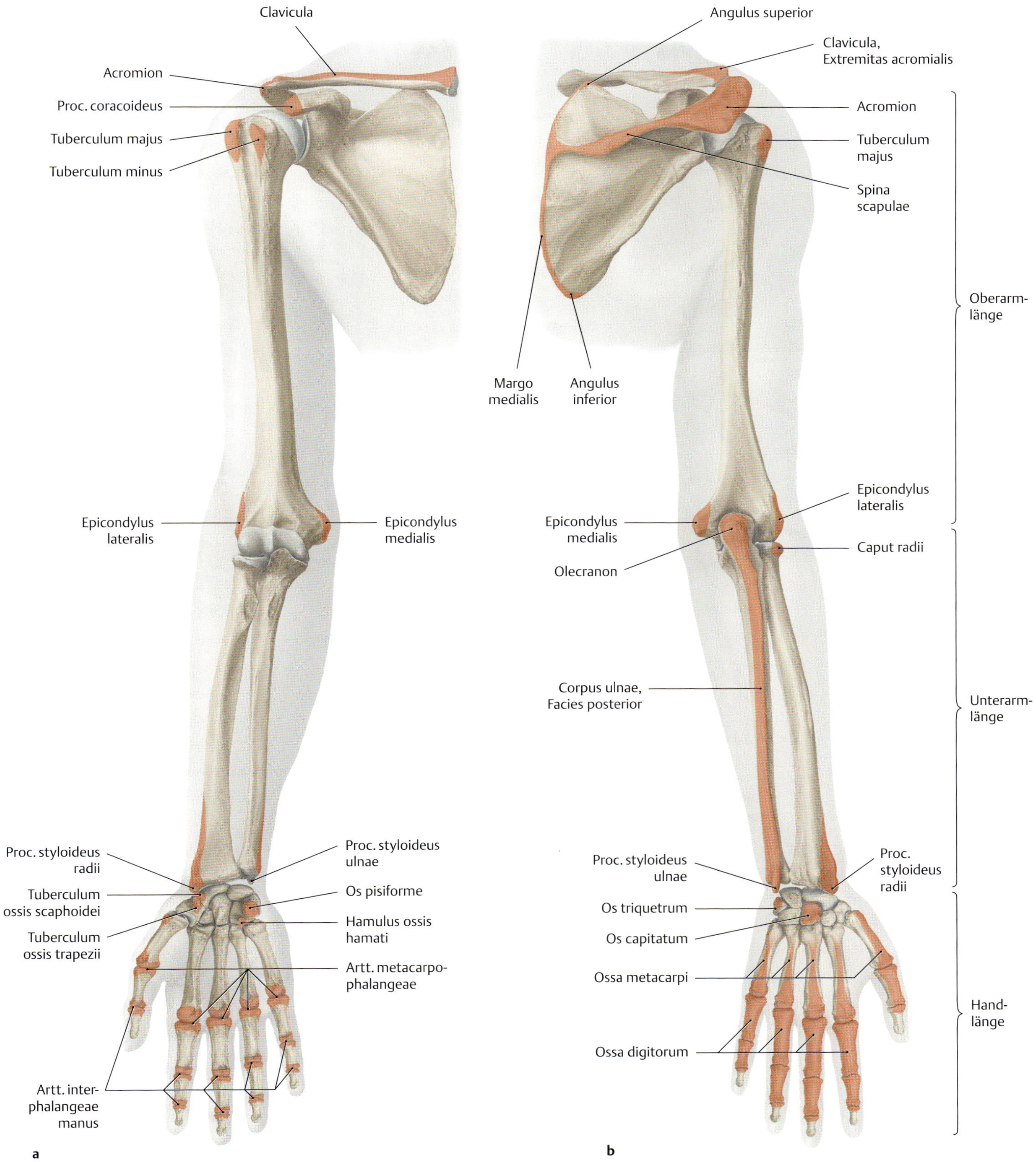

B Tastbare Knochenpunkte der oberen rechten Extremität

a Ansicht von ventral; **b** Ansicht von dorsal.

Mit Ausnahme des Os lunatum und des Os trapezoideum können alle Knochen der oberen Extremität zumindest teilweise durch die Haut und die Weichteile getastet werden. Zur Messung der Teillängen des herabhängenden Armes (Handfläche zeigt nach vorn) benutzt man bestimmte Messpunkte, wobei man sich übereinkunftsgemäß an folgenden Bezugspunkten orientiert:

- Acromion – Epicondylus lateralis = Oberarmlänge;
- Epicondylus lateralis – Proc. styloideus radii = Unterarmlänge;
- Proc. styloideus radii – Spitze des 3. Fingers = Handlänge.

Die Messung der Teillängen spielt z. B. eine Rolle, um bei Kindern isolierte, d. h. auf den jeweiligen Knochen beschränkte Wachstumsstörungen exakt vermessen zu können.

1.2 Einbau des Schultergürtels in das Rumpfskelett

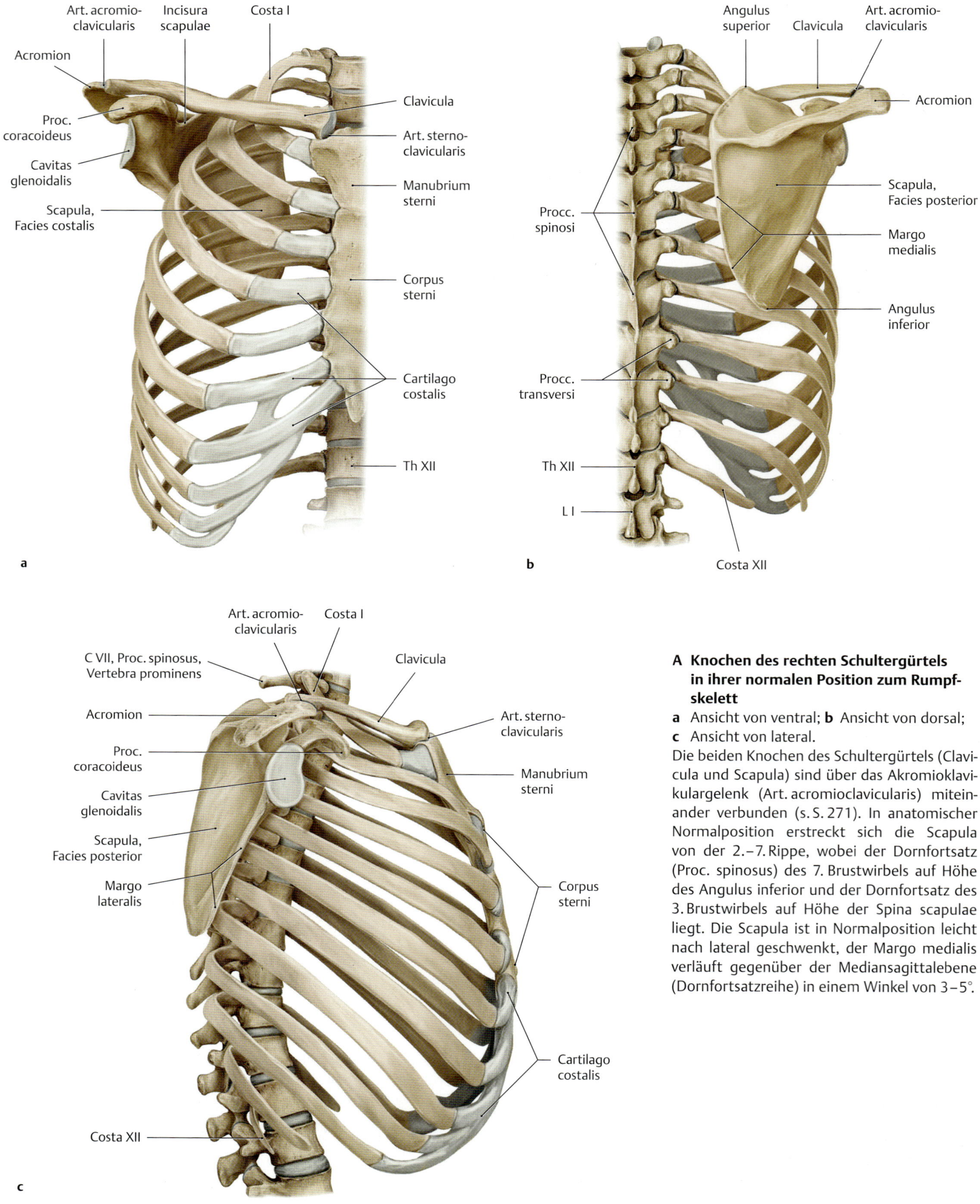

A Knochen des rechten Schultergürtels in ihrer normalen Position zum Rumpfskelett

a Ansicht von ventral; **b** Ansicht von dorsal; **c** Ansicht von lateral.

Die beiden Knochen des Schultergürtels (Clavicula und Scapula) sind über das Akromioklavikulargelenk (Art. acromioclavicularis) miteinander verbunden (s. S. 271). In anatomischer Normalposition erstreckt sich die Scapula von der 2.–7. Rippe, wobei der Dornfortsatz (Proc. spinosus) des 7. Brustwirbels auf Höhe des Angulus inferior und der Dornfortsatz des 3. Brustwirbels auf Höhe der Spina scapulae liegt. Die Scapula ist in Normalposition leicht nach lateral geschwenkt, der Margo medialis verläuft gegenüber der Mediansagittalebene (Dornfortsatzreihe) in einem Winkel von 3–5°.

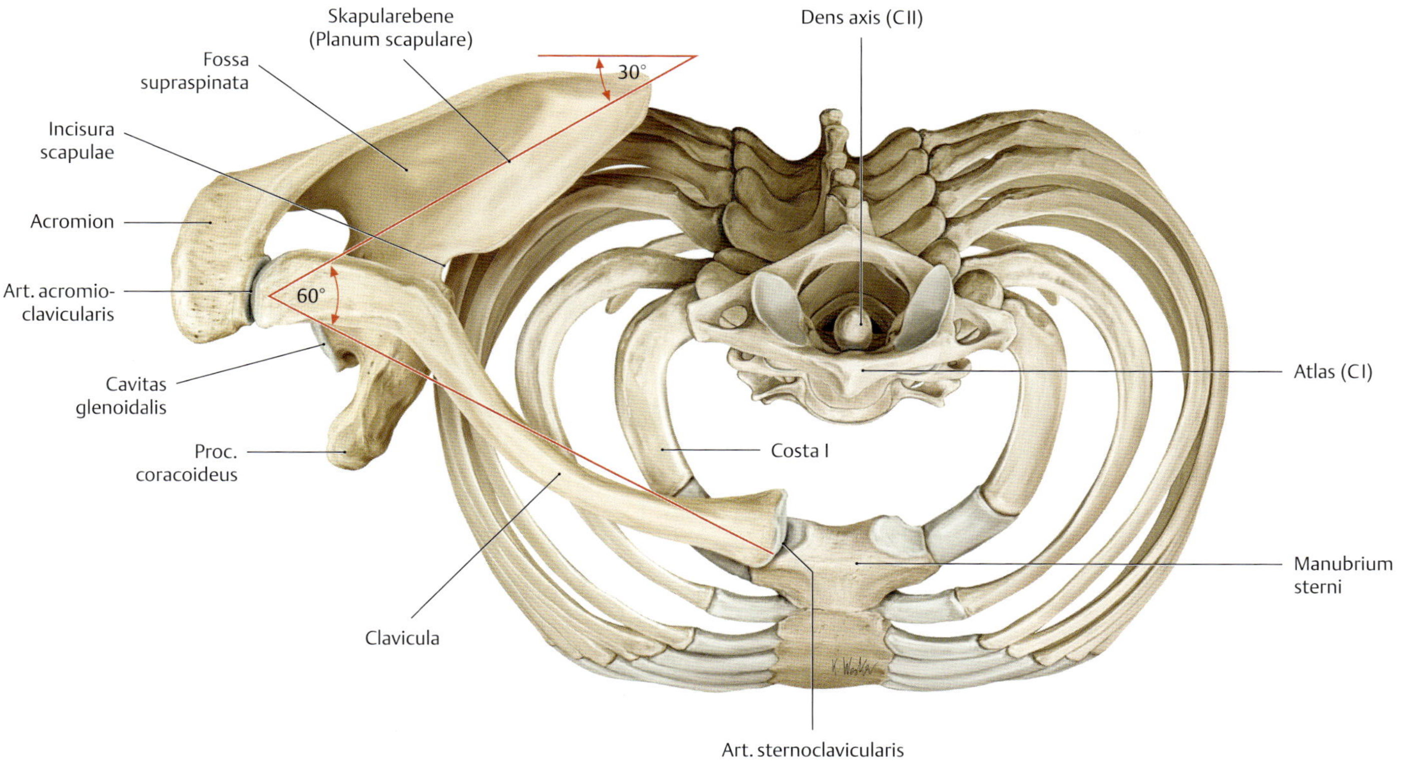

B Rechter Schultergürtel

Ansicht von kranial. Bedingt durch den Übergang zur bipeden Lebensweise haben sich die Schulterblätter beim Menschen von der eher seitlichen Ausrichtung bei den quadrupeden Säugetieren nach *dorsal* verlagert, auf die nahezu frontal ausgerichtete Rückfläche des Thorax. Von kranial betrachtet bildet die Scapula mit der Frontalebene einen Winkel von 30°. Scapula und Clavicula schließen einen Winkel von 60° ein. Dadurch verbleiben die beiden Schultergelenke etwas nach vorne geneigt, wodurch das Bewegungsfeld der Arme nach vorne in den Seh- und Lebensraum des Menschen verschoben wird. Auf diese Weise fallen Blick- und Bewegungsfeld annähernd zusammen.

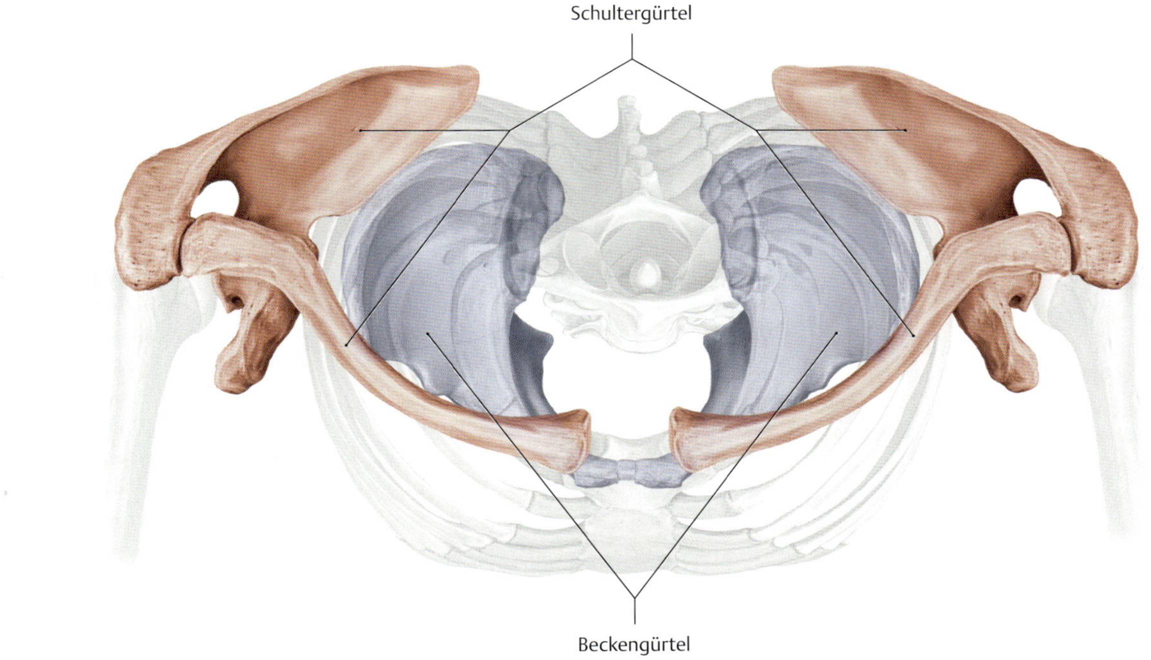

C Vergleich von Schulter- und Beckengürtel in Bezug auf ihre Lage zum Rumpfskelett

Ansicht von kranial. Der Beckengürtel, der aus den beiden Hüftbeinen besteht, ist im Gegensatz zu dem sehr beweglichen Schultergürtel über das Iliosakralgelenk fest in das Achsenskelett eingebaut. Infolge der Aufrichtung des Rumpfes verlagert sich das Becken über die Stützfläche der Füße und trägt somit die gesamte Rumpfmasse. Dadurch kann das untere Extremitätenpaar weitgehend Stütz- und Lokomotionsfunktionen übernehmen, während das obere, von Lauf- und Stützfunktionen völlig entlastet, sich zu einem vielseitigen Bewegungs- und Ausdrucksorgan entwickelt, das v. a. im Dienst des Greifens und Tastens steht.

1.3 Knochen des Schultergürtels

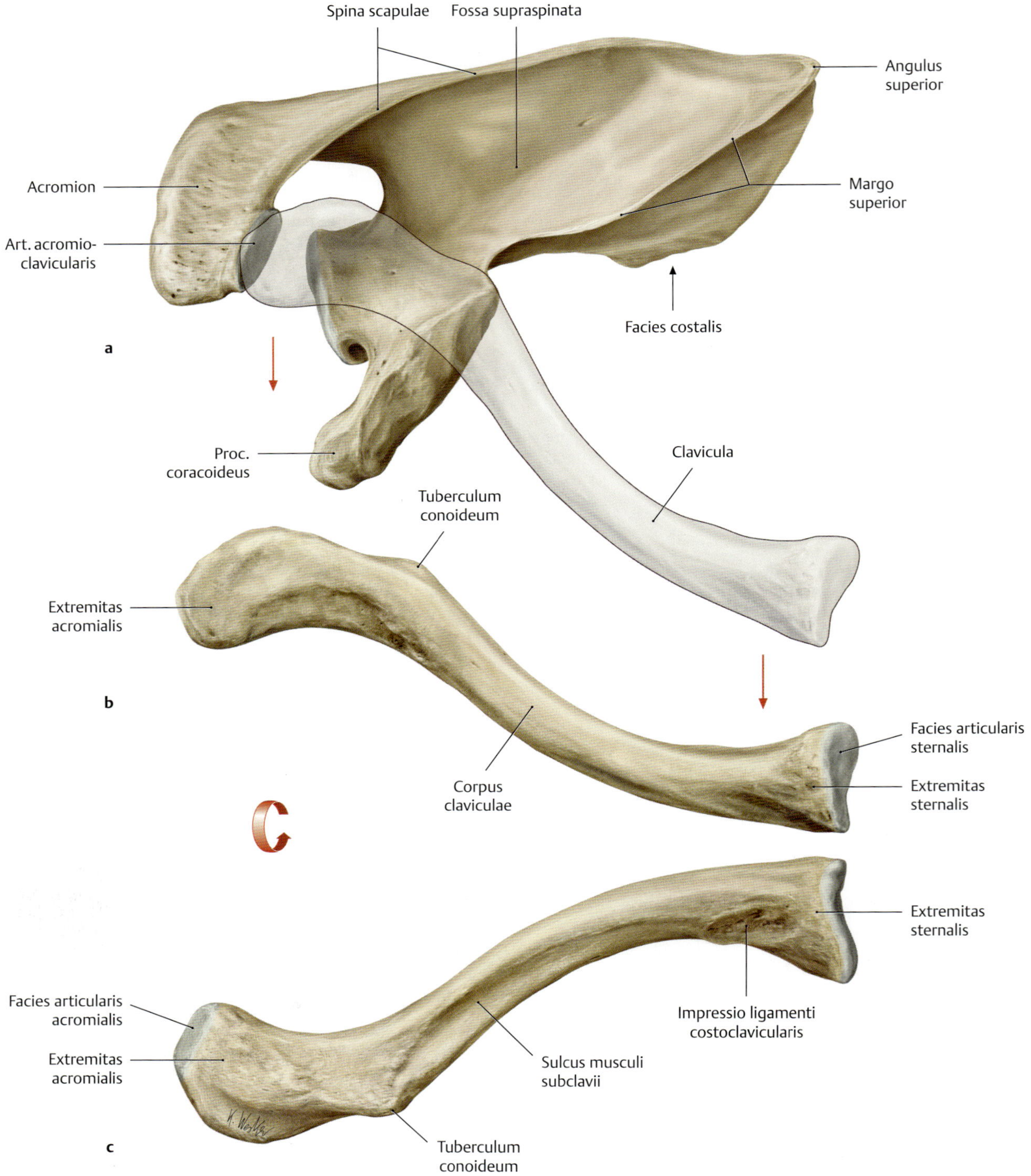

A Lage und Form der rechten Clavicula
a Clavicula in ihrer normalen Position zur Scapula, Ansicht von kranial;
b isolierte Clavicula, Ansicht von kranial;
c isolierte Clavicula, Ansicht von kaudal.

Die Clavicula ist ein S-förmig gebogener, beim Erwachsenen etwa 12–15 cm langer Knochen, der in seiner gesamten Ausdehnung sicht- und tastbar ist. Die dem Sternum zugewandte Seite (Extremitas sternalis) trägt eine sattelförmige Gelenkfläche, die dem Acromion zugewandte Seite (Extremitas acromialis) ist eher platt und vertikal ausgerichtet. Die Clavicula ist der *einzige* Extremitätenknochen, der während der Embryonalentwicklung nicht knorpelig vorgeformt wird, sondern sich auf *bindegewebiger* Grundlage entwickelt. Bei einer angeborenen Fehl- bzw. Nichtentwicklung des bindegewebigen Anteils kommt es daher zu einer Fehlbildung, der *Dysostosis cleidocranialis*. Die mangelhafte Verknöcherung kann zu ausgedehnten Schlüsselbeindefekten führen, die häufig mit einem Defekt der ebenfalls bindegewebig präformierten Schädelknochen einhergehen *(Dysostosis craniofacialis)*. Neben geburtstraumatisch bedingten Frakturen (1–2 % der Neugeborenen) ist die Klavikulafraktur im mittleren Drittel eine der häufigsten Frakturen im Kindes- und Erwachsenenalter (bei Kindern ereignen sich etwa 50 % aller Klavikulafrakturen vor dem 7. Lebensjahr).

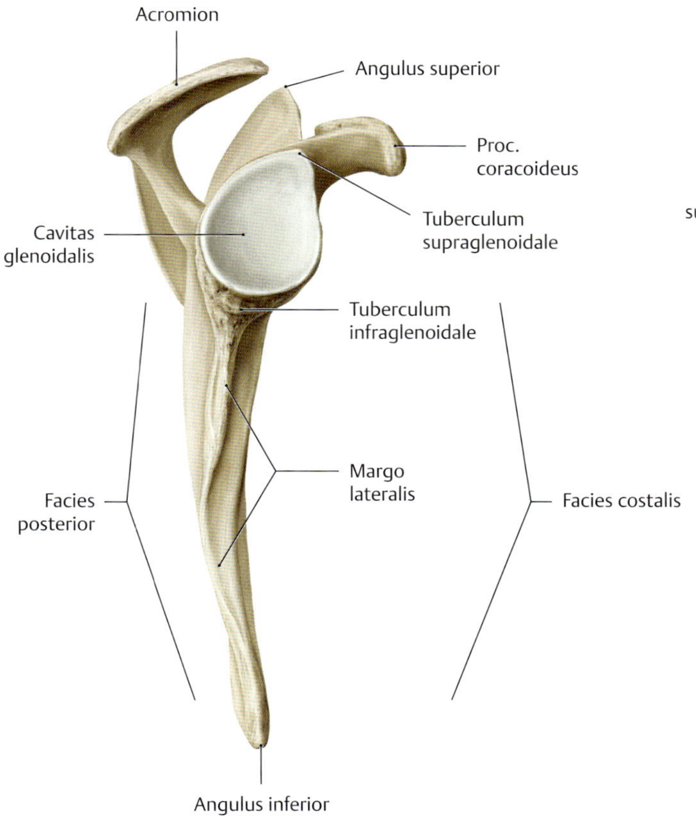

B Rechte Scapula von lateral

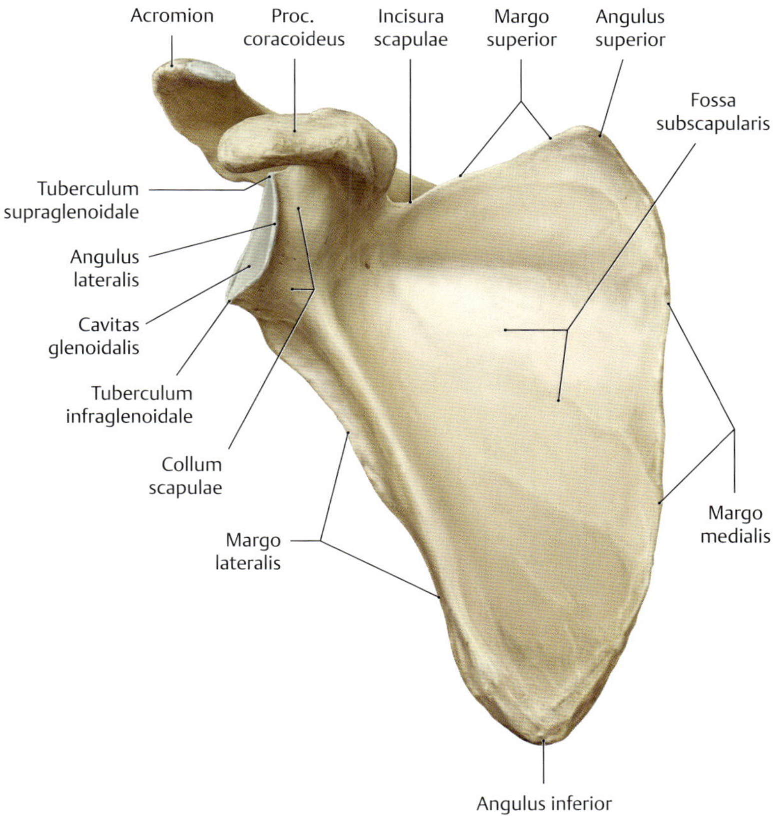

C Rechte Scapula von ventral

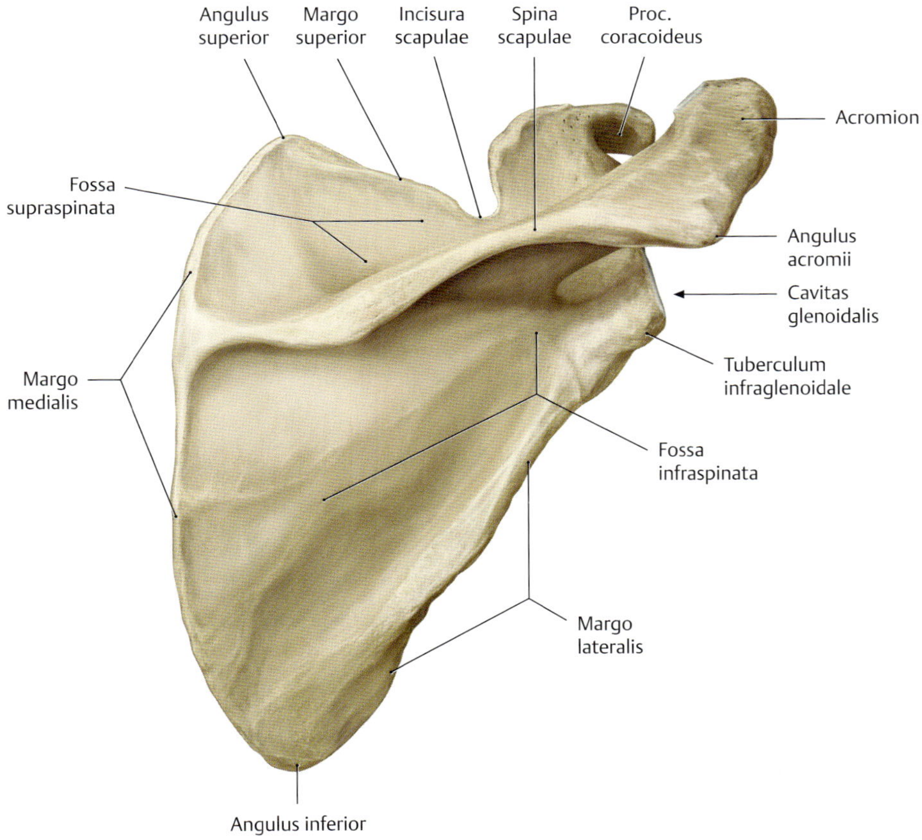

D Rechte Scapula von dorsal

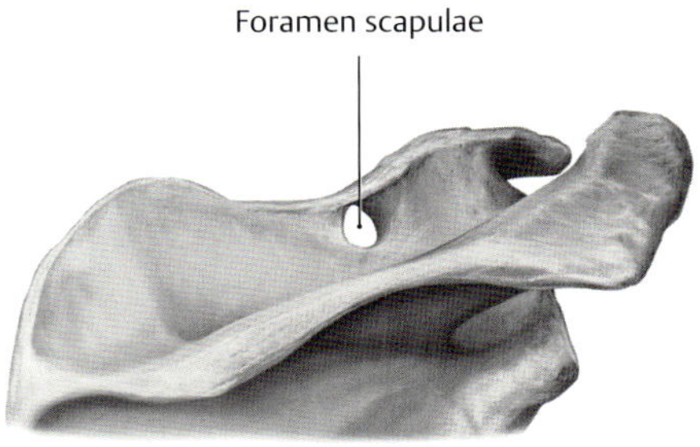

E Foramen scapulae

Bei einer Verknöcherung des Lig. transversum scapulae superius (s. S. 279) entsteht aus der Incisura scapulae ein knöcherner Kanal (Foramen scapulae). Dies kann dazu führen, dass der N. suprascapularis, der durch diesen Kanal zieht (s. S. 402), komprimiert wird. Aktive Drehbewegungen der Schulter verstärken diese Kompression und führen zu erheblichen Beschwerden *(Incisura-Scapulae-Syndrom)*. Eine häufige Folge ist z. B. eine Kraftminderung und Atrophie der Muskeln, die von diesem Nerv innerviert werden: M. supraspinatus und M. infraspinatus (s. S. 317).

1.4 Knochen der freien Gliedmaße: Humerus als Ganzes

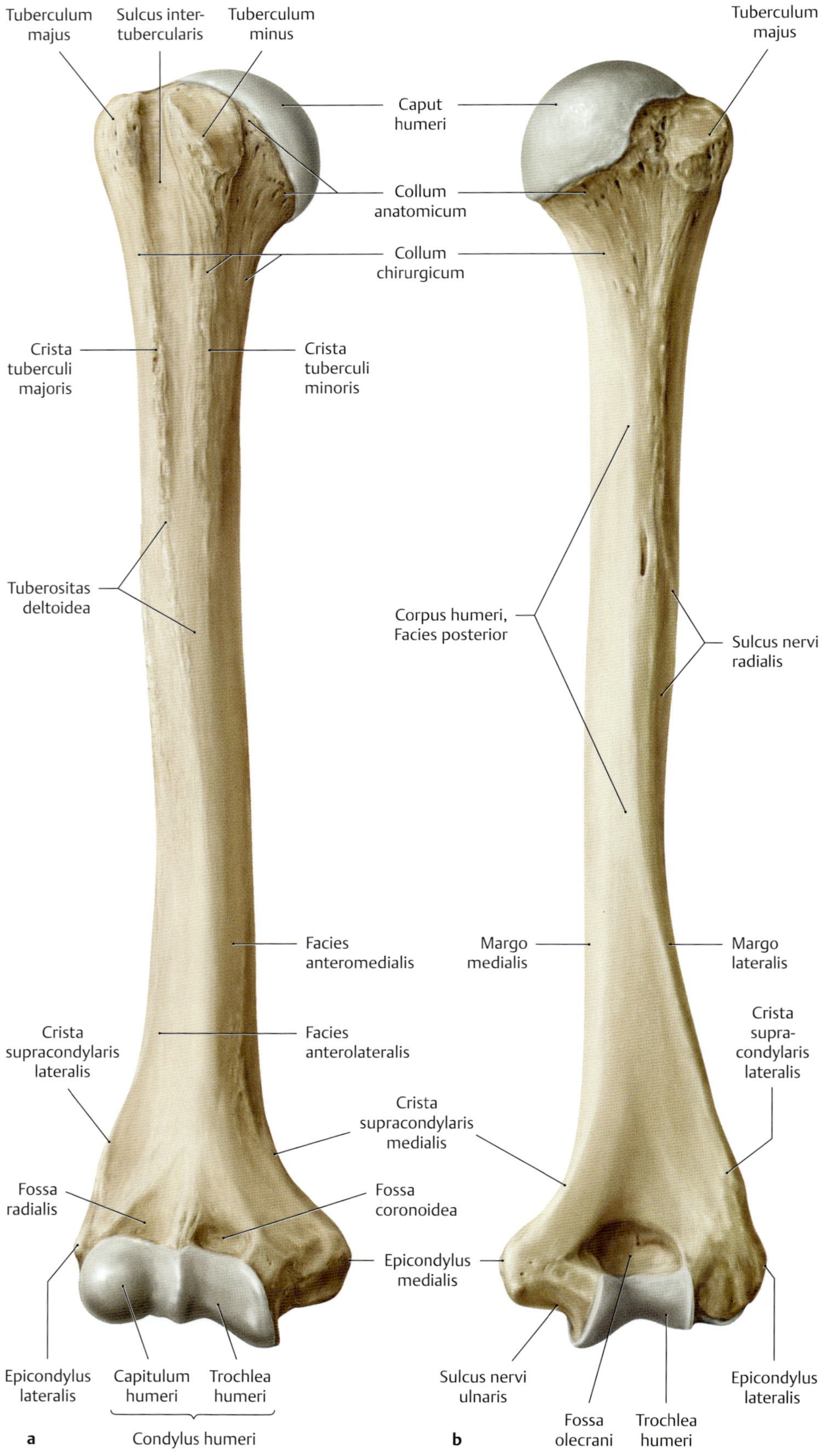

A Rechter Humerus
a Ansicht von ventral; **b** Ansicht von dorsal.

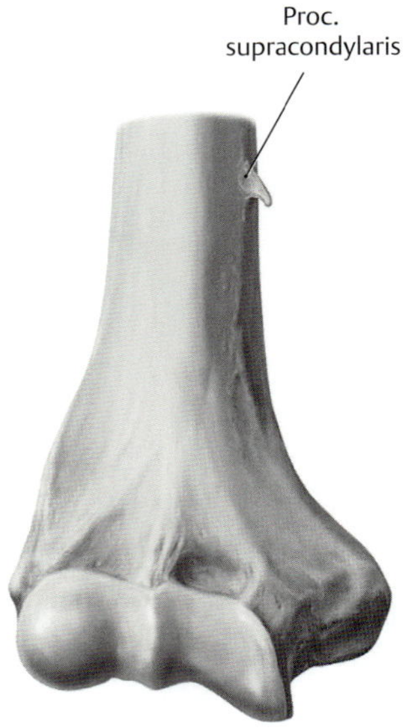

B Processus supracondylaris
Am distalen Humerus oberhalb des Epicondylus medialis kommt gelegentlich ein knöcherner Fortsatz vor, ein sog. Proc. supracondylaris. Diese beim *Menschen seltene* atavistische Bildung entspricht dem bei einigen *Wirbeltieren regelmäßig* vorkommenden Canalis supracondylaris (s. S. 407, Topografie der Leitungsbahnen).

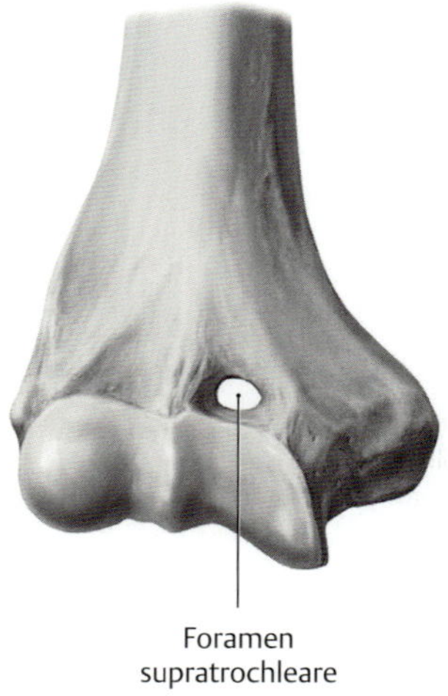

C Foramen supratrochleare
Ein Foramen supratrochleare ist ebenfalls eine seltene Variante, bei der die beiden einander gegenüber liegenden Fossae olecrani und coronoidea durch eine Öffnung miteinander verbunden sind.

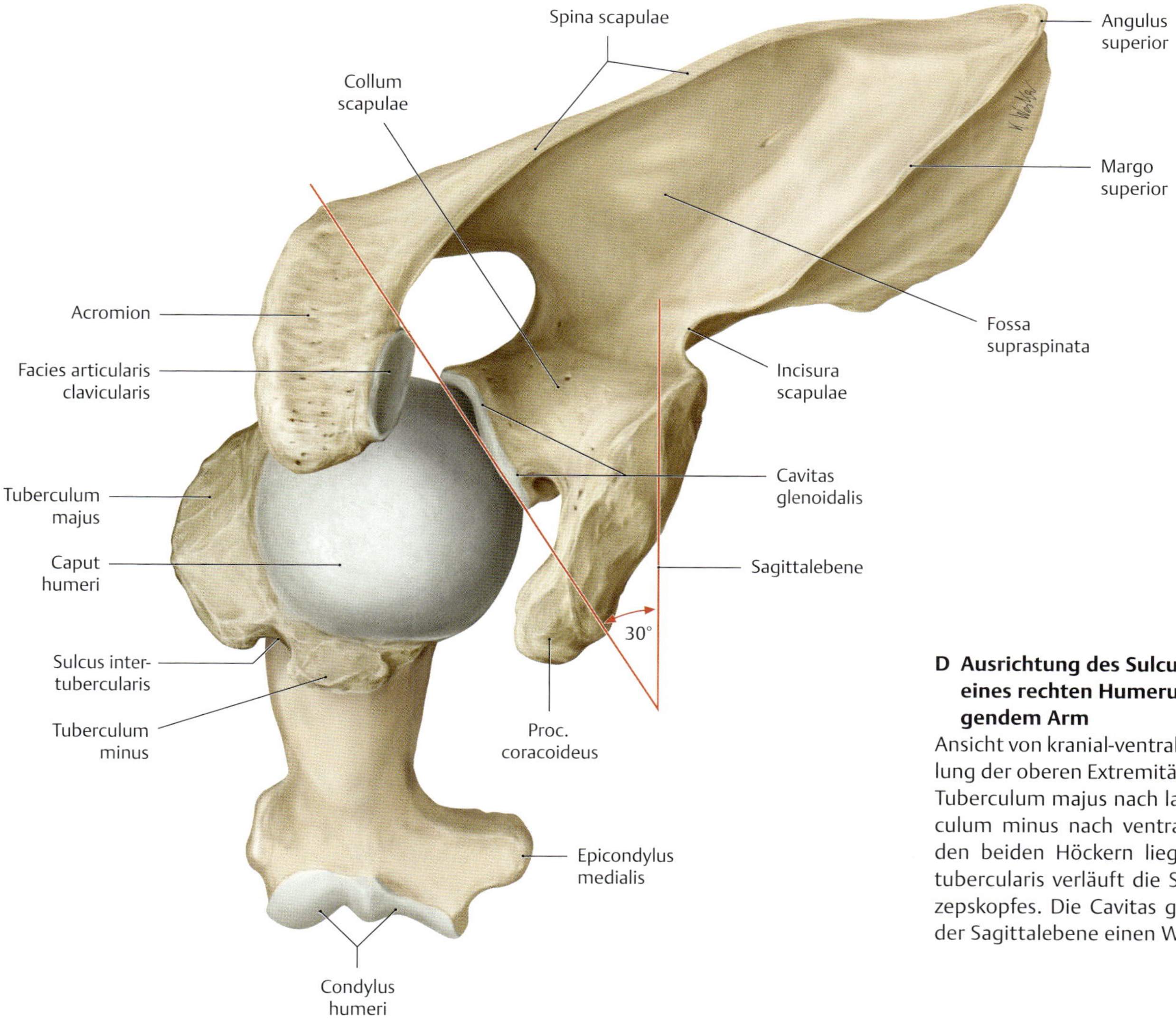

D Ausrichtung des Sulcus intertubercularis eines rechten Humerus bei herabhängendem Arm

Ansicht von kranial-ventral. In Neutral-Null-Stellung der oberen Extremität (s. S. 287) weist das Tuberculum majus nach lateral und das Tuberculum minus nach ventral. In dem zwischen den beiden Höckern liegenden Sulcus intertubercularis verläuft die Sehne des langen Bizepskopfes. Die Cavitas glenoidalis bildet mit der Sagittalebene einen Winkel von 30°.

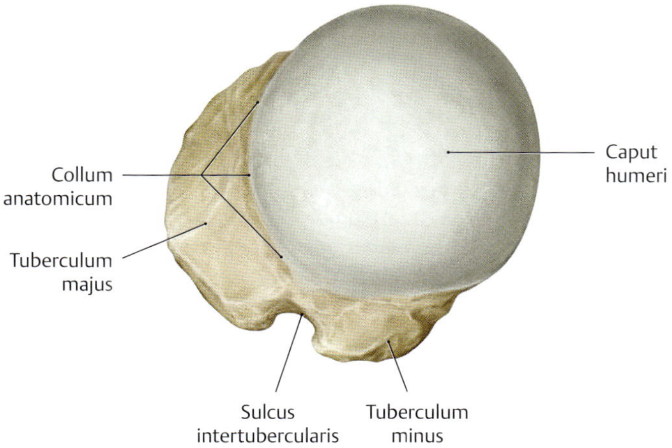

E Proximaler Humerus der rechten Seite in der Ansicht von kranial

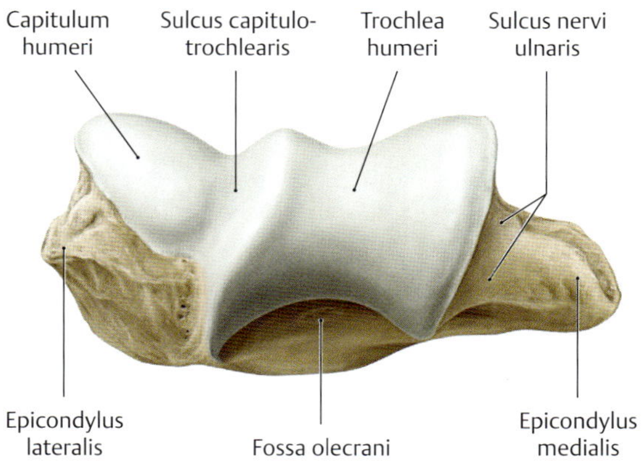

F Distaler Humerus der rechten Seite in der Ansicht von kaudal

1.5 Knochen der freien Gliedmaße: Torsion des Humerus

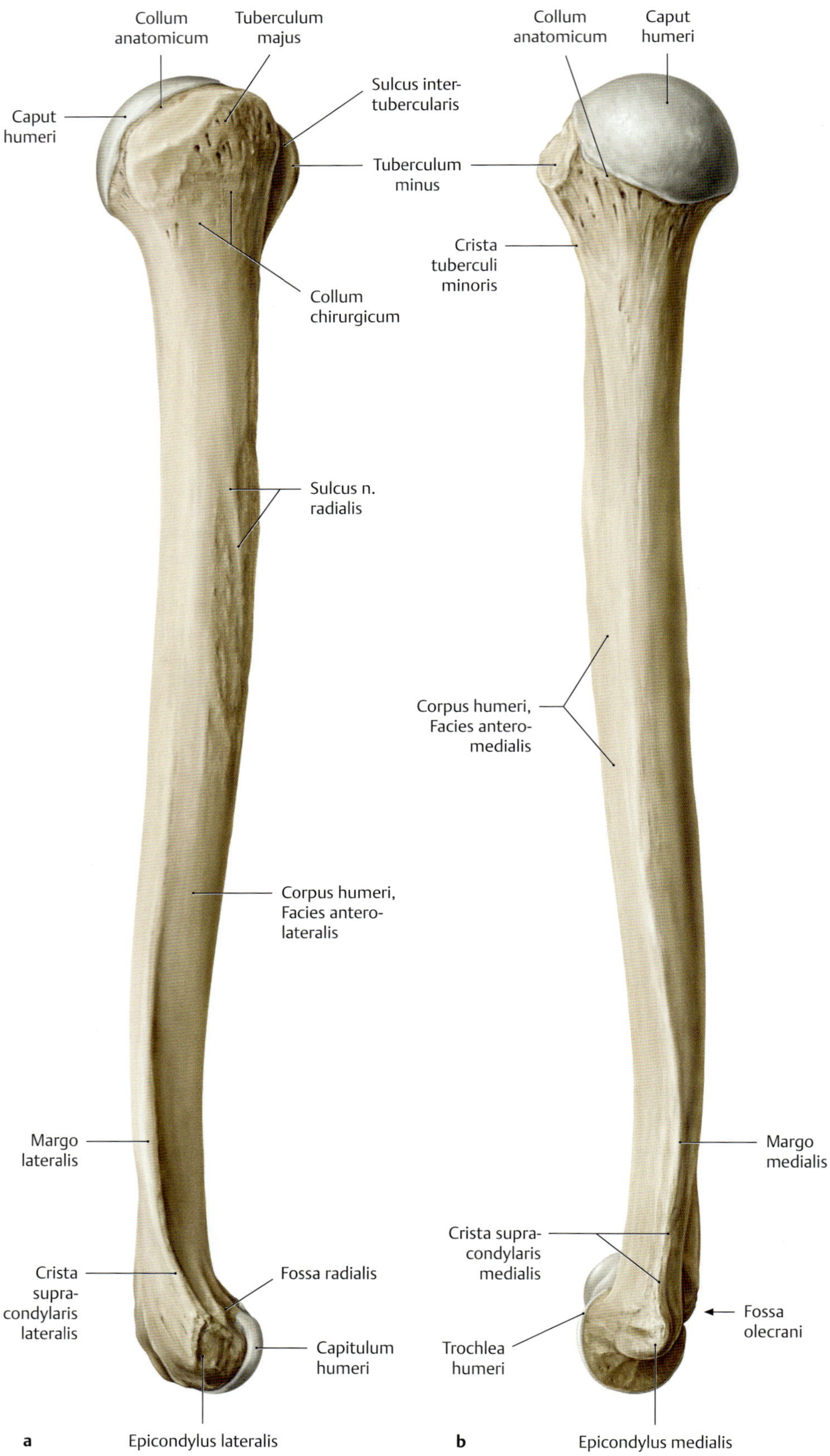

A Rechter Humerus
a Ansicht von lateral; **b** Ansicht von medial.

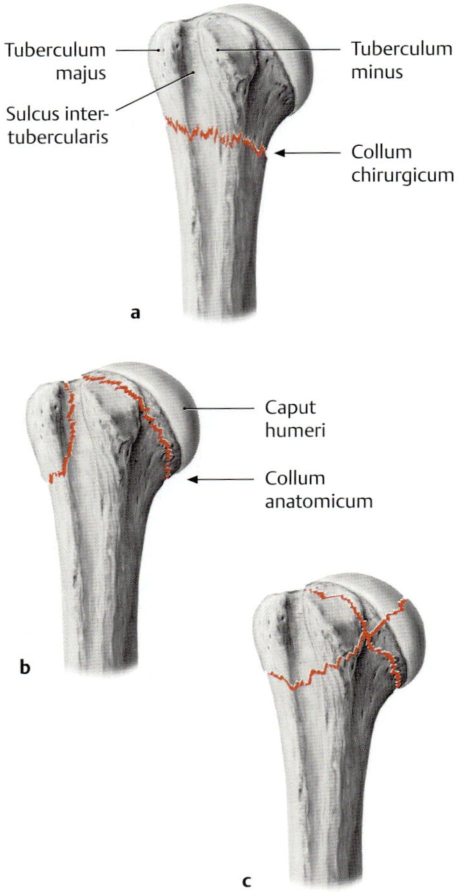

B Frakturen des proximalen Humerus
Ansicht von ventral. Proximale Humerusfrakturen machen etwa 4–5 % aller Frakturen aus und werden vorzugsweise bei älteren Patienten nach Sturz auf den ausgestreckten Arm oder direkt auf die Schulter beobachtet. Man unterscheidet grundsätzlich

- extraartikuläre (**a**),
- intraartikuläre (**b**) und
- sog. Trümmerfrakturen (**c**).

Sowohl bei extraartikulären Frakturen in Höhe des *Collum chirurgicum* (Prädilektionsstelle für extraartikuläre Frakturen am proximalen Humerus) als auch bei intraartikulären Frakturen in Höhe des *Collum anatomicum* kommt es nicht selten zu einer Verletzung der Gefäße, die den Oberarmkopf versorgen (vordere und hintere A. circumflexa humeri, s. S. 369) mit der Gefahr der posttraumatischen Nekrose des Caput humeri. Neben den proximalen Humerusfrakturen spielen v. a. die Humerusschaftfrakturen sowie die distalen Humerusfrakturen (z. B. suprakondyläre Frakturen) eine wichtige Rolle. Bei Humerusschaftfrakturen kommt es häufig zu einer Schädigung des N. radialis in seinem knochennahen Verlauf entlang des Sulcus n. radialis (vgl. S. 383, neurologische Ausfallzeichen einer Nervus-radialis-Läsion).

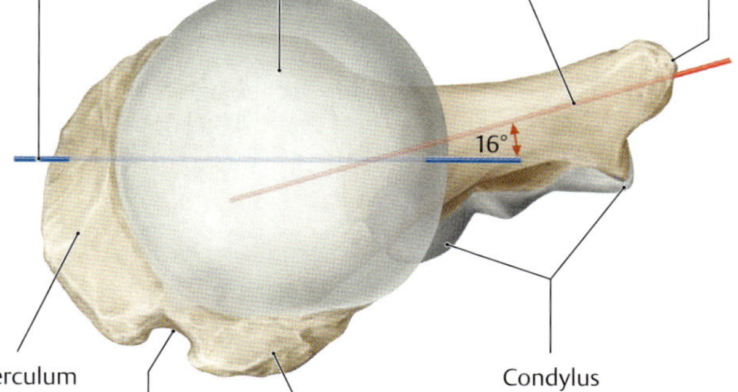

C Torsion des Humerus
Rechter Humerus, Ansicht von kranial. Beim Erwachsenen weist der Schaftbereich des Humerus eine Torsion auf, d.h. das proximale Humerusende ist gegenüber dem distalen verdreht. Das Ausmaß dieser Torsion lässt sich abschätzen, wenn man die Oberarmkopfachse (von der Mitte des Tuberculum majus zur Mitte des Caput humeri) und die Epikondylenachse des Ellenbogengelenks aufeinander projiziert. Dieser sog. *Torsionswinkel* beträgt beim Erwachsenen etwa 16°, bei einem Neugeborenen ungefähr 60°. Die Verkleinerung des Torsionswinkels im Verlauf des Körperwachstums korreliert mit der Stellungsänderung der Schulterblätter. So ist beim Neugeborenen die Cavitas glenoidalis noch nach ventral, beim Erwachsenen hingegen deutlich mehr nach lateral gerichtet (s. S. 253). Damit der Verkehrsraum der Hände beim Erwachsenen im Blickfeld der Augen verbleibt, muss die Stellungsänderung der Scapula durch eine Verkleinerung des Torsionswinkels kompensiert werden.

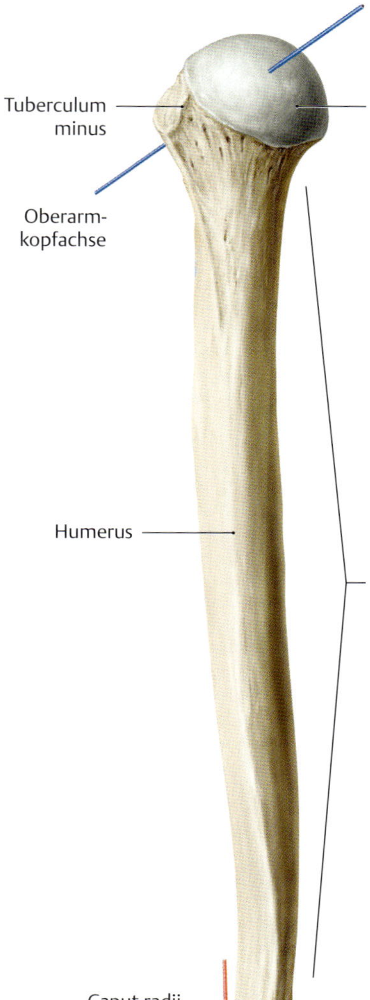
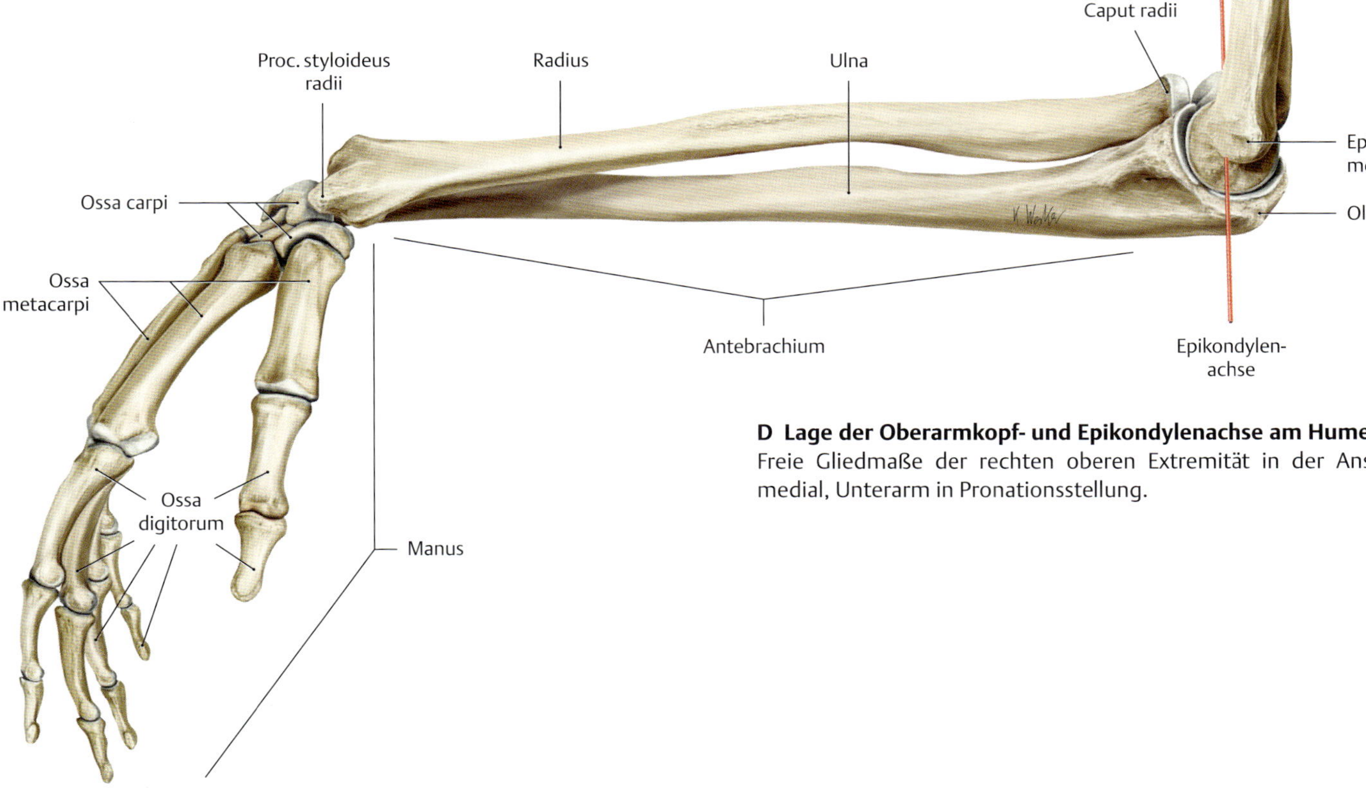

D Lage der Oberarmkopf- und Epikondylenachse am Humerus
Freie Gliedmaße der rechten oberen Extremität in der Ansicht von medial, Unterarm in Pronationsstellung.

1.6 Knochen der freien Gliedmaße: Radius und Ulna als Ganzes

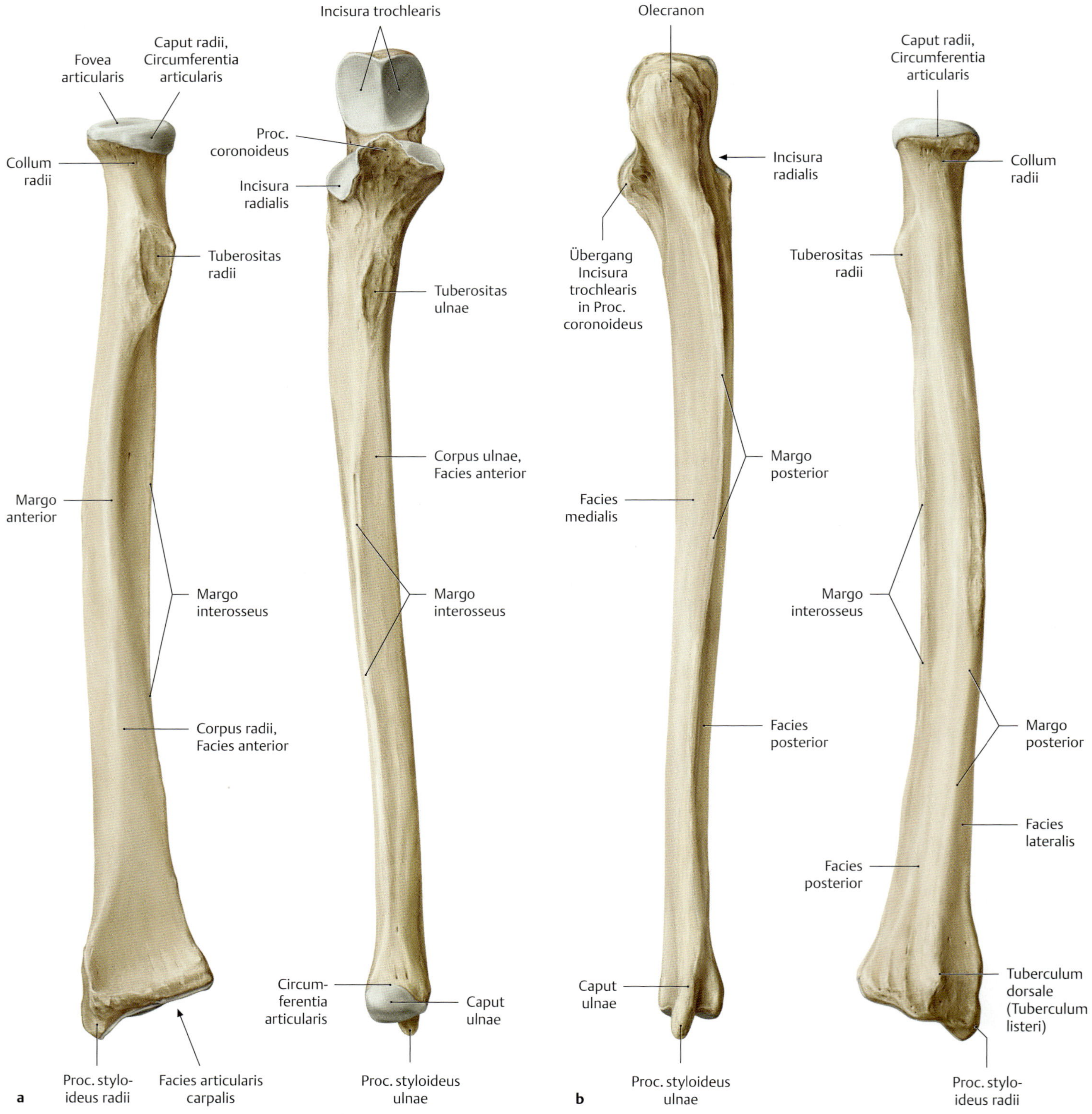

A Radius und Ulna eines rechten Unterarms
a Ansicht von ventral; **b** Ansicht von dorsal.
Radius und Ulna sind nicht in ihrer normalen Position, sondern etwas auseinander gerückt dargestellt, um die artikulierenden Gelenkflächen des proximalen und distalen Radioulnargelenks zu demonstrieren.

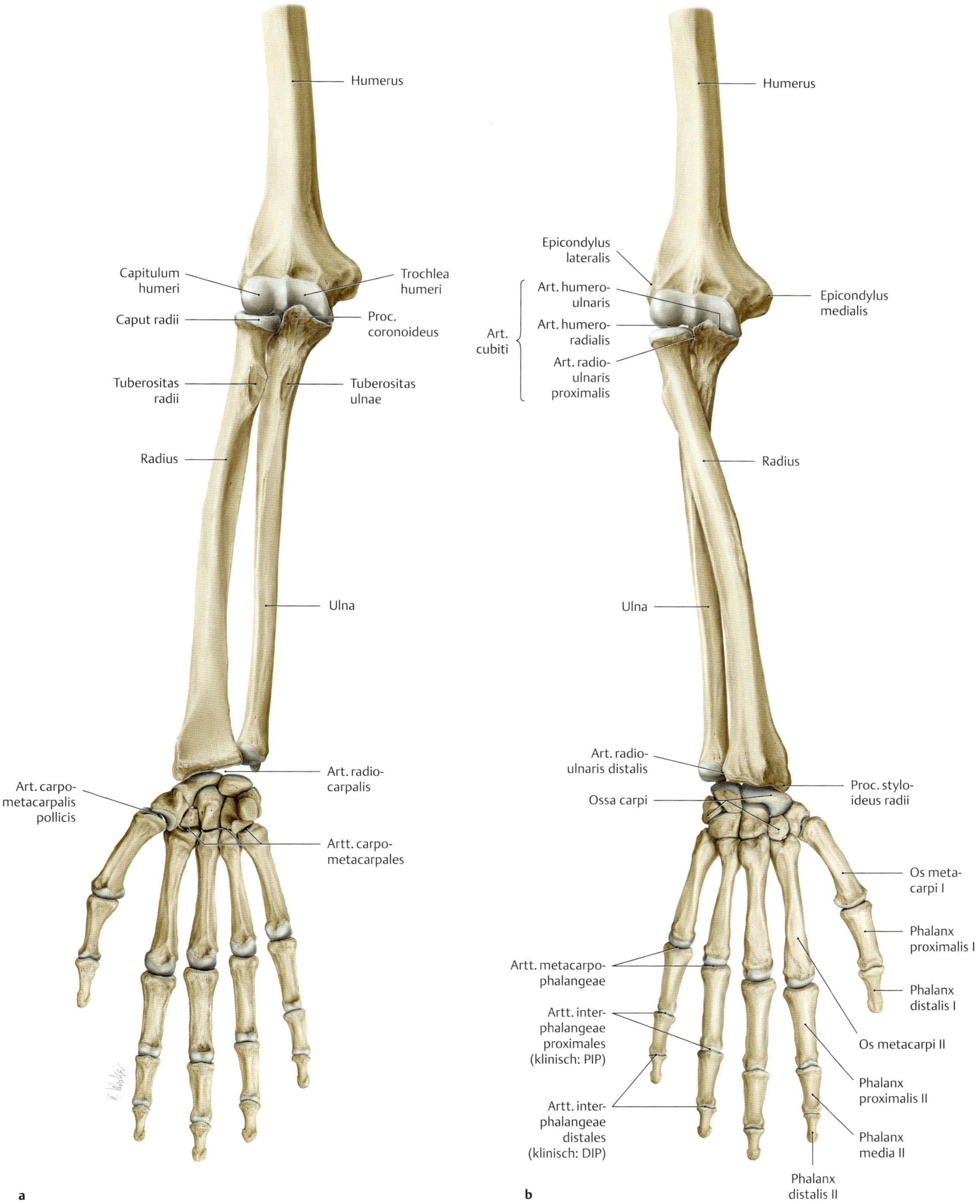

B Radius und Ulna eines rechten Arms in Supinations- (a) und Pronationsstellung (b)

In Supinationsstellung stehen Radius und Ulna parallel zueinander, in Pronationsstellung überkreuzt der Radius die Ulna. Die Umwendbewegungen der Hand (Pro-/Supination) finden im proximalen und distalen Radioulnargelenk statt (s. S. 294).

1.7 Knochen der freien Gliedmaße: Gelenkflächen von Radius und Ulna

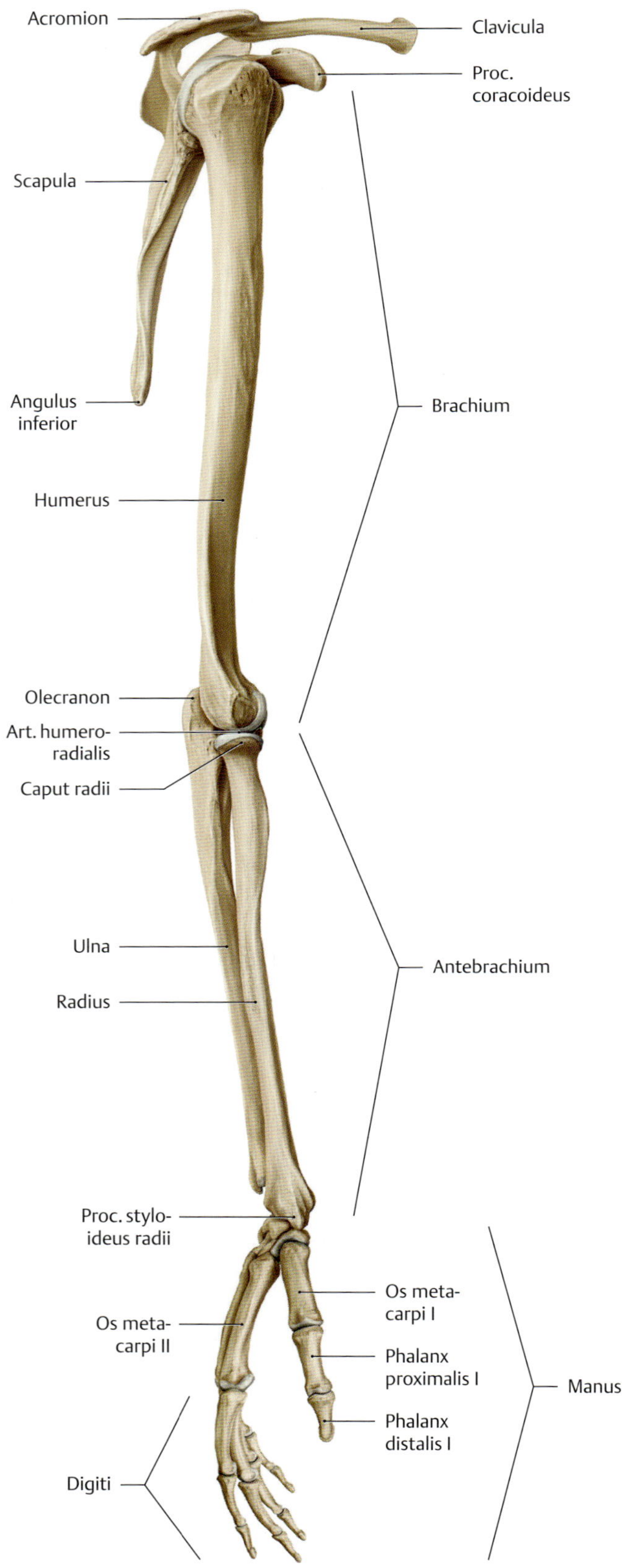

A Rechte obere Extremität
Ansicht von lateral. Der Unterarm steht in Supinationsstellung (Radius und Ulna liegen parallel nebeneinander).

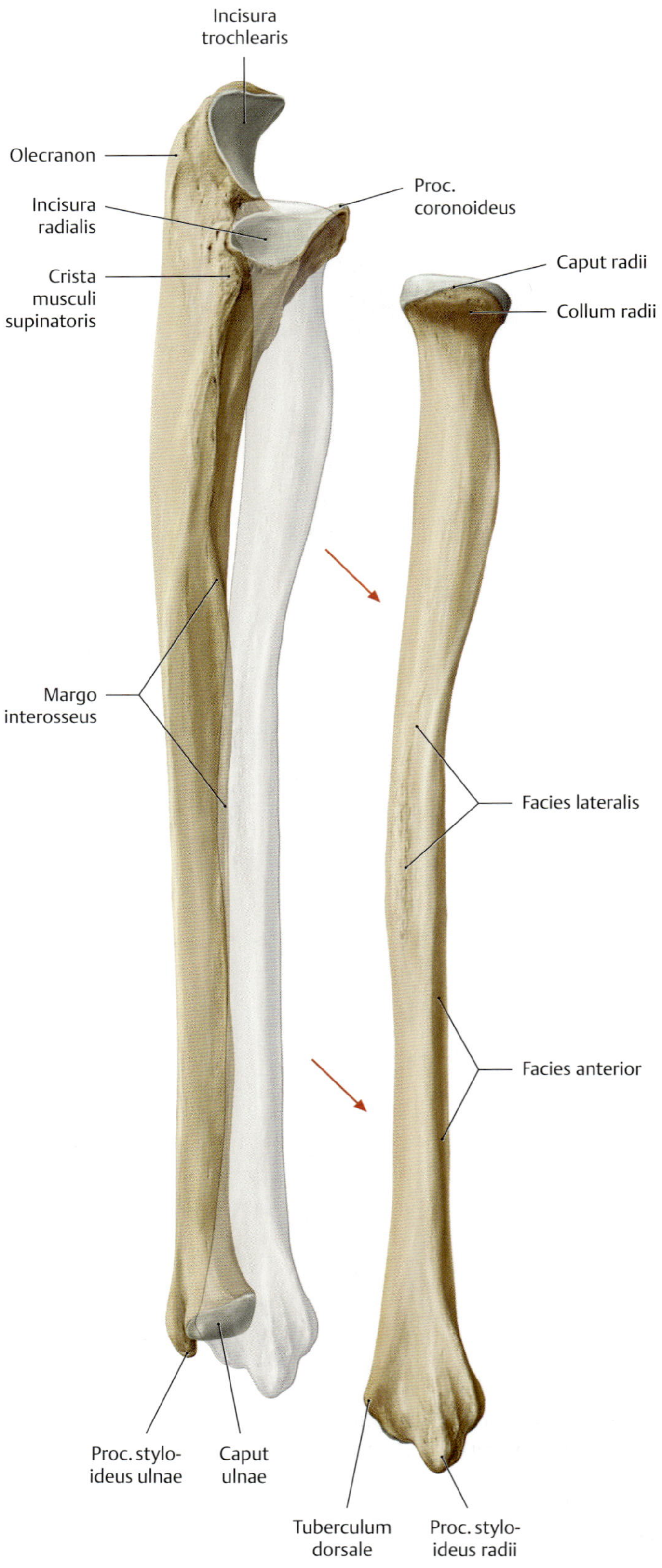

B Rechter Unterarm
Ansicht von lateral. Radius und Ulna sind ohne Gelenkkontakt dargestellt. Dadurch wird die Sicht auf die Gelenkflächen der Ulna für das proximale und distale Radioulnargelenk frei (s. **C**).

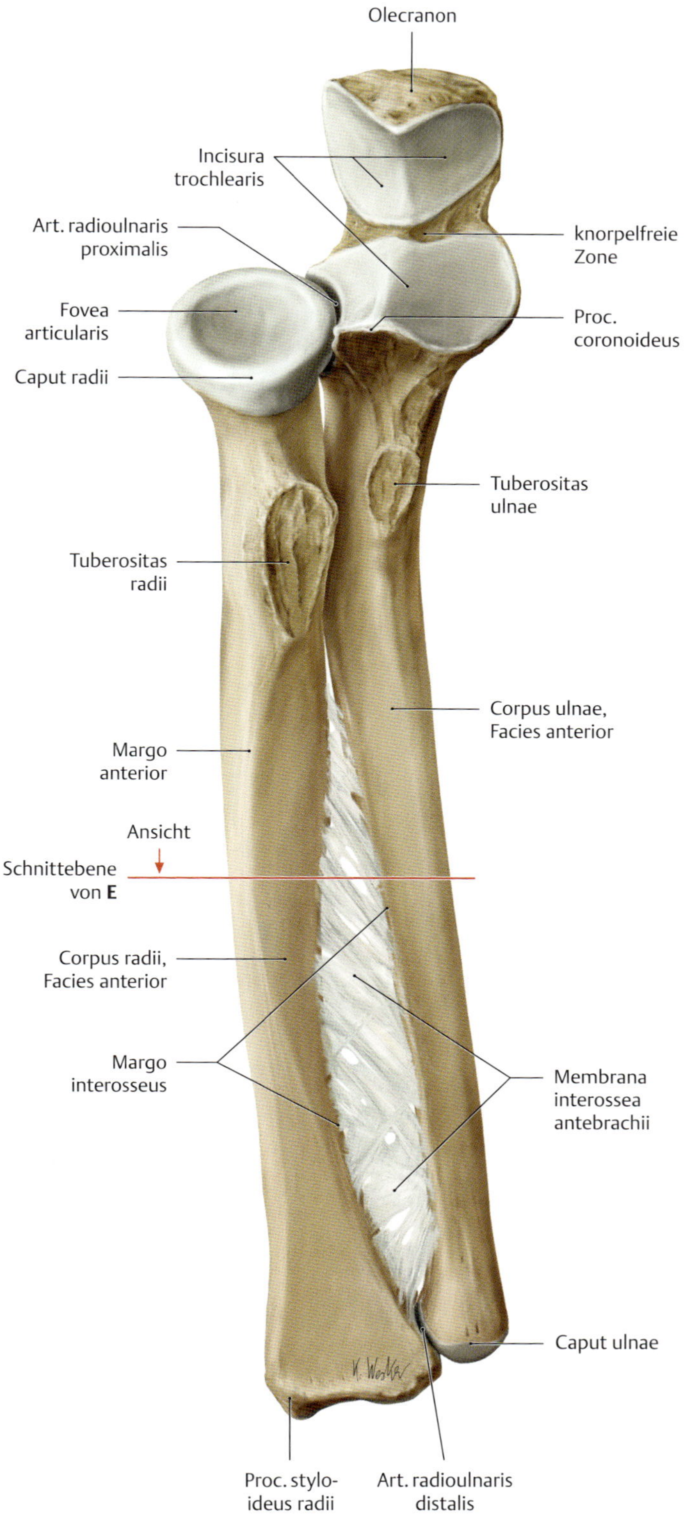

C Radius und Ulna eines rechten Unterarms
Ansicht von ventral-oben. Über die Membrana interossea antebrachii sind die Gelenkbewegungen im proximalen und distalen Radioulnargelenk funktionell miteinander gekoppelt und aus diesem Grund zwangsläufig miteinander kombiniert (s. S. 296).

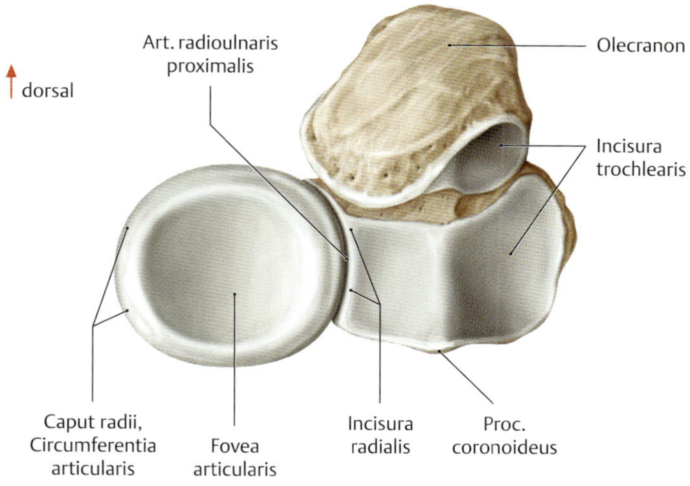

D Aufsicht auf die proximalen Gelenkflächen von Radius und Ulna eines rechten Unterarms

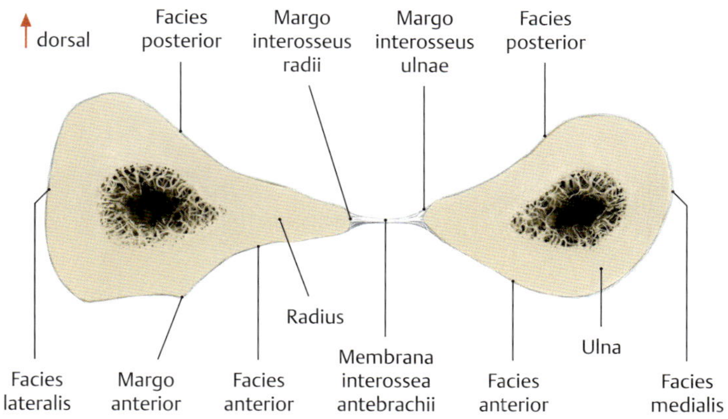

E Querschnitt durch die beiden rechten Unterarmknochen
Ansicht von proximal.

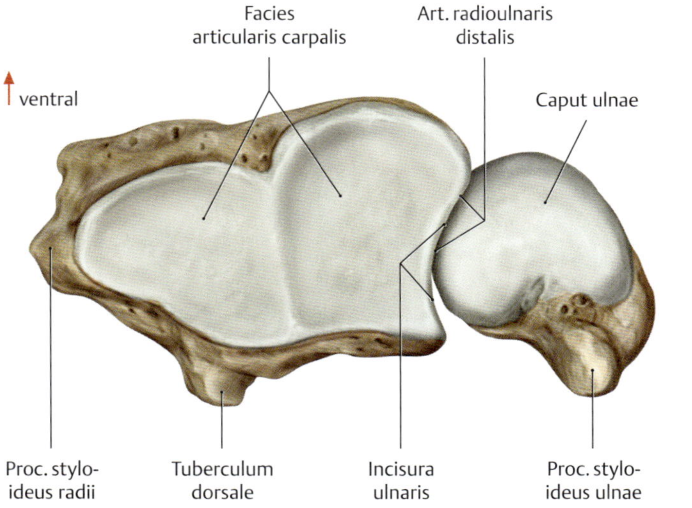

F Aufsicht auf die distalen Gelenkflächen von Radius und Ulna eines rechten Unterarms

1.8 Knochen der freien Gliedmaße: Hand

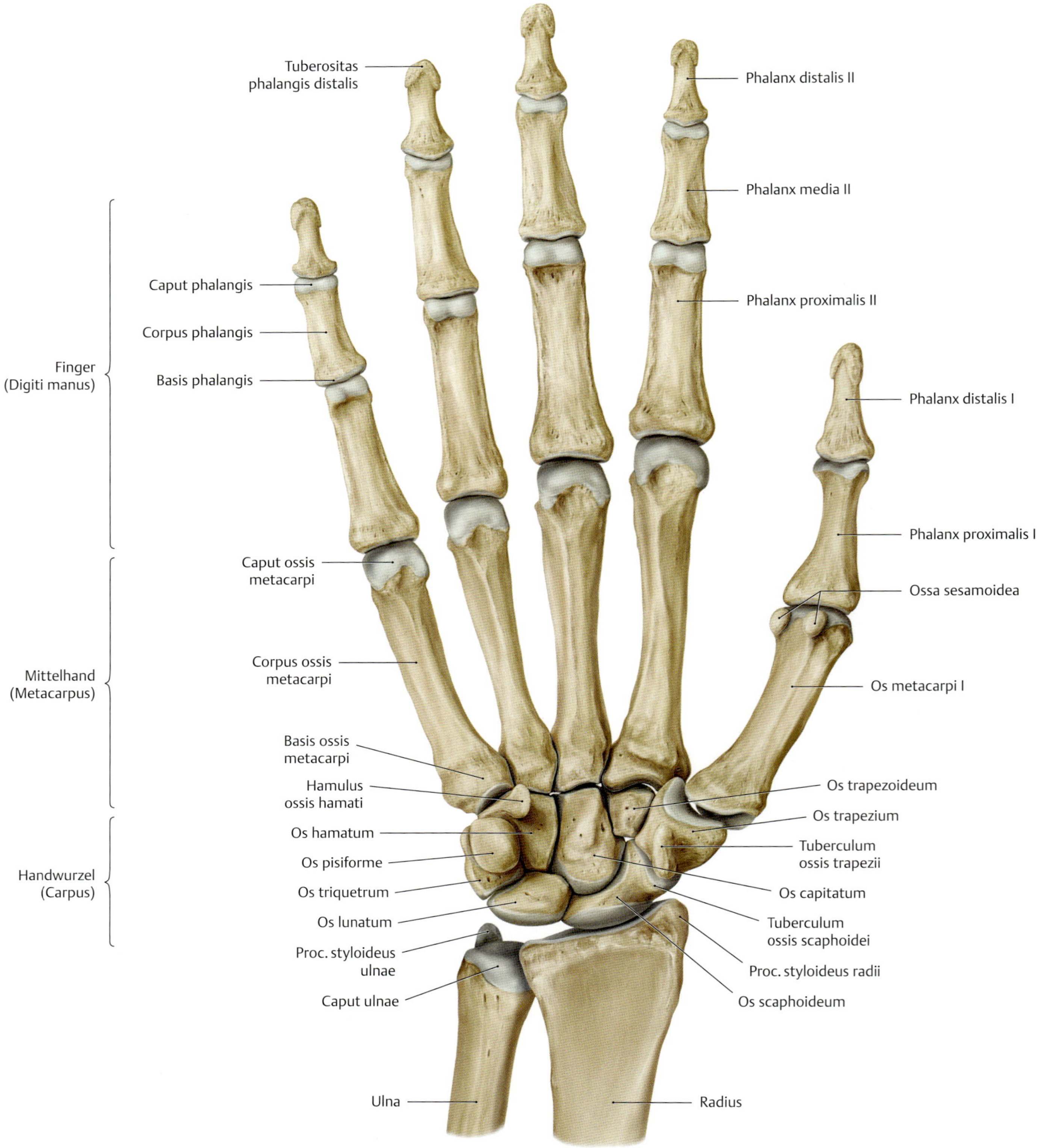

A Knochen der rechten Hand in der Ansicht von palmar
An der Hand unterscheidet man

- Handwurzel (Carpus),
- Mittelhand (Metacarpus) und
- Finger (Digiti manus).

Als Palma manus bezeichnet man die Handinnenfläche, als Dorsum manus die Handrückseite. Die Orientierung an der Hand richtet sich nach der Handinnenfläche (palmar bzw. volar), nach dem Handrücken (dorsal) sowie kleinfingerwärts nach der Ulna (ulnar) und daumenwärts nach dem Radius (radial).

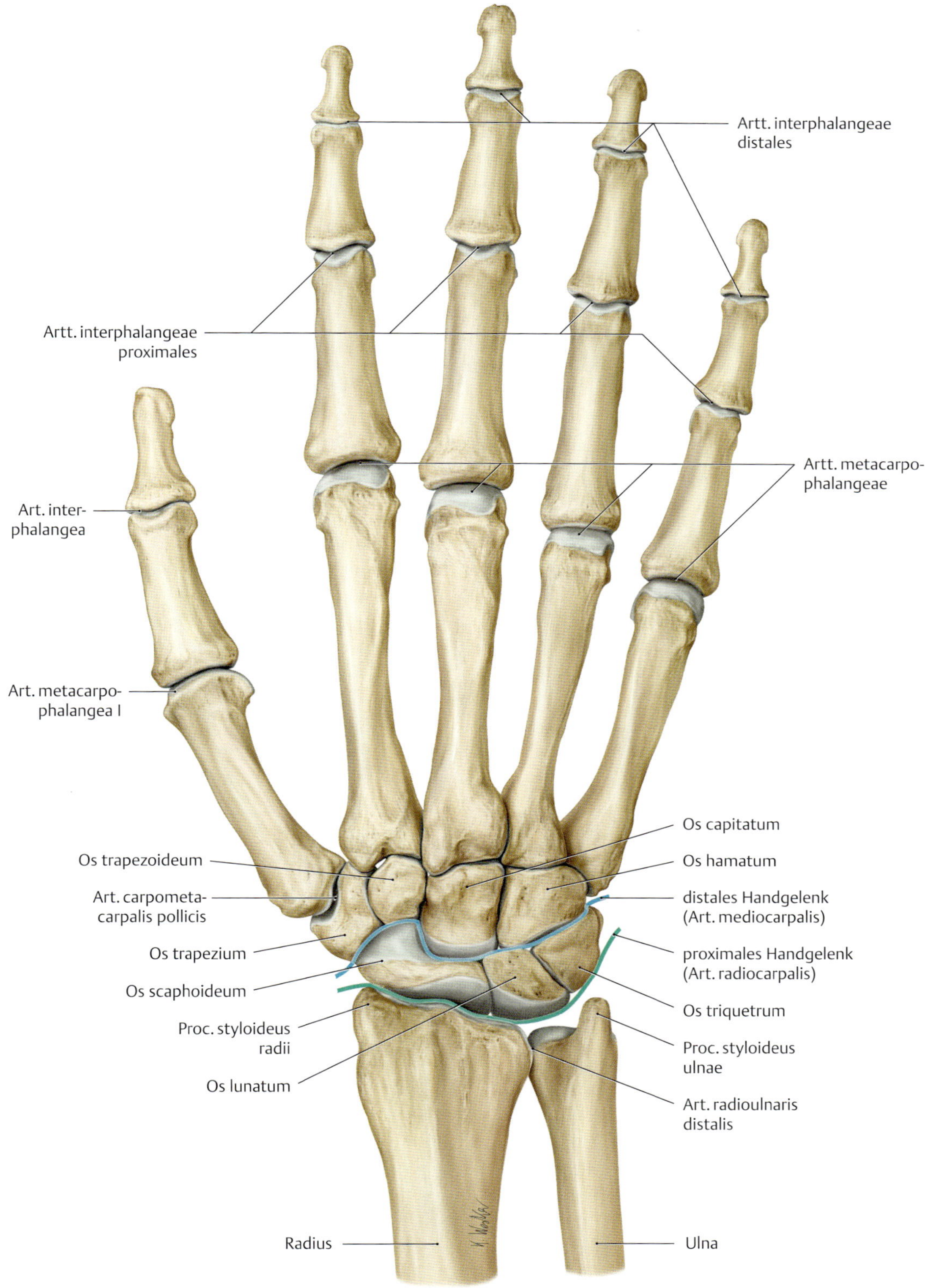

B Knochen der rechten Hand in der Ansicht von dorsal
Das proximale (Art. radiocarpalis) und distale Handgelenk (Art. mediocarpalis) sind farbig hervorgehoben.

1.9 Knochen der freien Gliedmaße: Handwurzelknochen

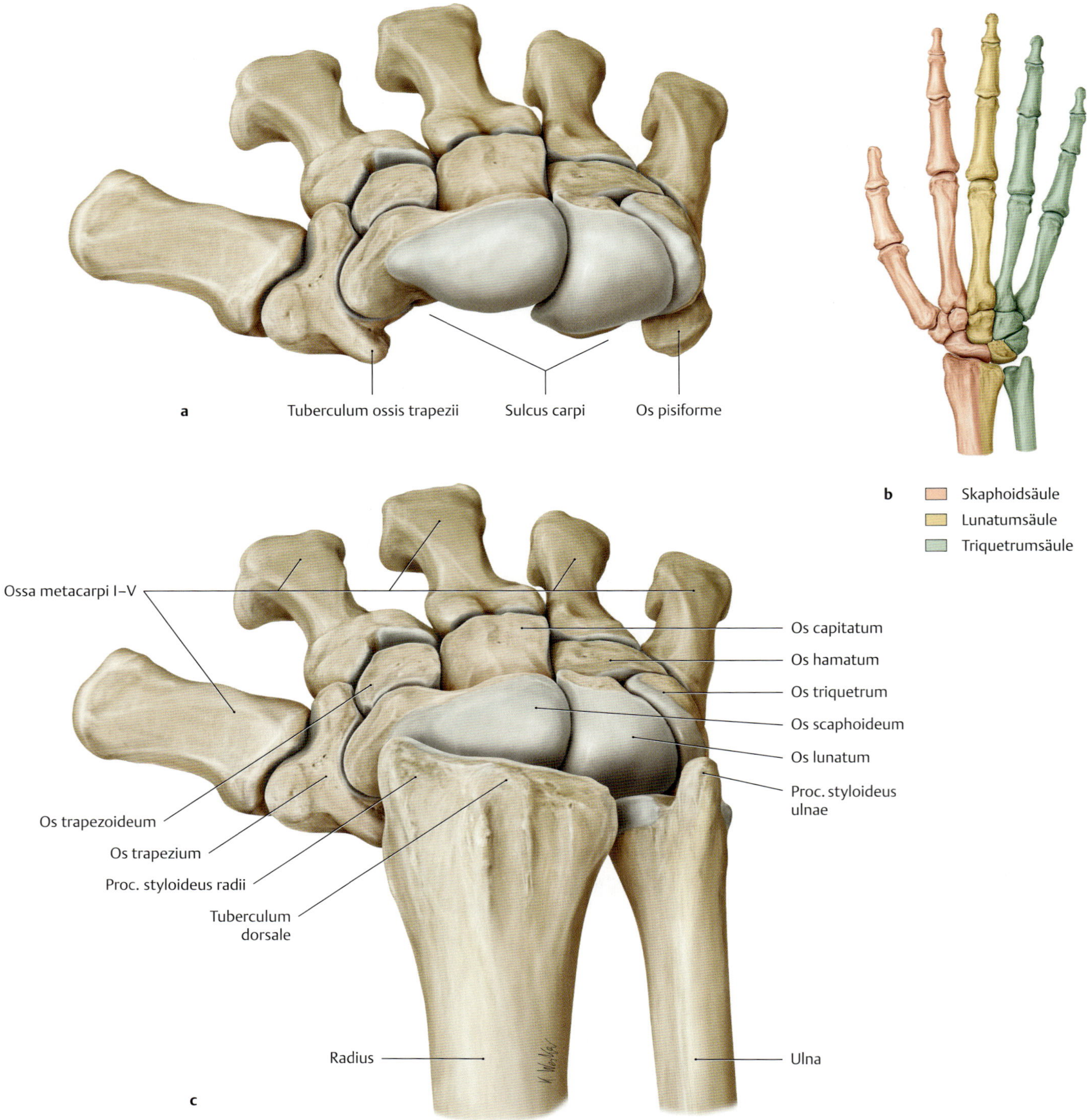

A Handwurzelknochen der rechten Hand

a Ansicht von proximal nach Entfernung von Radius und Ulna; **b** Säulenmodell der Hand, Ansicht von dorsal; **c** Handwurzelknochen in Flexionsstellung, Ansicht von proximal.

Die Handwurzelknochen (Ossa carpi) sind in zwei Reihen zu jeweils vier Knochen angeordnet, eine proximale und eine distale Handwurzelreihe (vgl. **B**). Unter biomechanischen und klinischen Gesichtspunkten bilden die Handwurzelknochen nicht zwei quere Reihen, sondern drei longitudinal angeordnete Säulen: eine radiale Skaphoidsäule (Ossa scaphoideum, trapezium und trapezoideum), eine zentrale Lunatumsäule (Ossa lunatum und capitatum) sowie eine ulnare Triquetrumsäule (Ossa triquetrum und hamatum). Bei dieser funktionellen Betrachtung wird das Os pisiforme als ein Sesambein angesehen, das in der Sehne des M. flexor carpi ulnaris liegt (s. S. 418). Die Knochen jeder Reihe sind in Form von straffen Gelenken miteinander verbunden und weisen im gelenkigen Verband eine dorsal konvexe sowie eine palmar konkave Wölbung auf. Dadurch entsteht auf der palmaren Seite der Sulcus carpi (Karpalkanal, s. S. 302), der radial und ulnar jeweils von einer knöchernen Erhebung begrenzt wird.

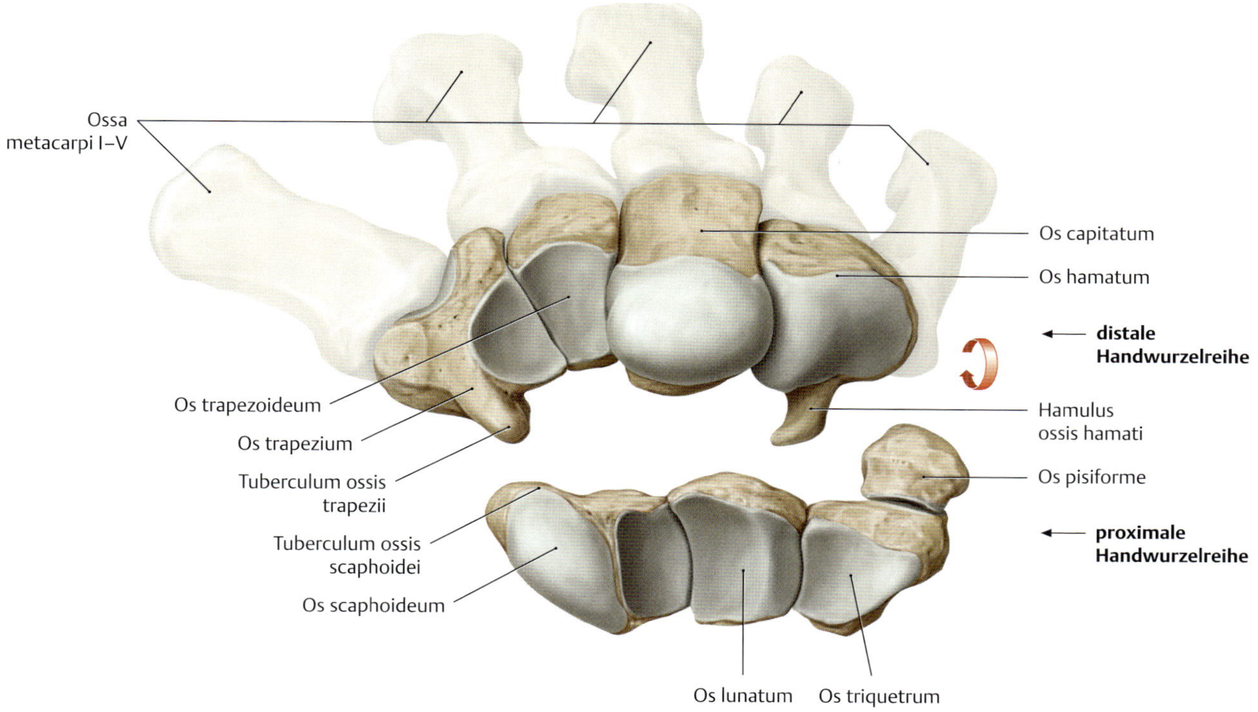

B Artikulierende Gelenkflächen des distalen Handgelenks einer rechten Hand (Articulatio mediocarpalis)

Aufsicht auf die *distale* Handwurzelreihe *von proximal* und die *proximale* Handwurzelreihe *von distal*.

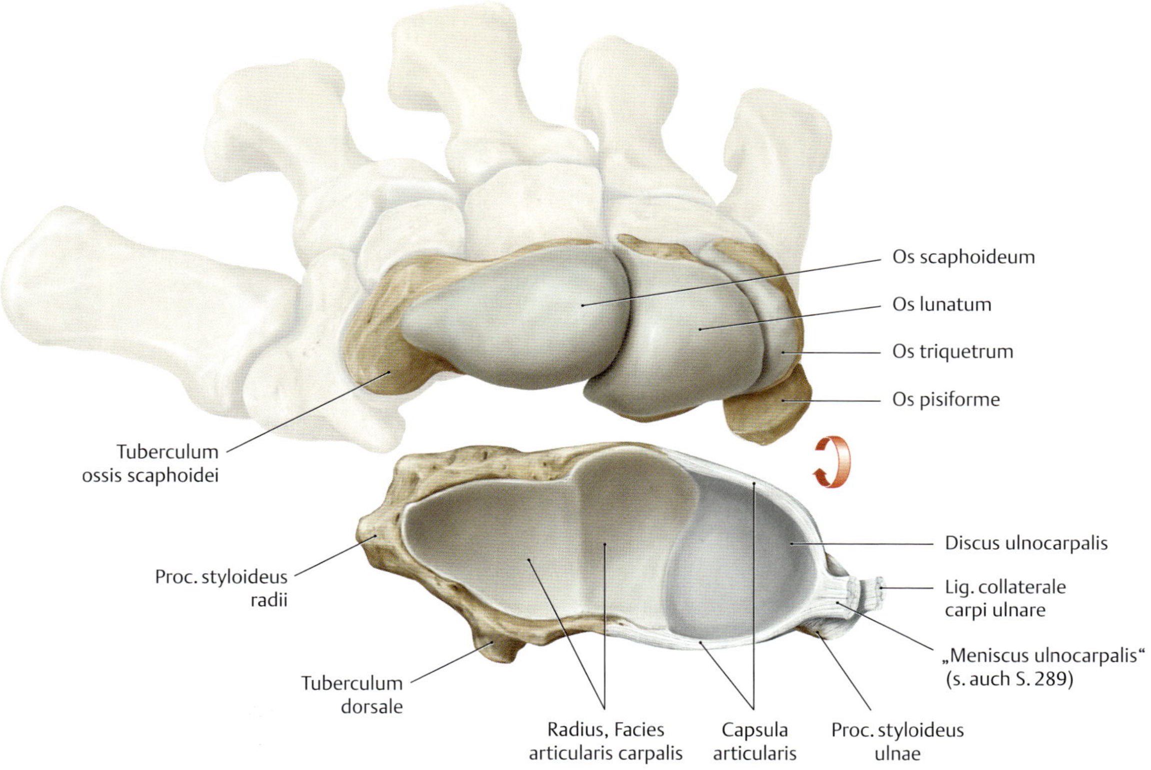

C Artikulierende Gelenkflächen des proximalen Handgelenks einer rechten Hand (Articulatio radiocarpalis)

Aufsicht auf die proximale Handwurzelreihe von proximal sowie die Gelenkflächen von Radius und Ulna bzw. des Discus articularis (Discus ulnocarpalis) von distal.

Innerhalb der Art. radiocarpalis unterscheidet man unter klinischen Gesichtspunkten ein radiales und ein ulnares Kompartiment. Hierbei wird berücksichtigt, dass durch die Einschaltung des Discus ulnocarpalis eine zweite, ulnare Gelenkhälfte des proximalen Handgelenks gleichberechtigt neben einer radialen Gelenkhälfte existiert. Dementsprechend artikuliert im radialen Kompartiment der Radius, im ulnaren Kompartiment hingegen das Caput ulnae bzw. der Discus ulnocarpalis mit der proximalen Handwurzelreihe.

1.10 Architektur des radiokarpalen Übergangs und der Mittelhand; distale Radius- und Skaphoidfrakturen

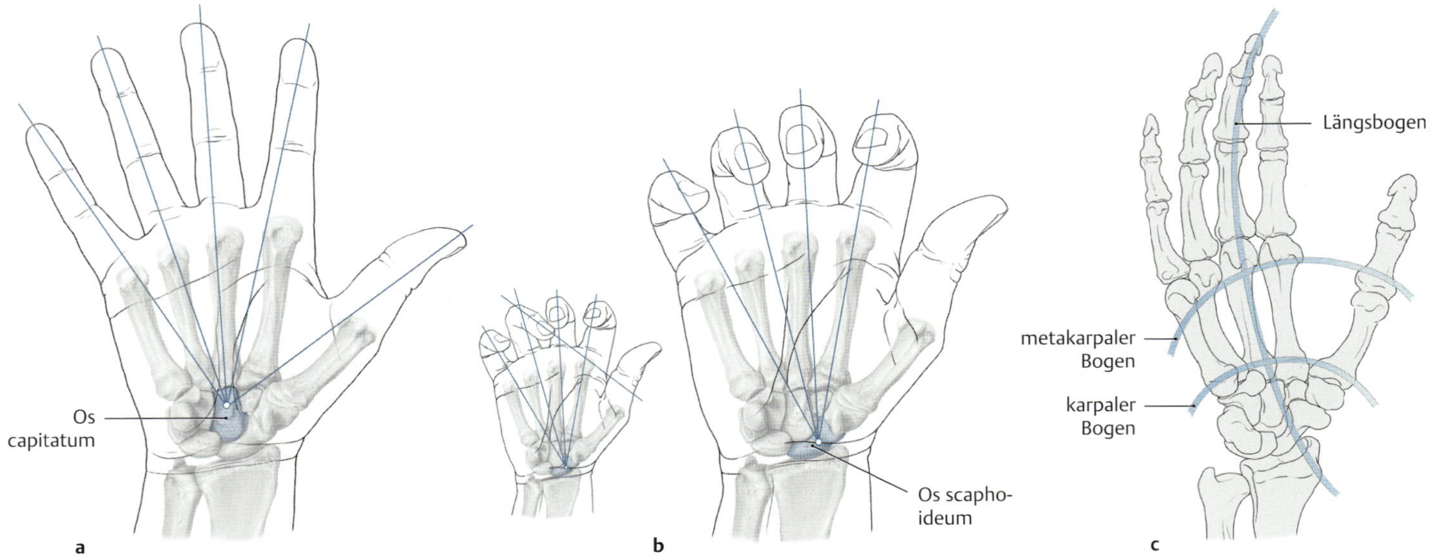

A Architektur der Mittelhand
Die Mittelhand ist die Schlüsselregion für die Architektur der Hand. Hier sind erstmals die fünf Fingerstrahlen ausgebildet die sich zum Daumen und den Fingern fortsetzen. Während die Fingerlängsachsen in Normalposition nahezu parallel stehen, konvergieren die Längsachsen des abduzierten Daumens und der gespreizten Finger auf einen gemeinsamen Schnittpunkt im Os capitatum (**a**). Bei Beugung in den Fingergelenken hingegen konvergieren die Achsen auf einen gemeinsamen Schnittpunkt im Os scaphoideum (**b**). Erst durch die Kenntnis dieser definierten Grundstellungen können verletzungsbedingte Fehlstellungen (insbesondere Rotationsfehlstellungen an den Fingern, also die „Verdrehung" einzelner Fingerglieder infolge eines Bruches) erkannt werden (s. Inset). Schließlich sind die fünf Fingerstrahlen v. a. über ihre Bandverbindungen in drei funktionell bedeutsamen Bögen miteinander verspannt (**c**): ein zentraler Längsbogen entlang des 3. Strahls sowie ein metakarpaler und ein karpaler Transversalbogen.

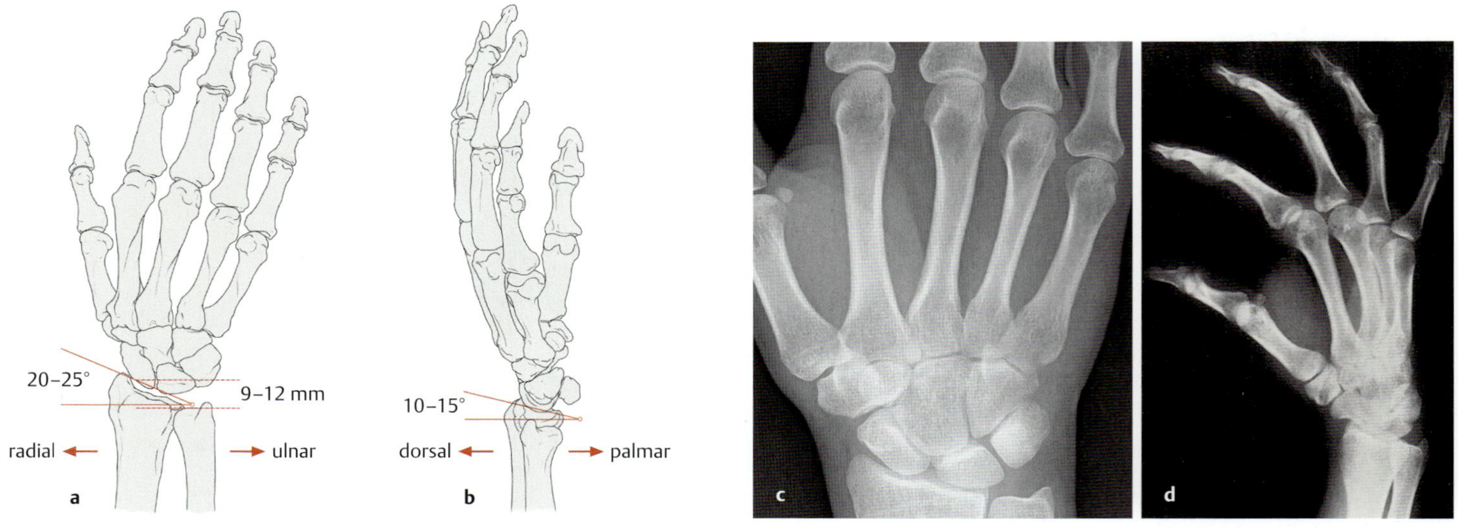

B Neigungswinkel der Gelenkflächen am distalen Radius
a Radioulnarer Neigungswinkel (rechte Hand, Ansicht von dorsal);
b dorsopalmarer Neigungswinkel (rechte Hand, Ansicht von ulnar);
c Röntgenbild der Handwurzelregion im dorsopalmaren Strahlengang;
d radioulnarer Strahlengang (**c** aus: Böhni U, Lauper M, Locher H, Hrsg. Manuelle Medizin 2. 2. Aufl. Stuttgart: Thieme; 2020; **d** aus: Möller T, Hrsg. Röntgennormalbefunde. 6. Aufl. Stuttgart: Thieme; 2019).

Der distale Radius beteiligt sich am Aufbau der Artt. radiocarpalis *und* radioulnaris distalis. Außerdem bildet er ein Widerlager für den Discus ulnocarpalis sowie für die kräftigen dorsalen und palmaren extrinsischen karpalen Bandverbindungen (s. S. 298). Er ist damit Hauptpfeiler der karpalen Kraftübertragung innerhalb der longitudial angeordneten anatomischen Säulen (Skaphoidsäule, Lunatumsäule und Triquetrumsäule, s. S. 266) und daher bei Verletzungen besonders häufig betroffen (s. **C**). Für das harmonische Zusammenspiel der gelenkbildenden Komponenten der Art. radiocarpalis im Sinne einer optimalen Handbeweglichkeit ist die Stellung des vom Radius gebildeten Anteils der Gelenkpfanne wichtig. Die Facies articularis carpalis steht nicht senkrecht zur Unterarmlängsachse, sondern in einem radioulnaren Neigungswinkel von 20–25° (*Ulnarinklination*, Böhler-I-Winkel) sowie in einem dorsopalmaren Winkel von 10–15° (*Palmarinklination*, Böhler-II-Winkel). Die distale Radiuslänge im Verhältnis zur Ulna (Spitze des Proc. styloideus radii – karpale Gelenkfläche der Ulna) beträgt etwa 9–12 mm (wichtig für die optimale Beweglichkeit der Hand).

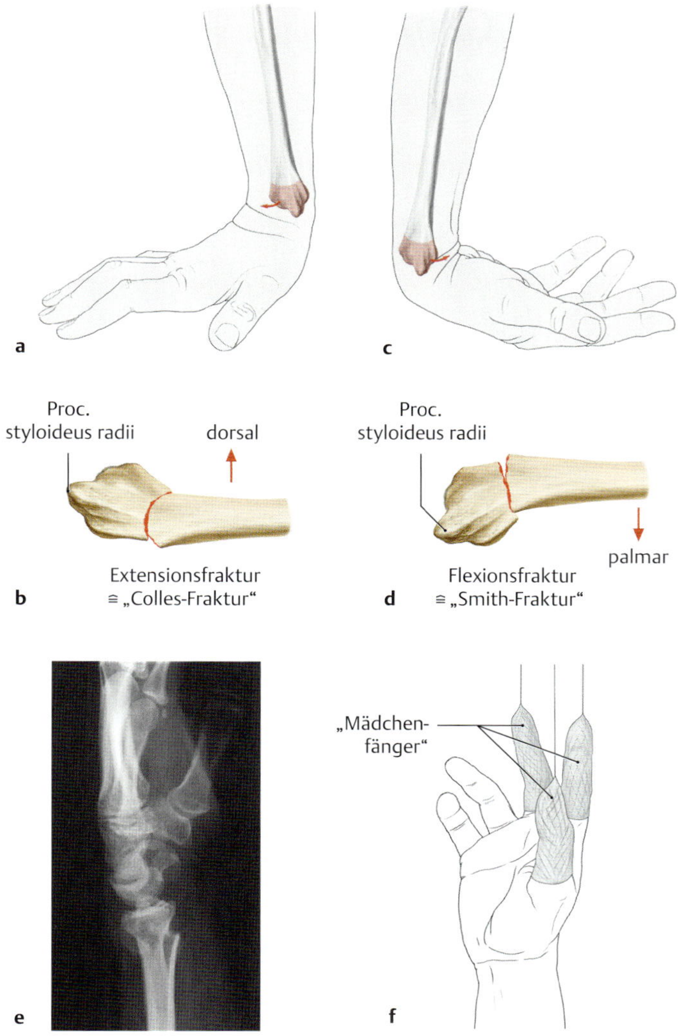

C Distale Radiusfrakturen

Mit einem Anteil von 20–25 % aller Frakturen ist die distale (also handgelenksnahe) Radiusfraktur durch Sturz auf die Hand die häufigste Fraktur beim Menschen. Betroffen sind zu 80 % Frauen über 50 Jahre (Hauptursache: postmenopausale Osteoporose). Je nach Stellung der Handwurzel zum distalen Radius zum Zeitpunkt der Gewalteinwirkung entstehen in 90 % der Fälle *Extensionsfrakturen* (Colles-Fraktur; „loco typico", s. **a** u. **b**), in 10 % der Fälle *Flexionsfrakturen* (Smith-Fraktur, s. **c** u. **d**). Bei der häufigeren Extensionsfraktur imponiert klinisch die meist bajonettförmige Fehlstellung des Handgelenks (s. **e**, aus: Henne-Bruns D, Dürig M, Kremer B. Chirurgie. 2. Aufl. Stuttgart: Thieme; 2003).
Grundsätzlich werden bei distalen Radiusfrakturen extra- und intraartikuläre Frakturen unterschieden, wobei sich extraartikuläre Frakturen typischerweise 3–4 cm proximal der Art. radiocarpalis befinden. Die Diagnose erfolgt standardmäßig durch konventionelles Röntgen mit Darstellung der Handgelenke in zwei Ebenen (s. **e**, laterale Aufnahme). Das therapeutische Vorgehen (konservativ mit Gipsverband oder operativ durch Osteosynthese) hängt sowohl von Grad und Richtung der Dislokation (Frakturstabilität) als auch vom Verlauf der Frakturlinie (intra-/extraartikulär) sowie vom Ausmaß der Begleitverletzungen (z. B. Mitbeteiligung der Ulna und hier v. a. des Proc. styloideus ulnae) ab. Unkomplizierte (= nicht dislozierte, leicht reponierbare) und primär stabile Frakturen werden mittels „Mädchenfänger" (**f**) unter Bildverstärkerkontrolle konservativ behandelt. Dabei werden die Achsenverhältnisse, insbesondere die ursprüngliche Radiuslänge und der Radiusgelenkwinkel (Ulnar- und Palmarinklination, s. **Ba** u. **Bb**), durch Vertikalextension exakt wieder hergestellt, das Gelenk wird nachfolgend mit dorsopalmarer Gipsschiene ruhiggestellt. Intraartikuläre Frakturen mit großen Gelenkfragmenten sollten grundsätzlich osteosynthetisch stabilisiert werden.

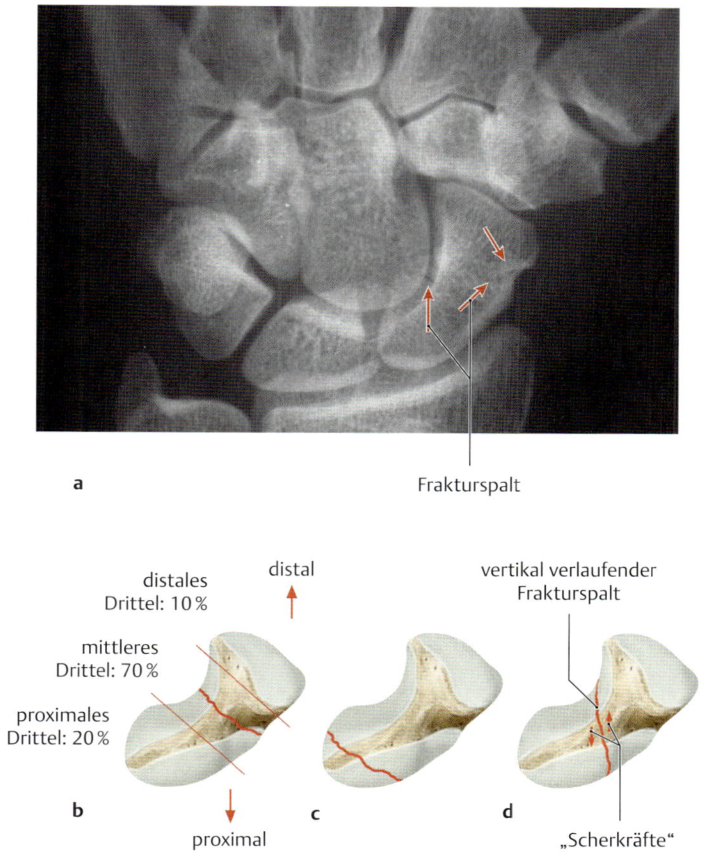

D Skaphoidfrakturen

a Skaphoidfraktur im Röntgenbild, Ansicht von dorsopalmar (aus: Stäbler A, Ertl-Wagner B, Hrsg. Radiologie-Trainer Bewegungsapparat, 3. Aufl. Stuttgart: Thieme; 2015); **b** Häufigkeitsverteilung der Lokalisation von Skaphoidfrakturen.

Frakturen der Handwurzel und hier v. a. des Os scaphoideum (⅔ der Fälle) sind eine weitere mögliche Folge von Stürzen auf die ausgestreckte, dorsalextendierte Hand. Im Unterschied zu distalen Radiusfrakturen (s. **C**) betreffen Skaphoidfrakturen fast ausschließlich jüngere Menschen (typische Sportverletzung). Die Symptome bei der klinischen Untersuchung können relativ diskret sein. In erster Linie besteht Druckschmerz im Bereich der Tabatière bei gleichzeitiger Radial- bzw. Ulnarabduktion sowie Stauchungsschmerz im Bereich von Daumen und Zeigefinger. Bei Verdacht auf eine Skaphoidfraktur sollte eine konventionelle Röntgenuntersuchung des Handgelenks (s. **a**, weißer Pfeil) in vier Ebenen erfolgen (sog. Skaphoidquartett), um die räumliche Ausrichtung des Frakturspaltes zu erkennen. Wenn das Röntgenbild die klinische Verdachtsdiagnose nicht bestätigen kann, muss (!) nach initialer Ruhigstellung 10–14 Tage später eine Röntgen-Kontrolluntersuchung (u. U. mittels CT-Schichtaufnahmen) erfolgen. Zu diesem Zeitpunkt sind die Resorptionsvorgänge im Frakturhämatom in der Regel abgeschlossen, so dass der Frakturspalt breiter und dadurch deutlich besser zu erkennen ist. Skaphoidfrakturen werden nach ihrer Lokalisation in Frakturen des proximalen, mittleren und distalen Skaphoiddrittels unterteilt (s. **b**). Besonders langwierig ist der Heilungsprozess bei Frakturen im proximalen Drittel (bis zu drei Monate Ruhigstellung im Oberarmgips mit Einschluss des Daumengrundgelenks!, s. **c**), da dieser Teil des Knochens kaum mit Blutgefäßen versorgt ist (fast alle Blutgefäße treten distal in das Os scaphoideum ein). Ebenso langwierig ist der Heilungsverlauf bei schräg oder vertikal verlaufenden Frakturen aufgrund der dabei entstehenden, entgegengesetzt wirkenden Scherkräfte (s. **d**).
Beachte: Das Kahnbein ist an allen Bewegungen des Handgelenks beteiligt, so dass eine langfristige Ruhigstellung nur schwer möglich ist. Die typische Komplikationen einer Skaphoidfraktur ist daher die Pseudarthrose (= Falschgelenk nach missglückter Frakturheilung, s. S. 42).

1.11 Schultergelenke: Überblick und Schlüsselbeingelenke als Ganzes

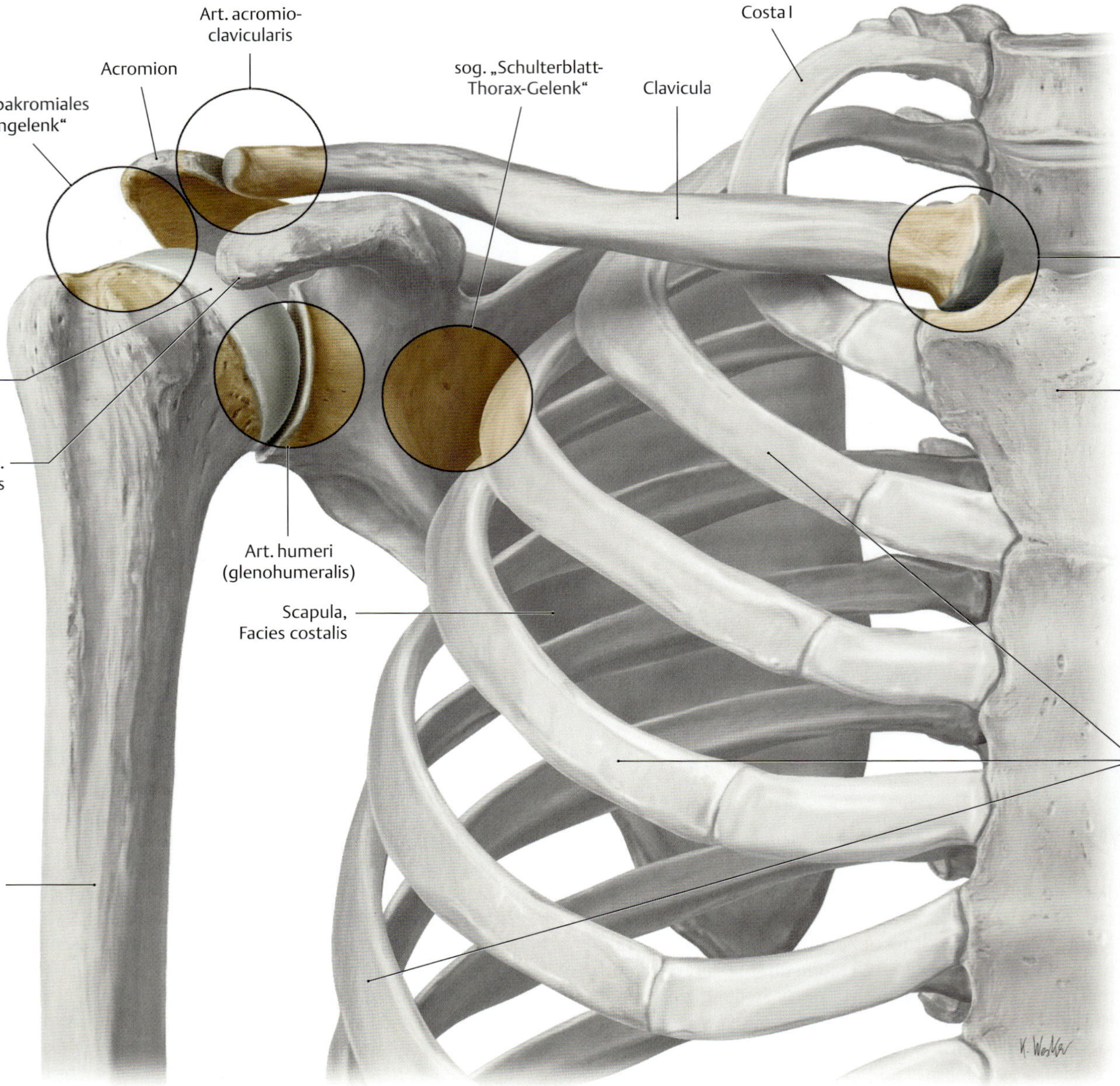

A Die fünf Gelenke der Schulter
Rechte Schulter in der Ansicht von ventral. An dem großen Bewegungsumfang des Armes im Schulterbereich sind insgesamt fünf Gelenke beteiligt, die in echte Gelenke und sog. Nebengelenke unterteilt werden:

- **Echte Gelenke:**
  1. Art. sternoclavicularis (Sternoklavikulargelenk);
  2. Art. acromioclavicularis (Akromioklavikulargelenk);
  3. Art. humeri (Humeroskapulargelenk).
- **Nebengelenke:**
  4. subakromiales Nebengelenk: Gleitlager aus Schleimbeuteln (Bursa subacromialis und Bursa subdeltoidea) zwischen Schulterdach (Fornix humeri) und Rotatorenmanschette (= muskuläre Manschette der Art. humeri, die den Gelenkkopf (Caput humeri) in die Gelenkpfanne (Cavitas glenoidalis) presst und aus den Mm. supra- und infraspinatus, subscapularis und teres minor besteht, s. S. 317);
  5. Schulterblatt-Thorax-Gelenk: Gleitlager aus lockerem Bindegewebe zwischen den Mm. subscapularis und serratus anterior.

Außer echten Gelenken und Nebengelenken spielen die beiden Bandhaften zwischen Schlüsselbein und 1. Rippe (Lig. costoclaviculare) sowie zwischen Schlüsselbein und Proc. coracoideus (Lig. coracoclaviculare) eine Rolle für die freie Beweglichkeit der oberen Extremität. Zusammen bilden alle Strukturen eine funktionelle Einheit und erst die freie Beweglichkeit in allen Gelenken ermöglicht den vollen Bewegungsumfang. Der außerordentlich große Bewegungsspielraum ist jedoch nur auf Kosten der Stabilität möglich, da Skelettanteile und straffe Bandsicherungen in den Hintergrund treten. Um der Schulter dennoch die nötige Stabilität zu verleihen, ist ein gut entwickelter und kräftiger Muskelmantel notwendig. Entsprechend der Wandlung von einer Stütz- zu einer Bewegungsfunktion nimmt die Bedeutung der Weichteile und ihrer Störungen zu. Aus diesem Grund spielt sich ein großer Teil der Schultererkrankungen in den Weichteilen ab.

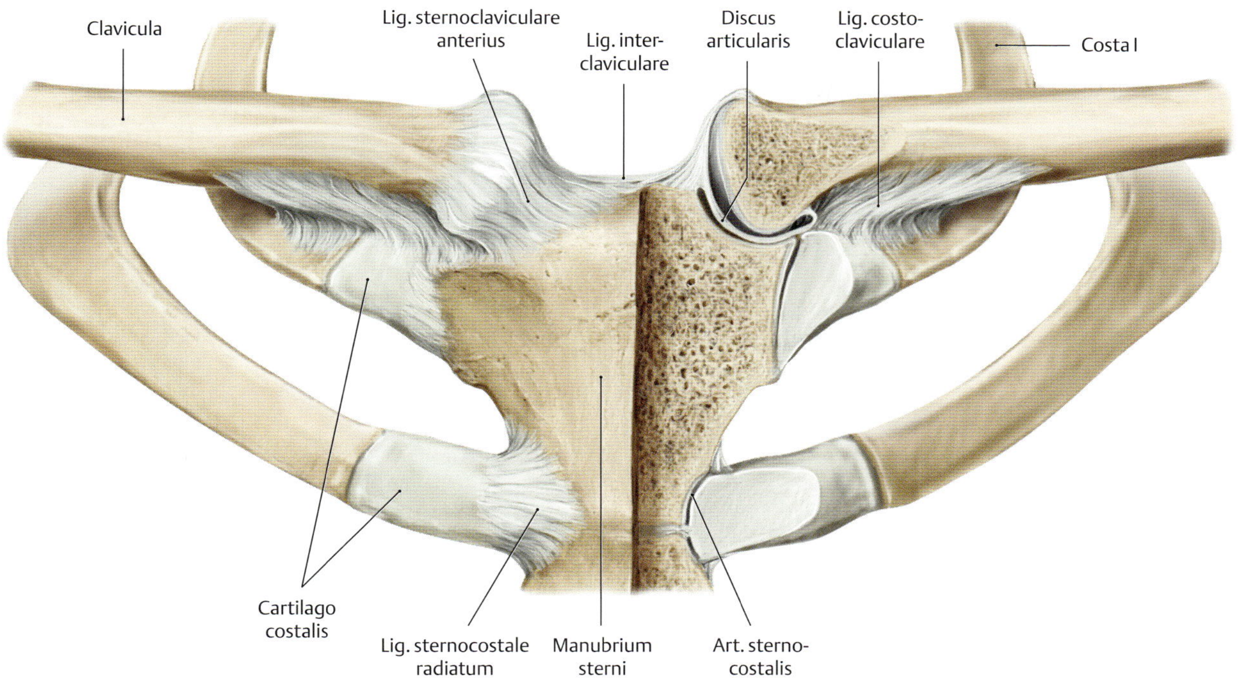

B Articulatio sternoclavicularis und Bandapparat
Ansicht von ventral. Art. sternoclavicularis (auch *mediales* Schlüsselbeingelenk) und Art. acromioclavicularis (auch *laterales* Schlüsselbeingelenk, s. u.) bilden zusammen die echten Schultergürtelgelenke. In der Abbildung ist die linke Art. sternoclavicularis durch einen Flachschnitt eröffnet. Die Inkongruenz der beiden sattelförmigen Gelenkflächen von Klavikula und Manubrium sterni wird durch einen faserknorpeligen Discus articularis ausgeglichen.

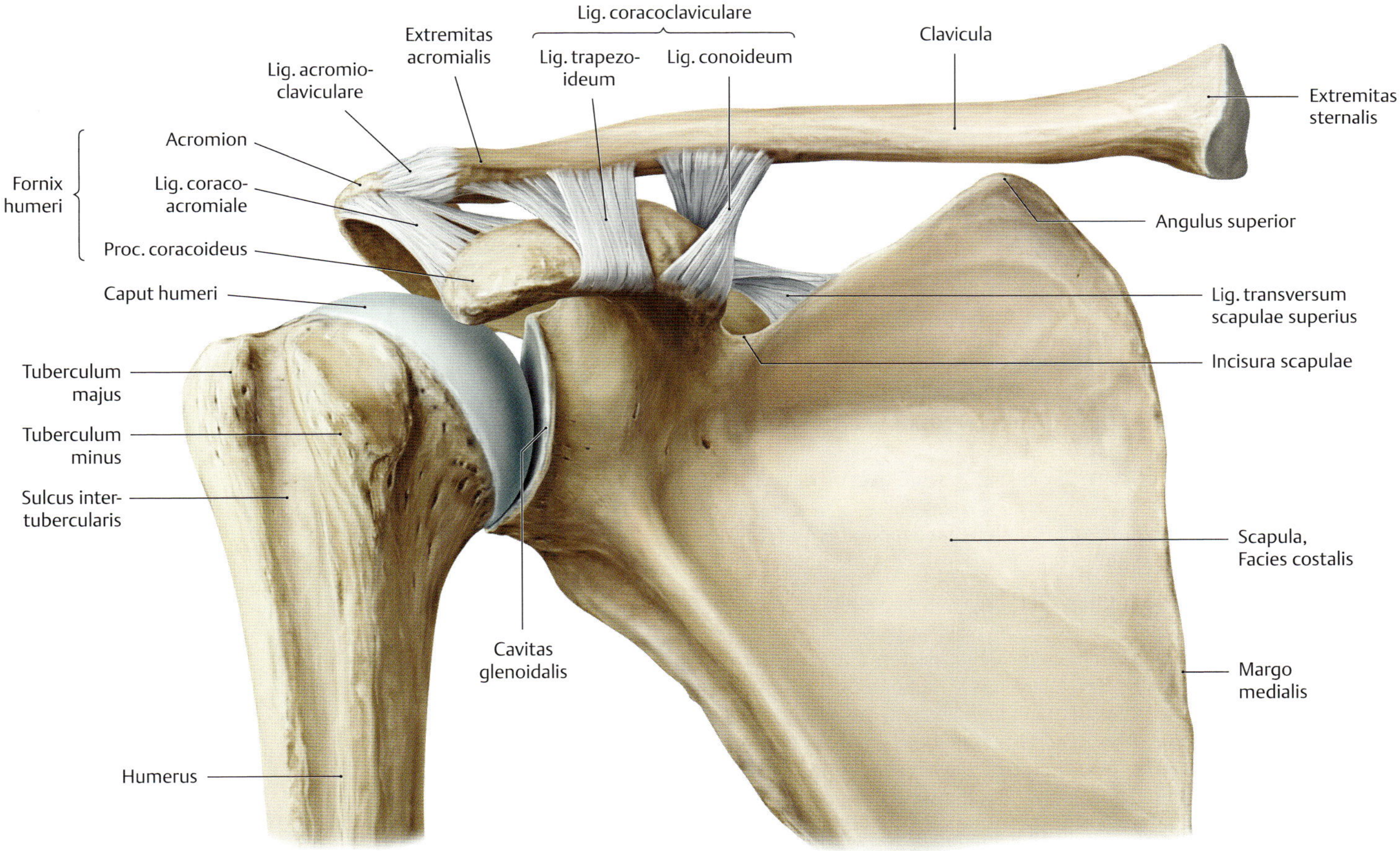

C Articulatio acromioclavicularis und Bandapparat
Ansicht von ventral. Die Art. acromioclavicularis (das *laterale* Schlüsselbein- oder „Schultereckgelenk") ist seiner Form nach ein *planes* Gelenk. Aus diesem Grund muss es durch straffe Bänder (Ligg. acromioclaviculare, coracoacromiale und coracoclaviculare) in seiner Position gehalten werden. Dadurch ist das Bewegungsausmaß der Art. acromioclavicularis stark eingeschränkt. In Ausnahmefällen, d. h. bei einigen wenigen Menschen weist das Schultereckgelenk einen variabel geformten Discus articularis auf und ist dann beweglicher.

1.12 Schultergelenke: Bandapparat des Schlüsselbeingelenks und Schulterblatt-Thorax-Gelenk

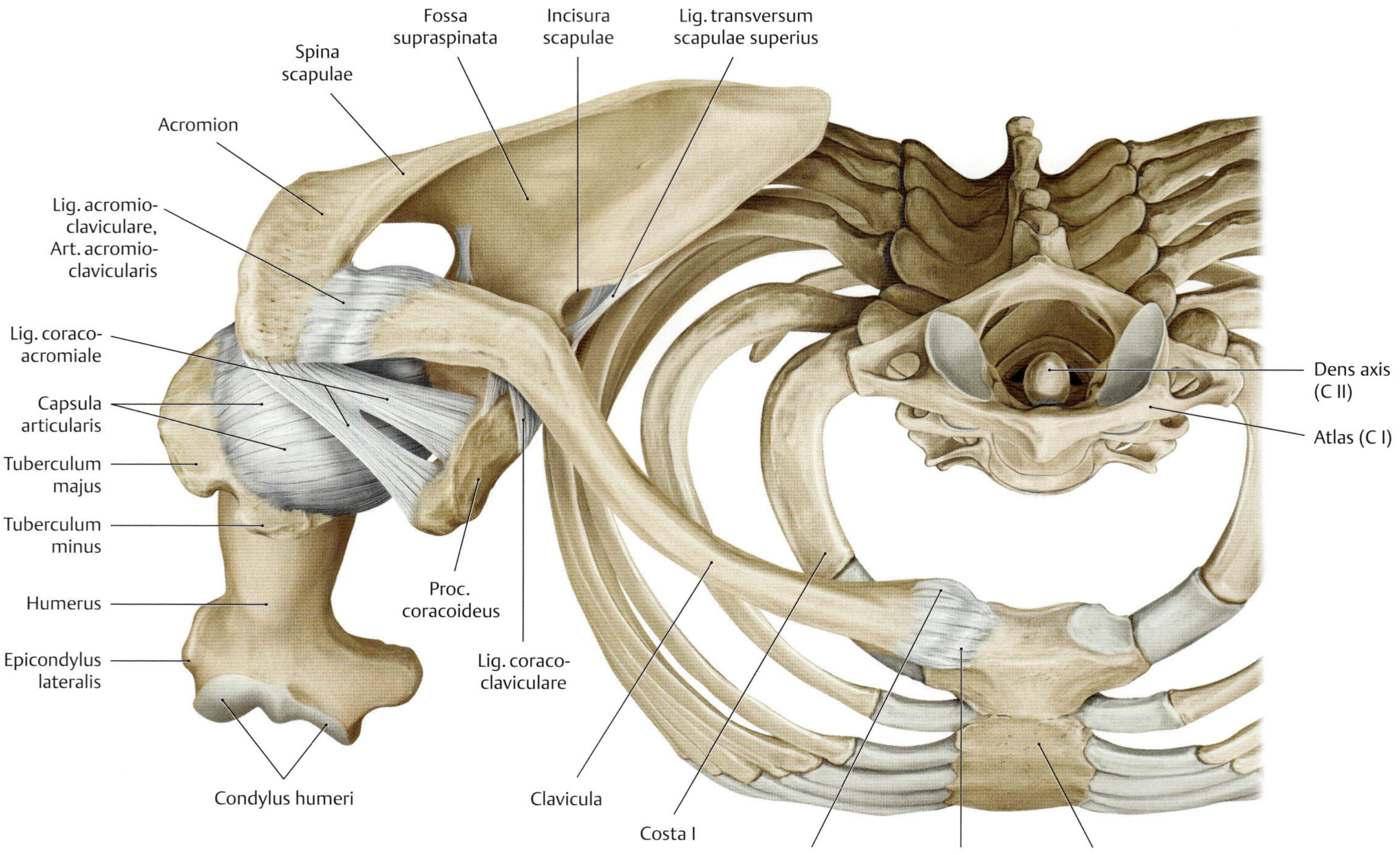

A Bandapparat des medialen und lateralen Schlüsselbeingelenks (Art. sternoclavicularis und Art. acromioclavicularis)
Rechte Seite, Ansicht von kranial.

B Verletzungen des akromioklavikulären Bandapparates
Sie entstehen häufig beim Sturz auf die Schulter oder den ausgestreckten Arm.
Nach **Tossy** werden sie in drei Verletzungstypen eingeteilt:

- Tossy I: Überdehnung der Ligg. acromioclaviculare und coracoclaviculare,
- Tossy II: Ruptur des Lig. acromioclaviculare und Subluxation des Akromioklavikulargelenks,
- Tossy III: komplette Ruptur des gesamten Bandapparates mit vollständiger Luxation des Gelenks.

Die Einteilung nach **Rockwood** fügt hier drei weitere, seltenere Verletzungsformen an:

- Rockwood IV: zusätzlich Verschiebung der luxierten Clavicula nach dorsal durch Abriss der Pars clavicularis des M. deltoideus,
- Rockwood V: verstärkte Dislokation des lateralen Klavikulaendes nach kranial durch kompletten Abriss von Mm. deltoideus und trapezius,
- Rockwood VI: Dislokation des lateralen Klavikulaendes unter das Acromion bzw. den Proc. coracoideus (äußerst selten).

Je nach Ausmaß der Verletzung ist durch Palpation (Cave: schmerzhaft!) das sog. *„Klaviertastenphänomen"* stärker oder schwächer auszulösen: Das laterale, durch die Verletzung höher stehende Klavikulaende lässt sich durch Druck von kranial reponieren, geht aber nach Nachlassen des Drucks wieder in seine Ausgangslage zurück. Die *Röntgenaufnahme in zwei Ebenen* zeigt einen erweiterten Gelenkspalt, die *vergleichende Belastungsaufnahme* mit etwa 10 kg schweren Gewichten in beiden Händen das Höhertreten des lateralen Klavikulaendes auf der betroffenen Seite (wird bei offensichtlich vorliegender Teilruptur von Bändern nicht durchgeführt, um ein Weiterreißen zu verhindern).

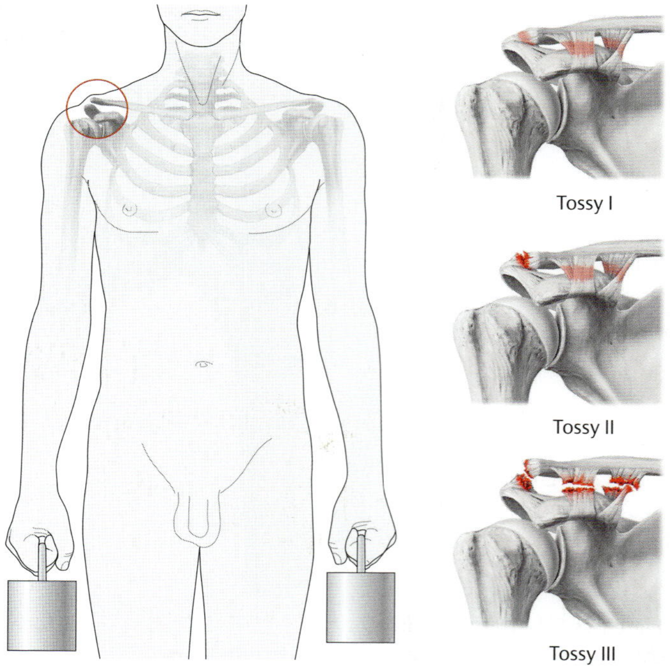

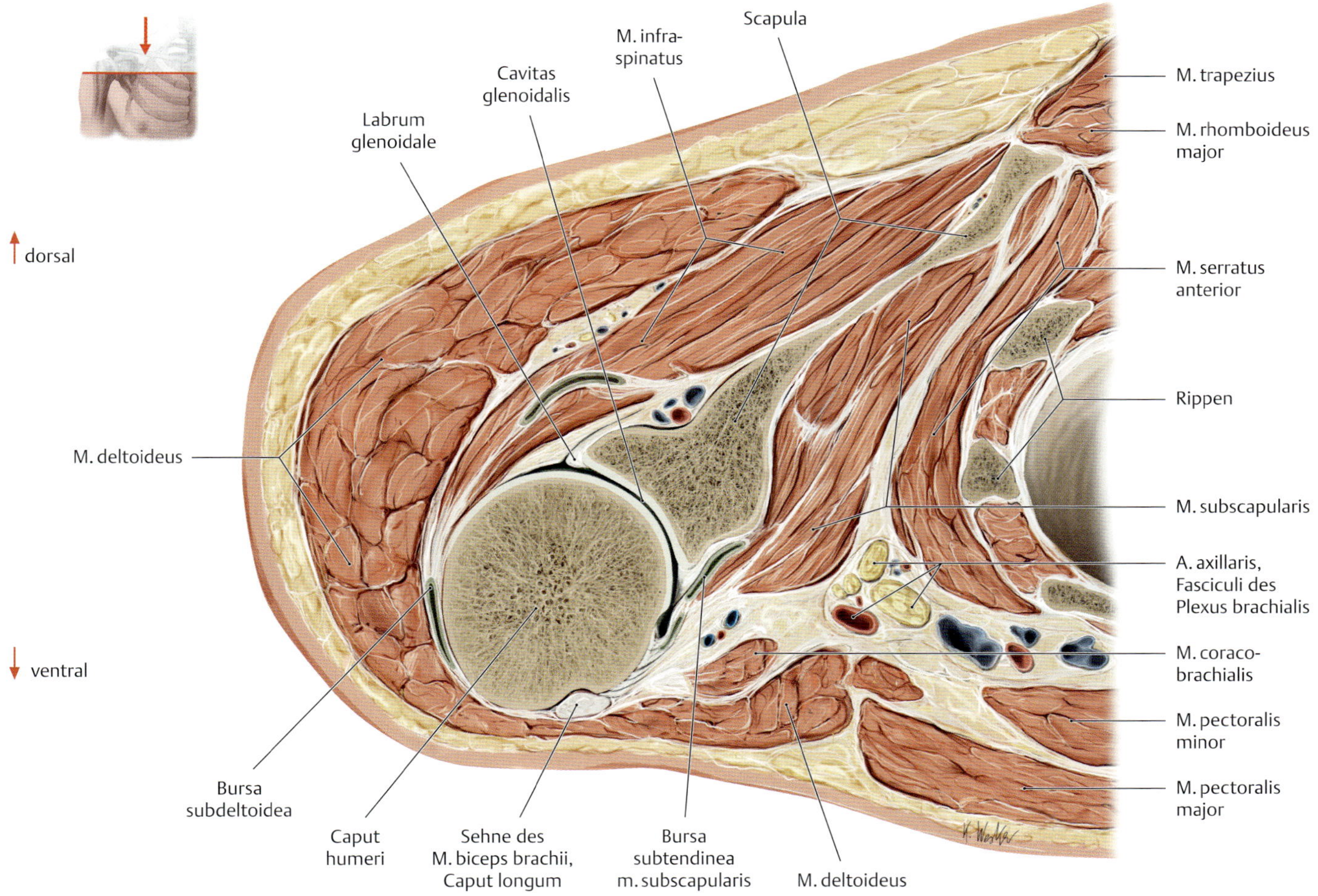

C Horizontalschnitt durch ein rechtes Schultergelenk
Ansicht von kranial. Bei allen Bewegungen des Schultergürtels gleitet das Schulterblatt im lockeren Bindegewebe zwischen M. serratus anterior und M. subscapularis (s. **D**). Das bindegewebige Gleitlager wird als Schulterblatt-Thorax-Gelenk bezeichnet und besitzt die Funktion eines Gelenks, in dem sowohl translatorische als auch rotatorische Bewegungen der Scapula durchgeführt werden können (s. S. 286) (Zeichnung nach einem Präparat der Anatomischen Sammlung der Universität Kiel).

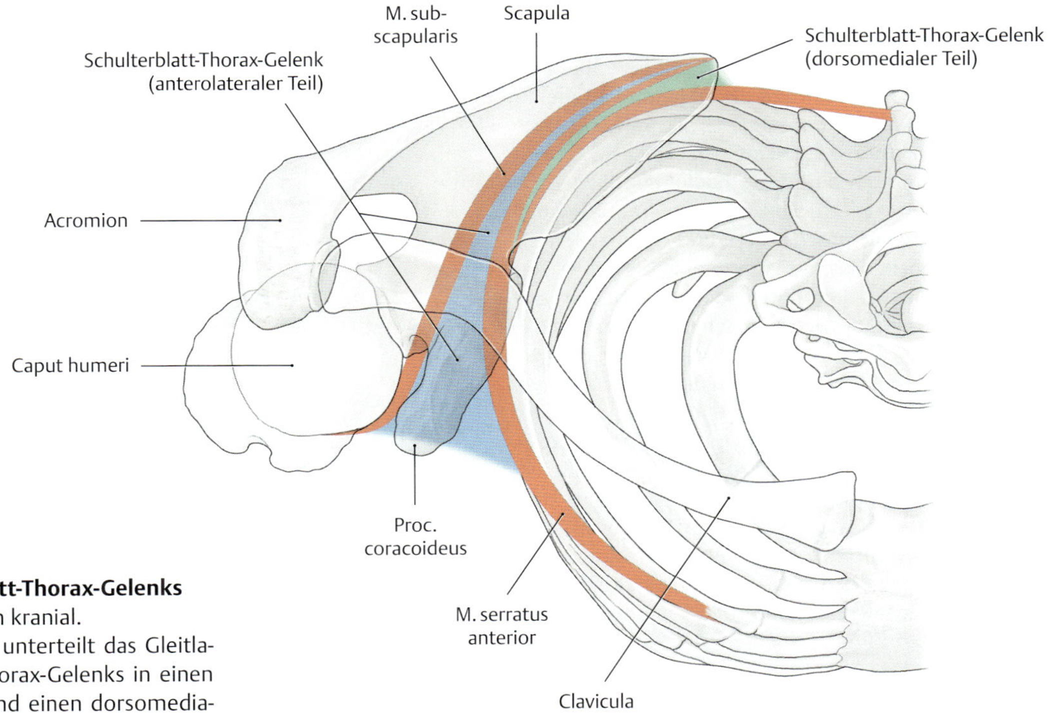

D Lage des Schulterblatt-Thorax-Gelenks
Rechte Seite, Ansicht von kranial.
Der M. serratus anterior unterteilt das Gleitlager des Schulterblatt-Thorax-Gelenks in einen anterolateralen (blau) und einen dorsomedialen (grün) Teil.

1.13 Schultergelenke: Articulatio humeri, artikulierende Gelenkflächen, Gelenkkapsel und Gelenkhöhle

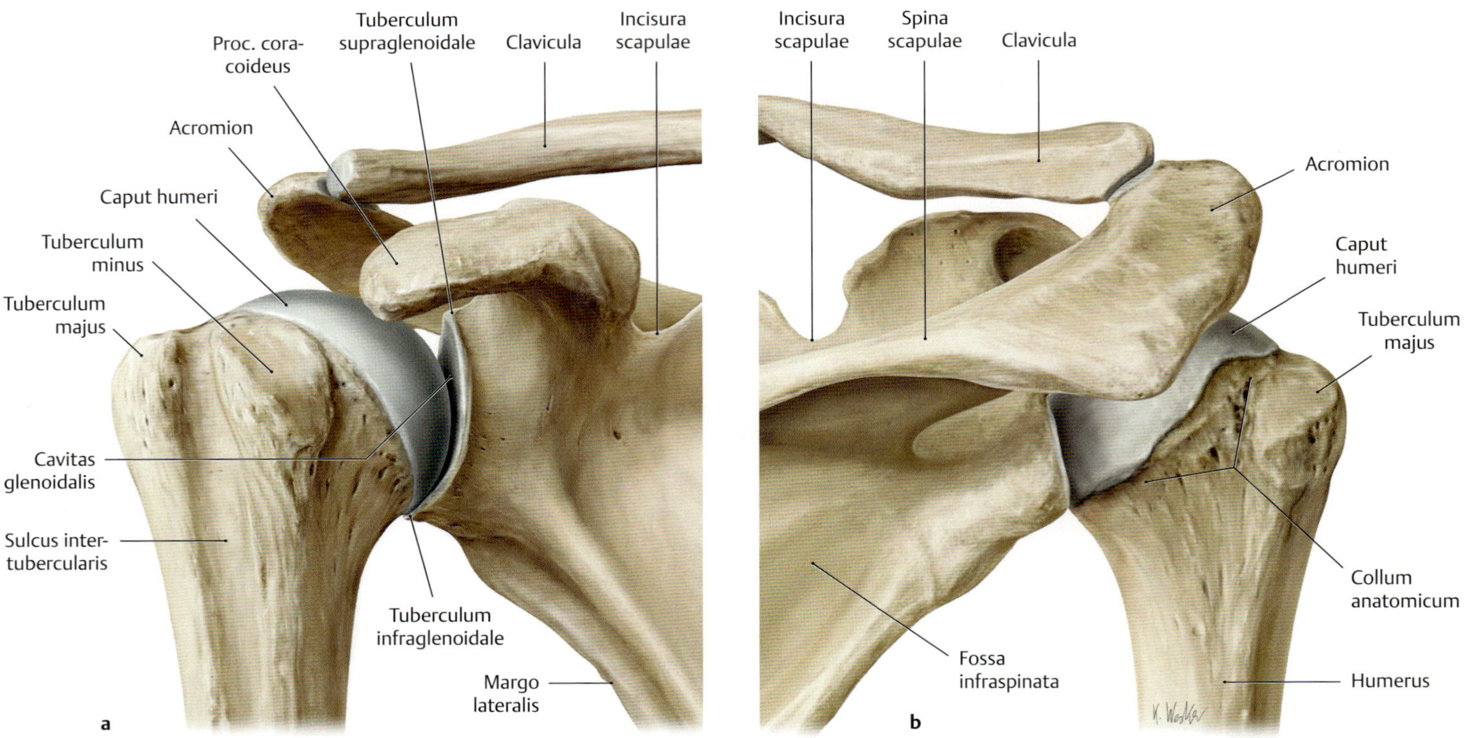

A Artikulierende Skelettelemente eines rechten Schultergelenks (Art. humeri) und Schulterluxation

a Ansicht von ventral; **b** Ansicht von dorsal; **c** Ansicht von lateral; **d** artikulierende Gelenkflächen.

Im Schultergelenk (Art. humeri), dem beweglichsten aber auch anfälligsten Gelenk des Körpers, artikulieren das Caput humeri und die Cavitas glenoidalis der Scapula in Form eines Kugelgelenks. Die Gelenkfläche der Scapula, die drei- bis viermal kleiner ist als die des Caput humeri, wird durch eine am Pfannenrand ansetzende faserknorpelige, an der Basis etwa 5 mm breite Gelenklippe (Labrum glenoidale) etwas vergrößert (s. **d**). Dieses Missverhältnis in der Größe der artikulierenden Gelenkflächen ermöglicht zwar eine große Beweglichkeit, verringert aber aufgrund einer mangelnden knöchernen Führung die Stabilität im Gelenk. Da auch der Bandapparat nur schwach ausgebildet ist, gewährleistet v. a. die kräftige Schultermuskulatur die Stabilität im Gelenk (s. S. 318).

Luxationen am Schultergelenk treten besonders häufig auf. Etwa 45 % aller Luxationen entfallen auf das Schultergelenk, wobei der Humeruskopf am häufigsten nach vorne oder vorne-unten luxiert, und zwar bei gewaltsamer Außenrotation des erhobenen Armes. Während für die erste Luxation in der Regel ein erhebliches Trauma notwendig ist, genügen später oft ausfahrende Bewegungen (z. B. Verdrehungen im Schlaf), um die Schulter wieder auszurenken (sog. habituelle Schulterluxationen).

Die **Diagnostik einer Schulterluxation** erfolgt klinisch (anhand der Stellung des Armes, anhand der Schmerzen sowie durch Palpation des Schulterreliefs) und durch Röntgenuntersuchung in zwei Ebenen. Luxationsbedingte Verletzungen, insbesondere bei den häufigen vorderen Luxationen, betreffen v. a. den vorderen Pfannenrand (Abriss des Labrums, sog. *Bankart-Läsion*) und den Humeruskopf (Impressionsfraktur durch den Pfannenrand, sog. *Hill-Sachs-Läsion*). Weitere wichtige Komplikationen sind die Mitverletzung des N. axillaris (Sensibilität im Autonomgebiet testen!), der A. axillaris (Rekapillarisierungszeit der A. radialis testen!) sowie, insbesondere bei älteren Patienten, der Rotatorenmanschette (Ruptur).

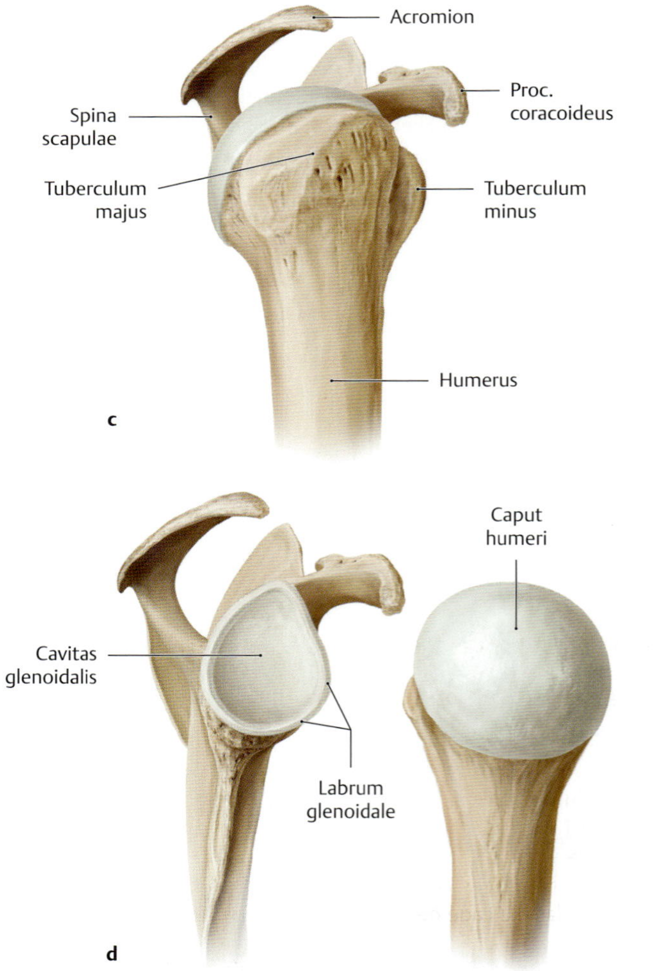

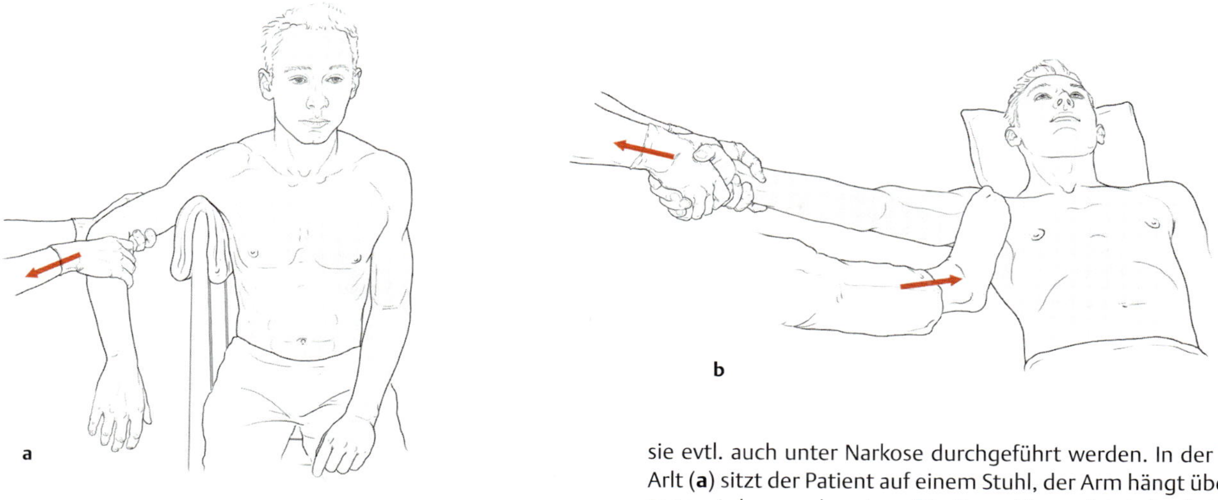

B Reposition der Schulterluxation

a Reposition nach Arlt; **b** Reposition nach Hippokrates.

Es gibt verschiedene Methoden, um eine luxierte Schulter wieder einzurenken. In jedem Fall sollte die Reposition unter Sedierung bzw. Analgesie evtl. auch unter Narkose durchgeführt werden. In der Technik nach Arlt (**a**) sitzt der Patient auf einem Stuhl, der Arm hängt über der gepolsterten Lehne nach unten. Die Reposition erfolgt durch Längstraktion, wobei die Armlehne wie ein Hypomochlion wirkt. In der Technik nach Hippokrates (**b**) liegt der Patient auf dem Rücken. Die Reposition erfolgt ebenfalls durch Längszug am Arm, wobei der von kaudal in die Achselhöhle gestemmte Fuß des behandelnden Arztes als Widerlager dient.

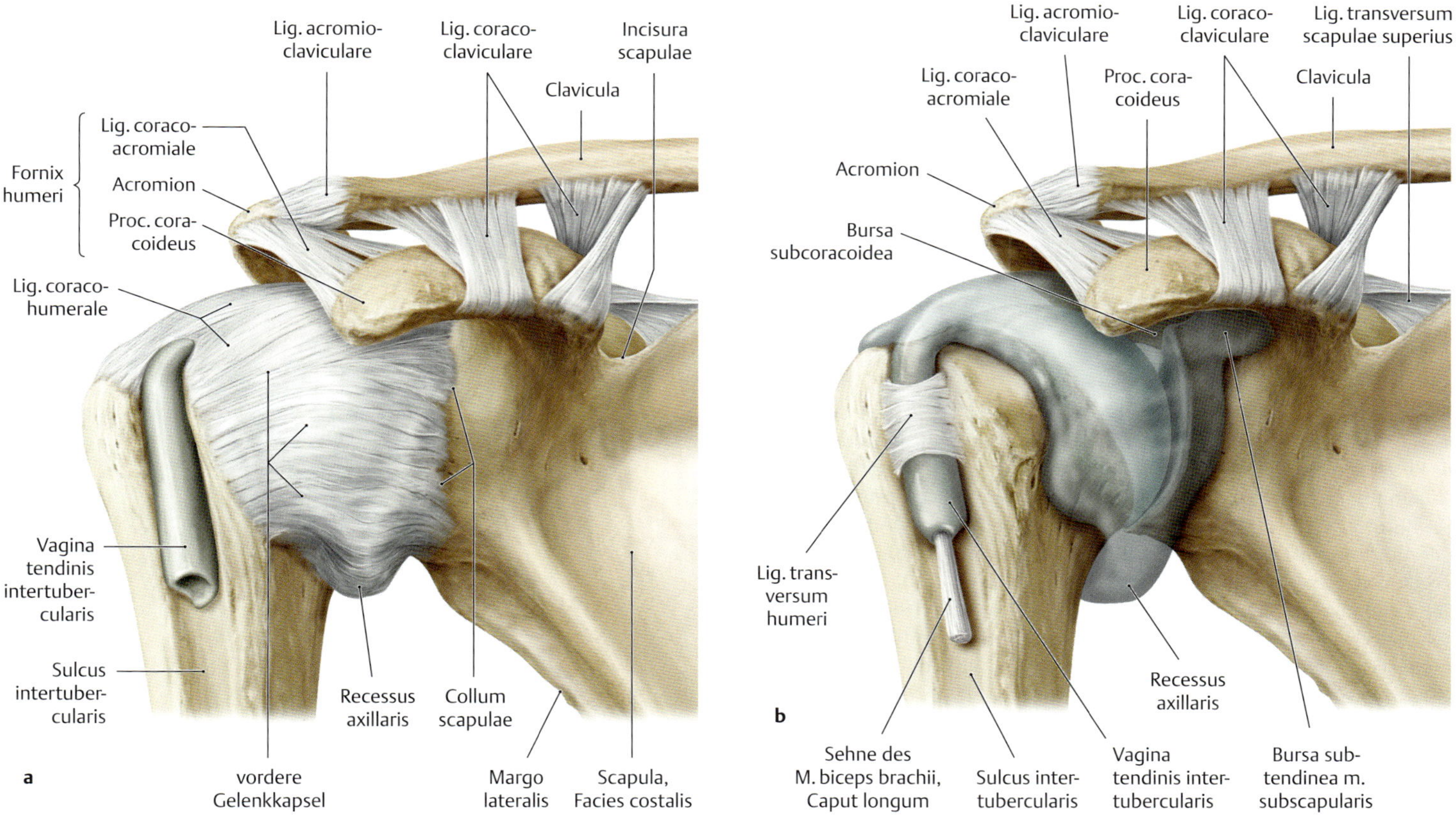

C Kapsel-Band-Apparat und Gelenkhöhle der rechten Schulter

a Ansicht von ventral;

b Darstellung der Gelenkhöhle in der Ansicht von ventral.

Die Schultergelenkkapsel ist weit und im hinteren Bereich, der nicht von Bändern verstärkt ist, sehr dünn. Auf der Vorderseite wird die Gelenkkapsel durch drei Bandstrukturen (Ligg. glenohumeralia superius, medium und inferius, s. S. 276), im kranialen Bereich durch das Lig. coracohumerale verstärkt. Zusammen mit dem Acromion und dem Proc. coracoideus bildet das Lig. coracoacromiale das sog. Schulterdach (Fornix humeri), das die Lage des Humeruskopfes in der Pfanne sichert, gleichzeitig aber auch die Bewegungen des Humerus nach kranial begrenzt. Bei herabhängendem Arm weist die Gelenkkapsel im unteren, muskelfreien Bereich eine Aussackung auf (Recessus axillaris), die als Reservefalte, insbesondere bei Abspreizbewegungen dient. Bei länger bestehender Schonhaltung des Armes kann der Recessus axillaris verkleben bzw. atrophieren und eine erhebliche Bewegungseinschränkung nach sich ziehen. Die Gelenkhöhle des Schultergelenks ist mit den benachbarten Schleimbeuteln verbunden. Regelmäßig kommunizieren mit der Gelenkhöhle die Bursa subtendinea m. subscapularis und die Bursa subcoracoidea. Auch die Sehnenscheide der langen Bizepssehne (Vagina tendinis intertubercularis) tritt während ihres Verlaufs durch den Sulcus intertubercularis mit der Gelenkhöhle in Verbindung.

Beachte: Die Ligg. glenohumeralia sind in der Regel nur an der Innenseite der Kapsel gut sichtbar bzw. abgrenzbar.

1.14 Schultergelenke: Articulatio humeri, kapselverstärkende Bänder und Rotatorenintervall

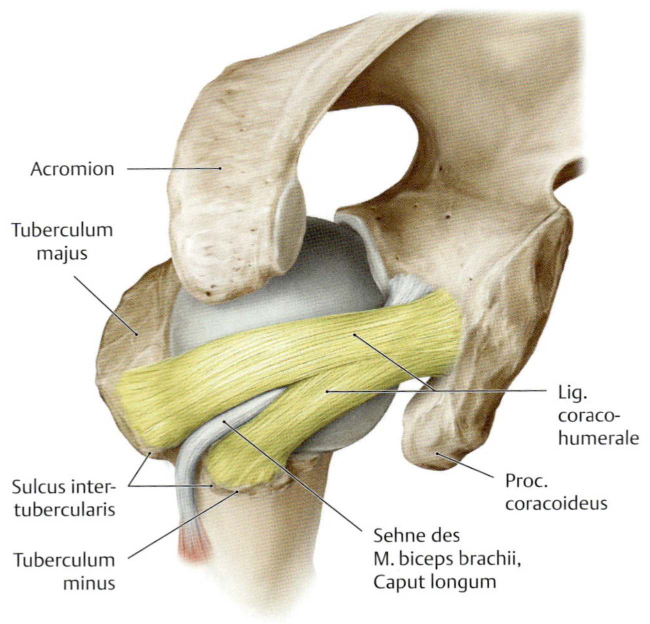

A Lig. coracohumerale
Rechtes Schultergelenk, Ansicht von oben.
Das Lig. coracohumerale entspringt als kräftiges breites Band an der Basis des Proc. coracoideus und zieht mit zwei Anteilen zu den Tubercula majus und minus. Die zwischen den beiden Zügeln des Lig. coracohumerale hindurchlaufende lange Bizepssehne wird dadurch vor ihrem Eintritt in den Sulcus intertubercularis geführt und gesichert.

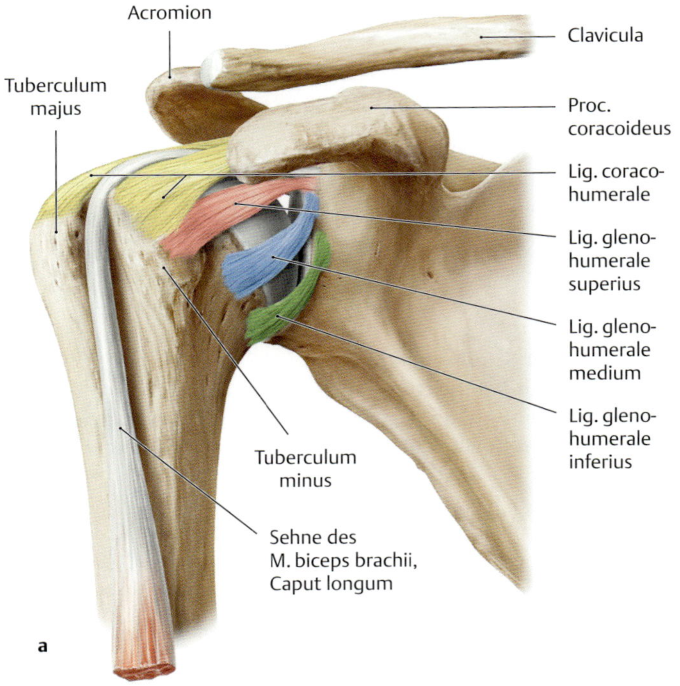

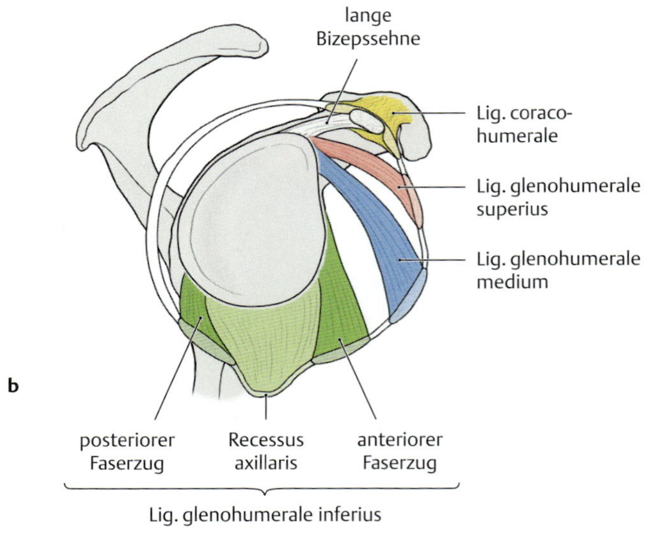

B Kapselverstärkende Bänder in der Ansicht von vorne und ventral
a Rechtes Schultergelenk, Ansicht von vorne; **b** Schematische Darstellung der kapselverstärkenden Bandstrukturen nach Entfernung des Humeruskopfes und Durchtrennung der Kapsel sowie der Ansatzsehnen der Rotatorenmanschettenmuskeln, Ansicht von lateral; **c** Ursprung und Ansatz der Bandstrukturen.
Die Gelenkkapsel des Schultergelenks ist relativ schlaff und v. a. dorsal sehr dünn. Ventral besitzt sie jedoch Verstärkungsbänder (Ligg. glenohumeralia), die sehr variabel ausgebildet und in der Regel nur von innen, also arthroskopisch (s. S. 283), gut zu sehen sind:

- **Lig. glenohumerale superius:** Es verläuft vom oberen Pfannenrand zum Sulcus intertubercularis und zum Tuberculum minus und bildet mit dem Lig. coracohumerale die Rotatorenintervallschlinge (s. **D**).
- **Lig. glenohumerale medium:** Es verläuft nahezu rechtwinklig zur Ansatzsehne des M. subscapularis vom oberen Pfannenrand zum Collum anatomicum des Humerus.
- **Lig. glenohumerale inferius:** Es besteht aus insgesamt *drei Teilen,* einem anterioren und posterioren Faserzug sowie einem dazwischen liegenden axillären Rezessus (Recessus axillaris). Alle drei Anteile verlaufen vom kaudalen Gelenkpfannenrand zum medialen Hals des Humerus, wobei der mittlere Anteil (Recessus axillaris) bis zum Collum chirurgicum hinunter reicht. Das Lig. glenohumerale inferius hat eine besondere Bedeutung für die anterior-inferiore Schulterstabilität und entfaltet sich, insbesondere bei Abduktion, zu einer Art „Hängematte".

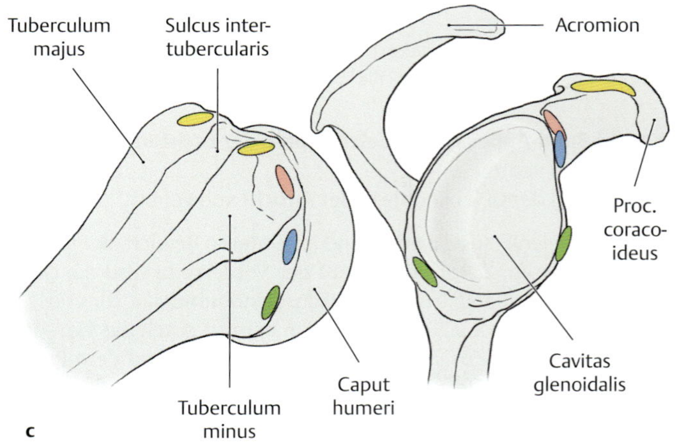

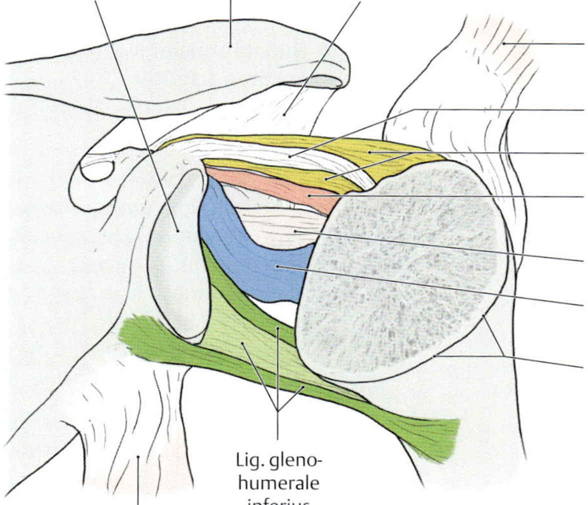

C Kapselverstärkende Bänder in der Ansicht von dorsal
Sicht auf die Rückseite der ventralen Gelenkkapsel nach Entfernung des Humeruskopfes an der Knorpel-Knochen-Grenze (Collum anatomicum). Rechtes Schultergelenk.

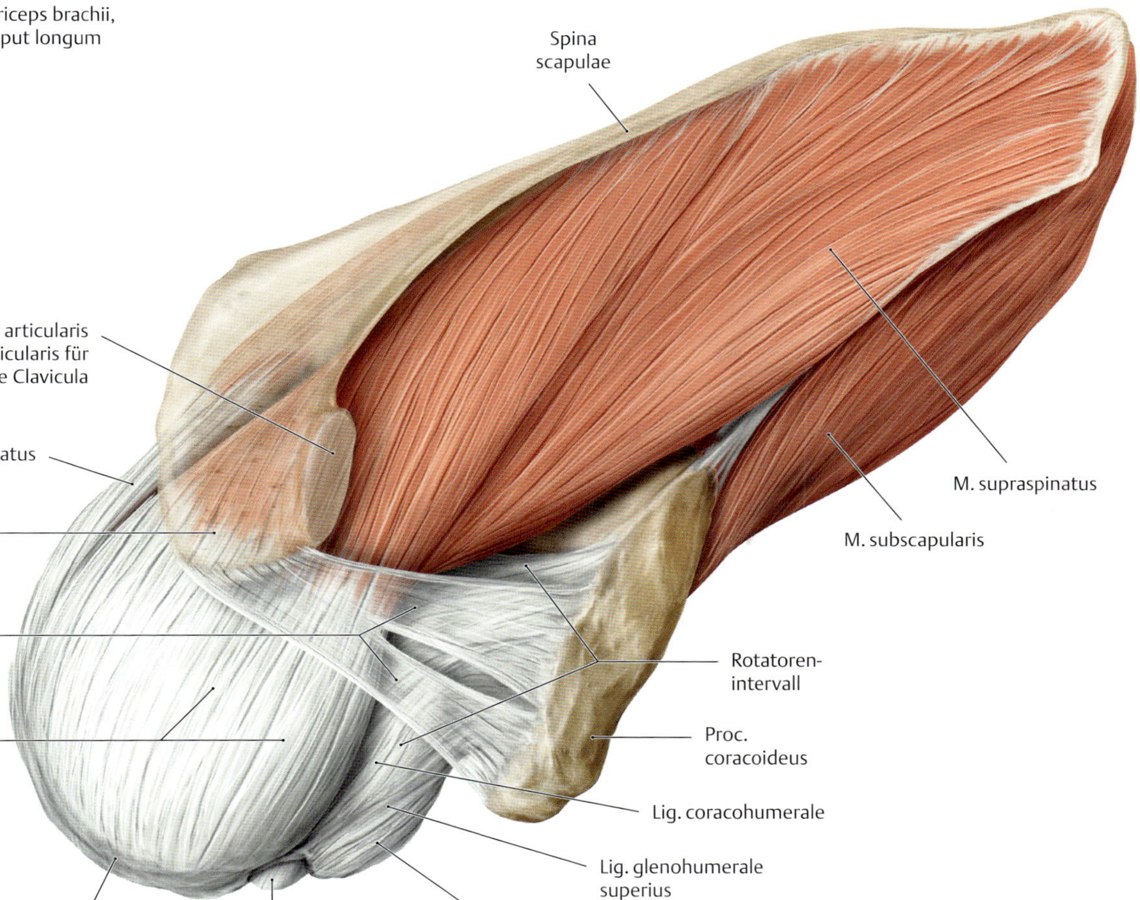

D Rotatorenintervall
Rechte Schulter, Ansicht von oben; Clavicula und M. deltoideus entfernt.

Als *Rotatorenintervall* bezeichnet man einen Kapselbereich bzw. eine Lücke zwischen Oberrand des M. subscapularis und Vorderrand des M. supraspinatus. Vor allem das Lig. glenohumerale superius und das Lig. coracohumerale verstärken in diesem Bereich die Gelenkkapsel. Beide Bänder vereinigen sich im Rotatorenintervall zur sog. *Rotatorenintervallschlinge* (= Bizepssehnen-Pulley). Sie umgibt die lange Bizepssehne und verhindert ihre Dislokation nach ventral-medial. Dabei bildet das Lig. glenohumerale superius den Boden und das Lig. coracohumerale das Dach dieser Schlinge (s. **Bb**). Außerdem sind im Rotatorenintervall noch Faserzüge der jeweiligen Ansatzsehnen von M. subscapularis und M. supraspinatus miteinander verwoben.

1.15 Schultergelenke: subakromiales Nebengelenk

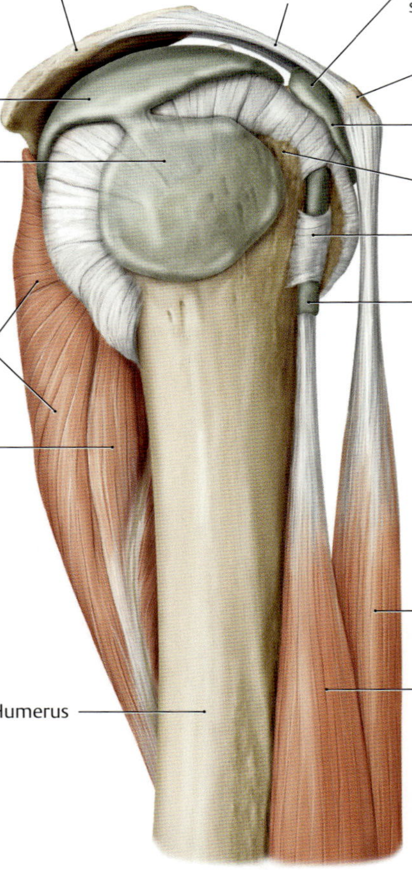

A Subakromiales Nebengelenk einer rechten Schulter

Ansicht von lateral. Nach Entfernung des M. deltoideus sieht man

- die Muskelansätze der Rotatorenmanschette (Mm. supraspinatus, infraspinatus, teres minor und subscapularis) am proximalen Humerus (s. auch **B**),
- die Ursprungssehnen des M. biceps brachii sowie
- den subakromialen Raum mit der Bursa subacromialis, die regelmäßig mit der Bursa subdeltoidea kommuniziert.

Die beiden Schleimbeutel bilden die Gelenkhöhle des sog. subakromialen Nebengelenks und sorgen für ein reibungsloses Gleiten des Humeruskopfes sowie der Ansatzsehnen der Rotatorenmanschette (v. a. von M. supraspinatus und kranialem Teil des M. infraspinatus) unter das Schulterdach während der Abduktion bzw. Elevation des Armes (s. S. 287).

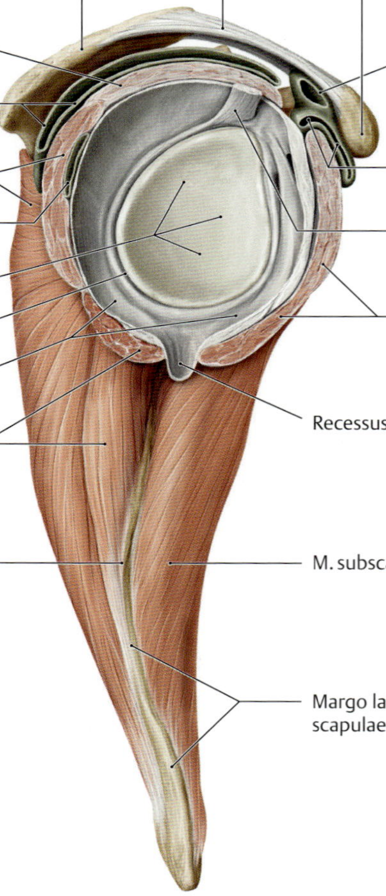

B Bursa subacromialis und Cavitas glenoidalis eines rechten Schultergelenks

Ansicht von lateral. Nach Entfernung des Humeruskopfes und Durchtrennung der Ansatzsehnen der Rotatorenmanschette fällt der Blick auf die Pfanne des Schultergelenks *(Cavitas glenoidalis)*. Das *Labrum glenoidale* vergrößert als Gelenklippe die Pfanne nur unwesentlich. Kurz vor ihrem Ansatz am Humeruskopf strahlen die Muskeln der Rotatorenmanschette mit ihren Ansatzsehnen in die Gelenkkapsel und pressen den Humeruskopf ähnlich einer Manschette in die Schulterpfanne. Zwischen Schulterdach (Fornix humeri) und den auf dem Humeruskopf verlaufenden Ansatzsehnen liegt die *Bursa subacromialis* (s. **D**).

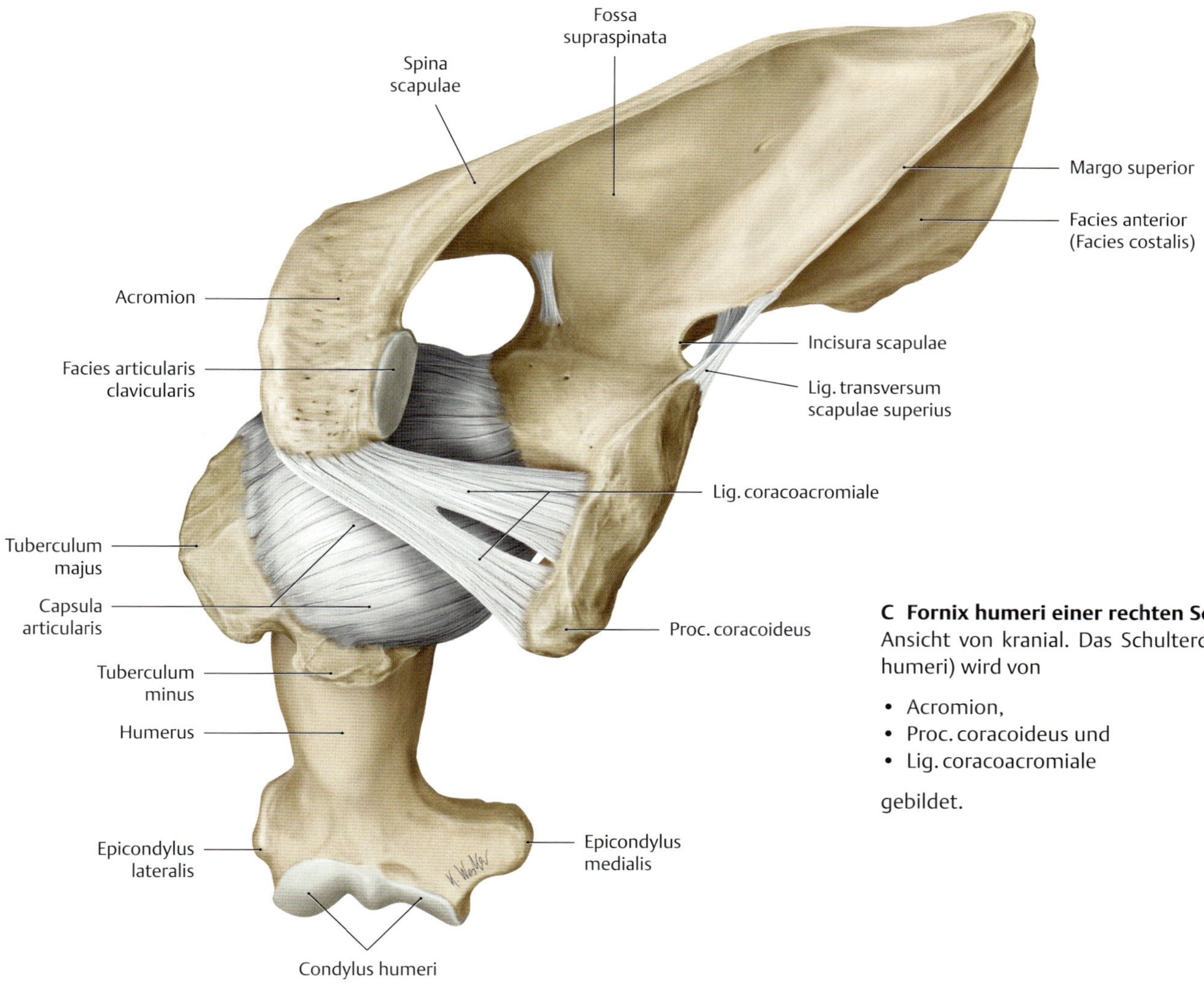

C Fornix humeri einer rechten Schulter
Ansicht von kranial. Das Schulterdach (Fornix humeri) wird von

- Acromion,
- Proc. coracoideus und
- Lig. coracoacromiale

gebildet.

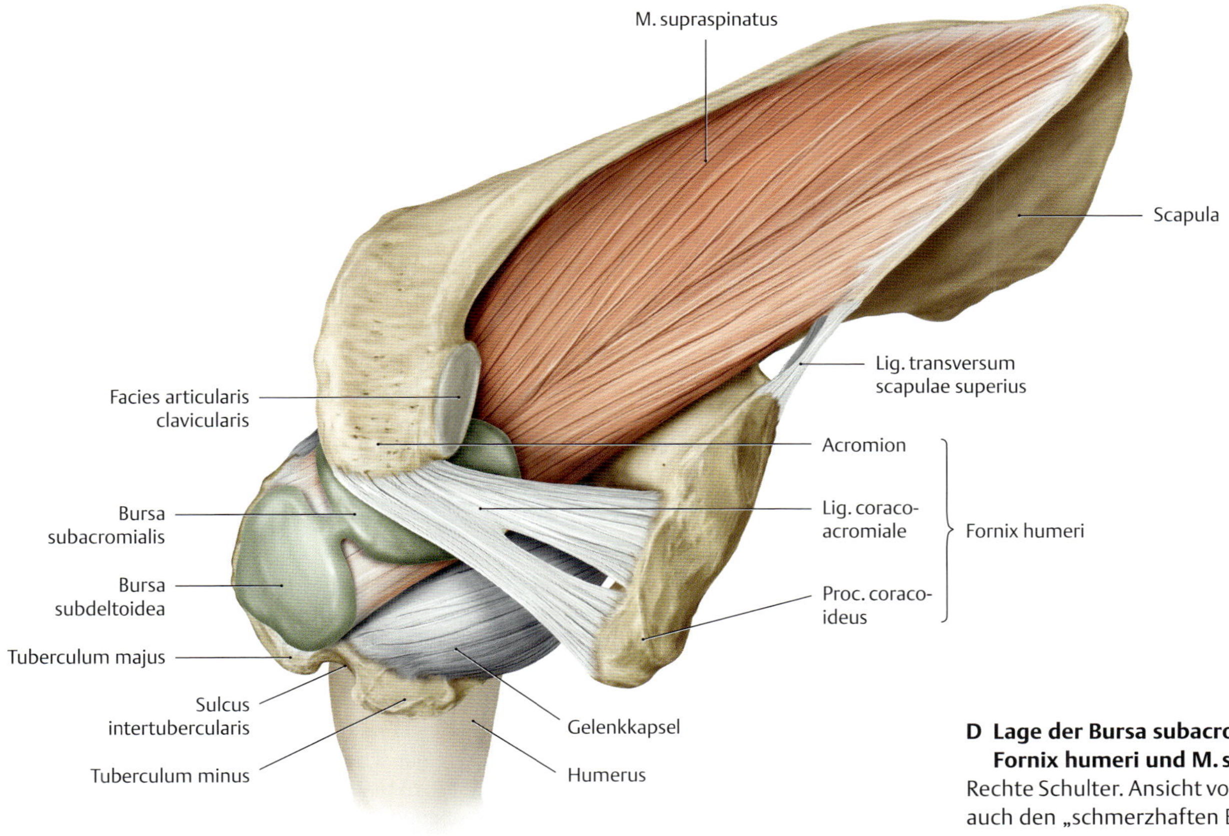

D Lage der Bursa subacromialis zwischen Fornix humeri und M. supraspinatus
Rechte Schulter. Ansicht von kranial; vgl. hierzu auch den „schmerzhaften Bogen“, S. 280.

1.16 Bursa subacromialis und Bursa subdeltoidea

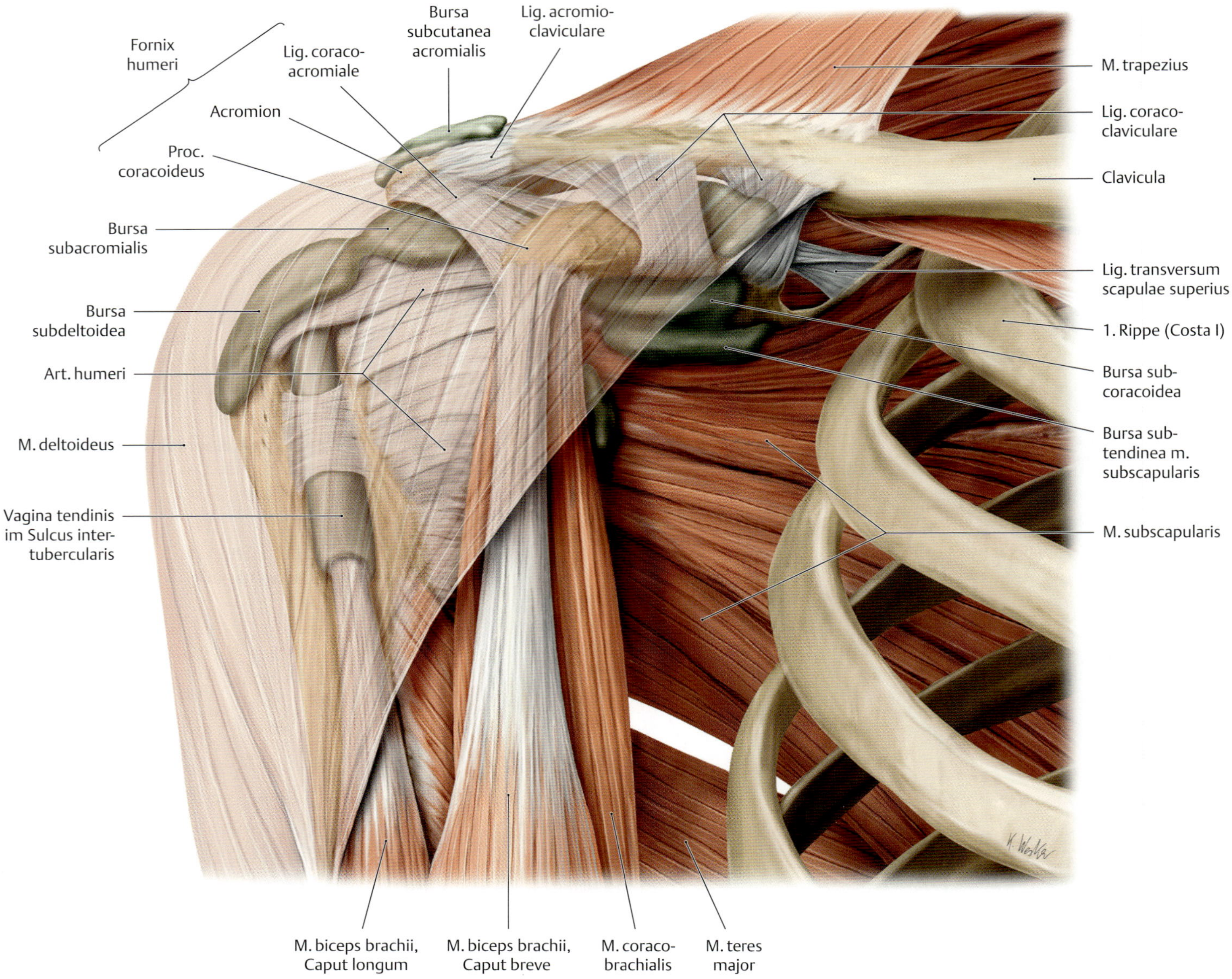

A Lage der Schleimbeutel an der rechten Schulter
Ansicht von ventral. Die Mm. pectorales major und minor sowie der M. serratus anterior sind entfernt. Der durchscheinende M. deltoideus lässt die Lage der Schleimbeutel erkennen.
Beachte v. a. den Fornix humeri und die darunter gelegene Bursa subacromialis.

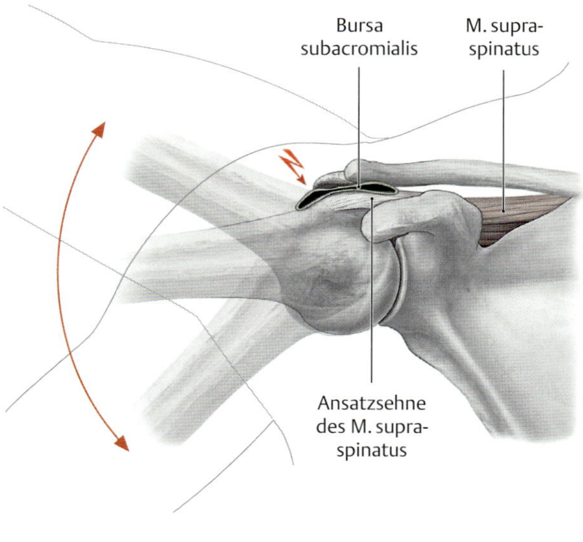

B Schmerzhafter Bogen (Impingementsyndrom)
Von einem *„schmerzhaften Bogen"* spricht man, wenn bei der Abduktion des Armes zwischen 60 und 120° Schmerzen auftreten. Sie entstehen, wenn eine degenerativ veränderte, häufig verkalkte und damit verdickte Supraspinatussehne beim Heben des Armes nach medial wandert und dabei unter das Acromion und die Bursa subacromialis gezwängt wird. Hierbei kommt es zu einer schmerzhaften Einengung des subakromialen Raumes (s. **D**). Weitere Ursachen können degenerative Veränderungen mit Osteophytenbildung am Akromioklavikulargelenk sein.

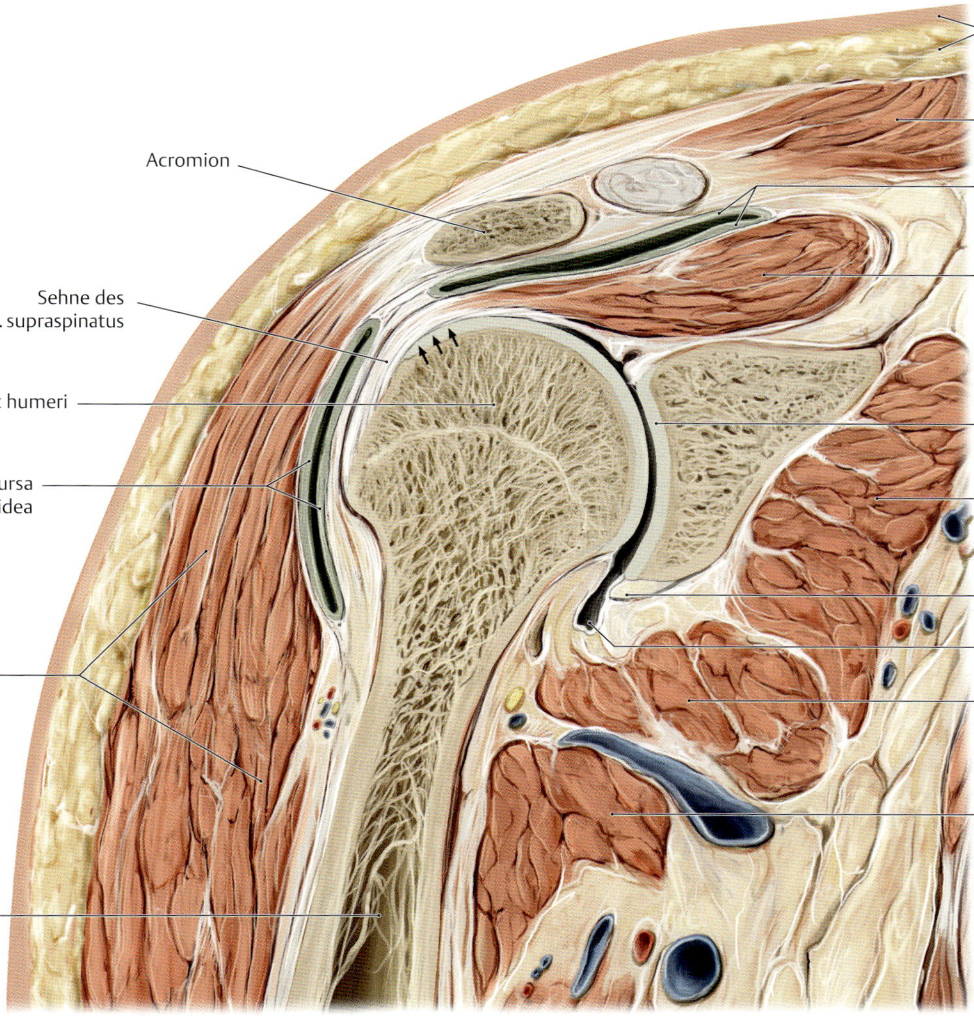

C Frontalschnitt durch das rechte Schultergelenk
Ansicht von ventral. Die Ansatzsehne des M. supraspinatus weicht in ihrer Struktur von normalen Zugsehnen ab. Sie ist aufgrund ihres Verlaufs im distalen Bereich eine Gleitsehne (Pfeile), für die der Humeruskopf ein Widerlager bildet. In diesem Abschnitt, etwa 1–2 cm proximal ihres Ansatzes am Tuberculum majus, besteht der dem Humeruskopf aufliegende Teil der Sehne aus Faserknorpel. Diese Faserknorpelzone ist physiologischerweise gefäßfrei und muss als Anpassung an die im Bereich ihres Widerlagers herrschenden Druckbelastungen gesehen werden (Zeichnung nach einem Präparat der Anatomischen Sammlung der Universität Kiel).

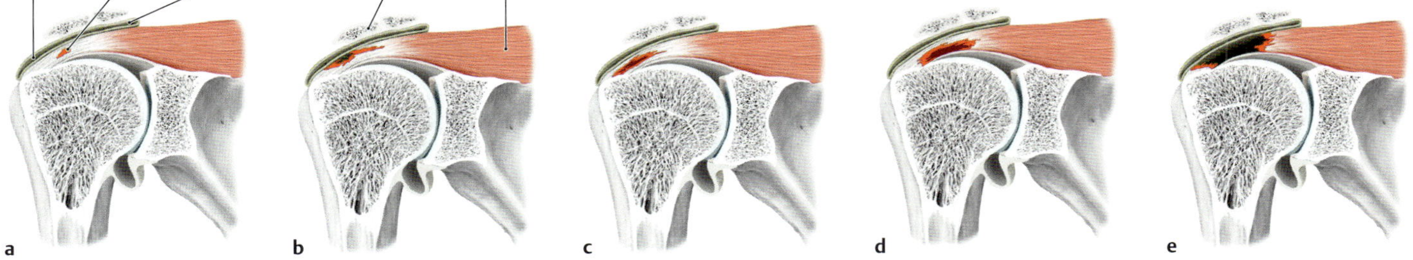

D Degenerative Veränderungen der Supraspinatussehne
a Verkalkung der Ansatzsehne des M. supraspinatus (Tendinosis calcarea) infolge degenerativer Veränderung im Bereich der Faserknorpelzone (s. auch **C**); **b–d** Partialdefekte der Supraspinatussehne (**b** bursaseitig, **c** intratendinös und **d** artikulärseitig); **e** kompletter Defekt (Abriss) der Supraspinatussehne (sog. *Rotatorenmanschettenruptur*).
Degenerative Veränderungen der Rotatorenmanschette, insbesondere der Supraspinatussehne, zählen zusammen mit klinisch manifesten Affektionen der langen Bizepssehne sowie der Bursae subacromialis und subdeltoidea zu den Weichteilerkrankungen der Schulter. Sie führen in der Regel zu schmerzhaften Funktionsstörungen im Bereich der Schulter. Grundlage dieser sog. *Subakromialsyndrome* (Synonym: subakromiales Schmerzsyndrom) ist ein pathologischer Kontakt z. B. einer verkalkten und verdickten Supraspinatussehne mit dem osteofibrösen Schulterdach (v. a. dem Acromion), daher auch die Bezeichnung *subakromiales Engpass-* oder *Impingementsyndrom* (von engl. impinge = anstoßen).
Nach kompletter Rotatorenmanschettenruptur (in 95 % der Fälle ist die Supraspinatussehne beteiligt) kommunizieren die Bursae subacromialis und subdeltoidea mit der Gelenkhöhle. Beim Ausfall des M. supraspinatus ist v. a. die erste Phase der Abduktion (bis etwa 10°) gestört (Starterfunktion des M. supraspinatus, vgl. S. 316).

1.17 Arthroskopie der Schulter

A Übersicht: Schultergelenkarthroskopie

Innerhalb der arthroskopischen Chirurgie wächst der **Stellenwert** der Arthroskopie des Schultergelenkes und des Subakromialraumes. Während die Schulterarthroskopie zunächst ein überwiegend diagnostisches Verfahren darstellte, kamen im Zuge verbesserter technischer Möglichkeiten resezierende und rekonstruktive Techniken hinzu. Sie ersetzten zunehmend offene Operationen an der Schulter. Die Arthroskopie sollte daher als *primär operativ-therapeutische* Maßnahme angesehen werden, die darüber hinaus auch eine dynamisch-funktionelle Beurteilung der Kapsel-Band-Strukturen z. B. bei Instabilitäten erlaubt. Heute sind im Rahmen der Schultergelenkarthroskopie – bis auf die Implantation einer Endoprothese – alle auch offen durchführbaren Operationen machbar. Die **Indikationen** für eine Schultergelenkarthroskopie lassen sich in drei Gruppen unterteilen:

- Schulterinstabilität, z. B. Labrumläsionen (Bankart-Läsion), osteochondrale Läsionen (Hill-Sachs-Läsion);
- degenerative Veränderungen, z. B. partielle und komplette Rotatorenmanschettenrupturen, subakromiale Syndrome (Tendinitis calcarea), Bizepssehne;
- entzündliche Veränderungen, z. B. Synovialitis, adhäsive Kapsulitis.

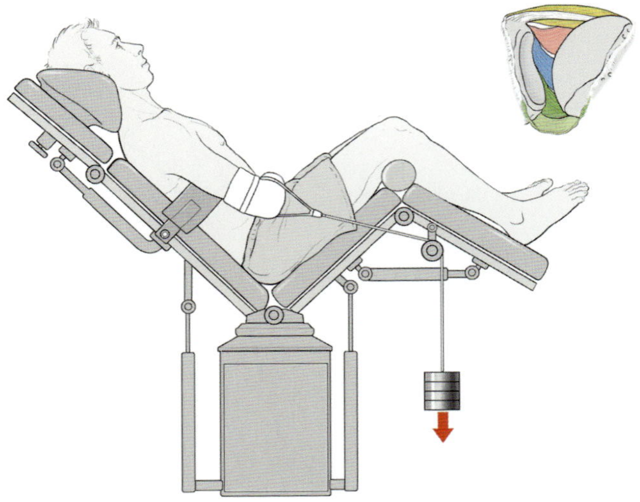

B Patientenlagerung

Es stehen zwei Standardlagerungen zur Verfügung:

- die Seitenlagerung und
- die halbsitzende Lagerung (sog. Beach-chair-Position oder Liegestuhlposition).

Bei der halbsitzenden Lagerung sitzt der Patient mit 60° aufgerichtetem Oberkörper. Der Vorteil dieser Lagerungstechnik ist die Möglichkeit, den Arm intraoperativ in vollem Ausmaß zu rotieren und zu abduzieren. Darüber hinaus besteht bei dieser Lagerung die Möglichkeit zur offenen Operation ohne Umlagerung und erneutes chirurgisches Abdecken und Abwaschen. Zusätzlich kann der Arm mit einem Traktionsgewicht extendiert werden, um eine bessere Sicht im Gelenk zu haben (s. Inset).

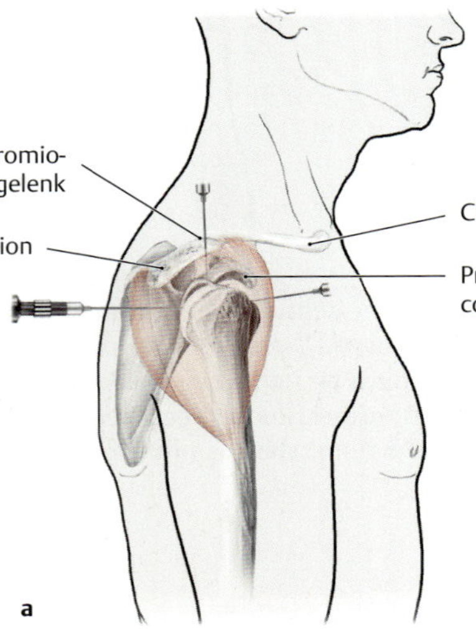

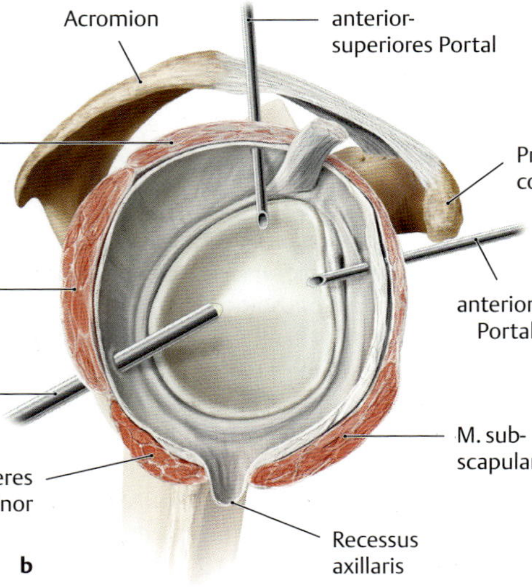

C Arthroskopische Zugänge zum Schultergelenk

a Sicht auf ein rechtes Schultergelenk, Ansicht von lateral; zur Orientierung sind die wichtigsten anatomischen Landmarken eingezeichnet: Proc. coracoideus, laterales Klavikulaende, Acromion und Akromioklavikulargelenk; **b** arthroskopische Standardzugänge (Portale), rechtes Schultergelenk (Caput humeri entfernt), Ansicht von lateral.

Bei den arthroskopischen Zugängen (sog. Portalen) unterscheidet man zwischen

- Arbeitszugängen (durch die die Instrumente eingebracht werden) und
- optischen Zugängen.

Der Standardzugang für die 30°-Winkel-Optik erfolgt durch eine Stichinzision 1 cm kaudal und 1,5 cm medial der posterolateralen Akromionbegrenzung (dorsaler Zugang bzw. dorsales Portal). Danach werden mit einem stumpfen Trokar zunächst die Subkutis, der M. deltoideus und schließlich die dorsale Kapsel in Richtung des Proc. coracoideus perforiert. Anschließend wird der Trokar durch die Kamera ausgetauscht und die Gelenkhöhle gespült. Als Arbeitsportale zur Einbringung der Instrumente werden standardmäßig der anteriore und der anterior-superiore Zugang gewählt. Je nach geplanter Operation können weitere Portale angelegt werden, z. B. das laterale Portal als Zugang zum Subakromialraum. Während man beim anterioren Zugang direkt lateral der Spitze des Korakoids über die Haut eingeht und oberhalb der Subskapularissehne in das Gelenk eintritt, erfolgt der anterior-superiore Zugang unmittelbar vor dem anterolateralen Akromioneck und der Eintritt in das Gelenk knapp hinter der langen Bizepssehne. Der Wechsel des Arthroskops in die verschiedenen Portale ermöglicht eine vollständige Übersicht über den Gelenkraum.

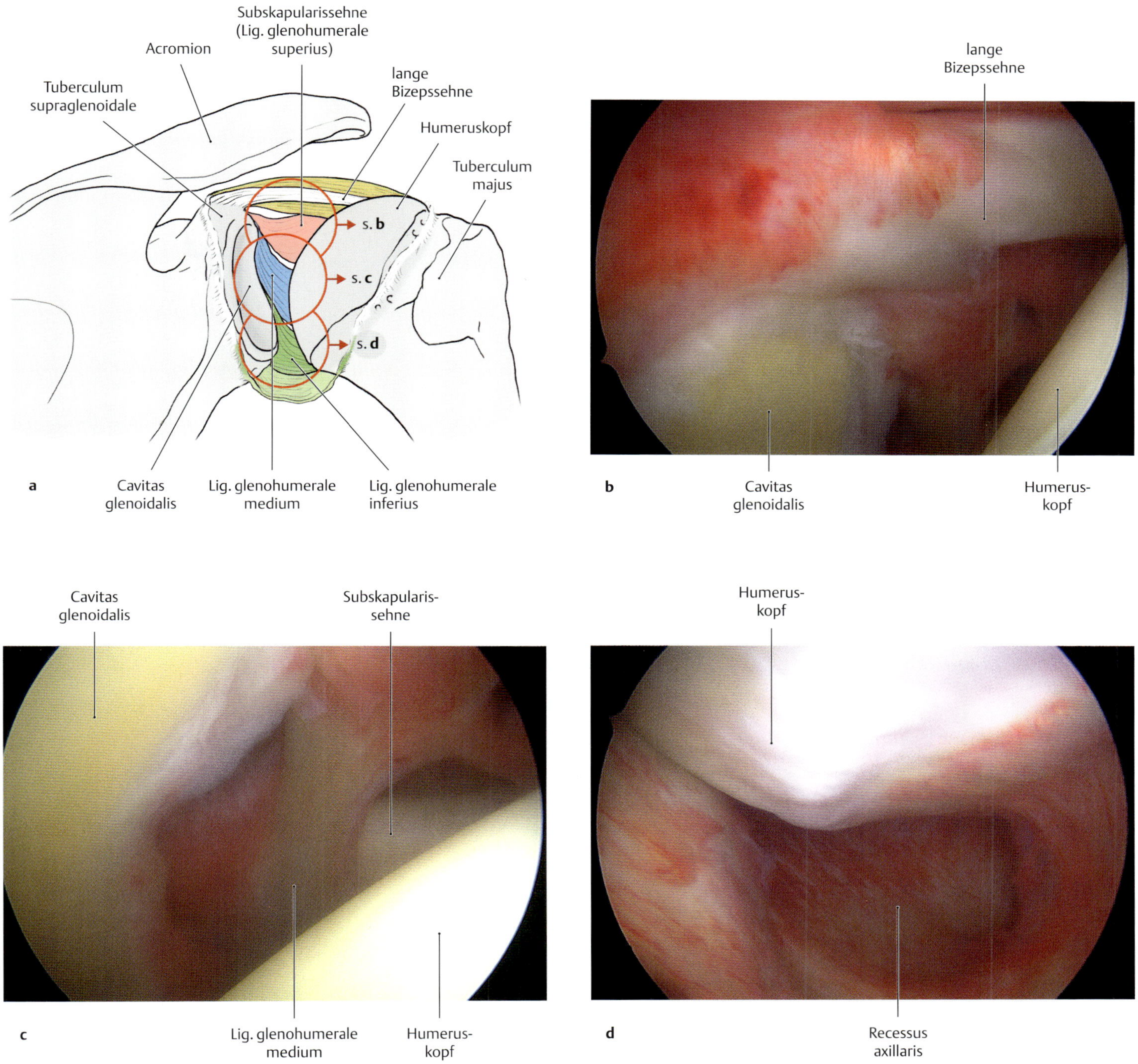

D Arthroskopische Anatomie des Schultergelenks
a Schematische Darstellung der arthroskopisch sichtbaren anatomischen Strukturen; rechte Schulter, Ansicht von dorsal; **b–d** entsprechende arthroskopische Aufnahmen (Quelle: Dr. Jürgen Specht, Frankfurt).

Für die arthroskopische Beurteilung der intraartikulären Strukturen empfiehlt sich ein standardisierter Untersuchungsgang mit gleichzeitiger Tasthakenüberprüfung. Ziel dieser Untersuchung ist eine vollständige Inspektion des Gelenkraumes. In der Beach-chair-Position (s. **B**) mit Blick von dorsal wird das Glenoid (Cavitas glenoidalis) senkrecht eingestellt. Als gut erkennbare Leitstruktur zieht die lange Bizepssehne vom Ursprung am Tuberculum supraglenoidale über den Humeruskopf horizontal in Richtung Sulcus intertubercularis. Hierbei bilden die lange Bizepssehne, die Cavitas glenoidalis und der Oberrand der horizontal verlaufenden Subskapularissehne (**b, c**) das vordere Kapseldreieck. Durch Drehung der Winkeloptik nach oben und seitlich wird am Vorderrand der Supraspinatussehne der Eintritt der langen Bizepssehne in den Sulcus intertubercularis sichtbar. Hierbei liegt die lange Bizepssehne auf einer U-förmigen Schlinge, die vom Lig. glenohumerale superius und dem Vorderrand der Supraspinatussehne gebildet wird. Zusätzlich kann die Unterfläche der Supra- und Infraspinatussehne eingestellt werden. Bei Einstellung des unteren Gelenkabschnitts kommt der Recessus axillaris zur Darstellung (**d**).

1.18 Röntgen- und Schnittbildanatomie der Schulter

A Konventionelle Röntgendiagnostik des rechten Schultergelenks

Bei der Primärdiagnostik von Schultererkrankungen schließt sich an die klinische und sonografische Untersuchung (s. **B**) die konventionelle Röntgendiagnostik an. Komplizierte Verletzungen können zusätzlich mit Hilfe von Computertomografie und Magnetresonanztomografie (s. **C**) untersucht werden. Ähnlich wie bei der üblichen Diagnostik von Knochen und Gelenken sollten grundsätzlich zwei Aufnahmen in senkrecht zueinander stehenden Ebenen angefertigt werden:

- die anterioposteriore (a.p.-)Aufnahme (**a** u. **b**) und
- die axiale (transaxilläre) Aufnahme (**c** u. **d**).

Um Überlagerungen im Röntgenbild zu vermeiden, ist bei der *a.p.-Aufnahme* zu berücksichtigen, dass die Gelenkpfanne einen nach vorne offenen Winkel von 30° bildet. Bei leichter Außenrotation werden bei dieser Einstellung Caput humeri und Cavitas glenoidalis überlagerungsfrei dargestellt; das Tuberculum majus ist lateral konturbildend. Bei der *axillaren Aufnahme* liegt der Patient auf dem Rücken und der Arm wird leicht außenrotiert und abduziert gelagert. Die Röntgenkassette wird von kranial her an der Schulter platziert, der Röntgenstrahl tritt von kaudal in die Axilla. Dadurch werden Humeruskopf und Gelenkpfanne im rechten Winkel zur a.p.-Einstellung (bessere Erkennbarkeit von Frakturen!) abgebildet (Abb. **a** u. **c** aus: Echtermeyer V, Bartsch S, Hrsg. Praxisbuch Schulter. 2. Aufl. Stuttgart: Thieme; 2004).

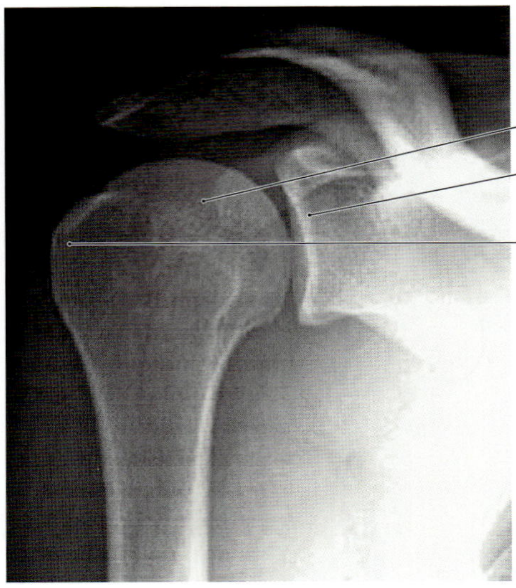

a

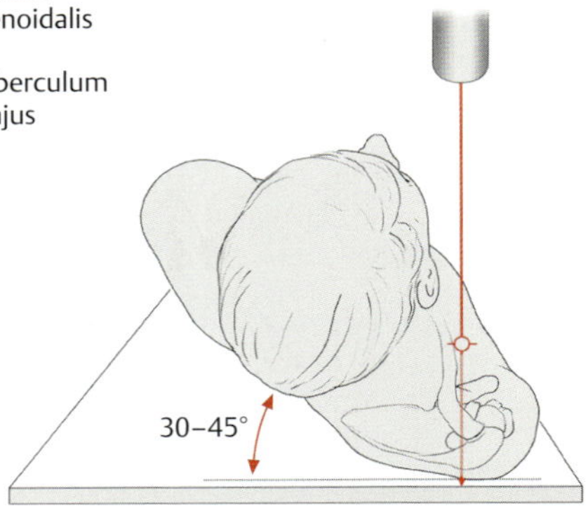

b

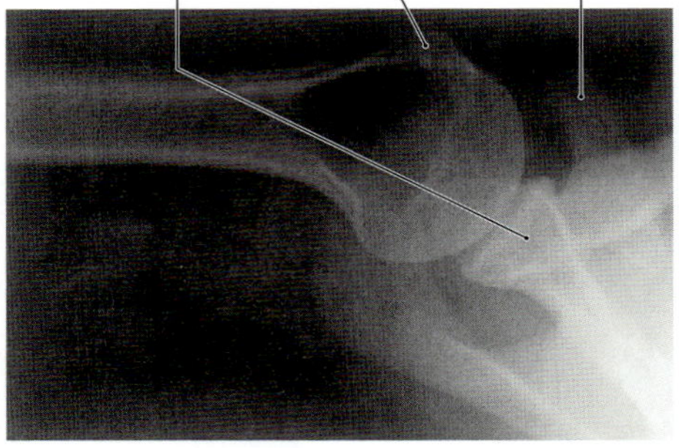

c

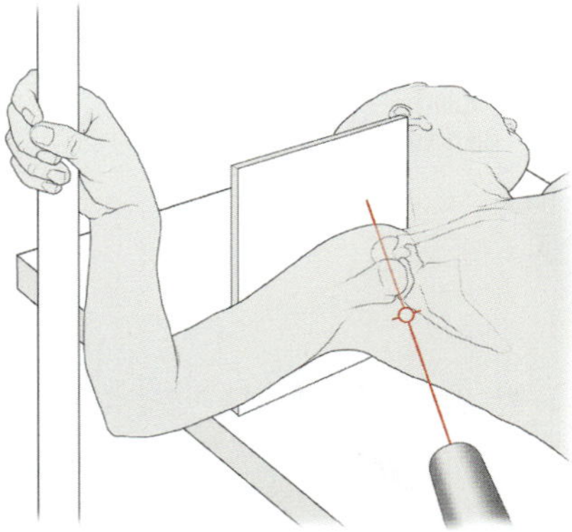

d

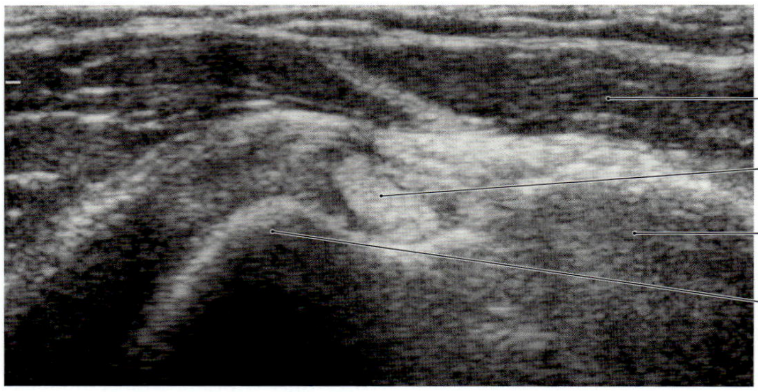

a

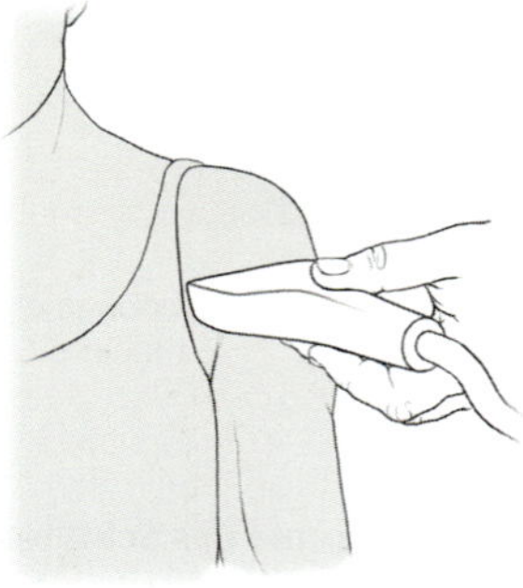

b

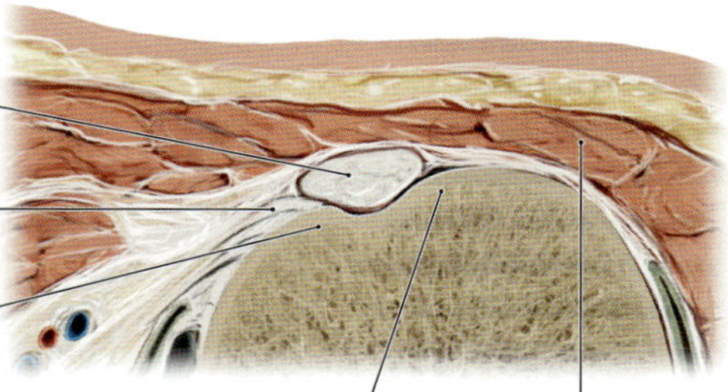

c

B Ultraschalldiagnostik der ventralen Schulterregion im Transversalschnitt

a Sonogramm; **b** Position des Schallkopfes auf Höhe des Sulcus intertubercularis des linken Schultergelenks; **c** Schema des sonografischen Bildes (Ansicht des Transversalschnittes von kaudal!) (**a** aus: Konermann W, Gruber G. Ultraschalldiagnostik der Bewegungsorgane, 3. Aufl. Thieme: Stuttgart; 2011).

Bei der standardisierten sonografischen Untersuchung von Gelenken werden wie bei der Röntgendiagnostik zwei nahezu senkrecht zueinander stehende Schnittebenen (transversal und longitudinal) eingestellt. Durch Rotationsbewegungen des Armes in Verbindung mit unterschiedlichen Positionen des Schallkopfes ist so eine flächendeckende Untersuchung des Schultergelenks möglich.

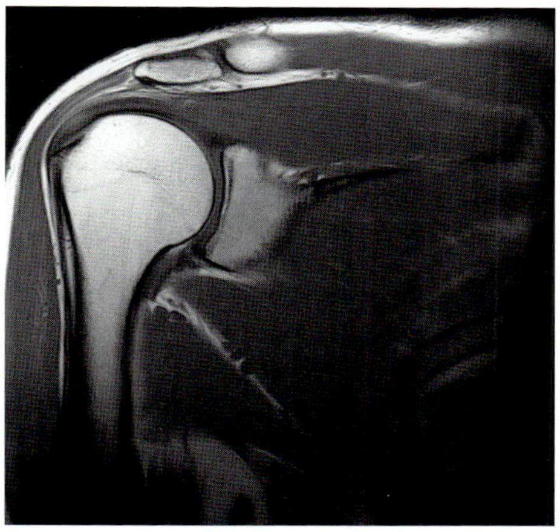

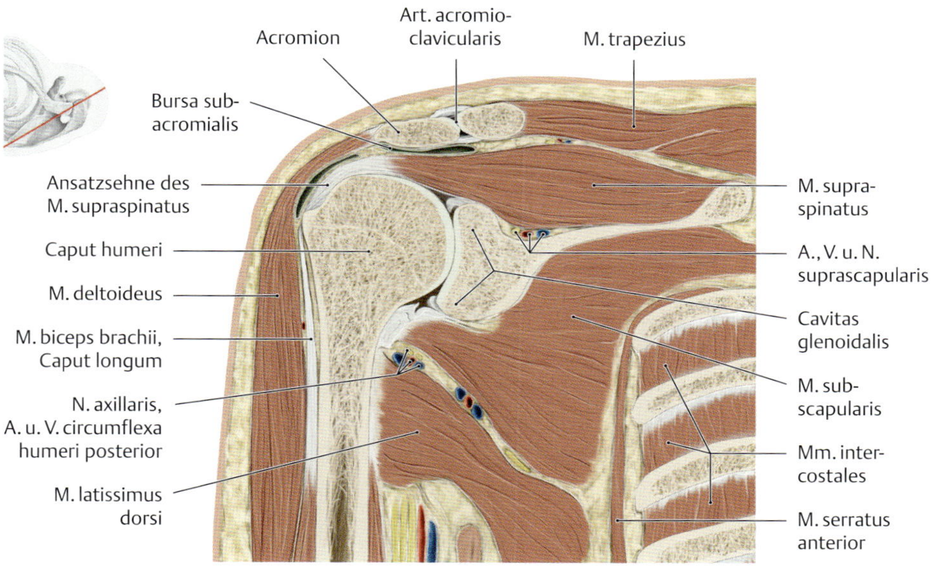

a Schräg koronare, T1-gewichtete Aufnahme (Schnittebene parallel zum M. supraspinatus und senkrecht zur Cavitas glenoidalis)

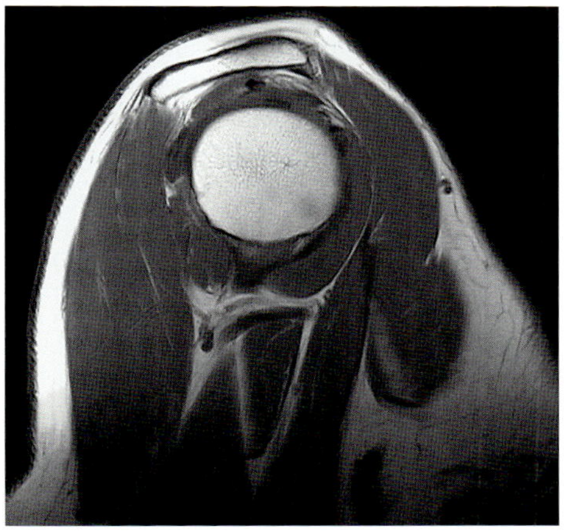

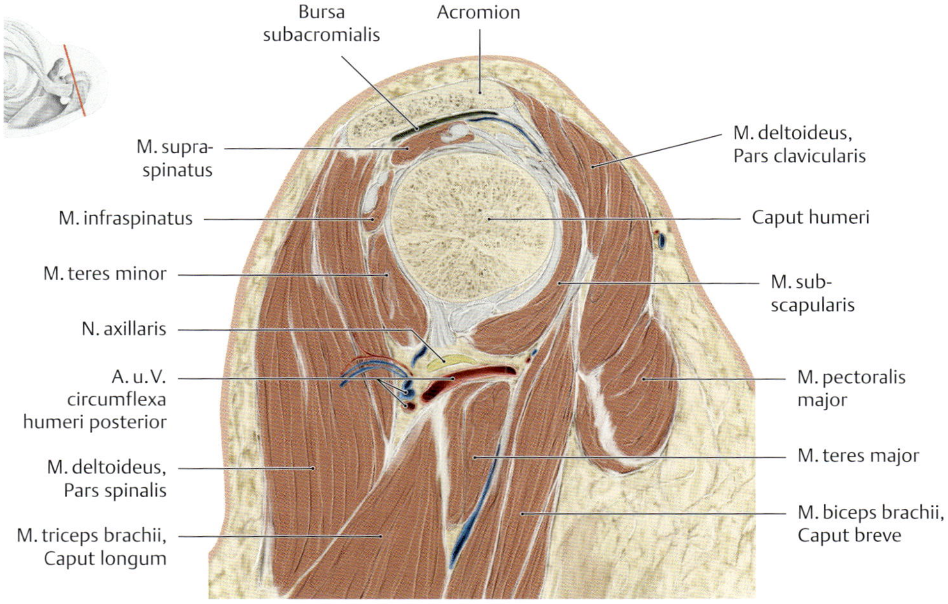

b Schräg sagittale, T1-gewichtete Aufnahme (Schnittebene parallel zur Cavitas glenoidalis)

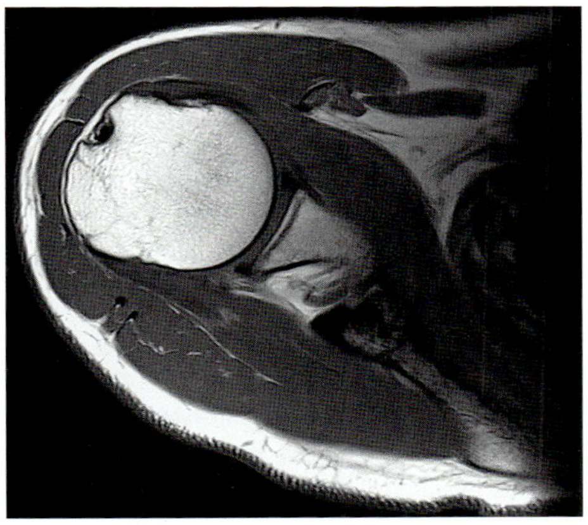

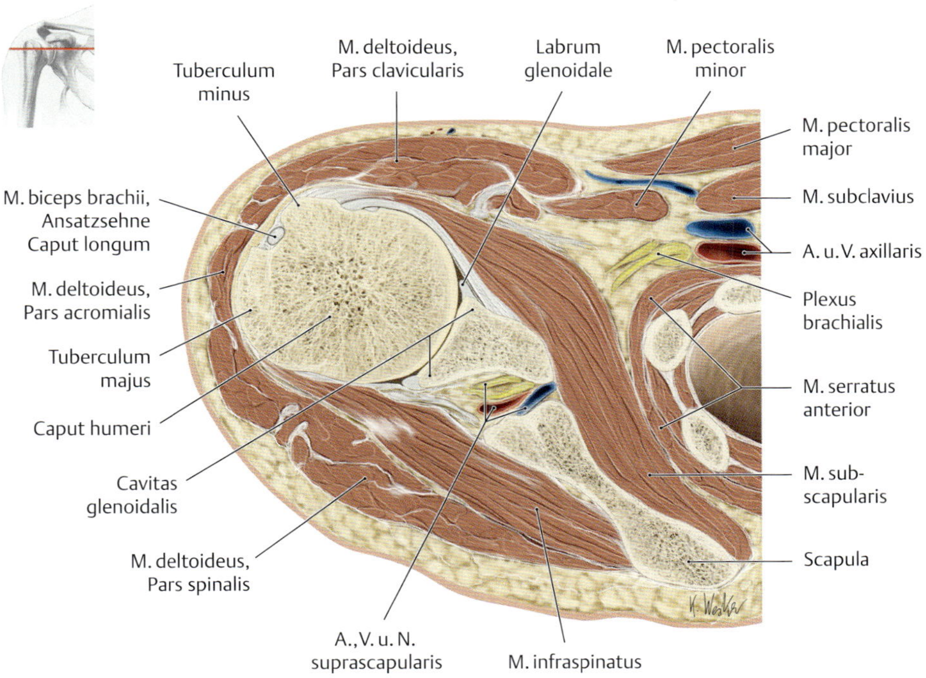

c Axiale (transversale), T1-gewichtete Aufnahme

C MRT-Untersuchung der rechten Schulter in drei Ebenen
(Aus: Möller TB, Reif E. Taschenatlas der Schnittbildanatomie, Band III. Thieme: 2. Aufl. Stuttgart; 2019.)
Beachte: Axiale Schnittbilder werden stets von kaudal betrachtet.

1.19 Bewegungen in Schultergürtel und Schultergelenk

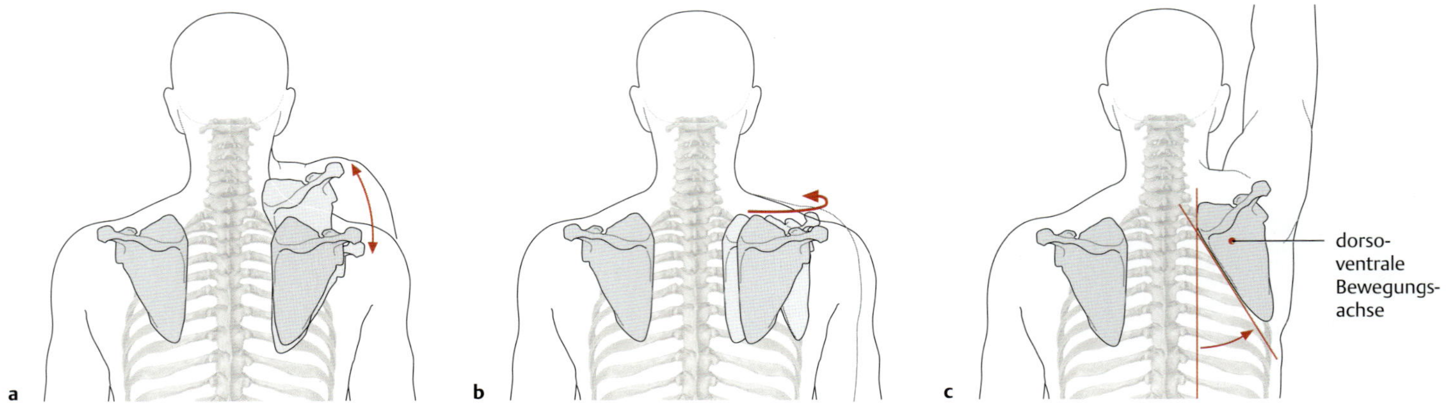

A Bewegungen der Scapula

Über die mechanisch gekoppelten Schlüsselbeingelenke (Artt. sternoclavicularis und acromioclavicularis) wird die Scapula bei allen Bewegungen der Clavicula mitgenommen. Hierbei gleitet das Schulterblatt im Schulterblatt-Thorax-Gelenk auf dem Thorax. Die Bewegung, aber auch die Fixierung erfolgt durch Muskelschlingen. Man unterscheidet folgende Bewegungen der Scapula:

- **a** Heben und Senken (bei Elevation und Depression des Schultergürtels): translatorische Verschiebung der Scapula in einer Vertikalen von kranial nach kaudal;
- **b** Vor- und Rückführen (bei Protraktion und Retraktion des Schultergürtels): translatorische Verschiebung der Scapula in einer Horizontalen von dorsomedial nach ventrolateral;
- **c** Schwenken des Angulus inferior nach lateral (bei Abduktion bzw. Elevation des Armes): Rotation der Scapula um eine dorsoventrale Achse durch die Mitte der Scapula. Bei einem Schwenkvermögen von etwa 60° wandert der Angulus inferior etwa 10 cm nach lateral, der Angulus superior gleichzeitig etwa 2–3 cm nach medial-kaudal.

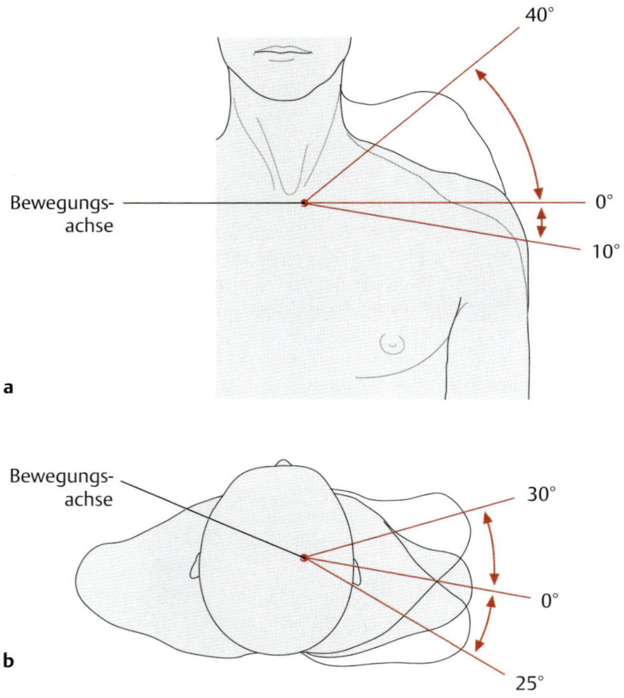

B Bewegungen (bzw. Bewegungsausmaß) im Sternoklavikulargelenk

- **a** Heben und Senken der Schulter (Elevation bzw. Depression) um eine nahezu sagittale Achse;
- **b** Vor- und Rückführen der Schulter (Protraktion bzw. Retraktion) um eine longitudinale (vertikale) Achse.

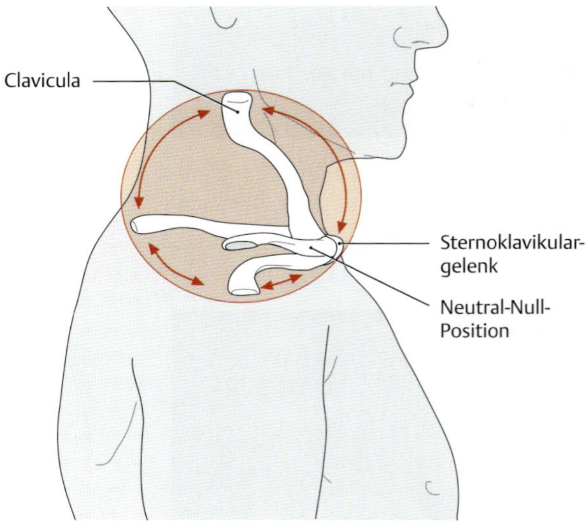

C Bewegungsausmaß der Clavicula

Ansicht von lateral auf die rechte Clavicula. Betrachtet man das Bewegungsausmaß der Clavicula im Sternoklavikulargelenk von lateral, bewegt sich die Clavicula annähernd auf einem Kegelmantel, dessen Spitze zum Brustbein zeigt und dessen leicht ovale Basis einen Durchmesser von etwa 10–13 cm hat. Insbesondere bei der Elevationsbewegung im Schultergürtel dreht sich die Clavicula zusätzlich um ihre eigene Achse und erreicht auf diese Weise, bedingt durch die S-Form, eine deutliche Zunahme der Elevation. Hierbei liegt das Ausmaß der Rotationsbewegung bei etwa 45°. Durch diesen 3. Freiheitsgrad wird das Sternoklavikulargelenk *funktionell* zu einem *Kugelgelenk.*

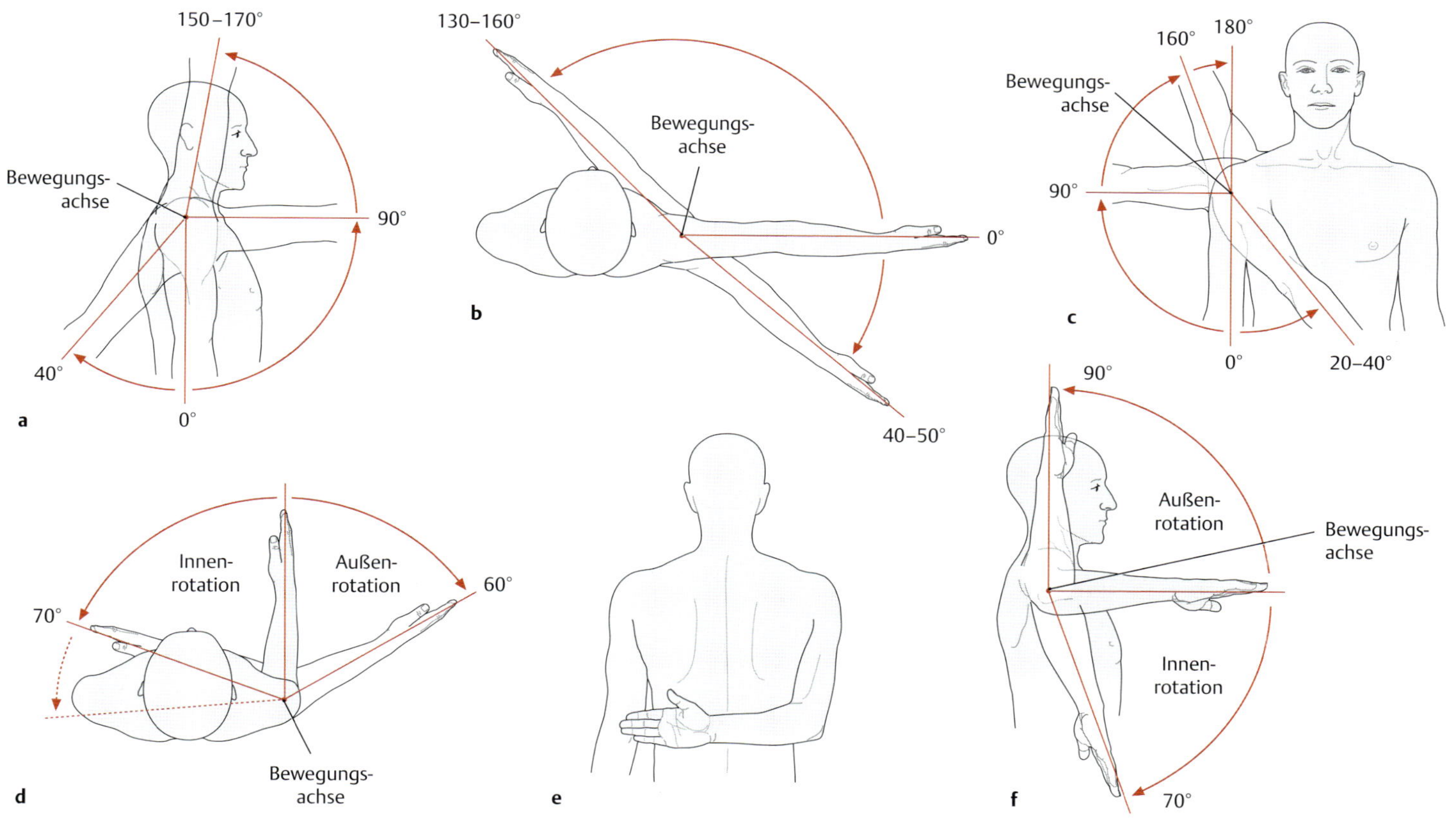

D Bewegungen im Schultergelenk
Als typisches Kugelgelenk ermöglicht das Schultergelenk Bewegungen um **drei** senkrecht aufeinander stehende **Hauptachsen** (= drei Freiheitsgrade, sechs Hauptbewegungsrichtungen):

- **Bewegungen um eine horizontale** (= transversale) Achse: *Ante- und Retroversionsbewegungen* (Flexion bzw. Extension), entweder aus der Neutral-Null-Stellung (= herabhängender Arm, s. **a**) oder mit 90° abduziertem Arm (**b**, dann auch als *Horizontalbewegung* bezeichnet).
- **Bewegungen um eine sagittale Achse:** *Abduktion* nach lateral und *Adduktion* nach medial (s. **c**). Ab 80–90° Abduktion rotiert der Arm automatisch nach außen. Dies verhindert die Kompression des Tuberculum majus gegen das Schulterdach. In Innenrotationsstellung sind nur ca. 60° Abduktion möglich.
  Beachte: Ab 90° Abduktion spricht man oft von „Elevation". In der Klinik wird der Begriff „Elevation" jedoch meist für *alle Vertikalbewegungen* benutzt. Während für eine Abduktion bzw. Elevation des Armes bis 160° die zusätzliche Drehung der Scapula um eine sagittale Achse nötig ist (ab etwa 60°), ist eine darüber hinausgehende Elevation in der Frontalebene bis 180° nur bei gleichzeitiger Außenrotation und Neigung der Wirbelsäule zur kontralateralen Seite möglich.
- **Bewegungen um eine vertikale Achse** (= Längs- oder Schaftachse des Humerus): *Innen- und Außenrotation* (s. **d–f**). Bei gleichzeitig gebeugtem Ellenbogen kann der Unterarm als Zeiger benutzt werden. Bei herabhängendem Arm wird die maximale Innenrotation durch den Rumpf behindert. Wird der Arm hinter den Rücken genommen, entspricht dies einer Innenrotation von 95° (**e**). Bei 90° abduziertem Arm vergrößert sich das Ausmaß der Außenrotation, die maximale Innenrotation hingegen ist etwas geringer (**f**). Das maximale Bewegungsausmaß wird in jedem Fall durch eine Mitbewegung des Schultergürtels erreicht.

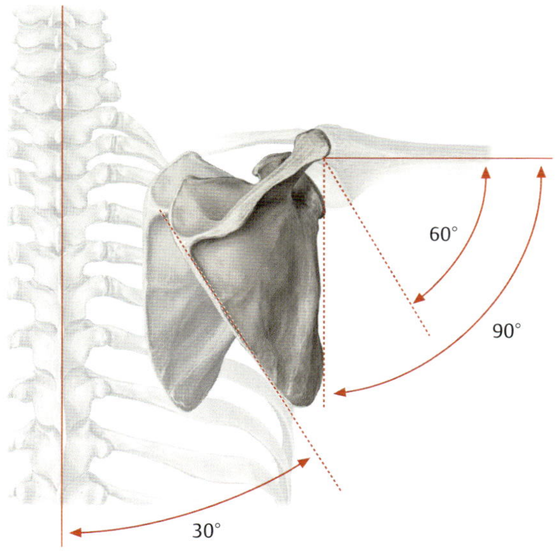

E Humeroskapularer Rhythmus
Bei der Abduktion bewegen sich Arm und Scapula in einem Verhältnis von 2 : 1, d. h. z. B. bei einer Abduktion von 90° finden 60° im Humeroskapulargelenk und 30° durch eine gleichzeitige Schultergürtelbewegung statt. Dieser „humeroskapulare Rhythmus" setzt jedoch erst ein, wenn die Scapula bei der Abduktionsbewegung mitgeht. Bei Schultererkrankungen ist dieser Rhythmus gestört, häufig setzt die Drehbewegung der Scapula hierbei deutlich früher ein. Besonders eindrucksvoll sind Bewegungen der freien Gliedmaße bei vollständig versteiftem Schultergelenk (z. B. Zustand nach Schultergelenkarthrodese). Hierbei kann der Arm alleine durch Bewegungen im Schultergürtel noch etwa um 40–60° abduziert werden, und ein Drittel der normalen Anteversion und Retroversion sind möglich.

1.20 Ellenbogengelenk (Articulatio cubiti) als Ganzes

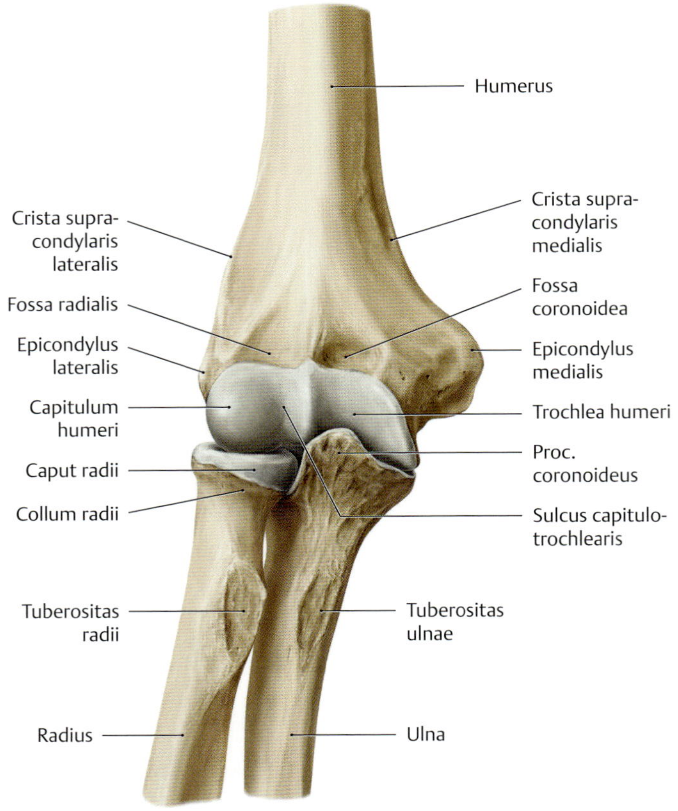

a Ansicht von ventral

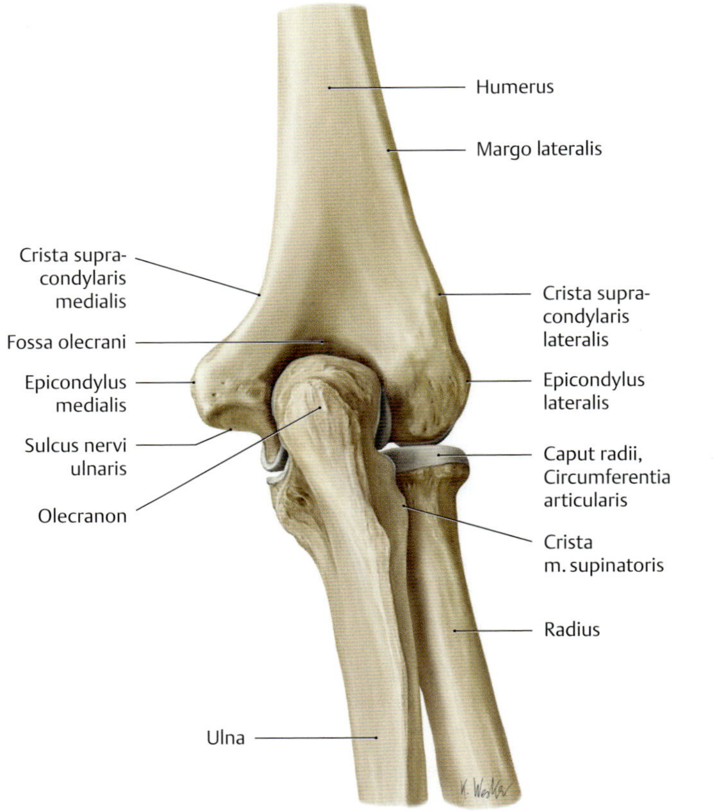

b Ansicht von dorsal

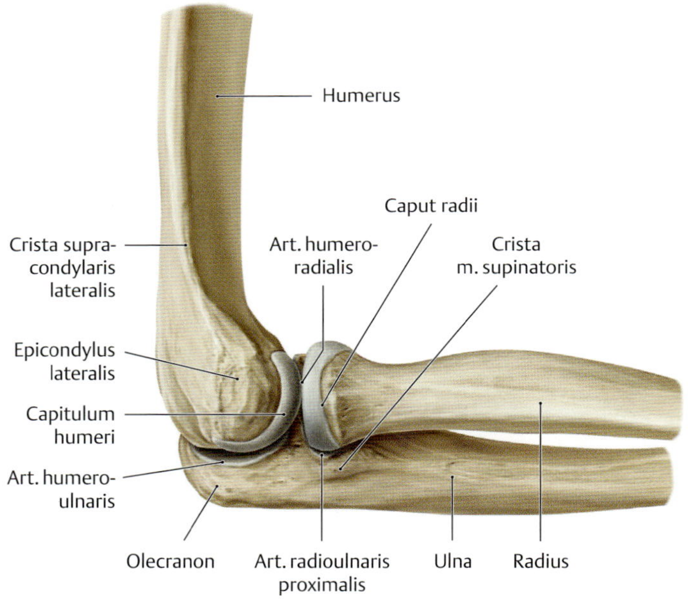

c Ansicht von lateral

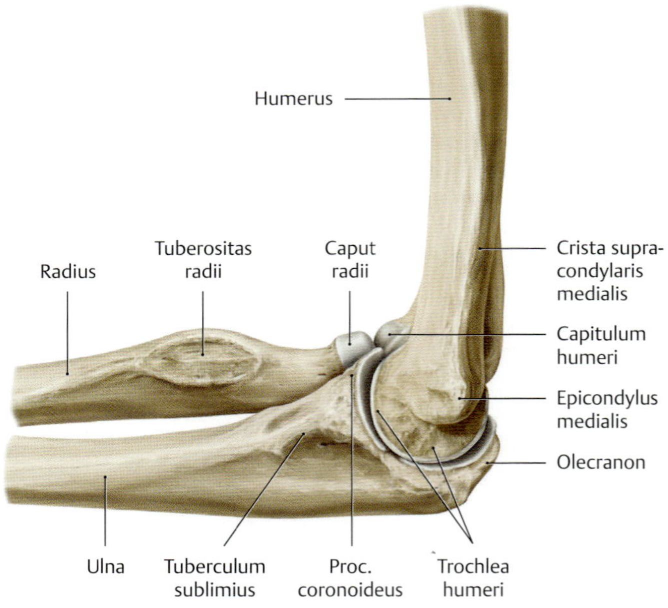

d Ansicht von medial

A Artikulierende Skelettelemente eines rechten Ellenbogengelenks

Im Ellenbogengelenk (Art. cubiti) artikulieren der *Humerus* und die beiden Unterarmknochen *Radius* und *Ulna.* Diese drei Knochen bilden innerhalb des Ellenbogengelenks drei Teilgelenke:

- das Humeroulnargelenk (Art. humeroulnaris) zwischen Humerus und Ulna,
- das Humeroradialgelenk (Art. humeroradialis) zwischen Humerus und Radius sowie
- das proximale Radioulnargelenk (Art. radioulnaris proximalis) zwischen den proximalen Enden von Ulna und Radius.

Beachte: Der Begriff „Tuberculum sublimius“ (fälschlicherweise oft als Tuberculum subliminus bezeichnet) ist ein klinischer Terminus und kein Bestandteil der anatomischen Nomenklatur.

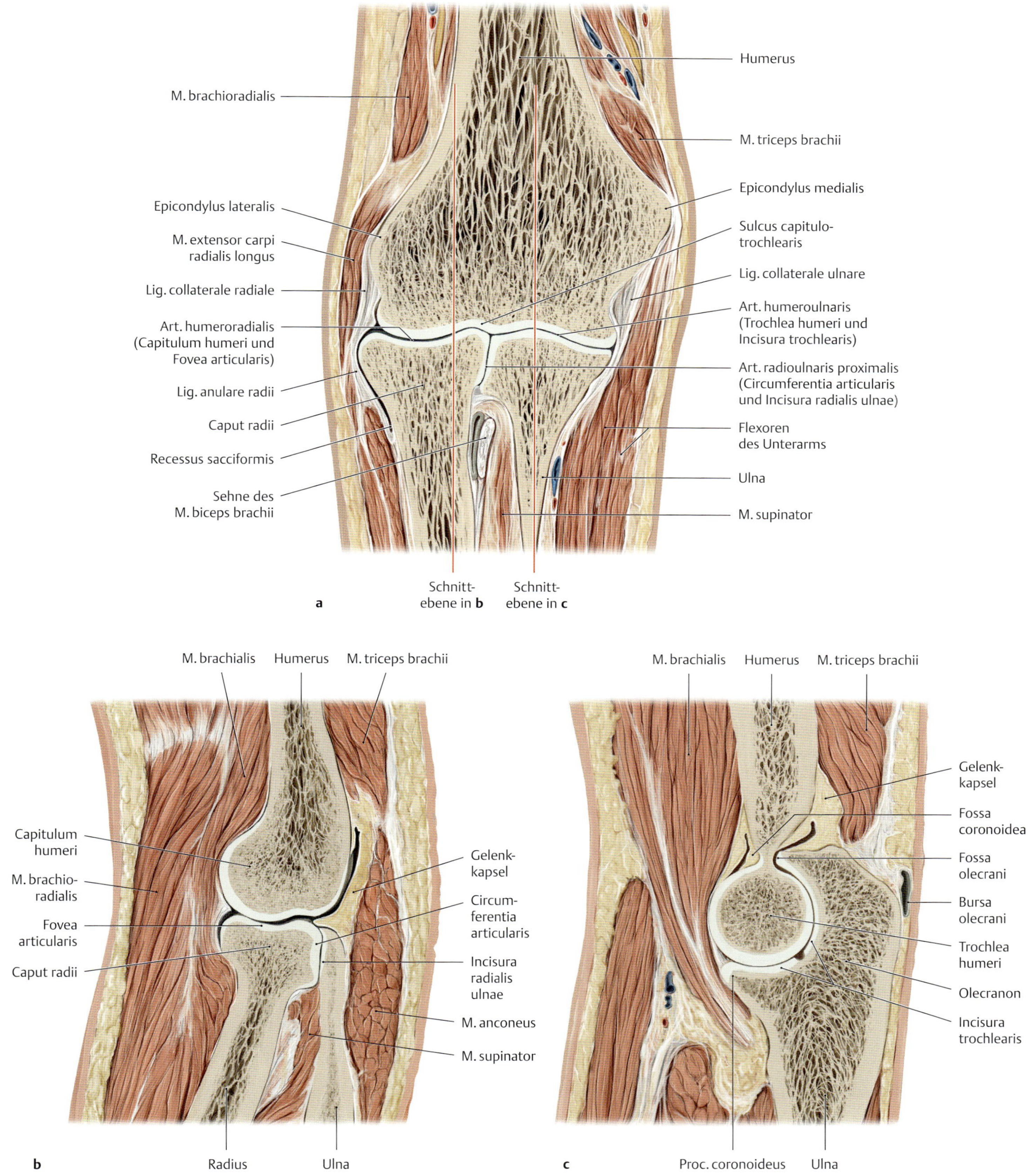

B Skelett- und Weichteilelemente eines rechten Ellenbogengelenks

a Frontalschnitt in der Ansicht von ventral (*beachte* die Schnittebenen von Abb. **b** und **c**);

b Sagittalschnitt durch das Humeroradial- und das proximale Radioulnargelenk in der Ansicht von medial;

c Sagittalschnitt durch das Humeroulnargelenk in der Ansicht von medial.

(Zeichnungen nach einem Präparat der Anatomischen Sammlung der Universität Kiel)

1.21 Ellenbogengelenk (Articulatio cubiti): Kapsel-Band-Apparat

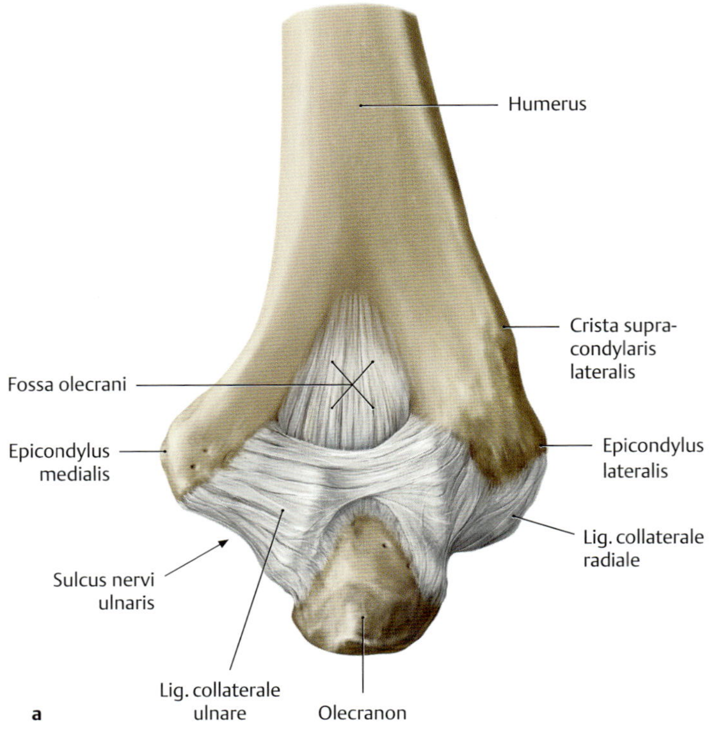

A Kapsel-Band-Apparat eines rechten Ellenbogengelenks in 90°-Flexionsstellung

a Ansicht von dorsal; **b** Ansicht von medial; **c** Ansicht von lateral.
Sowohl das Humeroradial- als auch das Humeroulnargelenk verfügen über eine kräftige Bandführung durch die Kollateralbänder, die seitlich die Gelenkkapsel verstärken. Diese *Kollateralbänder* (Lig. collaterale ulnare und Lig. collaterale radiale) verlaufen fächerförmig, so dass sie dem Gelenk in jeder Stellung seitlichen Halt geben können. Das *Ringband* (Lig. anulare radii, s. auch **D**) sichert das proximale Radioulnargelenk.

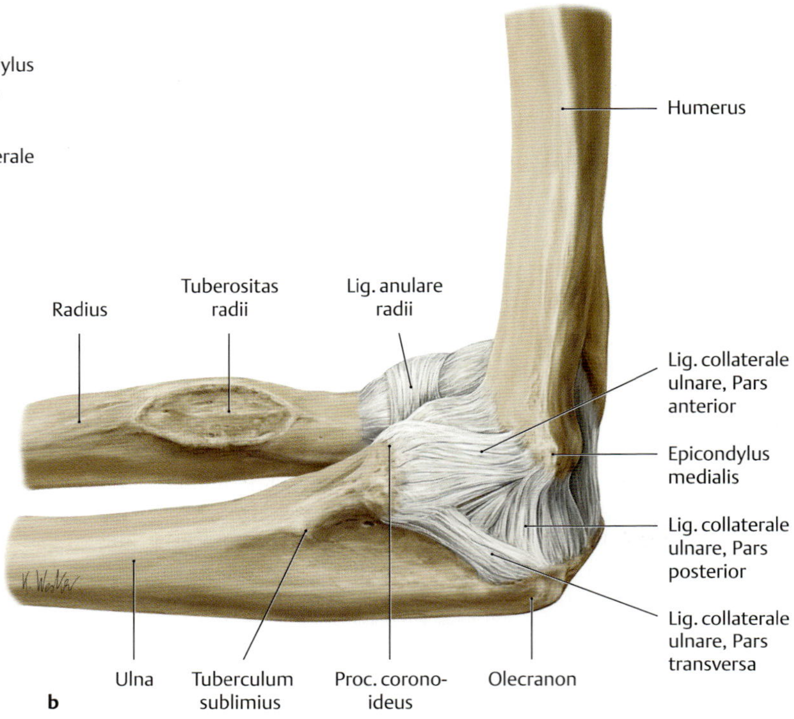

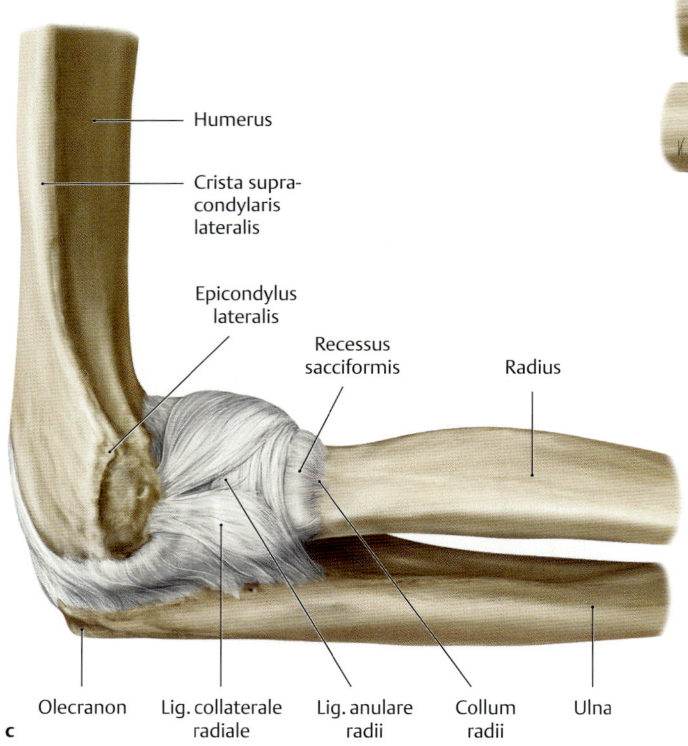

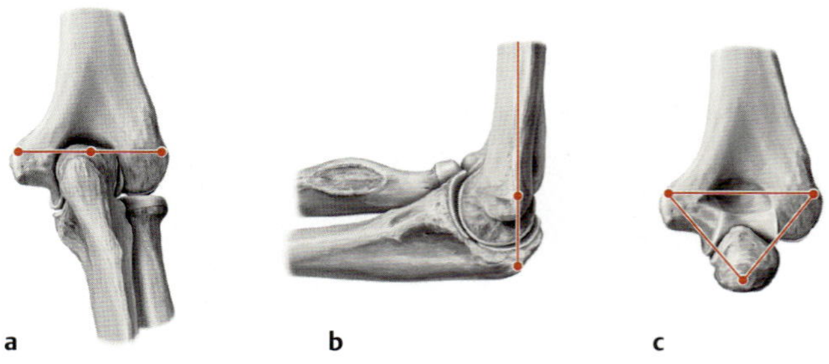

B Hueter-Linie und Hueter-Dreieck

a Streckstellung, Ansicht von dorsal; **b** Beugestellung, Ansicht von medial; **c** Beugestellung, Ansicht von dorsal.
In der Ansicht von dorsal liegen die Epikondylen und das Olecranon in Streckstellung auf einer geraden Linie. In Beugestellung bilden die Epikondylen und das Olecranon in der Ansicht von lateral ebenfalls eine gerade Linie. Betrachtet man das gebeugte Ellenbogengelenk von dorsal, bilden die beiden Epikondylen und die Spitze des Olecranon ein gleichschenkliges Dreieck. Frakturen und Luxationen verändern die Dreieckstruktur.

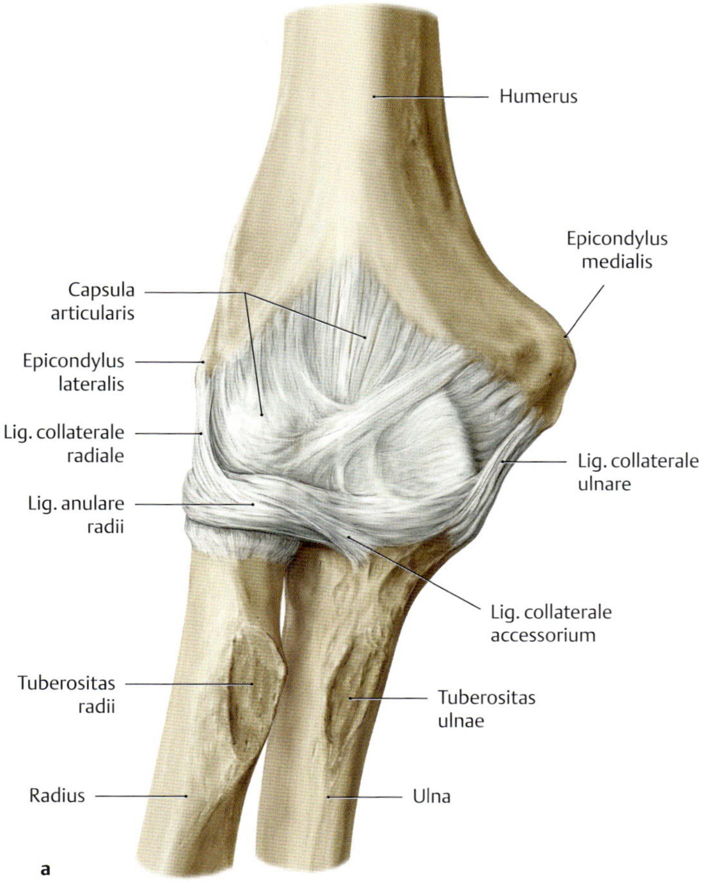

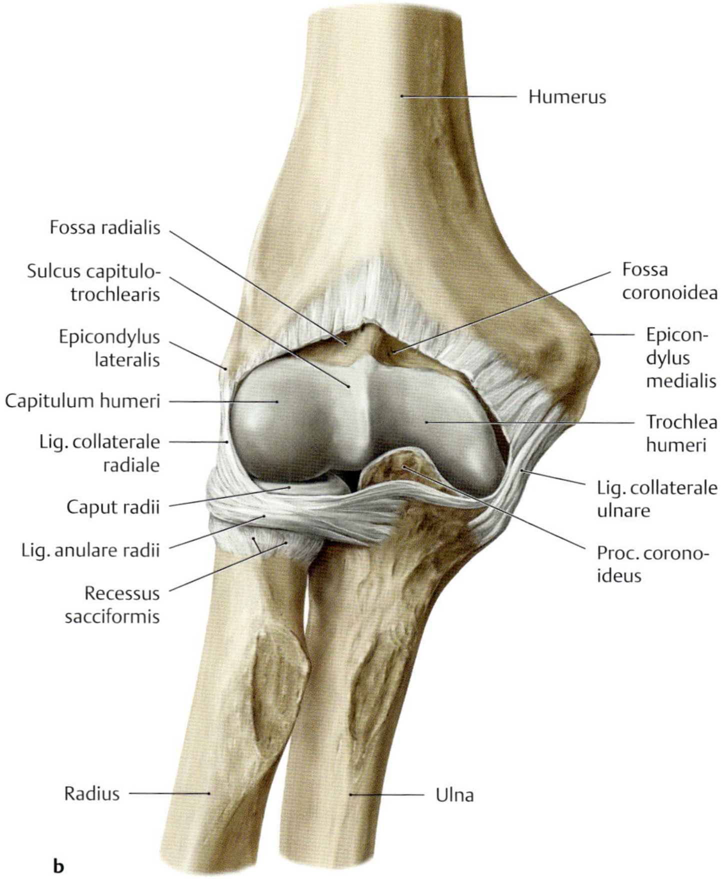

C Kapsel-Band-Apparat eines rechten Ellenbogengelenks in Extensionsstellung

a Ansicht von ventral; **b** Ansicht von ventral nach Entfernung der ventralen Kapselanteile.

Die Gelenkkapsel des Ellenbogengelenks umhüllt alle drei Teilgelenke. Während sie vorne und hinten sehr dünn ist, wird sie an den Seiten von den Kollateralbändern verstärkt (s. **A**). Am Radius bildet die Gelenkkapsel unterhalb des Lig. anulare radii eine Ausstülpung, den Recessus sacciformis, der bei der Pro- und Supinationbewegung des Unterarms als Reservefalte dient. Bei Flexion bzw. Extension wirken die Mm. brachialis und anconeus als Kapselspanner und verhindern dadurch eine Einklemmung der Gelenkkapsel (s. S. 326).

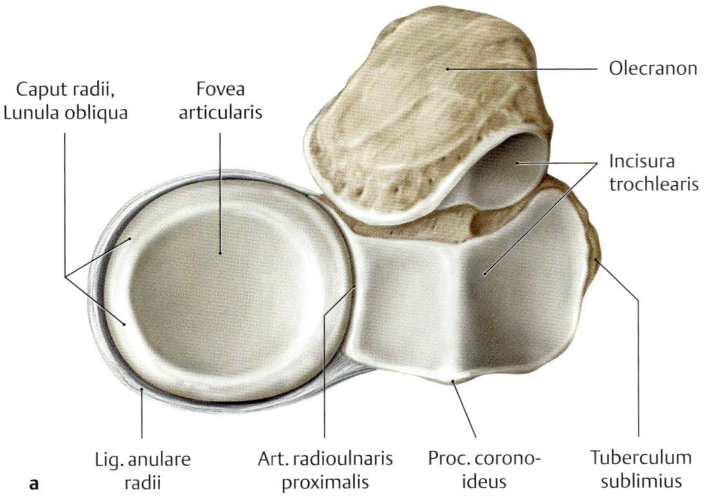

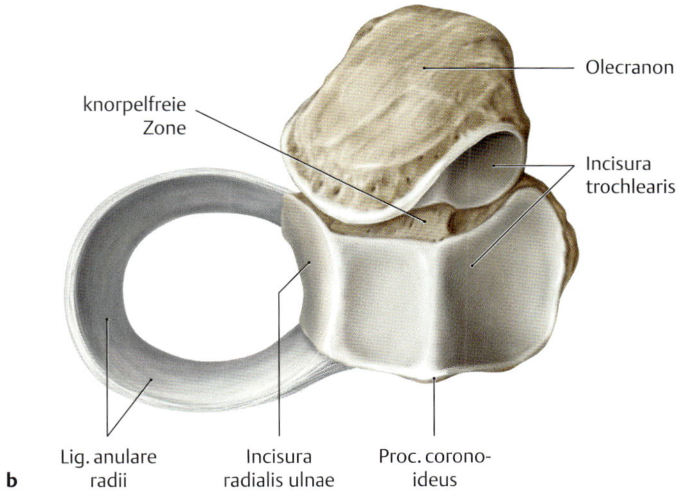

D Verlauf des Lig. anulare radii an einem rechten proximalen Radioulnargelenk

a Aufsicht auf die proximalen Gelenkflächen des Radius und der Ulna nach Entfernung des Humerus; **b** gleiche Ansicht wie in **a** nach zusätzlicher Entfernung des Radius.

Das Ringband (Lig. anulare radii) hat eine entscheidende Bedeutung für die Sicherung des proximalen Radioulnargelenks. Es verläuft von der vorderen zur hinteren Begrenzung der Incisura radialis ulnae (= überknorpelte Gelenkfläche an der Ulna), umgreift dabei den Radiuskopf und presst ihn in die ulnare Gelenkfläche. In Anpassung an die übertragenen Druckkräfte gleicht das Ringband an seiner Innenseite im histologischen Aufbau einer Gleitsehne mit faserknorpeliger Struktur.

1.22 Bildgebung Ellenbogengelenk

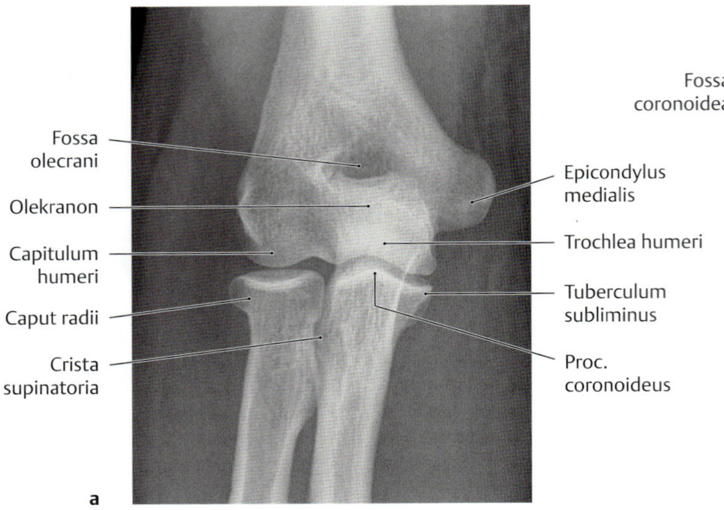

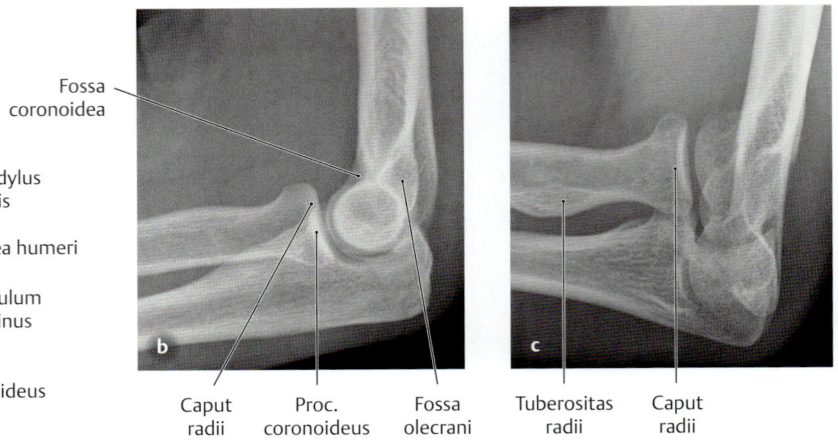

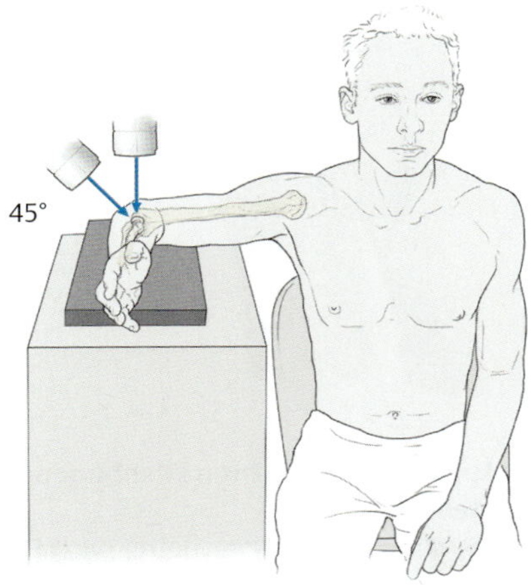

A Konventionelle Röntgenaufnahmen eines rechten Ellenbogens
a Anterior-posteriore (a. p.-)Aufnahme; **b** u. **c** seitliche Aufnahmen; **c** stellt eine sog. *Radiusköpfchenzielaufnahme* (s. u.) dar; **d** Aufnahmetechnik: Die seitlichen Aufnahmen (wie hier **b** u. **c**) werden mit 90° abduziertem Arm, rechtwinklig gebeugtem Ellenbogen und Semi-Pronationsstellung der Hand erstellt (bei **b** Röntgenstrahl senkrecht von oben). Bei Verdacht auf Fraktur des Radiusköpfchens sollte zusätzlich eine sog. *Radiusköpfchenzielaufnahme* (s. **c**) erstellt werden (ebenfalls seitlich, aber unter 45° Projektion). Sie ist v. a. bei *nichtdislozierten* Radiusköpfchenfrakturen indiziert (Röntgenaufnahmen: Dr. med. Hans-Peter Sobotta, Stiftung HEH Braunschweig).
Konventionelles Röntgen in zwei Ebenen wird außerdem durchgeführt bei:

- Verdacht auf akute Ellenbogenluxation (zweithäufigste Luxation mit 5–6 Fällen/100 000 Erwachsene/Jahr, s. **Ba**),
- entsprechenden Begleitfrakturen (z. B. Koronoidfraktur = Fraktur des Proc. coronoideus (s. **Bb**) oder Radiuskopffraktur s. **C**) und dem Risiko einer nachfolgenden chronischen posttraumatischen Instabilität,
- nach Reposition zur Beurteilung der Gelenkkongruenz als Hinweis auf eine mögliche Gelenkinstabilität,
- zum Nachweis klassischer radiologischer Zeichen bei primärer und posttraumatischer Kubitalarthrose (z. B. osteophytäre Anbauten, Gelenkspaltverschmälerung, subchondrale Sklerosierung etc.).

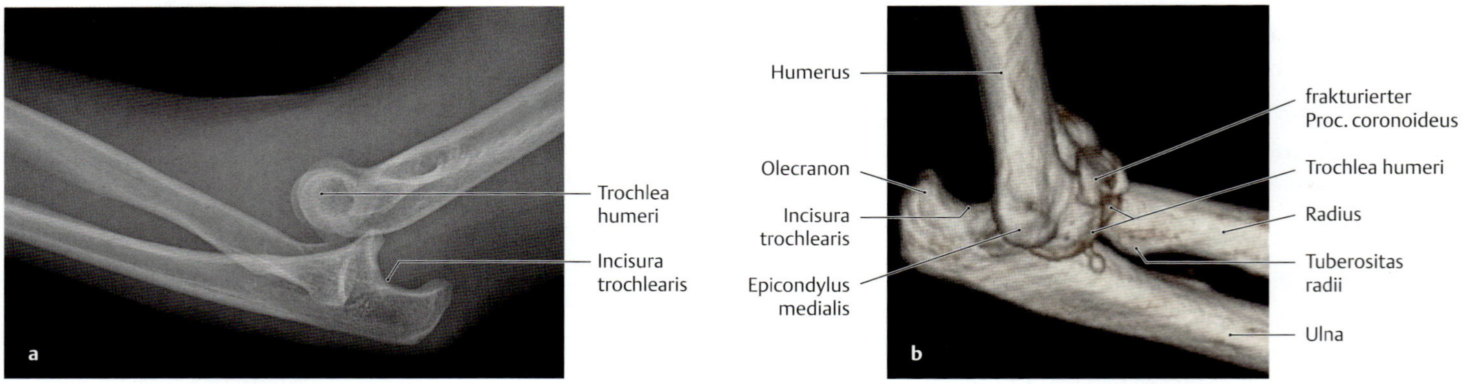

B Akute Ellenbogenluxation
a Luxation ohne Begleitverletzung (Originalabbildung: Prof. Dr. med. S. Müller-Hülsbeck, Klinik für Diagnostische Radiologie. DIAKO Krankenhaus gGmbH, Flensburg); **b** 3-D-Darstellung (CT) einer „Terrible-Triad"-Verletzung, Ansicht von medial: Komplexe Ellenbogenluxation mit Frakturen von Radiuskopf (Mason-II-Fraktur, s. **Cd**) und Proc. coronoideus sowie Rupturen von LCL und/oder MCL (aus: Müller L, Hollinger B, Burkhart K, Hrsg. Expertise Ellenbogen. Stuttgart: Thieme; 2016).

Beachte: Die 3-D-Darstellung (**b**) ermöglicht eine Analyse von Frakturverläufen, dislozierten Fragmenten und Ausmaß der Trümmerzonen und ist daher bei komplexen ossären und intraartikulären Verletzungen indiziert. Zur weiterführenden Beurteilung des Kapsel-Band-Apparates ist die MRT die Bildgebung der Wahl.

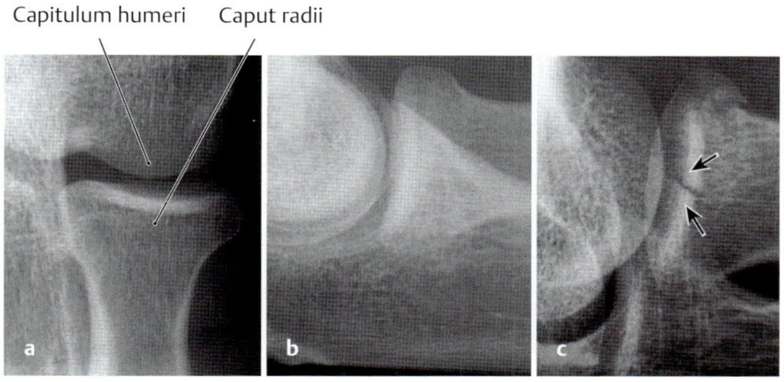

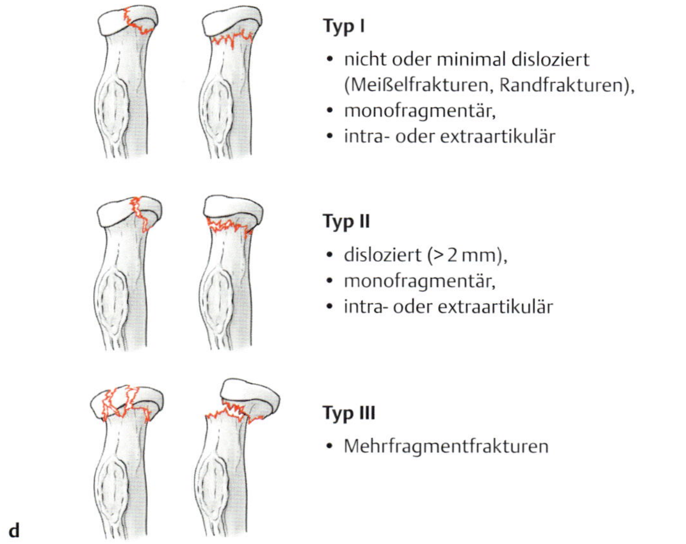

C Nichtdislozierte Fraktur des Radiusköpfchens (Mason Typ I, Meißelfraktur) mit Gelenkbeteiligung (linkes Ellenbogengelenk)

a Anterior-posteriore (a.p.-)Aufnahme, Ansicht von ventral; **b** seitliche Aufnahme; **c** 45°-Projektion, sog. Radiusköpfchenzielaufnahme, vgl. **Ad** (aus: Bohndorf K, Imhof H, Fischer W, Hrsg. Radiologische Diagnostik der Knochen und Gelenke. 2. Aufl. Stuttgart: Thieme; 2006); **d** Mason-Klassifikation zur Bestimmung des Schweregrades einer Radiusköpfchenfraktur.

Beachte: Radiusköpfchen- und Radiushalsfrakturen sind mit etwa 50 % die häufigsten Ellenbogenverletzungen des Erwachsenen. Sie resultieren meist aus einem indirekten Trauma durch Sturz auf den ausgestreckten Arm mit Kompression des Radiusköpfchens am Capitulum humeri. Etwa die Hälfte dieser Frakturen sind nicht disloziert (Mason-Typ I-Frakturen) und daher mittels konventioneller Röntgenuntersuchung nur schwer zu erkennen. Direkt sichtbar sind sie oft nur in der 45°-Projektion (Frakturspalt ≙ schwarze Pfeile).

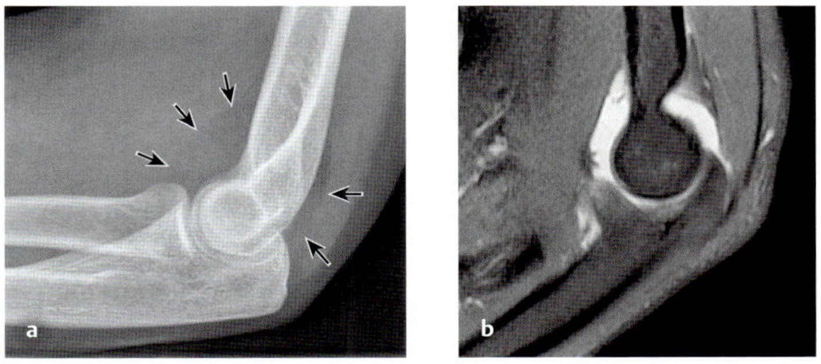

D Fettpolsterzeichen

a Im seitlichen Röntgenbild (Originalabbildung: Dr. med. Hans-Peter Sobotta, Stiftung HEH Braunschweig); **b** im MRT mit Signalanhebung als Zeichen eines Gelenkergusses (Quelle: MVZ blikk. Braunschweig GmbH). Im Ellenbogengelenk befinden sich ventral wie dorsal in der Subintima, also zwischen Synovialmembran und Capsula fibrosa, kleine Fettpolster. Am gesunden Ellenbogengelenk sind radiologisch nur die *ventralen* Fettpolster gelegentlich sichtbar. Sie erscheinen als diskrete Aufhellungslinie eng um den Knochen herum. Die *dorsalen* Fettpolster liegen dagegen verborgen in der Fossa olecrani (s. S. 289, **Bc**). Wenn sich infolge einer Fraktur (aber auch anderer Krankheitsbilder wie rheumatoider Arthritis oder Infektionen) überschüssige Flüssigkeit im Gelenk ansammelt (Kapselerguss, Kapseleinblutung), hebt sich das subintimale ventrale Fettpolster vom Knochen ab, und auch das dorsale Fettpolster wird erkennbar und imponiert als vom Knochen abgehoben (schwarze Pfeile). Das „fat-pad-sign" des Ellenbogens ist also ein radiologisches Zeichen, das bei der Diagnose von Frakturen und anderen Krankheitsbildern hilft. Beurteilt wird es in der konventionellen (seitlichen) Röntgenaufnahme des um 90° gebeugten Ellenbogens.

Beachte: Bei entsprechender Anamnese und Klinik kann alleine das Vorliegen eines positiven Fettpolsterzeichens ausreichen, um eine Fraktur zu diagnostizieren. Bei richtiger Aufnahmetechnik (streng lateral, in 90 % Beugung) besitzt es in diesen Fällen eine sehr hohe Sensitivität und Spezifität für den Frakturnachweis.

E Im klinischen Alltag häufig benutzte Abkürzungen am Ellenbogen

MCL	**mediales Kollateralband**	**LCL**	**laterales Kollateralband**
aMCL	anteriores Bündel des MCL	LUCL	laterales ulnares Kollateralband
pMCL	posteriores Bündel des MCL	RCL	radiales Kollateralband
		AL	anulares Ringband/ Lig. anulare
transversales Kollateralband/ Lig. transversum (= Cooper-Ligament)		ALCL	akzessorisches laterales Kollateralband
HRG	Humeroradialgelenk	PRUG	proximales Radioulnargelenk
HUG	Humeroulnargelenk	DRUG	distales Radioulnargelenk

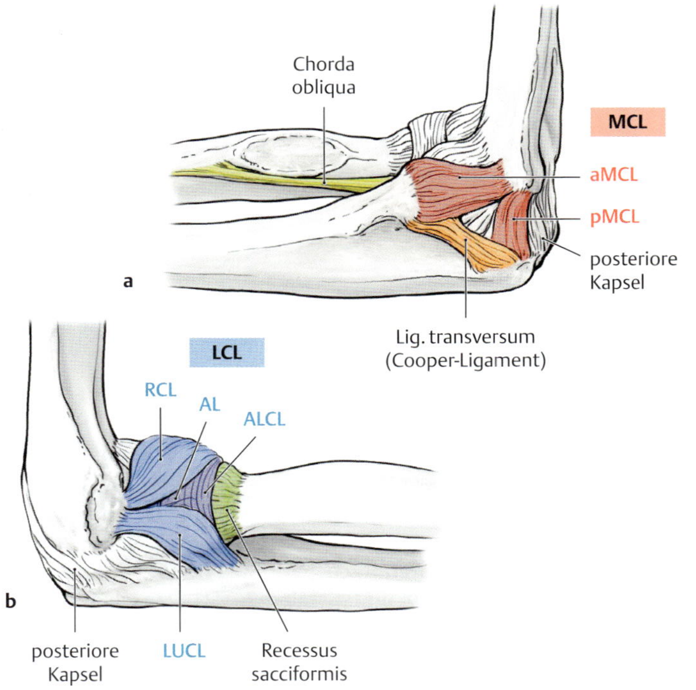

F Kapsel verstärkender medialer (a) und lateraler (b) Bandapparat eines rechten Ellenbogens (zu den Abkürzungen s. Tab. **E**)

1.23 Unterarm: Articulationes radioulnares proximalis und distalis

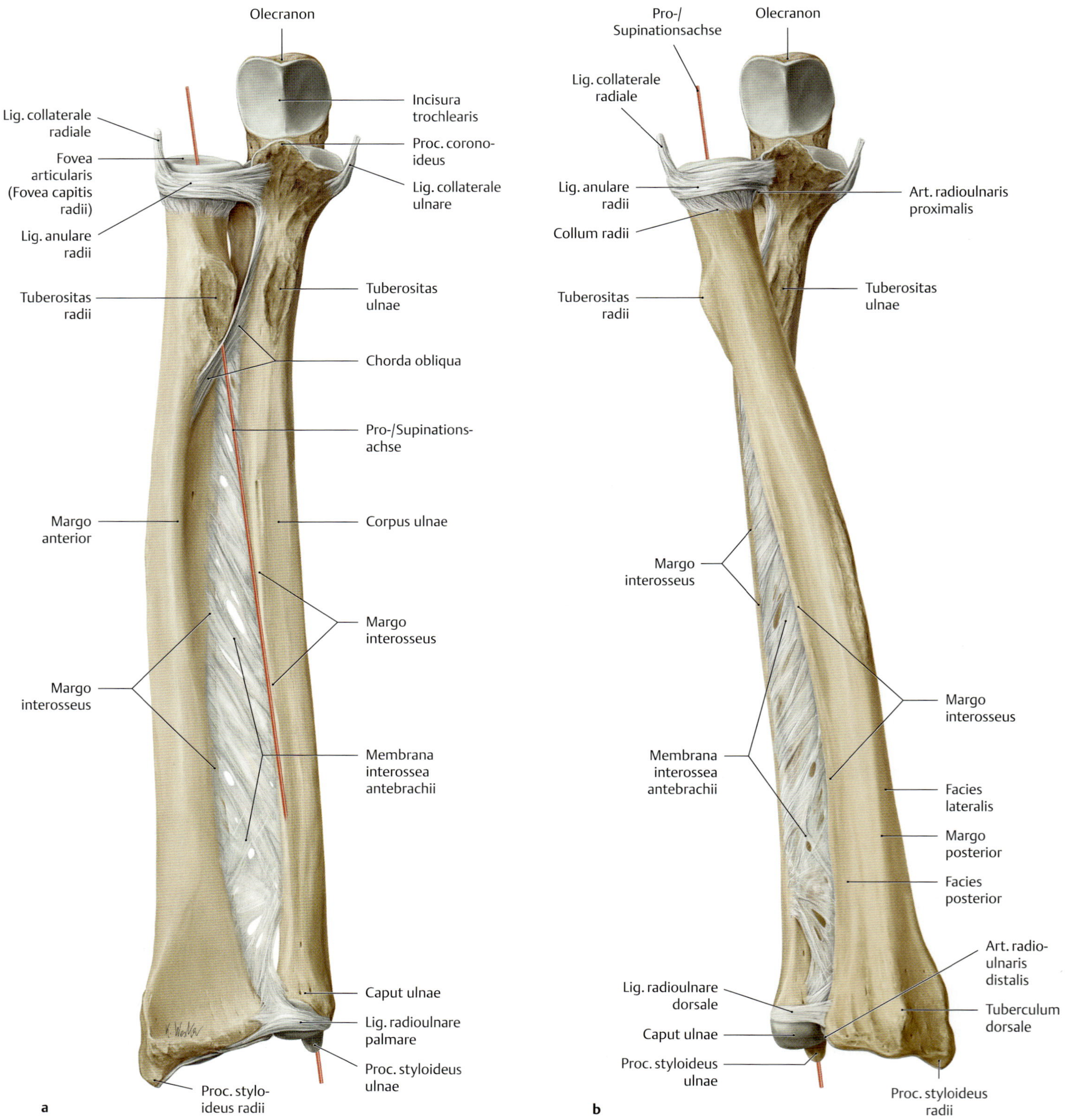

A Bandapparat und Bewegungsachse für die Pro- und Supinationsbewegung im proximalen und distalen Radioulnargelenk
Rechter Unterarm in der Ansicht von ventral.

a Supinationsstellung (Radius und Ulna stehen parallel zueinander);
b Pronationsstellung (der Radius überkreuzt die Ulna).

Zusammen mit der Art. radioulnaris distalis gestattet das proximale Radioulnargelenk eine Umwendbewegung der Hand (Pro- und Supination). Die Bewegungen beider Gelenke sind durch die Membrana interossea funktionell miteinander gekoppelt und daher zwangsläufig miteinander kombiniert. Die Bewegungsachse für die Pro- und Supination verläuft vom Zentrum des Capitulum humeri (nicht dargestellt) durch die Mitte der Fovea capitis radii schräg nach distal zum Griffelfortsatz der Ulna (Proc. styloideus ulnae).

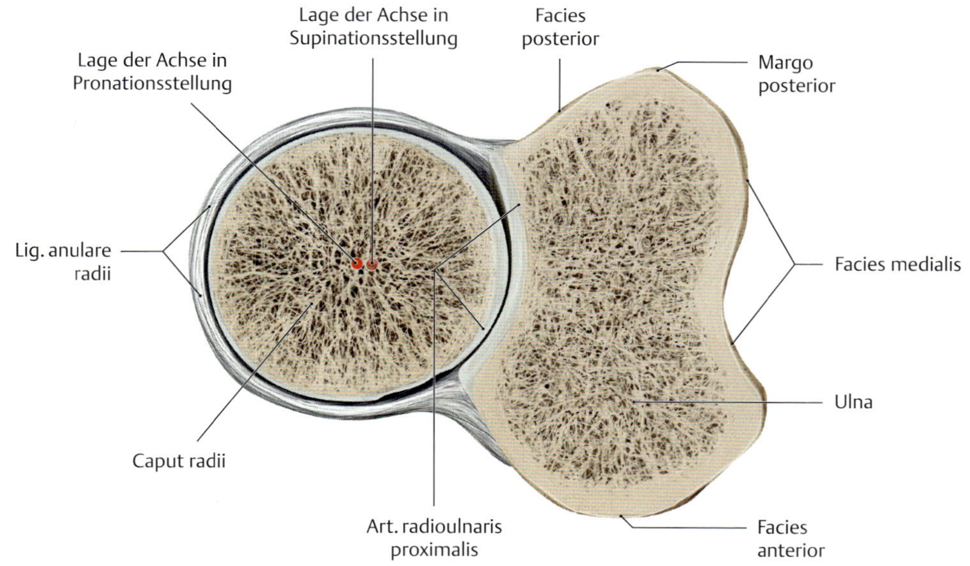

B Querschnitt durch ein rechtes proximales Radioulnargelenk in Pronationsstellung

Ansicht von distal. Aufgrund der leicht ovalen Form des Caput radii verlagert sich die zentral durch das Radiusköpfchen verlaufende Pro-/Supinationsachse während der Pronation etwa 2 mm nach radial (in Pronationsstellung liegt der lange Durchmesser des Caput radii transversal). Dadurch ist gewährleistet, dass in Pronationsstellung genügend Platz für die Tuberositas radii im Zwischenknochenraum (= Raum zwischen Tuberositas radii und Chorda obliqua, vgl. z. B. **Aa**) geschaffen ist.

Beachte den dickeren Gelenkknorpel der Circumferentia articularis radii auf der Pronationsseite. Diese Verdickung erfolgt als Anpassung an den größeren Gelenkdruck im proximalen Radioulnargelenk in der Pronationsstellung.

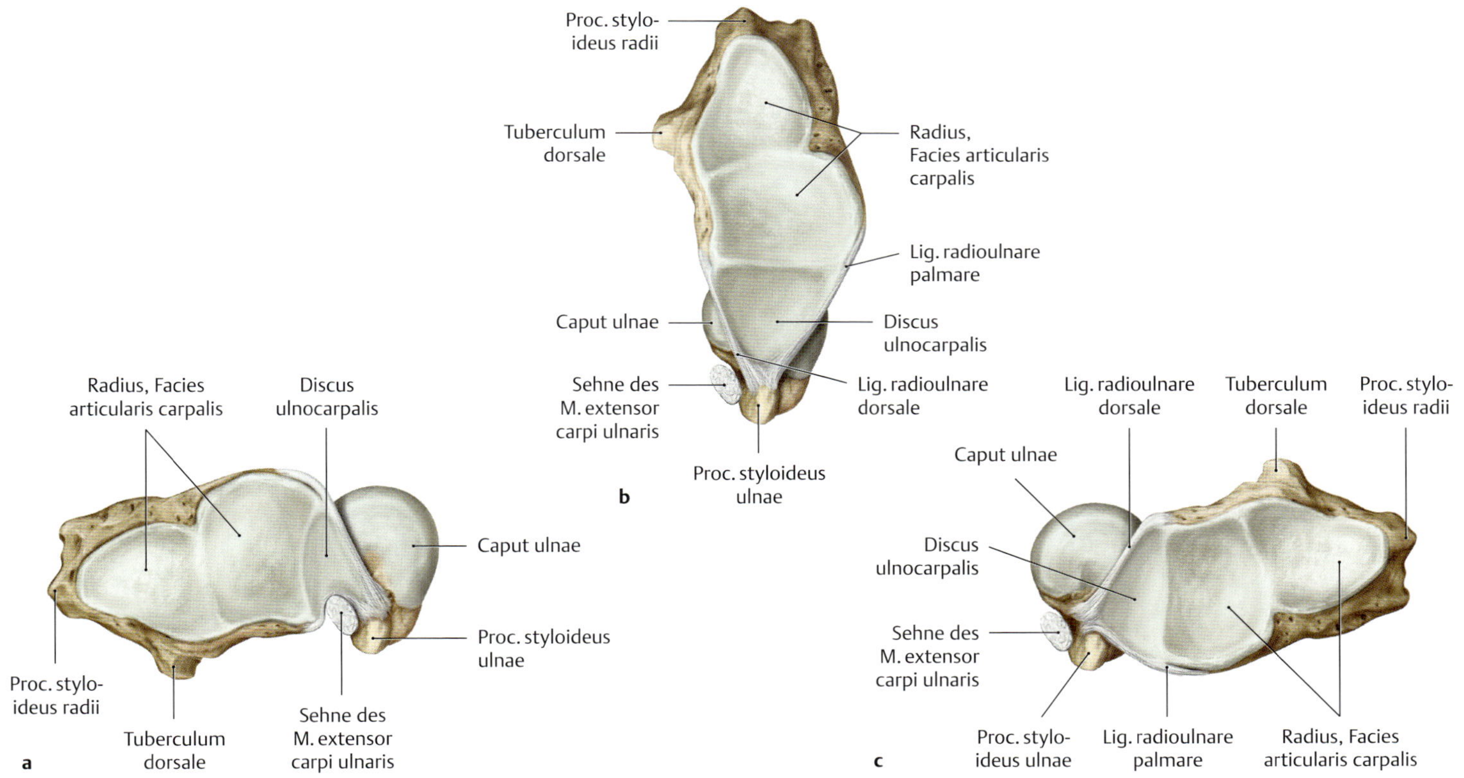

C Drehung des Radius um die Ulna bei Pro- und Supinationsbewegungen

Aufsicht auf die distalen Gelenkflächen von Radius und Ulna eines rechten Unterarms. Der Discus ulnocarpalis ist aus Gründen der Übersicht nicht dargestellt.

- **a** Supinationsstellung;
- **b** Semipronationsstellung;
- **c** Pronationsstellung.

Als Bestandteile des sog. ulnokarpalen Komplexes sichern u. a. die Ligg. radioulnaria dorsale und palmare das distale Radioulnargelenk. Je nach Funktionsstellung der beiden Unterarmknochen zueinander berühren sich die beiden distalen Gelenkflächen unterschiedlich. Weitgehende Kongruenz der Gelenkflächen ist nur in einer Mittelposition (Semipronationsstellung bzw. Neutral-Null-Stellung) gegeben.

1.24 Bewegungen im Ellenbogen- und Radioulnargelenk

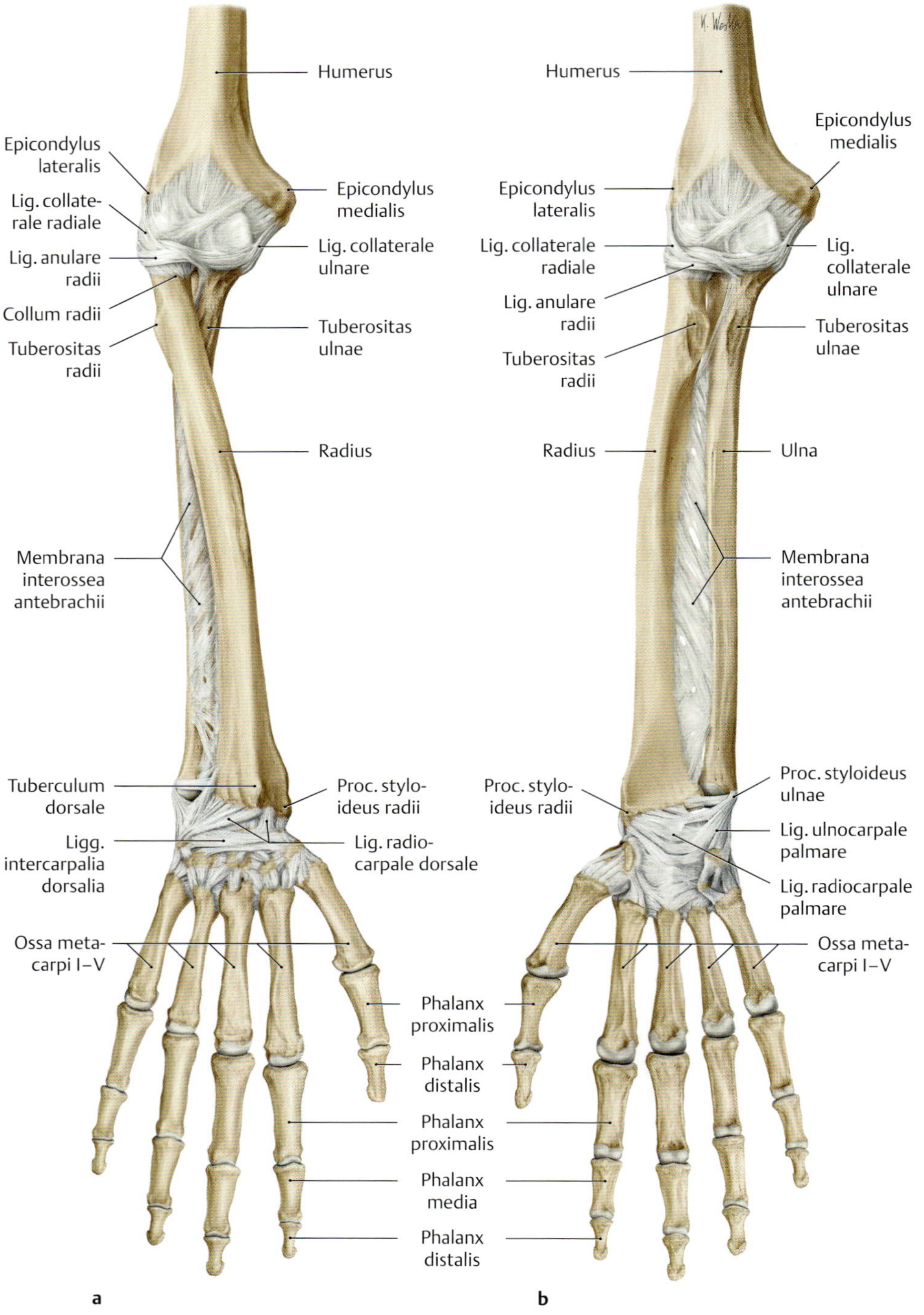

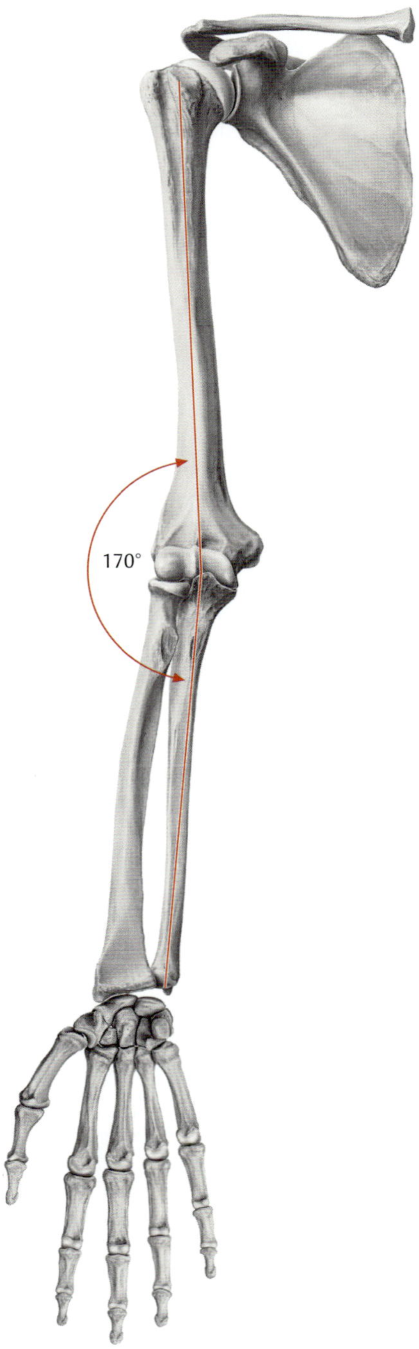

A Pro- und Supinationsstellung einer rechten Hand

Ansicht von ventral.

a Pronationsstellung; **b** Supinationsstellung.

Die Pro-/Supinationsbewegung der Hand erlaubt z. B. das Zum-Mund-führen eines Gegenstandes (Ernährungsfunktion); durch sie erreicht die Hand aber auch jede Stelle des Körpers, um sie zu schützen oder zu reinigen. Eine zentrale Bedeutung kommt der Pro-/Supination zudem bei allen Tätigkeiten v. a. der arbeitenden Hand zu, z. B. beim Drehen eines Schraubenziehers, Einschrauben einer Glühbirne, Ausgießen eines Topfinhaltes, Aufschließen eines Türschlosses etc. Das Bewegungsausmaß der Hand kann durch zusätzliche Bewegungen im Schultergürtel und des Rumpfes deutlich gesteigert werden. So lässt sich beispielsweise eine vollständige Umwendbewegung der Hand von 360° erreichen.

B Physiologische Valgusstellung im Ellenbogengelenk

Skelett einer rechten oberen Extremität mit supiniertem Unterarm in der Ansicht von ventral.

Bedingt durch die Form der Trochlea humeri (s. S. 288) kommt es besonders bei Extension und Supination im Ellenbogengelenk zu einer physiologischen *Valgus*stellung zwischen Humerusschaft und Ulna *(Cubitus valgus)*. Hierbei beträgt der sog. *Kubital*winkel etwa 170°.

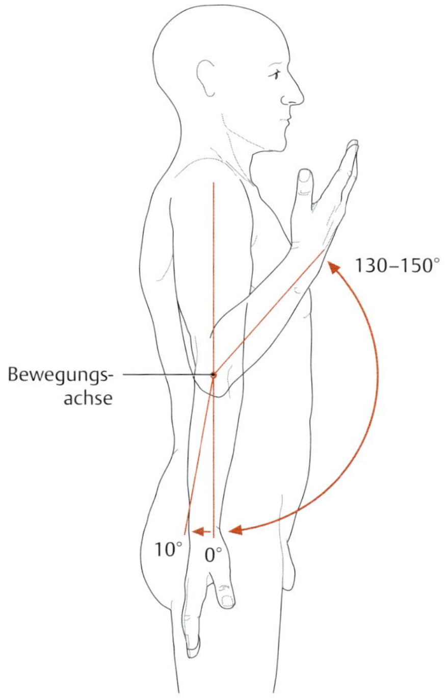

C Bewegungsausmaß im Humeroradial- und Humeroulnargelenk des Ellenbogengelenks

Die Flexions-/Extensionsachse verläuft unterhalb der Epikondylen durch das Capitulum humeri und die Trochlea humeri. Ausgehend von der Neutral-Null-Stellung ist in beiden Gelenken eine Flexion bis maximal 150° und eine Extension bis etwa 10° möglich. Beide Bewegungen werden individuell unterschiedlich entweder durch Weichteile (Muskulatur, Fett etc. = Weichteilhemmung) oder durch Knochen (Olecranon = Knochenhemmung) begrenzt.

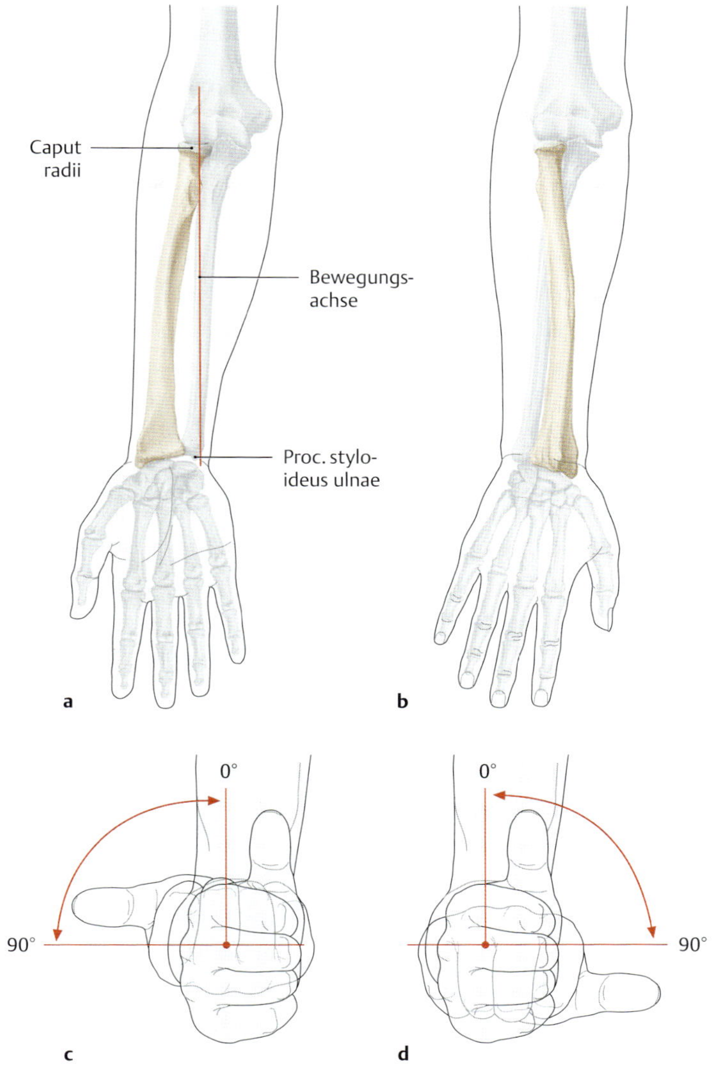

D Bewegungsausmaß und Bewegungsachse bei der Umwendbewegung der rechten Hand (Pro-/Supination)

Die Neutral-Null-Stellung bezeichnet man auch als Semipronationsstellung; die Pro-/Supinationsachse verläuft durch das Caput radii und den Proc. styloideus ulnae.

a Supinationsstellung (Unterarmknochen stehen parallel zueinander);
b Pronationsstellung (der Radius überkreuzt die Ulna);
c Supinationsstellung der Hand bei gebeugtem Ellenbogen in der Ansicht von vorn (die Palmarfläche der Hand zeigt nach oben);
d Pronationsstellung der Hand bei gebeugtem Ellenbogen in der Ansicht von vorn (die Palmarfläche der Hand zeigt nach unten).

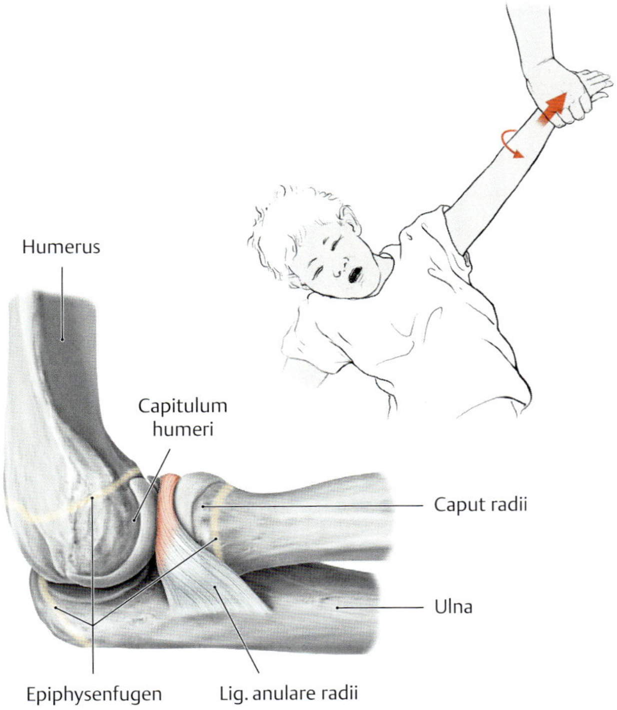

E Pronatio dolorosa – die schmerzhafte Pronation

Die Pronatio dolorosa ist eine sehr häufige Verletzung im Kleinkindalter (5–7 Jahre; mit zunehmendem Alter werden die Bänder stabiler, so dass das Verletzungsrisiko sinkt). Sie entsteht, wenn das Radiusköpfchen durch abrupten Zug, meist am *nach innen gedrehten* Unterarm (daher die Bezeichnung „nurse-disease“ bzw. „pulled-elbow“) unter dem Lig. anulare radii „hervorrutscht“ (subluxiert). Das Lig. anulare radii wird dadurch zwischen Radius und Capitulum humeri eingeklemmt, das Ellenbogengelenk folglich in leicht gebeugter Stellung blockiert, der Arm bleibt insgesamt nach innen gedreht (Pronationsstellung). Da das Kind den Arm aufgrund der Subluxation und der damit verbundenen Schmerzen bewegungslos herabhängen lässt, entsteht der Eindruck, der Arm sei gelähmt (Pseudoparese; sog. Chassaignac-Lähmung). Der klinische Befund und die obligate Röntgenuntersuchung in zwei Ebenen zum Ausschluss knöcherner Verletzungen (Epiphysenfugenfraktur des Caput radii!) führen zur Diagnose. Nach Reposition, bei der das gebeugte Ellenbogengelenk unter starker Supination in Streckstellung gebracht wird, ist das Kind in wenigen Minuten beschwerdefrei.

1.25 Übersicht über den Bandapparat der Hand

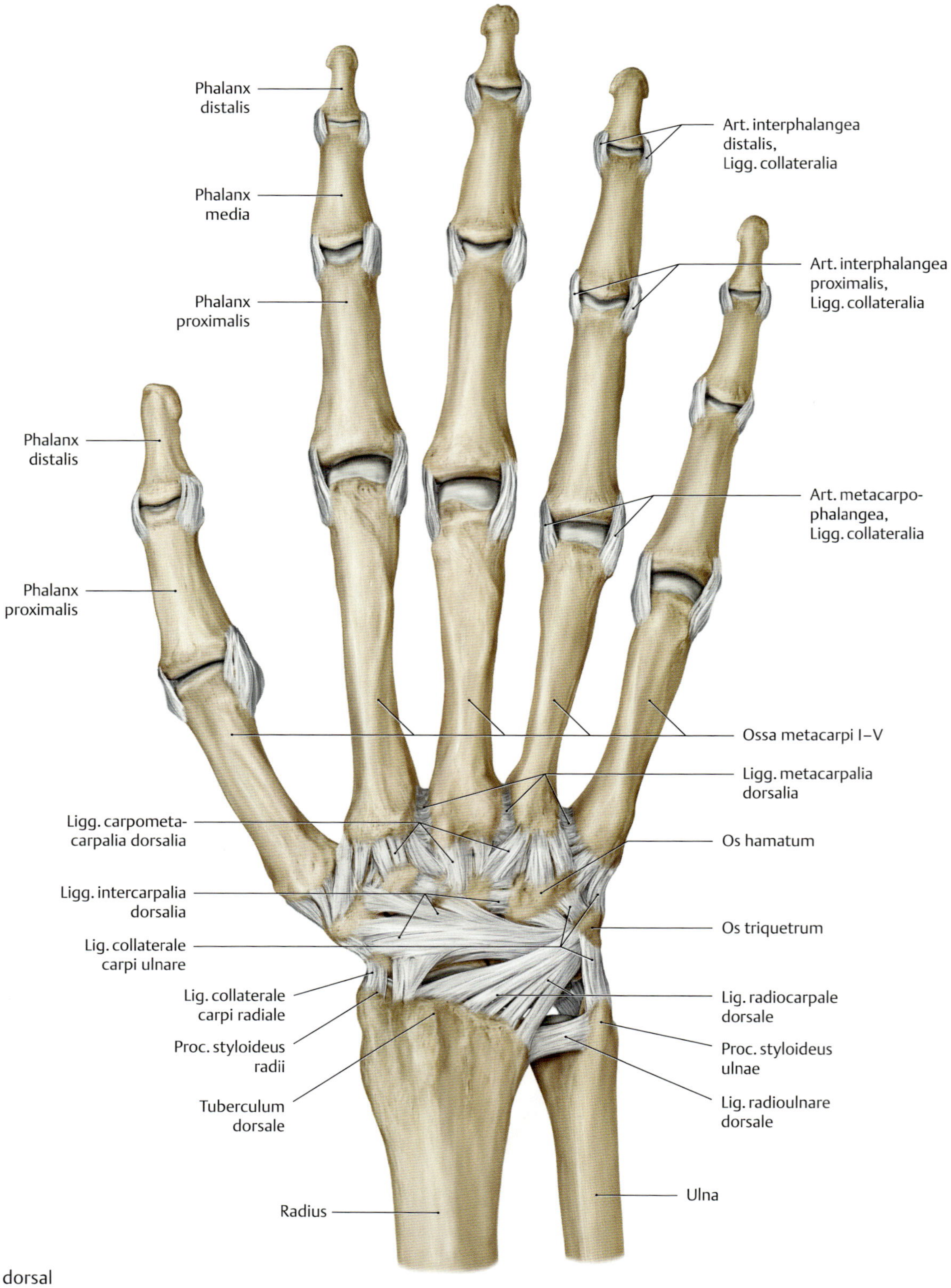

a Ansicht von dorsal

A Bandapparat einer rechten Hand
Handwurzelbänder (karpale Bänder) führen benachbarte Knochen in ihren Bewegungsrichtungen, begrenzen Bewegungsausschläge und stabilisieren das Handgelenk insgesamt. Da sie individuell sehr unterschiedlich verlaufen und stark miteinander verflochten sind, ist es schwierig, sie zu präparieren. Eher oberflächlich verlaufen die sog. *extrinsischen* Bänder, die eng mit der Gelenkkapsel verwoben sind und vorrangig diese stabilisieren. In der Tiefe liegen dagegen die sog. *intrinsischen* Bänder (s. S. 300), die den Gelenkbinnenraum in Form von interosseär verlaufenden Fasern in unterschiedliche Kompartimente unterteilen. Neben dieser häufigen Einteilung in extrinsische und intrinsische Bänder gibt es auch die Unterscheidung der Handwurzelbänder nach ihrer Lage und Anordnung:

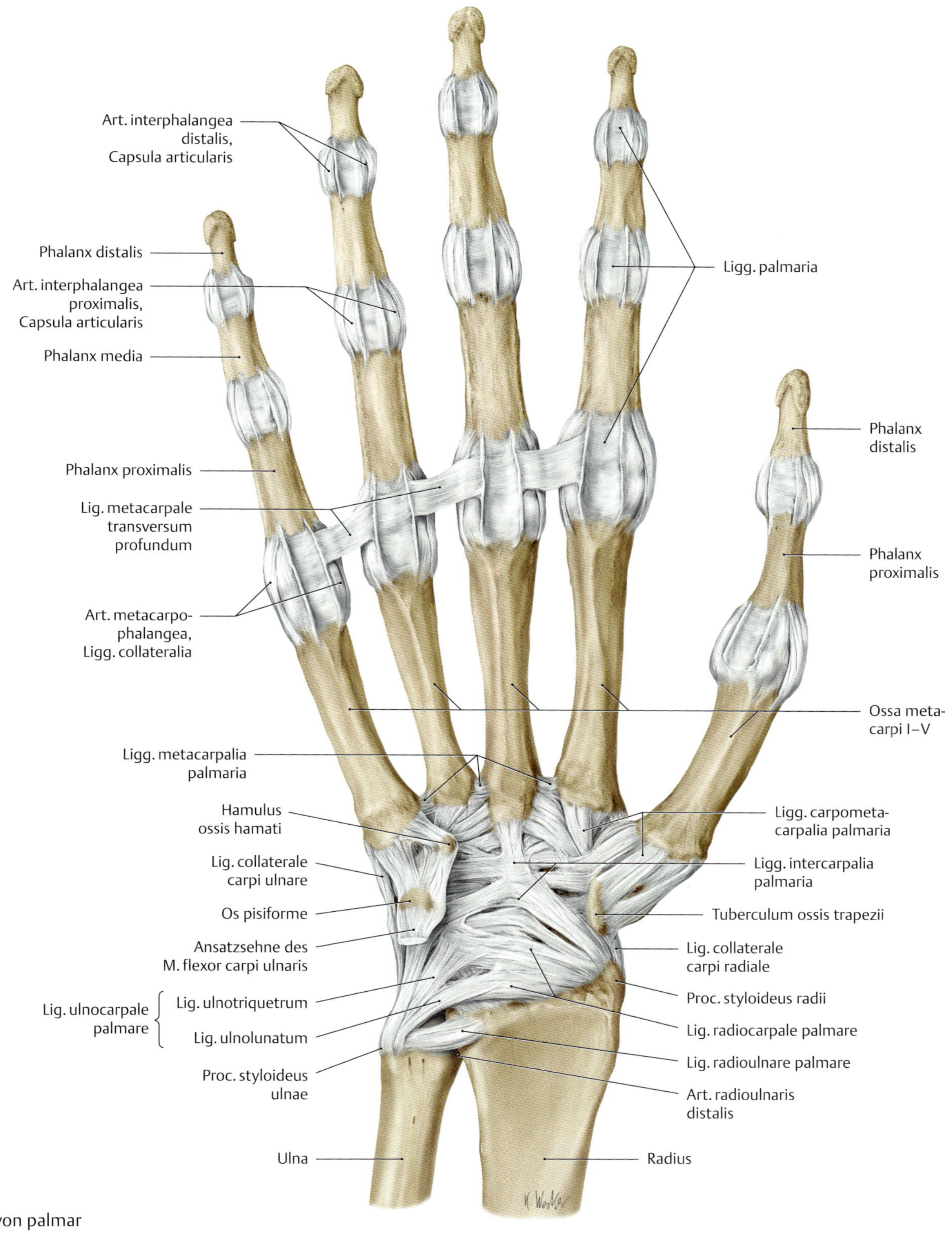

b Ansicht von palmar

- Bänder zwischen Unterarm und Handwurzelknochen (Ligg. radiocarpalia u. ulnocarpalia, Ligg. collateralia),
- Bänder zwischen den Handwurzelknochen (Lig. intercarpalia interossea),
- Bänder zwischen den Handwurzel- und Mittelhandknochen (Ligg. carpometacarpalia) und
- Bänder zwischen den Basen der Mittelhandknochen (Ligg. metacarpalia).

1.26 Intrinsischer Bandapparat der Hand, Gelenkkompartimente und ulnokarpaler Komplex

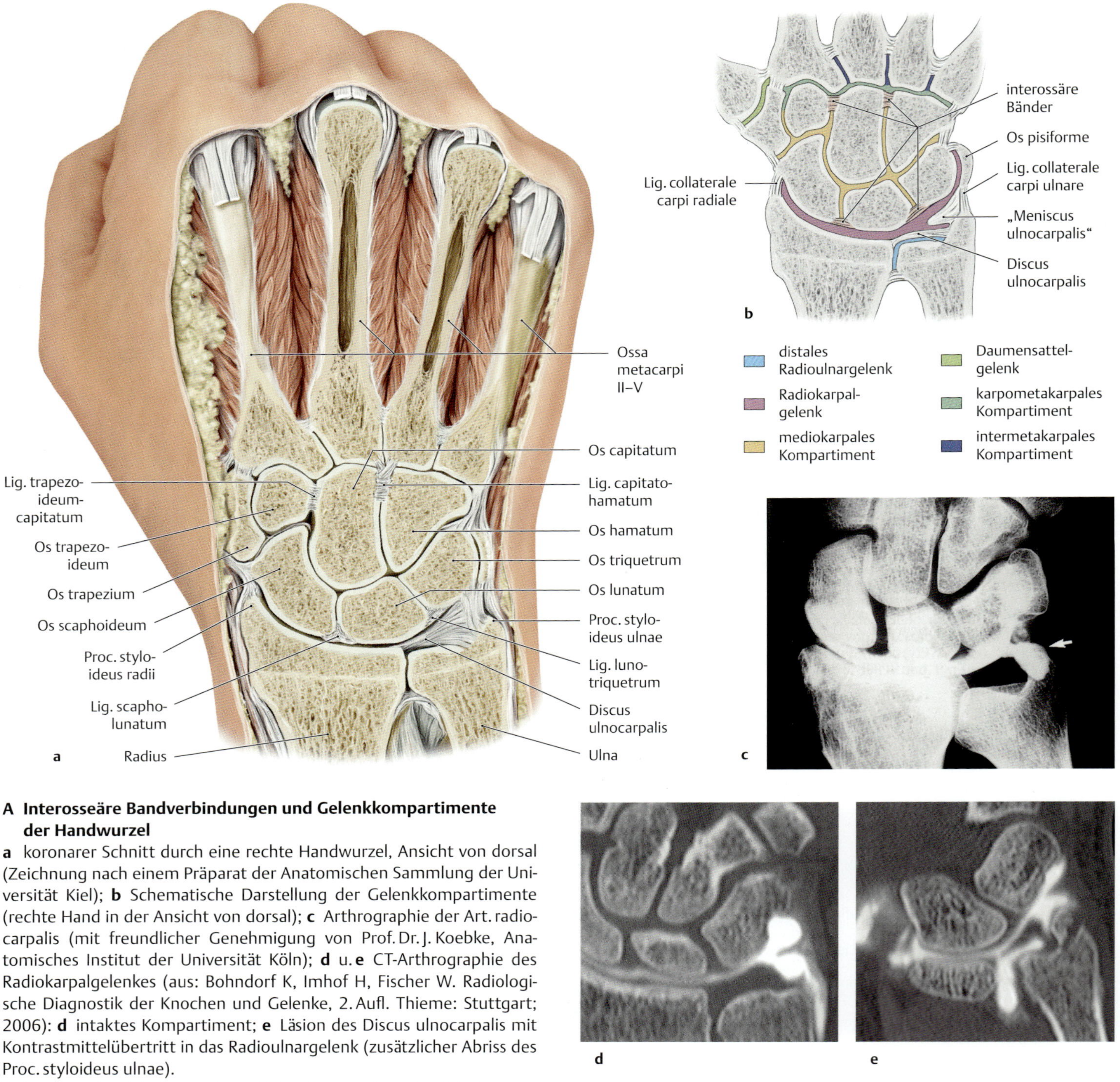

A Interosseäre Bandverbindungen und Gelenkkompartimente der Handwurzel

a koronarer Schnitt durch eine rechte Handwurzel, Ansicht von dorsal (Zeichnung nach einem Präparat der Anatomischen Sammlung der Universität Kiel); **b** Schematische Darstellung der Gelenkkompartimente (rechte Hand in der Ansicht von dorsal); **c** Arthrographie der Art. radiocarpalis (mit freundlicher Genehmigung von Prof. Dr. J. Koebke, Anatomisches Institut der Universität Köln); **d** u. **e** CT-Arthrographie des Radiokarpalgelenkes (aus: Bohndorf K, Imhof H, Fischer W. Radiologische Diagnostik der Knochen und Gelenke, 2. Aufl. Thieme: Stuttgart; 2006): **d** intaktes Kompartiment; **e** Läsion des Discus ulnocarpalis mit Kontrastmittelübertritt in das Radioulnargelenk (zusätzlicher Abriss des Proc. styloideus ulnae).

Neben den die Gelenkkapsel verstärkenden extrakarpalen Bändern des Karpus (extrinsisches System, s. S. 298) existiert ein intrinsisches System interkarpaler bzw. interosseärer Bänder, das den Gelenkbinnenraum zusammen mit dem Discus ulnocarpalis (Discus triangularis) in verschiedene, teilweise vollständig abgeschlossene Kompartimente unterteilt. Die Kenntnis dieser Kompartimente ist klinisch wichtig für die Durchführung und Interpretation von Arthrographien (**c**–**e**). Man unterscheidet folgende Gelenkkompartimente (s. **b**):

- distales Radioulnargelenk,
- Radiokarpalgelenk,
- mediokarpales Kompartiment,
- karpometakarpales Kompartiment,
- intermetakarpales Kompartiment und
- Daumensattelgelenk.

Klinisch wichtig sind in diesem Zusammenhang v. a. die interossären Bänder der distalen (Ligg. capitatohamatum und trapezoideumcapitatum) und der proximalen Handwurzelreihe (Ligg. lunotriquetrum und scapholunatum) (s. **a**) sowie der Discus ulnocarpalis als wichtigste Struktur des ulnokarpalen Komplexes (s. **B**). Die erwähnten Bandstrukturen unterliegen häufig degenerativen Prozessen bzw. sind bei Handwurzelverletzungen betroffen. Im Discus ulnocarpalis findet man bereits ab dem 3. Lebensjahrzehnt degenerative Veränderungen. Die interossären Bänder der proximalen Handwurzelreihe sind demgegenüber erst bei älteren Menschen häufiger (in 30 % der Falle) von Degenerationen betroffen.

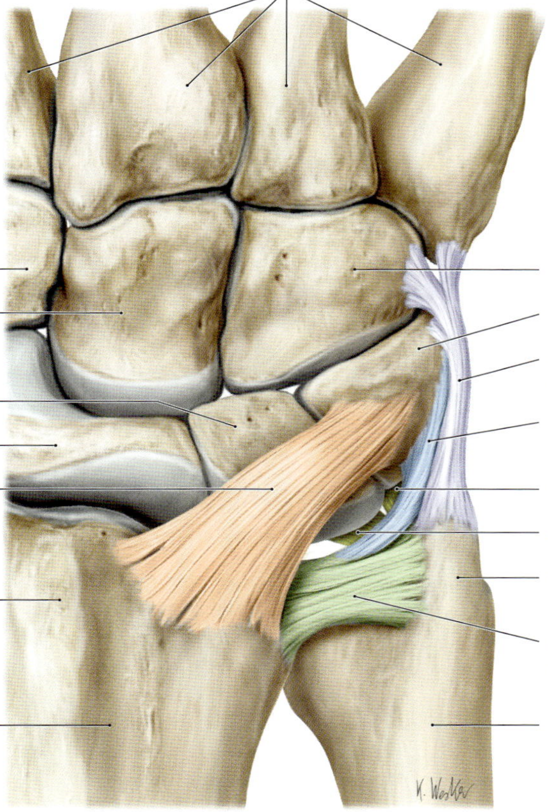

a

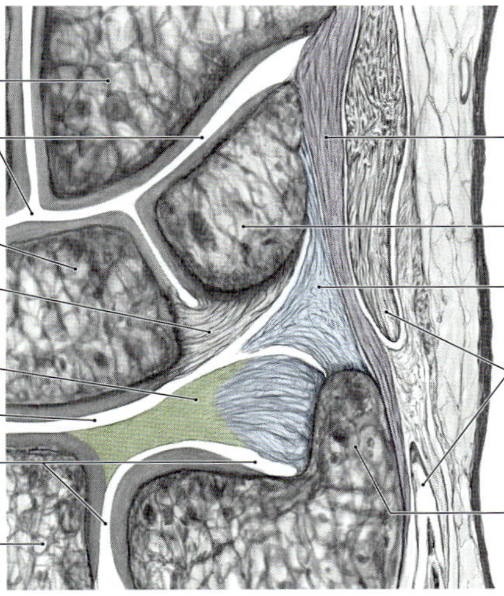

b

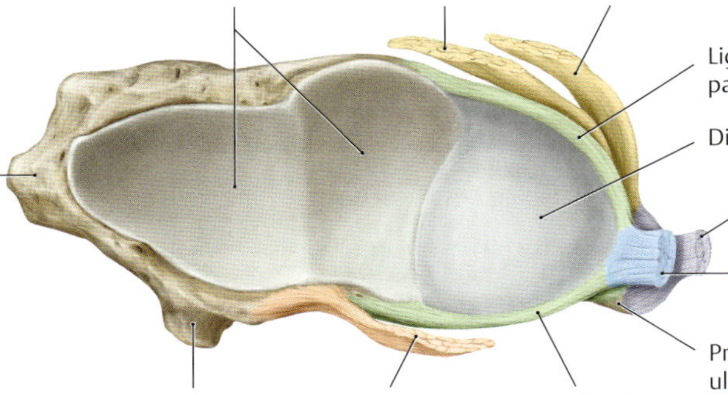

c

B Der ulnokarpale Komplex

a ulnokarpaler Komplex einer rechten Hand, Ansicht von dorsal; **b** Schema eines histologischen Präparates des ulnokarpalen Komplexes (aus Schmidt HM, Lanz U. Chirurgische Anatomie der Hand. 2. Aufl. Stuttgart: Thieme; 2003); **c** ulnokarpaler Komplex einer rechten Hand, Ansicht von distal.

Der dreieckige ulnokarpale Komplex (Synonym: triangulärer fibrokartilaginärer Komplex, TFCC) ist ein kombinierter Band- und Diskuskomplex und dient der Verbindung zwischen distaler Ulna, distalem Radioulnargelenk und proximaler Handwurzelreihe. Bei Verletzungen des ulnokarpalen Komplexes stehen ulnarseitige Handgelenkbeschwerden im Vordergrund. Der ulnokarpale Komplex gliedert sich funktionell in:

- Discus ulnocarpalis (Discus triangularis),
- Ligg. radioulnare dorsale und palmare,
- Ligg. ulnolunatum und ulnotriquetrum,
- Meniscus ulnocarpalis,
- Lig. collaterale carpi ulnare und
- Lig. radiotriquetrum (Bestandteil des Lig. radiocarpale dorsale).

Der aus Faserknorpel bestehende Discus ulnocarpalis ist in einer transversalen Ebene ausgespannt und liegt zwischen distaler Ulna und Os triquetrum bzw. Os lunatum. Er entspringt am distalen Rand der Incisura ulnaris des Radius im hyalinen Gelenkknorpel und zieht (häufig) mit zwei Faserzügen zum Proc. styloideus ulnae sowie zur Basis der distalen Ulna. Die äußeren Ränder des Diskus sind an den dorsalen und palmaren radioulnaren Bändern befestigt. V. a. die zentralen und radialen Anteile des faserknorpeligen Diskus sind nicht vaskularisiert und heilen daher nach Verletzungen deutlich schlechter. Auch degenerative Veränderungen sind in diesem Bereich sehr häufig. Der Discus ulnocarpalis darf nicht mit dem Meniscus ulnocarpalis verwechselt werden, dessen kollagene Fasern von der dorsalen und ulnaren Kante des Discus ulnocarpalis zur Palmarseite des Os triquetrums ziehen. Der Meniscus ulnocarpalis überbrückt somit den beim Menschen stark erweiterten ulnaren Gelenkspalt des proximalen Handgelenkes und dient, insbesondere bei der Ulnarabduktion, der Vergrößerung der kraftaufnehmenden Fläche.

1.27 Canalis carpi

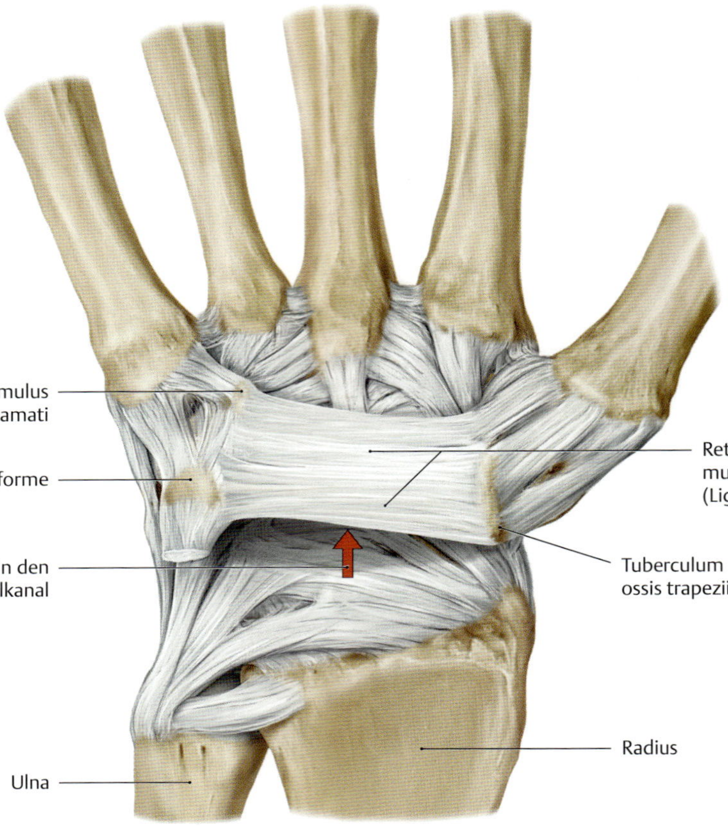

A Retinaculum musculorum flexorum (Lig. carpi transversum) des Karpalkanals einer rechten Hand

Ansicht von palmar. Die knöchernen Elemente der Handwurzel bilden palmar eine konkave Rinne (vgl. **C**), die durch das Retinaculum mm. flexorum (im klinischen Sprachgebrauch als Lig. carpi transversum bezeichnet) zu einem osteofibrösen Kanal geschlossen wird (Karpalkanal, Karpaltunnel, Canalis carpi). Die engste Stelle dieses Kanals liegt etwa 1 cm über der Mitte der distalen Handwurzelreihe. In diesem Bereich beträgt die Querschnittsfläche nur etwa 1,6 cm^2 (s. **D**). Durch den Canalis carpi verlaufen insgesamt *zehn Beugersehnen* (umhüllt von Sehnenscheiden und eingebettet in Bindegewebe) sowie der *N. medianus* (s. S. 386). Es kann sich folglich leicht ein Missverhältnis zwischen der Geräumigkeit des Tunnels und dem Volumen seines Inhalts ausbilden, das dann zum klinischen Bild des *Karpaltunnelsyndroms* führt. Mögliche Raumeinengungen im Karpaltunnel beeinträchtigen im Wesentlichen die Leitfähigkeit des N. medianus (daher auch die Bezeichnung Karpaltunnel- oder *Medianuskompressionssyndrom,* s. S. 386), nicht nur durch den mechanischen Druck, sondern v. a. durch die Unterbrechung der Blutzufuhr innerhalb der Nervenhüllen.

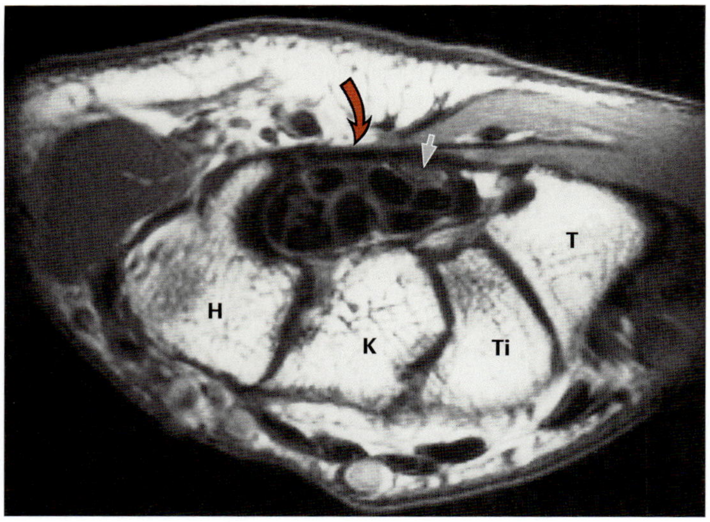

B Transversales Kernspintomogramm (T1-gewichtet) einer rechten Hand auf Höhe des Karpalkanals

Ansicht von proximal. Das Retinaculum mm. flexorum (Lig. carpi transversum) ist als signalarmes Band erkennbar (roter Pfeil). Unmittelbar darunter liegt relativ weit radialseitig der N. medianus (kleiner Pfeil), der aufgrund seiner Wasser- und Lipidanteile eine höhere Signalintensität als die oberflächlichen und tiefen Beugersehnen aufweist. Die Diagnostik eines Karpaltunnelsyndroms basiert zunächst auf klinischen Zeichen und elektrophysiologischen Messungen wie z. B. der Nervenleitgeschwindigkeit. Während sich mit konventionellen Röntgen- und CT-Untersuchungen knöcherne Ursachen nachweisen lassen, macht die Magnetresonanztomographie neben knöchernen v. a. weichteilbedingte Ursachen (z. B. Ödem bzw. Schwellung des N. medianus, Fibrosen, Neurome etc.) sichtbar.

H = Os hamatum mit Hamulus ossis hamati;
K = Os capitatum;
T = Os trapezium;
Ti = Os trapezoideum.

(Aus: Vahlensieck M, Reiser M. MRT des Bewegungsapparates. 4. Aufl. Stuttgart: Thieme; 2014)

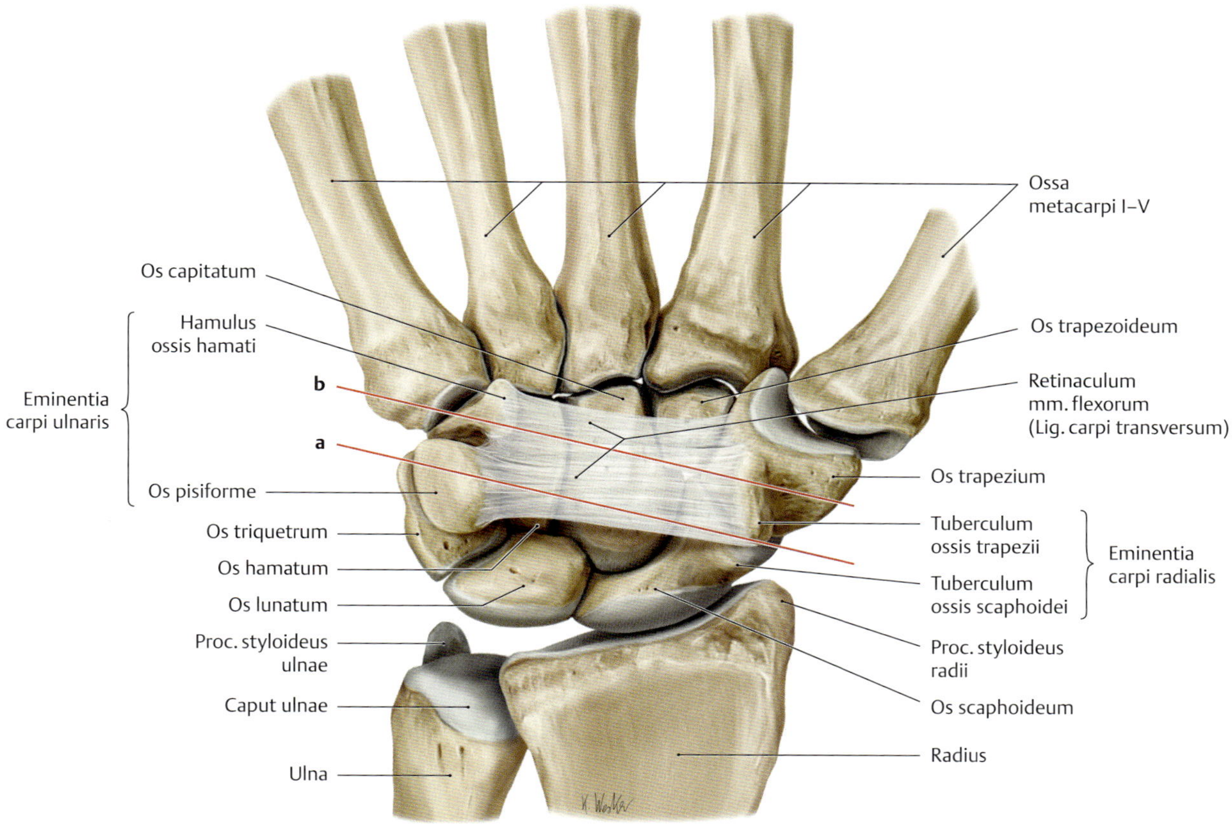

C Knöcherne Begrenzung des Karpalkanals einer rechten Hand
Ansicht von palmar. Die Handwurzelknochen weisen dorsal eine konvexe und palmar eine konkave Wölbung auf. Dadurch entsteht auf der palmaren Seite der *Sulcus carpi* mit jeweils einer radialen und ulnaren knöchernen Erhebung (Eminentia carpi radialis und Eminentia carpi ulnaris). Radialseitig wird die durch die Haut tastbare Erhebung durch die Tubercula ossis trapezii und ossis scaphoidei, ulnarseitig durch den Hamulus ossis hamati und das Os pisiforme hervorgerufen. Dazwischen spannt sich das Retinaculum mm. flexorum (Lig. carpi transversum) aus und schließt den Karpalkanal nach palmar ab (die Schnittebenen **a** und **b** entsprechen den Querschnitten der Abb. **D**).

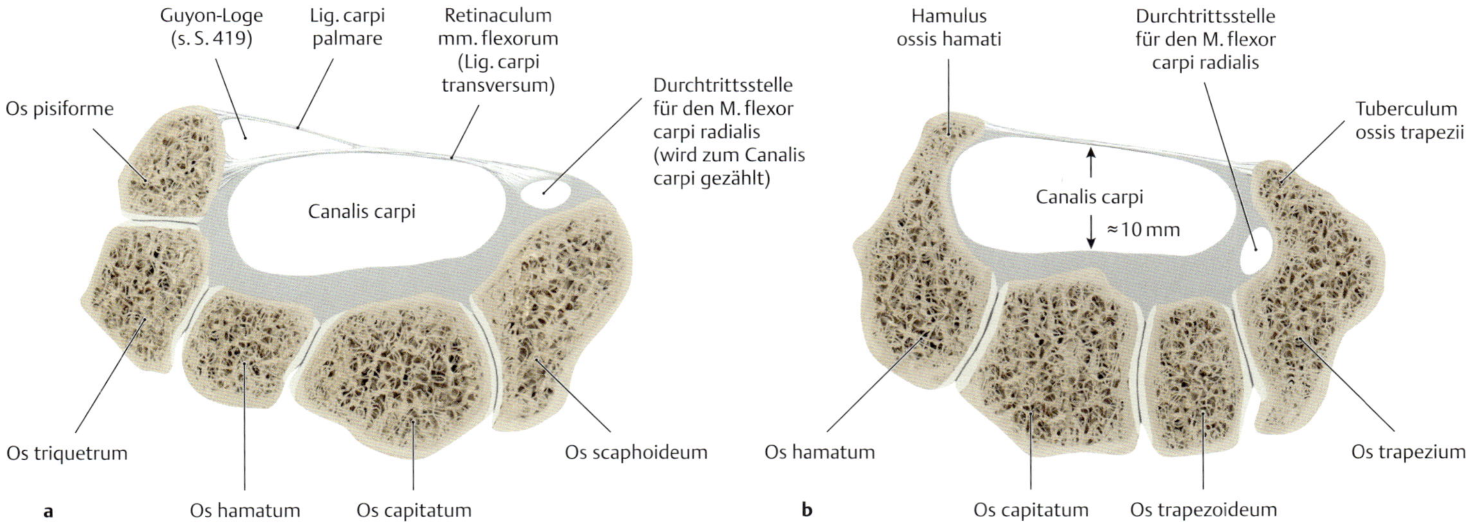

D Transversalschnitte auf Höhe des Karpalkanals
- **a** Querschnitt durch den proximalen Anteil des Sulcus carpi (Schnittebene **a** in **C**);
- **b** Querschnitt durch den distalen Anteil des Sulcus carpi (Schnittebene **b** in **C**).

Beachte: Über der Mitte der distalen Handwurzelfläche (**b**) liegt die engste Stelle (ca. 10 mm) des Karpaltunnels.
Insgesamt beläuft sich die mittlere Querschnittsfläche des Karpalkanals auf ca. 1,6–1,7 cm^2.

1.28 Bandapparat der Finger

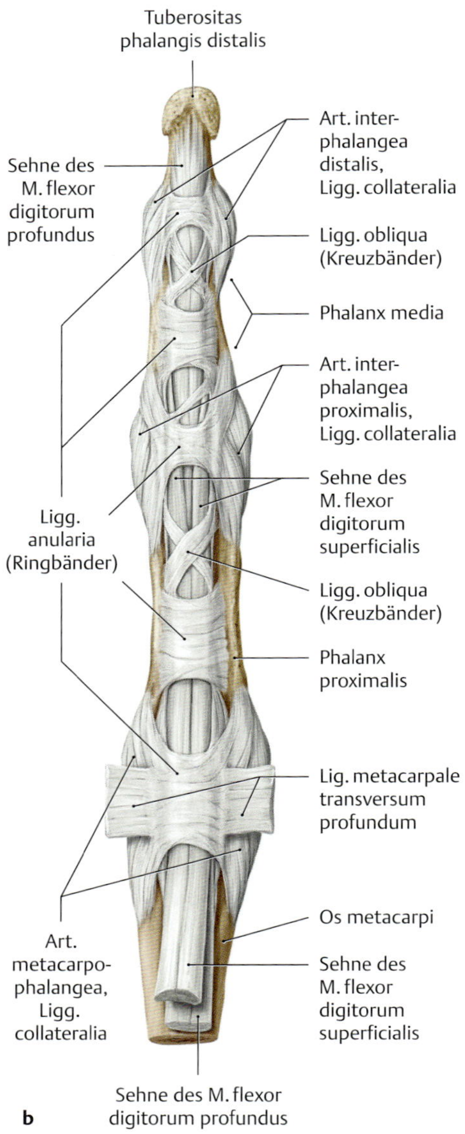

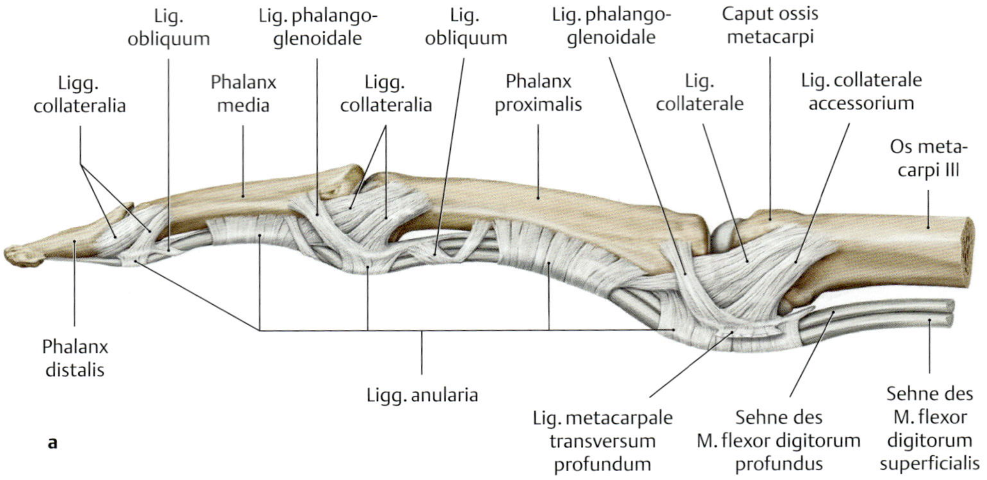

A Kapsel-Band-Apparat und digitale Sehnenscheide eines rechten Mittelfingers

a Ansicht von lateral; **b** Ansicht von palmar.

Auf der Palmarseite der Finger verlaufen die *Sehnen der langen Fingerbeuger* (Mm. flexores digitorum superficialis und profundus) jeweils in einer gemeinsamen kräftigen Sehnenscheide (Vagina synovialis digitorum manus; hier nicht dargestellt). Die *Sehnenscheiden* sind Führungseinrichtungen, die ein reibungsloses Gleiten der langen Beugersehnen ermöglichen. Ihre äußere Hülle, das Stratum fibrosum, wird durch *Ringbänder* (Ligg. anularia) und *Kreuzbänder* (Ligg. obliqua) verstärkt (s. **B**) und an den palmaren Fingerseiten fixiert. Damit wird ein palmares Abweichen der Sehnenscheiden bei der Palmarflexion verhindert. Die Lücken zwischen den Ring- und Kreuzbändern schaffen die Voraussetzung für die Beugung der Finger (vgl. S. 358, Topografie der Muskulatur).

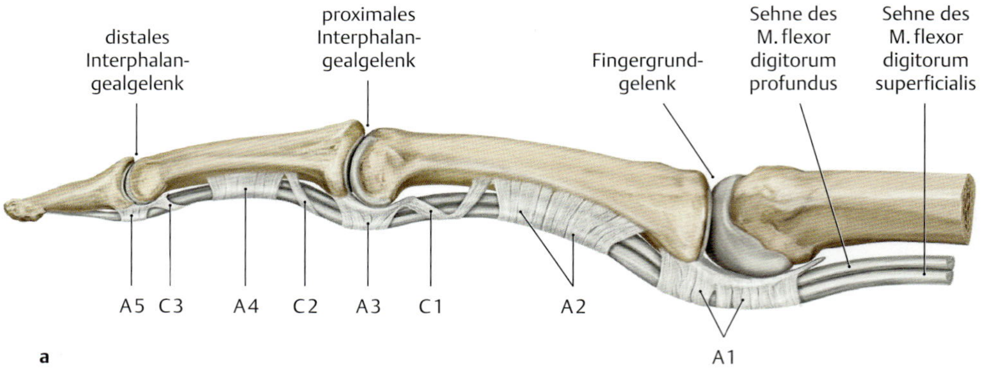

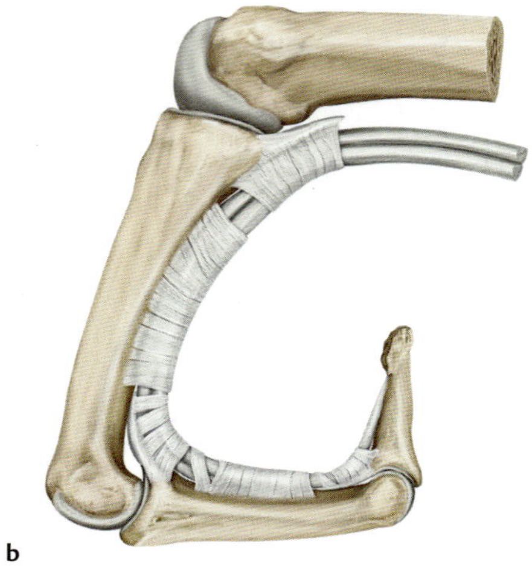

B Verstärkungsbänder der digitalen Sehnenscheide

a Seitenansicht in Streckstellung; **b** Seitenansicht in Beugestellung.

A1–5 = Ringbänder (Ligg. anularia); C1–3 = Kreuzbänder (Ligg. obliqua bzw. cruciata).

- 1. Ringband (A1): auf Höhe des Fingergrundgelenks
- 2. Ringband (A2): im Schaftbereich der Grundphalanx
- 3. Ringband (A3): auf Höhe des proximalen Interphalangealgelenks
- 4. Ringband (A4): im Schaftbereich der Mittelphalanx
- 5. Ringband (A5): auf Höhe des distalen Interphalangealgelenks

Die Kreuzbänder verlaufen sehr viel variabler.

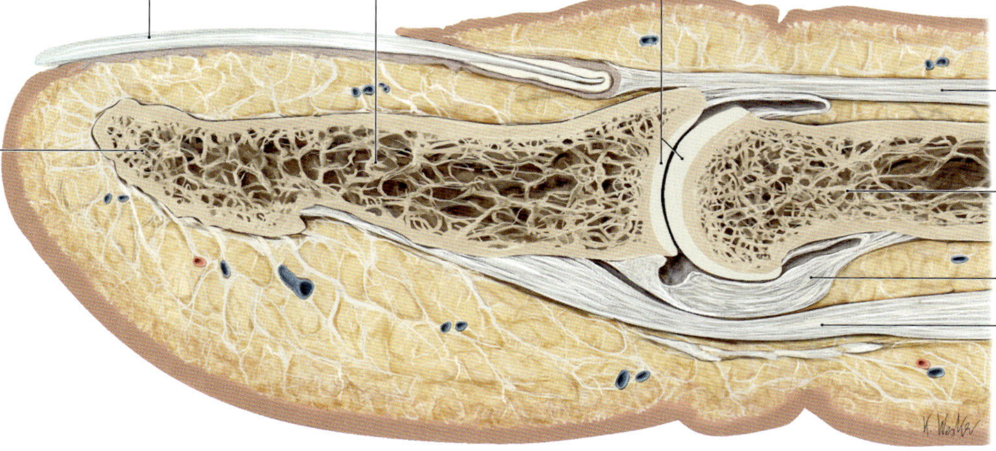

C Längsschnitt durch ein Fingerendglied

Sowohl bei den Fingergrund- als auch bei den Mittel- und Endgelenken werden die palmaren Gelenkflächen der Phalangen nach proximal durch eine faserknorpelige Platte, das Lig. palmare, vergrößert. An diesen Stellen bilden die Ligg. palmaria gleichzeitig den Boden der Fingersehnenscheiden.

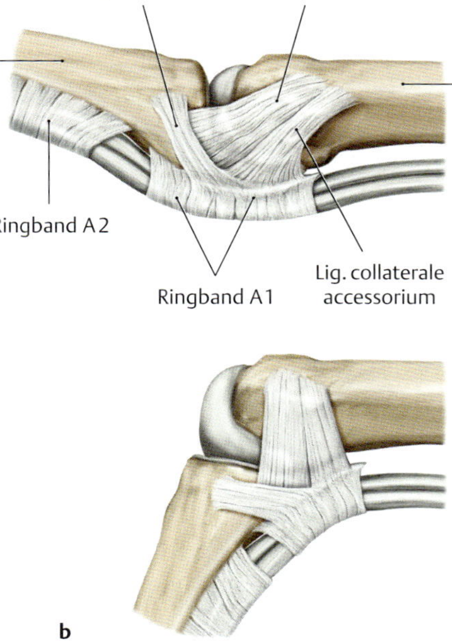

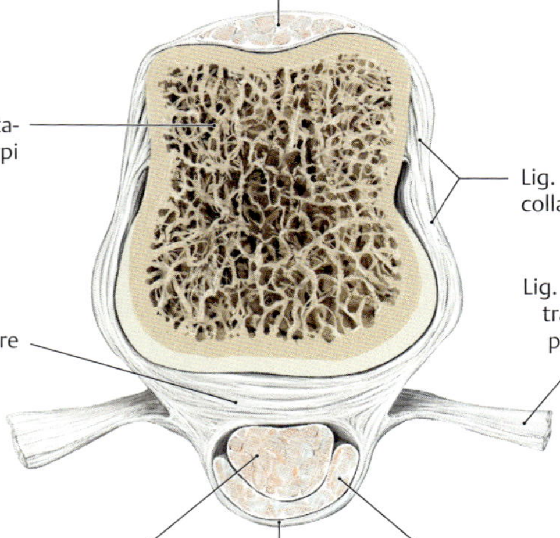

D Kapsel-Band-Apparat des Grundgelenks

a Streckstellung; **b** Beugestellung (Ansicht von lateral).

Beachte: Das Lig. collaterale ist in Streckstellung *entspannt* und in Beugestellung *gespannt.* Aus diesem Grund müssen bei längerer Ruhigstellung der Hand (z. B. Gipsverband) die Fingergelenke immer in einer sog. Funktionsstellung (z. B. Grundgelenke etwa 50–60° gebeugt, vgl. S. 309) immobilisiert werden. Geschieht dies nicht, verharren die Fingergelenke also längere Zeit in Streckstellung, verkürzt sich das Lig. collaterale, so dass die Finger nicht mehr gebeugt werden können. Die Ligg. collaterale accessorium und phalangoglenoidale sind sowohl in Streck- als auch in Beugestellung gespannt und begrenzen v. a. die Streckung.

E Querschnitt auf Höhe des Metakarpalköpfchens eines rechten Mittelfingers

Ansicht von proximal. Im Bereich der Metakarpalköpfchen (II–V) sind die Faserknorpelplatten (Ligg. palmaria) durch quer verlaufende Bänder (Ligg. metacarpalia transversa profunda) miteinander verbunden. Durch ihre gleichzeitige Fixierung an den Ringbändern A1 (vgl. **B**) der Beuger-Sehnen-Scheiden stellen sie eine wichtige Verstrebung der distalen Mittelhand dar und stabilisieren den queren Mittelhandbogen.

1.29 Daumensattelgelenk

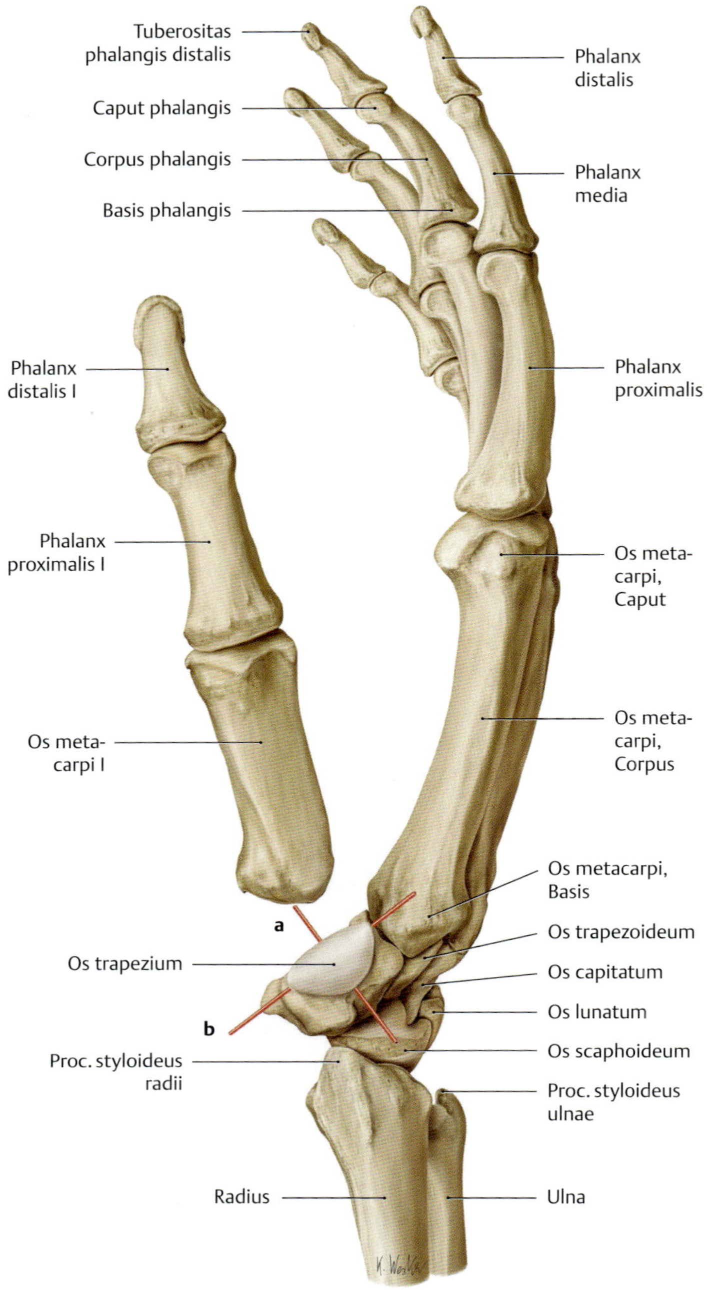

A Bewegungsachsen des Daumensattelgelenks (Articulatio carpometacarpalis pollicis)

Skelett einer rechten Hand in der Ansicht von radial. Zur besseren Orientierung ist das Os metacarpi I des Daumens etwas nach distal verlagert. Die sattelförmigen Gelenkflächen des Os trapezium und des Os metacarpi I gestatten Bewegungen um zwei Hauptachsen:

- eine Abduktions-/Adduktionsachse (**a**) sowie
- eine Flexions-/Extensionsachse (**b**).

Während die Ab- und Adduktionsachse annähernd dorsopalmar verläuft, geht die Flexions- und Extensionsachse quer durch die Sattelschenkel des Os trapezium. Wird der Daumen in Richtung des kleinen Fingers bewegt (Opposition), erfolgt um eine axiale Längsachse durch den 1. Mittelhandknochen eine Rotationsbewegung (3. Freiheitsgrad). Diese Oppositionsbewegung des Daumens ist Voraussetzung für differenzierte Greifbewegungen der Hand. Sie ist jedoch nur durch Aufhebung des kongruenten Gelenkflächenschlusses möglich (s. **F**).

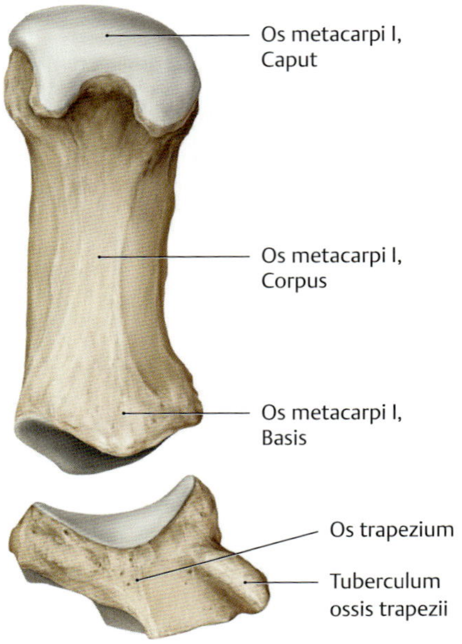

B Artikulierende Gelenkflächen des Daumensattelgelenks

Ansicht von palmar-ulnar. Während die Gelenkfläche des Os trapezium in dorsopalmarer Richtung konvex und in radioulnarer Richtung konkav gebogen sind, weist die korrespondierende Gelenkfläche des Os metacarpi I gegensinnige Krümmungen auf.

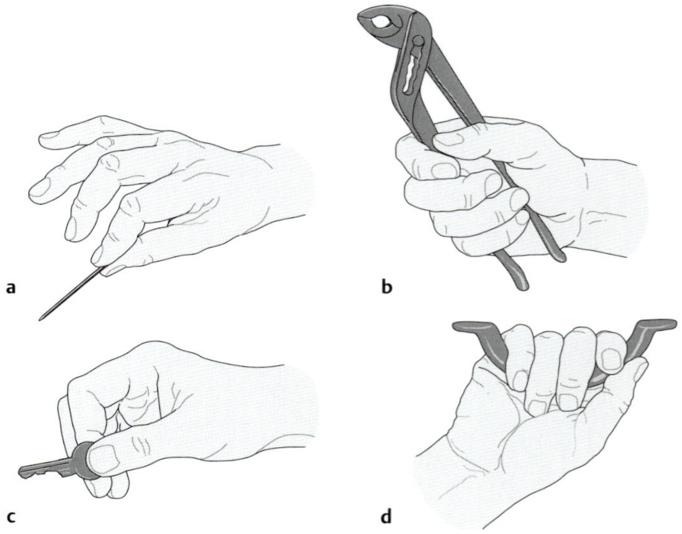

C Greifformen der Hand

Die Tätigkeit der normalen Hand kann auf vier primäre Greifformen zurückgeführt werden:

a Spitz- oder Feingriff; **b** Breit- oder Grobgriff; **c** Schlüssel- oder Klemmgriff; **d** Hakengriff.

Zur klinischen Untersuchung gehört die Funktionsprüfung der Hand. Hierzu wird besonders auf die Störung der Feinmotorik sowie der groben Kraft geachtet. Wichtig ist beispielsweise die Beurteilung des Spitz- und Schlüsselgriffes, wobei der Spitzgriff zwischen Daumen und Zeigefinger für die Handfunktion von elementarer Bedeutung sind. Aus gutachterlichen Gründen wird daher ein Verlust des Daumens bzw. Zeigefingers mit einer höheren Minderung der Erwerbsfähigkeit beurteilt als der Verlust der restlichen Langfinger.

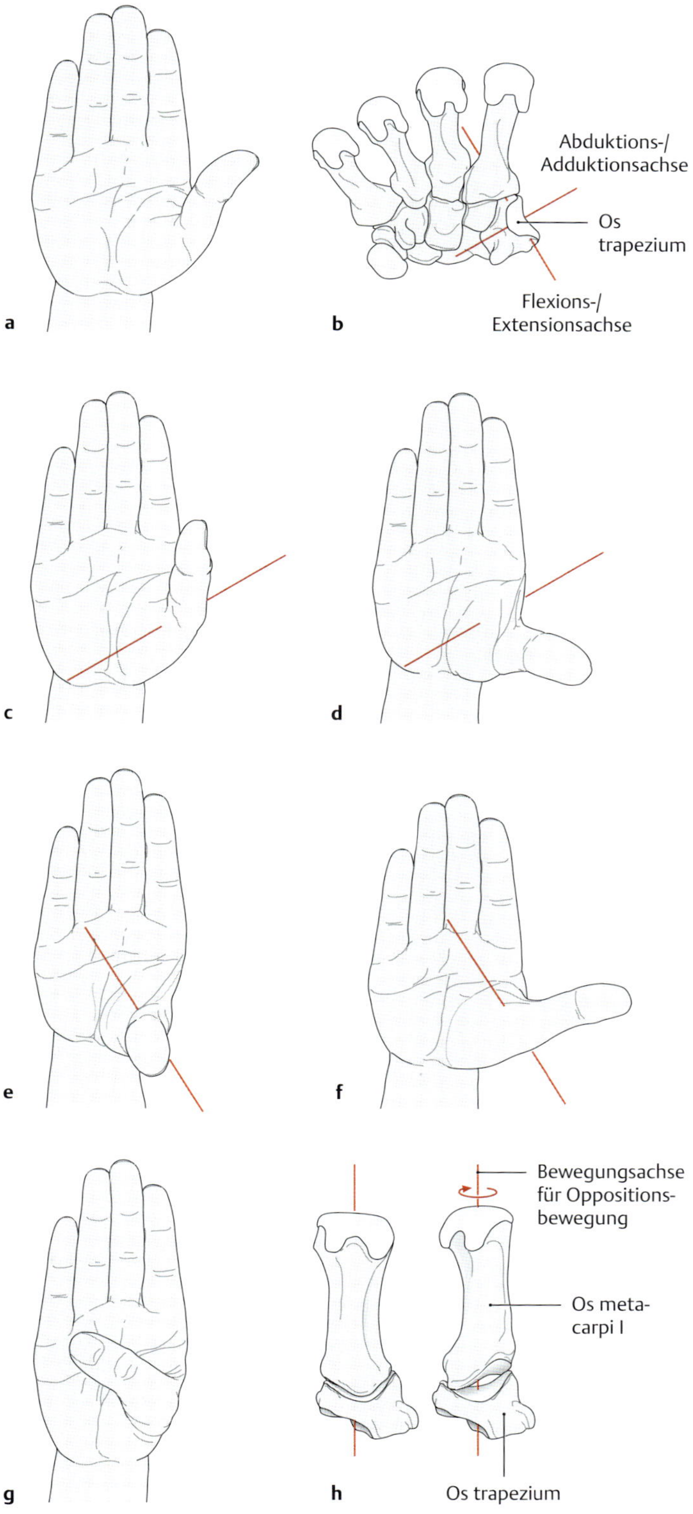

D Bewegungen im Daumensattelgelenk
Rechte Hand, Ansicht von palmar.

- **a** Neutral-Null-Stellung;
- **b** Bewegungsachsen im Daumensattelgelenk;
- **c** Adduktion;
- **d** Abduktion;
- **e** Flexion;
- **f** Extension;
- **g** Opposition;
- **h** Bewegungsachse für die Oppositionsbewegung; durch die Rotation des Os metacarpi I resultiert ein nur noch geringer Gelenkflächenkontakt mit dem Os trapezium (s. **F**).

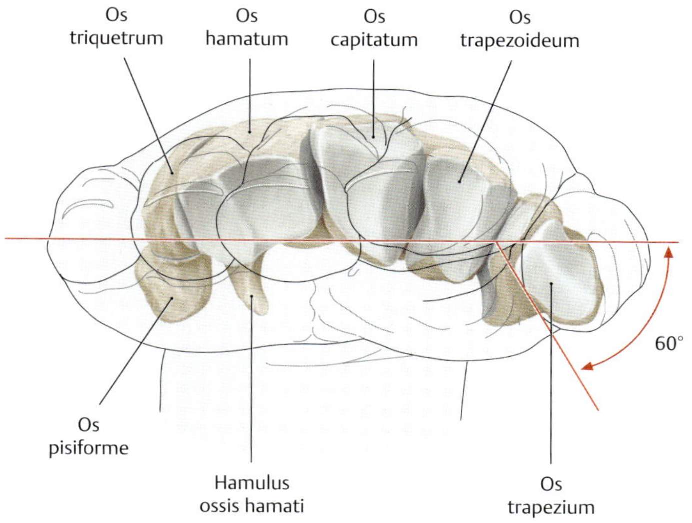

E Stellung des Daumens gegenüber den Fingern in der Neutral-Null-Stellung
Rechte Hand in der Ansicht von distal. Aufgrund der konkaven Anordnung der Handwurzelknochen sind das Os scaphoideum und das Os trapezium deutlich nach radial-palmar orientiert. Dadurch steht das Os metacarpi des Daumens nicht mit den anderen Fingern in einer Reihe, sondern ist um etwa 60° nach palmar gedreht.

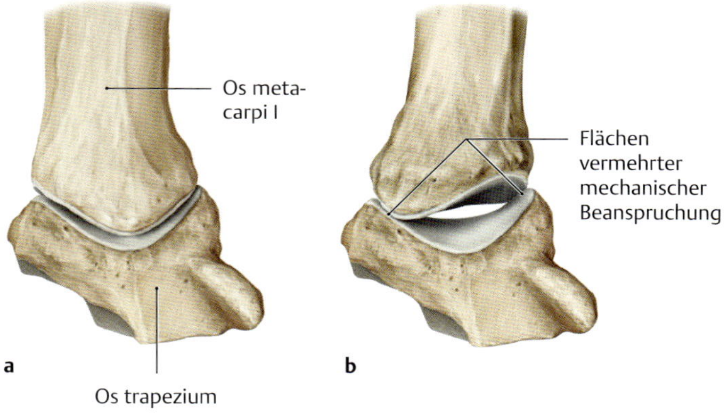

F Rotationsbedingte Inkongruenz des Daumensattelgelenks während der Oppositionsbewegung
a Neutral-Null-Stellung; **b** Oppositionsstellung des Daumens.
Das Daumensattelgelenk ist durch die funktionelle Beanspruchung im Sinne eines Kugelgelenks einer arthrosefördernden Belastung ausgesetzt. Die besondere mechanische Beanspruchung ergibt sich bei der Rotation des Os metacarpi I während der Oppositionsbewegung. Dies führt – bei maximaler Opposition des Daumens – zu einer extremen Verkleinerung der Kraft aufnehmenden Fläche (vgl. dagegen die große, Kraft aufnehmende Fläche in **a**) mit dementsprechend häufig auftretenden degenerativen Veränderungen sowohl im Bereich der ansteigenden Sattelschenkel des Os metacarpi I als auch an der Gelenkfläche des Os trapezium (Daumensattelgelenksarthrose = Rhizarthrose).

1.30 Bewegungen in den Hand- und Fingergelenken

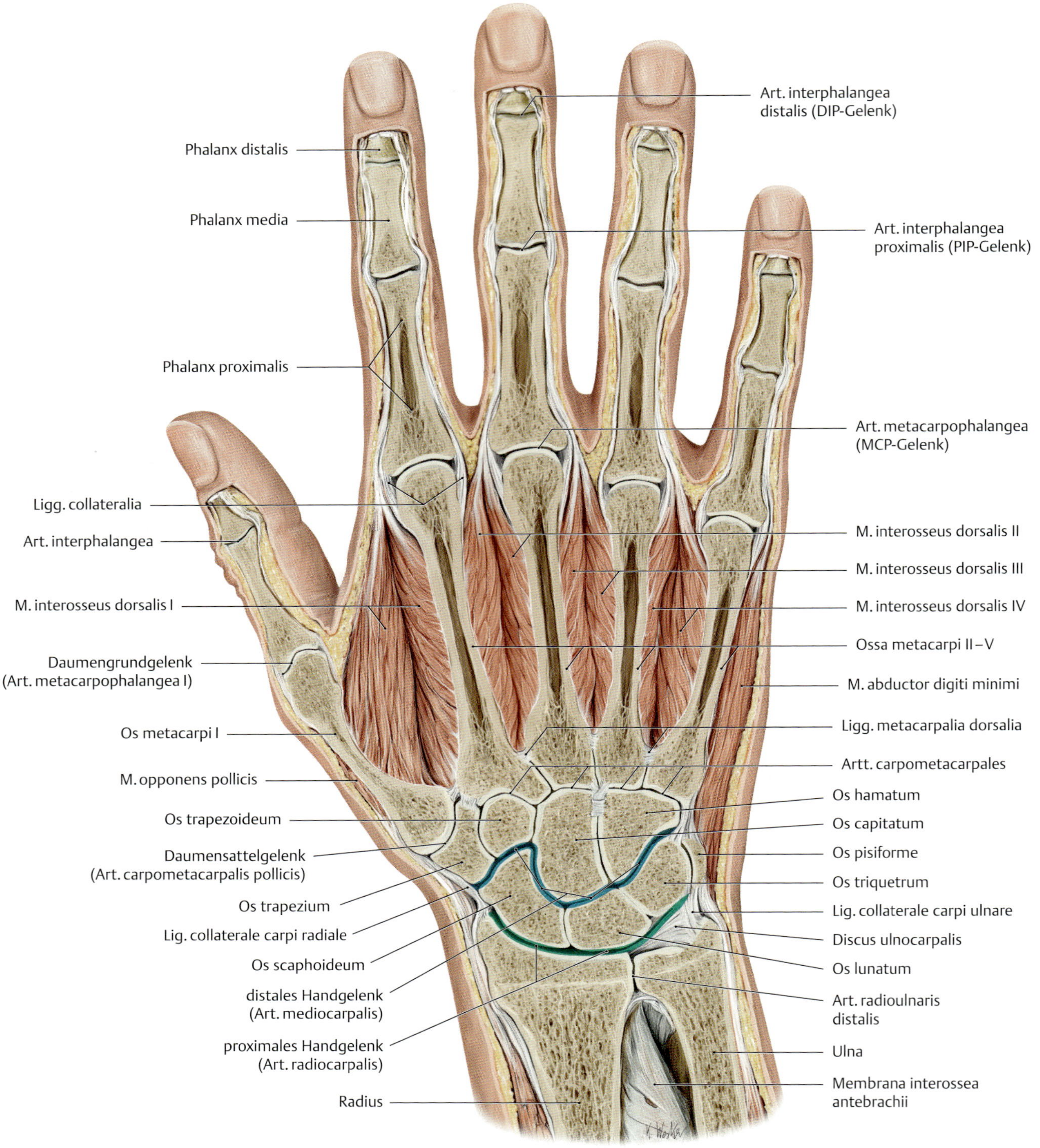

A Koronarer Schnitt durch eine rechte Hand
Ansicht von dorsal. Hand und Unterarm sind durch das proximale und das distale **Handgelenk** (Art. radiocarpalis und Art. mediocarpalis) miteinander verbunden (beide Gelenke sind durch farbige Linien gekennzeichnet). Nach der Form seiner Gelenkflächen ist das *proximale Handgelenk* ein Ei- bzw. Ellipsoidgelenk, das *distale Handgelenk* ein sog. verzahntes Scharniergelenk (der Gelenkspalt verläuft annähernd S-förmig gebogen zwischen proximaler und distaler Handwurzelreihe). Zwischen der distalen Handwurzelreihe und den Basen der Mittelhandknochen befinden sich mit Ausnahme des Daumensattelgelenks (Art. carpometacarpalis pollicis) straffe Gelenke in Form von Amphiarthrosen (Artt. carpometacarpales).

Bei den **Fingergelenken** (Artt. digitorum) werden folgende Gelenke unterschieden:

- *Metakarpophalangeal-* oder *Grundgelenke* zwischen den Metakarpalknochen und den Grundphalangen (sog. MCP-Gelenke, Kugelgelenke);
- *proximale Interphalangealgelenke* zwischen den Grund- und Mittelphalangen (sog. PIP-Gelenke, Scharniergelenke) und
- *distale Interphalangealgelenke* zwischen den Mittel- und Endphalangen (sog. DIP-Gelenke, Scharniergelenke).

Da dem *Daumen* das Mittelglied fehlt, besitzt er nur zwei Fingergelenke, ein Metakarpophalangeal- (Daumengrundgelenk) und ein Interphalangealgelenk (Zeichnung nach einem Präparat der Anatomischen Sammlung der Universität Kiel).

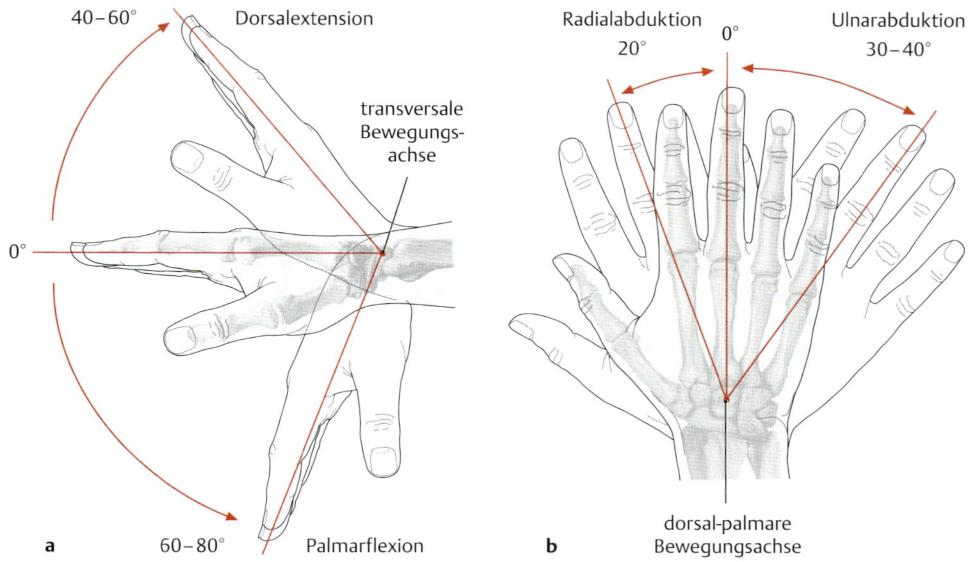

B Bewegungen und Bewegungsachsen des proximalen und distalen Handgelenks
Ausgangspunkt ist die sog. Neutral-Null-Stellung. Aus ihr erfolgen Palmar*flexion* und Dorsal*extension* um eine quere oder transversale Achse (**a**) sowie Radial- und Ulnar*abduktion* um eine dorsal-palmare Achse (**b**). Die *transversale* Achse verläuft für das proximale Handgelenk durch das Os lunatum, für das distale Handgelenk durch das Os capitatum. Die *dorsal-palmare* Achse verläuft durch das Os capitatum. Somit sind Palmarflexion und Dorsalextension sowohl im proximalen als auch im distalen Handgelenk möglich, wogegen Radial- und Ulnarabduktion nur im proximalen Gelenk erfolgen können.

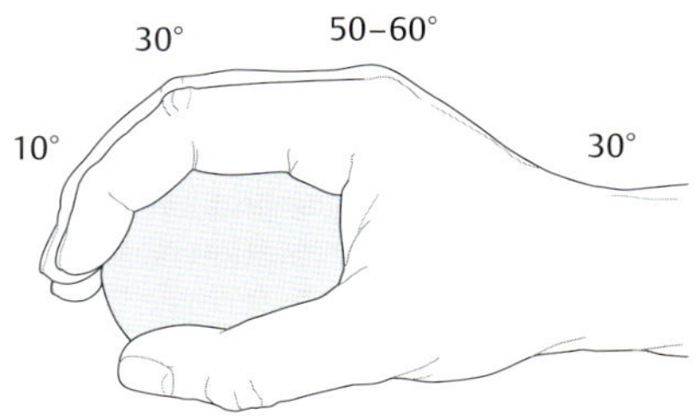

C Funktionsstellung der Hand
Bei der postoperativen Ruhigstellung der Hand sollte z. B. bereits beim Anlegen des Verbandes die gewünschte Stellung des Handgelenks und der Finger berücksichtigt werden, da sich sonst die Bänder verkürzen können und eine normale Ruhestellung der Hand (wie hier dargestellt) nicht mehr möglich ist.

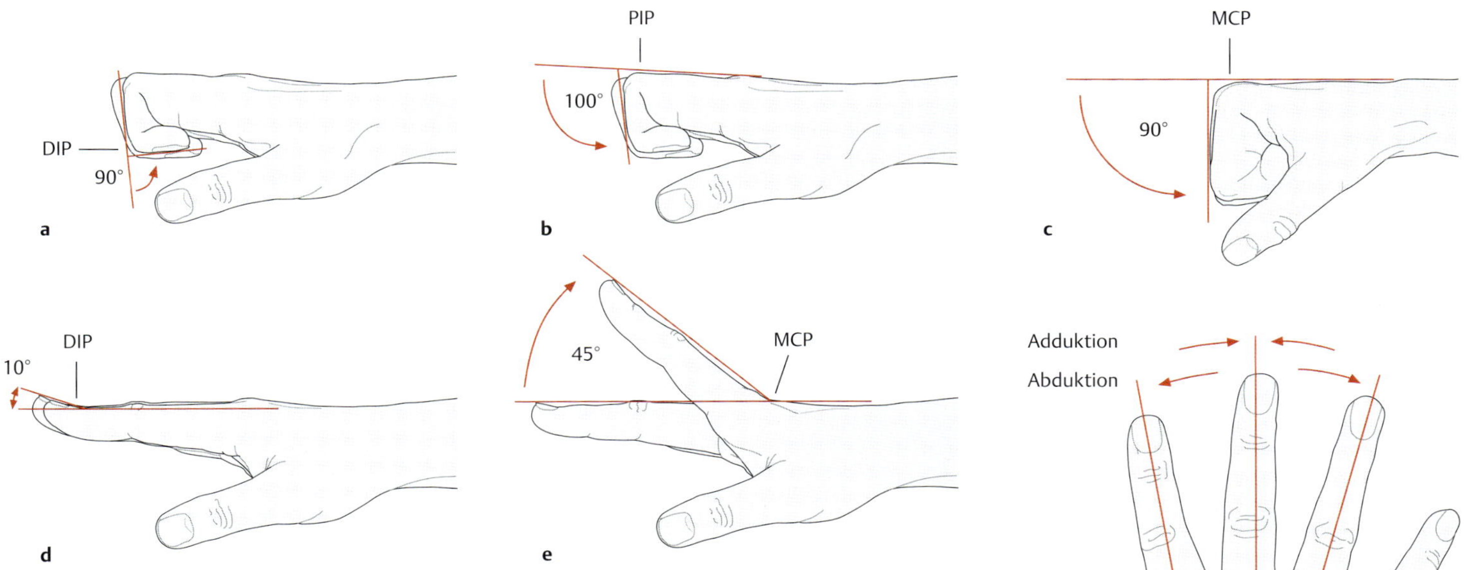

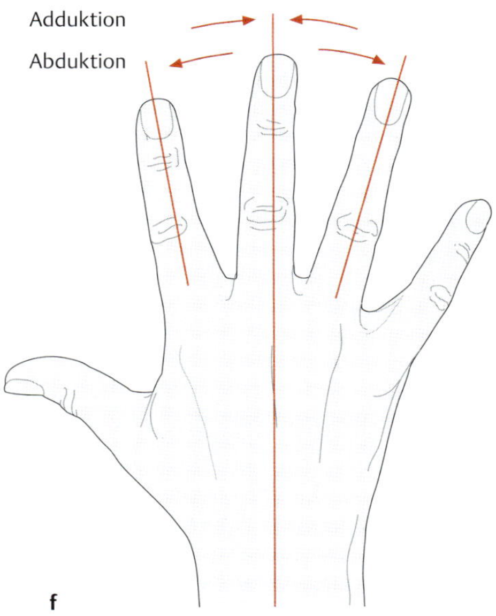

D Bewegungsausmaß der Fingergelenke
Proximales und distales Interphalangealgelenk (PIP- und DIP-Gelenk) sind reine Scharniergelenke mit nur *einem* Freiheitsgrad (Flexion und Extension). Die Fingergrundgelenke (MCP-Gelenke) des 2.–5. Fingers sind zwar morphologisch Kugelgelenke mit prinzipiell drei Freiheitsgraden, der 3. Freiheitsgrad, die Rotation, ist jedoch durch Kollateralbänder eingeschränkt, so dass letztendlich nur zwei Freiheitsgrade bleiben: Flexion und Extension sowie Abduktion und Adduktion. Im Einzelnen können folgende Bewegungen der Fingergelenke unterschieden werden:

- **a** Flexion im distalen Interphalangealgelenk (DIP);
- **b** Flexion im proximalen Interphalangealgelenk (PIP);
- **c** Flexion im Grundgelenk (MCP);
- **d** Extension im distalen Interphalangealgelenk (DIP);
- **e** Extension im Grundgelenk (MCP);
- **f** Ab- und Adduktion in den Grundgelenken (Spreizen und Aneinanderlegen um eine dorsal-palmare Achse durch die Köpfe der Mittelhandknochen).

Die Bewegungsbezeichnungen richten sich nach dem Mittelfinger: Alle Bewegungen vom Mittelfinger weg werden als Abduktion, alle zu ihm hin als Adduktion bezeichnet.

2.1 Funktionelle Muskelgruppen

A Systematik der Muskulatur (Einteilungsprinzipien)
Die Muskeln der oberen Extremität lassen sich nach verschiedenen Kriterien einteilen. Die Einteilung muss logisch sein und sollte eine größtmögliche Überschaubarkeit gewährleisten. Als Einteilungskriterien eignen sich:

- Herkunft,
- Topografie,
- Funktion sowie
- Innervation der Muskeln.

Während an der freien Gliedmaße Funktion und Topografie häufig miteinander gekoppelt sind (Muskeln mit gleicher Wirkung auf ein Gelenk liegen häufig eng benachbart), sind an der Schulter funktionell gleichartige Muskeln (wie z. B. Schultergelenk- und Schultergürtelmuskulatur) sehr unterschiedlich lokalisiert. Die folgende Einteilung (**B**) ist daher ein Kompromiss zwischen topografischen und funktionellen Gesichtspunkten. Sehr viel klarer ist die Einteilung der Muskeln in Bezug auf ihre Innervation (s. **C**).

B Topografisch-funktionelle Gliederung der Muskulatur der oberen Extremität

Schultergürtelmuskulatur

Vom Kopf eingewanderte Schultergürtelmuskeln
- M. trapezius
- M. sternocleidomastoideus
- M. omohyoideus

Dorsale Rumpf-Schultergürtel-Muskeln
- M. rhomboideus major
- M. rhomboideus minor
- M. levator scapulae

Ventrale Rumpf-Schultergürtel-Muskeln
- M. subclavius
- M. pectoralis minor
- M. serratus anterior

Schultergelenksmuskulatur

Dorsale Muskelgruppe
- M. supraspinatus
- M. infraspinatus
- M. teres minor
- M. subscapularis
- M. deltoideus
- M. latissimus dorsi
- M. teres major

Ventrale Muskelgruppe
- M. pectoralis major
- M. coracobrachialis

Oberarmmuskulatur

Dorsale Muskelgruppe
- M. triceps brachii
- M. anconeus

Ventrale Muskelgruppe
- M. brachialis
- M. biceps brachii

Unterarmmuskulatur

Dorsale Unterarmmuskeln
- Oberflächliche Extensoren
  - M. extensor digitorum
  - M. extensor digiti minimi
  - M. extensor carpi ulnaris
- Tiefe Extensoren
  - M. supinator
  - M. abductor pollicis longus
  - M. extensor pollicis brevis
  - M. extensor pollicis longus
  - M. extensor indicis

Ventrale Unterarmmuskeln
- Oberflächliche Flexoren
  - M. pronator teres
  - M. flexor digitorum superficialis
  - M. flexor carpi radialis
  - M. flexor carpi ulnaris
  - M. palmaris longus
- Tiefe Flexoren
  - M. flexor digitorum profundus
  - M. flexor pollicis longus
  - M. pronator quadratus

Radiale Unterarmmuskeln
- Radialisgruppe
  - M. brachioradialis
  - M. extensor carpi radialis longus
  - M. extensor carpi radialis brevis

Muskulatur der Hand

Mittelhandmuskulatur
- Mm. lumbricales I–IV
- Mm. interossei dorsales I–IV
- Mm. interossei palmares I–III

Thenarmuskulatur
- M. abductor pollicis brevis
- M. adductor pollicis
- M. flexor pollicis brevis
- M. opponens pollicis

Hypothenarmuskulatur
- M. abductor digiti minimi
- M. flexor digiti minimi brevis
- M. opponens digiti minimi
- M. palmaris brevis

C Einteilung der Muskulatur der oberen Extremität nach ihrer Innervation

Nahezu sämtliche Muskeln der oberen Extremität werden vom Plexus brachialis aus den Rückenmarkssegmenten C5–Th1 innerviert. Ausnahmen sind die Mm. trapezius, sternocleidomastoideus und omohyoideus. Sie werden als ursprüngliche Kopfmuskeln vom XI. Hirnnerv (N. accessorius) bzw. vom Plexus cervicalis (Ansa cervicalis) innerviert.

Nerv	Innervierter Muskel
N. accessorius	M. trapezius M. sternocleidomastoideus
Ansa cervicalis	M. omohyoideus
N. dorsalis scapulae	M. levator scapulae M. rhomboideus major M. rhomboideus minor
N. suprascapularis	M. supraspinatus M. infraspinatus
N. thoracicus longus	M. serratus anterior
N. subclavius	M. subclavius
N. subscapularis	M. subscapularis M. teres major
N. thoracodorsalis	M. latissimus dorsi
Nn. pectorales medialis u. lateralis	M. pectoralis major M. pectoralis minor
N. musculocutaneus	M. coracobrachialis M. biceps brachii M. brachialis
N. axillaris	M. deltoideus M. teres minor
N. radialis	M. triceps brachii M. anconeus M. supinator M. brachioradialis M. extensor carpi radialis longus M. extensor carpi radialis brevis M. extensor digitorum M. extensor digiti minimi M. extensor carpi ulnaris M. extensor pollicis longus M. extensor pollicis brevis M. extensor indicis M. abductor pollicis longus
N. medianus	M. pronator teres M. pronator quadratus M. palmaris longus M. flexor carpi radialis M. flexor pollicis longus M. flexor digitorum profundus (½) M. flexor digitorum superficialis M. abductor pollicis brevis M. opponens pollicis M. flexor pollicis brevis (Caput superficiale) Mm. lumbricales I u. II
N. ulnaris	M. flexor carpi ulnaris M. flexor digitorum profundus (½) M. palmaris brevis M. flexor digiti minimi brevis M. abductor digiti minimi M. opponens digiti minimi M. adductor pollicis M. flexor pollicis brevis (Caput profundum) Mm. interossei palmares u. dorsales Mm. lumbricales III u. IV

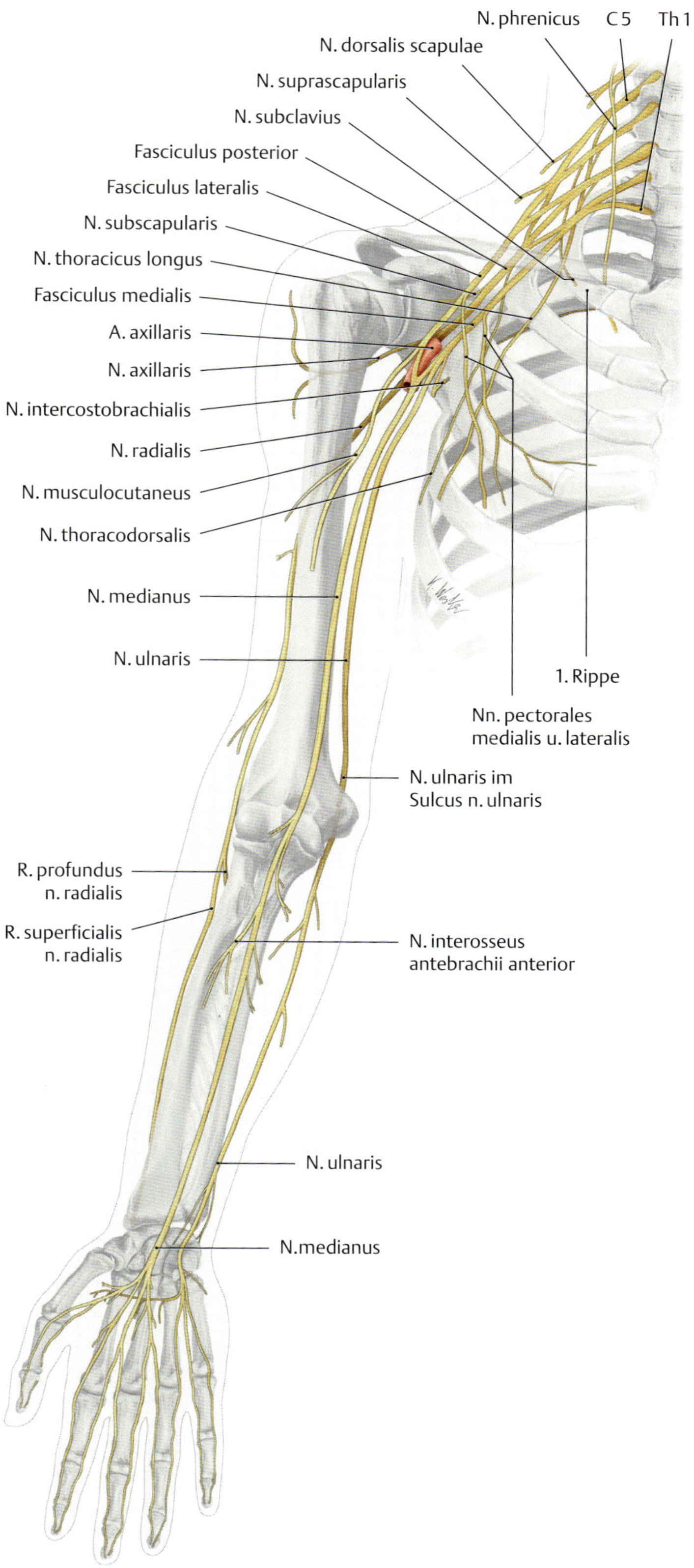

D Übersicht über die Äste des Plexus brachialis für die motorische Innervation der Muskulatur der oberen Extremität

Mit dem Auswachsen der Extremitätenknospe während der Embryonalentwicklung folgen die Äste des Plexus brachialis der genetisch festgelegten *dorsalen* Extensoren- und *ventralen* Flexorenmuskulatur. Hierbei gehen aus den drei *hinteren* Aufteilungen des Plexus brachialis (Divisiones posteriores) die Nerven für die *Extensoren* (N. radialis und N. axillaris), aus den drei *vorderen* Aufteilungen (Divisiones anteriores) die Nerven für die *Flexoren* (N. musculocutaneus, N. ulnaris und N. medianus) hervor (s. S. 408, Topografie der Leitungsbahnen).

2.2 Schultergürtelmuskulatur: Mm. trapezius, sternocleidomastoideus und omohyoideus

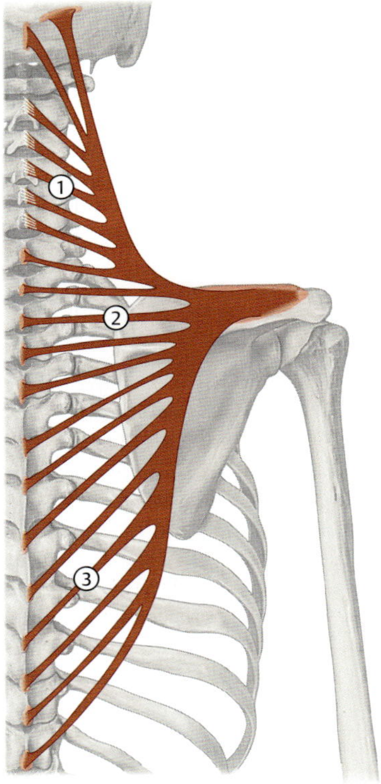

A M. trapezius im Überblick

Ursprung:	① Pars descendens[1]: • Os occipitale (Linea nuchalis superior und Protuberantia occipitalis externa) • über das Lig. nuchae an die Procc. spinosi aller Halswirbel ② Pars transversa: Sehnenspiegel auf Höhe der Procc. spinosi der 1.–4. Brustwirbel ③ Pars ascendens: Procc. spinosi der 5.–12. Brustwirbel
Ansatz:	• laterales Drittel der Clavicula (Pars descendens) • Acromion (Pars transversa) • Spina scapulae (Pars ascendens)
Funktion:	• Pars descendens: – zieht die Scapula schräg aufwärts und dreht sie nach außen (synergisch mit der Pars inferior des M. serratus anterior) – neigt den Kopf zur ipsilateralen Seite und dreht ihn zur kontralateralen Seite (Punctum fixum am Schultergürtel) • Pars transversa: verlagert das Schulterblatt nach medial • Pars ascendens: zieht die Scapula nach kaudal-medial (unterstützt die rotatorische Wirkung der Pars descendens) • gesamter Muskel: Fixierung des Schulterblatts am Thorax
Innervation:	XI. Hirnnerv (N. accessorius) und Plexus cervicalis (C2–4)

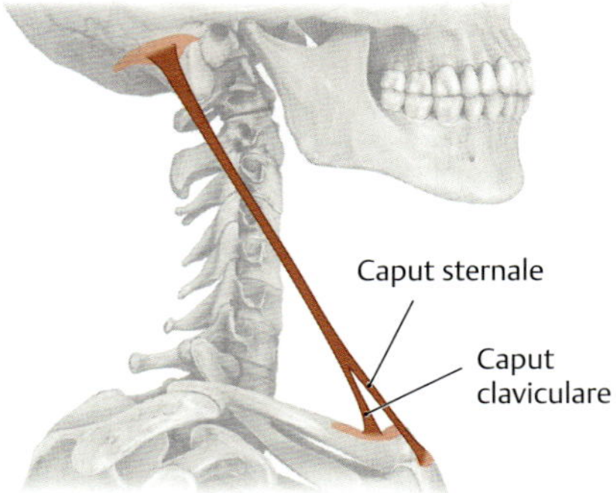

B M. sternocleidomastoideus im Überblick

Ursprung:	• Caput sternale: Manubrium sterni • Caput claviculare: mediales Drittel der Clavicula
Ansatz:	Proc. mastoideus und Linea nuchalis superior
Funktion:	• einseitig: – Lateralflexion des Kopfes zur ipsilateralen Seite – Rotation des Kopfes zur kontralateralen Seite • beidseitig: – Dorsalextension des Kopfes – Atemhilfsmuskel mit Punctum fixum am Kopf
Innervation:	N. accessorius (XI. Hirnnerv) und direkte Äste aus dem Plexus cervicalis (C1–2)

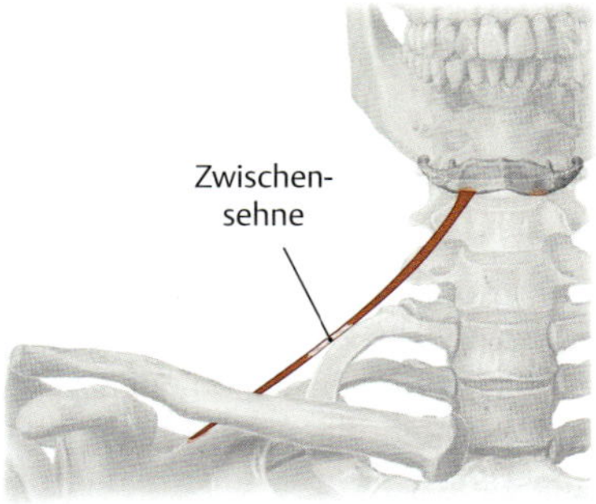

C M. omohyoideus im Überblick

Ursprung:	Margo superior des Schulterblatts
Ansatz:	Körper des Zungenbeins
Funktion:	• Absenkung des Zungenbeins (Fixierung des Zungenbeins) • Verlagerung des Kehlkopfs und des Zungenbeins nach kaudal (Phonation, Endphase des Schluckaktes) • spannt mit seiner Zwischensehne die Halsfaszie und hält die V. jugularis interna offen
Innervation:	Ansa cervicalis des Plexus cervicalis (C1–4)

1 Die Strukturen, die hier in den Tabellen genannt werden, sind nicht alle in den Abbildungen auf der rechten Seite beschriftet, da sie dort zwangsläufig nicht alle zu sehen sein können. Die Schemazeichnungen hier sollen zusammen mit den Tabellen einen systematischen Überblick über den jeweiligen Muskel und seine Funktion vermitteln, die Abbildungen auf der rechten Seite sollen den Muskel zeigen, wie er sich nach Präparation darstellt.

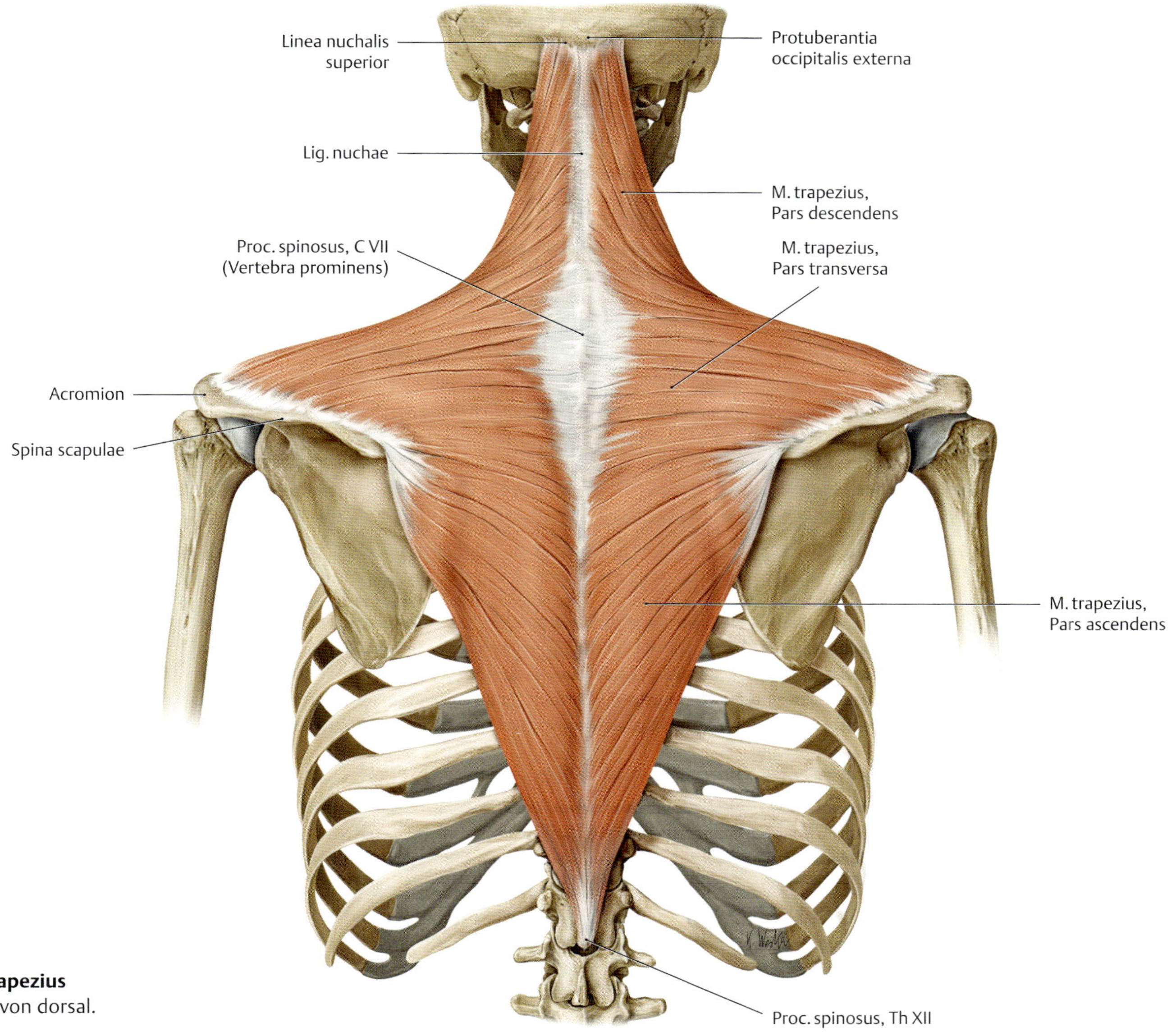

D M. trapezius
Ansicht von dorsal.

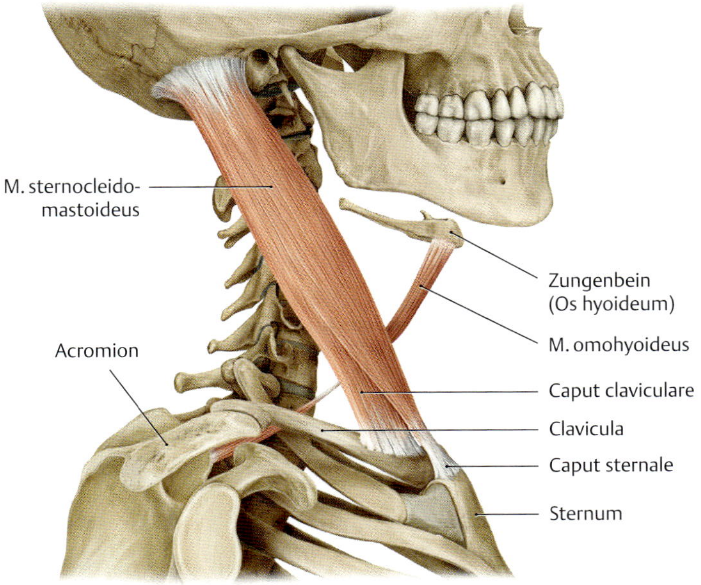

E M. sternocleidomastoideus und M. omohyoideus
Rechte Seite, Ansicht von lateral.

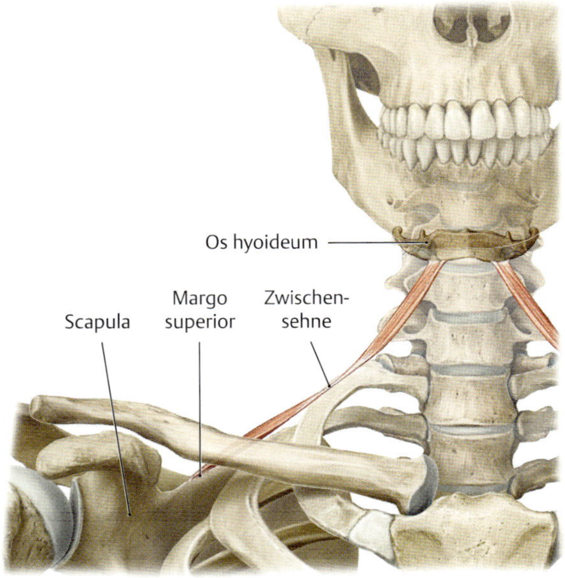

F M. omohyoideus
Rechte Seite, Ansicht von ventral.

2.3 Schultergürtelmuskulatur: Mm. serratus anterior, subclavius, pectoralis minor, levator scapulae, rhomboidei major und minor

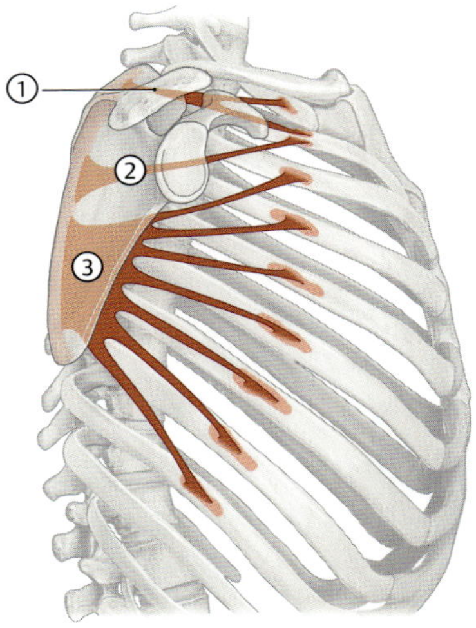

A M. serratus anterior im Überblick

M. serratus anterior

Ursprung: 1.–9. Rippe
Ansatz: Scapula: ① Pars superior (Angulus superior)
② Pars intermedia (Margo medialis)
③ Pars inferior (Angulus inferior und Margo medialis)
Funktion:
- gesamter Muskel: Verschiebung der Scapula nach lateral-ventral, Rippenhebung bei fixiertem Schultergürtel (Atemhilfsmuskel)
- Pars inferior: Drehung der Scapula und Schwenken des Angulus inferior nach lateral-ventral (ermöglicht die Elevation des Armes über 90°)
- Pars superior: Rückführung des elevierten Armes (wirkt antagonistisch zur Pars inferior)

Innervation: N. thoracicus longus (C5–7)

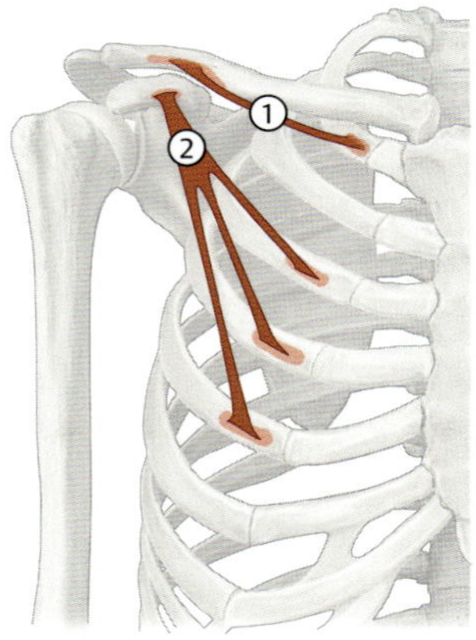

B Mm. subclavius und pectoralis minor im Überblick

① **M. subclavius**

Ursprung: 1. Rippe (Knorpel-Knochen-Grenze)
Ansatz: Unterseite der Clavicula (laterales Drittel)
Funktion: Fixierung der Clavicula im Sternoklavikulargelenk
Innervation: N. subclavius (C5, 6)

② **M. pectoralis minor**

Ursprung: 3.–5. Rippe
Ansatz: Proc. coracoideus der Scapula
Funktion:
- Herabziehen der Scapula, dabei wandert der Angulus inferior nach dorsomedial (Rückführung des elevierten Armes)
- Atemhilfsmuskel

Innervation: Nn. pectorales medialis und lateralis (C6–Th1)

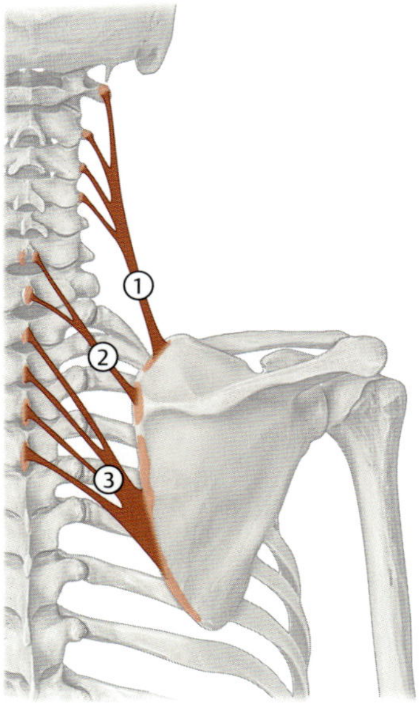

C Mm. levator scapulae, rhomboidei minor und major im Überblick

① **M. levator scapulae**

Ursprung: Procc. transversi der 1.–4. Halswirbel
Ansatz: Angulus superior der Scapula
Funktion:
- zieht die Scapula nach kranial-medial und schwenkt den Angulus inferior nach medial (Rückführung des elevierten Armes in die Neutral-Null-Stellung)
- neigt den Hals zur ipsilateralen Seite (Punctum fixum an der Scapula)

Innervation: N. dorsalis scapulae (C4–5)

② **M. rhomboideus minor**

Ursprung: Procc. spinosi der 6. und 7. Halswirbel
Ansatz: Margo medialis der Scapula (oberhalb der Spina scapulae)
Funktion:
- Fixierung der Scapula
- zieht die Scapula nach kranial-medial (Rückführung des elevierten Armes in die Neutral-Null-Stellung)

Innervation: N. dorsalis scapulae (C4–5)

③ **M. rhomboideus major**

Ursprung: Procc. spinosi der 1.–4. Brustwirbel
Ansatz: Margo medialis der Scapula (unterhalb der Spina scapulae)
Funktion:
- Fixierung der Scapula
- zieht die Scapula nach kranial-medial (Rückführung des elevierten Armes in die Neutral-Null-Stellung)

Innervation: N. dorsalis scapulae (C4–5)

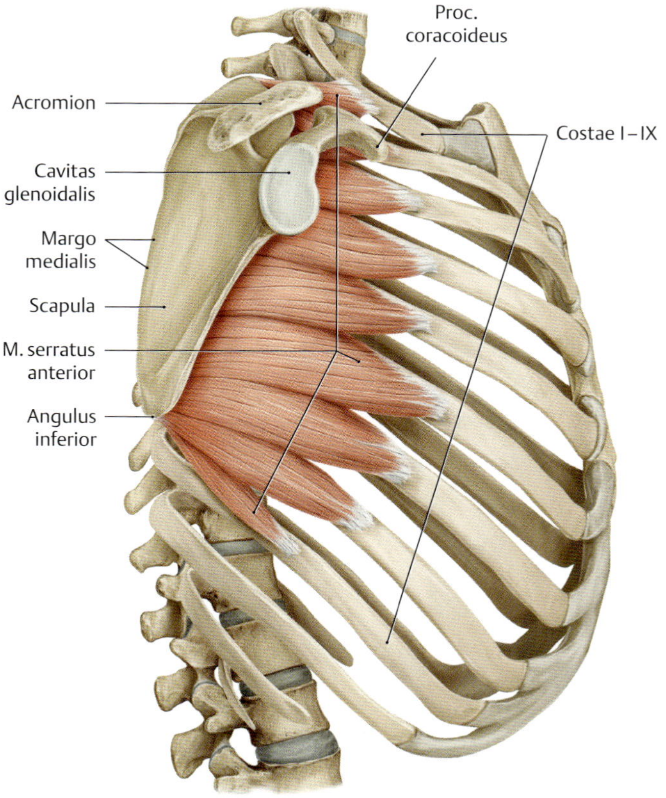

D M. serratus anterior
Rechte Seite, Ansicht von lateral.

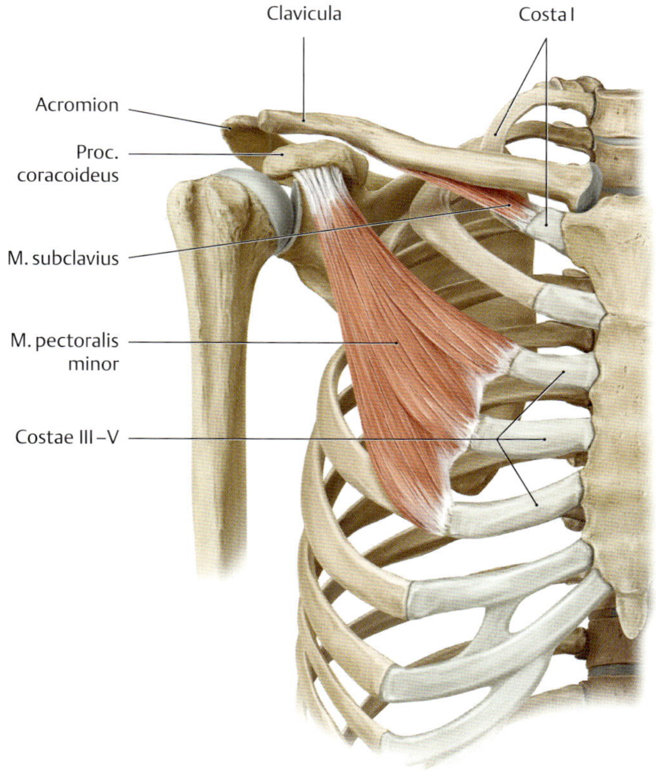

E M. pectoralis minor und M. subclavius
Rechte Seite, Ansicht von ventral.

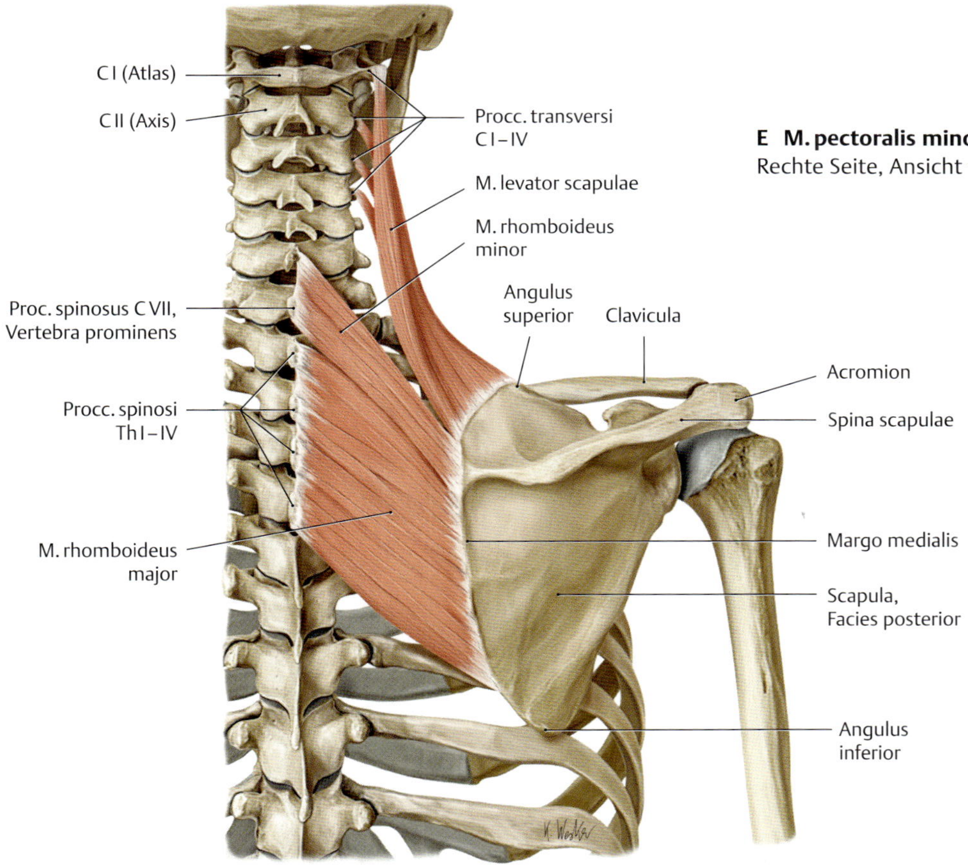

F M. levator scapulae, M. rhomboideus major und M. rhomboideus minor
Rechte Seite, Ansicht von dorsal.

2.4 Schultergelenkmuskulatur: Rotatorenmanschette

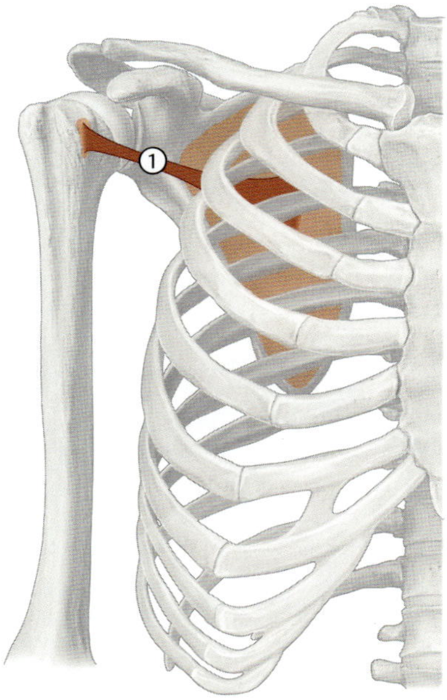

① **M. subscapularis**

Ursprung: Fossa subscapularis der Scapula
Ansatz: Tuberculum minus des Humerus
Funktion: Innenrotation
Innervation: N. subscapularis (C5–8)

A M. subscapularis im Überblick

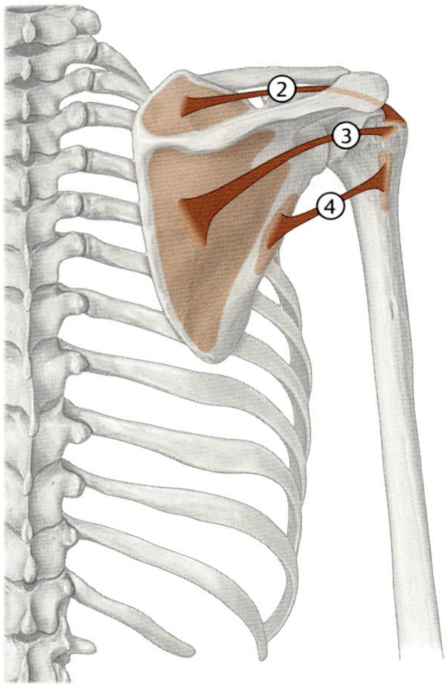

② **M. supraspinatus**

Ursprung: Fossa supraspinata der Scapula
Ansatz: Tuberculum majus des Humerus
Funktion: Abduktion
Innervation: N. suprascapularis (C4–6)

③ **M. infraspinatus**

Ursprung: Fossa infraspinata der Scapula
Ansatz: Tuberculum majus des Humerus
Funktion: Außenrotation
Innervation: N. suprascapularis (C4–6)

④ **M. teres minor**

Ursprung: Margo lateralis der Scapula
Ansatz: Tuberculum majus des Humerus
Funktion: Außenrotation, schwache Adduktion
Innervation: N. axillaris (C5, 6)

B Mm. supraspinatus, infraspinatus und teres minor im Überblick

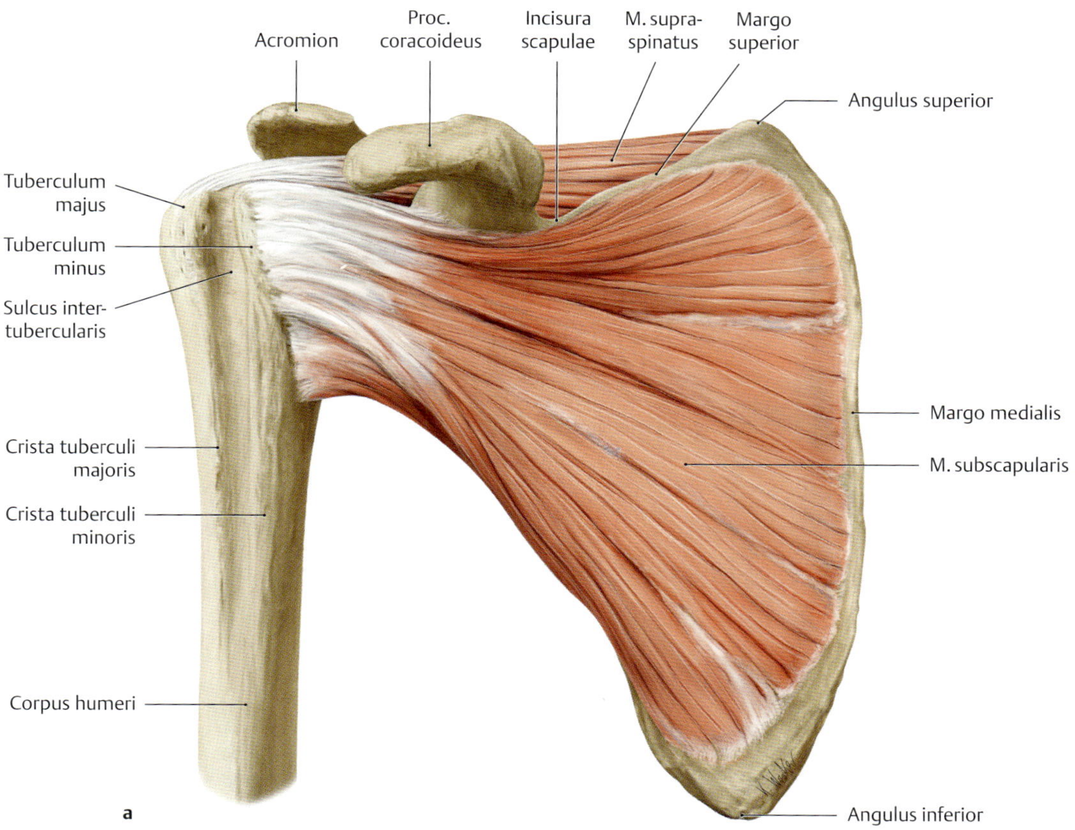

a

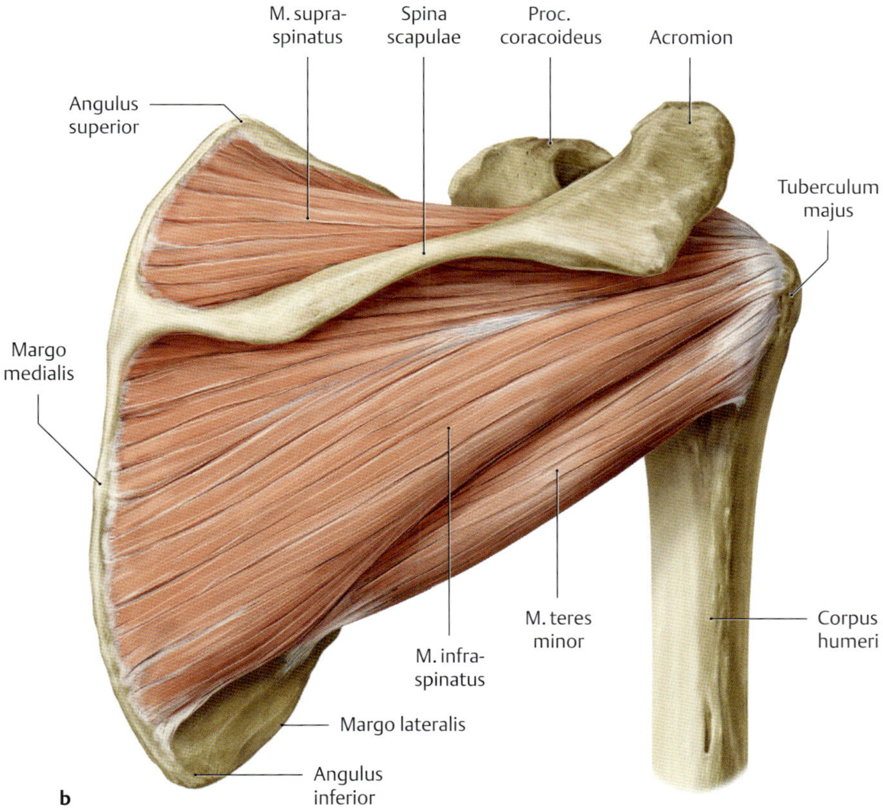

b

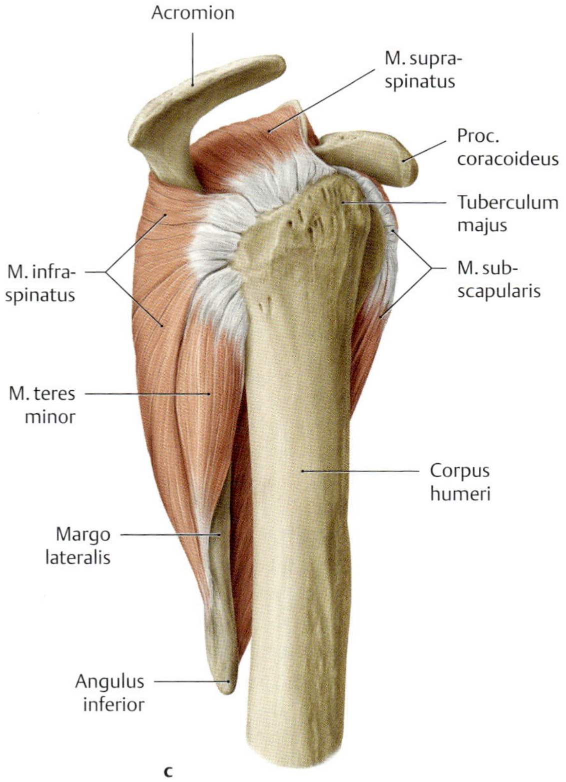

c

C Muskeln der Rotatorenmanschette: M. supraspinatus, M. infraspinatus, M. teres minor und M. subscapularis
Rechtes Schultergelenk.

a Ansicht von ventral;
b Ansicht von dorsal;
c Ansicht von lateral.

2.5 Schultergelenkmuskulatur: M. deltoideus

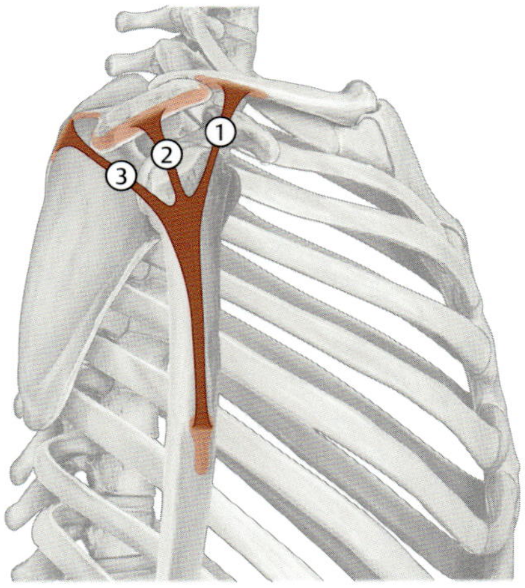

Ursprung:	① Pars clavicularis: laterales Drittel der Clavicula ② Pars acromialis: Acromion ③ Pars spinalis: Spina scapulae
Ansatz:	Tuberositas deltoidea am Humerus
Funktion:	• Pars clavicularis: Anteversion, Innenrotation, Adduktion • Pars acromialis: Abduktion • Pars spinalis: Retroversion, Außenrotation, Adduktion Zwischen 60° und 90° Abduktion unterstützen der klavikuläre und spinale Teil die Pars acromialis bei der Abduktion.
Innervation:	N. axillaris (C5, 6)

A M. deltoideus im Überblick

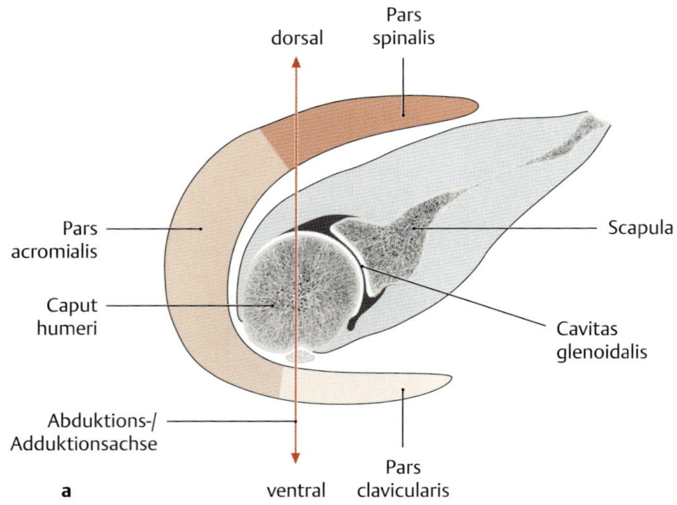

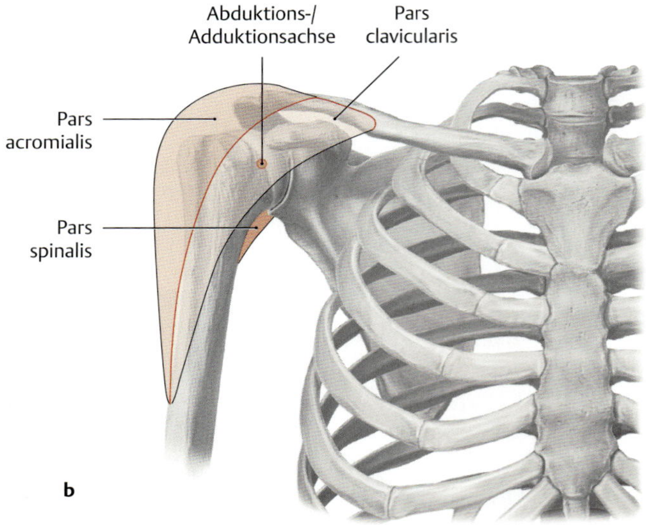

B Umkehr der Muskelfunktion beim M. deltoideus

a Horizontalschnitt durch ein rechtes Schultergelenk;
b rechtes Schultergelenk in der Ansicht von ventral, Neutral-Null-Stellung;
c rechtes Schultergelenk in der Ansicht von ventral, 60° Abduktion.

Die Funktionen der drei Anteile (Pars clavicularis, Pars acromialis und Pars spinalis) hängen von der Lage zur Bewegungsachse und der Stellung des Humerus ab. Die einzelnen Anteile wirken somit sowohl antagonistisch als auch synergistisch: Bei einer Abduktion von *weniger als 60°* wirken Pars clavicularis und spinalis der Abduktion durch die Pars acromialis entgegen, bei einer Abduktion von *mehr als 60°* unterstützen sie die Abduktion durch die Pars acromialis jedoch. Aus der Neutral-Null-Stellung abduziert die Pars acromialis den Arm und sichert jede neu eingenommene Stellung. Bei zunehmender Abspreizung (etwa ab 60°) beteiligen sich auch die klavikulären und spinalen Anteile an der Abduktion, indem sie die sagittale Bewegungsachse (Abduktions-/Adduktionsachse) überwandern (**c**) und somit ihre Funktion ändern (unterhalb von 60° wirken sie adduktorisch, oberhalb von 60° abduktorisch).

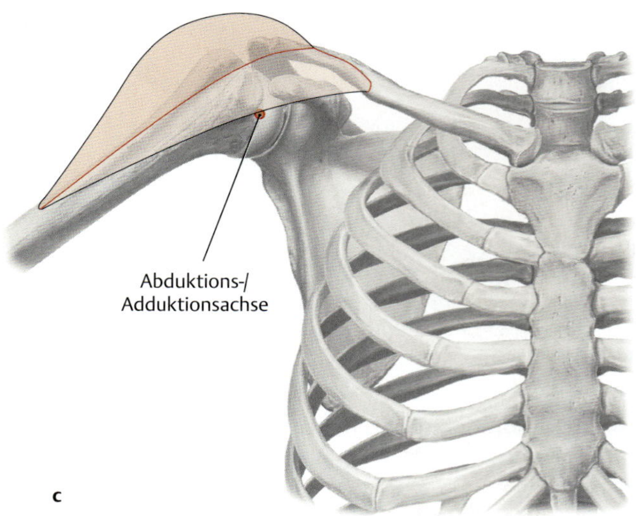

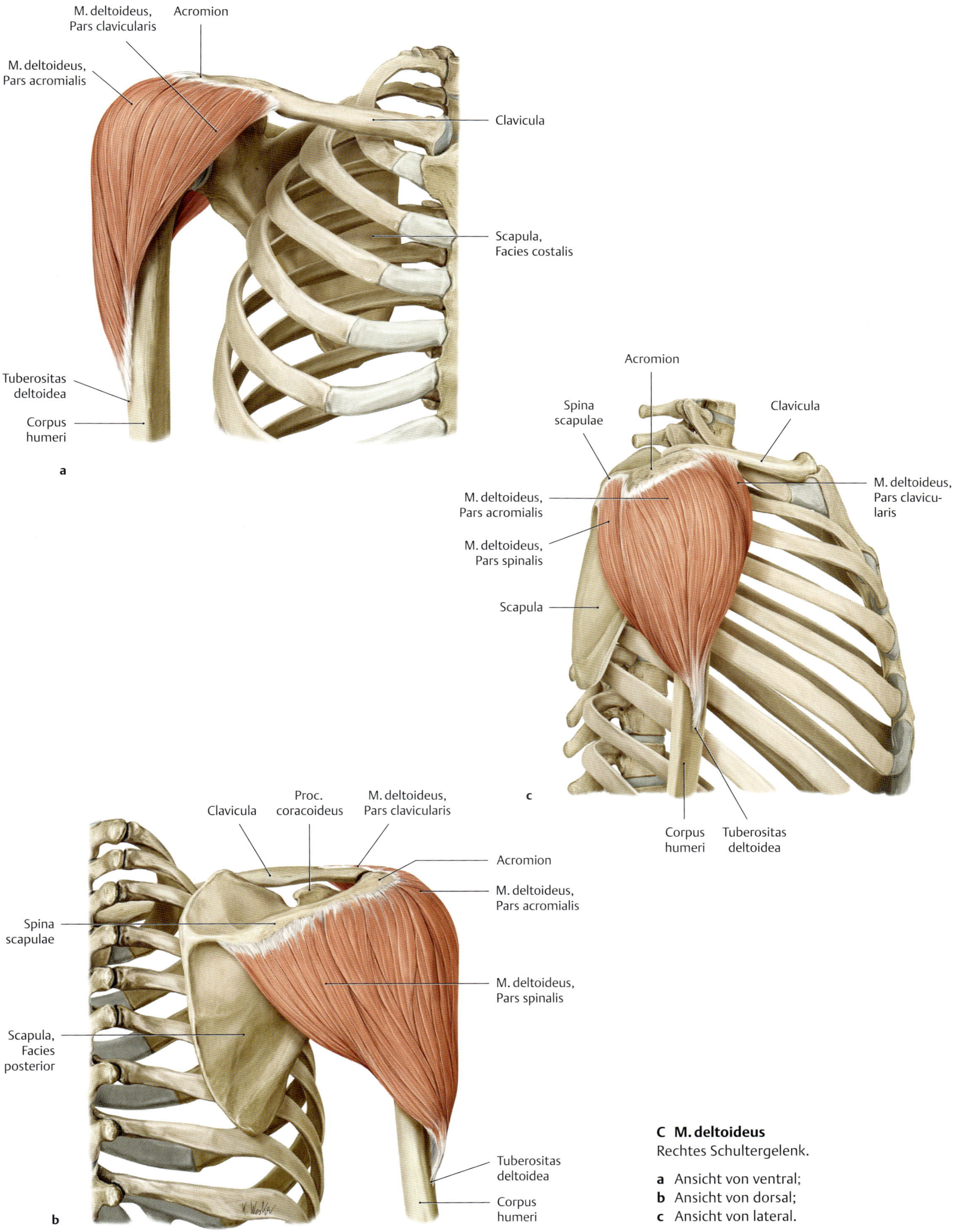

C M. deltoideus
Rechtes Schultergelenk.

a Ansicht von ventral;
b Ansicht von dorsal;
c Ansicht von lateral.

2.6 Schultergelenkmuskulatur: Mm. latissimus dorsi und teres major

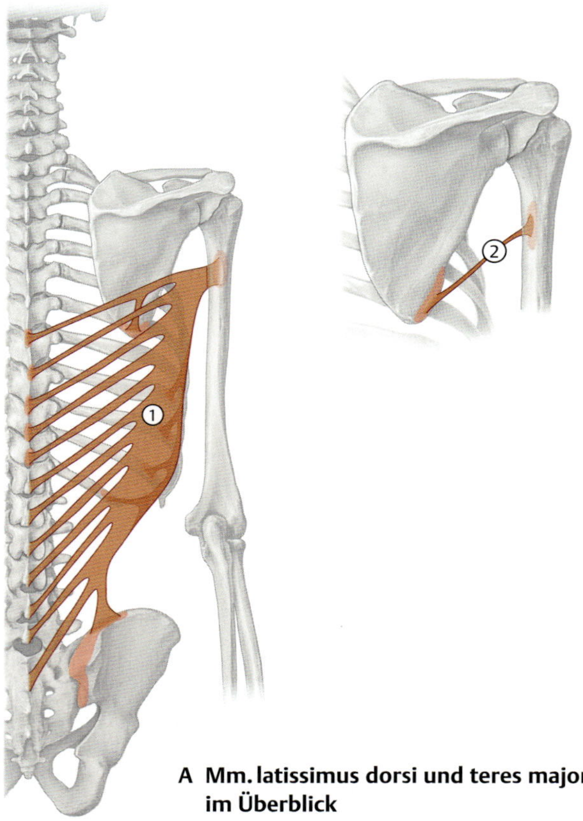

A Mm. latissimus dorsi und teres major im Überblick

① **M. latissimus dorsi**

Ursprung:
- Pars vertebralis:
  - Procc. spinosi der 7.–12. Brustwirbel
  - über die Fascia thoracolumbalis von den Dornfortsätzen sämtlicher Lendenwirbel sowie vom Os sacrum (Facies dorsalis ossis sacri)
- Pars iliaca: hinteres Drittel der Crista iliaca
- Pars costalis: 9.–12. Rippe
- Pars scapularis: Angulus inferior

Ansatz: Crista tuberculi minoris des Humerus
Funktion: Innenrotation, Adduktion, Retroversion, Atemhilfsmuskel (Ausatmung, „Hustenmuskel")
Innervation: N. thoracodorsalis (C6–8)

② **M. teres major**

Ursprung: Angulus inferior der Scapula
Ansatz: Crista tuberculi minoris des Humerus
Funktion: Innenrotation, Adduktion, Retroversion
Innervation: N. subscapularis (C5–8)

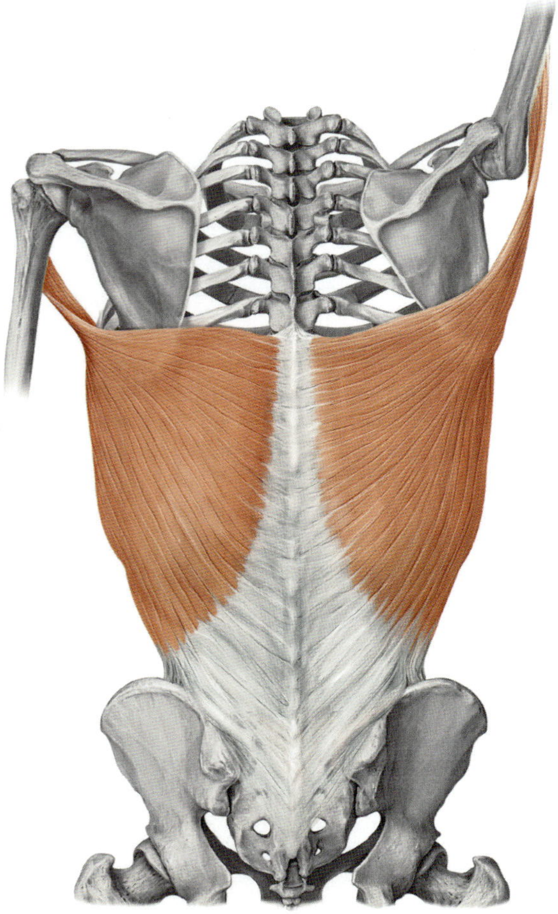

B Verlauf der Ansatzsehne des M. latissimus dorsi in Neutral-Null- und Elevationsstellung

Ansicht von dorsal. Seine stärkste Wirkung entfaltet der M. latissimus dorsi bei abduziertem bzw. eleviertem Arm. Hierbei wird die Überkreuzung der Muskelfasern im Ansatzbereich aufgehoben und der Muskel kann aus der stärksten Dehnung heraus mit einer maximalen Kraftentwicklung antworten. Befindet sich das Punctum fixum des Muskels am Arm, ist der M. latissimus dorsi bei solchen Bewegungen von Bedeutung, bei denen der Körper zu den feststehenden Armen hochgezogen wird, z. B. beim Klettern oder Hochstemmen des Körpers. Aus diesem Grund ist der M. latissimus dorsi auch ein wichtiger Muskel für Querschnittgelähmte, die dadurch ihren Rumpf beispielsweise aus dem Rollstuhl anheben können. In Elevationsstellung, d. h. Abduktion bzw. Flexion über 90°, steht der Humerus automatisch und maximal in Außenrotationsstellung (= sog. Codman-Paradoxon). Bei dieser erzwungenen Außenrotation handelt es sich mehr oder weniger um eine unwillkürlich durchgeführte Bewegung, die eine Kompression des Tuberculum majus gegen das Schulterdach verhindert. In der Regel sind hier bis zu 50° Außenrotation möglich. Wenn das Bewegungsausmaß der Abduktion maximal 180° ist (wie hier dargestellt), befindet sich der Humerus in maximaler Außenrotationsstellung, und folglich wandert die Crista tuberculi minoris nach lateral. Aus dieser Stellung heraus kann der M. latissimus dorsi seine verschiedenen Funktionen, insbesondere aber die Adduktion, besonders effektiv ausführen.

Der M. latissimus dorsi dient auch als Atemhilfsmuskel. Bei fixiertem Arm (Punctum fixum am Humerus) unterstützen v. a. die lateralen Anteile des Muskels (= Pars costalis) die unteren Rippen (9.–12.) und verengen die untere Thoraxapertur. Dies hilft bei der Ausatmung. Ist die Ausatmung erschwert, wie z. B. bei Asthma bronchiale oder chronischer Bronchitis, hypertrophiert der M. latissimus dorsi daher oft. Da die Pars costalis des Muskels außerdem beim Husten (Kontraktion des Zwerchfells) dem von den Rippen entspringenden Teil des Zwerchfells als Punctum fixum dient, wird der M. latissimus dorsi oft auch als *Hustenmuskel* bezeichnet.

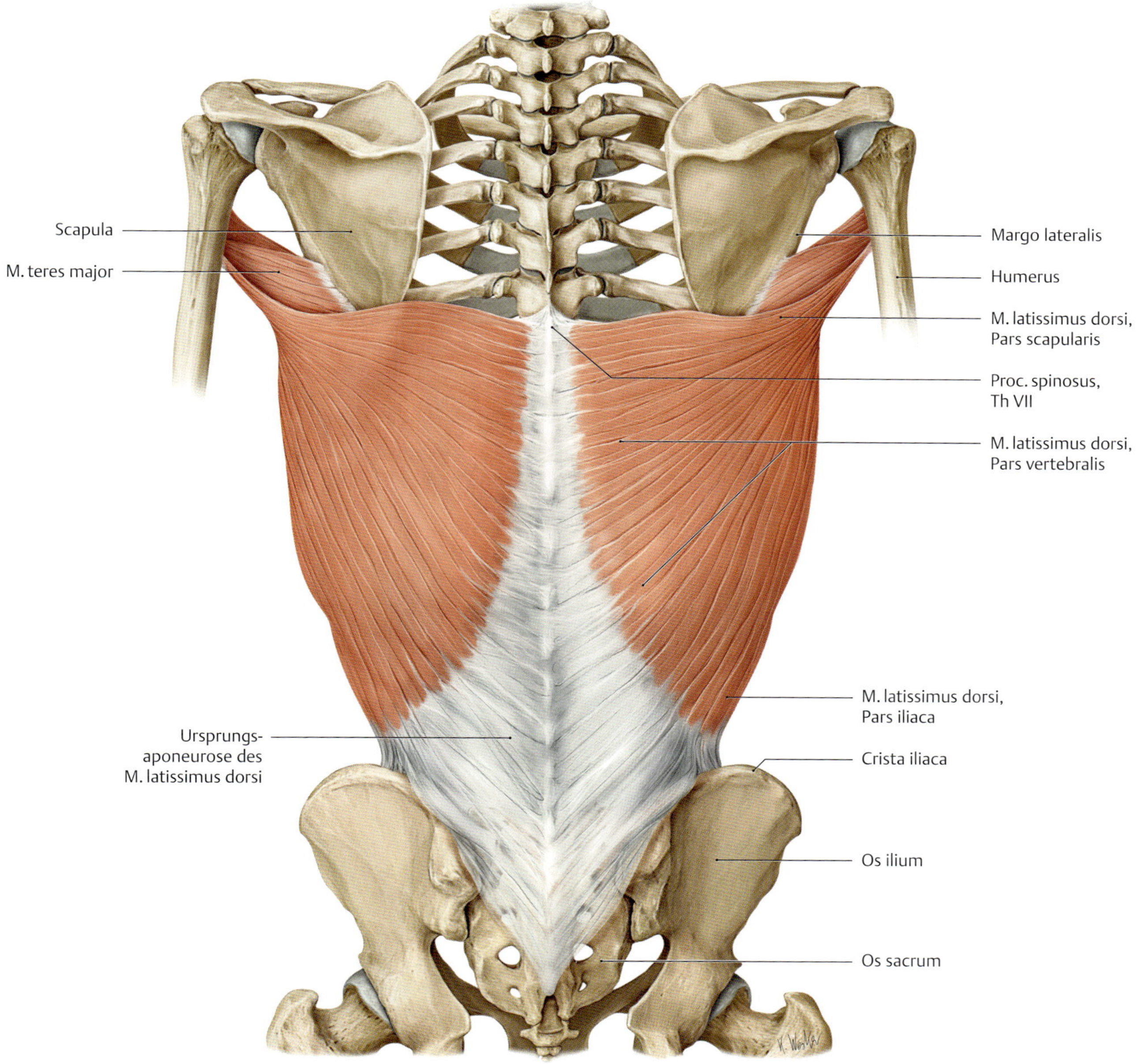

C Mm. latissimus dorsi und teres major
Ansicht von dorsal.

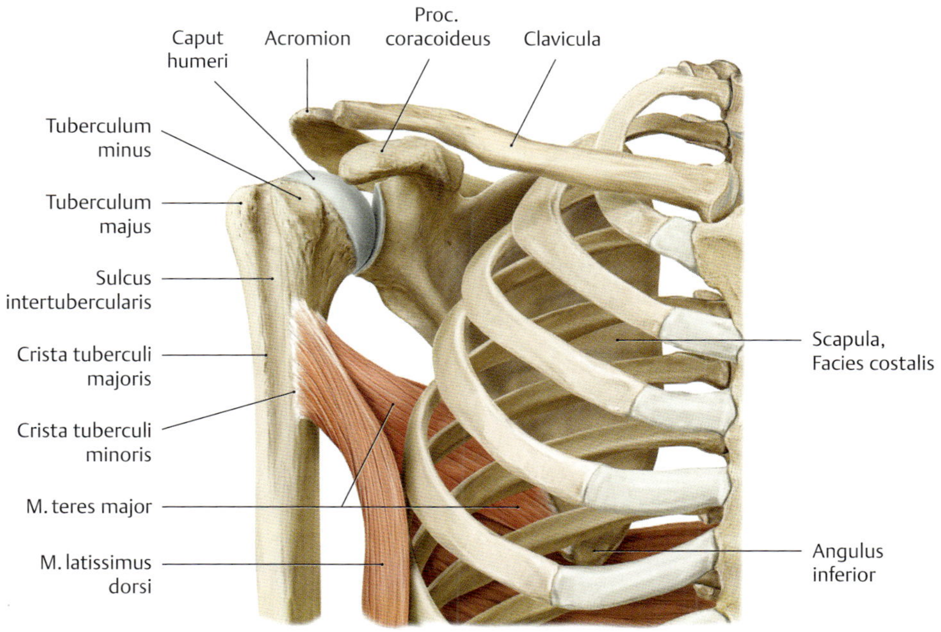

D Gemeinsamer Ansatz der Mm. latissimus dorsi und teres major an der Crista tuberculi minoris
Ansicht von ventral.

2.7 Schultergelenkmuskulatur: Mm. pectoralis major und coracobrachialis

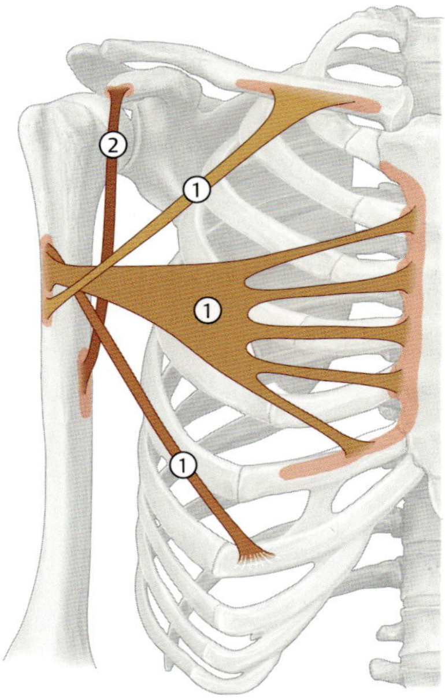

A **Mm. pectoralis major und coracobrachialis im Überblick**

① **M. pectoralis major**

Ursprung:	• Pars clavicularis: mediale Hälfte der Clavicula • Pars sternocostalis: Sternum und 2.–6. Rippenknorpel • Pars abdominalis: Lamina anterior der Rektusscheide
Ansatz:	Crista tuberculi majoris des Humerus
Funktion:	• Adduktion und Innenrotation (gesamter Muskel) • Anteversion (Pars clavicularis und Pars sternocostalis) • Atemhilfsmuskel bei fixiertem Schultergürtel
Innervation:	Nn. pectorales medialis und lateralis (C5–Th1)

② **M. coracobrachialis**

Ursprung:	Proc. coracoideus der Scapula
Ansatz:	Humerus (Verlängerung der Crista tuberculi minoris)
Funktion:	Anteversion, Adduktion, Innenrotation
Innervation:	N. musculocutaneus (C5, 6)

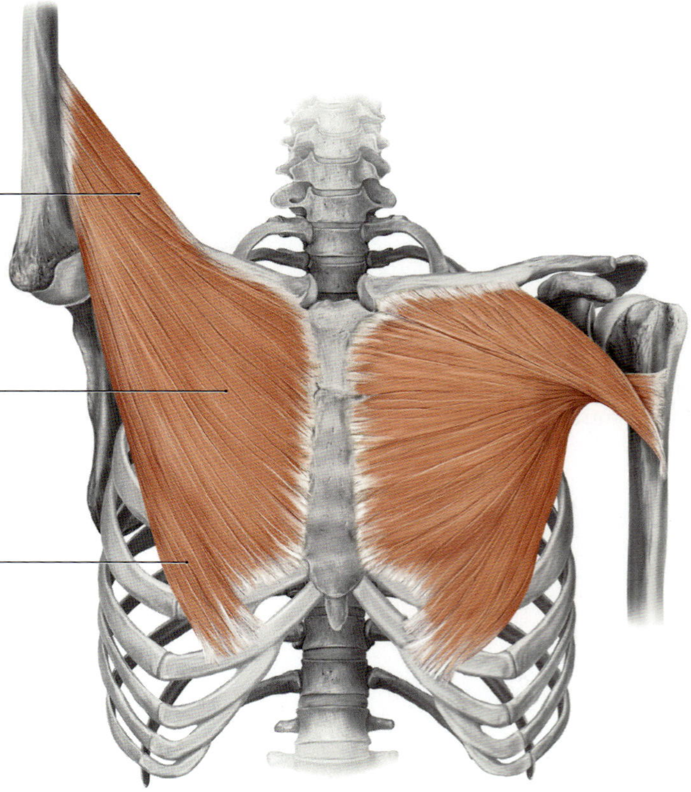

B Überkreuzung der Ansatzsehnen des M. pectoralis major

Ansicht von ventral. Die drei Anteile des M. pectoralis major (Pars clavicularis, Pars sternocostalis und Pars abdominalis) konvergieren nach lateral und haben ihren Ansatz an der Crista tuberculi majoris, und zwar mit einer breiten, im Querschnitt hufeisenförmig gestalteten Ansatzsehne. Die Sehnenfaserbündel im Ansatzbereich überkreuzen sich derart, dass die Pars clavicularis am weitesten distal und die Pars abdominalis am weitesten proximal am Humerus inseriert. Ähnlich wie beim M. latissimus dorsi wird die Überkreuzung mit zunehmender Elevation aufgehoben. Dadurch kann der Muskel ebenfalls aus der stärksten Dehnung heraus mit einer maximalen Kraftentwicklung antworten.

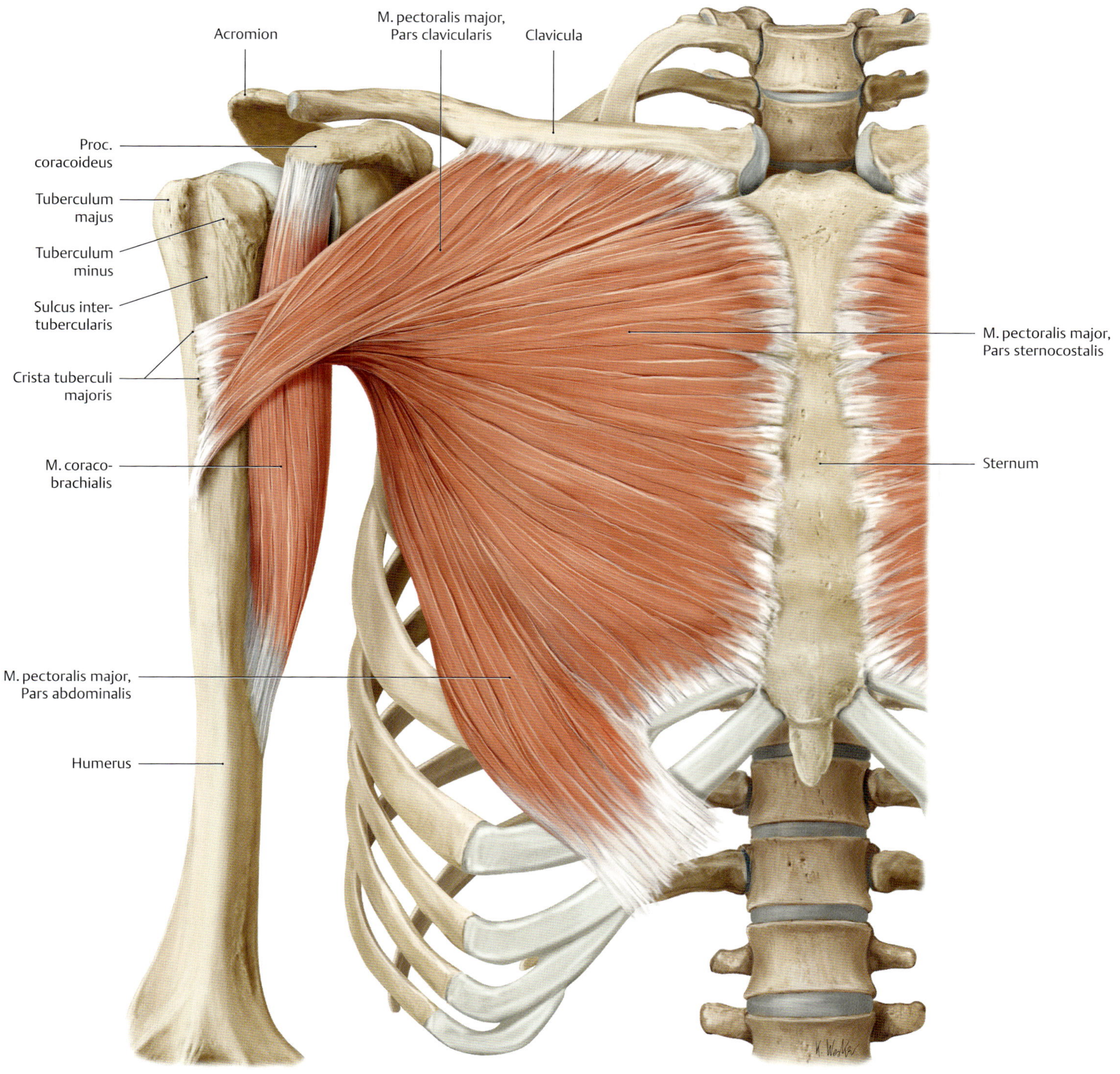

C Mm. pectoralis major und coracobrachialis
Rechte Seite, Ansicht von ventral.

2.8 Oberarmmuskulatur: Mm. biceps brachii und brachialis

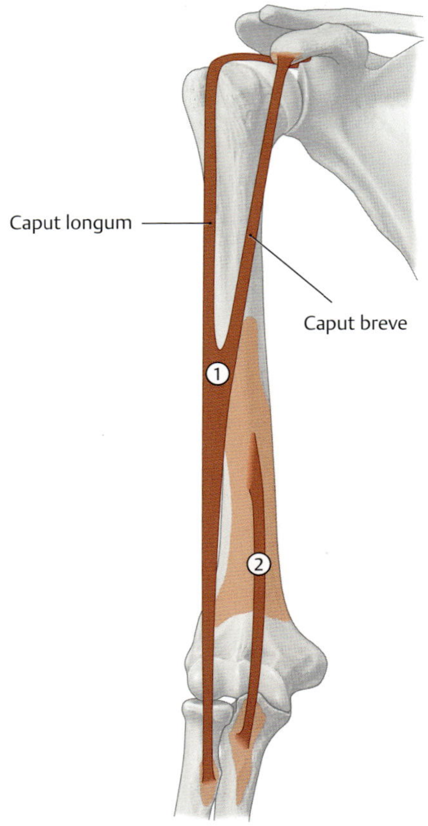

A **Mm. biceps brachii und brachialis im Überblick**

① M. biceps brachii

Ursprung:
- Caput longum: Tuberculum supraglenoidale der Scapula
- Caput breve: Proc. coracoideus der Scapula

Ansatz: Tuberositas radii, Lacertus fibrosus

Funktion:
- Ellenbogengelenk:
  - Flexion, Supination (bei gebeugtem Ellenbogen)
- Schultergelenk:
  - Abduktion und Innenrotation (Caput longum)
  - Anteversion (Caput longum und Caput breve)

Innervation: N. musculocutaneus (C5–7)

② M. brachialis

Ursprung: distale Hälfte der Vorderfläche des Humerus, Septa intermuscularia brachii mediale und laterale

Ansatz: Tuberositas ulnae

Funktion: Flexion im Ellenbogengelenk

Innervation: N. musculocutaneus (C5–7), N. radialis (C5–6), variable Äste, die den N. radialis im Radialistunnel als Rr. musculares verlassen

B Supinationswirkung des M. biceps brachii bei gebeugtem Ellenbogen

- **a** Pronationsstellung des Unterarms bei gebeugtem Ellenbogen (Sicht auf den rechten Arm von medial);
- **b** Querschnitt auf Höhe der Tuberositas radii in Pronationsstellung (Ansicht von distal);
- **c** Supinationsstellung des Unterarms bei gebeugtem Ellenbogen (Sicht auf den rechten Arm von medial);
- **d** Querschnitt auf Höhe der Tuberositas radii in Supinationsstellung (Ansicht von distal).

Bei gebeugtem Ellenbogen wirkt der M. biceps brachii zusätzlich zu seiner Funktion als Beuger als kräftiger Supinator, da der Hebelarm in dieser Stellung nahezu rechtwinklig zur Pro-/Supinationsachse verläuft (s. S. 294). Daher sind *Supinationsbewegungen* bei gebeugtem Ellenbogen besonders effektiv. In *Pronationsstellung* (**a**) ist die Ansatzsehne des M. biceps brachii um den Radius gewickelt. Bei Kontraktion des Muskels, also beim Beugen des Ellenbogens, wickelt sich diese Ansatzsehne wie ein um eine Kurbel gewickeltes Seil ab (**b**).

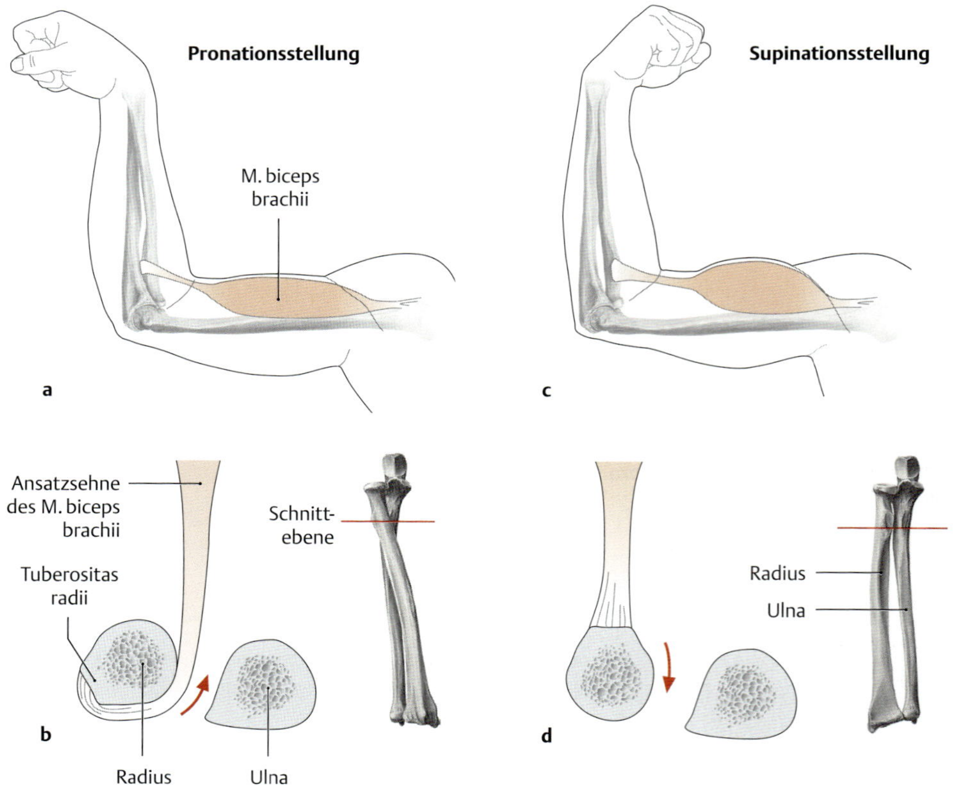

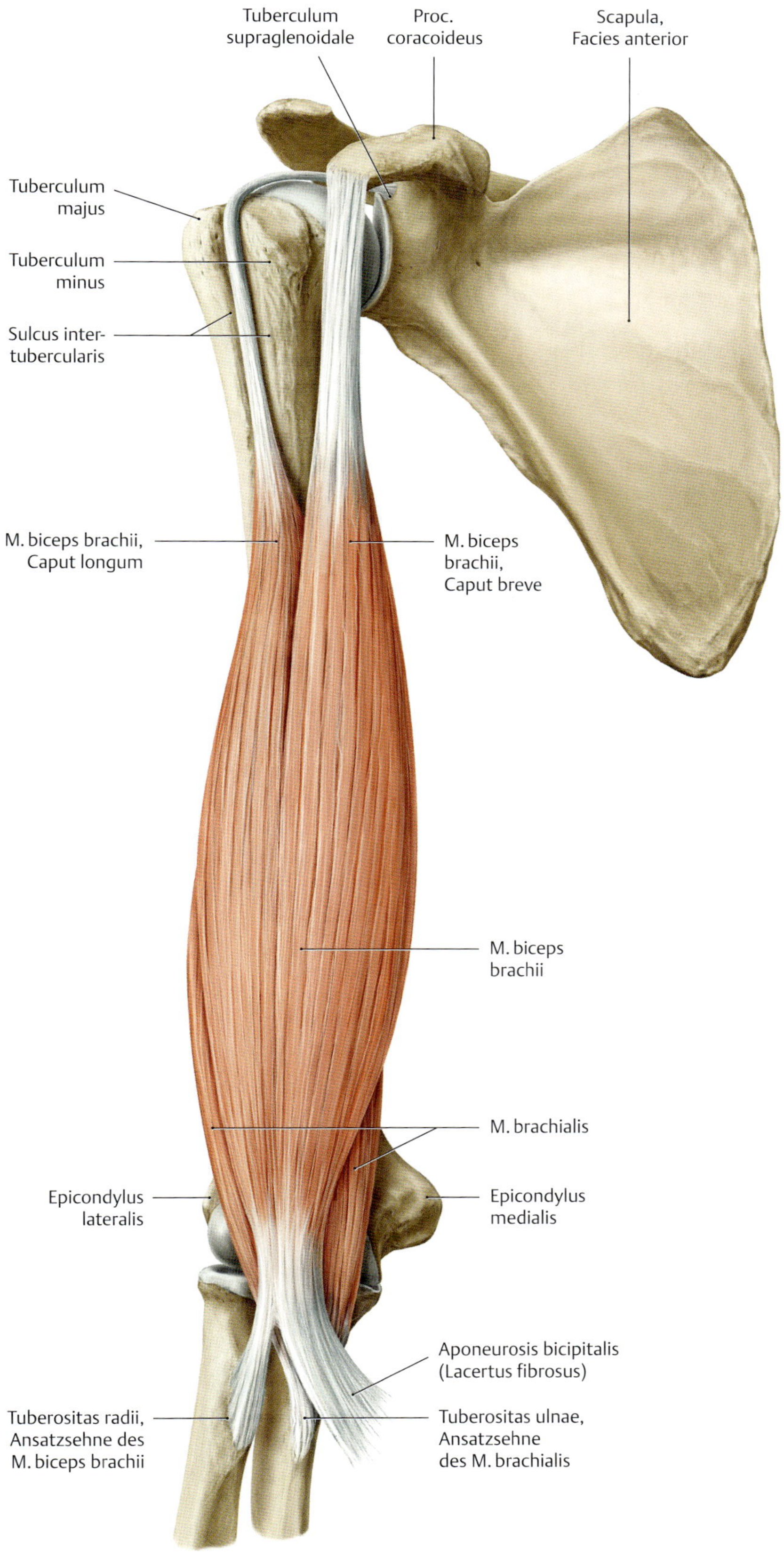

C Mm. biceps brachii und brachialis
Rechter Oberarm, Ansicht von ventral.

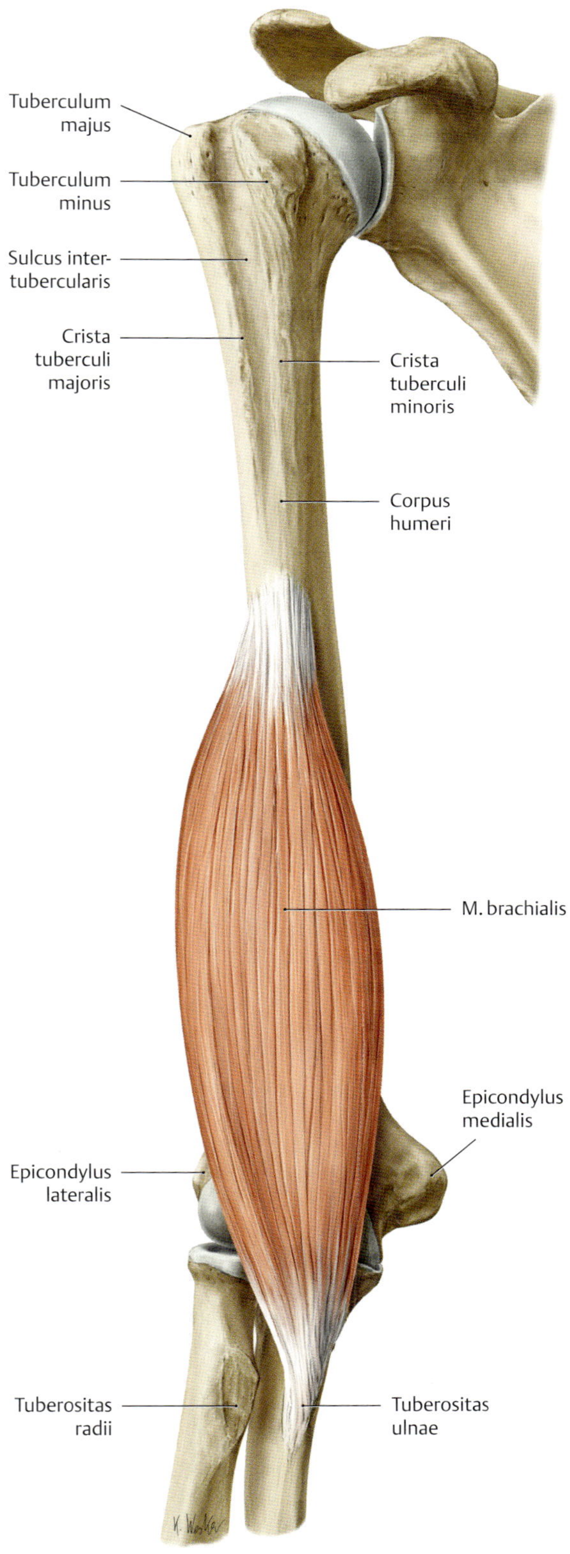

D M. brachialis
Rechter Oberarm, Ansicht von ventral.

2.9 Oberarmmuskulatur: Mm. triceps brachii und anconeus

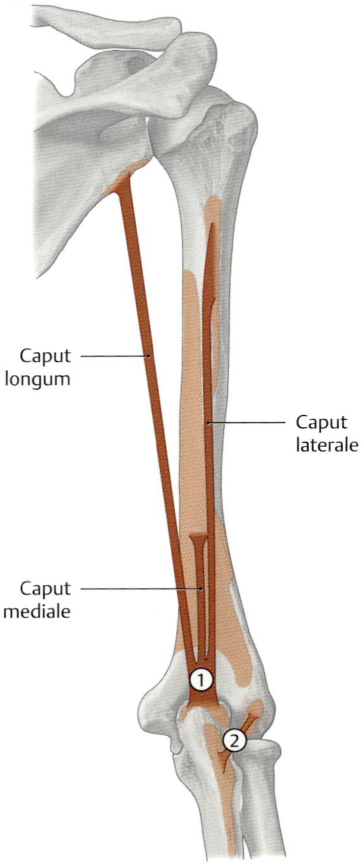

① **M. triceps brachii**

Ursprung:
- Caput longum: Tuberculum infraglenoidale der Scapula
- Caput mediale: Hinterfläche des Humerus, distal vom Sulcus n. radialis, Septum intermusculare mediale
- Caput laterale: Hinterfläche des Humerus, proximal vom Sulcus n. radialis, Septum intermusculare laterale

Ansatz: Olecranon der Ulna

Funktion:
- Ellenbogengelenk: Extension
- Schultergelenk: Caput longum: Retroversion und Adduktion des Oberarms

Innervation: N. radialis (C6–8)

② **M. anconeus**

Ursprung: Epicondylus lateralis des Humerus (teilweise dorsale Gelenkkapsel)

Ansatz: Olecranon der Ulna (radiale Fläche)

Funktion: Extension, Kapselspanner

Innervation: N. radialis (C6–8)

A Mm. triceps brachii und anconeus im Überblick

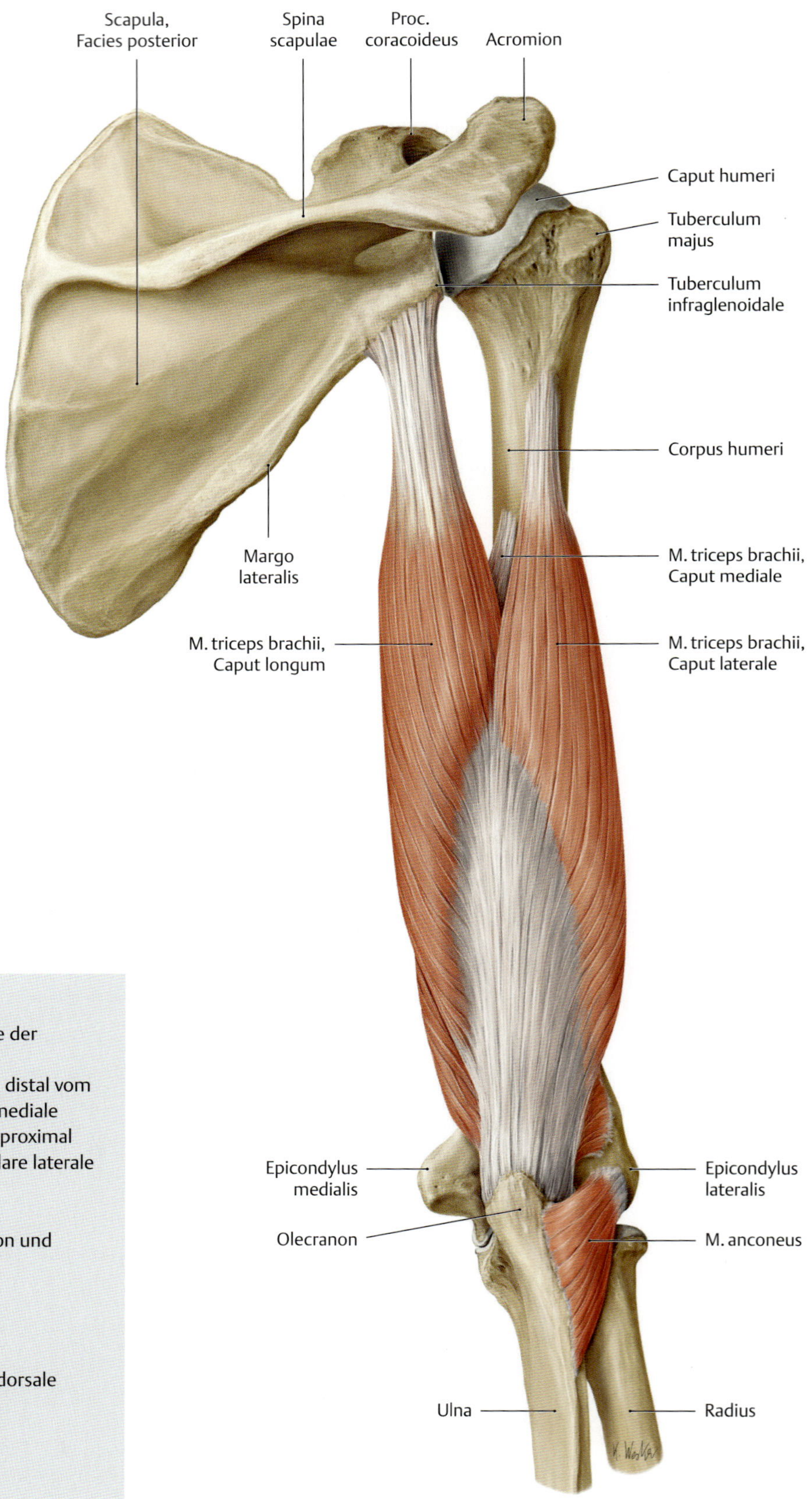

B Mm. triceps brachii und anconeus
Rechter Oberarm, Ansicht von dorsal.

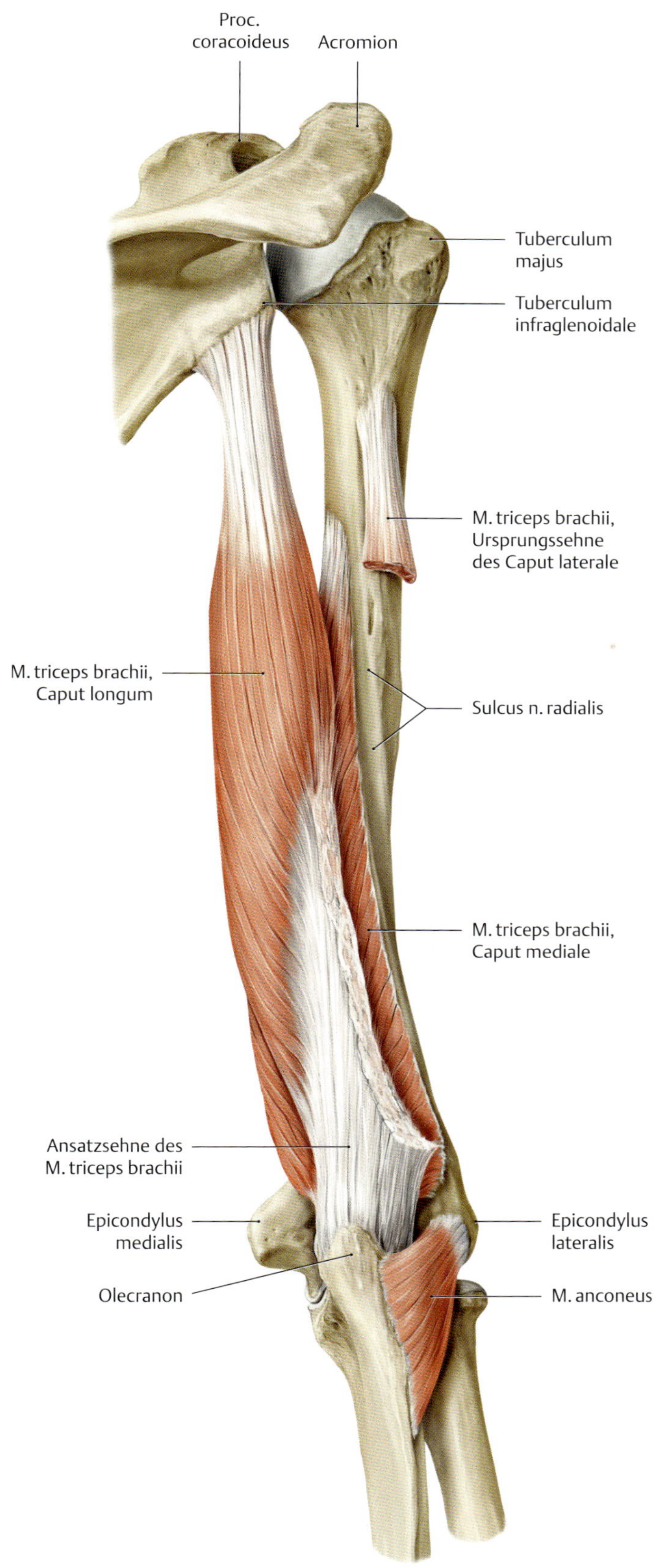

C Mm. triceps brachii und anconeus
Rechter Oberarm, Ansicht von dorsal. Caput laterale des M. triceps brachii teilweise entfernt.

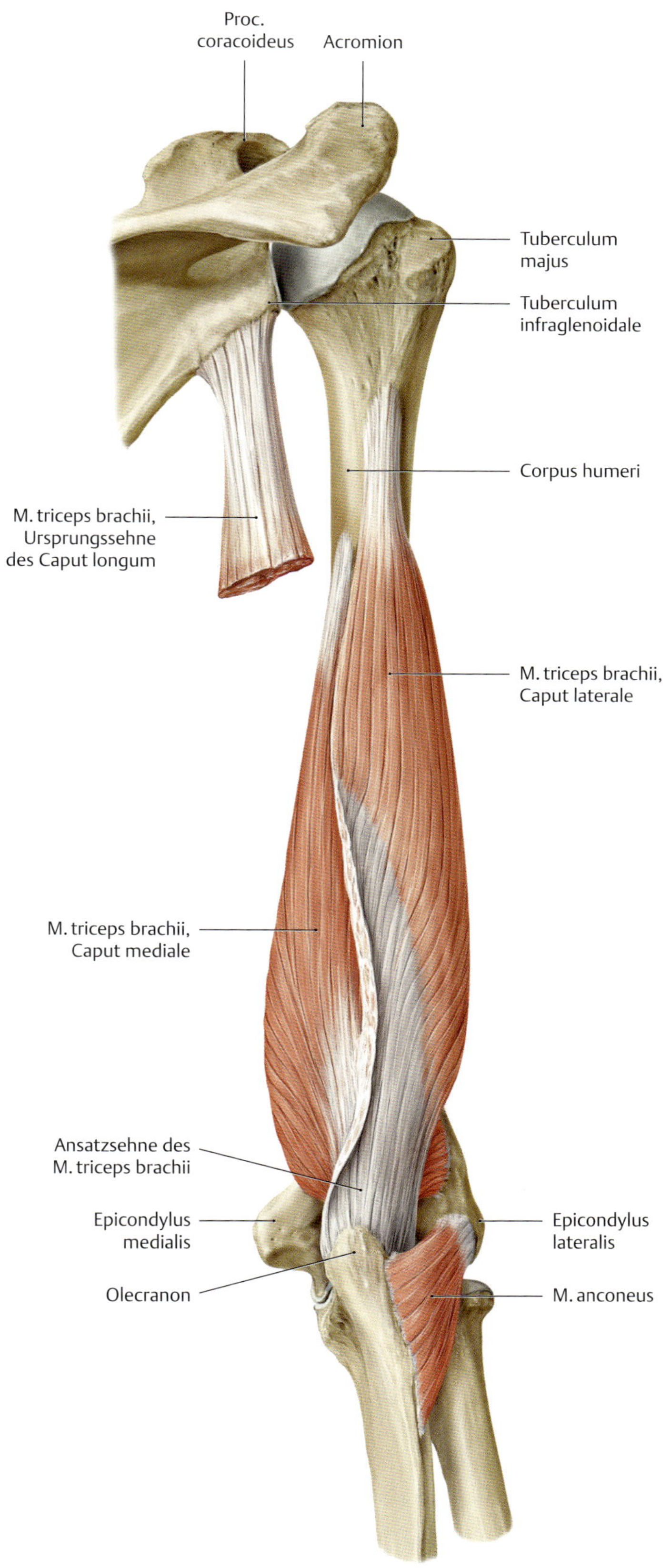

D Mm. triceps brachii und anconeus
Rechter Oberarm, Ansicht von dorsal. Caput longum des M. triceps brachii teilweise entfernt.

2.10 Unterarmmuskulatur: oberflächliche und tiefe Flexoren

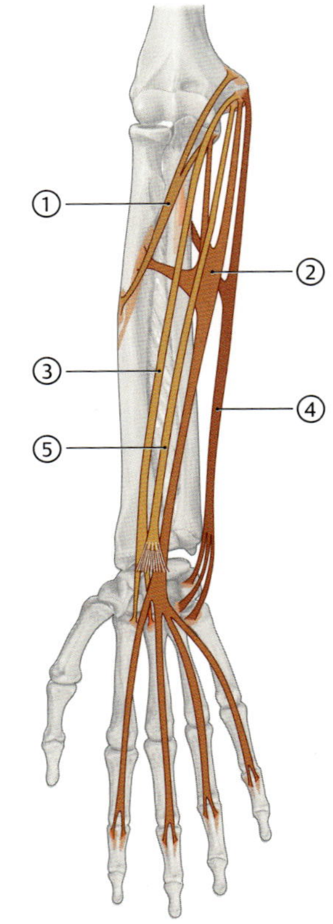

A Oberflächliche Flexoren im Überblick

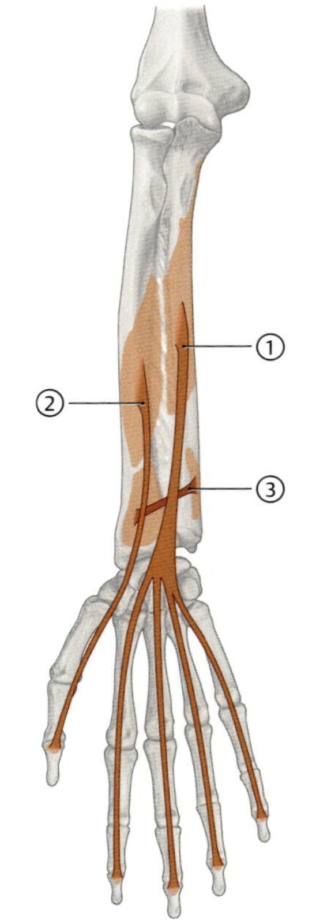

B Tiefe Flexoren im Überblick

① M. pronator teres

Ursprung:
- Caput humerale: Epicondylus medialis des Humerus
- Caput ulnare: Proc. coronoideus der Ulna

Ansatz: Facies lateralis radii (distal vom Ansatz des M. supinator)

Funktion:
- Ellenbogengelenk: schwacher Beuger
- Unterarmgelenke: Pronation

Innervation: N. medianus (C6)

② M. flexor digitorum superficialis

Ursprung:
- Caput humerale: Epicondylus medialis des Humerus (Caput commune)
- Caput ulnare: Proc. coronoideus der Ulna
- Caput radiale: distal der Tuberositas radii

Ansatz: an den Seiten der Mittelphalangen des 2.–5. Fingers

Funktion:
- Ellenbogengelenk: schwacher Beuger
- Handgelenke, Grund- und Mittelgelenke der Finger II–V: Flexion

Innervation: N. medianus (C7–Th1)

③ M. flexor carpi radialis

Ursprung: Epicondylus medialis des Humerus (Caput commune)

Ansatz: Basis des Os metacarpi II (manchmal auch zusätzlich Os metacarpi III)

Funktion:
- Handgelenke: Flexion, Radialabduktion
- Ellenbogengelenk: schwache Pronation

Innervation: N. medianus (C6–8)

④ M. flexor carpi ulnaris

Ursprung:
- Caput humerale: Epicondylus medialis des Humerus (Caput commune)
- Caput ulnare: Olecranon der Ulna

Ansatz: Hamulus ossis hamati, Basis des Os metacarpi V, Os pisiforme (als Sesambein)

Funktion: Handgelenke: Flexion, Ulnarabduktion

Innervation: N. ulnaris (C8–Th1)

⑤ M. palmaris longus

Ursprung: Epicondylus medialis des Humerus (Caput commune)

Ansatz: Palmaraponeurose

Funktion:
- Ellenbogengelenk: schwacher Beuger
- Handgelenke: Palmarflexion, Spannen der Palmaraponeurose

Innervation: N. medianus (C8–Th1)

① M. flexor digitorum profundus

Ursprung: proximale ⅔ der Beugeseite der Ulna sowie angrenzende Membrana interossea

Ansatz: Palmarseite der Endphalangen der 2.–5. Finger

Funktion: Handgelenke, Grund-, Mittel- und Endgelenke der Finger II–V: Flexion

Innervation:
- N. medianus (radialer Teil, 2. und 3. Finger), C7–Th1
- N. ulnaris (ulnarer Teil, 4. und 5. Finger), C8–Th1

② M. flexor pollicis longus

Ursprung: mittlere Vorderfläche des Radius, angrenzende Membrana interossea

Ansatz: Palmarseite der Endphalanx des Daumens

Funktion:
- Handgelenke: Flexion und Radialabduktion
- Daumensattelgelenk: Opposition
- Daumengrund- und Endgelenk: Flexion

Innervation: N. medianus (C6–8)

③ M. pronator quadratus

Ursprung: distales Viertel der Vorderfläche der Ulna

Ansatz: distales Viertel der Vorderfläche des Radius

Funktion: Pronation, sichert das distale Radioulnargelenk

Innervation: N. medianus (C8–Th1)

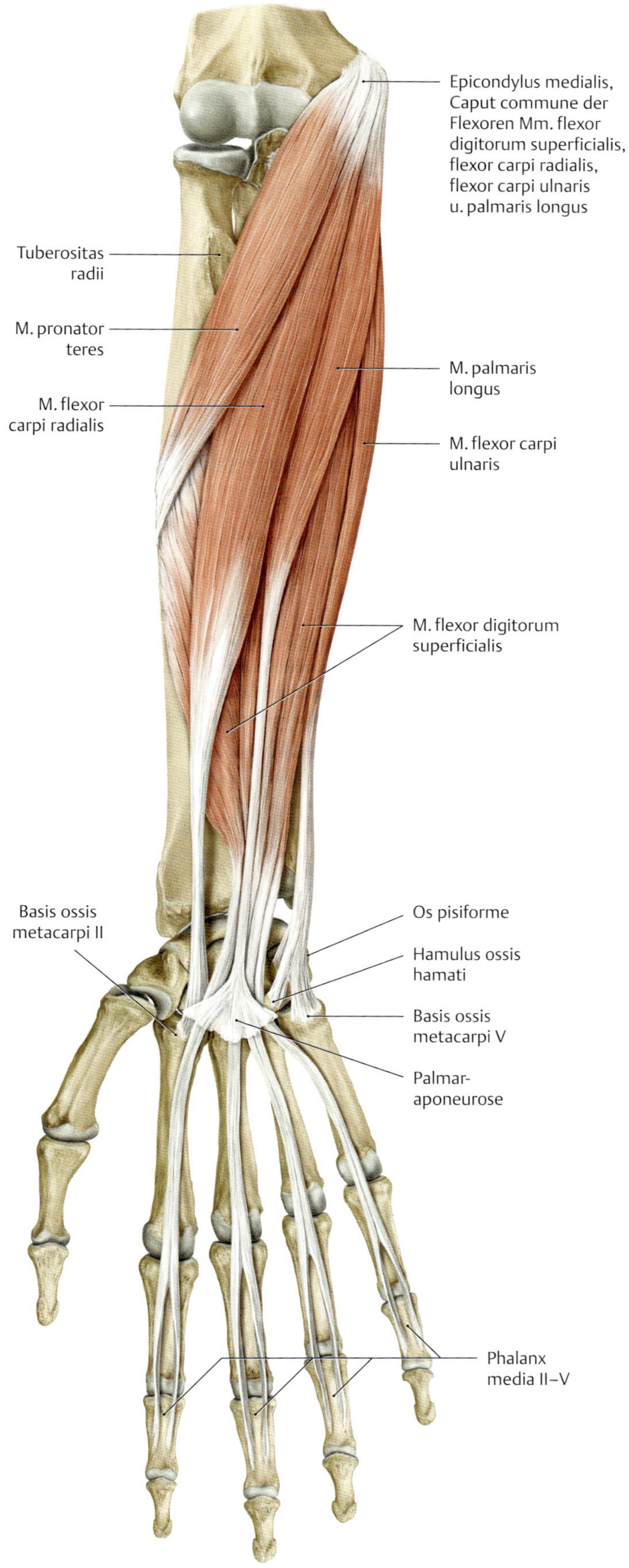

C Oberflächliche Flexoren (Mm. pronator teres, flexor digitorum superficialis, flexor carpi radialis, flexor carpi ulnaris und palmaris longus)
Rechter Unterarm, Ansicht von ventral.

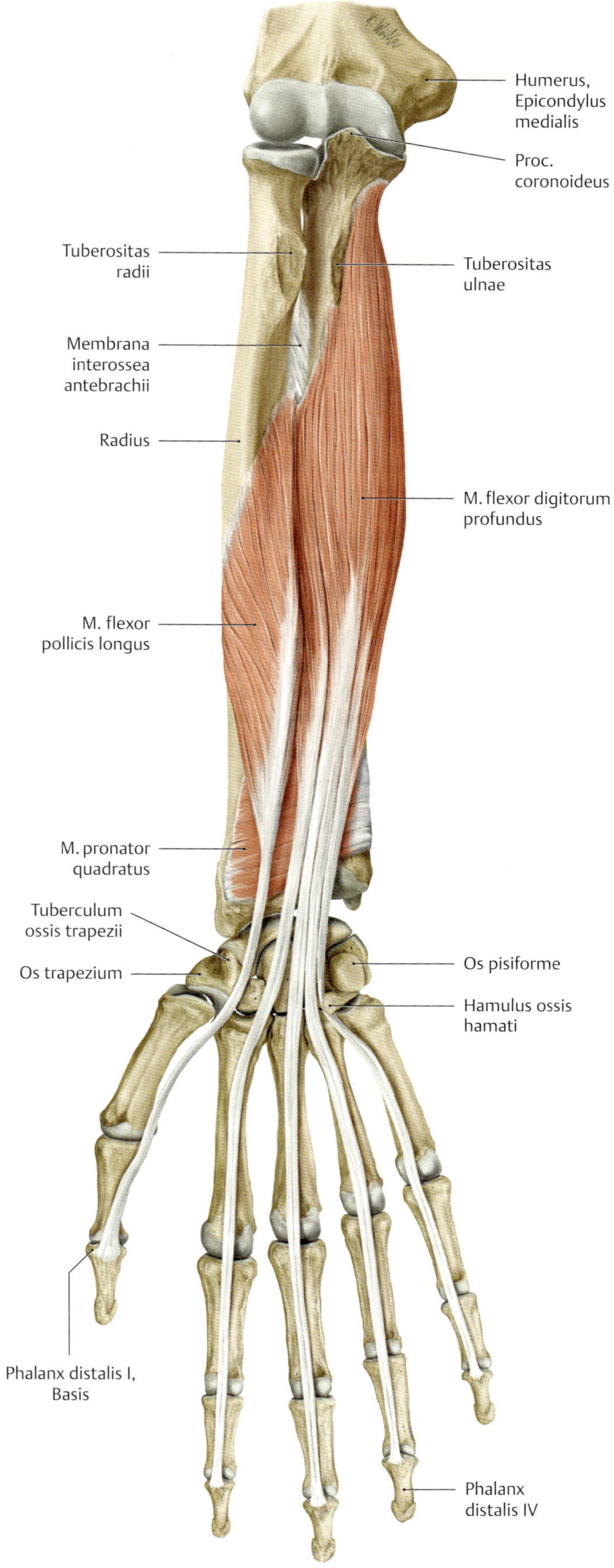

D Tiefe Flexoren (Mm. flexor digitorum profundus, flexor pollicis longus und pronator quadratus)
Rechter Unterarm, Ansicht von ventral.

2.11 Unterarmmuskulatur: Radialismuskulatur

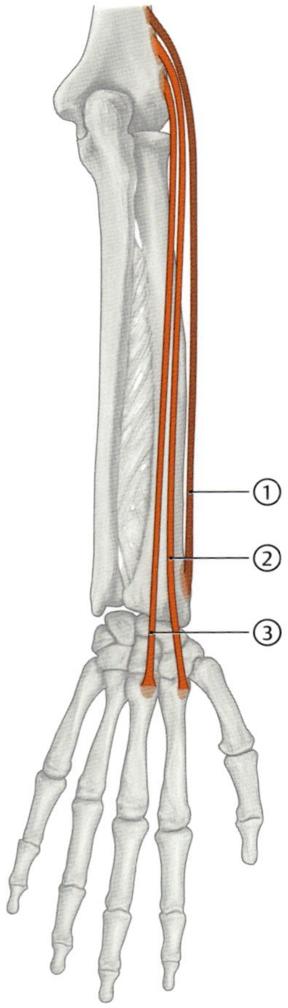

A Radialismuskulatur im Überblick

① M. brachioradialis

Ursprung: laterale Seite des distalen Humerus, Septum intermusculare laterale
Ansatz: Proc. styloideus radii
Funktion:
- Ellenbogengelenk: Flexion
- Unterarmgelenke: Semipronationsstellung

Innervation: N. radialis (C5–7)

② M. extensor carpi radialis longus

Ursprung: laterale Seite des distalen Humerus (Crista supracondylaris lateralis), Septum intermusculare laterale
Ansatz: dorsale Basis des Os metacarpi II
Funktion:
- Ellenbogengelenk: schwacher Beuger
- Handgelenke: Dorsalextension (Faustschlusshelfer), Radialabduktion

Innervation: N. radialis (C5–7)

③ M. extensor carpi radialis brevis

Ursprung: Epicondylus lateralis des Humerus
Ansatz: dorsale Basis des Os metacarpi III
Funktion:
- Ellenbogengelenk: schwacher Beuger
- Handgelenke: Dorsalextension (Faustschlusshelfer), Radialabduktion

Innervation: N. radialis (C5–7)

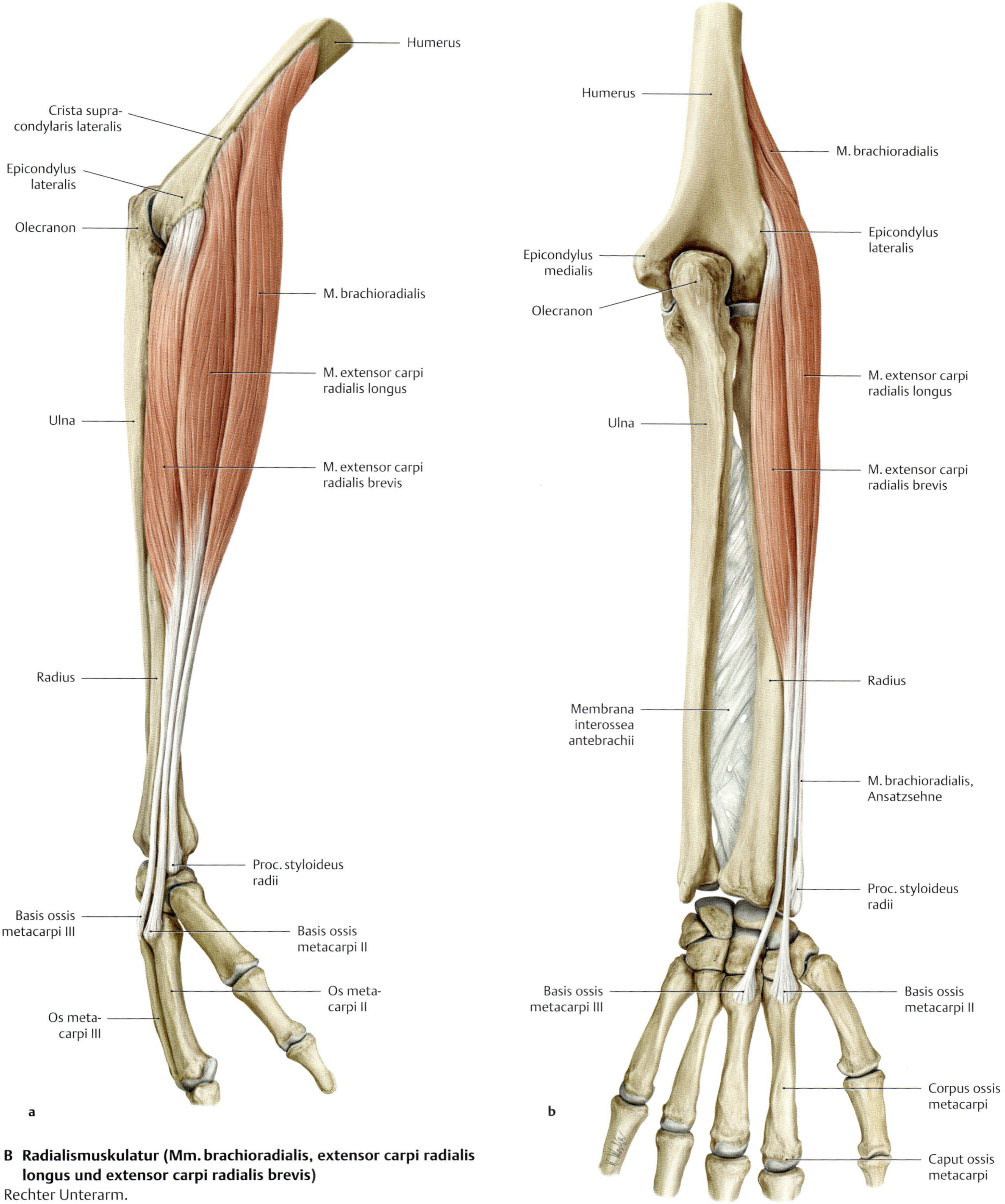

B Radialismuskulatur (Mm. brachioradialis, extensor carpi radialis longus und extensor carpi radialis brevis)
Rechter Unterarm.

a Ansicht von radial;
b Ansicht von dorsal.

2.12 Unterarmmuskulatur: oberflächliche und tiefe Extensoren

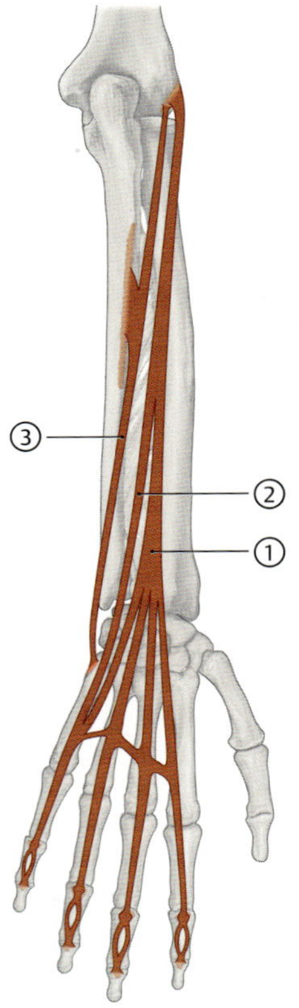

A Oberflächliche Extensoren im Überblick

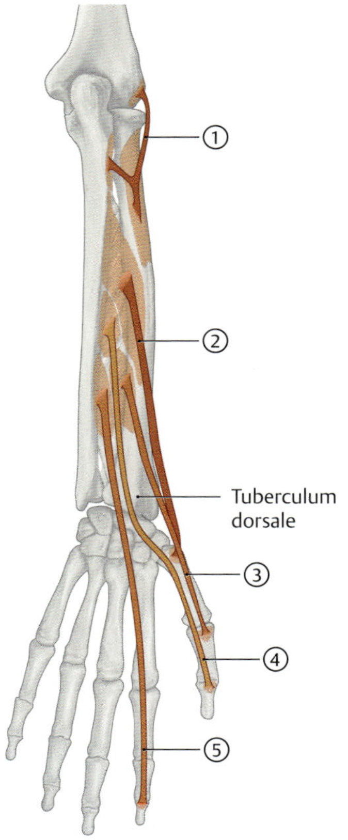

B Tiefe Extensoren im Überblick

① **M. extensor digitorum**

Ursprung: Caput commune (Epicondylus lateralis des Humerus)
Ansatz: Dorsalaponeurose des 2.–5. Fingers
Funktion:
- Handgelenke: Dorsalextension
- Grund-, Mittel- und Endgelenke des 2.–5. Fingers: Extension, Spreizen der Finger

Innervation: N. radialis (C6–8)

② **M. extensor digiti minimi**

Ursprung: Caput commune (Epicondylus lateralis des Humerus)
Ansatz: Dorsalaponeurose des 5. Fingers
Funktion:
- Handgelenke: Dorsalextension, Ulnarabduktion
- Grund-, Mittel- und Endgelenk des 5. Fingers: Extension, Abspreizen des 5. Fingers

Innervation: N. radialis (C6–8)

③ **M. extensor carpi ulnaris**

Ursprung: Caput commune (Epicondylus lateralis des Humerus), Caput ulnare (Dorsalseite der Ulna)
Ansatz: Basis des Os metacarpi V
Funktion: Handgelenke: Dorsalextension, Ulnarabduktion
Innervation: N. radialis (C6–8)

① **M. supinator**

Ursprung: Olecranon der Ulna (Crista musculi supinatoris), Epicondylus lateralis, Lig. collaterale radiale, Lig. anulare radii
Ansatz: Radius (zwischen der Tuberositas radii und dem Ansatz des M. pronator teres)
Funktion: Unterarmgelenke: Supination
Innervation: N. radialis (C5, 6)

② **M. abductor pollicis longus***

Ursprung: Dorsalflächen von Radius und Ulna, Membrana interossea
Ansatz: Basis des Os metacarpi I
Funktion:
- proximales Handgelenk: Radialabduktion
- Daumensattelgelenk: Abduktion

Innervation: N. radialis (C6–8)

③ **M. extensor pollicis brevis***

Ursprung: Dorsalfläche des Radius und Membrana interossea (distal vom M. abductor pollicis longus)
Ansatz: Basis der Daumengrundphalanx
Funktion:
- proximales Handgelenk: Radialabduktion
- Daumensattel- und Grundgelenk: Extension

Innervation: N. radialis (C6–8)

④ **M. extensor pollicis longus***

Ursprung: Dorsalfläche der Ulna und Membrana interossea
Ansatz: Basis der Endphalanx des Daumens
Funktion:
- Handgelenke: Dorsalextension und Radialabduktion
- Daumensattelgelenk: Adduktion
- Grund- und Endgelenk des Daumens: Extension

Innervation: N. radialis (C6–8)

⑤ **M. extensor indicis***

Ursprung: Dorsalfläche der Ulna, Membrana interossea
Ansatz: Dorsalaponeurose des 2. Fingers
Funktion:
- Handgelenke: Dorsalextension
- Grund-, Mittel- und Endgelenke des 2. Fingers: Dorsalextension

Innervation: N. radialis (C6–8)

* helfen bei der Supination

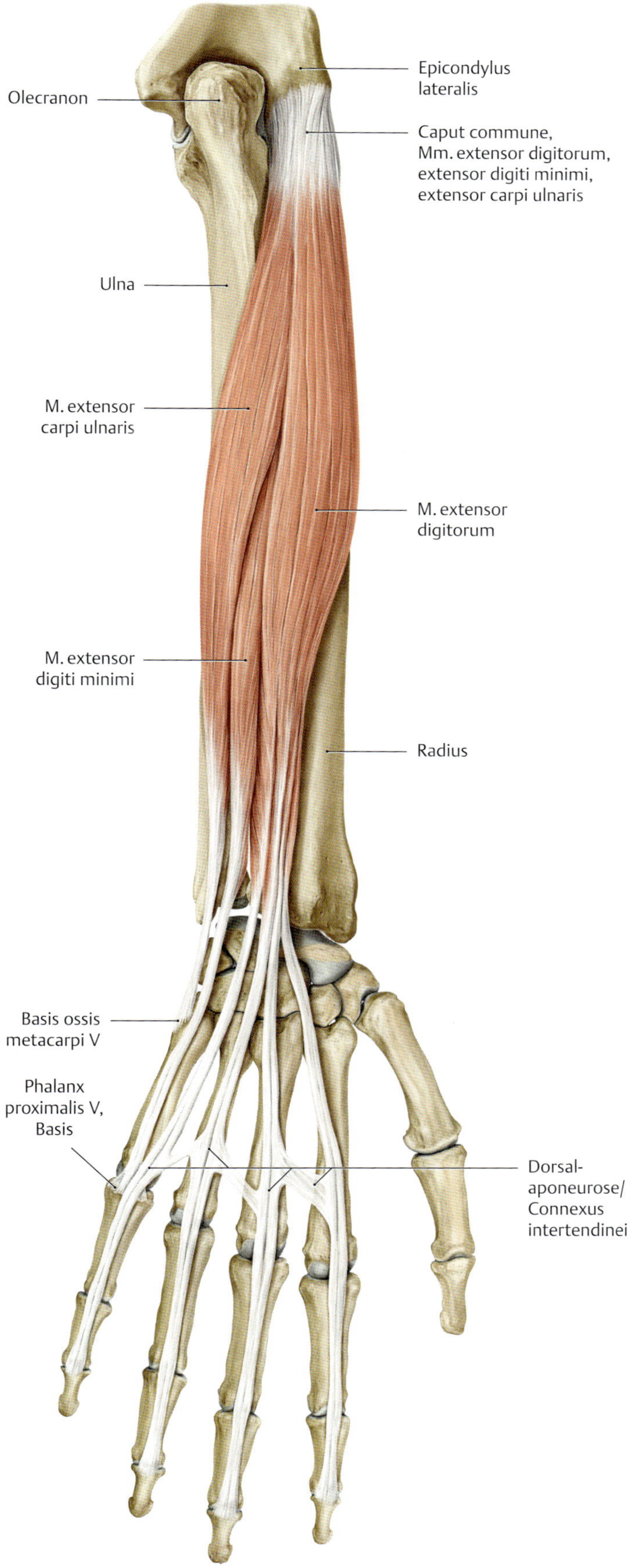

C Oberflächliche Extensoren (Mm. extensor digitorum, extensor digiti minimi und extensor carpi ulnaris)
Rechter Unterarm, Ansicht von dorsal. Zum Aufbau der Dorsalaponeurose, s. S. 361, Abb. **C**.

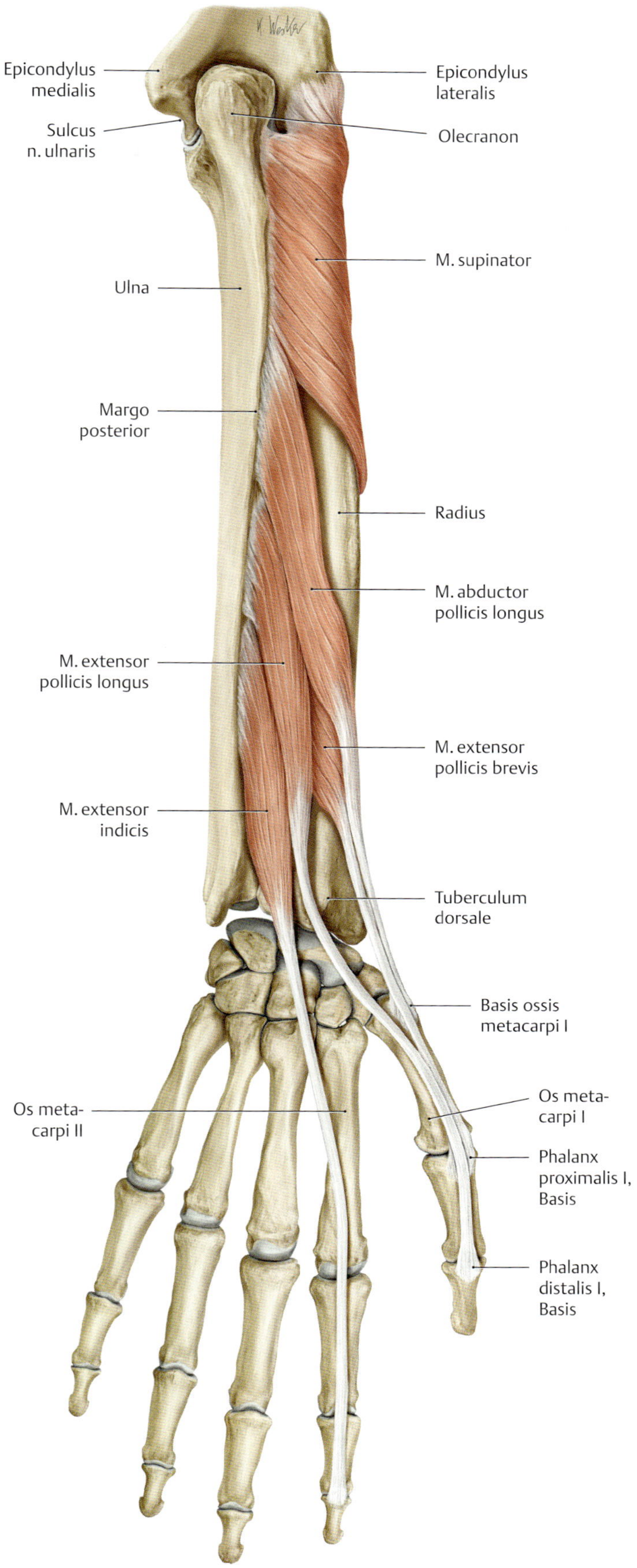

D Tiefe Extensoren (Mm. supinator, abductor pollicis longus, extensor pollicis brevis, extensor pollicis longus und extensor indicis)
Rechter Unterarm, Ansicht von dorsal.

2.13 Kurze Handmuskeln: Thenar- und Hypothenarmuskulatur

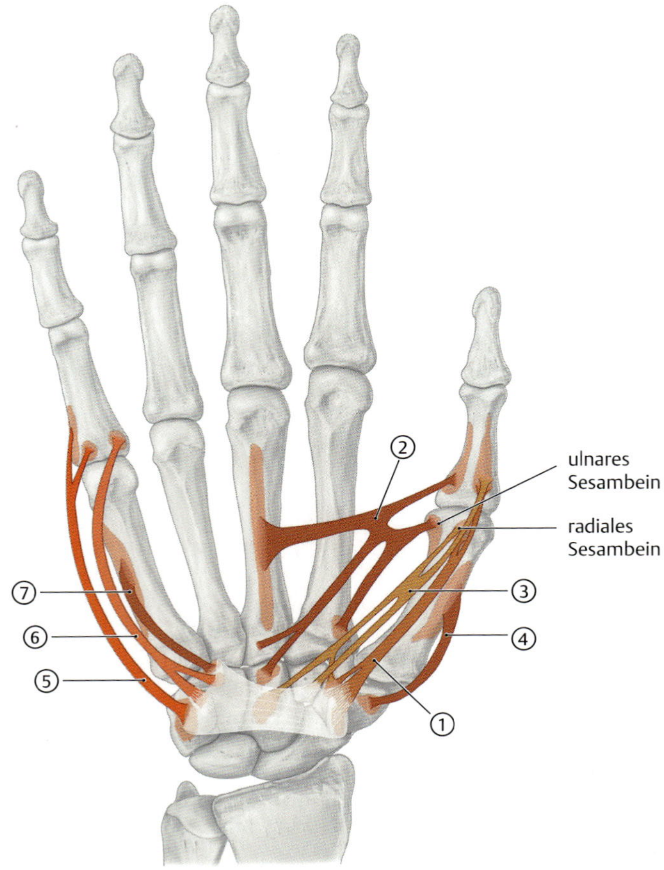

A Thenar- (①–④) und Hypothenarmuskulatur (⑤–⑦) im Überblick

① M. abductor pollicis brevis

Ursprung: Os scaphoideum, Retinaculum musculorum flexorum
Ansatz: Basis der Daumengrundphalanx (über das radiale Sesambein)
Funktion:
- Daumensattelgelenk: Abduktion
- Daumengrundgelenk: Flexion

Innervation: N. medianus (C6, 7)

② M. adductor pollicis

Ursprung:
- Caput transversum: palmare Seite des 3. Mittelhandknochens
- Caput obliquum: Os capitatum, Basis ossis metacarpi II+III

Ansatz: Basis der Daumengrundphalanx (über das ulnare Sesambein)
Funktion:
- Daumensattelgelenk: Adduktion, Opposition
- Daumengrundgelenk: Flexion

Innervation: N. ulnaris (C8–Th1)

③ M. flexor pollicis brevis

Ursprung:
- Caput superficiale: Retinaculum mm. flexorum
- Caput profundum: Os capitatum, Os trapezium

Ansatz: Basis der Daumengrundphalanx (über das radiale Sesambein)
Funktion:
- Daumensattelgelenk: Flexion, Opposition
- Daumengrundgelenk: Flexion

Innervation:
- N. medianus, C6–Th1 (Caput superficiale)
- N. ulnaris, C8–Th1 (Caput profundum)

④ M. opponens pollicis

Ursprung: Os trapezium
Ansatz: radialer Rand des 1. Mittelhandknochens
Funktion: Daumensattelgelenk: Opposition
Innervation: N. medianus (C6, 7)

⑤ M. abductor digiti minimi

Ursprung: Os pisiforme
Ansatz: ulnare Basis der Grundphalanx und Dorsalaponeurose des 5. Fingers
Funktion:
- Kleinfingergrundgelenk: Flexion, Abspreizen des Kleinfingers (Abduktion)
- Kleinfingermittel- und -endgelenk: Extension

Innervation: N. ulnaris (C8–Th1)

⑥ M. flexor digiti minimi brevis

Ursprung: Hamulus ossis hamati, Retinaculum mm. flexorum
Ansatz: Basis der Grundphalanx des 5. Fingers
Funktion: Kleinfingergrundgelenk: Flexion
Innervation: N. ulnaris (C8–Th1)

⑦ M. opponens digiti minimi

Ursprung: Hamulus ossis hamati
Ansatz: ulnarer Rand des 5. Mittelhandknochens
Funktion: zieht das Os metacarpi nach palmar (Opposition)
Innervation: N. ulnaris (C8–Th1)

M. palmaris brevis (nicht dargestellt, s. auch S. 345 u. 350)

Ursprung: ulnarer Rand der Palmaraponeurose
Ansatz: Haut des Hypothenars
Funktion: spannt die Palmaraponeurose (Schutzfunktion)
Innervation: N. ulnaris (C8–Th1)

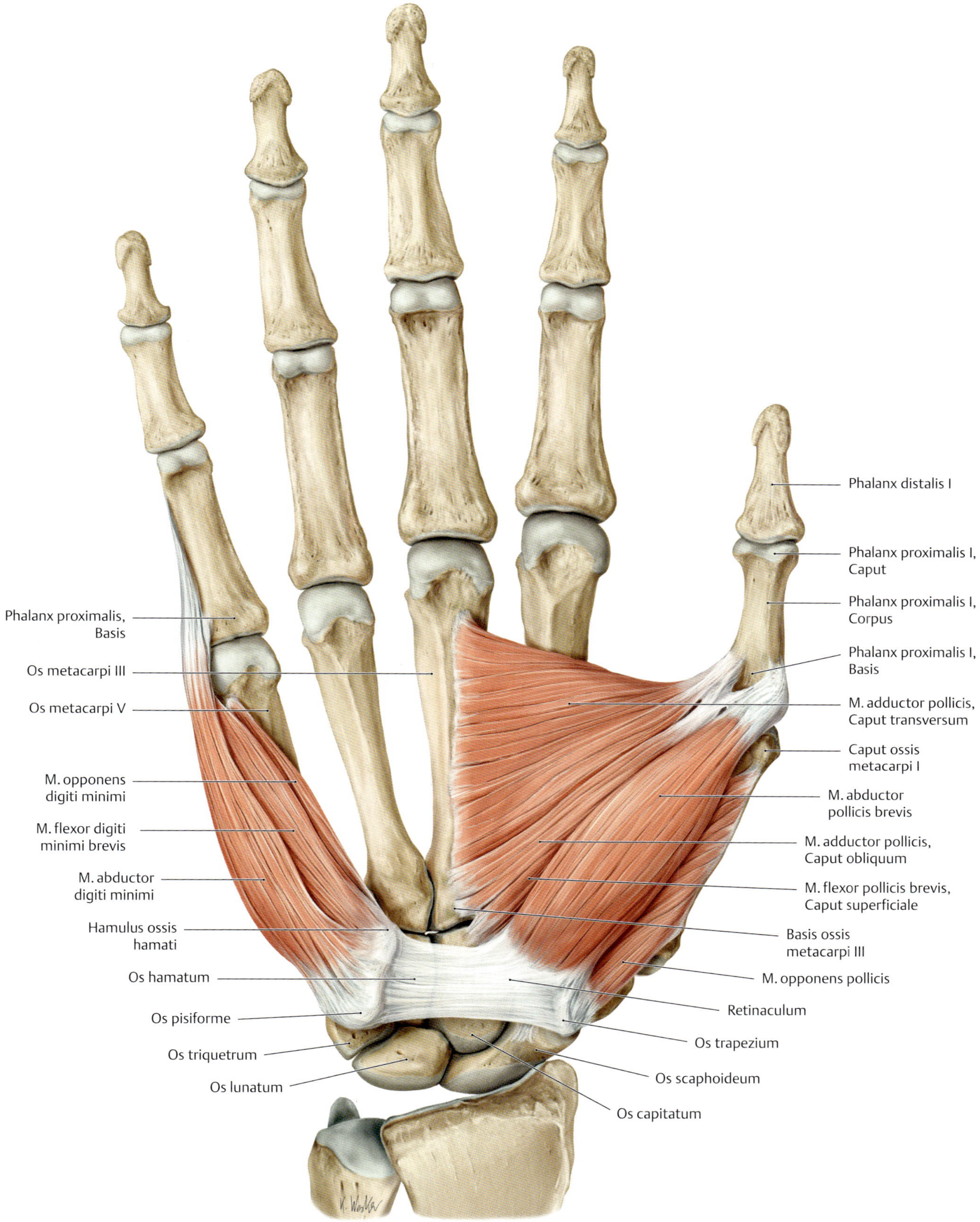

B Muskulatur des Thenars (Mm. abductor pollicis brevis, adductor pollicis, flexor pollicis brevis und opponens pollicis) und des Hypothenars (Mm. abductor digiti minimi, flexor digiti minimi und opponens digiti minimi)
Rechte Hand, Ansicht von palmar.

2.14 Kurze Handmuskeln: Mittelhandmuskulatur

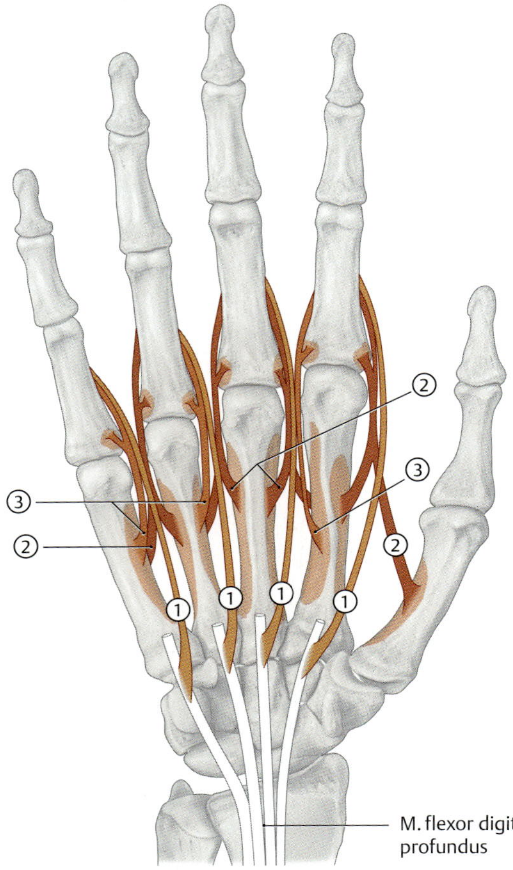

A Mittelhandmuskulatur im Überblick

① **Mm. lumbricales I–IV**

Ursprung: radiale Seiten der Sehnen des M. flexor digitorum profundus (transportabler Ursprung)

Ansatz:
- I: Dorsalaponeurose des 2. Fingers
- II: Dorsalaponeurose des 3. Fingers
- III: Dorsalaponeurose des 4. Fingers
- IV: Dorsalaponeurose des 5. Fingers

Funktion:
- Fingergrundgelenke des 2.–5. Fingers: Flexion
- Mittel- und Endgelenke des 2.–5. Fingers: Extension

Innervation:
- N. medianus, C8–Th1 (Mm. lumbricales I + II)
- N. ulnaris, C8–Th1 (Mm. lumbricales III + IV)

② **Mm. interossei dorsales I–IV**

Ursprung: zweiköpfig von einander zugekehrten Seiten der Ossa metacarpi I–V

Ansatz:
- Dorsalaponeurose des 2.–4. Fingers, Basis der proximalen Phalanx
- I: radiale Seite der 2. Phalanx proximalis (Zeigefinger)
- II: radiale Seite der 3. Phalanx proximalis (Mittelfinger)
- III: ulnare Seite der 3. Phalanx proximalis (Mittelfinger)
- IV: ulnare Seite der 4. Phalanx proximalis (Ringfinger)

Funktion:
- Fingergrundgelenke des 2.–4. Fingers: Flexion
- Mittel- und Endgelenke des 2.–4. Fingers: Extension, Spreizen der Finger (Abduktion des 2. und 4. Fingers vom Mittelfinger)

Innervation: N. ulnaris (C8–Th1)

③ **Mm. interossei palmares I–III**

Ursprung:
- I: ulnare Seite des 2. Mittelhandknochens (Zeigefinger)
- II: radiale Seite des 4. Mittelhandknochens (Ringfinger)
- III: radiale Seite des 5. Mittelhandknochens (Kleinfinger)

Ansatz: Dorsalaponeurose und Basis der proximalen Phalanx des jeweiligen Fingers

Funktion:
- Fingergrundgelenk des 2., 4. und 5. Fingers: Flexion
- Mittel- und Endgelenk des 2., 4. und 5. Fingers: Extension, Schließen der gespreizten Finger (Adduktion des 2., 4. und 5. Fingers zum Mittelfinger)

Innervation: N. ulnaris (C8–Th1)

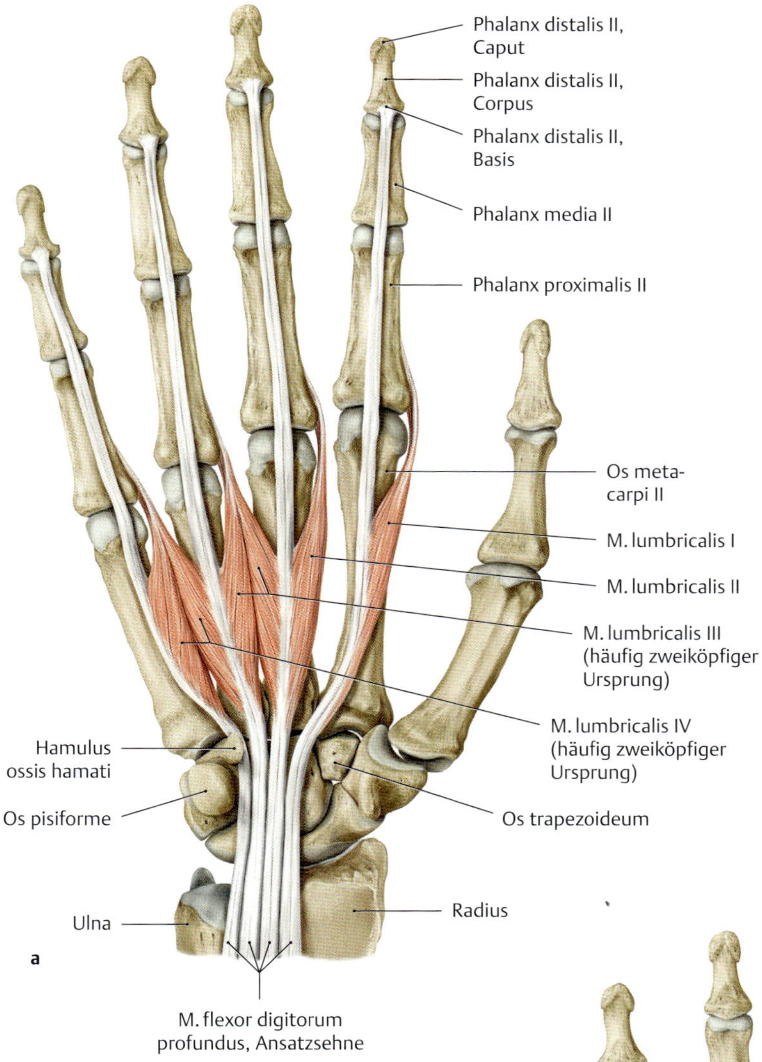

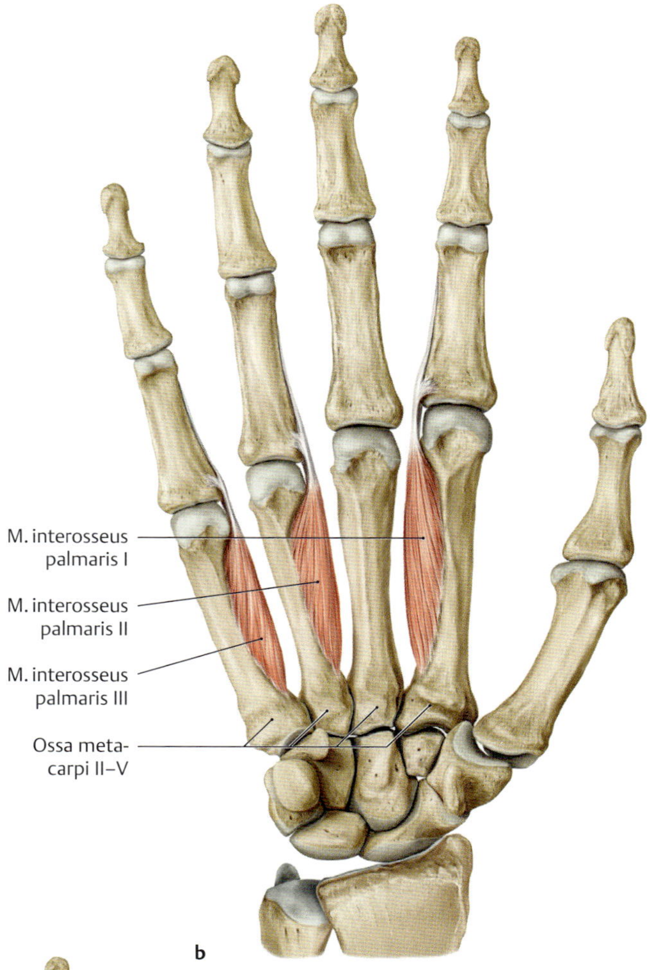

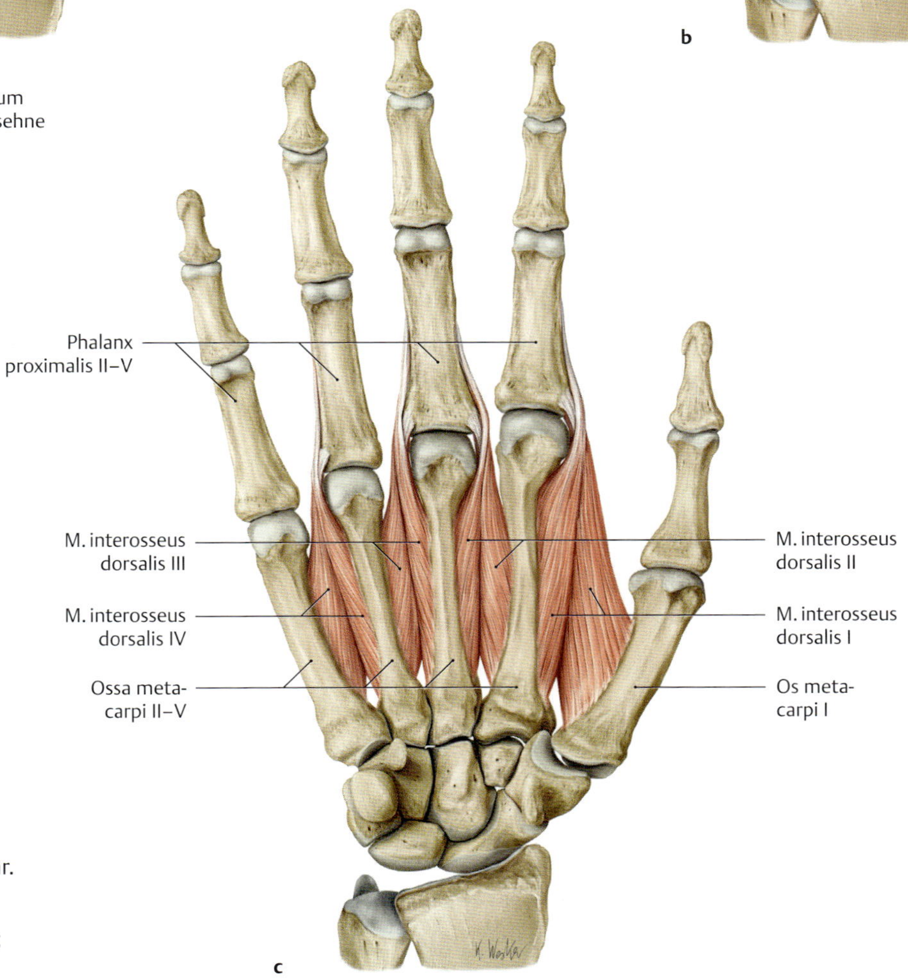

B Muskulatur der Mittelhand
Rechte Hand, Ansicht von palmar.

a Mm. lumbricales I–IV;
b Mm. interossei palmares I–III;
c Mm. interossei dorsales I–IV.

2.15 Muskelfunktionen im Überblick: Schultergelenk

A Bewegungen im Schultergelenk (Art. humeri)*

Bewegungsart	Bewegungsausmaß	Muskel	Innervation	„Zuständiges" Nervensegment
Flexion/ Anteversion	90° (>90° = Elevation)	• M. deltoideus (Pars clavicularis)	• N. axillaris	• C5–6
		• M. biceps brachii	• N. musculocutaneus	• C5–7
		• M. pectoralis major (Pars clavicularis und Pars sternocostalis)	• Nn. pectorales medialis u. lateralis	• C5–Th1
		• M. coracobrachialis	• N. musculocutaneus	• C6–7
Extension/ Retroversion	40°	• M. latissimus dorsi	• N. thoracodorsalis	• C6–8
		• M. teres major	• N. subscapularis	• C5–8
		• M. triceps brachii (Caput longum)	• N. radialis	• C6–8
		• M. deltoideus (Pars spinalis)	• N. axillaris	• C5–6
Abduktion	90° (>90° = Elevation)	• M. deltoideus (Pars acromialis), ab 60° der gesamte Muskel	• N. axillaris	• C5–6
		• M. supraspinatus	• N. suprascapularis	• C4–6
		• M. biceps brachii (Caput longum)	• N. musculocutaneus	• C5–7
Adduktion	20–40°	• M. pectoralis major	• Nn. pectorales medialis u. lateralis	• C5–Th1
		• M. latissimus dorsi	• N. thoracodorsalis	• C6–8
		• M. triceps brachii (Caput longum)	• N. radialis	• C6–8
		• M. teres major	• N. subscapularis	• C5–8
		• M. deltoideus (Pars clavicularis und Pars spinalis)	• N. axillaris	• C5–6
		• M. biceps brachii (Caput breve)	• N. musculocutaneus	• C5–7
		• M. coracobrachialis	• N. musculocutaneus	• C6–7
Innenrotation	50–95°	• M. subscapularis	• N. subscapularis	• C5–8
		• M. pectoralis major	• Nn. pectorales medialis u. lateralis	• C5–Th1
		• M. biceps brachii (Caput longum)	• N. musculocutaneus	• C5–7
		• M. deltoideus (Pars clavicularis)	• N. axillaris	• C5–6
		• M. teres major	• N. subscapularis	• C5–8
		• M. latissimus dorsi	• N. thoracodorsalis	• C6–8
Außenrotation	60–90° (abhängig vom Ausmaß der Flexion)	• M. infraspinatus	• N. suprascapularis	• C4–6
		• M. teres minor	• N. axillaris	• C5–6
		• M. deltoideus (Pars spinalis)	• N. axillaris	• C5–6

*Ausgangspunkt der funktionellen Betrachtungsweise sind die Bewegungen im Gelenk. Die Muskeln, die an der jeweiligen Bewegung beteiligt sind, sind in der Reihenfolge ihrer Wirkungsstärke aufgeführt. Hierbei ist jedoch zu berücksichtigen, dass einzelne Muskeln an einer bestimmten Bewegung zwar mitarbeiten können, ihre funktionelle Bedeutung jedoch zu vernachlässigen ist. Um die vielfältigen Bewegungsmöglichkeiten in einem Gelenk beschreiben zu können, werden jedem Gelenk (entsprechend seiner Freiheitsgrade) definierte Grundbewegungen um definierte Achsen zugewiesen. Erst die Kombination dieser Grundbewegungen ermöglicht ein – je nach Gelenk unterschiedliches – Spektrum an Bewegungen.

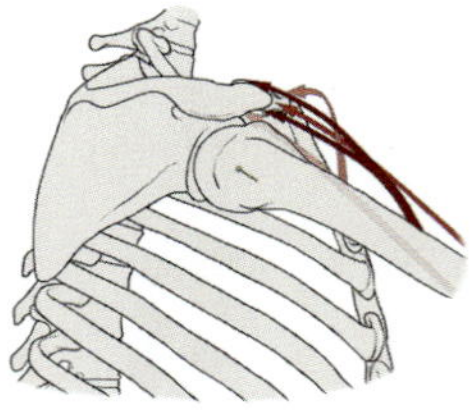

a Anteversion

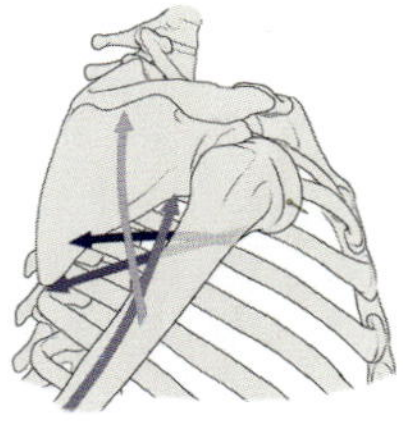

b Retroversion

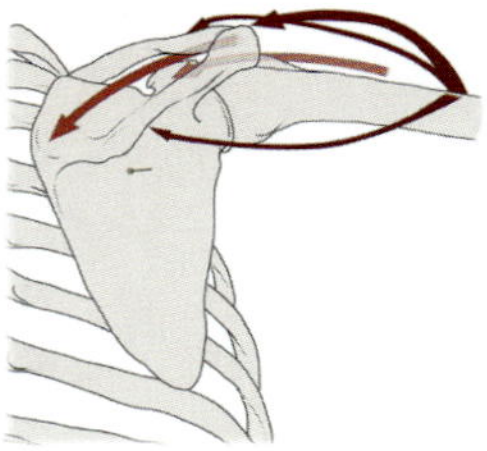

c Abduktion

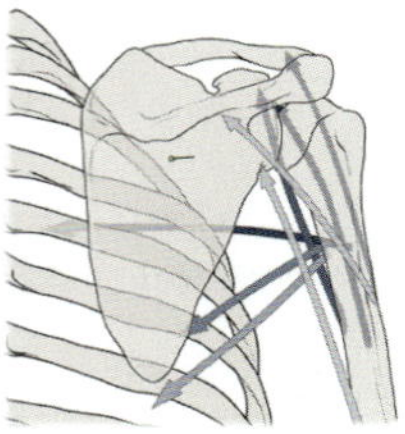

d Adduktion

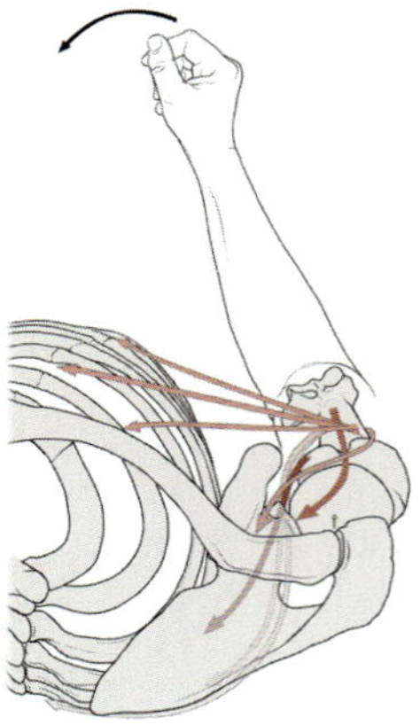

e Innenrotation

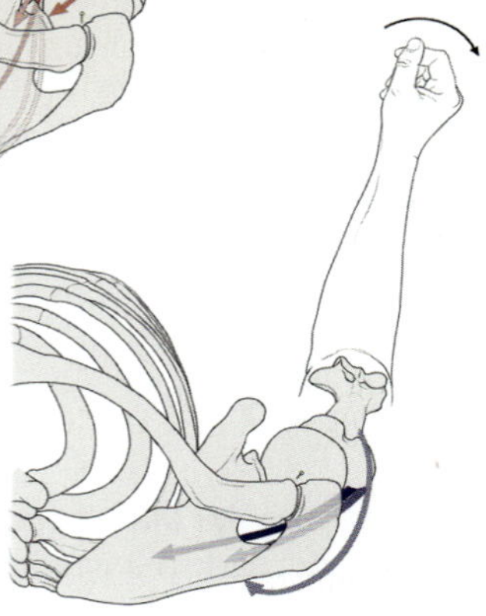

f Außenrotation

B Bewegungsmöglichkeiten des Schultergelenks

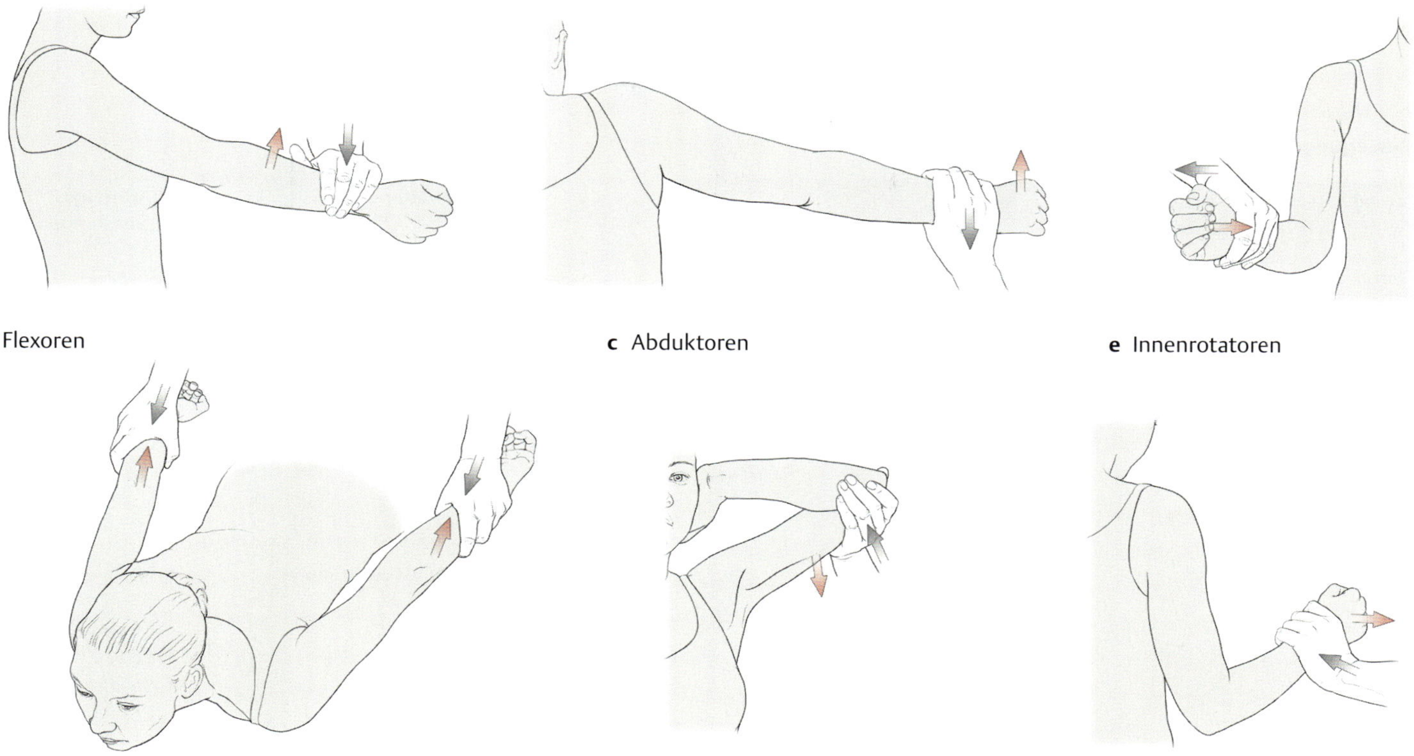

a Flexoren

c Abduktoren

e Innenrotatoren

b Extensoren

d Adduktoren

f Außenrotatoren

C Funktionsprüfung der Schultergelenkmuskeln
Zur Überprüfung der Muskelkraft bittet man den Patienten, sich aktiv gegen Widerstand zu bewegen bzw. gegen Bewegungen von außen aktiv Widerstand zu leisten. Die jeweils aufgebrachte Muskelkraft wird mit Hilfe einer Skala von 0–5 gemessen.

D Klinische Symptomatik verkürzter und geschwächter Muskeln des Schultergelenks

Muskeln	Symptomatik bei Muskelverkürzung	Symptomatik bei Muskelschwäche
Flexoren	Bei einer Verkürzung der Flexoren ist die Schulter häufig protrahiert.	Als Ausgleich für die Muskelschwäche wird das Akromion hochgezogen und der Oberkörper durch Verstärkung der Lendenlordose nach dorsal verlagert. Bei einer isolierten Schwäche des M. deltoideus ist das Schulterrelief abgeflacht, das Akromion tritt eckig hervor.
Extensoren	Deutliche Bewegungseinschränkung bei Elevation und Außenrotation.	Eine Schwäche der Extensoren äußert sich erst bei extremen Belastungen, wie z. B. beim Hochstützen auf beiden Armen.
Abduktoren	Bewegungseinschränkungen durch Muskelverkürzung (hauptsächlich M. supraspinatus und M. biceps brachii) v. a. in Retroversion, Adduktion und Außenrotation des Schultergelenks.	Der Arm kann nicht gegen die Schwerkraft abduziert werden. Abflachung des Schulterreliefs mit typischer Delle unterhalb des Akromions, häufig Subluxation des Schultergelenks mit hängendem Arm.
Adduktoren	Protrahierte Schulter und verstärkte Kyphose in der Brustwirbelsäule mit kompensatorisch stärker ausgeprägter Lordose der Halswirbelsäule. Starke Einschränkung der Armbewegungen in Flexion und Abduktion über den Kopf.	Störung des koordinierten Bewegungsablaufes zu den schrägen Bauchmuskeln der Gegenseite, d. h. vor allem Schlag- und Hackbewegung mit der betroffenen Extremität sind deutlich erschwert. Schwierigkeiten, große oder schwere Gegenstände in Taillenhöhe zu halten.
Innenrotatoren	Starke Einschränkung beim Hochheben des Armes über den Kopf sowie gleichzeitiger Außenrotation.	Eine isolierte Schwäche der Innenrotatoren ist selten und wird durch die Flexoren kompensiert (die meisten täglichen Arbeiten werden in Flexion und Innenrotation verrichtet).
Außenrotatoren	Verkürzungen der Außenrotatoren sind selten (meist nach längerer Ruhigstellung) und bewirken eine Einschränkung der Innenrotation.	Beim Anheben des Armes ungenügende Zentrierung des Humeruskopfes in der Pfanne, daher kompensatorischer Einsatz der Abduktoren (z. B. M. supraspinatus), Hochziehen der Schulter und verstärkte Lateralflexion des Rumpfes.

2.16 Muskelfunktionen im Überblick: Ellenbogengelenk

A Bewegungen im Ellenbogengelenk (Art. cubiti)*

Bewegungsart	Bewegungsausmaß	Muskel	Innervation	„Zuständiges“ Nervensegment
Flexion	130–150°	• M. biceps brachii • M. brachialis • M. brachioradialis • Mm. extensores carpi radialis longus u. brevis • M. pronator teres • M. flexor digitorum superficialis • M. palmaris longus	• N. musculocutaneus • N. musculocutaneus • N. radialis • N. radialis • N. medianus • N. medianus • N. medianus	• C5–7 • C5–7 • C5–7 • C5–7 • C6 • C7–Th1 • C8–Th1
Extension	10°	• M. triceps brachii • M. anconeus	• N. radialis • N. radialis	• C6–8 • C6–8
*Supination**	90°	• M. biceps brachii • M. supinator • M. abductor pollicis longus • M. extensor pollicis brevis • M. extensor pollicis longus • M. extensor indicis • M. brachioradialis *(aus Pronationsstellung)*	• N. musculocutaneus • N. radialis • N. radialis • N. radialis • N. radialis • N. radialis • N. radialis	• C5–7 • C5–6 • C6–8 • C6–8 • C6–8 • C6–8 • C5–7
*Pronation**	90°	• M. pronator quadratus • M. pronator teres • M. flexor carpi radialis • M. brachioradialis *(aus Supinationsstellung)*	• N. medianus • N. medianus • N. medianus • N. radialis	• C8–Th1 • C6 • C6–8 • C5–7

*An den Umwendbewegungen am Unterarm ist außer der Art. cubiti auch das distale Radioulnargelenk beteiligt.

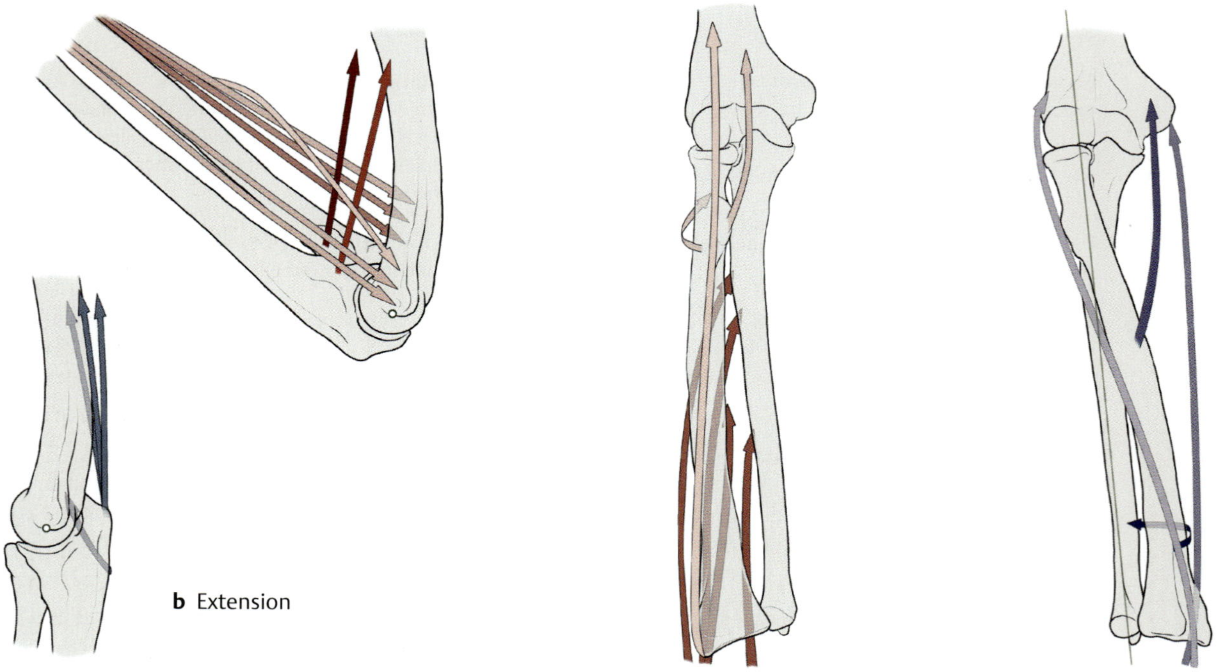

a Flexion

b Extension

c Supination

d Pronation

B Bewegungsmöglichkeiten des Ellenbogengelenks

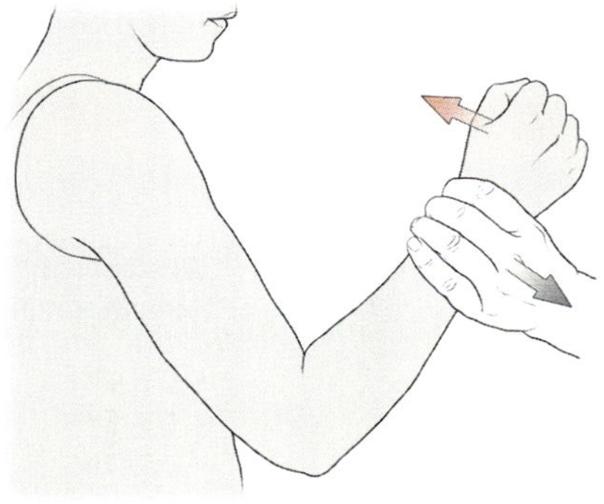

a Flexoren

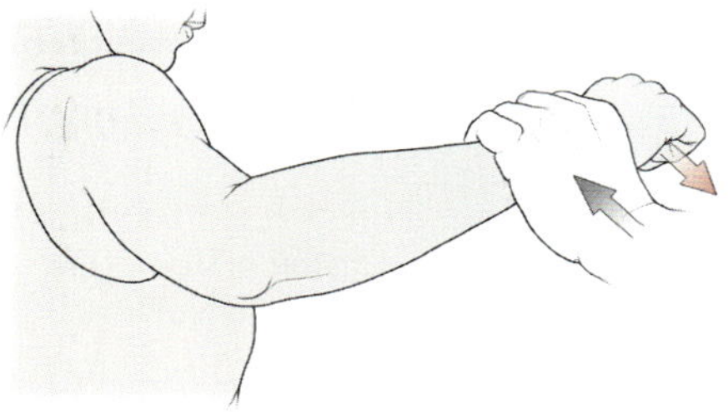

b Extensoren

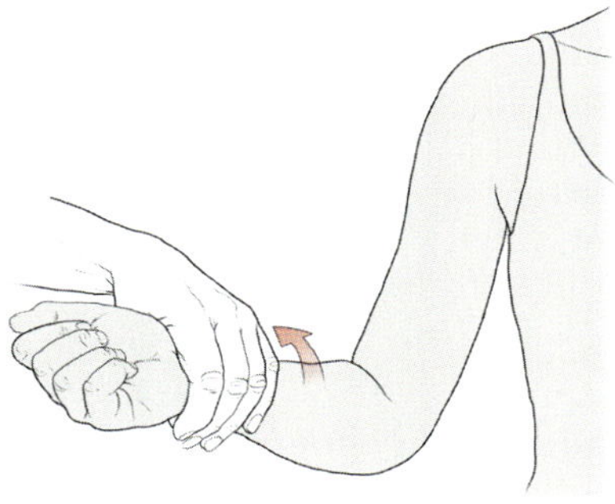

c Supinatoren (mit gebeugtem Ellenbogengelenk)

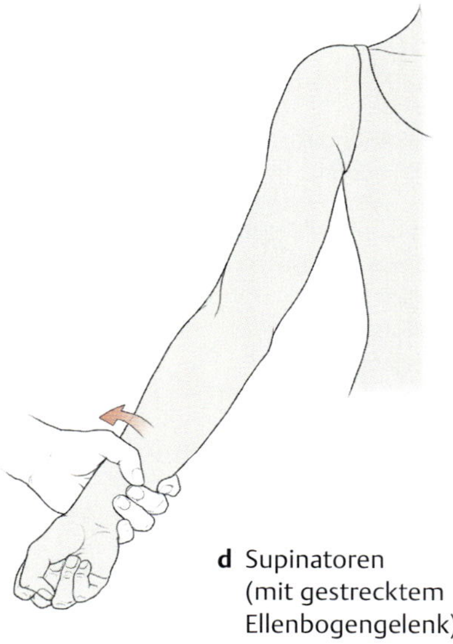

d Supinatoren (mit gestrecktem Ellenbogengelenk)

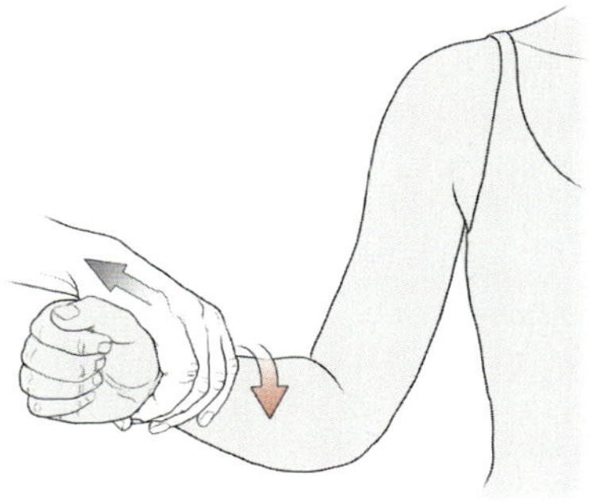

e Pronatoren

C Funktionsprüfung der Muskeln des Ellenbogengelenks

D Klinische Symptomatik verkürzter und geschwächter Muskeln des Ellenbogengelenks

Muskeln	Symptomatik bei Muskelverkürzung	Symptomatik bei Muskelschwäche
Flexoren	Flexionskontraktur des Ellenbogens in Supinationsstellung bei Beteiligung des M. biceps brachii. Dadurch erhebliche Beeinträchtigung aller Funktionen, die einen Wechsel aus der supinierten in die pronierte Stellung erfordern.	Muskelschwäche, z. B. des M. biceps brachii, bewirkt ein Überwiegen der Pronationsstellung; so ist z. B. das Essen (Führen des Löffels zum Mund) stark beeinträchtigt.
Extensoren	Streckkontraktur des Ellenbogens mit starker Beeinträchtigung normaler Funktionen des täglichen Lebens.	Es ist nicht möglich, etwas zu werfen. Der Betroffene ist nicht in der Lage, eine Gehhilfe zu benutzen, da er durch die fehlende Ellenbogenextension kein Gewicht auf seine Hände übertragen kann.
Supinatoren	Bewegungseinschränkung bei Pronation des Unterarms. Kompensation durch verstärkte Innenrotation und Abduktion im Schultergelenk.	Eine Schwäche der Supinatoren äußert sich bei vielen alltäglichen Bewegungen: z. B. Aufschließen einer Tür, Zudrehen des Wasserhahnes oder Festziehen einer Schraube.
Pronatoren	Bewegungseinschränkung bei der Supination des Unterarms. Kompensation durch verstärkte Außenrotation und Adduktion im Schultergelenk.	Alltägliche Bewegungen (s. o.) sind erschwert, z. B. Zuschließen einer Tür, Aufdrehen des Wasserhahnes, etc.

2.17 Muskelfunktionen im Überblick: Handgelenk

A Bewegungen im proximalen und distalen Handgelenk (Artt. radiocarpalis und mediocarpalis)

Bewegungsart	Bewegungs-ausmaß	Muskel	Innervation	„Zuständiges" Nervensegment
Palmarflexion	60–80°	• M. flexor digitorum superficialis	• N. medianus	• C7–Th1
		• M. flexor digitorum profundus	• N. medianus	• C7–Th1
			• N. ulnaris	• C8–Th1
		• M. flexor carpi ulnaris	• N. ulnaris	• C8–Th1
		• M. flexor pollicis longus	• N. medianus	• C6–8
		• M. flexor carpi radialis	• N. medianus	• C6–8
		• M. palmaris longus	• N. medianus	• C8–Th1
Dorsalextension	40–60°	• M. extensor digitorum	• N. radialis	• C6–8
		• Mm. extensores carpi radialis longus u. brevis	• N. radialis	• C5–7
		• M. extensor carpi ulnaris	• N. radialis	• C6–8
		• M. extensor indicis	• N. radialis	• C6–8
		• M. extensor pollicis longus	• N. radialis	• C6–8
		• M. extensor digiti minimi	• N. radialis	• C6–8
Radialabduktion	20°	• Mm. extensores carpi radialis longus u. brevis	• N. radialis	• C5–7
		• M. abductor pollicis longus	• N. radialis	• C6–8
		• M. extensor pollicis brevis	• N. radialis	• C6–8
		• M. extensor pollicis longus	• N. radialis	• C6–8
		• M. flexor pollicis longus	• N. medianus	• C6–8
		• M. flexor carpi radialis	• N. medianus	• C6–8
Ulnarabduktion	30–40°	• M. extensor carpi ulnaris	• N. radialis	• C6–8
		• M. flexor carpi ulnaris	• N. ulnaris	• C8–Th1
		• M. extensor digiti minimi	• N. radialis	• C6–8

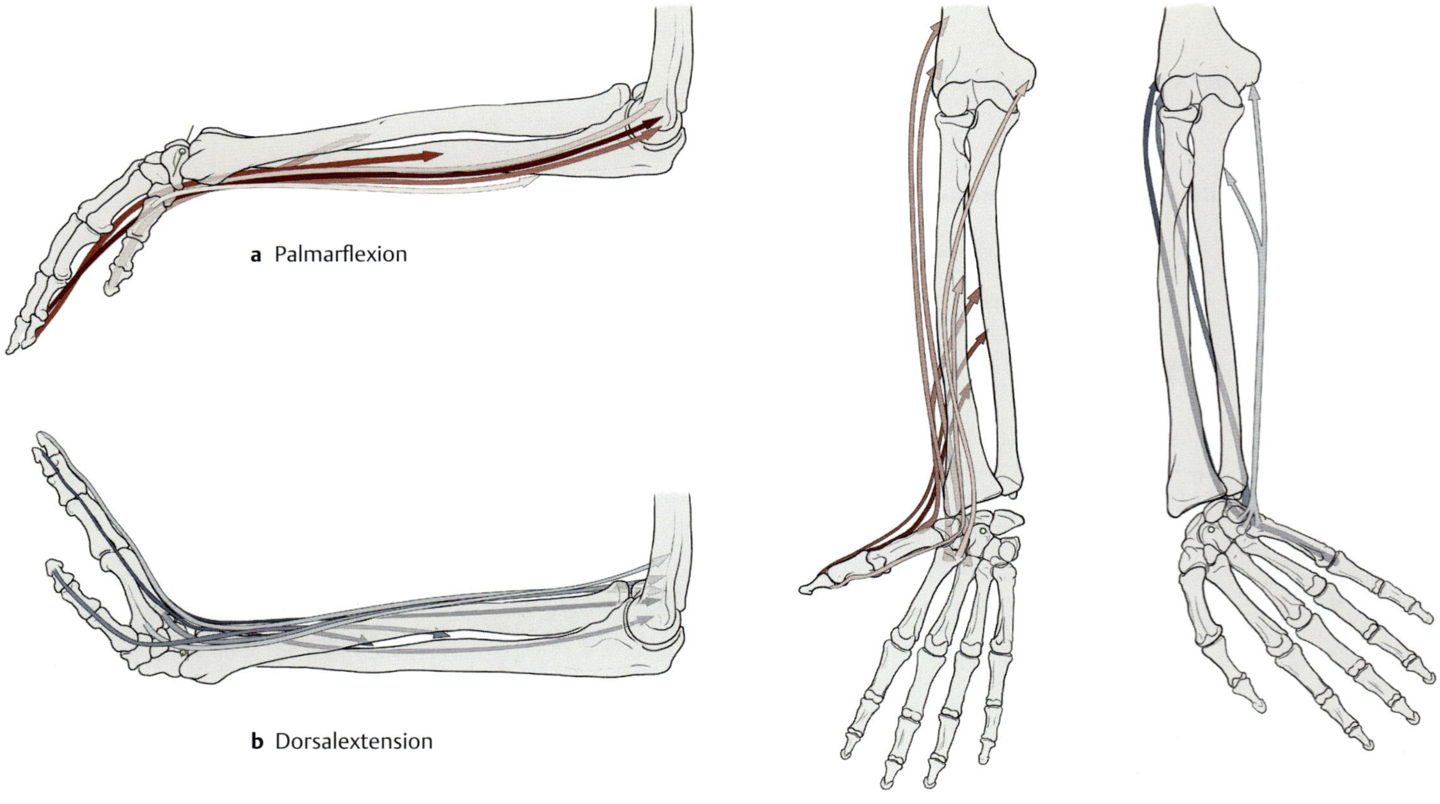

a Palmarflexion

b Dorsalextension

c Radialabduktion

d Ulnarabduktion

B Bewegungsmöglichkeiten des proximalen und distalen Handgelenks

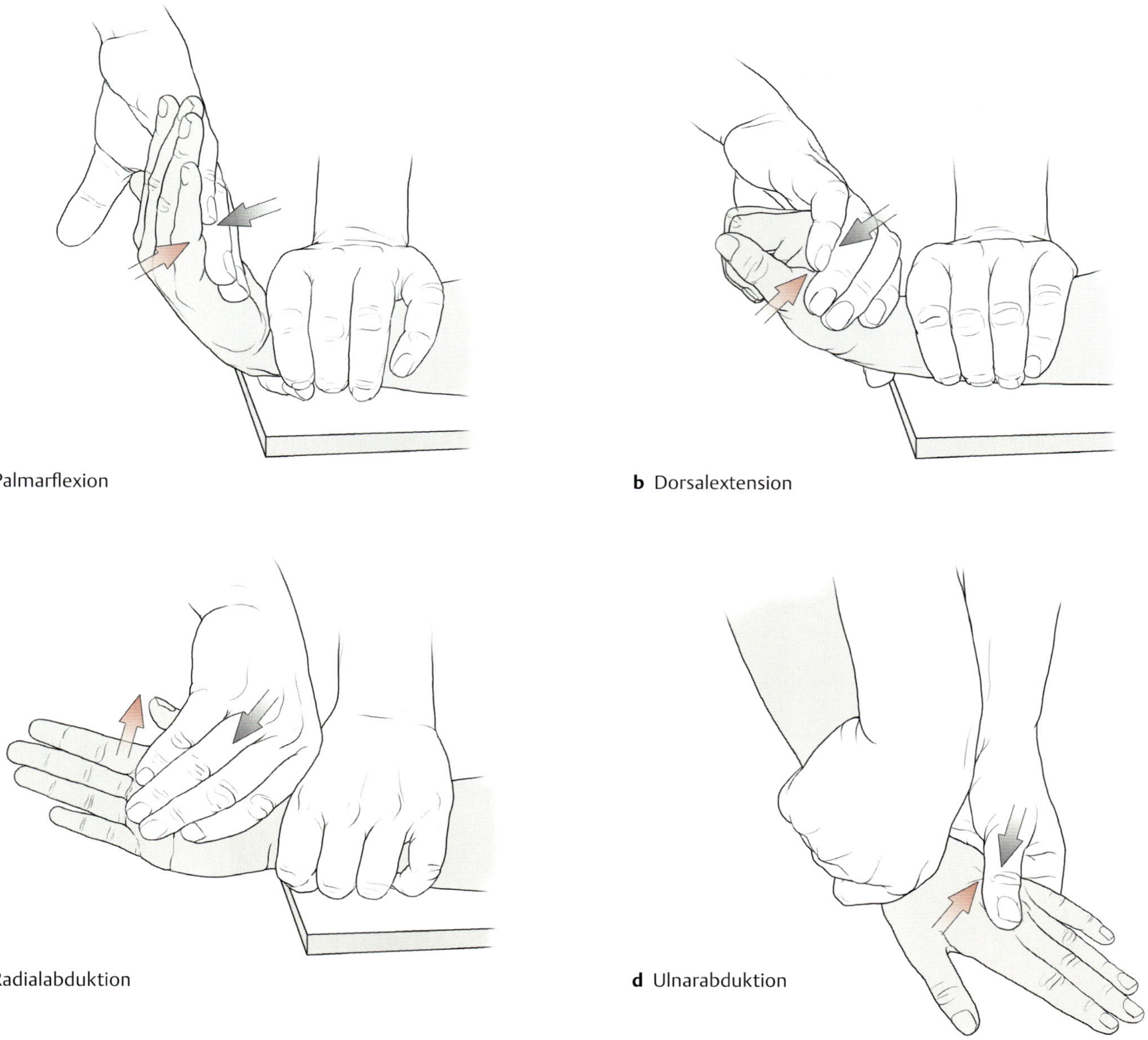

a Palmarflexion

b Dorsalextension

c Radialabduktion

d Ulnarabduktion

C Funktionsprüfung der Muskeln des proximalen und distalen Handgelenks

D Klinische Symptomatik verkürzter und geschwächter Muskeln des proximalen und distalen Handgelenks

Muskeln	Symptomatik bei Muskelverkürzung	Symptomatik bei Muskelschwäche
Palmarflexoren	Bewegungseinschränkung bei der Dorsalextension von Hand- und Fingergelenken; in Verbindung mit einer dauernden Überlastung der Palmarflexoren Ursache für eine Epicondylitis medialis (Golfer-Ellenbogen).	Der Betroffene ist beim Anheben schwerer Gegenstände nicht in der Lage, das Handgelenk mit supiniertem Unterarm ausreichend zu stabilisieren, d. h. das Handgelenk kippt nach dorsal ab. Dadurch auf Dauer Überlastungsschäden an den Ursprungssehnen der Finger- und Handflexoren.
Dorsalextensoren	Bewegungseinschränkung bei der Palmarflexion von Hand- und Fingergelenken; in Verbindung mit einer dauernden Überlastung der Dorsalextensoren Ursache für eine Epicondylitis lateralis (Tennisellenbogen).	Der Betroffene ist nicht in der Lage, beim Anheben schwerer Gegenstände mit proniertem Unterarm, das Handgelenk ausreichend zu stabilisieren, d. h. es kippt nach palmar ab. Dadurch auf Dauer Überlastungsschäden an den Ursprungssehnen der Finger- und Handextensoren.
Radialabduktoren	Eingeschränkte Ulnarabduktion.	Immer kombiniert mit einer Schwäche bei Dorsalextension und Palmarflexion.
Ulnarabduktoren	Eingeschränkte Radialabduktion.	Kraftminderung ist funktionell wenig auffällig.

3.1 Dorsale Schultergürtel- und Schultergelenkmuskulatur

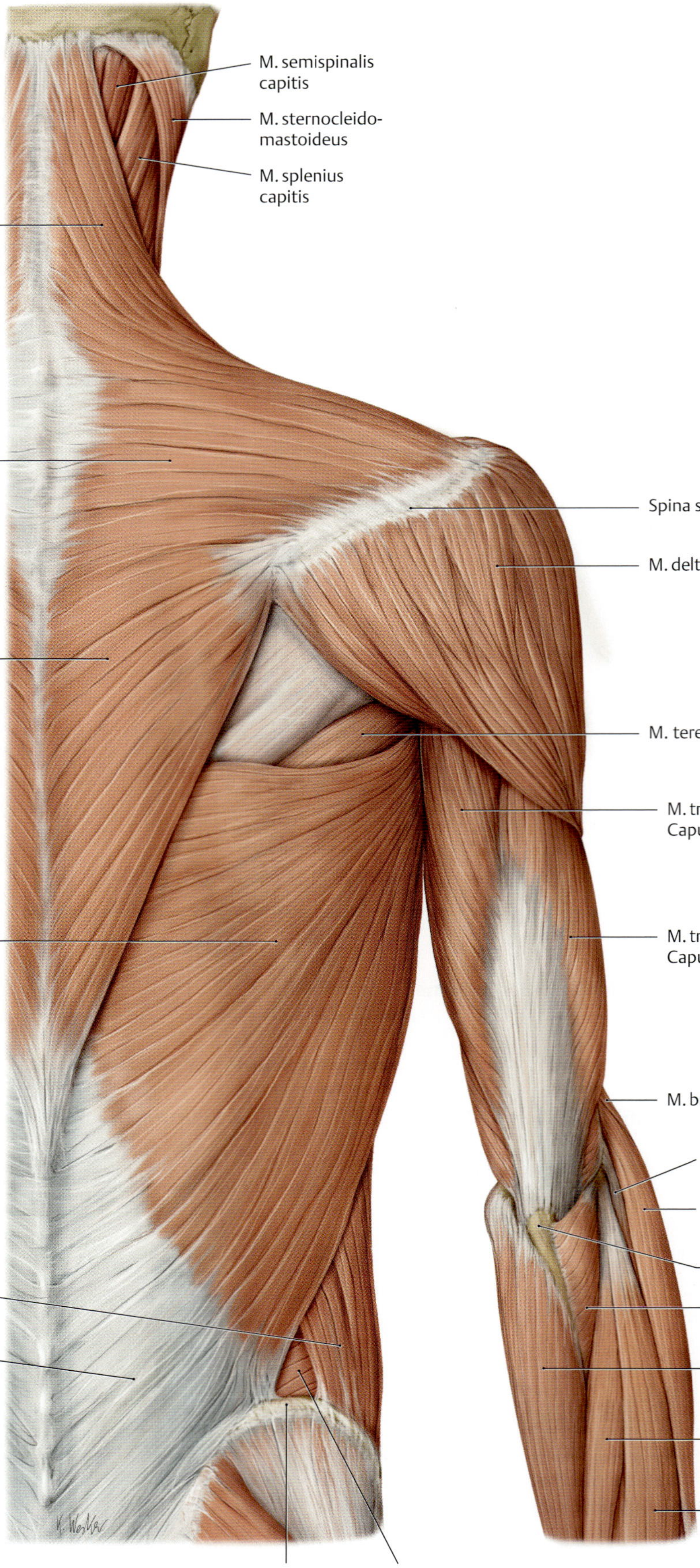

A Muskulatur des Schultergürtels und des Schultergelenks

Rechte Körperhälfte, Ansicht von dorsal. Oberflächliche Schicht.

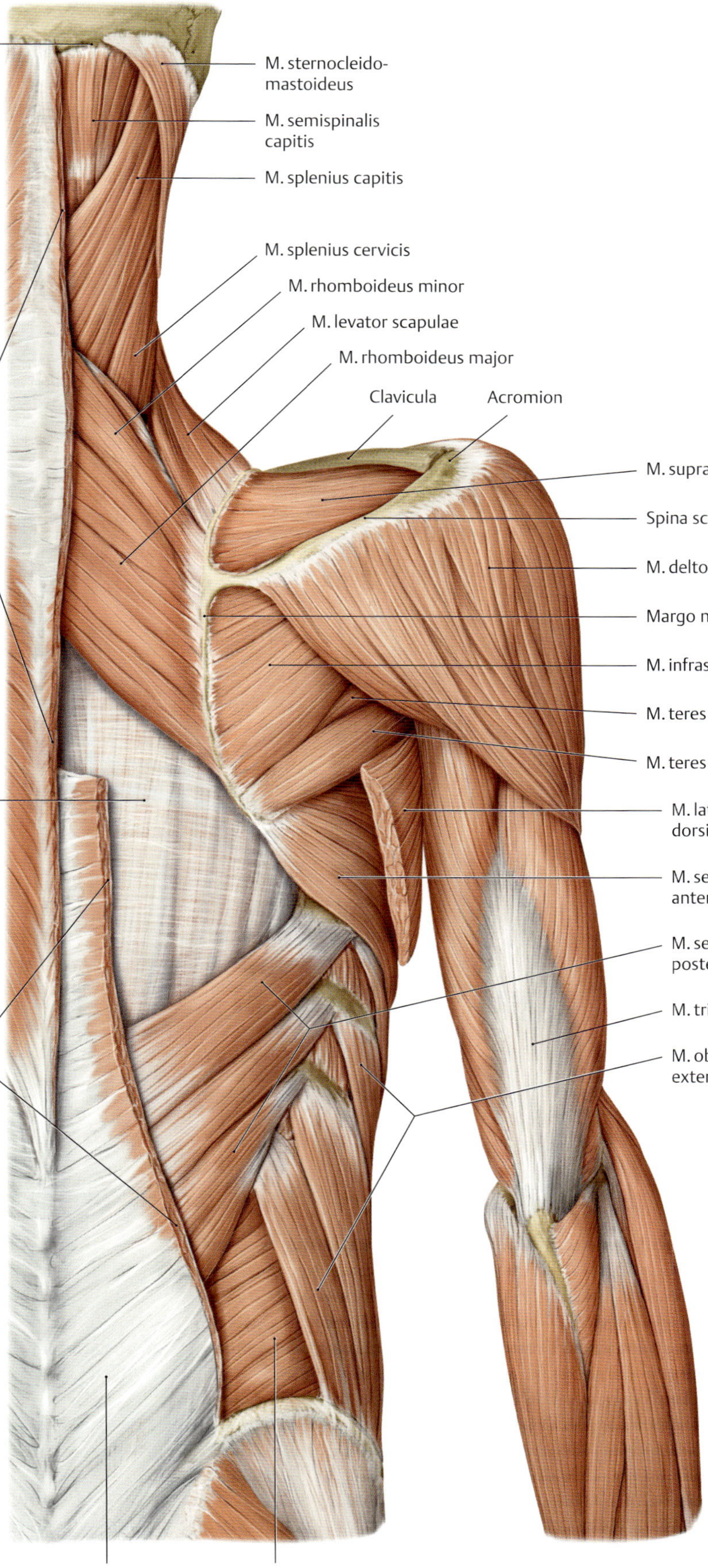

B Muskulatur des Schultergürtels und des Schultergelenks

Rechte Körperhälfte, Ansicht von dorsal. Tiefe Schicht. Teile des M. trapezius und des M. latissimus dorsi sind entfernt.

3.2 Dorsale Schultergelenk- und Oberarmmuskulatur

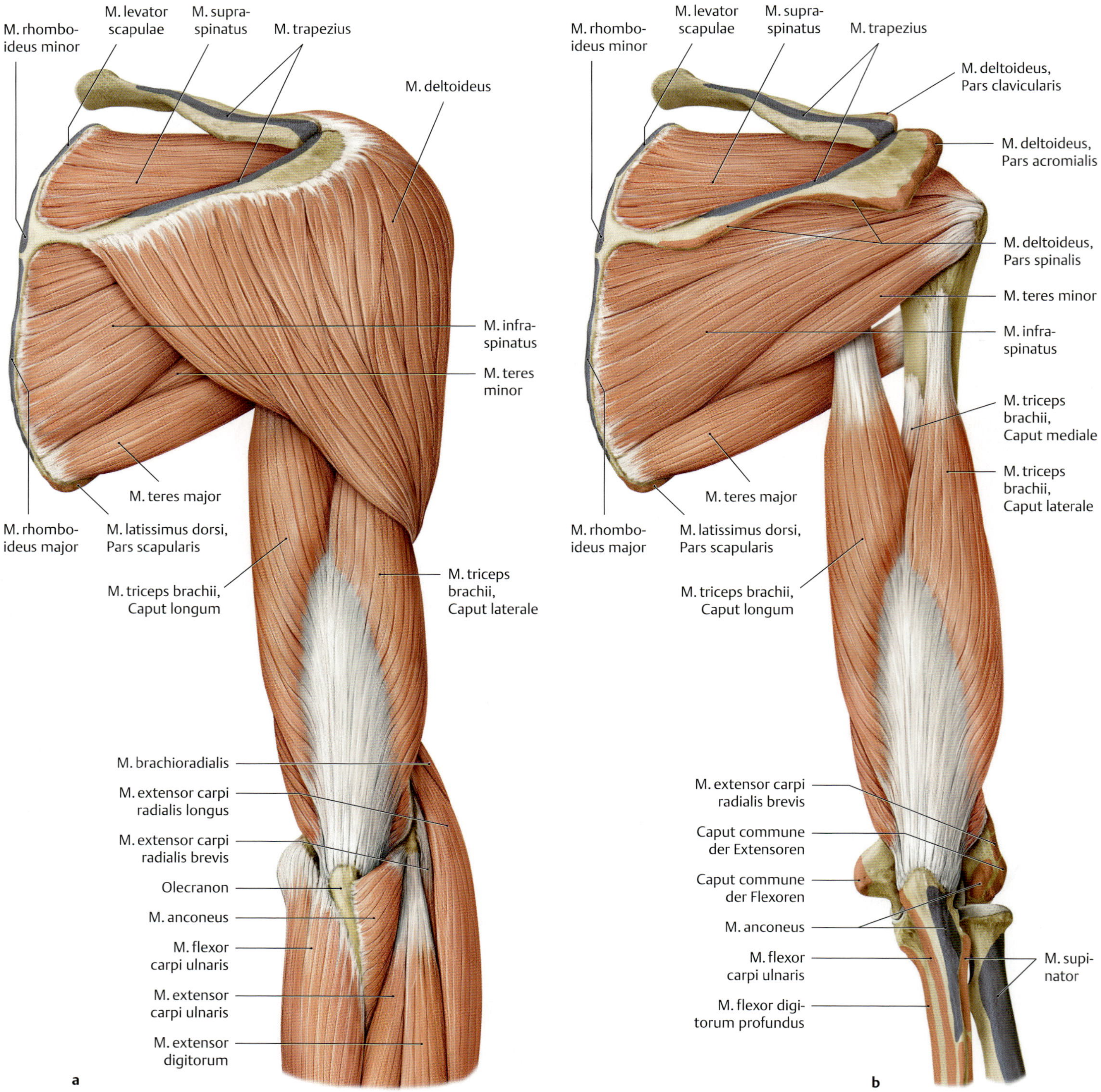

A Muskeln der rechten Schulter und des rechten Oberarms in der Ansicht von dorsal
Ursprung rot, Ansatz blau hervorgehoben.

a Nach Entfernung des M. trapezius;
b nach Entfernung des M. deltoideus sowie der Unterarmmuskeln.

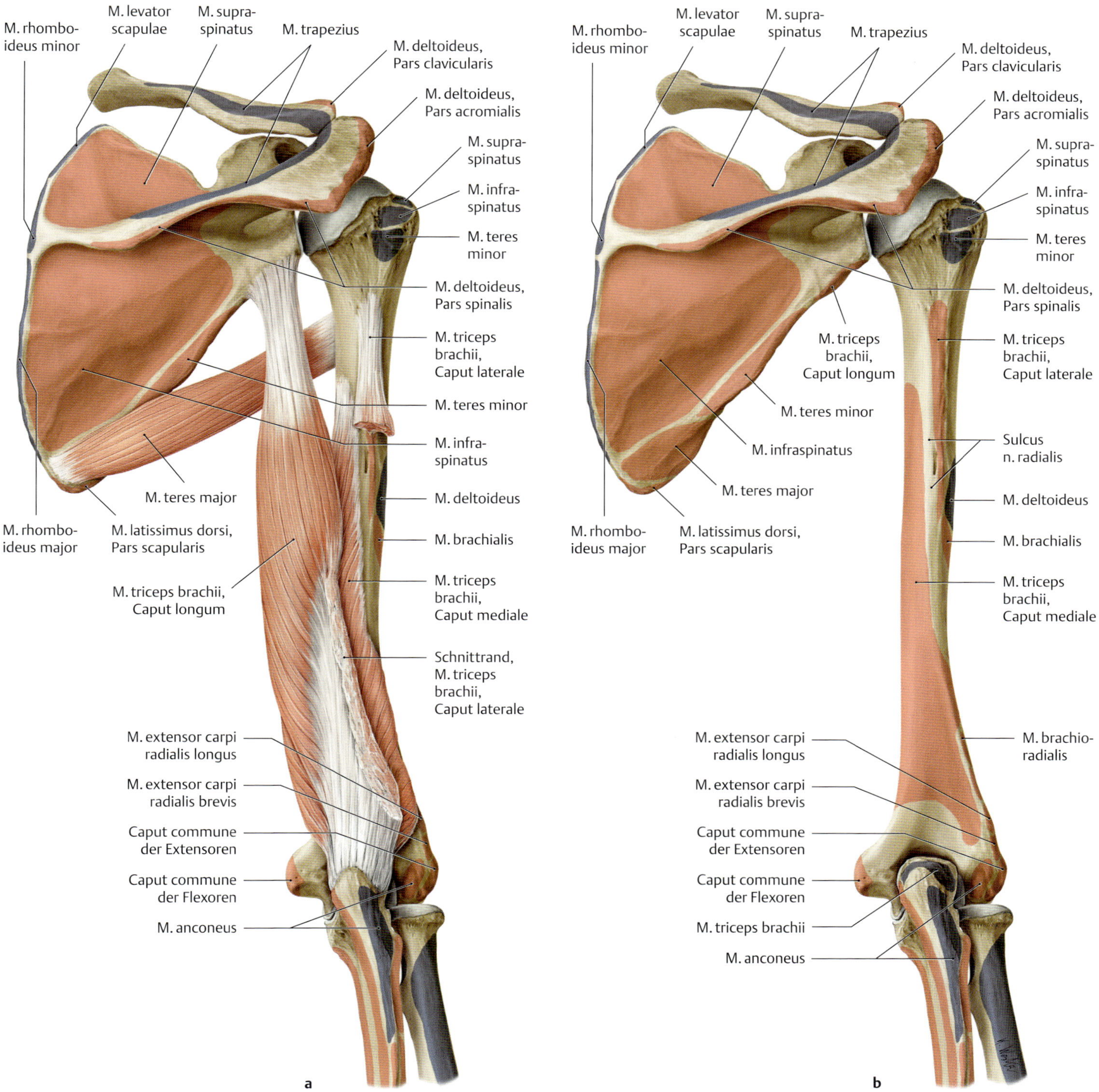

B Muskel der rechten Schulter und des rechten Oberarms in der Ansicht von dorsal
Ursprung rot, Ansatz blau hervorgehoben.

a Nach Entfernung der Mm. supraspinatus, infraspinatus, teres minor; das Caput laterale des M. triceps brachii ist teilweise entfernt;
b nach Entfernung aller Muskeln.

3.3 Ventrale Schultergürtel- und Schultergelenkmuskulatur

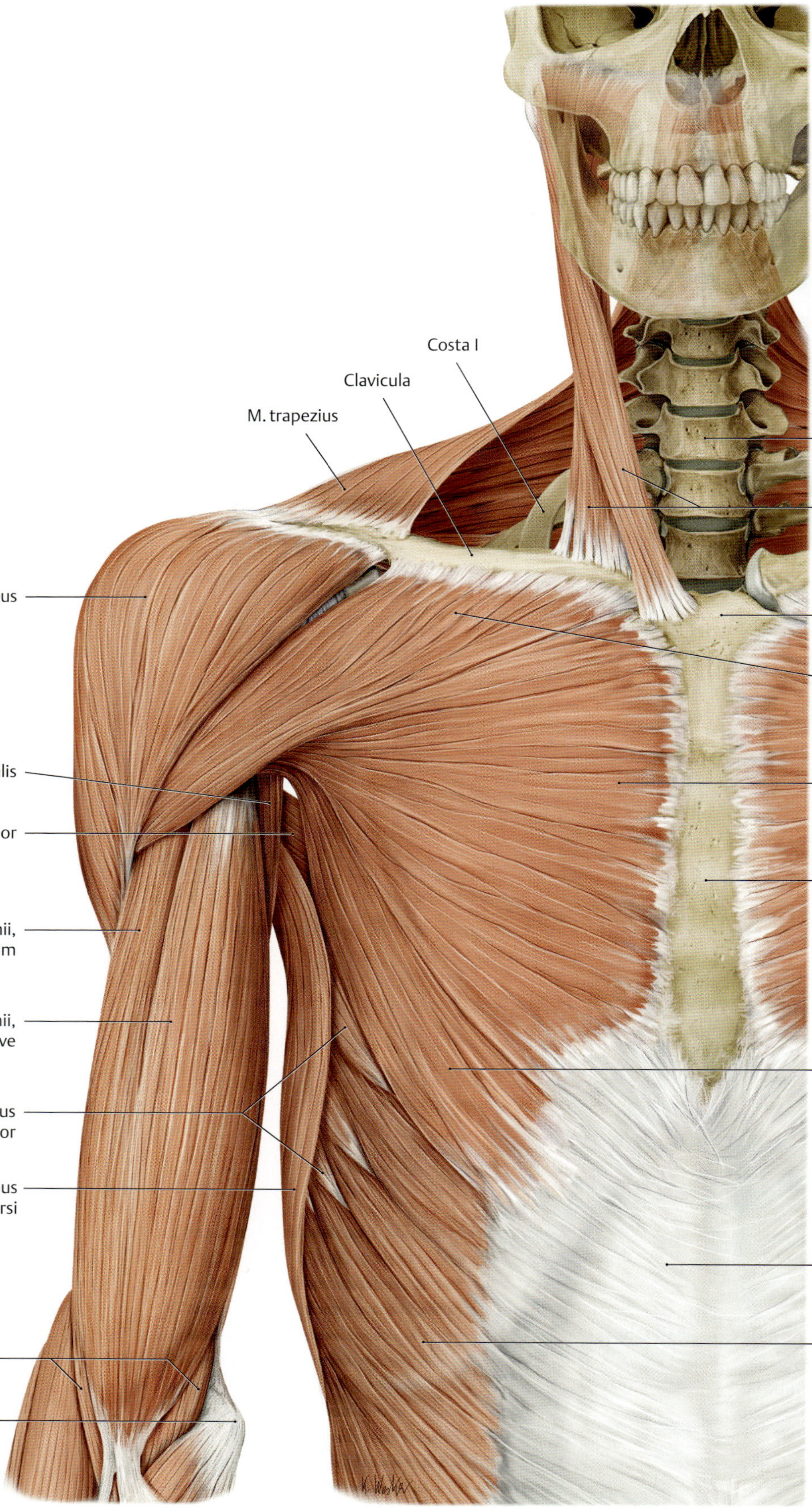

A Muskeln der rechten Schulter und des rechten Oberarms in der Ansicht von ventral

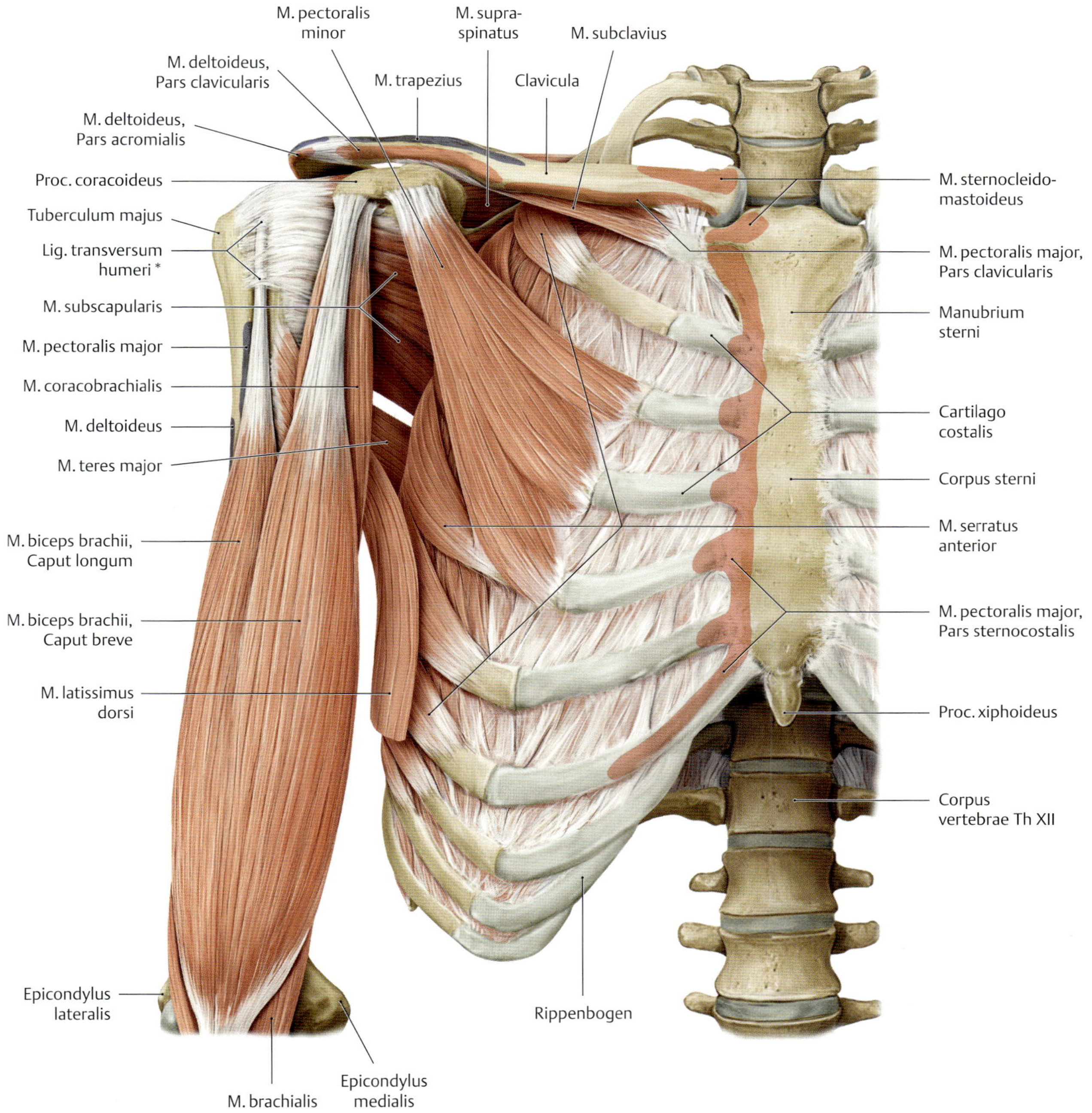

B Muskeln der rechten Schulter und des rechten Oberarms in der Ansicht von ventral

Ursprung rot, Ansatz blau hervorgehoben. Mm. sternocleidomastoideus, trapezius, pectoralis major, deltoideus, obliquus externus abdominis sind vollständig entfernt, der M. latissimus dorsi teilweise.

* bezeichnet unregelmäßig vorhandene Bandstrukturen, die den Sulcus intertubercularis überqueren

3.4 Ventrale Schultergelenk- und Oberarmmuskulatur

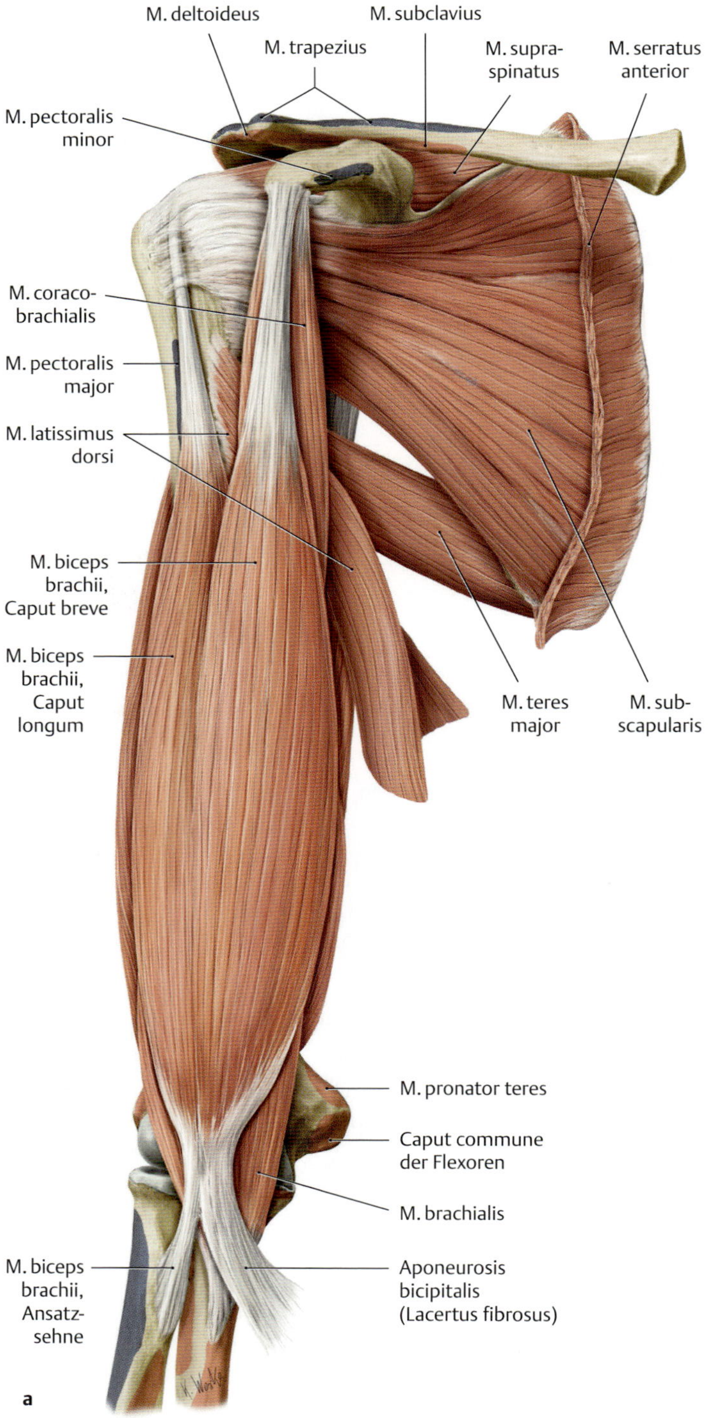

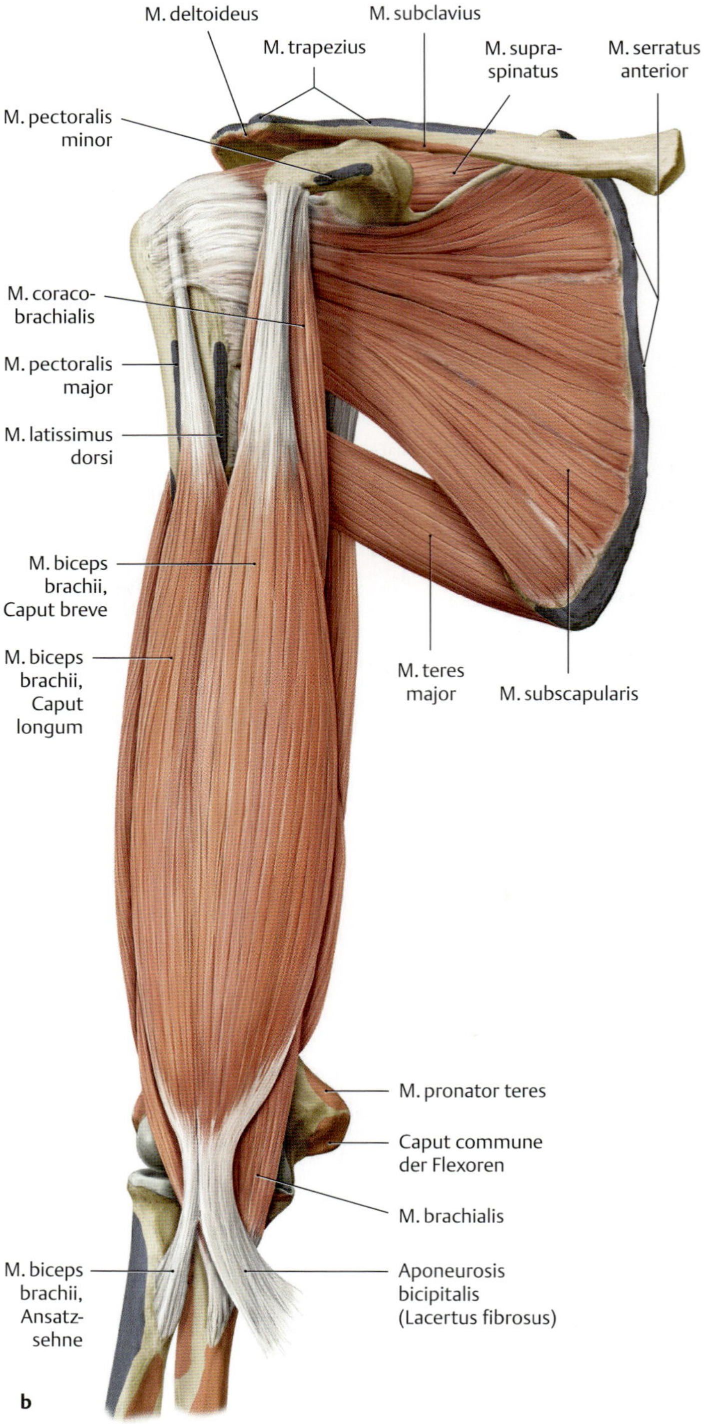

A Muskeln der rechten Schulter und des rechten Oberarms in der Ansicht von ventral
Ursprung rot, Ansatz blau hervorgehoben.

a Nach Entfernung des knöchernen Brustkorbes. Die Mm. latissimus dorsi und serratus anterior sind bis auf ihre Ansätze entfernt;

b nach vollständiger Entfernung der Mm. latissimus dorsi und serratus anterior.

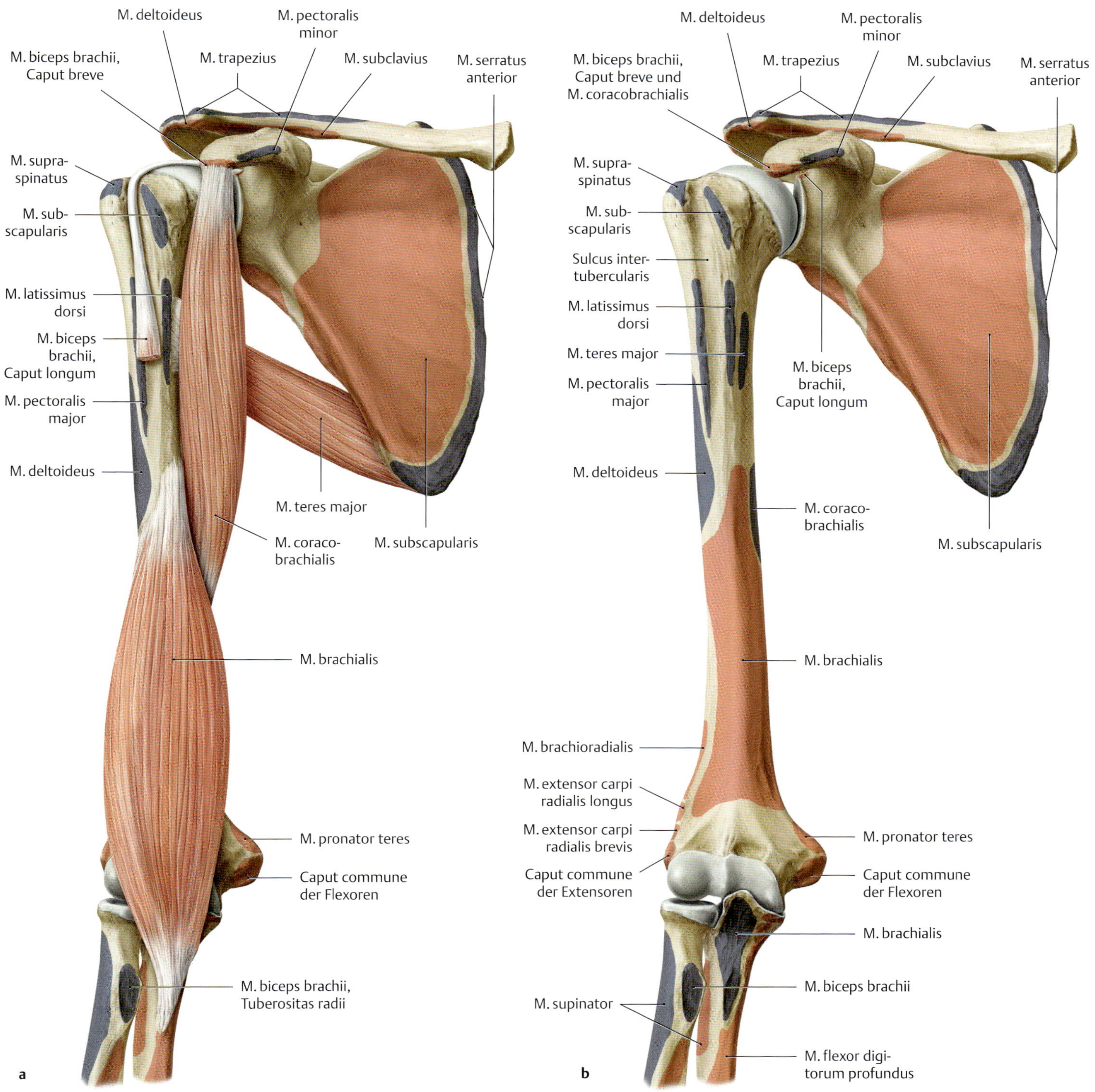

B Muskeln der rechten Schulter und des rechten Oberarms in der Ansicht von ventral

Ursprung rot, Ansatz blau hervorgehoben.

a Nach Entfernung des knöchernen Brustkorbes und der Mm. subscapularis und supraspinatus. Der M. biceps brachii ist bis auf die Ursprungssehne des Caput longum (*Beachte* ihren Verlauf durch den Sulcus intertubercularis!) ebenfalls entfernt;

b nach vollständiger Entfernung aller Muskeln.

3.5 Ventrale Unterarmmuskulatur

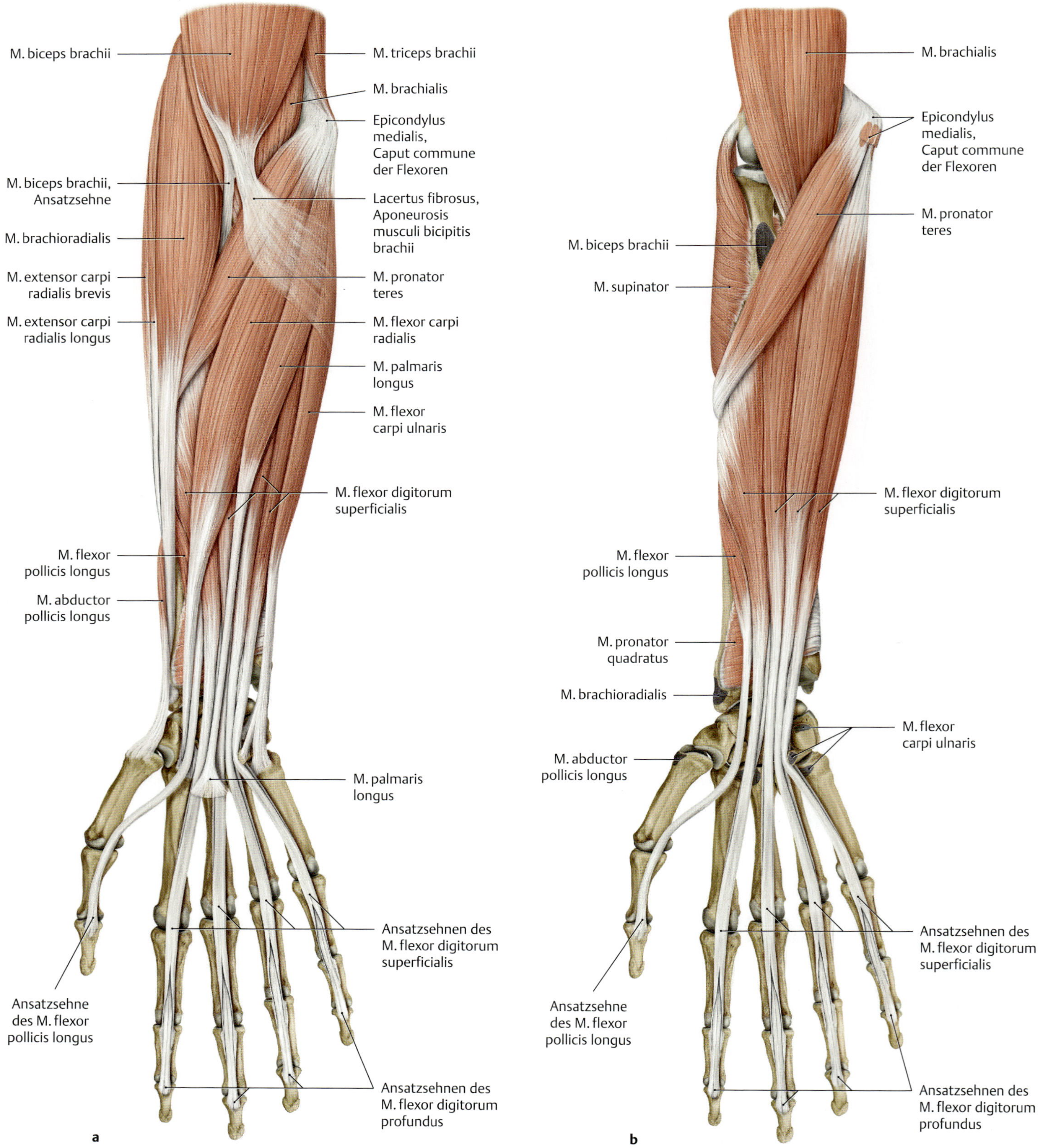

A Muskeln des rechten Unterarms in der Ansicht von ventral
Ursprung rot, Ansatz blau hervorgehoben.

a Die oberflächlichen Flexoren und die Radialisgruppe sind dargestellt;

b nach vollständiger Entfernung der Radialisgruppe (Mm. brachioradialis, extensor carpi radialis longus, extensor carpi radialis brevis) sowie der Mm. flexor carpi radialis, flexor carpi ulnaris, abductor pollicis longus, palmaris longus und biceps brachii.

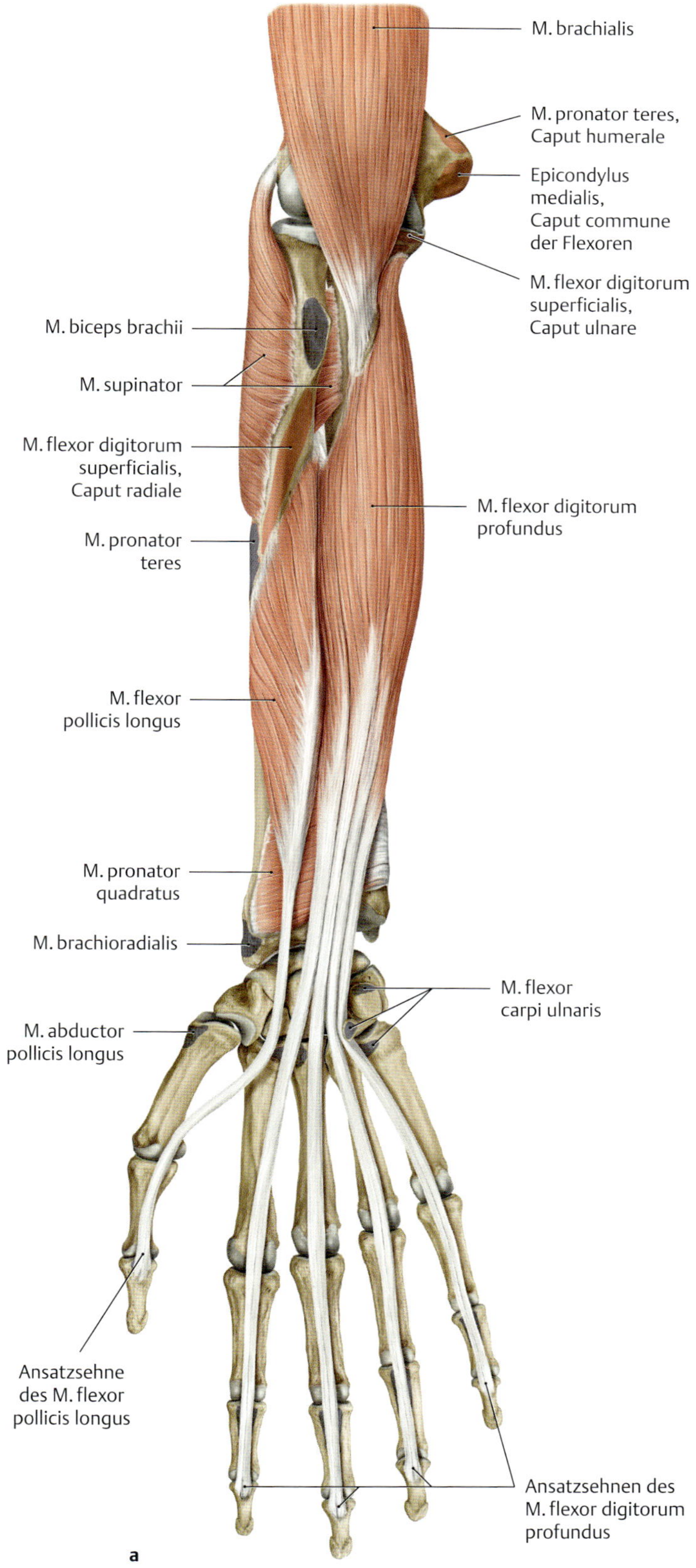

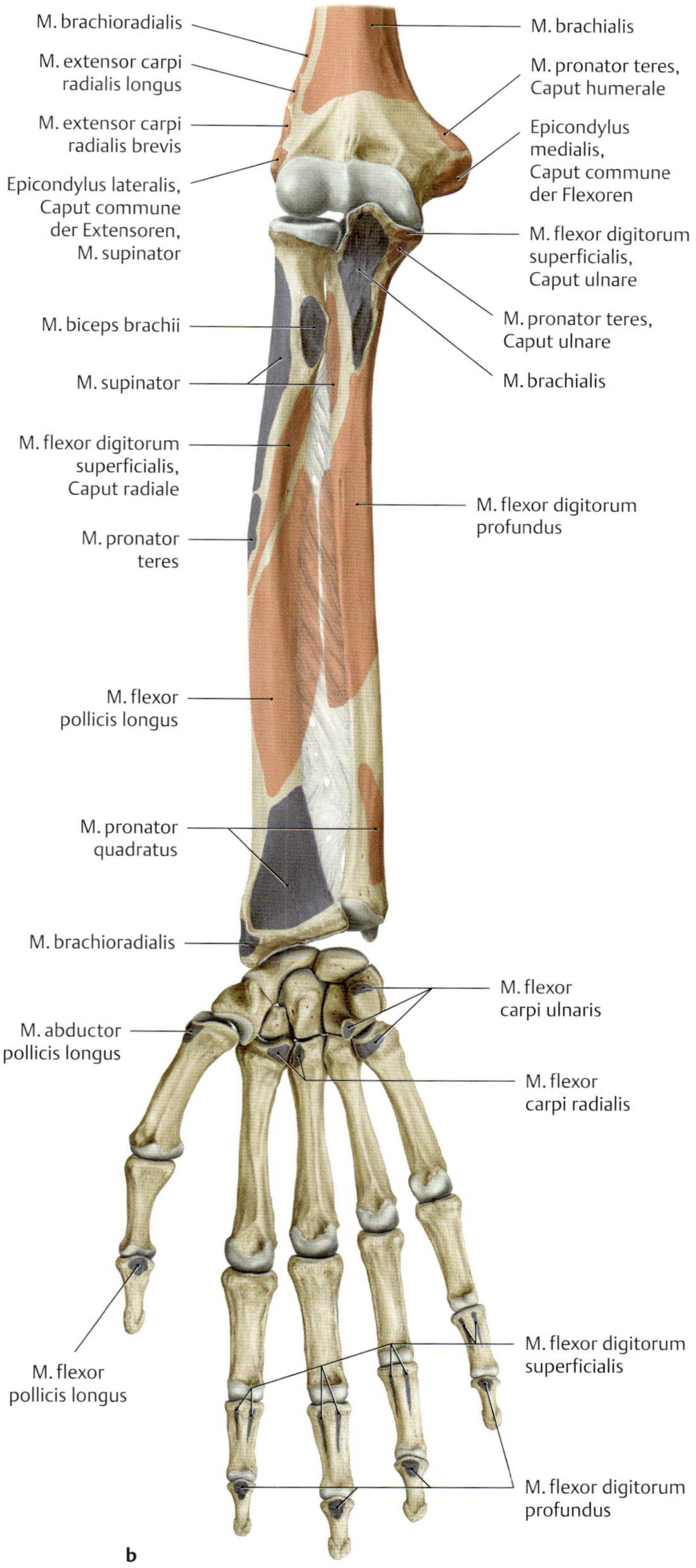

B Muskeln des rechten Unterarms in der Ansicht von ventral
Ursprung rot, Ansatz blau hervorgehoben.

a Nach Entfernung der Mm. pronator teres und flexor digitorum superficialis;

b nach vollständiger Entfernung aller Muskeln.

3.6 Dorsale Unterarmmuskulatur

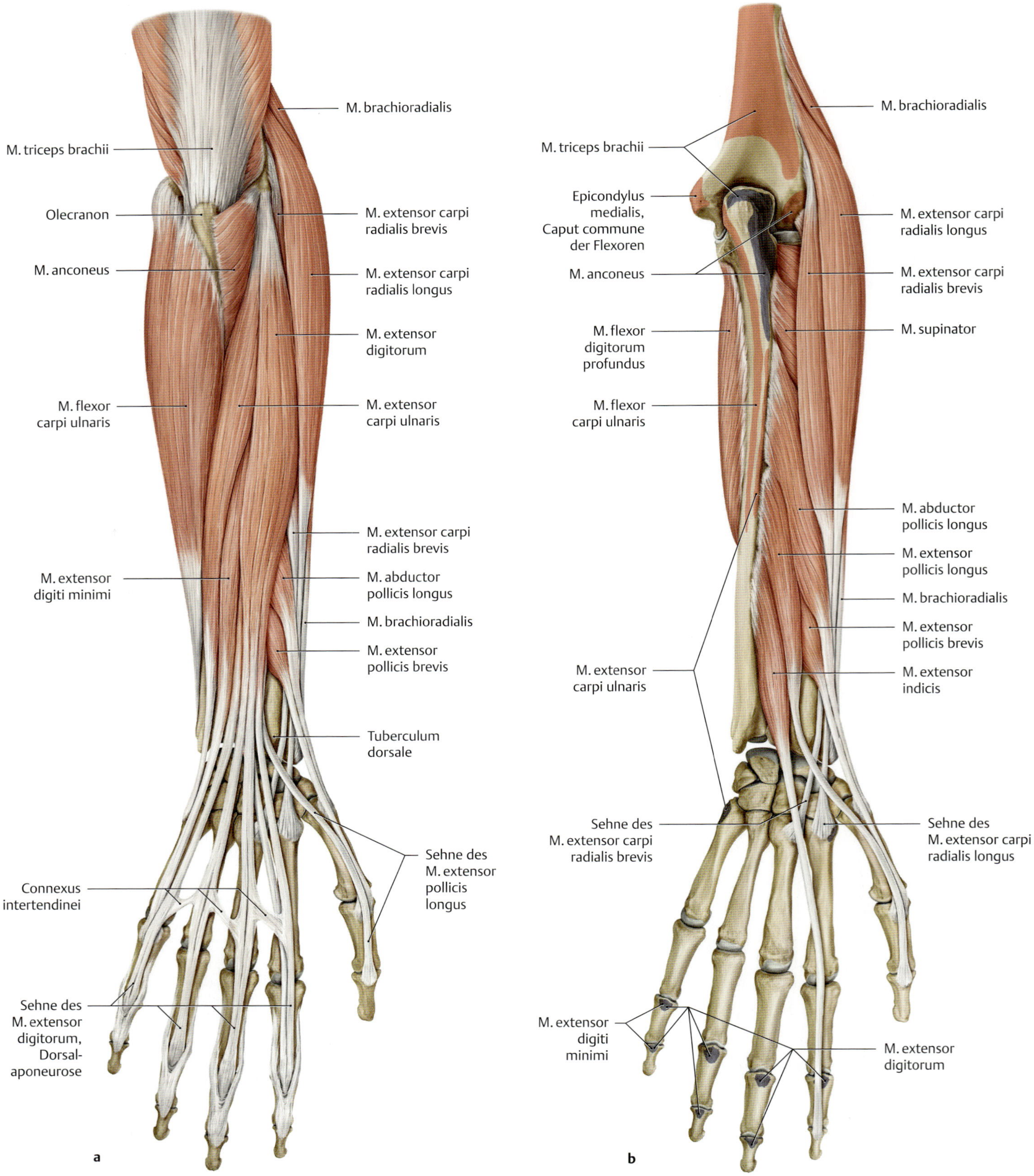

A Muskeln des rechten Unterarms in der Ansicht von dorsal
Ursprung rot, Ansatz blau hervorgehoben.

a Die oberflächlichen Extensoren und die Radialisgruppe sind dargestellt;

b nach Entfernung der Mm. triceps brachii, anconeus, flexor carpi ulnaris, extensor carpi ulnaris und extensor digitorum.

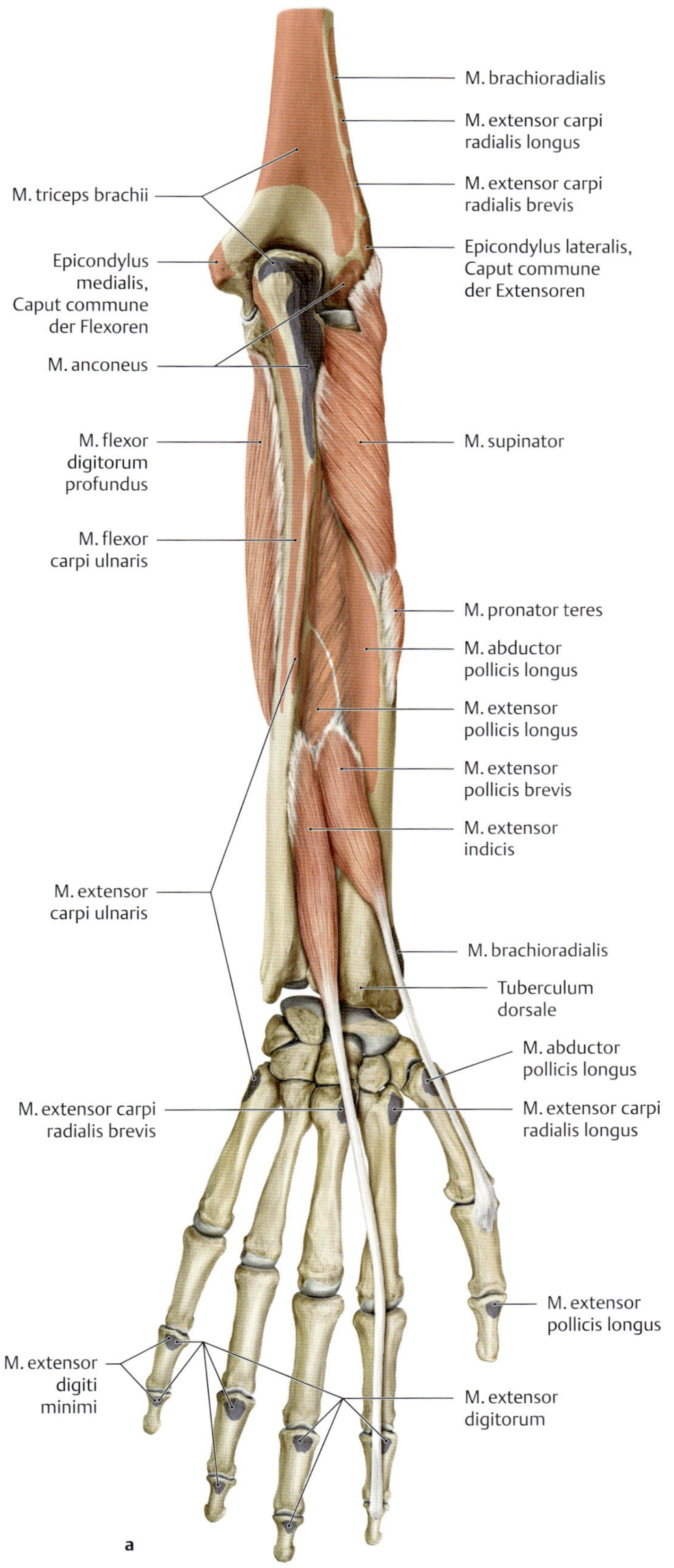

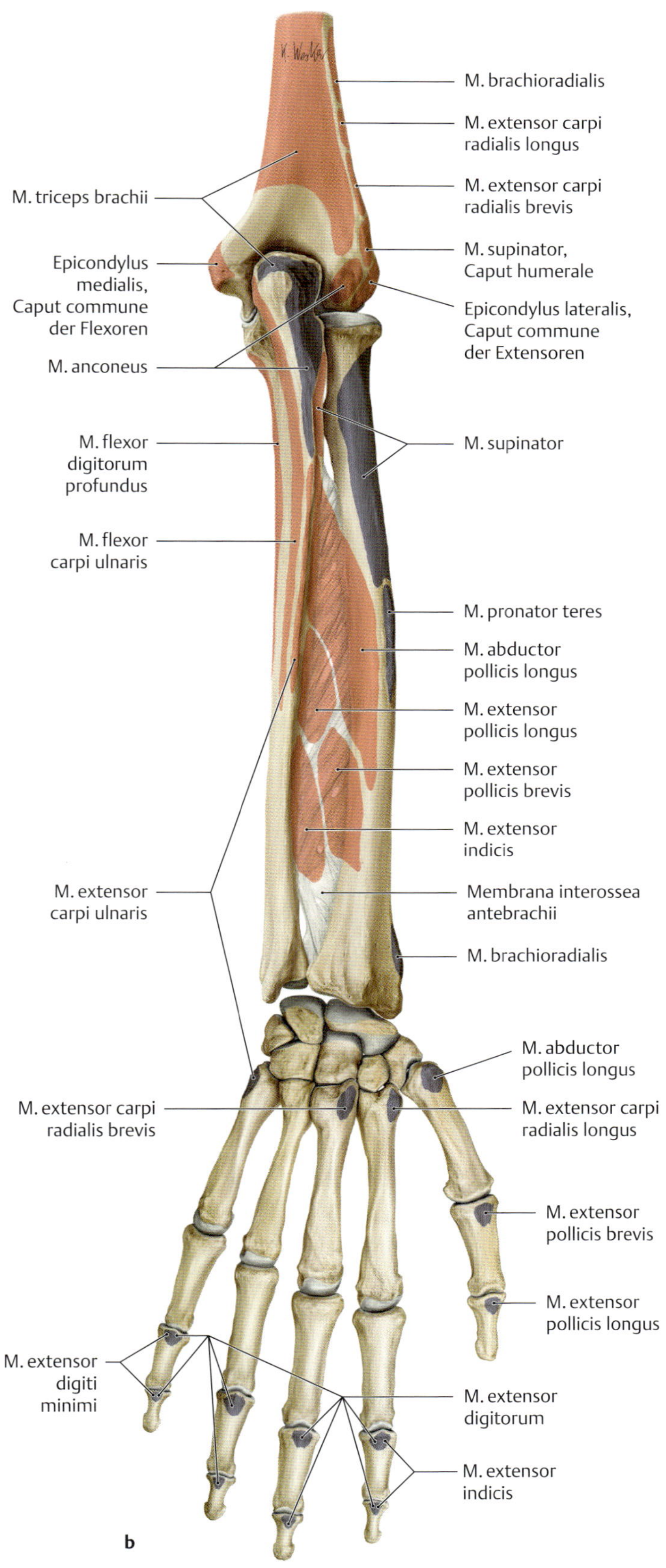

B Muskeln des rechten Unterarms in der Ansicht von dorsal
Ursprung rot, Ansatz blau hervorgehoben.
Beachte die Membrana interossea antebrachii, die einigen Unterarmmuskeln als zusätzliche Ursprungsfläche dient.

a Nach Entfernung der Mm. abductor pollicis longus und extensor pollicis longus sowie der Radialisgruppe;
b nach vollständiger Entfernung aller Muskeln.

3.7 Querschnitte des Ober- und Unterarms

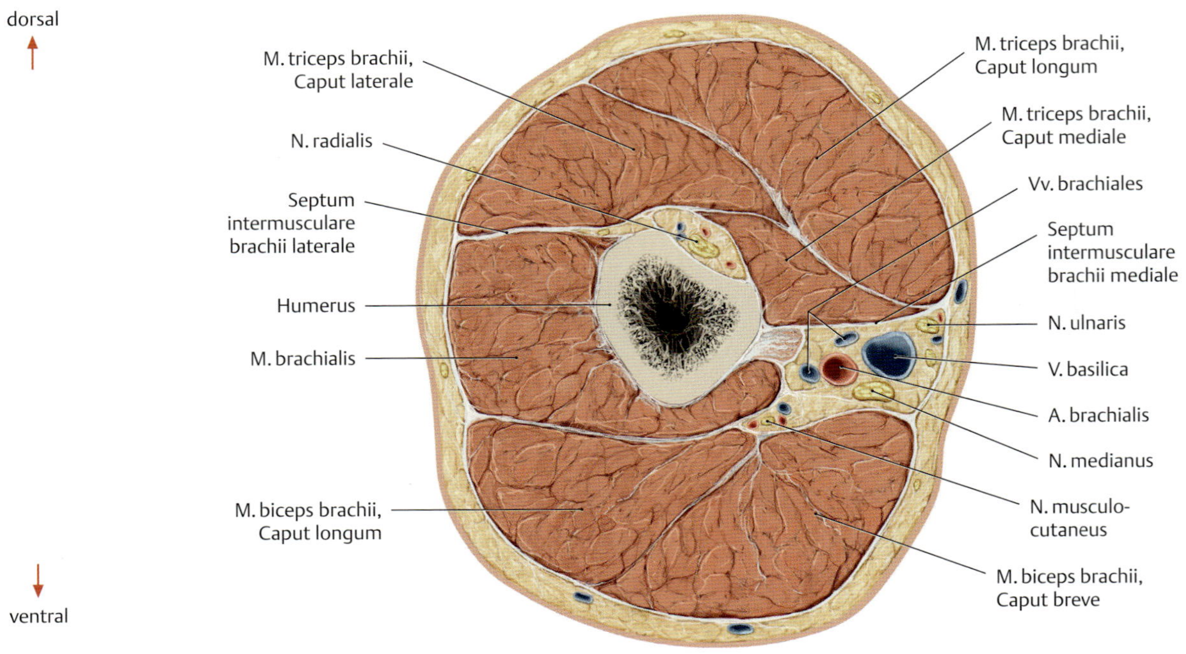

A Querschnitt durch einen rechten Oberarm
Ansicht von proximal. Zur Lage des Querschnitts s. **C**.

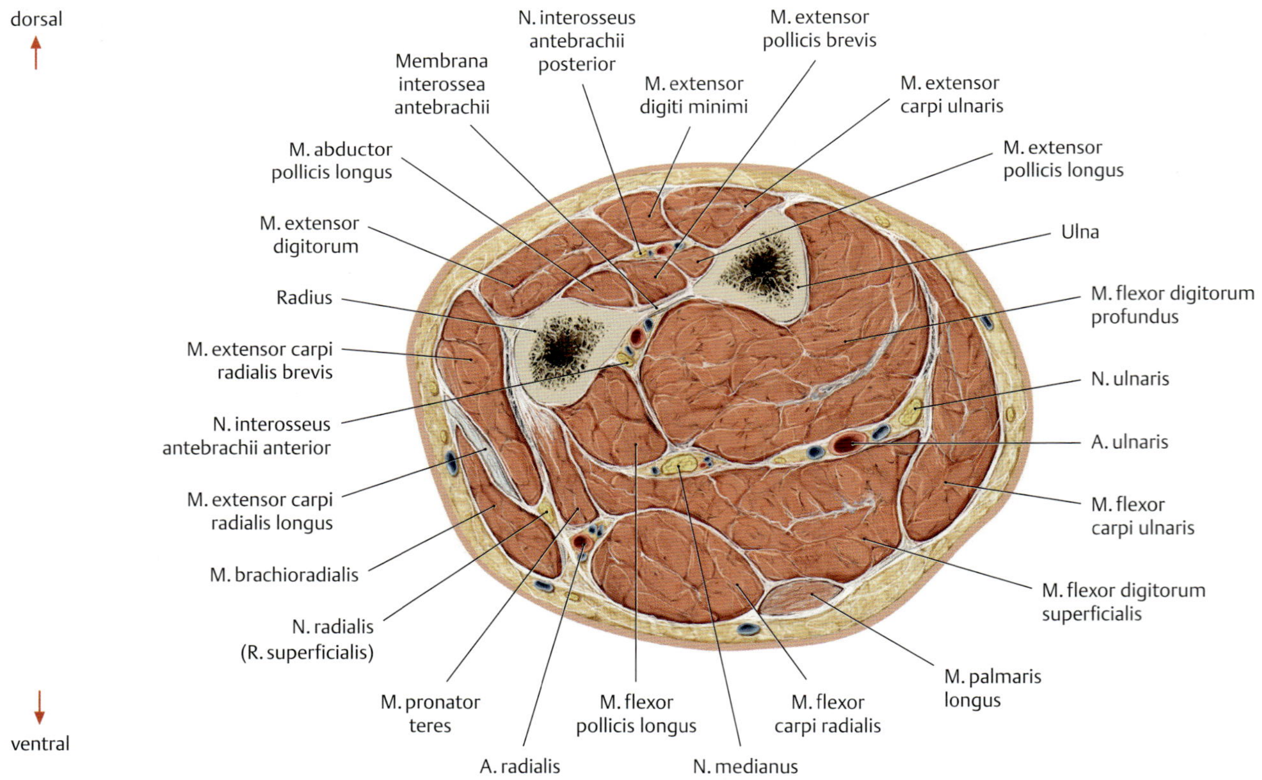

B Querschnitt durch einen rechten Unterarm
Ansicht von proximal. Zur Lage des Querschnitts s. **D**.

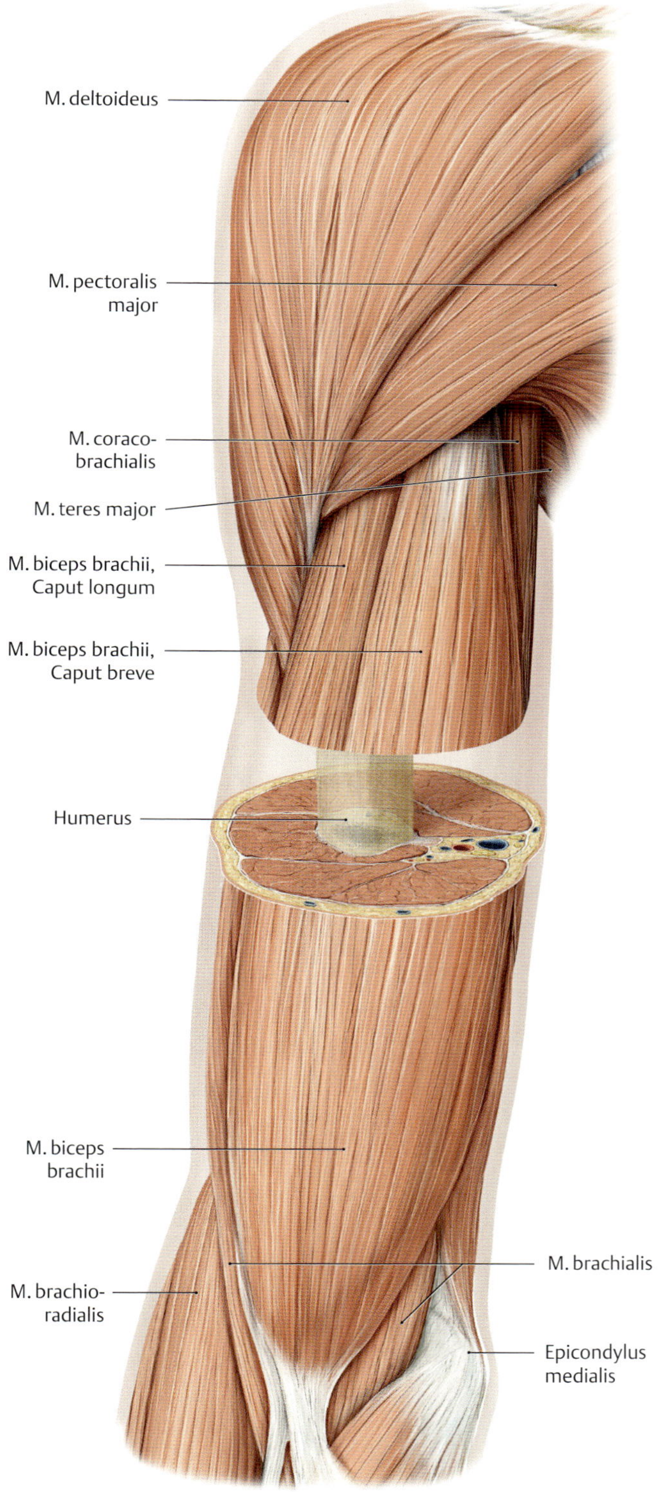

C „Gefenstertes" Präparat eines rechten Oberarms
Ansicht von ventral.

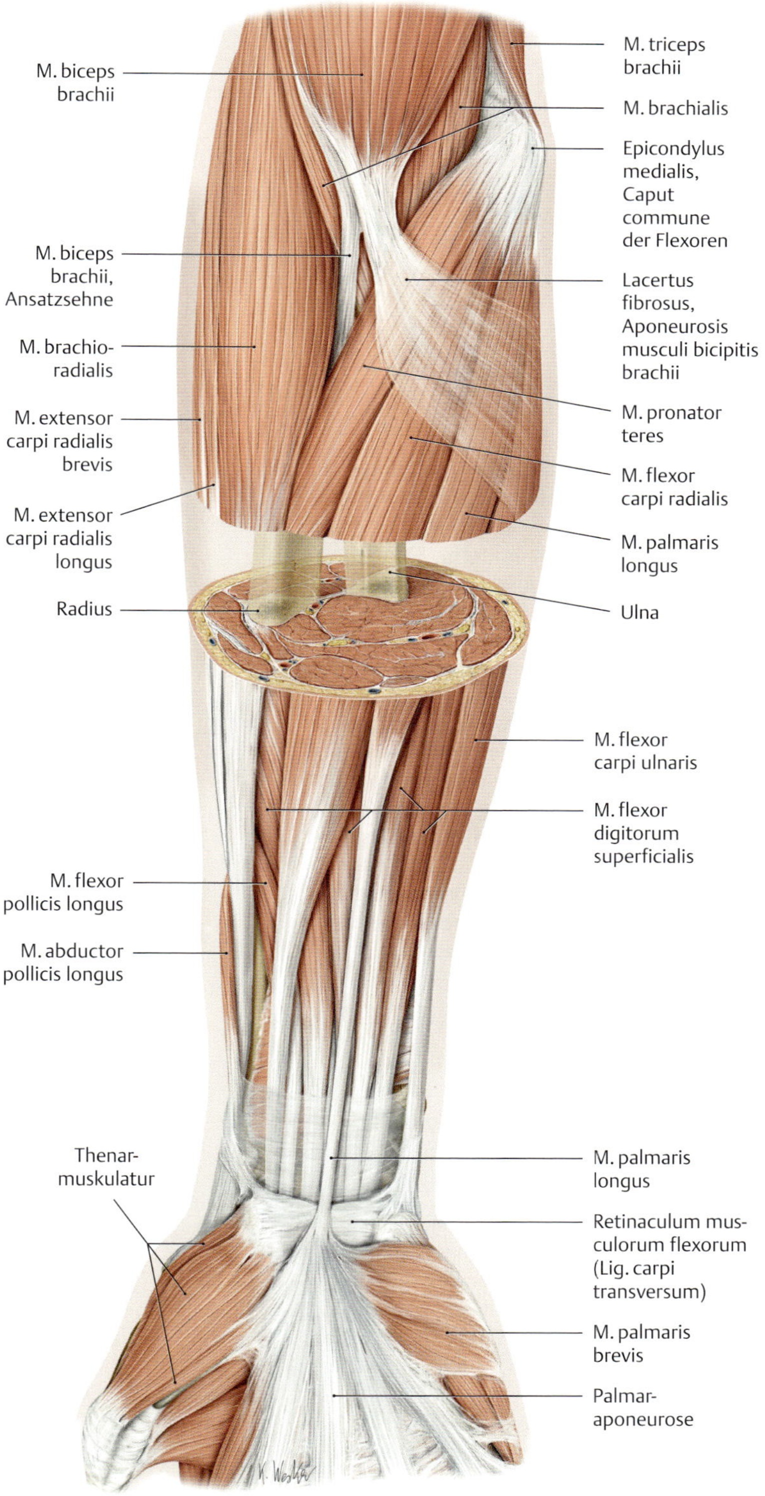

D „Gefenstertes" Präparat eines rechten Unterarms
Ansicht von ventral.

3.8 Sehnenscheiden der Hand

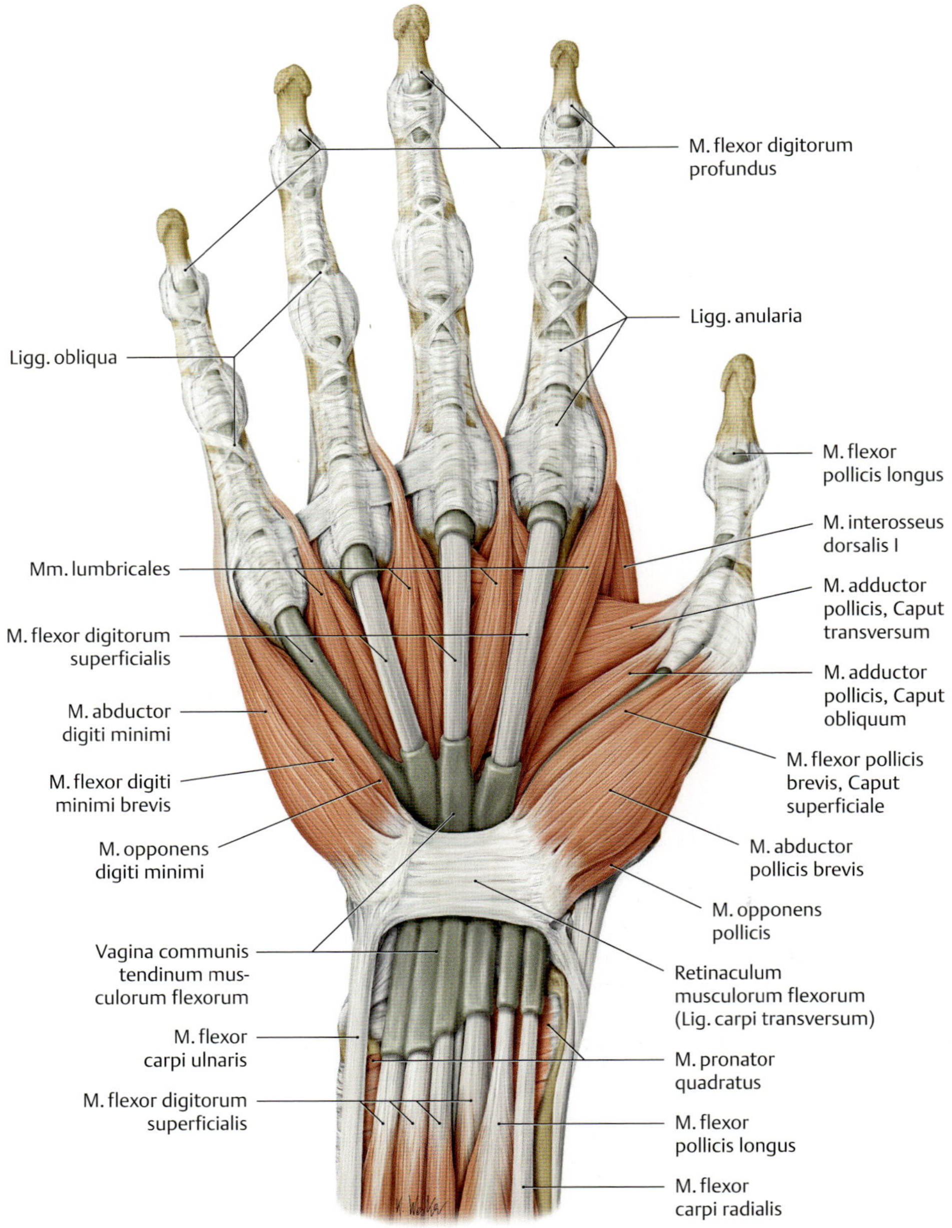

A Karpale und digitale Sehnenscheiden an der Palma manus einer rechten Hand
Die Palmaraponeurose (= Sehnenplatte der Hohlhand, s. S. 362) ist entfernt. Die Sehnen des M. flexor pollicis longus, des M. flexor carpi radialis sowie der Mm. flexores digitorum superficialis und profundus verlaufen – durch die palmaren karpalen Sehnenscheiden (= Vaginae tendinum carpales palmares) geschützt – gemeinsam mit dem N. medianus vom distalen Unterarm durch einen osteofibrösen Kanal (Canalis carpi, Karpalkanal) bis zur Mittelhand (s. auch S. 302 und S. 416). Die karpale Sehnenscheide des langen Daumenbeugers setzt sich regelmäßig direkt in die digitale Sehnenscheide des Daumens fort, während die digitalen Sehnenscheiden der restlichen Finger variabel mit den karpalen kommunizieren (s. **B**).

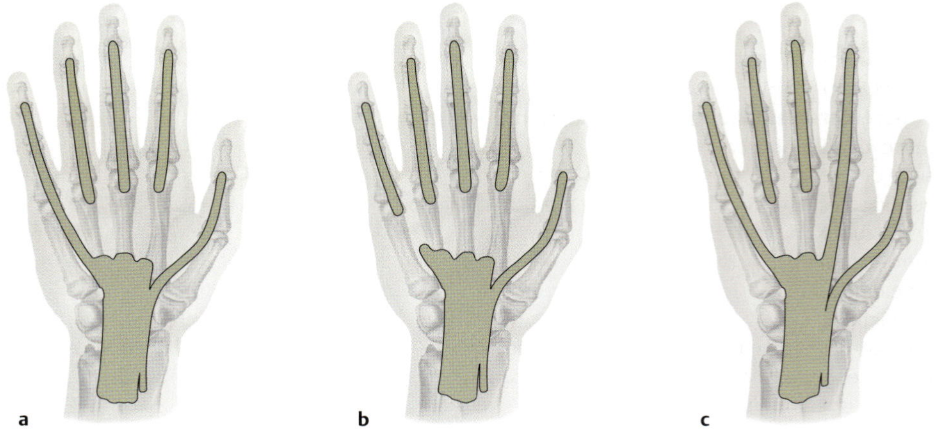

B Kommunikation zwischen digitalen und karpalen Sehnenscheiden
Rechte Hand, Ansicht von palmar.

a Regelfall: In 71,4 % der Fälle (nach Scheldrup 1951) steht die digitale Sehnenscheide des kleinen Fingers in direkter Verbindung mit der karpalen Sehnenscheide, während die übrigen Sehnenscheiden des 2.–4. Fingers nur von den Grund- bis zu den Endgelenken reichen.

b In 17,4 % der Fälle besteht auch keine Verbindung zur digitalen Sehnenscheide des kleinen Fingers.

c Zusätzlich zur direkten Verbindung der Sehnenscheide des kleinen Fingers kann auch die Sehnenscheide des Zeigefingers (3,5 %) oder die des Ringfingers (3 %) mit der karpalen Sehnenscheide kommunizieren.

C Dorsale Sehnenfächer der Streckersehnen

1. Sehnenfach:	M. abductor pollicis longus, M. extensor pollicis brevis
2. Sehnenfach:	Mm. extensores carpi radialis longus und brevis
3. Sehnenfach:	M. extensor pollicis longus
4. Sehnenfach:	M. extensor digitorum, M. extensor indicis
5. Sehnenfach:	M. extensor digiti minimi
6. Sehnenfach:	M. extensor carpi ulnaris

Zur Lage der Sehnenfächer s. **D**.

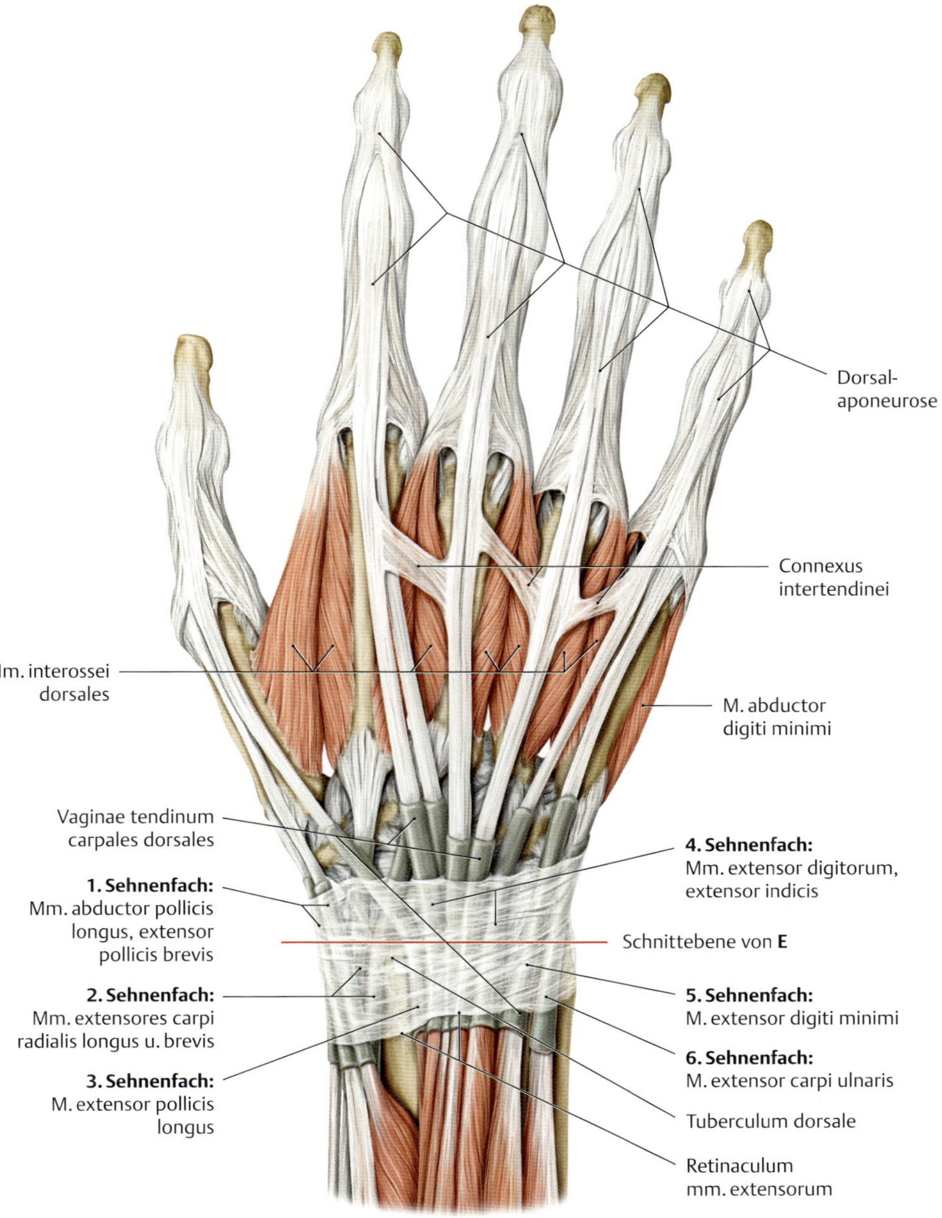

D Retinaculum musculorum extensorum und karpale Sehnenscheiden des rechten Handrückens (Vaginae tendinum carpales dorsales)

Das Retinaculum mm. extensorum ist ein Teil der Unterarmfaszie. Seine quer verlaufenden Faserzüge verstärken das Stratum fibrosum der Sehnenscheiden und fixieren sie auf dem Handrücken. Im Bereich des Haltebandes sind *Sehnenscheidenfächer* ausgebildet, in denen die langen Streckersehnen zum Teil einzeln oder zu mehreren verlaufen. Man unterscheidet insgesamt sechs Sehnenfächer (1–6), die von radial nach ulnar angeordnet sind (zum Inhalt s. **C**).

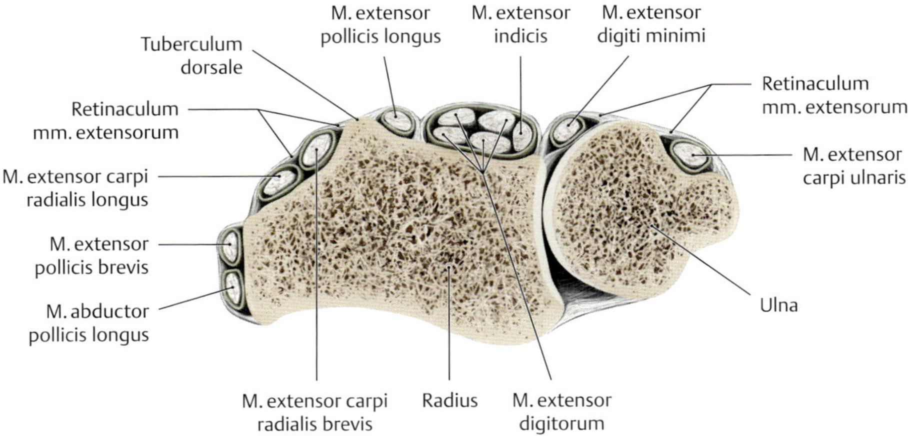

E Schematisierter Querschnitt durch den Unterarm in Höhe des distalen Radioulnargelenkes in der Ansicht von proximal

(Lage der Schnittebene s. **D**). Von der Unterseite des Retinaculum mm. extensorum ziehen vertikal gestellte Bindegewebssepten palmarwärts zum Knochen bzw. zur Gelenkkapsel und formen sechs osteofibröse Kanäle, die Sehnenscheidenfächer der Strecksehnen (Strecksehnenfächer).

Beachte das Tuberculum dorsale. Es lenkt die Ansatzsehne des M. extensor pollicis longus zum Daumen um (vgl. **D**).

3.9 Dorsalaponeurose der Finger

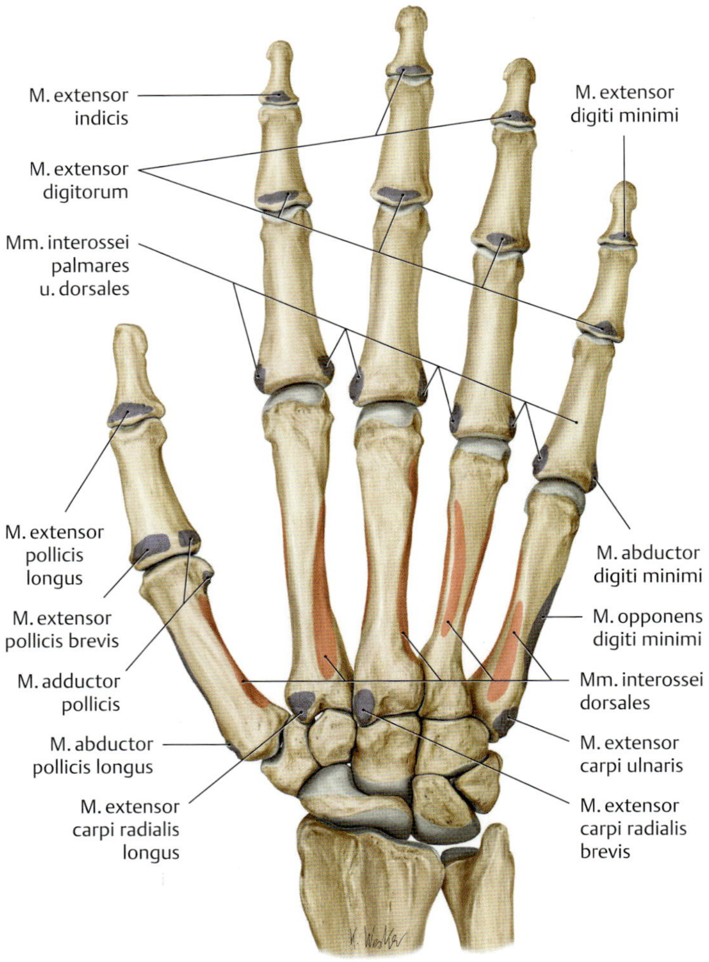

A Muskelursprünge und -ansätze am Handrücken einer rechten Hand
Ursprung rot, Ansatz blau hervorgehoben.

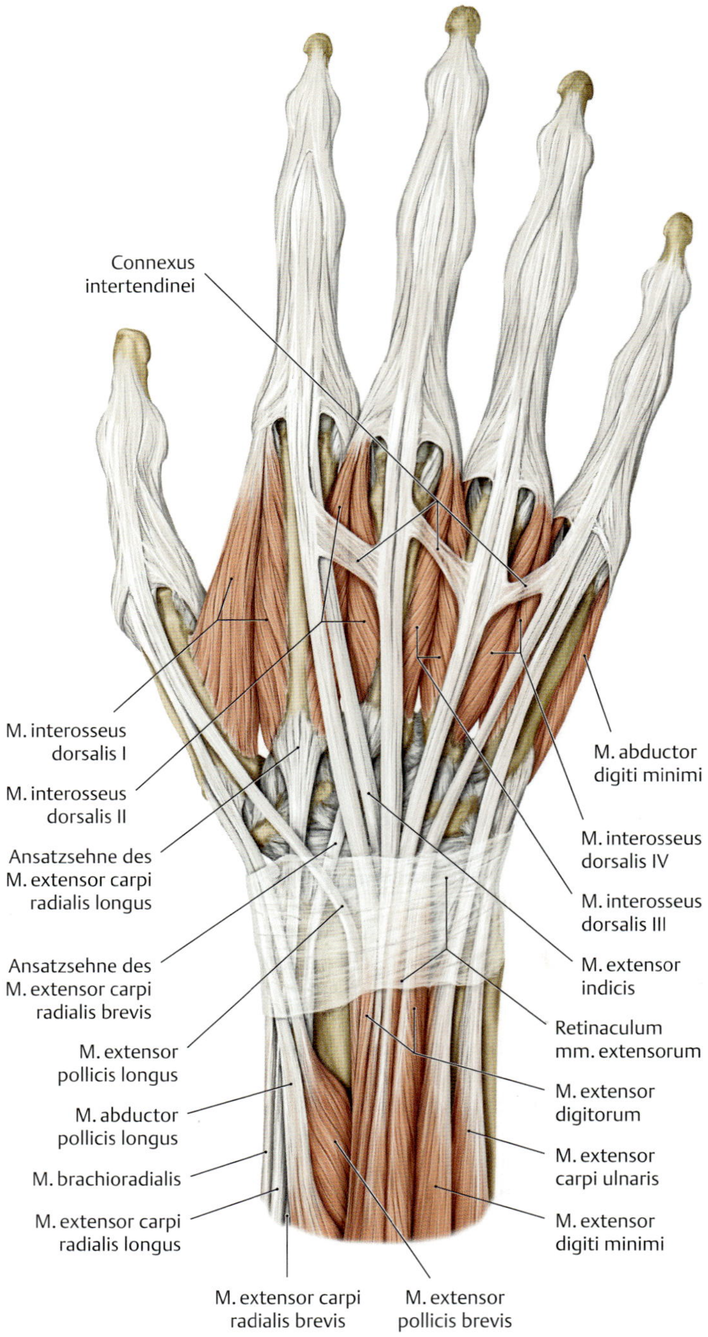

B Strecksehnen und Connexus intertendinei am Dorsum manus einer rechten Hand
Zwischen den Ansatzsehnen des M. extensor digitorum verlaufen variable Sehnenbrücken, sog. *Connexus intertendinei.* Von allen intertendinösen Verbindungen am Handrücken liegen die Connexus intertendinei zwischen Zeige- und Mittelfinger am weitesten proximal. Sehnenbrücken zur Ansatzsehne des M. extensor indicis sind hingegen nie angelegt. Die Anzahl der Sehnen des M. extensor digitorum am Handrücken ist ebenfalls sehr variabel. In der Regel haben alle Finger mindestens zwei Strecksehnenanteile. *Zeigefinger* und *Kleinfinger* haben zusätzlich eigene Streckmuskeln (M. extensor indicis und M. extensor digiti minimi), deren Sehnen immer ulnar der Sehnen des gemeinsamen Fingerstreckers verlaufen. Aufgrund dieser eigenen Streckmuskeln können Zeigefinger und Kleinfinger isoliert bewegt werden.

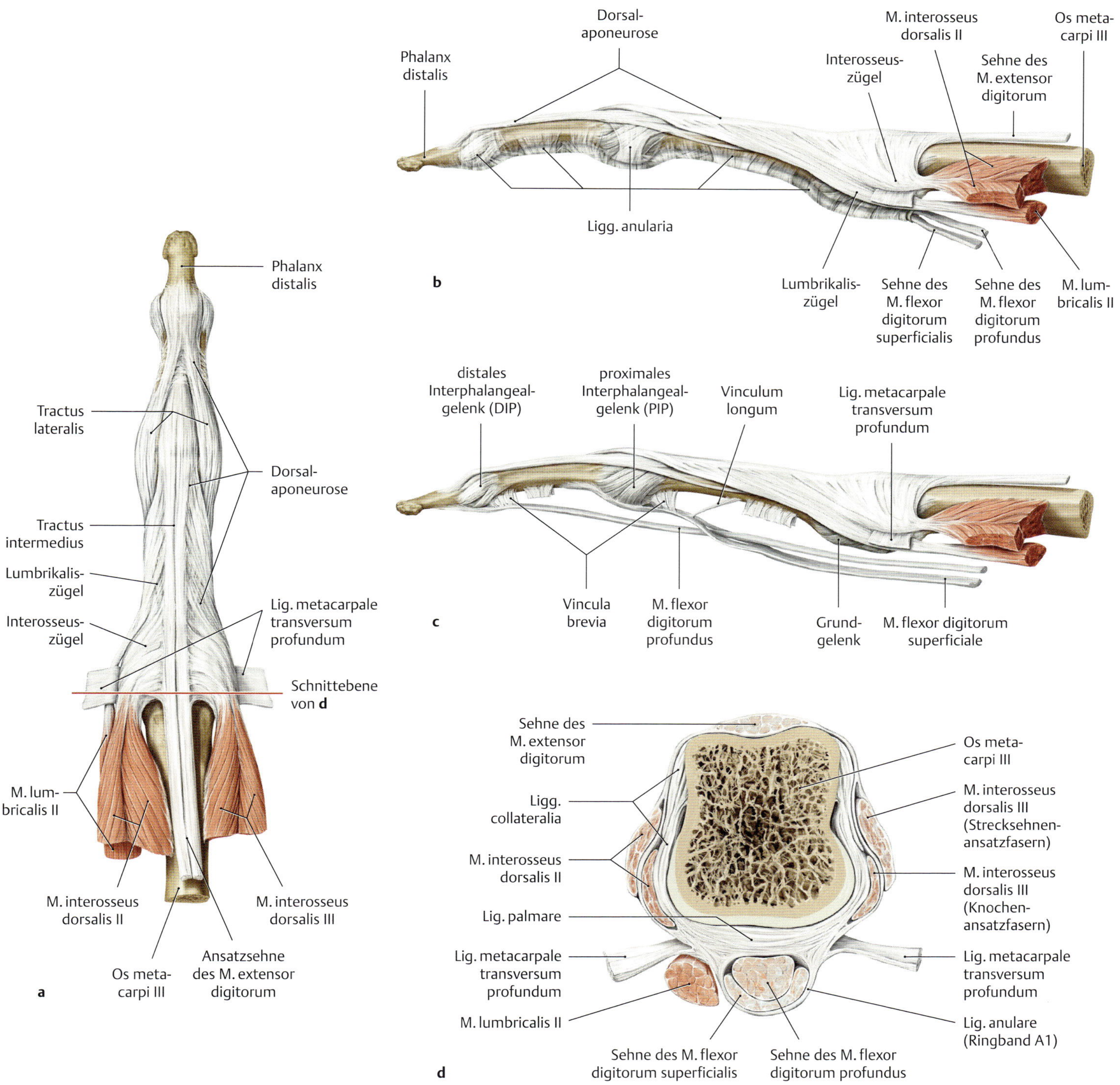

C Dorsalaponeurose der Fingerstrecker
Mittelfinger einer rechten Hand.

- **a** Ansicht von dorsal;
- **b** Ansicht von radial;
- **c** nach Eröffnung der gemeinsamen Sehnenscheide der Mm. flexores digitorum superficialis und profundus;
- **d** Querschnitt auf Höhe des Metakarpalkopfes.

Die Dorsal- oder Streckaponeurosen der Finger sind nicht nur aponeurotische Bindegewebsplatten, an deren Aufbau sich die Sehnen der Mm. extensores digitorum, lumbricales und interossei beteiligen, sondern komplexe Strukturen von miteinander verflochtenen Bindegewebszügen. Sie sind über lockeres Bindegewebe mit dem Periost der Phalangen verbunden. An jeder Dorsalaponeurose unterscheidet man einen *Tractus intermedius* und einen *Tractus lateralis* mit jeweils einer *Pars lateralis* und einer *Pars medialis*. Über die jeweiligen Partes laterales strahlen die Ansatzsehnen der Mm. lumbricales und der Mm. interossei (sog. Interosseus- und Lumbrikaliszüge) in die Dorsalaponeurose ein (vgl. **a**). Durch diesen komplexen Aufbau ist sichergestellt, dass sowohl die langen Fingerstrecker als auch die kurzen Handmuskeln auf alle drei Fingergelenke einwirken können.

3.10 Kurze Handmuskeln: oberflächliche Schicht

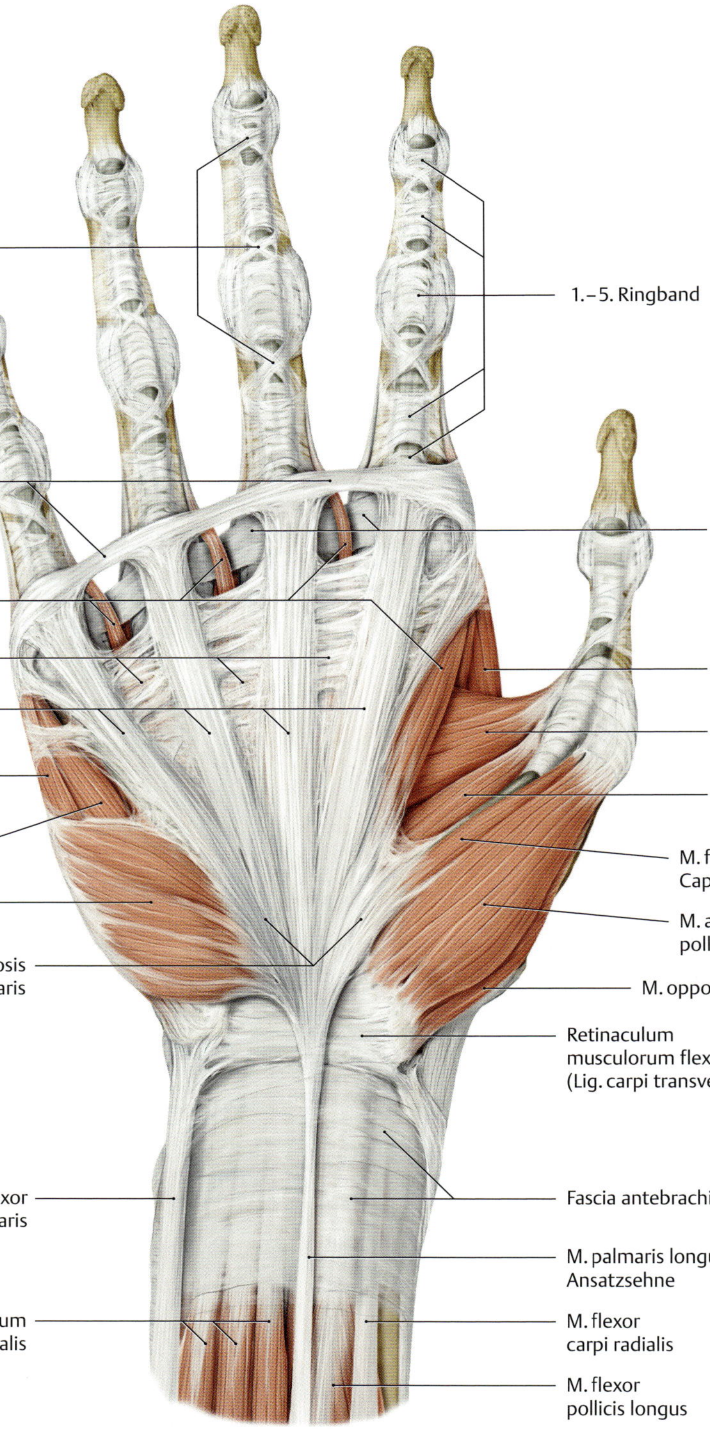

A Palmaraponeurose und Dupuytren-Kontraktur
Rechte Hand in der Ansicht von palmar. Die Muskelfaszie der Hohlhand ist durch straffes Bindegewebe zu einer Sehnenplatte verstärkt *(Aponeurosis palmaris)*, die die Hohlhand gegen das subkutane Fettgewebe abschließt und dadurch die Weichteile schützt. Sie hat die Gestalt eines Fächers, da ihre Sehnenzüge v. a. in Längsrichtung angeordnet sind *(Fasciculi longitudinales)*. Querverlaufende Faserzüge *(Fasciculi transversi)* auf Höhe der Mittelhandknochen sowie das Lig. metacarpeum transversum superficiale im Bereich der Grundgelenke halten die Längszüge zusammen. Damit die Palmaraponeurose besonders beim Faustschluss nicht schrumpft, wird sie durch zwei Muskeln gespannt, den M. palmaris brevis und den M. palmaris longus. Eine langsam fortschreitende Atrophie bzw. Schrumpfung der Palmaraponeurose führt zu einer zunehmenden Verkürzung der Hohlhandfaszie, v. a. im Kleinfinger- und Ringfingerbereich *(Dupuytren-Kontraktur)*. Nach Jahren kann die Kontraktur so massiv sein, dass die Finger stark gebeugt sind und die Fingerspitzen die Hohlhand berühren. Dadurch ist die Greiffunktion der Hand deutlich beeinträchtigt. Über die Ursachen der Dupuytren-Kontraktur ist wenig bekannt. Es ist jedoch ein relativ häufig auftretendes Leiden, das überwiegend Männer über 40 Jahren befällt und ein Symptom bei chronischen Lebererkrankungen (z. B. Leberzirrhose) darstellen kann. Die Therapie besteht in der Regel in der chirurgischen Entfernung der gesamten Palmaraponeurose.

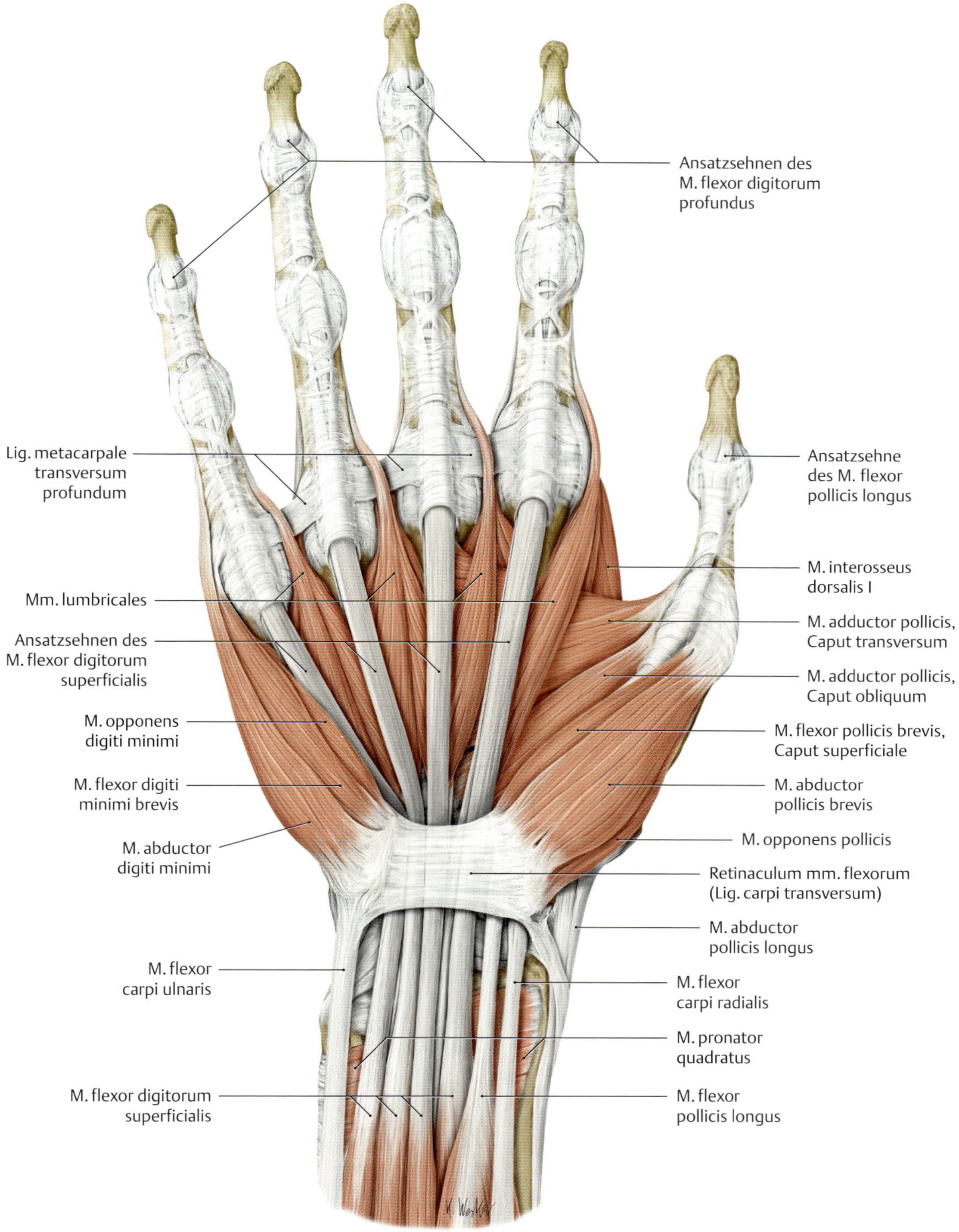

B Oberflächliche Muskeln der rechten Hand nach Entfernung der Palmaraponeurose

Ansicht von palmar. Die Palmaraponeurose, die Fascia antebrachii und die Mm. palmaris brevis und longus sowie die palmaren und karpalen Sehnenscheiden sind entfernt.

3.11 Kurze Handmuskeln: mittlere Schicht

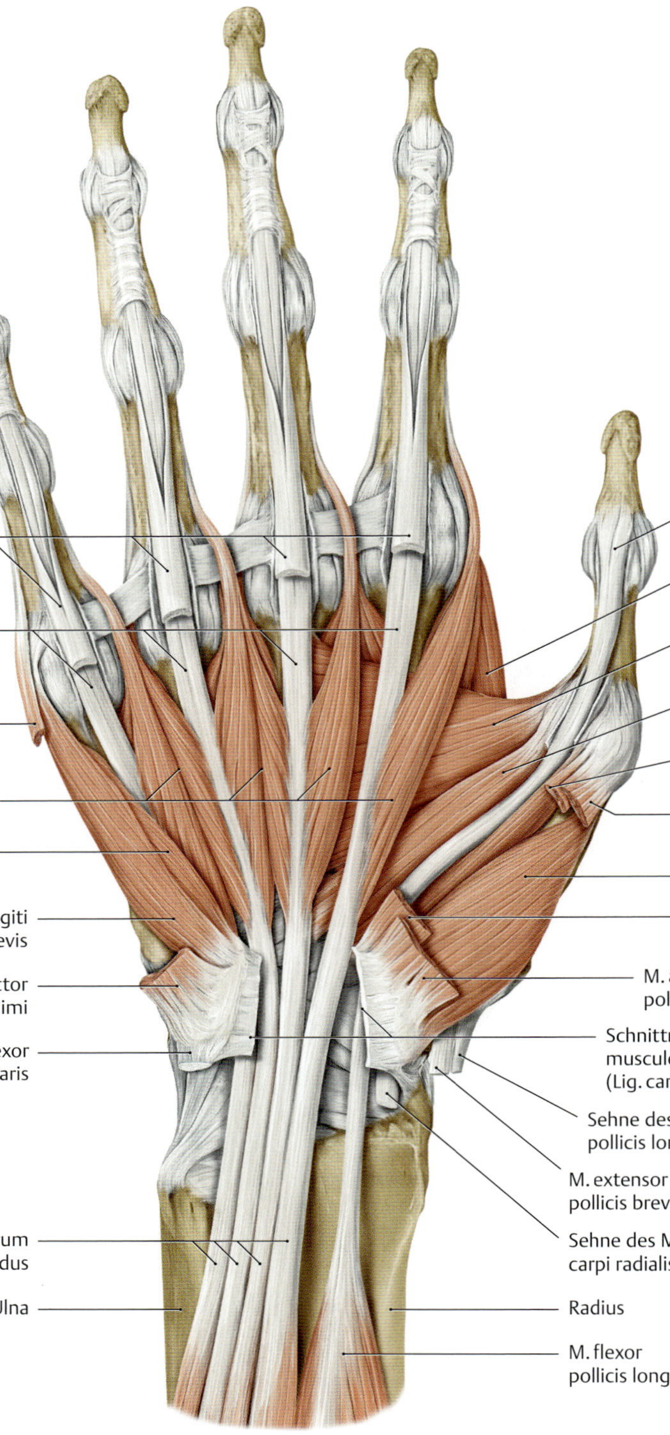

A Muskeln der rechten Hand
Ansicht von palmar. Der M. flexor digitorum superficialis ist entfernt; seine vier Ansatzsehnen sind auf Höhe der Grundgelenke durchtrennt. Zur Darstellung der Flexorensehnen an den Fingern sind das 1.–3. Ringband aufgeschnitten. Durch eine teilweise Entfernung des Retinaculum mm. flexorum (Lig. carpi transversum) ist der Karpalkanal eröffnet. Von der Thenarmuskulatur sind Teile der Mm. abductor pollicis brevis und flexor pollicis brevis (Caput superficiale) entfernt. Am Hypothenar wurde ein Teil des M. abductor digiti minimi reseziert.

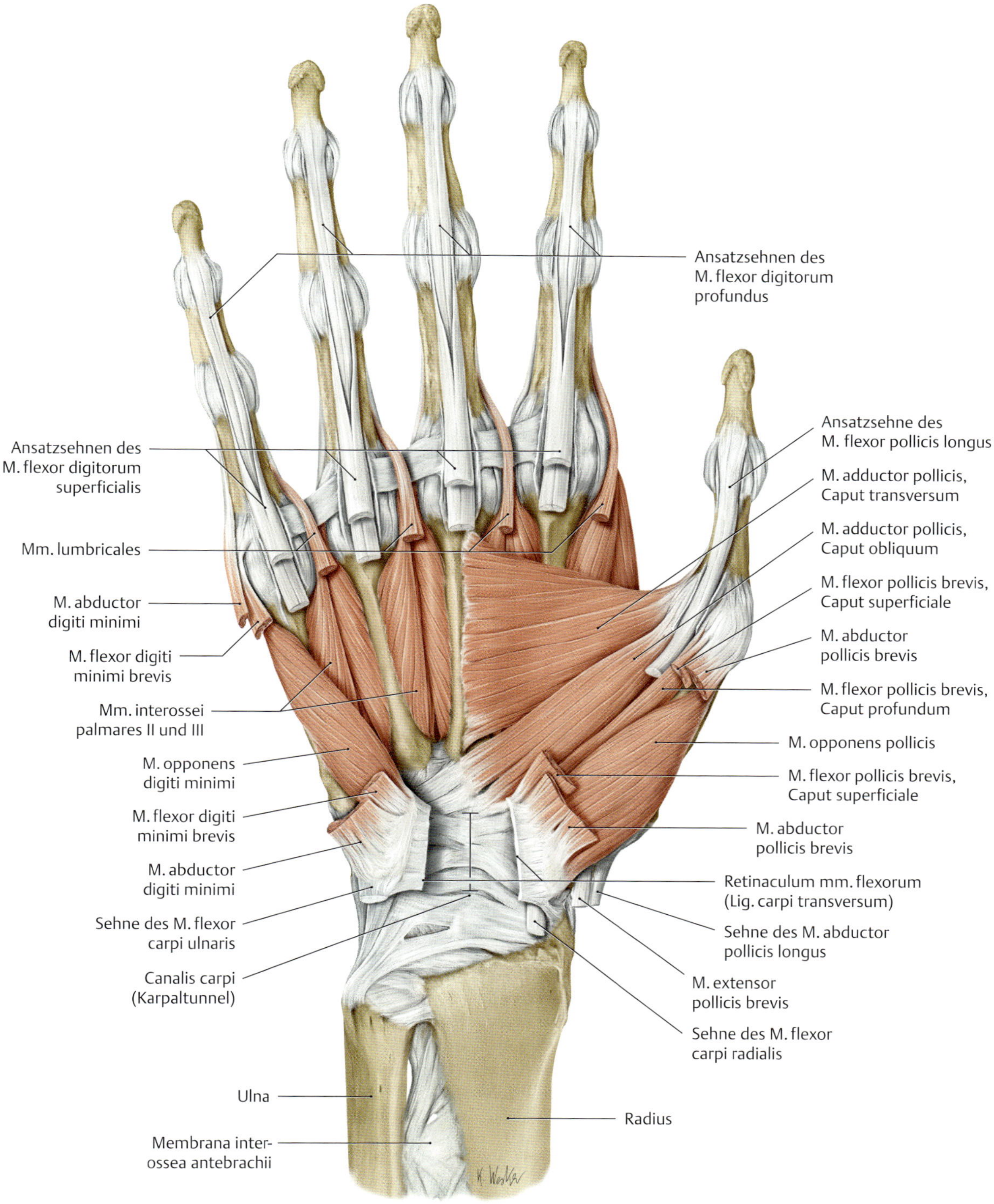

B Muskeln der rechten Hand

Ansicht von palmar. Der M. flexor digitorum profundus ist entfernt und seine vier Ansatzsehnen sowie die von ihnen entspringenden Mm. lumbricales sind durchtrennt. Zusätzlich sind der M. flexor pollicis longus und der M. flexor digiti minimi brevis entfernt worden.

3.12 Kurze Handmuskeln: tiefe Schicht

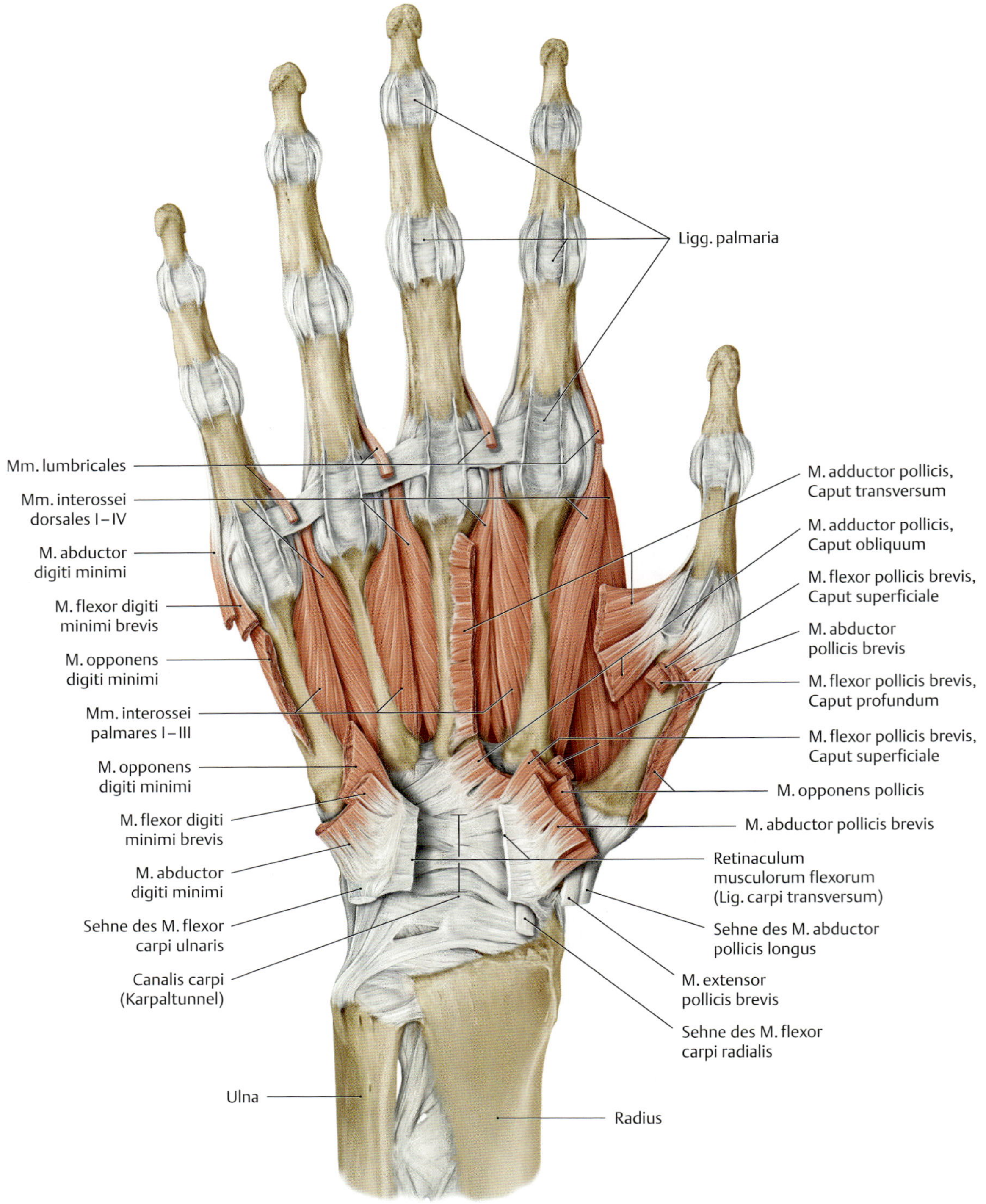

A Muskeln der rechten Hand
Ansicht von palmar. Die Ansatzsehnen, Sehnenscheiden und Ringbänder der langen Fingerbeuger sind vollständig entfernt.
Beachte die freigelegten Ligg. palmaria, die zusätzlich zu den Sehnenscheiden eine Art Führungsrinne für die langen Flexorensehnen darstellen (s. S. 305). Nach der Entfernung des M. adductor pollicis sind der M. interosseus dorsalis I sowie der M. interosseus palmaris I nahezu vollständig freigelegt. Sowohl der M. opponens pollicis als auch der M. opponens digiti minimi sind teilweise entfernt.

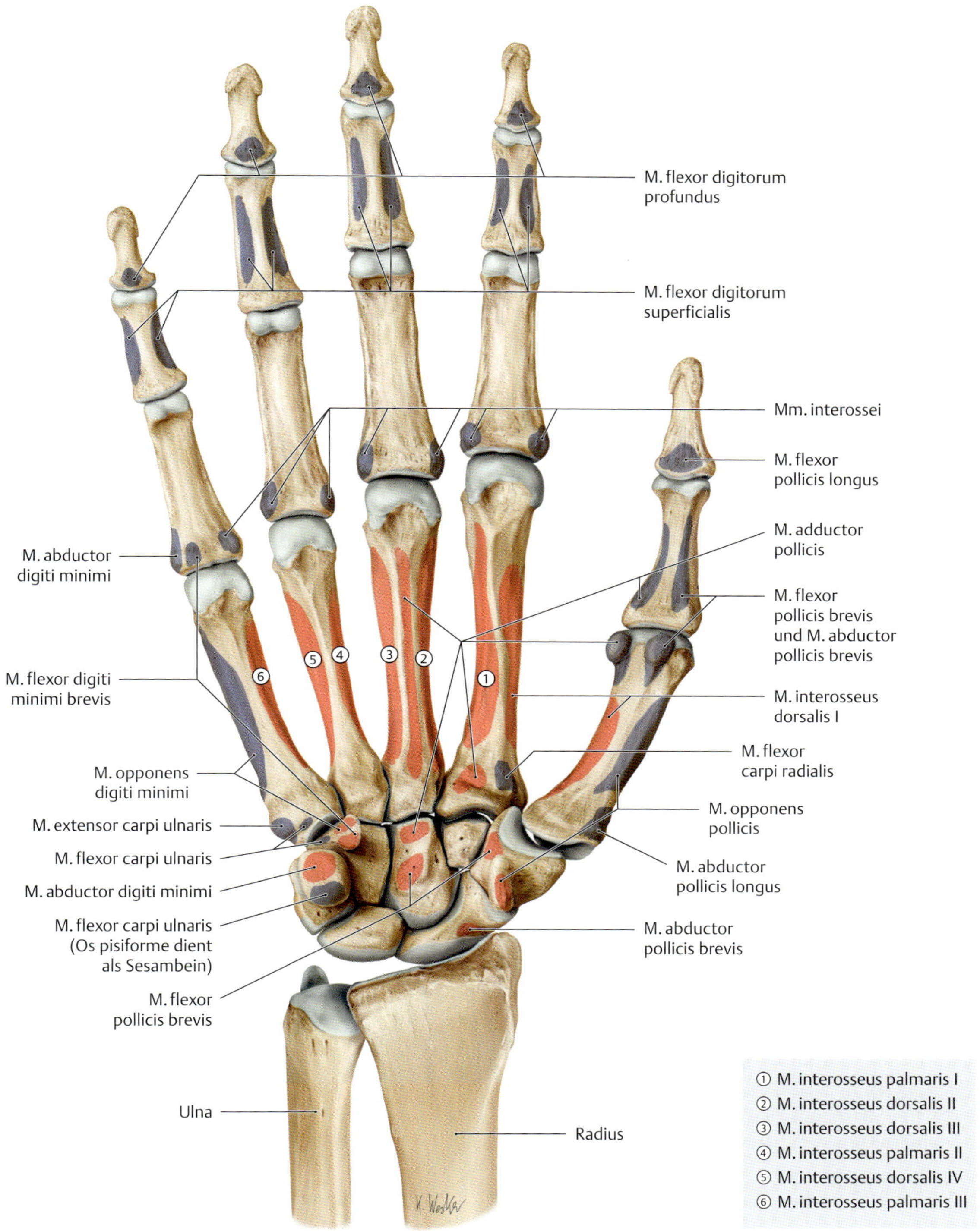

B Muskelursprünge und -ansätze der Palma manus einer rechten Hand

Ursprung rot, Ansatz blau hervorgehoben.

4.1 Arterien

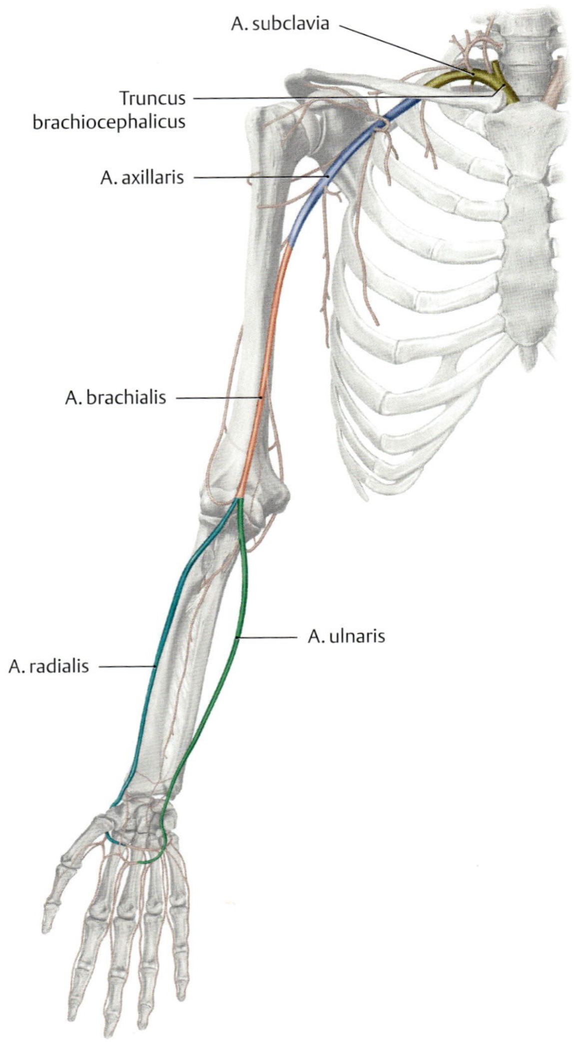

A Verlauf der unterschiedlichen Abschnitte der Schulter- und Armarterien

A. subclavia: entspringt auf der rechten Seite aus dem Truncus brachiocephalicus (wie hier dargestellt), auf der linken Seite direkt aus dem Aortenbogen. Sie verläuft zwischen den Mm. scaleni anterior und medius (Skalenuslücke) über die 1. Rippe, an deren lateralem Rand sie sich in die A. axillaris fortsetzt (s. u.). Im Unterschied zu den übrigen, hier aufgeführten Arterien führt die A. subclavia Blut nicht nur zur oberen Extremität, also Schultergürtel und Arm, sondern auch

- zu einem Teil des Halses,
- zum okzipitalen Teil des Gehirns und
- zur vorderen Brustwand.

A. axillaris: verläuft als Fortsetzung der A. subclavia vom lateralen Rand der 1. Rippe bis zum unteren Rand des M. pectoralis major bzw. bis zur Sehne des M. latissimus dorsi.
A. brachialis: bildet die Fortsetzung der A. axillaris und erstreckt sich bis zur Aufteilung in die Unterarmäste (A. radialis und A. ulnaris) auf Höhe des Ellenbogengelenks.
A. radialis: zieht von der Teilung der A. brachialis auf der radialen Seite des Unterarms zwischen M. brachioradialis und M. flexor carpi radialis zur Handwurzel und endet im Arcus palmaris profundus.
A. ulnaris: zieht als 2. Ast der A. brachialis unter dem M. pronator teres hindurch und verläuft auf der ulnaren Seite des Unterarms, bedeckt vom M. flexor carpi ulnaris, zum Arcus palmaris superficialis.

B Überblick über die Arterien der Schulter und des Armes
Die Arterien variieren hinsichtlich ihres Ursprungs und ihrer Verzweigungen erheblich (zu den häufigsten Varianten s. Kap. 5, Topografie der Leitungsbahnen).

Astfolge der A. subclavia
- A. vertebralis
- A. thoracica interna (A. mammaria interna)
- Truncus thyrocervicalis
  - A. thyroidea inferior
  - A. suprascapularis
  - A. transversa cervicis
- Truncus costocervicalis
  - A. cervicalis profunda
  - A. intercostalis suprema

Astfolge der A. axillaris
- A. thoracica superior
- A. thoracoacromialis
  - R. acromialis
  - R. clavicularis
  - R. deltoideus
  - R. pectoralis
- A. thoracica lateralis
- A. subscapularis
  - A. thoracodorsalis
  - A. circumflexa scapulae
- A. circumflexa humeri anterior
- A. circumflexa humeri posterior

Astfolge der A. brachialis
- A. profunda brachii
  - A. collateralis media
  - A. collateralis radialis
- A. collateralis ulnaris superior (Rete articulare cubiti)
- A. collateralis ulnaris inferior (Rete articulare cubiti)

Astfolge der A. radialis
- A. recurrens radialis (Rete articulare cubiti)
- R. carpalis palmaris (Rete carpale palmare)
- R. palmaris superficialis (Arcus palmaris superficialis)
- R. carpalis dorsalis (Rete carpale dorsale)
  - Aa. metacarpales dorsales
  - Aa. digitales dorsales
- A. princeps pollicis
- A. radialis indicis
- Arcus palmaris profundus
  - Aa. metacarpales palmares
  - Rr. perforantes

Astfolge der A. ulnaris
- A. recurrens ulnaris (Rete articulare cubiti)
- A. interossea communis
  - A. interossea posterior
  - A. interossea recurrens
  - A. interossea anterior
- R. carpalis palmaris (Rete carpale palmare)
- R. carpalis dorsalis (Rete carpale dorsale)
- R. palmaris profundus (Arcus palmaris profundus)
- Arcus palmaris superficialis
  - Aa. digitales palmares communes
  - Aa. digitales palmares propriae

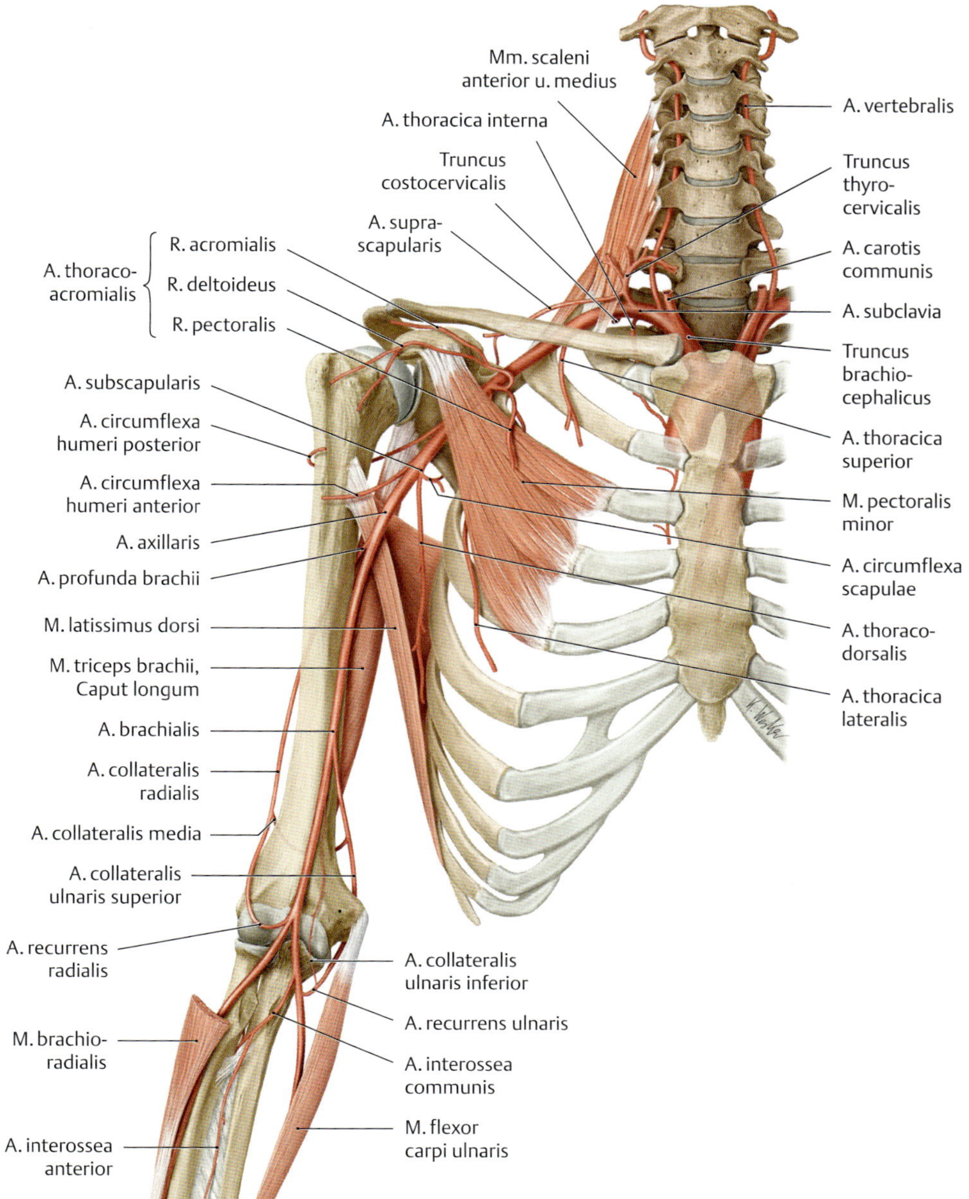

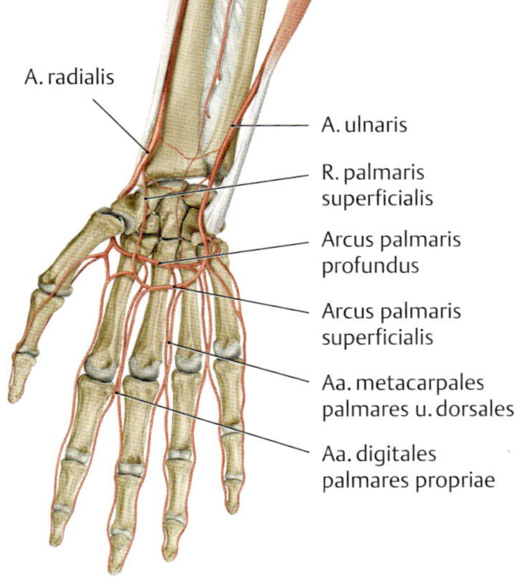

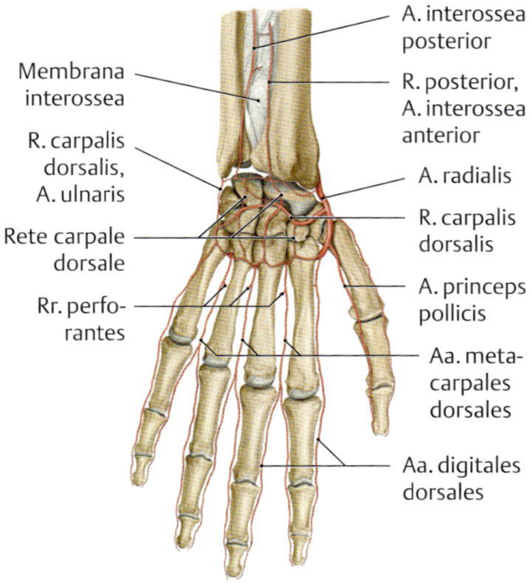

C Arterien der rechten oberen Extremität
Ansicht von vorne mit supiniertem Unterarm. Aus Gründen der Übersichtlichkeit sind nicht alle in **B** erwähnten Arterien abgebildet.

D Arterien des rechten Handrückens

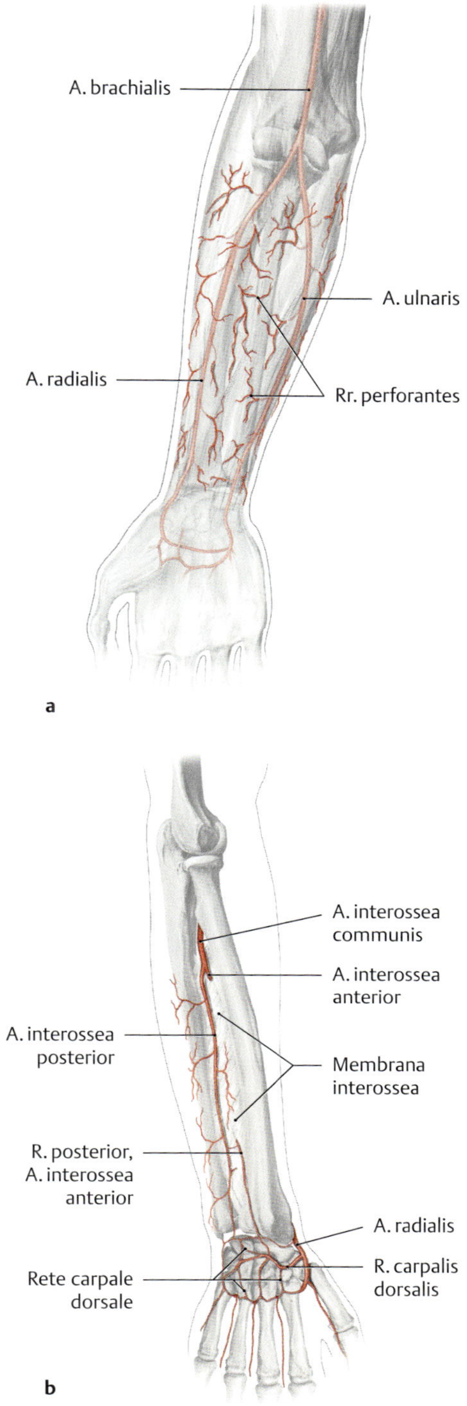

E Arterielle Hautäste am rechten Unterarm (Rami perforantes)
a aus der A. radialis und der A. ulnaris (Unterarm supiniert, Ansicht von ventral);
b aus der A. interossea posterior (Unterarm proniert, Ansicht von dorsal).

Aus der dünnen Haut des Unterarms lassen sich besonders gut gefäßgestielte Faszienhautlappen gewinnen. Das sind Hautlappen aus Haut, Unterhaut und Faszie, deren Gefäßversorgung durch Äste der großen Arterien und deren Begleitvenen sichergestellt wird. Diese Gefäßversorgung nehmen die Hautlappen bei der Transplantation mit.

4.2 Venen

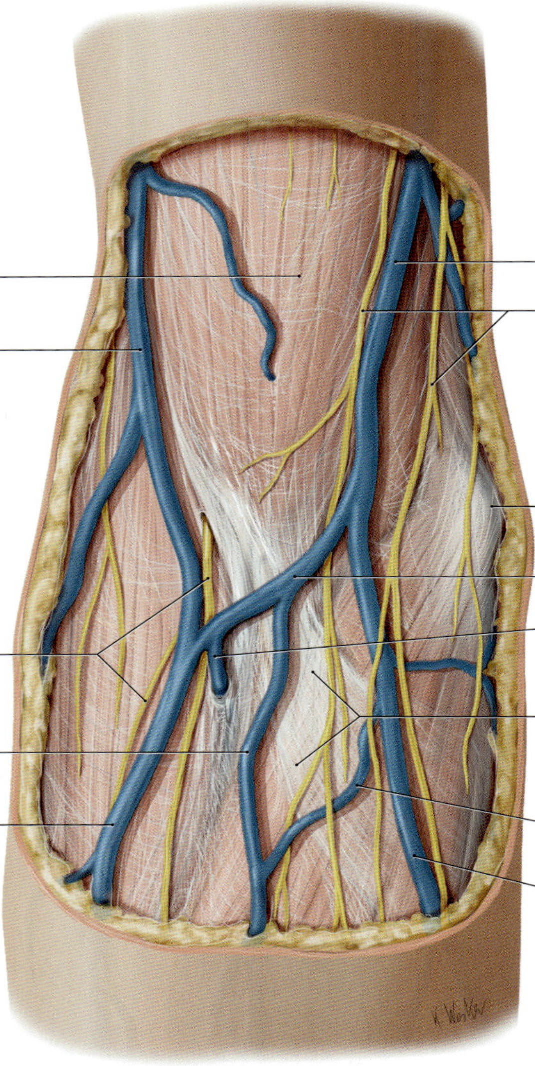

A Hautvenen und Hautnerven der rechten Ellenbeuge

Ansicht von ventral. Die subkutanen Venen der Ellenbeuge eignen sich aufgrund ihrer Größe, ihrer guten Zugänglichkeit und der relativ dünnen Haut in diesem Bereich besonders gut für intravenöse Injektionen und venöse Blutentnahmen. Wegen ihrer engen Beziehung zu den Hautnerven, z. B. der V. basilica zum N. cutaneus antebrachii medialis, können jedoch intravenöse Injektionen in solche Venen zeitweise äußerst schmerzhaft sein, z. B. wenn durch eine irrtümlich „paravasale" Injektion Reizzustände im umliegenden Bindegewebe hervorgerufen werden. Sind die subkutanen Venen im Unterhautfettgewebe leicht verschieblich, spricht man von sog. „Rollvenen". In etwa 3 % der Fälle kann die A. ulnaris oberflächlich über die Beugemuskulatur hinwegziehen (A. ulnaris superficialis, vgl. S. 409). Eine versehentliche intra*arterielle* Injektion kann bei bestimmten Medikamenten verheerende Folgen haben. Aus diesem Grund sollte man darauf achten, vor einer intravenösen Injektion eine mögliche Pulsation (arterielles Gefäß!) zu tasten und immer erst eine geringe Menge Blut (dunkelrot = venöses Blut, hellrot = arterielles Blut) in die Spritze zu aspirieren.

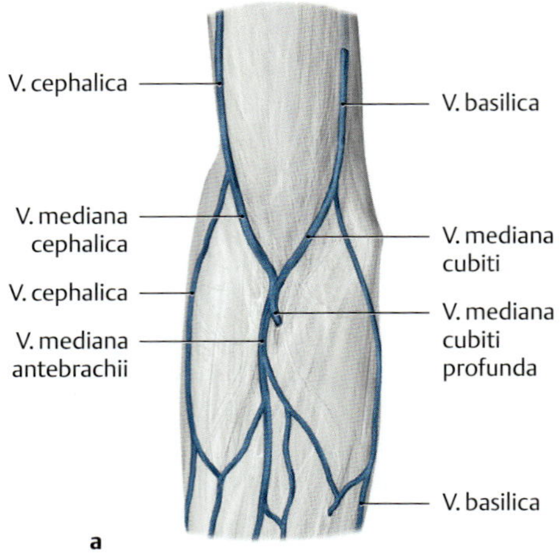

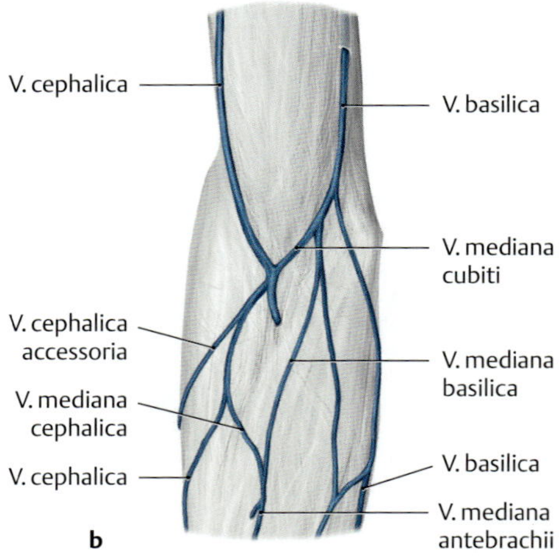

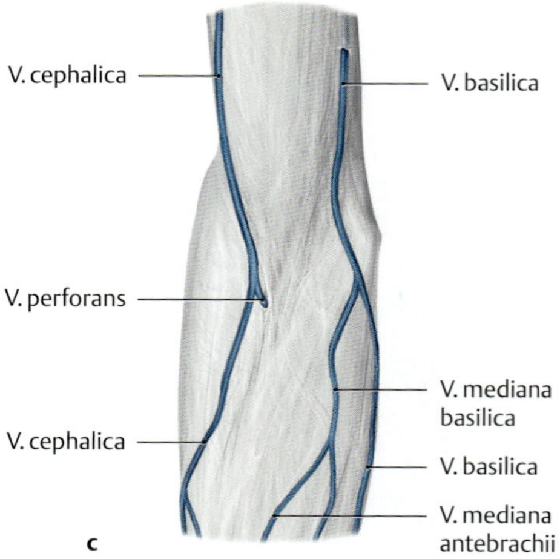

B Fossa cubitalis des rechten Arms: variabler Verlauf der subkutanen Venen

a M-förmige Venenanordnung über einer V. mediana antebrachii;
b zusätzliche V. cephalica accessoria aus den Venengeflechten an der Streckseite des Unterarms;
c fehlende V. mediana cubiti.

Alle hier dargestellten Varianten sind häufig.

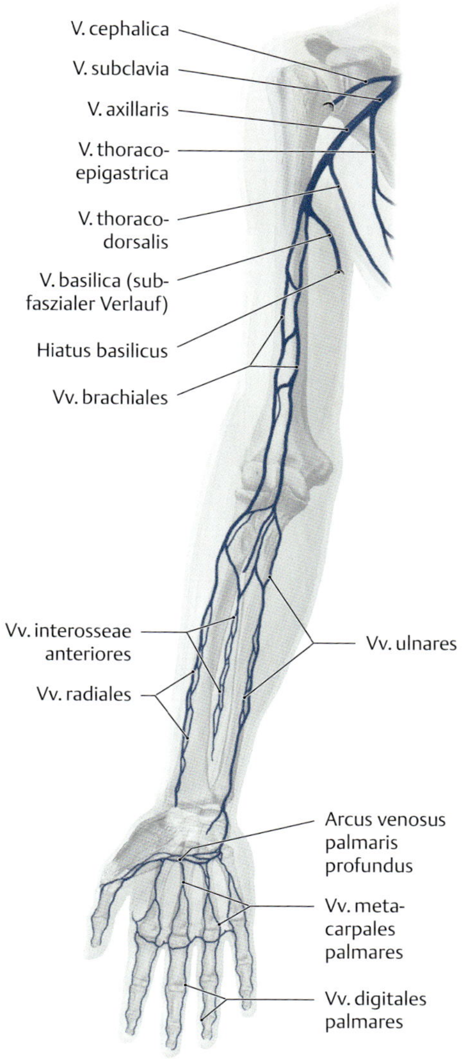

C Tiefe Venen der rechten oberen Extremität
Ansicht von ventral.

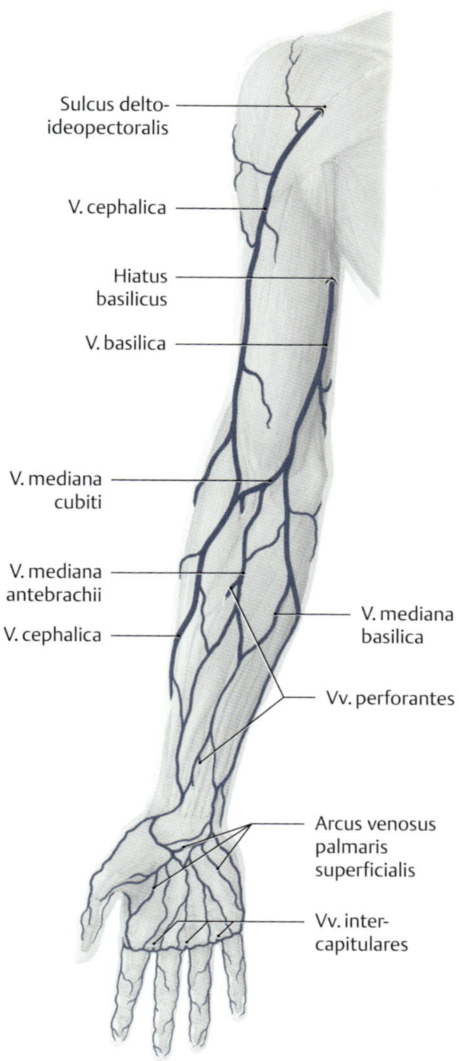

D Oberflächliche Venen der rechten oberen Extremität
Ansicht von ventral. Als bevorzugte Längsstämme des subkutanen Armvenennetzes sind die V. mediana antebrachii, die V. basilica und die V. cephalica ausgebildet.

V. mediana antebrachii: Sie übernimmt – im Unterschied zu den Vv. cephalica und basilica, die v. a. das Blut aus den Hautvenen des Handrückens aufnehmen – den venösen Abfluss der *Unterarmbeugerseite.* Die *variable* V. mediana antebrachii mündet in der Ellenbeuge am häufigsten über die V. mediana cephalica und die V. mediana basilica in die entsprechenden Längsvenen.

V. basilica: Sie zieht *aus der Ellenbeuge* zunächst *epifaszial* im Sulcus bicipitalis medialis zum Hiatus basilicus (Durchtritt durch die Oberarmfaszie in der Mitte des Oberarms), im weiteren Verlauf – bis zu ihrer Einmündung in die ulnare V. brachialis – dann *subfaszial.*

V. cephalica: Sie verläuft am *Oberarm* zunächst an der lateralen Seite des M. biceps brachii, dann in einer Rinne zwischen M. deltoideus und M. pectoralis major (Sulcus deltoideopectoralis) und mündet schließlich im Trigonum clavipectorale (s. S. 394) in die V. axillaris.

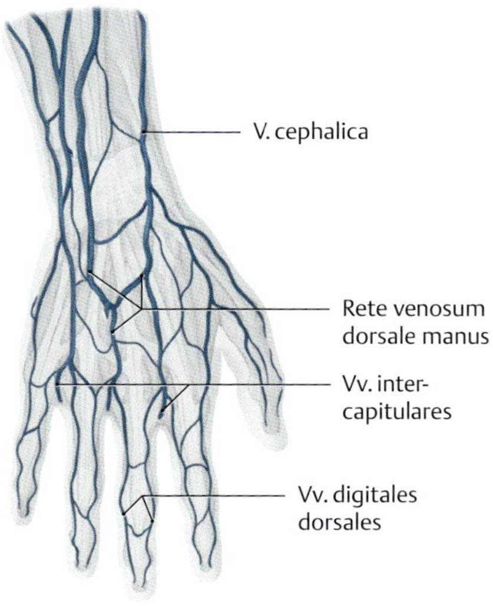

E Oberflächliche Venen des rechten Handrückens

F Übersicht über die wichtigsten oberflächlichen und tiefen Venen der oberen Extremität
Zwischen den tiefen und oberflächlichen Venen am Arm bestehen zahlreiche Verbindungen (Vv. perforantes). Zur Förderung des Blutrückstromes sind in die Venen in regelmäßigen Abständen Venenklappen eingebaut (s. S. 73).

Tiefe Venen (Vv. profundae membri superioris)
- V. subclavia
- V. axillaris
- Vv. brachiales
- Vv. ulnares
- Vv. radiales
- Vv. interosseae anteriores
- Vv. interosseae posteriores
- Arcus venosus palmaris profundus
- Vv. metacarpales palmares

Oberflächliche Venen (Vv. superficiales membri superioris)
- V. cephalica
- V. cephalica accessoria
- V. basilica
- V. mediana cubiti
- V. mediana antebrachii
- V. mediana cephalica
- V. mediana basilica
- Rete venosum dorsale manus
- Arcus venosus palmaris superficialis

4.3 Lymphbahnen und Lymphknoten

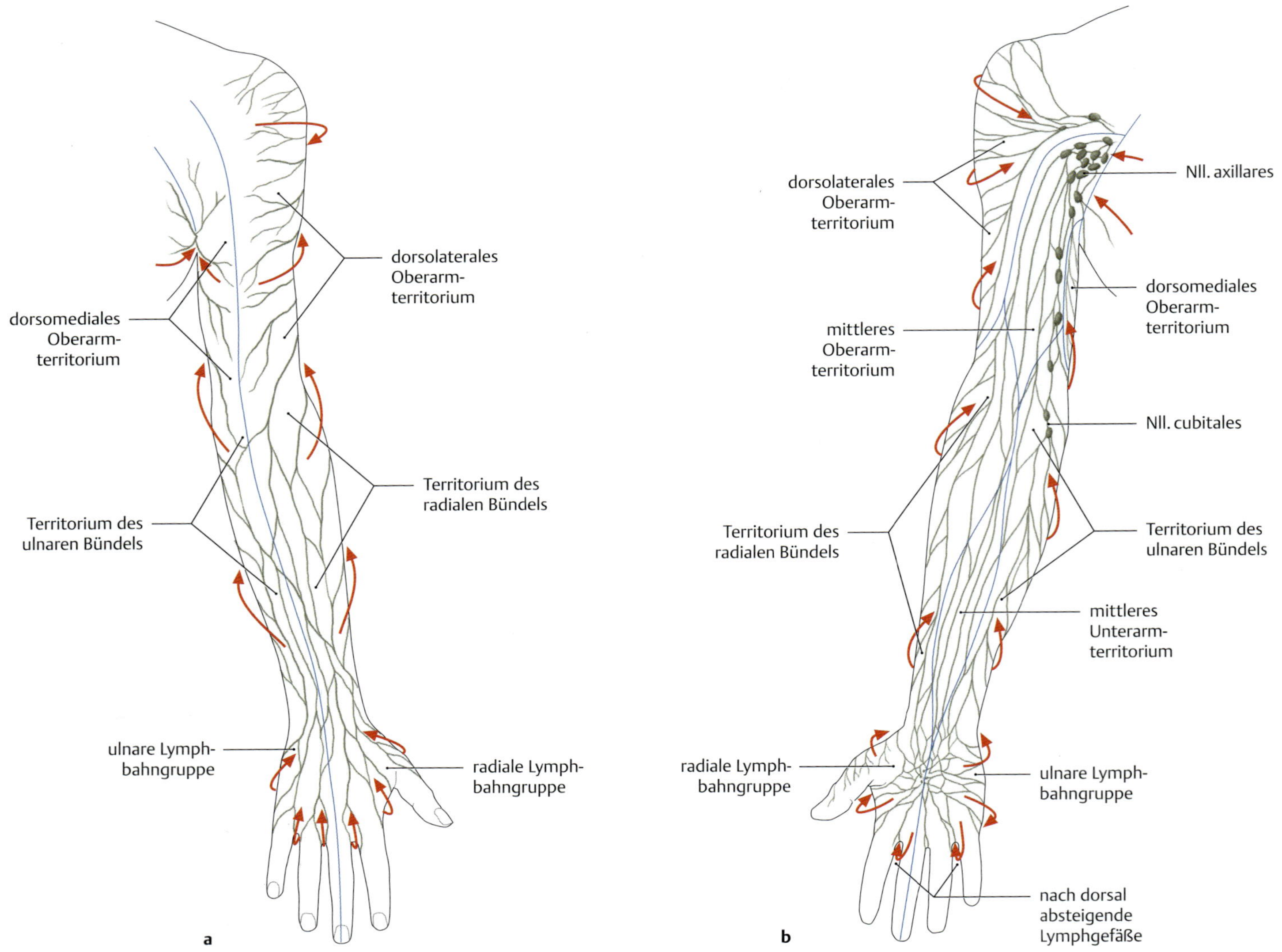

A Lymphgefäße der oberen Extremität (nach Schmidt u. Lanz)
a Ansicht von dorsal; **b** Ansicht von ventral. An der oberen Extremität unterscheidet man:

- oberflächliche (epifasziale) Lymphgefäße (Vasa lymphatica superficialia) und
- tiefe Lymphgefäße (Vasa lymphatica profunda).

Während die tiefen Lymphgefäße zusammen mit den Arterien und tiefen Venen verlaufen, liegen die oberflächlichen Lymphgefäße in der Subkutis, am Unterarm v. a. in der Nachbarschaft der Vv. cephalica und basilica. Zwischen tiefem und oberflächlichem System bestehen zahlreiche Anastomosen. Die Pfeile geben die Hauptfließrichtung an. Entzündungen bzw. Infektionen an der Hand führen in der Regel zu schmerzhaft geschwollenen axillären Lymphknoten, bei einer Mitbeteiligung der Lymphgefäße sind diese als rote Streifen durch die Haut sichtbar (sog. Lymphangitis, „Blutvergiftung").

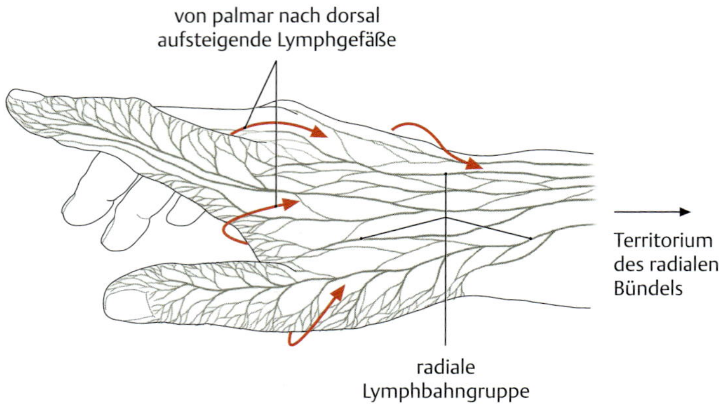

B Lymphdrainage von Daumen, Zeigefinger und Handrücken (nach Schmidt u. Lanz)
Der Lymphabfluss von Daumen, Zeigefinger sowie einem Teil des Mittelfingers erfolgt über eine radiale Gruppe von Lymphgefäßen, die direkt zu den axillären Lymphknoten ziehen. Der Abfluss von den übrigen Fingern erfolgt über eine ulnare Gruppe von Lymphgefäßen (hier nicht dargestellt) die zunächst in den kubitalen Lymphknoten enden.

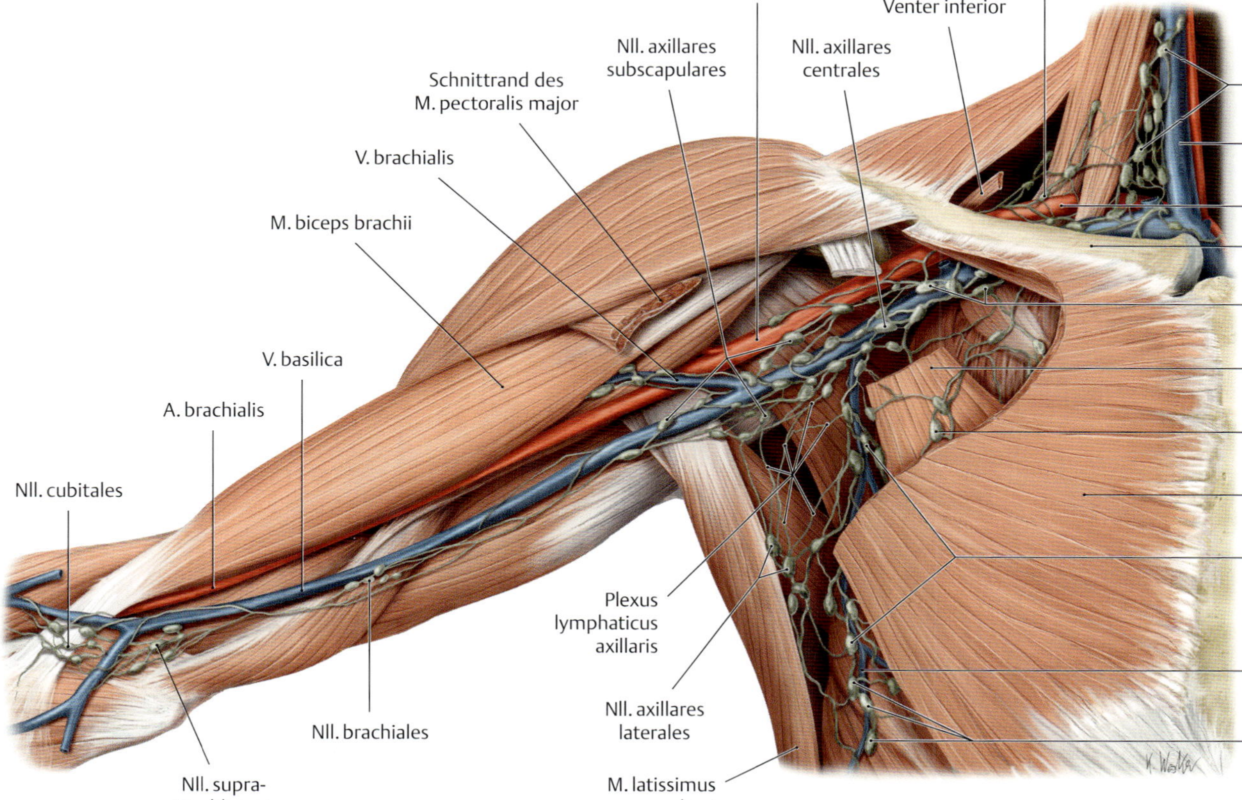

C Regionäre Lymphknoten der rechten oberen Extremität
Ansicht von vorne. Wichtige Lymphknotenstationen für den Arm, den Schultergürtel und die vordere Brustwand sind die Lymphknoten der Achselhöhle *(Nodi lymphoidei axillares)*. Sie bestehen aus 30–60 Lymphknoten, die in einzelne Gruppen unterteilt werden (Levels I–III, s. **E**) und durch Lymphgefäße untereinander in Verbindung stehen. Insgesamt bilden die Lymphgefäße der Achselhöhle einen im Fettgewebe liegenden *Plexus lymphaticus axillaris*. Die abfließende Lymphe sammelt sich im Truncus subclavius (hier nicht dargestellt) und mündet auf der rechten Seite zusammen mit dem Truncus jugularis dexter und dem Truncus bronchomediastinalis dexter über den Ductus lymphaticus dexter in den rechten Venenwinkel (s. S. 202).

D Axilläre Lymphknoten der einzelnen „Levels"
(nach Henne-Bruns, Dürig u. Kremer)

Level I: Untere axilläre Gruppe
(lateral des M. pectoralis minor)
- Nll. axillares pectorales
- Nll. axillares subscapulares
- Nll. axillares laterales
- Nll. paramammarii

Level II: Mittlere axilläre Gruppe
(auf Höhe des M. pectoralis minor)
- Nll. axillares interpectorales
- Nll. axillares centrales

Level III: Obere, infraklavikuläre Gruppe
(medial des M. pectoralis minor)
- Nll. axillares apicales

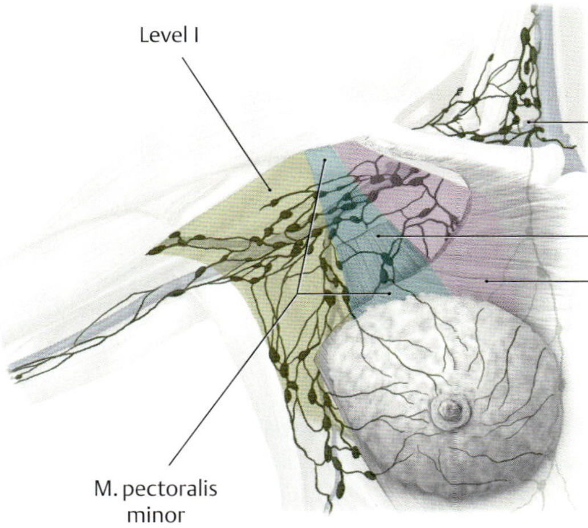

E Lymphknotenetagen („Levels") der Axilla
Die axillären Lymphknoten sind als regionäre Lymphknoten für die Brustdrüse (Mamma) von großer klinischer Bedeutung, da es im Verlauf einer Brustkrebserkrankung zu einer Metastasierung (Absiedlung von Tumorzellen) in die entsprechenden Lymphknoten kommt. Aus onkochirurgischer Sicht werden die axillären Lymphknoten in Etagen oder „Levels" eingeteilt (s. S. 217):

- Level I umfasst alle Lymphknoten lateral des M. pectoralis minor;
- Level II alle auf Höhe des M. pectoralis minor;
- Level III alle medial des M. pectoralis minor (s. S. 314).

4.4 Plexus brachialis: Aufbau

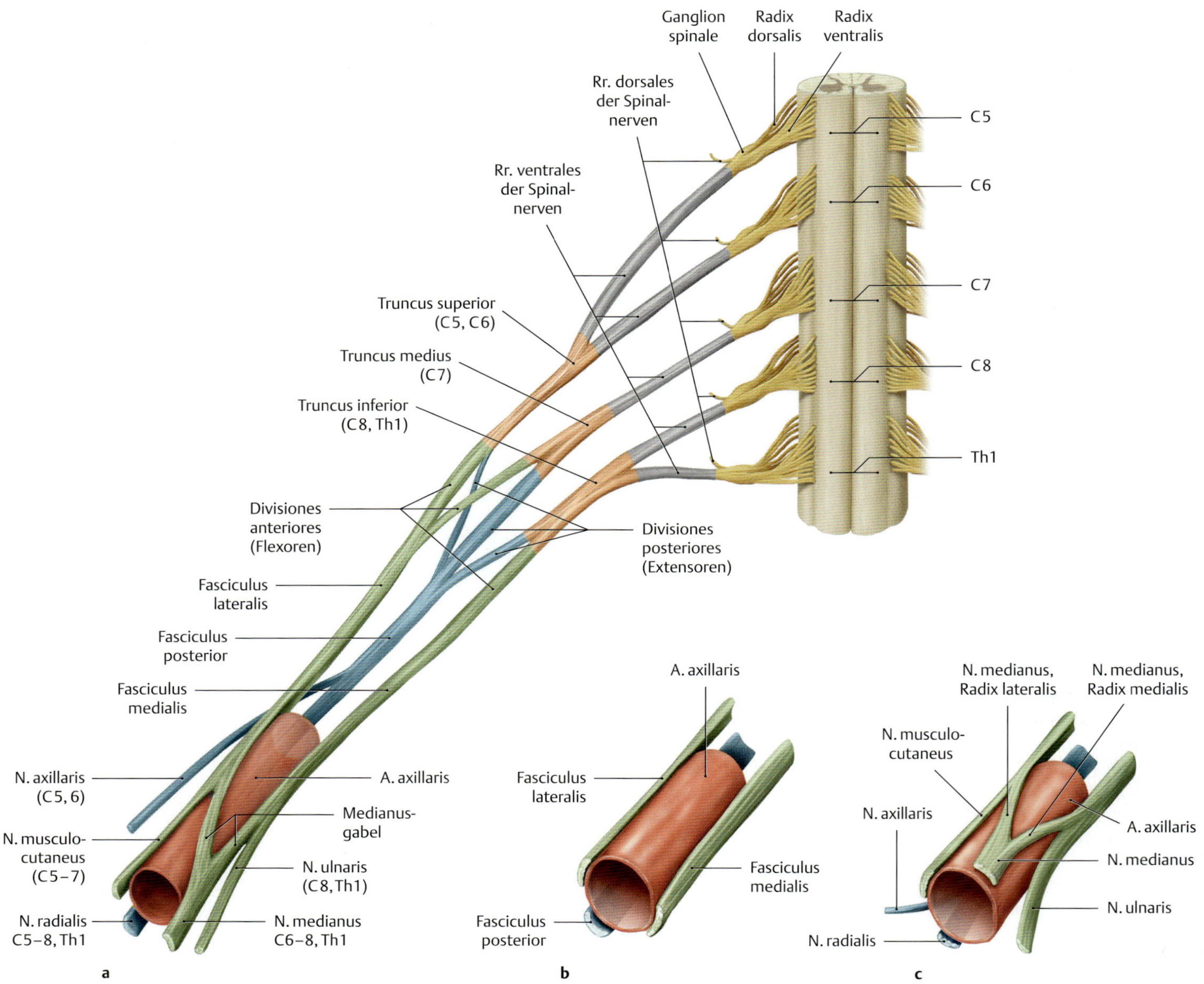

A Schematischer Aufbau des Plexus brachialis

a Bezeichnung und Abfolge der unterschiedlichen Anteile;
b Lage und Benennung der einzelnen Fasciculi in Beziehung zur A. axillaris;
c Aufteilung der Fasciculi in ihre Hauptäste.

B Anzahl und Lokalisation der Hauptbestandteile des Plexus brachialis

Bestandteile	Anzahl	Lokalisation
1. vordere Äste (Rr. ventrales) der Spinalnerven aus den Rückenmarkssegmenten C5–Th1	5	zwischen dem M. scalenus anterior und dem M. scalenus medius (Skalenuslücke)
2. Primärstränge (Truncus superior, medius und inferior)	3	lateral der Skalenuslücke und oberhalb der Clavicula
3. Aufteilungen (Divisiones): drei vordere (Divisiones anteriores) und drei hintere (Divisiones posteriores)	6	dorsal der Clavicula
4. Sekundärstränge (Fasciculus lateralis, medialis und posterior)	3	in der Achselhöhle dorsal vom M. pectoralis minor

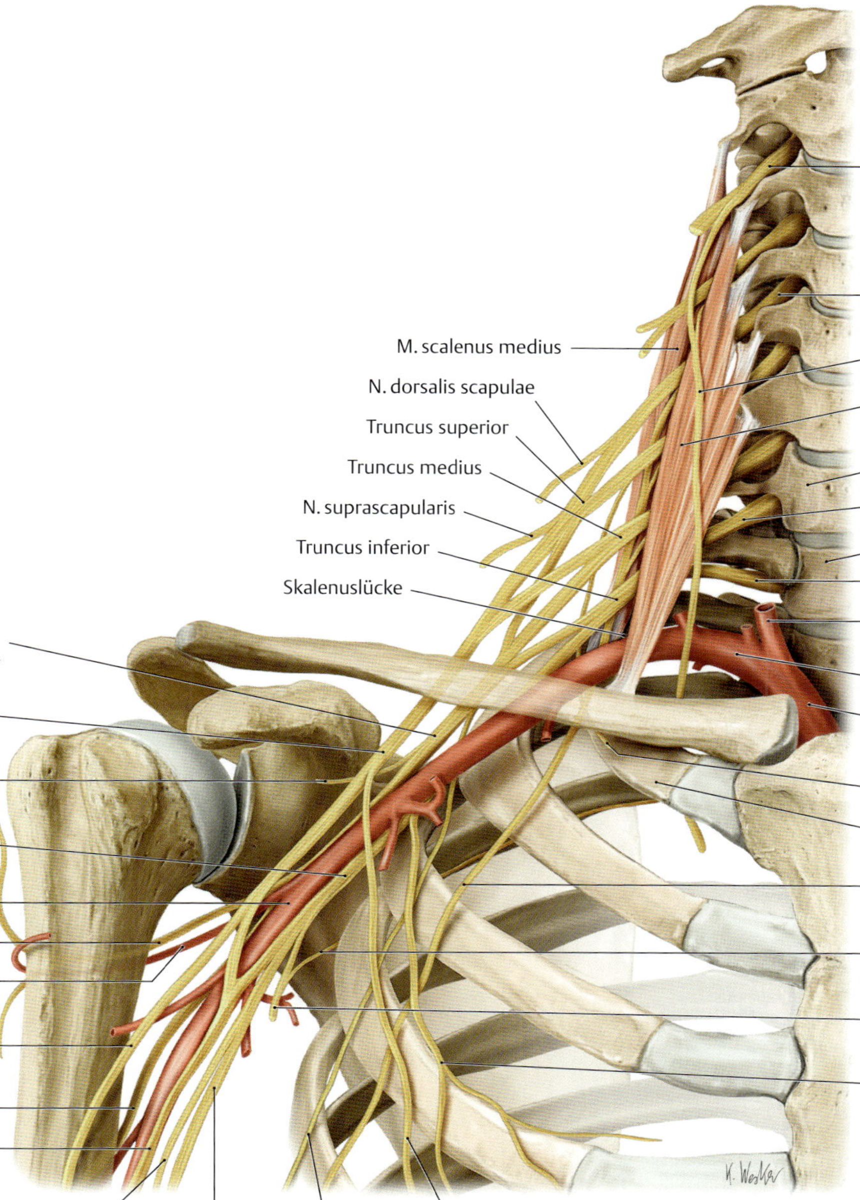

C Verlauf des Plexus brachialis und seine Projektion auf den Thorax nach Durchtritt durch die Skalenuslücke
Rechte Seite, Ansicht von ventral.

D Rückenmarksegmente und Nerven des Plexus brachialis

Rückenmarksegmente der Primärstränge
- Truncus superior C5+C6
- Truncus medius C7
- Truncus inferior C8+Th1

Rückenmarksegmente der Sekundärstränge
- Fasciculus lateralis C5–C7
- Fasciculus medialis C8–Th1
- Fasciculus posterior C5–Th1

Nerven der Pars supraclavicularis
(direkte Äste aus den Rr. ventrales bzw. aus den Trunci)
- N. dorsalis scapulae
- N. thoracicus longus
- N. suprascapularis
- N. subclavius

Nerven der Pars infraclavicularis
(kurze und lange Äste aus den einzelnen Fasciculi)
- Fasciculus lateralis
  - N. musculocutaneus
  - N. pectoralis lateralis
  - N. medianus (Radix lateralis)
- Fasciculus medialis
  - N. medianus (Radix medialis)
  - N. ulnaris
  - N. pectoralis medialis
  - N. cutaneus brachii medialis
  - N. cutaneus antebrachii medialis
- Fasciculus posterior
  - N. radialis
  - N. axillaris
  - N. subscapularis
  - N. thoracodorsalis

4.5 Plexus brachialis: Pars supraclavicularis

A Plexus brachialis – Pars supraclavicularis

Zur Pars supraclavicularis des Plexus brachialis werden alle Nerven gezählt, die im seitlichen Halsdreieck zwischen den Mm. scaleni anterior und medius als direkte Äste aus den Rr. ventrales der Spinalnerven bzw. aus den Trunci hervorgehen. Die einzelnen Nerven der Pars supraclavicularis sind aufgrund ihrer Lage und ihres Verlaufs unterschiedlich stark für Lähmungen und/oder Kompressionen prädisponiert (s. **B–D**).

Nerv	Segment	Innervierter Muskel
N. dorsalis scapulae	C4, 5	• M. levator scapulae • M. rhomboideus major • M. rhomboideus minor
N. suprascapularis	C4–6	• M. supraspinatus • M. infraspinatus
N. thoracicus longus	C5–7	• M. serratus anterior
N. subclavius	C5, 6	• M. subclavius

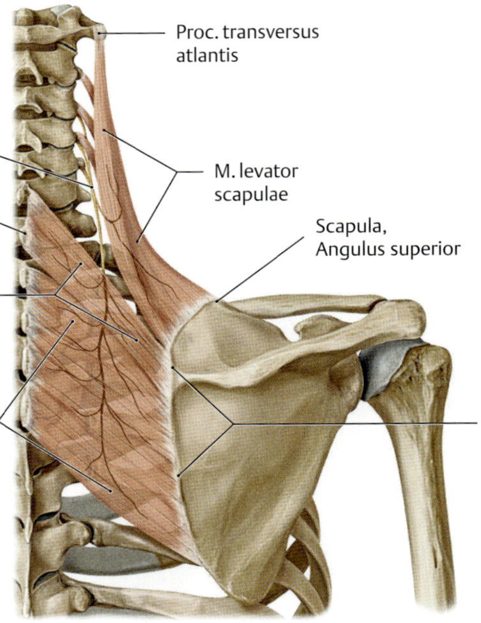

B N. dorsalis scapulae

Eine isolierte Lähmung des N. dorsalis scapulae ist wegen seiner geschützten Lage zwischen den tiefen Nackenmuskeln und dem M. levator scapulae sowie den Mm. rhomboidei äußerst selten.

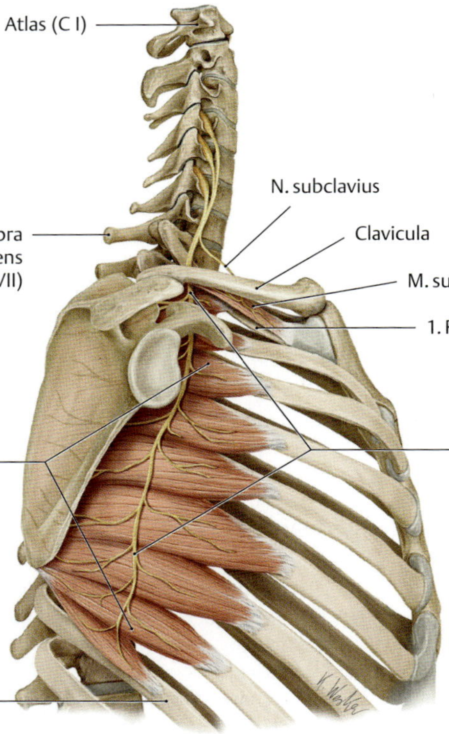

C N. thoracicus longus und N. subclavius

Der lange und oberflächliche Verlauf auf dem M. serratus anterior entlang der lateralen Thoraxwand prädisponiert den N. thoracicus longus zu mechanischen Schädigungen, z. B. durch längeres Tragen eines schweren Rucksackes. Iatrogen kann der Nerv nach Ausräumung von axillären Lymphknoten infolge eines metastasierenden Tumors der Brustdrüse geschädigt werden. Klinisch führt der Ausfall des M. serratus anterior zu einer sog. „*Scapula alata*" durch das Abheben des medialen Skapularandes vom Thorax. Dies wird besonders deutlich beim Anheben des Armes nach vorne. Eine Elevation über 90° ist in der Regel nicht mehr möglich.

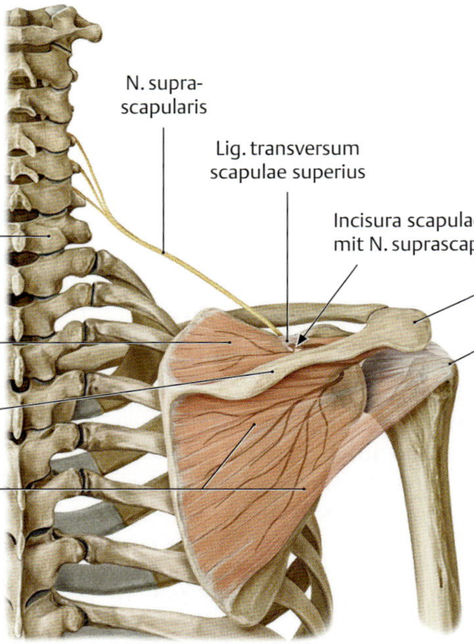

D N. suprascapularis

Verletzungen und chronische Kompressionen des N. suprascapularis (ein eher seltenes Phänomen) führen zu einer Atrophie der Mm. supraspinatus und infraspinatus mit einer Schwäche der Abduktion (Einschränkung v. a. in der Anfangsphase der Abduktion: „Starterfunktion" des M. supraspinatus) und Außenrotation des Armes. Neben einer isolierten Verletzung kann der Nerv in dem osteofibrösen Kanal zwischen Lig. transversum scapulae superius und Incisura scapulae (gelegentlich vollständige Verknöcherung des Kanals) komprimiert werden (Incisura-Scapulae-Syndrom).

E Kompressionssyndrome des Plexus brachialis aufgrund anatomischer Engpässe im Schulterbereich

Auf seinem Weg von den Foramina intervertebralia zu den Armnerven verläuft der Plexus brachialis durch einige Engpässe, in denen er mechanisch beeinträchtigt werden kann. Darüber hinaus kann es durch eine Druckwirkung von außen, z. B. durch Tragen von schweren Lasten, zu einer direkten Kompression des Plexus brachialis kommen. Folgende Kompressionssyndrome werden unterschieden:

1. Skalenus- bzw. Halsrippensyndrom: Verengung der Skalenuslücke durch eine Halsrippe oder Bandstruktur (s. **F**);
2. Kostoklavikuläres Syndrom: Einengung des Raums zwischen 1. Rippe und Clavicula (s. **G**);
3. Hyperabduktionssyndrom: Kompression des Plexus brachialis durch den M. pectoralis minor und den Proc. coracoideus unterhalb des M. pectoralis minor bzw. Proc. coracoideus (s. **H**) bei abduziertem Oberarm;
4. chronische Druckwirkung von außen (z. B. Rucksacklähmung).

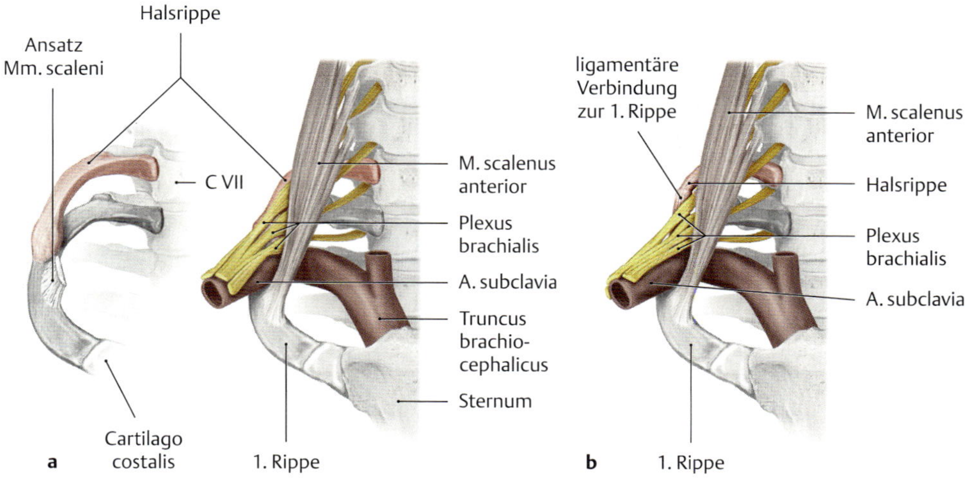

F Skalenussyndrom durch eine enge Skalenuslücke aufgrund einer Halsrippe

Bei etwa 1 % aller Menschen können Halsrippen die Skalenuslücke, die von den Mm. scaleni anterior und medius sowie von der 1. Rippe gebildet wird, einengen. Hierbei werden die mit der A. subclavia durch die Skalenuslücke ziehenden Primärstränge des Plexus brachialis von unten bzw. hinten komprimiert, wodurch der Gefäß-Nerven-Strang mehr oder weniger gespannt verläuft. Fehlt einer kurzen Halsrippe der knöcherne Kontakt zur 1. Rippe (**b**), tritt an seine Stelle häufig eine Bandstruktur, die dann ebenfalls zu einer Kompression des Gefäß-Nerven-Stranges führt. Im Vordergrund stehen in den Arm ausstrahlende Schmerzen, bevorzugt an der ulnaren Handseite, sowie Durchblutungsstörungen durch eine mechanische Reizung des periarteriellen sympathischen Geflechts der A. subclavia.

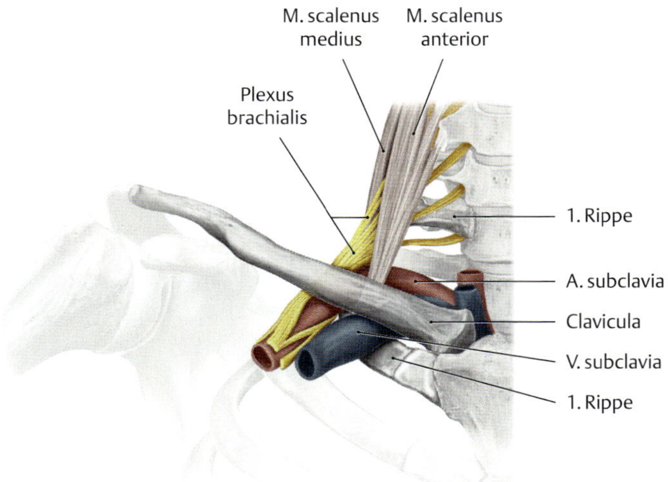

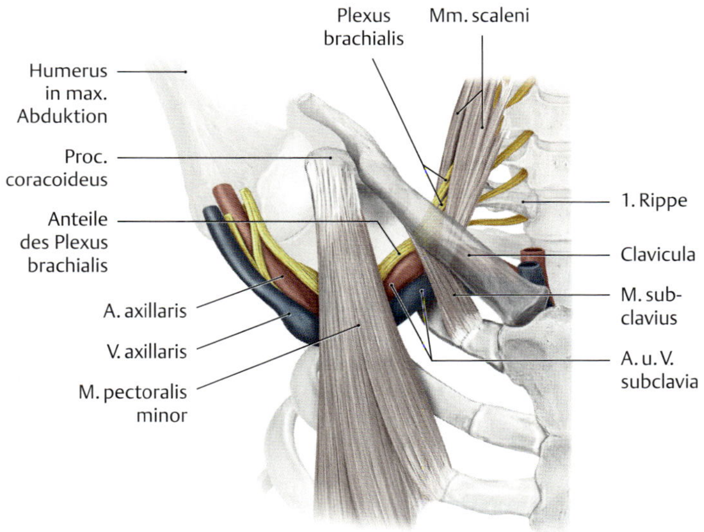

G Kostoklavikuläres Syndrom durch Kompression des Gefäß-Nerven-Stranges zwischen 1. Rippe und Clavicula

Eine Einengung des kostoklavikulären Raumes ist selten und findet sich meist bei Personen mit entweder hängenden Schultern, ausgeprägtem Flachrücken, retrahierten Schultern (schweres Lastentragen auf den Schultern) oder bei einer deformierten 1. Rippe bzw. nach einer Klavikularfraktur. Durch Senken und Zurücknehmen des Schultergürtels kann eine mögliche Einengung verstärkt werden. Die Patienten klagen über ähnliche Symptome wie beim Skalenussyndrom, zusätzlich können Zeichen einer venösen Stauung durch Behinderung des Rückflusses über die V. subclavia auftreten.

H Hyperabduktionssyndrom durch Kompression des Gefäß-Nerven-Stranges unterhalb des M. pectoralis minor bzw. des Proc. coracoideus

Dieses *seltene* Kompressionssyndrom tritt – bei einer bestehenden Enge in diesem Bereich – nach maximaler Abduktion bzw. Elevation des entsprechenden Armes auf. Als Provokationstest wird der Arm nach kranial und dorsal gezogen und dort gehalten. Normalerweise sollte auch nach 1–2 Min. der Radialispuls gut fühlbar sein und nicht über ausstrahlende Schmerzen geklagt werden.

4.6 Plexus brachialis: Pars infraclavicularis – Übersicht und kurze Äste

A Plexus brachialis – Pars infraclavicularis
Zur Pars infraclavicularis des Plexus brachialis werden alle Nerven gezählt, die den Plexus bereits auf Höhe der Fasciculi verlassen (sog. *kurze Äste*) oder als Endäste der einzelnen Fasciculi zum Arm ziehen (sog. *lange Äste*). Hier werden zunächst die kurzen Äste dargestellt; zu den langen Ästen vgl. die nachfolgenden Seiten.

Nerv	Segment	Innervierter Muskel	Hautäste
Teil I: Kurze Äste			
• N. subscapularis	C5–8	• M. subscapularis • M. teres major	–
• N. thoracodorsalis	C6–8	• M. latissimus dorsi	–
• Nn. pectorales medialis und lateralis	C5–Th1	• M. pectoralis major • M. pectoralis minor	–
• N. cutaneus brachii medialis	Th1	–	• N. cutaneus brachii medialis
• N. cutaneus antebrachii medialis	C8–Th1	–	• N. cutaneus antebrachii medialis
• Nn. intercostobrachiales*	Th2–3	–	• Rr. cutanei laterales
Teil II: Lange Äste			
• N. musculocutaneus (s. S. 380)	C5–7	• M. coracobrachialis • M. biceps brachii • M. brachialis	• N. cutaneus antebrachii lateralis
• N. axillaris (s. S. 381)	C5–6	• M. deltoideus • M. teres minor	• N. cutaneus brachii lateralis superior
• N. radialis (s. S. 382)	C5–Th1	• M. triceps brachii • M. anconeus • M. supinator • M. brachioradialis • M. extensor carpi radialis longus • M. extensor carpi radialis brevis • M. extensor digitorum • M. extensor digiti minimi • M. extensor carpi ulnaris • M. extensor pollicis longus • M. extensor pollicis brevis • M. extensor indicis • M. abductor pollicis longus	• N. cutaneus brachii lateralis inferior • N. cutaneus brachii posterior • N. cutaneus antebrachii posterior • R. superficialis n. radialis
• N. medianus (s. S. 386)	C6–Th1	• M. pronator teres • M. pronator quadratus • M. palmaris longus • M. flexor carpi radialis • M. flexor pollicis longus • M. flexor digitorum profundus (½) • M. flexor digitorum superficialis • M. abductor pollicis brevis • M. opponens pollicis • M. flexor pollicis brevis (Caput superficiale) • Mm. lumbricales I und II	• R. palmaris n. mediani • Nn. digitales palmares communes und proprii
• N. ulnaris (s. S. 384)	C8–Th1	• M. flexor carpi ulnaris • M. flexor digitorum profundus (½) • M. palmaris brevis • M. flexor digiti minimi brevis • M. abductor digiti minimi • M. opponens digiti minimi • M. adductor pollicis • M. flexor pollicis brevis (Caput profundum) • Mm. interossei palmares und dorsales • Mm. lumbricales III und IV	• R. palmaris n. ulnaris • R. dorsalis n. ulnaris • Nn. digitales dorsales • Nn. digitales palmares communes und proprii

* lagern sich als Hautäste des 2. und 3. Interkostalnervs dem N. cutaneus brachii medialis an

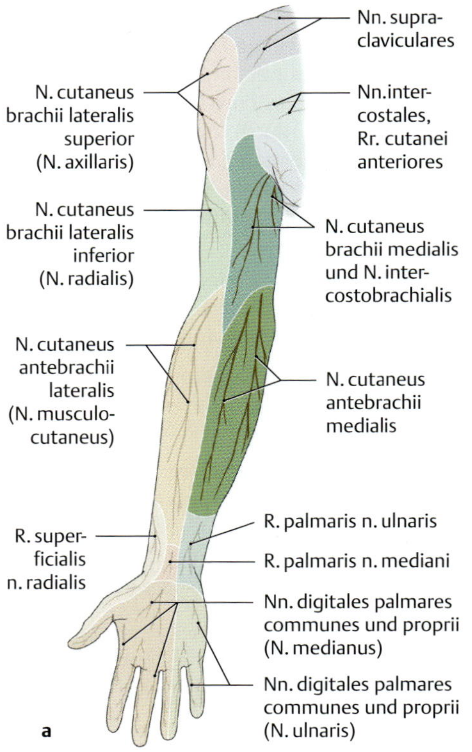

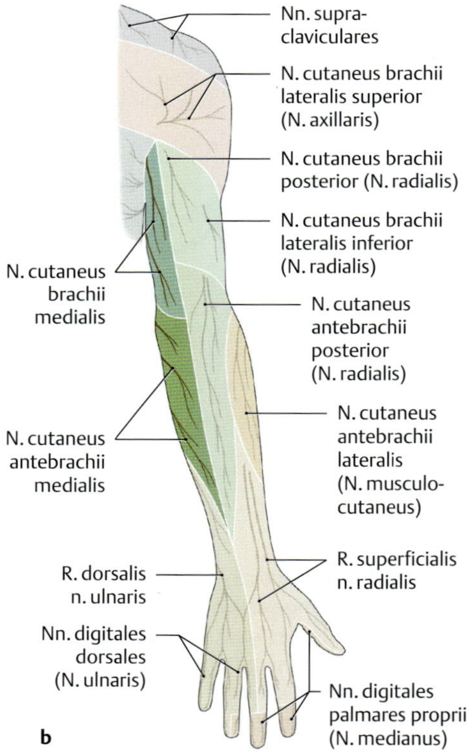

B Sensible Innervationsgebiete des N. cutaneus brachii medialis und des N. cutaneus antebrachii medialis am rechten Arm
a Ansicht von ventral; **b** Ansicht von dorsal.

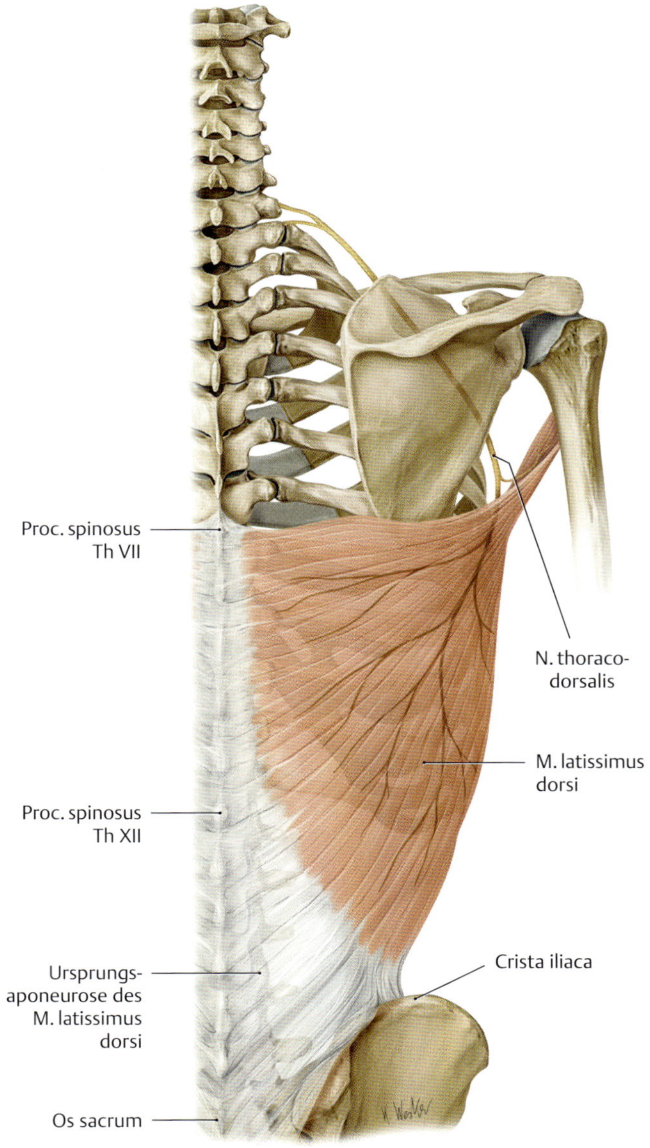

C N. thoracodorsalis
Rechte Seite, Ansicht von dorsal.

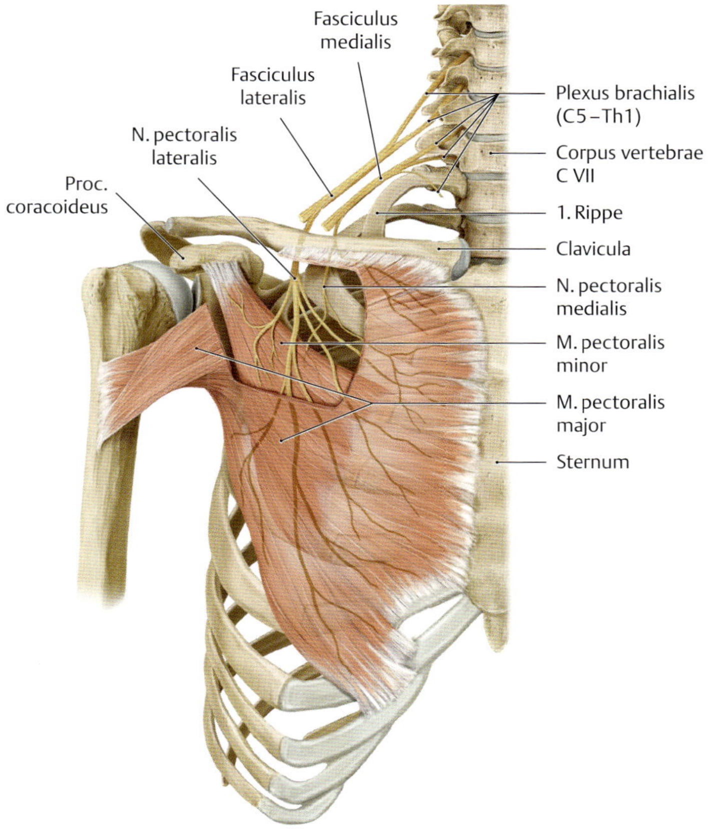

D Nn. pectorales medialis und lateralis
Rechte Seite, Ansicht von ventral.

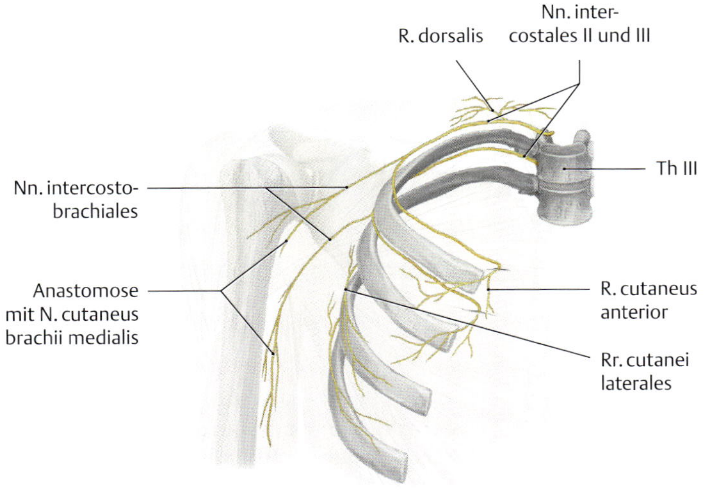

E Herkunft und Hautinnervation der Nn. intercostobrachiales am rechten Oberarm
Ansicht von ventral.

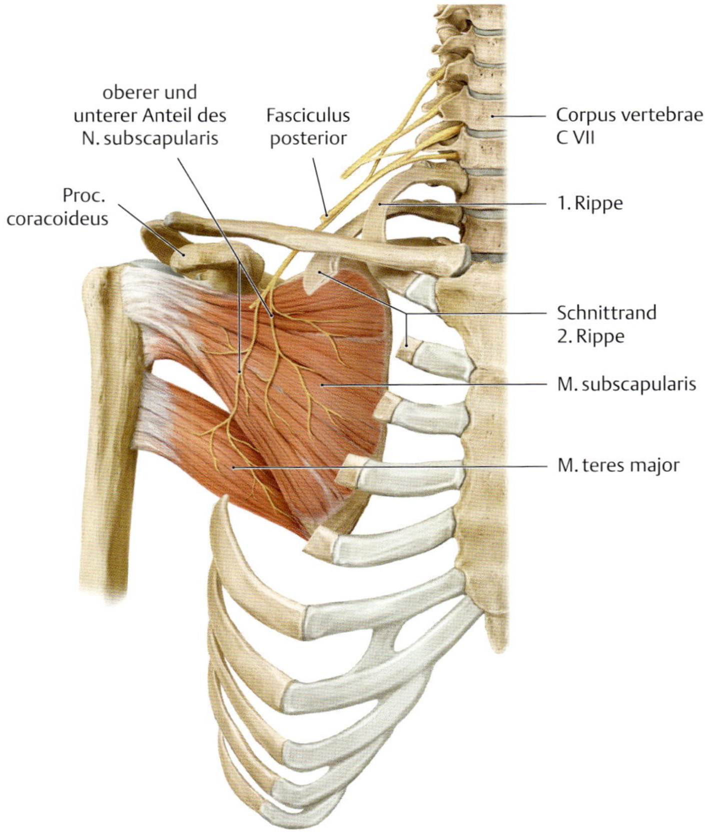

F N. subscapularis
Rechte Seite, Ansicht von ventral. Die Rippen sind teilweise entfernt.

4.7 Plexus brachialis: Pars infraclavicularis – N. musculocutaneus und N. axillaris

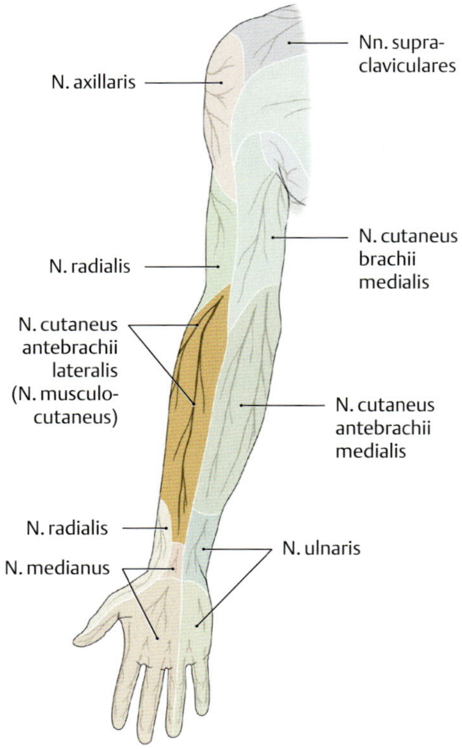

A Sensibles Innervationsgebiet des N. cutaneus antebrachii lateralis
Ansicht von ventral.

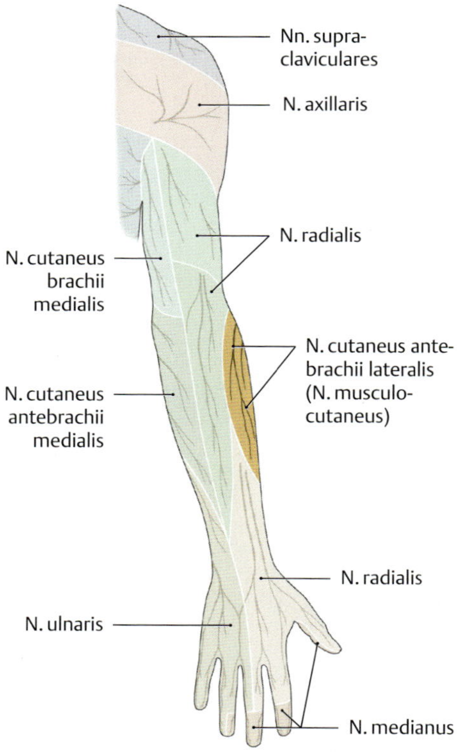

B Sensibles Innervationsgebiet des N. cutaneus antebrachii lateralis
Ansicht von dorsal.

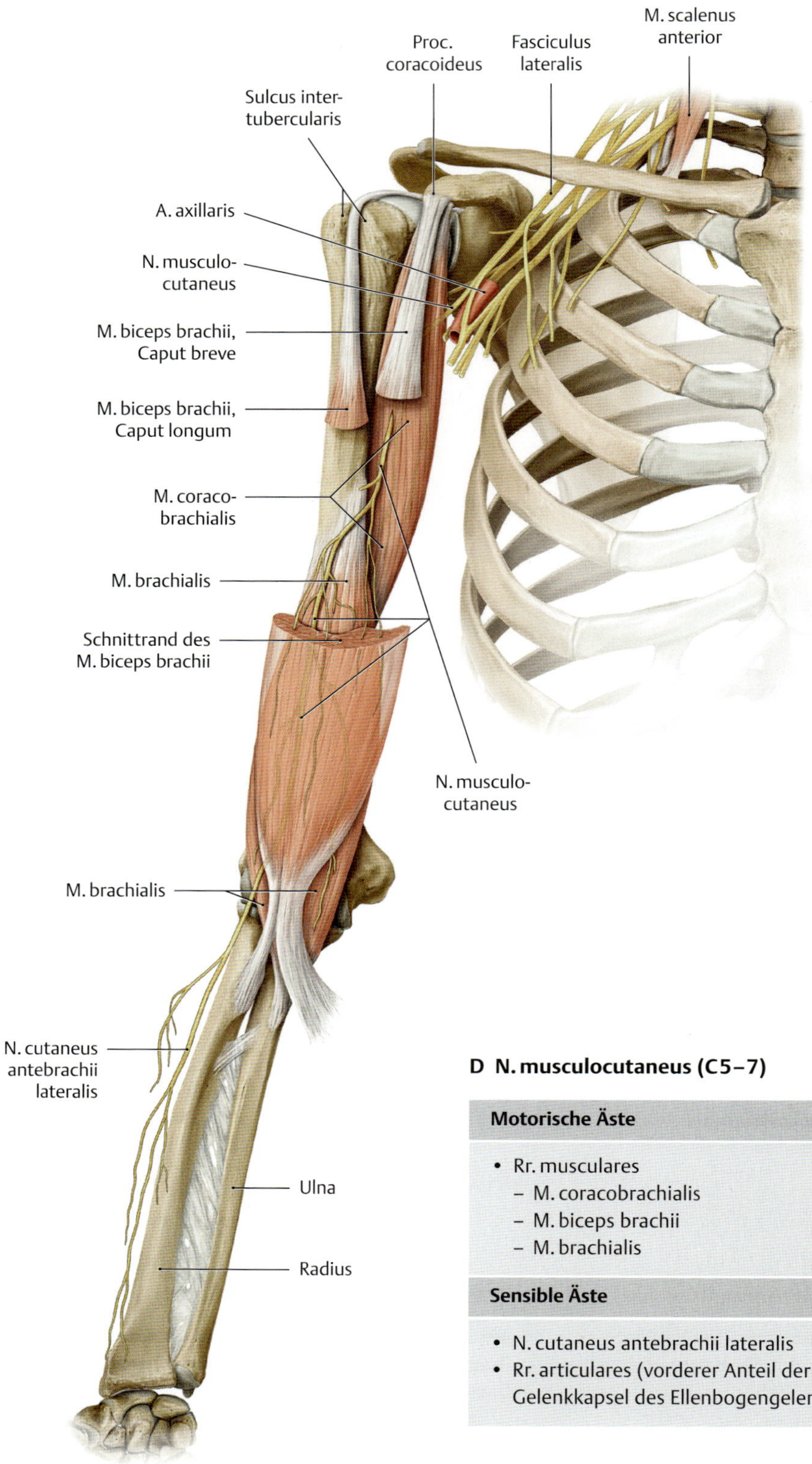

C Verlauf des N. musculocutaneus nach Verlassen des Fasciculus lateralis des Plexus brachialis
Rechte obere Extremität, Ansicht von ventral. Der N. musculocutaneus verlässt als gemischter Nerv (= mit motorischen und sensiblen Ästen) den Fasciculus lateralis in Höhe des lateralen Randes des M. pectoralis minor (hier nicht dargestellt) und tritt nach kurzem Verlauf durch den M. coracobrachialis hindurch. Danach verläuft der Nerv zwischen dem M. biceps brachii und dem M. brachialis bis zur Ellenbeuge und versorgt mit seinem sensiblen Endast die Haut an der Radialseite des Unterarms.

D N. musculocutaneus (C5–7)

Motorische Äste
• Rr. musculares – M. coracobrachialis – M. biceps brachii – M. brachialis
Sensible Äste
• N. cutaneus antebrachii lateralis • Rr. articulares (vorderer Anteil der Gelenkkapsel des Ellenbogengelenkes)

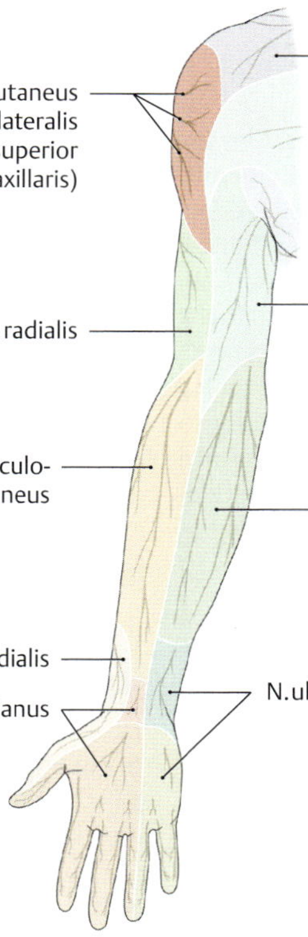

E Sensibles Innervationsgebiet des N. cutaneus brachii lateralis superior
Ansicht von ventral.

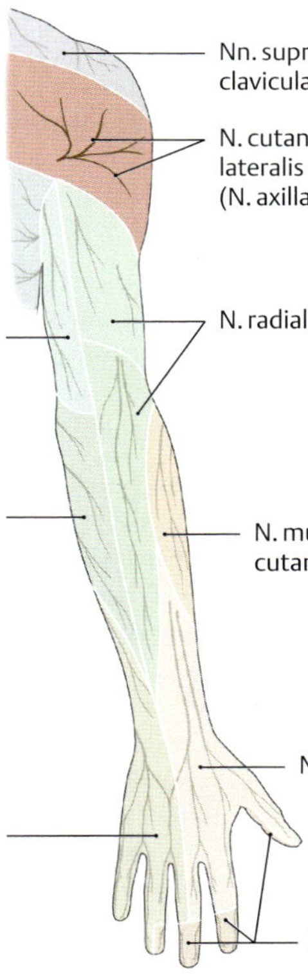

F Sensibles Innervationsgebiet des N. cutaneus brachii lateralis superior
Ansicht von dorsal.

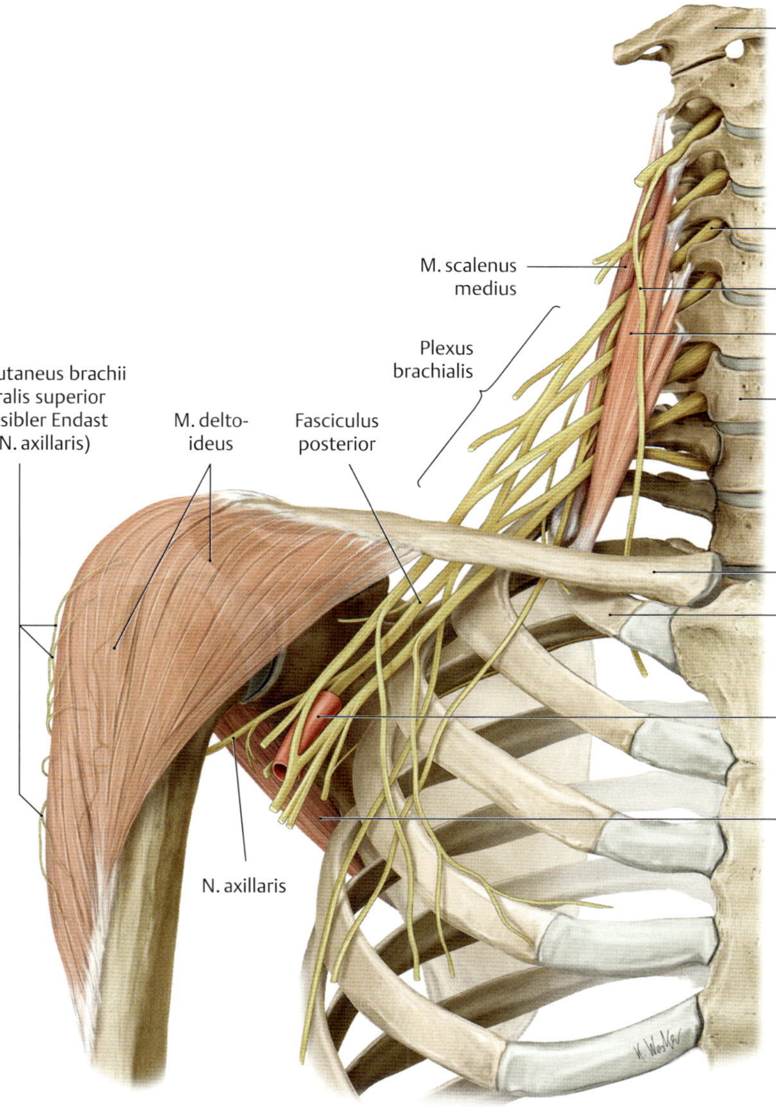

G Verlauf des N. axillaris nach Verlassen des Fasciculus posterior des Plexus brachialis
Rechte obere Extremität, Ansicht von vorne. Der N. axillaris verlässt als gemischter Nerv den Fasciculus posterior und verläuft in der Tiefe der Achselhöhle direkt unter dem Schultergelenk nach dorsal, um durch die laterale Achsellücke und entlang des Collum chirurgicum auf die Hinterseite des proximalen Humerus zu gelangen. Mit seinem sensiblen Endast innerviert er die Haut über dem M. deltoideus. Eine *isolierte Axillarisparese* kann nach einer nach vorne-unten gerichteten Schultergelenksluxation (bzw. iatrogen nach unvorsichtigem Repositionsversuch), nach einer Humerushalsfraktur auf Höhe des Collum chirurgicum sowie nach anhaltendem Druck von Axillarkrücken (Achselgehstützen) auftreten. Nicht selten innerviert der N. axillaris – zusätzlich zum N. radialis – das Caput longum des M. triceps brachii.

H N. axillaris (C5 und C6)

Motorische Äste
• Rr. musculares – M. deltoideus – M. teres minor
Sensibler Ast
• N. cutaneus brachii lateralis superior

4.8 Plexus brachialis: Pars infraclavicularis – N. radialis

A N. radialis (C5–Th1)

Motorische Äste

- Rr. musculares (aus dem N. radialis)
  - M. triceps brachii
  - M. anconeus
  - M. brachioradialis
  - M. extensor carpi radialis longus
  - M. extensor carpi radialis brevis
- R. profundus (Endast: N. interosseus posterior)
  - M. supinator
  - M. extensor digitorum
  - M. extensor digiti minimi
  - M. extensor carpi ulnaris
  - M. extensor pollicis longus
  - M. extensor pollicis brevis
  - M. extensor indicis
  - M. abductor pollicis longus

Sensible Äste

- Rr. articulares (aus dem N. radialis)
  - Gelenkkapsel des Schultergelenkes
- Rr. articulares (aus dem N. interosseus posterior)
  - Gelenkkapsel des Handgelenkes und der vier radialen Fingergrundgelenke
- N. cutaneus brachii posterior
- N. cutaneus brachii lateralis inferior
- N. cutaneus antebrachii posterior
- R. superficialis
  - Nn. digitales dorsales
  - R. communicans ulnaris

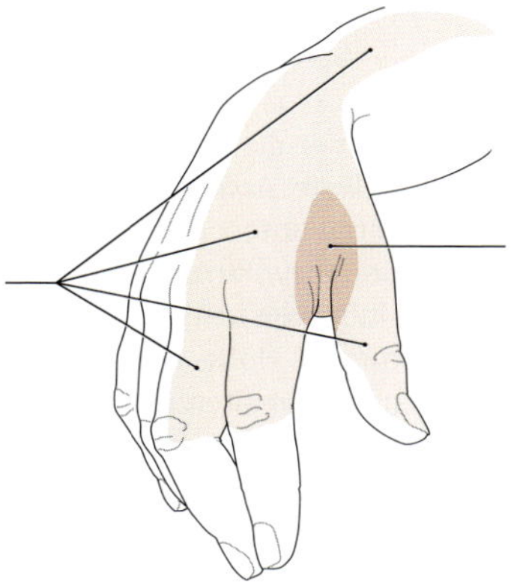

C Fallhand nach proximalen und mittleren Nervus-radialis-Läsionen

Wird der N. radialis geschädigt, kann der Patient den Handrücken nicht mehr anheben, man spricht von einer Fallhand. Neben der Fallhand findet man einen sensiblen Ausfall an der Radialseite des Handrückens, der Streckseite des Daumens, des Zeigefingers und des radialseitigen Mittelfingers bis zum Mittelgelenk. Die Sensibilitätsstörungen sind häufig auf das Autonomgebiet des Nervs (Spatium interosseum zwischen Daumen und Zeigefinger) beschränkt.

B Traumatische Schäden und Kompressionssyndrome des N. radialis an der freien oberen Extremität

Der N. radialis kann in seinem gesamten Verlauf durch Verletzungen und/oder chronische Druckeinwirkung geschädigt werden. Das klinische Bild hängt dabei entscheidend vom *Läsionsort* ab. Grundsätzlich gilt, je weiter proximal die Läsionsstelle liegt, um so mehr Streckermuskeln sind betroffen. Charakteristisch für proximale („hohe") Läsionen ist die sog. *Fallhand* (s. **C**), wobei eine Streckung weder im Handgelenk noch in den Fingergrundgelenken möglich ist. Je nach Läsionsort kommt es ebenfalls zu sensiblen Störungen (Schmerzen, Parästhesien und Taubheitsgefühlen) besonders im autonomen Gebiet des R. superficialis im Bereich des radialen Handrückens (1. Spatium interosseum zwischen Daumen und Zeigefinger).

Proximale Nervus-radialis-Läsion

- Chronischer Druck in der Axilla, z. B. infolge einer Krückenlähmung („amerikanische Krücke").
  Klinisches Bild: typische Fallhand und *Ausfall des M. triceps brachii* (Sensibilitätsstörungen vorhanden).
- Traumatische Läsion bei Humerusschaftfrakturen auf Höhe des Sulcus n. radialis (Canalis spiralis).
  Klinisches Bild: in der Regel typische Fallhand *ohne Beteiligung des M. triceps brachii,* da die Rr. musculares für die Innervation des M. triceps brachii den N. radialis bereits vor Eintritt in den Sulcus n. radialis verlassen (Sensibilitätsstörungen jedoch vorhanden).
- Chronischer Druck auf den N. radialis auf seiner knöchernen Unterlage im Sulcus n. radialis (z. B. während des Schlafes, bei der Narkose durch falsche Lagerung des Patienten, durch überschießende Kallusbildung nach einer Fraktur, durch Sehnenbrücken des Caput laterale vom M. triceps brachii), häufig als sog. Parkbanklähmung *(„Paralysie des amoureux")* bezeichnet.
  Klinisches Bild: Fallhand *ohne Beteiligung des M. triceps brachii* mit meist günstiger Prognose und Rückbildung der Druckparesen innerhalb weniger Tage (Sensibilitätsstörungen vorhanden).

Mittlere Nervus-radialis-Läsion

- Chronischer Druck auf den N. radialis während seines Durchtritts durch das Septum intermusculare laterale sowie seiner Passage im Radialistunnel, z. B. durch überbrückende Gefäße und Bindegewebssepten.
  Klinisches Bild: Fallhand mit Sensibilitätsstörungen.

Distale Nervus-radialis-Läsion

- Kompression des R. profundus am Eintritt in den Supinatorkanal durch eine scharfrandige Sehne des Pars superficialis des M. supinator (Frohse-Arkade): Supinatorsyndrom bzw. distales Radialiskompressionssyndrom.
  Klinisches Bild: keine typische Fallhand und keine Sensibilitätsstörungen im Bereich der Hand (vor Eintritt in den Supinatorkanal Abgabe des rein sensiblen R. superficialis sowie der Rr. musculares für die Mm. supinator, brachioradialis, extensor carpi radialis longus und brevis). Paresen der Mm. extensores pollicis brevis und longus, abductor pollicis longus, extensor digitorum, extensor indicis und extensor carpi ulnaris.
- Traumatische Schädigung des R. profundus infolge Radiusluxation oder Radiusfraktur.
  Klinisches Bild: keine Fallhand und keine Sensibilitätsstörungen.

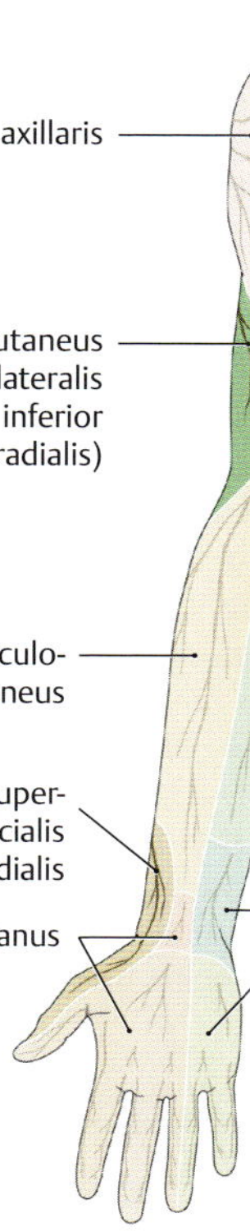

D Sensibles Innervationsgebiet des N. radialis
Ansicht von ventral.

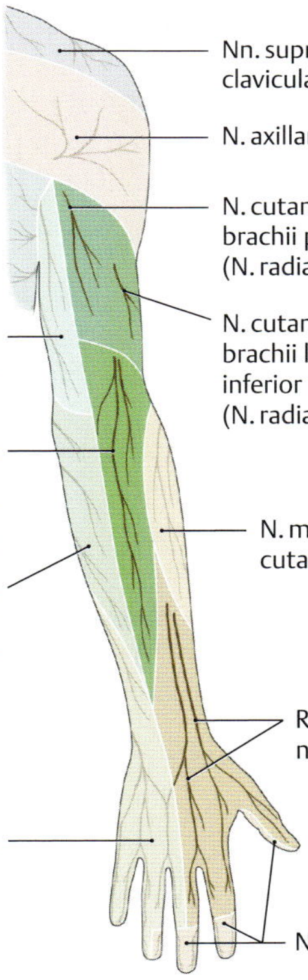

E Sensibles Innervationsgebiet des N. radialis
Ansicht von dorsal.

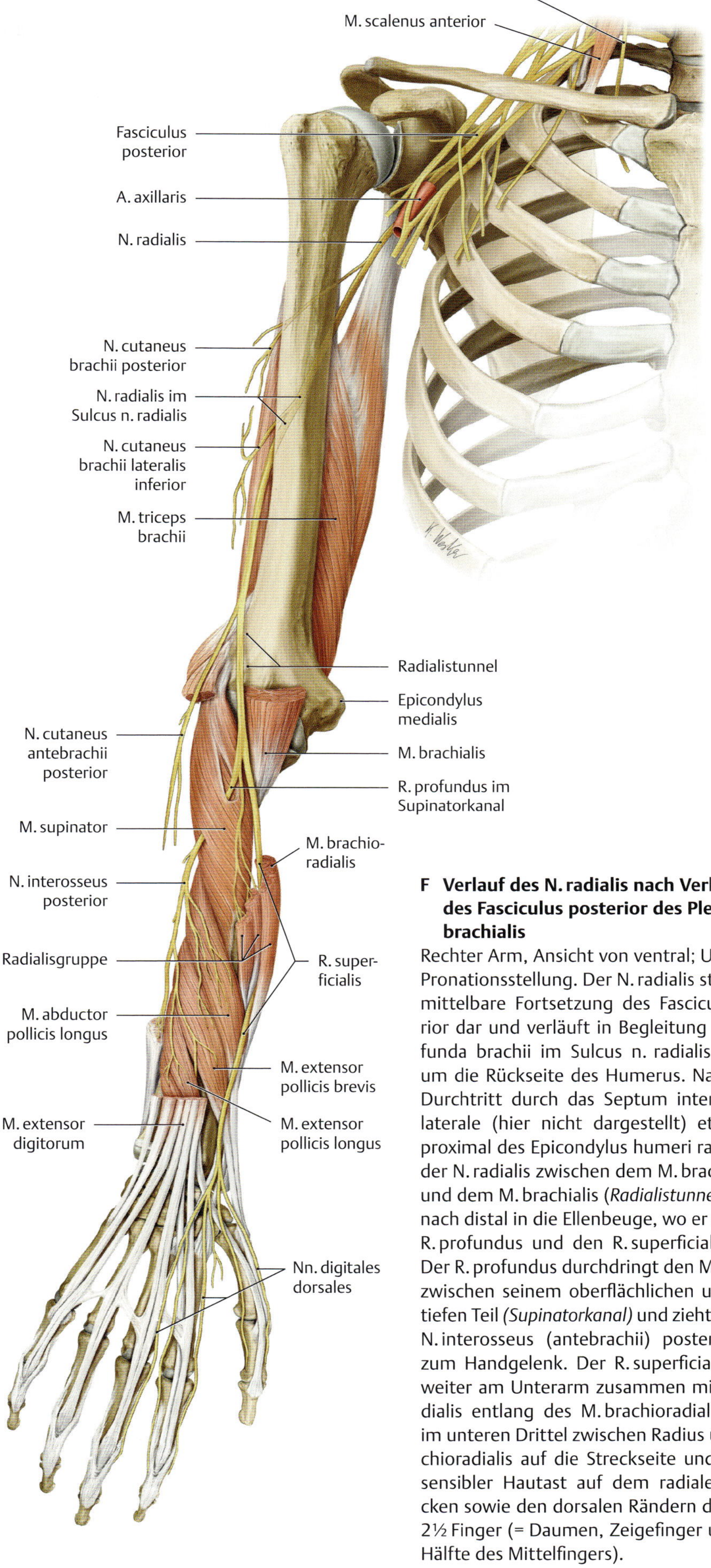

F Verlauf des N. radialis nach Verlassen des Fasciculus posterior des Plexus brachialis

Rechter Arm, Ansicht von ventral; Unterarm in Pronationsstellung. Der N. radialis stellt die unmittelbare Fortsetzung des Fasciculus posterior dar und verläuft in Begleitung der A. profunda brachii im Sulcus n. radialis schraubig um die Rückseite des Humerus. Nach seinem Durchtritt durch das Septum intermusculare laterale (hier nicht dargestellt) etwa 10 cm proximal des Epicondylus humeri radialis zieht der N. radialis zwischen dem M. brachioradialis und dem M. brachialis (*Radialistunnel*, s. S. 406) nach distal in die Ellenbeuge, wo er sich in den R. profundus und den R. superficialis aufteilt. Der R. profundus durchdringt den M. supinator zwischen seinem oberflächlichen und seinem tiefen Teil *(Supinatorkanal)* und zieht als dünner N. interosseus (antebrachii) posterior weiter zum Handgelenk. Der R. superficialis verläuft weiter am Unterarm zusammen mit der A. radialis entlang des M. brachioradialis, gelangt im unteren Drittel zwischen Radius und M. brachioradialis auf die Streckseite und endet als sensibler Hautast auf dem radialen Handrücken sowie den dorsalen Rändern der radialen 2½ Finger (= Daumen, Zeigefinger und radiale Hälfte des Mittelfingers).

4.9 Plexus brachialis: Pars infraclavicularis – N. ulnaris

A N. ulnaris (C8–Th1)

Motorische Äste

- Rr. musculares (direkt aus dem N. ulnaris)
  - M. flexor carpi ulnaris
  - M. flexor digitorum profundus (ulnarer Teil)
- R. muscularis (aus dem R. superficialis)
  - M. palmaris brevis
- Rr. musculares (aus dem R. profundus)
  - M. abductor digiti minimi
  - M. flexor digiti minimi brevis
  - M. opponens digiti minimi
  - Mm. lumbricales III und IV
  - Mm. interossei palmares und dorsales
  - M. adductor pollicis
  - M. flexor pollicis brevis (Caput profundum)

Sensible Äste

- Rr. articulares
  - Gelenkkapsel des Ellenbogengelenks sowie der Hand- und Fingergrundgelenke
- R. dorsalis n. ulnaris (Endäste: Nn. digitales dorsales)
- R. palmaris n. ulnaris
- N. digitalis palmaris proprius (aus dem R. superficialis)
- N. digitalis palmaris communis IV (aus dem R. superficialis; Endäste: Nn. digitales palmares proprii)

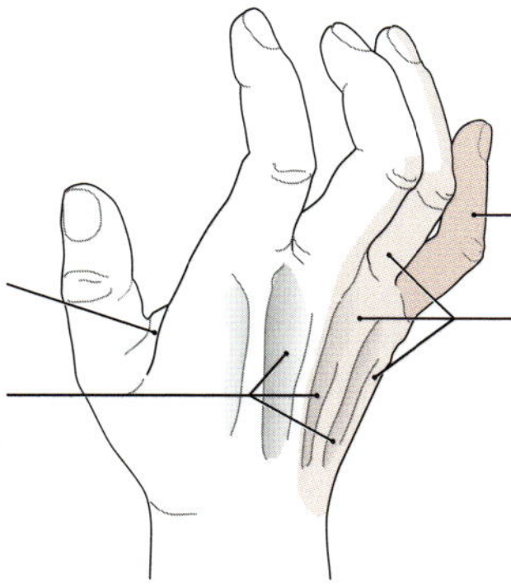

C Krallenhand nach Nervus-ulnaris-Läsionen
Neben der typischen Krallenstellung der Finger fallen v. a. durch die Atrophie der Mm. interossei die eingesunkenen Zwischenknochenbereiche der Mittelhand auf. Die Sensibilitätsstörungen sind häufig auf den kleinen Finger beschränkt (Autonomgebiet des N. ulnaris).

B Traumatische Schäden und Kompressionssyndrome des N. ulnaris am Arm

Die Nervus-ulnaris-Parese ist die *häufigste periphere Nervenlähmung*, sowohl unter den traumatischen als auch unter den nicht unmittelbar traumatischen Läsionen. Charakteristisch für eine Ulnarisläsion ist die sog. *„Krallenhand"* (s. **C**), eine Fehlhaltung der Hand, bei der durch den *Ausfall der Mm. interossei* die Finger im Grundgelenk überstreckt und in den Mittel- und Endgelenken leicht gebeugt sind. Diese Krallenstellung ist am Zeige- und Mittelfinger am wenigsten ausgeprägt, da bei diesen Fingern die Fehlstellung durch die medianusinnervierten Mm. lumbricales I und II teilweise kompensiert wird. Eine ausgeprägte Haltungsanomalie weist der Daumen auf, der durch den Ausfall des M. adductor pollicis und das Überwiegen der Mm. extensor pollicis longus und abductor pollicis longus deutlich überstreckt ist. Zusätzlich zu dieser typischen Fehlhaltung kommt es nach 2–3 Monaten zu einer Atrophie der Mm. interossei, insbesondere im 1. Spatium interosseum sowie zu einer Hypothenaratrophie. Sensibilitätsstörungen findet man im ulnaren Handbereich, an der ulnaren Hälfte des Ringfingers und am gesamten Kleinfinger.

Proximale Nervus-ulnaris-Läsion

- Traumatische Schädigung v. a. am Ellenbogengelenk durch seinen exponierten Verlauf im Sulcus n. ulnaris (z. B. Druckschädigung beim Aufstützen des Armes), durch Luxationen des Nervs aus seinem Sulcus sowie durch Gelenkverletzungen bei Frakturen.
- Chronische Druckeinwirkung auf den Nerv im Sulcus n. ulnaris infolge degenerativer oder entzündlicher Veränderung im Ellenbogengelenk sowie durch chronischen Zug am Nerv bei kontinuierlicher Beugung und Streckung (Sulcus-ulnaris-Syndrom).
- Kompressionsmöglichkeit zwischen den Ursprungssehnen des M. flexor carpi ulnaris (Kubitaltunnelsyndrom).
  Klinisches Bild: Krallenhand und Sensibilitätsstörungen.

Mittlere Nervus-ulnaris-Läsion

- Traumatische Schädigung im Bereich des Handgelenkes, z. B. durch Schnittverletzungen.
- Chronische Druckeinwirkung auf den N. ulnaris am Handgelenk in der Guyon-Loge, einem osteofibrösen Kanal zwischen Lig. carpi palmare, Os pisiforme und Retinaculum musculorum flexorum (Guyon-Logen-Syndrom, s. S. 419).
  Klinisches Bild: Krallenhand und Sensibilitätsstörungen mit Ausnahme der Hypothenarregion (R. palmaris intakt).

Distale Nervus-ulnaris-Läsion

- Kompression des R. profundus in der Hohlhand durch chronischen Druck, z. B. durch Arbeitsgeräte (z. B. Presslufthammer).
  Klinisches Bild: Krallenhand, keine Sensibilitätsstörungen (R. superficialis intakt).

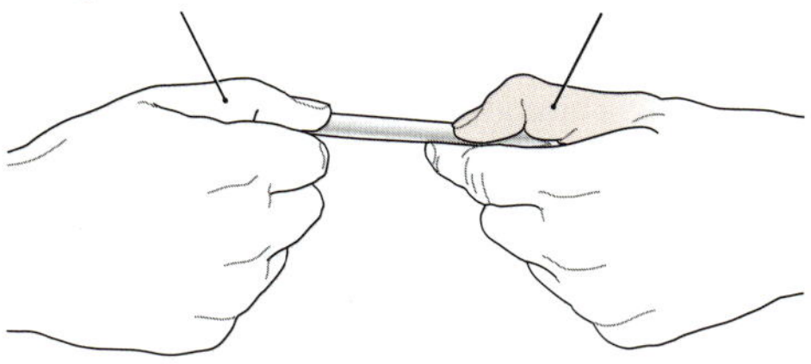

D „Positives Froment-Zeichen" an der linken Hand
Bei der Untersuchung fällt eine *Parese des M. adductor pollicis* auf. Fordert man den Patienten auf, ein Blatt Papier zwischen Daumen und Zeigefinger festzuhalten, benutzt er den *Nervus-medianus*-innervierten M. flexor pollicis longus (Beugung des Daumen*end*gliedes) anstelle des gelähmten Nervus-*ulnaris*-innervierten M. adductor pollicis.

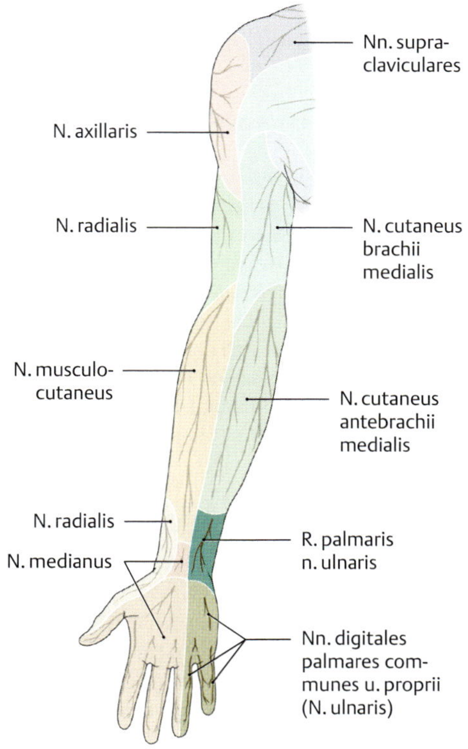

E Sensibles Innervationsgebiet des N. ulnaris
Ansicht von ventral.

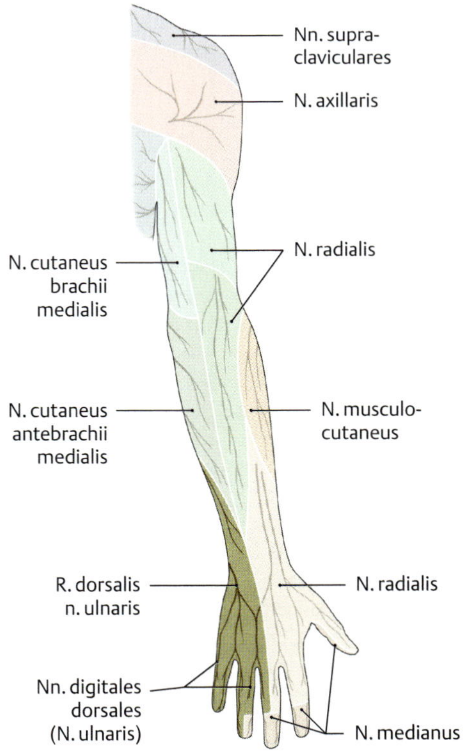

F Sensibles Innervationsgebiet des N. ulnaris
Ansicht von dorsal.

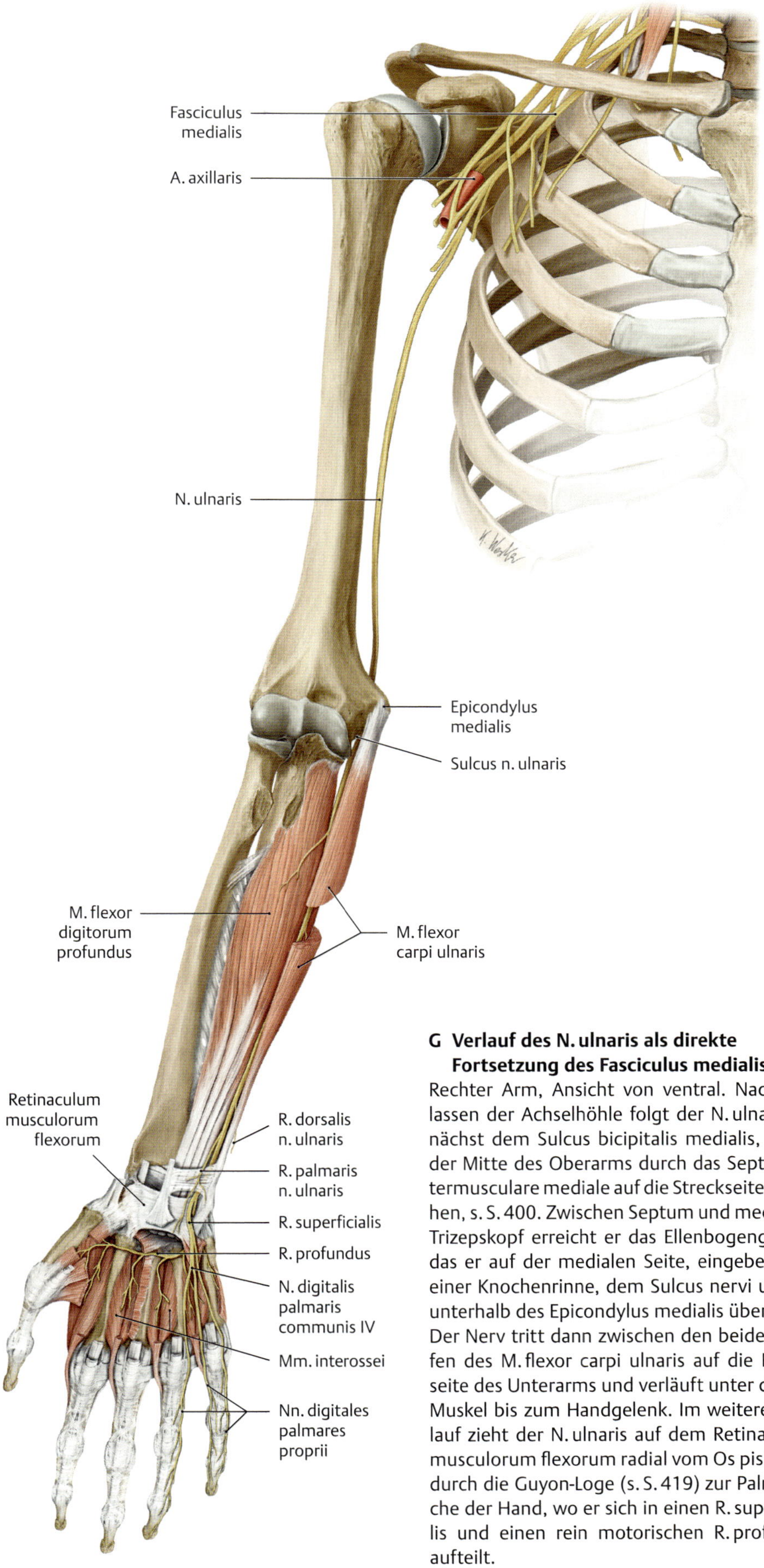

G Verlauf des N. ulnaris als direkte Fortsetzung des Fasciculus medialis
Rechter Arm, Ansicht von ventral. Nach Verlassen der Achselhöhle folgt der N. ulnaris zunächst dem Sulcus bicipitalis medialis, um in der Mitte des Oberarms durch das Septum intermusculare mediale auf die Streckseite zu ziehen, s. S. 400. Zwischen Septum und medialem Trizepskopf erreicht er das Ellenbogengelenk, das er auf der medialen Seite, eingebettet in einer Knochenrinne, dem Sulcus nervi ulnaris, unterhalb des Epicondylus medialis überquert. Der Nerv tritt dann zwischen den beiden Köpfen des M. flexor carpi ulnaris auf die Beugeseite des Unterarms und verläuft unter diesem Muskel bis zum Handgelenk. Im weiteren Verlauf zieht der N. ulnaris auf dem Retinaculum musculorum flexorum radial vom Os pisiforme durch die Guyon-Loge (s. S. 419) zur Palmarfläche der Hand, wo er sich in einen R. superficialis und einen rein motorischen R. profundus aufteilt.

4.10 Plexus brachialis: Pars infraclavicularis – N. medianus

A N. medianus (C6–Th1)

Motorische Äste

- Rr. musculares (direkt aus dem N. medianus)
  - M. pronator teres
  - M. flexor carpi radialis
  - M. palmaris longus
  - M. flexor digitorum superficialis
- Rr. musculares (aus dem N. interosseus antebrachii anterior)
  - M. pronator quadratus
  - M. flexor pollicis longus
  - M. flexor digitorum profundus (radialer Teil)
- R. muscularis thenaris („Thenarast")
  - M. abductor pollicis brevis
  - M. flexor pollicis brevis (Caput superficiale)
  - M. opponens pollicis
- Rr. musculares (aus den Nn. digitales palmares communes)
  - Mm. lumbricales I und II

Sensible Äste

- Rr. articulares
  - Gelenkkapsel des Ellenbogengelenkes und der Handgelenke
- R. palmaris n. mediani (Daumenballen)
- R. communicans cum nervo ulnare
- Nn. digitales palmares communes
- Nn. digitales palmares proprii (Finger)

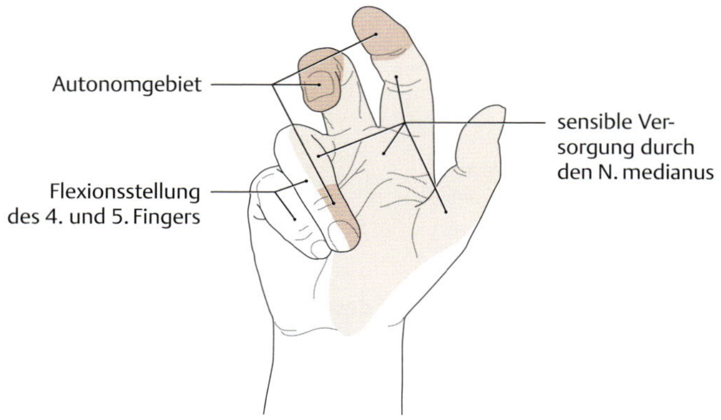

C Schwurhand nach proximaler Nervus-medianus-Läsion

Beim Versuch, eine Faust zu machen, können lediglich die ulnaren Finger gebeugt werden. Dadurch entsteht das Bild einer Schwurhand. Gleichzeitig können Sensibilitätsstörungen, insbesondere in dem Autonomgebiet (Fingerkuppen der radialen 3½ Finger) des Nervs auftreten.

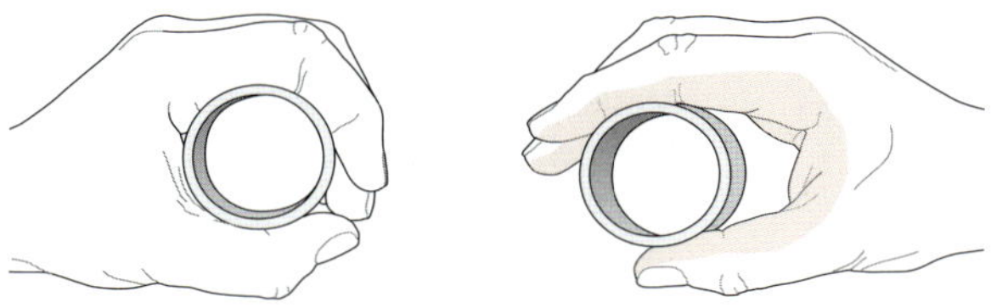

B Traumatische Schäden und Kompressionssyndrome des N. medianus am Arm

Die Schädigung des N. medianus durch Verletzung oder chronische Druckeinwirkung zählt zu den häufigsten peripheren Nervenläsionen. Das klinische Bild hängt bei dieser Schädigung vom *Läsionsort* ab. Man unterscheidet daher *proximale* und *distale* Nervenläsionen wie z. B. das *Pronator-teres-Syndrom* und das *Karpaltunnelsyndrom*. Charakteristisch für proximale Nervus-medianus-Läsionen ist die sog. *Schwurhand*, die beim Versuch des Faustschlusses entsteht (Ausfall der langen Fingerbeuger mit Ausnahme des vom N. ulnaris innervierten Anteil des M. flexor digitorum profundus). Bei distalen Nervus-medianus-Läsionen, wie z. B. dem Karpaltunnelsyndrom, fallen hingegen „nur" eine Thenaratrophie sowie Sensibilitätsstörungen auf.

Proximale Nervus-medianus-Läsion

- Traumatische Schädigung bei Frakturen und Luxationen im Bereich des Ellenbogengelenkes.
- Chronische Druckschädigungen durch einen atavistisch auftretenden Proc. supracondylaris, von dem ein Band zum Epicondylus medialis zieht („Struthers-Ligament", s. S. 407), durch einen kräftigen Lacertus fibrosus sowie beim *Pronator-teres-Syndrom*, bei dem der Nerv zwischen den beiden Köpfen des M. pronator teres komprimiert wird.
  Klinisches Bild: Typische „Schwurhand" beim Versuch des Faustschlusses, unzureichende Pronation, fehlende Opponierbarkeit des Daumens, Störung der Greiffunktion, Atrophie der Thenarmuskulatur sowie Sensibilitätsstörungen an der radialen Palma manus und den radialen 3½ Fingern (außerdem trophisch-vegetative Störungen, z. B. Verminderung der Schweißsekretion und vermehrte Hautdurchblutung). Das sog. *„Flaschenzeichen"* ist positiv (die Hand kann aufgrund einer Schwäche des M. abductor pollicis brevis eine Flasche nicht mehr umschließen).

Distale Nervus-medianus-Läsion

- Traumatische Schädigung durch Schnittverletzungen (z. B. bei Suizidversuch) infolge seiner oberflächlichen Lage am distalen Unterarm.
- Chronische Druckschädigung des N. medianus beim Durchtritt durch den Canalis carpi (häufigstes Kompressionssyndrom des N. medianus: Karpaltunnelsyndrom). Mögliche Ursachen für einen raumfordernden Prozess innerhalb des Karpalkanals: z. B. Luxationen und Frakturen der Handwurzelknochen, entzündliche Veränderungen an den Sehnenscheiden, Muskelvarianten (z. B. durch den Karpalkanal ziehende Mm. lumbricales), Vermehrung des Bindegewebes infolge endokrin-metabolischer Störungen (Diabetes mellitus, Gravidität, Klimakterium).
  Klinisches Bild: keine Schwurhand, zunächst Sensibilitätsstörungen (Parästhesien und Dysästhesien) besonders an den Fingerkuppen von Zeige- und Mittelfinger sowie des Daumens durch zusätzlichen Druckanstieg im Karpalkanal infolge langanhaltender Flexions- bzw. Extensionsstellung beim Schlafen („Brachialgia paraesthetica nocturna"). Im weiteren Verlauf motorische Ausfälle der Thenarmuskulatur (Thenaratrophie) mit Erhalt der Sensibilität im Thenarbereich (R. palmaris n. medianus intakt); positives Flaschenzeichen (s. **D**)!

D Positives „Flaschenzeichen" an der rechten Hand

Bei proximalen und distalen Nervus-medianus-Läsionen kann ein rundes Gefäß mit der betroffenen Hand nicht mehr völlig umfasst werden (Schwäche bzw. Ausfall des M. abductor pollicis brevis).

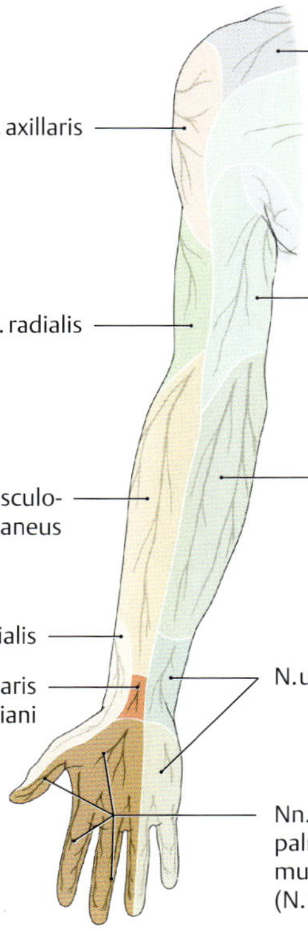

E Sensibles Innervationsgebiet des N. medianus
Ansicht von ventral.

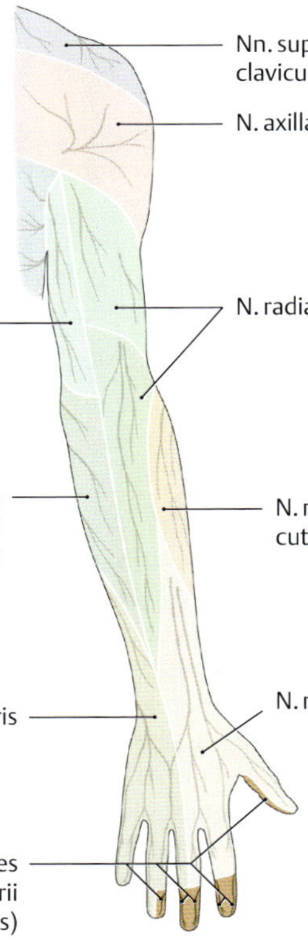

F Sensibles Innervationsgebiet des N. medianus
Ansicht von dorsal.

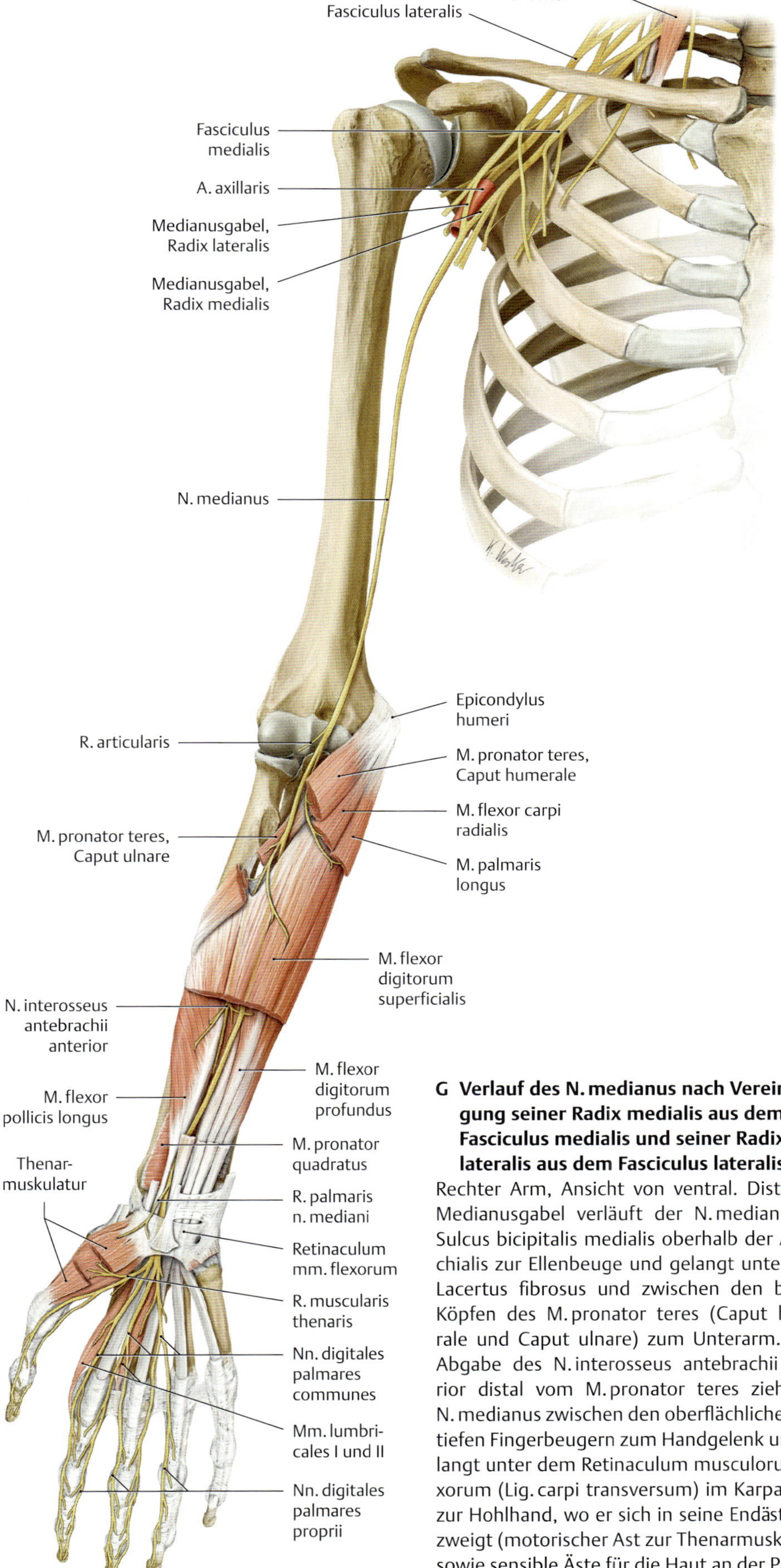

G Verlauf des N. medianus nach Vereinigung seiner Radix medialis aus dem Fasciculus medialis und seiner Radix lateralis aus dem Fasciculus lateralis
Rechter Arm, Ansicht von ventral. Distal der Medianusgabel verläuft der N. medianus im Sulcus bicipitalis medialis oberhalb der A. brachialis zur Ellenbeuge und gelangt unter dem Lacertus fibrosus und zwischen den beiden Köpfen des M. pronator teres (Caput humerale und Caput ulnare) zum Unterarm. Nach Abgabe des N. interosseus antebrachii anterior distal vom M. pronator teres zieht der N. medianus zwischen den oberflächlichen und tiefen Fingerbeugern zum Handgelenk und gelangt unter dem Retinaculum musculorum flexorum (Lig. carpi transversum) im Karpalkanal zur Hohlhand, wo er sich in seine Endäste aufzweigt (motorischer Ast zur Thenarmuskulatur sowie sensible Äste für die Haut an der Palmarseite der radialen 3½ Finger).

5.1 Oberflächenrelief und epifasziale Leitungsbahnen: Ansicht von ventral

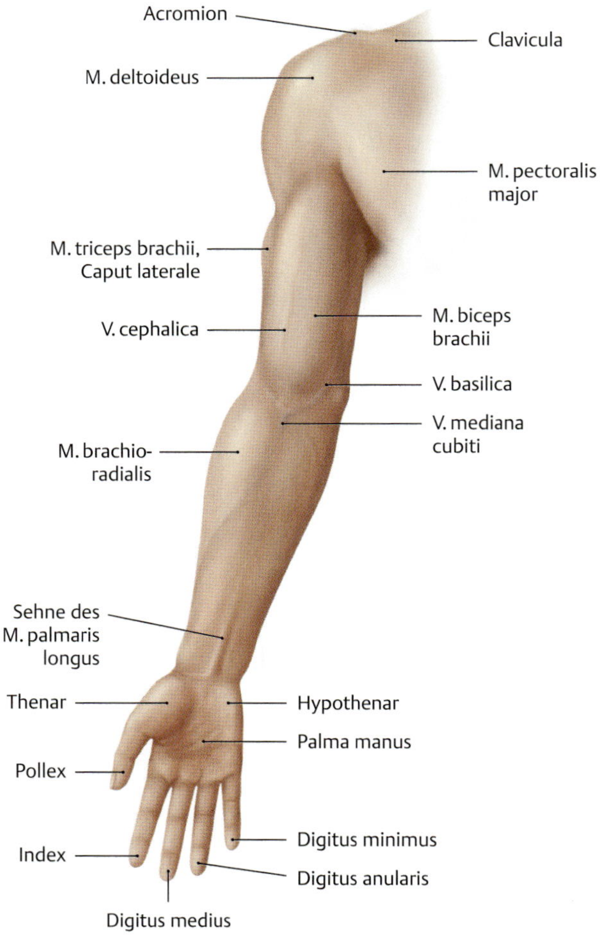

A Oberflächenrelief eines rechten Armes
Ansicht von ventral. Bezüglich der tastbaren Knochenpunkte an der oberen Extremität s. S. 251.

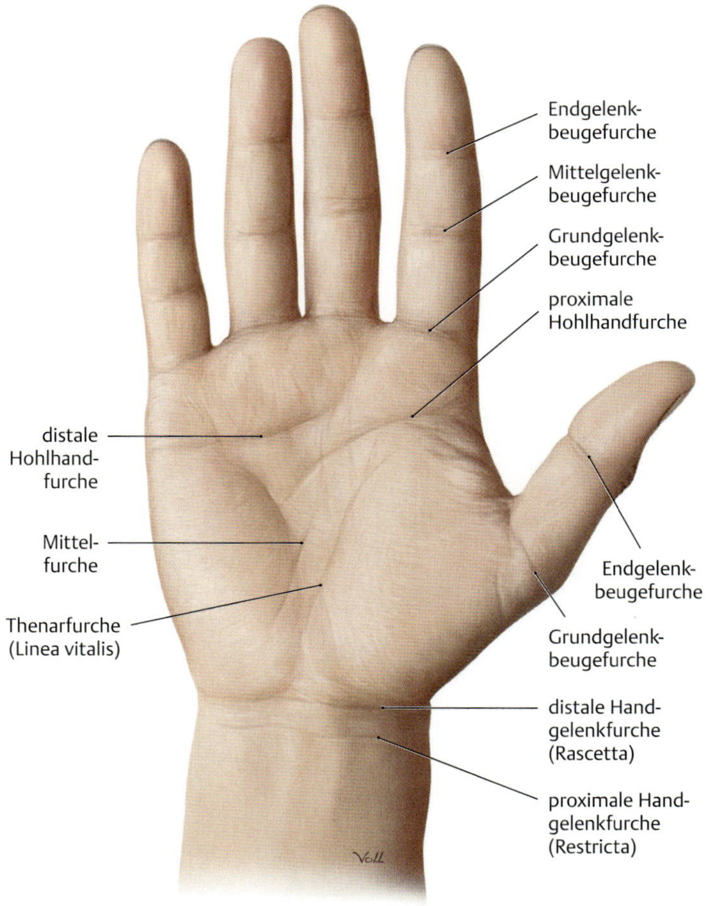

B Handlinien und Beugefurchen der rechten Hohlhand nach schwacher Beugung des Handgelenks
Die etwa eine Fingerbreite von der Hohlhand entfernte *proximale Handgelenkfurche* deckt sich in ihrem Verlauf mit den distalen Epiphysenlinien beider Unterarmknochen. Die *distale Handgelenkfurche* verläuft meist auf Höhe des Mediokarpalgelenks.

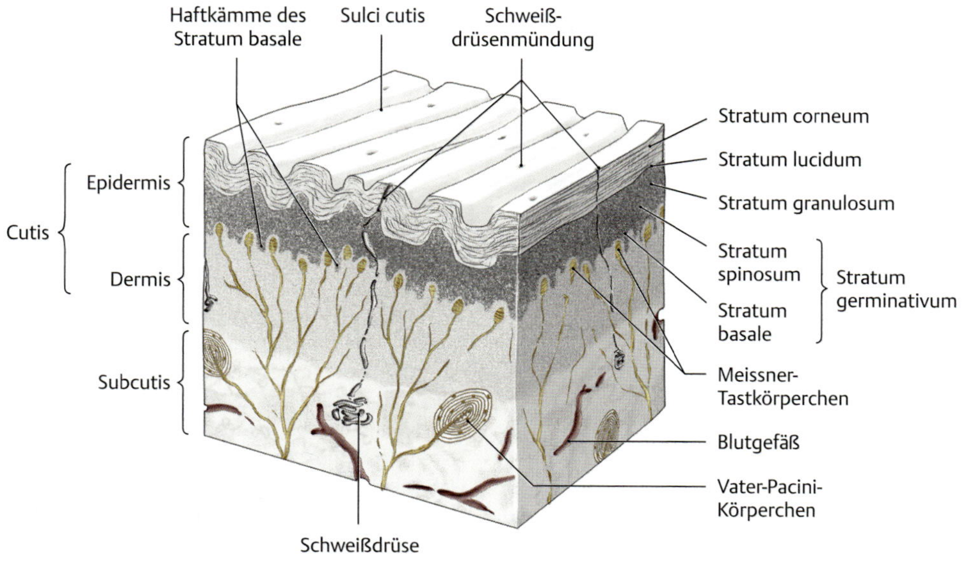

C Schematischer Aufbau der Leistenhaut an der palmaren Handfläche
Die dünne Felderhaut des Unterarms geht kontinuierlich in die dickere Leistenhaut der Hohlhand über. Im Bereich der palmaren Fingerhaut sind die Papillarleisten besonders hoch und mit 0,1–0,4 mm deutlich sichtbar. Das *Leistenmuster* (Dermatoglyphen) im Bereich der Fingerbeeren ist charakteristisch für jedes Individuum. Das „Fingerspitzengefühl“ ist eng mit der örtlichen Verteilung von Tastkörperchen und freien Nervenendigungen verbunden (z. B. 75–80 Vater-Pacini-Körperchen pro Finger und etwa 100 freie Nervenendigungen pro Quadratmillimeter).

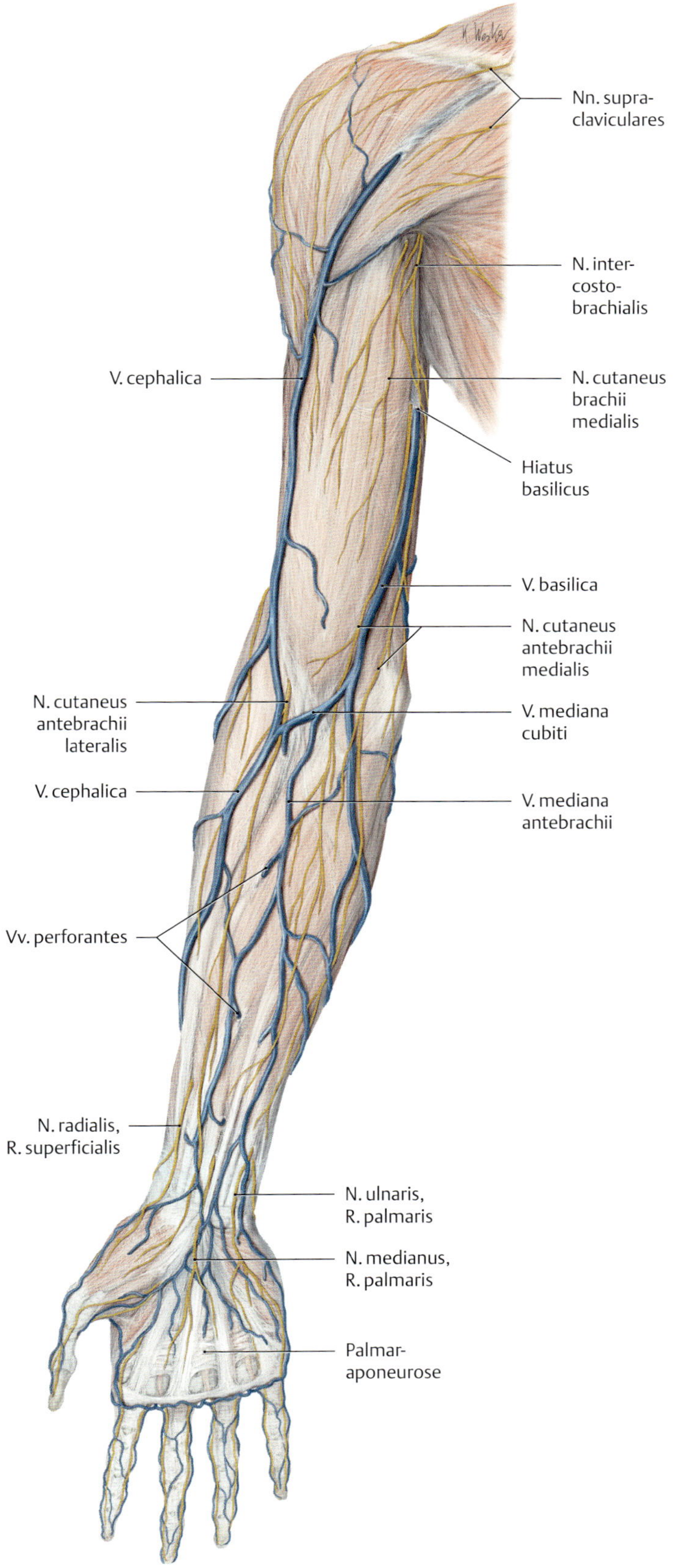

D Epifaszial gelegene Hautvenen (subkutane Venen) und Hautnerven eines rechten Armes

Ansicht von ventral. Die Anordnung der Hautvenen in der Ellenbeuge kann erheblich variieren (s. S. 370). Nicht dargestellt sind die Hautarterien, die besonders die Unterarmfaszie perforieren (v. a. aus der A. radialis); vgl. S. 369.

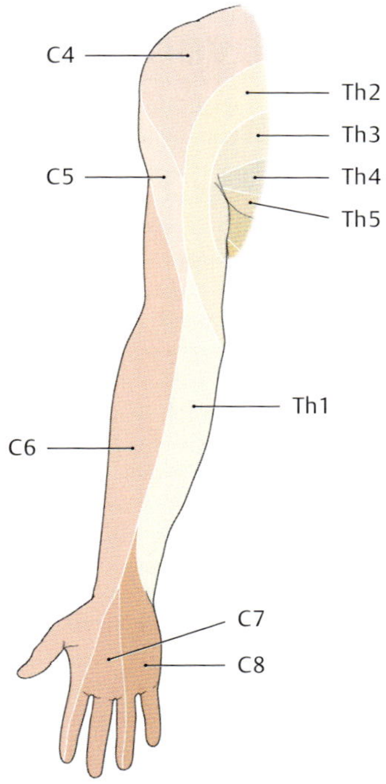

E Segmentale bzw. radikuläre Hautinnervation (Dermatome) an einem rechten Arm

Ansicht von ventral. Mit dem Auswachsen der Extremität werden in der Ontogenese die sensiblen Hautsegmente in unterschiedlichem Maße in die Länge gestreckt und zu schmalen Streifen ausgezogen. Dabei werden die Segmente C5–7 aus dem Bereich der Leibeswand ausgegliedert.

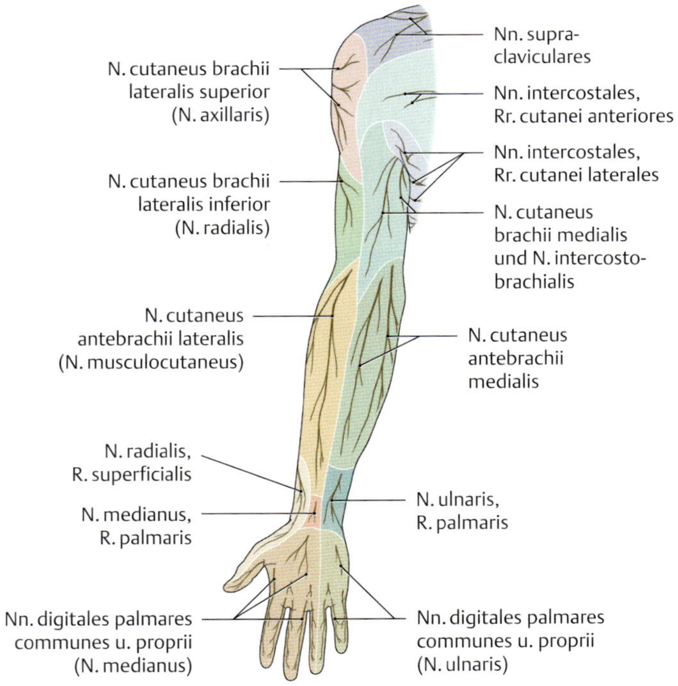

F Periphere sensible Hautinnervation an einem rechten Arm

Ansicht von ventral. Die Innervationsgebiete der peripheren Hautnerven (Rr. cutanei) entsprechen den präparatorisch darstellbaren Verzweigungsgebieten der Hautnerven im Unterhautbindegewebe. Die klinisch ermittelten Autonomgebiete sind häufig wesentlich kleiner.

Beachte, dass der Sensibilitätsausfall nach Schädigung eines *peripheren Nervs* ein vollkommen anderes Muster aufweist als der Sensibilitätsausfall nach Schädigung einer *Nervenwurzel.*

5.2 Oberflächenrelief und epifasziale Leitungsbahnen: Ansicht von dorsal

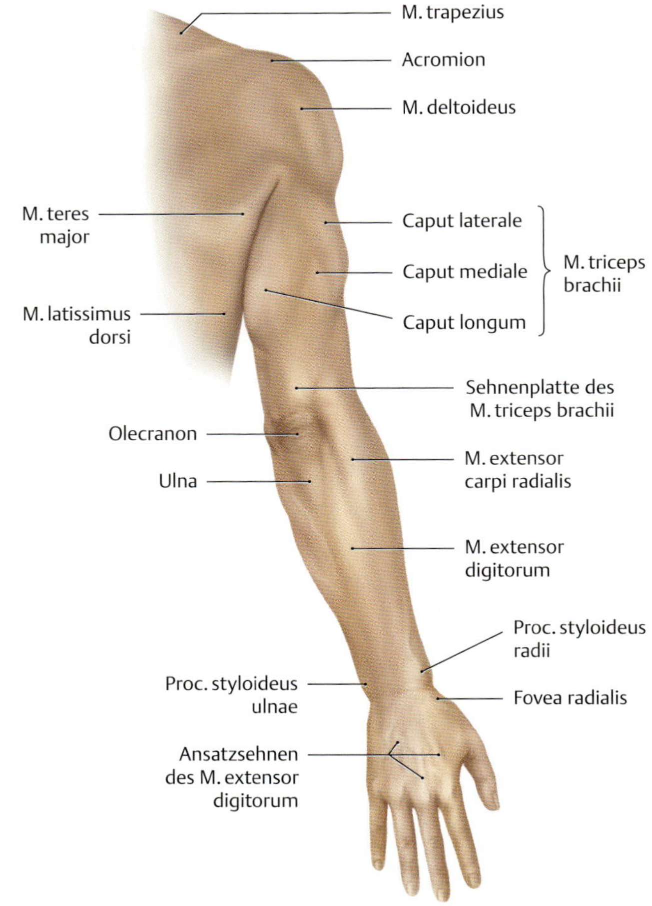

A Oberflächenrelief eines rechten Armes
Ansicht von dorsal. Bezüglich der tastbaren Knochenpunkte an der oberen Extremität s. S. 251.

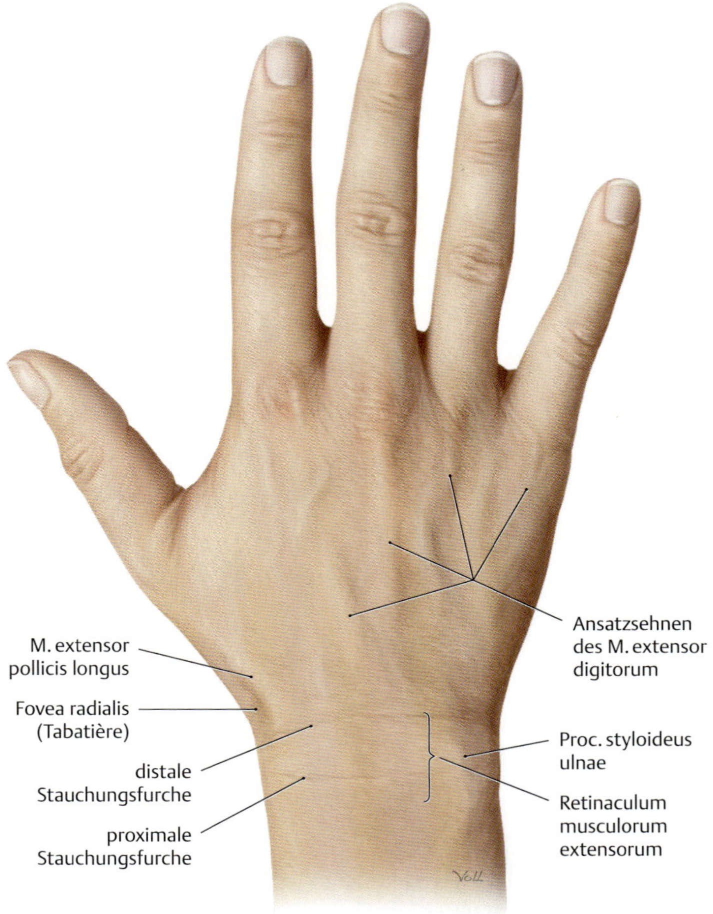

B Stauchungsfurchen des rechten Handrückens
Im Gegensatz zur Palma manus zeigen Hand- und Fingerrücken schwach ausgebildete Stauchungsfurchen, die sich in extremer Extension der Hand vertiefen. Die am weitesten proximal gelegene Furche liegt in Höhe des ulnaren Griffelfortsatzes, die am weitesten distal gelegene Furche etwa in Höhe des distalen Randes des Retinaculum musculorum extensorum. Im Unterschied zur unbehaarten Leistenhaut im Bereich der Hohlhand weist der Handrücken eine dünne, behaarte Felderhaut auf.

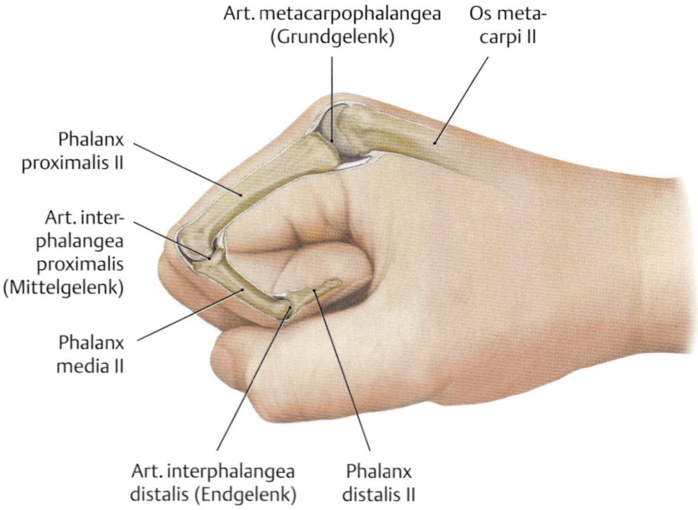

C Lage des Gelenkspalts von Grund-, Mittel- und Endgelenk
Rechte Hand nach Faustschluss, Ansicht von radial.

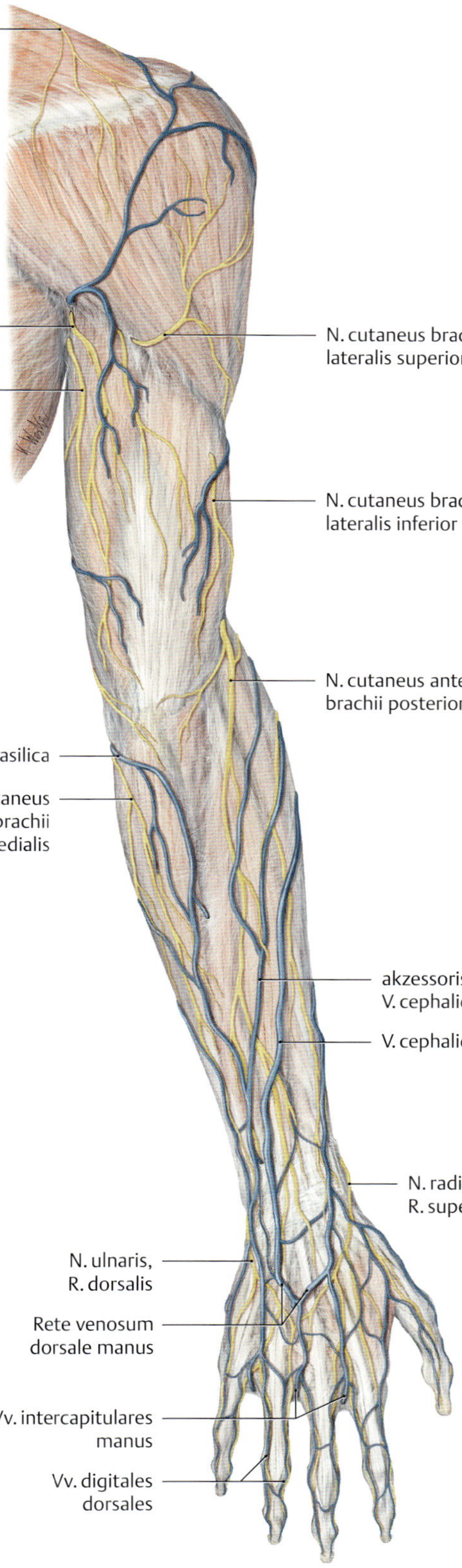

D Epifaszial gelegene Hautvenen (subkutane Venen) und Hautnerven eines rechten Armes

Ansicht von dorsal. Das Verzweigungsmuster der epifaszialen Venen des Handrückens (Rete venosum dorsale manus) ist sehr vielfältig. In der Regel sind die epifaszialen Venen unter der Haut deutlich sichtbar und erhalten u. a. Zuflüsse über die Vv. perforantes von der palmaren Handseite. Der Abfluss vom Handrücken erfolgt zum größeren Teil radial über die V. cephalica, in geringerem Maß über die ulnar gelegene V. basilica. Nicht dargestellt sind die arteriellen Hautäste aus der A. interossea posterior, die im Bereich der Unterarmrückseite die Fascia antebrachii perforieren (vgl. S. 369).

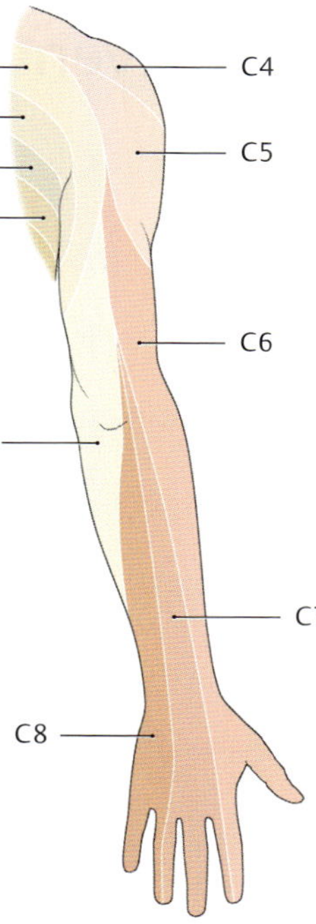

E Segmentale bzw. radikuläre Hautinnervation (Dermatome) an einem rechten Arm

Ansicht von dorsal. Mit dem Auswachsen der Extremität werden in der Ontogenese die sensiblen Hautsegmente in unterschiedlichem Maße in die Länge gestreckt und zu schmalen Streifen ausgezogen. Dabei werden die Segmente C5–7 aus dem Bereich der Leibeswand ausgegliedert.

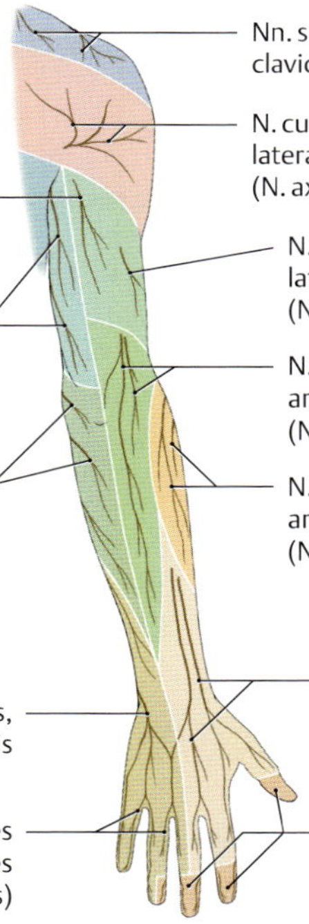

F Periphere sensible Hautinnervation an einem rechten Arm

Ansicht von dorsal. Die farbig dargestellten Innervationsgebiete der peripheren Hautnerven (Rr. cutanei) entsprechen den präparatorisch darstellbaren Verzweigungsgebieten der Hautnerven im Unterhautbindegewebe. Die klinisch ermittelten Autonomgebiete sind häufig wesentlich kleiner.

Beachte, dass der Sensibilitätsausfall nach Schädigung eines *peripheren Nervs* ein vollkommen anderes Muster aufweist als der Sensibilitätsausfall nach Schädigung einer *Nervenwurzel* (s. **E**).

5.3 Schulterregion: Ansicht von ventral

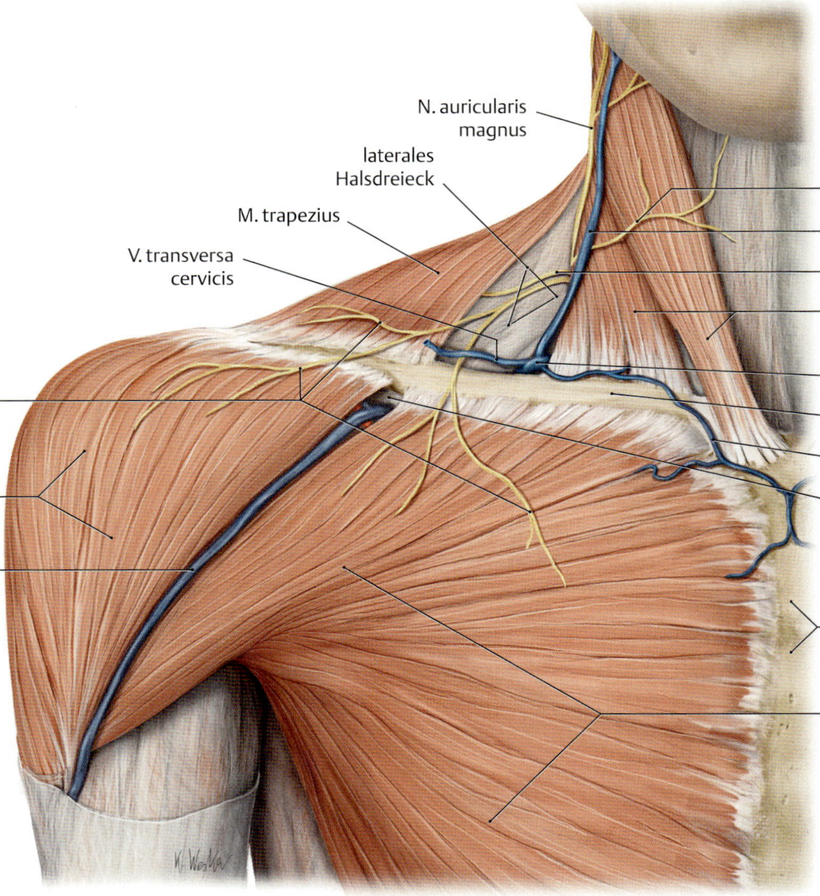

A Epifasziale Venen und Nerven der rechten Schulter- und Halsregion

Ansicht von ventral. Nach Entfernung der Haut, des Platysmas, der Muskelfaszien sowie des oberflächlichen Blattes der Halsfaszie erkennt man die Äste des Plexus cervicalis (z. B. den N. auricularis magnus) und die oberflächlichen Venen am seitlichen und vorderen Hals. Am liegenden Patienten sind bei guter Füllung der Gefäße v. a. die *V. jugularis externa* und die *V. jugularis anterior* durch die Haut sichtbar. Bei einer *Rechtsherzinsuffizienz* können diese Venen aufgrund des venösen Rückstaus prall gefüllt sein und bereits beim Sitzen mit erhobenem Oberkörper sichtbar sein. Die *V. cephalica* verläuft im Schulterbereich in der Rinne zwischen M. pectoralis major und M. deltoideus *(Sulcus deltoideopectoralis)* und mündet in die V. axillaris bzw. in die V. subclavia. Diese Einmündung in die V. axillaris, also in die tiefen Venen, ist an der Haut als sog. Mohrenheim-Grube (Fossa infraclavicularis) sichtbar und tastbar. Auf Höhe der Clavicula geht die V. axillaris in die V. subclavia über.

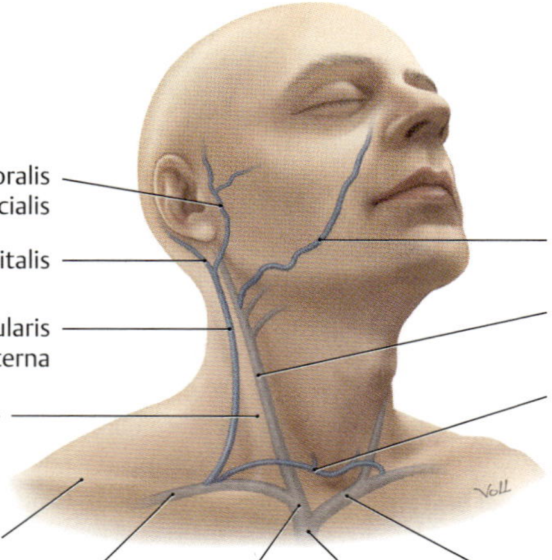

B Lage der großen oberflächlichen und tiefen Halsvenen in Bezug auf den M. sternocleidomastoideus

Ansicht von ventral. Die V. jugularis interna zieht vom Foramen jugulare nahezu senkrecht nach kaudal und vereinigt sich etwas lateral vom Sternoklavikulargelenk mit der V. subclavia zur V. brachiocephalica. Projiziert man ihren Verlauf auf die Seitenansicht des Halses, so folgt sie einer Linie, die vom Ohrläppchen zum medialen Ende der Clavicula führt. Im unteren Drittel wird die V. jugularis *interna* vom M. sternocleidomastoideus schräg überkreuzt. Die V. jugularis *externa* hingegen verläuft auf dem Muskel schräg abwärts und mündet in die V. subclavia.

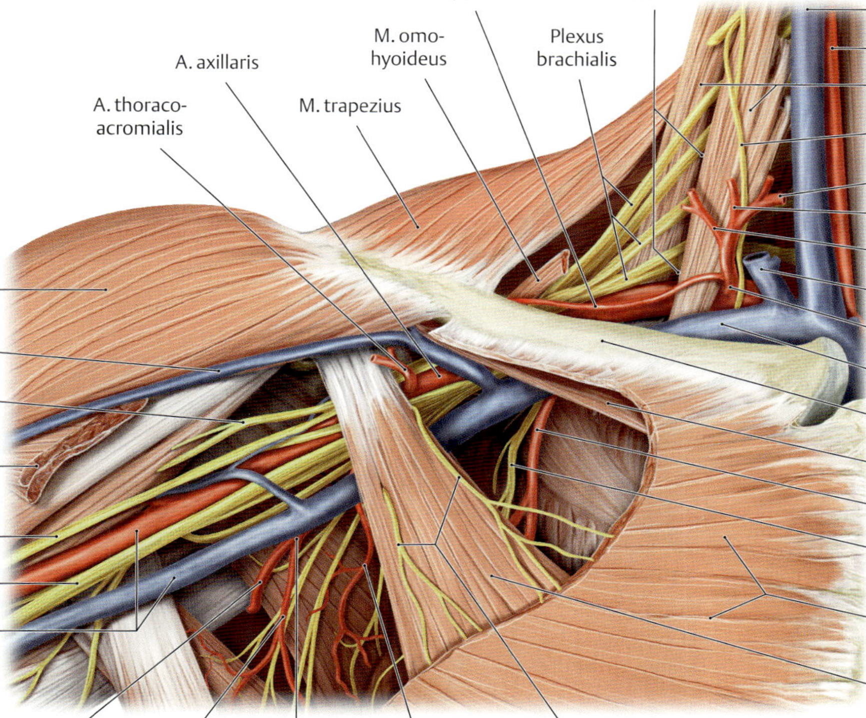

C Verlauf der A. subclavia dextra in der seitlichen Halsregion
Ansicht von ventral. Darstellung des tiefen seitlichen Halsdreiecks nach Entfernung der Mm. sternocleidomastoideus und omohyoideus sowie sämtlicher Blätter der Halsfaszien. Durchtritt der A. subclavia und des Plexus brachialis durch die von den Mm. scaleni anterior und medius gebildete Skalenuslücke. Auf Höhe der 1. Rippe Übergang in die A. axillaris, die unter der Ansatzsehne des M. pectoralis minor in die Achselhöhle zieht.

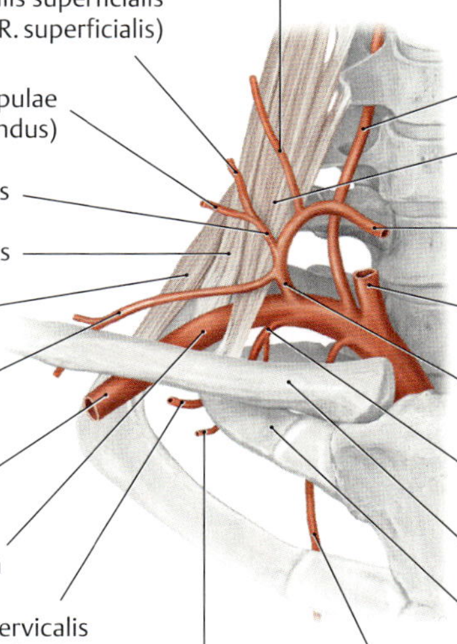

D Ursprung und Astfolge der A. subclavia dextra
Ansicht von ventral.

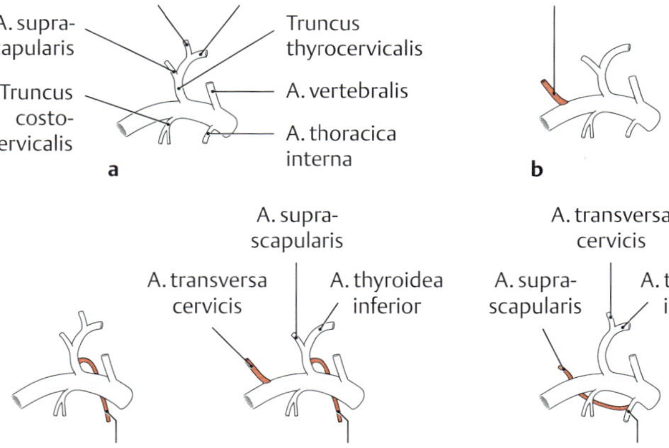

E Äste der A. subclavia: Regelfall und Varianten (nach Lippert u. Pabst)

a Im **Regelfall** (30 %) gehen folgende Äste aus der A. subclavia ab:
- Truncus thyrocervicalis mit A. thyroidea inferior, A. suprascapularis und A. transversa cervicis,
- A. vertebralis,
- A. thoracica interna sowie
- Truncus costocervicalis.

b–e Varianten:
b Isolierter Abgang der A. transversa cervicis aus der A. subclavia (30 %);
c Ursprung der A. thoracica interna aus dem Truncus thyrocervicalis (10 %);
d Truncus thyrocervicalis besteht aus A. thyroidea inferior, A. suprascapularis und A. thoracica interna (8 %);
e aus der A. subclavia gehen zwei Hauptstämme ab mit:
1. A. thyroidea inferior und A. transversa cervicis sowie
2. A. thoracica interna und A. suprascapularis (4 %).

5.4 Achselhöhle (Regio axillaris): Vorderwand

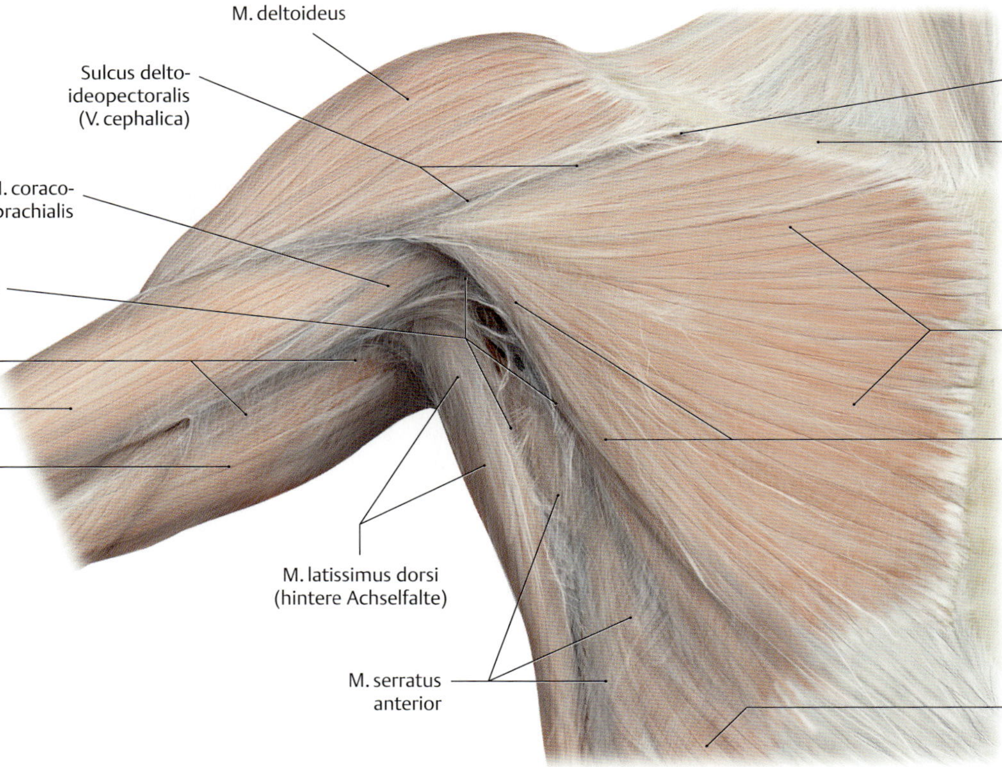

A Wände und Faszien der rechten Achselhöhle
Ansicht von ventral. Bei abduziertem Arm gleicht die Achselhöhle (*Fossa* axillaris) einer vierseitigen Pyramide, deren Spitze etwa in der Mitte der Clavicula liegt und deren Basis die *Fascia* axillaris darstellt. Die Wände der Achselhöhle werden von unterschiedlichen Muskeln und ihren Faszien gebildet:

Ventrale Wand: Sie besteht aus den Mm. pectorales major und minor sowie der Fascia clavipectoralis (M. pectoralis minor hier nicht zu sehen, vgl. **C** u. **D**).
Dorsale Wand: Sie besteht aus den Mm. subscapularis, teres major (hier nicht zu sehen, vgl. S. 320) und latissimus dorsi.

Laterale Ränder: Sie werden von den Mm. latissimus dorsi und pectoralis major gebildet und stellen die hintere und vordere Achselfalte dar. Ihre Muskelfaszien verschmelzen in der Achselhöhle zur Fascia axillaris, einem die Axilla überbrückenden Bindegewebe, das kaudal Verbindung zur Fascia abdominis superficialis und armwärts zur Fascia brachii aufnimmt.
Kraniale bzw. kaudale Wände: Sie werden von den Ursprungszacken des M. serratus anterior sowie vom proximalen Humerusende, vom M. coracobrachialis und vom kurzen Bizepskopf gebildet.

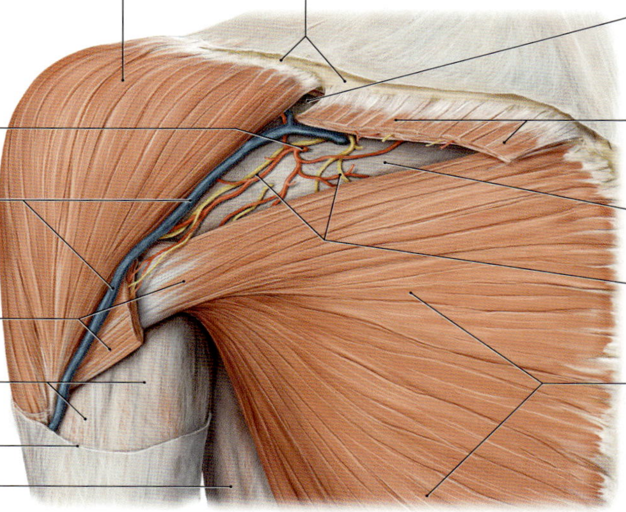

B Trigonum clavipectorale und Fascia clavipectoralis
Rechte Schulter in der Ansicht von ventral nach Entfernung der Pars clavicularis des M. pectoralis major. Im Trigonum clavipectorale, dem Dreieck zwischen M. deltoideus, M. pectoralis major und Clavicula, zieht die V. cephalica im Sulcus deltoideopectoralis nach kranial und mündet auf Höhe der Fossa infraclavicularis (Mohrenheim-Grube) nach Durchtritt durch die Fascia clavipectoralis in die V. subclavia.

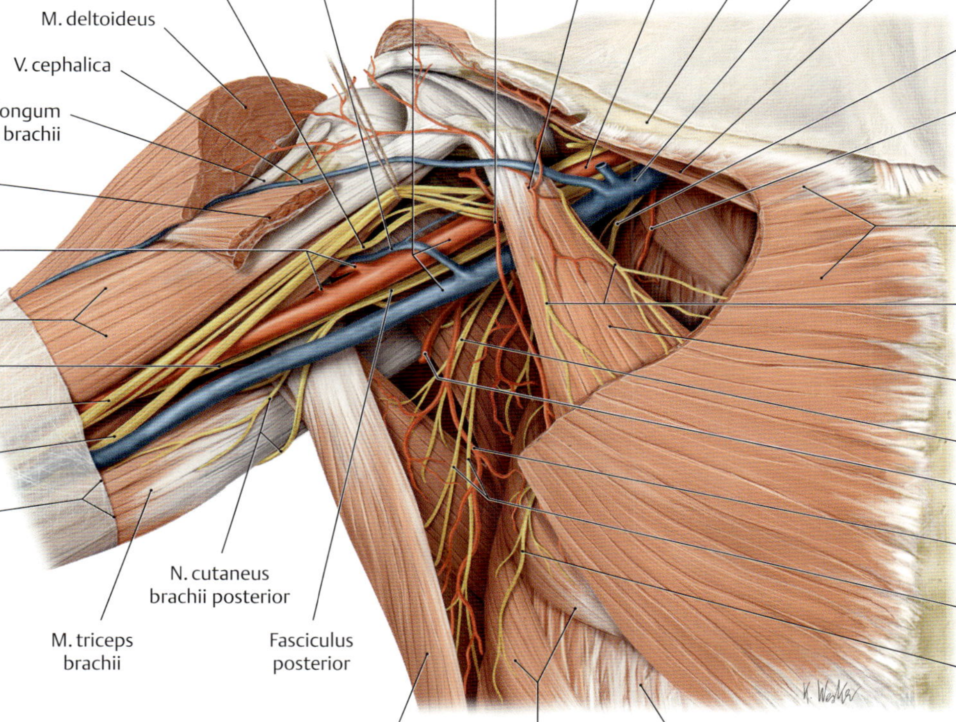

C Achselhöhle nach Entfernung des M. pectoralis major und der Fascia clavipectoralis

Rechte Schulter, Ansicht von ventral. Die A. axillaris verläuft etwa 2 cm unter dem Proc. coracoideus hinter dem M. pectoralis minor. Lateral liegt ihr der Fasciculus lateralis, medial der Fasciculus medialis an (beide Fasciculi sind in der Abbildung leicht nach kranial gezogen). Der dorsal von der A. axillaris verlaufende Fasciculus posterior ist gerade sichtbar.

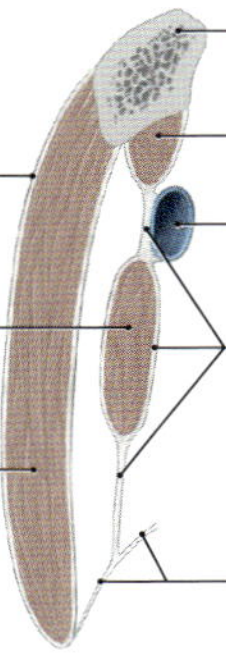

D Lage der oberflächlichen und tiefen Brustfaszie

Sagittalschnitt durch die ventrale Wand der rechten Achselhöhle. Die auch als „tiefe" Brustfaszie bezeichnete Fascia clavipectoralis umschließt den M. pectoralis minor und den M. subclavius und bedeckt die V. subclavia, mit deren Wand sie verwachsen ist. Die Faszie wird durch den M. pectoralis minor gespannt. Durch den Zug auf die Venenwand kann die Fascia clavipectoralis das Gefäßlumen offen halten und dadurch den Abfluss des Blutes zur oberen Hohlvene fördern.

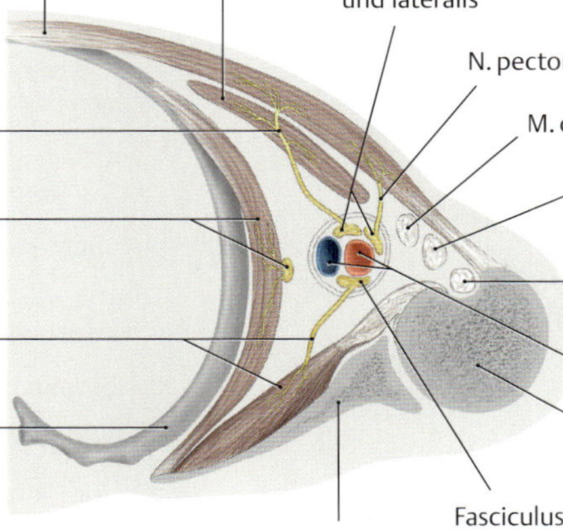

E Schematisierter Horizontalschnitt durch die rechte Axilla

Ansicht von kranial. In dieser Schnittebene lassen sich die drei muskulären Wände und die knöcherne Seitenwand der Achselhöhle besonders gut erkennen. Eingebettet in den axillären Fettkörper durchziehen die Leitungsbahnen (A. und V. axillaris, Fasciculus medialis, lateralis und posterior des Plexus brachialis), umhüllt von einer Bindegewebsscheide, die Axilla.

5.5 Achselhöhle (Regio axillaris): Hinterwand

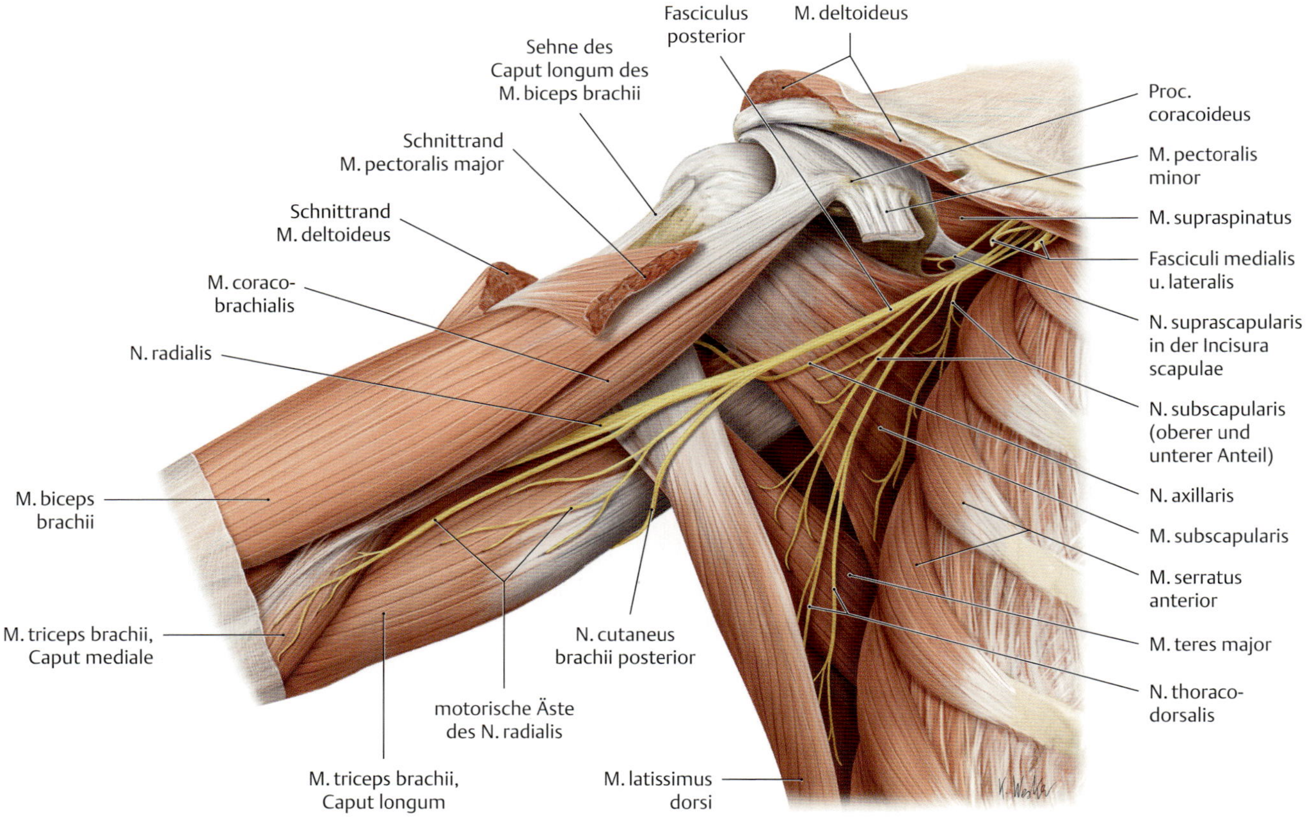

A Hinterwand der Achselhöhle mit dem Fasciculus posterior und seinen Ästen
Rechte Schulter, Ansicht von ventral. Nach Entfernung der Fasciculi medialis und lateralis des Plexus brachialis sowie der axillären Gefäße wird der Verlauf des Fasciculus *posterior* und seiner Äste im dorsalen Bereich der Achselhöhle deutlich.

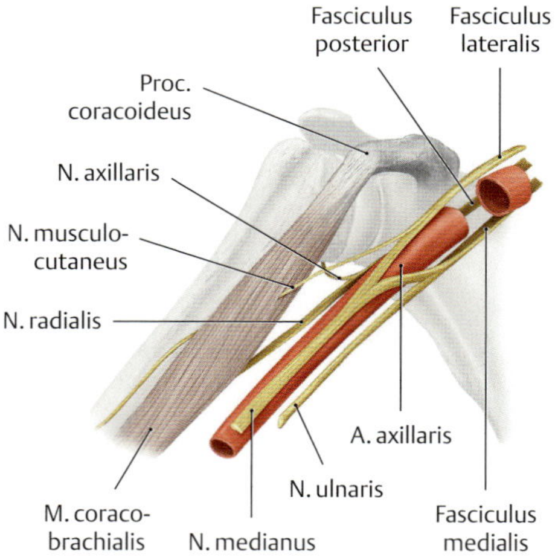

B Topografische Beziehung der Fasciculi medialis, lateralis und posterior zur A. axillaris
Beachte zur leichteren Lokalisation des N. musculocutaneus seinen Durchtritt durch den M. coracobrachialis. Sehr selten wird der Nerv bei diesem Durchtritt komprimiert.

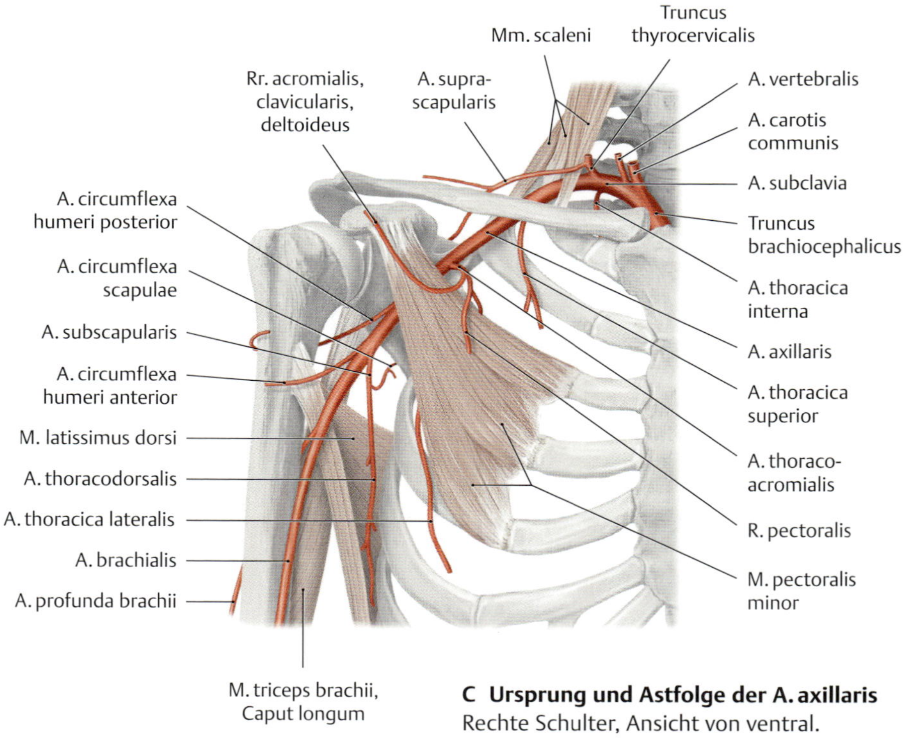

C Ursprung und Astfolge der A. axillaris
Rechte Schulter, Ansicht von ventral.

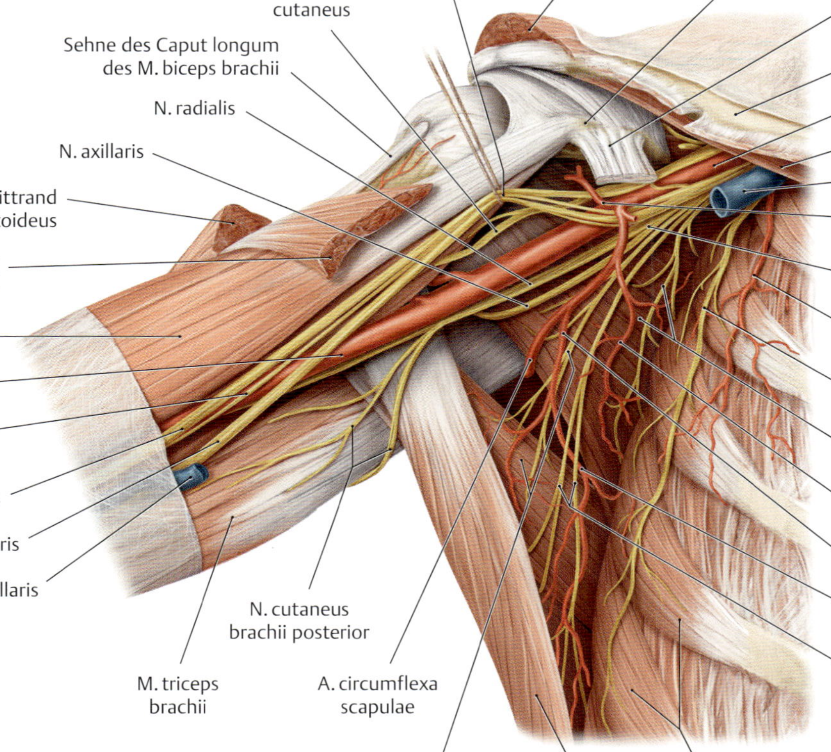

D Achselhöhle nach Entfernung der gesamten Vorderwand
Rechte Schulter, Ansicht von ventral. Entfernt man die V. axillaris und zieht den Fasciculus medialis und lateralis nach kranial, lassen sich die Lage und der Verlauf des Fasciculus posterior sowie seiner Endäste, der N. radialis und der N. axillaris, besser verfolgen.

Beachte den oberflächlichen Verlauf des N. thoracicus longus auf dem M. serratus anterior.

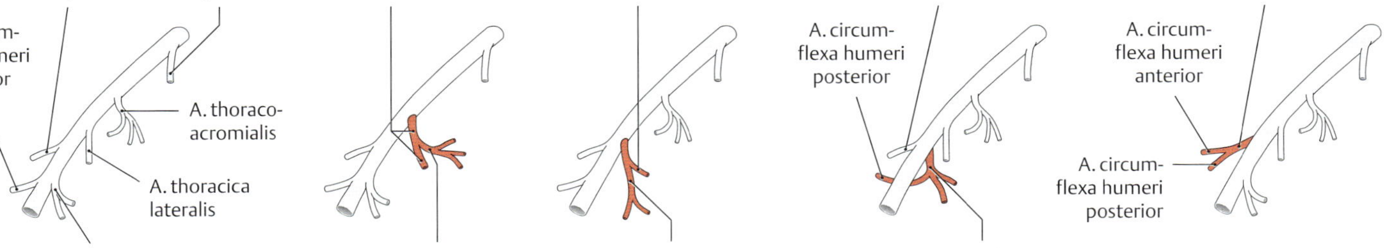

E Äste der A. axillaris: Regelfall und Varianten (nach Lippert u. Pabst)

a Im **Regelfall** (40 % der Fälle) gehen folgende Äste aus der A. axillaris ab:
A. thoracica superior, A. thoracoacromialis, A. thoracica lateralis, A. subscapularis, A. circumflexa humeri anterior und A. circumflexa humeri posterior.

b–e Varianten:

b Ursprung der A. thoracoacromialis aus der A. thoracica lateralis (10 % der Fälle);

c gemeinsamer Ursprung von A. thoracica lateralis und A. subscapularis (10 % der Fälle);

d Ursprung der A. circumflexa humeri posterior aus der A. subscapularis (20 % der Fälle);

e gemeinsamer Abgang der Aa. circumflexae humeri anterior und posterior (A. circumflexa humeri communis; 20 % der Fälle;
bei einem solchen gemeinsamen Abgang der beiden Arterien heißt die gemeinsame Strecke A. circumflexa humeri communis!).

5.6 Leitungsanästhesie des Plexus brachialis: Prinzip, Zugangswege und Durchführung der Blockade

A Prinzip der peripheren Leitungsanästhesie

Die periphere Leitungsanästhesie ist ein *Regionalanästhesieverfahren,* bei dem die Weiterleitung von Aktionspotenzialen unterbrochen wird. Der anästhesierte Bereich liegt also *distal* der Punktionsstelle. Möglich ist sowohl die Anästhesie einzelner peripherer Nerven (motorisch und sensibel) als auch ganzer Nervenplexus.

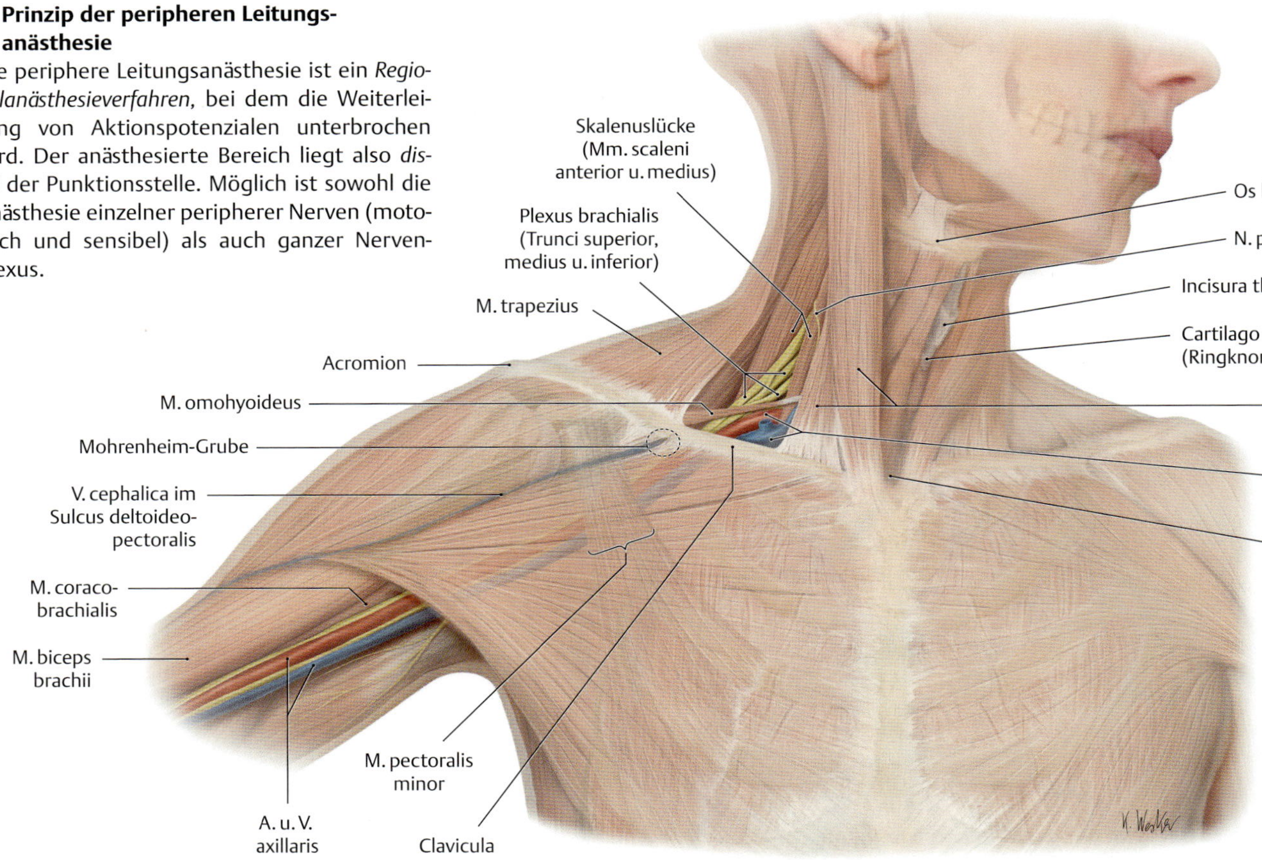

B Topografie des Plexus brachialis und anatomische Orientierungspunkte

Die motorische und sensible Versorgung der oberen Extremität übernimmt der Plexus brachialis, der sich aus den Rr. ventrales der Spinalnerven C5–Th1 bildet (s. S. 374). Im Verlauf des Plexus werden zunächst Primärstränge (Trunci), Aufteilungen (Divisiones) und Sekundärstränge (Fasciculi) gebildet. Hierbei liegen die Primärstränge auf Höhe der Skalenuslücke, die Aufteilungen oberhalb und hinter der Clavicula. Die Sekundärstränge verlaufen infraklavikulär zunächst kranial bzw. lateral der A. axillaris und auf Höhe der Axilla hinter (Fasciculus posterior), seitlich (Fasciculus lateralis) und medial (Fasciculus medialis) der A. axillaris.

Beachte die für die einzelnen Zugangswege wichtigen anatomischen Orientierungspunkte: M. sternocleidomastoideus, Ringknorpel, Incisura thyroidea, Mm. scaleni anterior u. medius (Skalenuslücke), Clavicula, Acromion, Fossa jugularis (Jugulum), Fossa infraclavicularis (Mohrenheim-Grube), M. coracobrachialis, A. axillaris. Darüber hinaus sollte man sich die anatomisch-topografischen Verhältnisse in Bezug auf folgende *potenziell zu schädigende* (!) Strukturen einprägen: N. phrenicus, N. laryngeus recurrens, zervikale bzw. thorakozervikale sympathische Ganglien (z. B. Ganglion stellatum), A. vertebralis, zervikaler Epidural- und Subarachnoidalraum, Pleurakuppel.

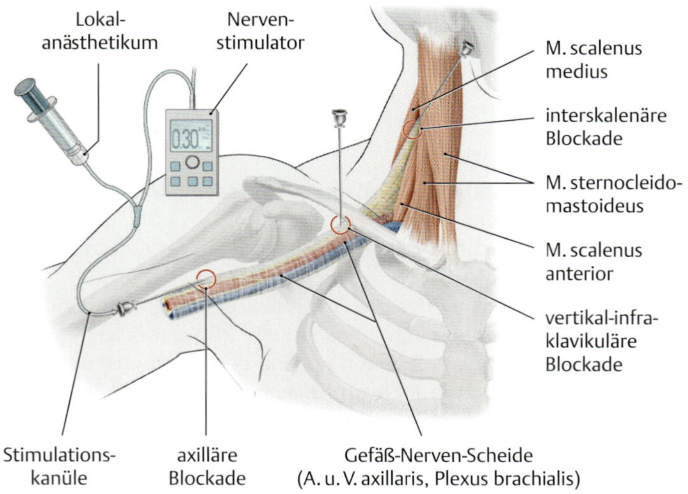

C Gefäß-Nerven-Scheide des Plexus brachialis und elektrische Nervenstimulation

Vom Durchtritt durch die Skalenuslücke bis in die axilläre Region ist der gesamte Plexus brachialis zusammen mit der begleitenden A. u. V. axillaris von einer derben bindegewebigen Hülle umgeben. Innerhalb dieser *Gefäß-Nerven-Scheide* kann sich das Lokalanästhetikum mehr oder minder gleichmäßig ausbreiten und alle in diesem Bereich verlaufenden Nerven gemeinsam anästhesieren. Um den einzelnen Nerv gezielt suchen und effektiv blockieren zu können, wird die elektrische Nervenstimulation eingesetzt, bei der über eine (nur an der Spitze nicht isolierte) Stimulationskanüle ein definierter Stromimpuls abgegeben wird. Dieser Stromimpuls kann an den motorischen Axonen entsprechende Aktionspotenziale auslösen (zu den möglichen Reizantworten s. **E**). Die nachfolgende Injektion von 1–2 ml eines geeigneten Lokalanästhetikums sollte bei richtiger Positionierung der Kanüle zum sofortigen Sistieren der Muskelaktion führen (sog. *Auslöschphänomen*).

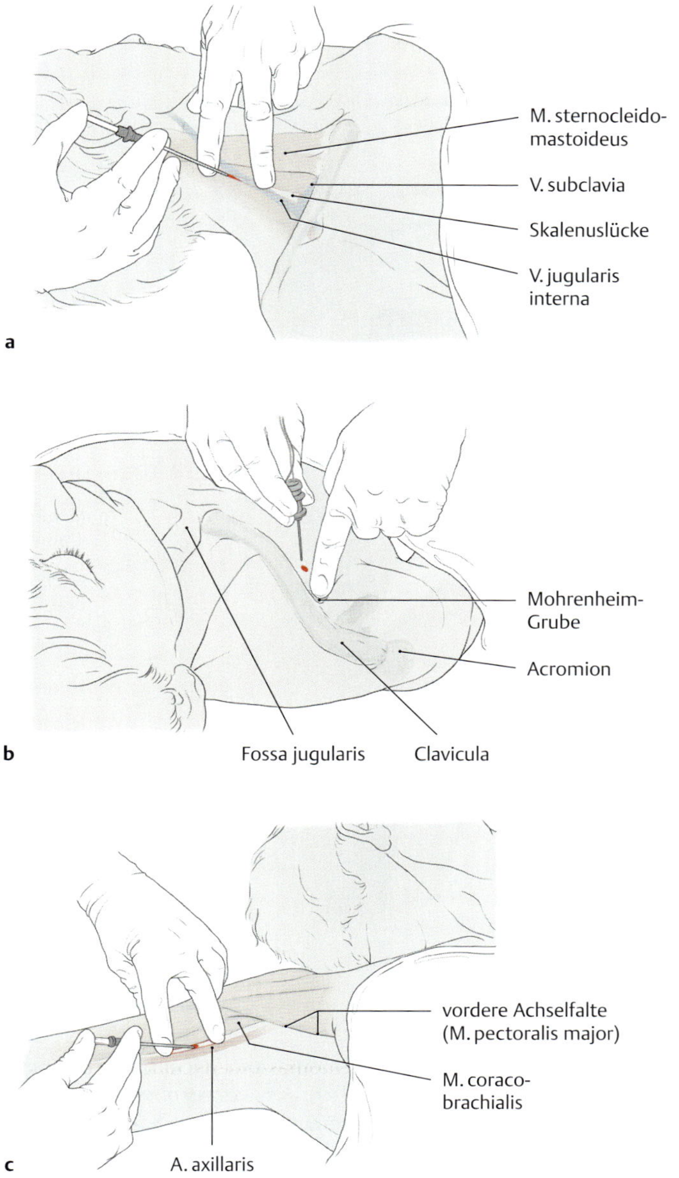

D Klinisch wichtige Zugangswege zur Blockade des Plexus brachialis

Um akzidentelle mechanische Nervenläsionen zu vermeiden, empfiehlt es sich generell, einen elektrischen Nervenstimulator (s. **C**) und „atraumatisch" geschliffene Nadeln zu verwenden. Allgemeine Kontraindikationen für alle hier genannten Verfahren sind z. B. Infektionen an der Einstichstelle sowie manifeste Gerinnungsstörungen, spezielle Kontraindikationen sind u. a. eine kontralaterale Phrenikus- und Rekurrensparese.

a **Interskalenärer Zugangsweg nach Meier:** ermöglicht die am weitesten proximal gelegene Blockade des Plexus brachialis und damit Eingriffe im Bereich von Hals und Schulter. Orientierungspunkt ist der Hinterrand des M. sternocleidomastoideus auf Höhe der Incisura thyroidea 2 cm oberhalb des Ringknorpels. Punktiert wird von kranial mit einem Stichwinkel von etwa 30° zur Haut in Richtung Skalenuslücke.

b **Vertikal-infraklavikuläre Blockade nach Kilka, Geiger und Mehrkens:** Vorteil gegenüber der axillären Blockade (s. u.): neben der Ausschaltung der drei Faszikel, sichere Blockade des N. musculocutaneus. Leitstrukturen sind der ventrale (!) Rand des Acromions sowie die Mitte der Fossa jugularis. Die Hälfte der Verbindungslinie zwischen beiden Punkten markiert die Einstichstelle am Unterrand der Clavicula. Zur besseren Orientierung liegt der Zeigefinger in der Mohrenheim-Grube. Punktiert wird medial vom Zeigefinger und streng vertikal (!) zur Unterlage. Eine mediale Stichrichtung und eine zu tiefe Punktion sind wegen der Gefahr eines Pneumothorax unbedingt zu vermeiden!

c **Axilläre Plexusanästhesie:** etabliertester, technisch einfachster und risikoärmster Zugangsweg zum Plexus brachialis. Indikationen sind alle Eingriffe an Hand, Unterarm und distalem Oberarm. Leitstruktur ist die i. d. Regel gut zu tastende A. axillaris medial des M. coracobrachialis. Mit zwei Fingern wird die Lücke zwischen A. axillaris und M. coracobrachialis unmittelbar distal der vorderen Achselfalte (lateraler Rand des M. pectoralis major) getastet. In diese Lücke erfolgt die Injektion mit einer um 30–45° geneigten Kanüle parallel zur Arterie. Nach Penetration der Gefäß-Nerven-Scheide, die als derber, federnder Widerstand gespürt wird, wird die Kanüle abgesenkt und tangential nach proximal bis zum Anschlag vorgeschoben. Durch Verwendung eines Nervenstimulators kann die Lage der Kanülenspitze optimiert werden. „Problemnerven" (= schwer anästhesierbare Nerven) sind der N. radialis, der hinter der A. axillaris verläuft, und der N. musculocutaneus, der die Gefäß-Nerven-Scheide bereits deutlich proximaler verlassen hat.

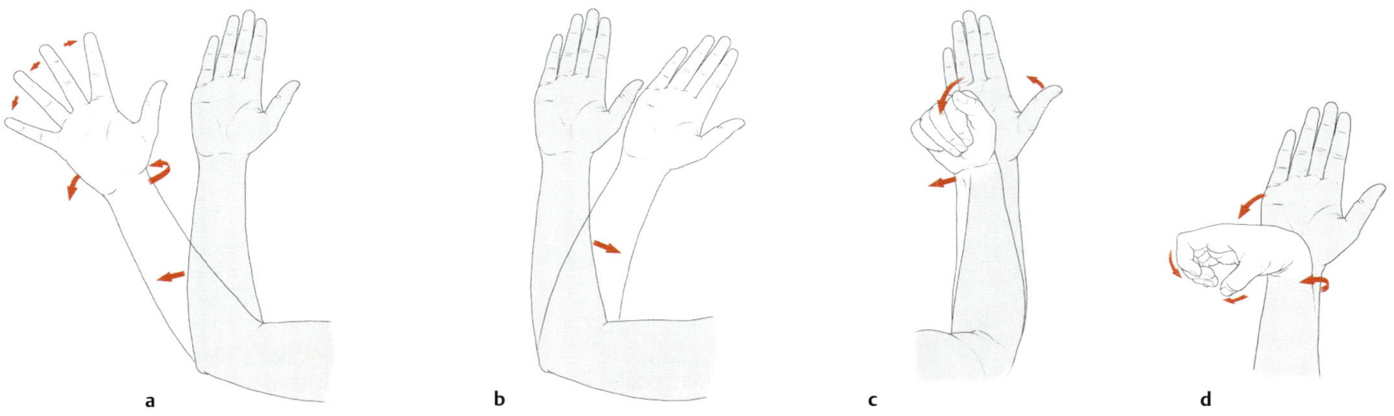

E Motorische Reizantwort der einzelnen Nerven der oberen Extremität nach elektrischer Nervenstimulation

a **N. radialis:** Extension im Ellenbogengelenk (M. triceps brachii), Extension und Radialabduktion im Handgelenk, Supination des Unterarms und Extension der Finger;

b **N. musculocutaneus:** Flexion im Ellenbogengelenk (M. biceps brachii);

c **N. ulnaris:** Ulnarflexion im Handgelenk, Flexion in den Grundgelenken II–V, Adduktion des Daumens;

d **N. medianus:** Flexion und Pronation im Handgelenk, Flexion der Mittel- und Endglieder II–V sowie des Daumens.

5.7 Vorderseite des Oberarms (Regio brachialis anterior)

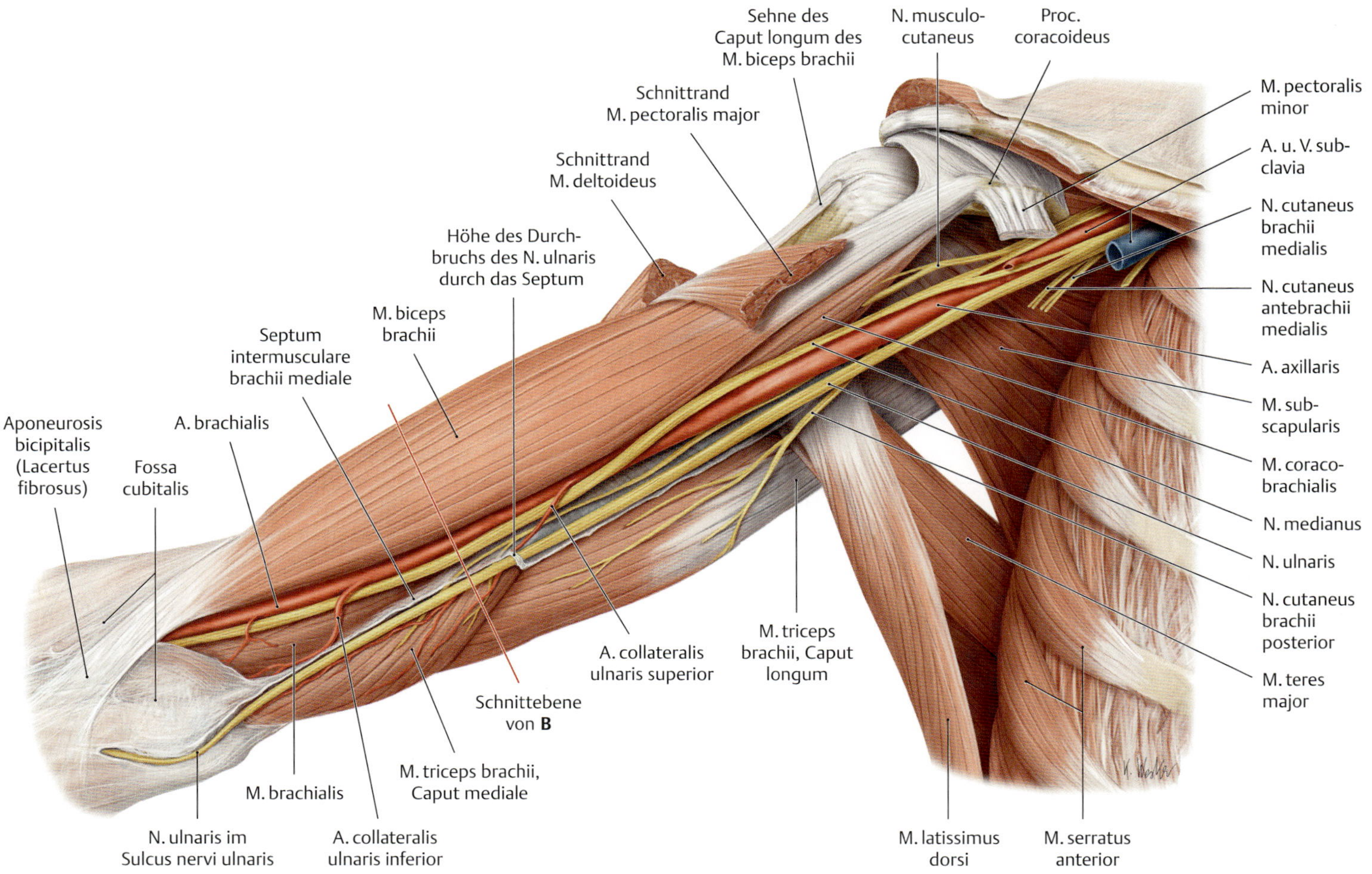

A Haupt-Gefäß-Nerven-Straße des Oberarms: Sulcus bicipitalis medialis

Rechter Oberarm abduziert und leicht nach außen rotiert, Ansicht von ventral; Mm. deltoideus, pectoralis major und minor sind entfernt. Der Sulcus bicipitalis medialis liegt am medialen Oberarm unter der Haut und wird in der Tiefe von den Mm. biceps brachii und brachialis sowie vom Septum intermusculare brachii mediale begrenzt. Hier verläuft die Haupt-Gefäß-Nerven-Straße des Oberarms von der Axilla bis in die Fossa cubitalis. Am *oberflächlichsten* verläuft der *N. cutaneus antebrachii medialis,* der zusammen mit der V. basilica den Sulcus bicipitalis medialis am Hiatus basilicus verlässt (s. S. 389). Am *weitesten medial* verläuft der *N. ulnaris,* zunächst auf dem Septum intermusculare brachii mediale. Im unteren Drittel durchbricht er das Septum und gelangt auf die dorsale Seite des Septums, zum Sulcus nervi ulnaris am Epicondylus medialis humeri. In der *Tiefe des Sulcus bicipitalis medialis* zieht die Hauptarterie des Oberarms, die *A. brachialis,* zusammen mit dem *N. medianus* von der Achselhöhle bis zur Ellenbeuge.

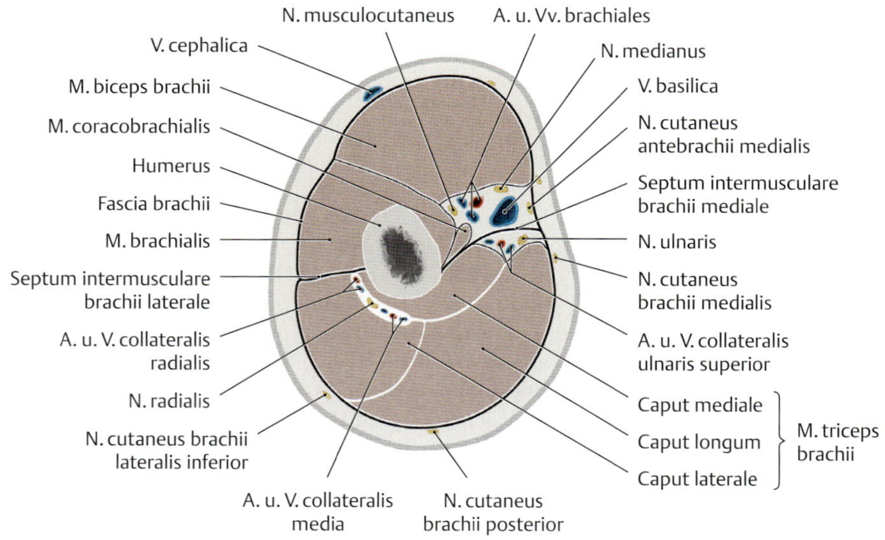

B Querschnitt durch das mittlere Drittel des rechten Oberarms

Ansicht der Schnittfläche von distal.

Beachte für die Orientierung bei der Präparation, dass der Querschnitt proximal vom Hiatus basilicus liegt (V. basilica und N. cutaneus antebrachii medialis verlaufen bereits subfaszial).

Der N. ulnaris hat zusammen mit der A. collateralis ulnaris superior den Sulcus bicipitalis medialis bereits verlassen und das Septum intermusculare brachii mediale durchbohrt. Auf der Rückseite des Humerus hat sich die A. profunda brachii bereits in ihre beiden Endäste, die A. collateralis radialis und die A. collateralis media, aufgeteilt.

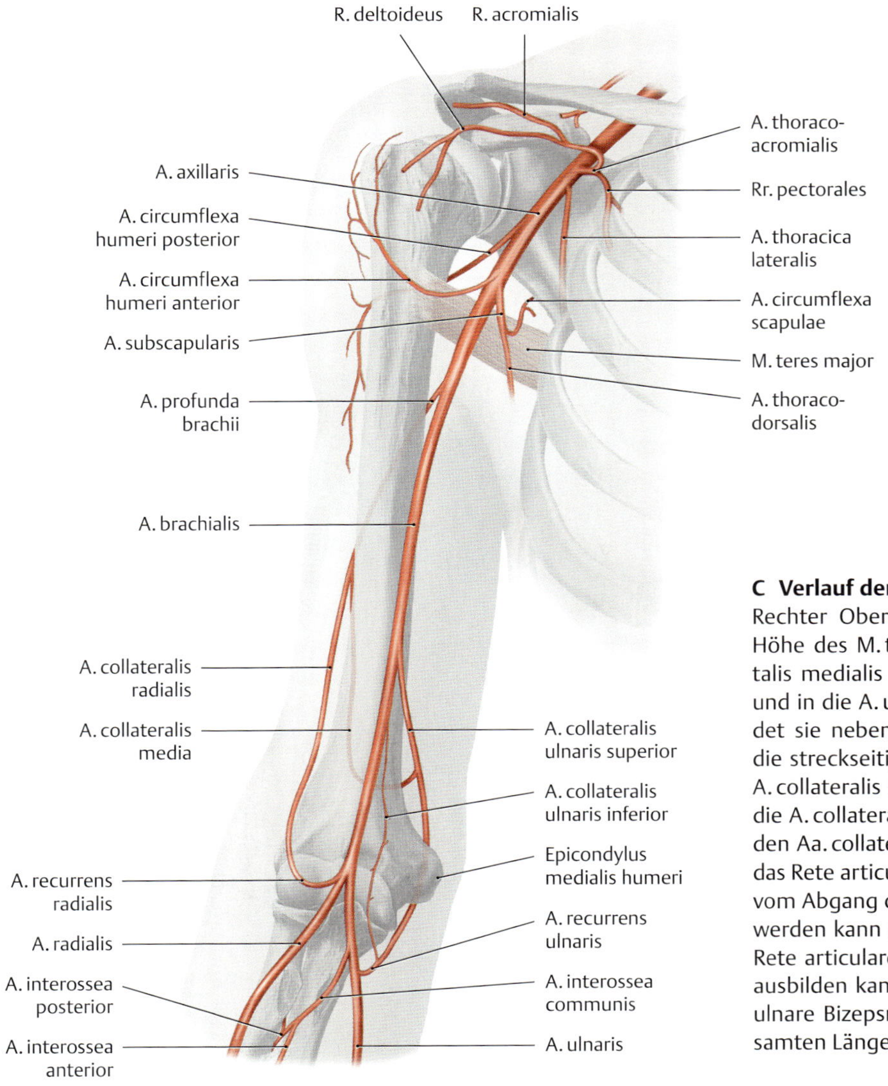

C Verlauf der A. brachialis am Oberarm

Rechter Oberarm, Ansicht von ventral. Aus der A. axillaris geht auf Höhe des M. teres major die A. brachialis hervor, die im Sulcus bicipitalis medialis zur Ellenbeuge zieht. Dort teilt sie sich in die A. radialis und in die A. ulnaris auf. Auf ihrem Weg entlang des Oberarms entsendet sie neben Ästen zur Oberarmmuskulatur die A. profunda brachii, die streckseitig verläuft und sich distal vom Sulcus nervi radialis in die A. collateralis media (zum Caput mediale des M. triceps brachii) und in die A. collateralis radialis (zum Rete articulare cubiti) teilt. Über die beiden Aa. collaterales ulnares superior und inferior speist die A. brachialis das Rete articulare cubiti. Klinisch wichtig ist, dass die A. brachialis distal vom Abgang der A. profunda brachii ohne größere Gefahr unterbunden werden kann (z. B. bei stark blutenden Verletzungen), da sich über das Rete articulare cubiti (s. **C**, S. 407) ein ausreichender Kollateralkreislauf ausbilden kann. Leitstruktur für das Aufsuchen der A. brachialis ist der ulnare Bizepsrand. Hier lässt sich der Puls der A. brachialis auf der gesamten Länge tasten.

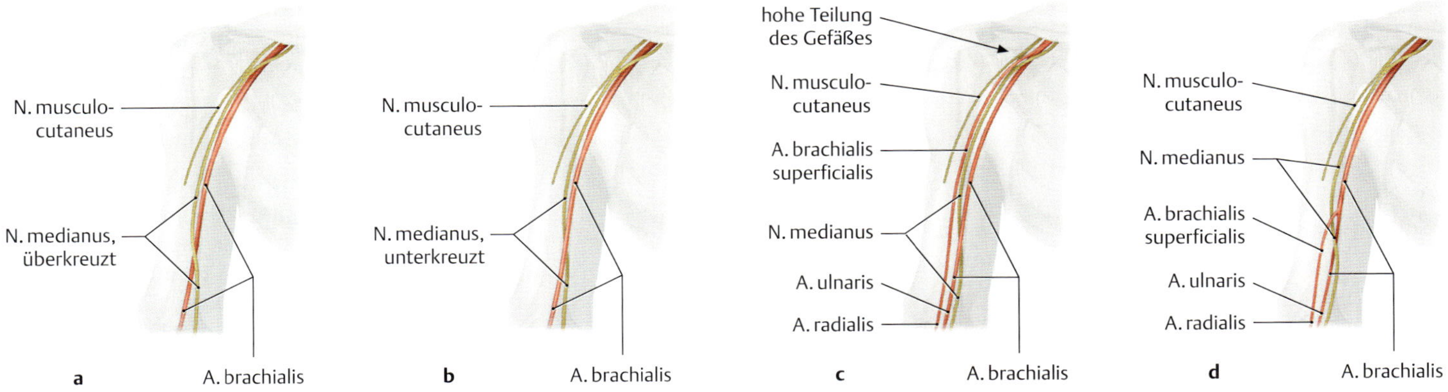

D Verlauf der A. brachialis am Oberam: Regelfall und Varianten
(nach von Lanz u. Wachsmuth)
Rechte Schulter, Ansicht von ventral.

a Regelfall (74 % der Fälle): Die A. brachialis wird im unteren Drittel des Oberarms vom N. medianus *über*kreuzt.

b–d Varianten:

b Die A. brachialis wird vom N. medianus *unter*kreuzt (sehr selten, 1 % der Fälle).

c u. d Die A. brachialis teilt sich bereits im Bereich des Oberarms (sog. „*hohe Teilung*") in eine A. brachialis *superficialis* und eine A. brachialis (25 % der Fälle). Hierbei können beide Arterien gut ausgebildet sein und die Medianusgabel bzw. den N. medianus zwischen sich fassen. In diesem Fall geht die A. radialis aus der A. brachialis superficialis hervor (sog. „hoher *Abgang* der A. radialis") und die A. ulnaris bildet die Fortsetzung der A. brachialis (s. S. 409).

5.8 Schulterregion: Ansicht von dorsal und kranial

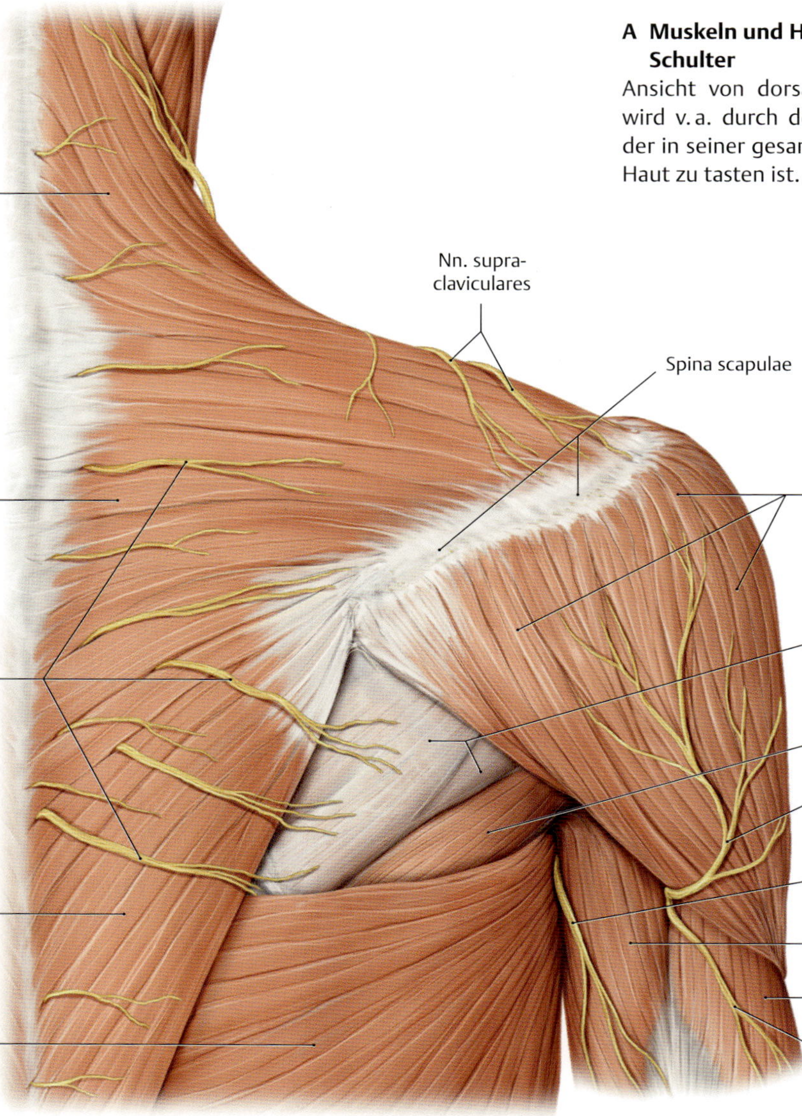

A Muskeln und Hautnerven einer rechten Schulter
Ansicht von dorsal. Das Relief der Schulter wird v. a. durch den M. deltoideus bestimmt, der in seiner gesamten Ausdehnung unter der Haut zu tasten ist.

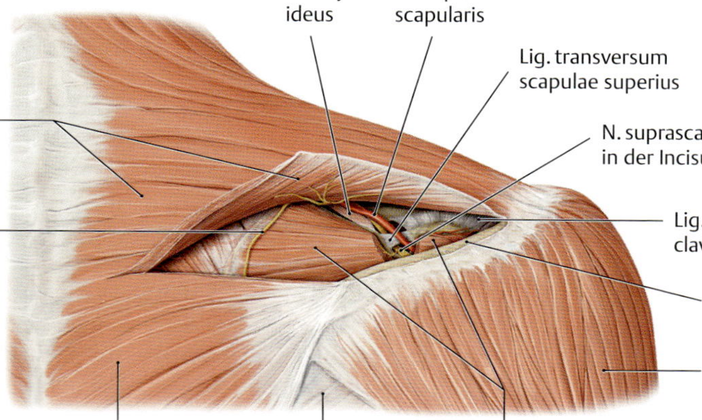

B Supraskapuläre Region einer rechten Schulter in der Ansicht von dorsal
Zur Demonstration der supraskapulären Region ist ein Teil der Pars transversa des M. trapezius hochgeklappt worden. Der M. supraspinatus ist in seinem mittleren Teil gefenstert.
Beachte den Verlauf des *N. suprascapularis* in seinem osteofibrösen Kanal *unter* dem Lig. transversum scapulae superius in der Incisura scapulae. Die Kompression dieses Nervs bei der Passage dieses Kanals, insbesondere bei starker Außenrotation der Schulter, kann eine Lähmung der Mm. supra- und infraspinatus zur Folge haben *(Incisura-scapulae-Syndrom)*. Eine Verknöcherung des Lig. transversum scapulae superius führt zu einem Foramen scapulae, das dann ebenfalls ein Engpass für den N. suprascapularis darstellen kann (s. S. 255).

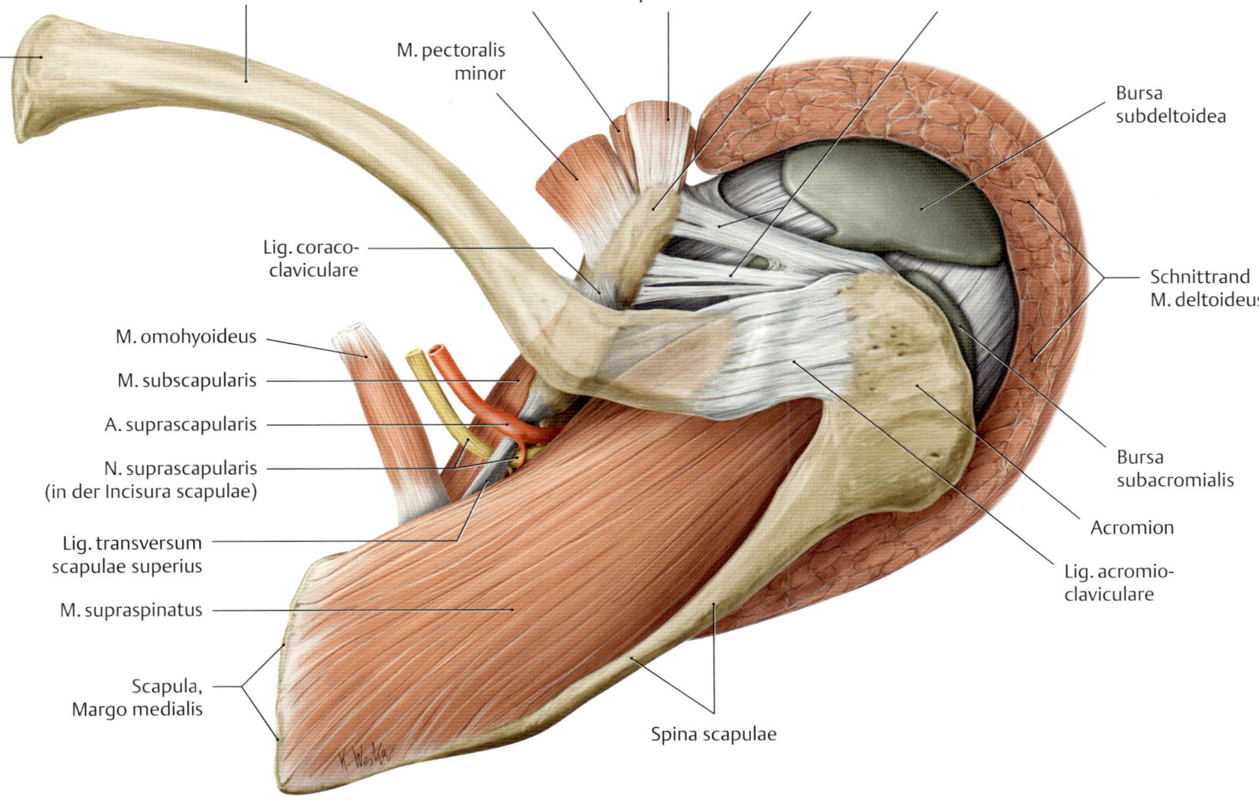

C Supraskapuläre Region einer rechten Schulter in der Ansicht von kranial

Nach Entfernung des M. deltoideus und des M. trapezius kommt der *M. supraspinatus* zur Darstellung, der in der Fossa supraspinata entspringt und unter dem Fornix humeri nach lateral zu seinem Ansatz am Tuberculum majus zieht. Am vorderen Rand des M. supraspinatus verlaufen auf Höhe des Lig. transversum scapulae superius, unmittelbar lateral vom Ansatz des M. omohyoideus, die A. und der N. suprascapularis: die Arterie oberhalb, der Nerv unterhalb des Bandes (vgl. **B** u. **D**).

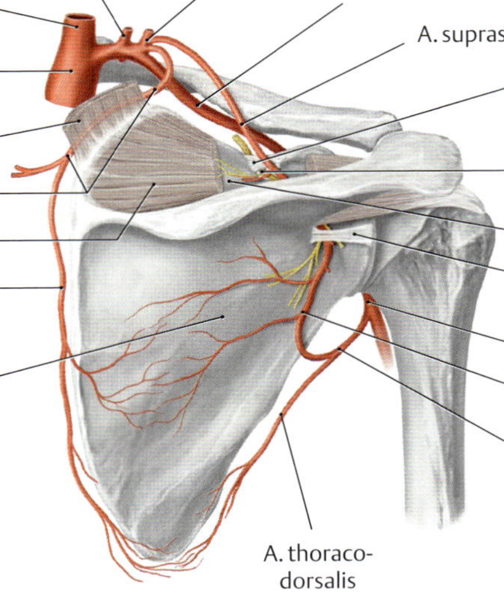

D Schulterblattarkade

Rechtes Schulterblatt, Ansicht von dorsal. Die *A. suprascapularis* kommt aus dem Truncus thyrocervicalis und tritt *über* das Lig. transversum scapulae *superius* in die Fossa supraspinata. Von dort zieht sie vorbei am Collum scapulae, *unter* dem Lig. transversum scapulae *inferius* (fehlt häufig) hindurch, in die Fossa infraspinata, wo sie mit der A. circumflexa scapulae (aus der A. subscapularis) und dem R. profundus (A. dorsalis scapulae) der A. transversa cervicis kommuniziert.

Beachte die Anastomose zwischen der A. suprascapularis und der A. circumflexa scapulae *(Schulterblattarkade)*. Diese ist klinisch wichtig, da sich bei Unterbindung oder Verschluss der A. axillaris ein Kollateralkreislauf ausbilden kann (vgl. S. 404).

5.9 Rückseite des Oberarms (Regio brachialis posterior)

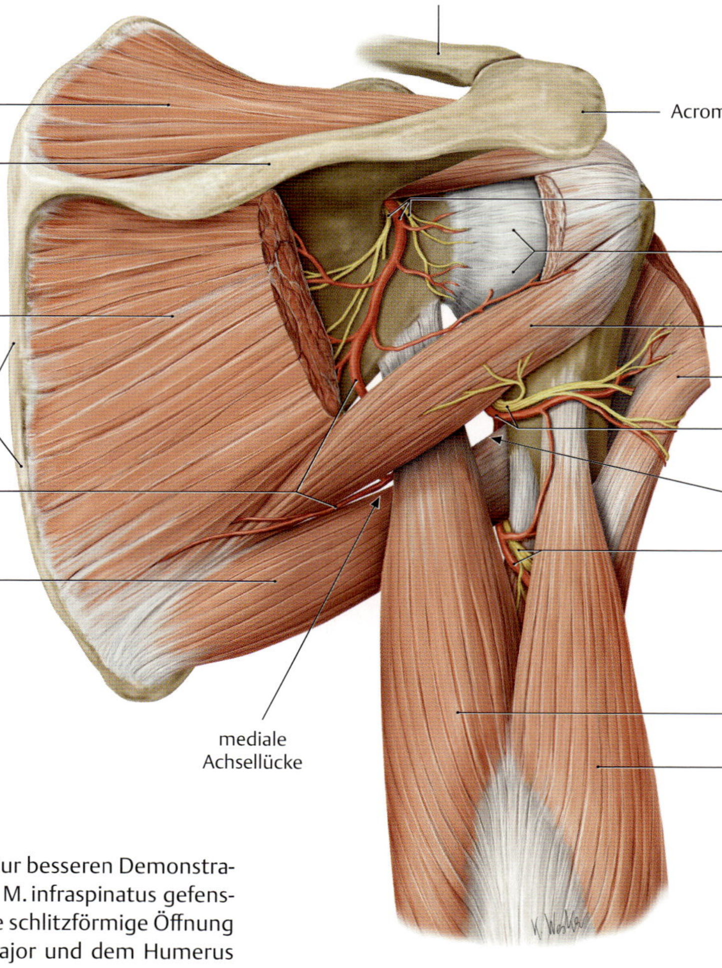

A Mediale und laterale Achsellücke
Dorsale Schulterblattregion der rechten Seite. Zur besseren Demonstration der topografischen Verhältnisse wurde der M. infraspinatus gefenstert und der M. deltoideus teilweise entfernt. Die schlitzförmige Öffnung zwischen dem M. teres minor, dem M. teres major und dem Humerus wird durch das Caput longum vom M. triceps brachii in ein *viereckiges* Foramen axillare laterale *(laterale Achsellücke)* und *ein dreieckiges* Foramen axillare mediale *(mediale Achsellücke)* unterteilt.

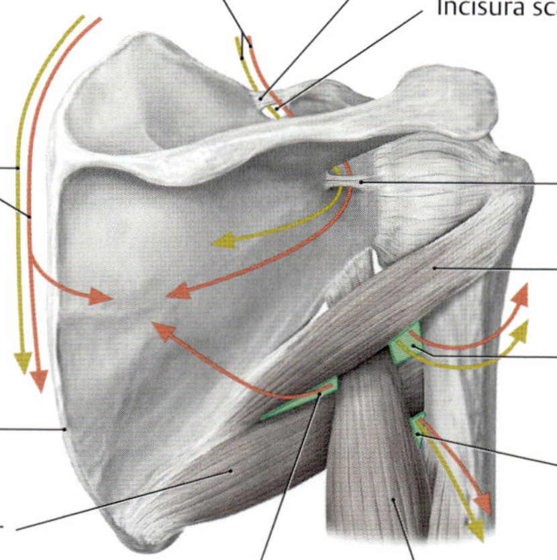

B Gefäß-Nerven-Straßen der Scapula
Die mediale und laterale Achsellücke sowie der Trizepsschlitz sind wichtige Durchtrittsstellen im Verlauf von Gefäß-Nerven-Straßen, in denen die Leitungsbahnen von der vorderen zur hinteren Schulterblattregion gelangen. Folgende Strukturen ziehen hindurch:

Durchtrittsstellen	Durchziehende Strukturen
• mediale Achsellücke	A. circumflexa scapulae
• laterale Achsellücke	A. circumflexa humeri posterior und N. axillaris
• Trizepsschlitz	A. profunda brachii und N. radialis

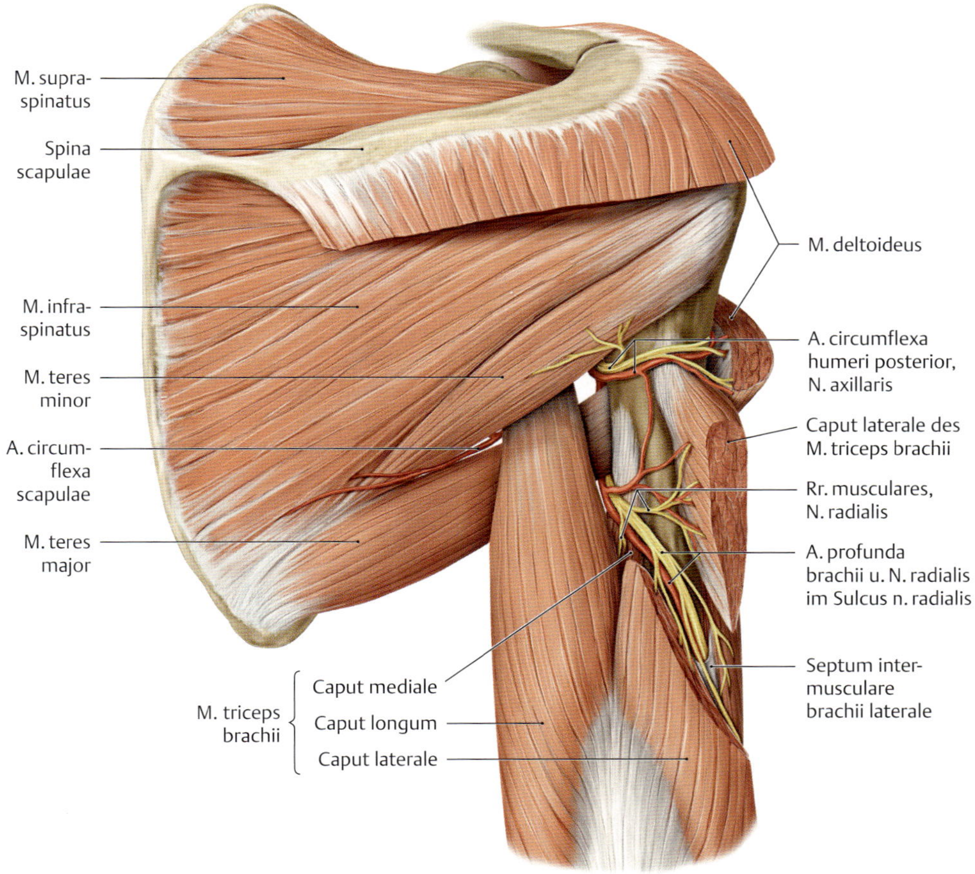

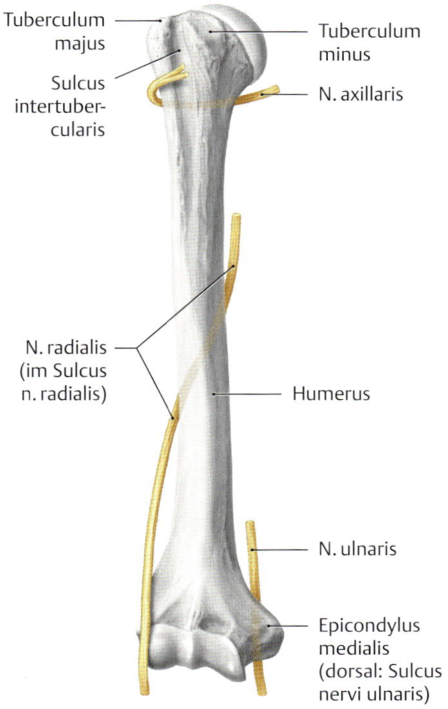

E Nerven, die in unmittelbarem Kontakt mit dem Humerus stehen
Rechter Humerus, Ansicht von ventral.

C Verlauf des N. radialis im Sulcus nervi radialis
Rechte Schulter und Oberarm, Ansicht von dorsal. Zur Demonstration des spiraligen Verlaufs des N. radialis um den Humerus ist das Caput laterale des M. triceps brachii durchtrennt. Man erkennt den knöchernen Sulcus nervi radialis zwischen den Ursprüngen des medialen und lateralen Trizepskopfes. Am distalen Ende des Sulcus tritt der N. radialis durch das Septum intermusculare brachii laterale auf die Vorderseite des Humerus, um im Radialistunnel zur Fossa cubiti (hier nicht zu sehen) zu gelangen (vgl. S. 406).
Beachte die proximal vom Sulcus n. radialis abgehenden Rr. musculares des N. radialis für den M. triceps brachii. Dadurch wird verständlich, warum bei einer Oberarmschaftfraktur auf Höhe des Sulcus n. radialis der M. triceps brachii funktionsfähig bleiben kann, *obwohl* der N. radialis geschädigt ist: Die ausschlaggebenden Rr. musculares sind bereits proximal der Läsionsstelle abgezweigt!

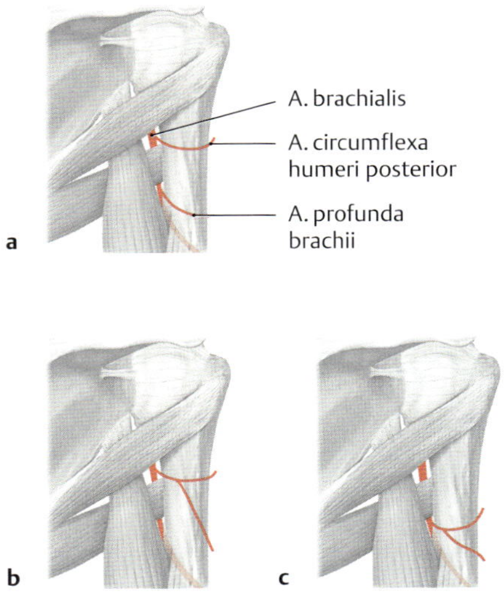

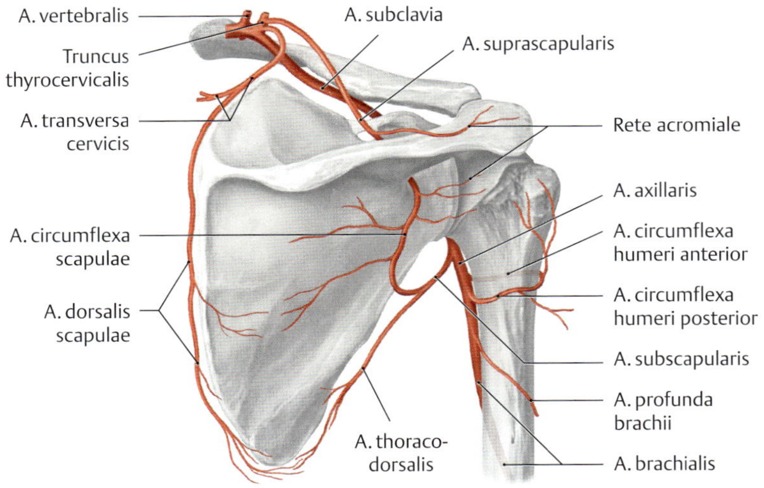

D Arterielle Versorgung der Schulterblattregion
Rechte Schulter, Ansicht von dorsal.

F Äste der A. brachialis: Regelfall und Varianten (nach von Lanz u. Wachsmuth)
a Im **Regelfall** (77 % der Fälle) gehen A. profunda brachii und A. circumflexa humeri posterior aus der A. brachialis hervor.

b–c Varianten:
b Ursprung der A. profunda brachii aus der A. circumflexa humeri posterior (7 %);
c wie in **b**, aber die A. circumflexa humeri posterior verläuft nicht durch die laterale Achsellücke (16 %), sondern durch den Trizepsschlitz.

5.10 Ellenbeuge (Regio cubitalis)

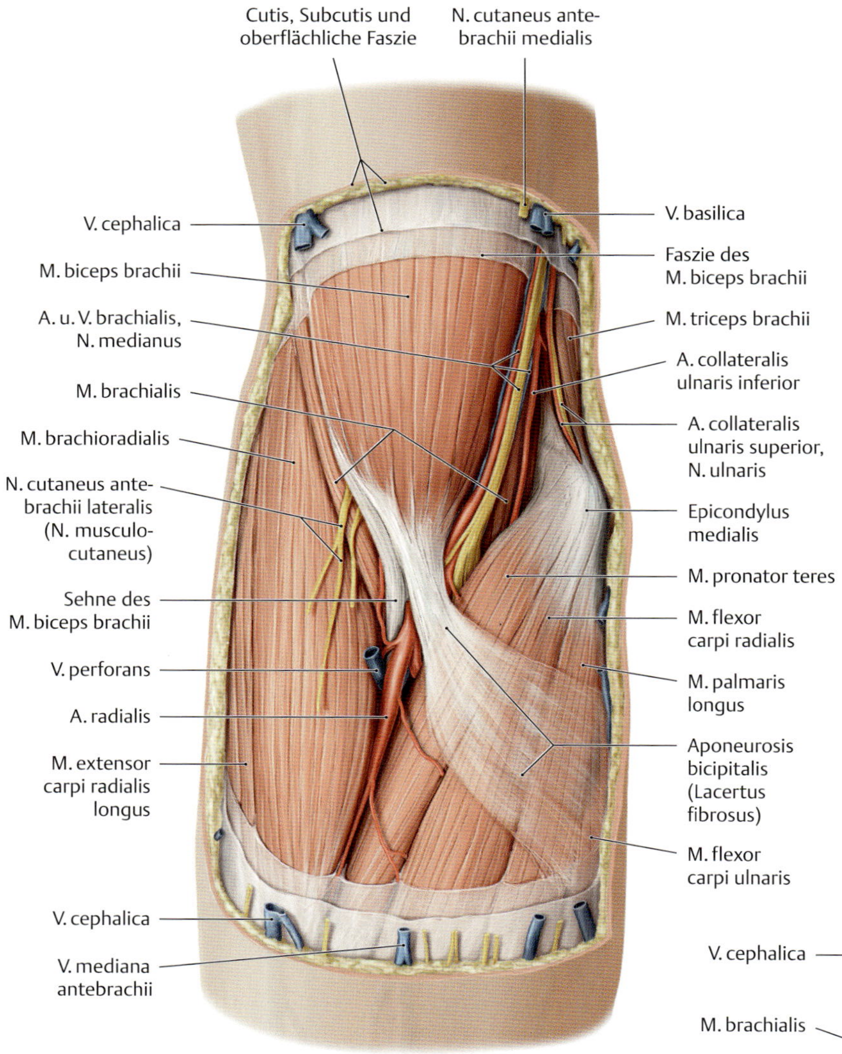

A Ellenbeuge eines rechten Armes nach Entfernung der Faszien und der epifaszialen Leitungsbahnen

Ansicht von ventral. Gut sichtbar sind der *N. medianus* und der *N. musculocutaneus* mit seinen Hautästen (zum möglichen Verlauf des N. medianus s. **D**). Der N. radialis wird erst nach Beiseitehalten des M. brachioradialis sichtbar (s. **B**).

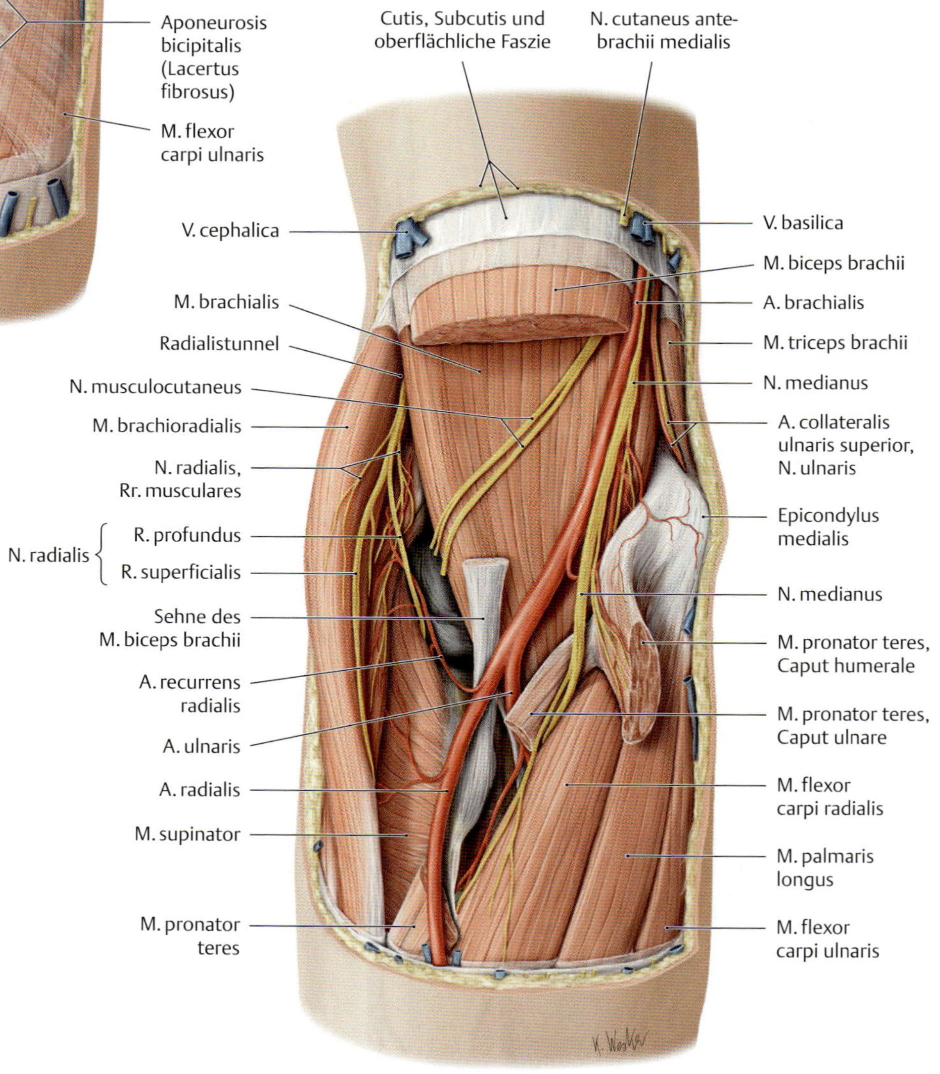

B Tiefe Präparation der Fossa cubitalis

Rechter Arm, Ansicht von ventral. Der distale Muskelbauch des M. biceps brachii ist entfernt und die Muskeln der Radialisgruppe (Mm. brachioradialis, extensor carpi radialis longus und extensor carpi radialis brevis) sind zur Seite gedrängt, um den Verlauf des *N. radialis* besser darstellen zu können. Nach seinem Verlauf durch den Radialistunnel gibt der Nerv seinen sensiblen R. superficialis und die Rr. musculares zu den Muskeln der Radialisgruppe ab, um danach in den M. supinator zu ziehen (s. S. 407). Der Eintritt des N. medianus zwischen die beiden Köpfe des M. pronator teres wird sichtbar, nachdem Teile des Muskels etwas nach medial mobilisiert wurden.

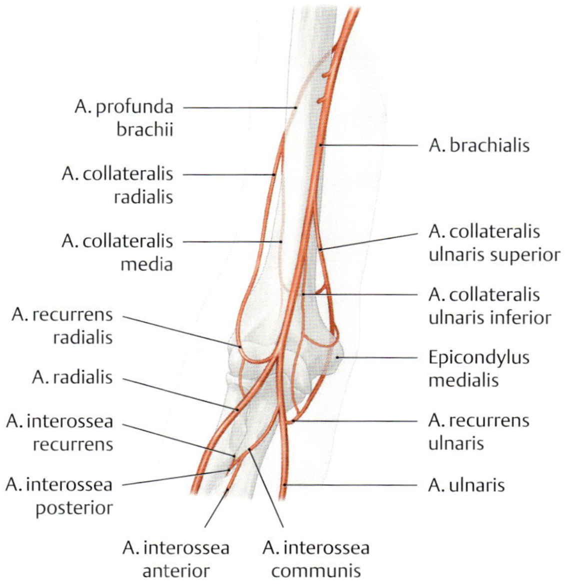

C Arterielle Anastomosen der Ellenbogenregion: Rete articulare cubiti

Rechter Arm, Ansicht von ventral. Die arteriellen Anastomosen der Ellenbogenregion bilden insgesamt ein Gefäßnetz (Rete articulare cubiti), das von mehreren Arterien gespeist wird:

- A. collateralis media und A. collateralis radialis aus der A. profunda brachii (Verbindung zur A. radialis über die A. recurrens radialis und A. interossea recurrens);
- A. collateralis ulnaris superior und A. collateralis ulnaris inferior aus der A. brachialis (Verbindung zur A. ulnaris über die A. recurrens ulnaris).

Aufgrund dieses arteriellen Gefäßnetzes kann die A. brachialis distal vom Abgang der A. profunda brachii unterbunden werden, ohne dass die Gefäßversorgung der Ellenbogenregion beeinträchtigt ist.

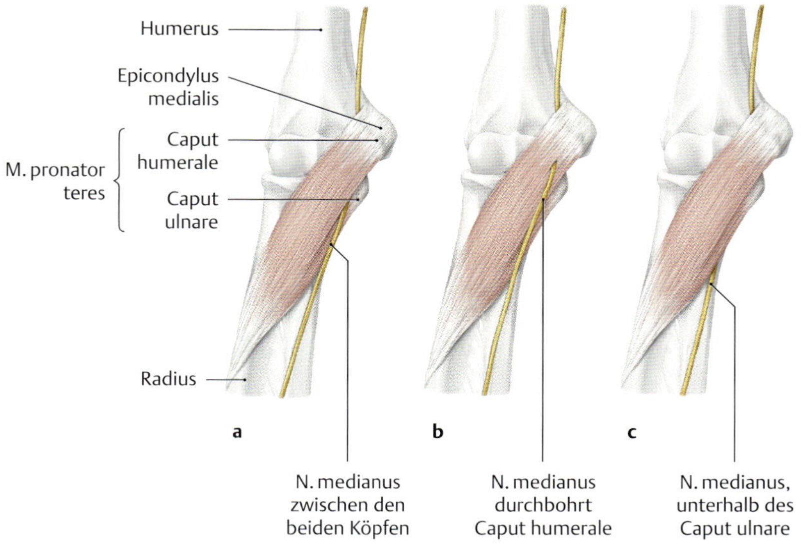

D Lage des N. medianus zum M. pronator teres: Regelfall und Varianten (nach von Lanz u. Wachsmuth)

Rechter Arm, Ansicht von ventral.

a Regelfall (95 % der Fälle): Der N. medianus verläuft zwischen den beiden Köpfen des M. pronator teres.

b u. **c Varianten:**

b Der N. medianus durchbohrt das Caput humerale des M. pronator teres (2 % der Fälle).

c Der N. medianus verläuft, dem Knochen direkt anliegend, unter dem Caput ulnare (3 % der Fälle).

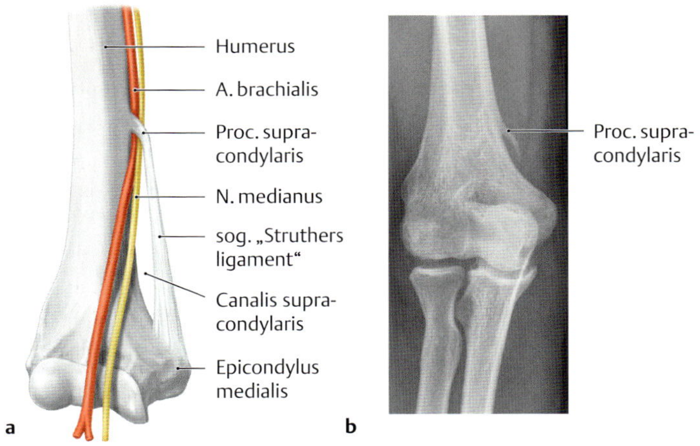

E Processus supracondylaris am Humerus

a Distaler Humerus eines rechten Armes; **b** a.p.-Röntgenaufnahme, Ansicht jeweils von ventral. Ein Proc. supracondylaris ist eine sehr seltene atavistische Bildung, die in der Regel im Laufe der Phylogenese bereits zurückgebildet worden ist. Sie entspricht dem Canalis supracondylaris, der bei einigen Vertebraten regelmäßig vorkommt. Von diesem knöchernen Fortsatz zieht ein Band (sog. „Struthers ligament") zum Epicondylus medialis, das dem M. pronator teres als Ursprung dient. Bei vorhandenem Proc. supracondylaris (0,7 % der Menschen) laufen die A. brachialis und der N. medianus durch diesen osteofibrösen Kanal und können hierbei komprimiert werden. (Röntgenbild: Dr. med. Hans-Peter Sobotta, Stiftung HEH Braunschweig.)

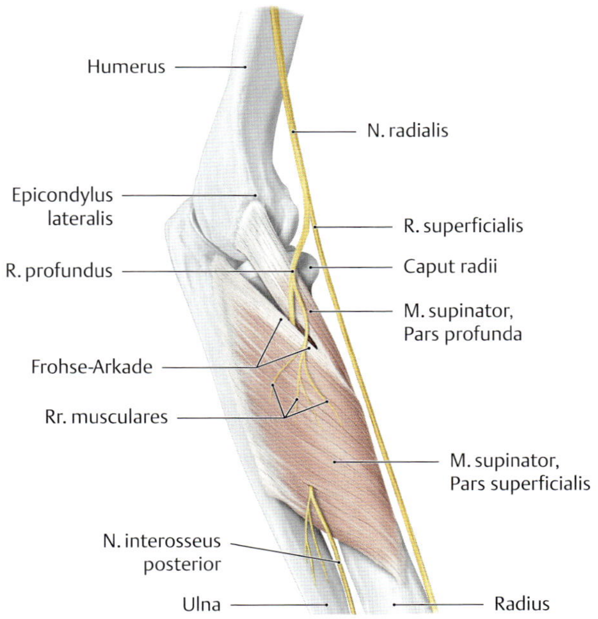

F Verlauf des N. radialis im Bereich des M. supinator

Rechte Ellenbogenregion, Ansicht von radial. Unmittelbar proximal vom M. supinator teilt sich der N. radialis in den motorischen R. profundus und den sensiblen R. superficialis. Bei einem Kompressionssyndrom im Bereich der Frohse-Arkade (Supinator-Syndrom, s. S. 382) kommt es daher ausschließlich zu einem Ausfall der vom R. profundus innervierten Muskeln.

5.11 Vorderseite des Unterarms (Regio antebrachialis anterior)

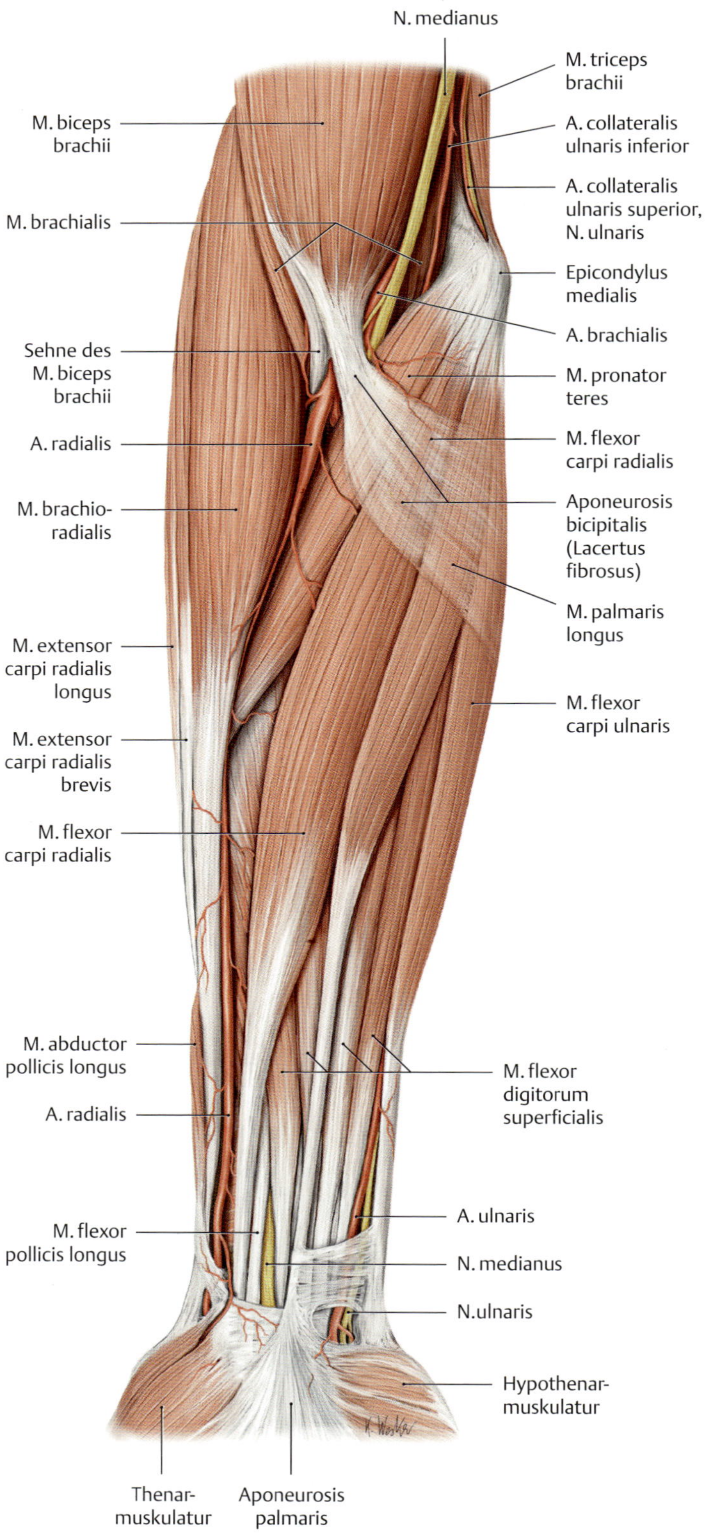

A Rechter Unterarm in der Ansicht von ventral – oberflächliche Schicht

In dieser Ansicht sind nur wenige Arterien und Nerven sichtbar, da ein Großteil der Leitungsbahnen am Unterarm in tieferen Schichten verläuft. Die oberflächlich verlaufenden Venen wurden bereits an anderer Stelle dargestellt (Faszien und epifasziale Leitungsbahnen sind entfernt; s. **D**, S. 387).

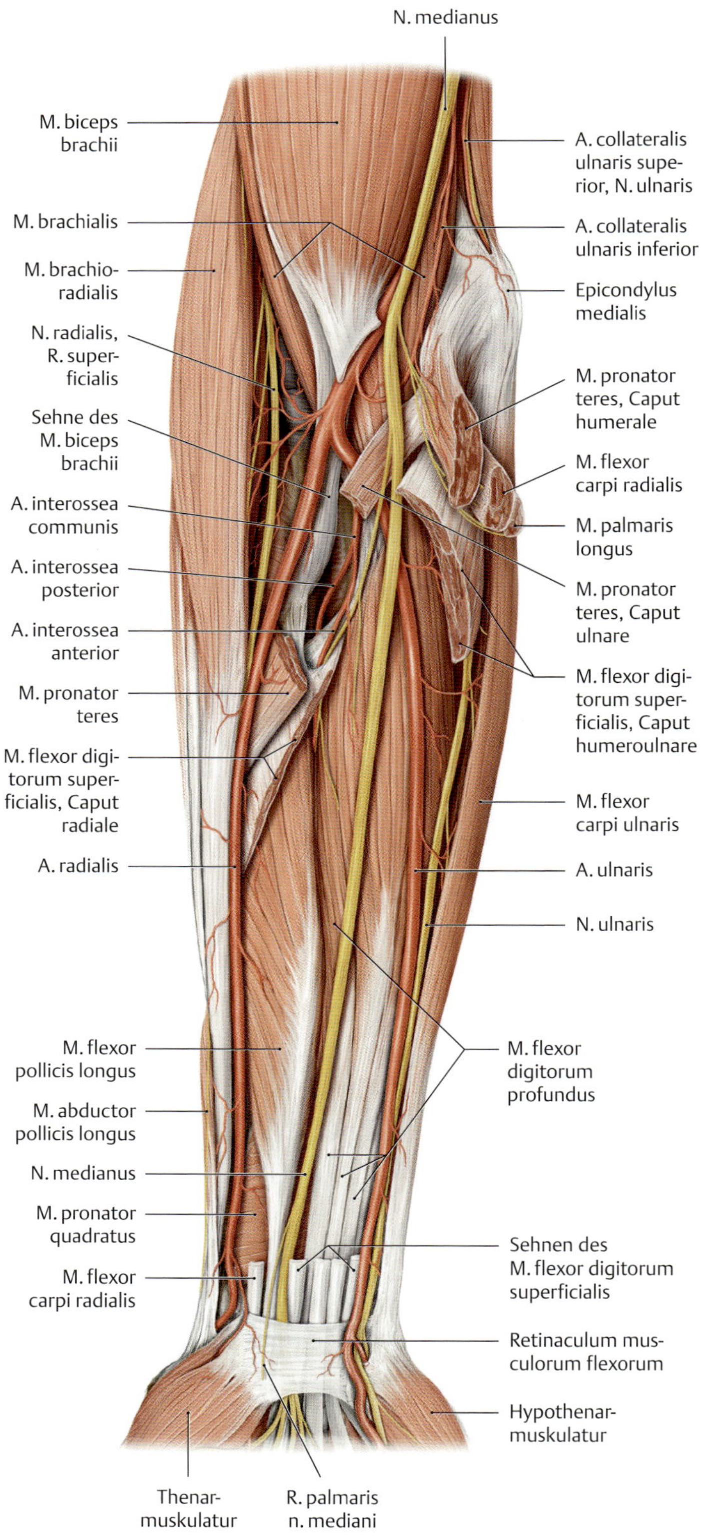

B Rechter Unterarm in der Ansicht von ventral – tiefe Schicht

Die Mm. pronator teres, flexor digitorum superficialis, palmaris longus und flexor carpi radialis sind teilweise entfernt, so dass der N. medianus und der oberflächliche Ast des N. radialis sowie A. radialis und A. ulnaris sichtbar werden (zu den Varianten des Arterienverlaufs s. **D**).

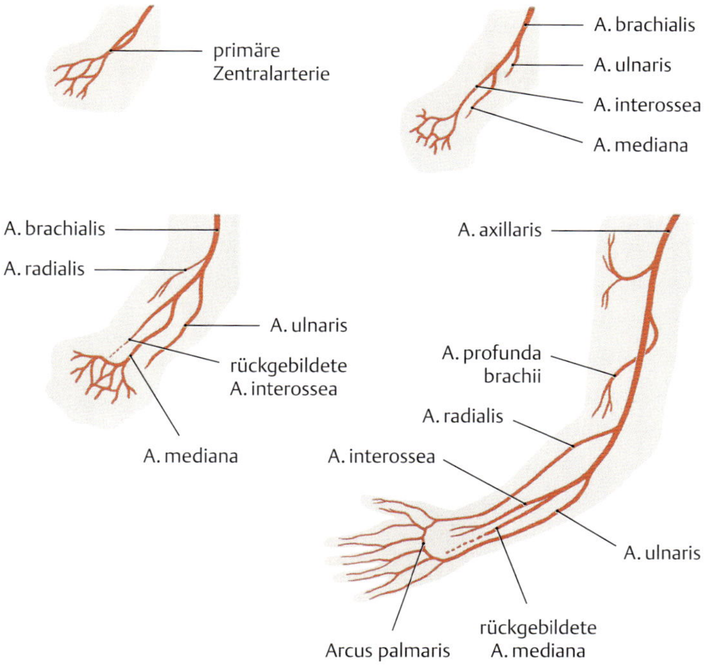

C Entwicklung der Armarterien

Die Entwicklung der Armarterien zeigt sehr deutlich, dass ein embryonal angelegtes Gefäßsystem nicht direkt in den definitiven Zustand übernommen wird, sondern mehrfach abgeändert und umkonstruiert werden kann. Die aussprossende Gliedmaßenknospe wird zunächst von einem zentralen Gefäßstamm versorgt, aus dem sich distal die *A. interossea communis* entwickelt. Im weiteren Verlauf bildet sich am Unterarm ein zweiter Längsstamm, die *A. mediana,* parallel zum N. medianus aus. Sie übernimmt die Hauptversorgung des Unterarms und der Hand, während sich die A. interossea wieder zurückbildet. Schließlich entstehen aus anfangs schwachen Muskelästen auf der ulnaren und radialen Seite die *A. ulnaris* und die *A. radialis,* die bei den Primaten die A. mediana in der Entwicklung ersetzen und ihre Aufgaben übernehmen. Bei Nichtsäugern bleibt die A. interossea das Hauptgefäß des Armes, bei niederen Säugern tritt die A. mediana ganz in den Vordergrund. Als atavistische Bildungen können beim Menschen die A. interossea und die A. mediana vollständig erhalten bleiben (s. **D**) und die Hauptgefäße für die Versorgung der Hohlhand darstellen.

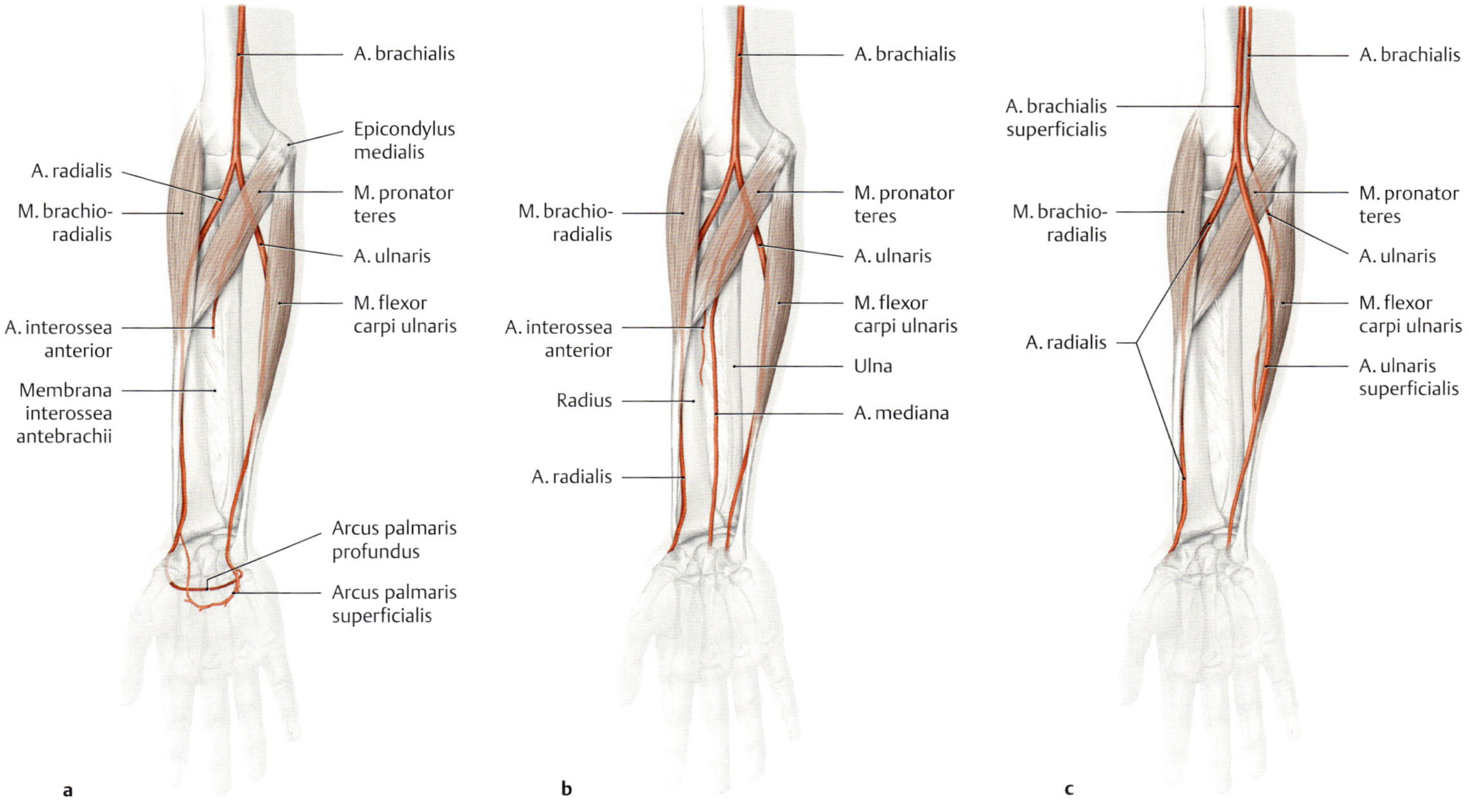

D Arterienverlauf am Unterarm: Regelfall und Varianten
(nach Lippert u. Pabst)
Rechter Unterarm, Ansicht von ventral.

a Regelhafter Arterienverlauf am Unterarm (84 % der Fälle).

b u. c Varianten:

b Es liegt eine erhalten gebliebene A. mediana vor, die häufig distal vom Abgang der A. interossea communis aus der A. ulnaris entspringt (8 % der Fälle).

c Es liegen zusätzliche oberflächliche Arterien am Unterarm vor (Aa. antebrachiales superfaciales, 8 % der Fälle), z. B. als zusätzliche A. ulnaris superficialis aus der A. brachialis superficialis, die oberflächlich über die Beugermuskeln hinweg zieht und sich distal mit der A. ulnaris vereinigen kann. Vorsicht bei intravenösen Injektionen in der Ellenbeuge (s. S. 370)! Solche zusätzlichen oberflächlichen Arterien entstehen in der Regel, wenn sich die A. brachialis bereits am Oberarm in eine A. brachialis superficialis (wird am Unterarm dann zur A. radialis) und eine A. brachialis (wird am Unterarm dann zur A. ulnaris) teilt (sog. hohe Teilung, s. S. 401).

5.12 Rückseite des Unterarms (Regio antebrachialis posterior) und Handrücken (Dorsum manus)

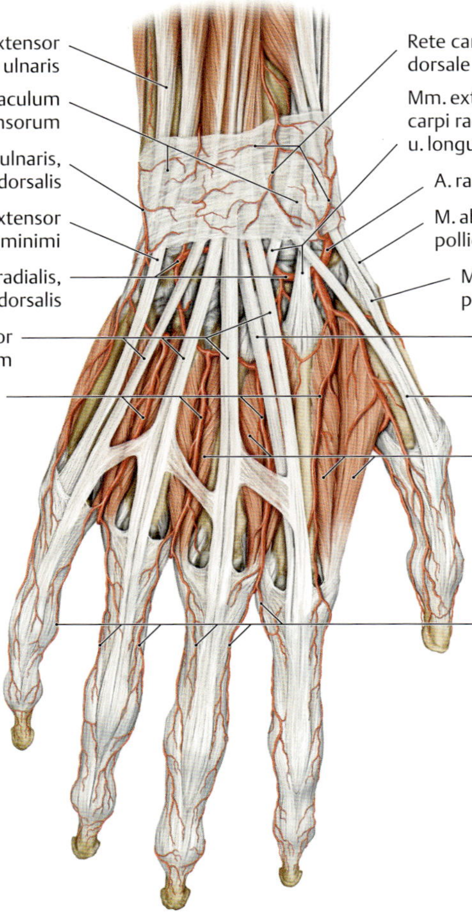

A Arterien des Handrückens (Dorsum manus) und der Fingerstreckseiten einer rechten Hand

Zur Darstellung der Arterien wurden Haut, Unterhaut und Fascia dorsalis manus entfernt (Venen und Nerven sind aus Gründen der Übersichtlichkeit ebenfalls entfernt worden). Die arterielle Versorgung des Handrückens erfolgt größtenteils aus der A. radialis. Die A. ulnaris beteiligt sich nur mit einem kleinen Ast, dem R. carpalis dorsalis, an der Blutversorgung. Über Rr. perforantes gibt es jedoch zahlreiche Verbindungen zwischen palmaren und dorsalen Arterien, im Bereich der Finger über seitliche Anastomosen zwischen den Aa. digitales dorsales und den Aa. digitales palmares propriae (hier nicht zu sehen).

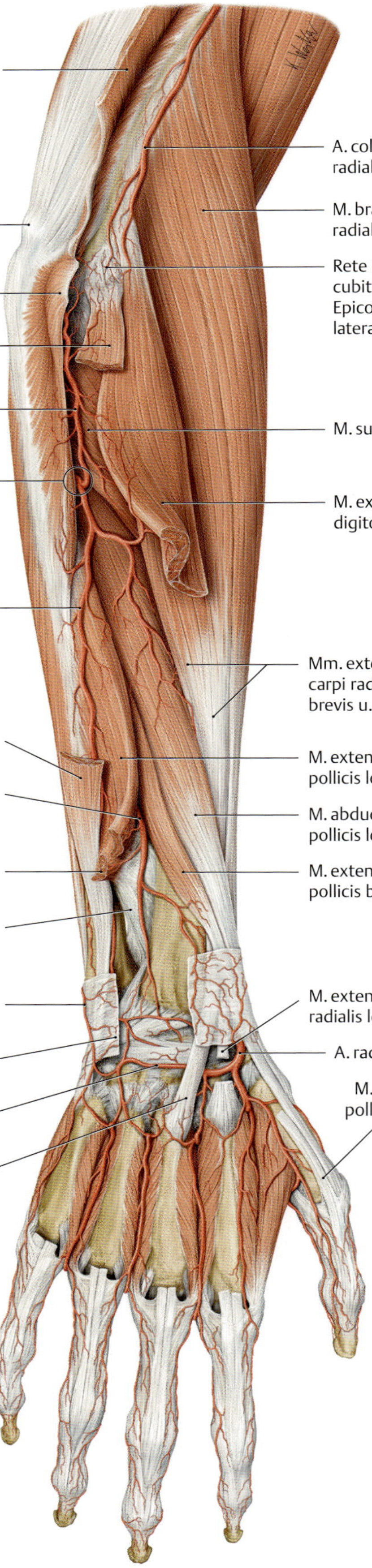

B Tiefe Präparation der Arterien an der Streckseite des Unterarms und des Handrückens eines rechten Arms

Im Ellenbogenbereich wurde der M. anconeus an seinem Ursprung abgetrennt und zur Seite geklappt, weiter proximal das Caput laterale vom M. triceps brachii. Im Bereich der Unterarmstreckseite wurden der M. extensor carpi ulnaris sowie der M. extensor digitorum teilweise reseziert. *Beachte* den Eintritt der A. interossea posterior durch die Membrana interossea antebrachii unmittelbar unter dem Unterrand des M. supinator in die Streckerloge des Unterarms. Am distalen Unterarm sind der M. extensor pollicis longus und der M. extensor indicis gefenstert, um in der Tiefe den Durchtritt der A. interossea anterior sichtbar zu machen. Beide Gefäße sind wichtig für die Blutversorgung der Streckseite.

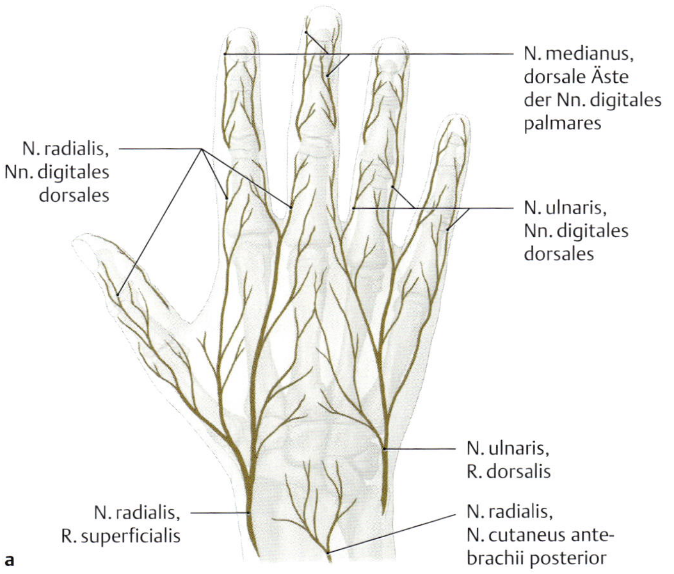

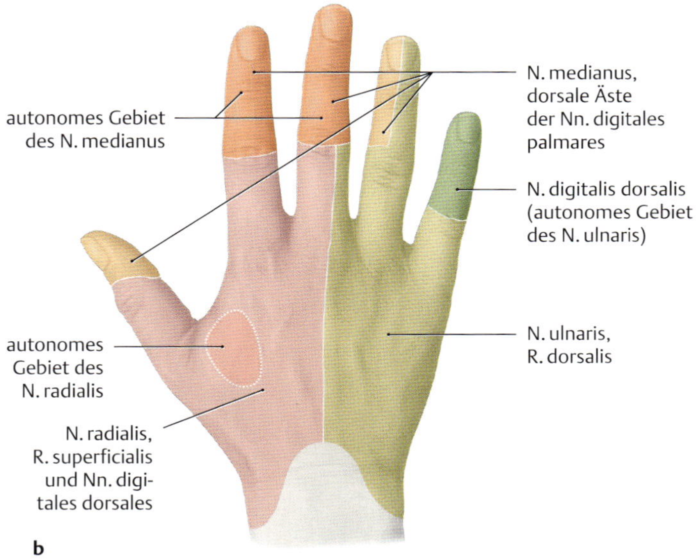

C Innervation des Handrückens
Rechte Hand, Ansicht von dorsal.

a Verlauf der Hautnerven am Handrücken. *Beachte* die unterschiedliche Innervation des Zeige- und Mittelfingers sowie des radialen Teils des Ringfingers im proximalen und distalen Abschnitt:

- *distal* von den dorsalen Ästen der Nn. digitales palmares aus dem *N. medianus;*
- *proximal* von den Nn. digitales dorsales aus dem *N. radialis* (Zeigefinger und Mittelfinger bis etwa zum Fingermittelgelenk) und dem *N. ulnaris* (Mittelfinger und Ringfinger ebenfalls bis auf Höhe des Fingermittelgelenks).

b Autonom- und Maximalgebiete von N. ulnaris, N. medianus und N. radialis. Maximalgebiete sind Hautareale, die von dem entsprechenden Nerv sensibel versorgt werden. Die Autonomgebiete (in der Abb. farblich besonders hervorgehoben) sind Teile der Maximalgebiete, in ihnen ist aber die Dichte der Hautrezeptoren besonders hoch, d. h. ein Ausfall des Nervs bzw. eine Sensibilitätsstörung macht sich zuerst immer in dem entsprechenden Autonomgebiet bemerkbar!

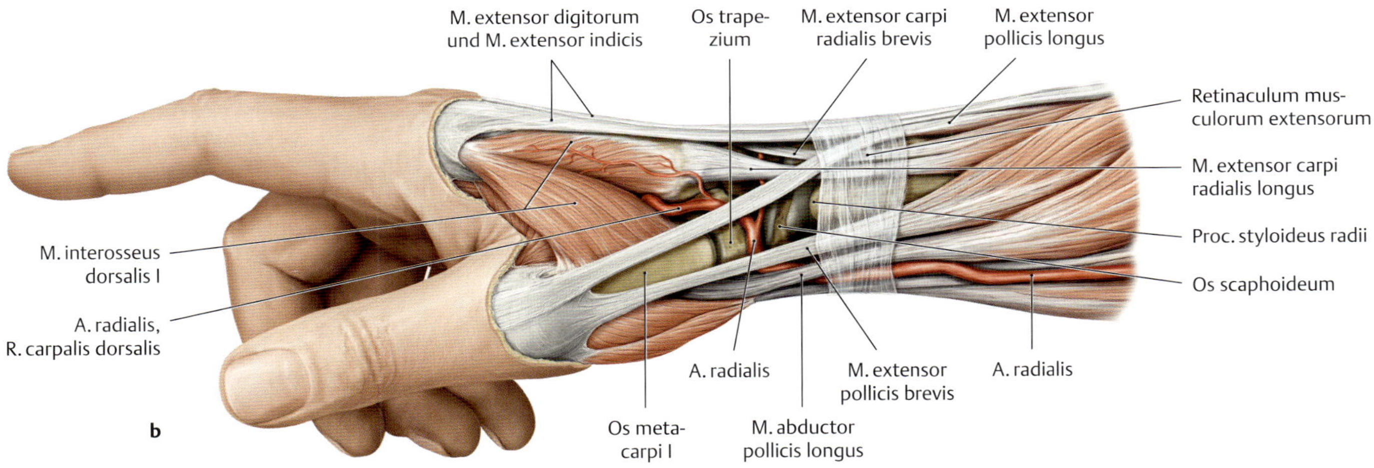

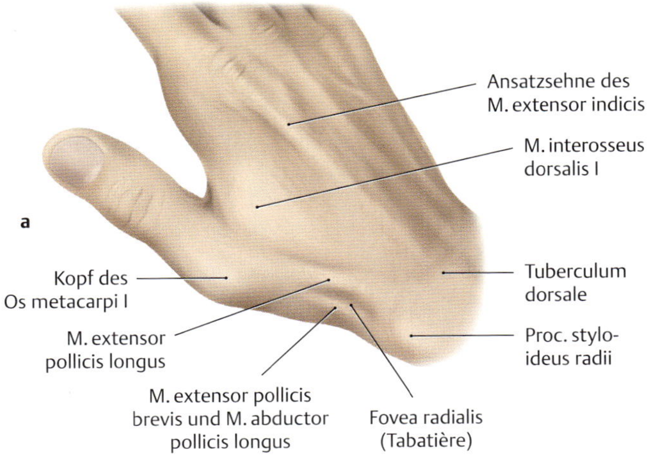

D Begrenzung der Fovea radialis (Tabatière)

a Oberflächenrelief eines rechten Handrückens, Ansicht von radial-dorsal.

b Muskeln und Sehnen eines rechten Handrückens, Ansicht von radial. Die dreiseitige Fovea radialis (Tabatière = Schnupftabakdose) wird palmar von den Ansatzsehnen der Mm. abductor pollicis longus sowie extensor pollicis brevis und handrückenwärts von der Ansatzsehne des M. extensor pollicis longus begrenzt. Den Boden bilden im wesentlichen das Os scaphoideum („Kahnbein") und das Os trapezium. Bei Kahnbeinfrakturen (Skaphoidfrakturen) wird daher häufig in der Tiefe der Tabatière ein Druckschmerz gespürt. Nach proximal wird die Tabatière vom Retinaculum mm. extensorum begrenzt.

Beachte den Verlauf der A. radialis in der Tiefe der Fovea radialis zwischen Os trapezium und Os scaphoideum (Landmarke bei der Präparation).

5.13 Hohlhand (Palma manus): epifasziale Leitungsbahnen und Innervation

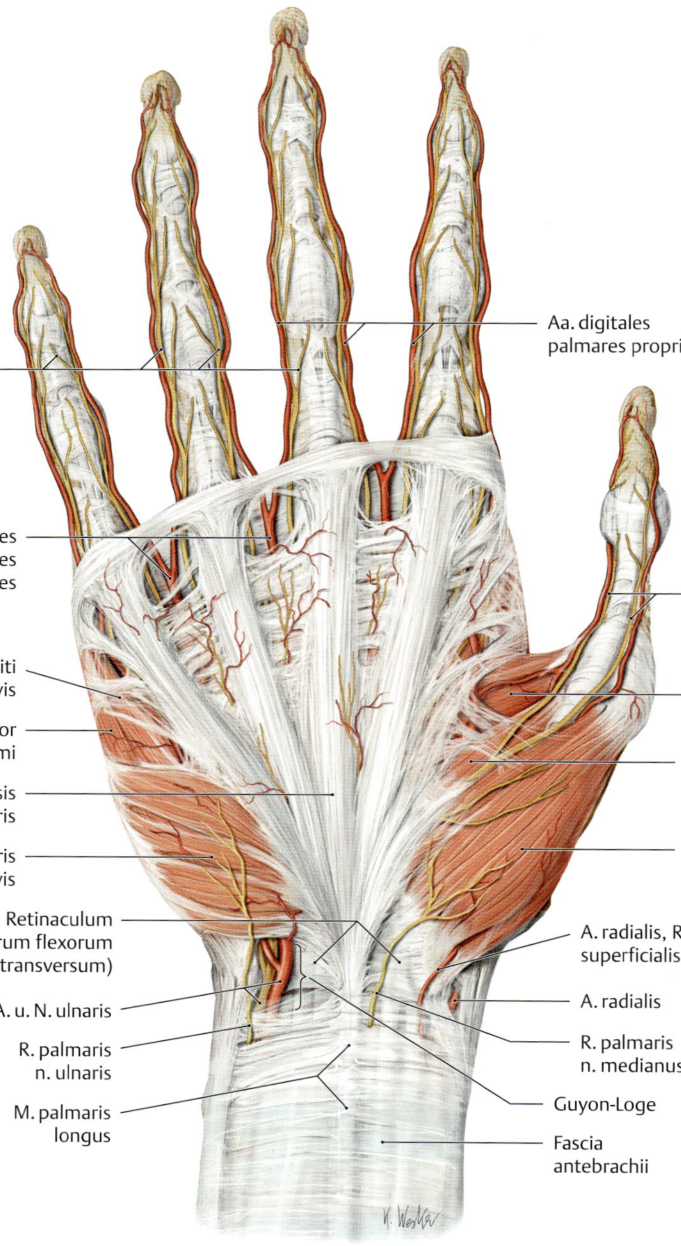

A Oberflächlich verlaufende Arterien und Nerven der Hohlhand

Rechte Hand, Ansicht von palmar. Zur Darstellung der oberflächlich verlaufenden Leitungsbahnen wurden die Faszien mit Ausnahme der Palmaraponeurose entfernt. Zur Demonstration der in der Guyon-Loge verlaufenden Leitungsbahnen (A. und N. ulnaris) wurde das Lig. carpi palmare ebenfalls entfernt (s. S. 419). *Beachte* den R. palmaris superficialis aus der A. radialis, der sehr variabel verlaufen kann. In diesem Fall zieht er zwischen den Ursprüngen der Mm. abductor und flexor pollicis brevis zur Hohlhand. In etwa 30 % der Fälle bildet er zusammen mit der A. ulnaris den Arcus palmaris superficialis (hier nicht zu sehen; vgl. S. 414).

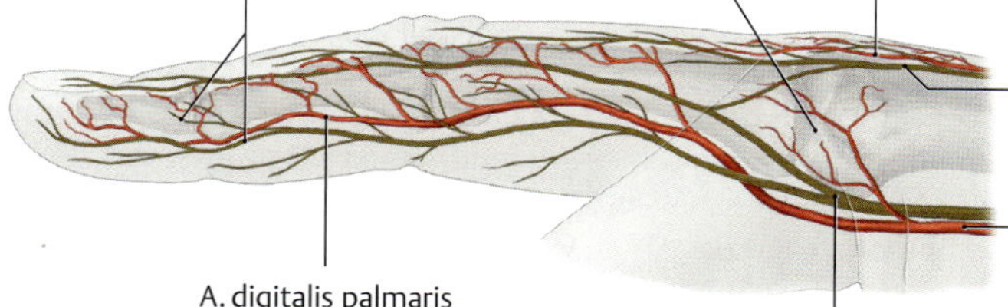

B Nerven und Gefäße eines rechten Mittelfingers

Ansicht von radial. An der Mittelhand liegen die Arterien palmar von den Nerven, am Finger hingegen dorsal (Überkreuzung in der Regel auf Höhe des Grundgelenks). Die Fingerseitenflächen und der distale Fingerrücken werden von Ästen aus dem N. digitalis palmaris proprius (N. medianus) versorgt.

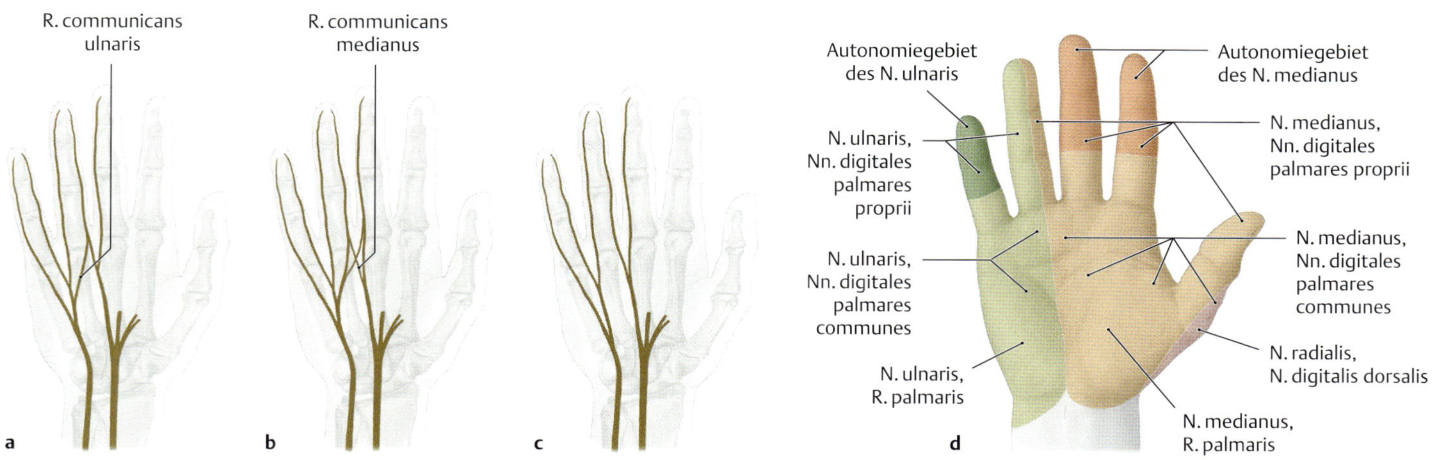

C Innervation der Hohlhand
Rechte Hand, Ansicht von palmar.

a–c Innervationsmuster im Bereich der Hohlhand (nach Schmidt u. Lanz). Das sensible Ausbreitungsmuster ist von Verbindungsästen zwischen dem N. medianus und dem N. ulnaris geprägt. Am häufigsten sind folgende Innervationsmuster:

a Regelfall (46 % der Fälle): N. medianus und N. ulnaris sind durch einen R. communicans ulnaris miteinander verbunden;

b Variante 1 (20 % der Fälle): N. medianus und N. ulnaris sind wechselseitig durch einen R. communicans ulnaris und einen R. communicans medianus miteinander verbunden;

c Variante 2 (20 % der Fälle): Es gibt keine Verbindungsäste zwischen N. medianus und N. ulnaris.

d Autonom- und Maximalgebiete von N. ulnaris und N. medianus. Die Autonomgebiete sind farblich besonders hervorgehoben (zu Autonom- und Maximalgebieten vgl. **C**, S. 411).

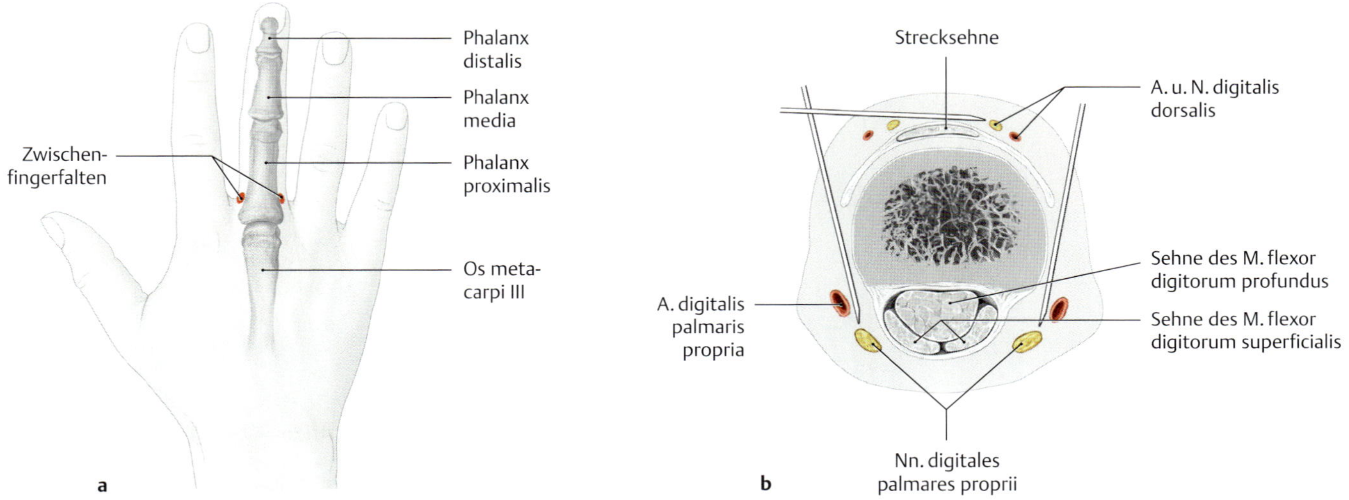

D Leitungsanästhesie nach Oberst
Rechter Handrücken, Ansicht von dorsal. Diese Form der Lokalanästhesie spielt klinisch eine Rolle bei Verletzungen an den Fingern, z. B. Schnittwunden, die genäht werden müssen!

a Die Injektionsstellen liegen im Bereich der Zwischenfingerfalten.

b Nach Betäubung der dorsalen Nervenäste wird die Kanüle sowohl radial als auch ulnar gegen die palmar verlaufenden Nerven vorgeschoben und ein subkutanes Depot von 1–2 ml des Lokalanästhetikums angelegt.

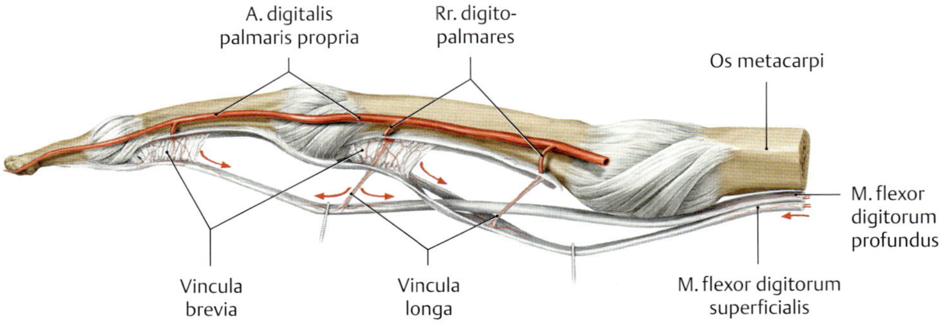

E Gefäßversorgung der Beugesehnen des Fingers innerhalb der Sehnenscheide
Rechter Mittelfinger, Ansicht von radial. Die Blutversorgung der Beugersehnen erfolgt innerhalb der Sehnenscheide über Gefäße aus den Aa. digitales palmares, die im Mesotendineum (Vinculum longum und Vinculum breve) zu den Sehnen verlaufen.

5.14 Hohlhand (Palma manus): Gefäßversorgung

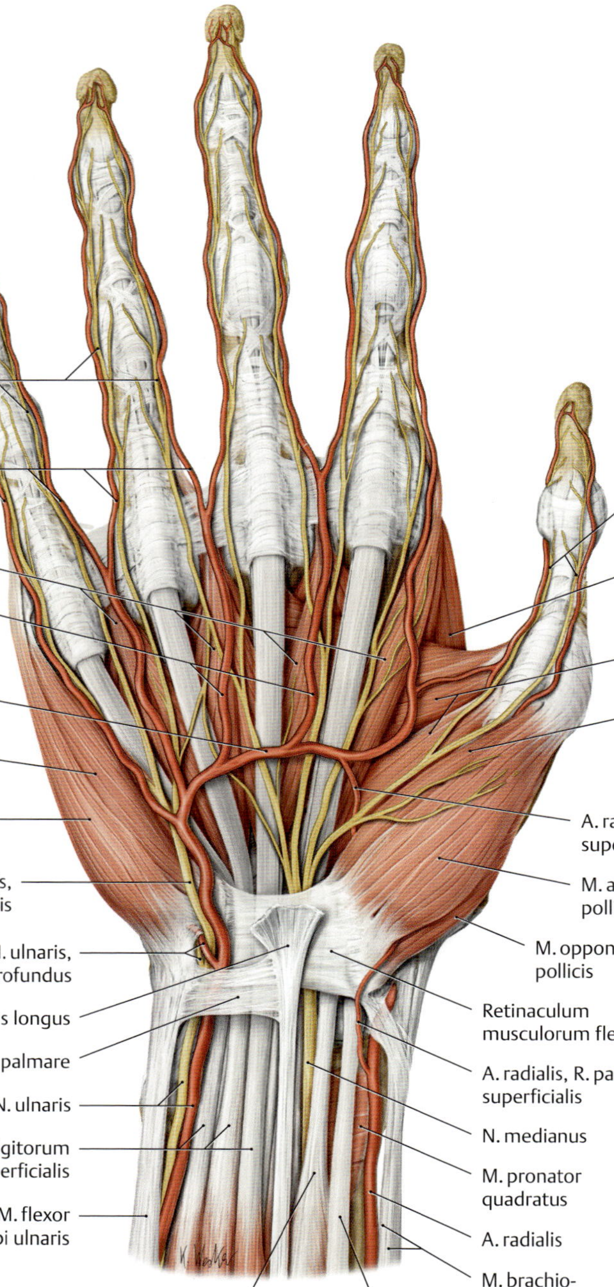

A Oberflächlicher Hohlhandbogen und abzweigende Äste
Rechte Hand, Ansicht von palmar. Nach Entfernung der Faszien einschließlich der Palmaraponeurose wird der oberflächliche Hohlhandbogen *(Arcus palmaris superficialis)* sichtbar (zu den Varianten s. **B**).

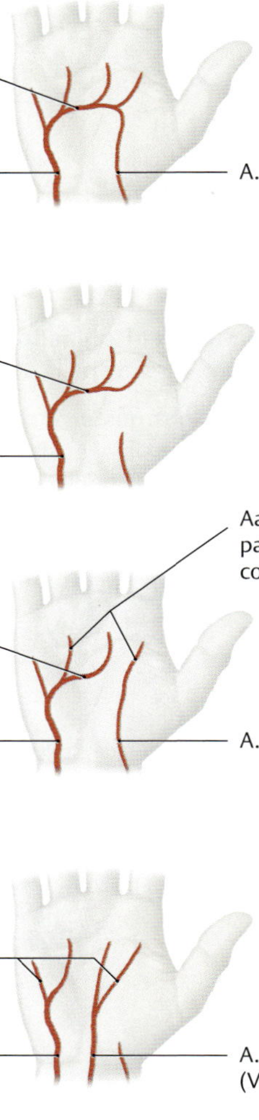

B Arcus palmaris superficialis: Regelfall und Varianten (nach Lippert u. Pabst)
Rechte Hand, Ansicht von palmar (zu möglichen Varianten des Arcus palmaris *profundus* liegen keine Untersuchungen vor).

a Regelfall (typischer Hohlhandbogen, 37 % der Fälle): A. radialis und A. ulnaris bilden zu gleichen Teilen den Arcus palmaris superficialis.

b–d Varianten:
- **b** Der Hohlhandbogen wird nur aus der A. ulnaris gebildet (37 % der Fälle).
- **c** Die Aa. digitales palmares communes entspringen, mit Ausnahme der ersten (aus der A. radialis), aus der A. ulnaris (13 %).
- **d** A. ulnaris und eine A. mediana entsenden die Aa. digitales palmares communes (sehr selten).

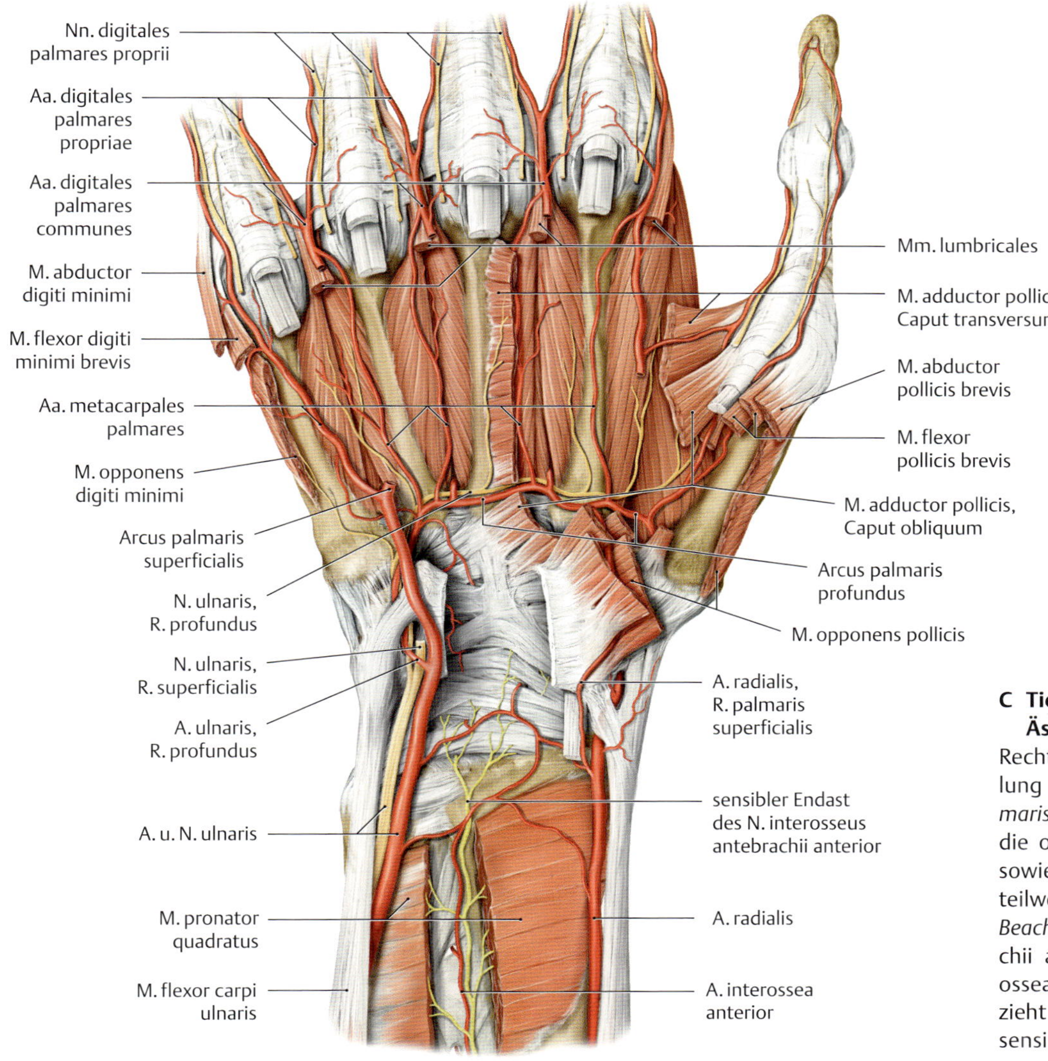

C Tiefer Hohlhandbogen und abzweigende Äste

Rechte Hand, Ansicht von palmar. Zur Darstellung des tiefen Hohlhandbogens *(Arcus palmaris profundus)* als Endast der A. radialis sind die oberflächlichen und tiefen Beugersehnen sowie die Thenar- und Hypothenarmuskulatur teilweise entfernt worden.

Beachte den Endast des N. interosseus antebrachii anterior, der zwischen Membrana interossea und M. pronator quadratus nach distal zieht und die Gelenkkapsel der Handgelenke sensibel versorgt!

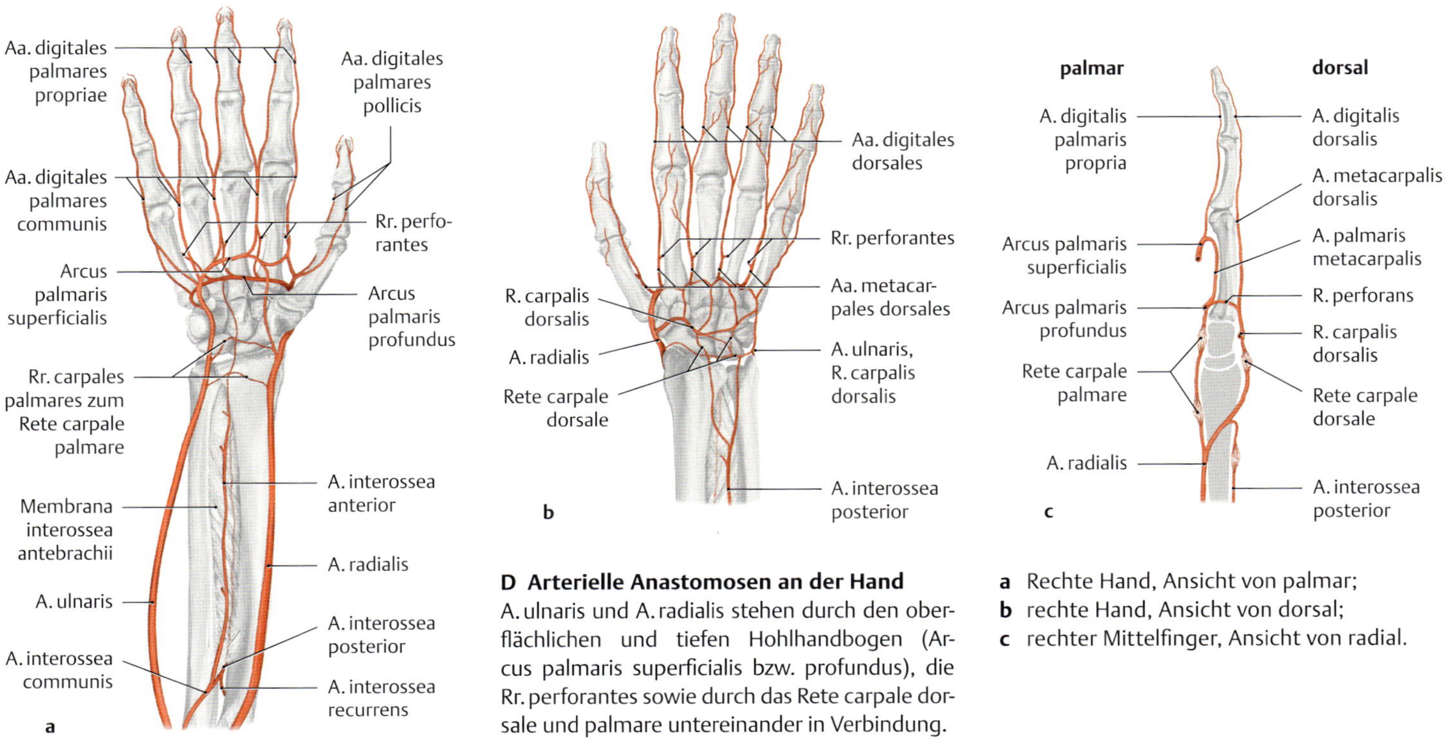

D Arterielle Anastomosen an der Hand

A. ulnaris und A. radialis stehen durch den oberflächlichen und tiefen Hohlhandbogen (Arcus palmaris superficialis bzw. profundus), die Rr. perforantes sowie durch das Rete carpale dorsale und palmare untereinander in Verbindung.

a Rechte Hand, Ansicht von palmar;
b rechte Hand, Ansicht von dorsal;
c rechter Mittelfinger, Ansicht von radial.

5.15 Canalis carpi

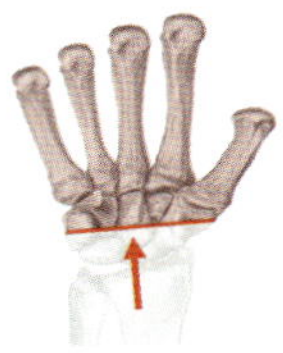

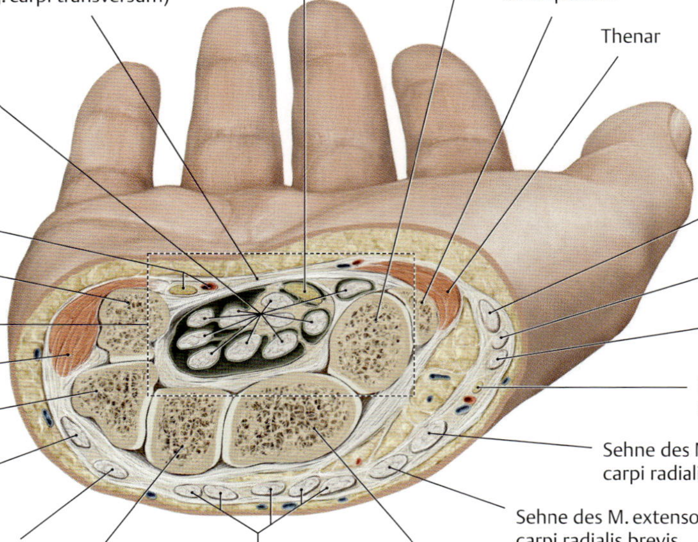

A Querschnitt einer rechten Hand auf Höhe der Handwurzelknochen (s. auch **B**)
Ansicht von proximal. Der Canalis carpi (Karpalkanal) bildet einen osteofibrösen Kanal (s. S. 302), durch den neben den zehn Ansatzsehnen der Mm. flexor digitorum superficialis, flexor digitorum profundus, flexor pollicis longus und flexor carpi radialis auch der N. medianus hindurchzieht. Seine dorsale Begrenzung ist der Sulcus carpi, den die Handwurzelknochen bilden, seine palmare Begrenzung das Retinaculum mm. flexorum (im klinischen Sprachgebrauch „Lig. carpi transversum“). Die A. ulnaris und der N. ulnaris ziehen dagegen palmar vom Retinaculum durch die Guyon-Loge (s. S. 419).

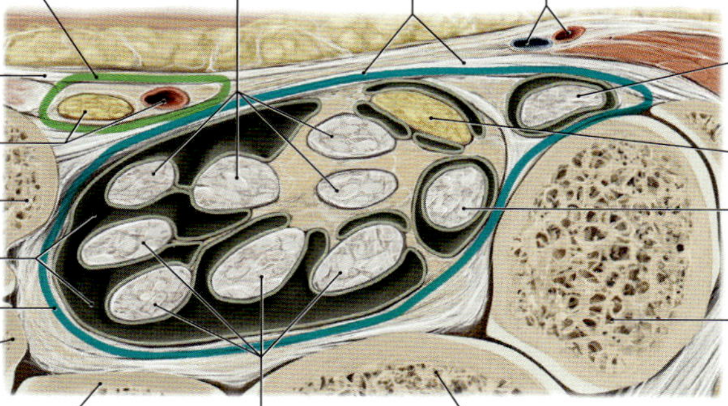

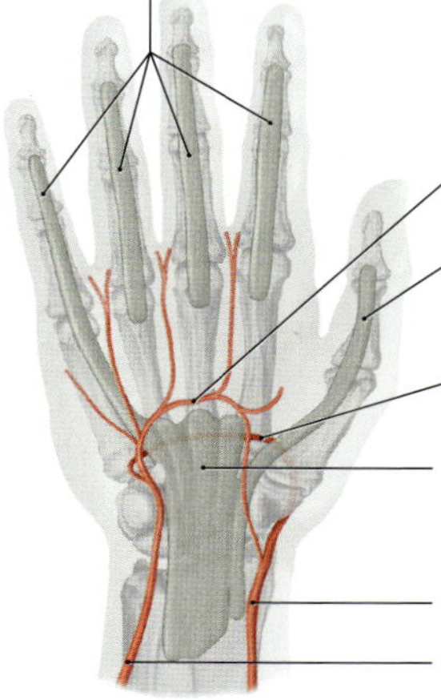

B Lage der Hohlhandbögen in Bezug auf die karpalen und digitalen Sehnenscheiden

a Sehnenscheiden im Karpalkanal (Ausschnitt aus **A**). Innerhalb des Karpalkanals verlaufen die langen Beugersehnen geschützt in den palmaren Sehnenscheiden. Hierbei liegen die Sehnen der Mm. flexores digitorum superficialis und profundus in einem eigenen ulnaren Sehnenscheidensack. Radial davon ziehen, jeweils in einer eigenen Sehnenscheide, der M. flexor pollicis longus und der M. flexor carpi radialis. Das gemeinsame Mesotendineum aller Fingerbeugersehnen ist sowohl radial als auch palmar im Canalis carpi angeheftet. Im Bereich der Wurzel des Aufhängebandes verläuft in der Regel in einem eigenen Gleitspalt der N. medianus (zum variablen Verlauf der Sehnenscheiden s. S. 358).

b Karpale und digitale Sehnenscheiden in ihrer Lagebeziehung zu den Hohlhandbögen.

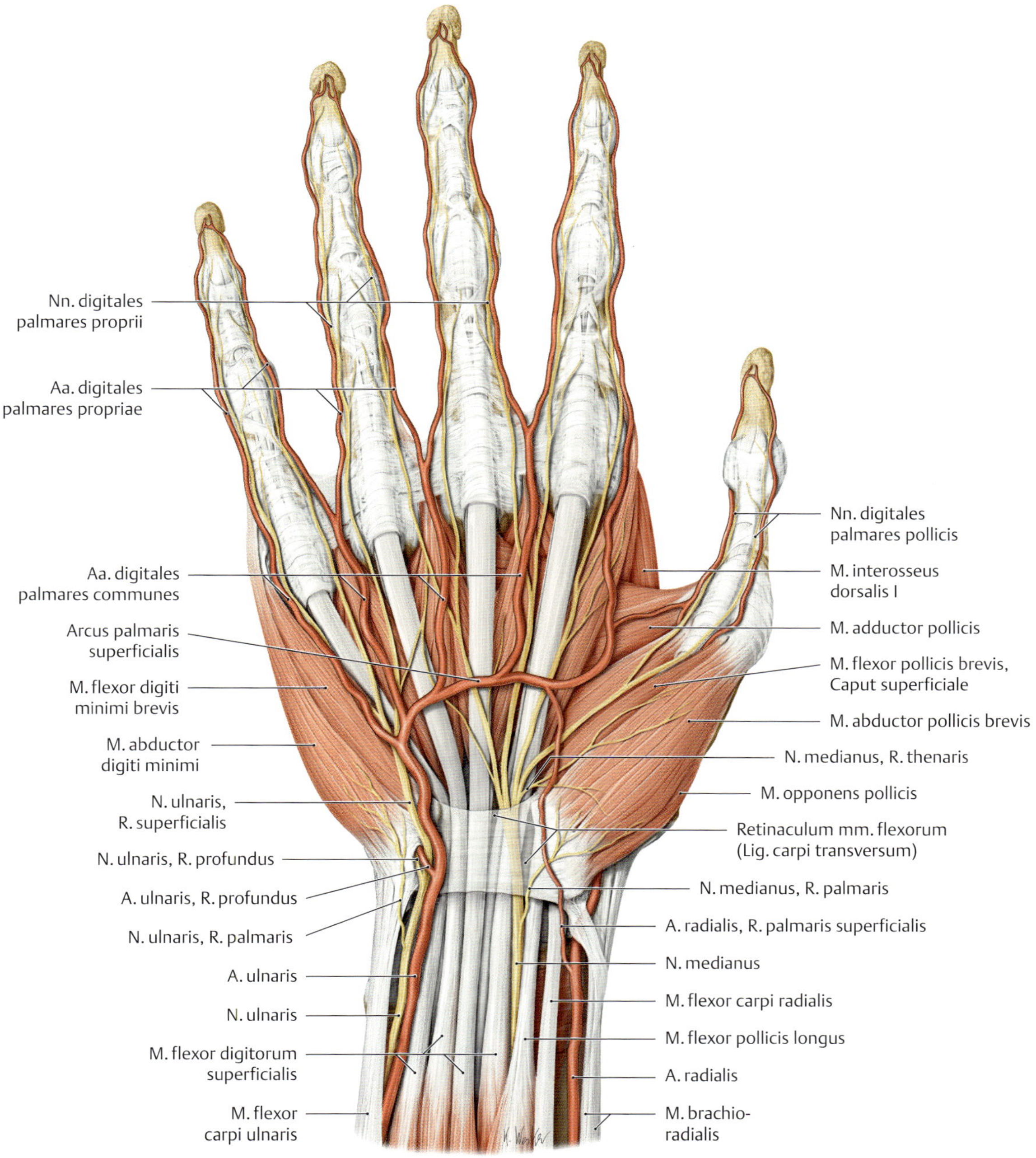

C Einblick in den Karpalkanal einer rechten Hand
Ansicht von palmar. Das Lig. carpi transversum ist durchscheinend dargestellt; die Guyon-Loge mit A. und N. ulnaris ist eröffnet.
Beachte den oberflächlichen Verlauf des N. medianus im Canalis carpi sowie den Abgang des motorischen R. thenaris zur Thenarmuskulatur unmittelbar distal vom Retinaculum (variable Abgänge des Thenarastes s. **D**). Bei der operativen Spaltung des Lig. carpi transversum (Karpaltunnelsyndrom) muss der Handchirurg den variablen Verlauf kennen, da sonst der Thenarast versehentlich durchtrennt werden kann!
Der R. palmaris superficialis der A. radialis verläuft in diesem Fall auf dem Lig. carpi transversum, häufig zieht er jedoch auch durch die Thenarmuskulatur (s. S. 334, Hohlhand).

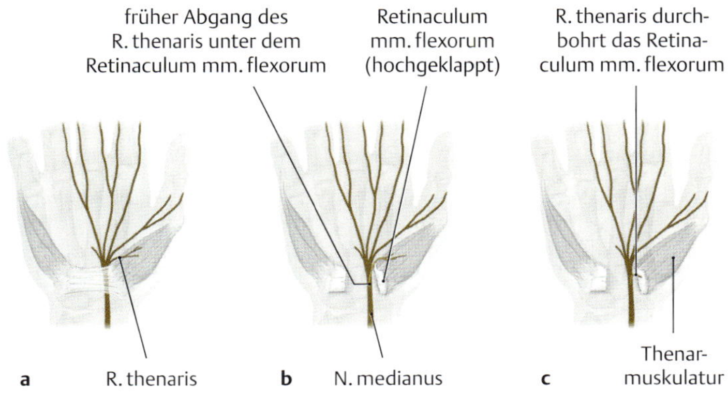

D Abgang des motorischen R. thenaris aus dem N. medianus: Regelfall und Varianten (nach Schmidt u. Lanz)

a Regelfall (46 % der Fälle). Der R. thenaris zweigt distal vom Retinaculum mm. flexorum (Lig. carpi transversum) aus dem N. medianus ab.

b u. **c Varianten:**

b Der R. thenaris hat einen subligamentären Abgang und Verlauf (31 % der Fälle).

c Der R. thenaris durchbohrt das Retinaculum mm. flexorum (Lig. carpi transversum; etwa 23 % aller Fälle; cave: operative Spaltung des Ligamentum!)

5.16 Guyon-Loge und Regio carpalis anterior

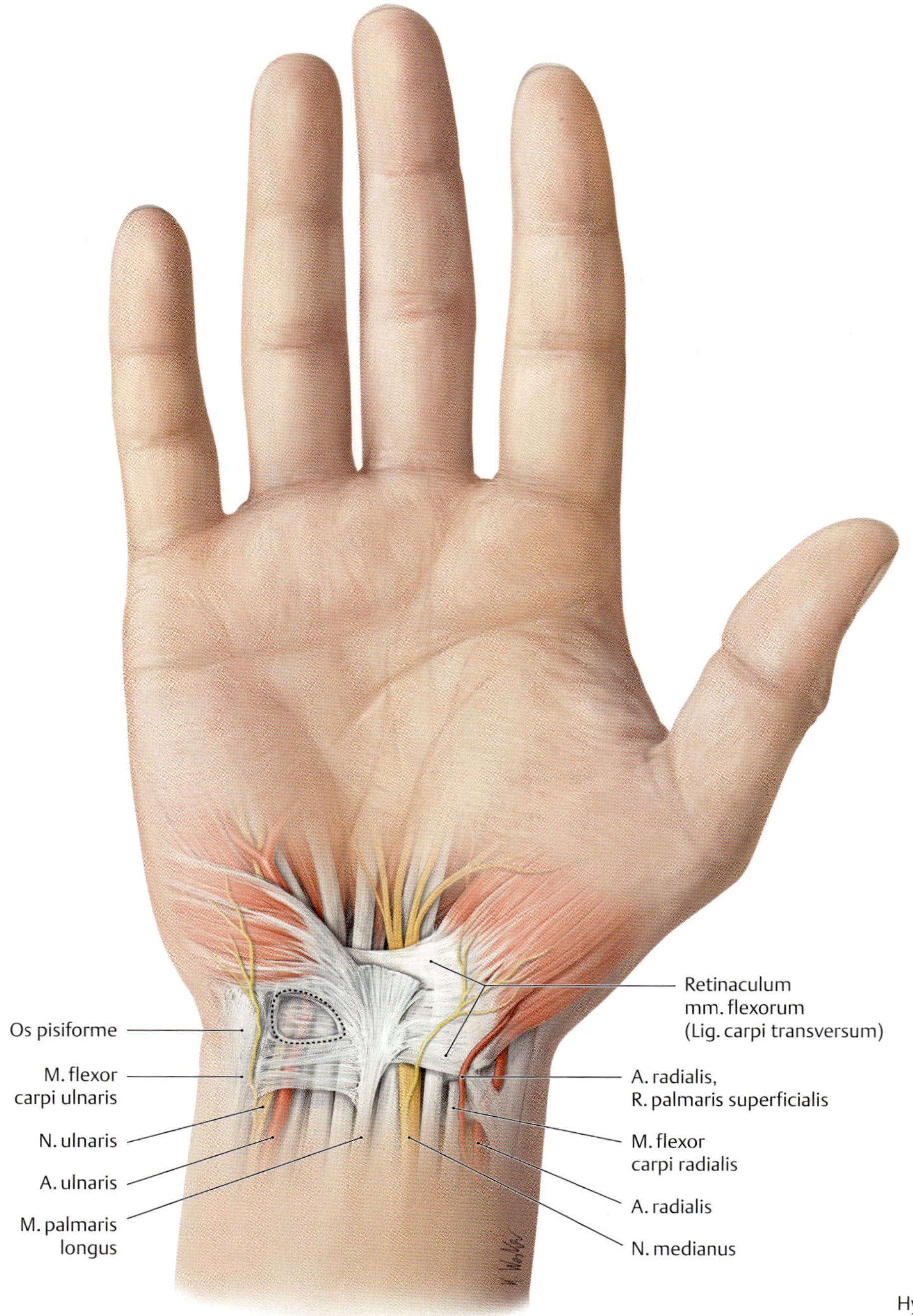

A Oberflächlich verlaufende Strukturen der Regio carpalis anterior

Rechte Hand von palmar, oberflächlich verlaufende Strukturen der Regio carpalis anterior durchscheinend dargestellt. Distale Grenze der Regio carpalis anterior ist das Retinaculum mm. flexorum (Lig. carpi transversum). Vor allem die Ansatzsehnen der Mm. flexor carpi ulnaris, palmaris longus und flexor carpi radialis sind unter der Haut, besonders bei Faustschluss und leichter Flexion, gut zu sehen und zu tasten (s. **B**). Die Sehne des M. flexor carpi radialis dient beim Ertasten des *Pulses der A. radialis* als Orientierungspunkt. Darüber hinaus empfehlen neuerdings fast alle europäischen Fachgesellschaften die A. radialis als Punktionsstelle 1. Wahl bei perkutaner Koronarintervention. Damit löst die A. radialis die A. femoralis als klassische Eintrittspforte für Kathetersysteme ab, obwohl ihre Punktion technisch anspruchsvoller ist als die der A. femoralis. Der große Vorteil der A. radialis bei der Punktion ist ihre oberflächliche Lage. Das Risiko, wichtige Strukturen wie Venen und Nerven zu verletzen, ist damit gering, ein Umstand, der vor allem adipösen und antikoagulierten Patienten zugutekommt.

Die Sehne des M. flexor carpi ulnaris erreicht man proximal über das Os pisiforme.

Beachte: Aufgrund ihres oberflächlichen Verlaufs sind die Nn. medianus und ulnaris sowie die Aa. radialis („Pulsader") und ulnaris bei Schnittverletzungen besonders gefährdet.

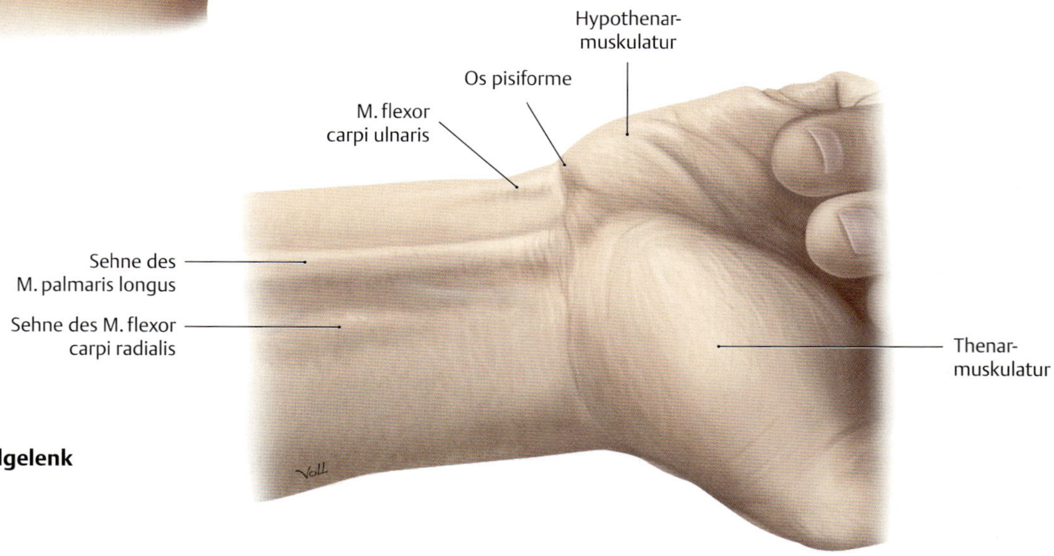

B Oberflächenanatomie am Handgelenk einer rechten Hand

Ansicht von palmar.

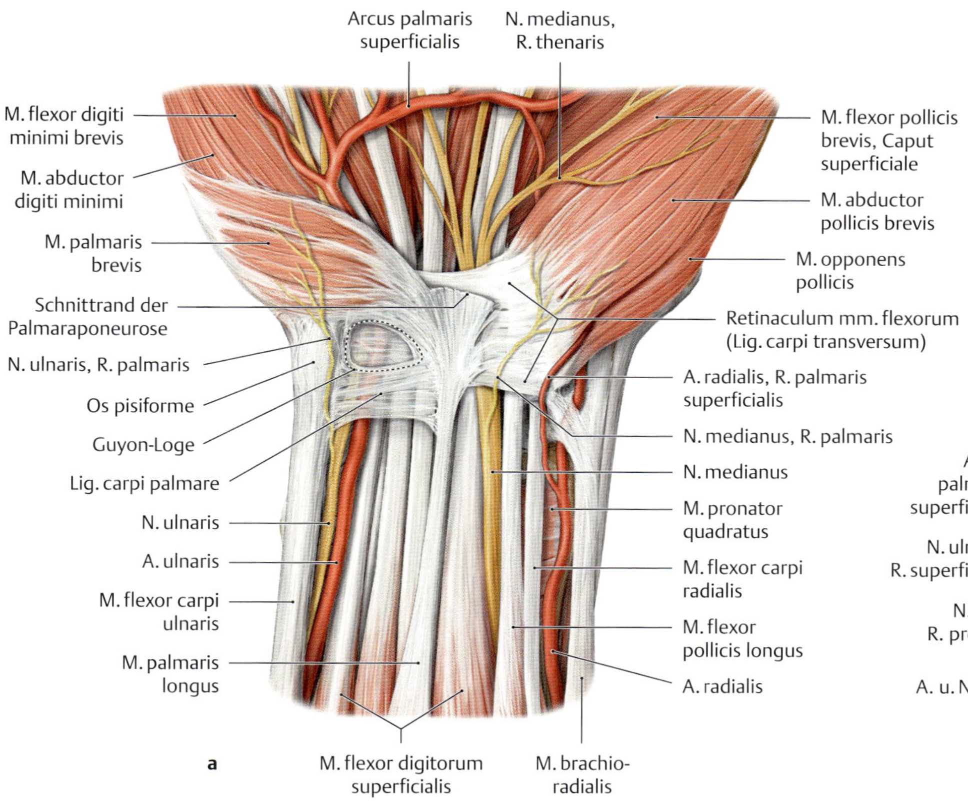

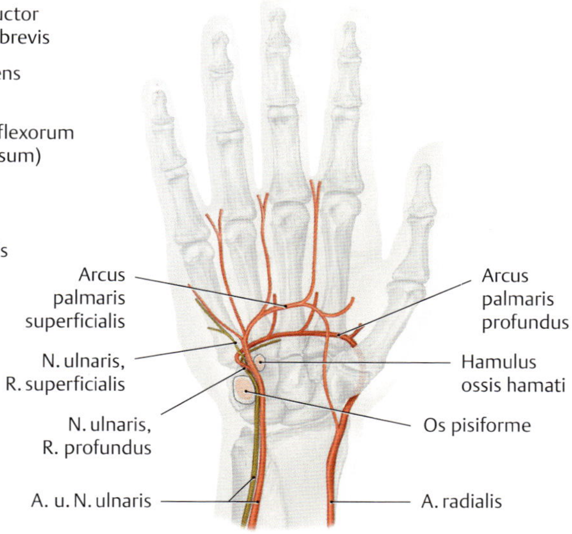

C Verlauf von A. und N. ulnaris in der Guyon-Loge und in der tiefen Hohlhand
Rechte Hand, Ansicht von palmar.

a Zur Darstellung der durch die Guyon-Loge (Canalis ulnaris) ziehenden A. und N. ulnaris ist die Palmaraponeurose und die Fascia antebrachii entfernt worden.

b Knöcherne Orientierungspunkte innerhalb der Guyon-Loge. Das ulnar gelegene Os pisiforme und der weiter distal und radial gelegene Hamulus ossis hamati bilden die knöchernen Orientierungspunkte, zwischen denen sich A. und N. ulnaris durch die Guyon-Loge schlängeln.

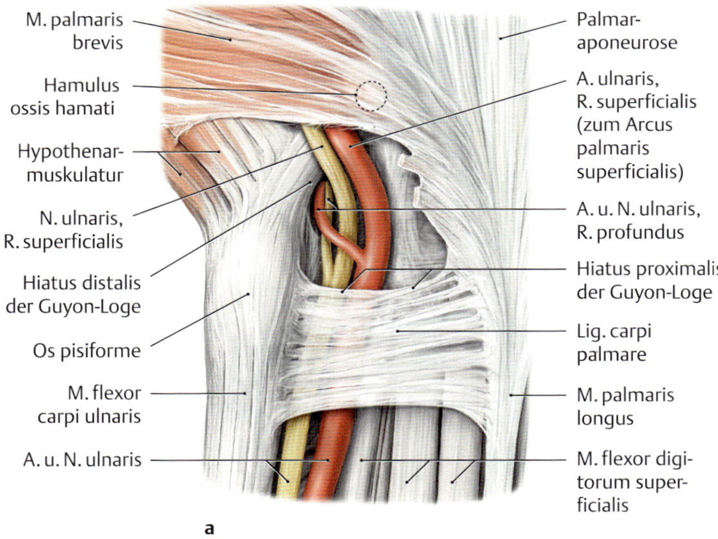

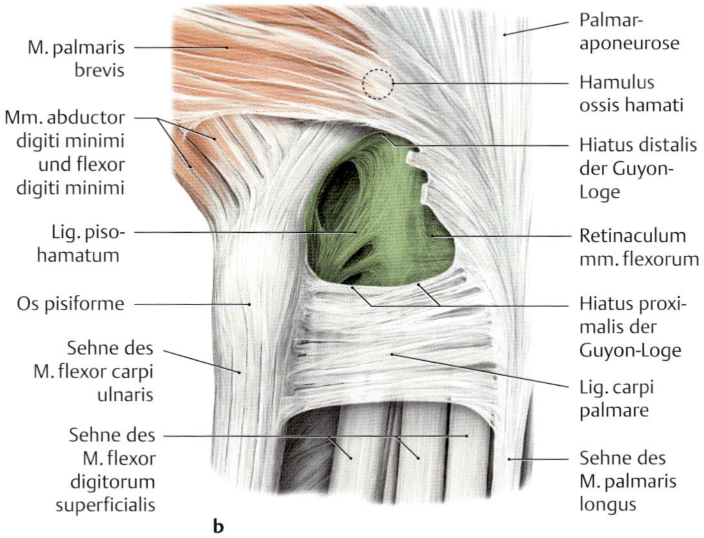

D Pforten und Wände der Guyon-Loge (a) mit und (b) ohne Leitungsbahnen
Ansicht von palmar. Das *palmare* Dach der Guyon-Loge bilden Haut, subkutanes Fettgewebe, Lig. carpi palmare (proximal) und M. palmaris brevis (distal). *Dorsal* wird die Guyon-Loge vom Retinaculum mm. flexorum (Lig. carpi transversum) und dem Lig. pisohamatum begrenzt. Der *Eingang* in die Loge beginnt auf Höhe des Os pisiforme unterhalb des Lig. carpi palmare (Hiatus proximalis). Dem *Ausgang* in Höhe des Hamulus ossis hamati entspricht ein horizontal ausgespannter sichelförmiger Sehnenbogen zwischen dem Os pisiforme und dem Hamulus ossis hamati (Hiatus distalis). Er dient dem M. flexor digiti minimi brevis als Ursprung. Unter dem Sehnenbogen und auf dem Lig. pisohamatum treten der *R. profundus* der A. ulnaris und des N. ulnaris zum Mittelfach der Hohlhand. Der *R. superficialis* der Arterie und des Nervs verlaufen oberhalb des Sehnenbogens unter dem M. palmaris brevis nach distal.

D Untere Extremität

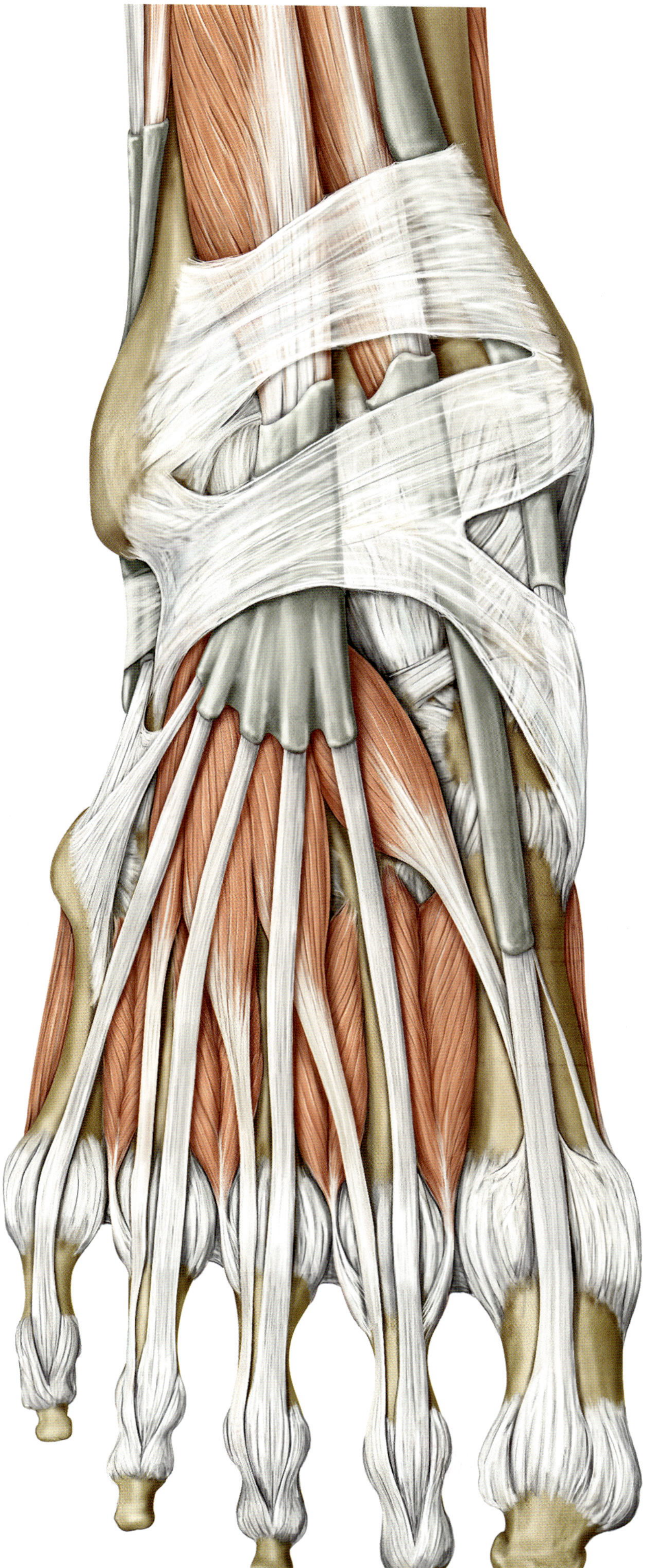

1.1 Untere Extremität als Ganzes

A Der aufrechte Gang

Die bipede Fortbewegungsweise hat neben der Steigerung des Hirnvolumens in allererster Linie dazu geführt, dass der Primat Mensch Merkmale entwickelt hat, die ihn von anderen Primaten wie z. B. den Menschenaffen deutlich unterscheiden. Die aufrechte Haltung und die veränderte Lage der inneren Organe bedingen eine andere Statik des Rumpfes, die sich zusätzlich zur Bipedie in einer Reihe spezifisch menschlicher Proportions- und Gestaltsmerkmale ausdrückt. Zwar sind aufrechte Körperhaltung und aufrechtes Laufen auch bei Menschenaffen möglich, jedoch nur für begrenzte Zeit und unter sehr viel höherem Energieaufwand. Erst besondere anatomische Anpassungen des Bewegungsapparates ermöglichen den aufrechten Gang als physiologische Fortbewegungsart. Diese betreffen v. a. die Wirbelsäule und die Beckenkonstruktion. Die menschliche Wirbelsäule, die, im Gegensatz zur einfachen Bogen-Sehnen-Konstruktion, z. B. beim Schimpansen, einer doppelt S-förmig gekrümmten federnden Säule ähnelt (s. S. 111), verlagert die gesamte Rumpfmasse über die Stützfläche der Füße. Infolge der aufrechten Haltung trägt nunmehr das Becken die ganze Last der Baucheingeweide. Dadurch treten die Beckenschaufeln auseinander und übernehmen mit dem gleichfalls verbreiterten Kreuzbein eine tragende Funktion. Da die Wirbelsäule über das Kreuzbein relativ fest im Becken verankert ist, kommt der Stabilisierung des Beckens gegenüber den beweglichen Gliedmaßen bei aufrechtem Gang große Bedeutung zu. Auch bei der Umgestaltung der Körperproportionen sind v. a. die unteren Extremitäten beteiligt. Durch ihre ausschließliche Funktion als *Stütz- und Fortbewegungsorgane* sind sie beim Menschen besonders lang und kräftig ausgebildet. Im Vergleich zu den Menschenaffen werden die Beine nicht nur wesentlich länger als die Arme, auch im Verhältnis zur Rumpflänge hat der Mensch die längsten Beine. So beträgt die Beinlänge beim Orang-Utan 111 %, beim Schimpansen 128 %, beim Menschen dagegen 171 % der Rumpflänge. Schließlich haben die veränderten Körperproportionen auch eine völlige Änderung einiger Muskelfunktionen zur Folge. Hiervon sind in erster Linie diejenigen Muskeln betroffen, die für den zweibeinigen Gang von entscheidender Bedeutung sind: die Gesäßmuskulatur, die Extensoren des Kniegelenks und die Wadenmuskulatur.

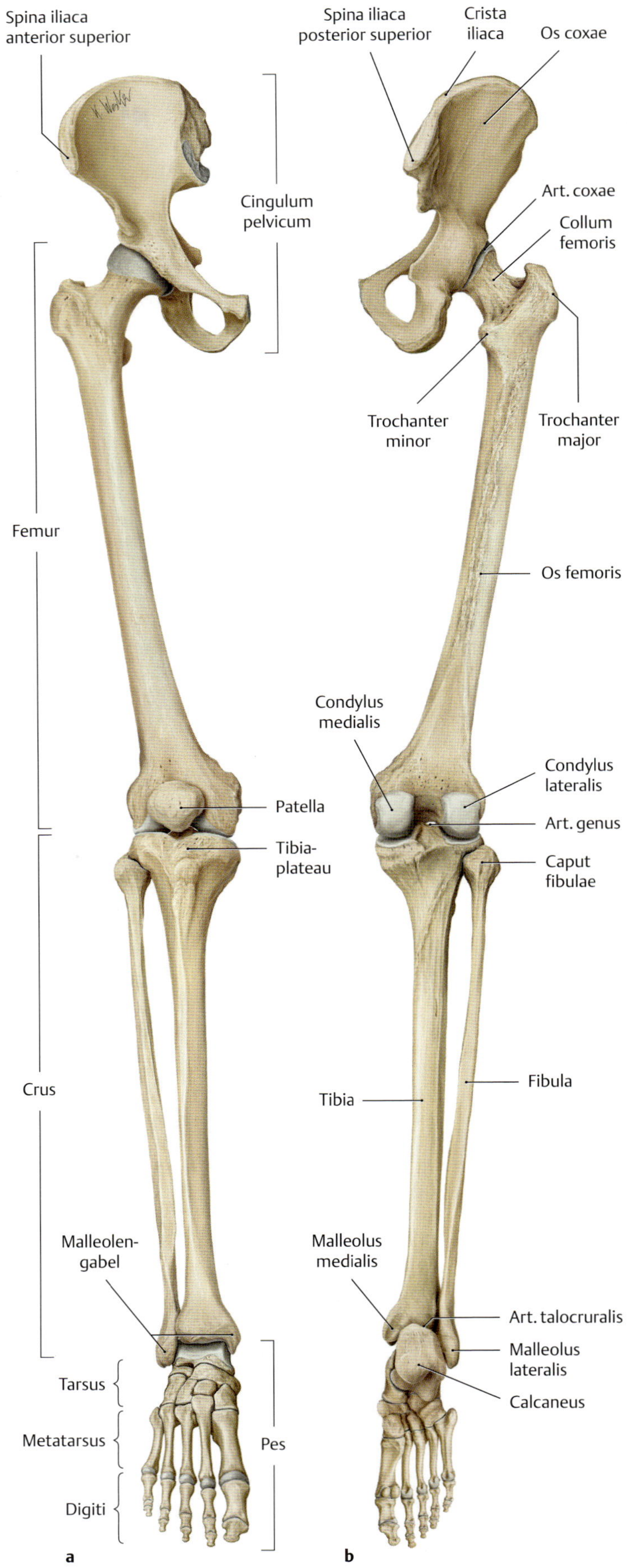

B Skelett der unteren Extremität im Überblick

a rechtes Bein, Ansicht von vorne*;
b rechtes Bein, Ansicht von hinten* (in beiden Ansichten ist der Fuß maximal plantarflektiert).

Am Skelett der unteren Extremität werden, wie an der oberen Extremität, Extremitätengürtel und freie Gliedmaße unterschieden.

- Beckengürtel (Cingulum pelvicum/Cingulum membri inferioris): Er wird beim Erwachsenen von den beiden Hüftbeinen, den Ossa coxae gebildet, die jedoch im Gegensatz zum Schultergürtel über das Iliosakralgelenk (s. S. 150) fest in das Achsenskelett eingebaut sind. Zusammen mit dem Kreuzbein (Os sacrum) und der Schambeinfuge (Symphysis pubica) bilden die beiden Hüftbeine den sog. *Beckenring* (s. S. 427).
- Freie untere Gliedmaße (Pars libera membri inferioris): Sie besteht aus Oberschenkel (Femur), Unterschenkel (Crus) und Fuß (Pes). Mit dem Beckengürtel ist sie durch das Hüftgelenk (Art. coxae) verbunden.

* Aus entwicklungsgeschichtlichen Gründen (s. S. 20) wird beim Menschen im Zusammenhang mit der unteren Extremität anstelle der Richtungsbezeichnungen „dorsal" und „ventral" besser „hinten" und „vorne" benutzt.

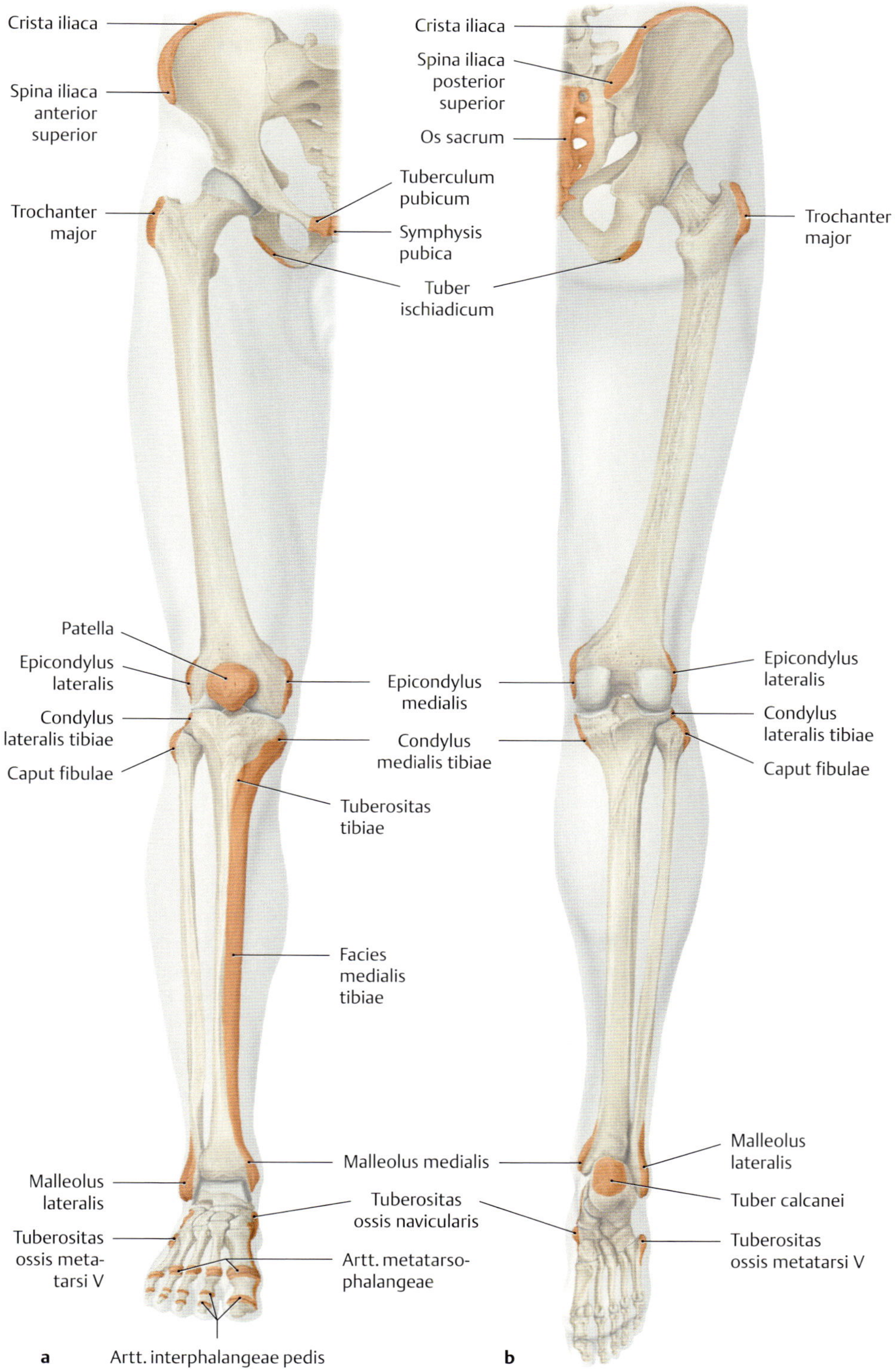

C Tastbare Knochenpunkte der rechten unteren Extremität

a Ansicht von vorne; **b** Ansicht von hinten.
Fast alle Skelettelemente der unteren Extremität lassen sich anhand von Knochenvorsprüngen, Randkonturen oder Teilflächen von Knochen (z. B. die Facies medialis der Tibia) durch die Haut bzw. die Weichteile tasten. Ausnahmen hiervon sind nur die Elemente, die nahezu vollständig von Muskeln bedeckt sind, wie Hüftgelenk, Schenkelhals und Femurschaft sowie der größte Teil des Fibulaschaftes. Für die Beinlängenmessung und die Längenmessung einzelner Skelettelemente werden übereinkunftsgemäß relativ gut bestimmbare Messpunkte genutzt: die Spina iliaca anterior superior, der Trochanter major, der mediale Kniegelenkspalt (Oberrand des medialen Tibiakondylus) sowie der Malleolus medialis. Die Beurteilung von Beinlängendifferenzen ist klinisch wichtig, da sowohl „echte" (Differenz der anatomischen Beinlänge) als auch funktionelle Beinverkürzungen (z. B. infolge von Muskelkontrakturen) einen *Beckenschiefstand* sowie skoliotische Wirbelsäulenverkrümmungen verursachen können (s. S. 141).

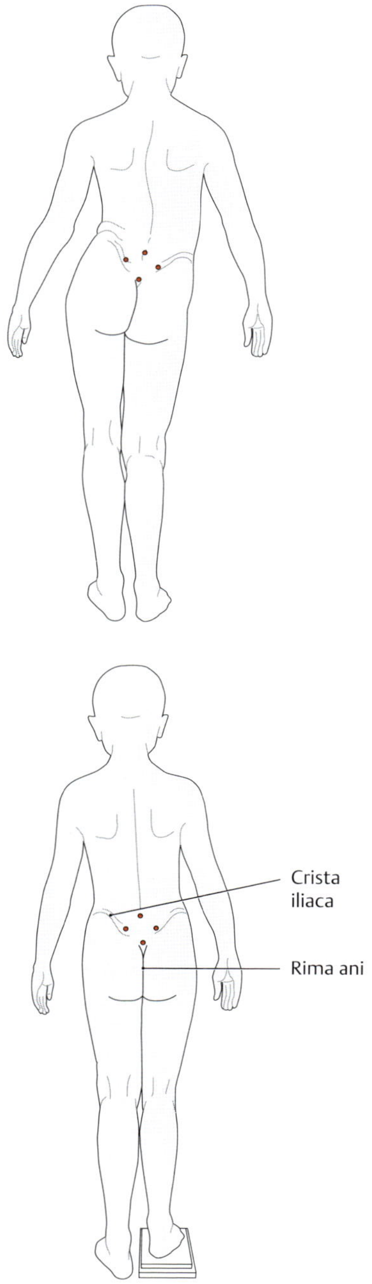

D Beinlängenmessung im Stehen

Die Messung der Beinlängendifferenz erfolgt relativ genau im Stand durch Unterlegen von unterschiedlich dicken (0,5 cm, 1 cm, 2 cm) Holzbrettchen unter das kürzere Bein. Die Beinlängendifferenz ist klinisch ausgeglichen, wenn das Becken horizontal steht, d. h. wenn beide Beckenkämme bei der Palpation von dorsal gleich hoch stehen und die Rima ani lotrecht verläuft. Kann der Beckenschiefstand durch das Unterlegen von Holzbrettchen nicht ausgeglichen werden, liegt keine „echte", sondern eine funktionelle Beinlängendifferenz vor, die ihre Ursache meist in einer fixierten Beckenfehlstellung infolge einer Hüftgelenkskontraktur oder einer Skoliose hat. Hierbei können die gemessenen Beinlängen tatsächlich gleich sein, und die Differenz wird nur „vorgetäuscht".

1.2 Anatomische und mechanische Achsen des Beines

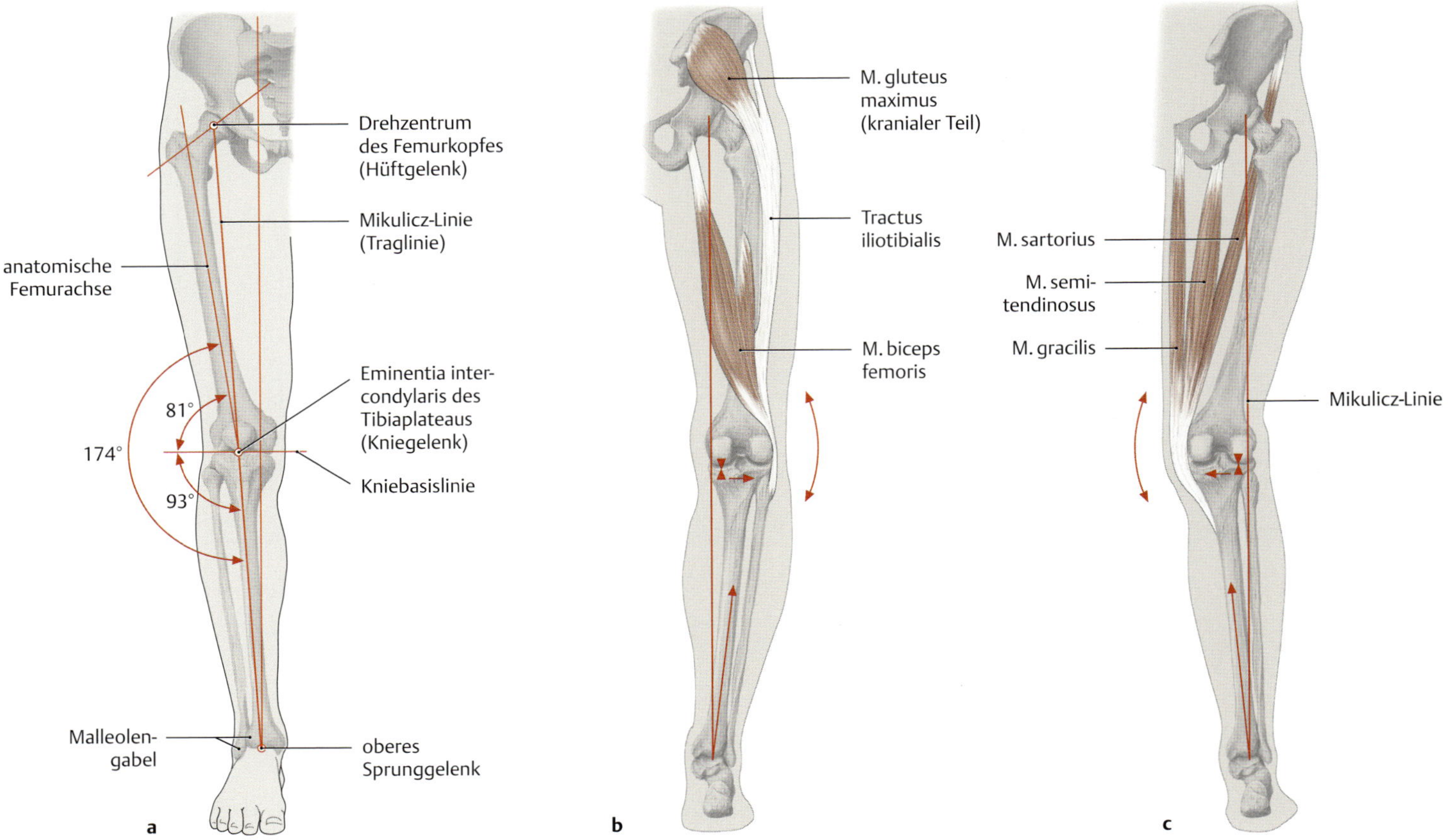

A Traglinie des Beines (Mikulicz-Linie)

a Normaler Verlauf der Traglinie, Ansicht von vorne;
b Verlauf der Traglinie beim Genu varum (O-Bein), Ansicht von hinten;
c Verlauf der Traglinie beim Genu valgum (X-Bein), Ansicht von hinten.

Bei normalen Achsenverhältnissen liegen die großen Gelenke der unteren Extremität (Hüft-, Knie- und oberes Sprunggelenk) auf einer Geraden, der mechanischen Längsachse bzw. Traglinie des Beines *(Mikulicz-Linie)*. Diese Traglinie verbindet das Drehzentrum des Femurkopfes, die Eminentia intercondylaris des Tibiaplateaus und die Mitte der Malleolengabel. Während beim *Tibiaschaft* mechanische und anatomische Achse übereinstimmen, schließen anatomische und mechanische Achse des *Femurschaftes* einen Winkel von 6° ein. Auf diese Weise bilden die anatomischen Längsachsen von Ober- und Unterschenkel keine gerade Linie, sondern auf Höhe des Kniegelenks in der Frontalebene einen nach außen offenen Winkel von 174° (frontaler Knieaußenwinkel oder *Femorotibialwinkel*). Beim Genu varum (**b**) liegt die Mitte des Kniegelenks lateral, beim Genu valgum (**c**) medial von der Traglinie. Infolge der Fehlbelastung kommt es bei O- und X-Beinen (vgl. **B**) im Verlauf von Jahren zu degenerativen Veränderungen des Knorpel- und Knochengewebes (Gonarthrose) sowie zu Überdehnungen von Kapsel-, Band- und Muskelanteilen. Beim Genu varum (**b**) beispielsweise wird der mediale Gelenkkomplex vermehrt auf Druck, die lateralen Gelenkstrukturen (z. B. Lig. collaterale fibulare) sowie der Tractus iliotibialis und der M. biceps femoris hingegen vermehrt auf Dehnung beansprucht. Zusätzlich wird der laterale Fußrand stärker belastet, was ein Absinken des Fußgewölbes nach sich zieht.

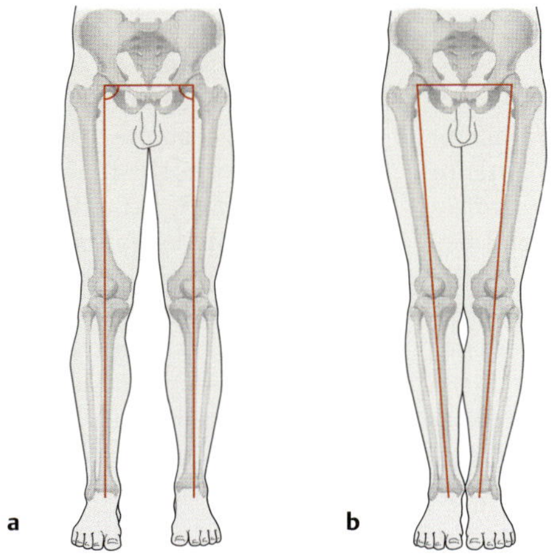

B Verlauf der Traglinien bei leicht abgespreizten und bei geschlossenen Füßen

Ansicht von vorne.

a Im aufrechten Stand mit leicht abgespreizten Füßen verläuft die Traglinie nahezu vertikal durch die Mitte der drei großen Gelenke.
b Beine werden im allgemeinen als „gerade" angesehen, wenn sich bei geschlossenen Füßen gleichzeitig Innenknöchel und Knie berühren. Dementsprechend ist der Kondylen- bzw. der Malleolenabstand zwischen den Beinen ein Maß für das X- bzw. O-Bein. Ein Kondylenabstand von mehr als 3 cm und ein Malleolenabstand von mehr als 5 cm gelten als pathologisch (s. **C**).

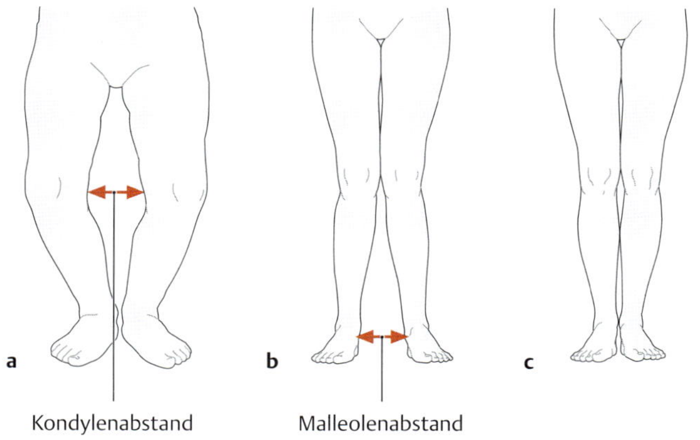

C Altersabhängige physiologische Beinachsen
a Säugling; **b** Kleinkind; **c** Schulkind.
Im 1. Lebensjahr sind O-Beine bis etwa 20° physiologisch. Bis zum 3. Lebensjahr entstehen daraus die ebenso physiologischen X-Beine des Kleinkinds (bis etwa 10°), die sich im Rahmen von Wachstumsvorgängen zum Zeitpunkt des Schuleintritts weitgehend begradigen.

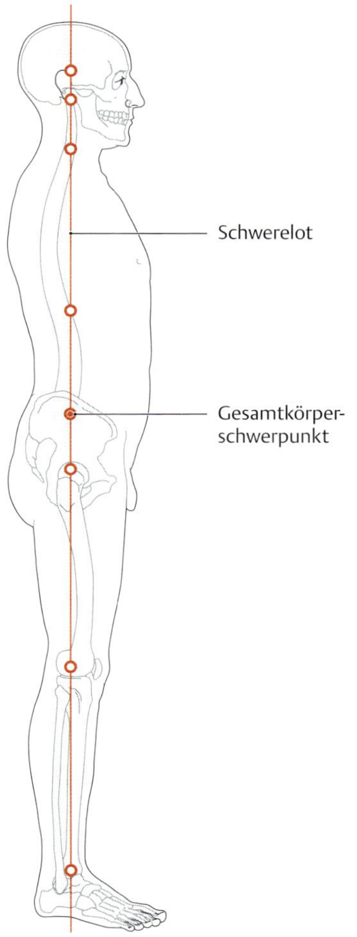

D Anatomische Normalstellung in Bezug auf das Schwerelot
Ansicht von rechts. Im Schwerelot liegen: der äußere Gehörgang, der Dens axis (Zahnfortsatz des 2. Halswirbels), die anatomisch-funktionellen Übergänge der Wirbelsäule (Halslordose/Brustkyphose und Brustkyphose/Lendenlordose), der Gesamtkörperschwerpunkt sowie die Hüft-, Knie- und Sprunggelenke.

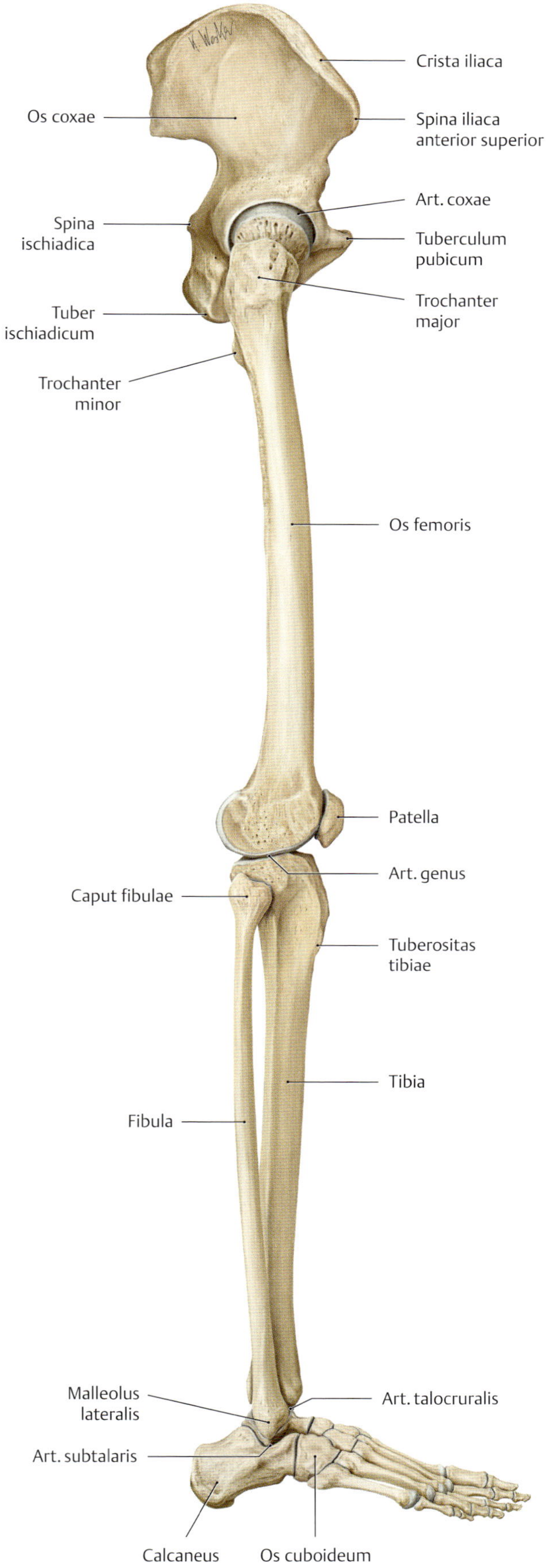

E Skelett der rechten unteren Extremität
Ansicht von rechts.

1.3 Knochen des Beckengürtels

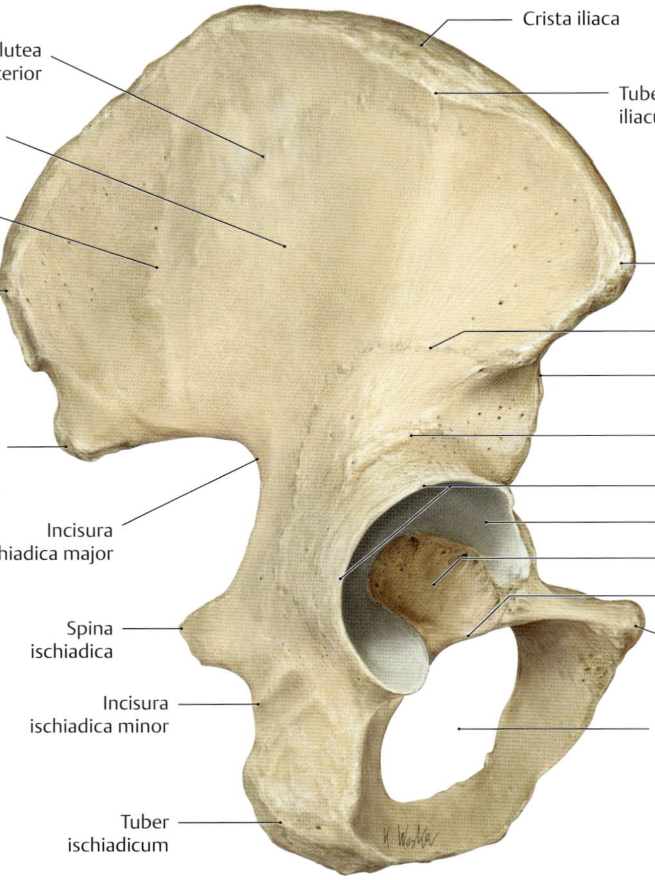

A Os coxae der rechten Seite
Ansicht von lateral.

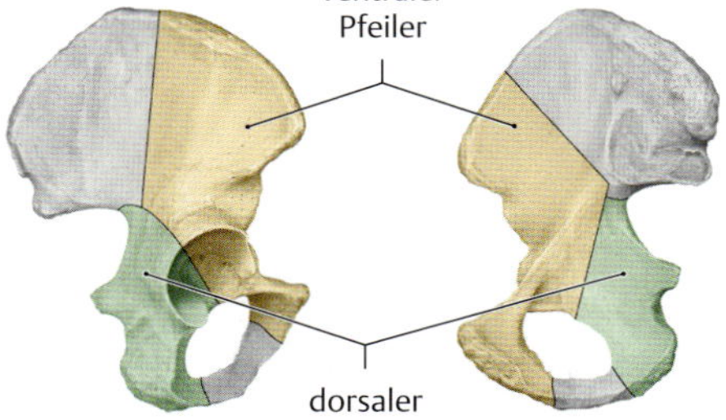

C Pfeilereinteilung des Hüftbeins (Os coxae)

a Ansicht von lateral; **b** Ansicht von medial.
Bei schwerer Gewalteinwirkung von außen (z. B. bei Verkehrsunfällen) kommt es häufig zu Becken- bzw. Azetabulumfrakturen. Um diese zu klassifizieren, wird das Os coxae bzw. das Acetabulum (nach Letournel) in einen kurzen hinteren und einen deutlich längeren, vorderen Pfeiler unterteilt. In diesen beiden Pfeilern verlaufen die Hauptkraftlinien im Becken. Bei schwerer Gewalteinwirkung wird die Kraft über den Schenkelhals bzw. -kopf zunächst zum Acetabulum und dann weiter zu den Pfeilern geleitet. Die Fraktur*form* ist dabei von der Stellung des Femurkopfes zum Zeitpunkt der Krafteinwirkung abhängig (vgl. hierzu auch S. 447).

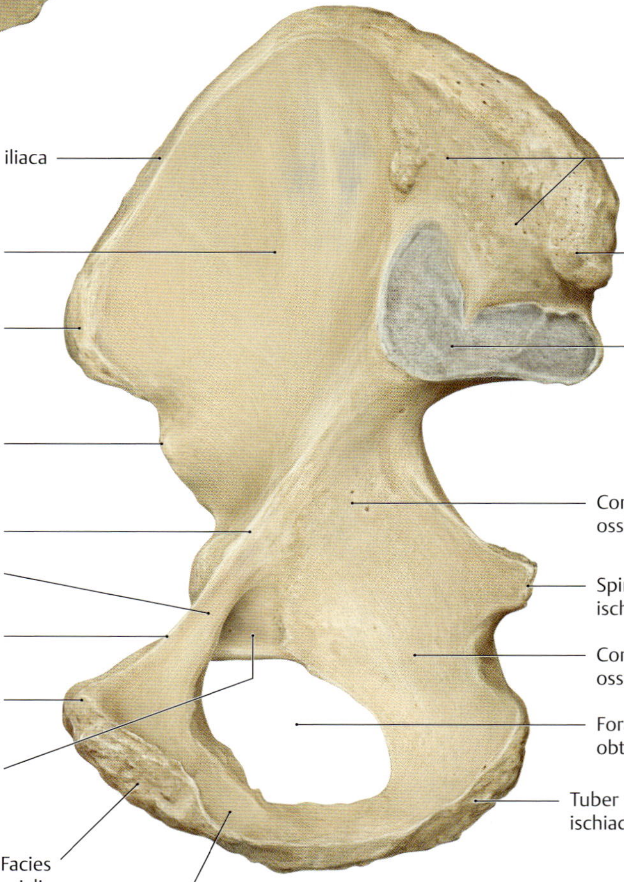

B Os coxae der rechten Seite
Ansicht von medial.

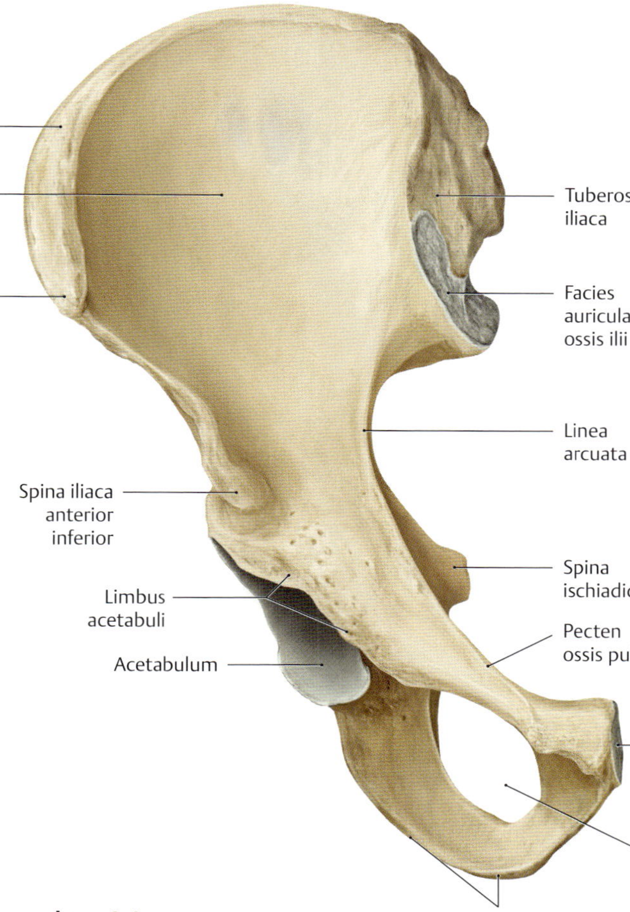

D Os coxae der rechten Seite
Ansicht von vorne.

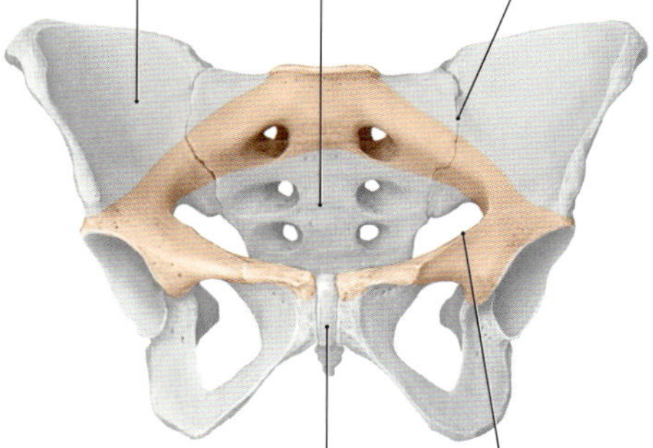

E Beckengürtel und Beckenring
Ansicht von ventral. Die beiden Hüftbeine (Ossa coxae), die den Beckengürtel bilden, sind über die knorpelige Schambeinfuge (Symphysis pubica) untereinander und über die Iliosakralgelenke (s. S. 150) mit dem Kreuzbein (Os sacrum) verbunden. Auf diese Weise entsteht ein stabiler Ring, der knöcherne Beckenring (rot hervorgehoben), der nur eine geringe Beweglichkeit erlaubt. Diese Stabilität im gesamten Beckenring ist eine wichtige Voraussetzung für die Übertragung der Rumpflast auf die freie untere Gliedmaße.

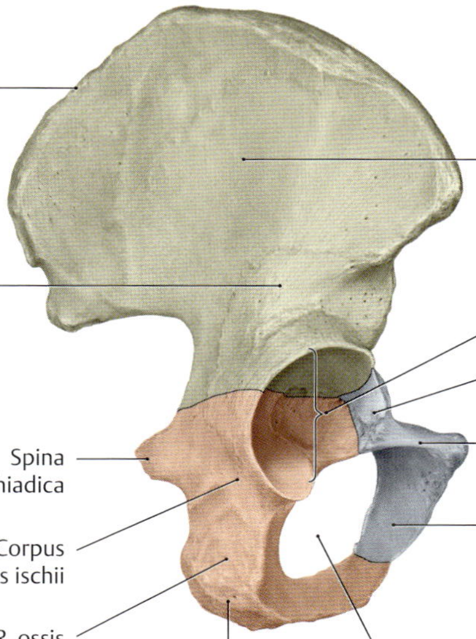

F Lage der Y-förmigen Wachstumsfuge eines rechten Hüftbeins (Os coxae) zwischen Darmbein (Os ilium), Sitzbein (Os ischii) und Schambein (Os pubis)
Ansicht von lateral.

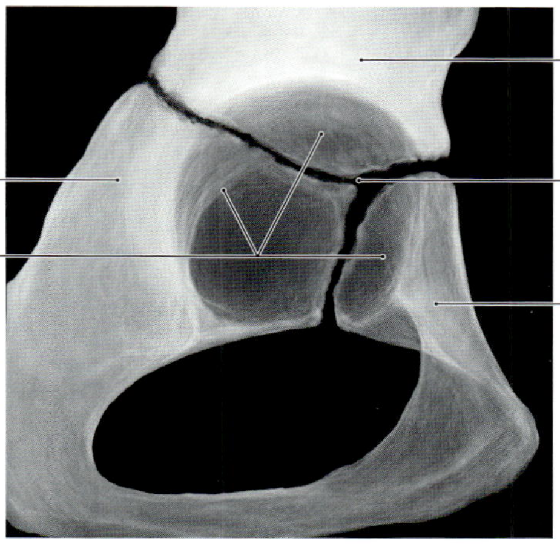

G Schematisiertes Röntgenbild eines rechten kindlichen Acetabulum
Ansicht von lateral (seitlicher Strahlengang). Die knöchernen Anteile des Os coxae treffen im Bereich des Acetabulum aufeinander und beteiligen sich zu jeweils zwei Fünfteln (Os ilium und Os ischii) sowie einem Fünftel (Os pubis) am Aufbau des Acetabulum. Die synostotische, also endgültige Verschmelzung der Y-förmigen Wachstumsfuge findet zwischen dem 14. und 16. Lebensjahr statt.

1.4 Oberschenkelknochen (Os femoris) als Ganzes; Bedeutung des Schenkelhalswinkels

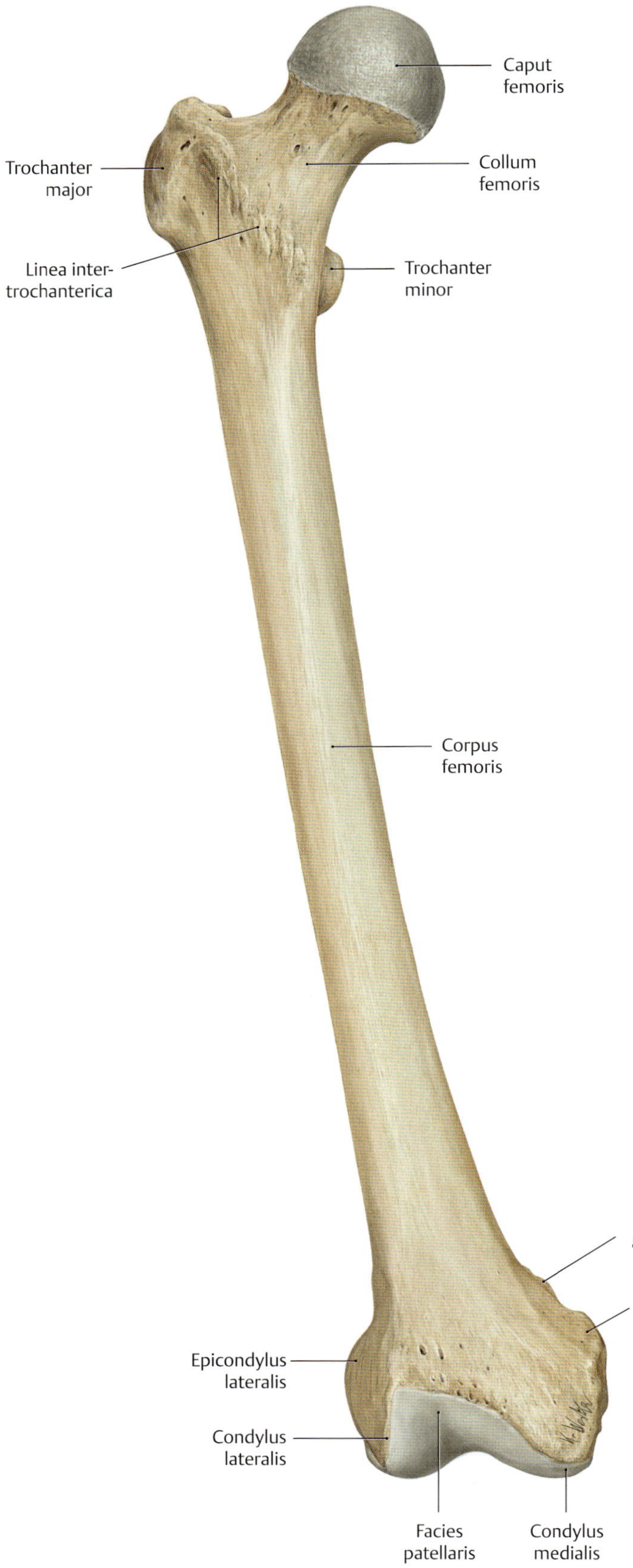

A Os femoris der rechten Seite
Ansicht von vorne.

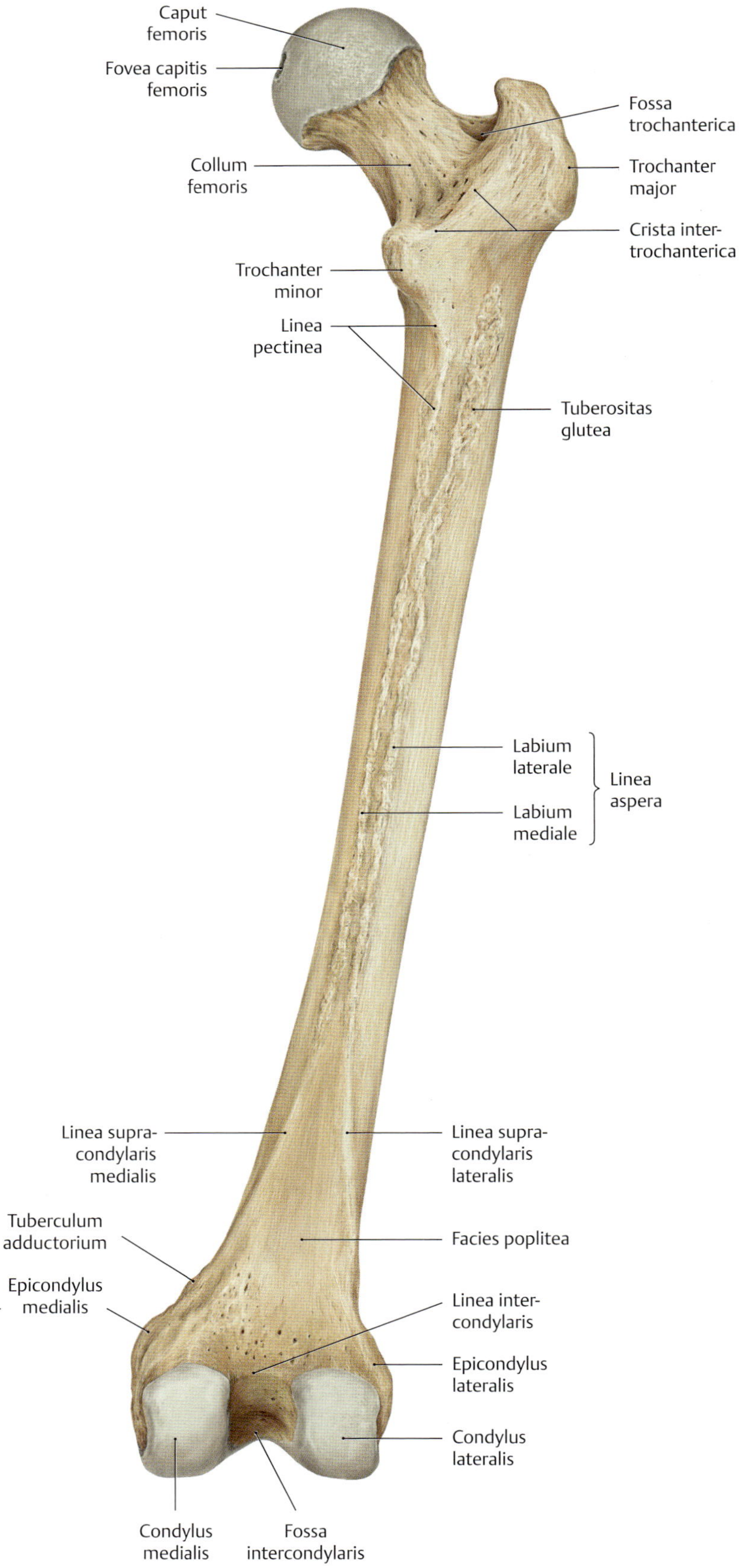

B Os femoris der rechten Seite
Ansicht von hinten.

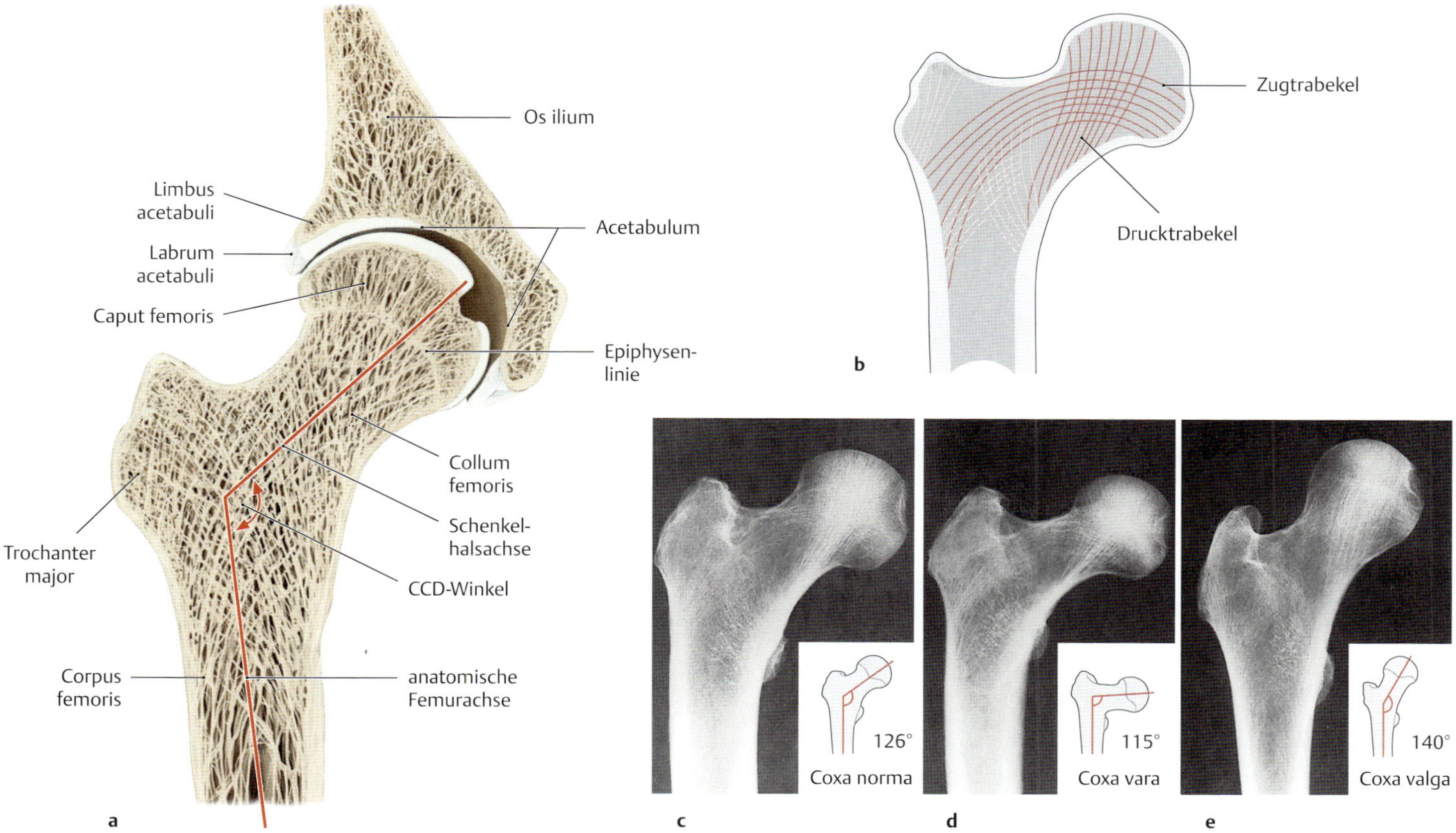

C Verlauf und Ausprägung von Zug- und Drucktrabekeln in Abhängigkeit vom Schenkelhalswinkel

Rechter Oberschenkelknochen, Ansicht von ventral.

a Frontaler Sägeschnitt auf Höhe der Fovea capitis femoris durch ein rechtes Hüftgelenk. Der Winkel, den die Längsachse des Schenkelhalses mit der Hauptachse des Schaftes bildet, wird als Schenkelhalswinkel oder CCD-Winkel (Centrum-Collum-Diaphysen-Winkel) bezeichnet. Er beträgt beim Erwachsenen normalerweise etwa 126° (Coxa norma), beim Neugeborenen etwa 150°. Während des Wachstums nimmt er beständig ab. Ursache hierfür ist ein kontinuierlicher Knochenumbau durch die veränderte Beanspruchung im Laufe des Wachstums.

b Schematischer Verlauf der Druck- und Zugtrabekel bei *normalem* Schenkelhalswinkel.

c–e Röntgenaufnahmen im sagittalen Strahlengang:

c Normaler Schenkelhalswinkel (Coxa norma) bei normaler Biegebeanspruchung;

d ein *verkleinerter* Schenkelhalswinkel (Coxa vara) führt zur einer erhöhten Biegebeanspruchung mit vermehrten Zugspannungen und damit zu einer stärkeren Ausbildung von Zugtrabekeln;

e ein *vergrößerter* Schenkelhalswinkel (Coxa valga) führt zu einer erhöhten Druckbeanspruchung mit vermehrten Druckspannungen und dementsprechend zur verstärkten Ausbildung von Drucktrabekeln.

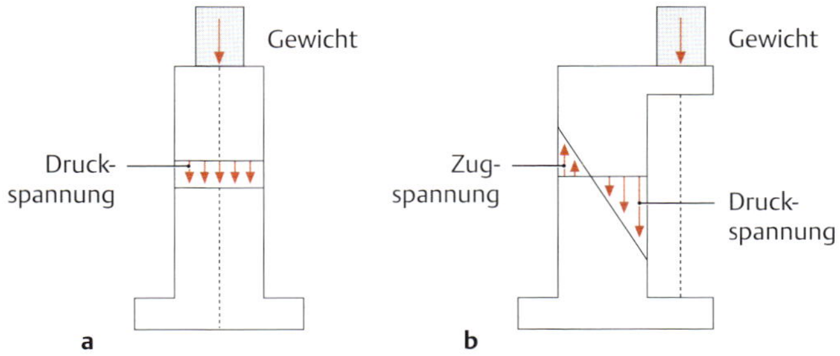

D Druck- und Zugspannungen im Knochenmodell

a Eine *ausschließlich axiale* (zentrische) Belastung eines Tragpfeilermodells aus Plexiglas führt zu einer gleichmäßigen, über den gesamten Querschnitt verteilten Druckbeanspruchung, deren Summe gleich der zu tragenden Last ist.

b Eine *nicht axiale* (exzentrische) Belastung führt zu einer Biegebeanspruchung und dem gleichzeitigen Auftreten von Zug- und Druckspannungen.

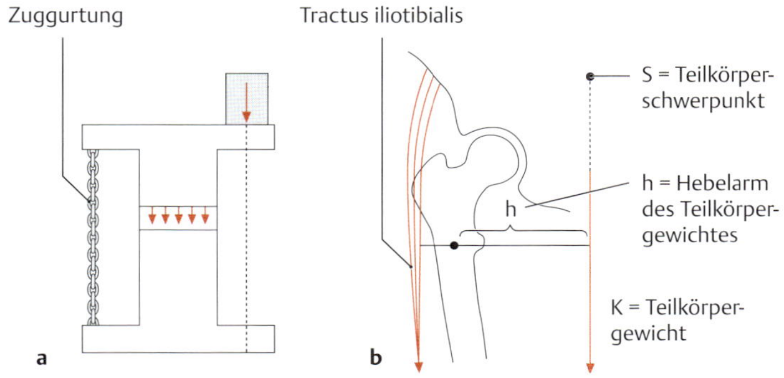

E Zuggurtungsprinzip nach Pauwels

a Im Tragpfeilermodell kann die Biegebeanspruchung durch ein zugfestes System (Kette) herabgesetzt werden, das sich auf der der Biegekraft entgegengesetzten Seite befindet. Es resultiert eine reine Druckbeanspruchung.

b Am Femur übernimmt der Tractus iliotibialis (eine Verstärkung der lateralen Oberschenkelfaszie, s. S. 497) die Funktion dieses zugfesten Systems. Es resultiert eine Entlastung des Oberschenkelknochens mit reduzierter Biegebeanspruchung.

1.5 Caput femoris und Fehlstellungen des Schenkelhalses

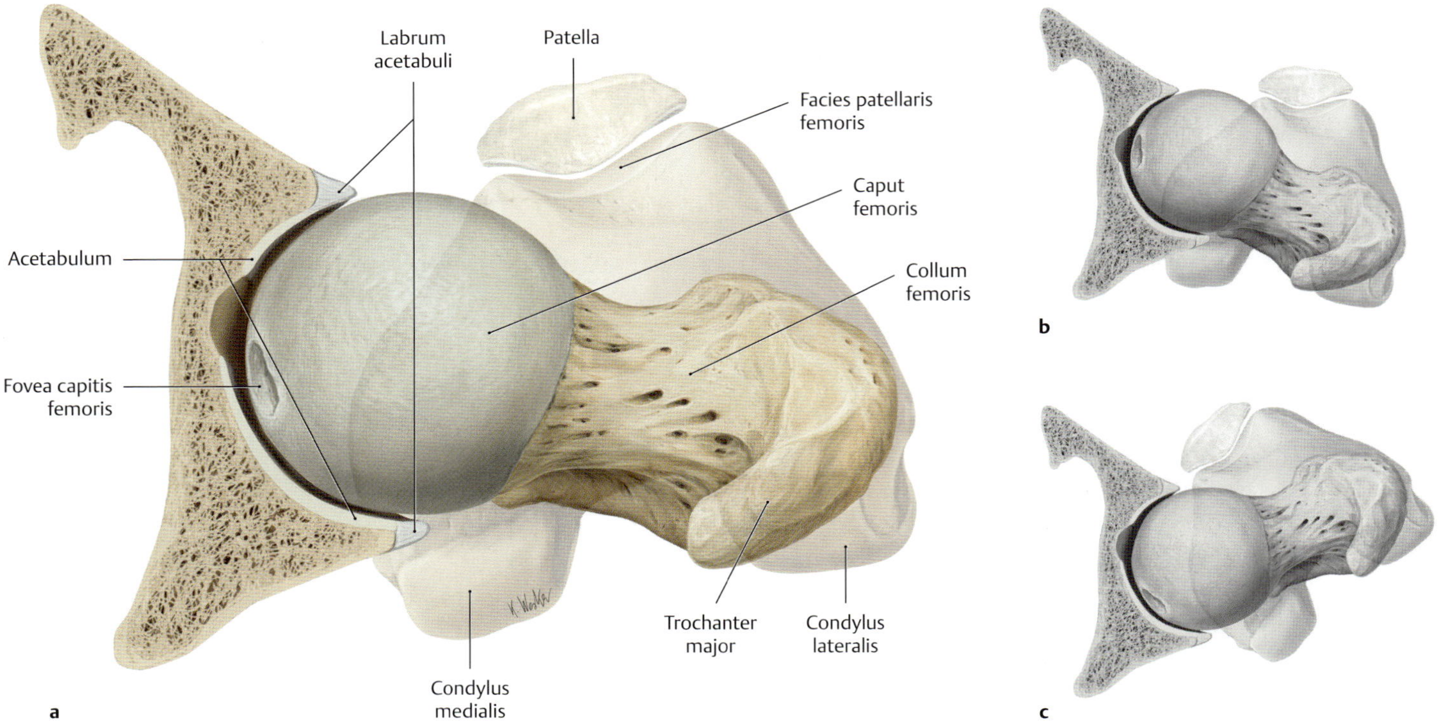

A Os femoris der rechten Seite
Ansicht von proximal. Zur besseren Übersicht ist das Acetabulum horizontal angeschnitten.
a Hüftgelenk mit zentriertem Femurkopf; **b** Hüftgelenk in Außenrotationsstellung; **c** Hüftgelenk in Innenrotationsstellung.
Beachte die Ausrichtung des Acetabulum mit einem ventralen Öffnungswinkel von etwa 17°. Der ventrale Öffnungswinkel hat Auswirkungen auf die Stabilität bzw. das „gute Sitzen" des Femurkopfes im Hüftgelenk (vgl. S. 441). Bei zentriertem Femurkopf und normaler Antetorsion des Schenkelhalses (**a**) weist das distale Femur und damit das Kniegelenk leicht nach innen (physiologische Innenrotation des Knies). Die Stellung des Fußes wird zusätzlich durch die Außenrotation der Tibia (s. S. 435) beeinflusst (s. **D**).

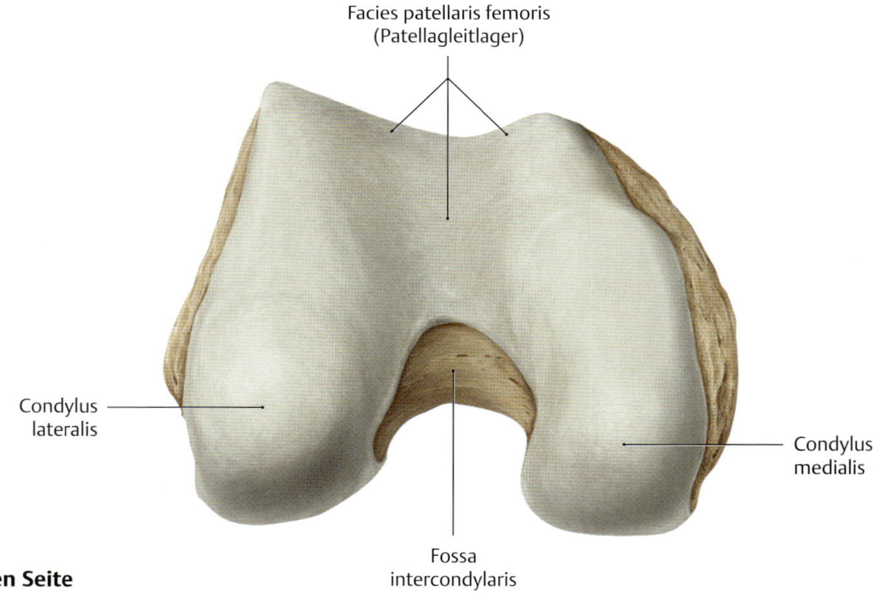

B Os femoris der rechten Seite
Ansicht von distal.

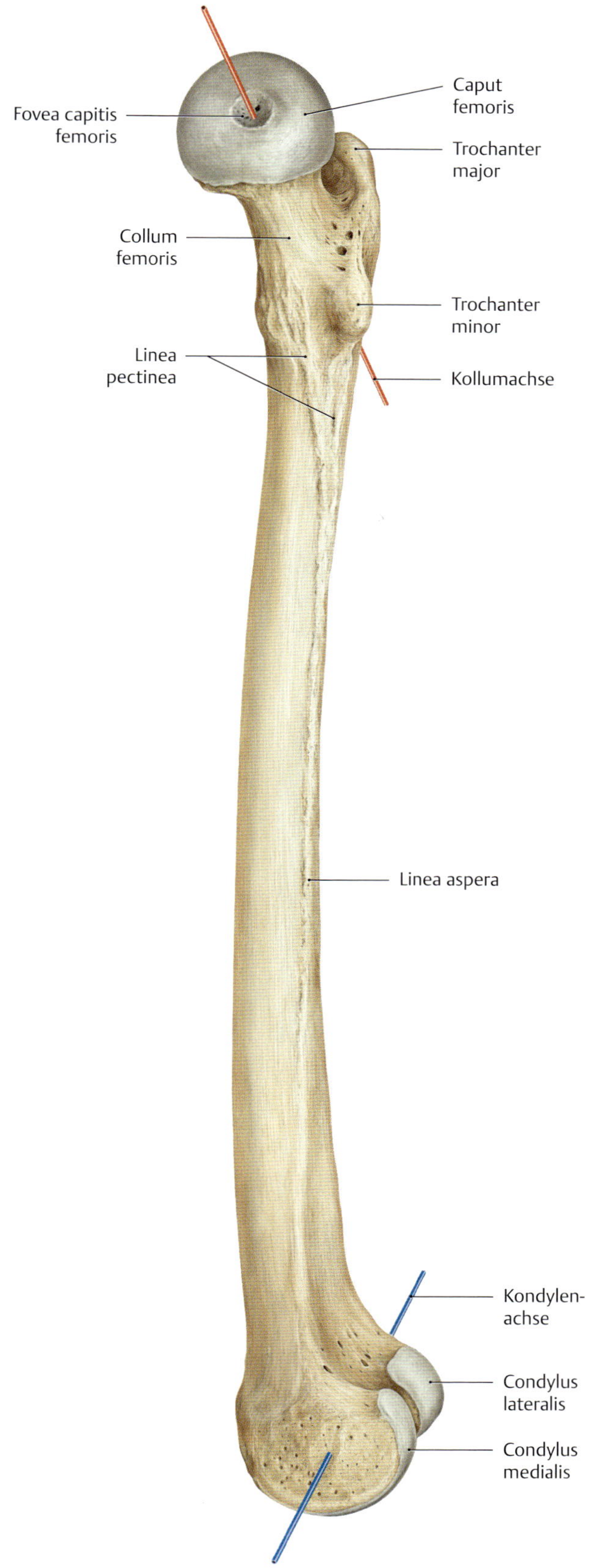

C Os femoris der rechten Seite
Ansicht von medial.
Beachte die quere Kondylenachse und die Schenkelhalsachse (Kollumachse). Projiziert man beide Achsen aufeinander, schneiden sich die beiden Geraden beim Erwachsenen in einem Winkel von 12° (Antetorsions- bzw. Anteversionswinkel, s. auch **D** u. **A**). Bei der Geburt ist der Winkel mit 30–40° deutlich größer, er nimmt jedoch am Ende des zweiten Dezenniums den für Erwachsene typischen Wert an.

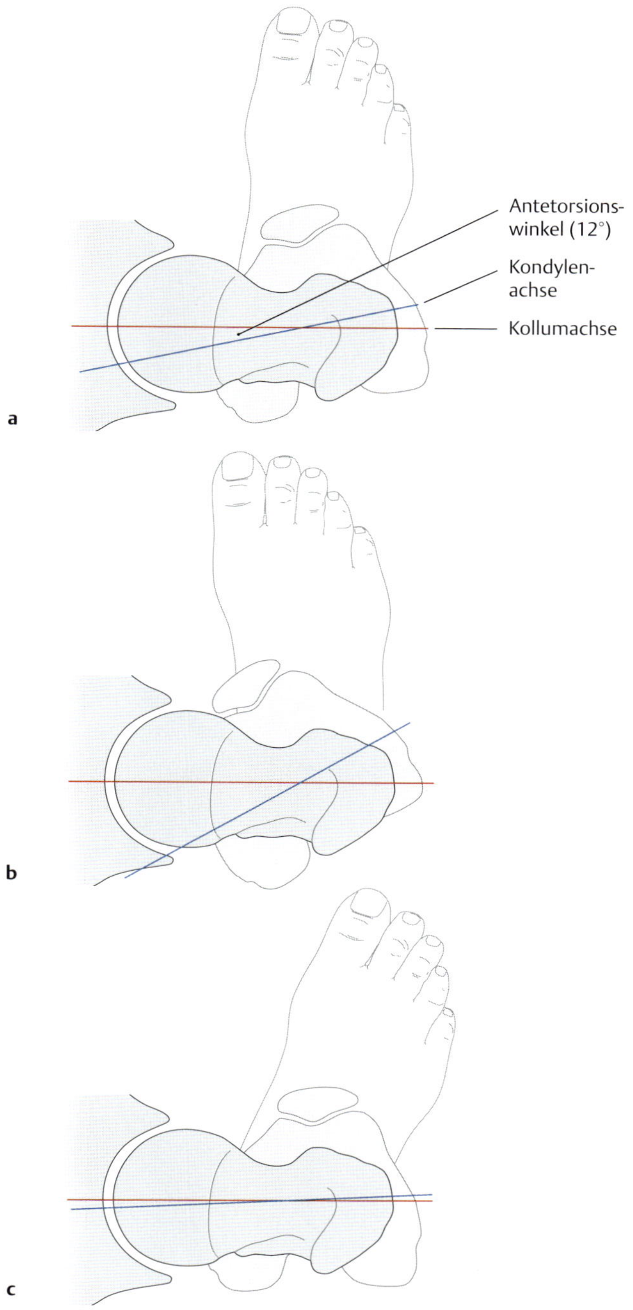

D Rotationsfehlstellungen des Schenkelhalses
Rechtes Hüftgelenk, Ansicht von kranial. Aus einer verstärkten bzw. abgeschwächten Torsion des Femurschaftes resultieren unterschiedlich große Torsionswinkel. Dies führt bei zentrierter Hüfte zu einer vermehrten Innen- bzw. Außenrotationsstellung des Beines mit einem entsprechend veränderten Gangbild (Fußspitzen zeigen beim Gehen vermehrt nach innen bzw. nach außen). Wählt man jeweils die Kondylenachse als Bezugspunkt, kann die Femurtorsion normal (**a**), vergrößert (**b**) oder verkleinert (**c**) sein:

- **a** Normaler Antetorsionswinkel von etwa 12° mit leicht nach außen gerichtetem Fuß (unter Berücksichtigung der Tibiatorsion von 23°, s. S. 435);
- **b** vergrößerter Antetorsionswinkel *(Coxa antetorta)*, typisch ist ein vermehrt innenrotiertes Gangbild (Fußspitze zeigt nach innen), gleichzeitig ist die Außenrotationsfähigkeit deutlich eingeschränkt;
- **c** Retrotorsion des Schenkelhalses (er ist in Bezug auf die Kondylenachse nach hinten gerichtet: *Coxa retrotorta* mit einem vermehrt außenrotierten Gangbild (Fußspitze zeigt nach außen).

1.6 Kniescheibe (Patella)

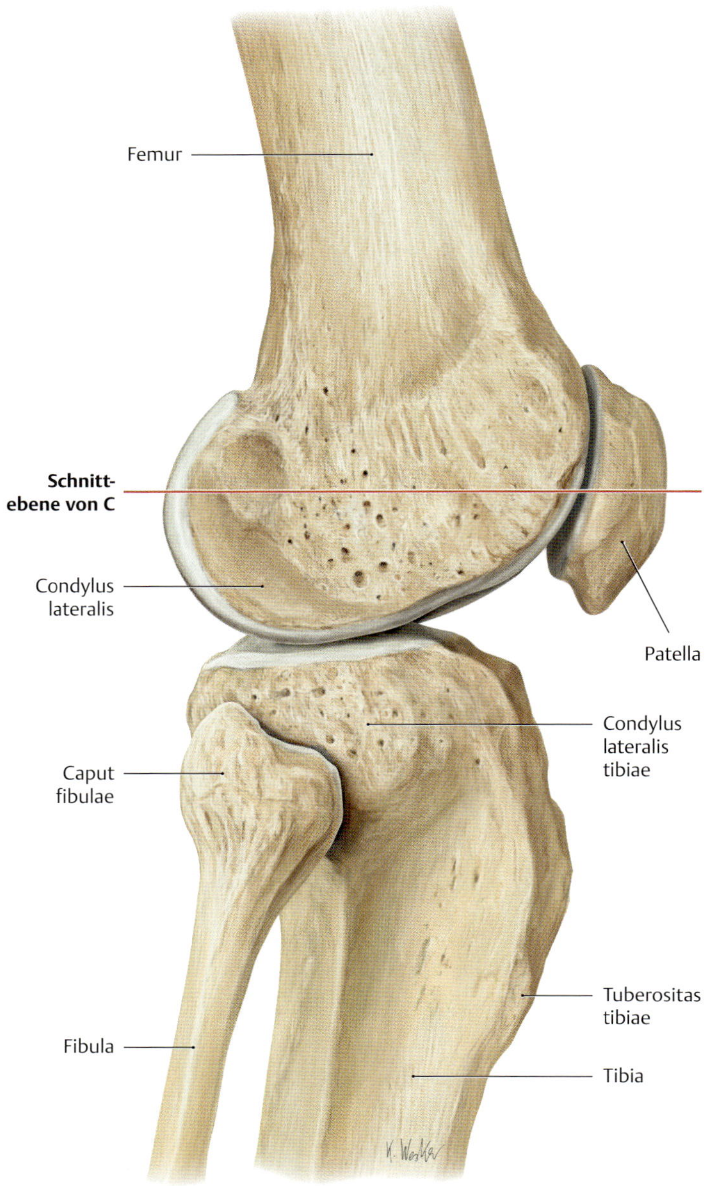

A Lokalisation der Patella
Rechtes Kniegelenk, Ansicht von lateral. Lage der Schnittebene von **C**.

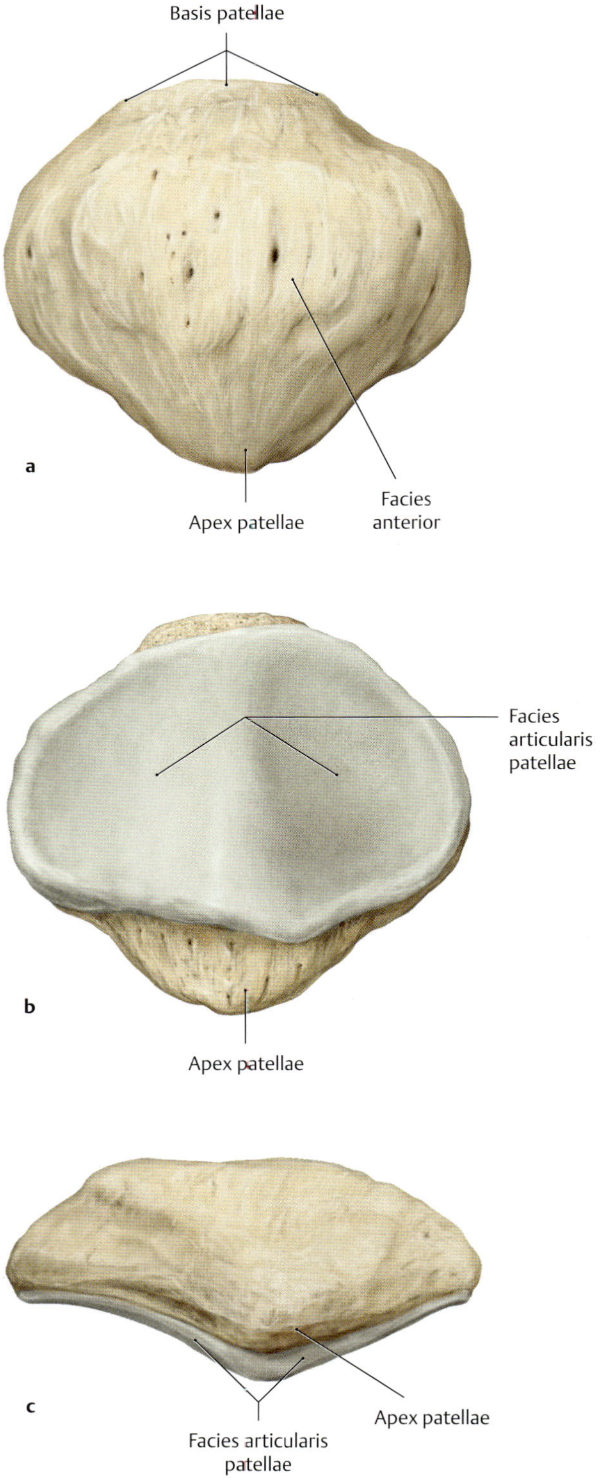

B Rechte Kniescheibe
a Ansicht von vorne; **b** Ansicht von hinten; **c** Ansicht von distal.

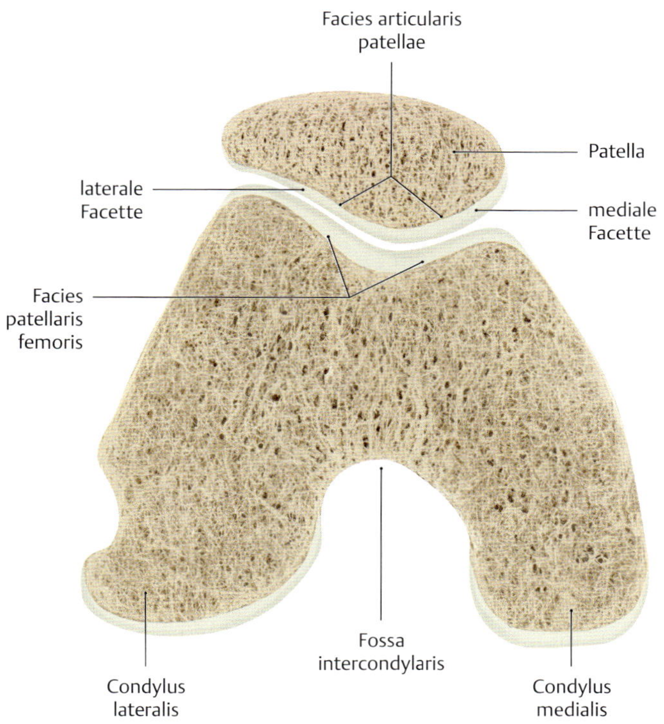

C Querschnitt durch das Femoropatellargelenk

Rechtes Knie, Ansicht von distal. Zur Lage der Schnittebene s. **A**. In der Art. femoropatellaris artikuliert die Facies patellaris femoris, häufig auch als Trochlea femoris bezeichnet, mit der retropatellaren Gelenkfläche (Facies articularis patellae) der Kniescheibe (Patella). Diese ist als Sesambein in die Quadrizepssehne eingelagert. Die Zentrierung der Patella ist gut, wenn der First der Patellarückfläche in der Rinne der Facies patellaris liegt. Die funktionelle Bedeutung der Patella liegt v. a. in einer Verlängerung des wirksamen Hebelarms des M. quadriceps femoris (einziger Streckmuskel im Kniegelenk) und einer damit einhergehenden Kraftersparnis (vgl. S. 500).

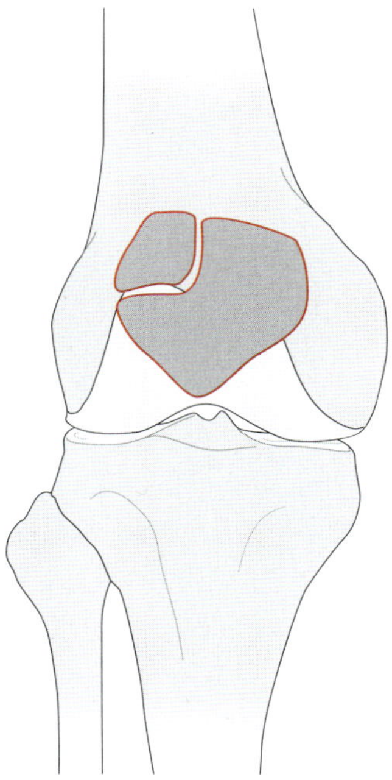

D Patella bipartita

Da die Patella aus mehreren Knochenkernen entsteht, führt eine ausbleibende Verschmelzung eines Knochenkerns zu einer geteilten Patella (Patella bipartita), wobei am häufigsten der obere äußere Quadrant betroffen ist. Bei Beurteilung von Röntgenaufnahmen muss differenzialdiagnostisch jedoch immer an eine Fraktur gedacht werden.

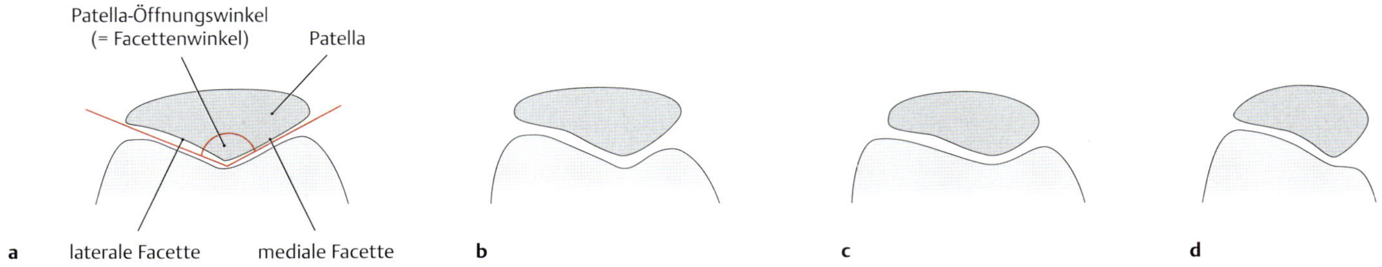

E Beurteilung der Patellaform

Die Schemata von tangentialen Röntgenaufnahmen (sog. Défilé-Aufnahme: Rückenlage, 60° Knieflexion, Röntgenstrahl parallel zur Patellarückfläche von kaudal nach kranial) zeigen die Patella und ihr femorales Gleitlager in einer horizontalen Schnittebene von jeweils rechten Kniegelenken. Die retropatellare Gelenkfläche der Kniescheibe besitzt einen vertikalen First, der sie in eine laterale und eine mediale Facette unterteilt, wobei die laterale Facette in der Regel leicht konkav, die mediale Facette hingegen leicht konvex gekrümmt ist. Der Winkel zwischen lateraler und medialer Facette (Facetten- bzw. Patellaöffnungswinkel) beträgt 130° ± 10°. Eine Einteilung in Bezug auf die Patellaform erfolgt nach Wiberg/Baumgartl/Ficat. Folgende wichtige Patellaformen lassen sich demnach unterscheiden:

- **a** Kniescheibe mit annähernd gleich großer medialer und lateraler Facette und normal großem Facettenwinkel;
- **b** häufigste Kniescheibenform mit etwas kleinerer medialer Facette;
- **c** deutliche Verkleinerung der medialen Facette, sog. „mediale Hypoplasie";
- **d** Patelladysplasie mit sehr steiler medialer Facette, sog. „Jägerhut-Patella".

Neben den verschiedenen Patellaformen kann auch das Patellagleitlager am Femur (Facies patellaris femoris) unterschiedlich gestaltet sein (Einteilung nach Hepp, auf die hier jedoch nicht näher eingegangen werden soll). Entwicklungsbedingte Störungen der Patella und der Facies patellaris (Dysplasien) führen zur Patellainstabilität mit wiederholter Subluxation oder Luxation der Patella nach lateral bzw. medial.

1.7 Unterschenkelknochen (Tibia und Fibula)

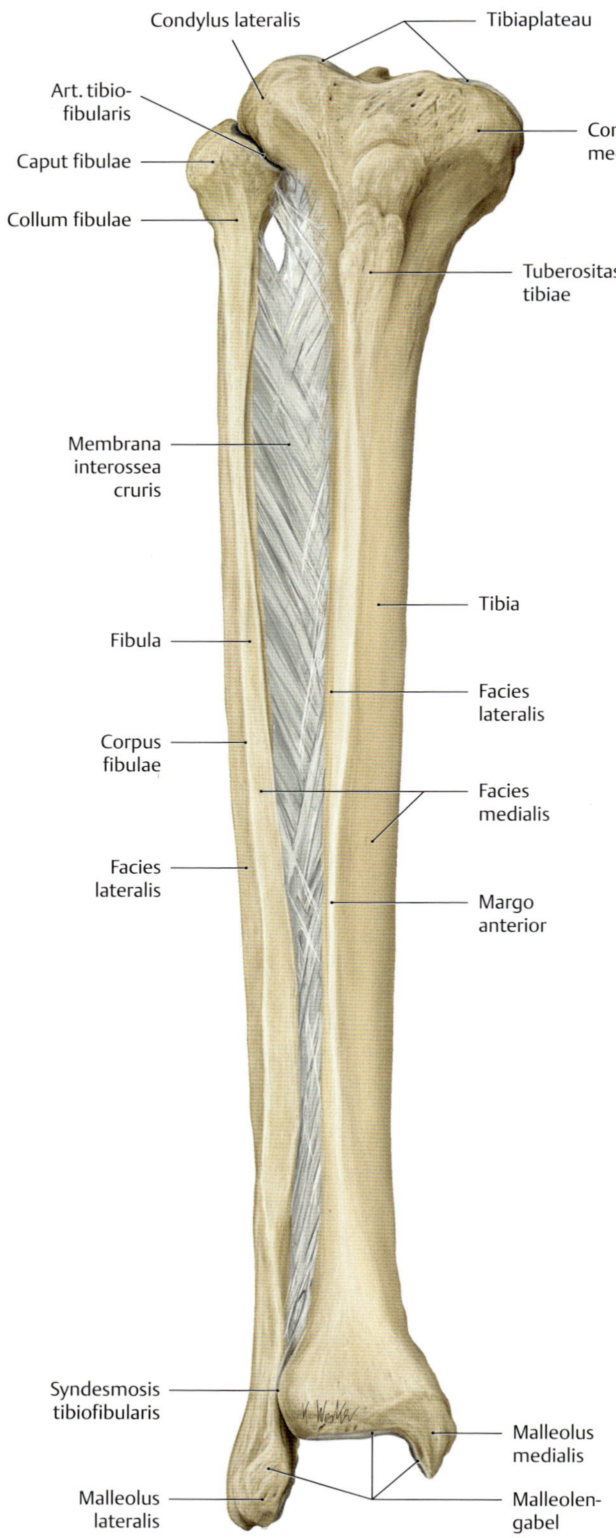

A Tibia, Fibula und Membrana interossea cruris eines rechten Unterschenkels

Ansicht von vorne. Beide Knochen sind proximal durch eine *Amphiarthrose* (Art. tibiofibularis), distal durch eine *Synarthrose* (Syndesmosis tibiofibularis) miteinander verbunden. Die Membrana interossea cruris (s. auch **F**) besteht aus einer Platte straffen Bindegewebes und dient einem Teil der Unterschenkelmuskeln als Ursprung. Zusätzlich stabilisiert sie zusammen mit der Syndesmosis tibiofibularis die Malleolengabel.

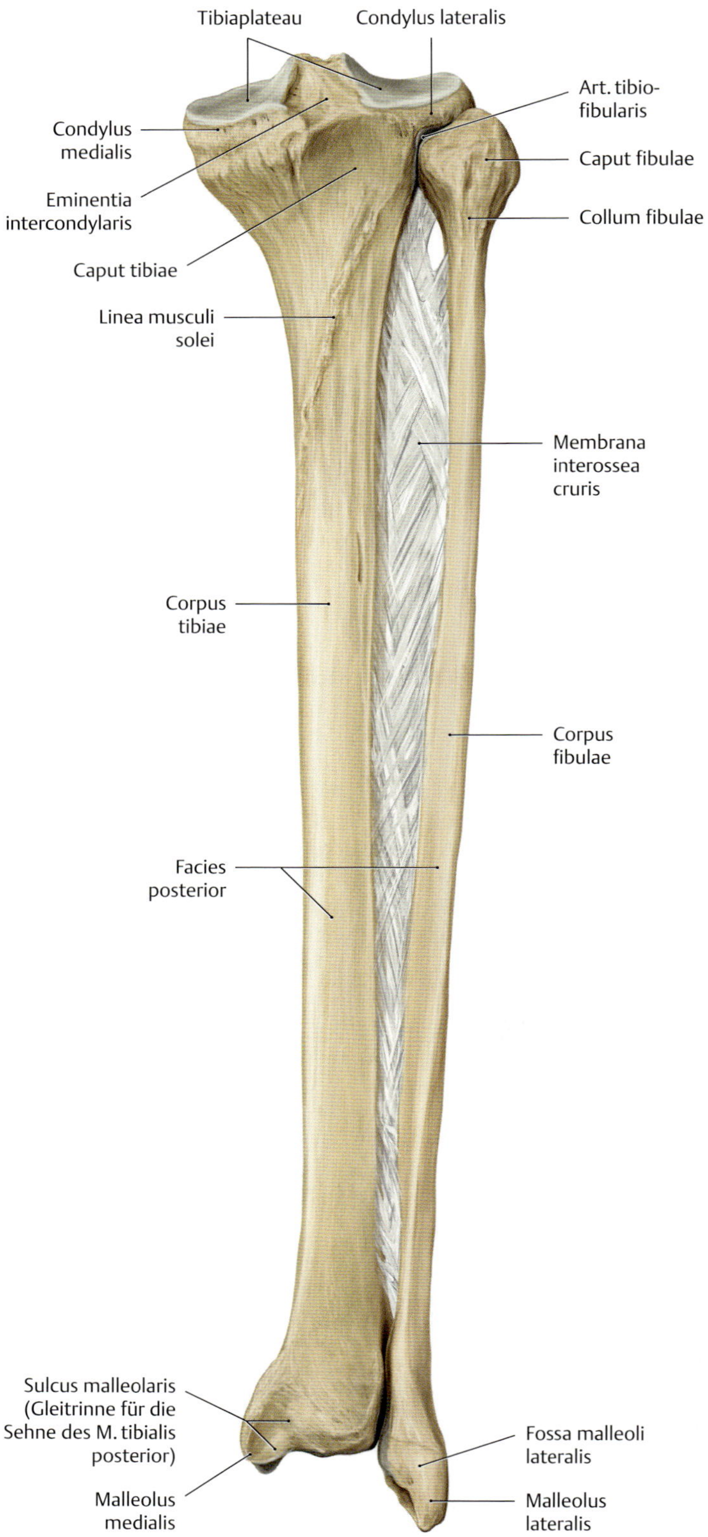

B Tibia, Fibula und Membrana interossea cruris eines rechten Unterschenkels

Ansicht von hinten. Beim Erwachsenen ist das Tibiaplateau um etwa 5–7° nach dorsal geneigt (sog. „tibial slope").

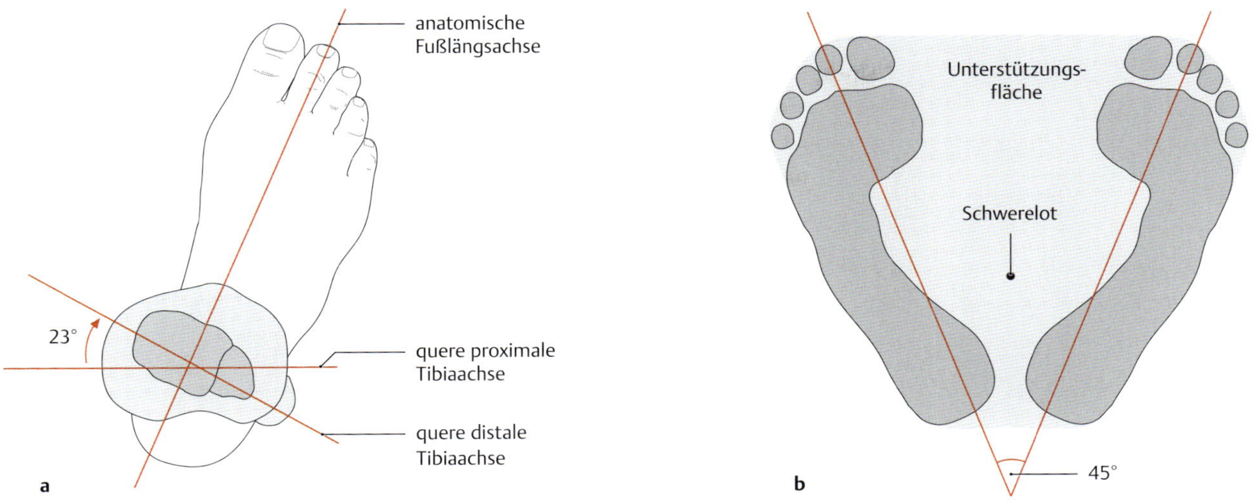

C Physiologische Torsion der Tibia und ihre Bedeutung für die Standfestigkeit

Projiziert man die queren Achsen der proximalen (Tibiaplateau) und distalen Tibia (Malleolengabel) aufeinander, schließen sie einen Winkel von ca. 23° ein, d. h. die Querachse des oberen Sprunggelenks ist gegenüber der Querachse des Tibiaplateaus um 23° nach außen gedreht (*physiologische Tibiatorsion,* **a**). Somit liegt die anatomische Fußlängsachse nicht in der Sagittalebene. Dies hat zur Folge, dass die Fußspitzen bei frontaler Ausrichtung des proximalen Tibiaendes nach außen gerichtet sind (**b**). Dies erhöht die Standfestigkeit beim bipeden Stand erheblich, da hierbei das Schwerelot des Körperschwerpunktes nahe der Mitte der Unterstützungsfläche liegt.

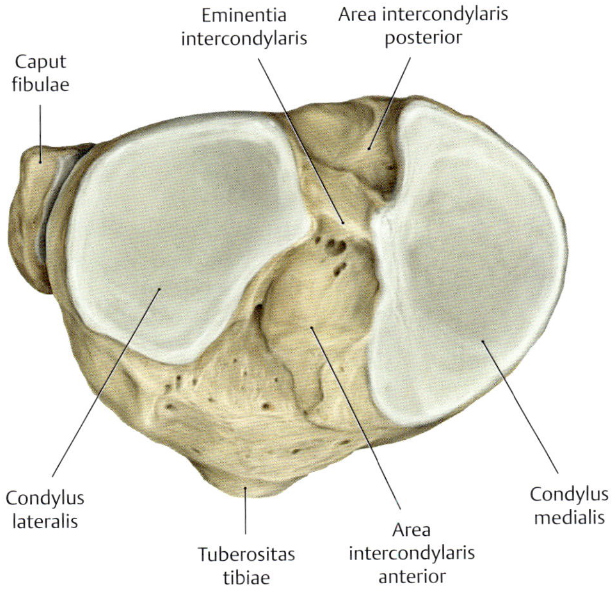

D Tibiaplateau eines rechten Unterschenkels

Ansicht von proximal.

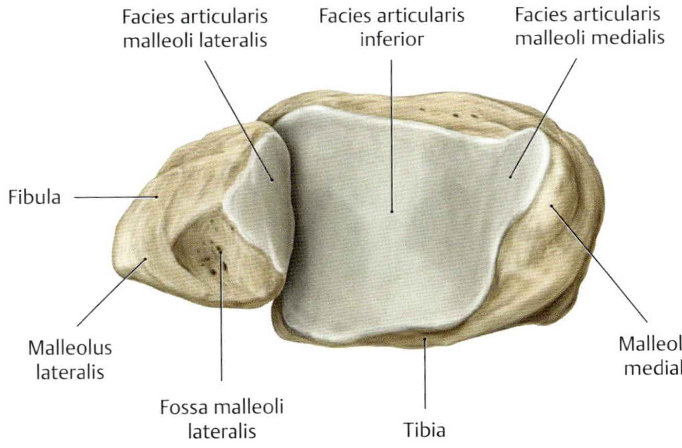

E Malleolengabel eines rechten Unterschenkels

Ansicht von distal.

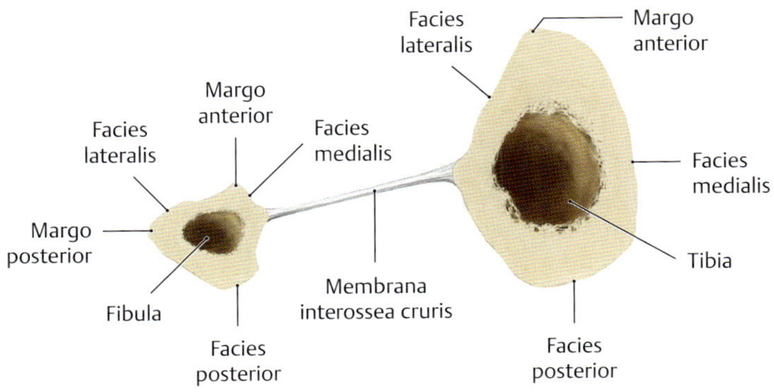

F Querschnitt durch das mittlere Drittel eines rechten Unterschenkels

Ansicht von distal.

1.8 Fußknochen im Überblick; Ansicht von dorsal und plantar

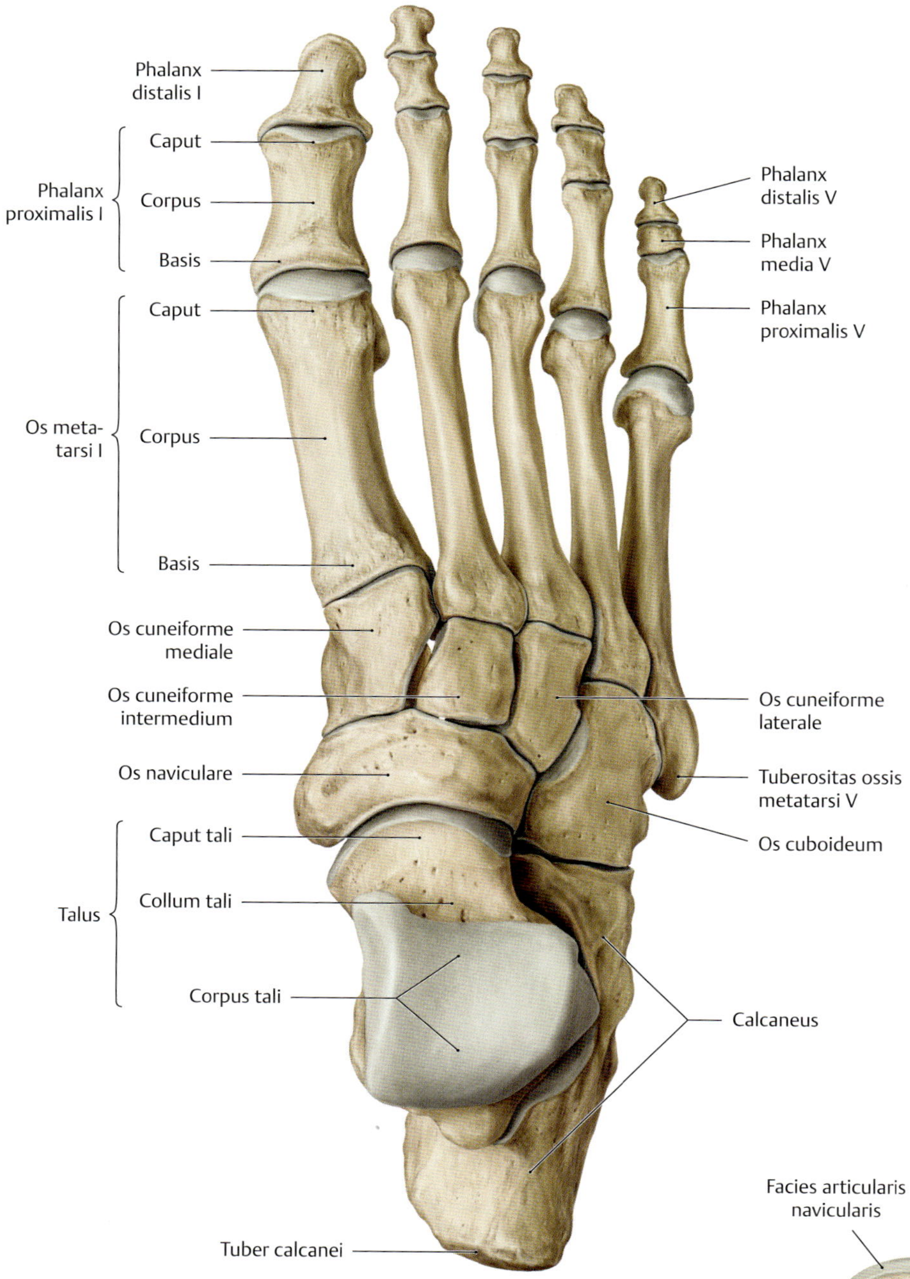

A Knochen eines rechten Fußskeletts
Sicht von dorsal auf den Fußrücken (Dorsum pedis).

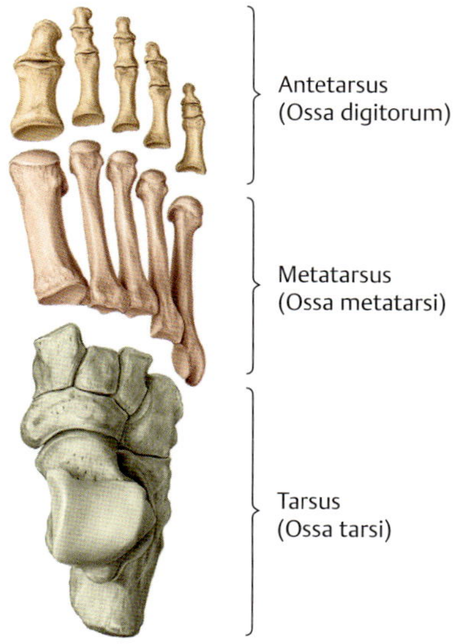

C Anatomische Unterteilung des Fußskeletts
Rechter Fuß, Ansicht von dorsal. Nach der Lage der Skelettelemente bezeichnet man innerhalb der *systematischen* Anatomie drei hintereinander liegende Abschnitte:

- den aus sieben Fußwurzelknochen gebildeten Tarsus (Fußwurzel),
- den aus fünf Mittelfußknochen bestehenden Metatarsus (Mittelfuß) sowie
- den aus insgesamt 14 Zehenknochen gebildeten Antetarsus (Vorfuß).

Vgl. im Unterschied hierzu die *funktionelle* Unterteilung in **D**.

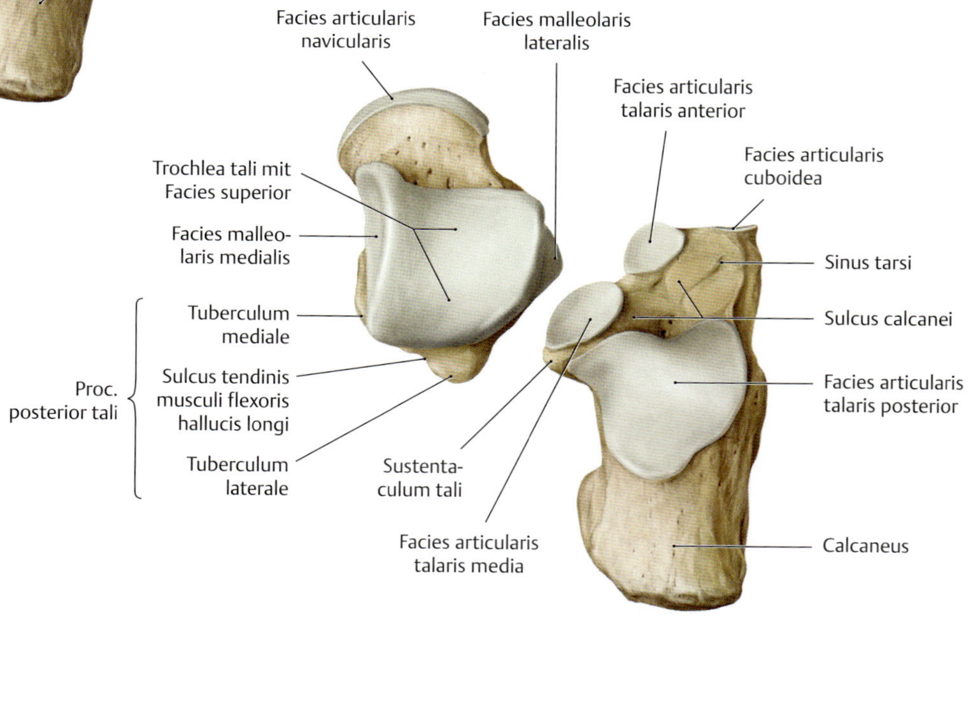

B Talus und Calcaneus eines rechten Fußes
Ansicht von dorsal. Die beiden Fußwurzelknochen wurden zur besseren Darstellung der artikulierenden Gelenkflächen im unteren Sprunggelenk gegeneinander versetzt.

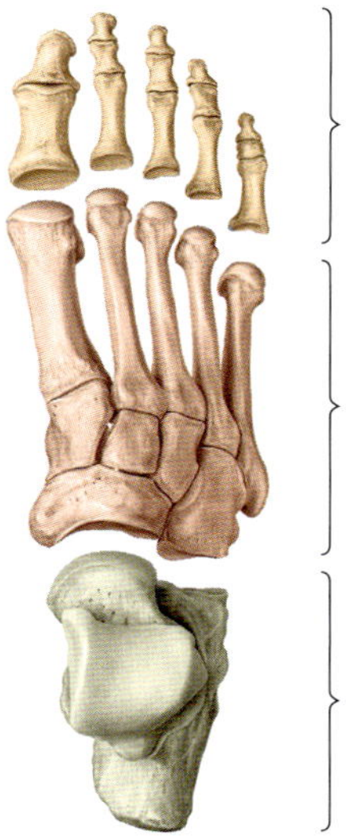

D Funktionelle Abschnitte des Fußskeletts
Rechter Fuß, Ansicht von dorsal. Unter funktionellen und klinischen Gesichtspunkten unterscheidet man häufig:

- Rückfuß (Calcaneus und Talus),
- Mittelfuß (Os cuboideum, Os naviculare, Ossa cuneiformia und Ossa metatarsi) und
- Vorfuß (Grund-, Mittel- und Endphalangen).

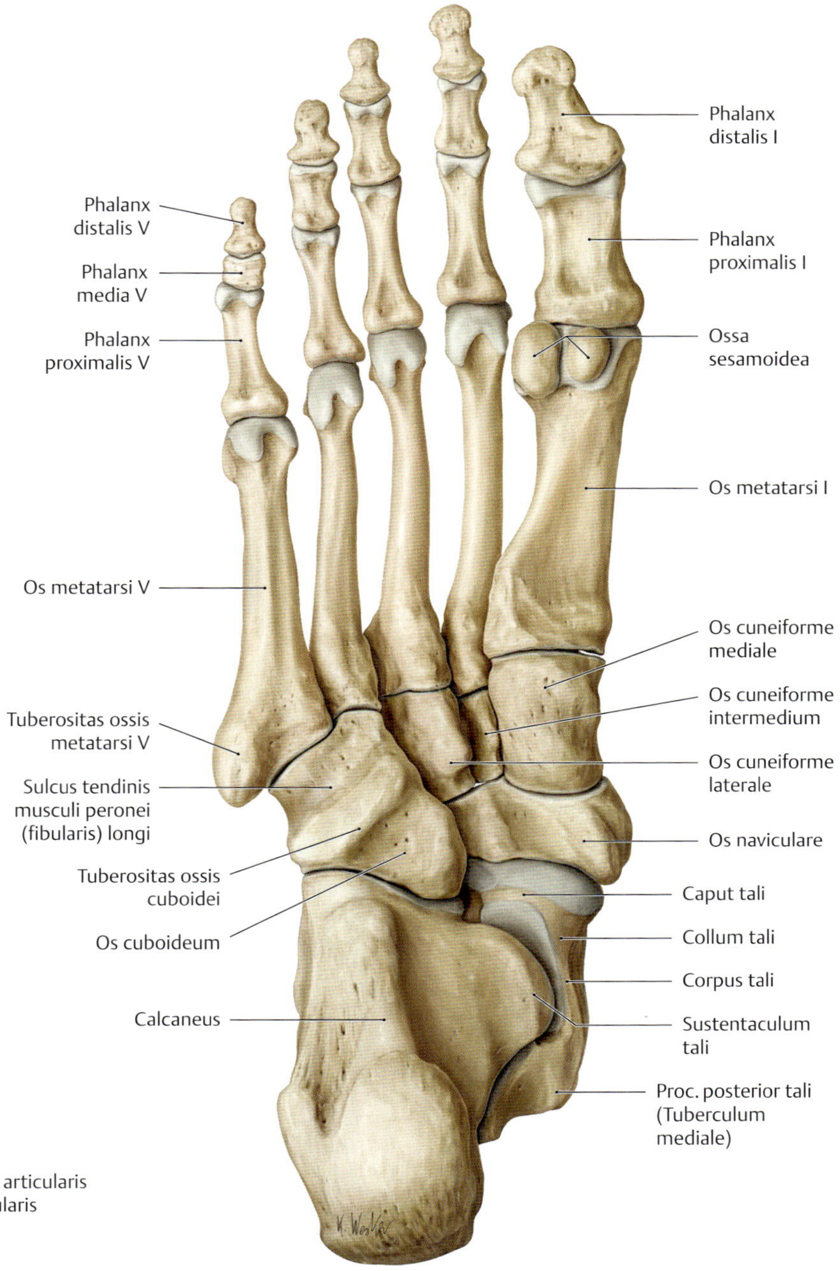

E Knochen eines rechten Fußskeletts
Ansicht von plantar auf die Fußsohle (Planta pedis).

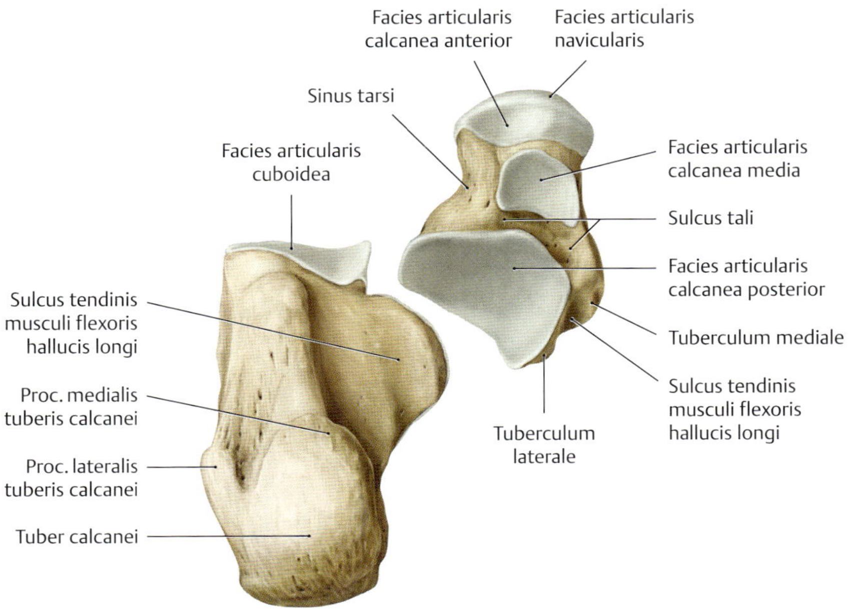

F Talus und Calcaneus eines rechten Fußes
Ansicht von plantar. Die beiden Fußwurzelknochen wurden zur besseren Darstellung der artikulierenden Gelenkflächen im unteren Sprunggelenk gegeneinander versetzt.

1.9 Fußknochen von lateral und medial; akzessorische Fußwurzelknochen

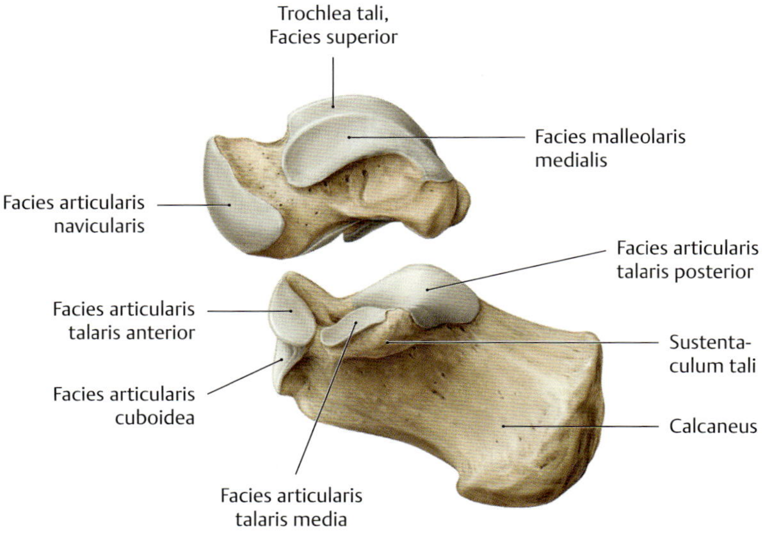

A Talus und Calcaneus eines rechten Fußes
Ansicht von medial. Die beiden Fußwurzelknochen wurden zur besseren Darstellung der artikulierenden Gelenkflächen im unteren Sprunggelenk gegeneinander versetzt.

C Sustentaculum tali („Stützer des Talus")

- Das Sustentaculum tali ist ein knöcherner Vorsprung des medialen Calcaneus.
- Man kann es etwa 1,5 cm unterhalb der Spitze des Malleolus medialis tasten.
- Es trägt den Talus wie ein balkonartiger Vorsprung.
- Hier endet der Canalis tarsi, der die beiden Kammern des unteren Sprunggelenks voneinander trennt (s. S. 475).
- Das Sustentaculum tali dient der Sehne des M. flexor hallucis longus als Hypomochlion (dadurch wird die aufrechte Kalkaneusposition gewährleistet, s. S. 482).
- Es besitzt außerdem eine längs verlaufende Rinne für den M. flexor digitorum longus (s. S. 482).
- Am Sustentaculum tali inserieren zwei Bänder: das Pfannenband und ein Teil des Deltabandes (s. S. 476).
- Das Sustentaculum tali ist eine häufige Frakturlokalisation bei Snowboard-Fahrern (s. auch S. 439).

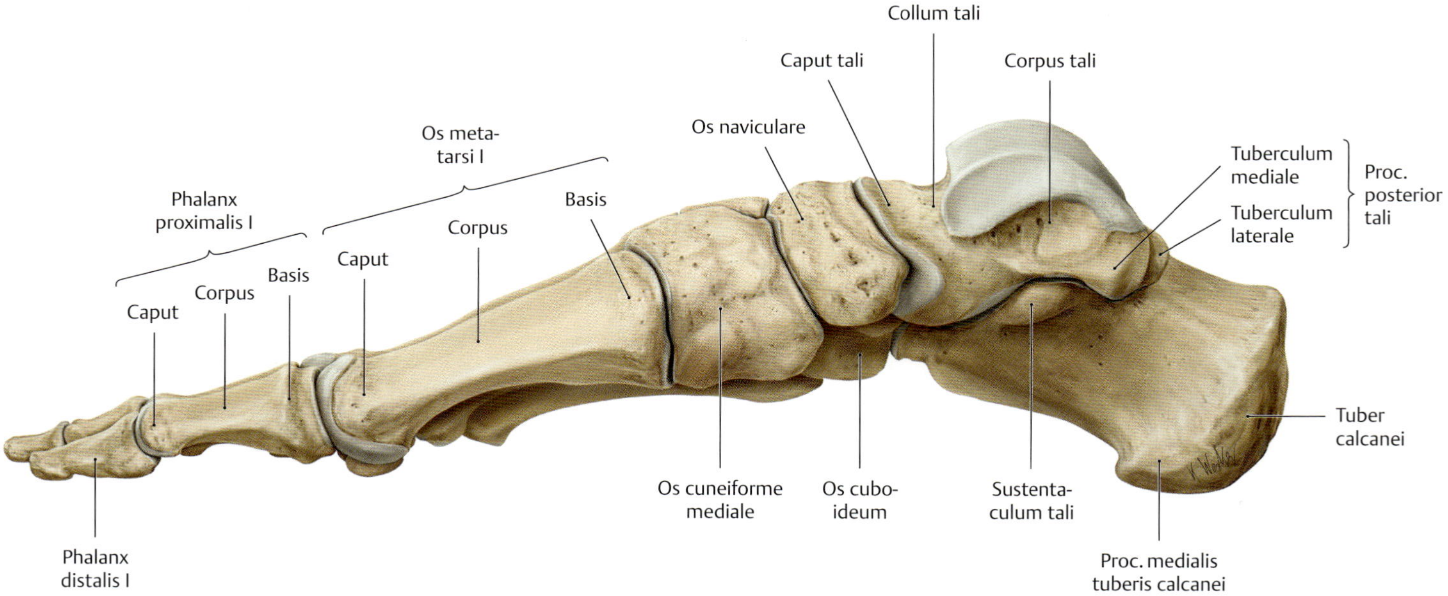

B Knochen eines rechten Fußskeletts
Ansicht von medial.

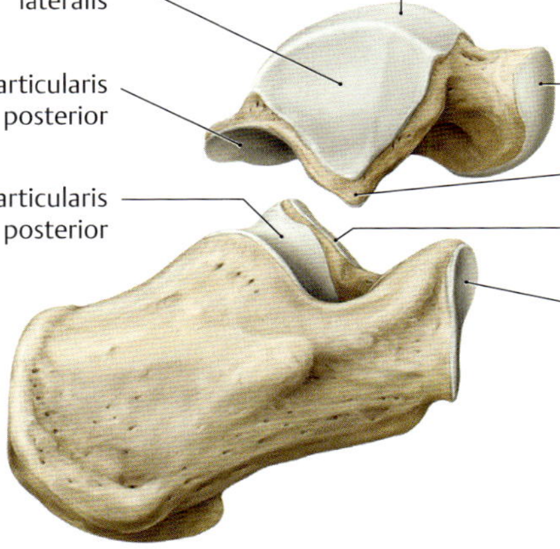

D Talus und Calcaneus eines rechten Fußes

Ansicht von lateral. Die beiden Fußwurzelknochen wurden zur besseren Darstellung der artikulierenden Gelenkflächen im unteren Sprunggelenk gegeneinander versetzt.

Beachte: Frakturen des Proc. lateralis tali gehören zu den peripheren Talusfrakturen und sind meist Ausdruck einer subtalaren Luxation. Eine solche knöcherne Absprengung des Proc. lateralis tali wird als „snowboarder's fracture" bezeichnet, da sie eine typische „Snowboarder"-Verletzung darstellt (s. auch **C**, S. 438).

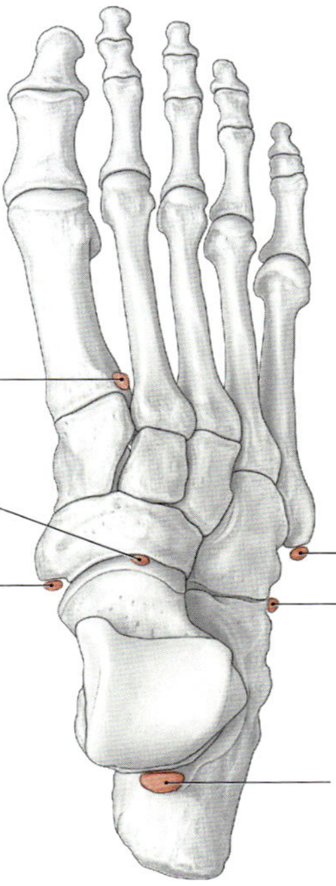

F Akzessorische Fußwurzelknochen

Rechter Fuß, Ansicht von dorsal. Am Fuß findet man eine Reihe zusätzlicher (inkonstanter) Knochen, die selten zu Beschwerden Anlass geben, aber differenzialdiagnostisch gegen Frakturen (s. **E**) abgegrenzt werden müssen. Klinisch bedeutsam ist das Os tibiale externum, das bei engem Schuhwerk zu lokalen Druckbeschwerden führt.

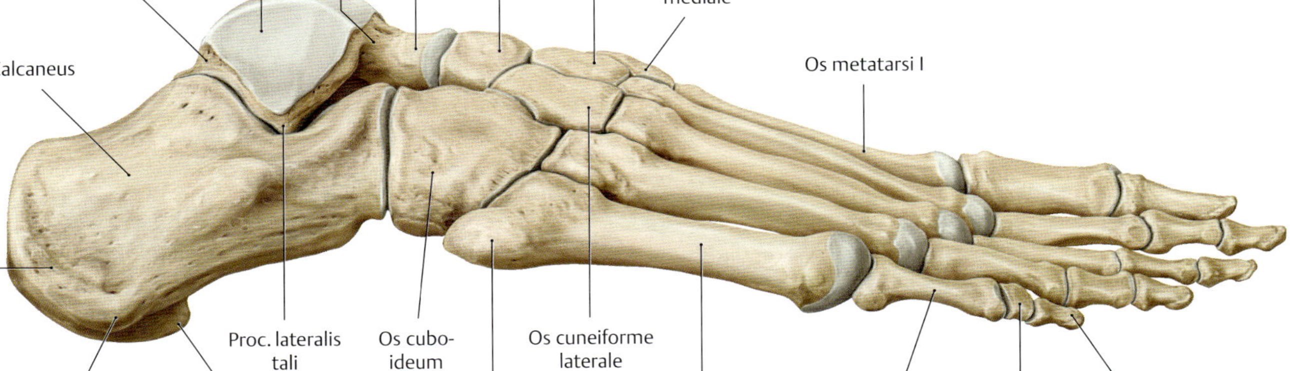

E Knochen eines rechten Fußskeletts

Ansicht von lateral. Mittelfußfrakturen gehören mit einer Inzidenz von etwa 6,7/100.000 Einwohnern zu den häufigsten Verletzungen des Fußes. Dabei ist die Basis des Metatarsale V, insbesondere die Tuberositas ossis metatarsi V am häufigsten betroffen (30 % aller Mittelfußfrakturen).

1.10 Hüftgelenk: artikulierende Knochen

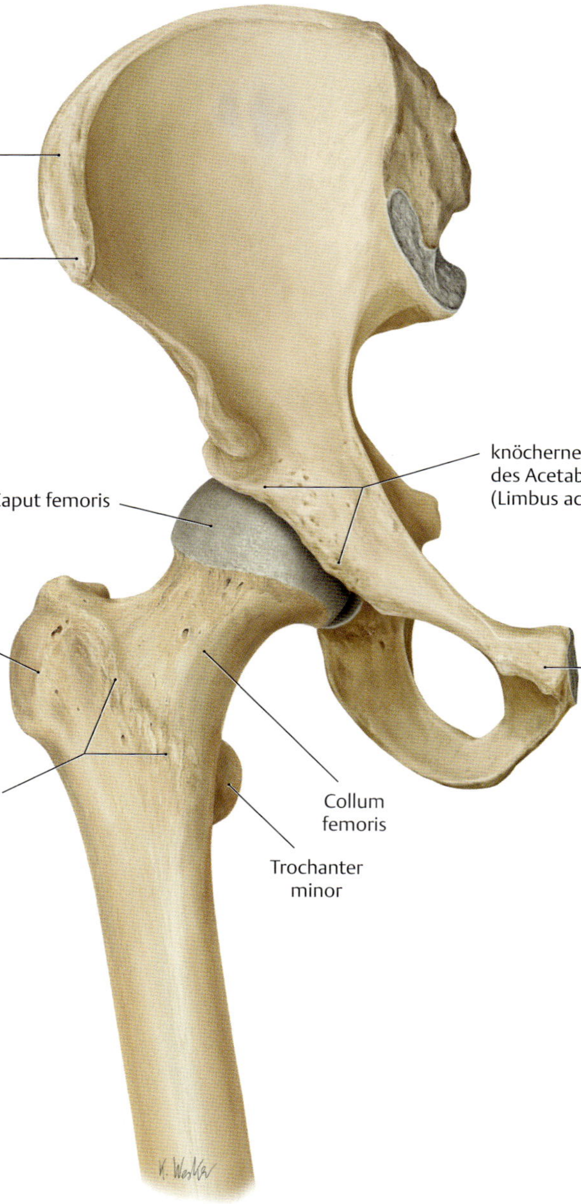

A Rechtes Hüftgelenk in der Ansicht von vorne
Im Hüftgelenk (Art. coxae) artikulieren Hüftpfanne (Acetabulum) und Femurkopf (Caput femoris). Aufgrund der Gestalt der beiden Gelenkpartner handelt es sich um eine besondere Form des Kugelgelenks, ein sog. *Nussgelenk*, d. h. der annähernd kugelförmige Gelenkkopf mit einem durchschnittlichen Krümmungsradius von etwa 2,5 cm ist von der Pfanne weitgehend umschlossen (vgl. **C**).

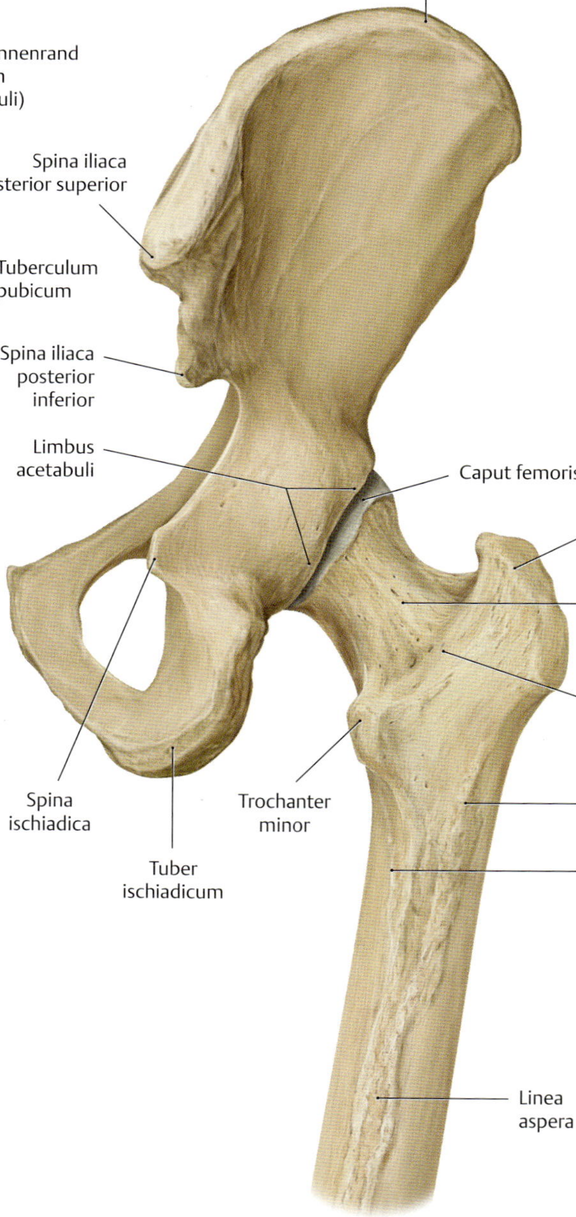

B Rechtes Hüftgelenk in der Ansicht von hinten

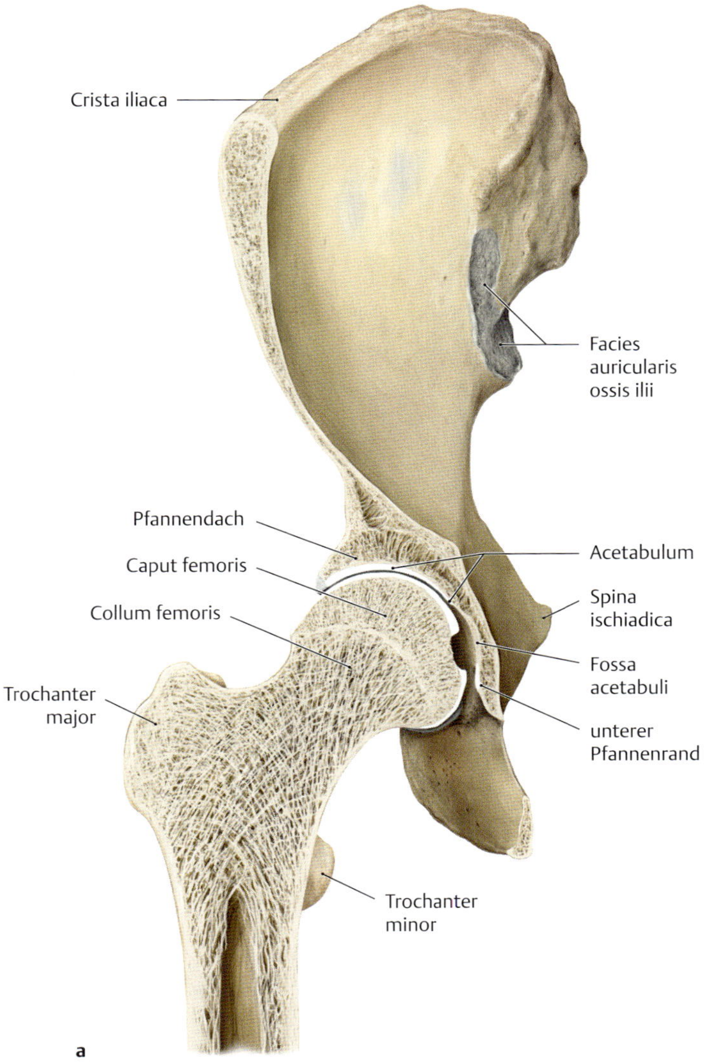

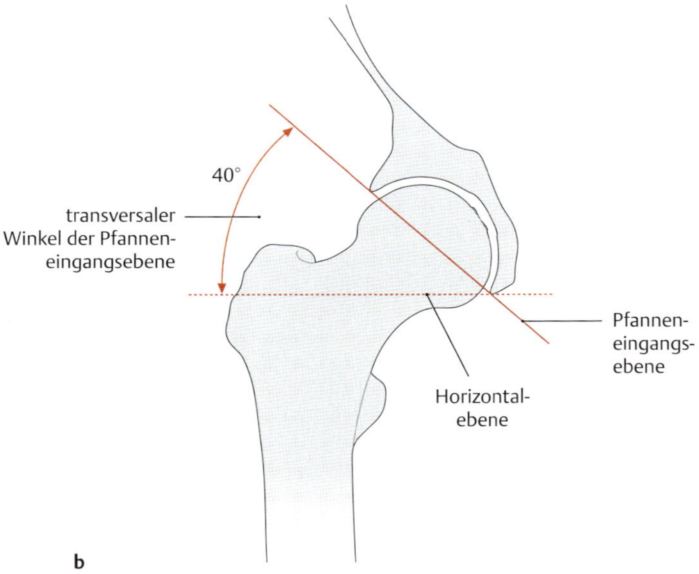

C Transversaler Winkel der Pfanneneingangsebene beim Erwachsenen

Rechtes Hüftgelenk, Ansicht von vorne. Frontaler Sägeschnitt auf Höhe der Fossa acetabuli. Die Pfanneneingangsebene, d.h. der knöcherne Pfannenrand ist sowohl nach lateral-kaudal *(transversaler Winkel)* als auch nach ventral-kaudal *(sagittaler Winkel)* gerichtet (s. **D**). Die lateral-kaudale Pfannenneigung wird bestimmt, indem man den Winkel zwischen der Verbindungslinie des oberen Pfannendachs und des unteren Pfannenrandes (unterster Punkt der Incisura acetabuli) sowie der Horizontalen misst. Zum Zeitpunkt der Geburt beträgt dieser transversale Winkel etwa 51°. Bei 10-Jährigen sollte er bei ca. 45° und beim Erwachsenen bei etwa 40° liegen (nach Ullmann u. Sharp). Von der Größe des transversalen Winkels hängt u.a. die seitliche Überdachung des Femurkopfes durch die Hüftpfanne ab (sog. *Zentrum-Ecken-Winkel* nach Wiberg, s. S. 453).

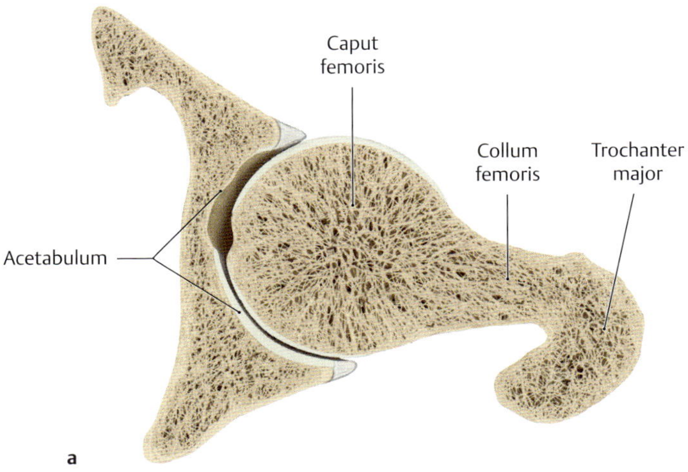

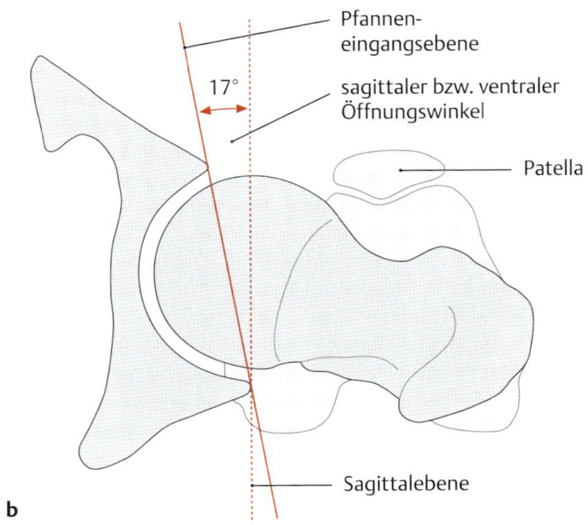

D Sagittaler Winkel der Pfanneneingangsebene beim Erwachsenen

Rechtes Hüftgelenk, Ansicht von kranial. Horizontaler Sägeschnitt durch die Mitte des Hüftgelenks.

In Bezug auf die Sagittalebene (im Unterschied zur Horizontalen in der Abbildung oben) ist die Pfanneneingangsebene, d.h. der knöcherne Pfannenrand nach ventral-kaudal geneigt (sagittaler oder ventraler Öffnungswinkel). Dieser Öffnungswinkel beträgt zum Zeitpunkt der Geburt etwa 7° und beim Erwachsenen etwa 17° (nach Chassard u. Lapiné).

1.11 Bandapparat des Hüftgelenks: Stabilisierung des Femurkopfes

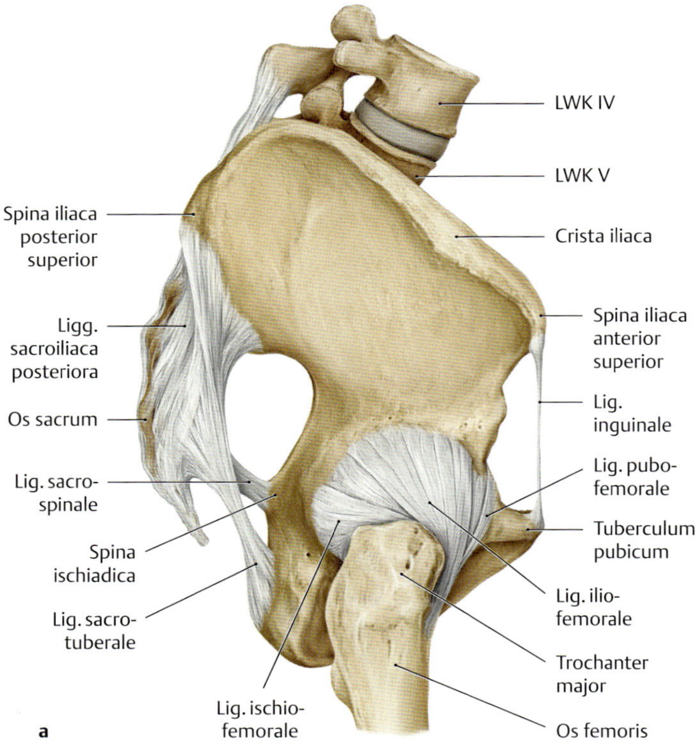

a

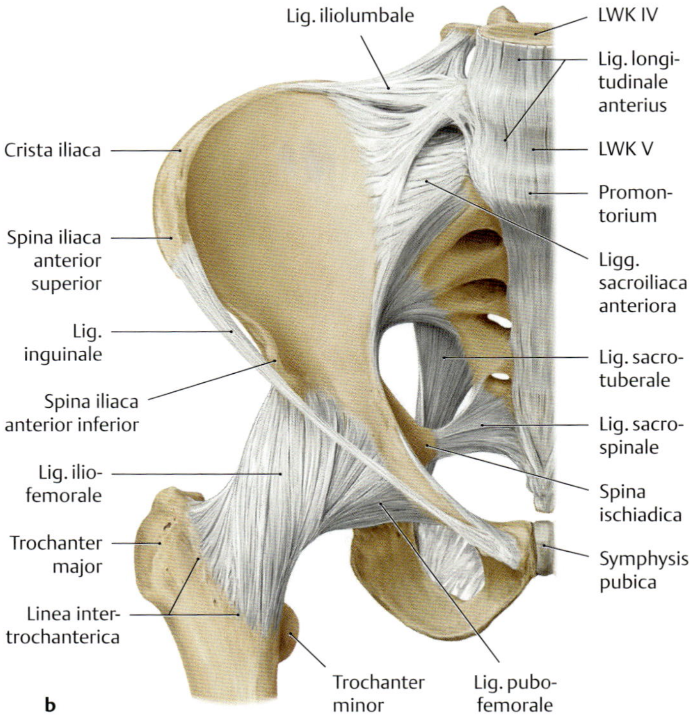

b

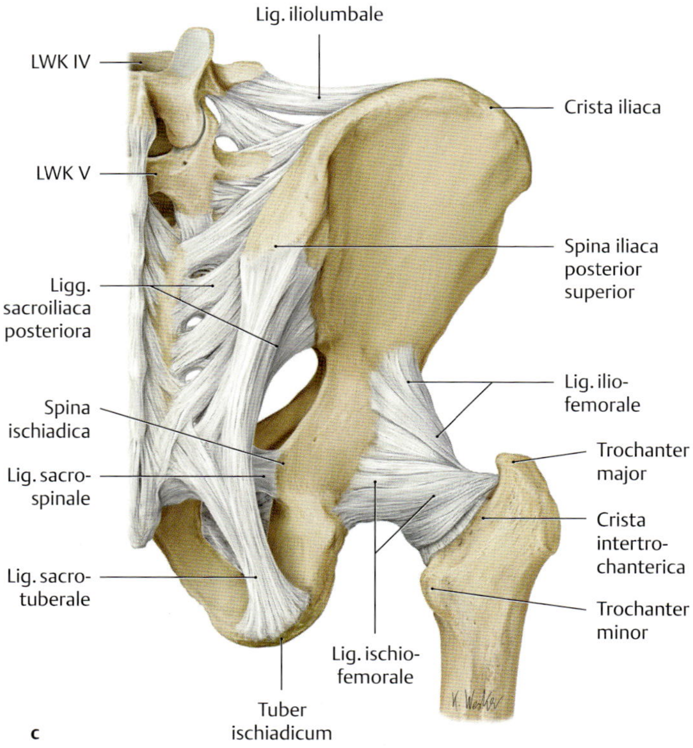

c

A Bandapparat eines rechten Hüftgelenks

a Ansicht von lateral; **b** Ansicht vorne; **c** Ansicht von hinten.

Das stärkste der drei Bänder, das Lig. iliofemorale *(Bertini-Band)* entspringt von der Spina iliaca anterior inferior und strahlt fächerförmig auf der Vorderseite des Hüftgelenks zur Linea intertrochanterica (s. **b**). Mit einer Zugfestigkeit von über 350 kg ist es das kräftigste Band am menschlichen Körper und erfüllt am Hüftgelenk eine wichtige statische Funktion: Es verhindert bei aufrechtem Stand ein Abkippen des Beckens nach dorsal ohne Einsatz von Muskelkraft. Zusätzlich hemmt es, insbesondere mit seinen lateralen Bandzügen, die Adduktion des gestreckten Beins und stabilisiert das Becken auf der Standbeinseite, d. h. es verhindert gemeinsam mit den kleinen Glutäalmuskeln ein Abkippen des Beckens zur Spielbeinseite.

B Bandapparat des Hüftgelenks

- Lig. iliofemorale (Darmbein-Schenkel-Band)
- Lig. pubofemorale (Schambein-Schenkel-Band)
- Lig. ischiofemorale (Sitzbein-Schenkel-Band)
- Zona orbicularis (Ringband)*
- Lig. capitis femoris (Femurkopfband)**

* von außen nicht sichtbar, umgibt den Schenkelhals wie ein Knopfloch (s. S. 445 **C**)

** hat keine mechanische Funktion, sondern dient mit seinen Gefäßen der Ernährung des Femurkopfes (vgl. S. 445)

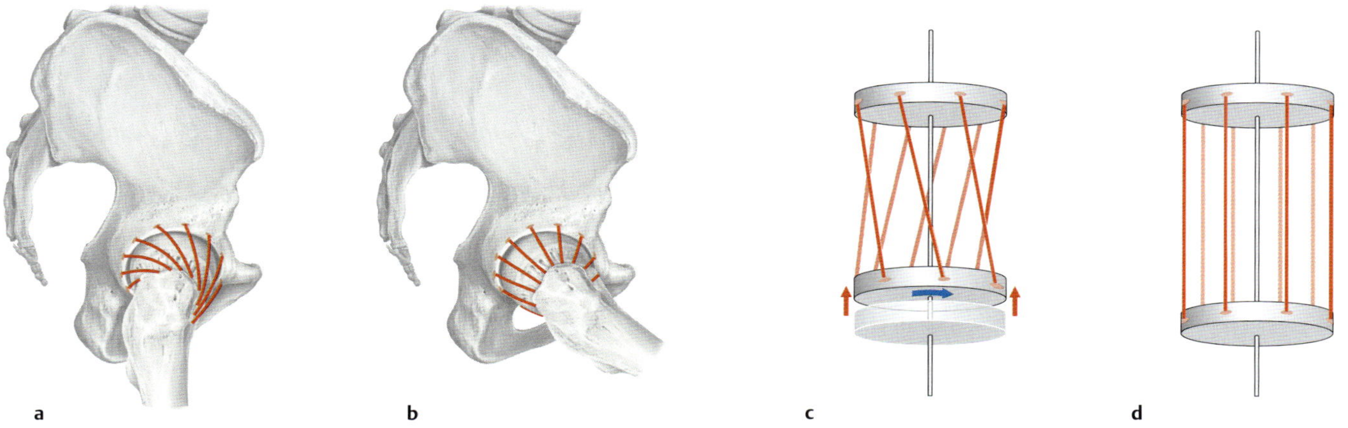

C Wirkung des Bandapparates in Abhängigkeit von der Gelenkstellung

a Rechtes Hüftgelenk in Streckstellung, Ansicht von lateral: Die Bänder des Hüftgelenks (s. linke Seite) sind nahezu ringförmig um den Schenkelhals herum angeordnet. Bei Extension verschrauben sie sich gegeneinander (wie hier dargestellt) und pressen auf diese Weise den Femurkopf noch stärker in die Hüftpfanne (gelenksichernde Funktion der Bänder).

b Rechtes Hüftgelenk in Beugestellung, Ansicht von lateral: Bei Flexion (Anteversion) entspannt sich die Bänderschraube und die Bänder sind deutlich relaxiert mit der Folge, dass der Femurkopf weniger stark in die Pfanne gepresst und dadurch beweglicher wird.

c u. **d** Die Funktionsweise der Bänderschraube am Hüftgelenk kann man am Beispiel eines Modells mit zwei Scheiben, die durch parallel angeordnete Bänder miteinander verbunden sind, nachvollziehen. Die Darstellung in **c** entspricht dabei der Position der Bänder in Streckstellung des Hüftgelenks. Durch die Drehung von einer der beiden Scheiben (blauer Pfeil) verschrauben sich die Bänder mit der Folge, dass sich die beiden Scheiben einander annähern (rote Pfeile). Abb. **d** entspricht den Verhältnissen bei Beugung des Hüftgelenks. Die Bänder sind nicht mehr verschraubt, die Scheiben entfernen sich wieder leicht voneinander.

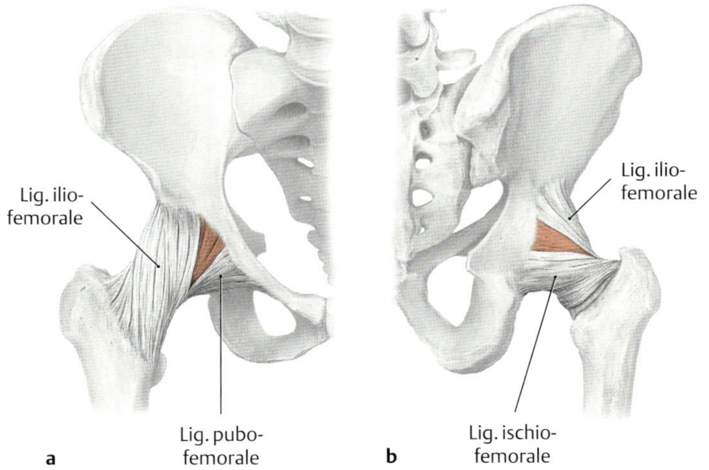

D Schwachstellen der Gelenkkapsel eines rechten Hüftgelenks

a Ansicht von vorne; **b** Ansicht von hinten.

Zwischen den Bändern, die die Membrana fibrosa verstärken, (s. **A**) liegen Schwachstellen der Gelenkkapsel (farbig hervorgehoben). An diesen Schwachstellen kann durch starke Gewalteinwirkung von außen der Femurkopf aus der Gelenkpfanne heraustreten (s. **E**).

Grundsätzlich ist anzumerken, dass das Hüftgelenk aufgrund seiner guten knöchernen Führung sehr selten luxiert. Anders ist die Situation nach einem operativen Gelenkersatz (Hüftendoprothese). Im Rahmen eines solchen Eingriffs werden die Bänder zwangsläufig, zumindest teilweise durchtrennt und das Luxationsrisiko ist nun deutlich erhöht.

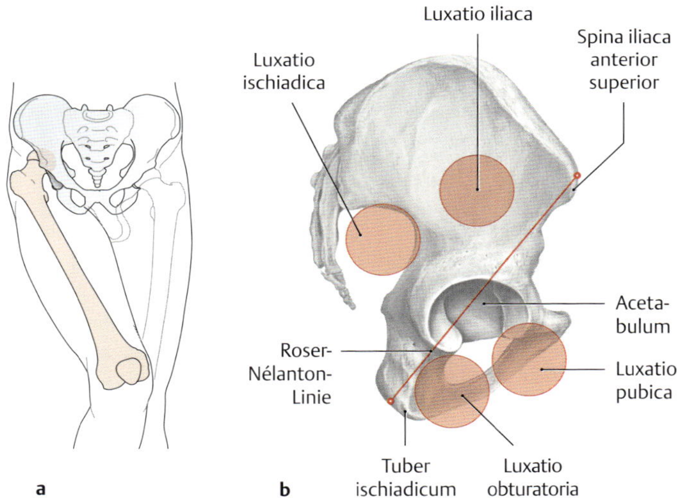

E Traumatische Hüftgelenkluxation

a Am häufigsten tritt der Femurkopf zwischen dem Lig. iliofemorale und dem Lig. ischiofemorale nach hinten-oben aus der Pfanne (Luxatio iliaca), wahrscheinlich aufgrund der typischen Unfallsituationen, die zu einer Luxation führen: Sprung aus großer Höhe, Autounfälle (Frontalzusammenstöße) etc. Das Bein steht bei dieser Form der Luxation etwas einwärts rotiert und adduziert.

b Ansicht von lateral. Position des Femurkopfes nach unterschiedlichen Luxationen. Der Trochanter major liegt hierbei entweder oberhalb oder unterhalb der Roser-Nélanton-Linie (Verbindungslinie zwischen Tuber ischiadicum und Spina iliaca anterior superior). Bei intaktem Hüftgelenk und um 45° gebeugtem Oberschenkel projiziert sich der Trochanter major exakt auf diese Linie.

1.12 Bandapparat des Hüftgelenks: Ernährung des Femurkopfes

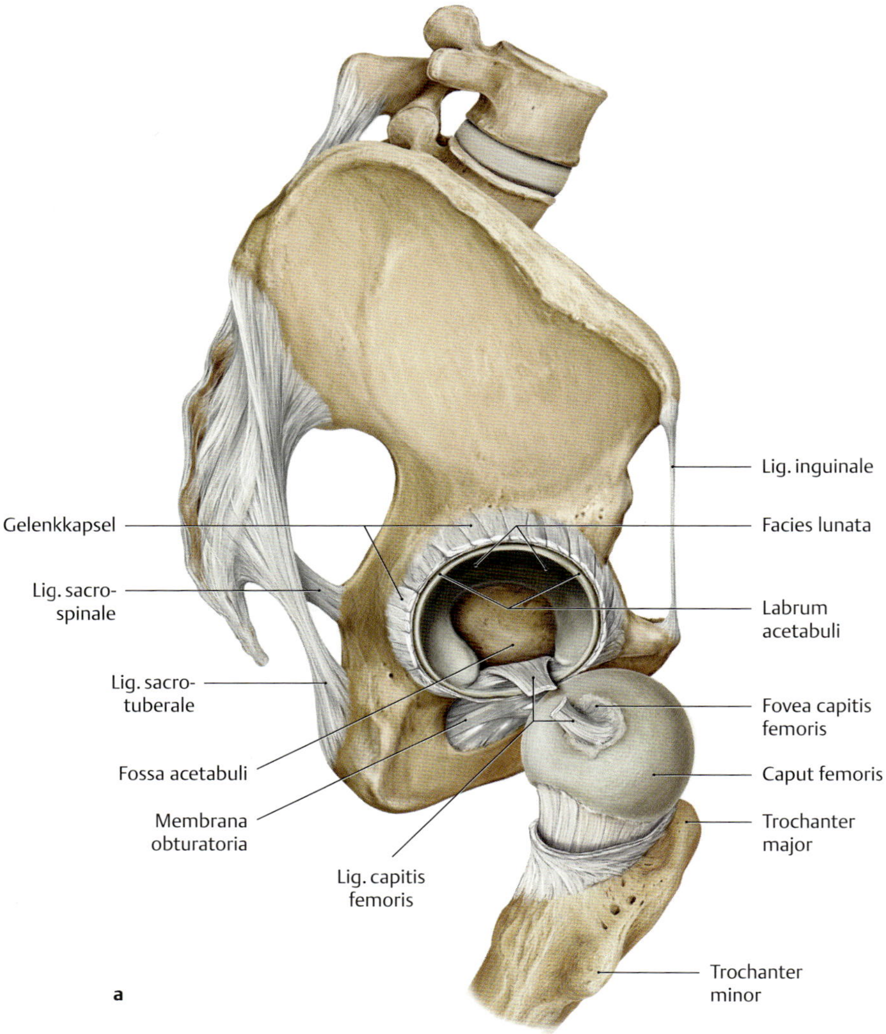

a

A Bandapparat eines rechten Hüftgelenks

a Ansicht von lateral: Die Gelenkkapsel ist auf Höhe des Labrum acetabuli durchtrennt, der Femurkopf luxiert. Auf diese Weise wird das ebenfalls durchtrennte *Lig. capitis femoris* sichtbar, in dem wichtige Blutgefäße für die Versorgung des Femurkopfes verlaufen.

b Ansicht von vorne: Entfernung der Membrana fibrosa der Gelenkkapsel auf Höhe des Schenkelhalses zur Darstellung des Verlaufes der Membrana synovialis. Etwa 1 cm proximal der Anheftung der Membrana fibrosa schlägt die vom Pfannenrand kommende Membrana synovialis im Inneren der Gelenkhöhle auf den Schenkelhals um, und zieht auf seiner Oberfläche bis zur Knorpel-Knochen-Grenze des Femurkopfes (s. hierzu Frontalschnitt in **C**).

c Ansicht von hinten.

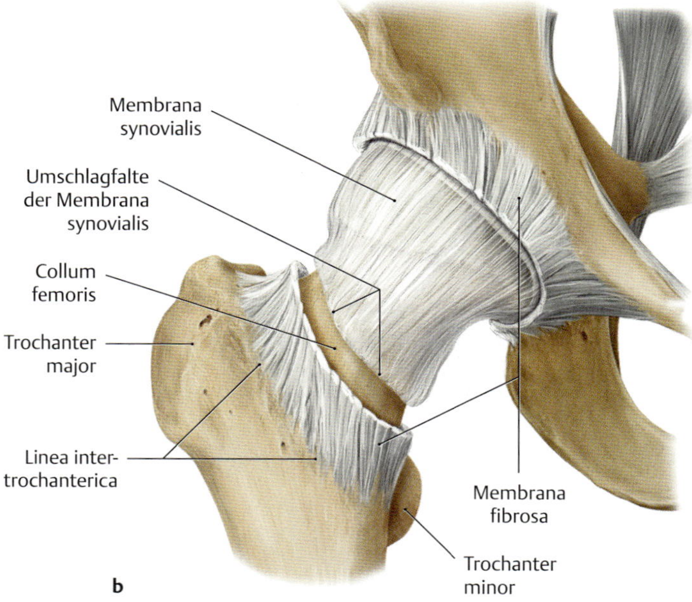

b

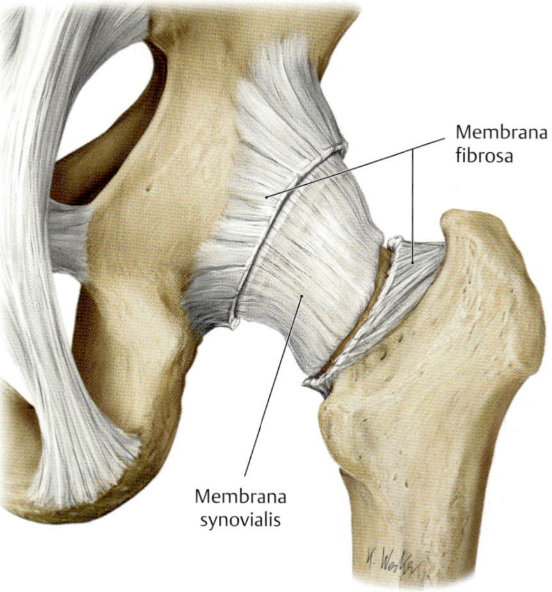

c

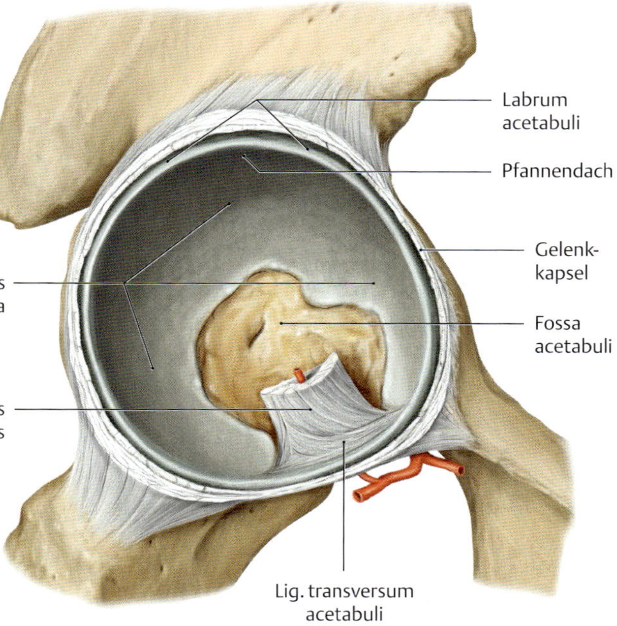

B Gelenkpfanne (Acetabulum) eines rechten Hüftgelenks nach Entfernung des Femurkopfes

Ansicht von lateral. Die überknorpelte Gelenkfläche des Acetabulum ist halbmondförmig (Facies lunata) und im Bereich des Pfannendaches am breitesten und dicksten. Außen grenzt die Facies lunata an den etwas überhöhten knöchernen Rand der Pfanne (Limbus acetabuli) an, dem eine Gelenklippe (Labrum acetabuli) aus straffem Bindegewebe und Faserknorpel aufgelagert ist. Innen umschließt die überknorpelte Gelenkfläche die Fossa acetabuli, die mit lockerem, fettreichem Bindegewebe ausgefüllt und nach unten durch das Lig. transversum acetabuli im Bereich der Incisura acetabuli (hier nicht zu sehen) begrenzt ist. In dem hier durchtrennten Lig. capitis femoris verlaufen Blutgefäße für die Ernährung des Femurkopfes (s. **C**).

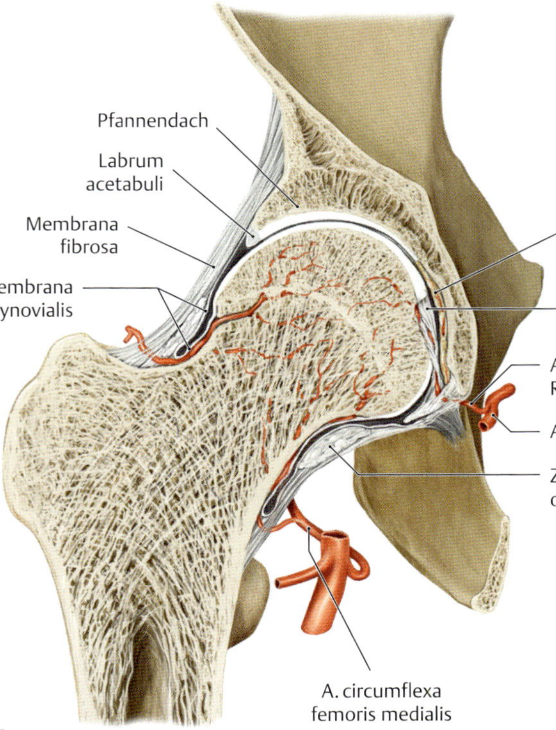

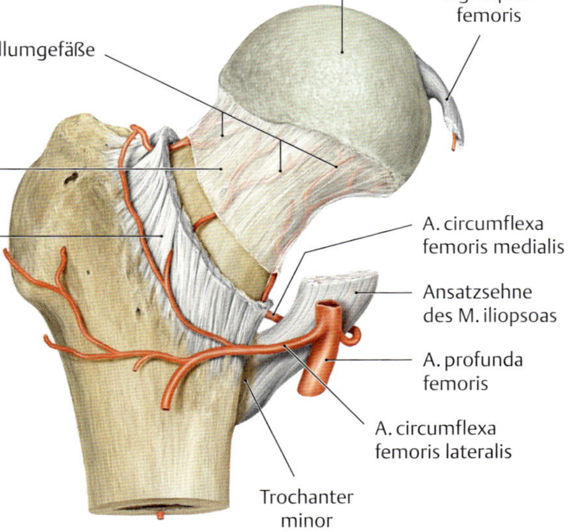

C Blutgefäßversorgung des Femurkopfes

a Frontaler Sägeschnitt eines rechten Hüftgelenks in der Ansicht von vorne;

b Verlauf der Kollumgefäße auf dem Schenkelhals in Beziehung zur Gelenkkapsel (rechtes Femur in der Ansicht von vorne).

Die Blutgefäßversorgung erfolgt sowohl über die Aa. circumflexae femoris lateralis und medialis als auch über den R. acetabularis aus der A. obturatoria (s. S. 568). Bei fehlenden bzw. nicht ausreichenden Gefäßanastomosen zwischen den Gefäßen aus dem Lig. capitis femoris und den über den Schenkelhals eintretenden Kollumgefäßen kann es durch den Abriss von Blutgefäßen entweder infolge einer Luxation oder eines Schenkelhalsbruches zu Nekrosen des Knochengewebes im Femurkopf kommen (Femurkopfnekrosen).

1.13 Schnittbild- und Röntgenanatomie des Hüftgelenks. Typische Erkrankung des alten Menschen: Schenkelhalsfrakturen

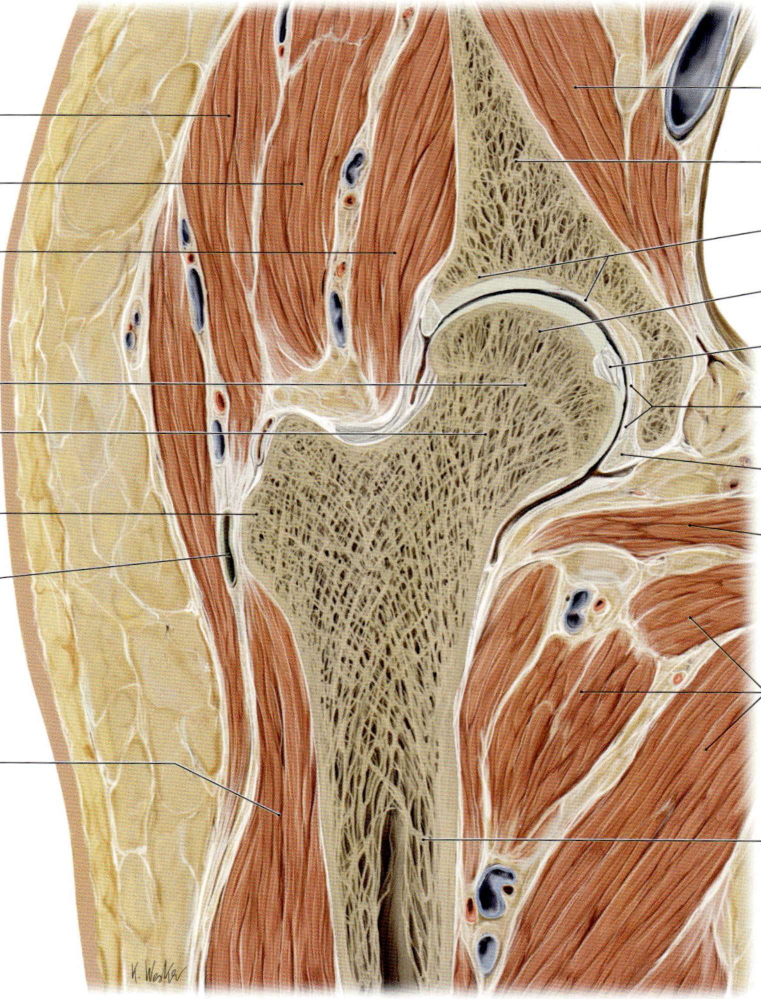

A Frontalschnitt durch ein rechtes Hüftgelenk
Ansicht von vorne (Zeichnung nach einem Präparat der Anatomischen Sammlung der Universität Kiel).

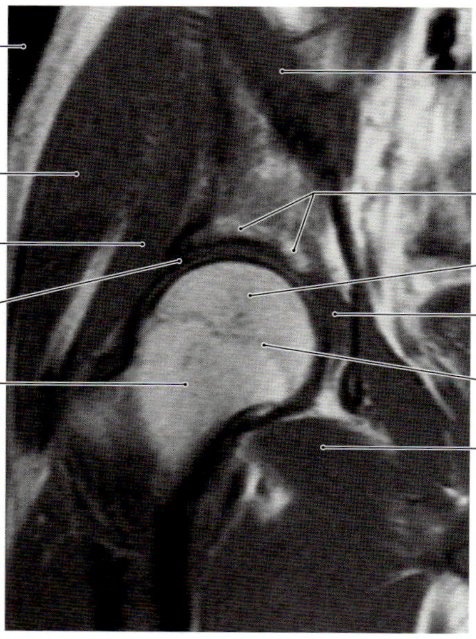

B MRT der Hüftregion: Koronare (frontale) T1-gewichtete SE-Aufnahme in Höhe der Fossa acetabuli (aus: Vahlensieck M, Reiser M. MRT des Bewegungsapparates. 4. Aufl. Stuttgart: Thieme; 2014)

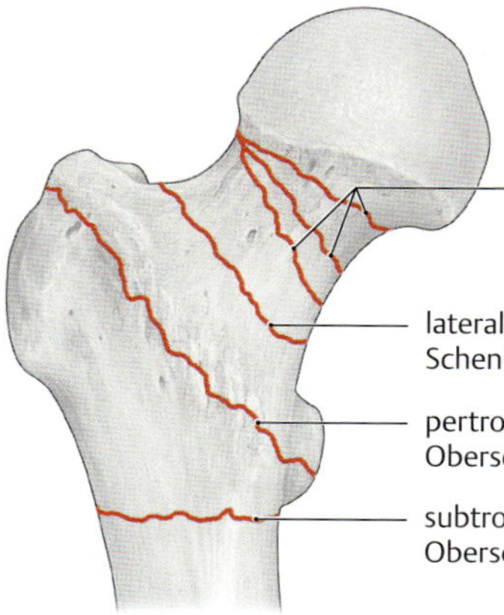

C Einteilung der proximalen Oberschenkelfrakturen
Innerhalb der hüftgelenksnahen Oberschenkelfrakturen sind die medialen Schenkelhalsfrakturen (s. **F**) die typischen Verletzungen des osteoporotischen Knochens alter Menschen (etwa 130 000 osteoporotisch bedingte Schenkelhalsfrakturen pro Jahr in Deutschland). Häufig ist die Ursache ein Bagatelltrauma, z. B. Sturz auf den Trochanter major oder das ausgestreckte Bein.

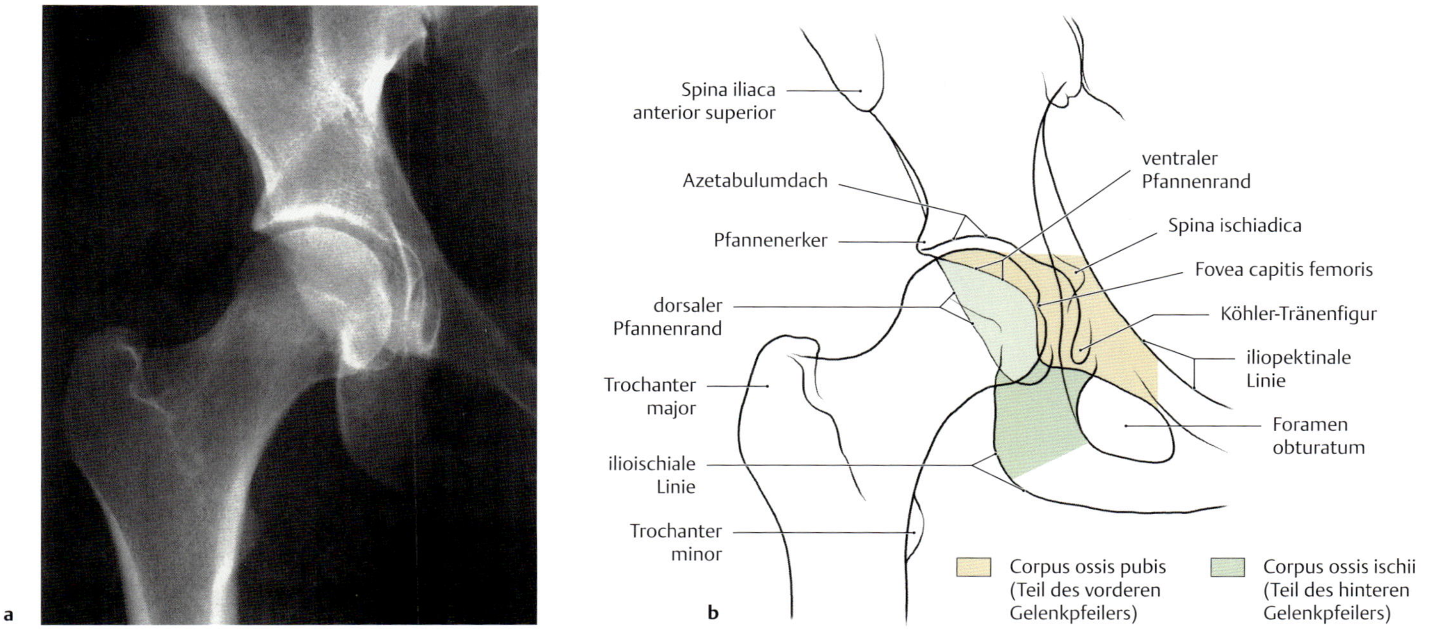

D Röntgenbild des Hüftgelenks und diagnostische Hilfslinien bei Azetabulumfrakturen

a Röntgenbild des Hüftgelenks im sagittalen Strahlengang (Ausschnitt aus einer Beckenübersichtsaufnahme; a.p.-Aufnahme; aus: Möller TB, Reif E. Taschenatlas der Röntgenanatomie. 6. Aufl. Stuttgart: Thieme; 2016); **b** Hilfslinien, die bei der Röntgendiagnostik des Hüftgelenks, v. a. der Hüftpfanne, eine Rolle spielen.

Die obligate Beckenübersichtsaufnahme wird nur bei Bedarf (d. h., wenn sie für die Diagnose nicht ausreicht, z. B. bei nicht dislozierten Frakturen des Oberschenkels) durch besondere Einstellungen (z. B. Ala- und Obturatoraufnahmen, bei denen die gesunde bzw. verletzte Seite um 45° angehoben wird) bzw. MRT (s. **E**) oder CT ergänzt. Dies CT ist obligat, sobald eine Azetabulumfraktur nachgewiesen wurde.

Für die Diagnostik bzw. das chirurgisch-therapeutische Vorgehen (Op-Planung) bei Azetabulumfrakturen sind in der a.p.-Aufnahme des Beckens besondere Leit- oder Hilfslinien von Bedeutung: ventraler und dorsaler Pfannenrand, Azetabulumdach, Köhler-Tränenfigur (entspricht dem Pfannenboden = Fossa acetabuli; die beiden Schenkel der Figur entsprechen der Dicke des Pfannenbodens) sowie iliopektinale bzw. ilioischiale Linie.

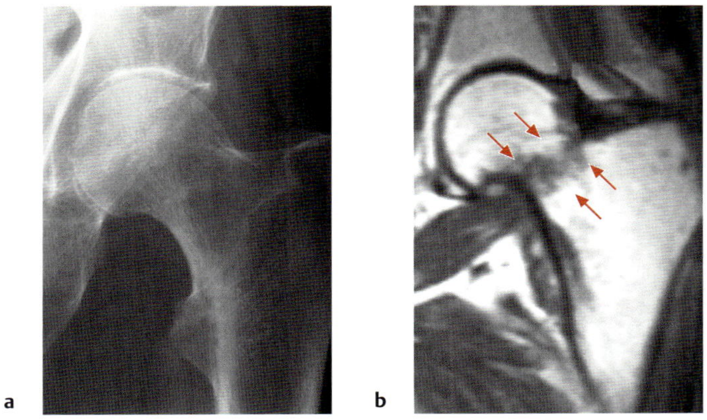

E Radiologische Diagnostik von proximalen Oberschenkelfrakturen (aus: Bohndorf K, Imhof H, Fischer W. Radiologische Diagnostik der Knochen und Gelenke. 2. Aufl. Stuttgart: Thieme; 2006)

a unauffälliges Röntgenbild einer medialen, nicht dislozierten Schenkelhalsfraktur im sagittalen Strahlengang; **b** Frakturnachweis im MRT: T1-gewichtetes koronares Schnittbild des gleichen Patienten mit frakturbedingtem Ödem (rote Pfeile).

Während dislozierte Frakturen diagnostisch in der Regel keine Probleme bereiten und bereits bei a.p.-Röntgenaufnahmen (s. **Da**) der Hüfte zu erkennen sind, findet sich bei nicht dislozierten Schenkelhalsfrakturen sowie Ermüdungsbrüchen in konventionellen Röntgenbildern oft nur eine diskret gestörte Trabekelstruktur, d. h. der Frakturnachweis oder -ausschluss ist dann in der Regel nur mittels MRT sicher möglich (da im MRT das frakturbedingte Ödem über die Signalminderung, die es verursacht, festzustellen ist).

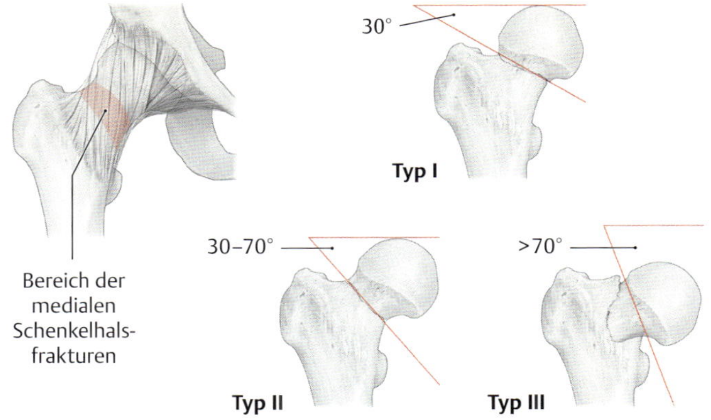

F Mediale Schenkelhalsfrakturen (Klassifikation nach Pauwels)

Innerhalb der Schenkelhalsfrakturen werden mediale und laterale unterschieden, wobei die mediale Fraktur deutlich häufiger ist als die laterale (95 % der Fälle im Unterschied zu 5 % der Fälle). Die mediale Schenkelhalsfraktur liegt immer intrakapsulär und ist aufgrund typischer Komplikationen (z. B. ischämische Femurkopfnekrose, verzögerte Frakturheilung und Ausbildung einer Pseudarthrose) klinisch besonders relevant. Insbesondere die Kollumgefäße (s. S. 445) werden bei den intrakapsulären Schenkelhalsfrakturen geschädigt, was zur einer Beeinträchtigung der Blutgefäßversorgung am Femurkopf führt. Entsprechend dem Neigungswinkel der Frakturlinie gegenüber der Horizontalen erfolgt eine Einteilung der medialen Schenkelhalsfrakturen nach Pauwels (Typ I: 0–30°, Typ II: 30–70° und Typ III: >70°). Je steiler der Winkel, d. h. je steiler der Bruchlinienverlauf, desto größer das Risiko, dass der Femurkopf abrutscht und desto größer die Gefahr, dass sich eine Pseudarthrose ausbildet.

1.14 Schnittbildanatomie des Hüftgelenks: Sonografische Darstellung eines Hüftgelenkergusses

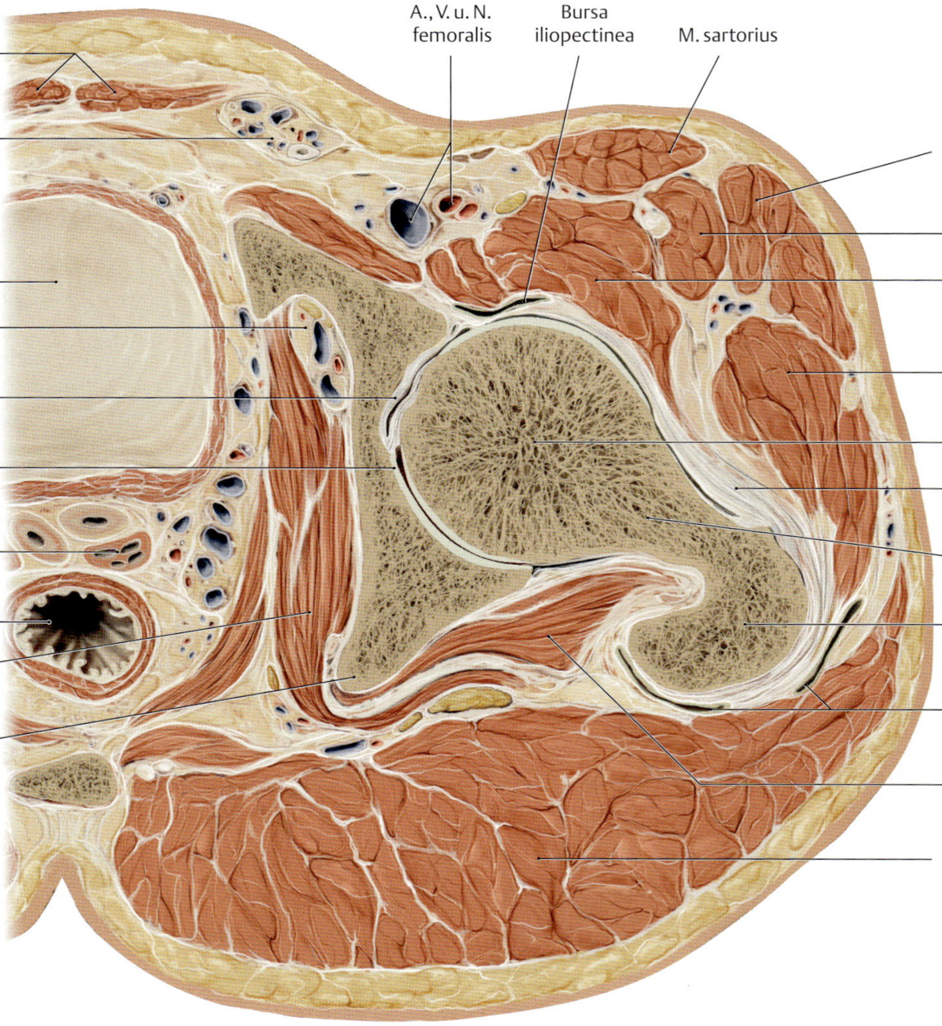

A Horizontalschnitt durch ein linkes Hüftgelenk
Ansicht von kaudal (Zeichnung nach einem Präparat der Anatomischen Sammlung der Universität Kiel).

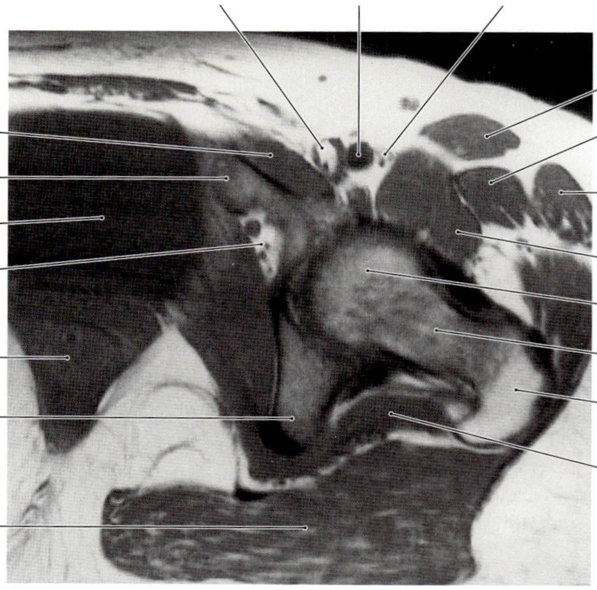

B MRT der linken Hüftregion: Axiale (horizontale) T1-gewichtete SE-Aufnahme in Höhe des Schenkelhalses
(aus: Vahlensieck M, Reiser M. MRT des Bewegungsapparates. 4. Aufl. Stuttgart: Thieme; 2017)
Die Schleimbeutel, die in **A** zu sehen sind, sind hier nicht zu erkennen, da Schleimbeutel auf T1-gewichteten MRT-Bildern immer signalarm sind und sich daher kaum von der ebenfalls signalarmen Muskulatur unterscheiden lassen.
Beachte: Die Betrachtung von axialen (transversalen) Schnittbildern durch den Untersucher erfolgt beim MRT von kaudal! Zum Verlauf des M. obturatorius internus s. S. 496.

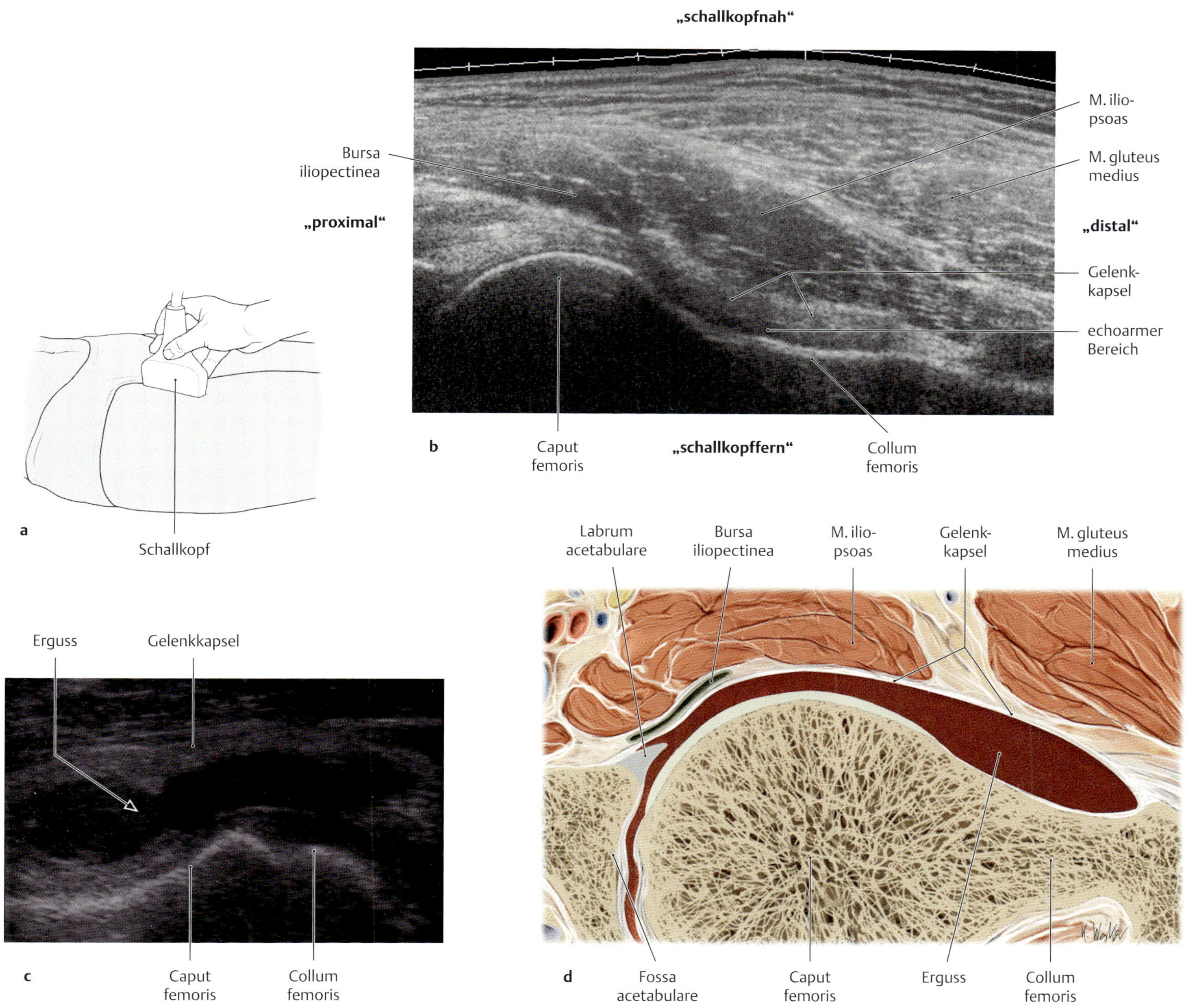

C Ultraschalldiagnostik des Hüftgelenks im ventralen Longitudinalschnitt: Normalbefund und Darstellung eines Hüftgelenkergusses

a Position des Schallkopfes von ventral in Längsrichtung des Schenkelhalses; **b** Sonogramm bei Normalbefund (aus: Konermann W, Gruber G. Ultraschalldiagnostik der Bewegungsorgane. 3. Aufl. Stuttgart: Thieme; 2011); **c** Sonogramm bei Hüftgelenkerguss (Ultraschallbild: Dr. med. Hans-Peter Sobotta, Stiftung HEH Braunschweig); **d** Schema des sonografischen Bildes. Bei sonografischen Bildern erhält man ein Monitorbild, auf dem die Strukturen am oberen Monitorrand schallkopfnah und am unteren Monitorrand schallkopffern dargestellt sind; linker Monitorrand = proximal, rechter Monitorrand = distal.

Die standardisierte Ultraschalldiagnostik des Hüftgelenks hat neben der Ultraschalldiagnostik der Säuglingshüfte (s. S. 452) große Bedeutung, da sie kostengünstig und schnell durchführbar ist. Wie bei der konventionellen Röntgendiagnostik werden zwei nahezu senkrecht zueinander stehende Schnittebenen (transversal und longitudinal, bezogen auf den Schenkelhals) eingestellt. Die Untersuchung des Hüftgelenks erfolgt am liegenden Patienten, die Hüft- und Kniegelenke befinden sich in Neutral-Null-Position (**a**). Der Longitudinalschnitt ermöglicht eine sehr gute Beurteilung der ventralen Gelenkkapselanteile sowie der knöchernen und periartikulären Strukturen des Hüftgelenks. Hierbei werden v. a. die Oberflächenkonturen des ventralen Pfannenrandes, des halbkreisförmigen Femurkopfes und des Schenkelhalses echogen dargestellt. Die Gelenkkapsel verläuft parallel zu Femurkopf und Schenkelhals und ist normalerweise durch einen schmalen echoarmen Bereich vom Schenkelhals getrennt (**b**). Erkrankungen des Hüftgelenks, die mit intraartikulärer Volumenzunahme (z. B. Erguss im Rahmen einer Synovialitis, bakteriellen Koxitis) einhergehen, lassen sich mittels ventralem Longitudinalschnitt sehr gut erfassen, da sich der Erguss als Kapseldistension an der ventralen Seite des Schenkelhalses darstellt (s. **c**). Eine Seitendifferenz zwischen gesunder und erkrankter Seite zwischen Gelenkkapsel und Schenkelhals von mehr als 2 mm wird als signifikant gewertet und spricht für das Vorliegen einer intraartikulären Volumenzunahme.

Beachte: Mit Hilfe der Ultraschalldiagnostik lassen sich auch periartikuläre Flüssigkeitsansammlungen, z. B. im Rahmen einer Schleimbeutelentzündung (Bursitis trochanterica oberhalb des Trochanter major), gut darstellen.

1.15 Bewegungen und Biomechanik des Hüftgelenks

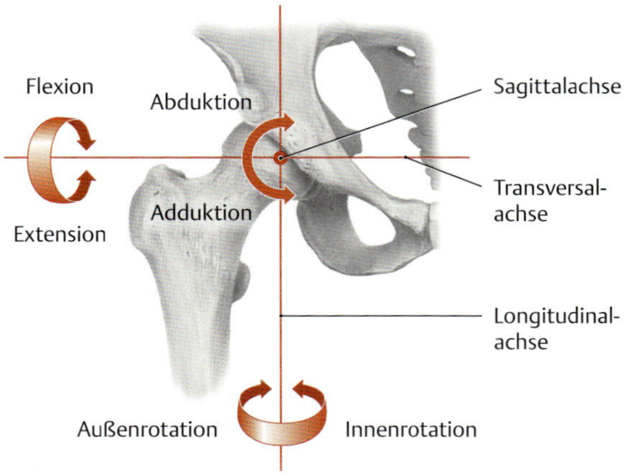

A Bewegungsachsen des Hüftgelenks
Rechtes Hüftgelenk, Ansicht von vorne. Das Hüftgelenk hat als Kugelgelenk drei Hauptbewegungsachsen, die alle durch das Zentrum des Femurkopfes, den Drehpunkt des Hüftgelenks, verlaufen und senkrecht aufeinander stehen. Somit lassen sich bei drei Freiheitsgraden sechs Hauptbewegungen beschreiben:

1. Transversalachse: Flexion (Anteversion) und Extension (Retroversion);
2. Sagittalachse: Abduktion und Adduktion;
3. Longitudinalachse: Innenrotation und Außenrotation.

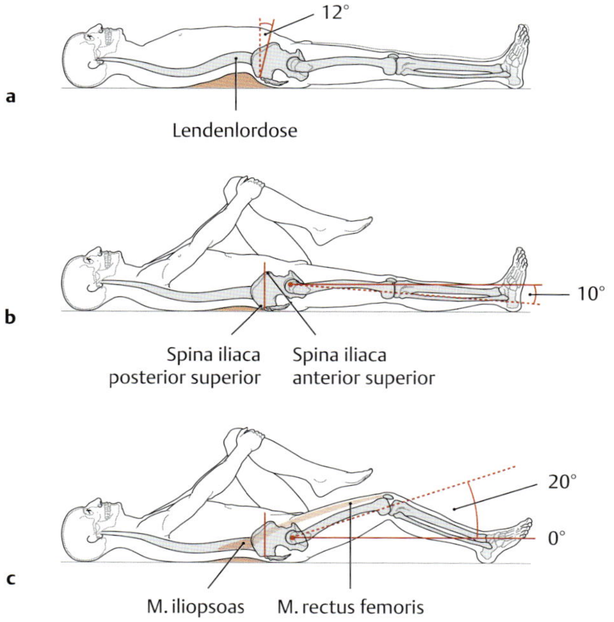

B Thomas-Handgriff zur Bestimmung der Extension im rechten Hüftgelenk
Die Untersuchung der Extension im Hüftgelenk erfolgt in Rückenlage auf einer harten Unterlage mit Hilfe des Thomas-Handgriffs.

a Ausgangsstellung mit leichter Beckenkippung (etwa 12°) nach vorne. In dieser Stellung ist zunächst nicht zu erkennen, ob eine evtl. Flexionskontraktur im Hüftgelenk vorliegt oder nicht. Dies hat seine Ursache darin, dass der Patient eine evtl. eingeschränkte Extensionsfähigkeit in dieser Stellung durch eine verstärkte Lendenlordose (Hohlkreuz) sowie vermehrte Beckenkippung nach vorne ausgleichen kann.
b Die Beckenkippung kann aufgehoben werden, indem das gegenüberliegende, in diesem Fall linke Hüftgelenk maximal gebeugt wird. Bleibt der rechte Oberschenkel flach auf der Unterlage liegen, ist eine Extension von 10–20° erreicht *(normale Extension).*
c Bei *eingeschränkter Extension* (z. B. durch einen verkürzten M. rectus femoris bzw. M. iliopsoas) führt die maximale Beugung des linken Hüftgelenks dazu, dass sich der Oberschenkel des betroffenen Beines um das Ausmaß der fehlenden Streckfähigkeit von der Unterlage abhebt. Die verstärkte Lendenlordose, die bei eingeschränkter Extension in der Regel vorliegt, kann mit der Hand leicht als Hohlkreuz getastet werden.

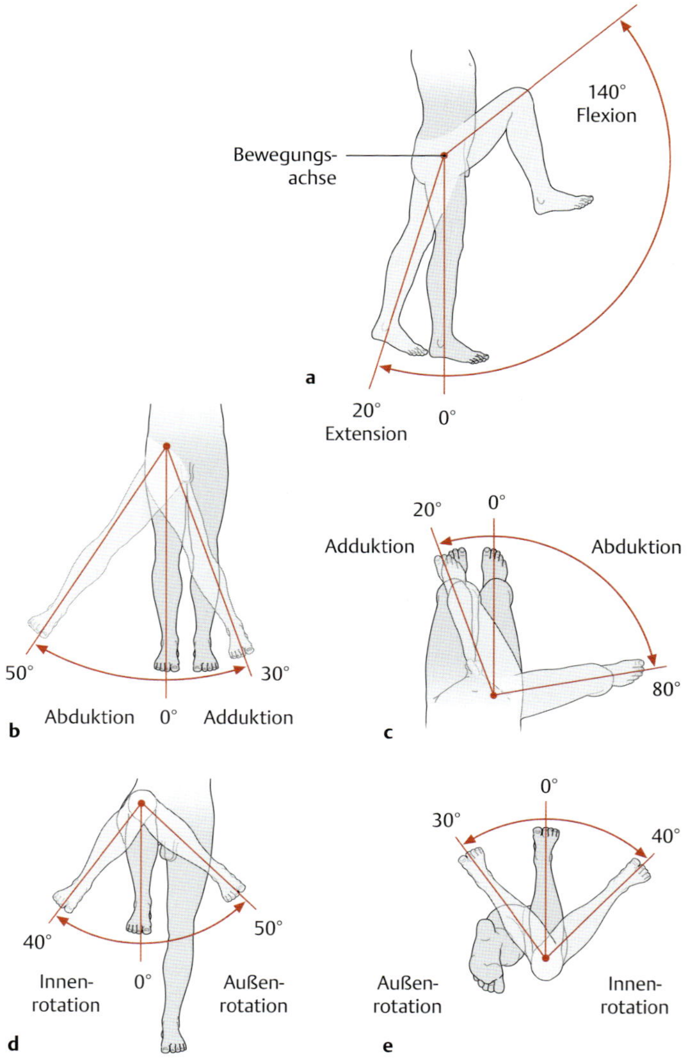

C Bewegungsausmaß im Hüftgelenk aus der Neutral-Null-Stellung (0°)
Die Messung der Gelenkbeweglichkeit bzw. des Bewegungsumfanges im Hüftgelenk erfolgt nach der Neutral-Null-Methode (s. S. 52).

a Flexion (Anteversion)/Extension (Retroversion);
b Abduktion/Adduktion bei Streckung im Hüftgelenk;
c Abduktion/Adduktion bei 90°-Beugung im Hüftgelenk;
d Innenrotation/Außenrotation bei 90°-Beugung im Hüftgelenk;
e Innenrotation/Außenrotation in Bauchlage mit gestrecktem Hüftgelenk (bei den Rotationsmessungen benutzt man den rechtwinklig gebeugten Unterschenkel als Zeiger, um das Bewegungsausmaß zu bestimmen).

D Beanspruchung des Hüftgelenks in Abhängigkeit vom Schenkelhalswinkel

Dargestellt ist jeweils der Einbeinstand rechts in der Ansicht von vorne: **a** normaler Schenkelhalswinkel von etwa 126°, s. S. 429 (der Schenkelhalswinkel wird auch als CCD-Winkel bezeichnet = Centrum-Collum-Diaphysen-Winkel, wobei Centrum für „Centrum des Caput femoris" steht); **b** steiler Schenkelhalswinkel (Coxa valga); **c** flacher Schenkelhalswinkel (Coxa vara).

Maßgebend für die Beanspruchung des Hüftgelenks im Einbeinstand bzw. beim Gehen ist die Gelenkresultierende R, die sich aus dem Teilkörpergewicht K, der Muskelkraft M und der Länge der Hebelarme berechnen lässt (s. S. 53). Bei normalem CCD-Winkel ist der Hebelarm des Körpergewichts etwa dreimal so lang wie der der Muskelkraft, d. h. beim Einbeinstand ist die Belastung des Hüftgelenks etwa viermal (R = 4) so groß wie das Teilkörpergewicht K. Da bei einer Coxa valga (Coxa vara) der Hebelarm der Muskelkraft kleiner (größer) wird, resultiert im Falle einer Coxa valga eine größere (R = 7), bei einer Coxa vara (R = 3) eine geringere Belastung des Hüftgelenks.

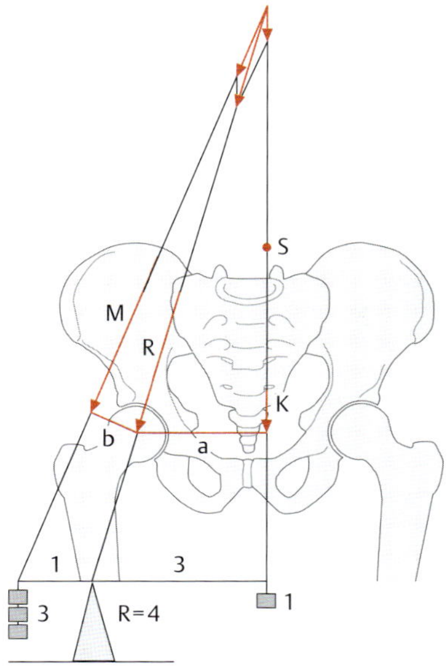

a „Standbein" „Spielbein"

Beachte: Aufgrund dieser Zusammenhänge kann man durch eine operative Veränderung des Schenkelhalswinkels (Osteotomie) die Beanspruchung des Hüftgelenks beeinflussen.

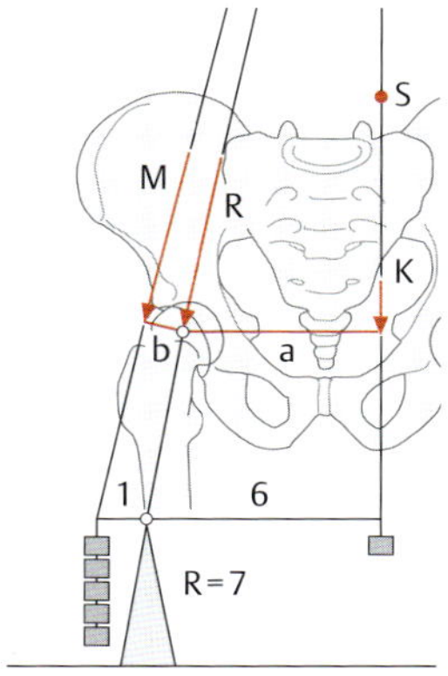

b

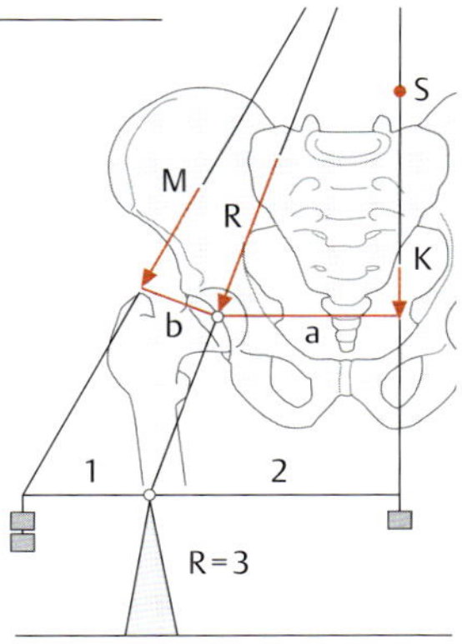

c

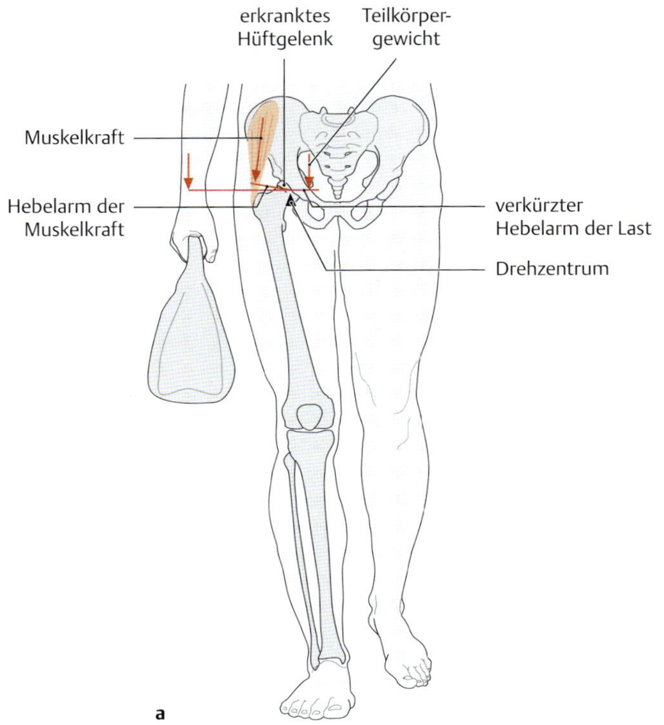

a

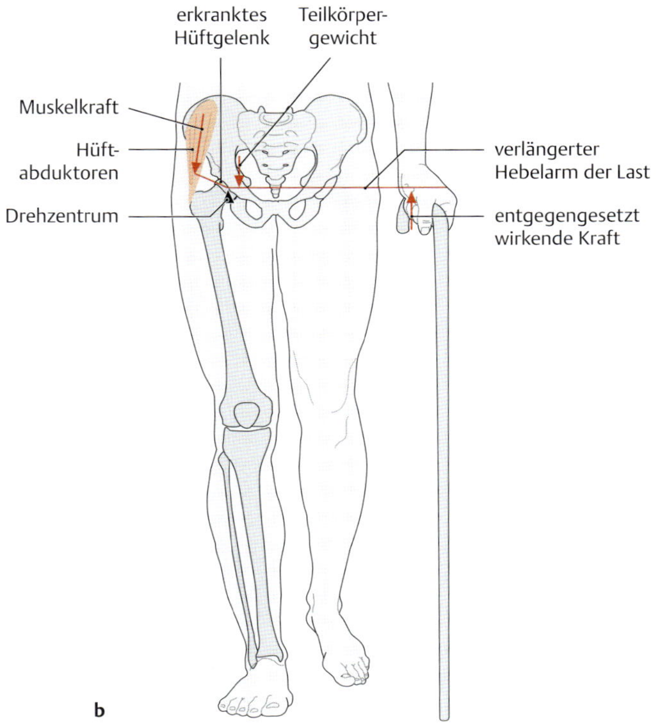

b

E Verringerung der Beanspruchung in einem erkrankten rechten Hüftgelenk

Ansicht von vorne. Bei fortgeschrittener Arthrose im Hüftgelenk können die Beanspruchung und damit die Schmerzen auf der betroffenen Seite durch folgende Mechanismen positiv beeinflusst werden:

a Verlagerung des Teilkörperschwerpunktes (s. o.) auf die erkrankte Seite. Diesen Zweck kann, wie hier dargestellt, das Tragen einer Einkaufstasche *auf der betroffenen rechten Seite* erfüllen. Dadurch nähert sich der Teilkörperschwerpunkt an das Drehzentrum im Femurkopf an, so dass der Hebelarm der Last (in diesem Fall des Teilkörpergewichts) *verkürzt* und damit auch das Drehmoment der Last dieses Teilkörpergewichts reduziert wird. Denselben Effekt hat das sog. *Duchenne-Hinken* (eine unbewusste Reaktion des Betroffenen), bei dem der Oberkörper während der Standbeinphase auf die kranke Seite verlagert wird (vgl. S. 554).

b Einsatz eines Gehstocks *auf der nicht betroffenen linken Seite.* Hierbei wird der Hebelarm der Last (also des Teilkörpergewichts) zwar *verlängert,* am Ende dieses Hebelarms wirkt jedoch eine der Körperlast entgegengerichtete Kraft ein, der Gehstock, so dass das Drehmoment der Last wiederum – wie in **a** – reduziert wird.

1.16 Entwicklung des Hüftgelenks

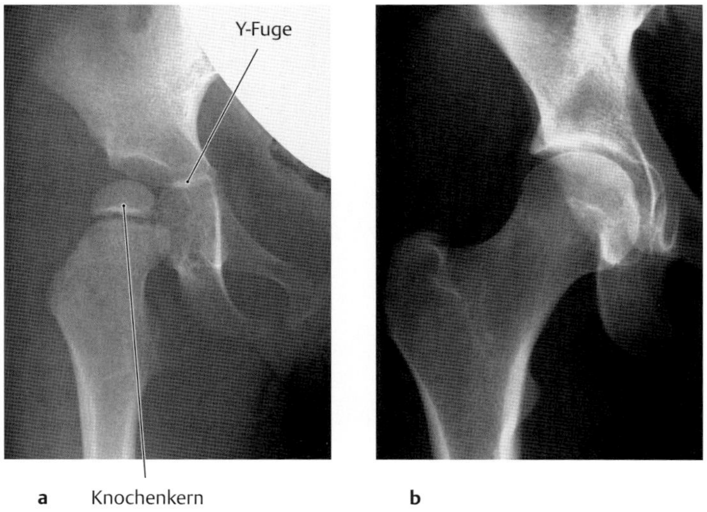

A Rechtes Hüftgelenk im Röntgenbild
Anterior-posteriorer Strahlengang.

- **a** Zwei Jahre, männlich (Originalabbildung: Prof. Dr. med. S. Müller-Hülsbeck, Institut für Diagnostische und Interventionelle Radiologie/Neuroradiologie, DIAKO Krankenhaus gGmbH Flensburg).
  Beachte: Der Knochenkern im Femurkopf ist bereits sichtbar (vgl. **B**).
- **b** 25 Jahre, männlich (aus Möller TB, Reif E. Taschenatlas der Röntgenanatomie. 7. Aufl. Stuttgart: Thieme; 2020).

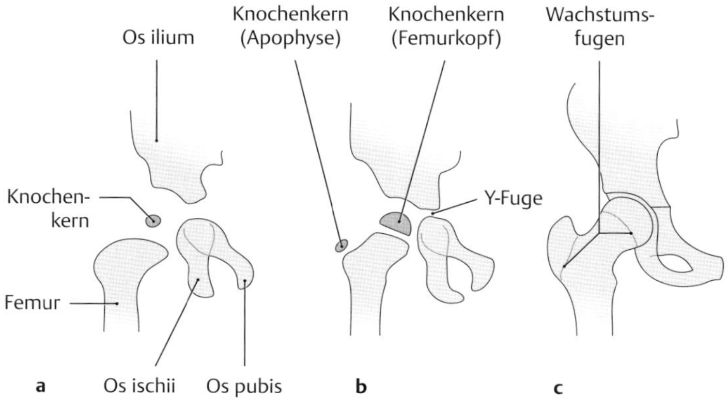

B Zeitliche Abfolge der Entwicklung des Hüftgelenks
Schematisierte Röntgenskizzen rechter Hüftgelenke im anterior-posterioren Strahlengang; die Knochenkerne sind dunkel dargestellt.

- **a** 6 Monate altes Kind mit Knochenkern im Femurkopf;
- **b** 4 Jahre altes Kind mit Knochenkernen im Femurkopf und im Trochanter major;
- **c** 15 Jahre alter Jugendlicher mit noch nicht geschlossenen Wachstumsfugen.

In der 12. Entwicklungswoche (Scheitel-Steiß-Länge 80 mm) ist die Differenzierung aller am Aufbau des Hüftgelenks beteiligten Strukturen weitestgehend abgeschlossen. Während die Verknöcherung des Acetabulum bereits zwischen dem 3. und 6. Fetalmonat beginnt, erscheint der Knochenkern in der proximalen Femurepiphyse (Femurkopf) erst etwa 5–6 Monate nach der Geburt. Der Knochenkern in der Apophyse des Trochanter major tritt erst im 4. Lebensjahr auf. Der Schluss der Wachstumsfugen erfolgt am proximalen Femur zwischen dem 17. und 19., im Bereich der Y-Fuge um das 16. Lebensjahr.

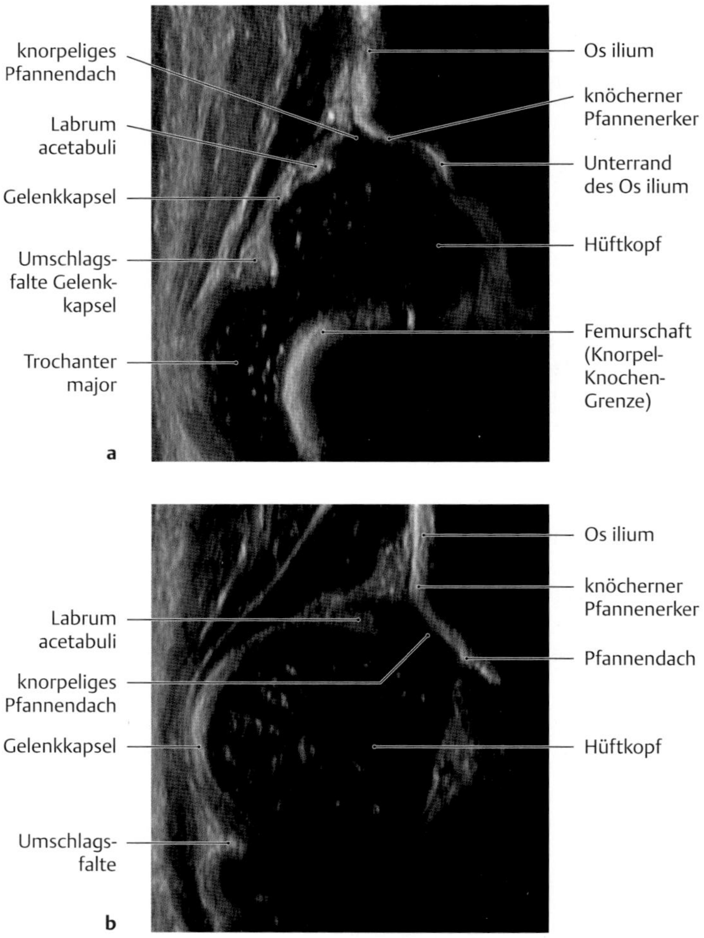

C Ultraschalldiagnostik der Säuglingshüfte nach Graf (1984)
a Reife Säuglingshüfte vom Typ Ia, **b** unreife dezentrierte Säuglingshüfte vom Typ III (= Hüftkopfluxation), jeweils rechte Hüfte dargestellt (Originalabbildungen: Dr. med. Jörg Detlev Moritz, Kiel).
Die Ultraschalluntersuchung der Säuglingshüfte nach Graf ist die wichtigste Screening-Methode, um schon in den ersten Lebenswochen **Hüftreifeverzögerungen** (Dysplasien) bis hin zur **inkompletten** (Subluxation) bzw. **kompletten** (Luxation) **Hüftausrenkung** zu diagnostizieren und entsprechend rasch behandeln zu können (Ziel: u. a. bei leichten Formen z. B. Abspreizbehandlung, bei schweren Formen u. U. Reposition). Sie wurde 1996 flächendeckend in Deutschland eingeführt und erfolgt in der Regel im Rahmen der U3 (4.–6. Lebenswoche). Ihr großer Vorteil ist, dass sie ohne Strahlenbelastung durchgeführt werden kann. Bei der Untersuchung liegt das Kind auf der Seite, die Ultraschallsonde wird in Längsrichtung rechtwinklig zur Haut über dem Hüftgelenk aufgesetzt (Vermeiden von Kippfehlern!). Die Ultraschallbilder müssen in den nach Graf eindeutig definierten **Standardschnittebenen** (= mittlerer Pfannendachbereich, Unterrand Os ilium und Labrum acetabuli) angefertigt werden. Anhand der Gestalt des knöchernen und knorpeligen Pfannendaches erfolgt die Bestimmung des Alphawinkels für den Grad der knöchernen Überdachung und des Betawinkels für den Grad der knorpeligen Überdachung des Hüftkopfes. Die ermittelten Winkelgrade, die knöcherne Form sowie die Ausbildung des knöchernen und knorpeligen Erkers sind die Grundlage für die sonografische Klassifikation der Hüftdysplasie nach Graf. Es werden insgesamt 8 Hüfttypen (Ia/b, IIa/b, IIc, D, III und IV) unterschieden. Die Zuordnung des Hüfttyps beinhaltet eine anatomische Identifizierung von acht einzelnen Strukturen (s. **a**; vgl. auch Richtlinien der KBV: https://www.kbv.de/media/sp/KBV_PraxisWissenSpezial_SonografieSaeugling.pdf).

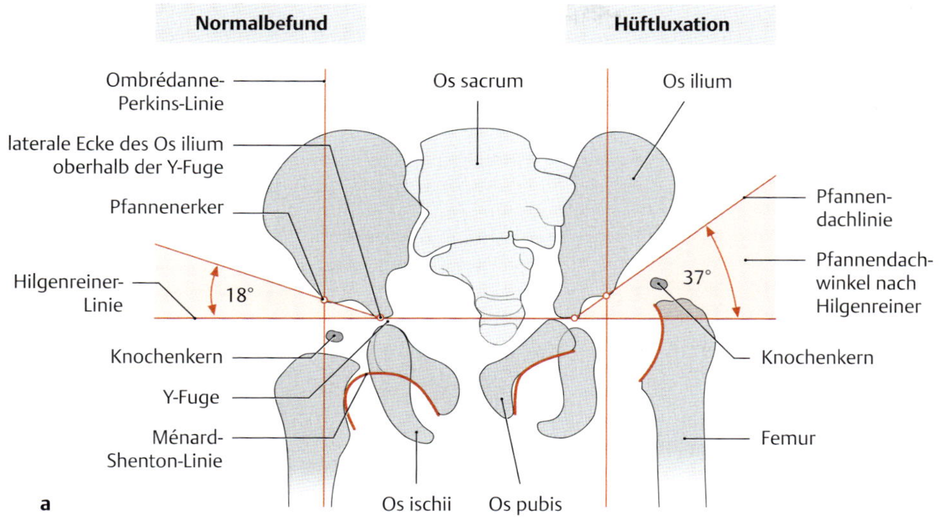

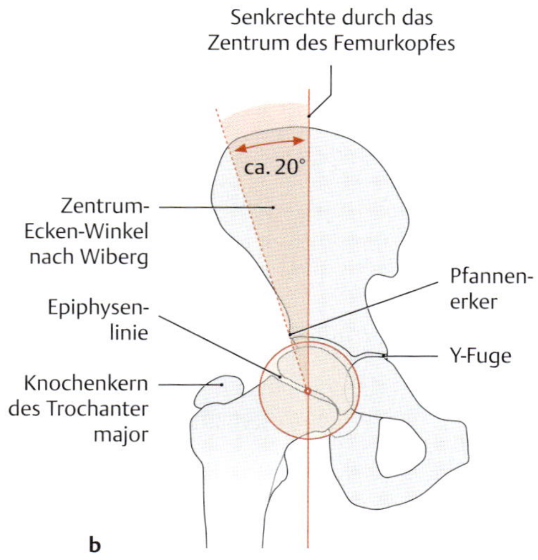

D Röntgendiagnostik des kindlichen Hüftgelenks
Schematisierte Beckenübersichtsaufnahmen im anterior-posterioren Strahlengang. Eine sichere röntgenologische Beurteilung der Säuglingshüfte ist aufgrund einer ungenügenden Ossifikation des Gelenks erst nach dem 3. Lebensmonat sinnvoll. Hierbei sollten immer beide Hüften gemeinsam abgebildet sein.

a Normalbefund (linke Bildhälfte) und Befund bei angeborener Hüftluxation bei einem zwei Jahre alten Kind (rechte Bildhälfte) im Vergleich. Bei der röntgenologischen Beurteilung der Säuglingshüfte orientiert man sich am Verlauf folgender Linien:

- *Linie nach Hilgenreiner:* Sie verbindet die unterste laterale Ecke des Os ilium oberhalb der Y-Fuge beider Seiten.
- *Linie nach Ombrédanne und Perkins:* Sie verläuft vom lateralsten Punkt des Pfannendaches senkrecht zur Hilgenreiner-Linie.
- *Linie nach Ménard-Shenton:* Sie verläuft bogenförmig vom oberen Rand des Foramen obturatorium über den unteren Rand des Femurhalses zum inneren Rand des Femurschaftes.
- *Pfannendachwinkel nach Hilgenreiner (Azetabulumwinkel oder AC-Winkel):* Seine Bestimmung erfolgt am Schnittpunkt der Hilgenreiner-Linie und einer Verbindungslinie, die vom Pfannenerker zu dem am weitesten nach kaudal reichenden Anteil des Os ilium an der Y-Fuge (s. S. 427) verläuft. Zum Zeitpunkt der Geburt misst der eingeschlossene Winkel etwa 35°, beim 1-jährigen Kind etwa 25° und im Alter von 15 Jahren sollte der Winkel kleiner als 10° sein.

Auf der betroffenen linken Seite ist typischerweise der Pfannendachwinkel nach Hilgenreiner vergrößert und der Zentrum-Ecken-Winkel nach Wiberg (s. u.) verkleinert. Außerdem ist die Ménard-Shenton-Linie unterbrochen und die Linie nach Ombrédanne und Perkins verläuft medial vom Femurschaft.

b Bestimmung der seitlichen Femurüberdachung mittels des Zentrum-Ecken-Winkels nach Wiberg (Schema einer Röntgenaufnahme des rechten Hüftgelenks eines 5-jährigen Kindes). Der Winkel wird zwischen einer Senkrechten durch den Mittelpunkt des Femurkopfes (liegt innerhalb der späteren Epiphysenlinie) und einer vom Mittelpunkt des Femurkopfes zum Pfannenerker gezogenen Linie bestimmt. Im Alter zwischen 1 und 4 Jahren sollte ein Winkel von 10° nicht unterschritten werden; im Alter von 5 Jahren sollte der Winkel zwischen 15 und 20° liegen.

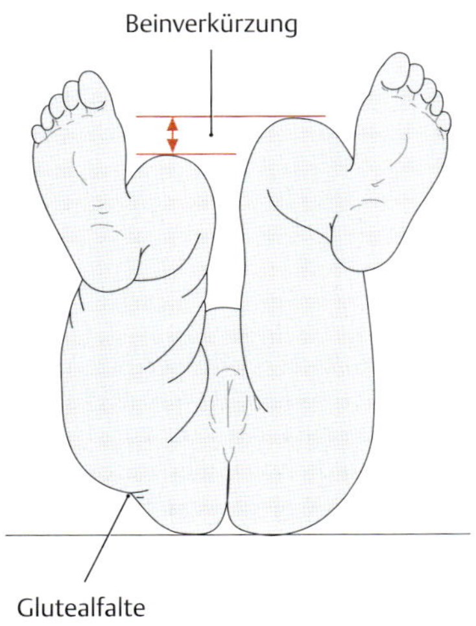

E Klinische Untersuchung der angeborenen Hüftgelenkdysplasie bzw. -luxation
Die Hüftgelenkdysplasie kennzeichnet eine Fehlentwicklung im Bereich der Hüftpfanne (Pfannendysplasie), bei der das abgeflachte und steilgestellte Pfannendach mangelhaft ausgebildet und somit die Femurkopfüberdachung unzureichend ist (vgl. **D**). Wichtigste Komplikation ist die Hüftgelenkluxation, da der Femurkopf in der dysplastischen Pfanne keinen Halt findet und durch Muskelzug oder unter Belastung nach hinten oben wegrutscht. Für die *Entstehung* der Hüftgelenkdysplasie bzw. -luxation spielen endogene (familiäre Disposition, hormonelle Konstellation der Mutter) und exogene Faktoren (intrauterine Zwangslage) eine Rolle. In Deutschland beträgt die *Häufigkeit* der dysplastischen Pfanne 2–4 %, die der Hüftgelenkluxation 0,2 % (Verhältnis Mädchen : Jungen 7 : 1). Bei der klinischen Untersuchung deuten folgende *Anzeichen* auf eine dysplastische bzw. luxierte Hüfte hin:

- Instabilität des Hüftgelenks: fehlende Strampelmotorik, positives Ortolani-Zeichen (Schnapp-Phänomen) als Hinweis auf die Subluxierbarkeit des Femurkopfes. Der Ortolani-Versuch erfordert einen sehr erfahrenen Untersucher. Er wird im Rahmen einer klinischen Untersuchung noch immer durchgeführt, allerdings zunehmend seltener, da die Sonografie an seine Stelle tritt;
- Beinverkürzung mit Asymmetrie der dorsalen Bein- und Glutealfalten;
- Abspreizhemmung durch vermehrte reflektorische Anspannung der Adduktoren.

1.17 Kniegelenk: artikulierende Knochen

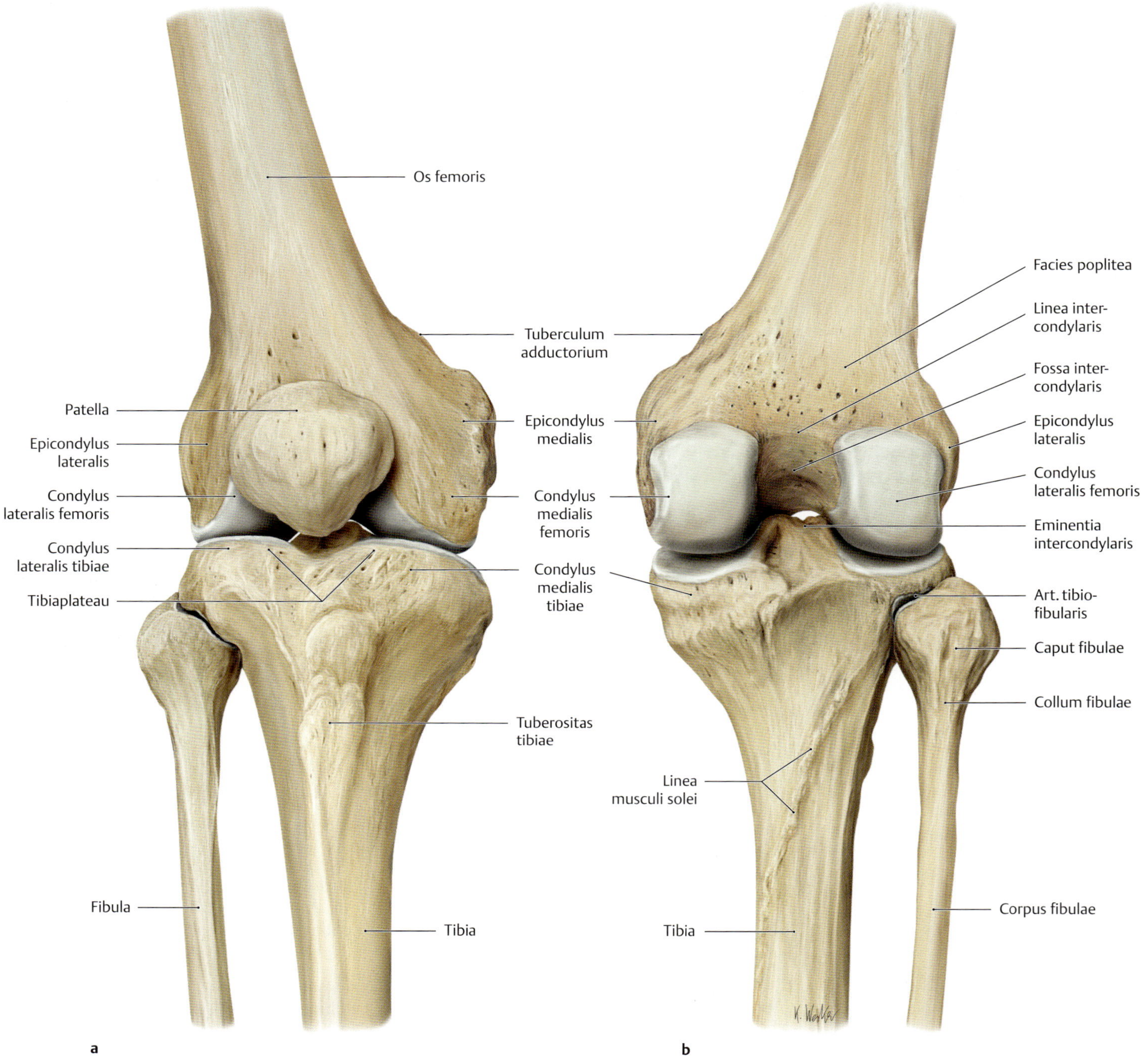

A Rechtes Kniegelenk in der Ansicht von vorne (a) und von hinten (b)

Im Kniegelenk (Art. genus) artikulieren drei Knochen miteinander: Femur, Tibia und Patella. Dabei bilden Femur und Tibia das *Femorotibialgelenk* (Art. femorotibialis), Femur und Patella das *Femoropatellargelenk* (Art. femoropatellaris). Beide Gelenke sind von einer gemeinsamen Gelenkkapsel umschlossen und liegen in einer zusammenhängenden Gelenkhöhle (s. S. 464). Die Fibula ist, im Gegensatz zum Ellenbogengelenk, bei dem die Unterarmknochen gelenkig mit dem Humerus in Verbindung stehen, beim Kniegelenk *nicht* mit einbezogen. Sie bildet mit der Tibia ein eigenständiges, straffes Gelenk, das *Tibiofibulargelenk* (Art. tibiofibularis).

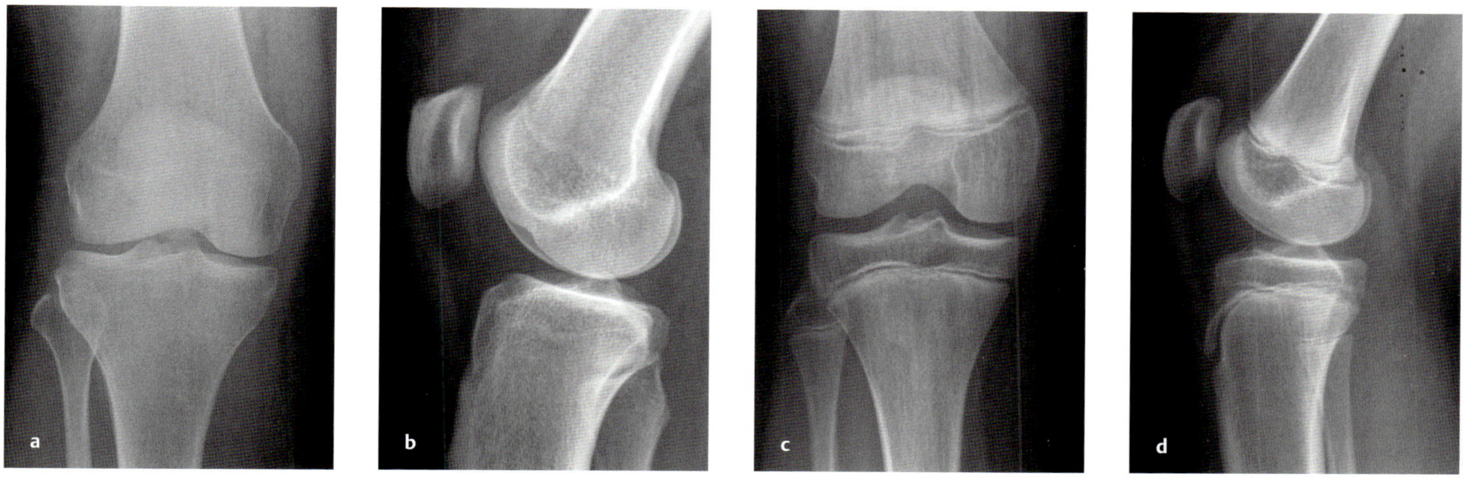

B Kniegelenk (Art. genus)

Rechtes Kniegelenk eines Erwachsenen (**a** u. **b**) und eines Kindes (**c** u. **d**); **a** u. **c** im anterior-posterioren Strahlengang; **b** u. **d** im seitlichen Strahlengang (**a** Originalabbildung: Prof. Dr. med. S. Müller-Hülsbeck, Institut für Diagnostische und Interventionelle Radiologie/Neuroradiologie, DIAKO Krankenhaus gGmbH Flensburg; **b**–**d** Originalabbildung: Dr. med. Hans-Peter Sobotta, Stiftung HEH Braunschweig).

Innerhalb der Röntgenuntersuchung des Kniegelenks gibt es **drei Standardaufnahmen**, d. h. das Kniegelenk wird in drei Ebenen dargestellt:

- *anterior-posterior,* um die Breite des Gelenkspaltes und die Kontur des Tibiakopfes zu beurteilen,
- *seitlich,* um die Form der Femurkondylen zu beurteilen und die Patellahöhe zu bestimmen,
- *tangential,* um das Femoropatellargelenk und die Stellung der Kniescheibe im femoralen Gleitlager zu beurteilen (s. **C**).

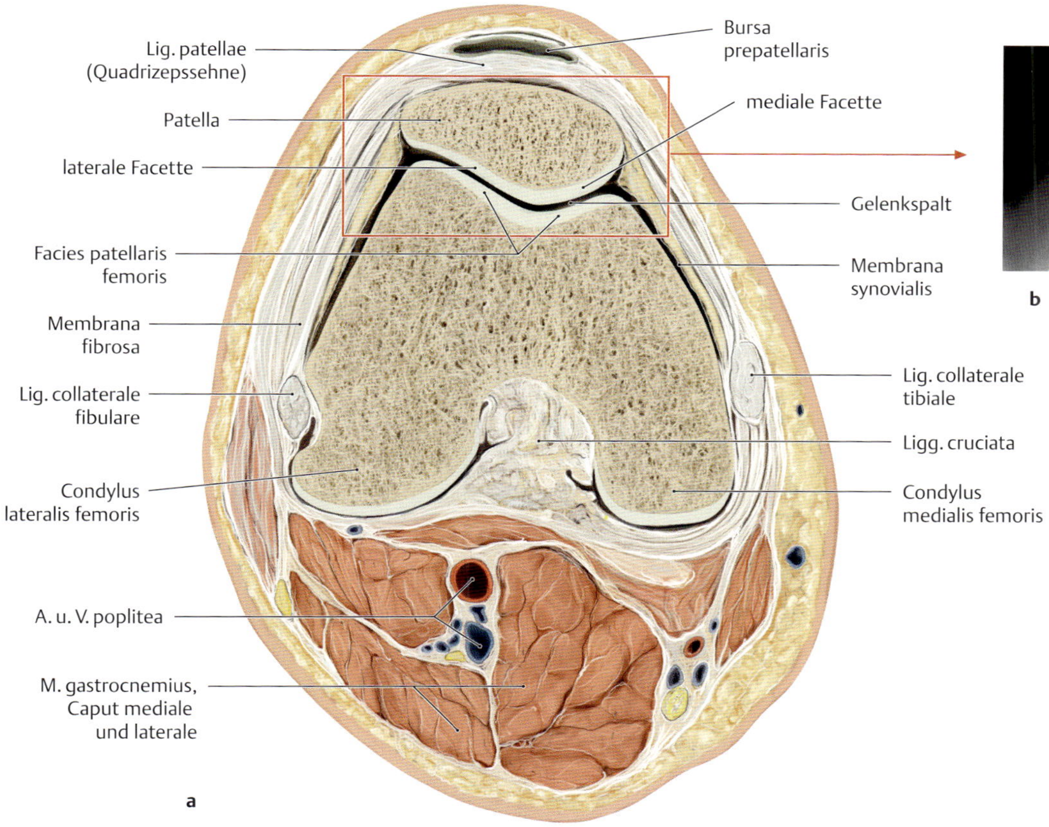

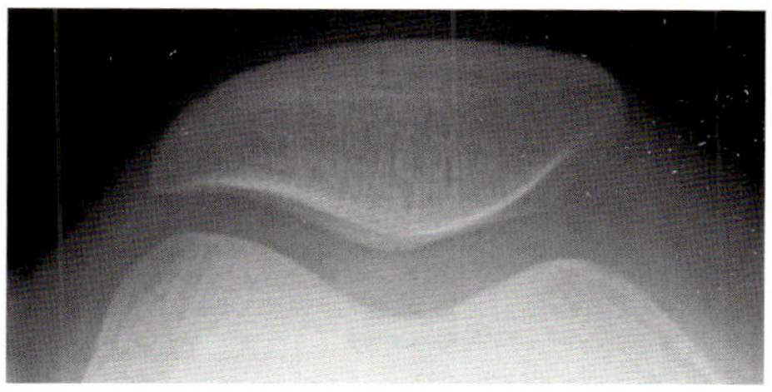

C Femoropatellargelenk (Art. femoropatellaris)

a Transversalschnitt auf Höhe des Femoropatellargelenks; rechtes Kniegelenk in leichter Beugestellung; Ansicht von distal (Zeichnung nach einem Präparat der Anatomischen Sammlung der Universität Kiel).

b Tangentiale Röntgenaufnahme der Patella und ihres femoralen Gleitlagers (sog. Défilé-Aufnahme eines rechten Kniegelenks bei 60° Beugung mit parallel zur Patellarückfläche verlaufendem Röntgenstrahl).

Bei dieser Aufnahmetechnik können v. a. die Facies articularis patellae sowie das femorale Gleitlager beurteilt werden. Der röntgenologische „Gelenkspalt" im Femoropatellargelenk erscheint aufgrund des in diesem Bereich deutlich dickeren Gelenkknorpels besonders breit (keine Darstellung des Gelenkknorpels im Röntgenbild!). (Originalabbildung: Prof. Dr. med. S. Müller-Hülsbeck, Institut für Diagnostische und Interventionelle Radiologie/Neuroradiologie, DIAKO Krankenhaus gGmbH Flensburg.)

1.18 Kniegelenk: Übersicht über den Bandapparat

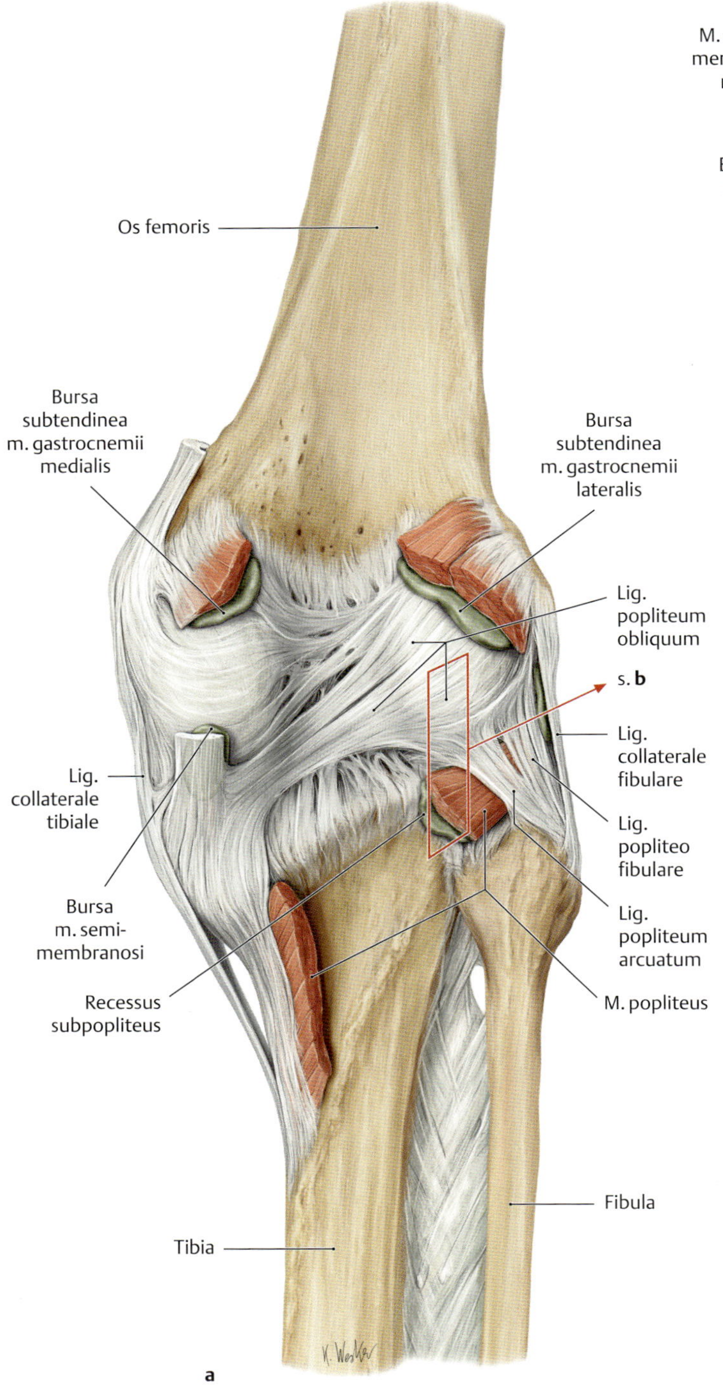

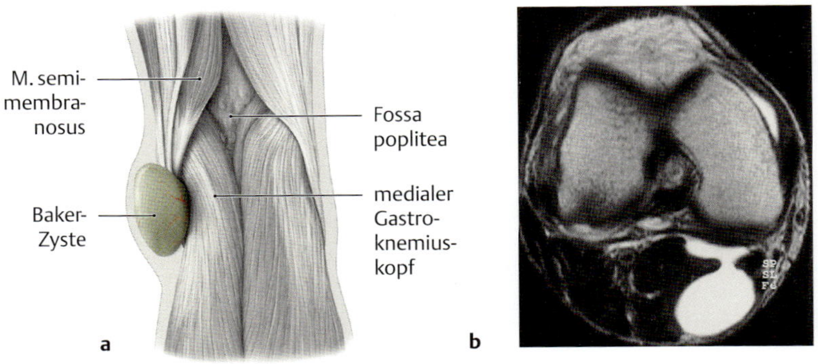

B Baker-Zyste im Bereich der Kniekehle

a Rechtes Kniegelenk mit Baker-Zyste, Ansicht von hinten;

b axiales MRT eines Kniegelenks, T2-gewichtete Aufnahme (aus: Vahlensieck M, Reiser M. MRT des Bewegungsapparates. 3. Aufl. Stuttgart: Thieme; 2006): Baker-Zyste und Verbindung zur Kniegelenkhöhle im MRT gut erkennbar als heller Bereich (= hohe Signalintensität).

Als „Baker-Zyste" wird eine mit Gelenkflüssigkeit (Synovia) gefüllte und vergrößerte Bursa gastrocnemio-semimembranosa (= fusionierter Schleimbeutel der Bursa semimembranosa und der Bursa subtendinea m. gastrocnemii medialis) bezeichnet. Sie liegt im Bereich der medialen *Fossa poplitea* in Höhe des medialen hinteren Femurkondylus. Eine solche *synoviale popliteale* Zyste entsteht oft infolge einer chronischen Entzündung (z. B. rheumatoider Arthritis), die zu vermehrter Produktion von Gelenkflüssigkeit und entsprechender Druckerhöhung in der Kniegelenkkapsel führt. Die vermehrte Gelenkflüssigkeit fließt über eine Art Kanal aus dem Gelenk in die Bursa gastrocnemio-semimembranosa ab (s. **b**) und staut sich dort. Dies ruft eine schmerzhafte Schwellung im Kniegelenk hervor.

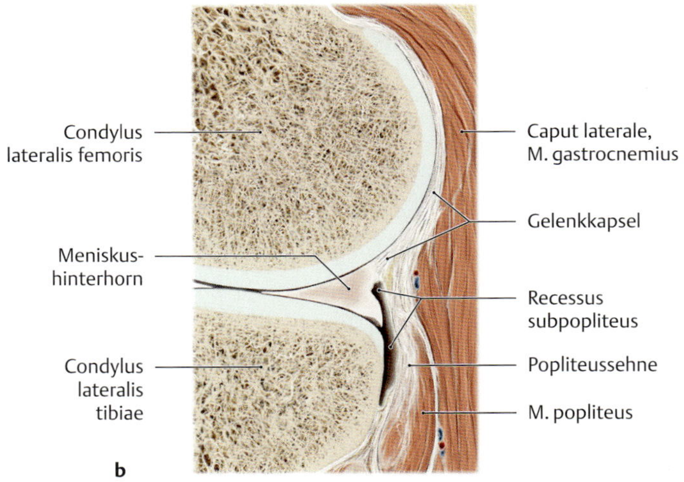

A Hinterer Kapsel-Band-Apparat und gelenknahe Schleimbeutel im Bereich der Kniekehle

a Rechtes Knie, Ansicht von hinten;

b Sagittalschnitt durch die „posterolaterale Kapselecke" eines menschlichen Kniegelenks auf Höhe des Recessus subpopliteus, Caput laterale des M. gastrocnemius zur besseren Übersicht gekürzt. Ansicht von medial (Zeichnung nach einem Präparat der Anatomischen Sammlung der Universität Kiel), Schnittebene s. **a**.

Zusätzlich zu den kapselverstärkenden Bändern auf der Rückseite des Kniegelenks (Lig. popliteum obliquum und Lig. popliteum arcuatum) wird die Gelenkkapsel im Bereich der Kniekehle durch Ansatz- und Ursprungssehnen der hier verlaufenden Muskeln verstärkt. An einigen Stellen kommuniziert die Gelenkhöhle mit gelenknahen Schleimbeuteln (z. B. Recessus subpopliteus, Bursa m. semimembranosi, Bursa subtendinea m. gastrocnemii medialis).

Beachte auch das Lig. popliteofibulare, das vom Caput fibulae zur Ansatzsehne des M. popliteus zieht und mit dieser gemeinsam am Femur inseriert. Im klinischen Sprachgebrauch wird es zusammen mit der Ansatzsehne des M. popliteus, dem lateralen Seitenband (Lig. collaterale fibulare) und dem Tractus iliotibialis zum sog. „posterolateralen Bandkomplex" gezählt. Dieser wirkt insbesondere bei der Außenrotation und der posterioren tibialen Translation als passiver Stabilisator (Petersen u. Zantop 2009).

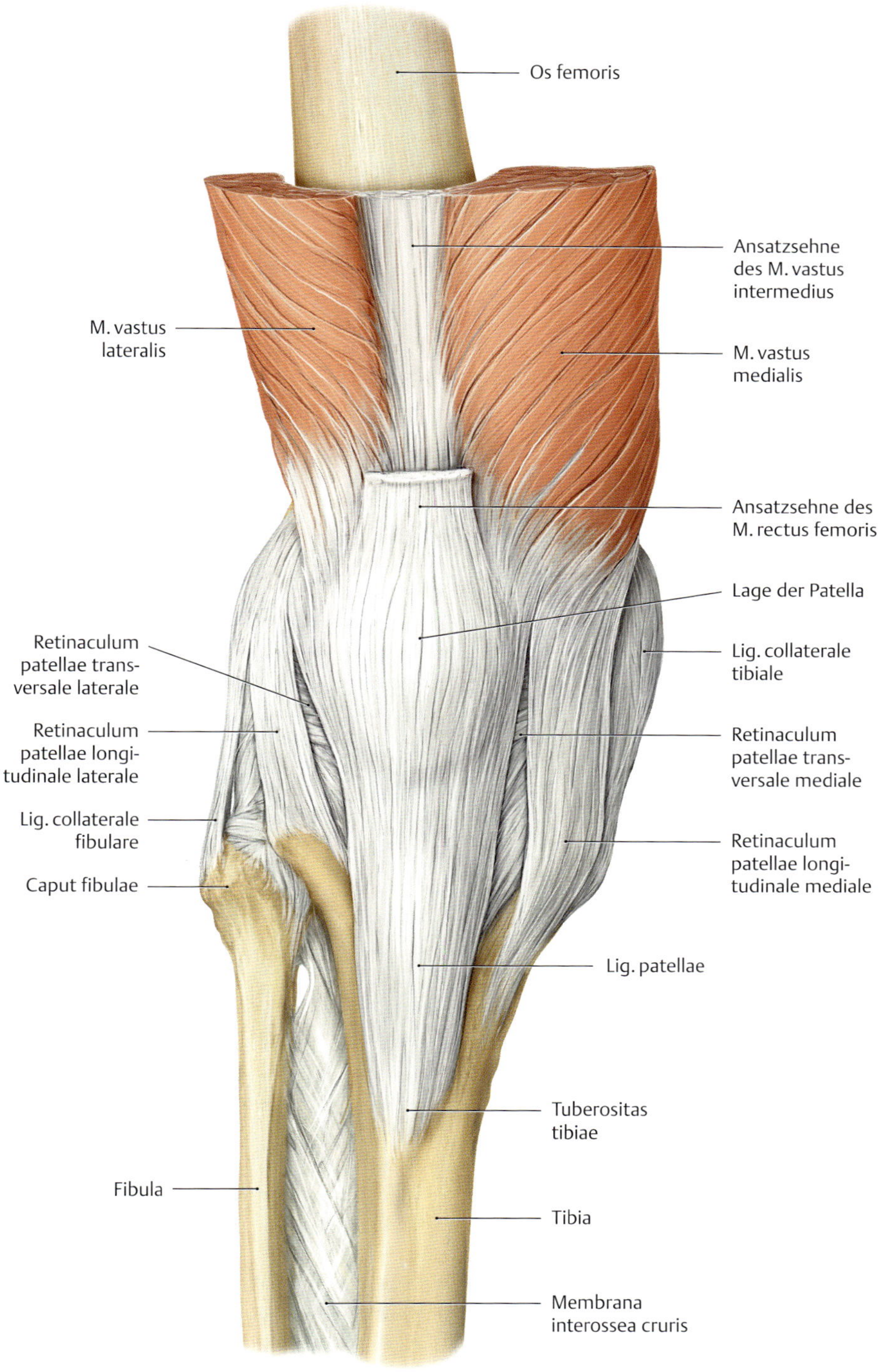

C Vorderer und seitlicher Kapsel-Band-Apparat eines rechten Kniegelenks

Ansicht von vorne. Auf der Vorderseite dient der Kapsel-Band-Apparat v. a. der Verspannung und Positionierung der Patella. Folgende Strukturen sind im Wesentlichen daran beteiligt: Ansatzsehnen des M. rectus femoris, der Mm. vasti medialis und lateralis, das Lig. patellae, die Retinacula patellae longitudinalia u. transversalia sowie die in der Tiefe verlaufenden meniskopatellaren Bänder.

Beachte: Der seitliche Kapsel-Band-Apparat, v. a. das mediale und laterale Kollateralband (s. **E** u. S. 446/447), bildet zusammen mit anderen Strukturen den posteromedialen und posterolateralen Bandkomplex (zum posterolateralen Bandkomplex s. **A**).

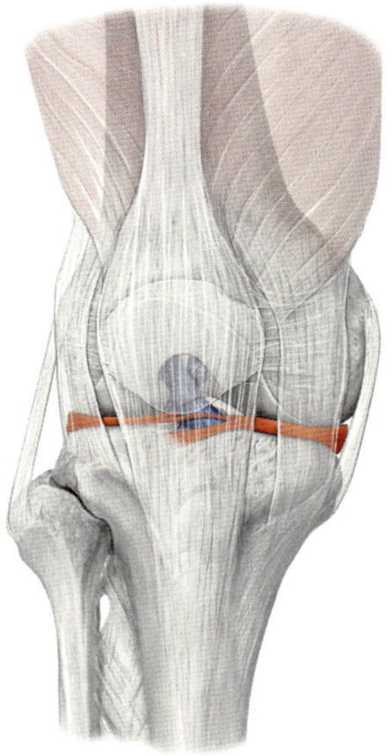

D Lage der Kreuzbänder und Menisken im Kniegelenk

Sicht von vorne auf ein rechtes Gelenk, dessen Gelenkkapsel und Kniescheibe durchscheinend dargestellt sind. Kreuzbänder blau, Menisken rot.

E Übersicht über den Bandapparat des Kniegelenks

Aufgrund der geringen Knochenführung, v. a. im Femorotibialgelenk, müssen Stabilität und Bewegungen im Kniegelenk durch einen starken Bandapparat gesichert werden. Man unterscheidet Außen- und Binnenbänder.

Außenbänder

- Vorderseite
  - Lig. patellae
  - Retinaculum patellae longitudinale mediale
  - Retinaculum patellae longitudinale laterale
  - Retinaculum patellae transversale mediale
  - Retinaculum patellae transversale laterale
- medial/lateral
  - Lig. collaterale tibiale*
  - Lig. collaterale fibulare*
- Hinterseite
  - Lig. popliteum obliquum
  - Lig. popliteum arcuatum

Binnenbänder

- Lig. cruciatum anterius
- Lig. cruciatum posterius
- Lig. transversum genus
- Lig. meniscofemorale posterius

* Achtung: Im klinischen Sprachgebrauch spricht man beim Lig. collaterale fibulare vom *Außenband*, beim Lig. collaterale tibiale vom *Innenband*.

1.19 Kniegelenk: Kreuz- und Kollateralbänder

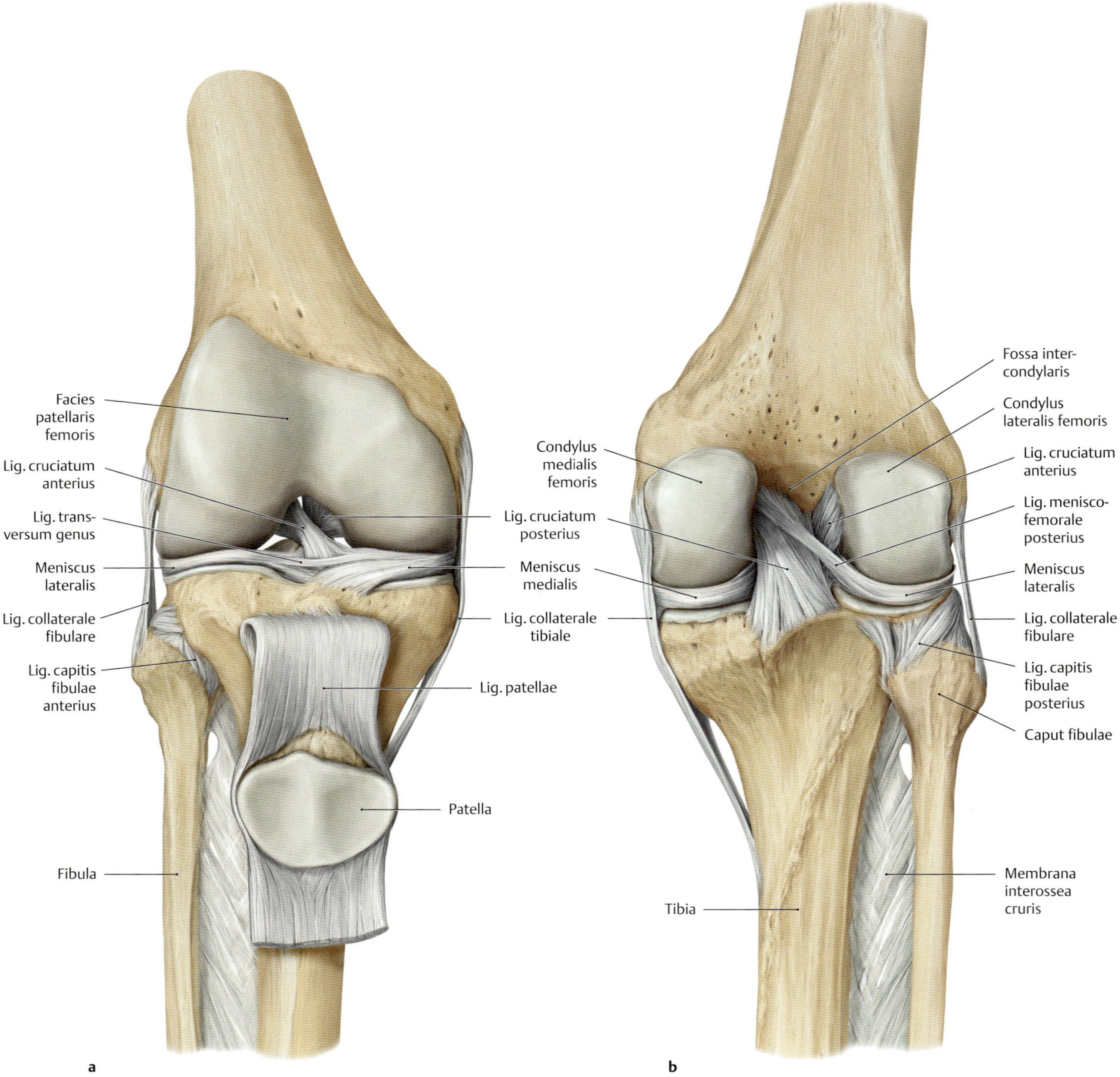

A Kreuzbänder eines rechten Kniegelenks
a Ansicht von vorne (Lig. patellae mit Patella nach unten geklappt);
b Ansicht von hinten.
Die Ligg. cruciata des Kniegelenks sind zwischen den Areae intercondylares anterior u. posterior der Tibia (hier nicht zu sehen; vgl. S. 460) und der Fossa intercondylaris des Femur ausgespannt:

- Das vordere Kreuzband (Lig. cruciatum anterius) steigt von der Area intercondylaris anterior zur medialen Fläche des lateralen Femurkondylus auf. Unter anatomischen und v. a. funktionellen Gesichtspunkten unterscheidet man zwei unterschiedlich steil verlaufende Faserbündel: ein anteromediales und ein posterolaterales (AM- bzw. PL-Bündel; vgl. S. 466 Ruptur des vorderen Kreuzbandes).
- Das kräftigere, hintere Kreuzband (Lig. cruciatum posterius) verläuft etwa rechtwinklig zum vorderen Kreuzband von der Area intercondylaris posterior zur lateralen Fläche des medialen Femurkondylus. Auch am hinteren Kreuzband lassen sich zwei Faserzüge abgrenzen: ein kräftigeres anterolaterales und ein schwächeres posteromediales Bündel.

Beide Kreuzbänder sichern den gelenkigen Kontakt von Femur und Tibia und stabilisieren das Kniegelenk v. a. in der Sagittalebene. In jeder Stellung des Gelenks sind zumindest Teile der Kreuzbänder gespannt.

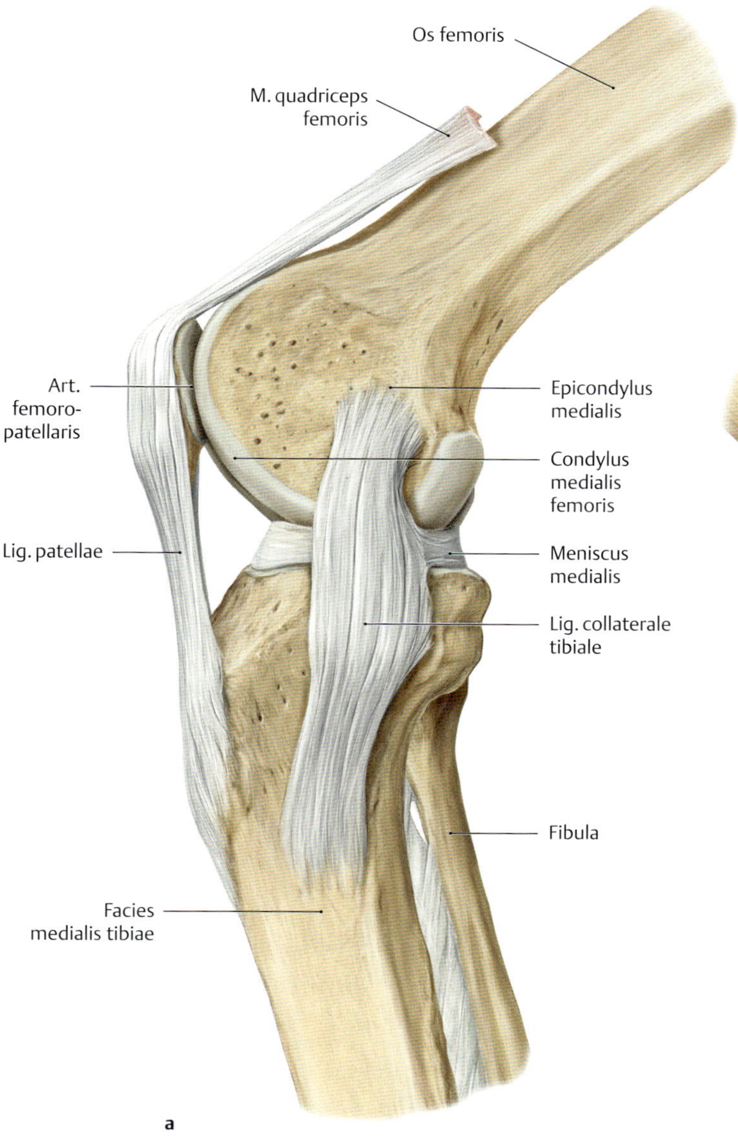

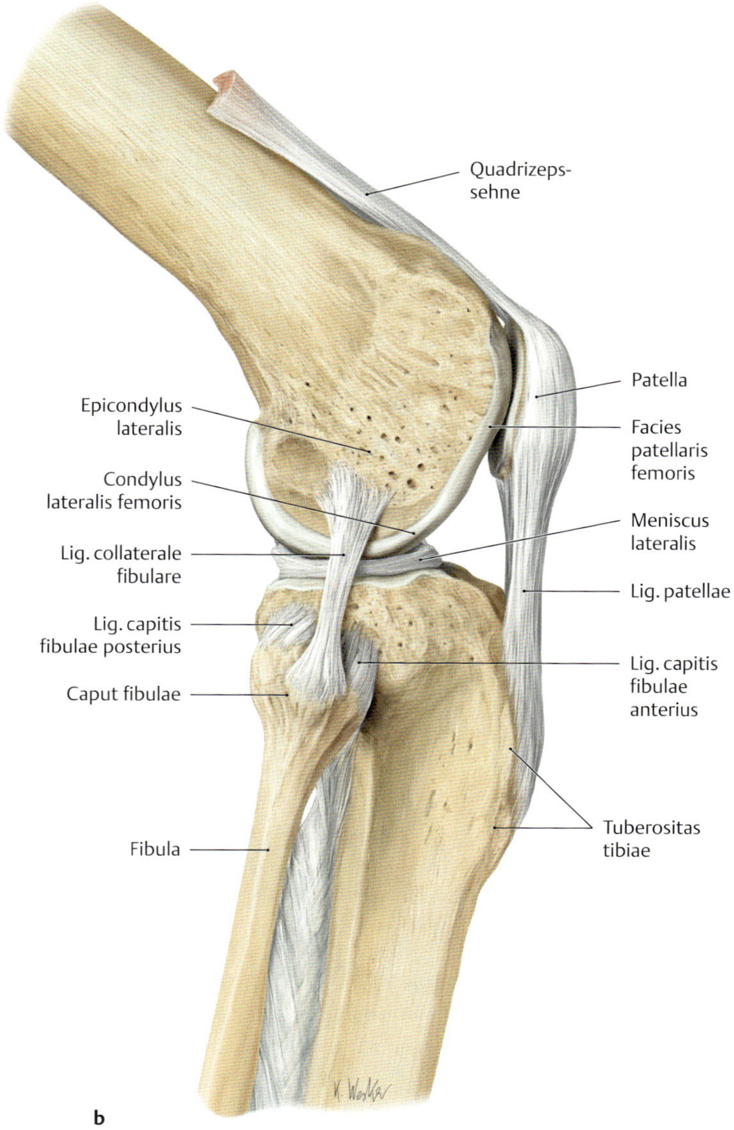

B Kollateralbänder und Lig. patellae eines rechten Kniegelenks
a Ansicht von medial; **b** Ansicht von lateral.
Am Kniegelenk werden zwei Kollateralbänder (im klinischen Sprachgebrauch: Seitenbänder) unterschieden:

- das auf der Innenseite des Kniegelenks verlaufende Lig. collaterale tibiale (im klinischen Sprachgebrauch als „Innenband" bezeichnet) und
- das auf der Außenseite des Kniegelenks verlaufende Lig. collaterale fibulare (im klinischen Sprachgebrauch als „Außenband" bezeichnet).

Das *Lig. collaterale tibiale* ist das breitere der beiden Kollateralbänder. Es zieht vom Epicondylus medialis des Femur schräg nach distal vorne und inseriert etwa 7–8 cm unterhalb des Tibiaplateaus an der Facies medialis tibiae. Häufig wird ein oberflächlich und ein tief verlaufender Anteil unterschieden. Beide Anteile sind durch lockeres Bindegewebe getrennt. Der tiefere Anteil des medialen Seitenbandes ist eng mit dem Meniscus medialis verbunden und endet meist direkt unterhalb des Tibiaplateaus. Das *Lig. collaterale fibulare* zieht auf der Außenseite des Kniegelenks vom Epicondylus lateralis des Femur als runder Strang schräg nach distal hinten zum Caput fibulae. In *Streckstellung* (s. **A**) sind beide Kollateralbänder gespannt. In *Beugestellung* verkleinert sich der Krümmungsradius, Ursprung und Ansatz der Kollateralbänder nähern sich einander an und sind infolgedessen entspannt. Beide Kollateralbänder stabilisieren das Kniegelenk in der Frontalebene. Zur Prüfung einer Bandinsuffizienz, einer Zerrung oder Dehnung bzw. einer Ruptur der Seitenbänder, wird daher die seitliche Aufklappbarkeit des Gelenks, also seine Stabilität getestet.

Beachte die unterschiedliche Beziehung der beiden Kollateralbänder zur Gelenkkapsel und zum medialen bzw. lateralen Meniskus: Das Lig. collaterale *tibiale* ist sowohl mit der Gelenkkapsel als auch mit dem medialen Meniskus fest verwachsen. Das Lig. collaterale *fibulare* hat keinen direkten Kontakt zur Gelenkkapsel oder zum lateralen Meniskus. Der mediale Meniskus ist daher weniger beweglich und bei Meniskusverletzungen viel häufiger betroffen als der laterale (vgl. S. 461).

1.20 Kniegelenk: Menisken

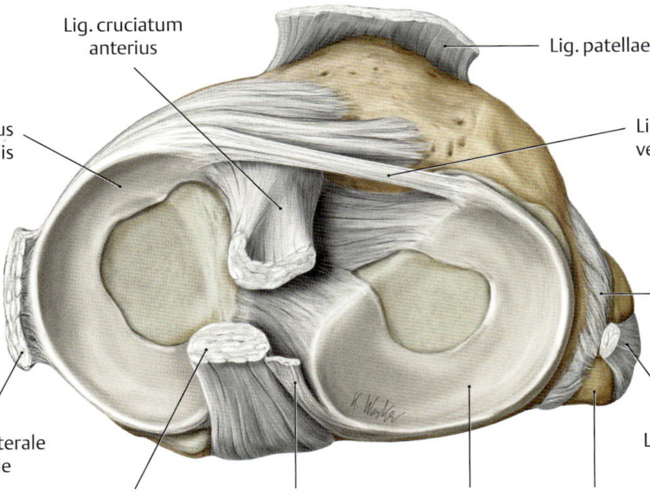

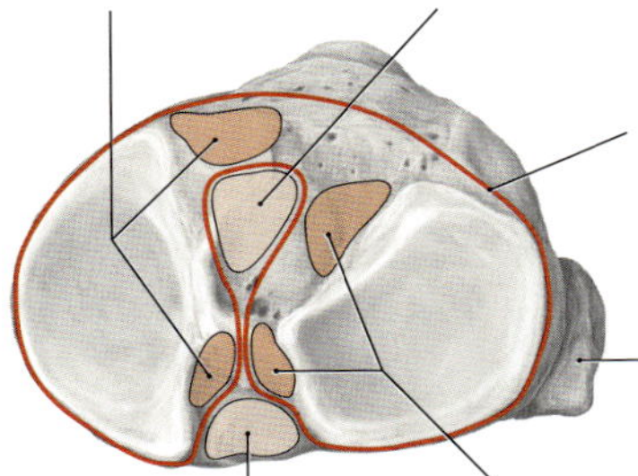

A Tibiaplateau mit aufliegenden Menisken sowie Anheftungsstellen von Menisken und Kreuzbändern
Rechtes Tibiaplateau, Ansicht von proximal nach Durchtrennung der Kreuz- und Kollateralbänder und Entfernung des Oberschenkelknochens.

a Form und Verankerung der Menisken: Die beiden Menisken haben in der Aufsicht die Gestalt zweier Halbmonde (lat. Meniscus = Halbmond). Sie sind an ihren Enden (Vorder- bzw. Hinterhorn) über kurze Bänder im Knochen der Areae intercondylares anteriores u. posteriores verankert. Der Außenmeniskus *(Meniscus lateralis)* entspricht in seiner Form einem nahezu geschlossenen Ring, der Innenmeniskus *(Meniscus medialis)* ist dagegen mehr sichelförmig. Insgesamt ist der Innenmeniskus weniger beweglich als der Außenmeniskus, da seine Verankerungen im Knochen weiter voneinander entfernt liegen (s. **b**) und er zusätzlich mit dem medialen Kollateralband (Lig. collaterale tibiale) fest verbunden ist. Der Außenmeniskus hingegen hat keine Verbindung mit dem lateralen Kollateralband (vgl. **E**).

b Anheftungsstellen des medialen und lateralen Meniskus sowie der beiden Kreuzbänder: Die rote Linie zeigt den Verlauf der Membrana synovialis, die die beiden Kreuzbänder vorne und seitlich bedeckt. Die Kreuzbänder verlaufen im subsynovialen Bindegewebe der Gelenkkapsel und werden im hinteren Teil von der kräftigen Membrana fibrosa überzogen. Ihre Lage ist dadurch bedingt, dass sie während der Entwicklung von hinten eingewandert sind (s. auch S. 450). Dementsprechend erfolgt ihre Blutversorgung aus der Fossa poplitea (A. media genus, s. S. 579).

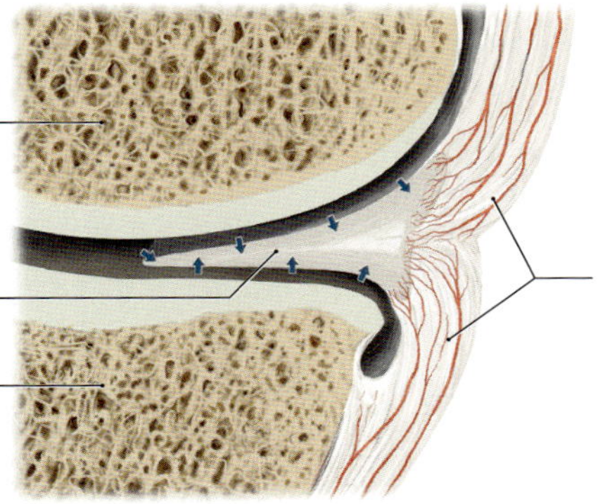

B Blutversorgung der Menisken
Schematisierter Frontalschnitt durch das Femorotibialgelenk. Die bindegewebigen Anteile der Menisken, die im kapselnahen Bereich liegen, sind gut durchblutet (Aa. articulares inferiores medialis u. lateralis aus der A. poplitea, s. S. 579). Dagegen sind die zentralen inneren Anteile, die aus Faserknorpel bestehen, gefäßfrei und werden ausschließlich durch die Synovialflüssigkeit ernährt (Pfeile).

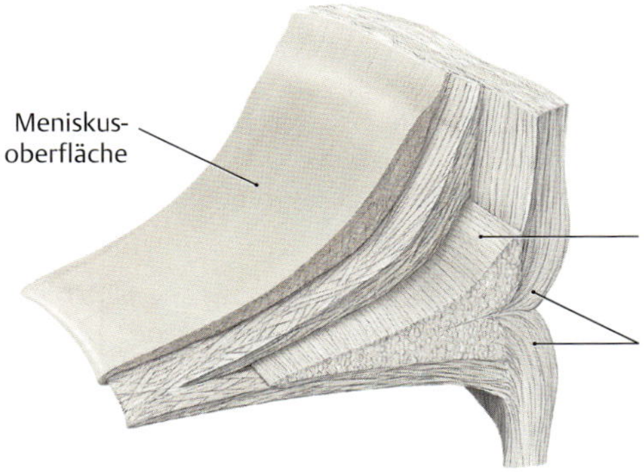

C Schematisierter Aufbau des Meniskus
Menisken sind im Querschnitt keilförmig, wobei der Rücken des Keiles nach außen orientiert und mit der Gelenkkapsel verwachsen ist. Die dem Tibiaplateau aufliegende Seite ist plan, die obere, den Femurkondylen anliegende Seite, konkav. Die zentralen inneren zwei Drittel der Menisken bestehen aus Faserknorpel, das äußere Drittel aus straffem Bindegewebe. Sowohl im Faserknorpel als auch im straffen Bindegewebe verlaufen die Kollagenfaserbündel überwiegend zirkulär als Ausdruck der hohen Zugspannungen, die in den Menisken auftreten. Diese Fähigkeit des Gewebes, unter Belastung nach außen auszuweichen, kann ebenfalls bei Bandscheiben beobachtet werden (Umwandlung von Druck- in Zugkräfte!).

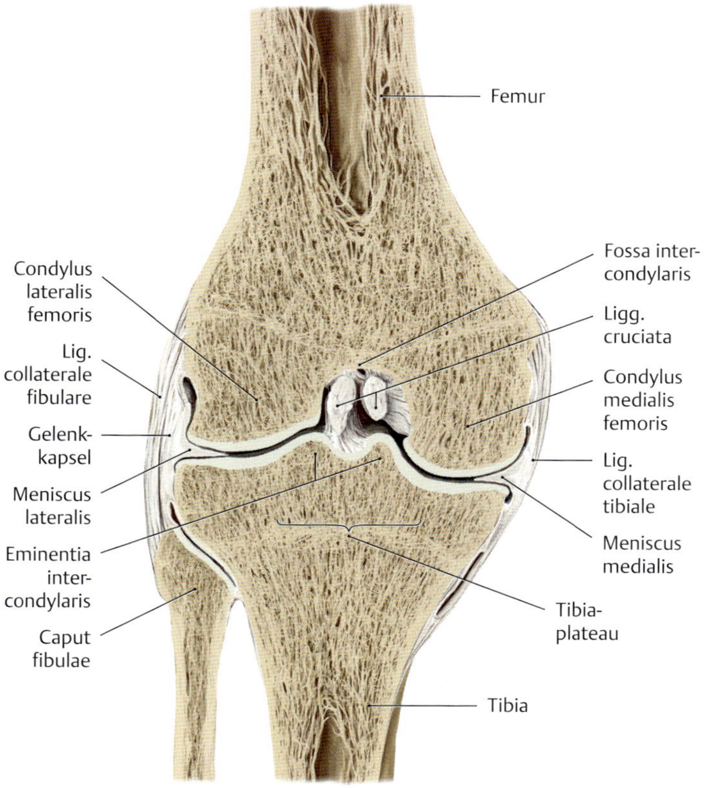

D Frontaler Sägeschnitt durch das Femorotibialgelenk
Rechtes Knie, Ansicht von vorne. Eine wesentliche Aufgabe der Menisken im Kniegelenk ist die Vergrößerung der Kraft aufnehmenden Fläche. Sie kompensieren die physiologische Inkongruenz von Femur und Tibia (die aufgrund ihrer unterschiedlichen Krümmungen keinen guten Kontakt haben) und tragen zur Verteilung des Gelenkdruckes bei (sie übernehmen etwa ein Drittel der im Kniegelenk übertragenden Last) und damit zur gleichmäßigen Beanspruchung des Femorotibialgelenks.

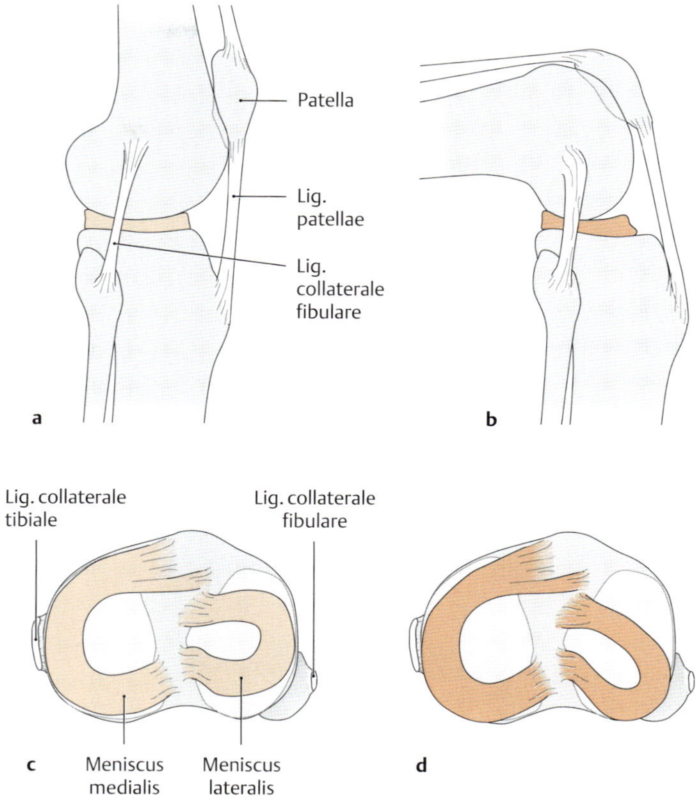

E Lageveränderungen der Menisken bei Knieflexion
Dargestellt ist ein rechtes Kniegelenk in der Ansicht von lateral sowohl gestreckt (**a**) als auch gebeugt (**b**) sowie das beteiligte Tibiaplateau in der Ansicht von proximal in Streck- (**c**) und Beugestellung (**d**).
Beachte die deutlich geringere Beweglichkeit des stärker fixierten Innenmeniskus (Meniscus medialis) während der Knieflexion.

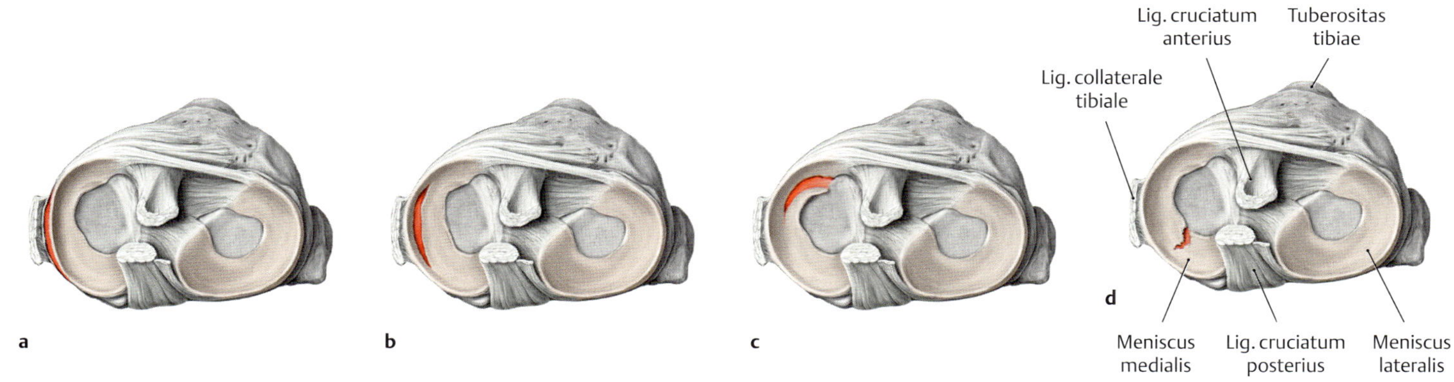

F Unterschiedliche Formen von Meniskusrissen
Rechte Tibiaplateaus, Ansicht von proximal.

- **a** Abriss der Meniskusbasis;
- **b** sog. Korbhenkelriss;
- **c** Einriss des Vorderhorns (Längs- oder Lappenriss);
- **d** Querriss im Hinterhorn (Radiärriss).

Der stärker fixierte Innenmeniskus wird aufgrund seiner geringeren Beweglichkeit weitaus häufiger verletzt als der Außenmeniskus. Meniskusverletzungen sind in der Regel die Folge von plötzlichen Streck- bzw. Drehbewegungen bei gebeugtem Kniegelenk (Außen- und Innenrotation) und fixiertem Unterschenkel, wie sie z. B. beim Fußball spielen oder beim Ski fahren vorkommen. Bedingt durch die Scherkräfte kommt es zum Einriss bzw. Abriss des Meniskus. Hervorstechendes Merkmal einer frischen Meniskusverletzung ist die schmerzhafte aktive und passive Streckhemmung unmittelbar posttraumatisch, wobei das Knie in leichter Beugestellung gehalten wird (Schonhaltung). Degenerative Veränderungen der Menisken entstehen altersbedingt und werden durch Überlastung und Achsenfehlstellungen (Genu varum, Genu valgum, vgl. S. 424) verstärkt.

1.21 Kniegelenk: Gelenkkapsel und -höhle

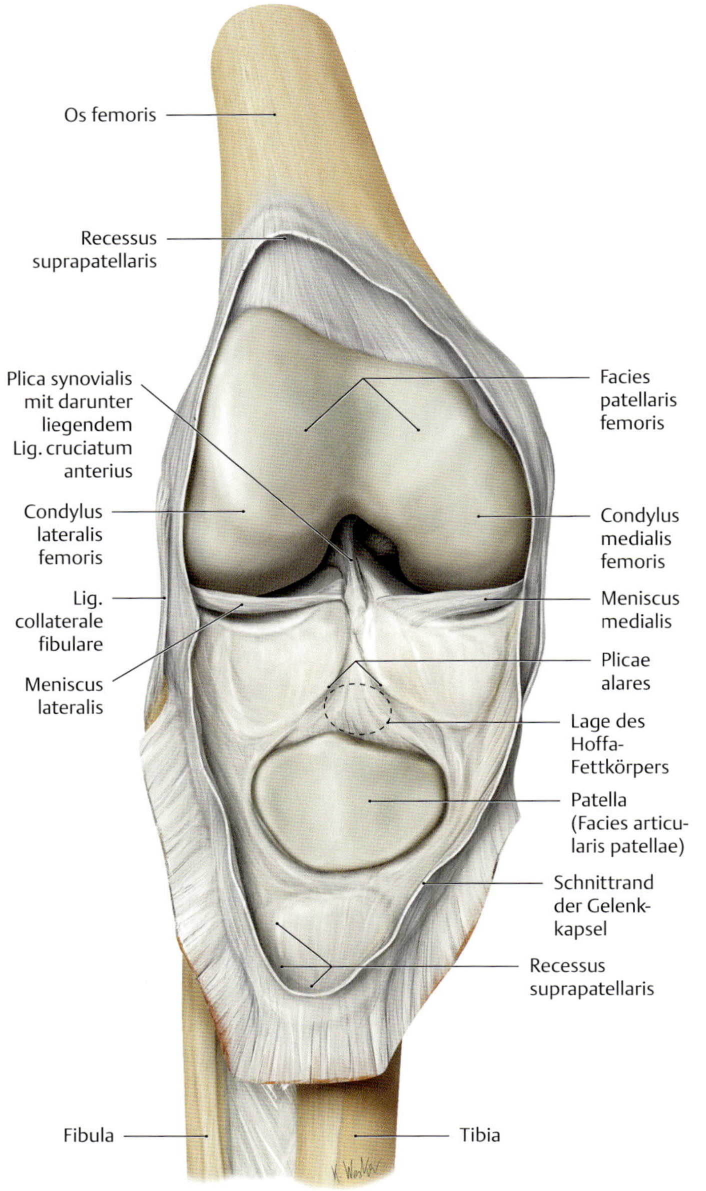

A Rechtes Kniegelenk mit eröffneter Gelenkkapsel
Die Patella ist nach unten geklappt. Im Bereich des vorderen meniskofemoralen Teils der Gelenkkapsel ragen variabel gestaltete Falten der Gelenkkapsel in die Gelenkhöhle (Plicae alares auf beiden Seiten des *Corpus adiposum infrapatellare = Hoffa-Fettkörper*), die der Vergrößerung der Oberfläche dienen.

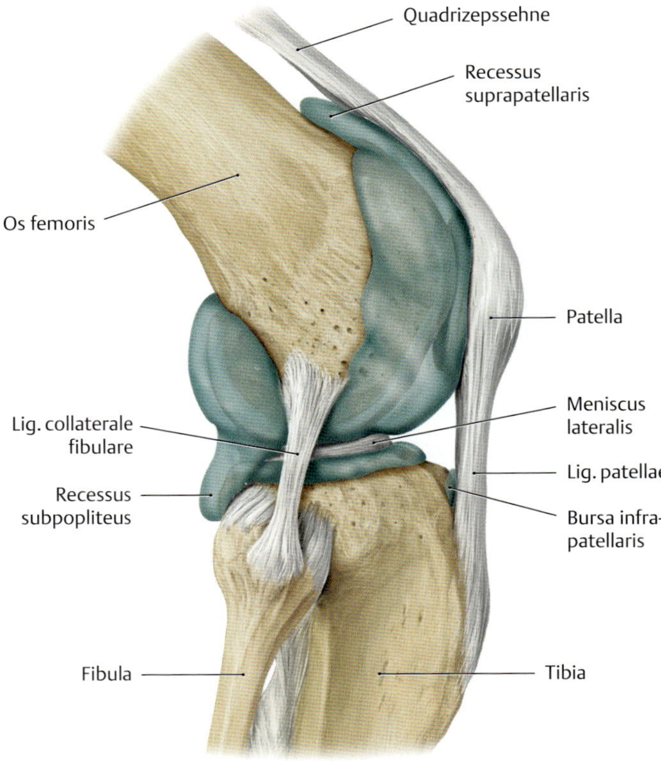

B Ausdehnung der Gelenkhöhle
Rechtes Kniegelenk, Ansicht von lateral. Darstellung der Gelenkhöhle durch Injektion eines flüssigen Kunststoffes in das Kniegelenk. Nach Aushärtung wurde die Gelenkkapsel entfernt.

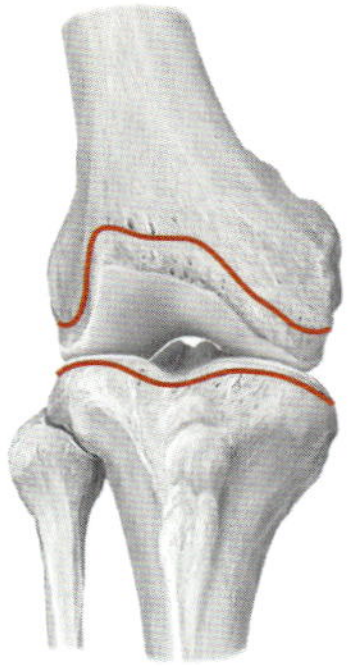

C Ansatz der Gelenkkapsel im vorderen Kniegelenkbereich
Rechtes Kniegelenk, Ansicht von vorne.

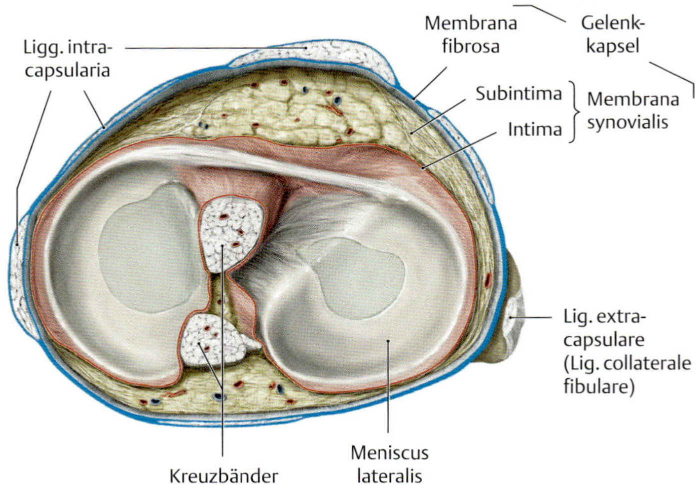

D Aufbau der Gelenkkapsel
Rechtes Knie nach Entfernung des Oberschenkelknochens (Gelenkkapsel und Bandapparat durchtrennt), Ansicht von kranial.
Beachte: Die Kreuzbänder verlaufen in der Subintima und liegen somit intrakapsulär, aber extraartikulär (vgl. S. 45). Im Gegensatz dazu liegen z. B. die Menisken intraartikulär, da sie nicht von einer synovialen Intima bedeckt sind und direkten Kontakt mit der Gelenkflüssigkeit haben (vgl. S. 44).

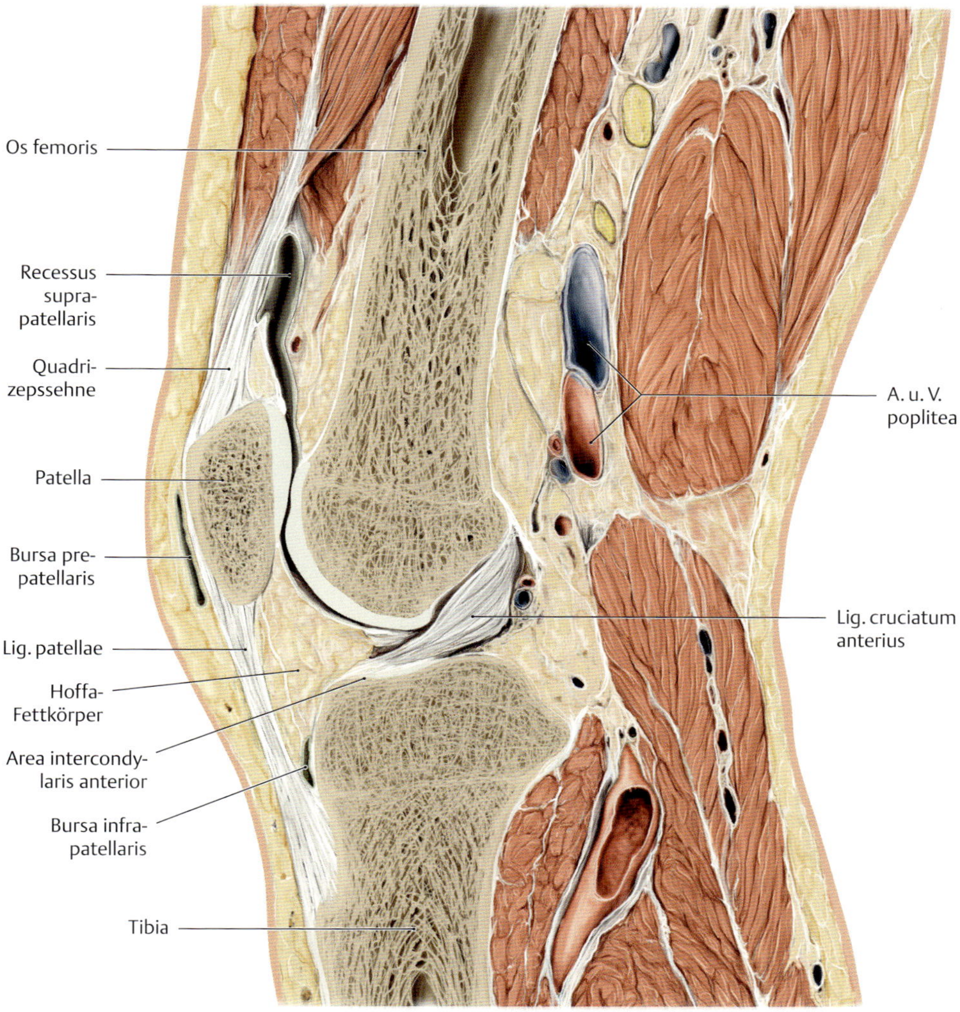

E Mediansagittalschnitt durch ein rechtes Kniegelenk

Beachte die Ausdehnung des Recessus suprapatellaris, vgl. **G** (häufig auch als *Bursa* suprapatellaris bezeichnet) und die Lokalisation des Corpus adiposum infrapatellare (Hoffa-Fettkörper) zwischen der Area intercondylaris anterior und der Innenseite des Lig. patellae. Nach einem Sturz auf das Knie oder infolge chronischer mechanischer Irritation durch kniende Tätigkeiten können Entzündungen der patellanahen Schleimbeutel Schwellungen und Schmerzen hervorrufen: Bursitis infrapatellaris („Nonnenknie") und Bursitis prepatellaris (Zeichnung nach einem Präparat der Anatomischen Sammlung der Universität Kiel).

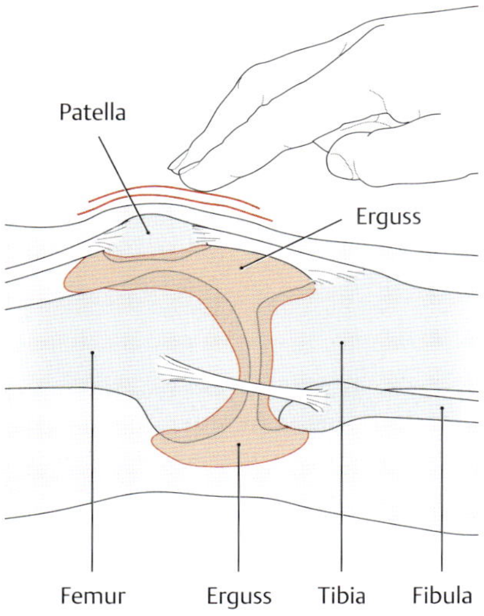

F Phänomen der „tanzenden Patella" beim Kniegelenkerguss

Beim Kniegelenkerguss infolge entzündlicher Veränderungen oder Verletzungen kann es zu unterschiedlich starken Schwellungen des Gelenks kommen. Zur Differenzierung eines intraartikulären Gelenkergusses von einer reinen Kapselschwellung wird das Bein in maximale Extensionsstellung gebracht. Dadurch gelangt die (evtl. vermehrte) Gelenkflüssigkeit, v. a. aus dem Recessus suprapatellaris, unter die Patella. Anschließend drückt der Untersucher die Patella mit dem Zeigefinger nach unten. Befindet sich vermehrt Flüssigkeit im Gelenk, wird die Patella auf diese Weise in die Flüssigkeit gedrückt, so dass sie beim Loslassen in ihre Ausgangsposition zurückfedert.

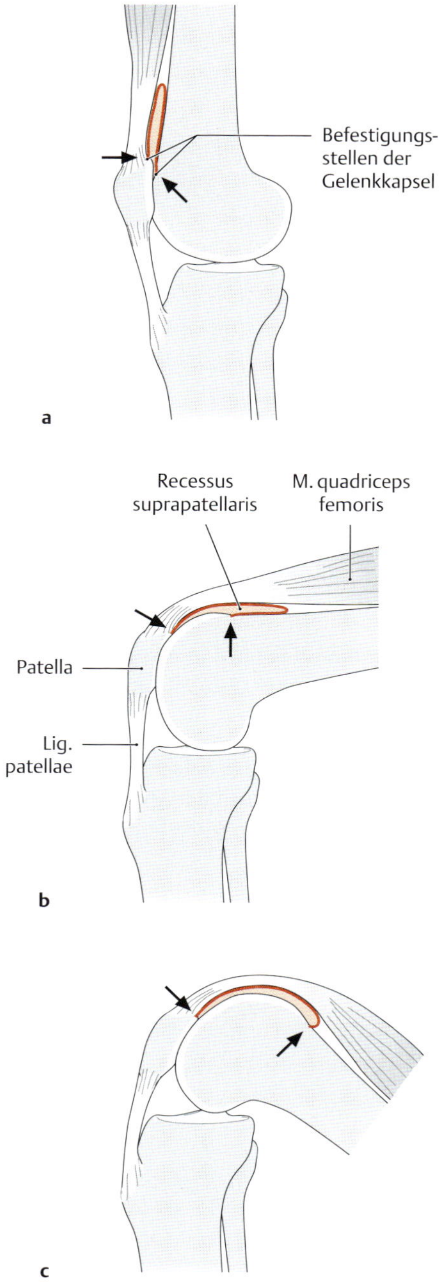

G Entfaltung des Recessus suprapatellaris bei Flexion

Rechtes Kniegelenk, Ansicht von medial.

- **a** Neutral-Null-Stellung;
- **b** 80°-Beugung;
- **c** 130°-Beugung.

Der Recessus suprapatellaris zieht vom oberen Patellapol nach proximal, biegt um und inseriert an der Knorpel-Knochen-Grenze im Bereich der Facies patellaris femoris. Er dient als Reservefalte bei Knieflexion und wird etwa ab 130° vollständig entfaltet.

1.22 Kniegelenk: Messung des Bewegungsumfangs und Funktionsuntersuchung des Kapsel-Band-Apparates

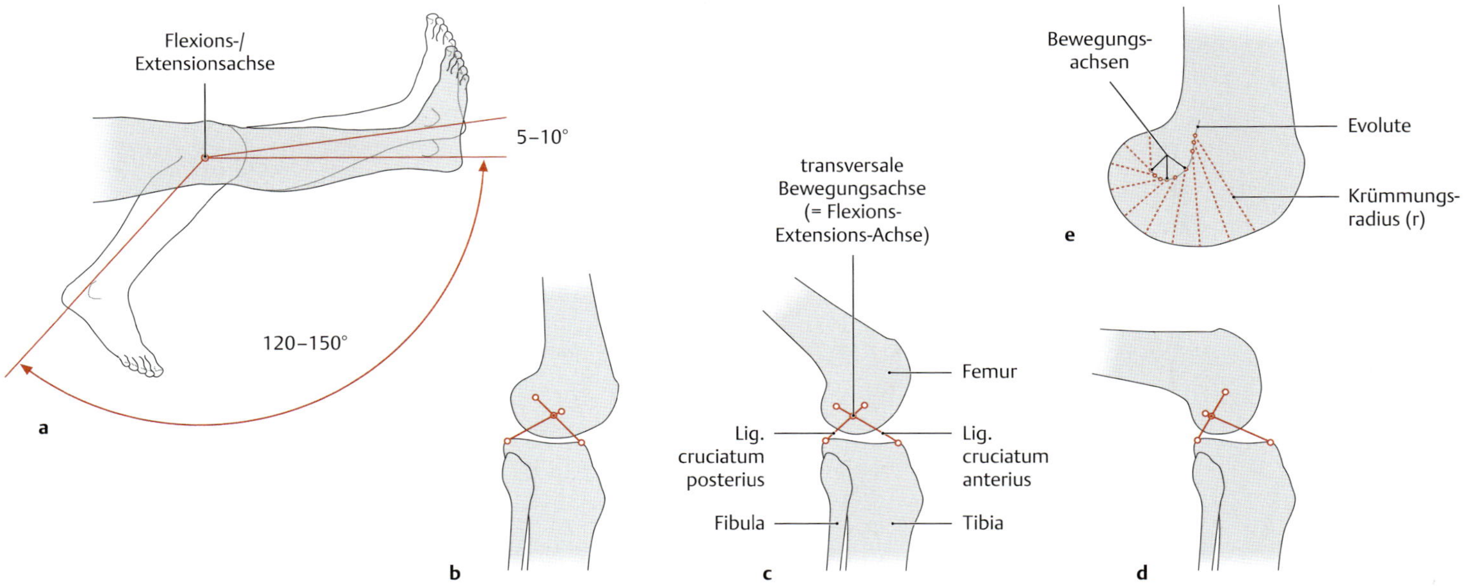

A Flexion und Extension im Kniegelenk
Rechtes Kniegelenk, Ansicht von lateral.
Flexion und Extension im Kniegelenk erfolgen um eine transversale Achse (**a**), die in jeder Gelenkstellung durch den momentanen Drehpunkt verläuft. Dieser entspricht dem jeweiligen Schnittpunkt sowohl der Kollateral- als auch der Kreuzbänder (**b**). Mit zunehmender Flexion (**c** u. **d**) wandert die momentane Bewegungsachse auf einer Kurve (Evolute) bogenförmig nach hinten oben (**e**). Der jeweilige Abstand zwischen dieser Kurve und der Gelenkoberfläche des Femur entspricht den unterschiedlichen Krümmungsradien (r) eines Femurkondylus. Das Bewegungsausmaß hängt, v. a. bei Flexion, von verschiedenen Parametern ab (Weichteilhemmung, aktive Insuffizienz, also ungenügende *Verkürzbarkeit* der ischiokruralen Muskulatur; s. S. 503).

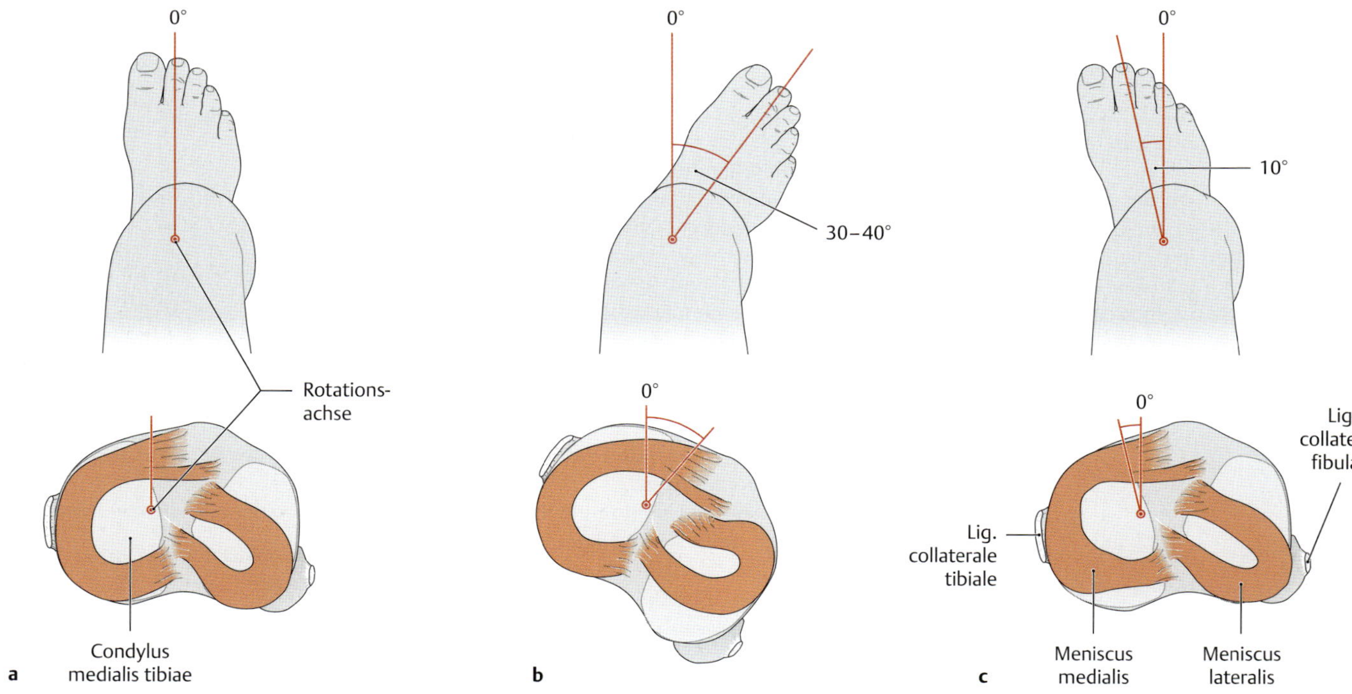

B Rotationsbewegungen des Unterschenkels gegenüber dem Oberschenkel in einem um 90° gebeugten Kniegelenk
Rechtes Kniegelenk, Ansicht von proximal auf das gebeugte Knie und das entsprechende Tibiaplateau.

a Nullstellung;
b Außenrotation;
c Innenrotation.

Die Rotationsachse verläuft vertikal durch den inneren Bereich des medialen Tibiakondylus. Da sich die Kreuzbänder (hier nicht zu sehen) bei der Innenrotation umeinander wickeln, ist das Bewegungsausmaß hier wesentlich geringer (etwa 10°) als bei der Außenrotation (30–40°). Die meisten Kreuzbandrupturen ereignen sich daher bei Innenrotation, wobei dann das vordere Kreuzband betroffen ist.
Beachte den unterschiedlich großen Bewegungsspielraum der beiden Menisken!

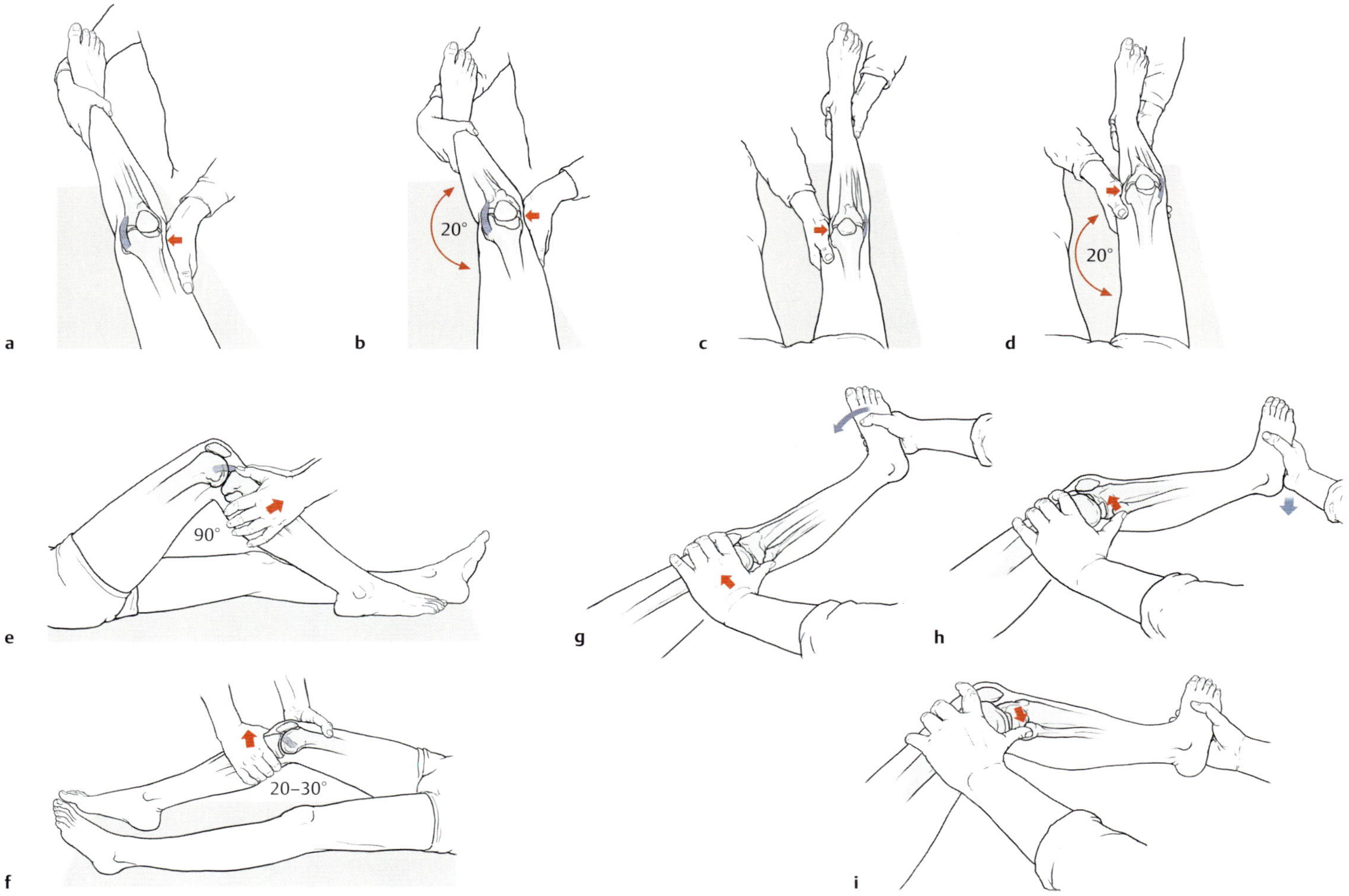

C Funktionsuntersuchungen des Kapsel-Band-Apparates (Auswahl)
Etwa 90 % aller Kapsel-Band-Verletzungen lassen sich allein durch exakte Anamnese und klinische Untersuchung ausreichend genau diagnostizieren. Sie erzeugen in Abhängigkeit vom Verletzungsmechanismus einfache oder komplexe Knieinstabilitäten.
Beachte: Für die Stabilitätsprüfung ist es daher essenziell zu wissen, in welcher Position das Kniegelenk von genau den Gelenkstrukturen stabilisiert wird, die man gerade prüfen möchte. Die Stabilitätsprüfungen lassen sich wie folgt einteilen:

a–d Valgus- und Varusstresstest (Prüfung der seitlichen Aufklappbarkeit des Kniegelenks)
Der Patient liegt auf dem Rücken und hält das Knie entweder gestreckt oder um 20° gebeugt. Der Untersucher umfasst mit einer Hand den Unterschenkel des Patienten auf Höhe des oberen Sprunggelenks. Mit der anderen Hand erzeugt er Valgus- oder Varusstress, drückt also von außen (**a** u. **b**) oder innen gegen das Kniegelenk (**c** u. **d**). Vermehrte Aufklappbarkeit unter *Valgusstress in Extensionsstellung* spricht nicht nur für eine Läsion des Innenbandes, sondern zusätzlich für eine Verletzung der posteromedialen Kapsel und der Kreuzbänder. *Valgusstress bei 20°-Kniebeugung* hingegen lässt eine isolierte Prüfung des Innenbandes zu. Vermehrte Aufklappbarkeit unter *Varusstress in Extensionsstellung* spricht nicht nur für eine Läsion des Außenbandes, sondern zusätzlich der posterioren Kapsel und der Kreuzbänder. Vermehrte Aufklappbarkeit unter *Varusstress bei 20° gebeugtem Kniegelenk* deutet auf eine isolierte Läsion des Außenbandes.

e u. f Schubladen- und Lachmann-Test
Beide Tests werden bei Verdacht auf Läsion des vorderen bzw. des hinteren Kreuzbandes durchgeführt (= vorderer/hinterer Schubladen- und Lachmann-Test), wobei der Lachmann-Test besonders sensitiv ist. Dargestellt ist hier jeweils die vordere Variante, da das vordere Kreuzband (VKB) deutlich häufiger verletzt ist als das hintere (vgl. S. 466). Beim vorderen Schubladentest (**e**) liegt der Patient auf dem Rücken. Das Hüftgelenk ist um 45° gebeugt, das Kniegelenk um 90°, der Fuß wird mit dem Gesäß fixiert. Der Untersucher umgreift den Tibiakopf mit beiden Händen und versucht, die Tibia nach vorne zu verschieben. Beim vorderen Lachmann-Test (**f**) liegt der Patient ebenfalls auf dem Rücken, Knie- und Hüftgelenk sind jedoch beide um 20–30° gebeugt. Grund: In dieser extensionsnahen Gelenkstellung hat das VKB eine essenzielle Stabilisierungsfunktion, denn der Hebelarm der ischiokruralen Muskulatur ist in dieser Stellung minimiert. Wenn also das Kreuzband beschädigt ist, fällt dies in dieser Stellung besonders auf. Der Untersucher umfasst mit einer Hand den Oberschenkel, mit der anderen zieht er die Tibia nach vorne. Sowohl beim vorderen Schubladentest als auch beim Lachman-Test spricht ein weicher Anschlag für einen kompletten Kreuzbandriss, ein fester Anschlag für ein intaktes Band oder eine Partialruptur. „Weicher Anschlag" heißt, die Tibia stoppt nicht oder kaum wahrnehmbar ab, wenn man sie nach vorne oder hinten verschieben möchte, „harter Anschlag" heißt, sie stoppt aprubt ab.

g–i Pivot-Shift-Test (Prüfung der dynamischen anterioren Subluxation)
Hier ist ebenfalls die Variante mit dem Test der anterioren Subluxation zum Nachweis einer Läsion des VKBs dargestellt. Der Patient liegt auf dem Rücken, der Untersucher steht seitlich der zu untersuchenden Extremität. Er hält das gestreckte Bein über die Ferse in Innenrotation und appliziert über die proximale Tibia Valgusstress (**g**). Unter dieser Belastung kommt es z. B. bei Ruptur des vorderen Kreuzbandes irgendwann zwischen voller Streckung des Kniegelenks und 30° Beugung zu einer vermehrten anterioren Translation (Subluxation) des lateralen Tibiaplateaus (**h**). Wird das Kniegelenk dann langsam weiter flektiert, kommt es bei 20–30° Beugung durch Zug des Tractus iliotibialis (ändert bei diesem Beugewinkel seine Zugrichtung) zu einer meist ruckartig spürbaren Reposition („Schnapp-Phänomen") des Tibiaplateaus (**i**). Der Patient nimmt dies als unangenehmes Gefühl der Instabilität wahr.

1.23 Kniegelenk: Ruptur des vorderen Kreuzbandes

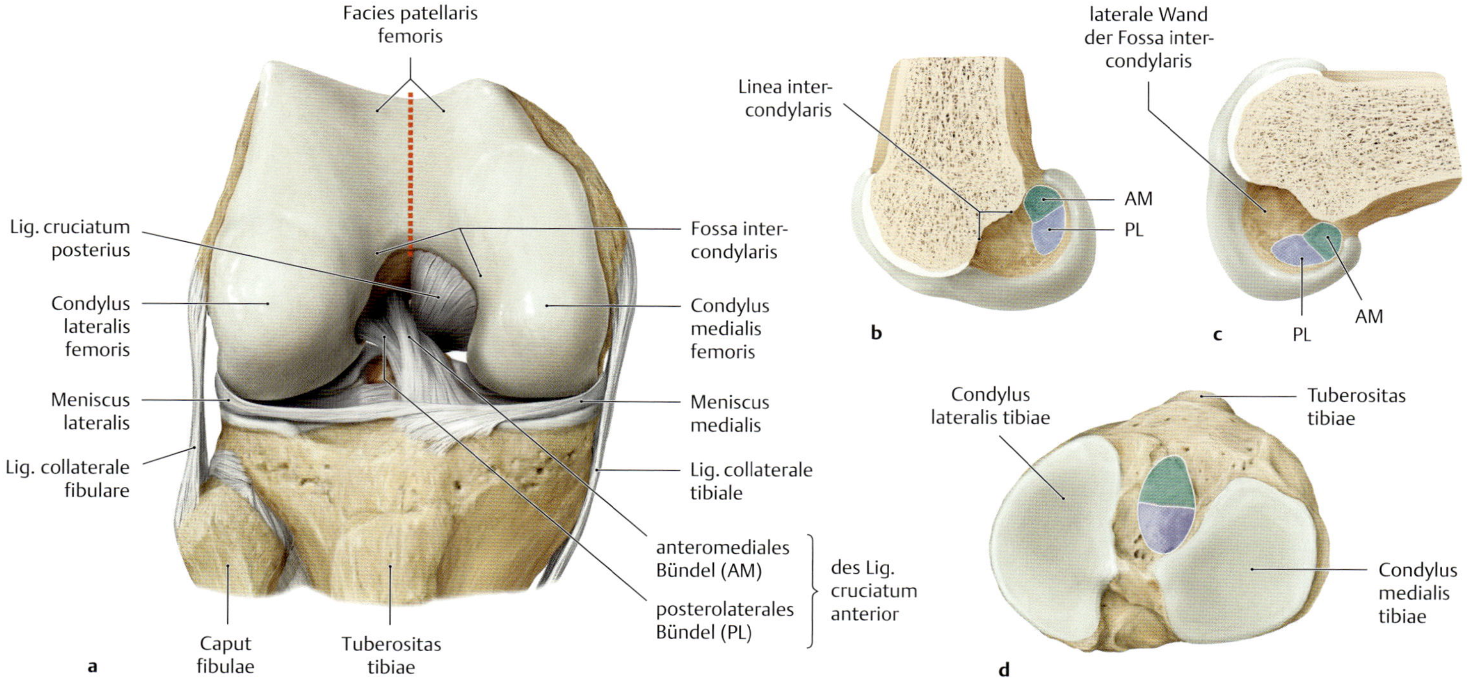

A Anatomie des vorderen Kreuzbandes (VKB)

a rechtes Kniegelenk in Beugestellung; Ansicht von vorne nach Entfernung der Patella und der Gelenkkapsel; **b** u. **c** Lage der Ursprungsflächen („footprints“) des anteromedialen und posterolateralen Faserbündels im Bereich der lateralen Wand der Fossa intercondylaris in Streck- (**b**) und Beugestellung (**c**); **d** Insertionsflächen der beiden Faserbündel am Tibiaplateau.

Die Benennung der beiden Faserbündel des vorderen Kreuzbandes als AM- und PL-Bündel erfolgt entsprechend ihrer tibialen Insertion (s. **d**). Der femorale Ursprung beider Bündel im hinteren, lateralen Bereich der Fossa intercondylaris grenzt oben an die Linea intercondylaris (AM-Bündel) und erstreckt sich entlang der Knorpel-Knochen-Grenze (PL-Bündel) (s. **c**). Zwischen beiden Ursprüngen ist manchmal eine weitere Knochenleiste zu erkennen („sog. lateral bifurcate ridge“). Bei ihrem Verlauf durch die Fossa intercondylaris liegen die Bündel hintereinander, so dass das vordere Kreuzband einen ovalen Querschnitt aufweist (s. **d**). Aufgrund ihrer unterschiedlichen Länge (AM-Bündel = ca. 38 mm und PL-Bündel = ca. 20 mm) und ihres unterschiedlichen steilen Verlaufes sind bei verschiedenen Gelenkstellungen unterschiedliche Anteile gespannt bzw. entspannt (s. **B**).

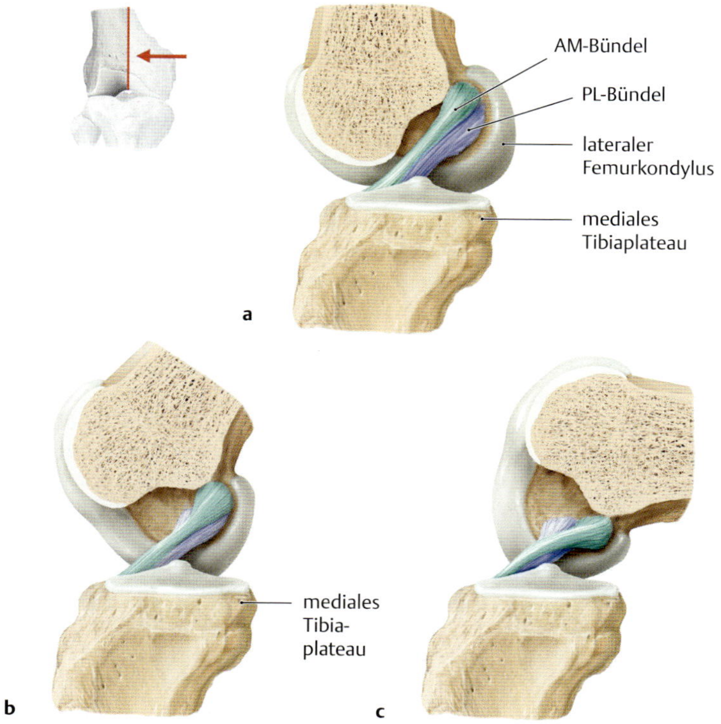

B Funktion des vorderen Kreuzbandes

a–c Rechtes Kniegelenk in unterschiedlichen Beugestellungen (**a** = 0°-, **b** = 35°- und **c** = 90°-Flexion). Sicht auf die laterale Wand der Fossa intercondylaris nach Entfernung des medialen Femurkondylus (s. Navigator); **d** Schematische Darstellung der unter Spannung stehenden Faserbündel bei unterschiedlichen Beugestellungen.

Die beiden Faserbündel (AM- und PL-Bündel) weisen ein reziprokes Spannungsverhalten auf, d. h. das AM-Bündel kommt in Beugestellung des Kniegelenkes unter Spannung, das PL-Bündel vor allem in Streckstellung des Kniegelenkes. Auf diese Weise sichert das vordere Kreuzband unter verschiedenen Beugewinkeln sowohl die anteriore Stabilität als auch die Rotationsstabilität.

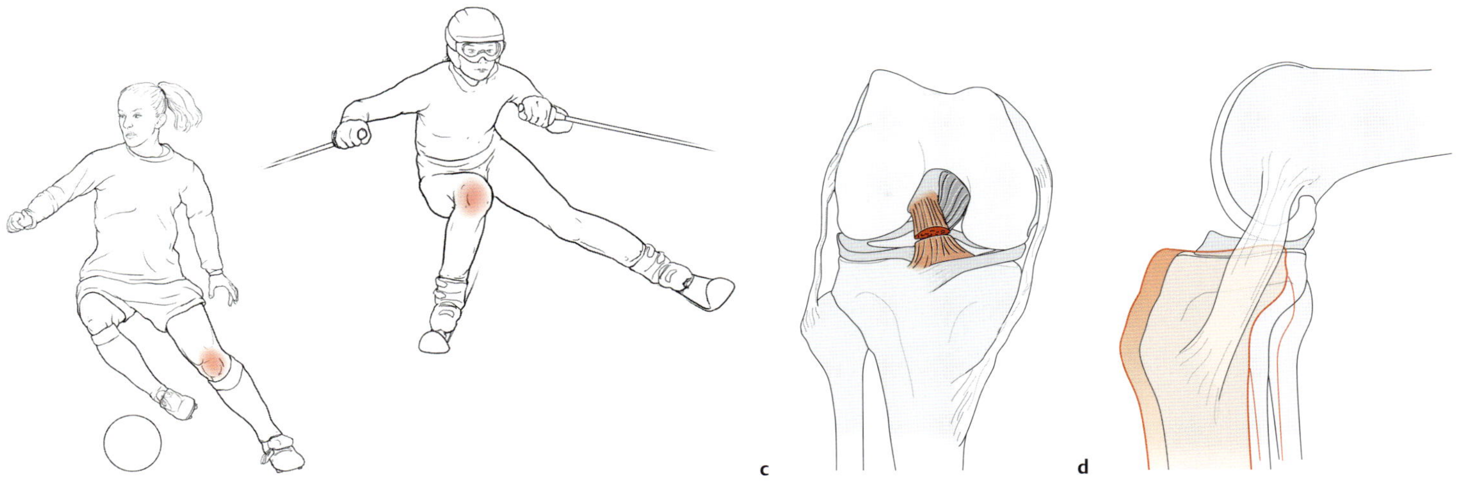

C Ruptur des vorderen Kreuzbandes: Verletzungsmechanismen, Epidemiologie und Diagnostik

a Typischer Verletzungsmechanismus bei plötzlichem Richtungswechsel im Lauf: Kniegelenk in Flexions-, Valgus- und Außenrotationsstellung;
b typischer Verletzungsmechanismus bei feststehendem Unterschenkel und stark flektiertem Knie (= Innenrotationstrauma, Körperschwerpunkt hinter dem Knie);
c u. **d** Zustand nach Ruptur des vorderen Kreuzbandes, rechtes Knie in Beugestellung von vorne (**c**) und von medial (**d**).

Die Ruptur des vorderen Kreuzbandes (VKB) ist eine typische Folge von Sportunfällen und etwa 10-mal häufiger als die Ruptur des hinteren Kreuzbandes. 20 % aller Knieverletzungen gehen mit einer Ruptur des VKB einher. Sie ist damit die häufigste Knieverletzung überhaupt (in der BRD z. Zt. ca. 35000/Jahr, USA 100000/Jahr). 70 % der VKB-Rupturen ereignen sich zwischen dem 15. und 45. Lebensjahr, Frauen sind deutlich häufiger betroffen als Männer. Häufige Begleitverletzungen sind Rupturen sowohl des medialen Kollateralbandes als auch des medialen Meniskus („Unhappy triad-Verletzung"). Bei der Untersuchung spielen neben einer sorgfältigen Anamnese v. a. die Inspektion, die Bildgebung und bestimmte diagnostische Tests eine zentrale Rolle. Zu den klassischen Tests innerhalb der Funktionsdiagnostik des Kapsel-Band-Apparates zählt das Prüfen der sog. „Schubladenphänomene" (s. S. 465). Eine positive vordere Schublade spricht für eine Ruptur des vorderen Kreuzbandes, eine positive hintere Schublade für die Ruptur des hinteren Kreuzbandes.

Beachte: Unter klinischen Gesichtspunkten ist die Interpretation von Schubladenphänomenen manchmal schwierig. So kann nach akuter Ruptur des vorderen Kreuzbandes eine vordere Schublade aufgrund der Spannung der ischiokruralen Muskulatur negativ sein. Ebenfalls kann nach frischer Verletzung schmerzbedingt im Kniegelenk nicht 90° gebeugt werden, wie dies für die Ausführung des Schubladentests nötig ist.

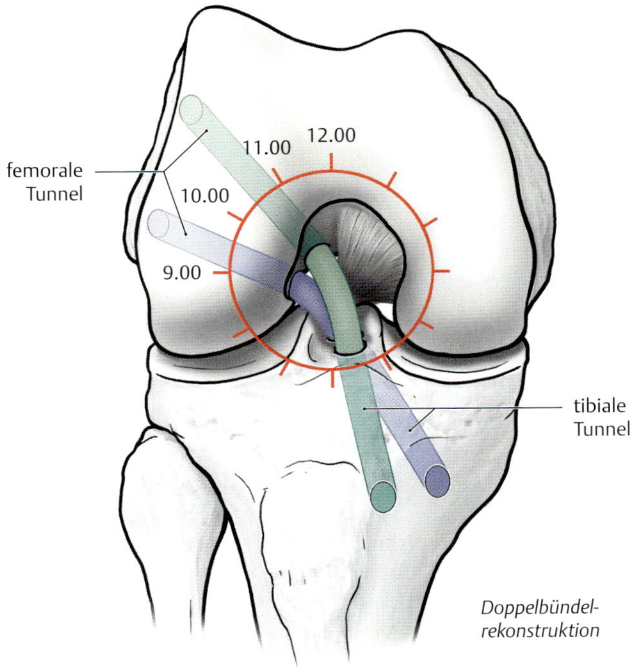

D Ruptur des vorderen Kreuzbandes: Doppelbündelrekonstruktion

Um sowohl die anterior-posteriore Stabilität als auch die Rotationsstabilität des vorderen Kreuzbandes (VKB) wiederherzustellen, müssen beide Bündel (AM- und PL-Bündel) ersetzt werden (vgl. **B**). Bei der sog. Doppelbündel-Rekonstruktion (auch „Vierkanaltechnik") werden arthroskopisch 4 knöcherne Tunnel bei 110° gebeugtem Kniegelenk angelegt und jeweils zwei Transplantate in Position des AM- und PL-Bündels eingezogen. Auf transversalen Schnittbildaufnahmen sollte bei einem rechten Kniegelenk das Transplantat die Fossa intercondylaris bei 9.30 Uhr (PL-Bündel) und bei 10.30 Uhr (AM-Bündel) verlassen. Die tibiale Insertion des AM-Bündels liegt bei 30 % des maximalen Tibiadurchmessers; die Insertion des PL-Bündels bei 44 %. Als Transplantat werden heute autologe Sehnen des M. semitendinosus bzw. gracilis verwendet. Die lange Jahre üblichen Patellarsehnen-Transplantate weisen eine deutlich größere Entnahmemorbidität auf als die Sehnen der genannten Muskeln. Von der Doppelbündeltechnik verspricht man sich eine Verbesserung des funktionellen Operationsergebnisses im Hinblick auf die anterior-posteriore Translation und die Rotationsstabilität (vgl. Petersen u. Zantop 2009). Da diese Operation jedoch sehr anspruchsvoll ist, wird in der Regel die sog. Einzelbündelrekonstruktion mit jeweils einem knöchernen Tunnel und einem Transplantat vorgenommen („Goldstandard").
Empfohlen wird der operative Ersatz des Kreuzbandes insbesondere sportlich aktiven Personen. Ziel ist es, die zerstörten Strukturen und damit die Stabilität anatomiegerecht wiederherzustellen und Band-, Meniskus- und Knorpelschäden zu verhindern (Verringern des Arthroserisikos!). Wenn das rekonstruierte VKB falsch positioniert wird, kann dies die Beweglichkeit einschränken und die Gelenkkinematik stören.

1.24 Schnittbildanatomie des Knies

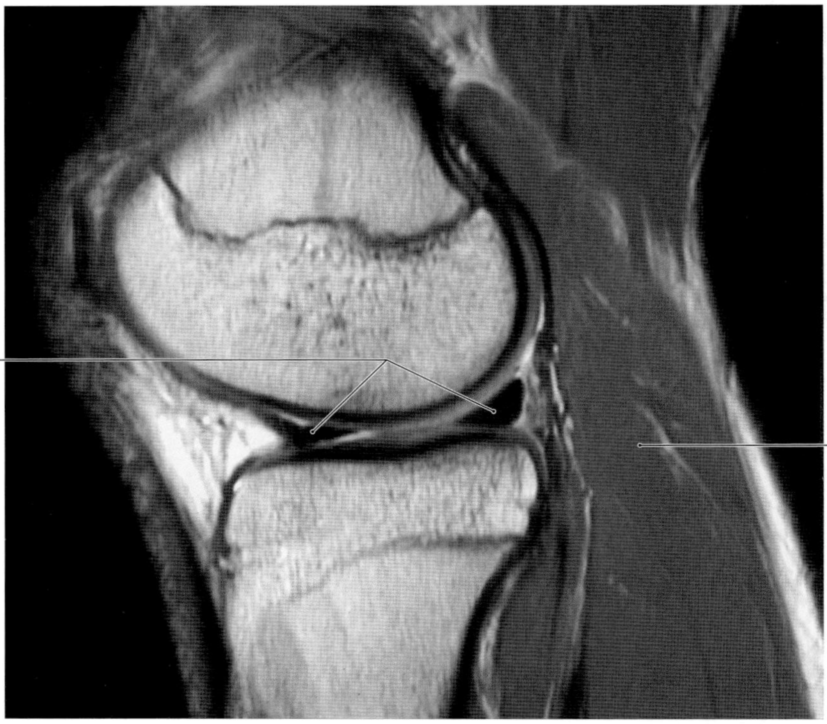

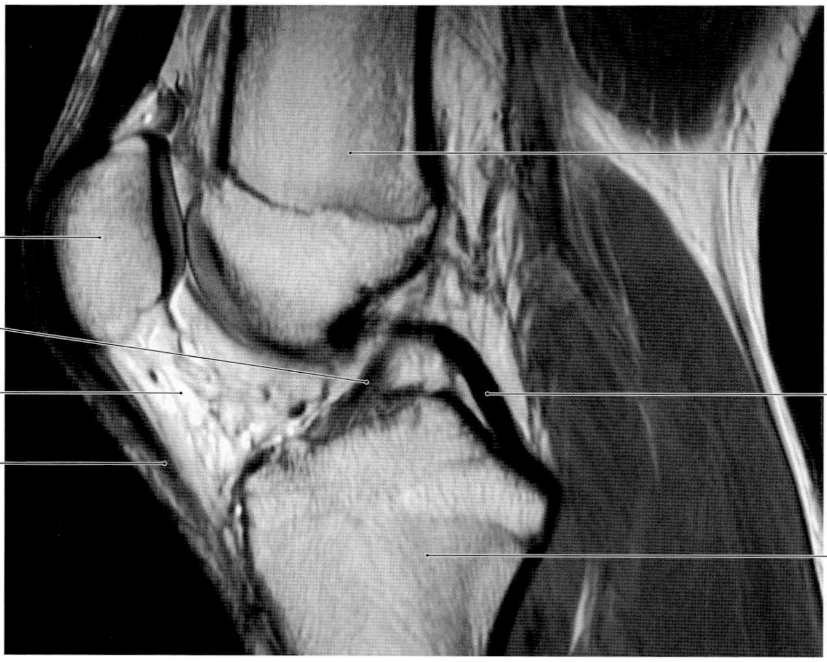

A Magnetresonanztomographie des Kniegelenks
(aus: Vahlensieck M, Reiser M. MRT des Bewegungsapparates. 4. Aufl. Stuttgart: Thieme; 2014)
T1-gewichtete Sequenzen in sagittaler Schnittführung auf Höhe des Außenmeniskus (**a**) und der Kreuzbänder (**b**).
In der Gelenkdiagnostik sind die Stärken der MRT die differenzierte Darstellung der Gelenkbinnenstrukturen, des Kapsel-Band-Apparates, der umgebenden Weichteile und des subchondralen Knochens. Neben den T1-gewichten Aufnahmen, die sich v. a. zur anatomischen Orientierung sowie zur Gewebecharakteristik eignen, spielen die T2-gewichteten, fettgesättigten Protonendichtesequenzen (PDFS) innerhalb der MRT-Gelenkdiagnostik eine wichtige Rolle, da sie sehr sensitiv für ödematöse Veränderungen (z. B. nach Frakturen) sind und eine signalreiche Darstellung des hyalinen Gelenkknorpels gestatten (s. **B**). (Fett gibt innerhalb der MRT ein hohes Signal, dass jedoch häufig unerwünscht ist und daher unterdrückt werden muss!)
Beachte: Auf sagittalen Schnittbildern ist das hintere Kreuzband in seinem gesamten, gleichmäßig bogenförmigen Verlauf von dorsal nach kranial gut zu sehen. Das vordere Kreuzband ist demgegenüber nur komplett zu sehen, wenn das Kniegelenk, wie hier, um 15–20° nach außen rotiert wird.

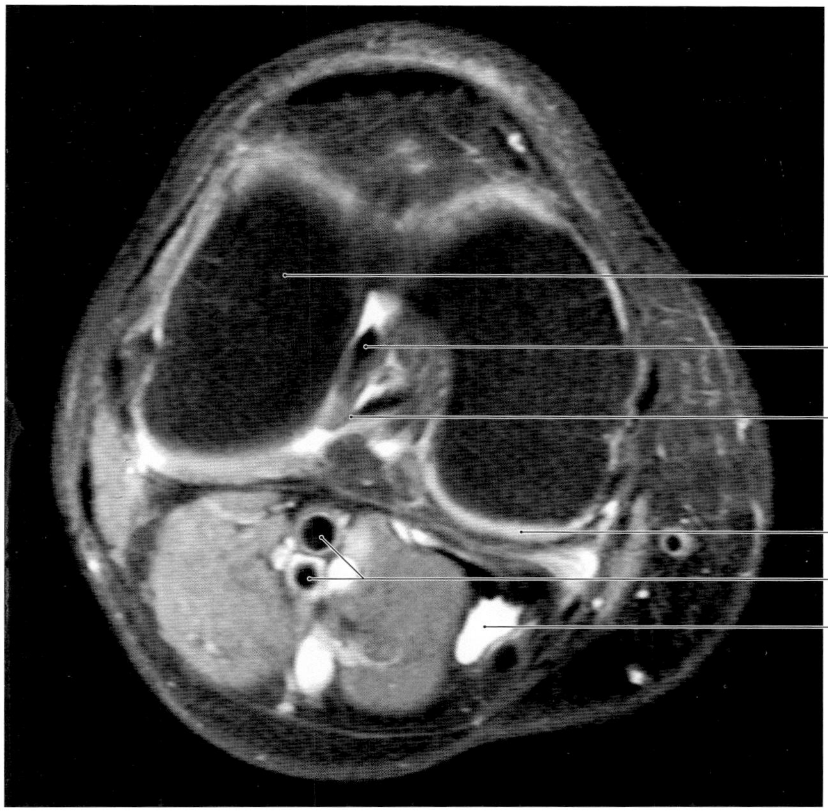

a

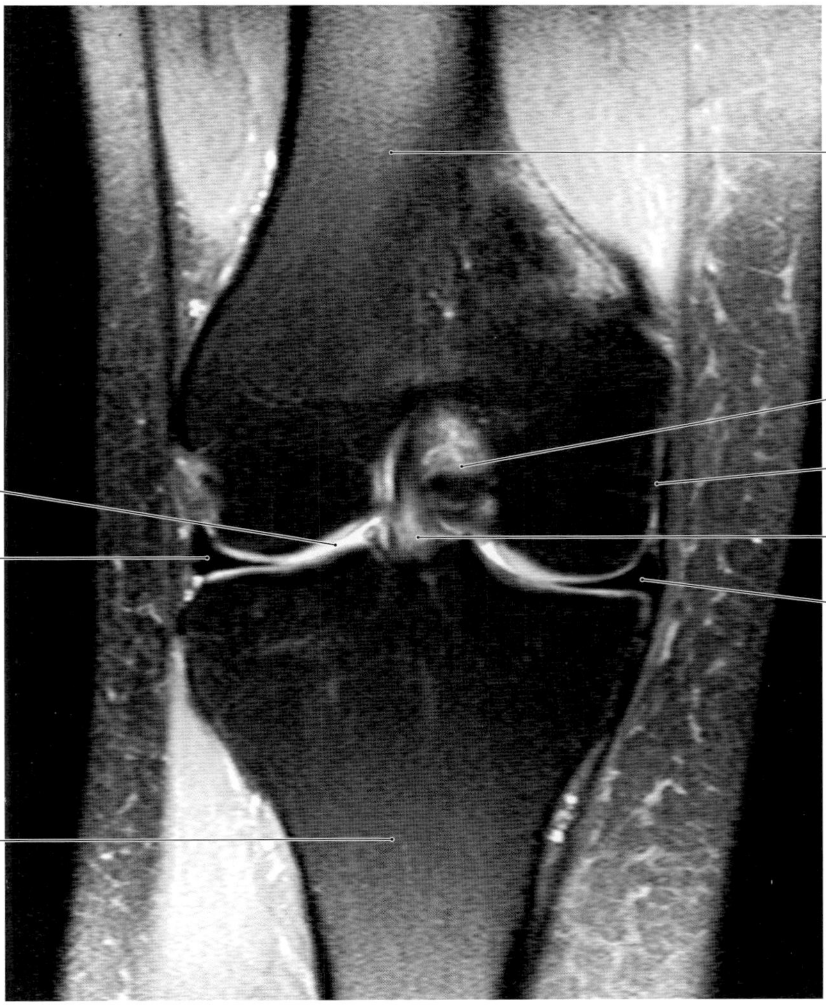

b

B Magnetresonanztomographie des Kniegelenks (aus: Vahlensieck M, Reiser M. MRT des Bewegungsapparates. 4. Aufl. Stuttgart: Thieme; 2014)

T2-gewichtete, fettgesättigte Protonendichtesequenzen in axialer (**a**) und koronare (**b**) Schnittführung.

Beachte die signalreiche Darstellung des hyalinen Gelenkknorpels, die die Beurteilung des Knorpelschadens ermöglicht.

1.25 Fußgelenke: artikulierende Knochen und Gelenke im Überblick

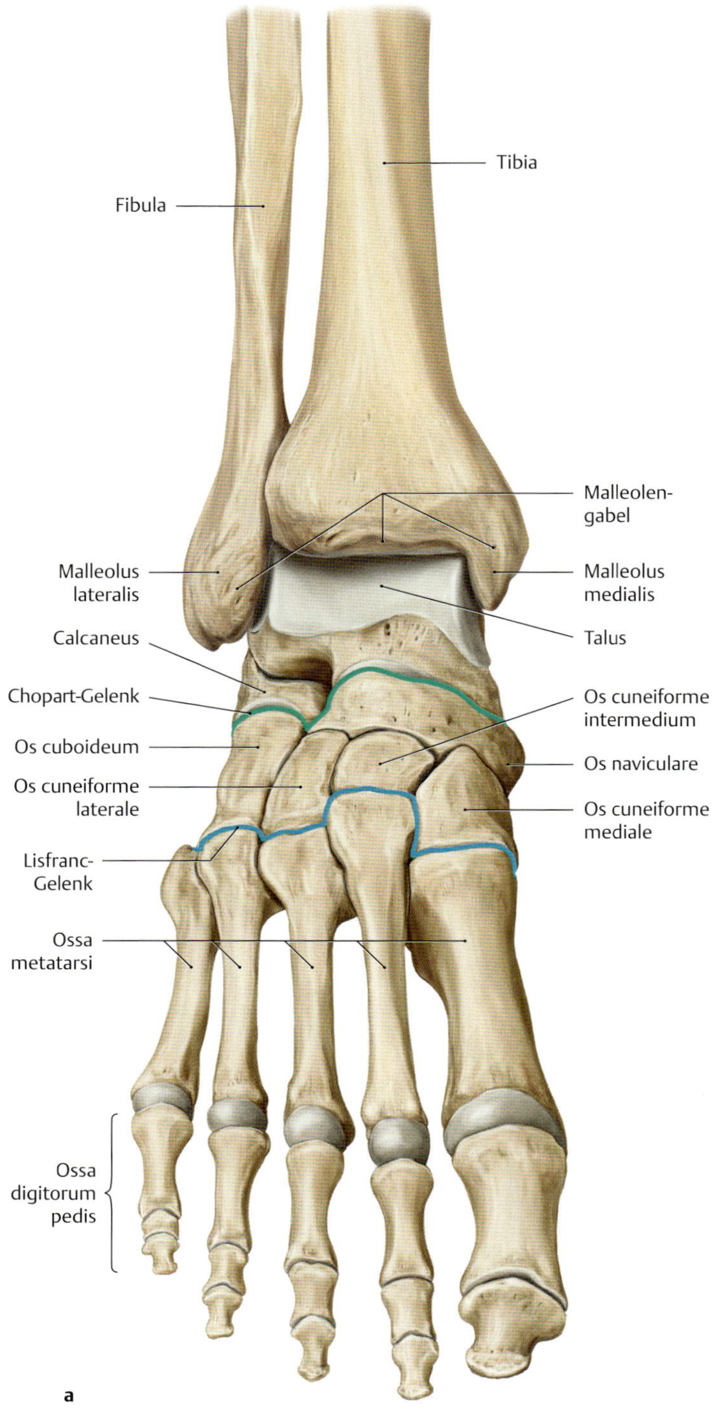

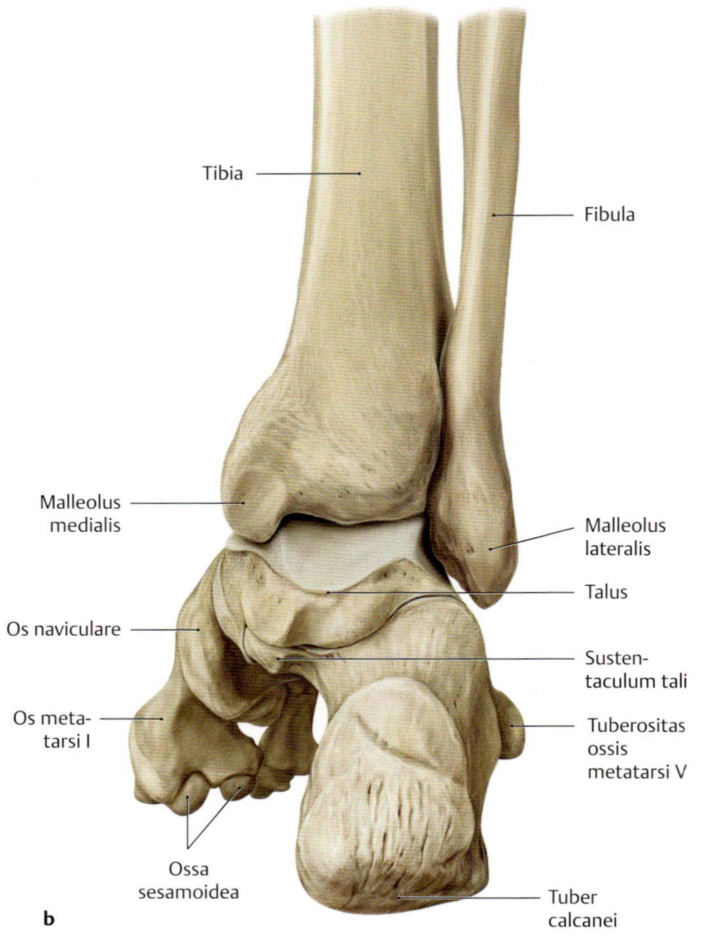

A Artikulierende Knochen der verschiedenen Fußgelenke
Rechter Fuß.

a Ansicht von vorne, Plantarflexion im oberen Sprunggelenk;
b Ansicht von hinten, Fuß in Neutral-Null-Stellung.

B Übersicht über die Gelenke am Fuß (Articulationes pedis)

• Art. talocruralis	oberes Sprunggelenk (klinisch: OSG)
• Art. subtalaris und Art. talocalcaneonavicularis	unteres Sprunggelenk* (klinisch: USG)
• Art. calcaneocuboidea	Fersenbein-Würfelbein-Gelenk
• Art. talonavicularis	Sprungbein-Kahnbein-Gelenk
• Art. tarsi transversa**	queres Fußwurzel- oder *Chopart-Gelenk*
• Art. cuneonavicularis	Keilbein-Kahnbein-Gelenk
• Artt. intercuneiformes	Gelenke zwischen den Keilbeinen
• Art. cuneocuboidea	Gelenk zwischen lateralem Keilbein und Würfelbein
• Artt. tarsometatarsales	Fußwurzel-Mittelfuß-Gelenke oder *Lisfranc-Gelenk* bzw. *Lisfranc-Gelenklinie*
• Artt. intermetatarsales	Gelenke zwischen den Basen der Mittelfußknochen
• Artt. metatarsophalangeae	Zehengrundgelenke
• Artt. interphalangeae proximales	Mittelgelenke
• Artt. interphalangeae distales	Endgelenke

* Im unteren Sprunggelenk artikuliert der Talus mit dem Calcaneus und dem Os naviculare. Anatomisch unterscheidet man im unteren Sprunggelenk zwei vollständig voneinander getrennte Teilgelenke: eine sog. hintere (Art. subtalaris) und eine vordere Gelenkkammer (Art. talocalcaneonavicularis). Die Bezeichnung „Art. talotarsalis" ist veraltet, wird jedoch noch immer gebraucht.

** besteht aus Art. calcaneocuboidea und Art. talonavicularis

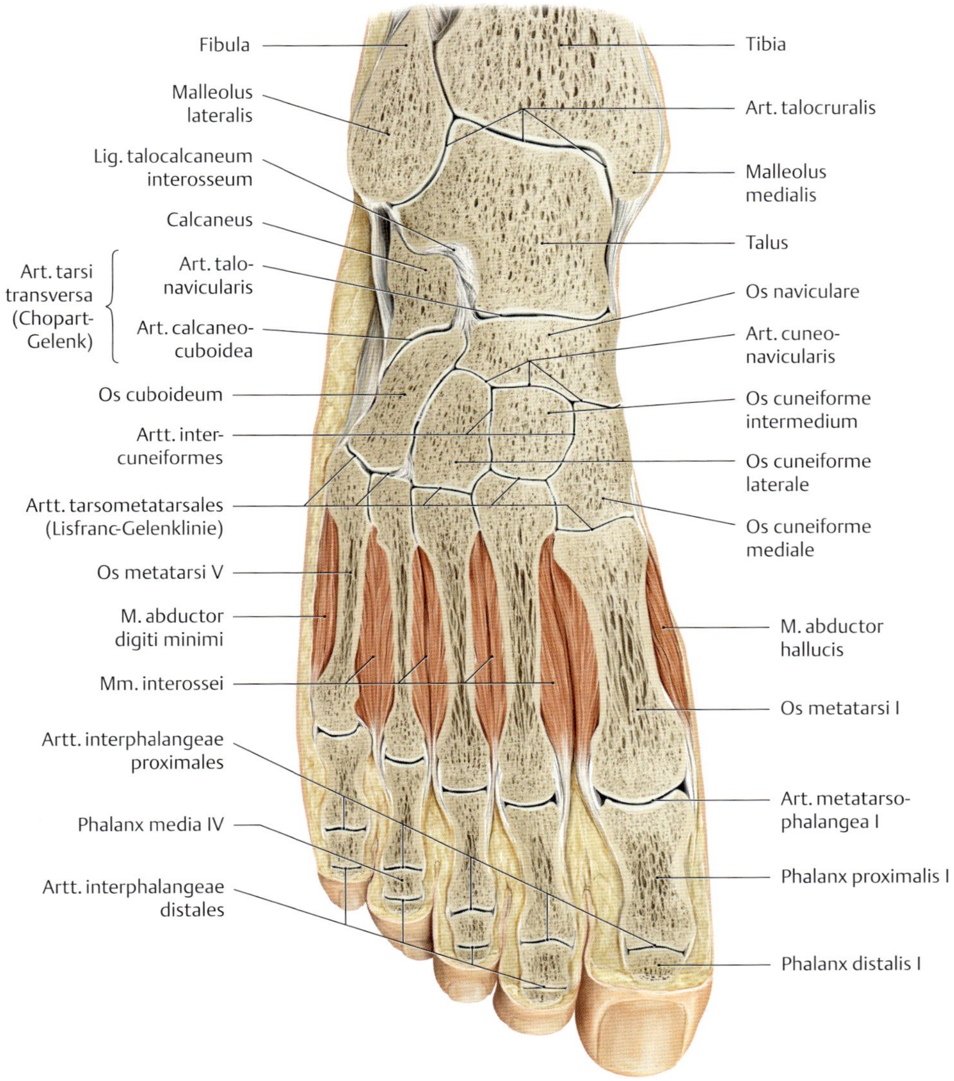

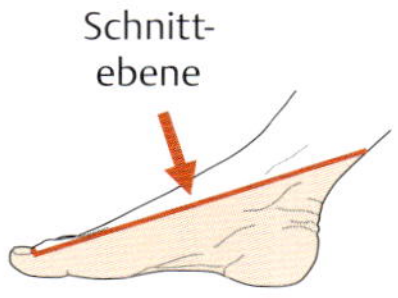

C Schräg verlaufender Transversalschnitt
Rechter Fuß, Ansicht von oben. Der Fuß ist im oberen Sprunggelenk nach plantar flektiert (Zeichnung nach einem Präparat der Anatomischen Sammlung der Universität Kiel).

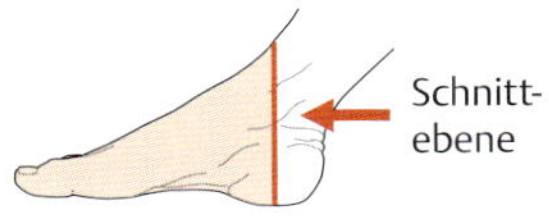

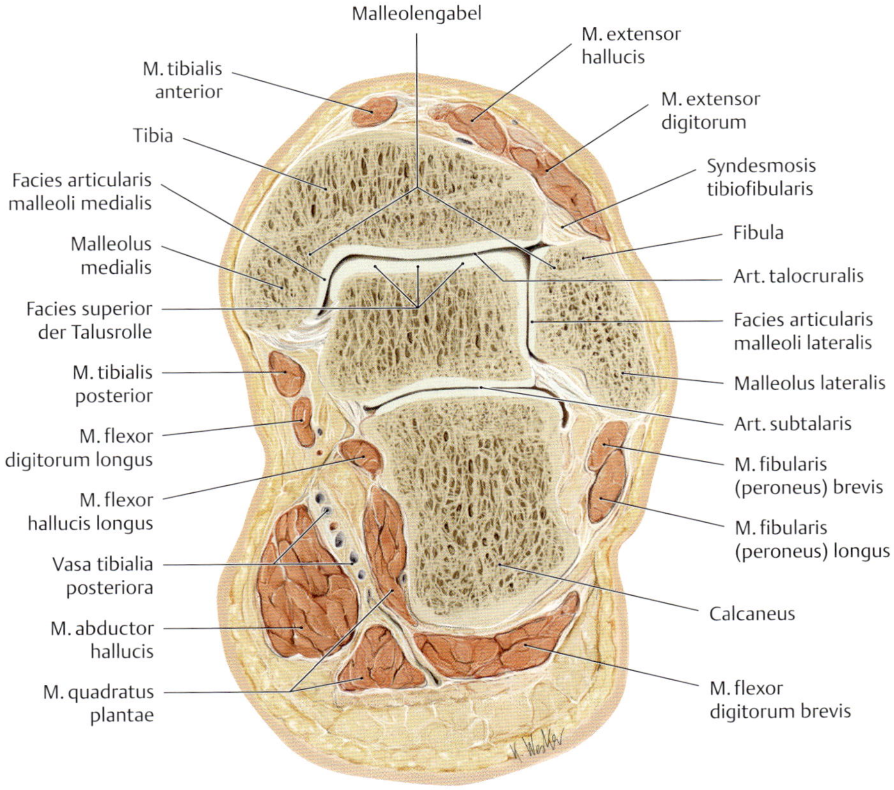

D Frontalschnitt durch das obere und untere Sprunggelenk
Rechter Fuß, Ansicht von proximal (Plantarflexion im oberen Sprunggelenk; das untere Sprunggelenk ist im Bereich der hinteren Kammer angeschnitten) (Zeichnung nach einem Präparat der Anatomischen Sammlung der Universität Kiel).

1.26 Fußgelenke: Gelenkflächen

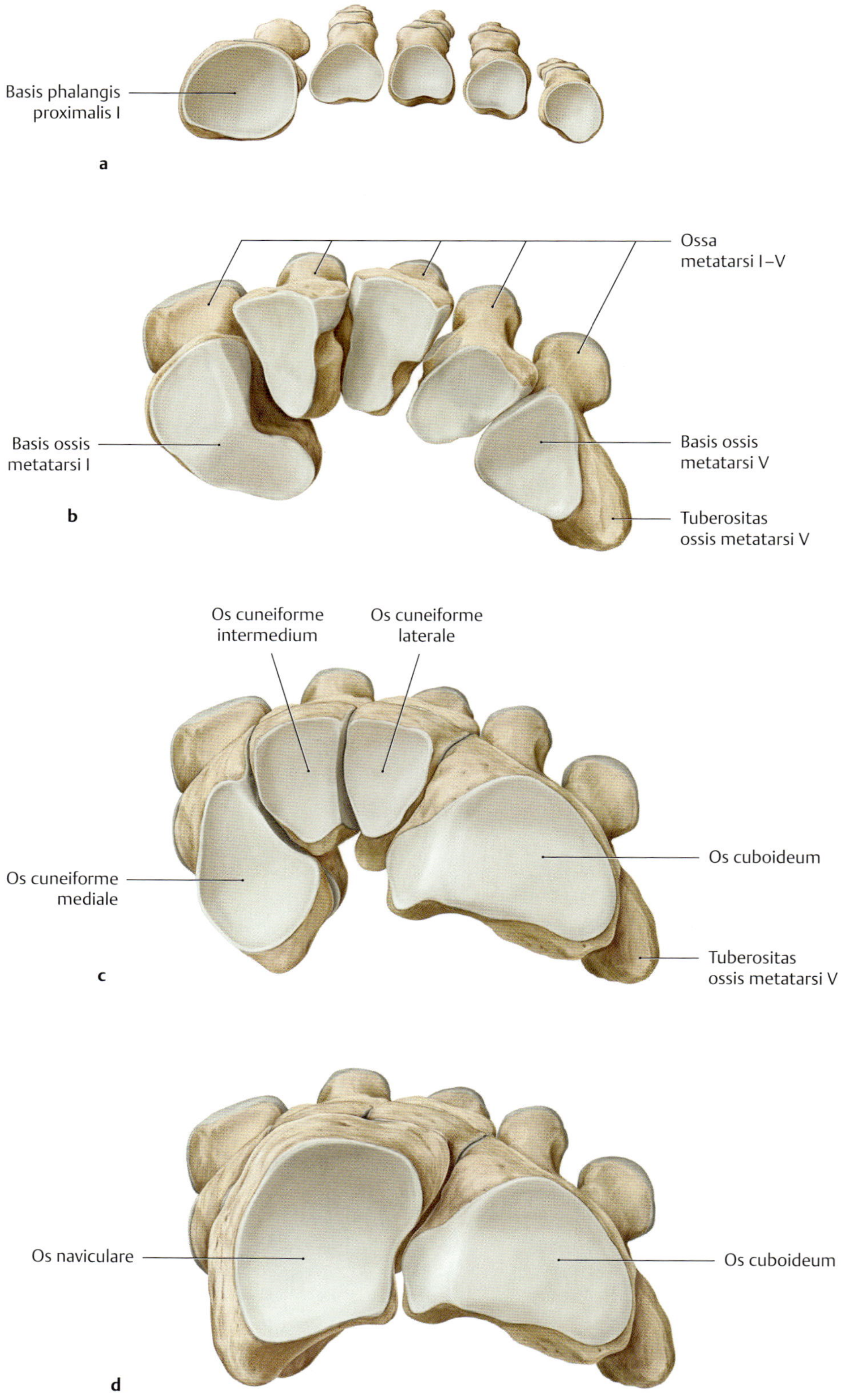

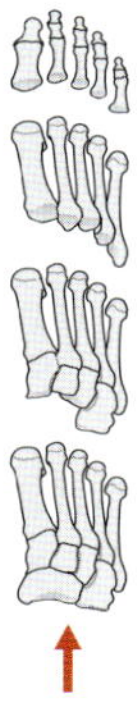

A Proximale Gelenkflächen
Rechter Fuß, Ansicht von proximal.

- **a** Artt. metatarsophalangeae: Basen der Grundphalangen I–V;
- **b** Artt. tarsometatarsales (Lisfranc-Gelenk): Basen der Ossa metatarsi I–V;
- **c** Art. cuneonavicularis und Art. calcaneocuboidea: proximale Gelenkflächen der Ossa cuneiformia mediale, intermedium u. laterale sowie des Os cuboideum;
- **d** Art. talonavicularis und Art. calcaneocuboidea (Chopart-Gelenk): proximale Gelenkflächen des Os naviculare und des Os cuboideum.

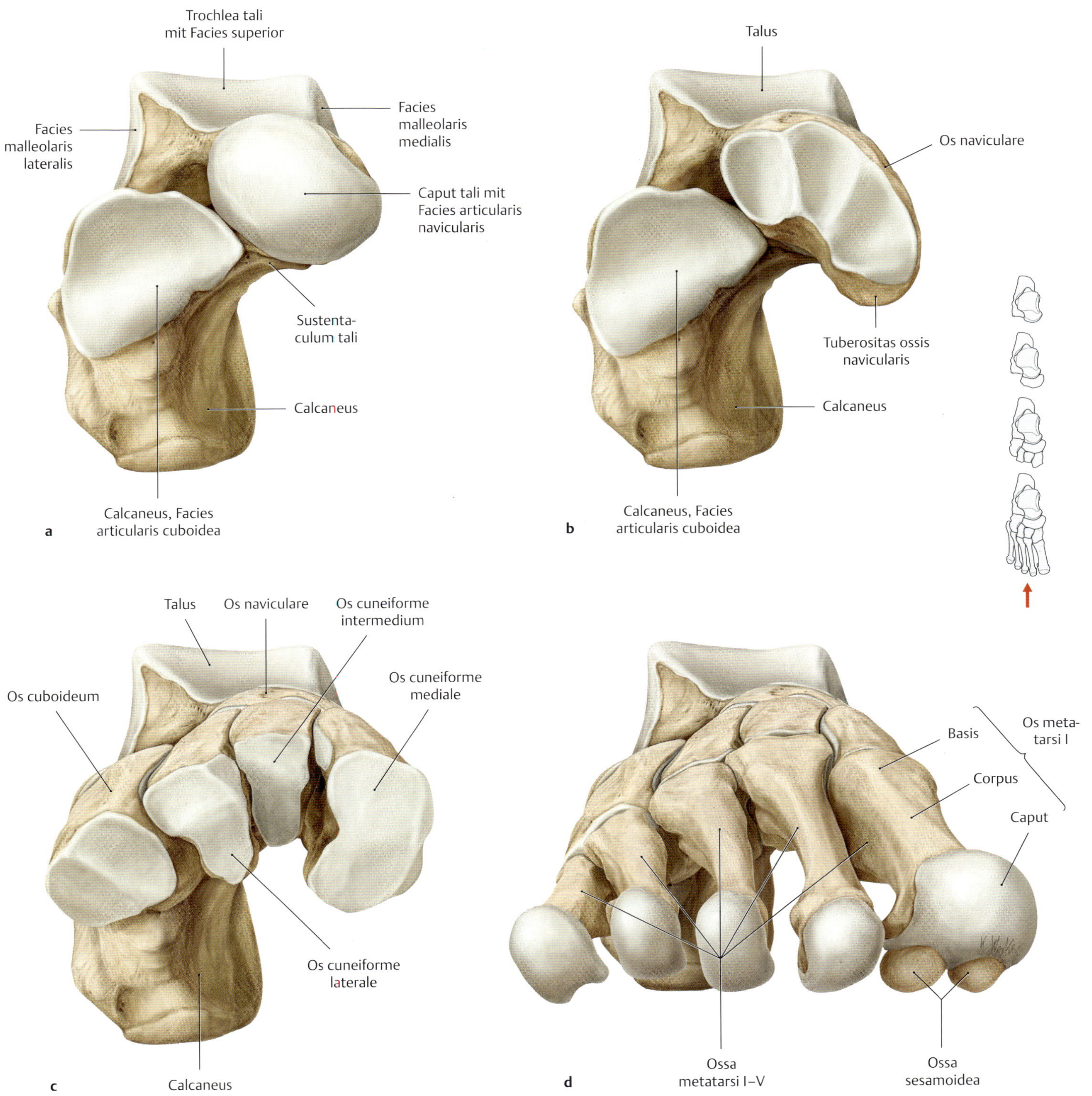

B Distale Gelenkflächen
Rechter Fuß, Ansicht von distal.

- **a** Art. talonavicularis und Art. calcaneocuboidea (Chopart-Gelenk): distale Gelenkflächen des Calcaneus und des Talus;
- **b** Art. cuneonavicularis und Art. calcaneocuboidea: distale Gelenkflächen des Os naviculare und des Calcaneus;
- **c** Artt. tarsometatarsales (Lisfranc-Gelenk): distale Gelenkflächen der Ossa cuneiformia mediale, intermedium und laterale sowie des Os cuboideum;
- **d** Artt. metatarsophalangeae: Köpfe der Ossa metatarsi I–V.

1.27 Fußgelenke: oberes und unteres Sprunggelenk

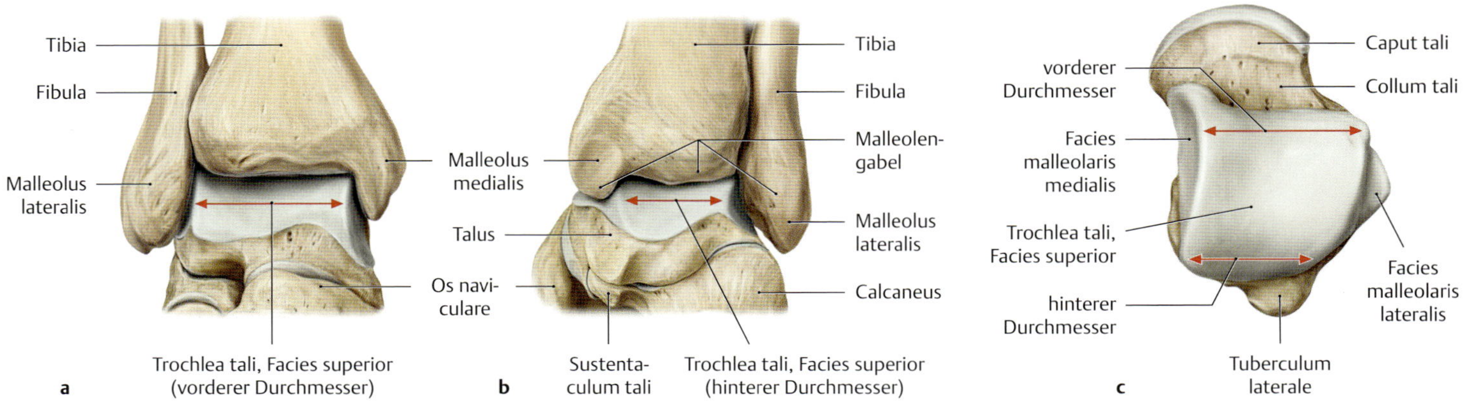

A Artikulierende Skelettelemente des oberen Sprunggelenks (Art. talocruralis)

- **a** Rechter Fuß, Ansicht von vorne;
- **b** rechter Fuß, Ansicht von hinten;
- **c** Trochlea tali eines rechten Sprungbeins, Ansicht von oben.

Das *obere* Sprunggelenk (Art. talocruralis) wird von den distalen Enden der Tibia und Fibula (Knöchel- bzw. Malleolengabel, s. auch **B**) und der Trochlea tali des Sprungbeins gebildet. Die Art. talocruralis verfügt somit über eine gute Knochen- und Bandführung und trägt zur Sicherung der aufrechten Körperhaltung bei. Bedingt durch die Form der Trochlea tali (der vordere Teil, die Facies superior, ist etwa 5–6 mm breiter als der hintere Abschnitt) ist jedoch die knöcherne Führung des oberen Sprunggelenks in Streck- und Beugestellung unterschiedlich groß. Artikuliert bei *Dorsalextension* (Unterschenkel und Fuß nähern sich, z. B. in Hockstellung) der breitere, vordere Teil der Trochlea tali mit der Malleolengabel, sind die Syndesmosenbänder (s. S. 476) straff gespannt und die knöcherne Sicherung ist besonders groß. Steht hingegen bei *Plantarflexion* (z. B. beim Zehenstand) der schmalere, hintere Trochleabereich in Kontakt mit der Malleolengabel, fehlt die knöcherne Führung des Sprungbeins in der Knöchelgabel.

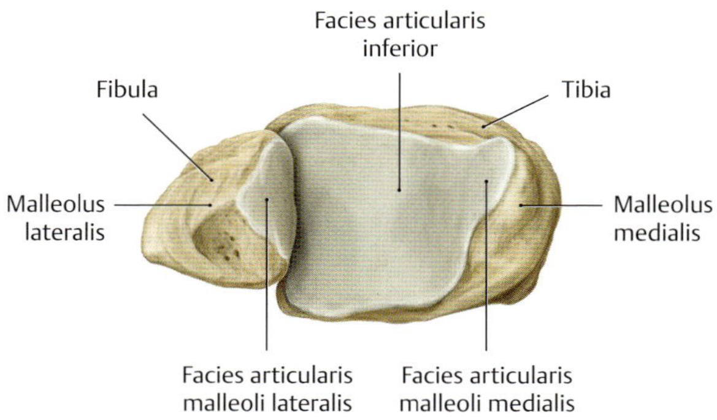

B Gelenkflächen einer Malleolengabel
Rechter Fuß, Ansicht von distal.

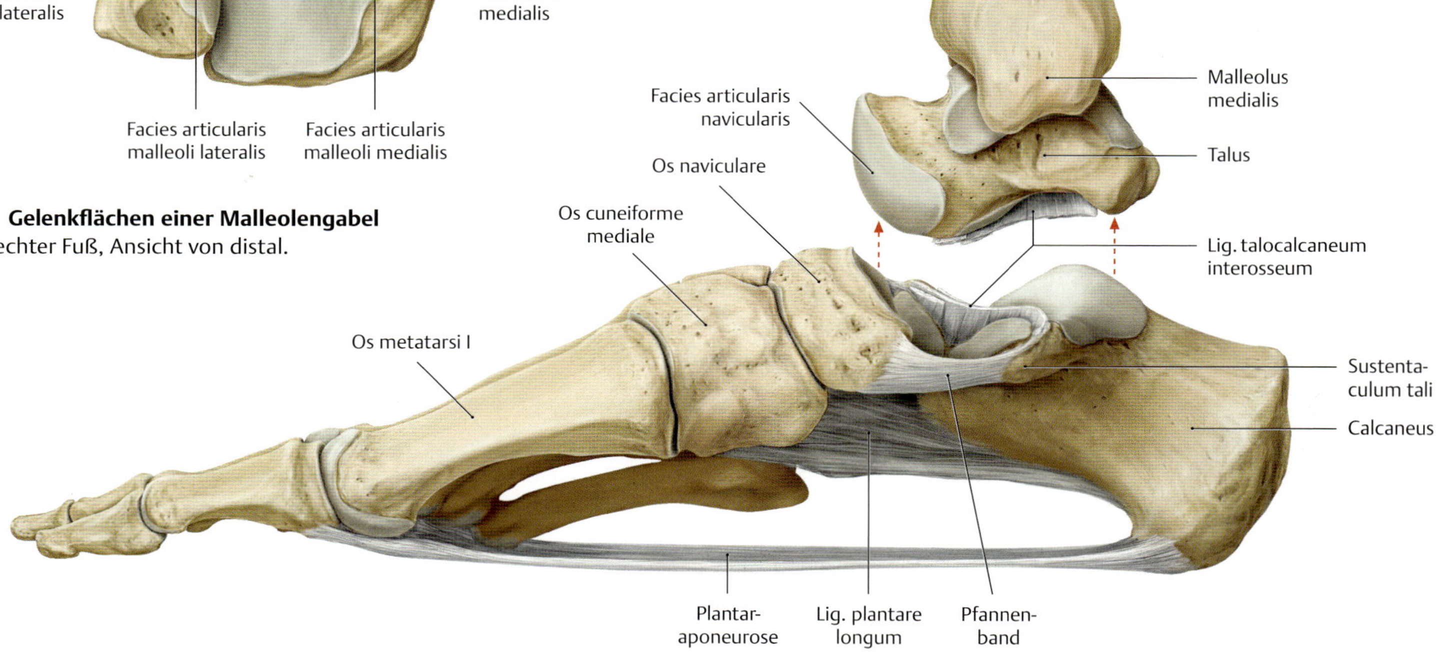

C Eröffnetes unteres Sprunggelenk im Überblick
Rechter Fuß, Ansicht von medial. Zur Darstellung der Gelenkflächen des *unteren* Sprunggelenks ist das Lig. talocalcaneum interosseum durchtrennt worden und der Talus nach oben verschoben.

Beachte den Verlauf des Pfannenbandes (Lig. calcaneonaviculare plantare), das zusammen mit dem Lig. plantare longum und der Plantaraponeurose die passiven Verspannungsstrukturen des Längsgewölbes bildet (s. auch **D** u. S. 483).

D Verlauf des Pfannenbandes und des Lig. plantare longum
Rechter Fuß, Ansicht von plantar. Das zwischen Sustentaculum tali und Os naviculare verlaufende Pfannenband (Lig. calcaneonaviculare plantare) vervollständigt die knöcherne Gelenkpfanne des *unteren* Sprunggelenks von plantar.

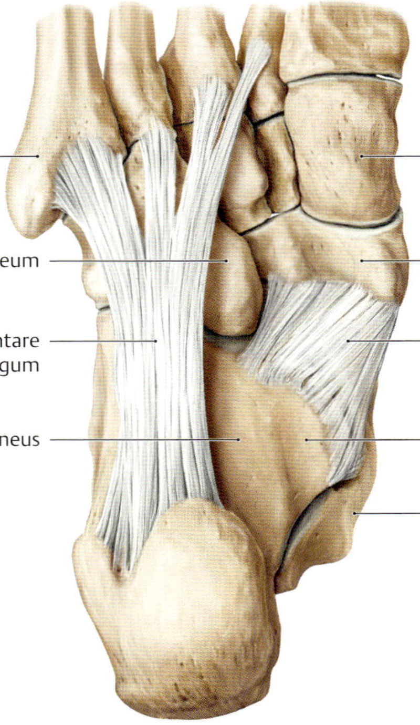

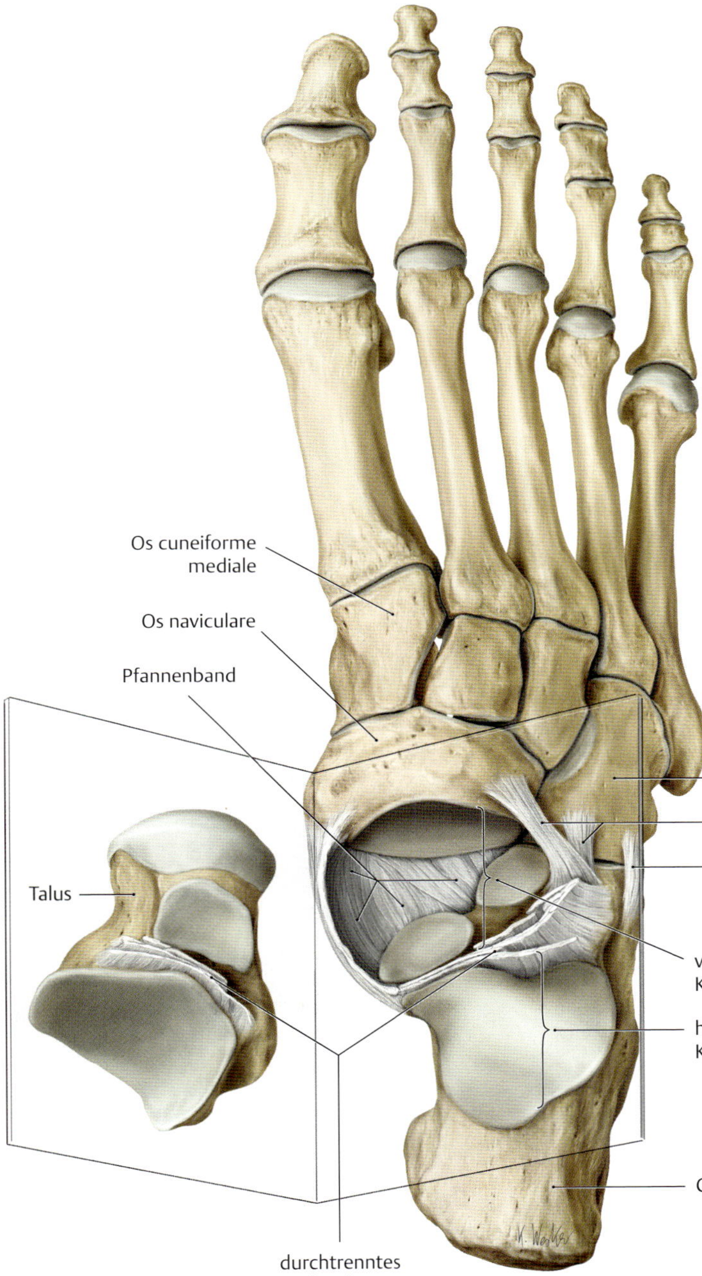

E Gelenkflächen eines eröffneten unteren Sprunggelenks
Rechter Fuß, Ansicht von dorsal (nach „Herausklappen" des Sprungbeins). Im *unteren* Sprunggelenk artikuliert der Talus mit dem Calcaneus und dem Os naviculare. Man unterscheidet zwei vollständig getrennte Teilgelenke:

- eine hintere (Art. subtalaris) und
- eine vordere Gelenkkammer (Art. talocalcaneonavicularis).

Die Grenze zwischen beiden Kammern bildet das im Canalis tarsi (von Sulcus tali und Sulcus calcanei gebildeter knöcherner Kanal; Eingang: Sinus tarsi) verlaufende Lig. talocalcaneum interosseum. Das Pfannenband, auf dessen Innenseite Knorpelzellen eingelagert sind, schlingt sich wie eine Gleitsehne um den plantaren Taluskopf, der ihm als Widerlager dient. Es sichert das Sprungbein in seiner Lage auf dem Calcaneus und verspannt die Längswölbung des Fußes in ihrem Krümmungsscheitel (s. S. 483). Eine Überdehnung des Pfannenbandes infolge einer Abflachung des Längsgewölbes begünstigt die Entstehung eines Plattfußes.

1.28 Bandapparat des Fußes

A Bandapparat eines rechten Fußes in der Ansicht von medial
Am Fuß unterscheidet man Bänder des oberen und unteren Sprunggelenks, des Mittel- und Vorfußes sowie der Fußsohle. Mediale und laterale Seitenbänder (= Innen- und Außenbänder) stabilisieren und führen zusammen mit den Syndosmosenbändern (s. **E**) entscheidend das obere Sprunggelenk, da in jeder Gelenkstellung (= bei jeder Bewegung), Bandanteile gespannt sind.

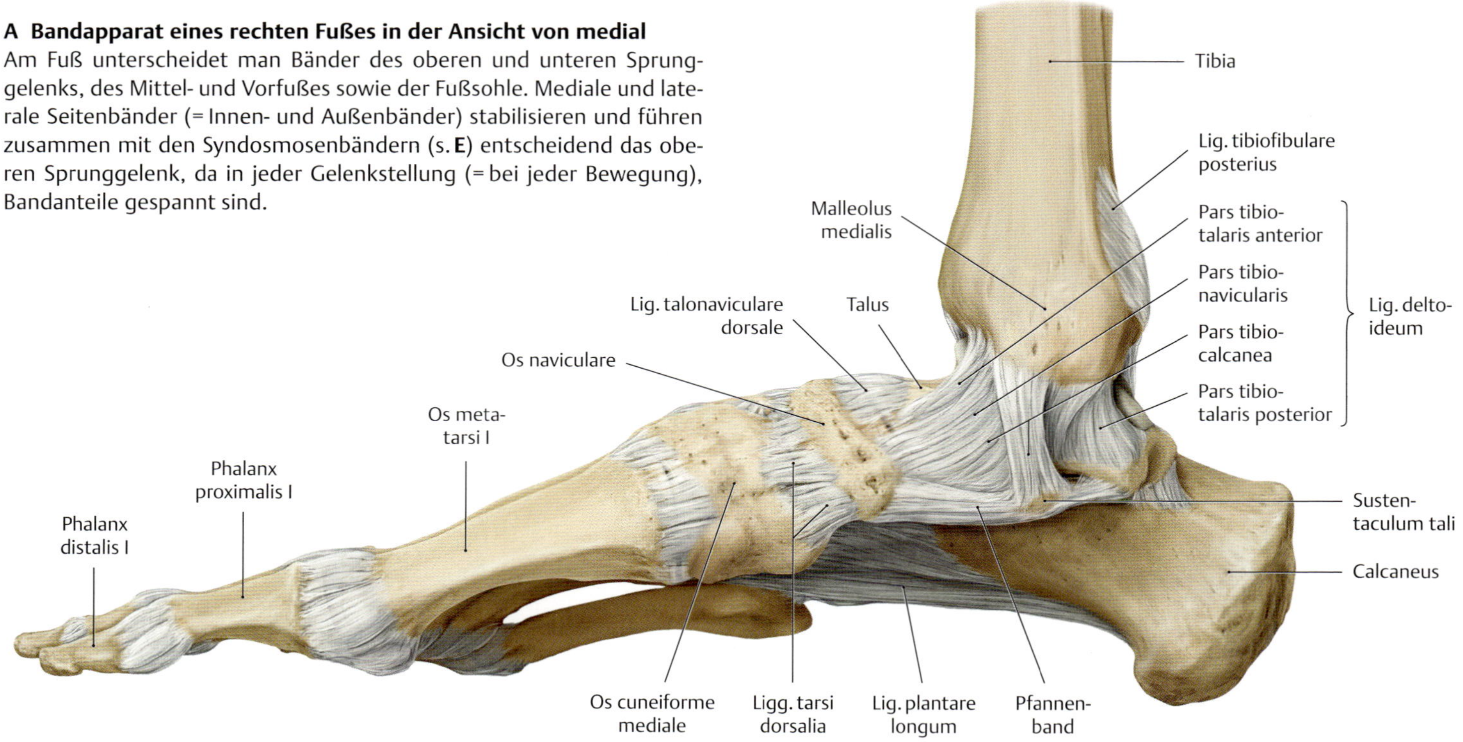

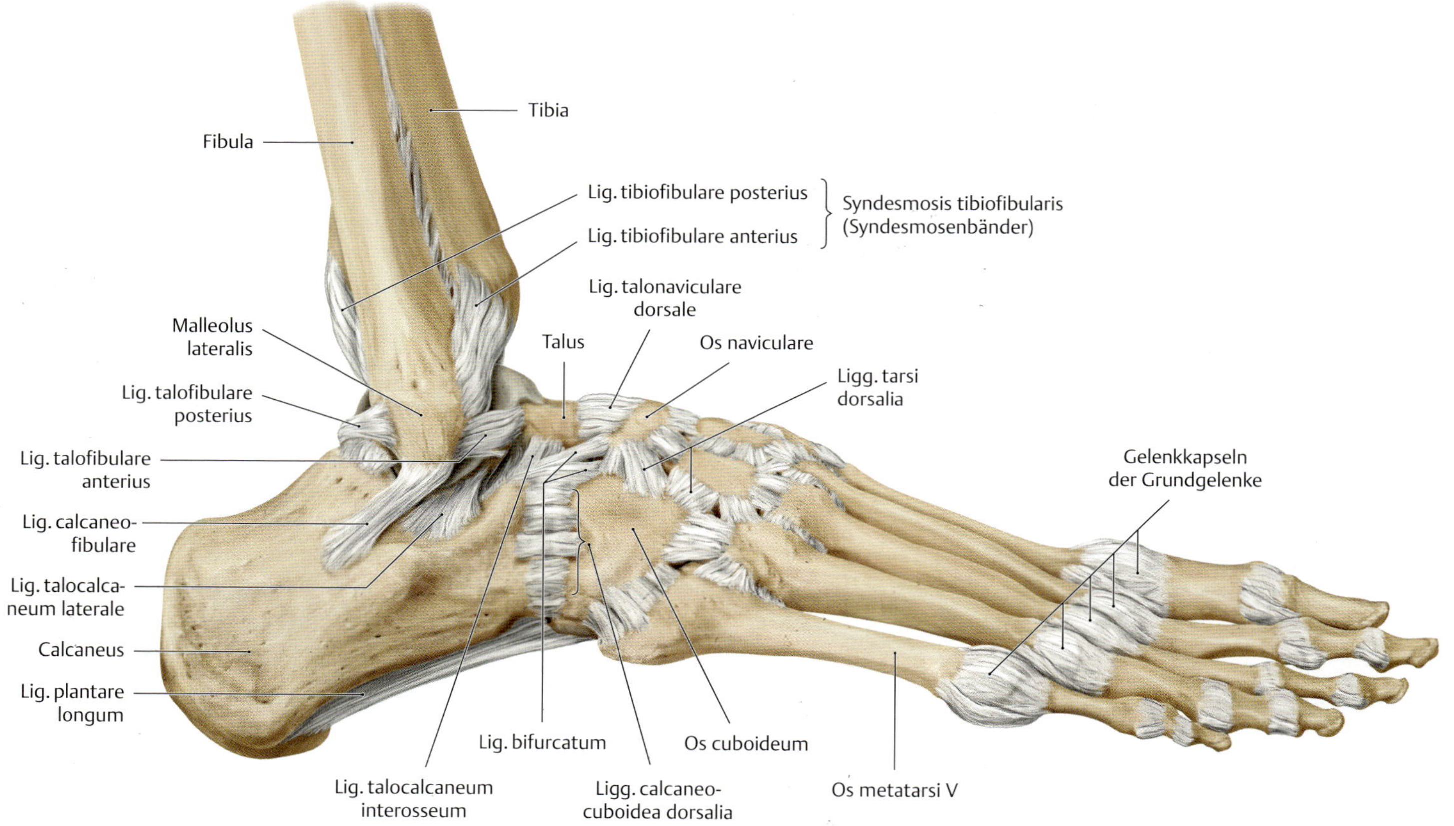

B Bandapparat eines rechten Fußes in der Ansicht von lateral
Verletzungen des oberen Sprunggelenks und hier v. a. des lateralen Bandapparates infolge von Distorsionen (v. a. Supinationstraumata = Umknicken des Fußes in supinierter Stellung) sind außerordentlich häufig. Die Verletzungen entstehen oft aus einer Plantarflexion des Fußes, die mit einer geringeren knöchernen Führung des oberen Sprunggelenks einhergeht (s. S. 474). Häufigste Unfallursache ist der Freizeit- und Schulsport: Umknicken auf unebenem Boden. Hierbei kommt es in erster Linie zur Überdehnung bzw. Ruptur des Lig. talofibulare anterius und/oder des Lig. calcaneofibulare. Wird der Unterschenkel bei festgestelltem Fuß gewaltsam gedreht, kann es zusätzlich zur Sprengung der Malleolengabel mit Ruptur der Syndesmosis tibiofibularis (s. **D**) kommen. Im Bereich des lateralen Bandapparates (Außenbänder) gibt es nicht selten folgende Variante des Lig. talofibulare anterius: Das Band ist gedoppelt, und seine inferiore Abspaltung bogenförmig mit dem Lig. calcaneofibulare verbunden (Vega et al. 2018).

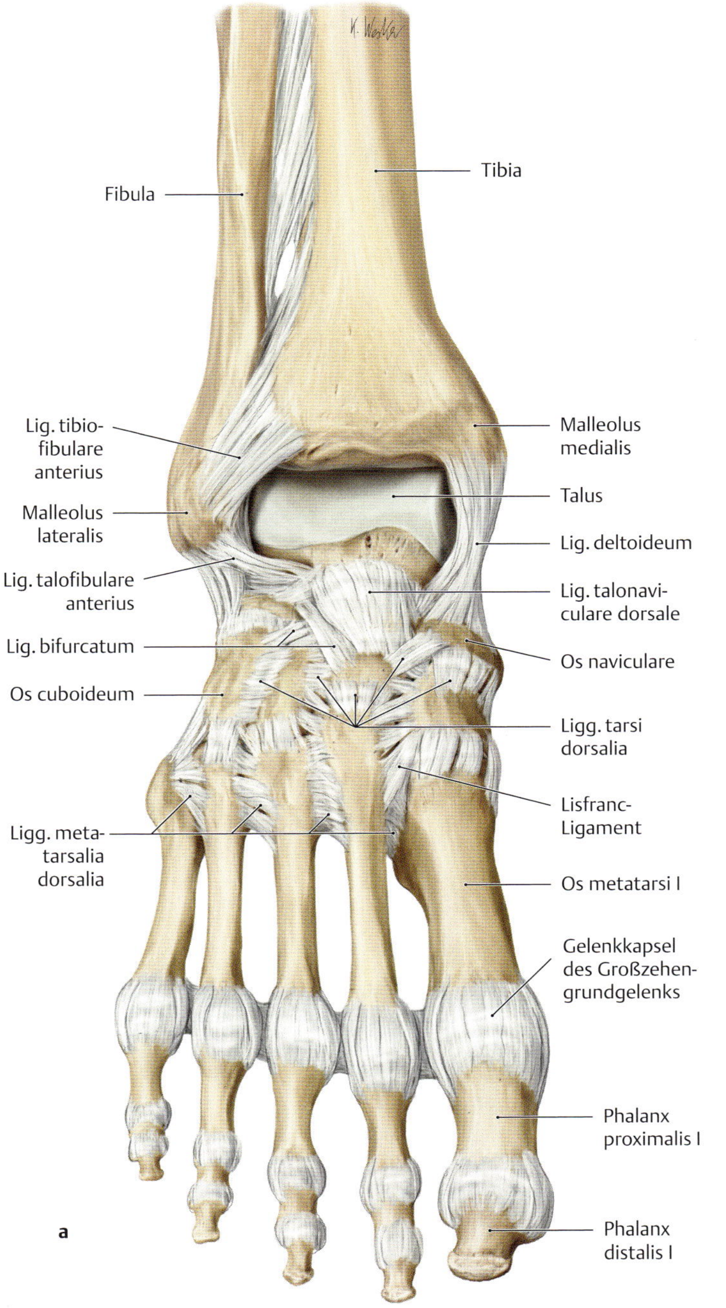

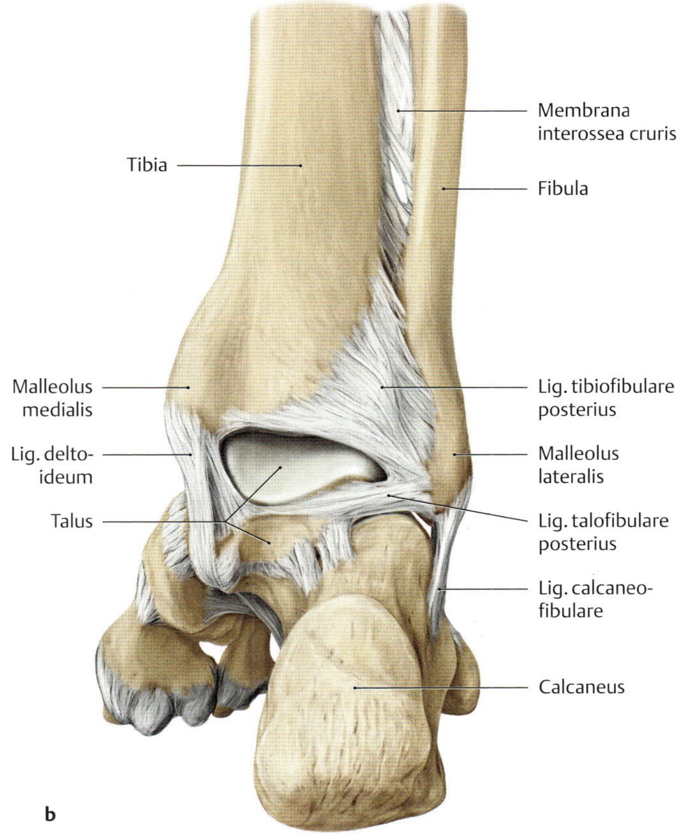

C Bandapparat eines rechten Fußes
a Ansicht von vorne (Plantarflexion im oberen Sprunggelenk);
b Ansicht von hinten (plantigrade Fußstellung).

Zum besseren Verständnis der Bandverläufe sind die vorderen und hinteren Gelenkkapselanteile des oberen Sprunggelenks entfernt worden.

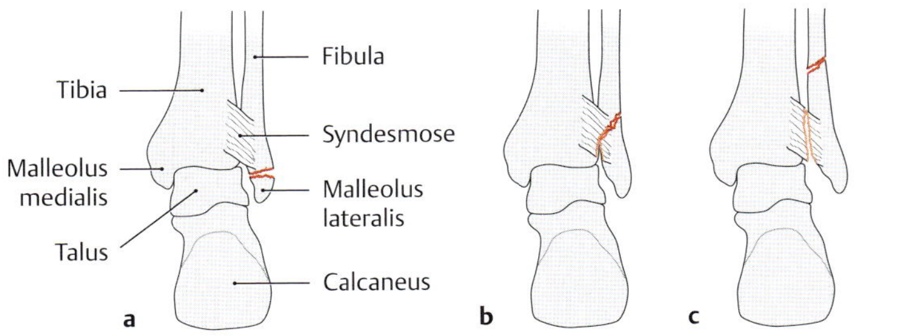

D Weber-Frakturen
Bei Weber-Frakturen liegt eine Knöchelfraktur (Ausriss) des Malleolus lateralis der Fibula vor. Je nach Lokalisation der Fibulafraktur unterscheidet man Weber-A-, -B- und -C-Frakturen (also Frakturen unterhalb, auf Höhe und oberhalb der Syndesmose). Bei den Weber-B-Frakturen *kann* die Syndesmose gerissen oder angerissen sein (wie hier dargestellt), bei den Weber-C-Frakturen *ist* sie definitiv gerissen.

E Bandapparat des oberen Sprunggelenks (zum Bandapparat des unteren Sprunggelenks, s. S. 475)

Lateraler Bandapparat (Außenbänder*)
- Lig. talofibulare anterius
- Lig. talofibulare posterius
- Lig. calcaneofibulare

Medialer Bandapparat (Innenbänder*)
- Lig. deltoideum
  - Pars tibiotalaris anterior
  - Pars tibiotalaris posterior
  - Pars tibionavicularis
  - Pars tibiocalcanea

Syndesmosenbänder der Malleolengabel
- Lig. tibiofibulare anterius
- Lig. tibiofibulare posterius

* Innen- und Außenbänder werden auch als mediale und laterale Seitenbänder (Ligg. collateralia mediale u. laterale) bezeichnet.

1.29 Bewegungsachsen und Bewegungen am Fuß

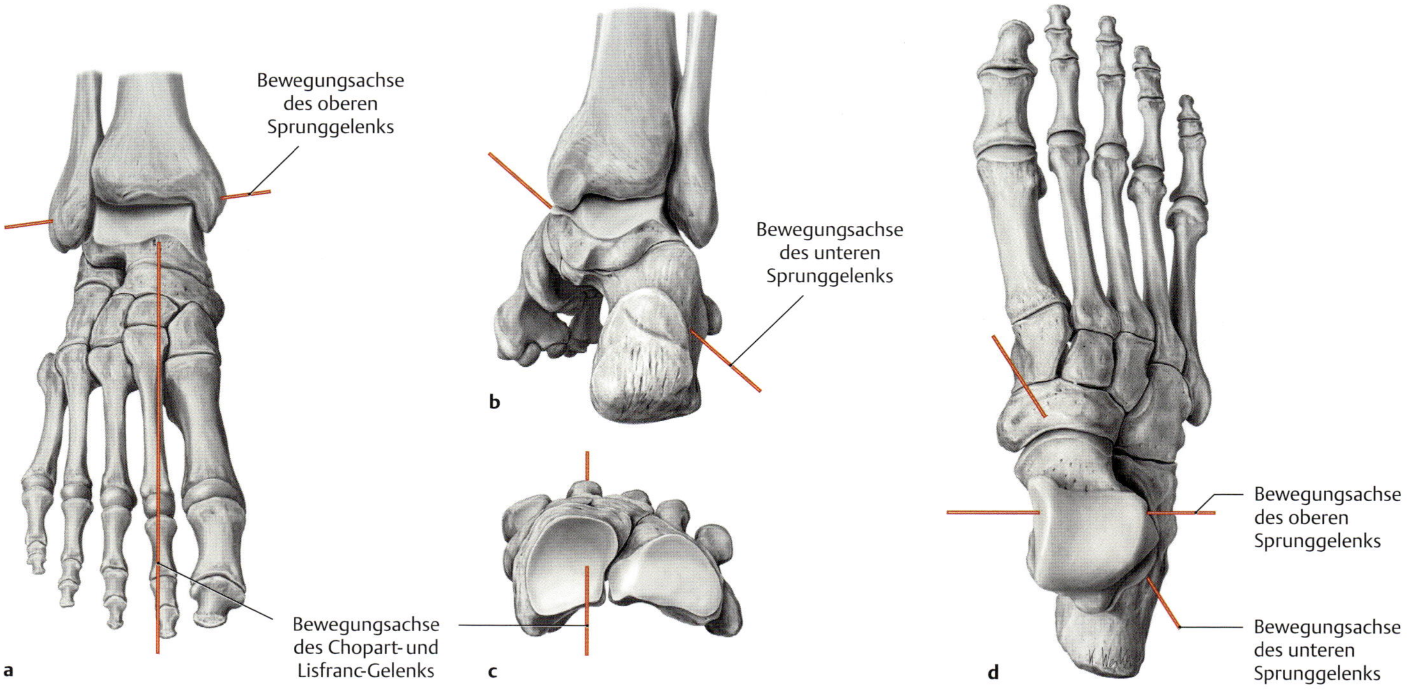

A Verlauf der Hauptbewegungsachsen an einem rechten Fußskelett

a Ansicht von vorne, Plantarflexion im oberen Sprunggelenk;
b Ansicht von hinten, Funktionsstellung (s. **B**);
c isolierter rechter Vorfuß, Ansicht von proximal;
d Ansicht von oben.

Die Lagebeziehungen der Bewegungsachsen am Fuß sind komplex und die Beschreibungen der Bewegungsabläufe in den Gelenken zum Teil uneinheitlich und verwirrend. Im klinischen Sprachgebrauch und für die Bewegungsprüfung (vgl. rechte Seite) sind folgende Bewegungsachsen relevant:

- **Bewegungsachse des oberen Sprunggelenks (Plantarflexion/Dorsalextension):** Sie verläuft annähernd transversal durch die beiden Knöchelspitzen und bildet in der Frontalebene mit der Tibiaschaftachse einen Winkel von etwa 82°. In der transversalen Ansicht schließt sie mit der Frontalebene einen medial offenen Winkel von 10° ein (**a** u. **d**).
- **Bewegungsachse des unteren Sprunggelenks (Inversion/Eversion):** Sie verläuft von außen-hinten-unten nach innen-vorne-oben, d. h. vom lateralen Calcaneus über den medialen Bereich des Canalis tarsi zur Mitte des Os naviculare. Hierbei beträgt der Winkel zur Horizontalebene etwa 30° und zur Sagittalebene etwa 20° (**b** u. **d**).
- **Bewegungsachse für die Vorfußbewegungen im Chopart- und Lisfranc-Gelenk (Vorfußverwringung = Pronation/Supination):** Sie verläuft annähernd sagittal vom Calcaneus über das Os naviculare entlang des 2. Strahles (**a** u. **c**).

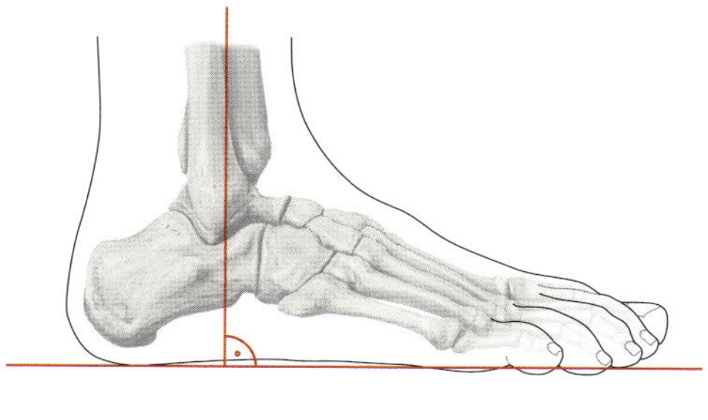

B Funktionsstellung des Fußes
Rechter Fuß, Ansicht von lateral. In Neutral-Null-Stellung ist das Fußskelett gegenüber dem Unterschenkelskelett um nahezu 90° abgewinkelt. Diese sog. *plantigrade Fußstellung* wird als Funktionsstellung bezeichnet und ist eine wichtige Voraussetzung für eine befriedigende Steh- und Gehfunktion.

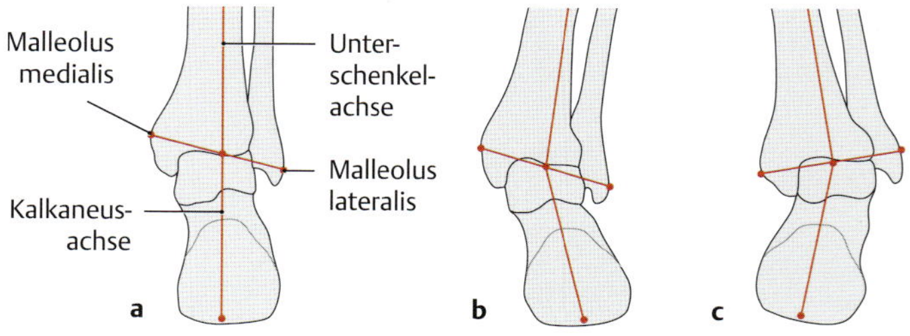

C Achsen des Rückfußes
Distaler Unterschenkel und Rückfuß der rechten Seite, Ansicht von hinten.

a Bei korrekten Achsenverhältnissen am Rückfuß liegen Unterschenkel- und Kalkaneusachse auf einer vertikalen Linie (Pes rectus). Die Verbindungslinie der beiden Knöchel wird durch die Kalkaneusachse halbiert.
b Knickfuß (Pes valgus): Der Fuß befindet sich in Pronationsstellung.
c Klumpfuß (Pes varus): Der Fuß befindet sich in Supinationsstellung.

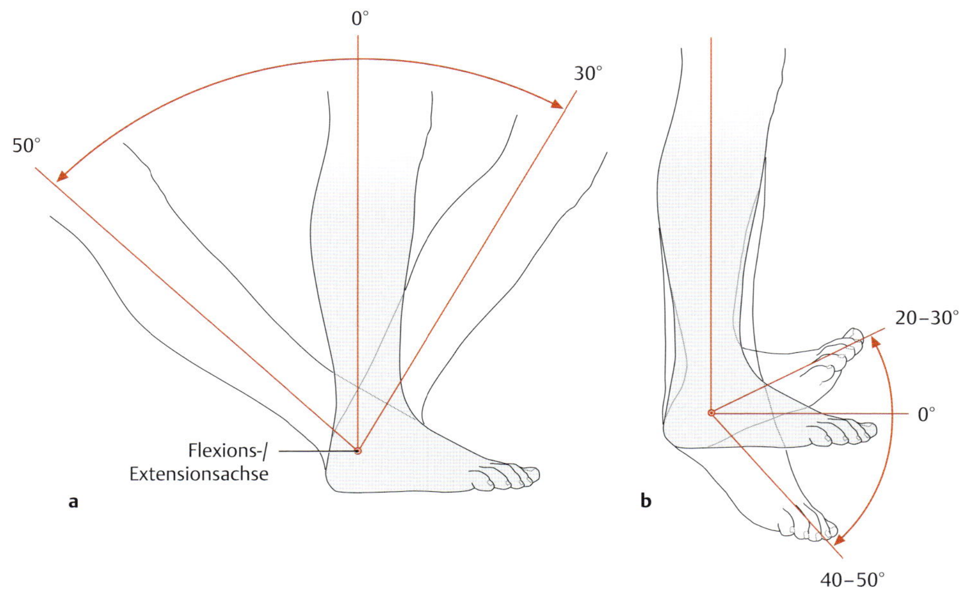

D Normaler Bewegungsumfang im oberen Sprunggelenk
Ansicht von lateral.

a aufgesetzter rechter Fuß (Standbein);
b hängender rechter Fuß (Spielbein).

Aus der Neutral-Null-Stellung (plantigrade Fußstellung) kann der nicht belastete Fuß um etwa 40–50° nach plantar flektiert und um etwa 20–30° nach dorsal extendiert werden. Beim aufgesetzten Fuß (Gehen) lässt sich der Unterschenkel um etwa 50° nach hinten (Plantarflexion) und um etwa 30° nach vorne neigen (Dorsalextension).

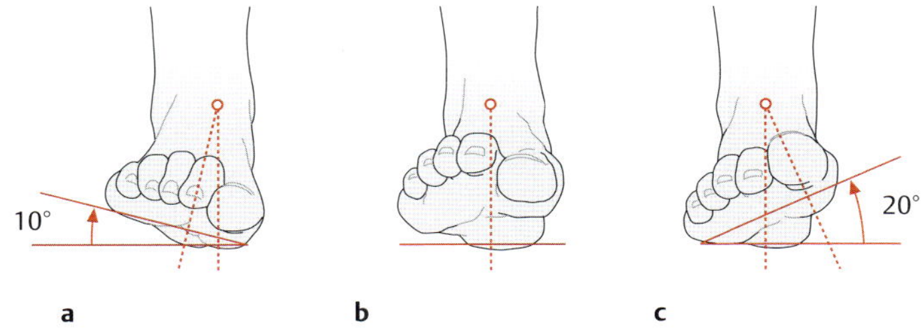

E Bewegungsumfang im unteren Sprunggelenk
Rechter Fuß, Ansicht von vorne.

a Eversion 10°;
b Neutral-Null-Stellung;
c Inversion 20°.

Aus der Neutral-Null-Stellung wird die Drehbewegung des Calcaneus nach innen (Inversion) und außen (Eversion) gemessen. Hierbei wird der Unterschenkel fixiert und das Fersenbein hin- und herbewegt. Das Ausmaß der In-/Eversion wird am Fersenbein mit Hilfe der Kalkaneusachse abgeschätzt.

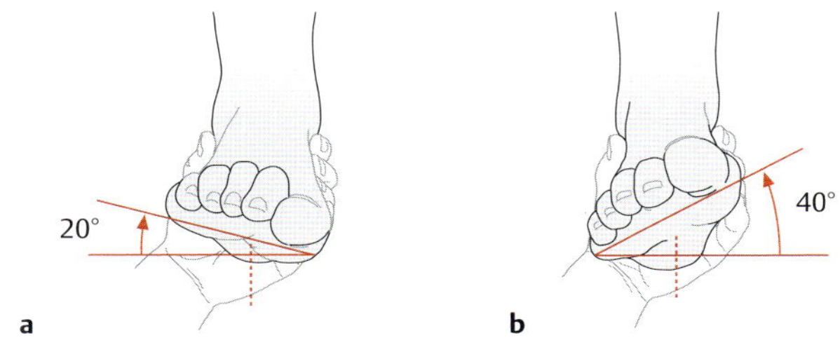

F Bewegungsumfang im Chopart- und Lisfranc-Gelenk
Rechter Fuß, Ansicht von vorne.

a Vorfußverwringung nach außen um 20° (Pronation);
b Vorfußverwringung nach innen um 40° (Supination).

Die Bewegungsprüfung erfolgt bei fixiertem Rückfuß. Die Vorfußverwringung wird überprüft durch Drehen des Vorfußes gegenüber dem Rückfuß nach innen (Heben des inneren Fußrandes) und außen (Heben des äußeren Fußrandes).

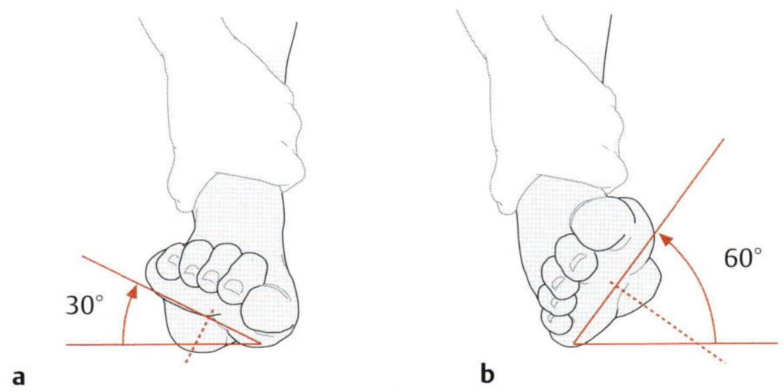

G Gesamtbewegungsumfang im Vor- und Rückfuß
Rechter Fuß, Ansicht von vorne.

a Eversion und Vorfußverwringung nach außen um 30° (Pronation);
b Inversion und Vorfußverwringung nach innen um 60° (Supination).

Da die Bewegungen in den Gelenken komplex und mechanisch nahezu immer miteinander gekoppelt sind, kann das Bewegungsausmaß aller Bewegungen abgeschätzt werden, indem der Unterschenkel fixiert und der gesamte Fuß nach innen und außen angehoben wird.

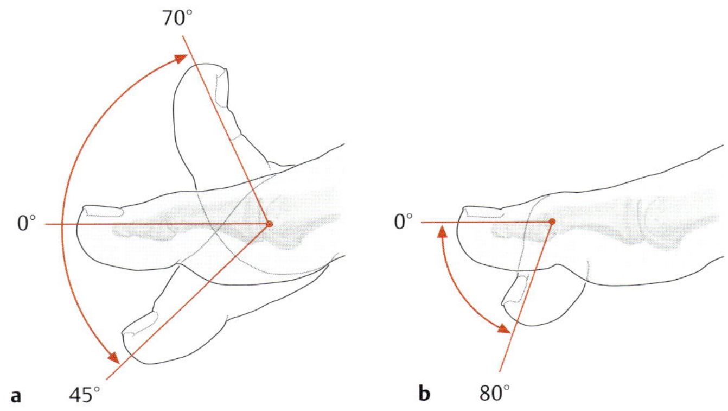

H Bewegungsumfang in den Großzehengelenken
Ansicht von lateral.

a Flexion und Extension im Großzehengrundgelenk;
b Flexion im Interphalangealgelenk der Großzehe.

Passiv können die Zehen, und hier v. a. die Großzehe, über 90° gestreckt werden, was eine wichtige Voraussetzung für das Gehen darstellt, insbesondere in der Phase zwischen Fersenablösung und Zehenabstoß.

1.30 Fußgewölbe im Überblick und Quergewölbe

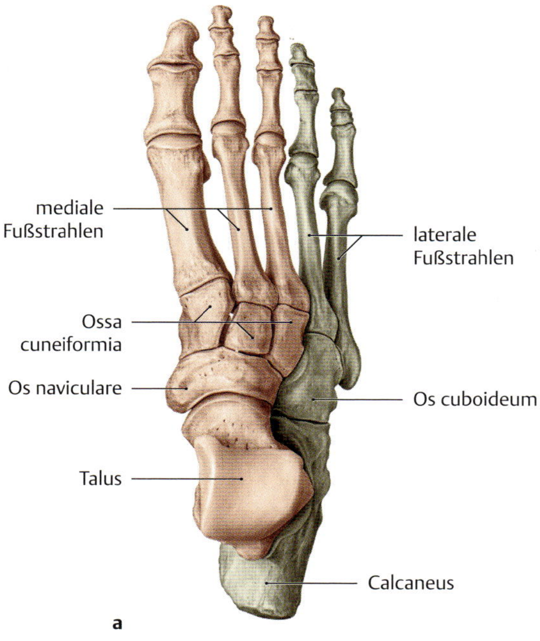

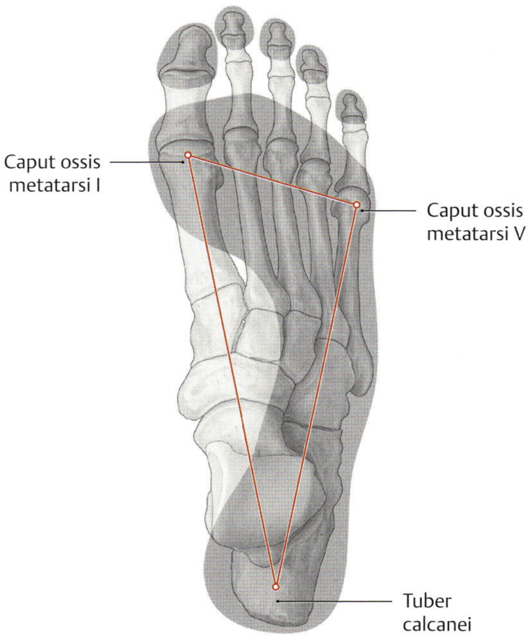

A Gewölbekonstruktion am Fuß

a Rechter Fuß, Ansicht von oben;
b rechter Fuß, Ansicht von hinten medial.

Man unterscheidet am Fuß zwei laterale (fibulare) und drei mediale (tibiale) Fußstrahlen. Die lateralen Fußstrahlen setzen sich über das Os cuboideum zum Fersenbein fort, die medialen über die Ossa cuneiformia und das Os naviculare zum Sprungbein. Durch die Anordnung der Fußstrahlen im Fußskelett, distal nebeneinander und proximal übereinander, entsteht an der Fußsohle ein Längs- und ein Quergewölbe. Diese Fußwölbungen gestatten dem Fuß, sich an Unebenheiten des Untergrundes optimal anzupassen, so dass die Übertragung von Druckkräften in jeder Situation unter mechanisch optimalen Bedingungen erfolgt. Sie haben somit eine Art Stoßdämpferfunktion und ermöglichen ein federndes Nachgeben des Fußes bei vertikalen Belastungen. Ein Plattfuß oder ein Spreizfuß beispielsweise, bei denen die Fußwölbungen nicht mehr genügend ausgebildet sind, können daher zu erheblichen Schmerzen beim Gehen führen.

B Architektur einer rechten Fußsohle

Ansicht von oben mit den Auflagepunkten für die knöcherne Abstützung der Fußgewölbe sowie dem dazugehörigen Fußabdruck. Die Unterstützungsfläche, die sich durch Verbindung der knöchernen Auflagepunkte (Tuber calcanei und die Köpfchen des 1. und 5. Mittelfußknochens) untereinander ergibt, hat die Form eines Dreiecks. Im Vergleich dazu ist die Unterstützungsfläche, die sich durch die Auflage der Weichteile ergibt (Fußabdruck oder *Podogramm*), erheblich größer, wobei die Hauptbelastungspunkte im Bereich der Ferse und des Großzehen- und Kleinzehenballens durch vermehrte Hornhautbildung zu erkennen sind.

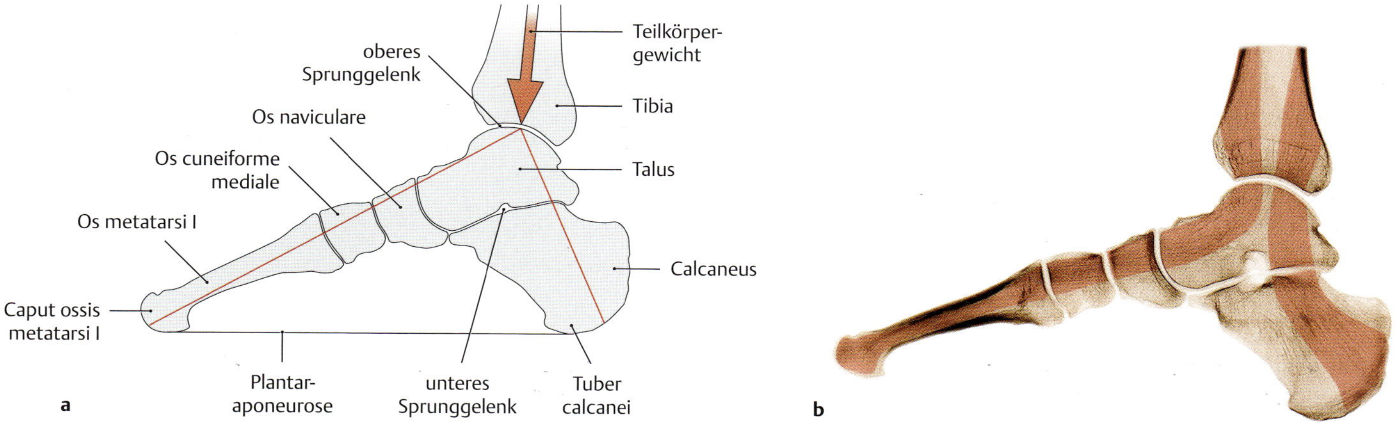

C Belastung des Fußes und daraus resultierende Druckspannungen

Schematisierter Sagittalschnitt auf Höhe des 1. Strahls, Ansicht von medial.

a Im Stehen wird das Teilkörpergewicht im oberen Sprunggelenk über den Talus auf Vor- und Rückfuß übertragen.

b Im schematisierten Röntgenbild ist die parallele Ausrichtung der Spongiosatrabekel zu erkennen. Sie entspricht der Druckspannung (farbig hervorgehoben), die aus der Belastung des Vor- und Rückfußes resultiert (**a**).

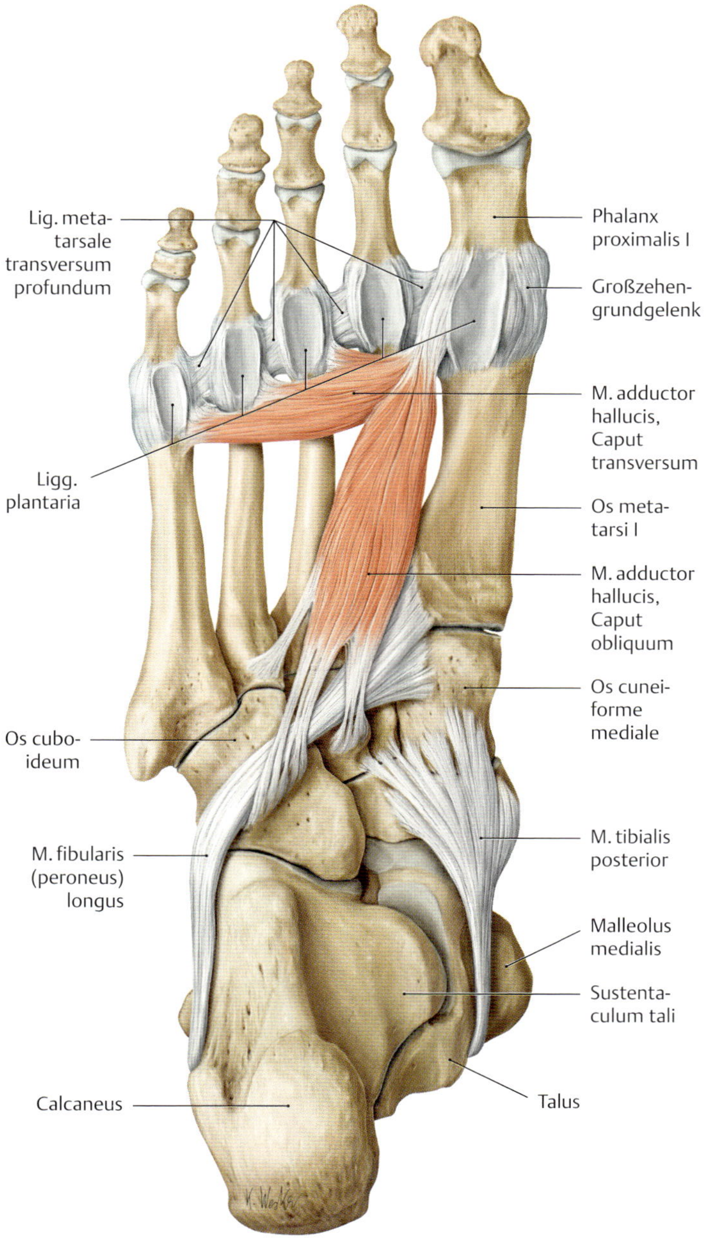

D Aktive und passive Verspannungsstrukturen des Quergewölbes von plantar

Rechter Fuß. Zur Aufrechterhaltung des Quergewölbes werden aktive und passive Verspannungsstrukturen eingesetzt, wobei die Bänder für eine passive, die Muskeln für eine aktive Verspannung sorgen. Am Fuß reichen normalerweise die Bandstrukturen aus, um die Fußwölbungen aufrechtzuerhalten. Erst bei gesteigerter Belastung, z. B. beim Gehen und Laufen auf unebenem Boden, werden unterstützend zusätzlich aktive Muskelkräfte eingesetzt.

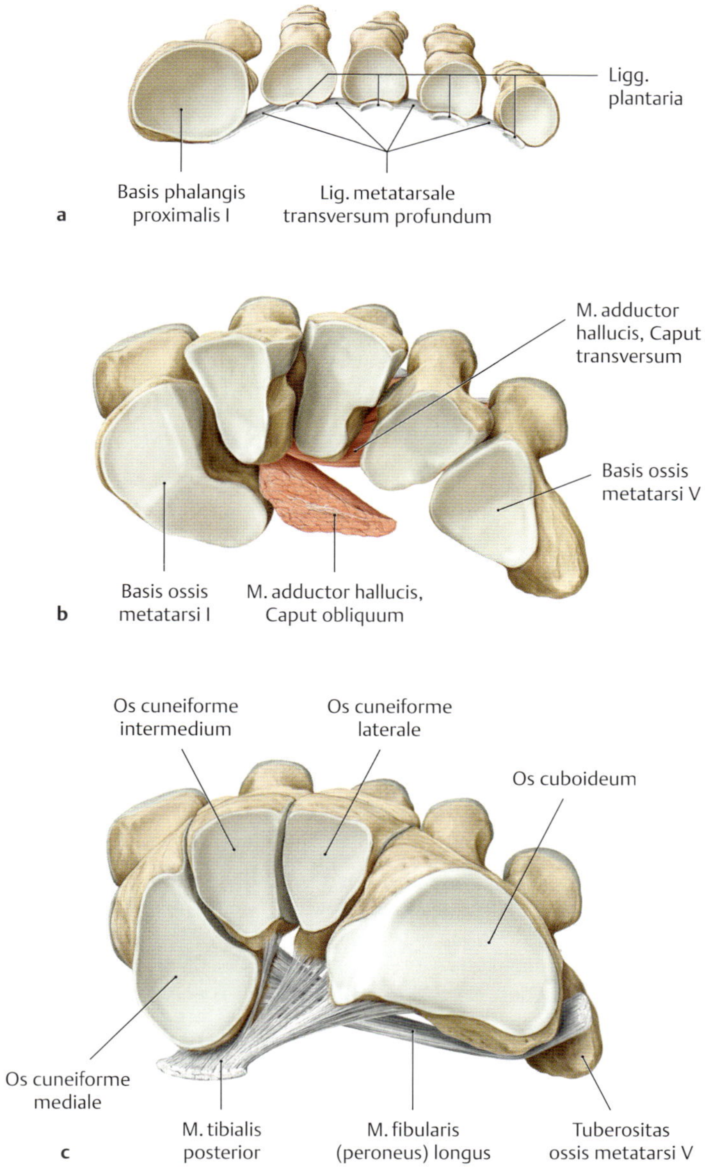

E Aktive und passive Verspannungsstrukturen des Quergewölbes von proximal

Rechter Fuß.

- **a** Verspannungsstrukturen im Vorfußbereich (Vorfußbogen). Auf Höhe der Metatarsalköpfchen verspannt das quer verlaufende Lig. metatarsale transversum profundum den sog. Vorfußbogen. Im Vorfußbereich existieren also nur *passive* Verspannungsstrukturen, im Mittelfuß- und Fußwurzelbereich (**b** u. **c**) dagegen nur *aktive*.
- **b** Verspannungsstrukturen im Mittelfußbereich (Mittelfußbogen). Als wichtigste muskuläre Struktur zur Verspannung des sog. Mittelfußbogens dient das Caput transversum des M. adductor hallucis.
- **c** Verspannungsstrukturen im Fußwurzelbereich. In diesem Bereich ist der M. fibularis (peroneus) longus die wichtigste Verspannungsstruktur. Nach Umlenkung der Ansatzsehne am Os cuboideum zieht die Sehne vom lateralen Fußrand quer durch die Fußsohle zum medialen Keilbein und der Basis des 1. Mittelfußknochens. Zusätzlich beteiligt sich an der Verspannung der knöchernen Strukturen in diesem Bereich auch der M. tibialis posterior, von dessen Ansatzsehne fächerförmige Anteile zu den Keilbeinen ziehen. Aufgrund seines schrägen Verlaufs besitzt er, ebenso wie der M. fibularis (peroneus) longus, neben einer Querkomponente auch eine Wirkung auf die Verspannung des Längsgewölbes.

1.31 Längsgewölbe des Fußes

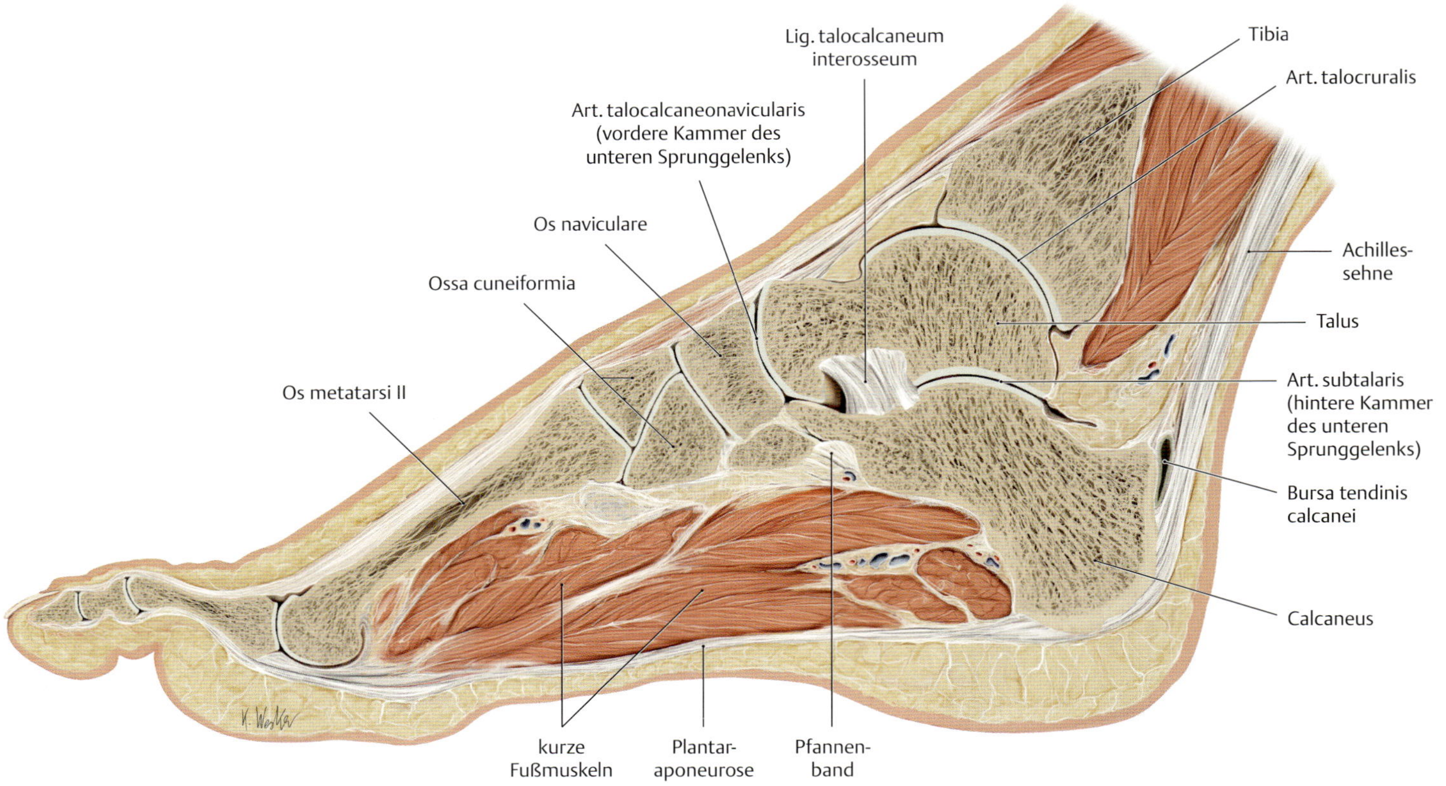

A Aktive Verspannungsstrukturen des Längsgewölbes
Sagittalschnitt auf Höhe des 2. Strahls eines rechten Fußes, Ansicht von medial. Innerhalb des Längsgewölbes bildet der 2. Strahl (2. Zehe, Os metatarsi II, Os cuneiforme intermedium, Os naviculare und Calcaneus) den höchsten Bogen. Nach lateral wird der Fuß zunehmend flacher. An der aktiven Verspannung des Längsgewölbes sind v. a. die *kurzen Fußmuskeln* beteiligt (Mm. abductor hallucis, flexor hallucis brevis, flexor digitorum brevis, quadratus plantae und abductor digiti minimi) (Zeichnung nach einem Präparat der Anatomischen Sammlung der Universität Kiel).

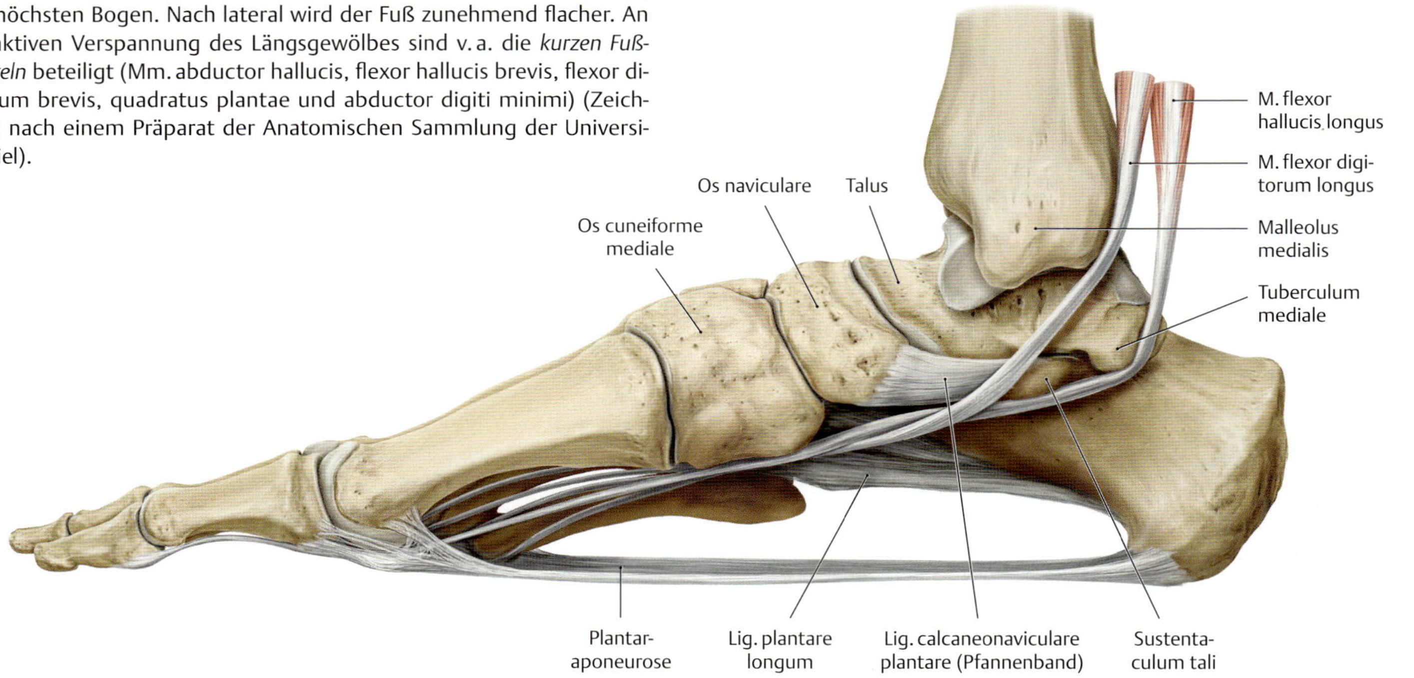

B Passive Verspannungsstrukturen des Längsgewölbes
Rechtes Fußskelett, Ansicht von medial. Innerhalb des ligamentären Längsverspannungssystems sind die Plantaraponeurose, das Lig. plantare longum und das Pfannenband (Lig. calcaneonaviculare plantare) die wichtigsten Bestandteile. Dabei kommt der Plantaraponeurose aufgrund ihres langen Hebelarms eine besondere Bedeutung zu, während das Pfannenband das schwächste Glied darstellt (kürzester Abstand vom Krümmungsscheitel des Längsgewölbes). *Beachte:* Auch die *Ansatzsehnen der langen Fußbeuger* (M. flexor hallucis longus und M. flexor digitorum longus) wirken einer Abflachung des Längsgewölbes entgegen, jedoch nicht als passive, sondern als aktive Verspannungsstruktuktur. Vor allem der M. flexor hallucis longus, der unter dem Sustentaculum tali verläuft, verspannt das Längsgewölbe wie die Sehne eines Bogens.

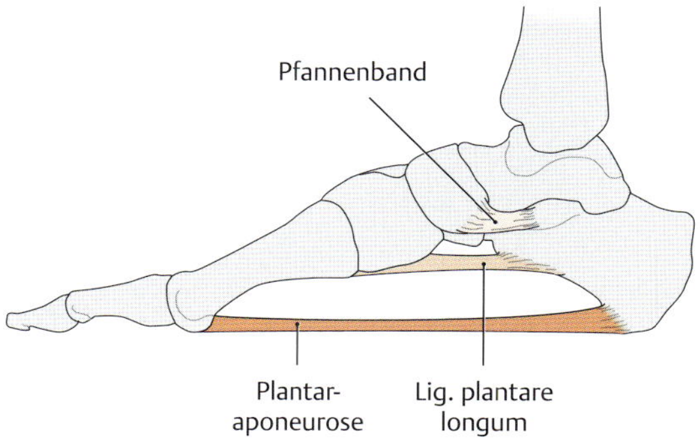

a

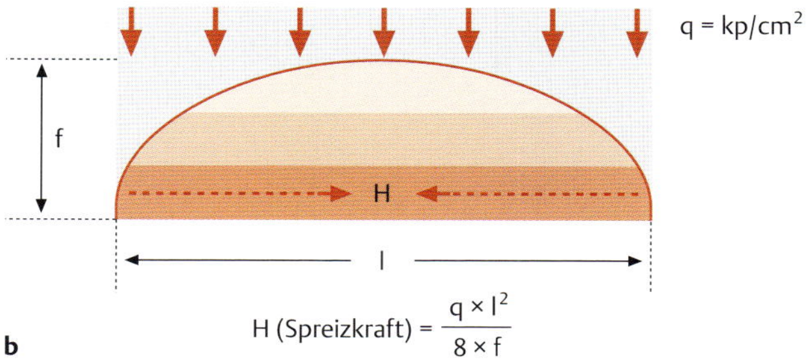

b

C Verspannung des Längsgewölbes

a Ligamentäre Verspannung des Längsgewölbes (rechter Fuß in der Ansicht von medial);

b Berechnung der sog. Spreizkraft (H) zur Aufrechterhaltung einer Bogenkonstruktion (nach Rauber/Kopsch).

Vergleicht man die Längswölbung mit einem parabolischen Bogen, muss eine Spreizkraft (H) aufgebracht werden, um die Bogenkonstruktion aufrechtzuerhalten. Sie hängt von der Belastung (q), der Länge der Bogensehne (l) und der Höhe des Bogens (f) ab. Dies bedeutet, dass diejenigen Strukturen am besten zur Verspannung beitragen, die am weitesten plantar liegen, da sie aufgrund ihres langen Hebelarmes den geringsten Kraftaufwand benötigen. Aus der Formel geht weiter hervor, dass die Spreizkraft zunimmt, wenn das Gewölbe flacher (Nenner wird kleiner) und die Distanz zwischen den Auflagepunkten größer wird (Zähler wird größer).

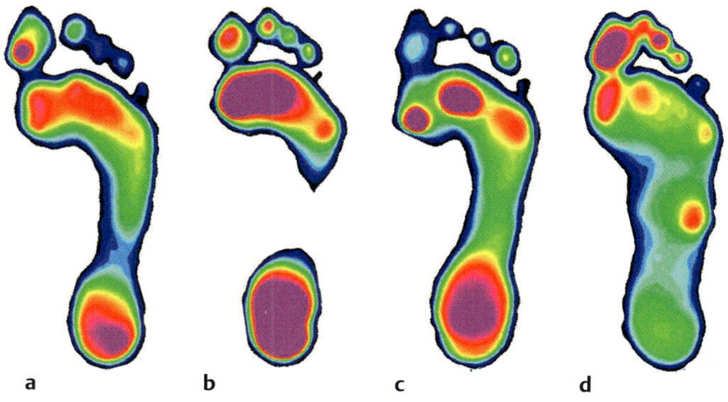

D Fußabdrücke (Podogramme) rechter Füße (dynamische Fußdruckmessung)

a Normale Fußwölbung (Pes rectus);

b verstärkte Fußwölbung (Hohlfuß = Pes cavus);

c Verlust des Quergewölbes (Spreizfuß = Pes transversoplanus);

d Verlust des Längsgewölbes (Platt- bzw. Senkfuß = Pes planus).

Bei der dynamischen Fußdruckmessung analysiert ein drucksensibles Messgerät (ca. 4000 Sensoren) Abrollvorgang, Gangsymmetrie sowie alle einwirkenden Kräfte. Die Druckverteilung wird in Form unterschiedlicher Farben erfasst.
Abweichungen von der normalen gesunden Fußform, sog. Fußdeformitäten, können angeboren oder auf verschiedene Weise erworben sein, z. B. durch Lähmungen oder als Verletzungsfolge. Wiederum andere entstehen unter der Last des Körpergewichts (statische Fußdeformitäten) (Originalabbildungen: Michael Kriwat, Kiel).

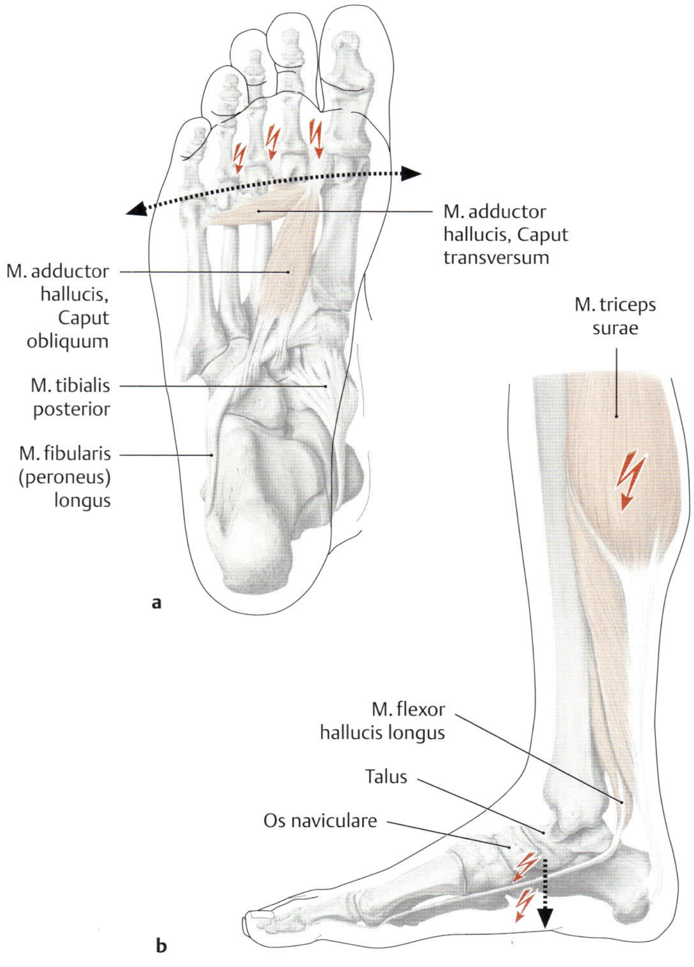

E Schmerzlokalisation bei Spreiz- und Platt- bzw. Senkfuß

a Rechter Spreizfuß in der Ansicht von plantar. Aus dem Absinken des Quergewölbes resultiert ein verbreiterter Vorfuß (Pfeile) mit vermehrter Druckbelastung des 2.–4. Metatarsalköpfchens sowie der entsprechenden Grundgelenke. Typisch ist die äußerst schmerzhafte Schwielenbildung zwischen Groß- und Kleinzehenballen.

b Rechter Platt- bzw. Senkfuß in der Ansicht von medial. Kommt es zu einer Abflachung des Längsgewölbes mit Verlagerung des Talus bzw. Os naviculare nach plantar (Pfeil), entsteht nach Belastung häufig ein diffuser Fußsohlenschmerz, besonders im Bereich des gedehnten Pfannenbandes. Zusätzlich können durch andauernde und erhöhte Spannung der Wadenmuskulatur (und auch der Fußmuskulatur, da diese die mangelnde passive Verspannung durch die Bänder ausgleichen müssen) Schmerzen in der Wade auftreten.

1.32 Sesambeine und plantare Platten der Zehengrundgelenke

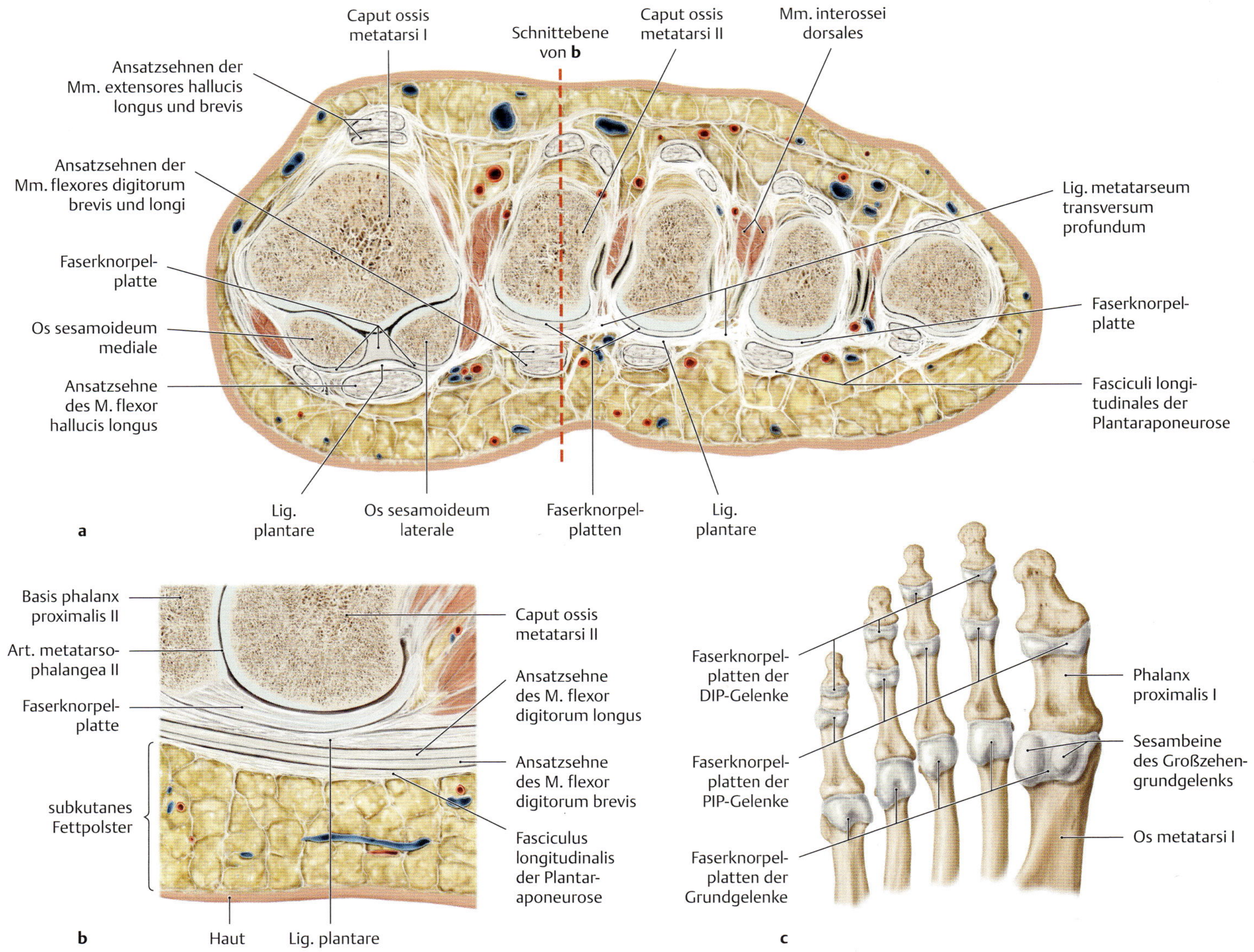

A Aufbau und Funktion der Faserknorpelplatten im Bereich der Zehengelenke

a Querschnitt durch einen rechten Fuß auf Höhe der Metatarsalköpfe, Ansicht von proximal. Aufgrund der bogenförmigen Anordnung der Grundgelenke ist auf Höhe des 5. Strahls keine Faserknorpelplatte angeschnitten;

b Sagittalschnitt auf Höhe des 2. Strahls durch das Grundgelenk, Ansicht von links. In dieser Schnittebene ist die unterschiedliche Größe von Gelenkpfanne und Gelenkkopf sehr gut zu sehen. Die Faserknorpelplatte vergrößert die Gelenkpfanne der Phalanx proximalis um mehr als das Doppelte. Dadurch kann sie den Gelenkdruck gleichmäßig auf eine große Fläche verteilen. Prinzip: Vergrößerung der Kraft aufnehmenden Fläche (**a** u. **b** nach einem Präparat der Anatomischen Sammlung der Universität Kiel);

c isolierte Darstellung der Faserknorpelplatten im Bereich der Zehengelenke; rechter Vorfuß, Ansicht von plantar.

Beachte die Einlagerung der Sesambeine in die Faserknorpelplatte des Großzehengrundgelenks (s. **B**)

Die plantaren Faserknorpelplatten im Bereich der Grundgelenke (s. **a**) sind etwa 1,5 cm lang und 1 cm breit. Distal bestehen sie aus Faserknorpel, proximal aus Bindegewebe. Sie verstärken die plantar gelegene Gelenkkapsel und sind am dicksten an ihrer schmalen Anheftungsstelle unmittelbar neben dem Knorpelrand der Grundphalanx. Nach proximal laufen sie – keilförmig dünner werdend – in einen membranösen Teil der Gelenkkapsel aus. Seitlich gehen die Faserknorpelplatten in die Gelenkkapsel über, die durch Kollateralbänder verstärkt ist. Zwischen den fibrokartilaginären Anteilen der plantaren Platte des 1.–5. Strahls verläuft das Lig. metatarseum transversum profundum. Funktionell sind die plantaren Faserknorpelplatten eine Art Gelenklippe (Labrum articulare), die die ovalen Gelenkpfannen der Grundphalanxbasen vergrößern und den Metatarsalköpfen eine erweiterte Unterstützungsfläche liefert. Auf diese Weise nehmen die Faserknorpelplatten beim Gehen den Bodendruck im Vorfußbereich auf, und die Belastung der Metatarsalköpfe verringert sich. Plantar der Faserknorpelplatten liegen die Ligg. plantaria. Sie sind an der Bildung der fibrösen Anteile der Gleitrinnen für die Beugersehnenscheide beteiligt. Über die Insertion an den Ligg. plantaria beeinflussen die Mm. interossei die Lage der Faserknorpelplatten. Chronische Druckerhöhung bzw. Überlastung im Vorfußbereich z. B. durch unsachgemäßes Schuhwerk (enge Schuhe, hohe Absätze) verändert die Stellung der MP-Gelenke dauerhaft in eine übermäßige Dorsalextension und fördert die Entstehung von Zehendeformitäten (z. B. Hammer- und Krallenzehen). Dies wiederum führt dazu, dass die Faserknorpelplatten im Bereich der Grundgelenke sich dehnen bzw. zerreißen.

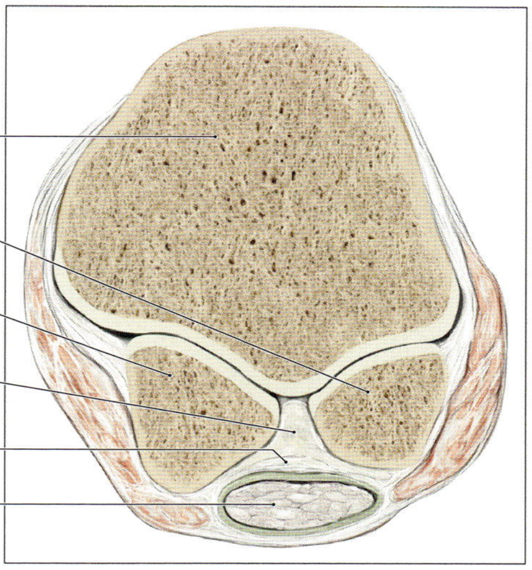

B Querschnitt durch das Caput ossis metatarsi I auf Höhe der Ossa sesamoidea

Großzehe eines rechten Fußes, Ansicht von proximal. Zur Schnittebene des Ausschnitts s. **C**. Das laterale und mediale Sesambein sind halbkugelförmige Knochen mit jeweils einer dorsalen, leicht konvexen Gelenkfläche, die mit den plantaren, rinnenförmigen Gelenkflächen des Caput ossis metatarsi I artikulieren. Sesambeine schützen die Sehnen vor zu großer Reibung. Ihre funktionelle Bedeutung liegt in einer Verlängerung des wirksamen Hebelarms des Muskels und einer damit einhergehenden Kraftersparnis. Die Entstehung von Sesambeinen stellt eine funktionelle Anpassung im Bereich von Drucksehnen dar.

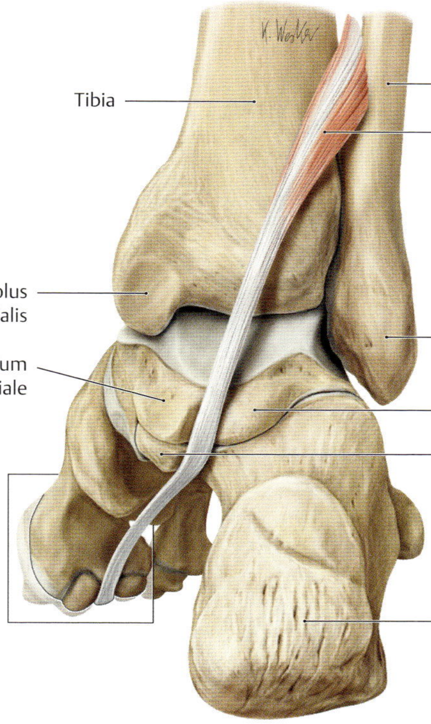

C Ossa sesamoidea der Großzehe

Rechtes Fußskelett, Ansicht von hinten-medial. Zwischen den beiden Sesambeinen verläuft die Sehne des M. flexor hallucis longus. Im Bereich der Sesambeine ist die in **B** dargestellte Schnittebene angedeutet.

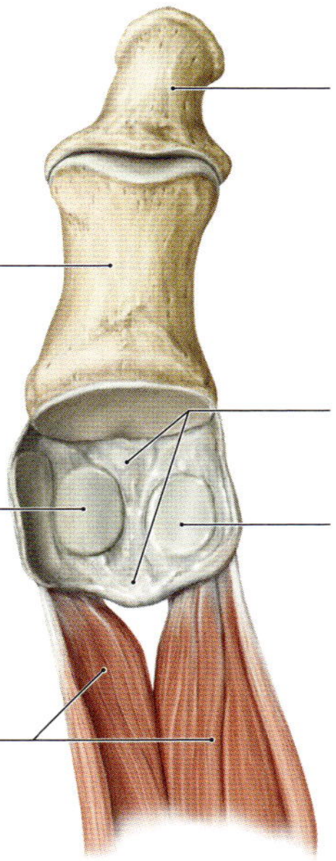

D Gelenkflächen der Ossa sesamoidea

Ansicht von dorsal nach Entfernung des 1. Mittelfußknochens.

Die plantare Faserknorpelplatte mit ihrem Kapsel-Band-Sesambein-Apparat kann reißen, wenn das Großzehengrundgelenk plötzlich überstreckt wird (sog. turf-toe-Verletzung). Dies passiert vor allem bei Sportarten wie dem American Football, insbesondere, wenn auf künstlichem Rasen (engl. turf) gespielt wird.

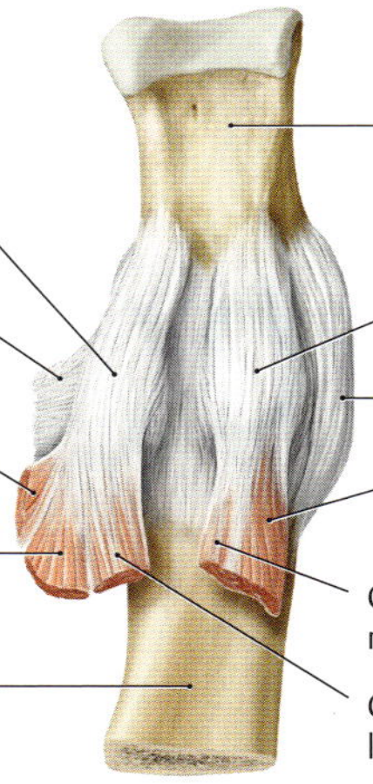

E Kapsel-Band-Apparat der Ossa sesamoidea mit ansetzenden Muskeln

Rechtes Großzehengrundgelenk, Ansicht von plantar. Die beiden Sesambeine sind sowohl an der Gelenkkapsel als auch an den Kollateralbändern des Grundgelenks befestigt. Sie sind in die Ansatzsehnen folgender Muskeln eingelagert:

- Os sesamoideum mediale
  - M. abductor hallucis
  - Caput mediale des M. flexor hallucis brevis
- Os sesamoideum laterale
  - Caput laterale des M. flexor hallucis brevis
  - Caput transversum des M. adductor hallucis
  - Caput obliquum des M. adductor hallucis

1.33 Degenerative Erkrankungen des 1. Zehenstrahls: Hallux valgus, Hallux rigidus und Hallux malleus

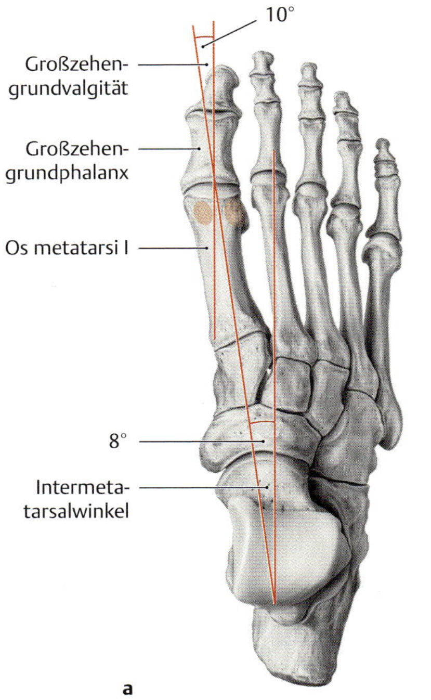

a

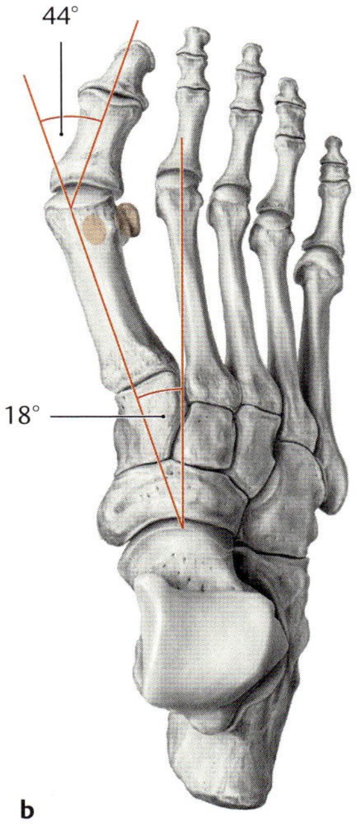

b

A Veränderung des Intermetatarsalwinkels und der Großzehengrundvalgität beim Hallux valgus

Rechter Fuß, Ansicht von oben.

- **a** Normales rechtes Fußskelett.
- **b** Achsabweichung der Großzehe nach lateral mit Subluxation im Grundgelenk bei Hallux valgus.

An einem gesunden Fuß sollte der *Intermetatarsalwinkel* (Winkel zwischen den Längsachsen des 1. und 2. Mittelfußknochens) maximal 8° betragen. Die *Großzehengrundvalgität* (Winkel zwischen den Längsachsen der Großzehengrundphalanx und des 1. Mittelfußknochens) sollte unter 20° liegen. Beim Hallux valgus sowie bei dem in der Regel vorangehenden Spreizfuß sind sowohl der Intermetatarsalwinkel als auch die Großzehengrundvalgität deutlich vergrößert.

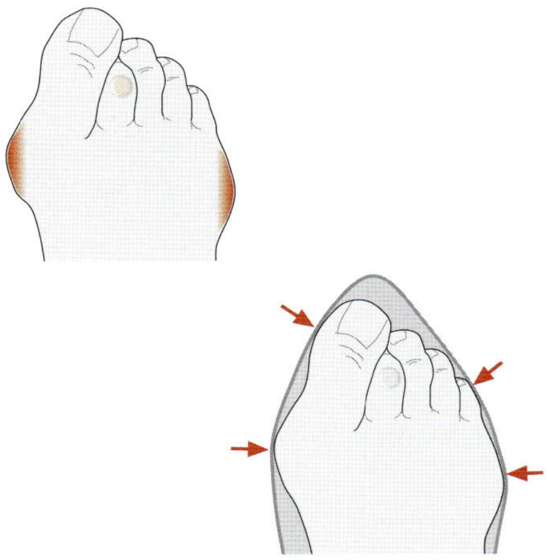

B Ätiologie des Hallux valgus

Der Hallux valgus entsteht meist sekundär als Folge eines Spreizfußes. Wird ein verbreiterter Vorfuß in einen engen und spitz zulaufenden Schuh gezwängt, werden die randständigen Zehen gegen die mittleren Zehen gedrängt. Hieraus resultieren die für den Hallux valgus typischen Druckstellen und Schmerzen, v. a. an der medialen Seite des 1. Mittelfußköpfchens mit chronischen Reizzuständen des Großzehengrundgelenks und des darüber liegenden Schleimbeutels (Bursitis) sowie reaktiven Knochenveränderungen (Exostosen). Die mittleren Zehen werden vorne zusammengedrückt und krallen sich ein (Hammer- bzw. Krallenzehen).

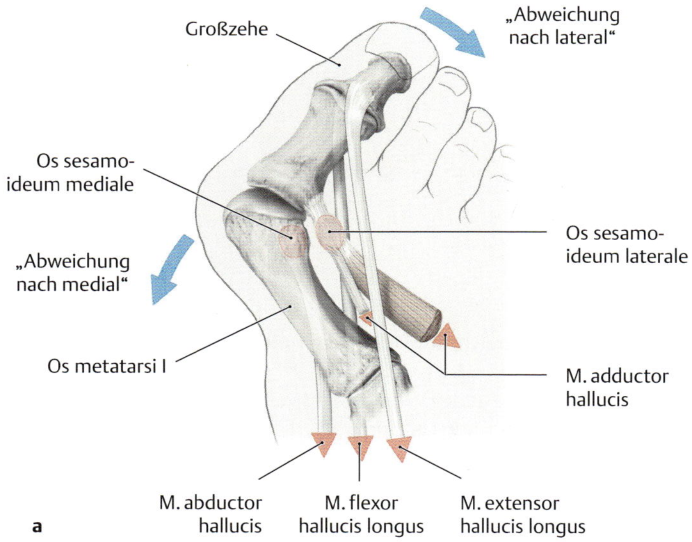

a

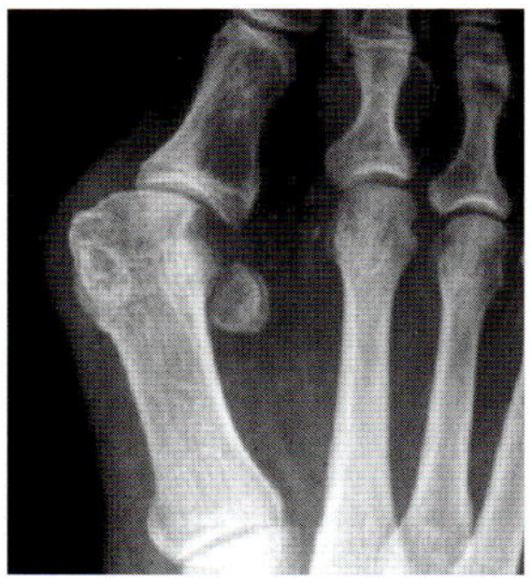

b

C Pathomechanismus beim Hallux valgus

- **a** Rechter Vorfuß, Ansicht von oben. Durch die Abweichung des Os metatarsi I nach medial und der Großzehe nach lateral kommt es zu einer Störung des muskulären Gleichgewichts, d. h. zu einer Änderung der Zugrichtung der Sehnen, was wiederum zur Verstärkung der Deformität führt. Vor allem der M. abductor hallucis verlagert sich mit dem medialen Sesambein nach lateral und wird dadurch zum *Adduktor*. Zusätzlich verlagern sich die langen Flexoren- und Extensorensehnen nach lateral und unterstützen damit die laterale Abweichung im Großzehengrundgelenk.
- **b** Hallux valgus im Röntgenbild (aus: Bohndorf K, Imhof H, Fischer W. Radiologische Diagnostik der Knochen und Gelenke. 2. Aufl. Stuttgart: Thieme; 2006).
  Deutlich erkennbar ist neben der ausgeprägten Hallux-valgus-Stellung das verlagerte laterale Sesambein. Durch diese „Mitverlagerung" entfällt das Sesambein als Schutz für das Gelenk, so dass umso leichter eine Arthrose entsteht, s. hier die sichtbaren arthrotischen Veränderungen im Metatarsophalangealgelenk I.

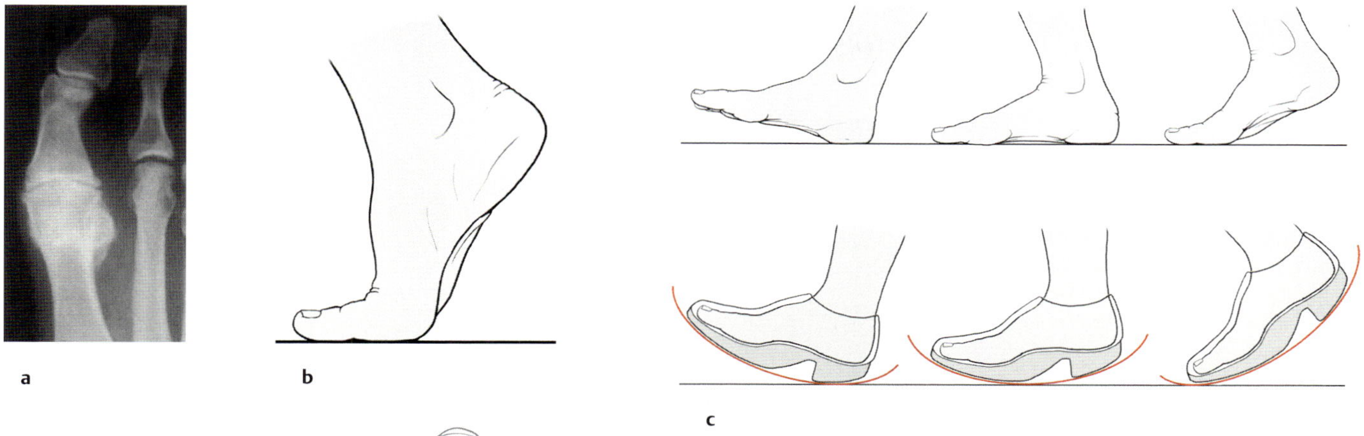

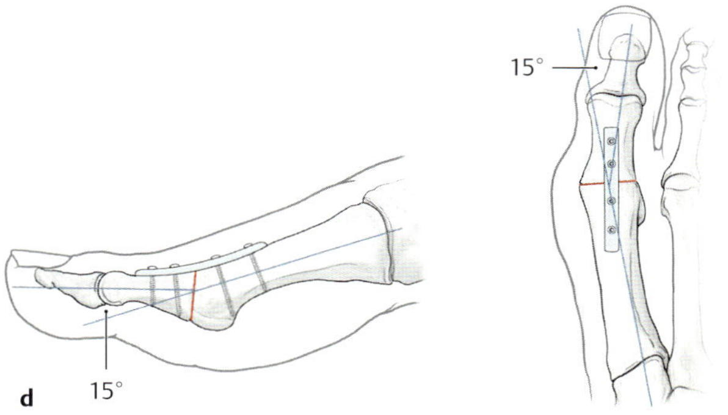

D Hallux rigidus: Pathologie, klinischer Befund und therapeutische Möglichkeiten

a Hallux rigidus im Röntgenbild: Gut sichtbar ist der deutlich verschmälerte Gelenkspalt mit subchondraler Sklerosierung, Geröllzysten und osteophytären Knochenneubildungen (Randzacken) am Knorpel-Knochen-Übergang (aus: Niethard FU, Pfeil J. Orthopädie. Duale Reihe. 8. Aufl. Stuttgart: Thieme; 2017);

b eingeschränkte Abrollfunktion des Fußes bei Hallux rigidus;

c konservative Therapie des Hallux rigidus mit der sog. Abrollrampe (Zehenrolle) am Schuh;

d operative Therapie des Hallux rigidus in Form der sog. Arthrodese (operative Versteifung des Großzehengrundgelenks).

Der Hallux rigidus ist nach dem Hallux valgus (s. linke Seite) die zweithäufigste Ursache für Beschwerden am Großzehengrundgelenk (Art. metatarsophalangea I bzw. MP-Gelenk). Warum es dort zu einer isolierten Arthrose kommt, ist letztlich nicht geklärt. Diskutiert werden rezidivierende Traumata, Entzündungen und Stoffwechselerkrankungen (z. B. Gicht) als Ursache. Typisch für die degenerative Gelenkerkrankung ist die schmerzhaft eingeschränkte Beweglichkeit des Fußes. Vor allem der Versuch, den Zeh abzurollen, ist schmerzhaft, weil hierbei die Großzehe in die kaum noch mögliche Dorsalextension gedrückt wird. Zehenstand ist aufgrund dessen ebenfalls nicht möglich. Betroffene vermeiden das Abrollen des Fußes und setzen diesen nur auf der Ferse oder auf dem lateralen Rand auf. Die Abrollrampe (Zehenrolle, s. **c**) am Schuh setzt genau hier an, indem sie das Abrollen des Fußes mit steifer Sohle ermöglicht und dadurch die Fußgelenke ruhig stellt. Der Schuh mit starrer Sohle und Abrollrampe bewegt sich wie ein Tintenlöscher auf dem Boden (Prinzip des wandernden Drehpunktes). Der Fuß bleibt dabei während des gesamten Schrittes in derselben Position (s. **c**). Bei fortgeschrittener aktivierter Arthrose (Entzündung der Gelenkkapsel durch abgeriebene Knorpelstückchen) und rheumatischen Symptomen ist die Arthrodese die Therapie der Wahl (s. **d**). Diese operative Versteifung stellt das Großzehengrundgelenk in 15° Dorsalextension und 15° Valgisierung ruhig. Die Fixierung ermöglicht das Abrollen des Fußes und das Tragen von modischem Schuhwerk.

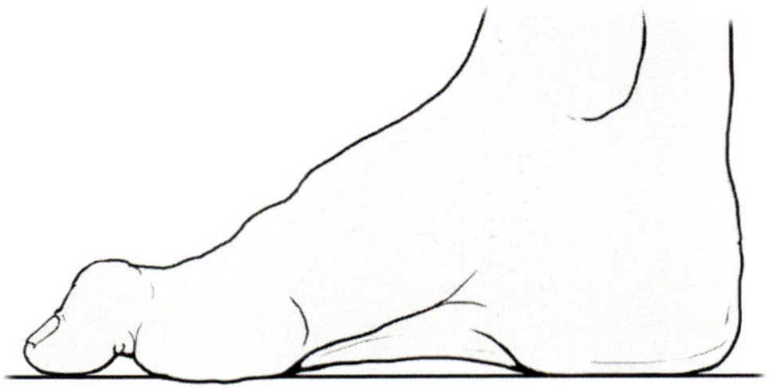

E Hallux malleus

Die Hammergroßzehe (Hallux malleus) ist ein nicht seltener Begleiter des Hohlfußes und durch eine Beugekontraktur im Interphalangealgelenk charakterisiert. Die fehlende geringe Extension im Grundgelenk behindert auch beim Hallux malleus das Abrollen des Fußes (vgl. **Db**) und führt zu einem schmerzhaften Kontakt der Zehenspitze mit dem Boden.

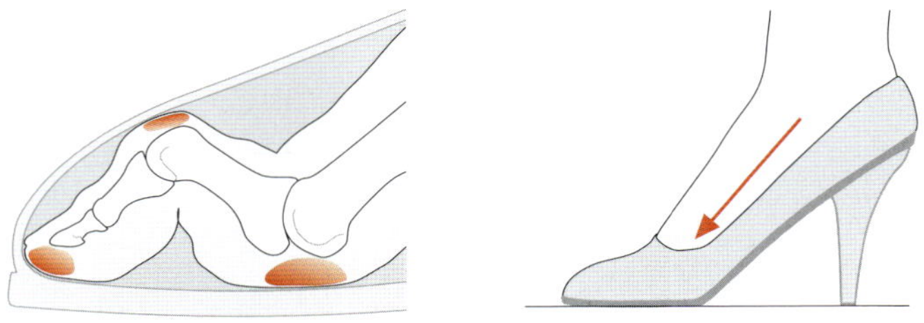

F Krallen- bzw. Hammerzehen

Zehendeformitäten werden sehr häufig begleitend beim Hallux valgus und beim Spreizfuß beobachtet. In engen Schuhen mit hohem Absatz rutscht der Fuß nach vorne ab und durch den Druck kommt es zu einer typischen verkrampften Fehlstellung mit degenerativen Veränderungen in den Zehengelenken und charakteristischer schmerzhafter Schwielenbildung. Bei den Krallenzehen besteht in der Regel eine deutliche Überstreckbarkeit im Grundgelenk bei gebeugtem Mittel- und Endgelenk. Bei Hammerzehen ist die Dorsalextension im Grundgelenk weniger ausgeprägt.

1.34 Röntgen- und Schnittbildanatomie des Fußes

A Röntgenanatomie des Fußes
a oberes Sprunggelenk im anterior-posterioren Strahlengang; **b** Rückfuß im seitlichen Strahlengang; **c** Vorfuß im dorsoplantaren Strahlengang (aus: Möller TB, Reif E. Taschenatlas der Röntgenanatomie. 7. Aufl. Stuttgart: Thieme; 2020).
Die konventionelle Röntgenaufnahme des Fußes bildet nach wie vor die Grundlage für die Bildgebung am Fuß. Sie bietet die höchste räumliche Auflösung und gibt einen guten Überblick über die Gesamtform des Fußes.

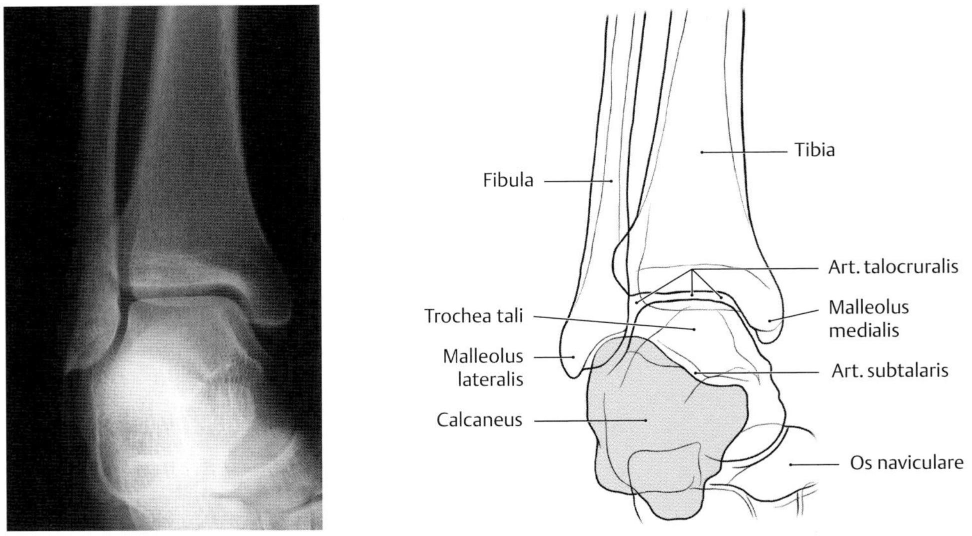

a

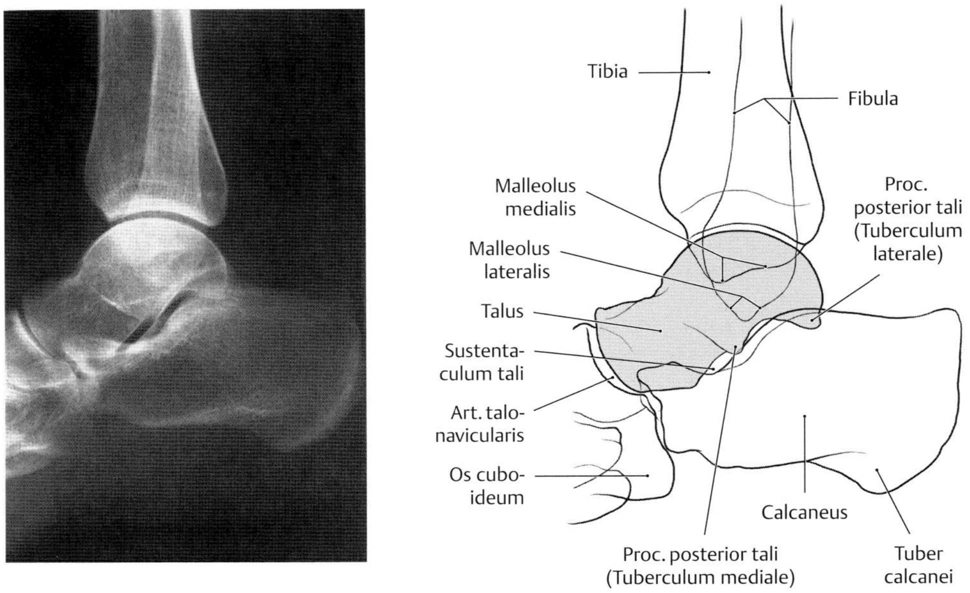

b

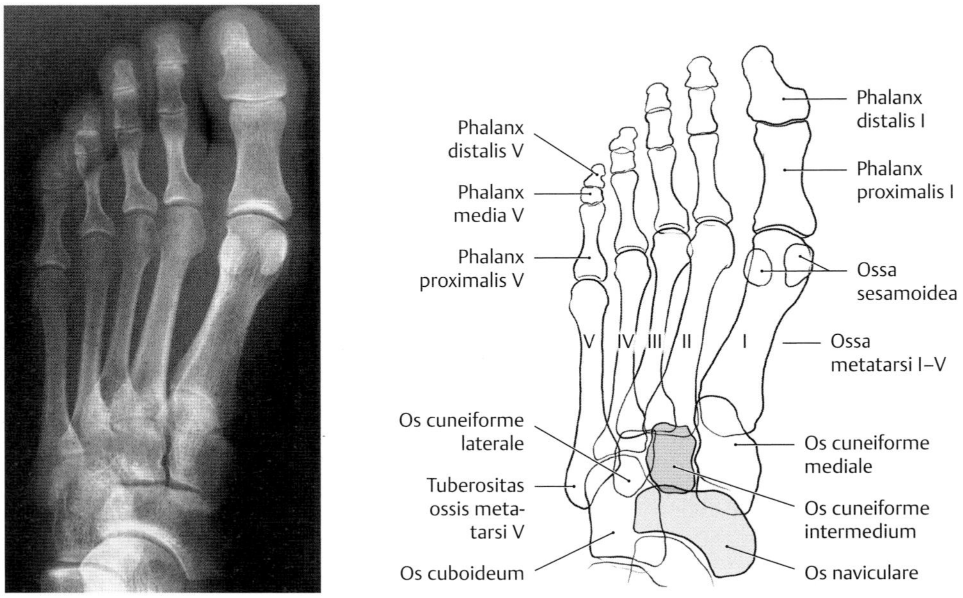

c

B Magnetresonanztomographie des rechten Fußes (aus: Vahlensieck M, Reiser M. MRT des Bewegungsapparates. 4. Aufl. Stuttgart: Thieme; 2014)

T1-gewichtete Sequenzen in **a** sagittaler, **b** koronarer und **c** transversaler (axialer) Ebene.

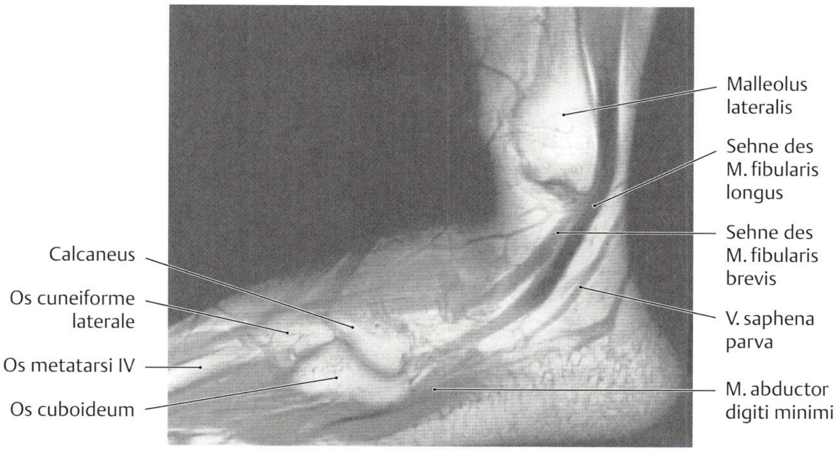

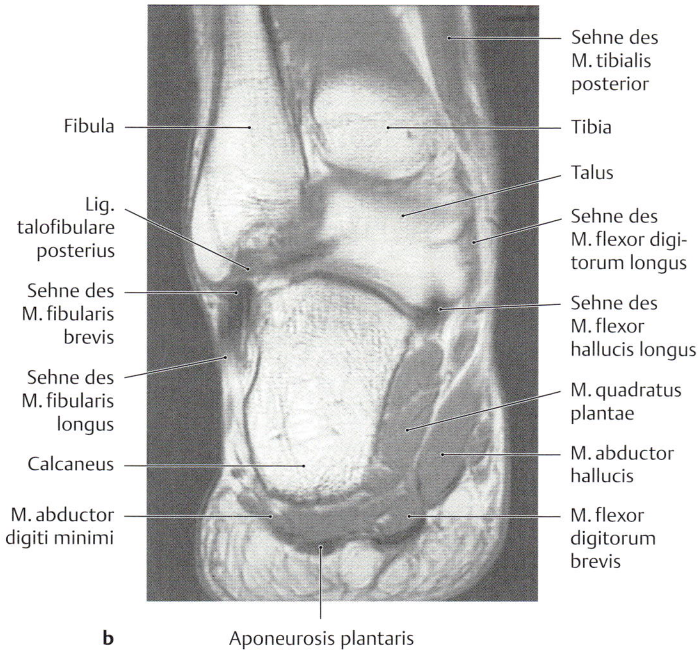

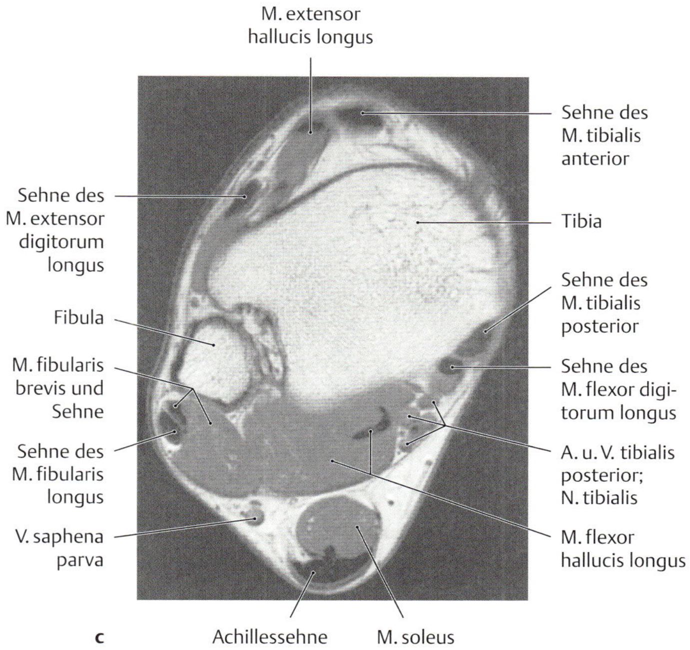

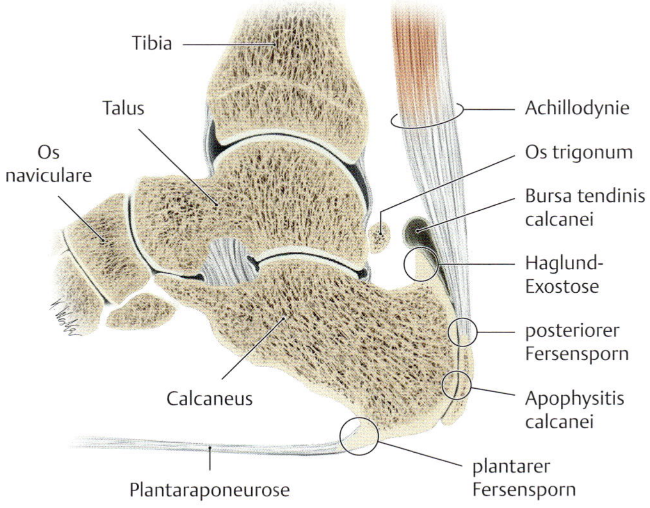

C Anatomische Lokalisation von klinisch wichtigen Erkrankungen der Fersenregion

Fersenschmerz ist ein sehr häufiges Symptom in einer fußchirurgisch orientierten Praxis. Neben der klinischen Untersuchung genügen häufig wenige bildgebende Verfahren, um eine Diagnose zu stellen und eine Behandlung zu planen. Differenzialdiagnostisch muss man neben typischen Knochenerkrankungen (Osteoporose, Tumoren) z. B. an folgende Schmerzursachen denken:

- plantarer Fersensporn = knöcherne Ausziehung (Exostose) am Ansatz der Plantaraponeurose am Calcaneus (häufig als Folge einer chronischen plantaren Faszitis),
- mechanische Reizung des sog. „Baxter-Nervs" (Baxter DE et. al. 1989, s. auch S. 544),
- Apophysitis calcanei = Umbaustörung der knöchernen Apophyse des Tuber calcanei während des Wachstums mit Schmerzen als Ausdruck einer Überbeanspruchung der knorpeligen Wachstumszone,
- posteriorer Fersensporn = prominente Exostose an der kalkanearen Insertion der Achillessehne (Insertionstendopathie des chondral-apophysären Sehnenansatzes),
- Haglund-Exostose = proximal gelegener dorsaler Fersenhöcker (harmlose Skelettvariante), Schmerzen entstehen durch Reizung des benachbarten Schleimbeutels (Bursa tendinis calcanei),
- Os trigonum = akzessorischer (nicht verschmolzener Knochenkern) Fußknochen am posterioren Talus,
- Achillodynie = schmerzhafte Peritendinitis der Achillessehne mit Überwärmung, Schwellung und Funktionseinschränkung.

1.35 Der menschliche Gang

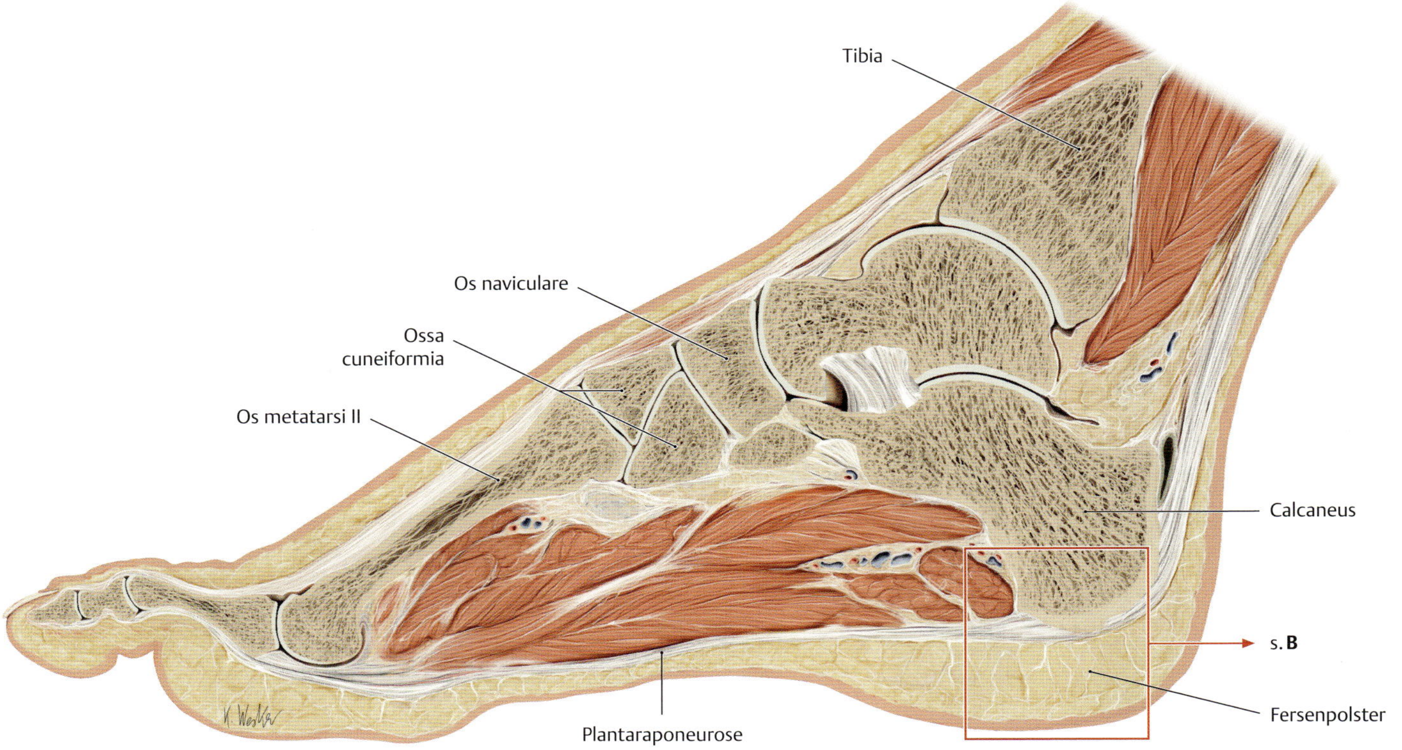

A Konstruktion der Fußsohle (Druckkammersystem)
Sagittalschnitt auf Höhe des zweiten Strahls eines rechten Fußes in der Ansicht von medial (Ausschnitt s. **B**).
Beim Gehen und noch mehr beim Stehen werden auf Fersenpolster sowie Groß- und Kleinzehenballen hohe Druckkräfte übertragen. Um diese lokal massiven Druckkräfte gleichmäßig auf eine größere Kontaktfläche zu verteilen, ist das bis zu 2 cm dicke subkutane Bindegewebe der Fußsohle wie eine Druckkammer konstruiert und stellt somit eine funktionelle Anpassung an diese Anforderungen dar. Die Druckkammer wirkt gleichzeitig im Sinne einer Stoßdämpfung und trägt zur mechanischen Stabilität der Fußsohle bei. Ohne dieses Druckkammersystem würden beim Stehen sehr hohe lokale Druckkräfte entstehen, deren Folge Drucknekrosen wären (Zeichnung nach einem Präparat der Anatomischen Sammlung der Universität Kiel).

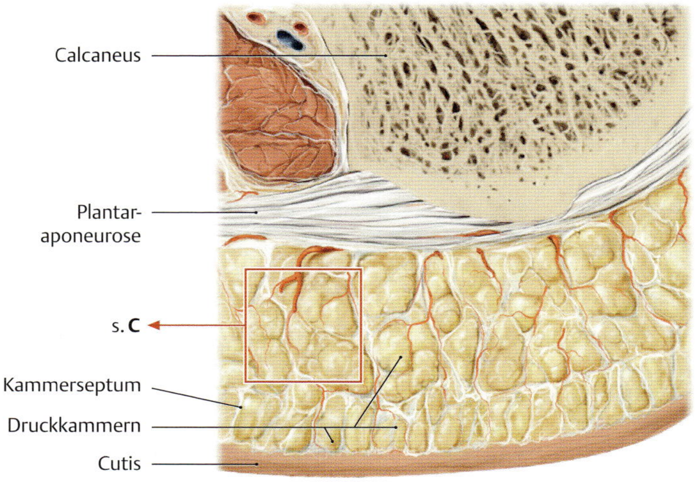

B Druckkammersystem der Fußsohle
Ausschnitt aus **A**.
Die Druckkammern enthalten im Inneren fettreiches Bindegewebe, das außen von derbem kollagenfasrigem Bindegewebe umhüllt wird. Diese bindegewebigen Kammersepten sind zwischen Plantaraponeurose und Lederhaut der Fußsohle fest verankert und werden über ein ausgedehntes Blutgefäßnetz versorgt, welches die Wände der Druckkammern zusätzlich stabilisiert (Ausschnitt s. **C**).

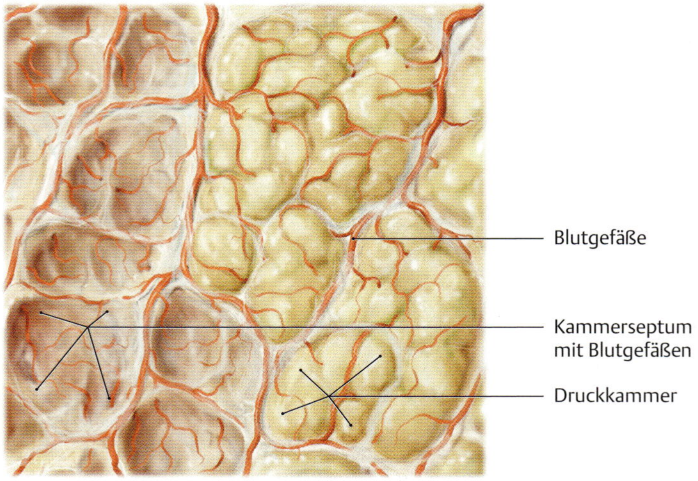

C Aufbau der Druckkammern
Ausschnitt aus **B**.
Auf der linken Bildseite ist das Fettgewebe aus den Kammern entfernt worden. Dadurch werden die in den Kammersepten verlaufenden Blutgefäße sichtbar (die Fußsohle ist die am stärksten durchblutete oberflächliche Körperregion).

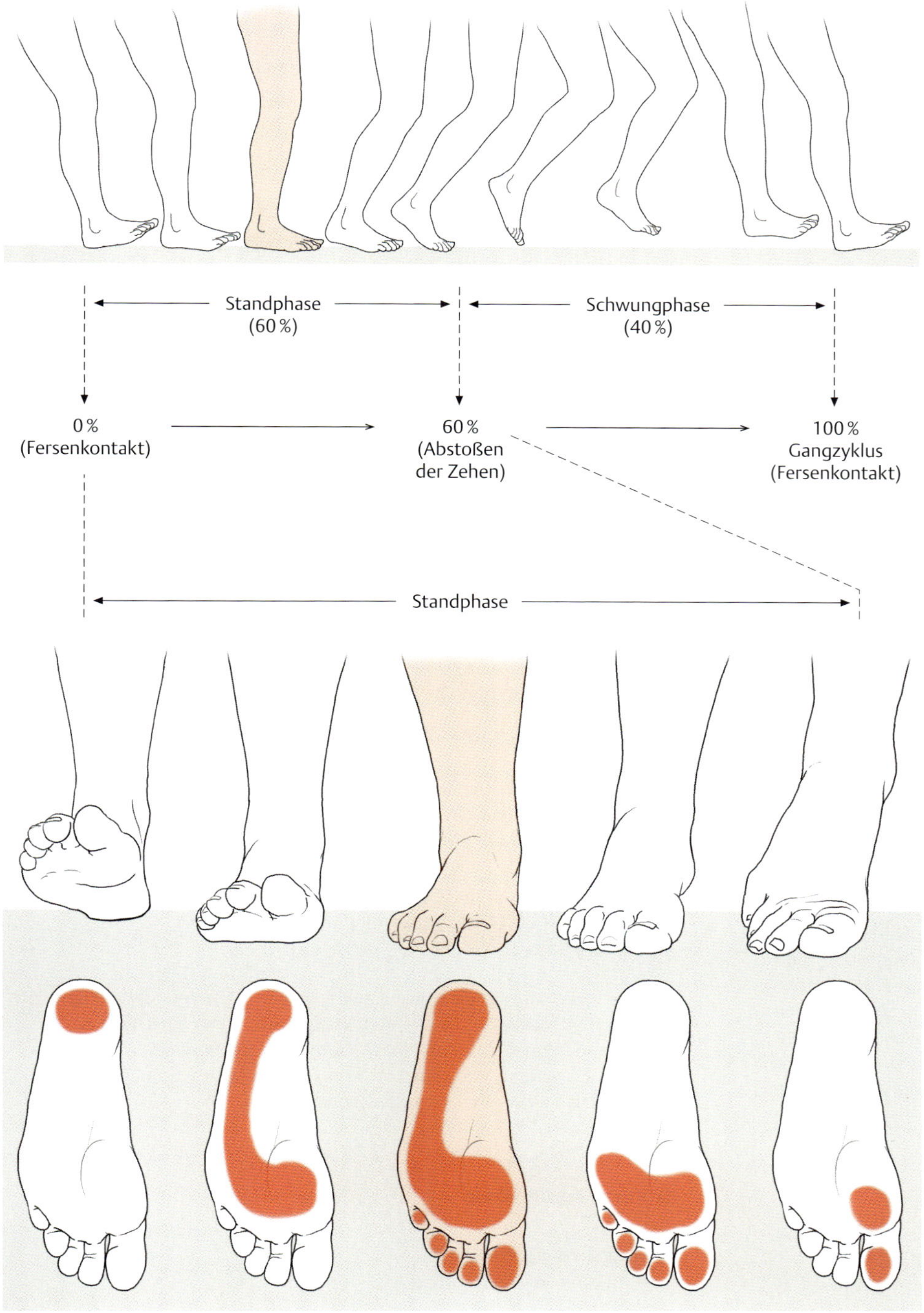

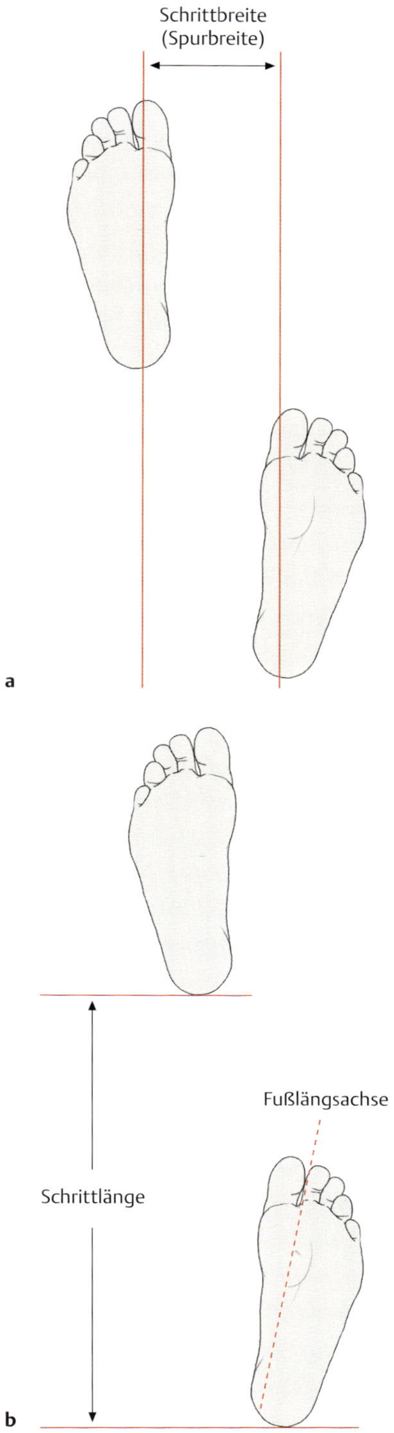

D Bewegungen der freien unteren Extremität während eines Gangzyklus

Beim normalen Gehen dient jedes Bein abwechselnd als Standbein (Stemmbein) oder als Spielbein (Schwungbein). Die Standphase beginnt mit dem Fersenkontakt und endet mit der Ablösung der Zehen vom Boden. Sie macht 60 % des Gangzyklus aus. Die Schwungphase beginnt mit der Zehenablösung und endet mit dem Fersenkontakt. Sie macht 40 % des Gangzyklus aus. (100 % Gangzyklus = Zeitraum zwischen zwei Fersenkontakten desselben Fußes.)

Während des ruhigen Standes ist die Fußlängsachse bezogen auf die Fortbewegungslinie jeweils um 7° außenrotiert. Diese leichte Außenrotation des Fußes besteht auch während des Gehens (s. **E**).

E Schrittbreite (a) und Schrittlänge (b)

Die Beurteilung der Schrittbreite (Spurbreite) erfolgt von hinten. Sie ist in der Regel geringer als der Abstand zwischen den beiden Hüftgelenken. Die Schrittlänge (Beurteilung von der Seite) beträgt etwa 2–3 Fußlängen.

Spurbreite und Schrittlänge bilden die Unterstützungsfläche und sind damit maßgeblich an der Standfestigkeit beteiligt. Diese ist z. B. besonders wichtig für hemiplegische Patienten, bei denen eine gestörte Tiefensensibilität zu Instabilitäten im Gang und Stand führen kann.

2.1 Einteilungsprinzipien

Im Unterschied zur oberen Extremität mit der mächtig entwickelten Muskulatur des Schultergürtels fehlen im Bereich des Beckengürtels entsprechende Muskeln. Dies resultiert aus der festen Verankerung der Wirbelsäule in den Beckenring (über das Iliosakralgelenk), die praktisch keine Bewegungen des Beckengürtels gegenüber dem Achsenskelett zulässt. Die Hüft- und Gesäßmuskulatur ist demgegenüber sehr kräftig entwickelt, da sie durch den aufrechten Gang zusätzlichen Belastungen ausgesetzt ist und die bipede Fortbewegung Gleichgewichtsprobleme bedingt, die durch diese Muskulatur ausgeglichen werden müssen.
In ähnlicher Weise wie an der oberen Extremität (s. S. 310) lassen sich auch die Muskeln der unteren Extremität systematisch nach verschiedenen Kriterien einteilen: nach embryologischer Herkunft, Topografie, Funktion oder Innervation. Keine Einteilung ist jedoch völlig unproblematisch, da ein komplexes biologisches System sich nicht in ein einfaches Schema pressen lässt. So ist die *Einteilung nach der Funktion* immer nur in Bezug auf eine ganz bestimmte Gelenkstellung möglich, da ein Muskel seine Lage zur Bewegungsachse und damit auch seine Funktion durch Bewegungen im Hüftgelenk ändert (Umkehr der Muskelfunktion). Eine *Gliederung nach topografischen Gesichtspunkten*, z. B. in innere und äußere Hüftmuskeln, bietet sich an, wenn man die Lage der Muskeln z. B. in Bezug zum Beckengürtel betrachtet. Eine funktionelle Einteilung, die gleichzeitig auch topografische Gesichtspunkte berücksichtigt, lässt sich befriedigend eigentlich nur an der freien unteren Gliedmaße vornehmen (Muskeln mit gleicher Wirkung auf ein Gelenk liegen dort in der Regel eng benachbart). Die im Folgenden gewählte Einteilung (**A – D**) ist daher ein Kompromiss aus topografischen und funktionellen Gesichtspunkten. Eine vollkommen andere Einteilung erhält man, wenn die Zuordnung der Muskeln aufgrund ihrer *Innervation* erfolgt (s. **E**).

A Hüft- und Gesäßmuskulatur

Innere Hüftmuskeln
- M. psoas major
- M. iliacus

} vereinigen sich zum M. iliopsoas

Äußere Hüftmuskeln
- M. gluteus maximus
- M. gluteus medius
- M. gluteus minimus
- M. tensor fasciae latae
- M. piriformis
- M. obturatorius internus
- Mm. gemelli
- M. quadratus femoris

Muskeln der Adduktorengruppe*
- M. obturatorius externus
- M. pectineus
- M. adductor longus
- M. adductor brevis
- M. adductor magnus
- M. adductor minimus
- M. gracilis

* Aus funktionellen Gründen werden die Muskeln der Adduktorengruppe, die alle auf der Oberschenkelinnenseite liegen, zu den Hüftmuskeln gezählt, da ihre Hauptwirkung im Hüftgelenk liegt.

B Oberschenkelmuskulatur

Vordere Muskeln des Oberschenkels – Extensorengruppe*
- M. sartorius
- M. quadriceps femoris
  - M. rectus femoris
  - M. vastus medialis
  - M. vastus lateralis
  - M. vastus intermedius
  - (M. articularis genus, der „unechte" 5. Kopf des Muskels, s. S. 500)

Hintere Muskeln des Oberschenkels – Flexorengruppe*
- M. biceps femoris
- M. semimembranosus
- M. semitendinosus

} ischiokrurale Muskulatur

- M. popliteus

* Infolge der Stellungsänderung der unteren Extremität (die genetisch dorsalen Anteile gelangen auf die Vorderseite und vice versa) liegen die Extensoren auf der Vorderseite und die Flexoren auf der Rückseite des Oberschenkels (vgl. S. 20).

C Unterschenkelmuskulatur

Vordere Muskeln des Unterschenkels – Extensorengruppe
- M. tibialis anterior
- M. extensor digitorum longus
- M. extensor hallucis longus

Seitliche Muskeln des Unterschenkels – Fibularisgruppe
- M. fibularis* longus
- M. fibularis brevis
- M. fibularis tertius**

Hintere Muskeln des Unterschenkels – Flexorengruppe

Oberflächliche Flexoren
- M. triceps surae
  - M. soleus
  - M. gastrocnemius (Caput mediale und Caput laterale)
- M. plantaris

Tiefe Flexoren
- M. tibialis posterior
- M. flexor digitorum longus
- M. flexor hallucis longus

* Anstelle von „fibularis" kann auch „peroneus" verwendet werden.
** Den M. fibularis tertius kann man aufgrund seiner Funktion und Innervation auch zu den Extensoren zählen. Hier wurde er aufgrund seines Namens und seiner Wirkung auf das untere Sprunggelenk (Eversion) der Fibularisgruppe zugeordnet.

D Kurze Fußmuskeln

Muskeln des Fußrückens
- M. extensor digitorum brevis
- M. extensor hallucis brevis

Muskeln der Fußsohle

Großzehenloge
- M. abductor hallucis
- M. flexor hallucis brevis (Caput mediale und laterale)

Kleinzehenloge
- M. abductor digiti minimi
- M. flexor digiti minimi brevis
- M. opponens digiti minimi

Mittelloge
- M. flexor digitorum brevis
- M. adductor hallucis (Caput transversum und obliquum)
- M. quadratus plantae
- Mm. lumbricales I–IV
- Mm. interossei plantares I–III
- Mm. interossei dorsales I–IV

E Einteilung der Muskulatur entsprechend ihrer motorischen Innervation

Alle Muskeln der unteren Extremität werden von Ästen des Plexus lumbalis (Th12–L4) und des Plexus sacralis (L5–S3) innerviert. Hierbei kann die Innervation sowohl aus kurzen, direkten Ästen als auch aus langen Nerven des jeweiligen Plexus erfolgen (s. S. 548).

Nerv bzw. Plexus	Innervierter Muskel
Plexus lumbalis	
Direkte Äste (Rr. musculares)	Mm. psoae major u. minor
Nerven, die aus dem Plexus lumbalis hervorgehen	
N. femoralis	Mm. psoae major u. minor; M. iliacus; M. iliopsoas; M. pectineus; M. sartorius; M. quadriceps femoris
N. obturatorius	M. obturatorius externus; M. pectineus; Mm. adductores longus, brevis, magnus (tiefer Teil) u. minimus; M. gracilis
Plexus sacralis	
Direkte Äste (Rr. musculares)	M. piriformis; M. obturatorius internus; Mm. gemelli; M. quadratus femoris
Nerven, die aus dem Plexus sacralis hervorgehen	
N. gluteus superior	M. tensor fasciae latae; Mm. glutei medius u. minimus
N. gluteus inferior	M. gluteus maximus
N. ischiadicus (s. auch **F**)	M. quadratus femoris (Tibialisanteil); M. adductor magnus (oberflächlicher Teil, Tibialisanteil); M. semimembranosus (Tibialisanteil); M. semitendinosus (Tibialisanteil); M. biceps femoris (Caput longum, Tibialisanteil); M. biceps femoris (Caput breve, Fibularisanteil)
• N. fibularis communis	
– N. fibularis profundus	M. tibialis anterior; Mm. extensores digitorum longus u. brevis; Mm. extensores hallucis longus u. brevis, M. fibularis tertius
– N. fibularis superficialis	Mm. fibulares longus u. brevis
• N. tibialis	M. popliteus; M. triceps surae; M. plantaris; M. tibialis posterior; M. flexor digitorum longus; M. flexor hallucis longus
– N. plantaris medialis	M. abductor hallucis; M. flexor hallucis brevis (Caput mediale); M. flexor digitorum brevis; Mm. lumbricales I + II
– N. plantaris lateralis	M. flexor hallucis brevis (Caput laterale); M. adductor hallucis; M. abductor digiti minimi; M. flexor digiti minimi brevis; M. opponens digiti minimi; M. quadratus plantae; Mm. lumbricales III + IV; Mm. interossei plantares I–III; Mm. interossei dorsales I–IV

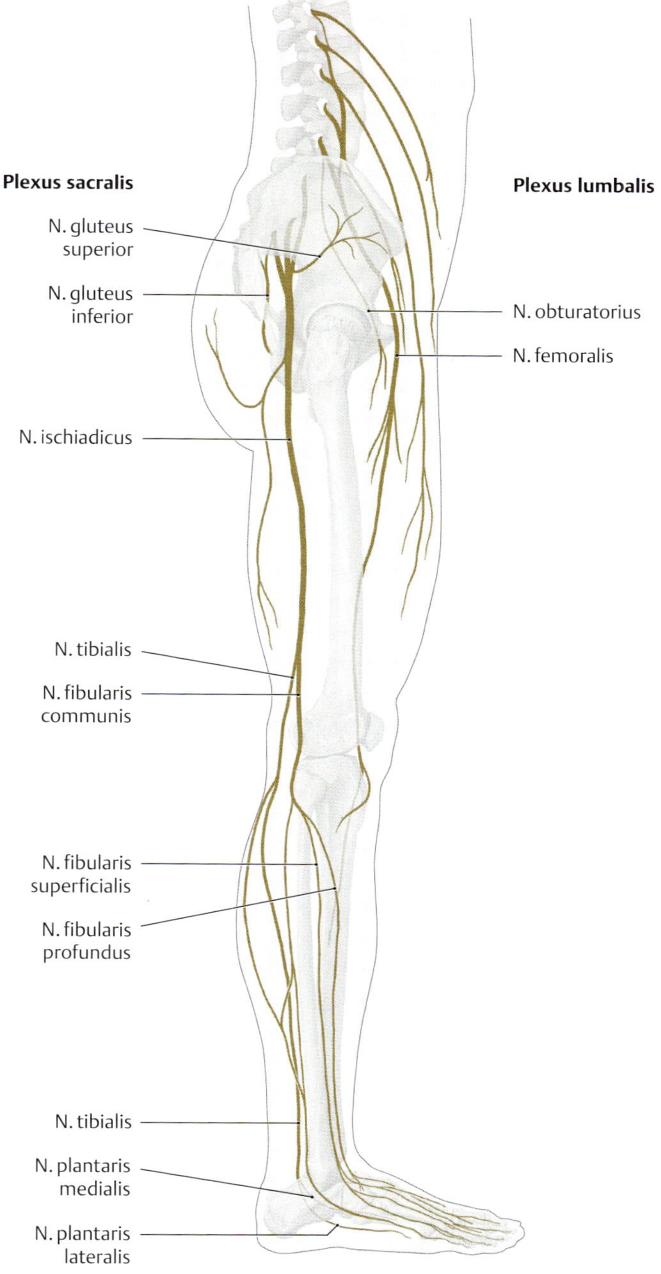

F Übersicht über die Äste des Plexus lumbosacralis, die die Muskulatur der unteren Extremität motorisch innervieren

Rechtes Bein, Ansicht von lateral. Im Plexus lumbosacralis werden die ventralen Äste der Lumbal- und Sakralnerven unter Beteiligung des N. subcostalis und des N. coccygeus (hier nicht zu sehen) zusammengefasst. Während die Äste, die aus dem Plexus lumbalis hervorgehen, *vor* dem Hüftgelenk verlaufen und hauptsächlich die Muskulatur auf der Vorder- bzw. Innenseite des Oberschenkels versorgen, ziehen die Äste des Plexus sacralis *hinter* dem Hüftgelenk zur Muskulatur der Oberschenkelrückseite sowie zur Muskulatur des gesamten Unterschenkels und des Fußes. Die makroskopisch sichtbare Aufteilung des N. ischiadicus in seine beiden Endäste (N. tibialis und N. fibularis communis) erfolgt in der Regel – so wie hier dargestellt – unmittelbar oberhalb des Kniegelenks (sog. *tiefe Teilung*). Die den beiden Endästen zugeordneten Nervenfasern sind jedoch bereits weit proximal entsprechend gebündelt und imponieren in ihrer gemeinsamen Bindegewebshülle bereits dort als eigenständige Nervenäste. Bei der sog. *hohen Teilung* kann die sichtbare Aufzweigung in die beiden Endäste daher bereits im kleinen Becken erfolgen (s. S. 571).

2.2 Hüft- und Gesäßmuskulatur: innere Hüftmuskeln

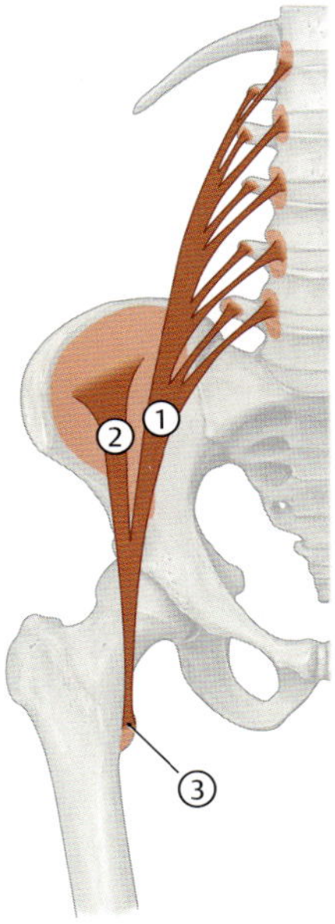

A **Innere Hüftmuskeln im Überblick**

Ursprung:	• ① M. psoas major (oberflächliche Schicht): Seitenflächen des 12. Brustwirbelkörpers, der 1.–4. Lendenwirbelkörper sowie die zugehörigen Disci intervertebrales • ① M. psoas major (tiefe Schicht): Procc. costales der 1.–5. Lendenwirbel • ② M. iliacus: Fossa iliaca
Ansatz:	gemeinsam als M. iliopsoas ③ am Trochanter minor des Femurs
Funktion:	• Hüftgelenk: Flexion und Außenrotation • Lendenwirbelsäule: bei einseitiger Kontraktion (Punctum fixum am Femur) Lateralflexion zur ipsilateralen Seite, bei beidseitiger Kontraktion Aufrichten des Rumpfes aus der Rückenlage
Innervation:	N. femoralis (L1–4) sowie direkte Äste aus dem Plexus lumbalis

Eigenschaften und klinische Symptomatik des M. iliopsoas
Neben den Mm. rectus femoris, sartorius und tensor fasciae latae gehört der M. iliopsoas zu den Flexoren im Hüftgelenk. Als kräftigster Flexor besitzt er eine große Hubhöhe und ist daher ein wichtiger Muskel für das Stehen, Gehen und Laufen. Als typischer Haltemuskel mit überwiegend langsam zuckenden roten Muskelfasern (Typ-I-Fasern) neigt der M. iliopsoas jedoch zur Verkürzung (z. B. infolge überwiegend sitzender Tätigkeit) und muss daher regelmäßig gedehnt werden (s. S. 60 u. 517).
Verkürzungen (Kontrakturen) der Flexoren des Hüftgelenks führen zu:

- vermehrter Beckenkippung nach vorne,
- verstärkter Lendenlordose und
- eingeschränkter Hüftgelenksextension.

Eine *einseitige* Verkürzung des M. iliopsoas, bei der das Os ilium der betroffenen Seite nach vorne gekippt ist, lässt sich mit dem Thomas-Handgriff diagnostizieren (s. S. 450). Sie führt zu einer Beckenverwringung, d. h. das Becken ist in sich torquiert. Dies beeinträchtigt v. a. die Funktion der Iliosakralgelenke, aber auch der Wirbelgelenke im Bereich der angrenzenden Lendenwirbelsäule sowie im lumbosakralen Übergang (verstärkte Lordose der Lendenwirbelsäule mit degenerativen Veränderungen an den Wirbelkörpern, s. S. 138). Bei *beidseitiger* Schwäche bzw. Lähmung ist die Aufrichtung des Rumpfes aus der Rückenlage trotz intakter Bauchmuskeln ohne Armhilfe nicht mehr möglich, und das Gehen, v. a. das Treppensteigen, ohne Hilfsmittel stark eingeschränkt.

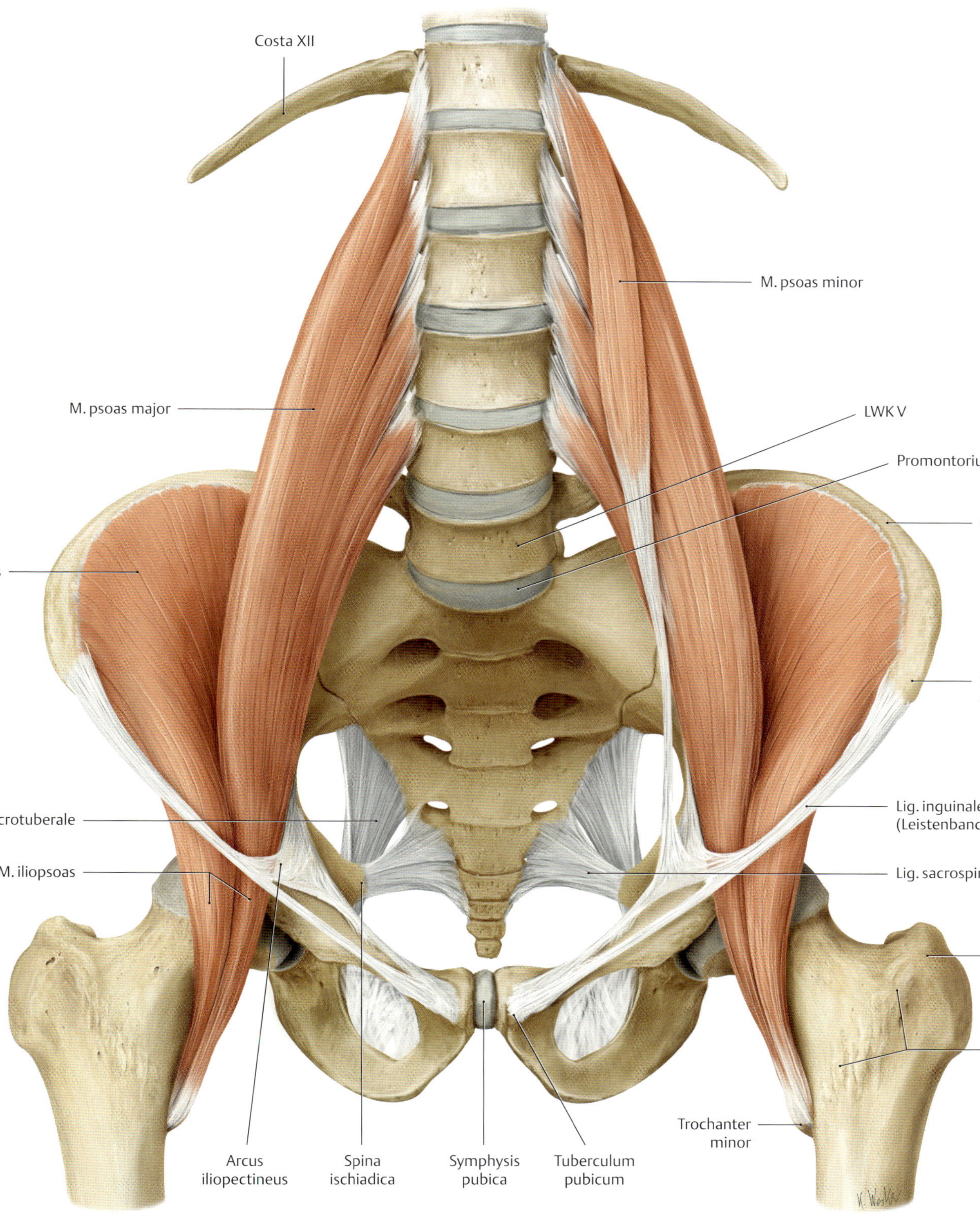

B Innere Hüftmuskeln (Mm. psoas major und iliacus und ihre Vereinigung zum M. iliopsoas)

Ansicht von vorne.

Beachte: Bei der unteren Extremität werden anstelle der Richtungsbezeichnungen „dorsal" und „ventral" besser „hinten" und „vorne" benutzt; zum Hintergrund (Rotation der Extremitäten) vgl. S. 20.

Nach Vereinigung des M. psoas major mit dem M. iliacus auf Höhe des Leistenbandes spricht man vom M. iliopsoas. In etwa der Hälfte der Fälle – wie hier dargestellt – findet man beim Menschen einen M. psoas minor, der vom 12. Brust- und 1. Lendenwirbel entspringt und mit seiner Ansatzsehne in den Arcus iliopectineus (Fascia iliaca) einstrahlt.

2.3 Hüft- und Gesäßmuskulatur: äußere Hüftmuskeln

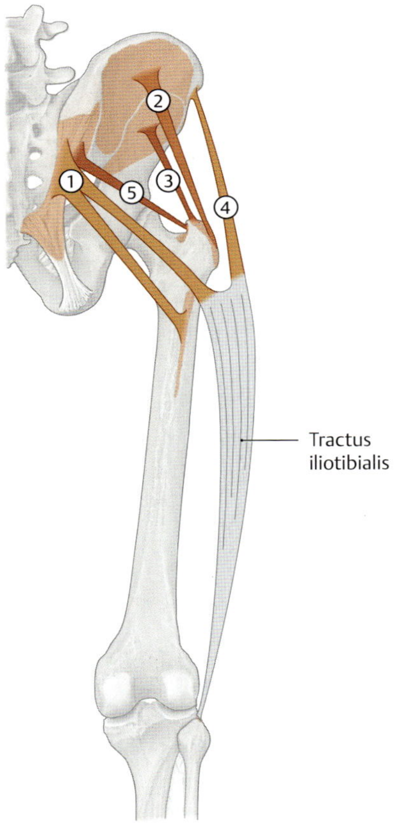

A Vertikal verlaufende äußere Hüftmuskeln im Überblick

① **M. gluteus maximus**

Ursprung: seitlicher Teil der Facies dorsalis des Os sacrum, hinterer Teil der Facies glutea des Os ilium (hinter der Linea glutea posterior), Fascia thoracolumbalis sowie mit tiefen Fasern am Lig. sacrotuberale

Ansatz:
- kraniale Fasern: Tractus iliotibialis
- kaudale Fasern: Tuberositas glutea

Funktion:
- gesamter Muskel: Extension und Außenrotation im Hüftgelenk; stabilisiert das Hüftgelenk sowohl in der Sagittal- als auch in der Frontalebene
- kraniale Fasern: Abduktion
- kaudale Fasern: Adduktion

Innervation: N. gluteus inferior (L5–S2)

② **M. gluteus medius**

Ursprung: Facies glutea des Os ilium (unterhalb der Crista iliaca zwischen den Lineae gluteae anterior und posterior)

Ansatz: seitliche Fläche des Trochanter major am Femur

Funktion:
- gesamter Muskel: Abduktion, Stabilisierung des Beckens in der Frontalebene
- vorderer Teil: Flexion und Innenrotation
- hinterer Teil: Extension und Außenrotation

Innervation: N. gluteus superior (L4–S1)

③ **M. gluteus minimus**

Ursprung: Facies glutea des Os ilium (unterhalb des Ursprungs vom M. gluteus medius)

Ansatz: mediale Fläche des Trochanter major am Femur

Funktion:
- gesamter Muskel: Abduktion, Stabilisierung des Beckens in der Frontalebene
- vorderer Teil: Flexion und Innenrotation
- hinterer Teil: Extension und Außenrotation

Innervation: N. gluteus superior (L4–S1)

④ **M. tensor fasciae latae**

Ursprung: Spina iliaca anterior superior

Ansatz: Tractus iliotibialis

Funktion:
- spannt die Fascia lata
- Hüftgelenk: Abduktion, Flexion und Innenrotation

Innervation: N. gluteus superior (L4–S1)

⑤ **M. piriformis**

Ursprung: Facies pelvica des Os sacrum

Ansatz: Spitze des Trochanter major am Femur

Funktion:
- Außenrotation, Abduktion und Extension im Hüftgelenk
- Stabilisierung im Hüftgelenk

Innervation: direkte Äste aus dem Plexus sacralis (L5–S2)

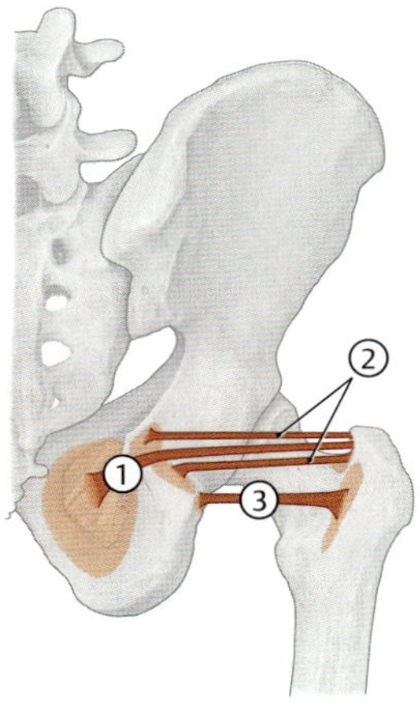

B Horizontal verlaufende äußere Hüftmuskeln im Überblick

① **M. obturatorius internus**

Ursprung: Innenfläche der Membrana obturatoria und an ihrem knöchernen Rahmen

Ansatz: Fossa trochanterica am Femur

Funktion: Außenrotation, Adduktion und Extension im Hüftgelenk (in Abhängigkeit von der Stellung des Hüftgelenks Abduktion möglich)

Innervation: direkte Äste aus dem Plexus sacralis (L5–S2)

② **Mm. gemelli**

Ursprung:
- M. gemellus superior: Spina ischiadica des Os ischii
- M. gemellus inferior: Tuber ischiadicum des Os ischii

Ansatz: zusammen mit der Ansatzsehne des M. obturatorius internus in der Fossa trochanterica

Funktion: Außenrotation, Adduktion und Extension im Hüftgelenk (in Abhängigkeit von der Stellung des Hüftgelenks Abduktion möglich)

Innervation: direkte Äste aus dem Plexus sacralis (L5–S2)

③ **M. quadratus femoris**

Ursprung: lateraler Rand des Tuber ischiadicum des Os ischii

Ansatz: Crista intertrochanterica des Femur

Funktion: Außenrotation und Adduktion im Hüftgelenk

Innervation: direkte Äste aus dem Plexus sacralis (L5–S2) und/oder N. gluteus inferior

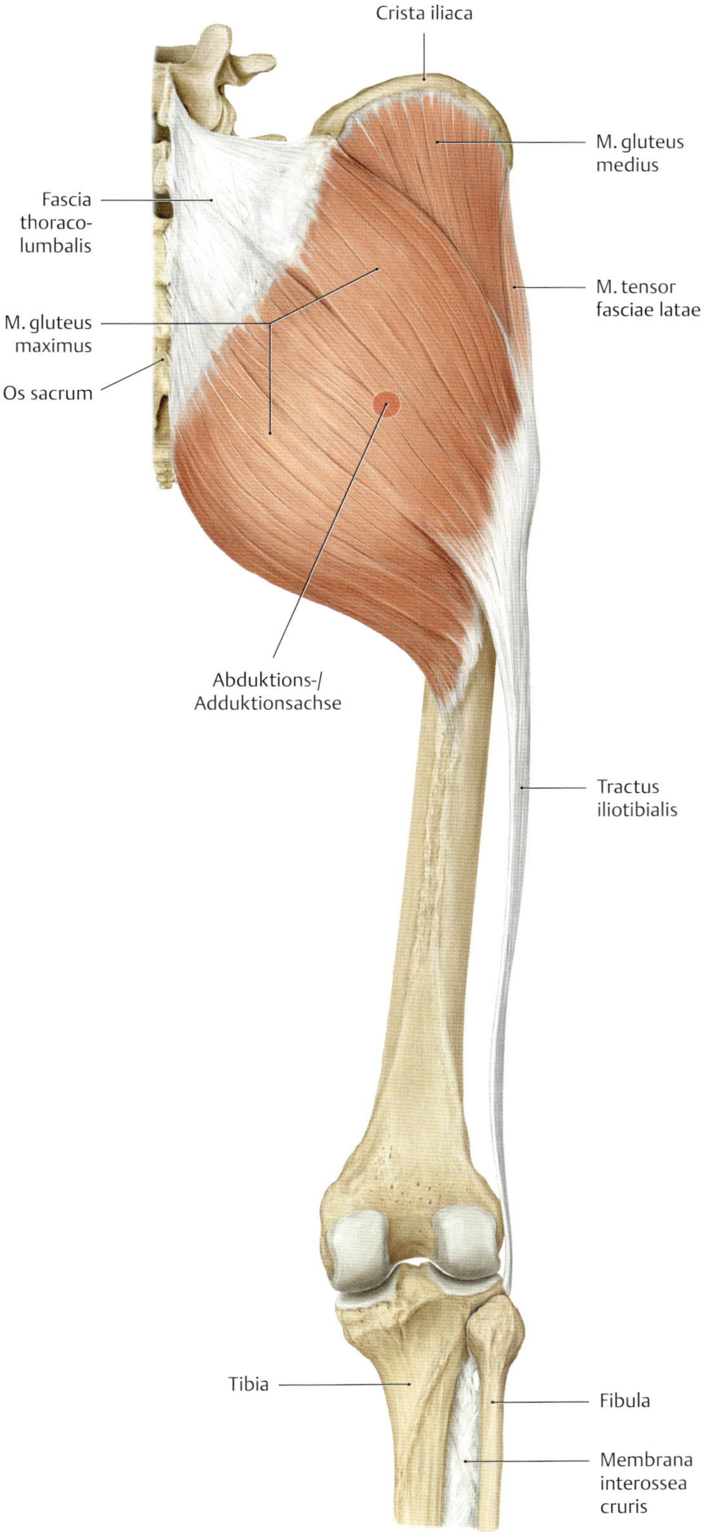

C Äußere Hüftmuskeln: oberflächliche Schicht
Rechte Seite, Ansicht von hinten.
Beachte die Lage des M. gluteus maximus zur sagittal verlaufenden Ab- und Adduktionsachse. Während die *kranial* der Achse verlaufenden Fasern des M. gluteus maximus, die über den Tractus iliotibialis am Unterschenkel ansetzen, die Abduktion im Hüftgelenk unterstützen, bewirken die *kaudal* der Achse verlaufenden Muskelfasern eine Adduktion.

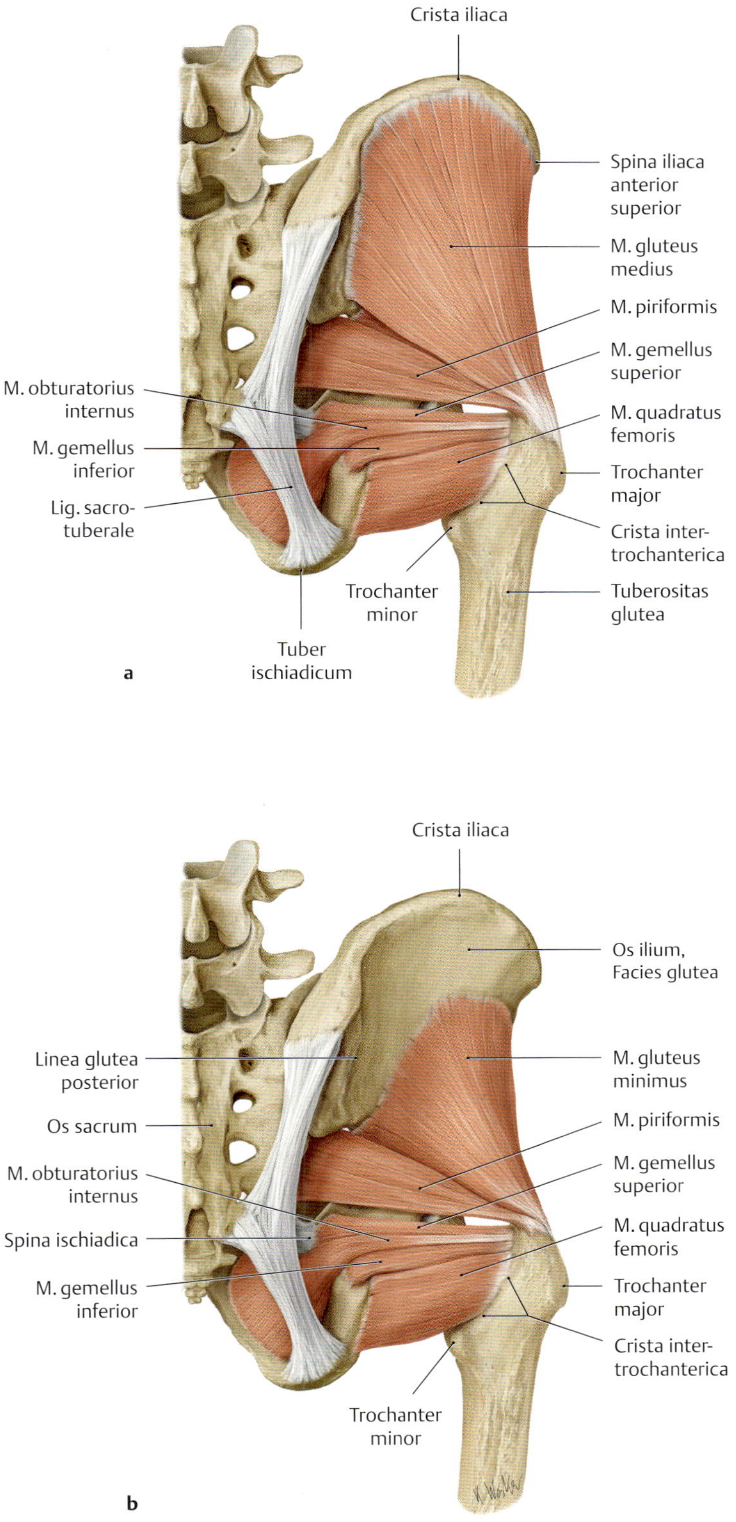

D Äußere Hüftmuskeln: tiefe Schicht
Rechte Seite, Ansicht von hinten.

a nach Entfernung des M. gluteus maximus;
b nach Entfernung des M. gluteus medius.

Bei einer Schwäche bzw. Lähmung der kleinen Glutäen (Mm. glutei medius u. minimus) kann das Becken nicht mehr in der Frontalebene stabilisiert werden und sinkt auf die gesunde Seite ab (positives Trendelenburg-Zeichen, vgl. S. 54).

2.4 Hüft- und Gesäßmuskulatur: Adduktorengruppe

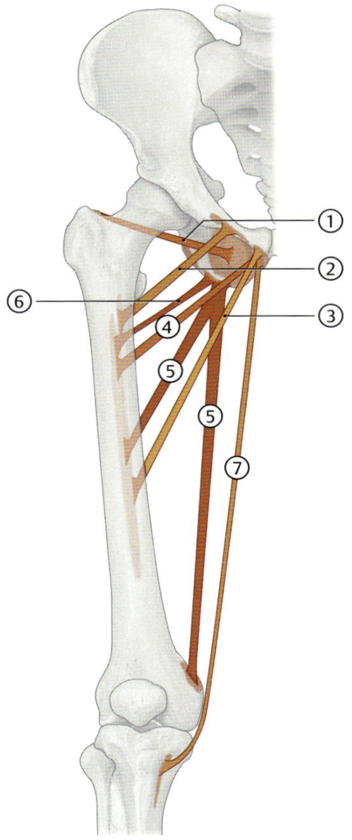

A Adduktoren im Überblick

① **M. obturatorius externus**

Ursprung: Außenseite der Membrana obturatoria und angrenzender Knochen
Ansatz: Fossa trochanterica des Femur
Funktion:
- Adduktion und Außenrotation im Hüftgelenk
- Stabilisierung des Beckens in der Sagittalebene

Innervation: N. obturatorius (L2–4)

② **M. pectineus**

Ursprung: Pecten ossis pubis
Ansatz: Linea pectinea und an der proximalen Linea aspera des Femur
Funktion:
- Adduktion, Außenrotation und leichte Flexion im Hüftgelenk
- Stabilisierung des Beckens in der Frontal- und Sagittalebene

Innervation: N. femoralis (L1–4), N. obturatorius (L2–4)

③ **M. adductor longus**

Ursprung: R. superior des Os pubis und Vorderseite der Symphyse
Ansatz: Linea aspera: Labium mediale im mittleren Femurdrittel
Funktion:
- Adduktion und Flexion (bis 70°) im Hüftgelenk (Extension ab 80°-Beugung)
- Stabilisierung des Beckens in der Frontal- und Sagittalebene

Innervation: N. obturatorius (L2–4)

④ **M. adductor brevis**

Ursprung: R. inferior des Os pubis
Ansatz: Linea aspera: Labium mediale im oberen Femurdrittel
Funktion:
- Adduktion und Flexion (bis 70°) im Hüftgelenk (Extension ab 80°-Beugung)
- Stabilisierung des Beckens in der Frontal- und Sagittalebene

Innervation: N. obturatorius (L2–4)

⑤ **M. adductor magnus**

Ursprung: R. inferior des Os pubis, R. ossis ischii und Tuber ischiadicum
Ansatz:
- tiefer Teil („fleischiger Ansatz"): Labium mediale der Linea aspera
- oberflächlicher Teil („sehniger Ansatz"): Epicondylus medialis des Femur

Funktion:
- Adduktion, Außenrotation und Extension im Hüftgelenk (über den sehnigen Ansatz Innenrotation im Hüftgelenk)
- Stabilisierung des Beckens in der Frontal- und Sagittalebene

Innervation:
- tiefer Teil: N. obturatorius, L2–4
- oberflächlicher Teil: N. tibialis, L4–5

⑥ **M. adductor minimus (kraniale Abspaltung des M. adductor magnus)**

Ursprung: R. inferior des Os pubis
Ansatz: Labium mediale der Linea aspera
Funktion: Adduktion, Außenrotation und leichte Flexion im Hüftgelenk
Innervation: N. obturatorius (L2–4)

⑦ **M. gracilis**

Ursprung: R. inferior des Os pubis unterhalb der Symphyse
Ansatz: medial der Tuberositas tibiae im „Pes anserinus superficialis" (zusammen mit den Endsehnen der Mm. sartorius und semitendinosus)
Funktion:
- Hüftgelenk: Adduktion und Flexion
- Kniegelenk: Flexion und Innenrotation

Innervation: N. obturatorius (L2–4)

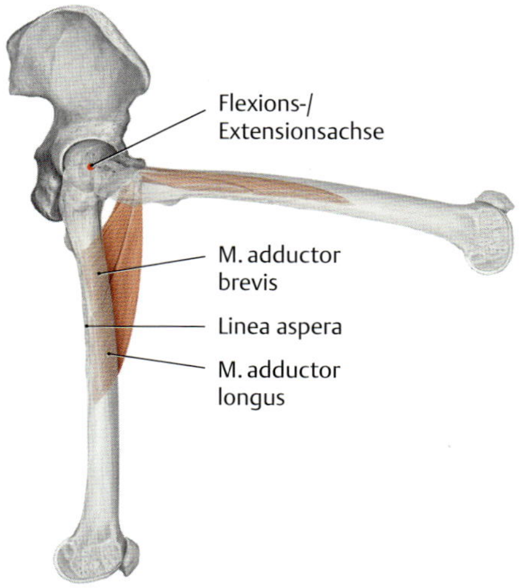

B Umkehrung der Muskelfunktion am Beispiel der Mm. adductores brevis und longus

Rechtes Hüftgelenk, Ansicht von lateral. Das um 80° gebeugte Os femoris ist durchscheinend dargestellt. In Abhängigkeit von der Gelenkstellung unterstützen beide Muskeln, neben ihrer Hauptfunktion (Adduktion), sowohl die Flexion als auch die Extension des Hüftgelenks:

- von der Neutral-Null-Stellung bis etwa 70° Beugung Unterstützung der Flexion;
- ab etwa 80° Beugung: Umkehr der Muskelfunktion und Unterstützung der Extension.

Die beugende Komponente der beiden Muskeln kehrt sich in eine streckende um, sobald der Muskelansatz (Linea aspera) kranial des Muskelursprung (R. inferior bzw. superior des Os pubis) liegt.

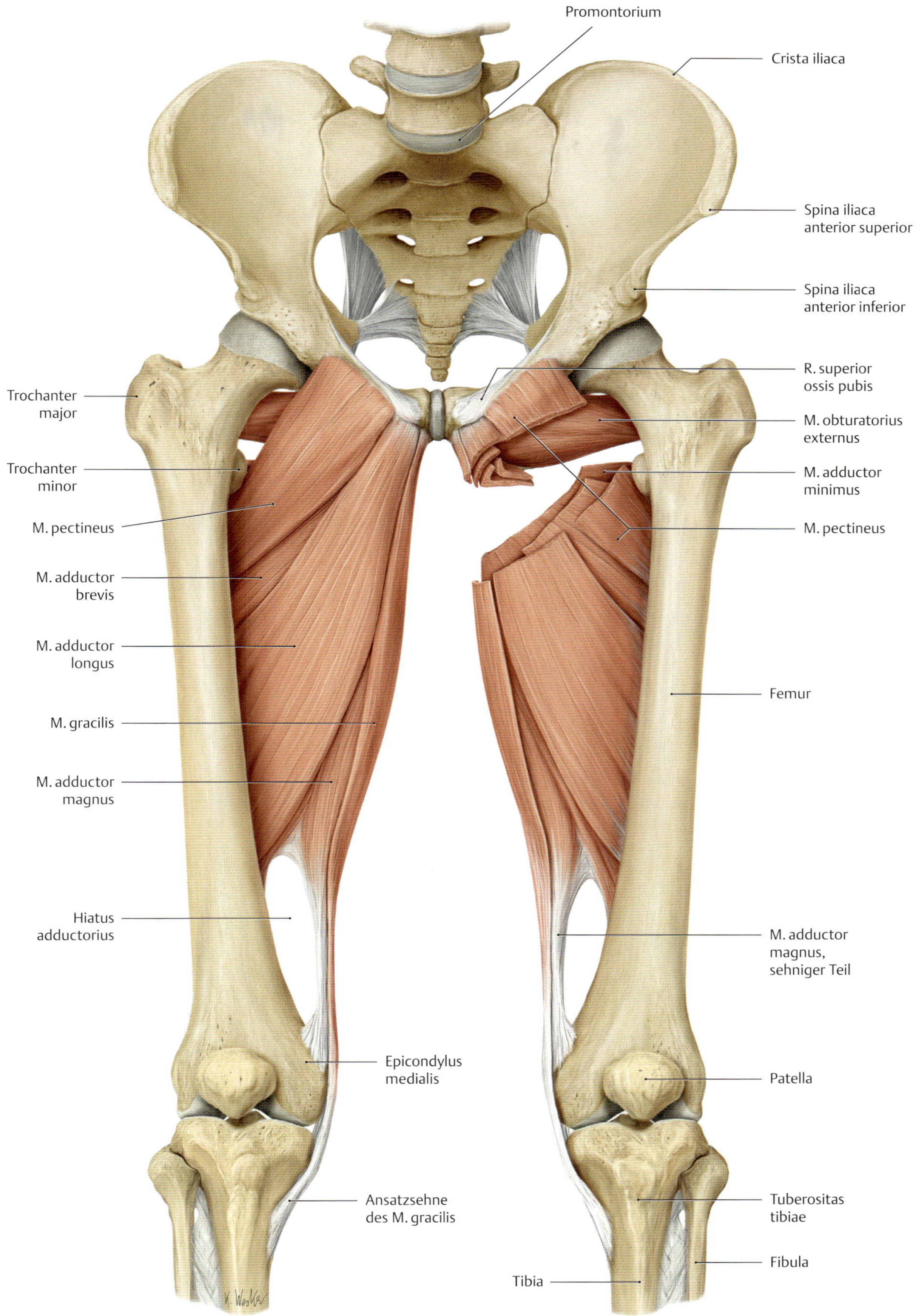

C Adduktoren (M. obturatorius externus, M. pectineus, Mm. adductores longus, brevis, magnus, minimus und M. gracilis)
Ansicht von vorne. Zum besseren Verständnis für den Verlauf des M. obturatorius externus sind auf der linken Seite die Mm. adductores, der M. pectineus und der M. gracilis kurz nach ihrem Ursprung gefenstert.
Beachte: Die einseitige Verkürzung der Adduktoren führt auf der betroffenen Seite zu einer funktionellen Beinverkürzung.

2.5 Oberschenkelmuskulatur: Extensorengruppe

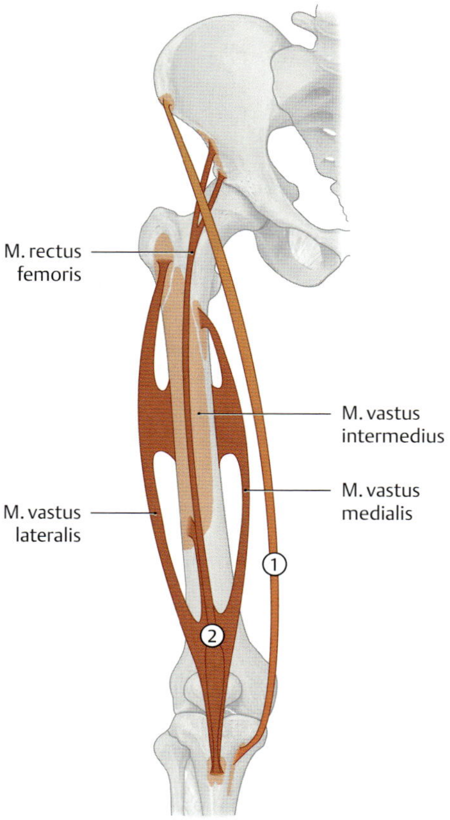

① **M. sartorius**

Ursprung: Spina iliaca anterior superior
Ansatz: medial der Tuberositas tibiae am Pes anserinus superficialis (zusammen mit den Mm. gracilis und semitendinosus)
Funktion:
- Hüftgelenk: Flexion, Abduktion und Außenrotation
- Kniegelenk: Flexion und Innenrotation

Innervation: N. femoralis (L1–4)

② **M. quadriceps femoris**

Ursprung:
- M. rectus femoris: Spina iliaca anterior inferior (Caput rectum), Pfannendach des Hüftgelenks (Caput reflexum)
- M. vastus medialis: Labium mediale der Linea aspera, distaler Teil der Linea intertrochanterica
- M. vastus lateralis: Labium laterale der Linea aspera, laterale Fläche des Trochanter major
- M. vastus intermedius: Vorderseite des Femurschaftes
- M. articularis genus (distale Fasern des M. vastus intermedius): Vorderseite des Femurschaftes auf Höhe des Recessus suprapatellaris

Ansatz:
- über das Lig. patellae an der Tuberositas tibiae (gesamter Muskel)
- über das Retinaculum patellae mediale und laterale beidseits der Tuberositas am Condylus medialis und lateralis (M. vastus medialis und lateralis)
- am Recessus suprapatellaris der Kniegelenkkapsel (M. articularis genus)

Funktion:
- Hüftgelenk: Flexion (M. rectus femoris)
- Kniegelenk: Extension (alle Anteile), verhindert Einklemmung der Kapsel (M. articularis genus)

Innervation: N. femoralis (L1–4)

A Extensoren im Überblick
Der M. sartorius ist auf Höhe des Kniegelenks mit dem Pes anserinus superficialis sekundär nach hinten gewandert, hinter die Flexions-/Extensionsachse des Kniegelenks. Damit flektiert er das Knie. Aufgrund seiner Lage zählt man ihn jedoch zu den Extensoren (ehemalige Dorsalmuskulatur!) des Oberschenkels.

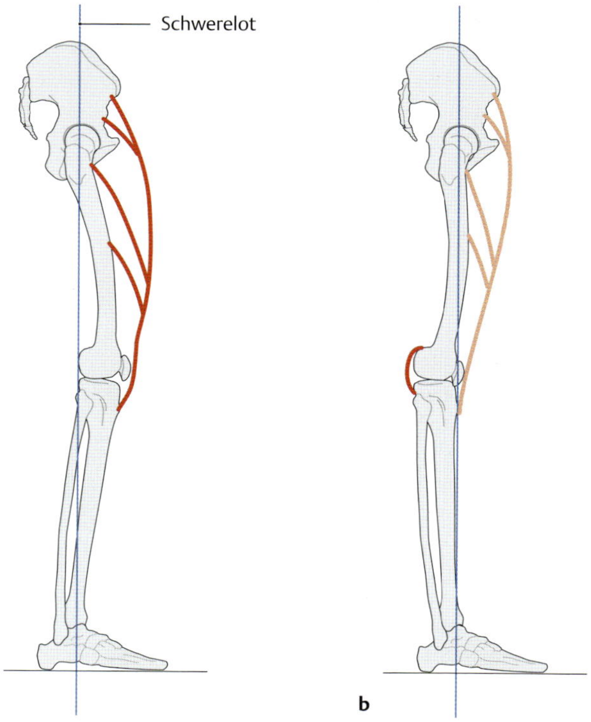

B Mangelnde Stabilisierung im Kniegelenk durch eine Schwäche bzw. Lähmung des M. quadriceps femoris
Rechte untere Extremität, Ansicht von lateral.

a Bei intaktem M. quadriceps femoris und leicht gebeugtem Kniegelenk verläuft das Schwerelot des Körpergewichts *hinter* der transversalen Bewegungsachse des Kniegelenks. Als einziger Streckmuskel im Kniegelenk verhindert der M. quadriceps femoris das Abkippen des Körpers nach hinten und gewährleistet Stabilität.

b Bei einer Schwäche bzw. Lähmung des M. quadriceps femoris geht die aktive Streckfähigkeit im Kniegelenk verloren. Um trotzdem aufrecht stehen zu können, muss das Kniegelenk überstreckt und das Schwerelot des Körpergewichts *vor* die Bewegungsachse verlagert werden (Schwerkraft wird zur Streckkraft). Die Sicherung des Gelenks übernimmt in diesem Fall der hintere Kapsel-Band-Apparat des Kniegelenks.

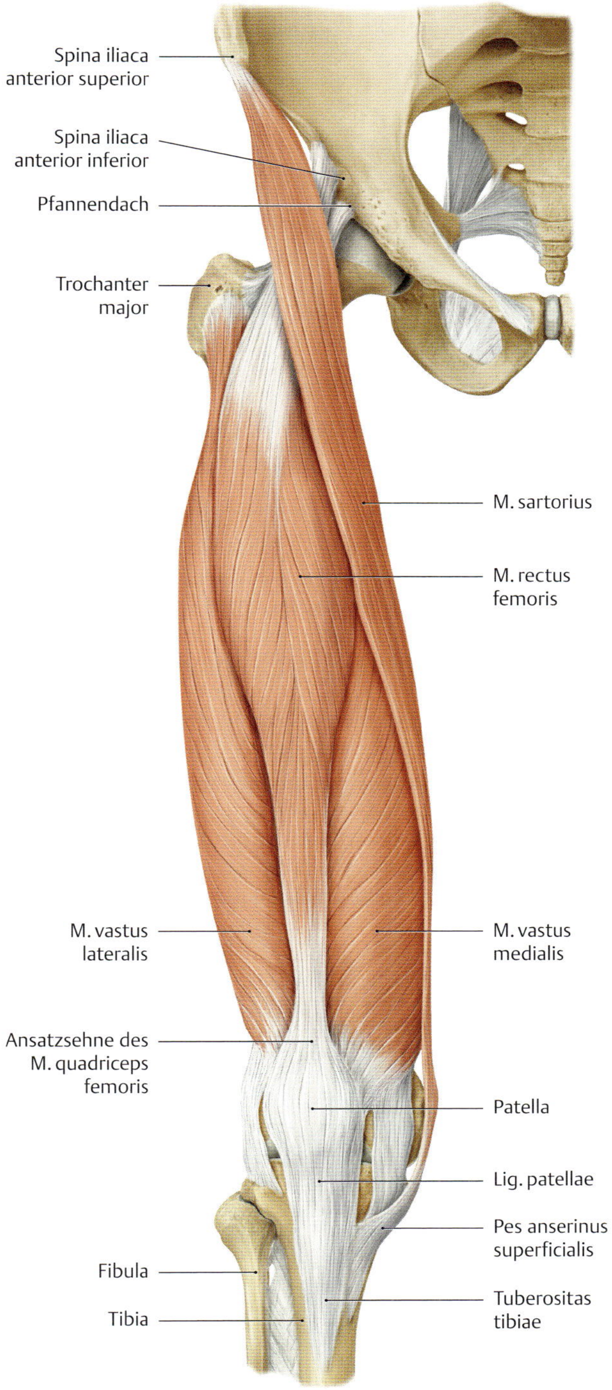

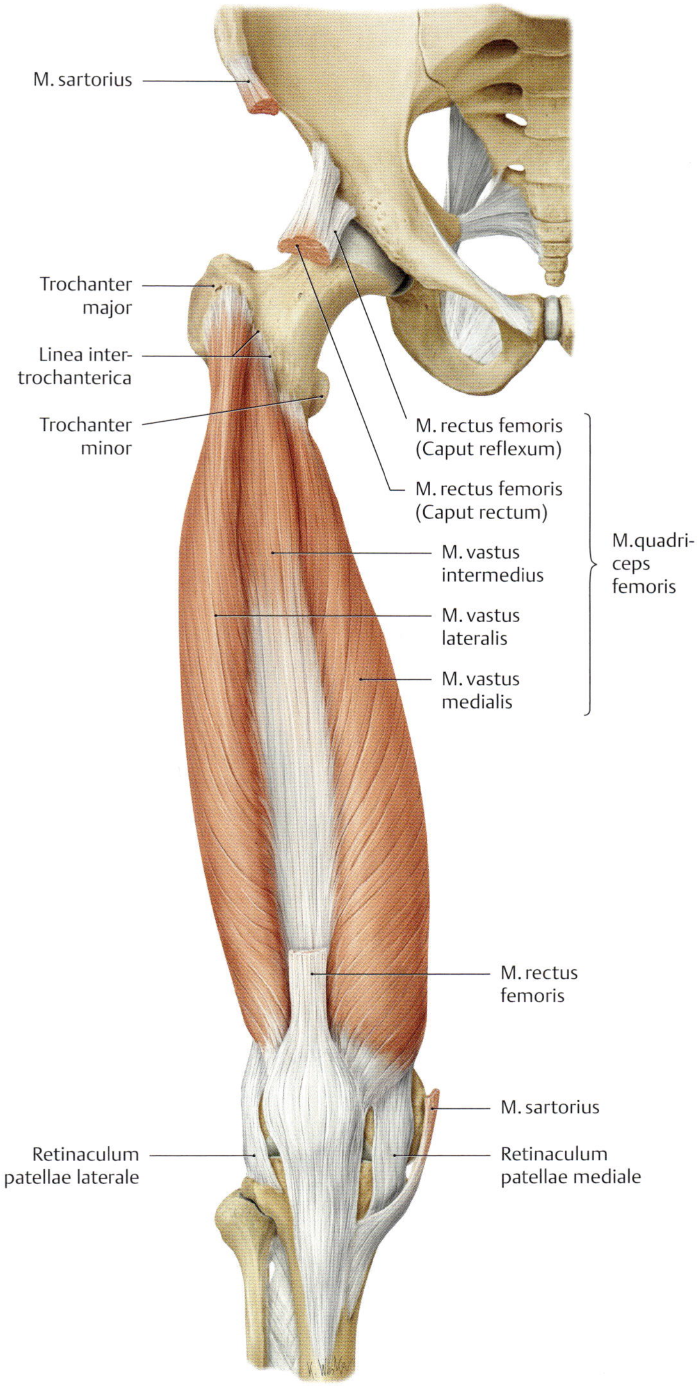

C Extensoren (Mm. quadriceps femoris und sartorius)

Rechte Seite, Ansicht von vorne. Der M. quadriceps femoris ist – wie dies ja auch seine Bezeichnung ausdrückt – zunächst ein vierköpfiger Muskel, der sich aus dem M. rectus femoris sowie den Mm. vasti medialis, lateralis und intermedius zusammensetzt (letzterer in **D** zu erkennen, hier durch den M. rectus femoris verdeckt). Man kann ihn jedoch auch als fünfköpfig ansehen, wenn man den M. articularis genus dazuzählt. Dieser Muskel besteht aus distalen Fasern des M. vastus intermedius und ist insofern kein eigenständiger Muskel. Da seine Fasern jedoch zum Recessus suprapatellaris (nicht dargestellt) ziehen (im Unterschied zu den Fasern der übrigen Muskeln, die alle zum Lig. patellae ziehen), wird der M. articularis genus häufig als 5. Kopf des M. quadriceps femoris bezeichnet.

Beachte: Der einzige zweigelenkige Anteil des M. quadriceps femoris ist der M. rectus femoris. Er wirkt sowohl auf das Hüft- als auch auf das Kniegelenk.

D Extensoren (M. quadriceps femoris, tief liegende Muskelanteile und M. sartorius)

Rechte Seite, Ansicht von vorne. Der M. sartorius und der M. rectus femoris sind bis auf ihre Ursprünge und Ansätze entfernt.

Aufgrund der unmittelbaren Nachbarschaftsbeziehung zwischen Ursprungssehne des M. rectus femoris und vordere Gelenkkapsel des Hüftgelenks kann z. B. die Extension im Hüftgelenk bei gleichzeitigem Gelenkerguss äußerst schmerzhaft sein. Man spricht in diesem Zusammenhang auch von dem „Rektusphänomen". Bei einem Patienten, der sich auf der Untersuchungsliege in Bauchlage befindet, führt z. B. eine Beugung im Kniegelenk zu einer reflektorischen Flexion der Hüfte (Patient hebt den Po an!). Die Ursache hierfür ist die passive Dehnung des M. quadriceps femoris bei der Kniebeugung. Durch den Zug am M. rectus femoris gerät die durch den Gelenkerguss bereits gedehnte Gelenkkapsel noch mehr unter Druck. Um den dabei auftretenden Schmerzen auszuweichen, beugt der Patient reflektorisch im Hüftgelenk, was zu einer Anhebung des Gesäßes führt.

2.6 Oberschenkelmuskulatur: Flexorengruppe

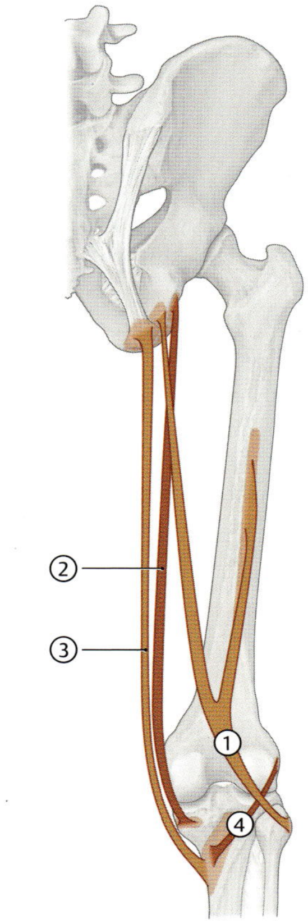

A Flexoren im Überblick

① M. biceps femoris

Ursprung:
- Caput longum: Tuber ischiadicum, Lig. sacrotuberale (Caput commune mit dem M. semitendinosus)
- Caput breve: Labium laterale der Linea aspera im mittleren Drittel des Femur

Ansatz: Caput fibulae

Funktion:
- Hüftgelenk (Caput longum): Adduktion, Extension, Stabilisierung des Beckens in der Sagittalebene
- Kniegelenk (gesamter Muskel): Flexion und Außenrotation

Innervation:
- N. tibialis, L5–S2 (Caput longum)
- N. fibularis (peroneus) communis, L5–S2 (Caput breve)

② M. semimembranosus

Ursprung: Tuber ischiadicum

Ansatz: Pes anserinus profundus (Condylus medialis tibiae, Lig. popliteum obliquum, Faszie des M. popliteus)

Funktion:
- Hüftgelenk: Adduktion, Extension, Stabilisierung des Beckens in der Sagittalebene
- Kniegelenk: Flexion und Innenrotation

Innervation: N. tibialis (L5–S2)

③ M. semitendinosus

Ursprung: Tuber ischiadicum und Lig. sacrotuberale (Caput commune mit dem Caput longum des M. biceps femoris)

Ansatz: medial der Tuberositas tibiae im Pes anserinus superficialis (zusammen mit den Endsehnen der Mm. gracilis und sartorius)

Funktion:
- Hüftgelenk: Adduktion, Extension, Stabilisierung des Beckens in der Sagittalebene
- Kniegelenk: Flexion und Innenrotation

Innervation: N. tibialis (L5–S2)

④ M. popliteus

Ursprung: Condylus lateralis femoris, Hinterhorn des Außenmeniskus

Ansatz: Facies posterior tibiae (oberhalb des Ursprungs des M. soleus)

Funktion: Flexion und Innenrotation im Kniegelenk

Innervation: N. tibialis (L5–S2)

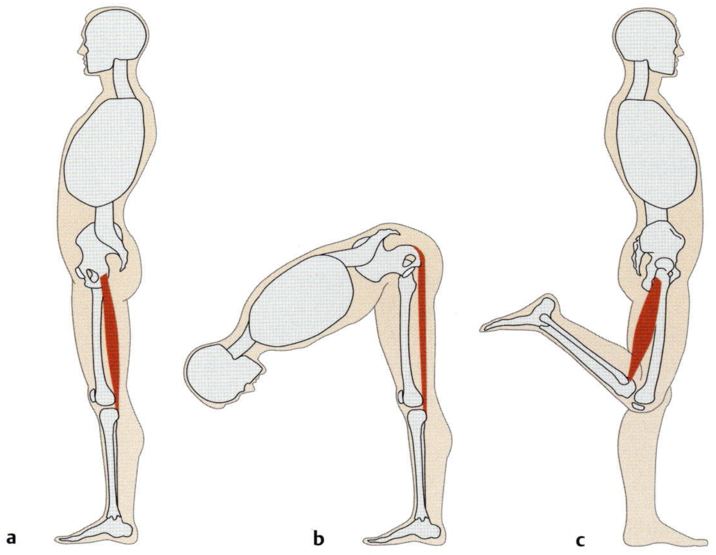

B Passive und aktive Muskelinsuffizienz am Beispiel der ischiokruralen Muskulatur

a Die ischiokrurale Muskulatur verläuft vom Os ischii über das Hüftgelenk und das Kniegelenk zum Unterschenkel.

b Passive Muskelinsuffizienz (ungenügende Dehnbarkeit). Bei gestrecktem Kniegelenk lassen sich die ischiokruralen Muskeln nicht so stark dehnen, dass eine maximale Beugung im Hüftgelenk möglich wird.

c Aktive Muskelinsuffizienz (ungenügende Verkürzbarkeit): Bei gestrecktem Hüftgelenk kann sich die ischiokrurale Muskulatur nicht so stark verkürzen, dass im Kniegelenk eine maximale Beugung durchgeführt werden kann (s. hierzu auch: Muskel- und Weichteilhemmung, S. 52).

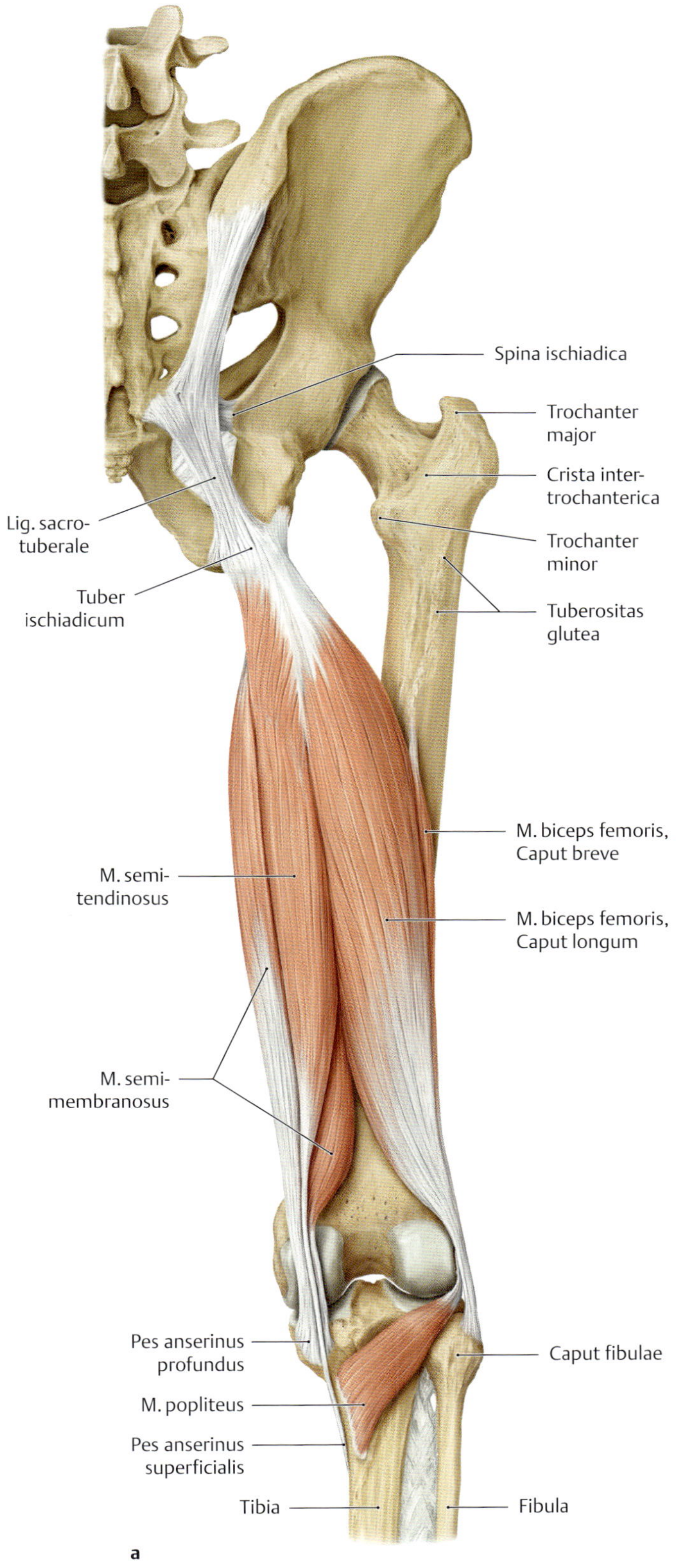

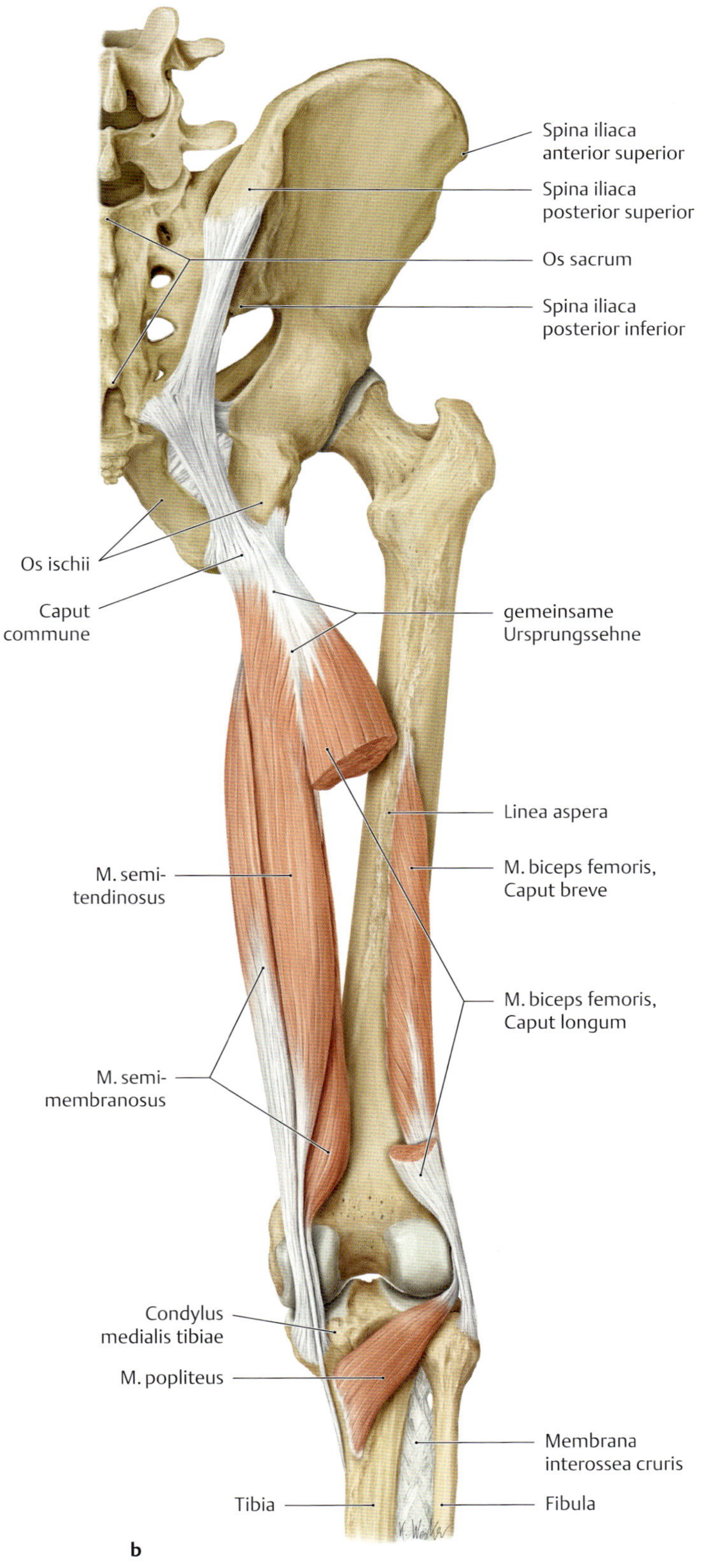

C Flexoren (Ischiokrurale Muskulatur und M. popliteus)
Rechte Seite, Ansicht von hinten.

a Als ischiokrurale Muskulatur werden die Muskeln bezeichnet, die ihren Ursprung am Os ischii haben und am Unterschenkel (Crus) ansetzen. Sie sind damit allesamt zweigelenkig, bis auf das Caput breve des M. biceps femoris. Dies sind die Mm. biceps femoris, semimembranosus u. semitendinosus (sog. Hamstring-Muskeln).

Beachte: Nach Battermann et al. (2011) entspringt der überwiegende Anteil des M. semitendinosus von einer gemeinsamen Ursprungssehne mit dem M. biceps femoris (Caput longum):

b Zur Darstellung des kurzen Bizepskopfes und seines Ursprungs am Labium laterale der Linea aspera ist ein Teil des langen Kopfes entfernt worden.

2.7 Unterschenkelmuskulatur: Extensoren- und Fibularisgruppe*

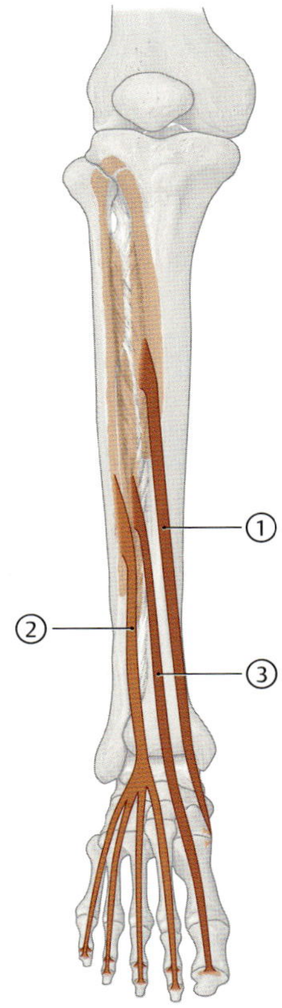

A **Extensorengruppe im Überblick**

① **M. tibialis anterior**

Ursprung: obere zwei Drittel der Facies lateralis tibiae, Membrana interossea cruris und oberster Teil der Fascia cruris superficialis
Ansatz: mediale und plantare Fläche des Os cuneiforme mediale, mediale Basis des Os metatarsi I
Funktion:
- oberes Sprunggelenk: Dorsalextension
- unteres Sprunggelenk: Inversion (Supination)

Innervation: N. fibularis profundus (L4, 5)

② **M. extensor digitorum longus**

Ursprung: Condylus lateralis tibiae, Caput fibulae, Margo anterior fibulae und Membrana interossea cruris
Ansatz: über vier Teilsehnen an den Dorsalaponeurosen der 2.–5. Zehe, Basen der Phalanges distales der 2.–5. Zehe
Funktion:
- oberes Sprunggelenk: Dorsalextension
- unteres Sprunggelenk: Eversion (Pronation)
- Grund-, Mittel- und Endgelenke der 2.–5. Zehe: Extension

Innervation: N. fibularis profundus (L4–S1)

③ **M. extensor hallucis longus**

Ursprung: mittleres Drittel der Facies medialis fibulae, Membrana interossea cruris
Ansatz: Dorsalaponeurose der Großzehe sowie an der Basis ihrer Endphalanx
Funktion:
- oberes Sprunggelenk: Dorsalextension
- unteres Sprunggelenk: unterstützt sowohl die Eversion als auch die Inversion (Pro-/Supination) in Abhängigkeit von der Ausgangsstellung des Fußes
- Grund- und Endgelenk der Großzehe: Extension

Innervation: N. fibularis profundus (L5–S1)

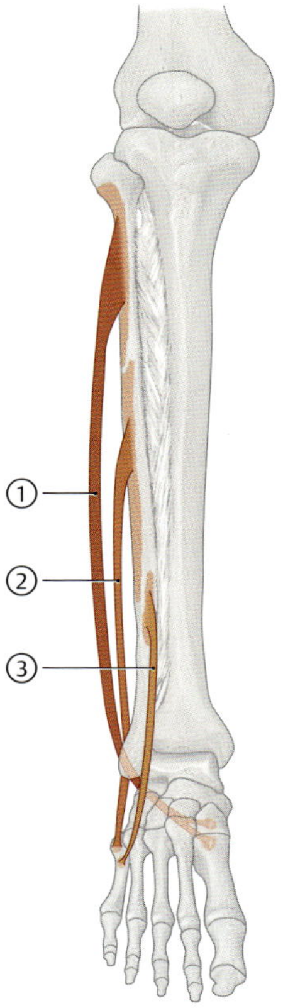

B **Fibularisgruppe im Überblick**

① **M. fibularis longus**

Ursprung: Caput fibulae, proximale zwei Drittel der Facies lateralis fibulae (teilweise an den Septa intermuscularia)
Ansatz: Plantarseite des Os cuneiforme mediale, Basis des Os metatarsi I
Funktion:
- oberes Sprunggelenk: Plantarflexion
- unteres Sprunggelenk: Eversion (Pronation)
- Verspannung des Quergewölbes des Fußes

Innervation: N. fibularis superficialis (L5–S1)

② **M. fibularis brevis**

Ursprung: distale Hälfte der Facies lateralis fibulae, teilweise an den Septa intermuscularia
Ansatz: Tuberositas ossis metatarsi V (gelegentlich Abspaltung zur Dorsalaponeurose der 5. Zehe)
Funktion:
- oberes Sprunggelenk: Plantarflexion
- unteres Sprunggelenk: Eversion (Pronation)

Innervation: N. fibularis superficialis (L5–S1)

③ **M. fibularis tertius** ** **(Abspaltung des M. extensor digitorum longus)** (s. auch S. 528 u. 532)

Ursprung: Margo anterior der distalen Fibula
Ansatz: Basis des Os metatarsi V
Funktion:
- oberes Sprunggelenk: Dorsalextension
- unteres Sprunggelenk: Eversion (Pronation)

Innervation: N. fibularis profundus (L4–S1)

** Den M. fibularis tertius kann man aufgrund seiner Funktion und Innervation auch zu den Extensoren zählen. Hier wurde er aufgrund seines Namens und seiner Wirkung auf das untere Sprunggelenk (Eversion) der Fibularisgruppe zugeordnet.

* Anstelle der Bezeichnung „fibularis" kann auch die Bezeichnung „peroneus" verwendet werden.

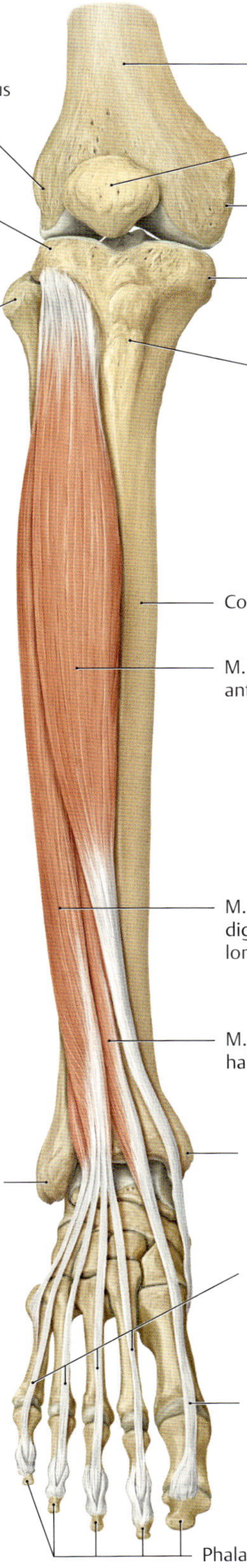

C Extensorengruppe (Mm. tibialis anterior, extensor digitorum longus und extensor hallucis longus)

Rechter Unterschenkel, Ansicht von vorne.

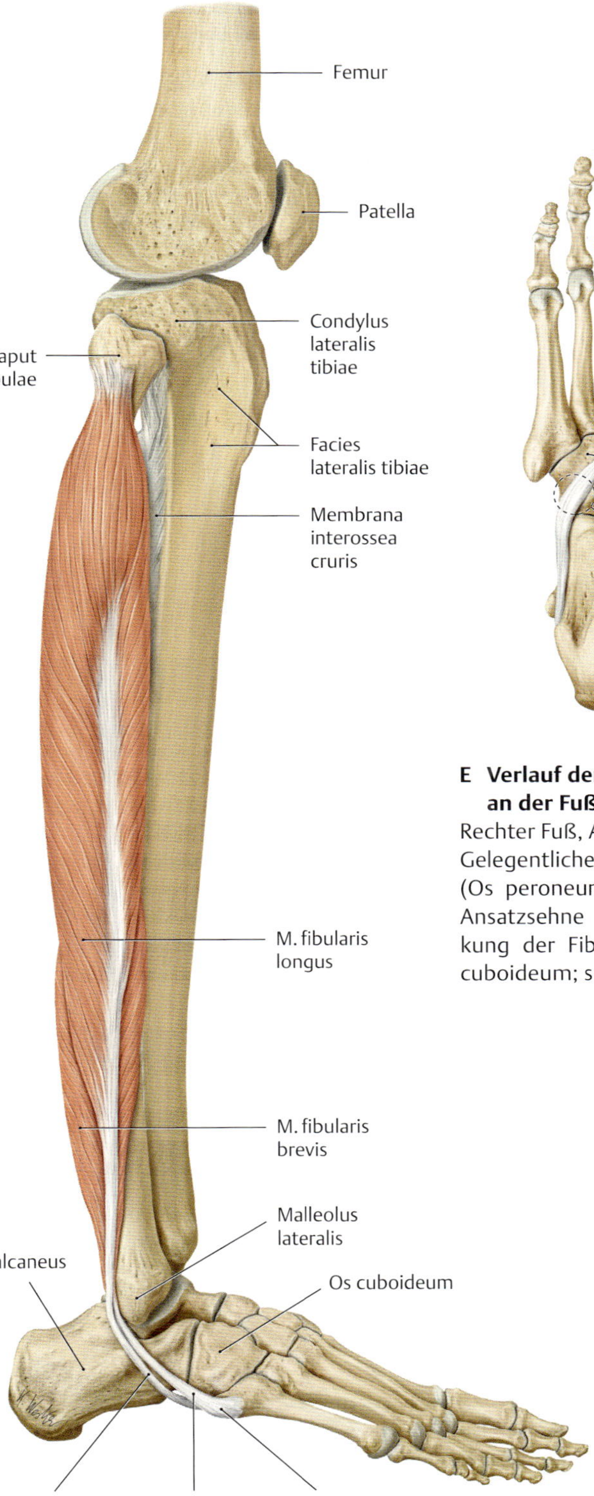

D Fibularisgruppe (Mm. fibulares longus und brevis)

Rechter Unterschenkel, Ansicht von lateral.

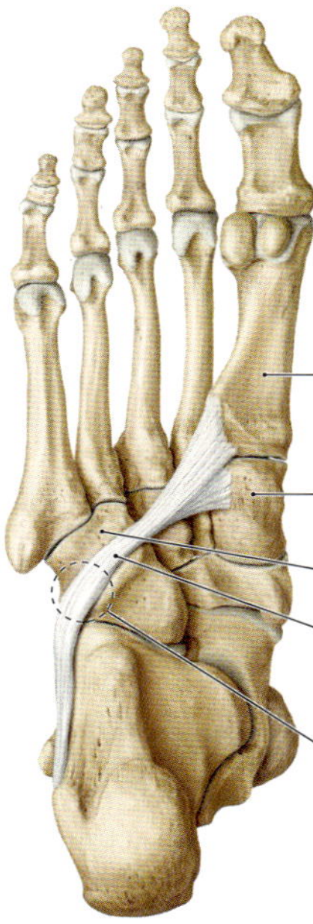

E Verlauf der Fibularis-longus-Sehne an der Fußsohle

Rechter Fuß, Ansicht von plantar.

Gelegentliche Ausbildung eines Sesambeins (Os peroneum) im Drucksehnenbereich der Ansatzsehne des M. fibularis longus (Umlenkung der Fibularis-longus-Sehne um das Os cuboideum; s. auch S. 437).

2.8 Unterschenkelmuskulatur: oberflächliche Flexorengruppe

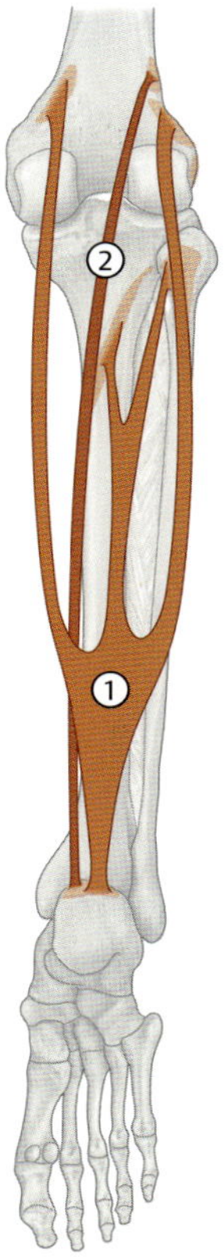

A Oberflächliche Flexoren im Überblick

① M. triceps surae

Ursprung:	• M. soleus: Dorsalseite des Caput und Collum fibulae, über den Arcus tendineus (= Arcus tendineus musculi solei) an der Linea musculi solei der Tibia befestigt • M. gastrocnemius: Caput mediale – Epicondylus medialis femoris; Caput laterale – Epicondylus lateralis femoris
Ansatz:	über die Achillessehne (Tendo calcaneus) am Tuber calcanei
Funktion:	• oberes Sprunggelenk: Plantarflexion • unteres Sprunggelenk: Inversion (Supination) • Kniegelenk: Flexion (M. gastrocnemius)
Innervation:	N. tibialis (S1, 2)

② M. plantaris

Ursprung:	proximal des Caput laterale des M. gastrocnemius
Ansatz:	über die Achillessehne am Tuber calcanei
Funktion:	aufgrund seines kleinen physiologischen Querschnitts zu vernachlässigen (verhindert bei Knieflexion Kompression der Vasa tibialia posteriora)
Innervation:	N. tibialis (S1, 2)

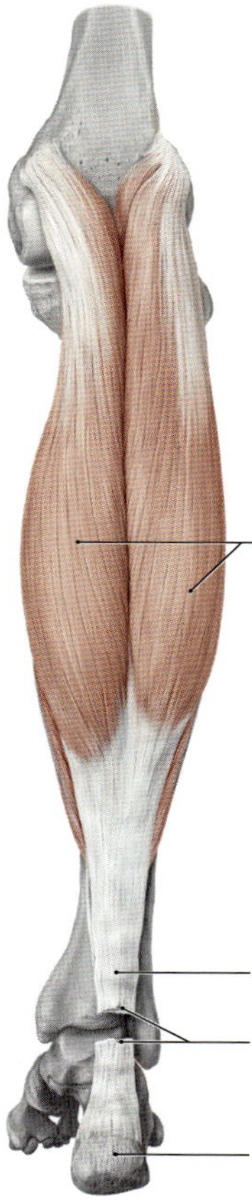

B Achillessehnenruptur
Rechter Unterschenkel; Ansicht von hinten. Als Achillessehne (Tendo calcaneus) bezeichnet man die gemeinsame Ansatzsehne der Muskeln, die den M. triceps surae bilden (die beiden Köpfe des M. gastrocnemius und der M. soleus). Die durchschnittlich 20–25 cm lange Sehne hat eine mittlere Sehnenquerschnittsfläche von etwa 70–80 mm^2 mit einer Reißfestigkeit von 60–100 N/mm^2. Das entspricht einer Tragkraft von knapp einer Tonne! Eine Ruptur der Achillessehne ist daher fast nur möglich, wenn die Sehne durch chronische Fehl- oder Überbelastung vorgeschädigt ist (z. B. bei Hochspringern). Wiederholte Mikrotraumen vermindern die Blutzirkulation und lassen die Sehne degenerieren, so dass sie ihre Festigkeit allmählich verliert. Dies wirkt sich dort besonders drastisch aus, wo die Sehne ohnehin am schlechtesten durchblutet ist: etwa 2–6 cm proximal des Sehnenansatzes am Tuber calcanei. In diesem Bereich erfolgt daher auch die Ruptur, die letztendlich durch ein Bagatelltrauma ausgelöst wird. Sie geht mit einem peitschenschlagartigen Geräusch einher. Danach ist die aktive Plantarflexion aufgehoben und nur eine Restflexion (durch die tiefen Beuger) erhalten.

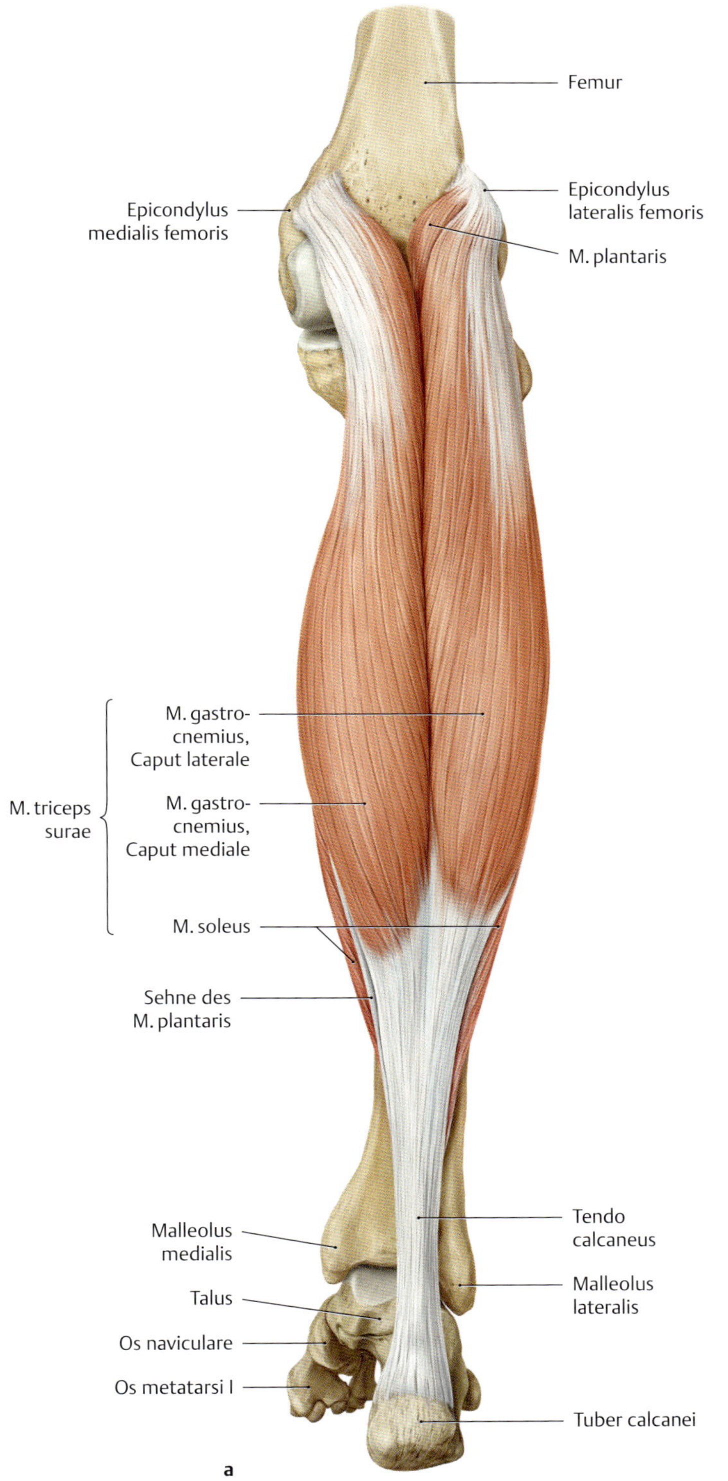

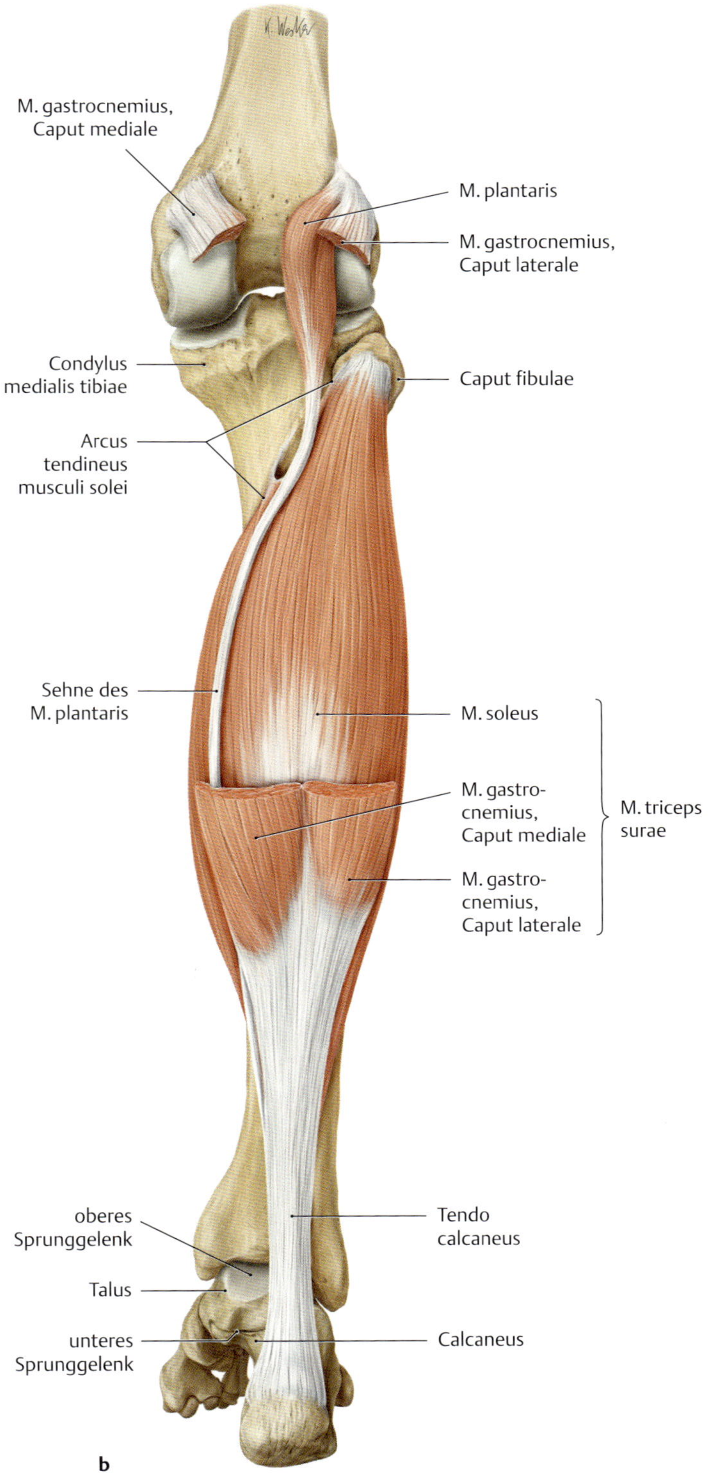

C Oberflächliche Flexoren (Mm. triceps surae und plantaris)
Rechter Unterschenkel, Ansicht von hinten.

a Gut sichtbar sind die drei Köpfe des M. triceps surae: das Caput mediale und laterale des M. gastrocnemius sowie der M. soleus. Häufig wird zudem der M. plantaris (Ursprung proximal des Caput laterale des M. gastrocnemius) als 4. Kopf des M. triceps surae angesehen.

b Zur Darstellung des M. soleus und des M. plantaris mit seiner langen, dünnen Ansatzsehne sind Anteile des lateralen und medialen Gastroknemiuskopfes entfernt worden.

2.9 Unterschenkelmuskulatur: tiefe Flexorengruppe

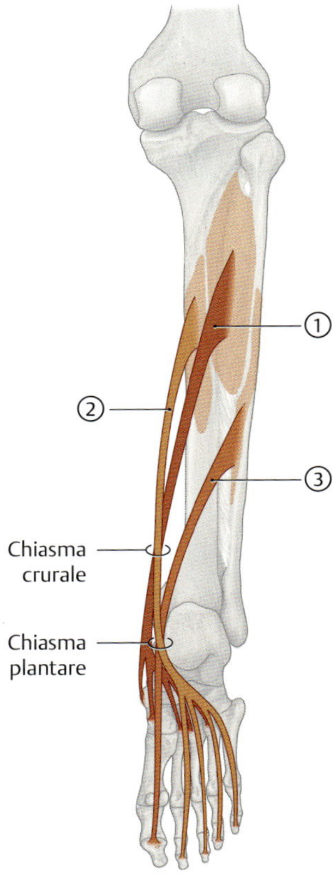

A Tiefe Flexoren im Überblick

① **M. tibialis posterior**

Ursprung: Membrana interossea cruris, angrenzende Ränder von Tibia und Fibula
Ansatz: Tuberositas ossis navicularis, Ossa cuneiformia mediale, intermedium u. laterale, Basen der Ossa metatarsi II–IV
Funktion:
- oberes Sprunggelenk: Plantarflexion
- unteres Sprunggelenk: Inversion (Supination)
- Verspannung des Längs- und Quergewölbes des Fußes

Innervation: N. tibialis (L4–S1)

② **M. flexor digitorum longus**

Ursprung: mittleres Drittel der Facies posterior der Tibia
Ansatz: Basen der Endphalangen II–V
Funktion:
- oberes Sprunggelenk: Plantarflexion
- unteres Sprunggelenk: Inversion (Supination)
- Grund-, Mittel- und Endgelenke der Zehen II–V: Plantarflexion

Innervation: N. tibialis (L5–S2)

③ **M. flexor hallucis longus**

Ursprung: distale zwei Drittel der Facies posterior fibulae, angrenzende Membrana interossea cruris
Ansatz: Basis der Endphalanx der Großzehe
Funktion:
- oberes Sprunggelenk: Plantarflexion
- unteres Sprunggelenk: Inversion (Supination)
- Grund- und Endgelenk der Großzehe: Plantarflexion
- Verspannung des medialen Längsgewölbes des Fußes

Innervation: N. tibialis (L5–S2)

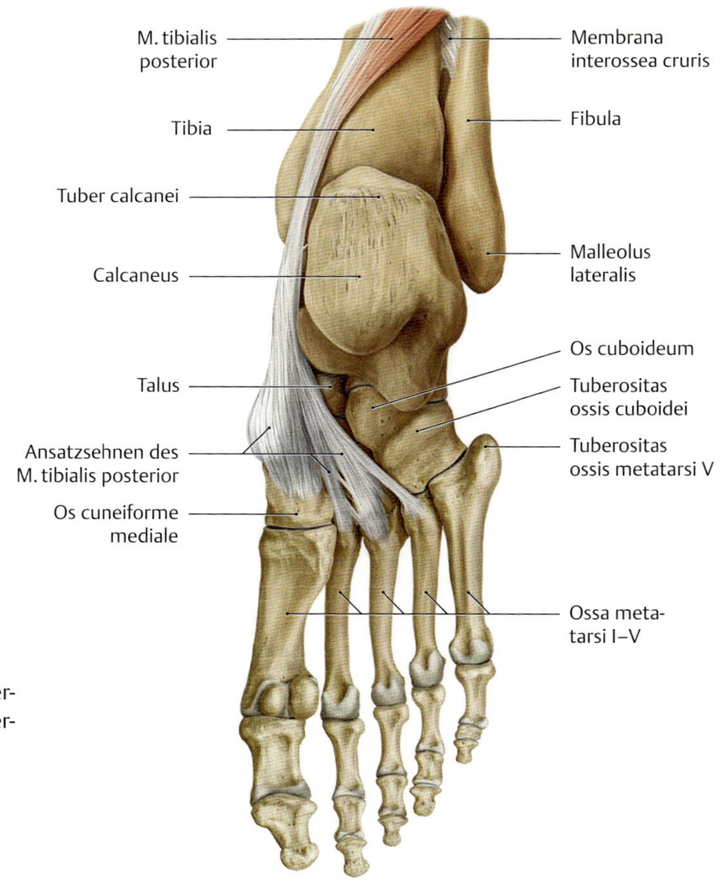

B Ansatz des M. tibialis posterior
Plantarflektierter rechter Fuß, Ansicht von plantar. Durch seinen fächerförmigen Ansatz unterstützt der M. tibialis posterior sowohl die Verspannung des Längs- als auch des Quergewölbes am Fuß.

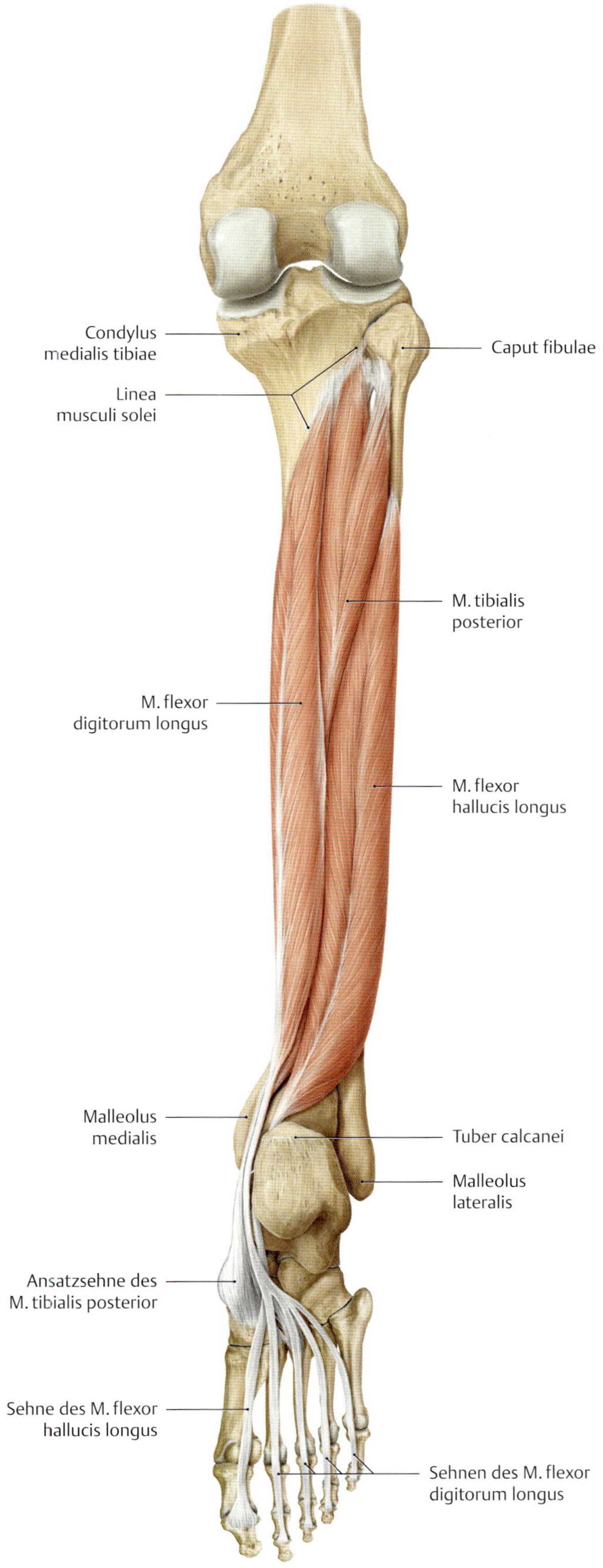

C Tiefe Flexoren (Mm. tibialis posterior, flexor digitorum longus und flexor hallucis longus)
Rechter Unterschenkel mit plantarflektiertem Fuß, Ansicht von hinten.

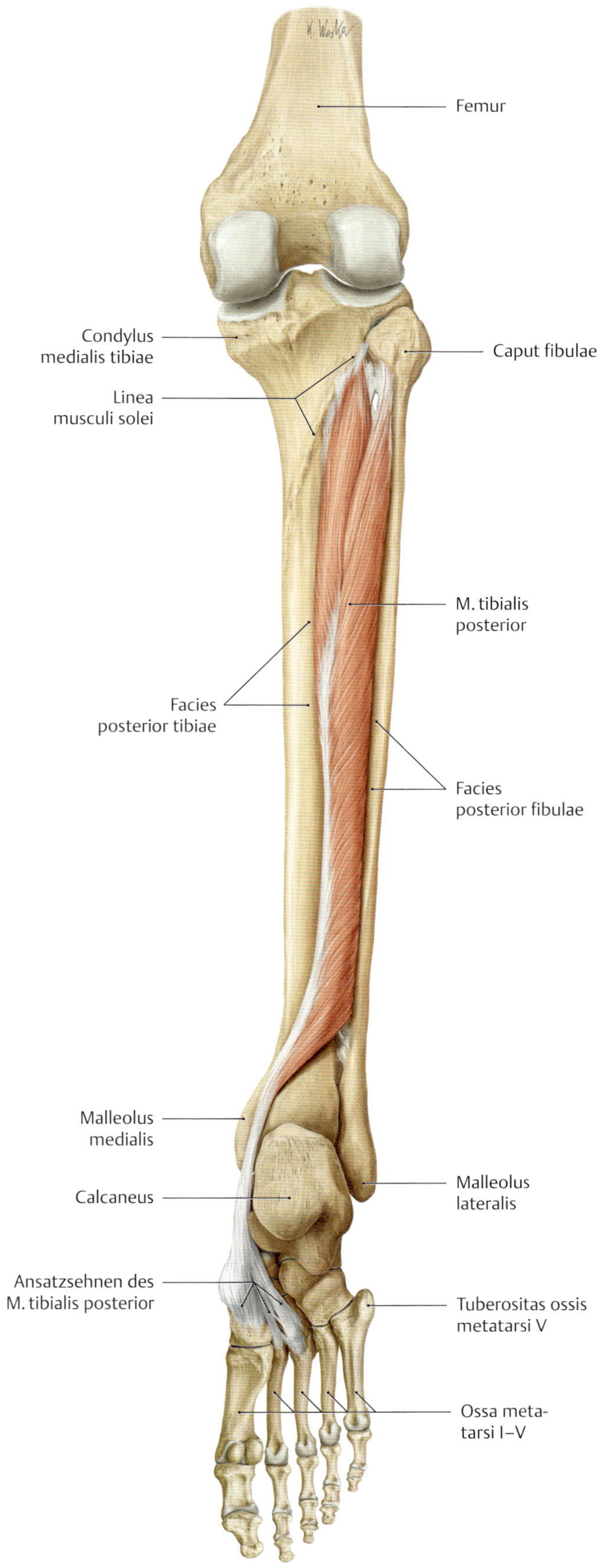

D M. tibialis posterior
Rechter Unterschenkel nach Entfernen der Mm. flexor digitorum longus und flexor hallucis longus, Fuß plantarflektiert, Ansicht von hinten.

2.10 Kurze Fußmuskeln: Fußrücken und Fußsohle (Groß- und Kleinzehenloge)

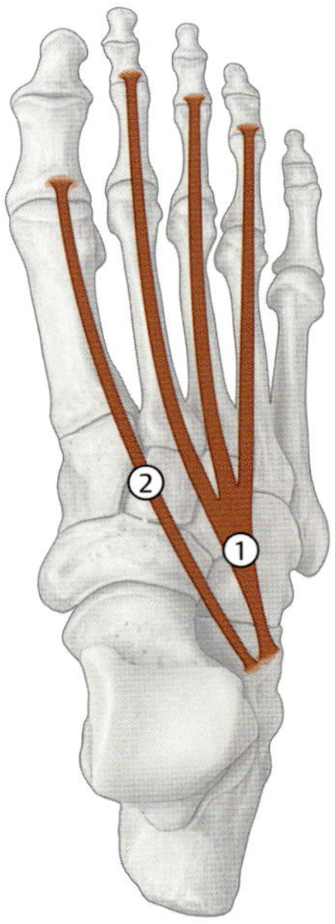

A Fußrücken im Überblick

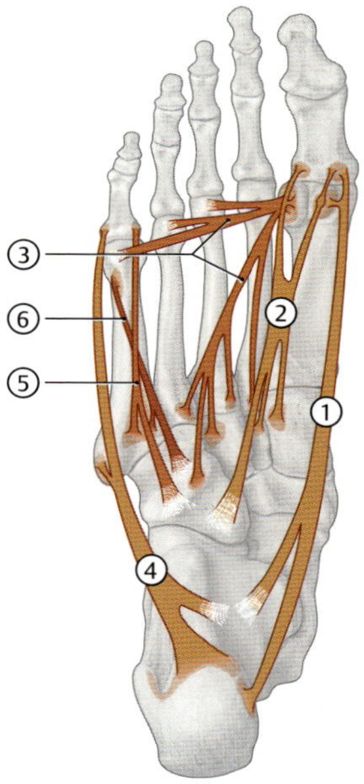

B Fußsohle im Überblick

① **M. extensor digitorum brevis**

Ursprung: Dorsalfläche des Calcaneus
Ansatz: Dorsalaponeurose der 2.–4. Zehe, Basen der Mittelphalangen II–IV
Funktion: Dorsalextension in den Grund- und Mittelgelenken der II.–IV. Zehen
Innervation: N. fibularis* profundus (L5–S1)

② **M. extensor hallucis brevis**

Ursprung: Dorsalfläche des Calcaneus
Ansatz: Dorsalaponeurose der Großzehe, Basis der Großzehengrundphalanx
Funktion: Dorsalextension im Grundgelenk der Großzehe
Innervation: N. fibularis profundus (L5–S1)

① **M. abductor hallucis**

Ursprung: Proc. medialis des Tuber calcanei, Plantaraponeurose
Ansatz: über das mediale Sesambein an der Basis der Großzehengrundphalanx
Funktion: Großzehengrundgelenk: Plantarflexion und Abduktion der 1. Zehe nach medial, Verspannung des Längsgewölbes
Innervation: N. plantaris medialis (L5–S1)

② **M. flexor hallucis brevis**

Ursprung: Os cuneiforme mediale, Os cuneiforme intermedium, Lig. calcaneocuboideum plantare
Ansatz:
- Caput mediale: über das mediale Sesambein an der Basis der Grundphalanx I
- Caput laterale: über das laterale Sesambein an der Basis der Grundphalanx I

Funktion: Großzehengrundgelenk: Plantarflexion, Verspannung des Längsgewölbes
Innervation: N. plantaris medialis (Caput mediale) (L5–S1); N. plantaris lateralis (Caput laterale) (S1, 2)

③ **M. adductor hallucis** (Aus Gründen der Übersicht ist der M. adductor hallucis hier mit dargestellt, obwohl er zur Mittelloge zählt.)

Ursprung:
- Caput obliquum: Basen der Ossa metatarsi II–IV, Os cuboideum, Os cuneiforme laterale
- Caput transversum: Zehengrundgelenke III–V, Lig. metatarsale transversum profundum

Ansatz: mit einer gemeinsamen Ansatzsehne über das laterale Sesambein an der Basis der Grundphalanx I
Funktion: Großzehengrundgelenk: Plantarflexion, Adduktion der Großzehe, Verspannung des Quergewölbes durch das Caput transversum, Verspannung des Längsgewölbes durch das Caput obliquum
Innervation: N. plantaris lateralis (S1, 2)

④ **M. abductor digiti minimi**

Ursprung: Proc. lateralis und Unterfläche des Tuber calcanei und Plantaraponeurose
Ansatz: Basis der Kleinzehengrundphalanx, Tuberositas ossis metatarsi V
Funktion: Kleinzehengrundgelenk: Plantarflexion, Abduktion; Verspannung des Längsgewölbes
Innervation: N. plantaris lateralis (S1, 2)

⑤ **M. flexor digiti minimi brevis**

Ursprung: Basis des Os metatarsi V, Lig. plantare longum
Ansatz: Basis der Kleinzehengrundphalanx
Funktion: Kleinzehengrundgelenk: Plantarflexion
Innervation: N. plantaris lateralis (S1, 2)

⑥ **M. opponens digiti minimi**

Ursprung: Lig. plantare longum, plantare Sehnenscheide des M. fibularis longus
Ansatz: Os metatarsi V
Funktion: zieht das Os metatarsi V leicht nach plantar und medial
Innervation: N. plantaris lateralis (S1, 2)

* Anstelle der Bezeichnung „fibularis“ kann auch die Bezeichnung „peroneus“ verwendet werden.

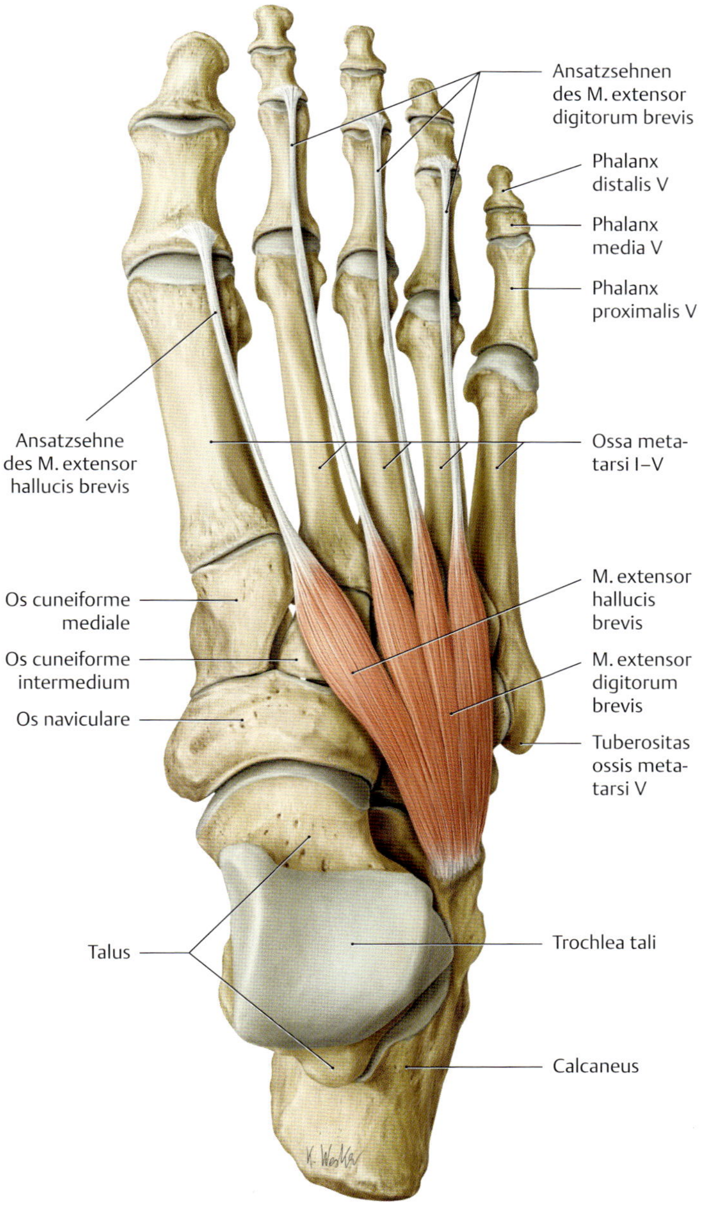

C Muskeln des Fußrückens (Mm. extensor digitorum brevis und extensor hallucis brevis)
Rechter Fuß, Ansicht von dorsal.

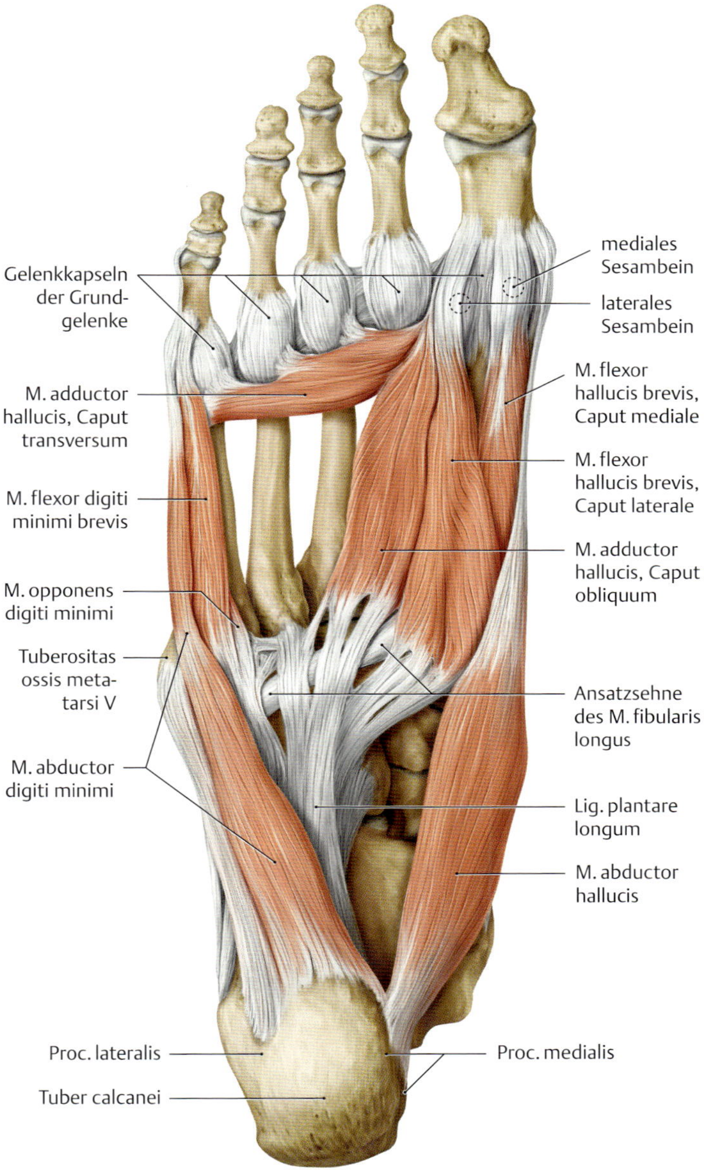

D Muskeln der Großzehen- und Kleinzehenloge an der Fußsohle (Mm. abductor hallucis, adductor hallucis*, flexor hallucis brevis, abductor digiti minimi, flexor digiti minimi und opponens digiti minimi)
Rechter Fuß, Ansicht von plantar.

* Der M. adductor hallucis wird zur Mittelloge gezählt (s. S. 512).

2.11 Kurze Fußmuskeln: Fußsohle (Mittelloge*)

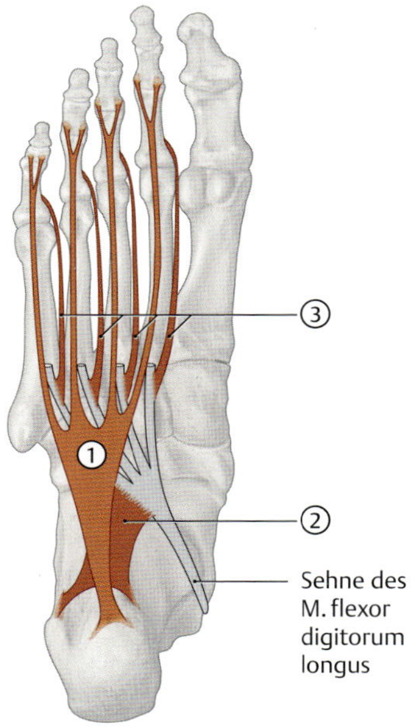

A M. flexor digitorum brevis, M. quadratus plantae und Mm. lumbricales I–IV im Überblick

① **M. flexor digitorum brevis**

Ursprung: medialer Höcker des Tuber calcanei, Plantaraponeurose
Ansatz: an den Seiten der Mittelphalangen der 2.–5. Zehe
Funktion:
- Grund- und Mittelgelenk der 2.–5. Zehe: Plantarflexion
- Verspannung des Längsgewölbes des Fußes

Innervation: N. plantaris medialis (L5–S1)

② **M. quadratus plantae**

Ursprung: medialer und plantarer Rand der Plantarseite des Tuber calcanei
Ansatz: lateral am Rand der Sehne des M. flexor digitorum longus
Funktion: Umlenkung und Verstärkung der Zugrichtung des M. flexor digitorum longus
Innervation: N. plantaris lateralis (S1, 2)

③ **Mm. lumbricales I–IV**

Ursprung: mediale Ränder der Sehnen des M. flexor digitorum longus
Ansatz: Dorsalaponeurosen der 2.–5. Zehe
Funktion:
- Grundgelenke der 2.–5. Zehe: Plantarflexion
- Mittel- und Endgelenke der 2.–5. Zehe: Dorsalextension
- Schließen der gespreizten Zehen (Adduktion der 2.–5. Zehe zur Großzehe)

Innervation:
- N. plantaris medialis (S1, 2) (Mm. lumbricales I + II)
- N. plantaris lateralis (S1, 2) (Mm. lumbricales III + IV)

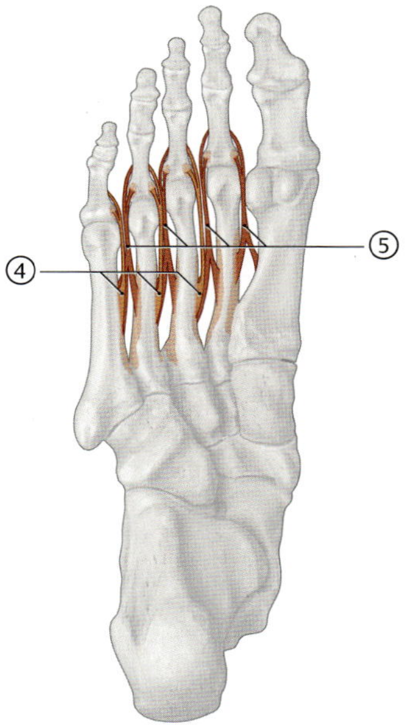

B Mm. interossei plantares I–III und Mm. interossei dorsales I–IV im Überblick

④ **Mm. interossei plantares I–III**

Ursprung: medialer Rand der Ossa metatarsi III–V
Ansatz: mediale Basis der Grundphalangen III–V, Dorsalaponeurosen der 3.–5. Zehe
Funktion:
- Grundgelenke der 3.–5. Zehe: Plantarflexion
- Mittel- und Endgelenke der 3.–5. Zehe: Dorsalextension
- Schließen der gespreizten Zehen (Adduktion der 3., 4. und 5. Zehe zur 2. Zehe)

Innervation: N. plantaris lateralis (S1, 2)

⑤ **Mm. interossei dorsales I–IV**

Ursprung: zweiköpfig von einander zugekehrten Seiten der Ossa metatarsi I–V
Ansatz:
- I: mediale Basis der 2. Grundphalanx, Dorsalaponeurosen der 2. Zehe
- II–IV: laterale Basis der 2.–4. Grundphalanx, Dorsalaponeurose der 2.–4. Zehe

Funktion:
- Grundgelenke der 2.–4. Zehe: Plantarflexion
- Mittel- und Endgelenke der 2.–4. Zehe: Dorsalextension
- Spreizen der Zehen (Abduktion der 3. und 4. Zehe von der 2. Zehe)

Innervation: N. plantaris lateralis (S1, 2)

* Der M. adductor hallucis ist hier nicht dargestellt (s. S. 511). Er zählt ebenfalls zur Mittelloge.

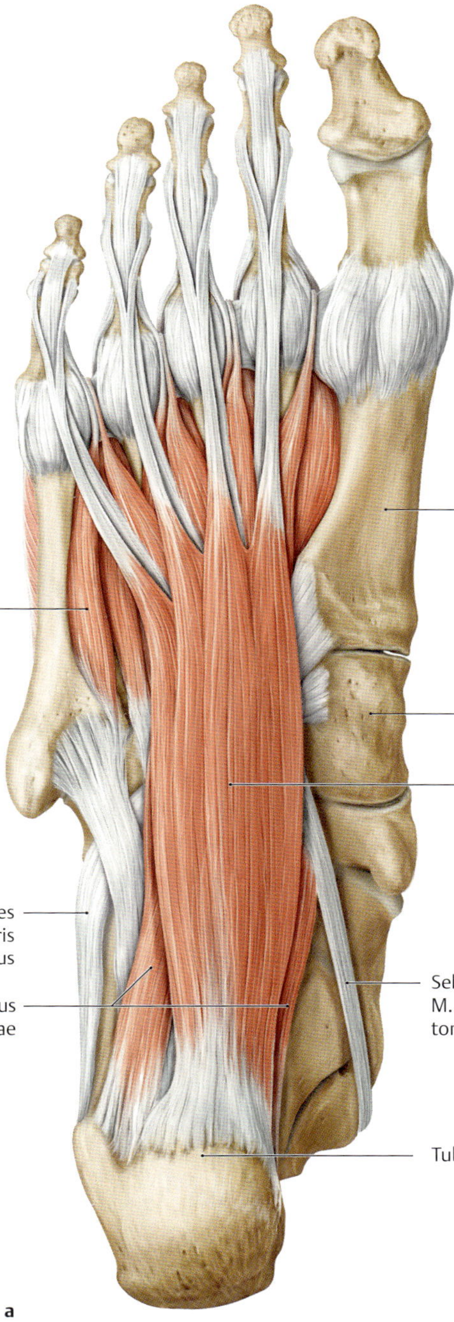

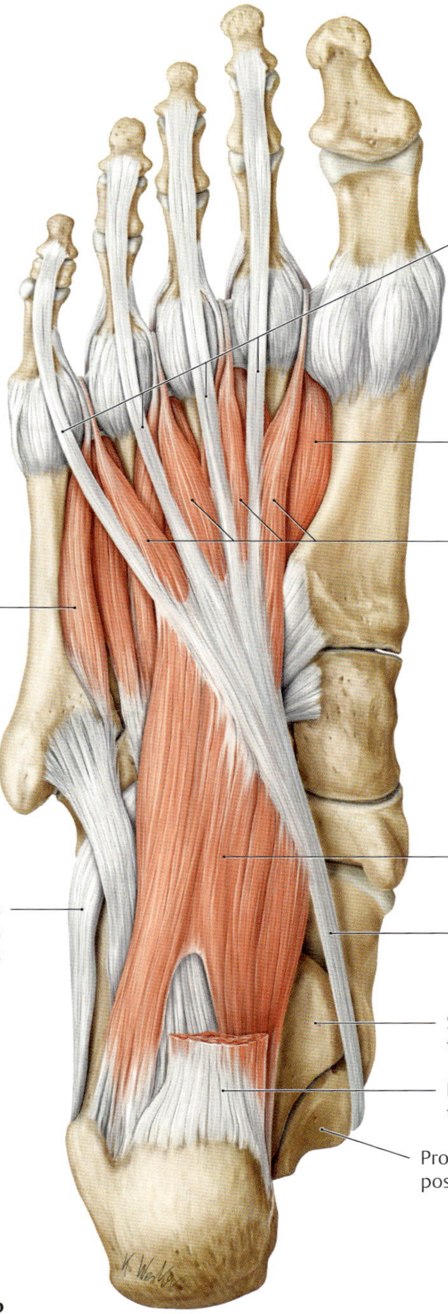

C Muskeln der Mittelloge an der Fußsohle
Rechter Fuß, Ansicht von plantar.

a Mm. flexor digitorum brevis, quadratus plantae, lumbricales I–IV (wobei immer von medial nach lateral bzw. von tibial nach fibular gezählt wird), Mm. interossei plantares I–III und Mm. interossei dorsales I–IV (aus Gründen der Übersichtlichkeit ist der ebenfalls zur Mittelloge zählende M. adductor hallucis nicht dargestellt, vgl. S. 511).

b Um den Ansatz des M. quadratus plantae am lateralen Rand der Sehne des M. flexor digitorum longus darstellen zu können, ist der M. flexor digitorum brevis bis auf seinen Ursprung entfernt worden.

Beachte die sog. „transportablen Ursprünge“ der Mm. lumbricales I–IV an den medialen Rändern der Sehnen des M. flexor digitorum longus. Wenn der M. flexor digitorum longus sich kontrahiert, also verkürzt, verlagern sich die Ursprünge der Mm. lumbricales nach proximal. Auf diese Weise werden sie „vorgedehnt“, eine Voraussetzung dafür, dass sie sich besser kontrahieren und damit mehr Kraft entwickeln können.

2.12 Muskelfunktionen im Überblick: Hüftgelenk

A Bewegungen im Hüftgelenk (Art. coxae)

Bewegungsart	Bewegungsausmaß	Muskel (absteigend nach funktioneller Bedeutung aufgeführt)	Innervation	„Zuständiges" Nervensegment
Flexion/ Anteversion	120–140°	• M. iliopsoas (M. psoas major und M. iliacus)	• direkte Äste aus Plexus lumbalis und N. femoralis	• L1–4
		• M. rectus femoris	• N. femoralis	• L1–4
		• M. tensor fasciae latae	• N. gluteus superior	• L4–5
		• M. sartorius	• N. femoralis	• L1–4
		• M. pectineus	• N. obturatorius	• L2–4
		• M. adductor longus	• N. obturatorius	• L2–4
		• M. adductor brevis	• N. obturatorius	• L2–4
		• M. gracilis	• N. obturatorius	• L2–4
		• Mm. glutei medius und minimus (vordere Anteile)	• N. gluteus superior	• L4–S1
Extension/ Retroversion	20°	• M. gluteus maximus	• N. gluteus inferior	• L5–S2
		• M. semitendinosus	• N. tibialis	• L5–S2
		• M. semimembranosus	• N. tibialis	• L5–S2
		• M. biceps femoris (Caput longum)	• N. tibialis	• L5–S2
		• Mm. glutei medius und minimus (hintere Anteile)	• N. gluteus superior	• L4–S1
		• M. adductor magnus	• N. obturatorius • N. tibialis	• L2–4 • L4–5
		• M. piriformis	• direkte Äste aus dem Plexus sacralis	
		• M. obturatorius internus	• direkte Äste aus dem Plexus sacralis	
Abduktion	50–80°	• M. gluteus medius	• N. gluteus superior	• L4–S1
		• M. tensor fasciae latae	• N. gluteus superior	• L4–5
		• M. gluteus maximus (kraniale Fasern)	• N. gluteus inferior	• L5–S2
		• M. gluteus minimus	• N. gluteus superior	• L4–5
		• M. piriformis	• direkte Äste aus dem Plexus sacralis	
		• M. sartorius	• N. femoralis	• L1–4
Adduktion	20–30°	• M. adductor magnus	• N. obturatorius • N. tibialis	• L2–4 • L4–5
		• M. adductor longus	• N. obturatorius	• L2–4
		• M. adductor brevis	• N. obturatorius	• L2–4
		• M. gluteus maximus (kaudale Fasern)	• N. gluteus inferior	• L5–S2
		• M. pectineus	• N. obturatorius	• L2–4
		• M. gracilis	• N. obturatorius	• L2–4
		• M. semitendinosus	• N. tibialis	• L5–S2
		• M. semimembranosus	• N. tibialis	• L5–S2
		• M. biceps femoris (Caput longum)	• N. tibialis	• L5–S2
		• M. quadratus femoris • M. obturatorius internus	• N. gluteus inferior und/ oder direkte Äste aus dem Plexus sacralis	• L5–S2
		• M. obturatorius externus	• N. obturatorius	• L2–4
Innenrotation	40°	• Mm. glutei medius und minimus (vordere Anteile)	• N. gluteus superior	• L4–S1
		• M. tensor fasciae latae	• N. gluteus superior	• L4–5
		• M. adductor magnus (sehniger Ansatz am Epicondylus medialis)	• N. tibialis	• L4–5
Außenrotation	30–50°	• M. gluteus maximus	• N. gluteus inferior	• L5–S1
		• M. obturatorius internus	• direkte Äste aus dem Plexus sacralis	
		• M. piriformis	• direkte Äste aus dem Plexus sacralis	
		• Mm. gemelli	• direkte Äste aus dem Plexus sacralis	
		• M. quadratus femoris	• N. gluteus inferior	• L5–S2
		• M. obturatorius externus	• N. obturatorius	• L2–4
		• Mm. glutei medius und minimus (hintere Anteile)	• N. gluteus superior	• L4–S1
		• M. adductor magnus	• N. obturatorius • N. tibialis	• L2–4 • L4–5
		• M. adductor longus	• N. obturatorius	• L2–4
		• M. adductor brevis	• N. obturatorius	• L2–4
		• M. pectineus	• N. obturatorius	• L2–4
		• M. sartorius	• N. femoralis	• L1–4
		• M. iliopsoas (M. psoas major und M. iliacus)	• direkte Äste aus Plexus lumbalis und N. femoralis	• L1–4

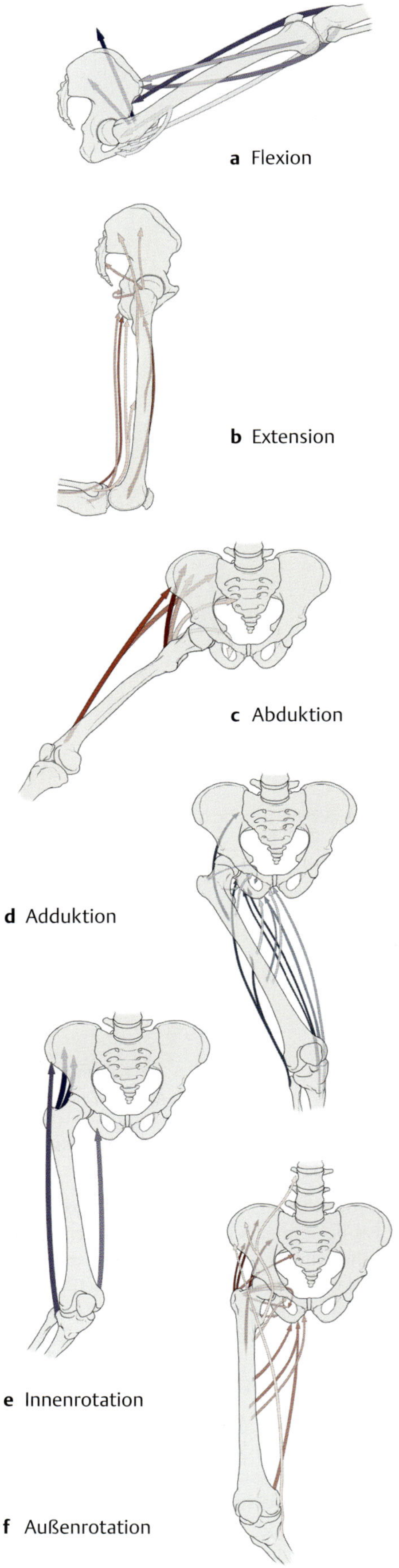

B Bewegungen im Hüftgelenk (Art. coxae)

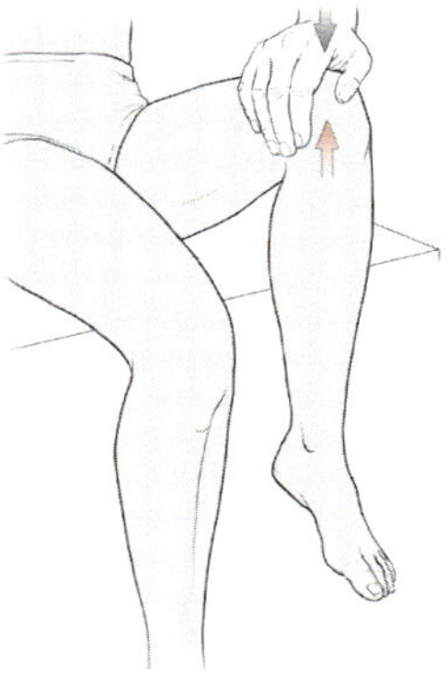

a Flexoren

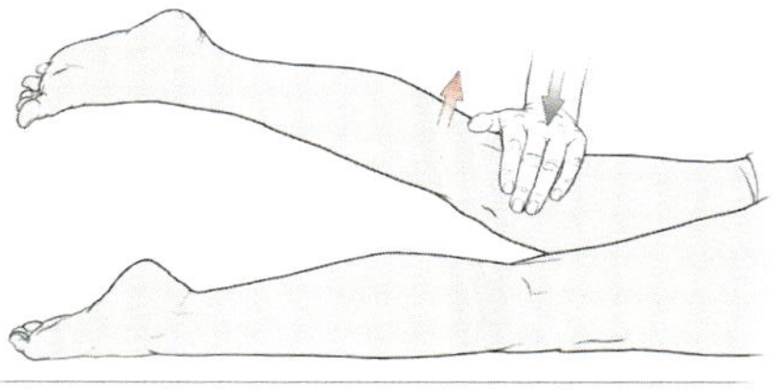

b Extensoren

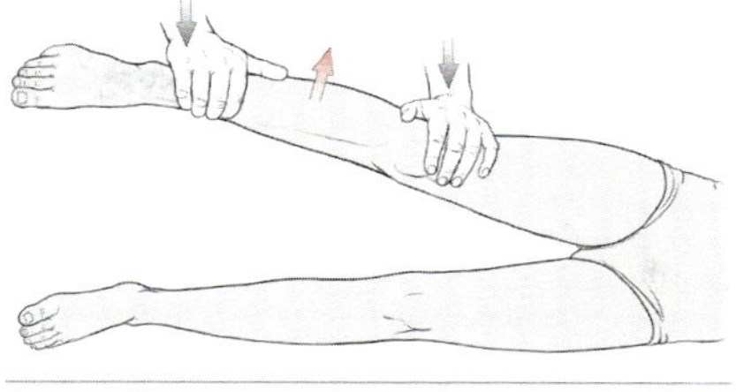

c Abduktoren

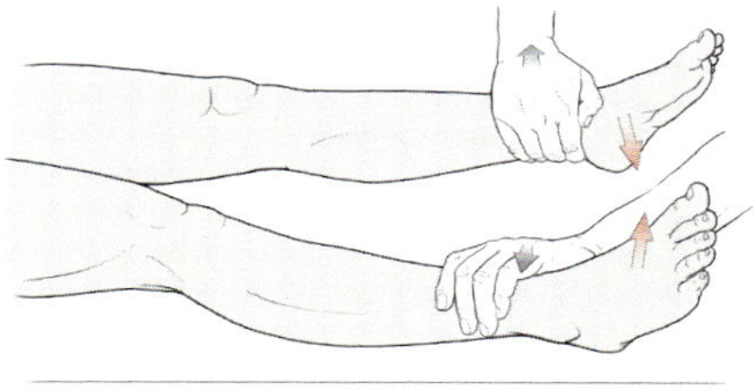

d Adduktoren im Seitenvergleich

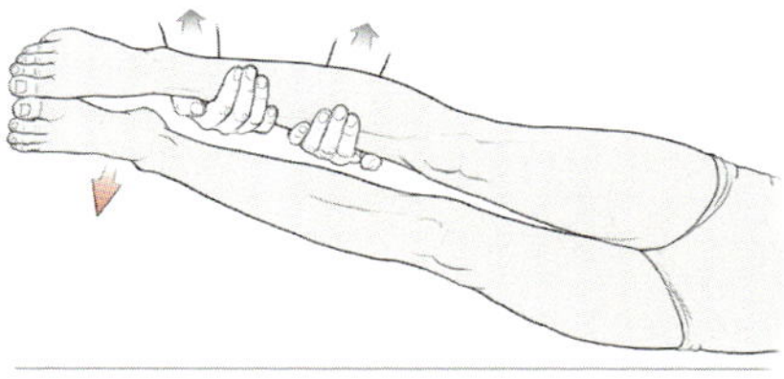

e Adduktoren in Seitenlage bei intakter Kraft

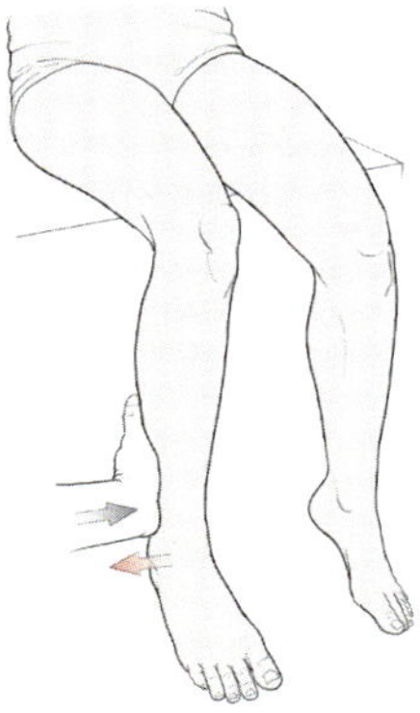

g Innenrotatoren

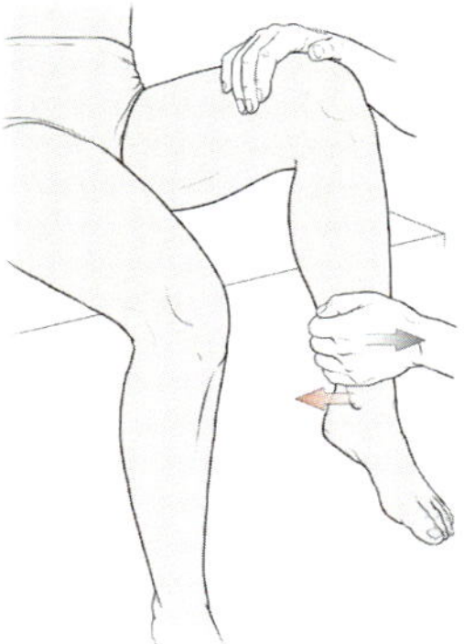

f Außenrotatoren

C Funktionsprüfung der Hüftgelenksmuskeln

Zur Überprüfung der Muskelkraft bittet man den Patienten, sich aktiv gegen Widerstand zu bewegen bzw. gegen Bewegungen von außen aktiv Widerstand zu leisten. Die jeweils aufgebrachte Muskelkraft wird mit Hilfe einer Skala von 0–5 bewertet.

D Klinische Symptomatik verkürzter und geschwächter Muskeln des Hüftgelenks

Muskeln	Symptomatik bei Muskelverkürzung	Symptomatik bei Muskelschwäche
Flexoren	Verkürzungen der Flexoren des Hüftgelenks führen zu einer Beckenkippung nach vorne mit Verstärkung der Lendenlordose und eingeschränkter Hüftgelenksextension. Aus einer einseitigen Verkürzung resultiert eine Beckenverwringung mit nachfolgender Funktionsstörung v. a. im ISG (= Iliosakralgelenk) der betroffenen Seite.	Bei Schwäche der Flexoren sind Tätigkeiten wie Treppensteigen, Bergaufgehen, Hochkommen zum Sitzen aus der Rückenlage oder Vorbringen des nach hinten geneigten Oberkörpers im Sitzen erheblich beeinträchtigt. Das Bein wird beim Gehen anstatt durch Flexion im Hüftgelenk über Zirkumduktion bzw. über Bewegungen des Beckens nach vorne gebracht.
Extensoren	Kontrakturen des M. gluteus maximus sind selten. Eine Verkürzung der ischiokruralen Muskeln führt zu einer charakteristischen Haltung mit vermehrter Hüftextension und Flexion der Lendenwirbelsäule.	Durch eine Schwäche der Hüftgelenksextensoren fehlt häufig die Stabilität während der Standbeinphase. Kompensation der Schwäche durch Oberkörperverlagerung nach hinten (Bedeutung des Lig. iliofemorale als ligamentärem Halt).
Abduktoren	Bei Verkürzung der Abduktoren kommt es zu einer Verschiebung des Beckens in der Frontalebene und einer funktionellen Beinverlängerung auf der betroffenen Seite. Die Beinlängendifferenz wird durch eine vermehrte Flexion des Kniegelenks kompensiert.	Durch den fehlenden muskulären Halt kann das Becken während der Standbeinphase nicht gehalten werden, es sinkt zur gesunden Seite ab (positives Trendelenburg-Zeichen). Bei geringer Schwäche wird ein Absinken des Beckens durch Hinüberneigen des Oberkörpers auf die erkrankte Seite vermieden (Duchenne-Zeichen).
Adduktoren	Bei Verkürzung der Adduktoren kommt es ebenfalls zu einer Beckenverschiebung in der Frontalebene sowie zu einer funktionellen Beinverkürzung auf der betroffenen Seite.	Eine Schwäche macht sich in der Regel erst bei extremen Belastung, z. B. Reiten, Skifahren, bemerkbar (z. B. Reiter kann sich nicht auf dem Pferd halten).
Innenrotatoren	Das Hüftgelenk kann nicht mehr im vollen Umfang nach außen rotiert werden, der sog. Schneidersitz ist nicht mehr möglich.	Führt zu einem deutlichen Überwiegen der Außenrotatoren (= Außenrototationsstellung; auch das Gangbild ist verändert: Fußspitzen zeigen beim Gehen vermehrt nach außen).
Außenrotatoren	Besonders Verkürzungen der kurzen Außenrotatoren führen – durch den einseitigen Zug am Kreuzbein – zu Funktionsstörungen in den Iliosakralgelenken.	Vermehrte Innenrotationsstellung des betroffenen Beines (Fußspitzen zeigen beim Gehen vermehrt nach innen).

2.13 Muskelfunktionen im Überblick: Kniegelenk

A Bewegungen im Kniegelenk (Art. genus)

Bewegungsart	Bewegungsausmaß	**Muskel** (absteigend nach funktioneller Bedeutung aufgeführt)	Innervation	„Zuständiges" Nervensegment
Flexion	120–150°	• M. semimembranosus • M. semitendinosus • M. biceps femoris – Caput longum – Caput breve • M. gracilis • M. sartorius • M. gastrocnemius (Caput mediale und Caput laterale) • M. popliteus • M. plantaris	• N. tibialis • N. tibialis • N. tibialis • N. fibularis communis • N. obturatorius • N. femoralis • N. tibialis • N. tibialis • N. tibialis	• L5–S2 • L5–S2 • L5–S2 • L5–S2 • L2–4 • L1–4 • S1–2 • L5–S2 • S1–2
Extension	5–10°	• M. quadriceps femoris – M. rectus femoris – M. vastus lateralis – M. vastus medialis – M. vastus intermedius	• N. femoralis	• L1–4
Innenrotation	10°	• M. semimembranosus • M. semitendinosus • M. gracilis • M. sartorius • M. popliteus	• N. tibialis • N. tibialis • N. obturatorius • N. femoralis • N. tibialis	• L5–S2 • L5–S2 • L2–4 • L1–4 • L5–S2
Außenrotation	30–40°	• M. biceps femoris – Caput longum – Caput breve	 • N. tibialis • N. fibularis communis	 • L5–S2 • L5–S2

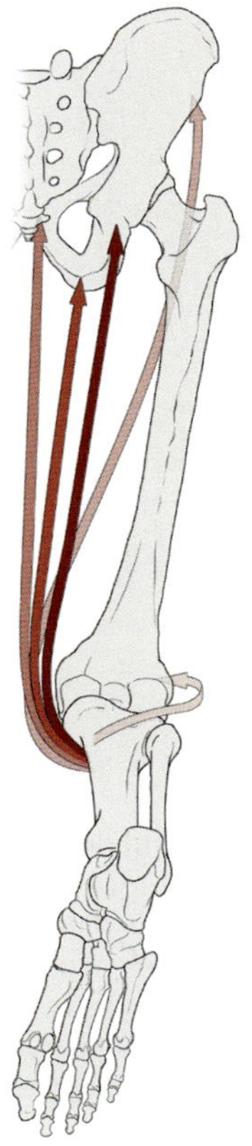

c Innenrotation bei gebeugtem Kniegelenk

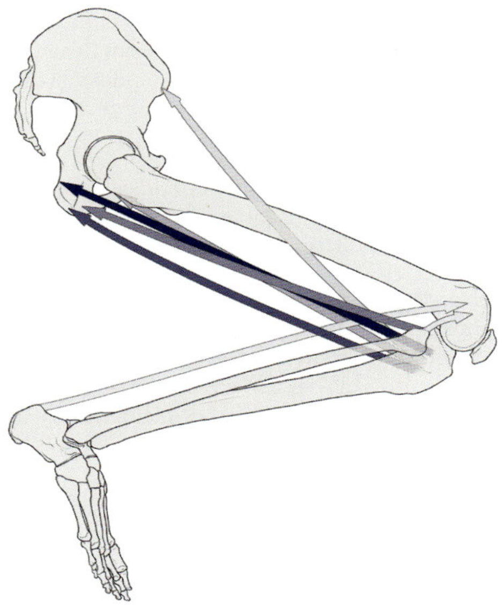

a Flexion

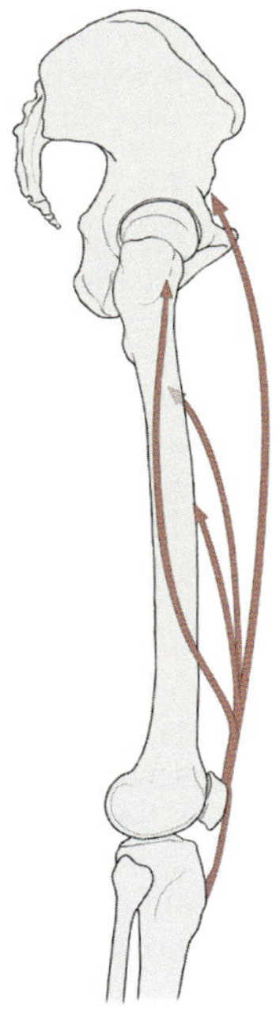

b Extension

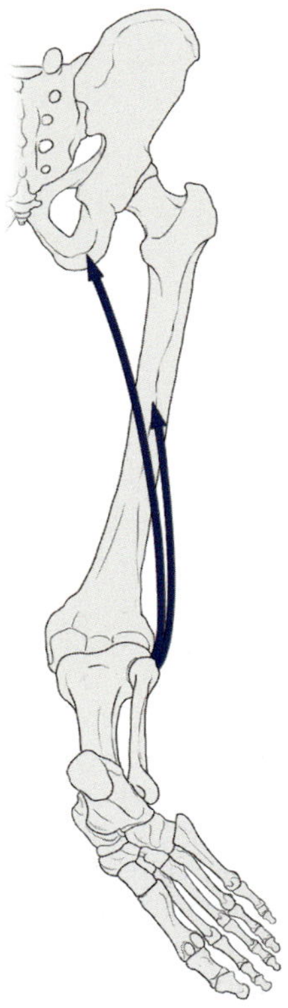

d Außenrotation bei gebeugtem Kniegelenk

B Bewegungen im Kniegelenk (Art. genus)

C Klinische Symptomatik verkürzter und geschwächter Muskeln des Kniegelenks

Muskeln	Symptomatik bei Muskelverkürzung	Symptomatik bei Muskelschwäche
Flexoren	Einschränkung der Kniegelenksextension bei gebeugtem Hüftgelenk bzw. Einschränkung der Hüftgelenksflexion bei gestrecktem Kniegelenk. Aus der beidseitigen Verkürzung der Flexoren, v. a. der ischiokruralen Muskeln, resultiert eine Aufrichtung der Beckens sowie eine Abflachung der Lendenwirbelsäule. Ist die Verkürzung einseitig, führt der unterschiedliche Zug zu einer Beckenverwringung und Funktionsstörungen im ISG (= Iliosakralgelenk).	Eine Schwäche der ischiokruralen Muskeln macht sich sowohl im Kniegelenk als auch im Hüftgelenk bemerkbar. Im Stand resultiert daraus eine vermehrte Beckenkippung nach vorne bei gleichzeitiger Hyperextension im Kniegelenk. Das klinische Bild ähnelt der Symptomatik bei einer Schwäche der Extensoren!
Extensoren	Bei einer Verkürzung ist am häufigsten der M. rectus femoris als einziger zweigelenkiger Anteil des M. quadriceps femoris betroffen. Dies führt zu einer eingeschränkten Flexion im Kniegelenk bzw. zu einer eingeschränkten Extension im Hüftgelenk mit vermehrtem Ausweichen in die verstärkte Lendenlordose.	Bei einer Schwäche sind wesentliche Funktionen stark eingeschränkt: z. B. Treppen steigen, bergauf gehen, aufstehen und hinsetzen. Kompensation durch Verlagerung des Schwerpunktes nach vorne mit Hyperextension im Kniegelenk (Genu recurvatum): „Schwerkraft wird zur Streckkraft".
Innenrotatoren	Eingeschränkte Außenrotation	Verstärkte Außenrotationsstellung des Unterschenkels
Außenrotatoren	Eingeschränkte Innenrotation	Verstärkte Innenrotationsstellung des Unterschenkels

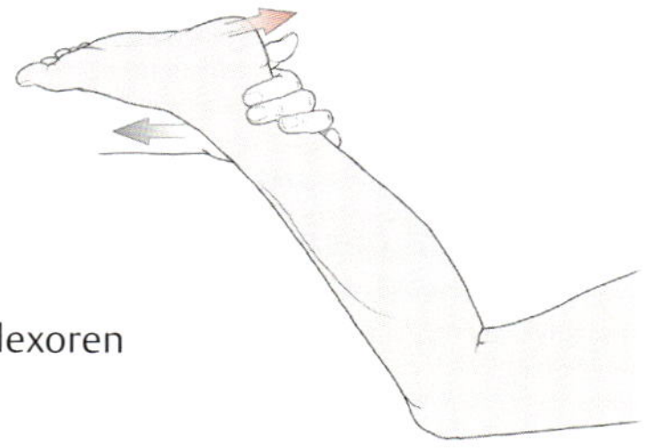

a Flexoren

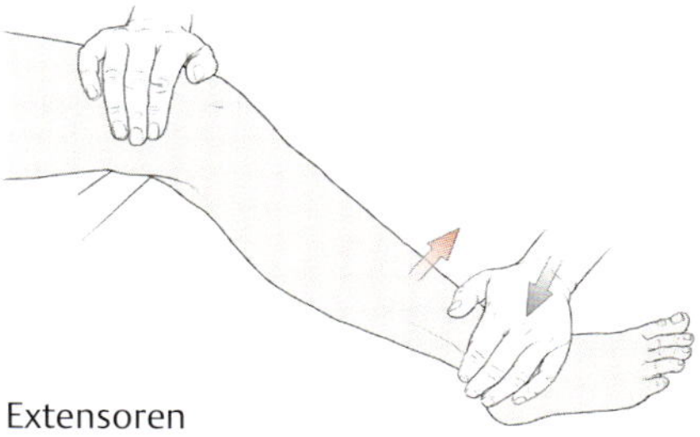

b Extensoren

D Funktionsprüfung der Kniegelenksmuskeln

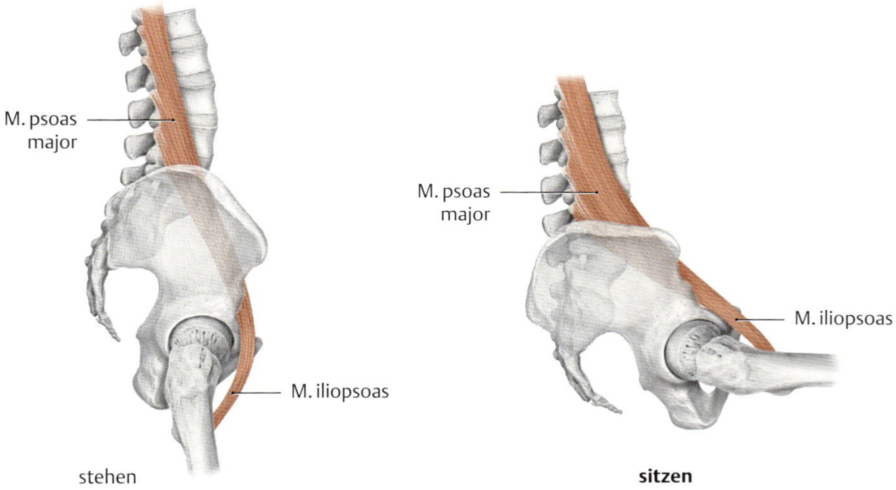

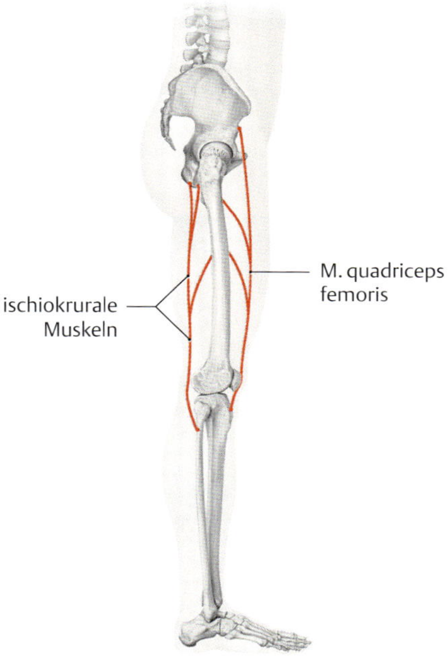

E Muskuläre Dysbalance

M. iliacus nicht dargestellt. Zur speziellen Untersuchung eines jeden Gelenkes gehört nicht nur die Bewegungsprüfung (Neutral-0-Methode, s. S. 52), sondern auch die Überprüfung der Muskelfunktion. Dabei kommt es nicht nur darauf an, Kraft und Dehnfähigkeit einzelner Muskeln zu untersuchen, sondern v. a. auch Störungen des muskulären Gleichgewichts und der muskulären Koordination zu erkennen. Wenn zwischen einem Muskel und seinem Antagonisten, also seinem funktionellen Gegenspieler, ein Ungleichgewicht herrscht, spricht man von muskulärer Dysbalance. Häufig versteht man darunter ein Ungleichgewicht zwischen Halte(tonischer) und Bewegungs-(phasischer)muskulatur.

Während **Haltemuskeln** aus überwiegend langsam zuckenden Muskelfasern bestehen und *bei Störungen eher zur Verkürzungen* neigen (s. S. 60), sind **Bewegungsmuskeln** aus schnell zuckenden Muskelfasern aufgebaut und neigen *bei Störungen eher zur Abschwächung* (Atrophie). Diese Störungen sind Folgen der mangelnden Anpassung des Halte- und Bewegungsapparates und unserer zivilisierten Lebensweise mit zuviel Sitzen, Inaktivität und stereotyper Bewegungsspezialisierung sowie Fehlhaltungen sowohl im Alltag als auch am Arbeitsplatz. Vermehrte Bewegungsvielfalt und höhere Bewegungsqualität sind einfache Verhaltensänderungen, um der Reizarmut wirksam zu begegnen.

Beispiele für die Entstehung muskulärer Dysbalancen:

- Eine vermehrte sitzende Tätigkeit verursacht eine zunehmende strukturelle Verkürzung beider Mm. iliopsoae (seine Grundlänge erreicht der Muskel im Stehen), eine deutliche Abschwächung der Hüftgelenksextensoren (v. a. des M. gluteus maximus und der Mm. ischiocrurales) und damit indirekt eine erhöhte Störanfälligkeit der kompensatorisch bedingten hyperlordotischen Lendenwirbelsäule.
- Hohe Schuhabsätze führen zu einer stärkeren Belastung des M. quadriceps femoris mit entsprechender Tonuszunahme; die ischiokruralen Muskeln als Gegenspieler hingegen degenerieren aufgrund eines permanenten Reizmangels und verkürzen sich.

2.14 Muskelfunktionen im Überblick: Sprunggelenke

A Bewegungen im oberen und unteren Sprunggelenk sowie im queren Fußwurzelgelenk

Bewegungsart	**Bewegungsausmaß**	**Muskel** (absteigend nach funktioneller Bedeutung aufgeführt)	**Innervation**	**„Zuständiges" Nervensegment**
Plantarflexion	40–50°	• M. triceps surae • M. fibularis longus • M. fibularis brevis • M. flexor hallucis longus • M. flexor digitorum longus • M. tibialis posterior • M. plantaris	• N. tibialis • N. fibularis superficialis • N. fibularis superficialis • N. tibialis • N. tibialis • N. tibialis • N. tibialis	• S1-2 • L5–S1 • L5–S1 • L5–S2 • L5–S2 • L4–S1 • S1–2
Dorsalextension	20–30°	• M. tibialis anterior • M. extensor digitorum longus • M. extensor hallucis longus • M. fibularis tertius (variabel)	• N. fibularis profundus • N. fibularis profundus • N. fibularis profundus • N. fibularis profundus	• L4–5 • L4–S1 • L5–S1 • L4–S1
Inversion und Supination	60°	• M. triceps surae • M. tibialis posterior • M. flexor hallucis longus • M. flexor digitorum longus • M. tibialis anterior • (M. extensor hallucis longus)	• N. tibialis • N. tibialis • N. tibialis • N. tibialis • N. fibularis profundus • N. fibularis profundus	• S1–2 • L4–S1 • L5–S2 • L5–S2 • L4–5 • L5–S1
Eversion und Pronation	30°	• M. fibularis longus • M. fibularis brevis • M. extensor digitorum longus • (M. extensor hallucis longus)	• N. fibularis superficialis • N. fibularis superficialis • N. fibularis profundus • N. fibularis profundus	• L5–S1 • L5–S1 • L4–S1 • L5–S1

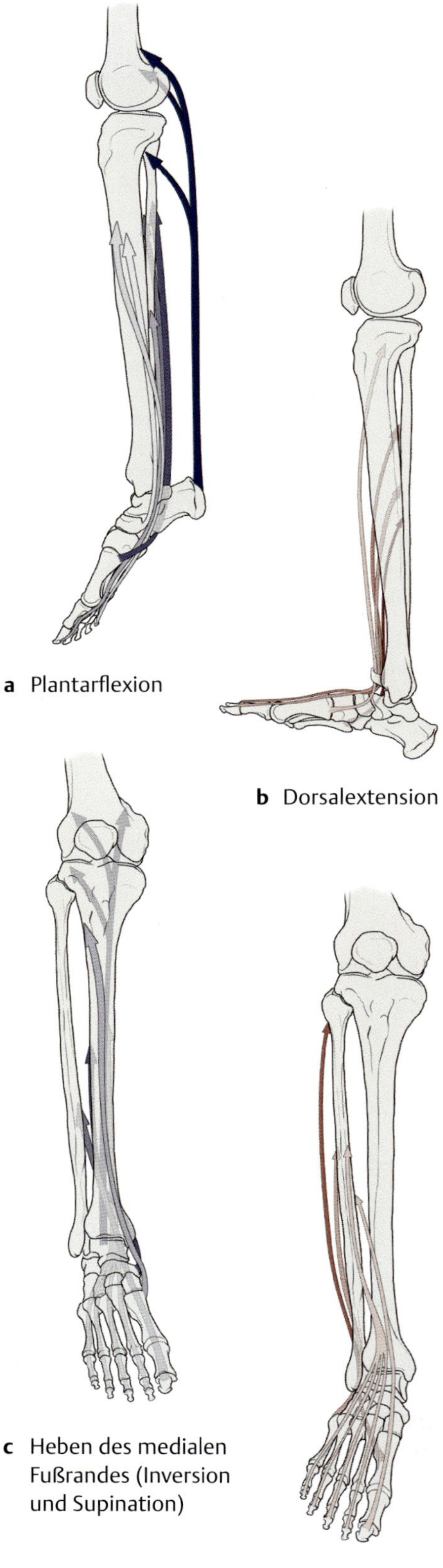

a Plantarflexion

b Dorsalextension

c Heben des medialen Fußrandes (Inversion und Supination)

d Heben des lateralen Fußrandes (Eversion und Pronation)

B Bewegungen im oberen und unteren Sprunggelenk sowie im queren Fußwurzelgelenk

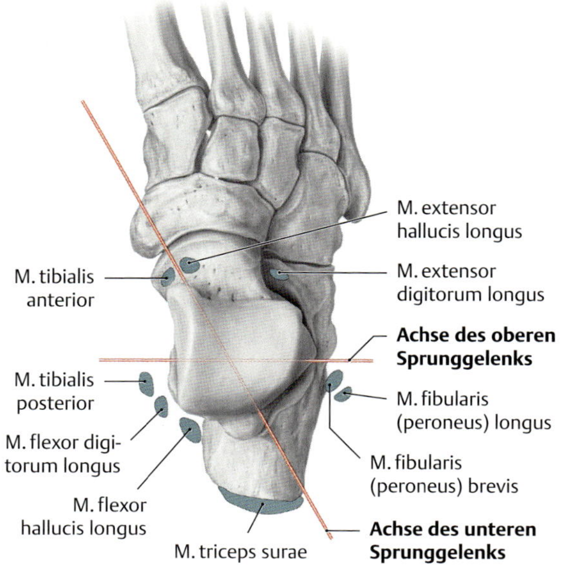

C Lage der Sehnen der langen Fußmuskeln zu den Achsen des oberen und unteren Sprunggelenkes

Die beiden Achsen des oberen und unteren Sprunggelenks in der Ansicht von kranial. Je nach Verlauf der Sehnen zu den Achsen können die Muskeln plantarflektieren und dorsalextendieren und gleichzeitig entweder pronieren (Eversion) oder supinieren (Inversion).

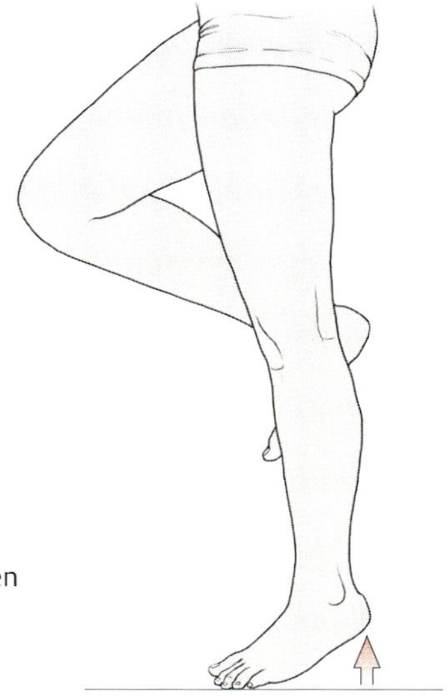

a Plantarflexoren (Zehenstand)

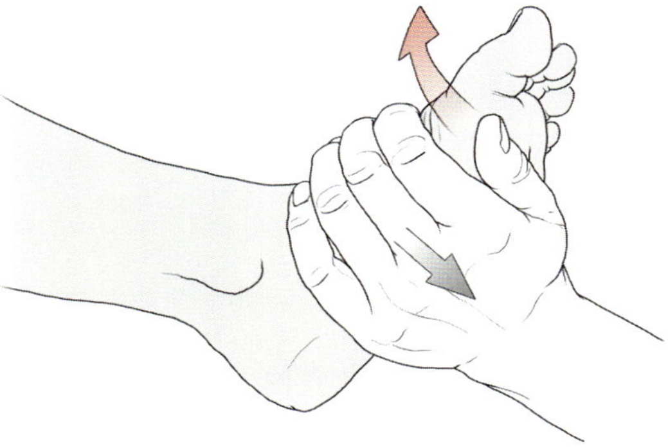

c Supinatoren

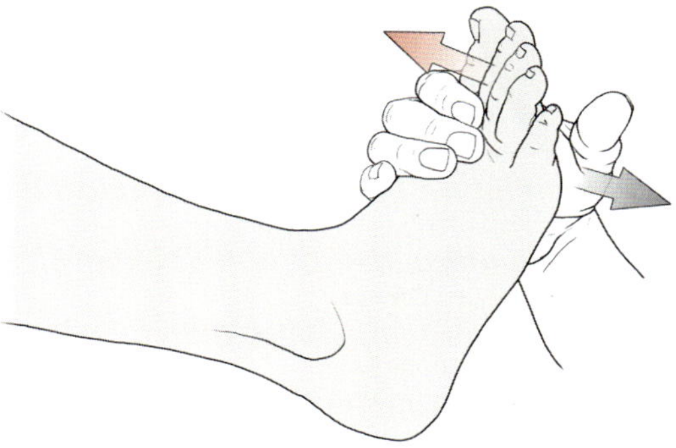

b Dorsalextensoren

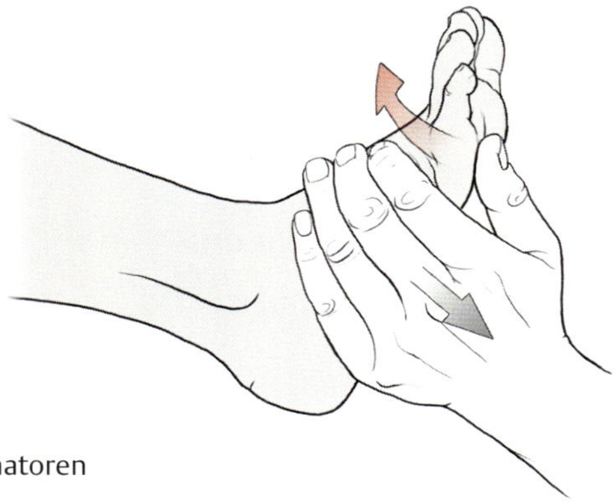

d Pronatoren

D Funktionsprüfung der Sprunggelenksmuskeln

E Klinische Symptomatik verkürzter und geschwächter Muskeln des oberen und unteren Sprunggelenks

Muskeln	Symptomatik bei Muskelverkürzung	Symptomatik bei Muskelschwäche
Plantarflexoren	Verkürzungen der Plantarflexoren, v. a. des M. triceps surae, führen zu einer kombinierten Spitzfuß-Varus-Stellung im Fuß (Pes equinovarus). Die hierdurch entstehende funktionelle Beinverlängerung wird im Stand durch vermehrte Flexion im Kniegelenk kompensiert. Während des Gehens muss in der Spielbeinphase zusätzlich im Hüftgelenk flektiert werden, um das funktionell längere Bein nach vorne durchschwingen zu können.	Zehenstand ist in der Regel nicht möglich, und die Sprungkraft ist deutlich vermindert. Steilstellung des Calcaneus und Ausbildung eines Hackenfußes (beim Gehen kann nicht abgerollt werden). Im Stand vermehrte Extension im Kniegelenk.
Dorsalextensoren	Verkürzung der Dorsalextensoren führt zu einer eingeschränkten Plantarflexion und zu einer Beeinträchtigung der Abrollphase. Häufig Ausbildung eines Hackenfußes.	Die Fußspitze kann während der Spielbeinphase nicht ausreichend gehoben werden. Kompensatorisch werden Hüft- und Kniegelenk vermehrt gebeugt. Dieses, für den Ausfall der Fußheber typische Gangbild wird als Stepper- oder Storchengang bezeichnet.
Supinatoren	Eine Verkürzung führt zu einem Pes equinovarus. Die laterale Fußsohlenseite wird beim Gehen vermehrt belastet.	Bei Schwäche der Supinatoren kommt es zu einer Valgusstellung des Fußes (Knickfuß) mit einer stärkeren Belastung des Fußinnenrandes.
Pronatoren	Sind die Pronatoren (z. B. Fibularisgruppe) von einer Verkürzung betroffen, steht der Fuß plantarflektiert und proniert (Pes equinovalgus).	Eine Schwäche der Pronatoren führt sehr häufig zu Distorsionen im oberen und unteren Sprunggelenk (sog. Supinationstrauma).

3.1 Muskeln von Oberschenkel, Hüfte und Gesäßregion von medial und vorne

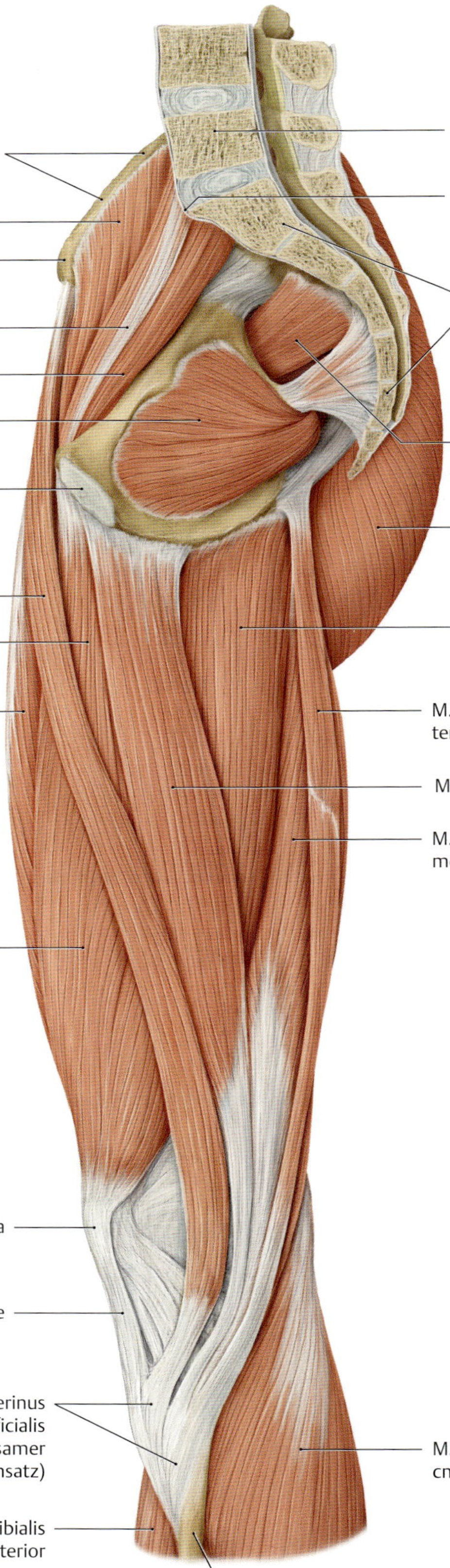

A Muskulatur des rechten Oberschenkels sowie der rechten Hüfte und Gesäßregion in der Ansicht von medial

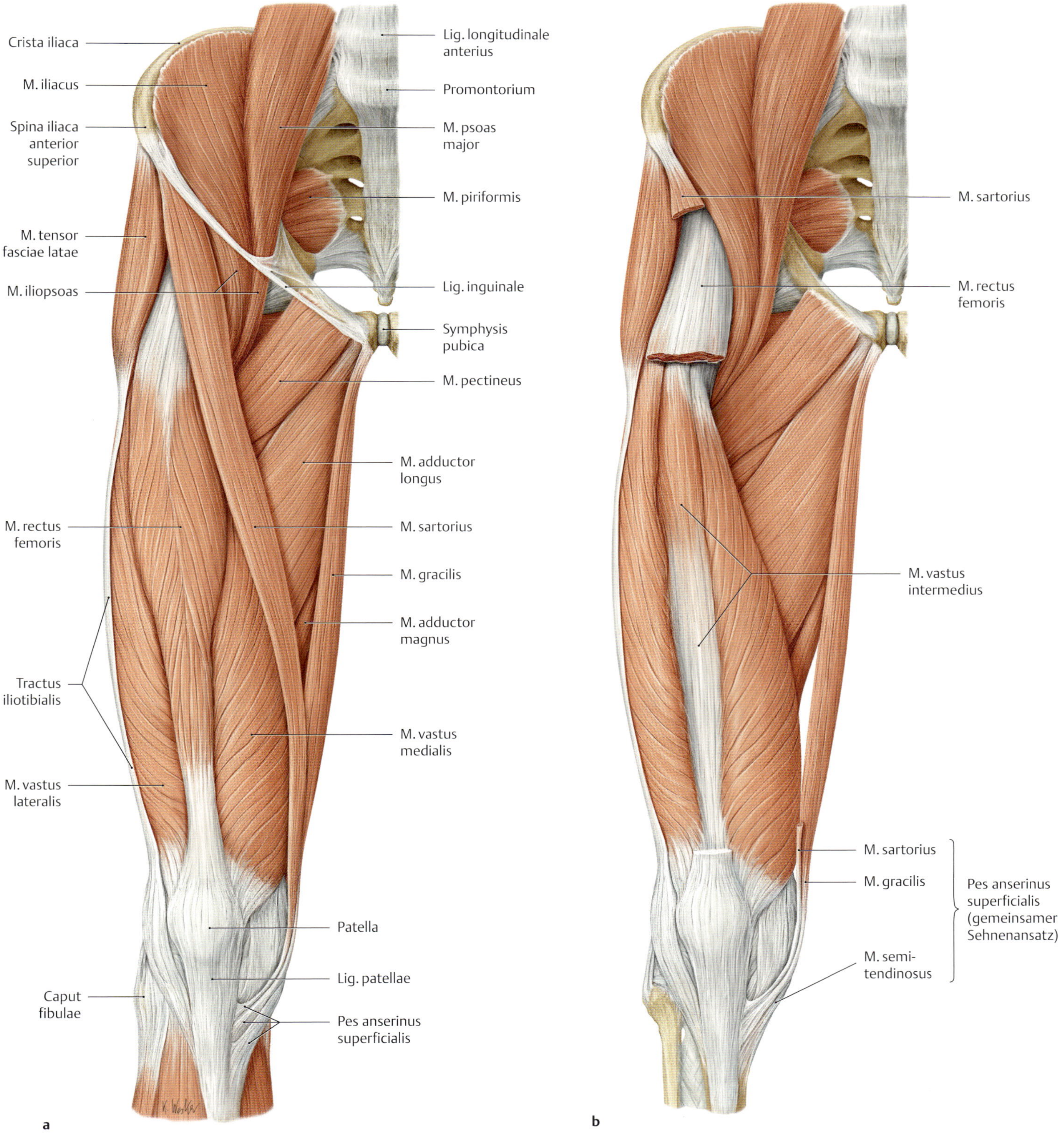

B Muskulatur des rechten Oberschenkels sowie der rechten Hüfte und Gesäßregion in der Ansicht von vorne

a Die Oberschenkelfaszie (Fascia lata, s. S. 563) ist bis auf den lateral verlaufenden Tractus iliotibialis entfernt;

b Teile des M. sartorius und des M. rectus femoris sind zusätzlich entfernt.

3.2 Muskeln von Oberschenkel, Hüfte und Gesäßregion von vorne; Ursprungs- und Ansatzflächen

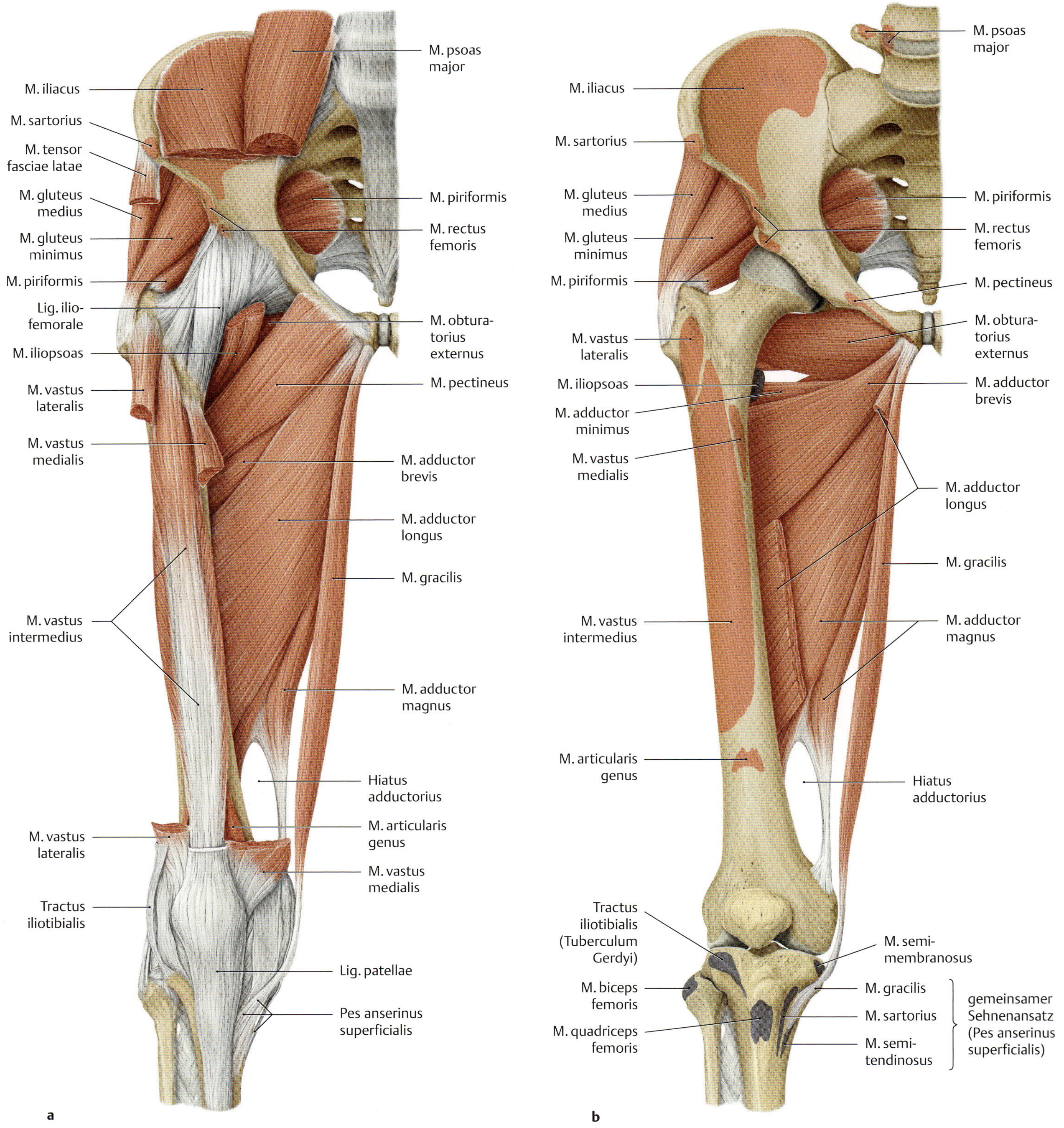

A Muskulatur des rechten Oberschenkels und der rechten Hüft- und Gesäßregion in der Ansicht von vorne

Ursprung rot, Ansatz blau hervorgehoben.

a Mm. iliopsoas und tensor fasciae latae teilweise, Mm. sartorius, rectus femoris, vastus lateralis u. vastus medialis vollständig entfernt;

b Mm. quadriceps femoris, iliopsoas, tensor fasciae latae u. pectineus vollständig, M. adductor longus im mittleren Bereich entfernt.

Die Insertionsstelle des Tractus iliotibialis (= Tuberculum tractus iliotibialis bzw. Tuberculum Gerdyi) liegt lateral-proximal der Tuberositas tibiae und kann als palpierbarer Höcker im Bereich des Condylus lateralis tibiae getastet werden. Bei starker Beanspruchung des Tractus iliotibialis (z. B. infolge eines Genu varum) kann die Ansatzstelle schmerzhaft sein. Dies wird fälschlicherweise auch als Insertionstendopathie bezeichnet – falsch deswegen, weil das Tuberculum keine Apophyse darstellt!

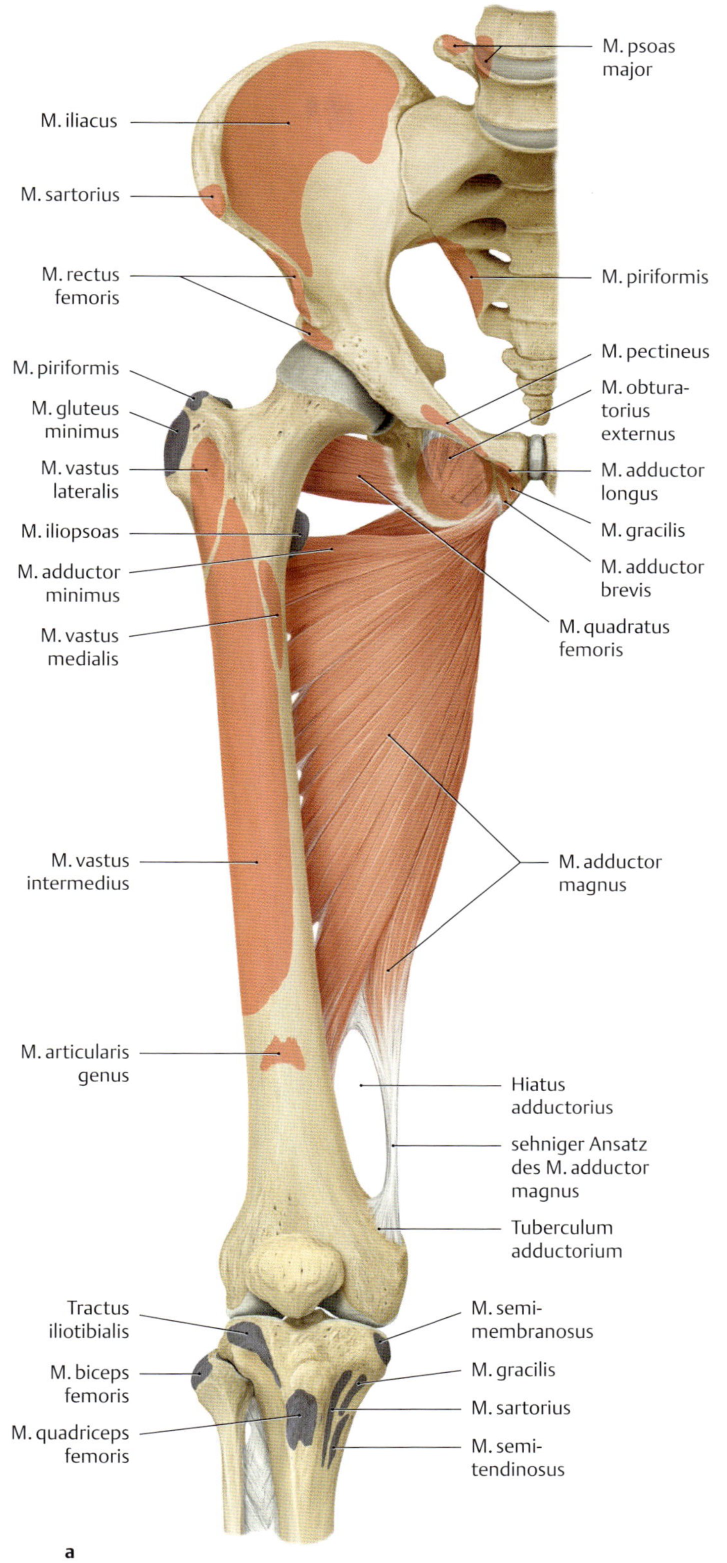

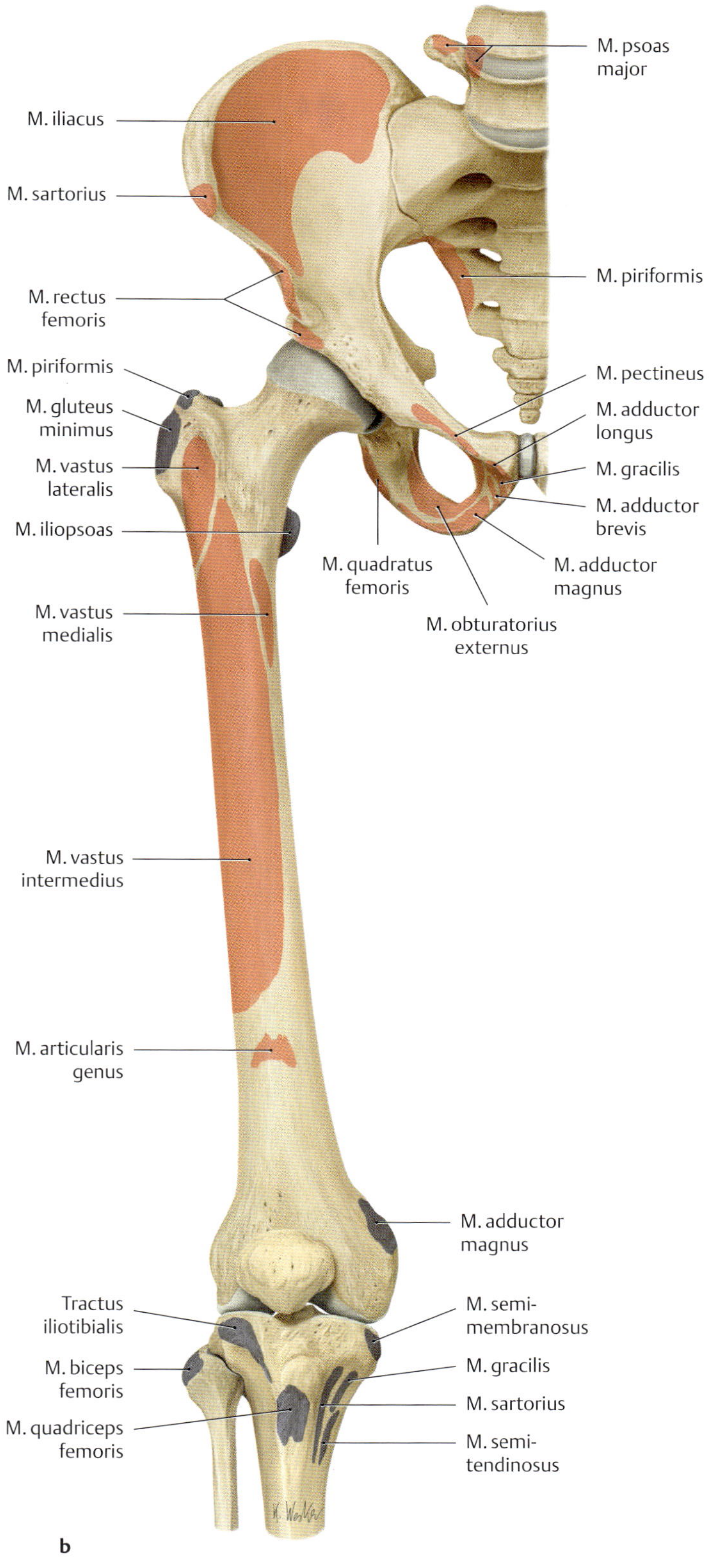

B Muskulatur des rechten Oberschenkels und der rechten Hüft- und Gesäßregion in der Ansicht von vorne
Ursprung rot, Ansatz blau hervorgehoben.

a Alle Muskeln bis auf den M. adductor magnus und den M. quadratus femoris sind entfernt.

b Alle Muskeln sind entfernt.

Beachte den sog. Adduktorenschlitz (Hiatus adductorius), durch den die A. u. V. femoralis in die Kniekehle des Beines gelangen.

3.3 Muskeln von Oberschenkel, Hüfte und Gesäßregion von lateral und hinten

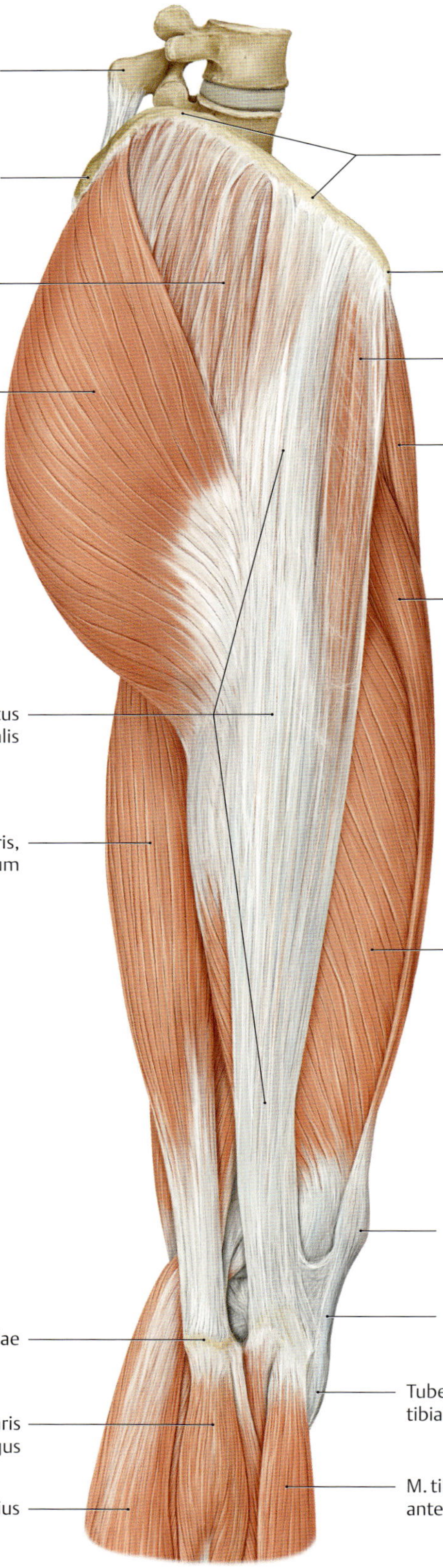

A Muskulatur des rechten Oberschenkels und der rechten Hüft- und Gesäßregion in der Ansicht von lateral

Beachte die Mm. tensor fasciae latae u. gluteus maximus, die mit ihren Ansatzsehnen den lateralen Teil der Fascia lata verstärken *(Tractus iliotibialis)*. Der Tractus iliotibialis verläuft zwischen Crista *iliaca* und lateralem *Tibia*kopf und reduziert auf diese Weise die Biegebeanspruchung des Oberschenkelknochens (Zuggurtungsprinzip nach Pauwels, s. auch S. 429).

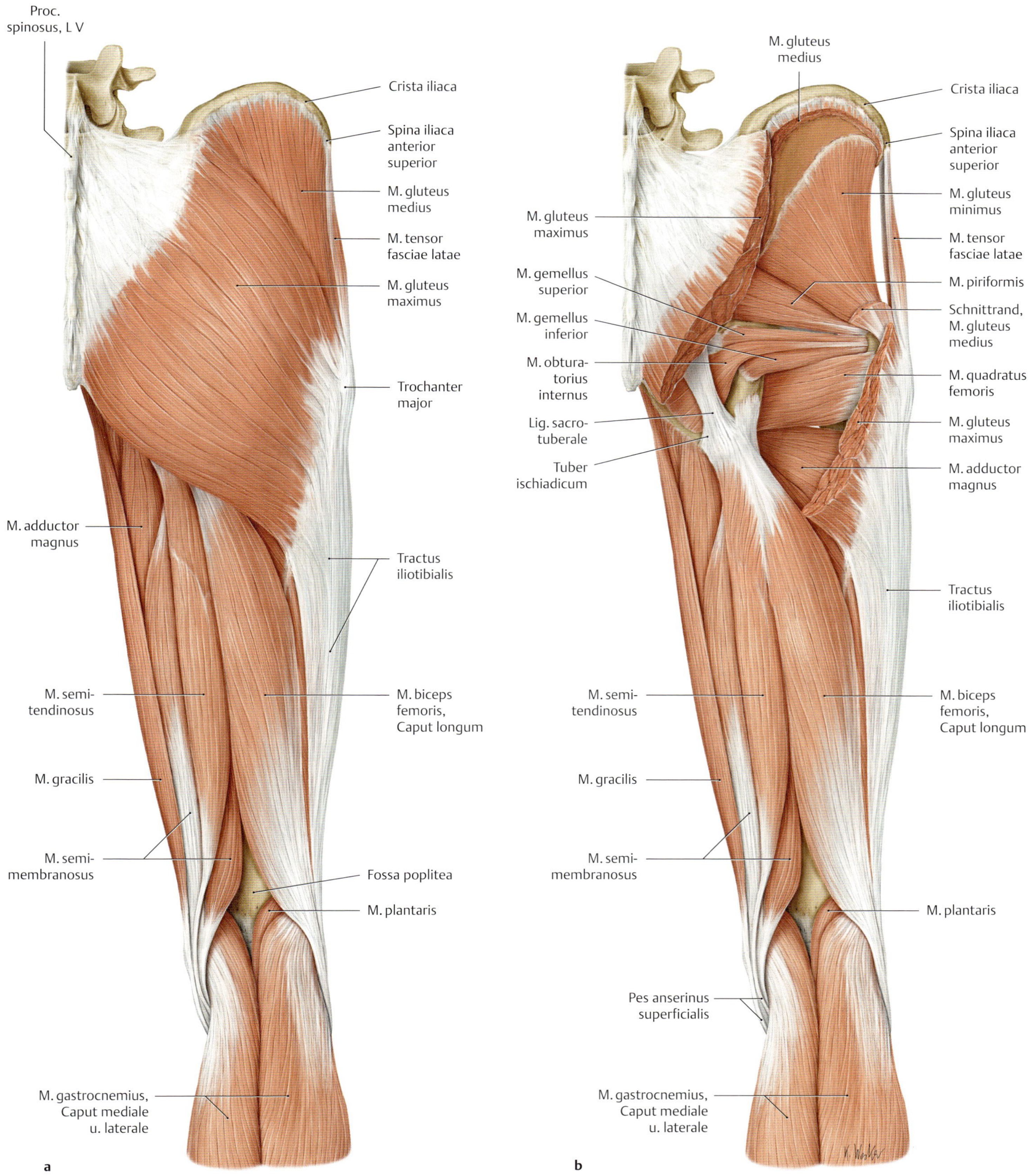

B Muskulatur des rechten Oberschenkels und der rechten Hüft- und Gesäßregion in der Ansicht von hinten

a Die Fascia lata ist bis auf den Tractus iliotibialis entfernt worden (über der Gesäßregion heißt sie Fascia glutaea);

b teilweise Entfernung des M. gluteus maximus und des M. gluteus medius.

3.4 Muskeln von Oberschenkel, Hüfte und Gesäßregion von hinten; Ursprungs- und Ansatzflächen

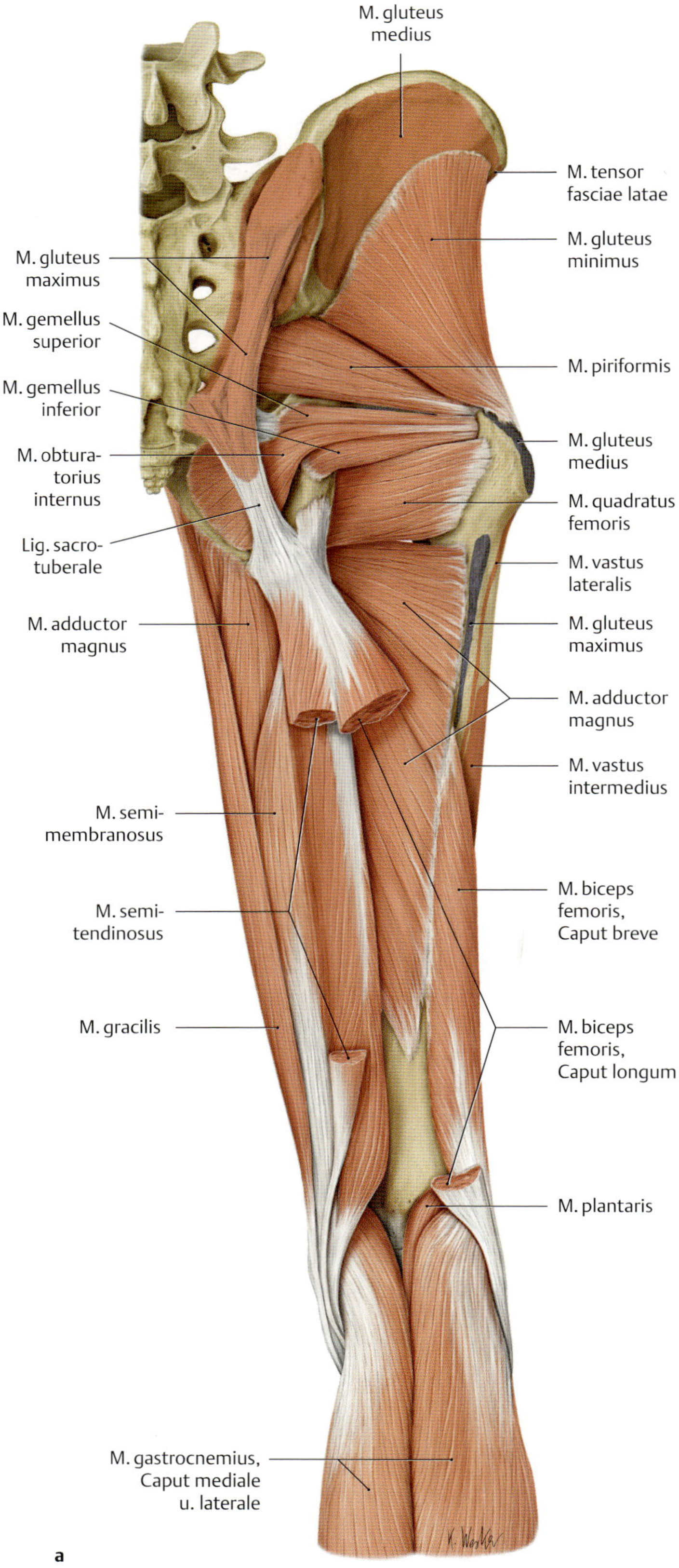

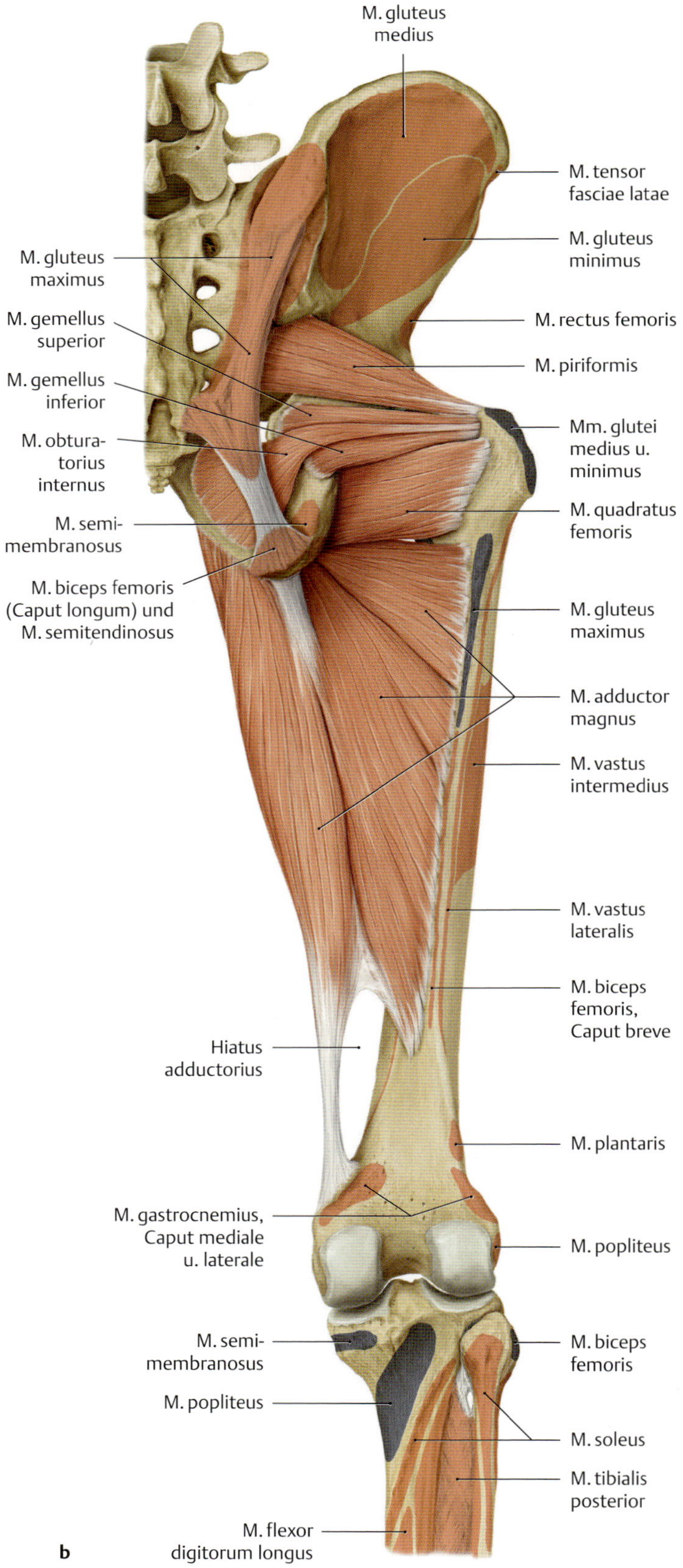

A Muskulatur des rechten Oberschenkels und der rechten Hüft- und Gesäßregion in der Ansicht von hinten
Ursprung rot, Ansatz blau hervorgehoben.

a Nach teilweiser Entfernung der Mm. semitendinosus u. biceps femoris. Die Mm. gluteus maximus u. gluteus medius sind vollständig entfernt;

b vollständige Entfernung der ischiokruralen Muskulatur (Mm. semitendinosus, semimembranosus und biceps femoris) und des M. gluteus minimus.

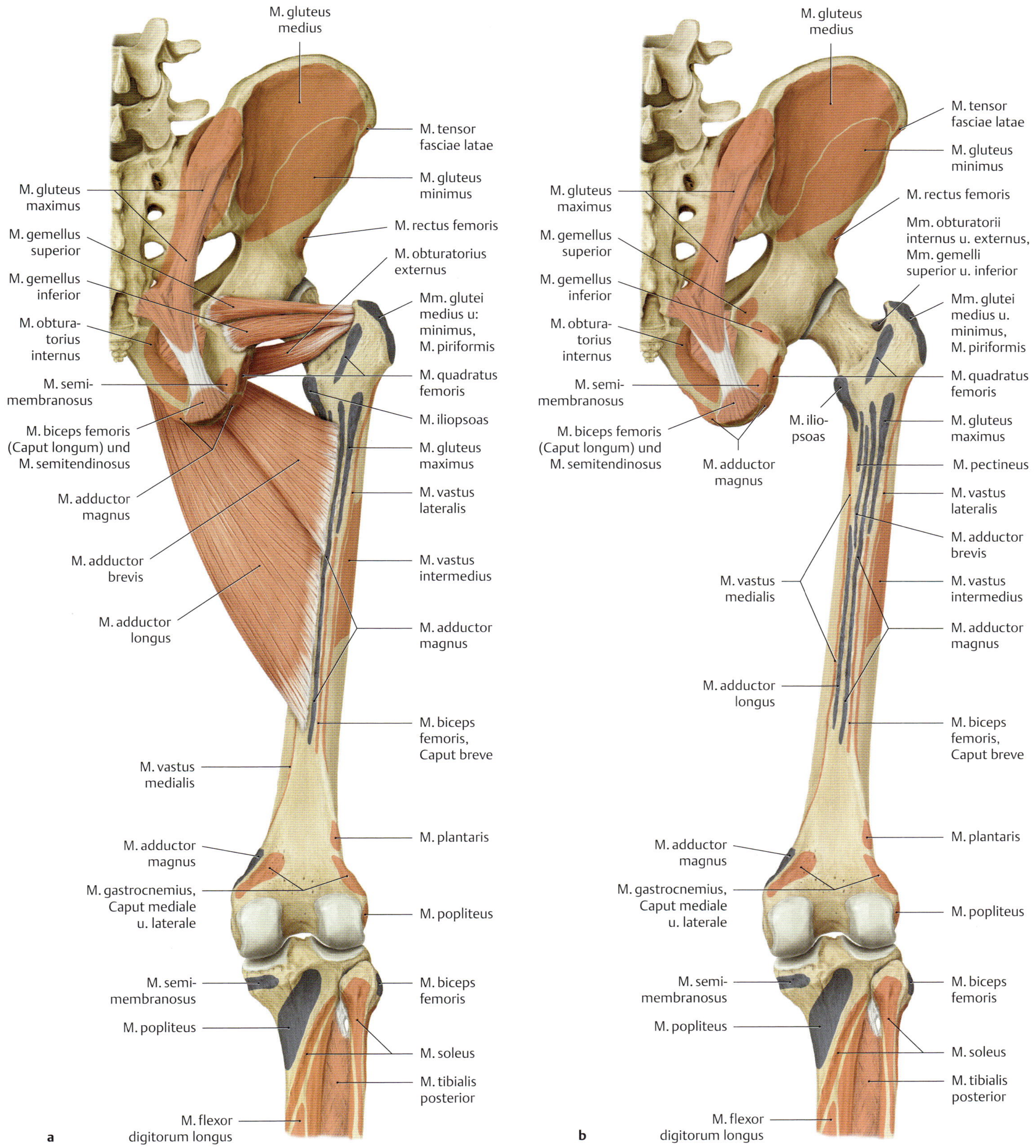

B Muskulatur des rechten Oberschenkels und der rechten Hüft- und Gesäßregion in der Ansicht von hinten
Ursprung rot, Ansatz blau hervorgehoben.

a Alle Muskeln bis auf die Mm. adductor brevis, adductor longus, gemelli superior u. inferior sowie obturatorius externus sind entfernt.
b Alle Muskeln sind entfernt.

3.5 Muskeln des Unterschenkels von lateral und vorne; Ursprungs- und Ansatzflächen

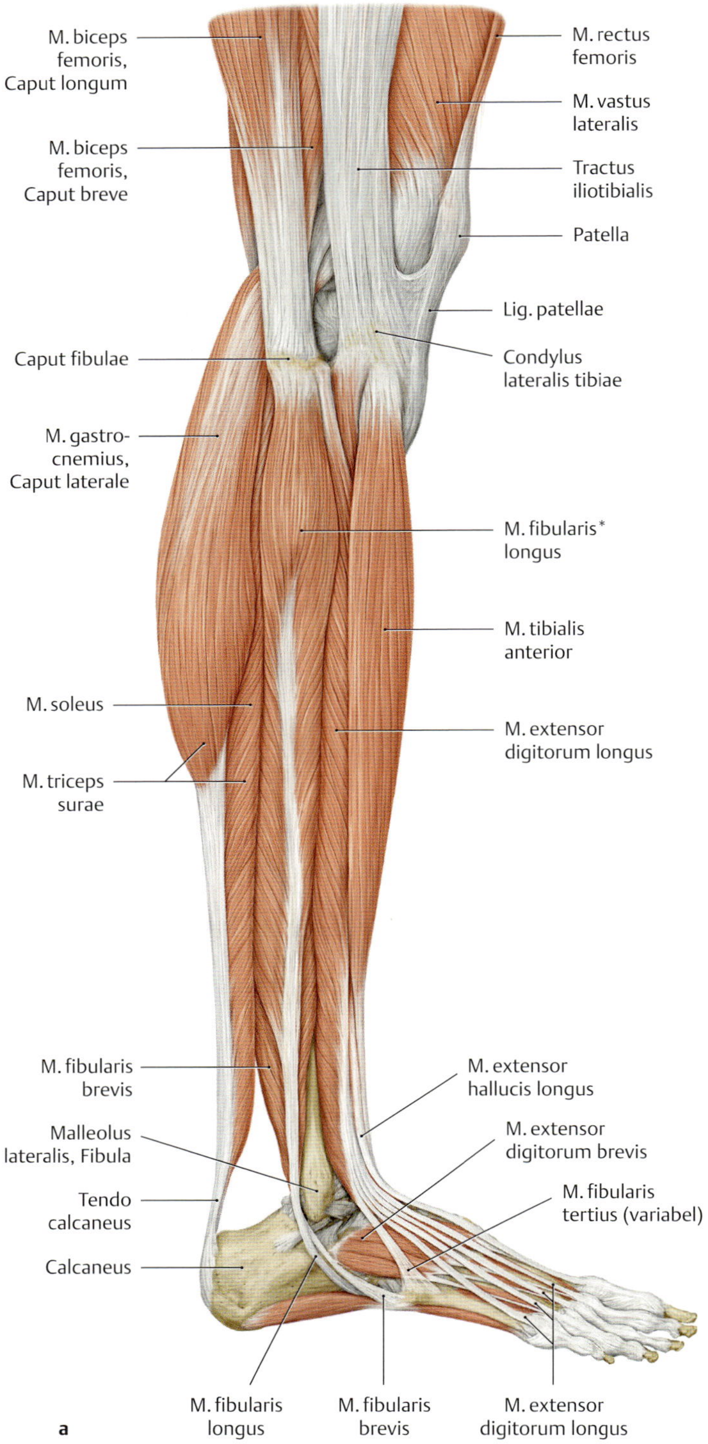

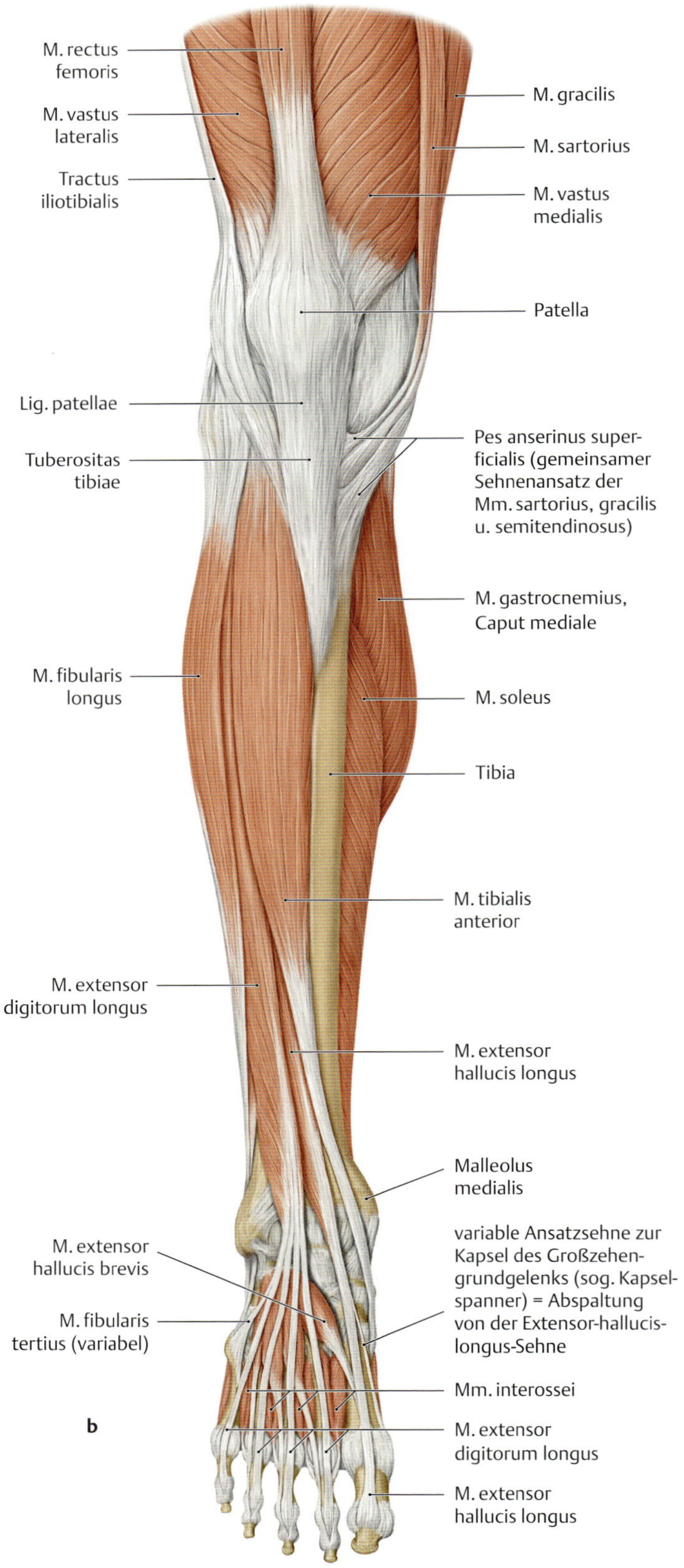

A Muskeln eines rechten Unterschenkels
a Ansicht von lateral; **b** Ansicht von vorne.

* Anstelle der Bezeichnung „fibularis“ kann auch die Bezeichnung „peroneus“ verwendet werden.

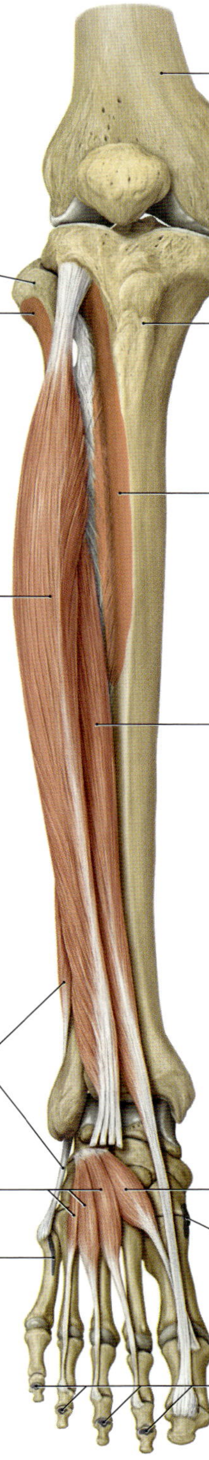

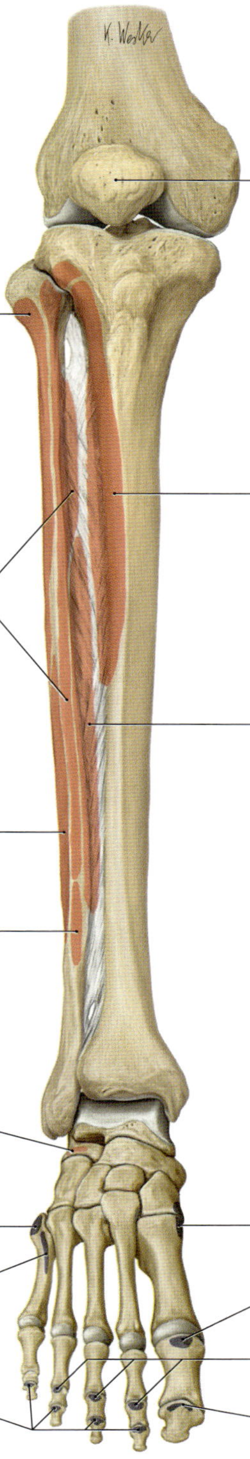

B Muskeln eines rechten Unterschenkels in der Ansicht von vorne
Ursprung rot, Ansatz blau hervorgehoben.

a Nach vollständiger Entfernung der Mm. tibialis anterior u. fibularis longus. Die Ansatzsehnen des M. extensor digitorum longus sind in ihrem distalen Verlauf entfernt. Als M. fibularis tertius wird eine Abspaltung des M. extensor digitorum longus bezeichnet.

b Alle Muskeln sind entfernt.

3.6 Muskeln des Unterschenkels von hinten; Ursprungs- und Ansatzflächen

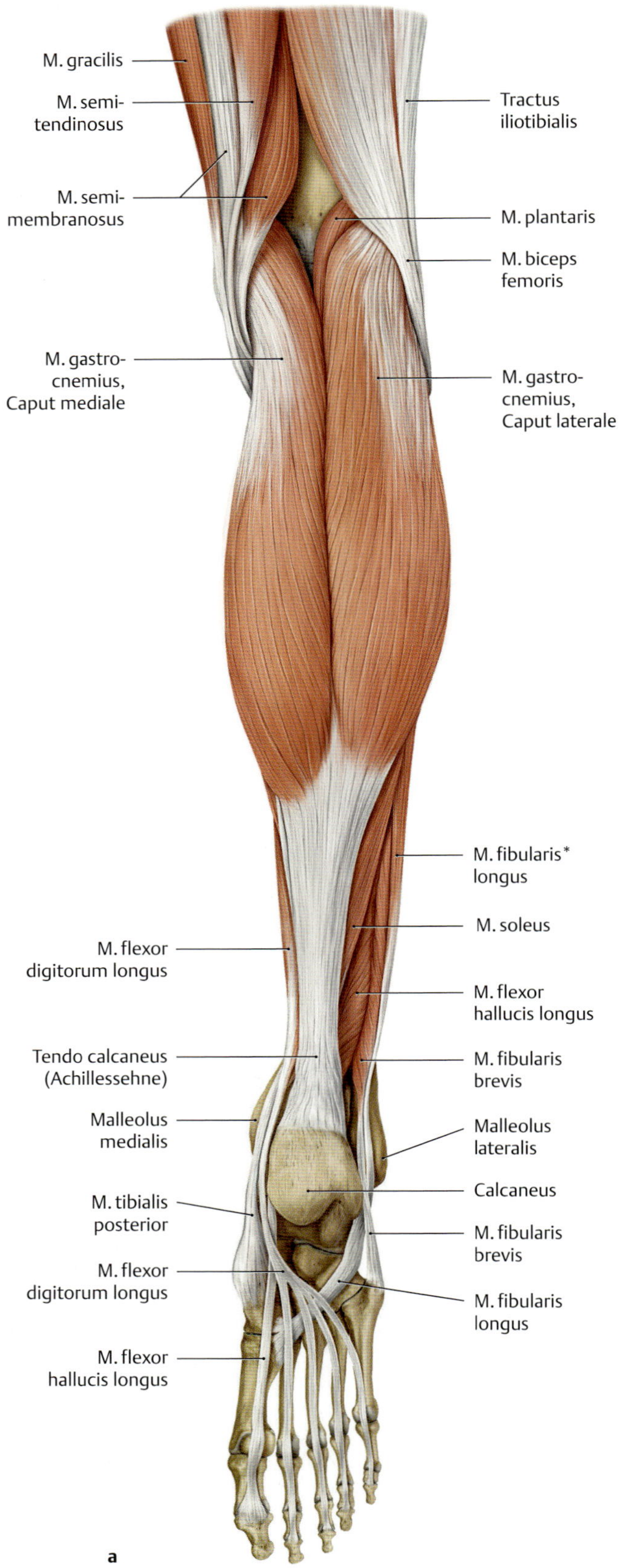

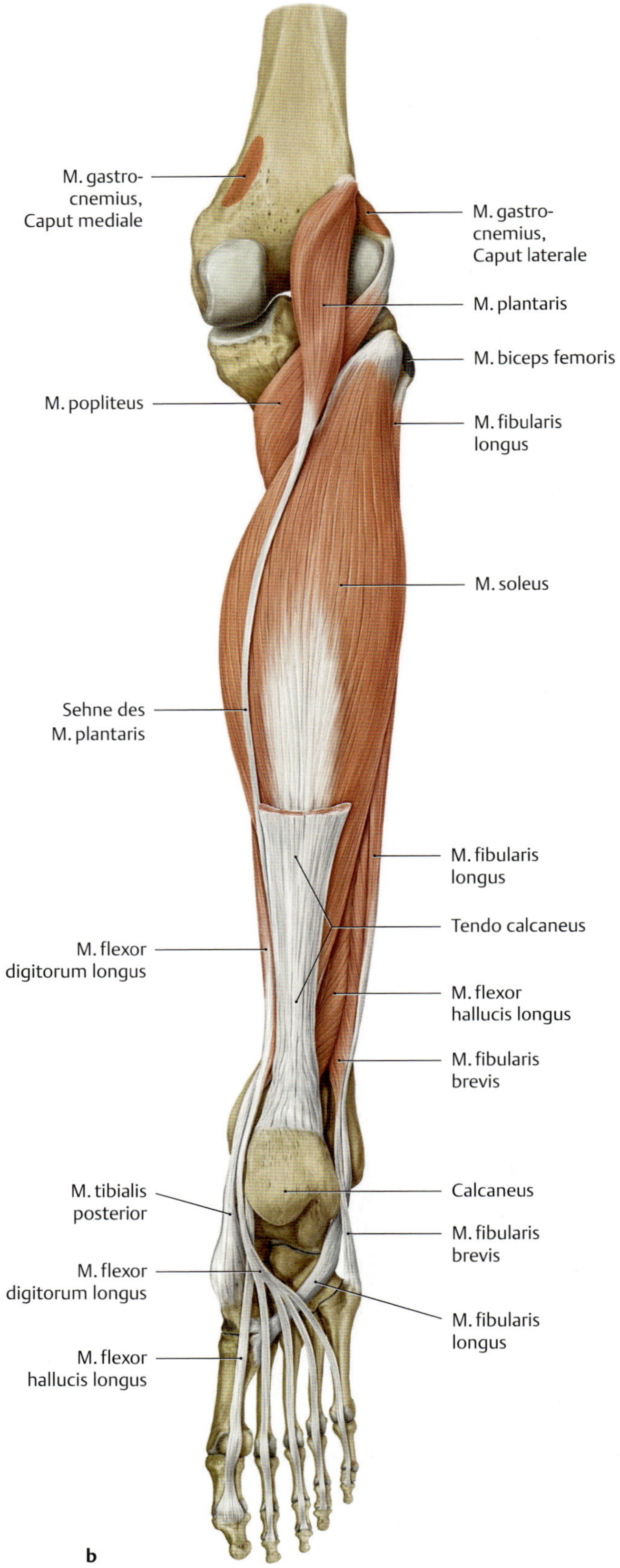

A Muskeln eines rechten Unterschenkels in der Ansicht von hinten
Ursprung rot, Ansatz blau hervorgehoben. Zum besseren Verständnis der Sehnenverläufe im Bereich der Fußsohle ist der Fuß plantarflektiert.

a Die Vorwölbung der Wade (Sura) ist v.a. durch den M. triceps surae (= M. soleus sowie die beiden Köpfe des M. gastrocnemius) bedingt;
b nach Entfernung der beiden Gastroknemiusköpfe.

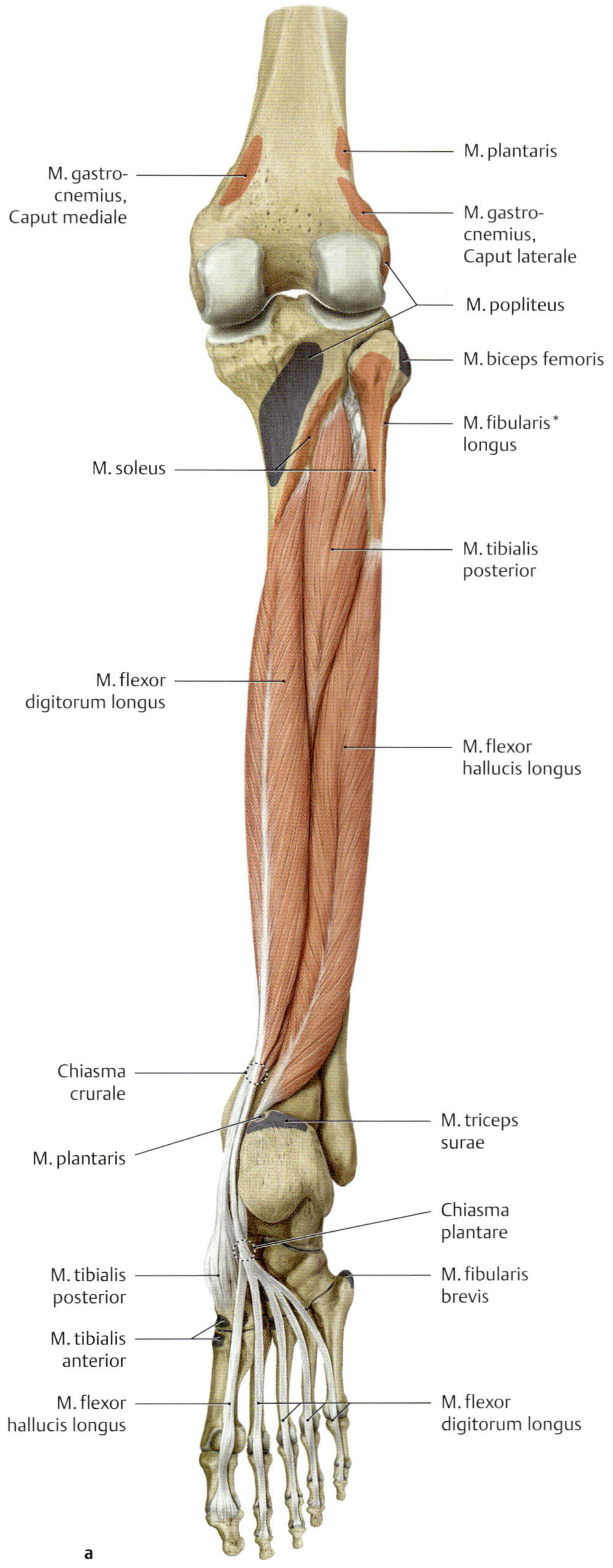

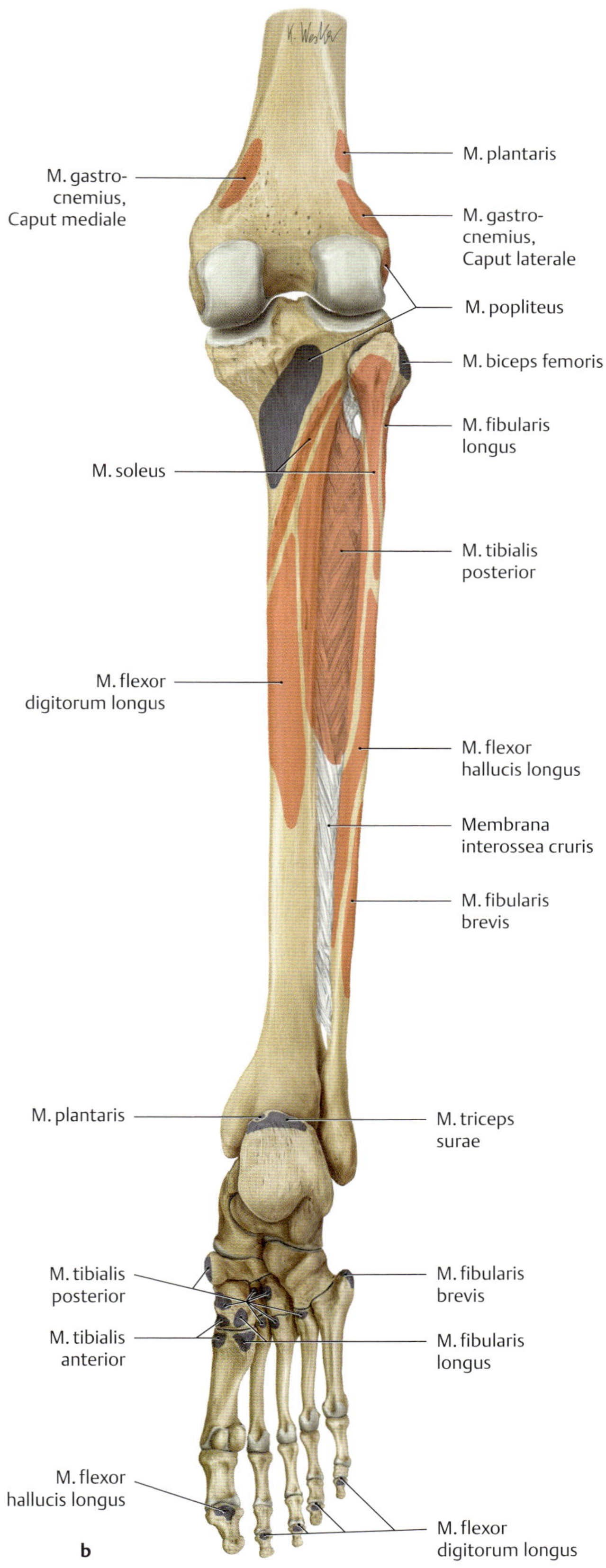

B Muskeln eines rechten Unterschenkels in der Ansicht von hinten
Ursprung rot, Ansatz blau hervorgehoben. Zum besseren Verständnis der Sehnenverläufe im Bereich der Fußsohle ist der Fuß plantarflektiert.

a Nach Entfernung der Mm. triceps surae, plantaris u. popliteus;

b nach vollständiger Entfernung aller Muskeln.

*Anstelle der Bezeichnung „fibularis“ kann auch die Bezeichnung „peroneus“ verwendet werden.

3.7 Sehnenscheiden und Haltebänder des Fußes

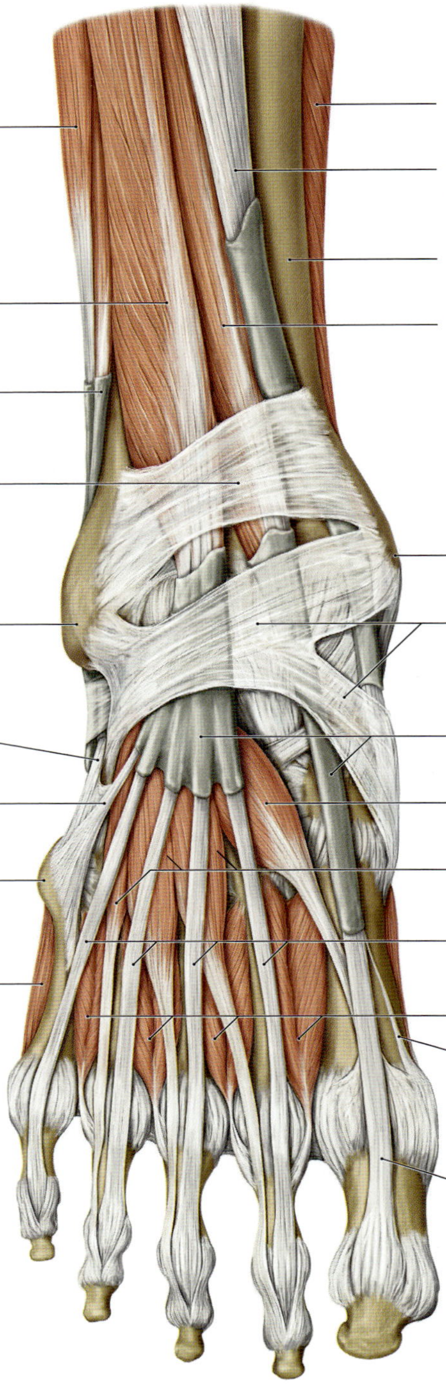

A Sehnenscheiden und Haltebänder eines rechten Fußes in der Ansicht von vorne

Quer verlaufende Verstärkungen der Fascia cruris superficialis (hier bis auf die Verstärkungen, die Retinacula, entfernt) umschließen die Sehnenscheiden der langen Extensoren und Flexoren auf Höhe des oberen und unteren Sprunggelenks. Sie dienen auf diese Weise als Haltebänder, die z. B. bei Dorsalextension ein Abheben dieser Sehnen vom Knochen verhindern.

*Anstelle der Bezeichnung „fibularis" kann auch die Bezeichnung „peroneus" verwendet werden.

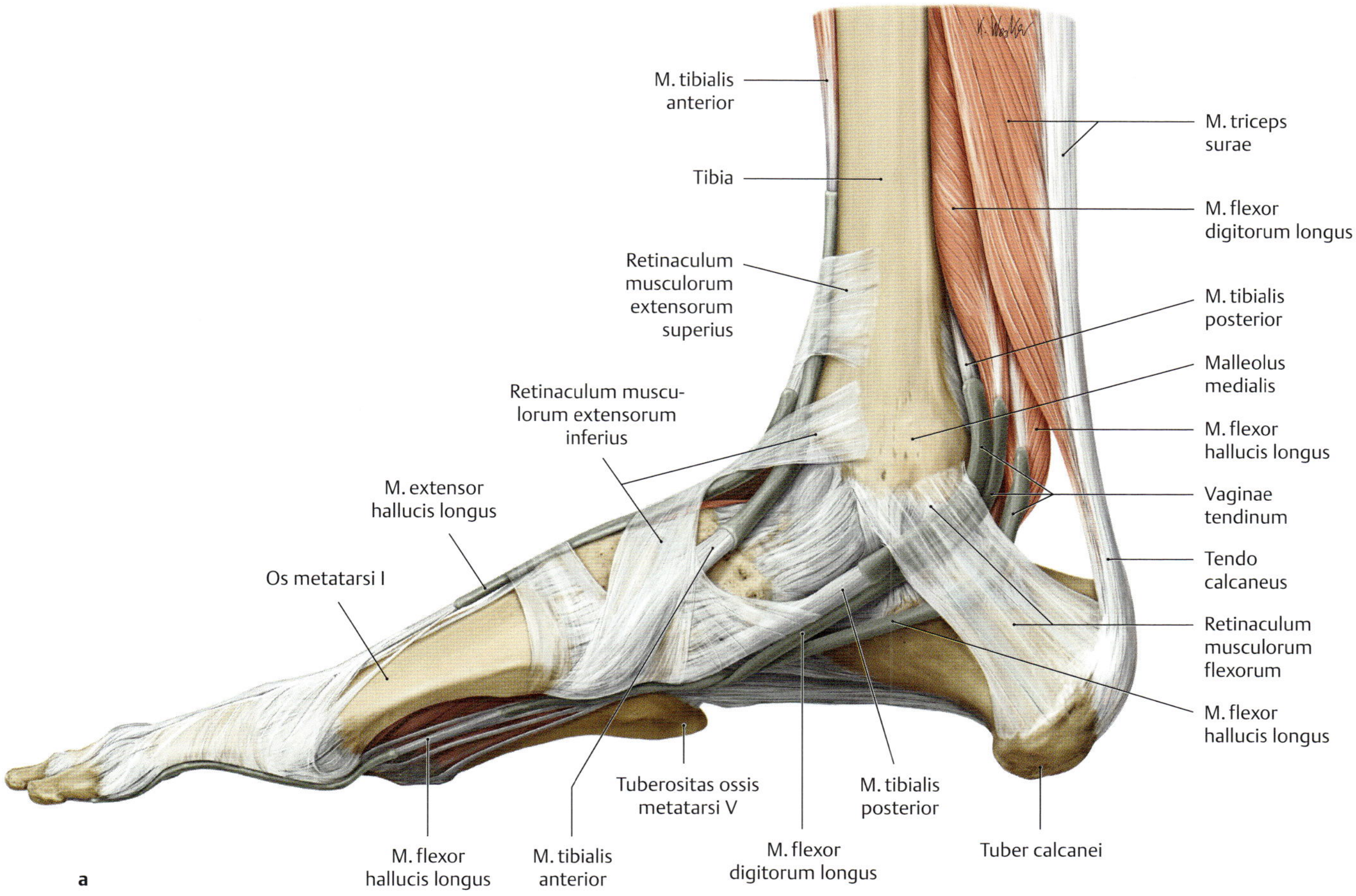

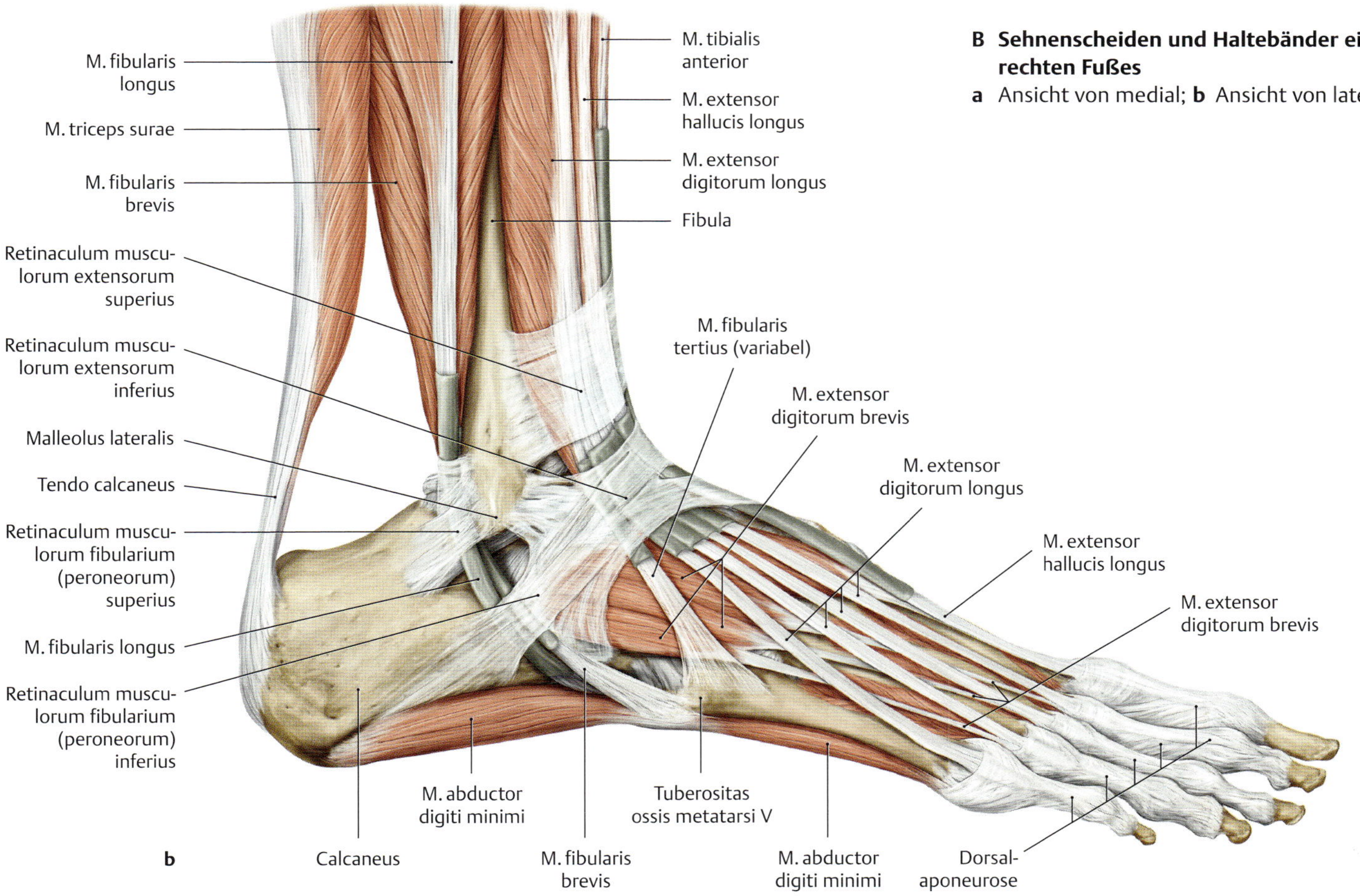

B Sehnenscheiden und Haltebänder eines rechten Fußes

a Ansicht von medial; **b** Ansicht von lateral.

3.8 Kurze Fußmuskeln von plantar: Plantaraponeurose und oberflächliche Schicht

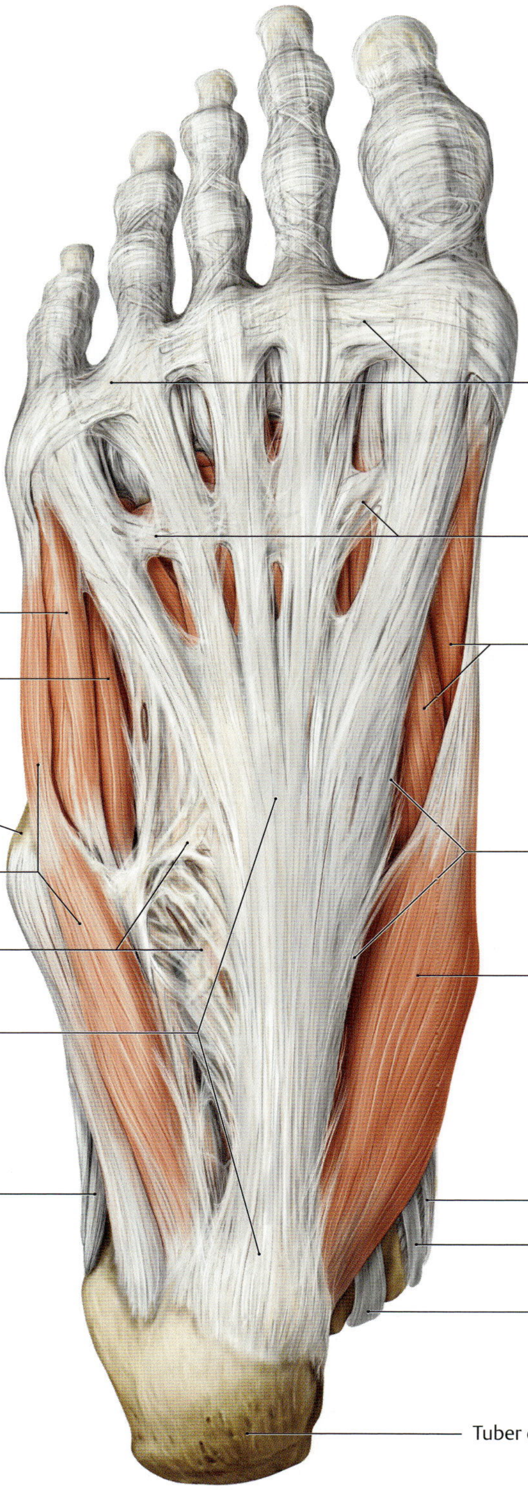

A Plantaraponeurose eines rechten Fußes in der Ansicht von plantar

Die Plantaraponeurose *(Aponeurosis plantaris)* ist eine derbe Sehnenplatte mit einem kräftigen mittleren und zwei schwächeren medialen und lateralen Anteilen, die an den Fußrändern in die Fascia dorsalis pedis (hier nicht zu sehen) übergehen. Von der kräftigen *mittleren* Sehnenplatte senken sich im proximalen und mittleren Bereich der Fußsohle an beiden Seiten zwei sagittale Septen in die Tiefe (Septum plantare mediale und Septum plantare laterale). Sie ziehen fußrückenwärts zum Fußskelett, so dass an der Planta pedis drei Muskellogen entstehen: Groß- und Kleinzehenloge sowie Mittelloge (hier nicht beschriftet, s. S. 500). Die Plantaraponeurose dient v. a. der *passiven* Verspannung des Längsgewölbes (vgl. S. 464).

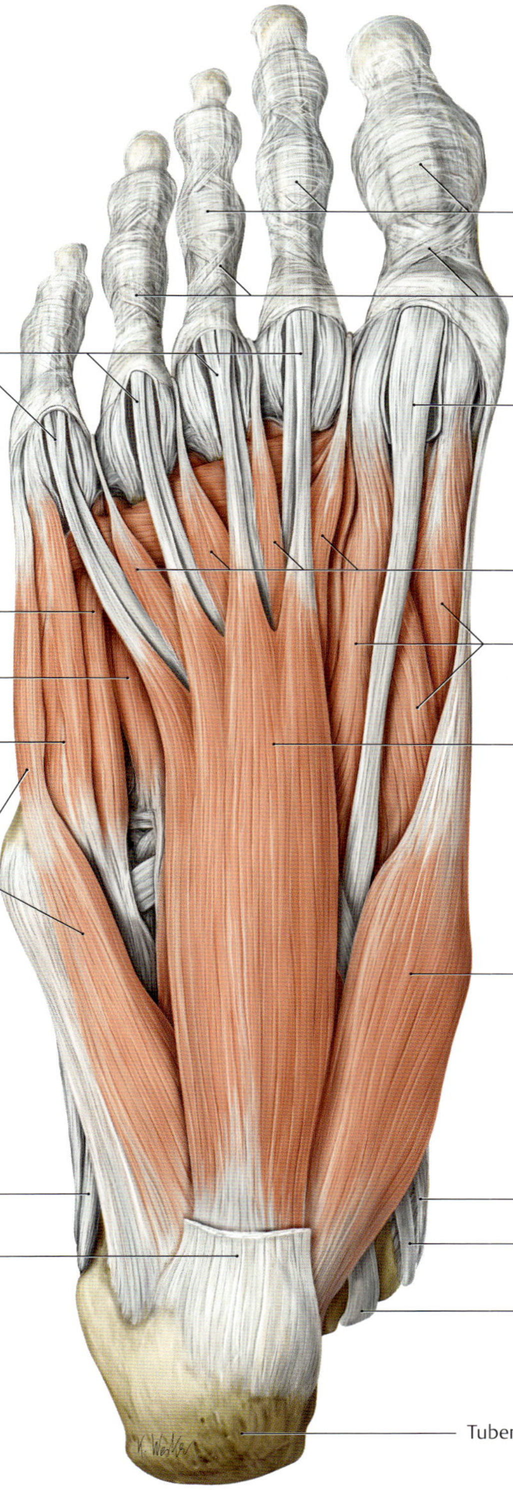

B Kurze Fußmuskeln eines rechten Fußes in der Ansicht von plantar

Die gesamte Plantaraponeurose einschließlich des Lig. metatarsale transversum superficiale ist entfernt worden.

Beachte die im Bereich der Plantarseiten der Zehen verlaufenden Ringbänder (Ligg. anularia), die zusammen mit schräg verlaufenden Verstärkungen (Ligg. cruciata) die Sehnenscheiden verstärken und dafür sorgen, dass die Sehnen „in Position" gehalten werden.

3.9 Kurze Fußmuskeln von plantar: mittlere Schicht

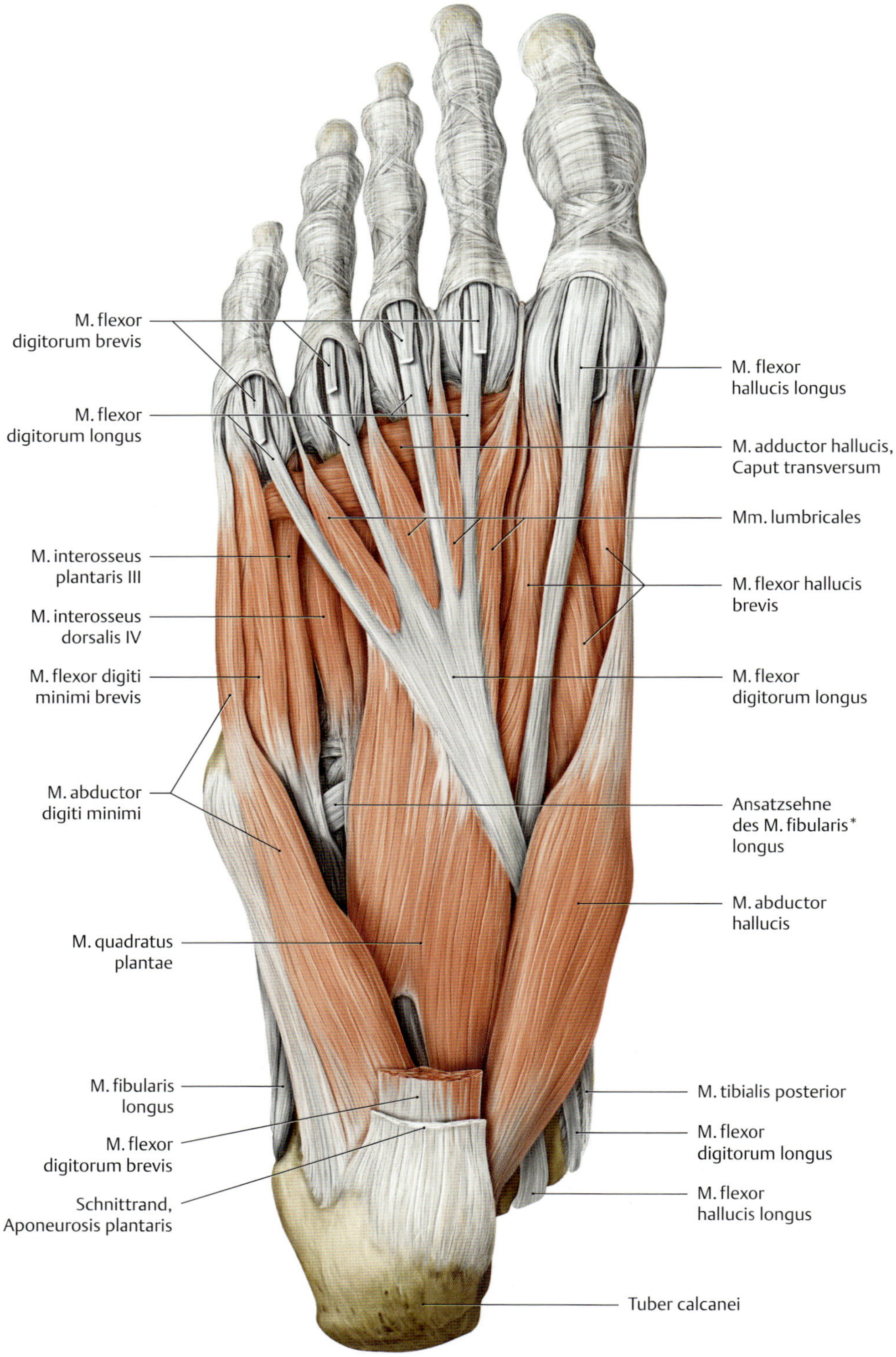

A Kurze Fußmuskeln eines rechten Fußes in der Ansicht von plantar
Zusätzlich zur Plantaraponeurose ist der M. flexor digitorum brevis entfernt worden.

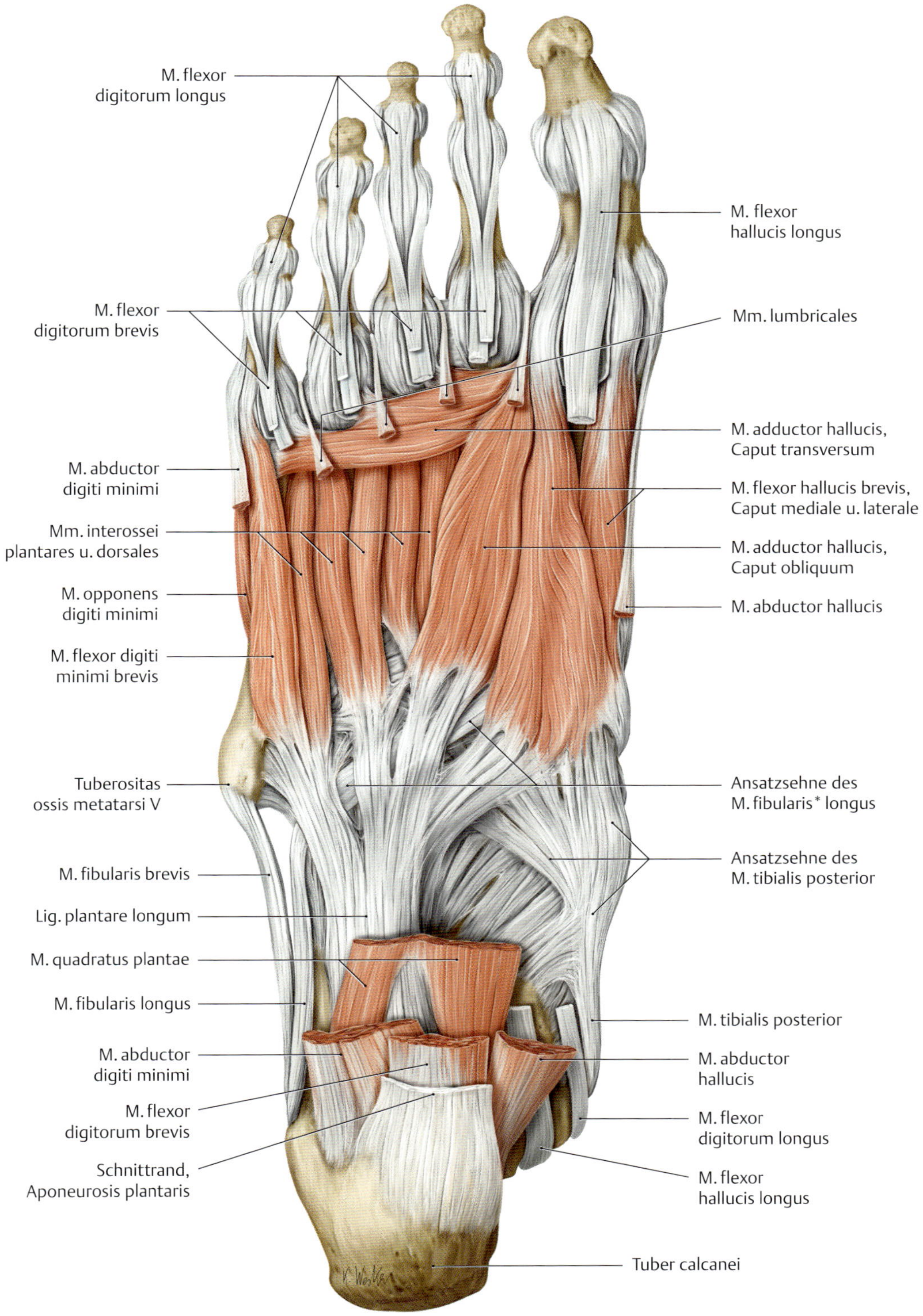

B Kurze Fußmuskeln eines rechten Fußes in der Ansicht von plantar

Nach Entfernung der Plantaraponeurose sowie folgender Muskeln: Mm. flexor digitorum brevis, abductor digiti minimi, abductor hallucis, quadratus plantae u. lumbricales sowie der Ansatzsehnen der Mm. flexor digitorum longus u. flexor hallucis longus.

Beachte die vier gespaltenen Ansatzsehnen des M. flexor digitorum brevis („M. perforatus"), durch deren Sehnenschlitze die Ansatzsehnen des M. flexor digitorum longus („M. perforans") zu ihren Ansätzen an den Endphalangen gelangen.

* Anstelle der Bezeichnung „fibularis" kann auch die Bezeichnung „peroneus" verwendet werden.

3.10 Kurze Fußmuskeln von plantar: tiefe Schicht sowie Muskelansätze und -ursprünge

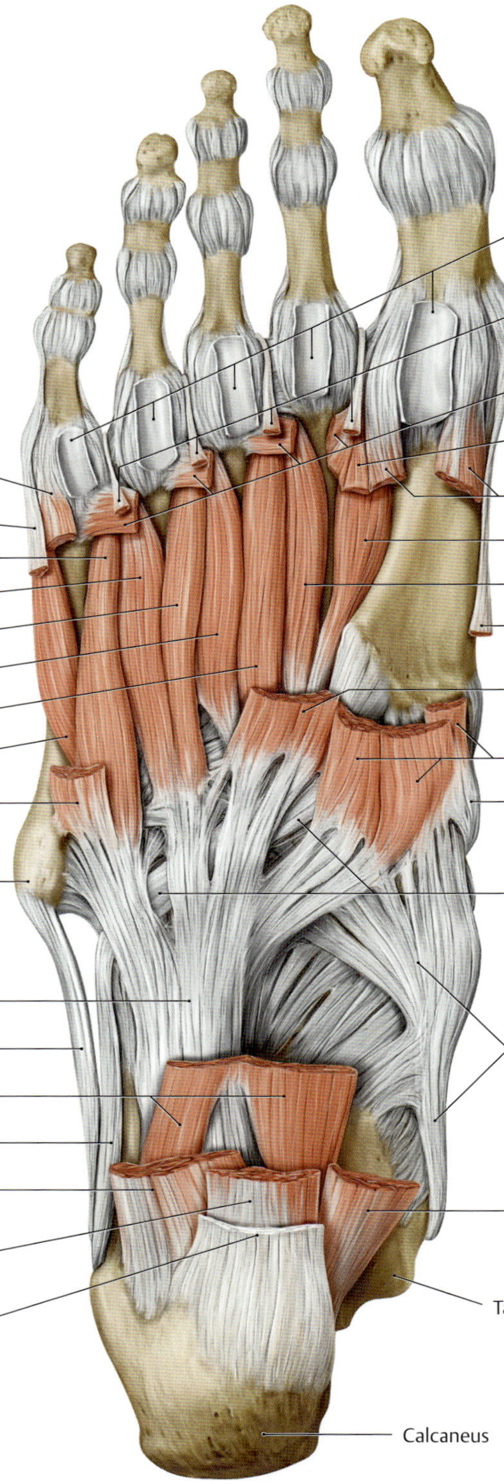

A Kurze Fußmuskeln eines rechten Fußes in der Ansicht von plantar

Bis auf die Mm. interossei dorsales und plantares sind alle kurzen Fußmuskeln mit Ausnahme ihrer Ansätze und Ursprünge entfernt worden. *Beachte* den Verlauf der Ansatzsehnen der Mm. tibialis posterior u. fibularis* longus. Beide Ansatzsehnen verstärken durch ihren Verlauf v. a. das Quergewölbe des Fußes.

*Anstelle der Bezeichnung „fibularis" kann auch die Bezeichnung „peroneus" verwendet werden.

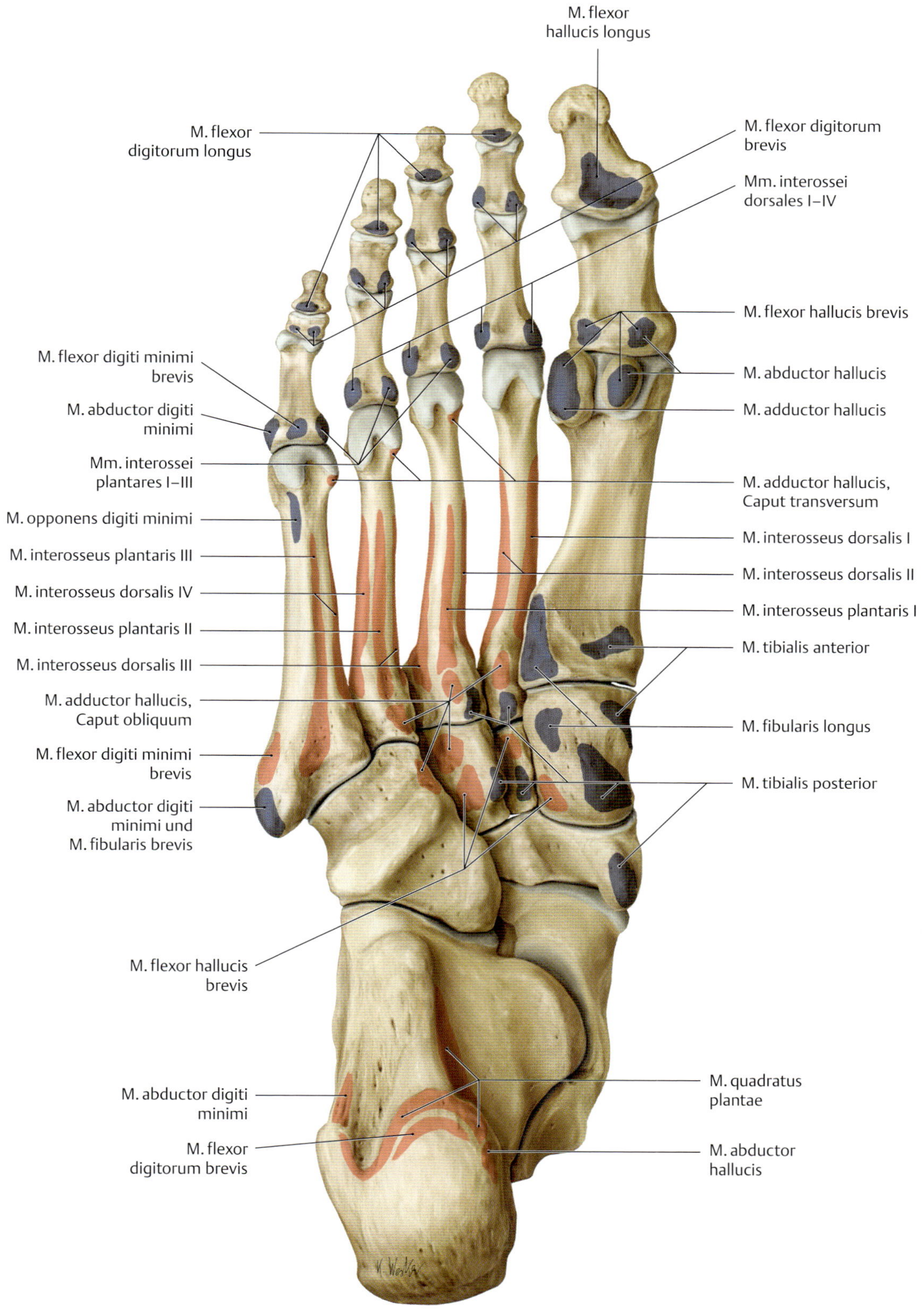

B Muskelansätze und -ursprünge im Bereich der Fußsohle
Rechter Fuß in der Ansicht von plantar. Ursprung rot, Ansatz blau hervorgehoben.

3.11 Schnittanatomie: Ober-, Unterschenkel und Fuß

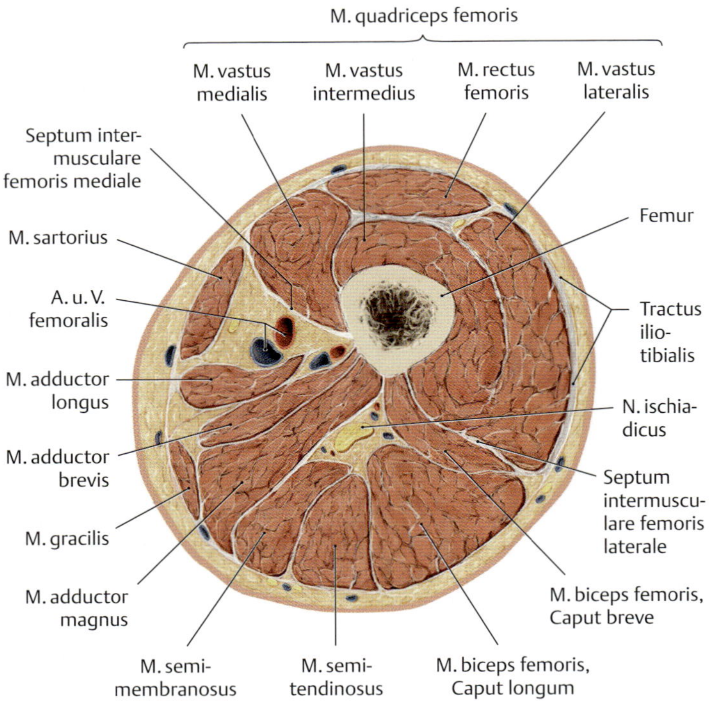

A Querschnitt durch einen rechten Oberschenkel
Ansicht von proximal; zur Lage des Querschnitts s. **C**.

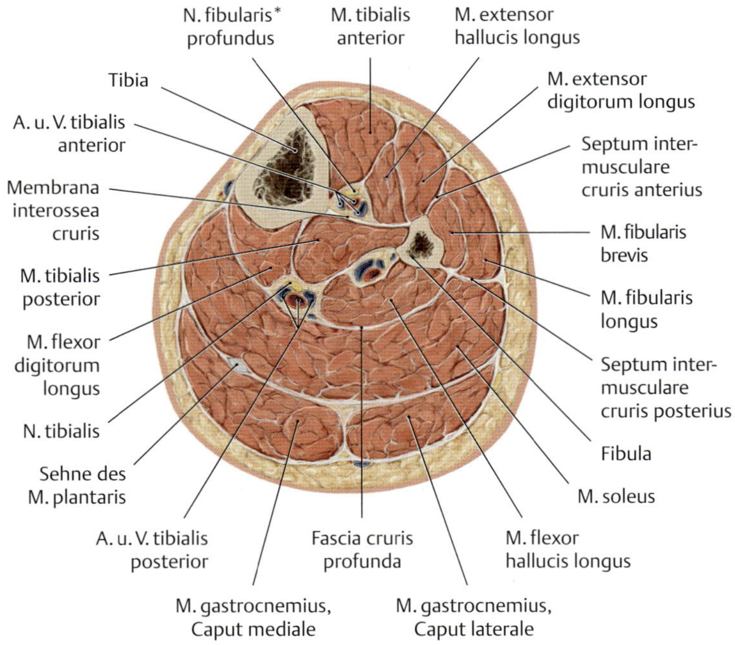

B Querschnitt durch einen rechten Unterschenkel
Ansicht von proximal; zur Lage des Querschnitts s. **C**.

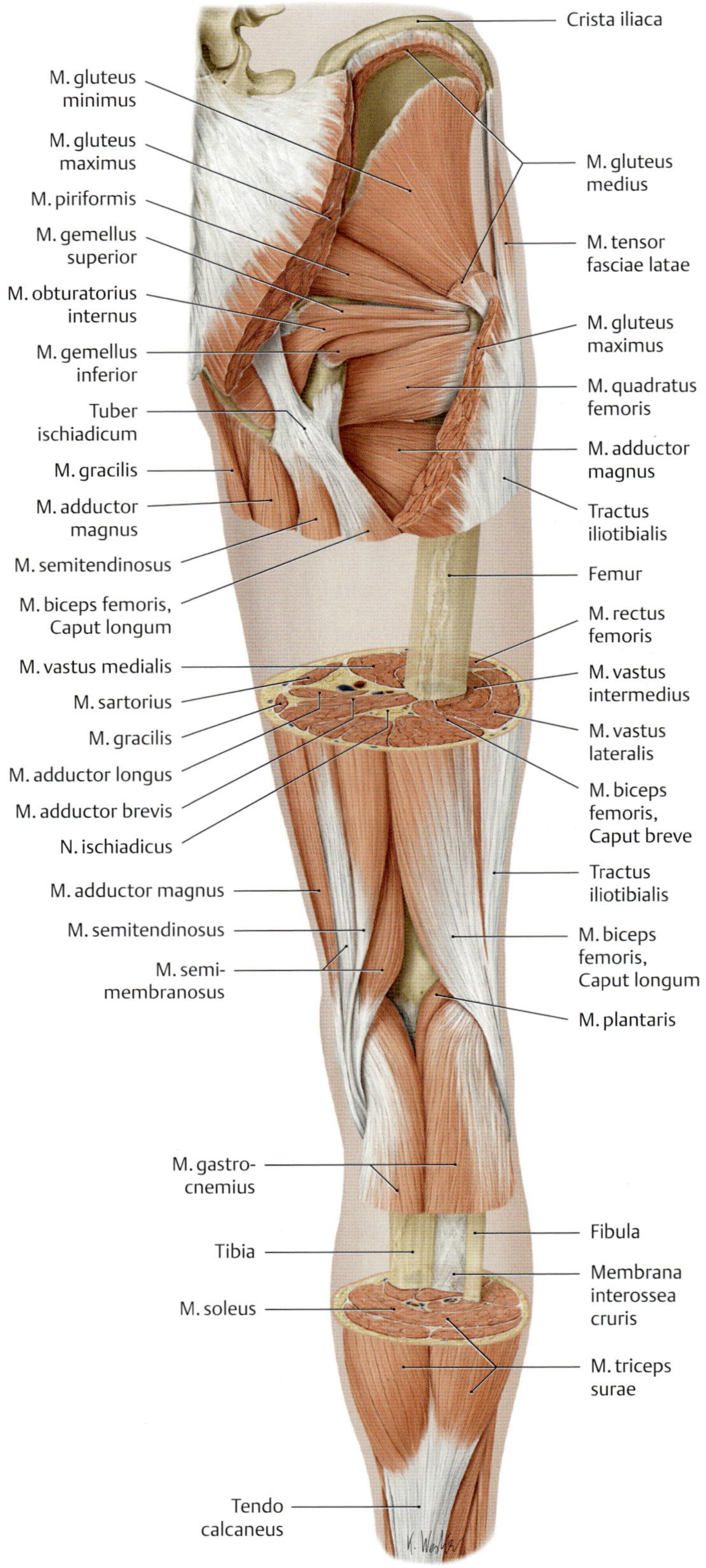

C „Gefenstertes" Präparat einer rechten unteren Extremität
Ansicht von hinten; im Bereich der Gesäßregion sind Teile der Mm. glutei maximus u. medius entfernt worden (zu den hier entfernten Querschnitten vgl. **A** u. **B**). Die Schnittanatomie spielt v. a. in der Radiologie eine entscheidende Rolle. Ohne Kenntnis der Schnittanatomie ist eine Interpretation von CT- und MRT-Schnitten im Prinzip nicht möglich.

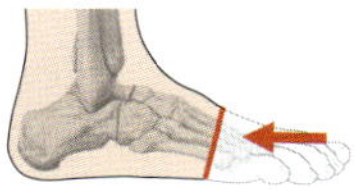

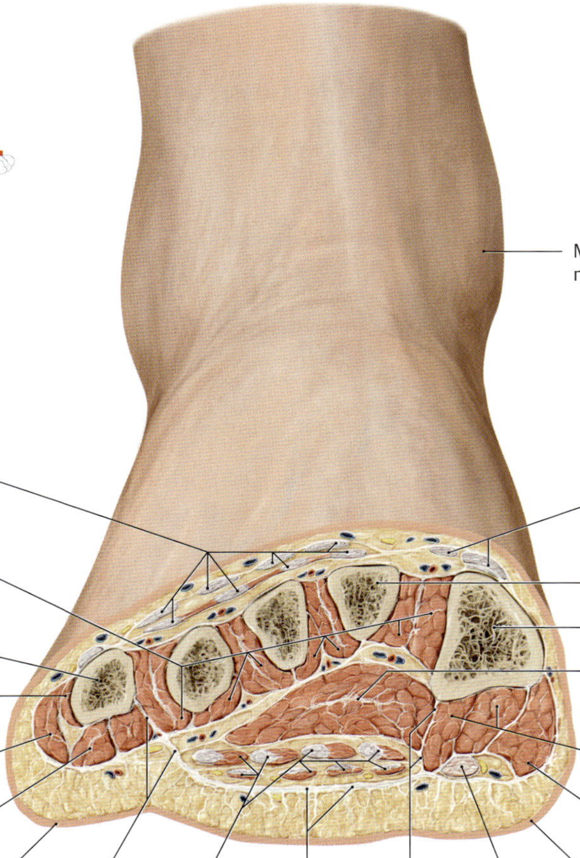

D Querschnitt durch einen rechten Fuß auf Höhe der Mittelfußknochen

Sicht auf die proximale Schnittfläche. An der Bildung der einzelnen Muskellogen bzw. Kompartimente am Fuß sind v. a. die Plantaraponeurose, die Septa plantaria mediale u. laterale sowie die Fascia plantaris profunda beteiligt (s. auch **E**). Mögliche Folgen von Fußverletzungen (z. B. von Luxationsfrakturen im Mittelfuß- und Fußwurzelbereich) sind sog. *Fußkompartmentsyndrome*. Sie entstehen durch einen erhöhten Gewebedruck in der jeweiligen Muskelloge, der durch die beteiligte Blutung bedingt ist (der Knochen ist das am meisten durchblutete Organ!) Im Vordergrund der klinischen Symptomatik steht die daraus resultierende venöse Abflussbehinderung und Verminderung der kapillären Durchblutung (d. h. Schwellung und Schmerz für den Betroffenen). Sie bedingt ihrerseits eine neuromuskuläre Funktionsstörung, die zu Durchblutungsstörung und nachfolgender Muskelnekrose führen kann (Zeichnung nach einem Präparat der Anatomischen Sammlung der Universität Kiel).

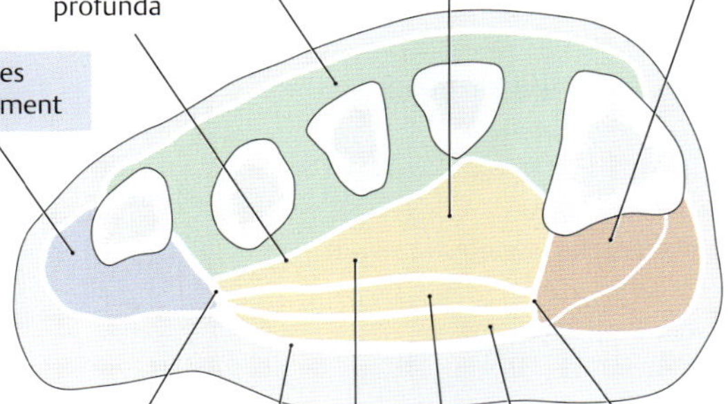

E Lage der Fußkompartimente bzw. Muskellogen

Querschnitt durch einen rechten Fuß, Ansicht von distal. Die einzelnen Muskelkompartimente sind farbig hervorgehoben.

F Die vier Kompartimente („Compartments") am Fuß und ihre muskulären Inhalte (s. auch **E**)

Interosseales Kompartiment ***(Zwischenknochenloge)***
- Mm. interossei dorsales u. plantares

Mediales Kompartiment ***(Großzehenloge)***
- M. abductor hallucis
- M. flexor hallucis brevis
- Ansatzsehne des M. flexor hallucis longus

Laterales Kompartiment ***(Kleinzehenloge)***
- M. abductor digiti minimi
- M. flexor digiti minimi brevis
- M. opponens digiti minimi

Zentrales Kompartiment ***(Mittelloge)*** **mit drei Etagen**
- 1. Etage: M. adductor hallucis
- 2. Etage: M. quadratus plantae
Mm. lumbricales
Ansatzsehnen des M. flexor digitorum longus
- 3. Etage: M. flexor digitorum brevis

(nach Mubarak u. Hargens)

4.1 Arterien

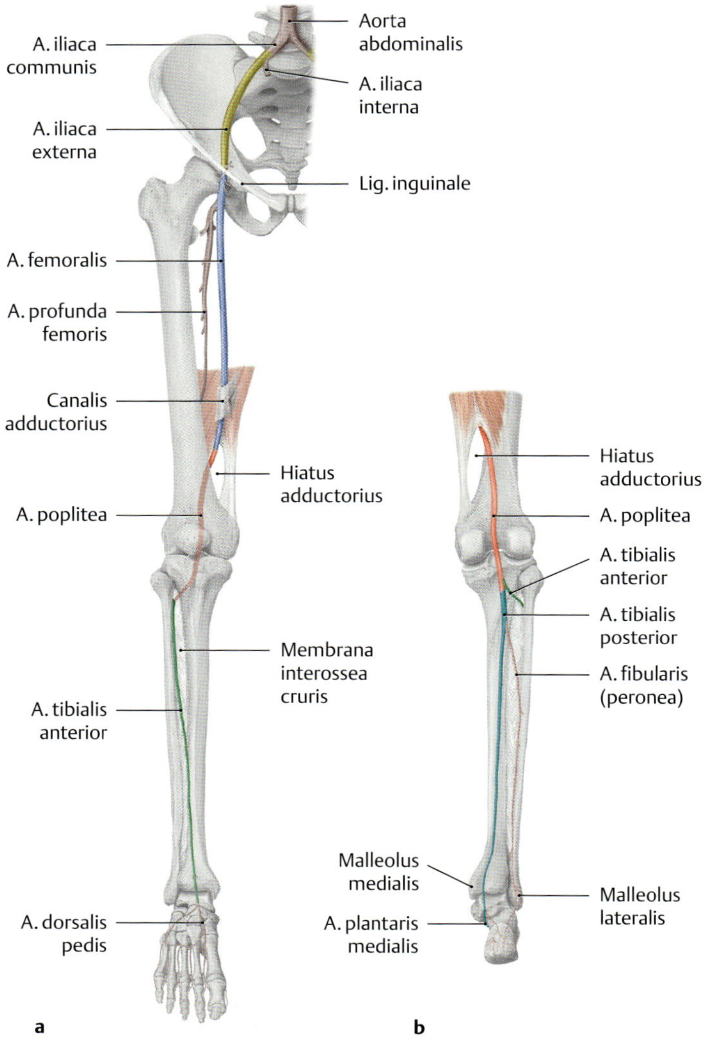

A Unterschiedliche Abschnitte der Beinarterien
a Rechtes Bein, Ansicht von vorne; **b** rechter Unterschenkel, Ansicht von hinten. Die einzelnen Abschnitte sind farbig hervorgehoben.

A. iliaca externa: geht gemeinsam mit der A. iliaca interna aus der A. iliaca communis hervor und zieht am medialen Rand des M. psoas major nach distal durch die Lacuna vasorum (s. S. 567). Auf Höhe des Leistenbandes geht sie über in die A. femoralis.

A. femoralis: verläuft als Fortsetzung der A. iliaca externa am medialen Oberschenkel zum Adduktorenkanal, in dem sie von der Vorderseite zur Rückseite des Beines gelangt. Nach ihrem Durchtritt durch den Hiatus adductorius trägt sie die Bezeichnung A. poplitea.

A. poplitea: zieht vom Adduktorenschlitz durch die Kniekehle zum M. popliteus, an dessen Unterrand die Aufgabelung in ihre Endäste, die Aa. tibiales anterior u. posterior erfolgt.

A. tibialis anterior: gelangt am Oberrand der Membrana interossea in die Streckerloge des Unterschenkels und verläuft zwischen M. tibialis anterior und M. extensor hallucis longus abwärts. Distal des Retinaculum musculorum extensorum tritt sie als *A. dorsalis pedis* auf den Fußrücken.

A. tibialis posterior: zieht als direkte Fortsetzung der A. poplitea in die Flexorenloge des Unterschenkels ein und gelangt hinter dem Malleolus medialis mit ihren beiden Endästen, den *Aa. plantares medialis* u. *lateralis* (zur A. plantaris lateralis vgl. **D**) auf die Plantarseite des Fußes. Von der A. tibialis posterior zweigt im weiteren Verlauf die A. fibularis (peronea) ab.

B Übersicht über die Astfolge der wichtigsten Beinarterien
Die Arterien variieren hinsichtlich ihres Ursprungs und ihrer Verzweigungen erheblich. Zu den häufigsten Varianten s. Kap. 5: Topografie der Leitungsbahnen.

Astfolge der A. iliaca externa
- A. epigastrica inferior
  - A. cremasterica
  - A. ligamenti teretis uteri
  - R. pubicus
- A. circumflexa ilium profunda

Astfolge der A. femoralis (superficialis*)
- A. epigastrica superficialis
- A. circumflexa ilium superficialis
- A. pudenda externa superficialis
- A. pudenda externa profunda
- A. profunda femoris
  - A. circumflexa femoris medialis
  - A. circumflexa femoris lateralis
  - Aa. perforantes
- A. descendens genus

Astfolge der A. poplitea
- A. recurrens tibialis posterior (Rete articulare genus)
- A. superior lateralis genus (Rete articulare genus = Arteriengeflecht, das hauptsächlich auf der Vorderseite des Knies verläuft!)
- A. superior medialis genus (Rete articulare genus)
- Aa. surales
- A. media genus
- A. inferior lateralis genus (Rete articulare genus)
- A. inferior medialis genus (Rete articulare genus)

Astfolge der A. tibialis anterior
- A. recurrens tibialis anterior
- A. malleolaris anterior lateralis
- A. malleolaris anterior medialis
- A. dorsalis pedis
  - A. tarsalis lateralis
  - A. tarsalis medialis
  - A. arcuata mit den Aa. metatarsales dorsales (→ Aa. digitales dorsales)

Astfolge der A. tibialis posterior
- A. fibularis (peronea)
  - R. perforans
  - R. communicans
  - Rr. malleolares laterales
  - Rr. calcanei
- Rr. malleolares mediales
- Rr. calcanei
- A. plantaris medialis
  - R. superficialis
  - R. profundus (→ Arcus plantaris profundus)
- A. plantaris lateralis (→ Arcus plantaris profundus)
- Aa. metatarsales plantares
- Aa. digitales plantares communes

* In der Klinik spricht man sehr häufig von der A. femoralis superficialis.
→ = geht über in

Beachte: Die untere Extremität wird zusätzlich auch von Ästen der A. iliaca interna (z. B. A. obturatoria) versorgt.

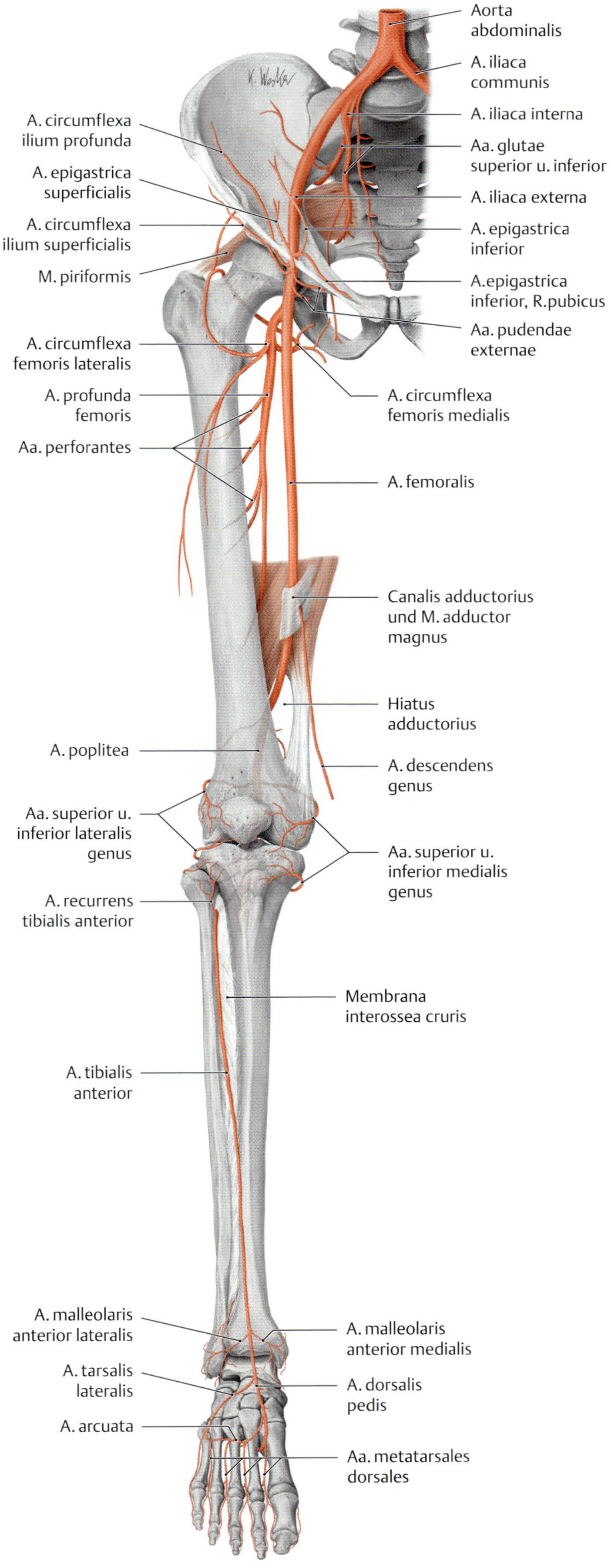

C Arterien der unteren Extremität
Rechtes Bein, Ansicht von vorne mit plantarflektiertem Fuß.

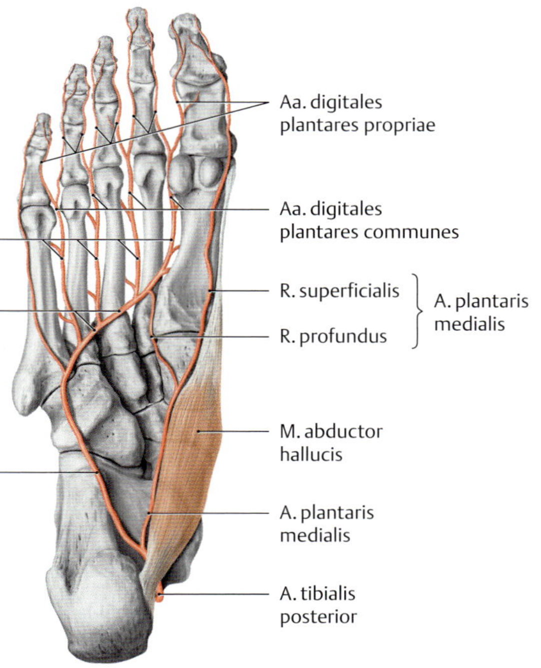

D Arterien der Fußsohle
Rechter Fuß, Ansicht von plantar.

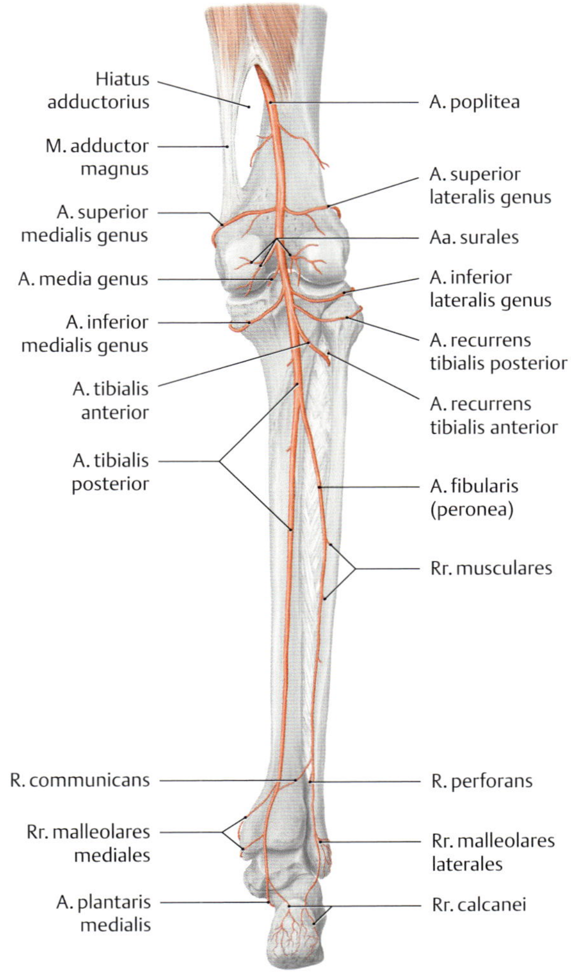

E Arterien der Kniekehle und des Unterschenkels
Rechtes Bein, Ansicht von hinten.

4.2 Venen

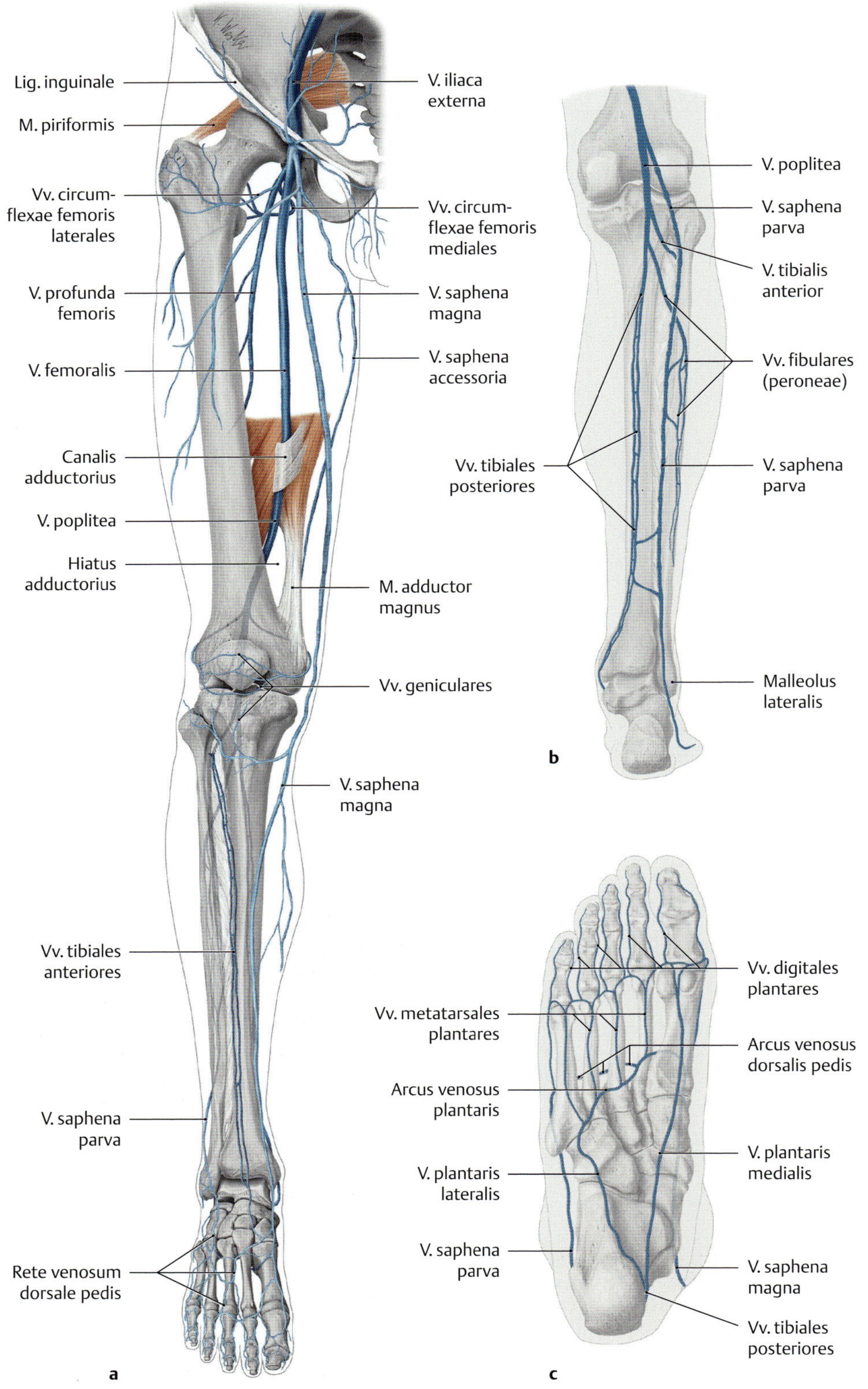

A Tiefe und oberflächliche Venen der rechten unteren Extremität

a Oberschenkel, Unterschenkel und Fußrücken, Ansicht von vorne;

b Unterschenkel, Ansicht von hinten;

c Fußsohle, Ansicht von plantar.

Im Interesse einer besseren Übersichtlichkeit sind hier nur die wichtigsten Venen dargestellt.

B Übersicht über die wichtigsten Venen der unteren Extremität

Am Bein unterscheidet man drei Venensysteme: ein oberflächliches (epifasziales), ein tiefes (intermuskuläres) und ein sog. Perforans-System, das oberflächliche und tiefe Venen verbindet. Aufgrund der aufrechten Körperhaltung sind die Venen der unteren Extremität beim Menschen besonders belastet, da das Blut gegen die Schwerkraft zum Herzen zurücktransportiert werden muss (etwa 85 % durch das tiefe und 15 % durch das oberflächliche Beinvenensystem). Die physiologische Fließrichtung des Blutes erfolgt mit Hilfe von Venenklappen über die Perforansvenen von außen nach innen (vgl. **E**). Da hier die Systematik der Venen im Vordergrund steht, sind *nicht* alle in der Tabelle aufgeführten Venen auch in den Abbildungen zu sehen.

Tiefe Venen
(Vv. profundae membri inferioris)

- V. femoralis
- V. profunda femoris
- Vv. circumflexae femoris mediales u. laterales
- V. poplitea
- Vv. surales
- Vv. geniculares
- Vv. tibiales anteriores u. posteriores
- Vv. fibulares (peroneae)
- Vv. metatarsales dorsales u. plantares (s. **Ac**)
- Vv. digitales plantares (s. **Ac**)

Oberflächliche Venen
(Vv. superficiales membri inferioris)

- V. saphena magna
- Vv. pudendae externae
- V. circumflexa ilium superficialis
- V. epigastrica superficialis
- V. saphena accessoria
- V. arcuata cruris posterior
- V. saphena parva (s. **Cb**)
- V. femoropoplitea (s. **Cb**)
- Rete venosum dorsale pedis (s. **Ca**)
- Arcus venosus dorsalis pedis
- Rete venosum plantare
- Arcus venosus plantaris

Perforansvenen (Vv. perforantes)

Von den zahlreichen Perforansvenen sind v. a. drei Hauptgruppen von klinisch-praktischer Bedeutung (s. **E**):

- Dodd-Gruppe (Innenseite des Oberschenkels, mittleres Drittel);
- Boyd-Gruppe (Innenseite des Unterschenkels, unterhalb des Knies);
- Cockett-Gruppe (Innenseite des distalen Unterschenkels).

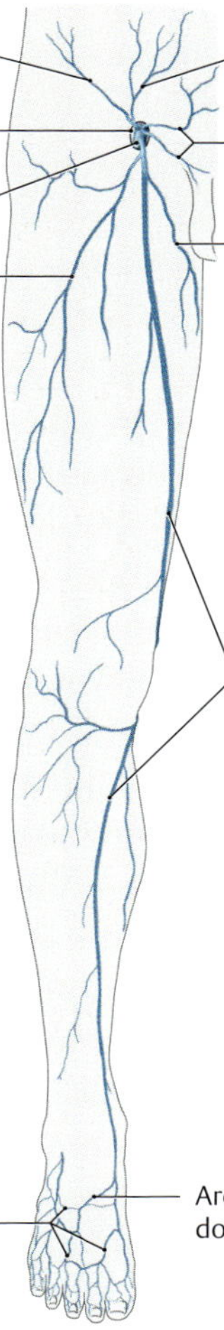

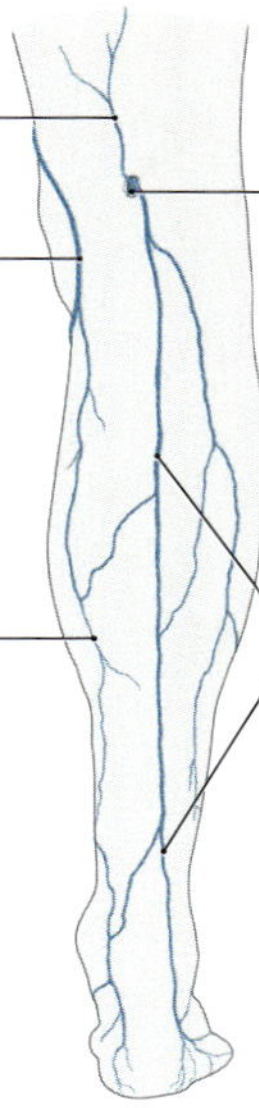

C Oberflächliche (epifasziale) Venen der rechten unteren Extremität

a Oberschenkel, Unterschenkel und Fußrücken, Ansicht von vorne;

b Unterschenkel, Ansicht von hinten.

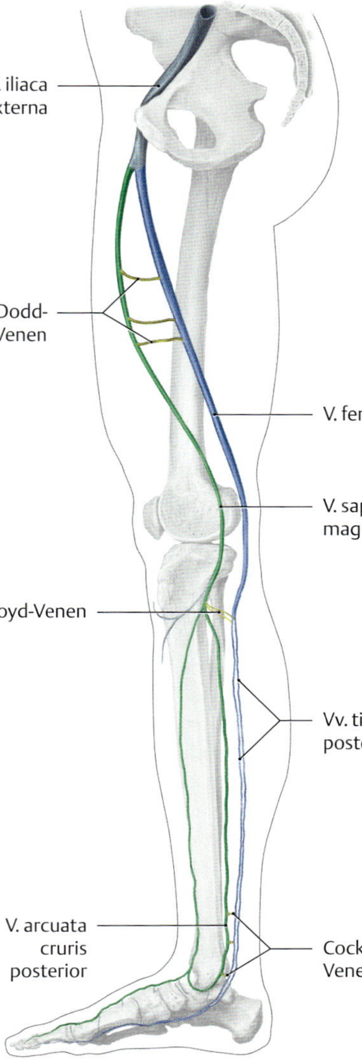

E Klinisch wichtige Perforansvenen

Rechtes Bein, Ansicht von medial. Tiefes und oberflächliches Venensystem stehen durch zahlreiche Perforansvenen (Vv. perforantes) miteinander in Verbindung. Ihre Venenklappen verhindern normalerweise, dass Blut von den tiefen in die epifaszialen Hautvenen strömt. Die klinisch wichtigen Perforansvenen befinden sich zwischen den tiefen Venen und dem Einzugsgebiet der V. saphena magna:

- **Dodd-Venen:** zwischen V. saphena magna und V. femoralis in Höhe des Adduktorenkanals;
- **Boyd-Venen:** zwischen V. saphena magna und den Vv. tibiales posteriores auf der Innenseite des proximalen Unterschenkels;
- **Cockett-Venen I–III:** zwischen einem hinter dem Malleolus medialis bogenförmig verlaufenden Ast der V. saphena magna (V. arcuata cruris posterior) und den Vv. tibiales posteriores. Die Vv. perforantes der Cockett-Gruppe an der Innenseite des distalen Unterschenkels sind von besonderer klinischen Relevanz, weil an dieser Stelle am häufigsten Ulcera cruris (Beingeschwüre; sog. „offene Beine") entstehen.

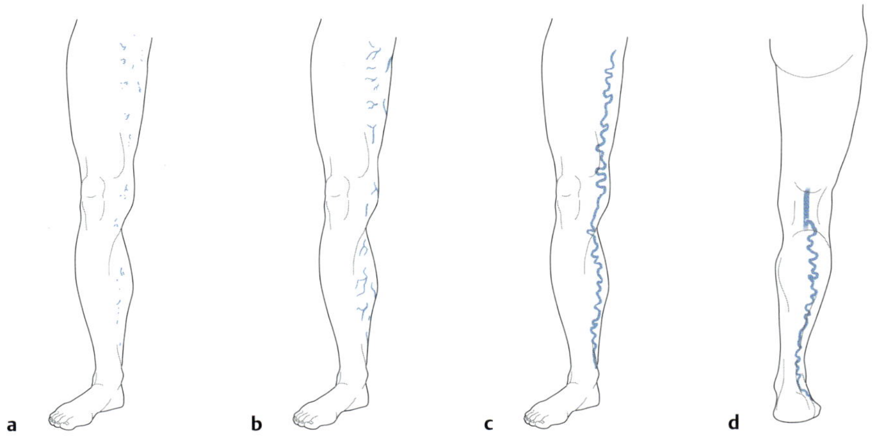

D Varizentypen der epifaszialen Beinvenen

a Besenreiservarizen (kleinste intradermale Varizen);

b retikuläre Varizen (netzartig angeordnete varikös erweiterte kleine Venen der Subkutis);

c Stammvarizen vom Vena-saphena-magna-Typ;

d Stammvarizen vom Vena-saphena-parva-Typ.

Von den Erkrankungen der Venen ist die *chronische* Erkrankung des *oberflächlichen* Venensystems (Varikosis = Krampfadern, Varizen) besonders häufig (15 % aller Erwachsenen). Man unterscheidet primäre, idiopathische (75 %) und sekundäre, symptomatische Varizen. Die **primäre Varikosis** entsteht in der Regel durch eine Degeneration der Venenwand, die zur Insuffizienz der Venenklappen führt. Die **sekundäre Varikosis** ist Folge eines chronischen Verschlusses des *tiefen* Venensystems mit Insuffizienz der Perforansvenen und Strömungsumkehr. Neben den chronischen Venenerkrankungen spielen v. a. die akuten Erkrankungen des oberflächlichen (z. B. Thrombophlebitis) und des tiefen Venensystems (z. B. Phlebothrombose) eine wichtige Rolle.

4.3 Lymphbahnen und Lymphknoten

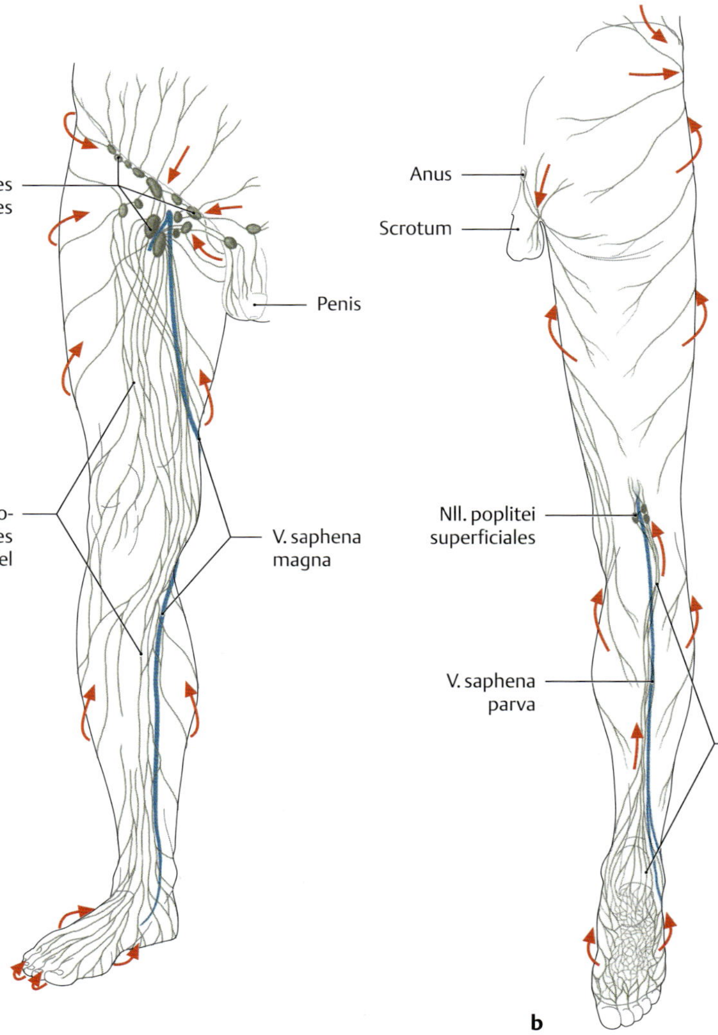

A Oberflächliches Lymphgefäßsystem des rechten Beines

a Ansicht von vorne; **b** Ansicht von hinten. (Die Pfeile markieren die Hauptfließrichtung der Lymphflüssigkeit.)

An der unteren Extremität wird die Lymphflüssigkeit – ähnlich wie am Arm – über ein oberflächliches (epifasziales) und ein tiefes (subfasziales) System drainiert. Die größeren Lymphgefäße (Kollektoren) verlaufen hierbei im Wesentlichen mit den oberflächlichen (V. saphena magna, V. saphena parva) und den tiefen Venen (V. poplitea, V. femoralis) und sind v. a. im Bereich der Kniekehle und der Leistengegend durch Anastomosen miteinander verbunden. Während die epifaszialen Lymphgefäße (Vasa lymphatica superficialia) v. a. Cutis und Subcutis drainieren, führt das subfasziale System Lymphe aus Muskulatur, Gelenken und Nerven ab. Innerhalb der Vasa lymphatica superficialia unterscheidet man ein sog. ventromediales und ein dorsolaterales Bündel. Das **ventromediale Bündel** verläuft entlang der V. saphena magna zu den oberflächlich gelegenen *inguinalen* Lymphknoten (Nll. inguinales superficiales). Es drainiert die gesamte Cutis und Subcutis der freien unteren Extremität mit Ausnahme des lateralen Fußrandes sowie eines schmalen Streifens auf der Wade. Diese werden vom **dorsolateralen Bündel** drainiert (s. **b**), das also ein deutlich kleineres Einzugsgebiet hat als das ventromediale. Die Lymphe des dorsolateralen Bündels gelangt entlang der V. saphena parva zunächst in die oberflächlichen *poplitealen* Lymphknoten (Nll. popliteales superficiales) und über die tiefen poplitealen Lymphknoten weiter in die tiefen Leistenlymphknoten (Nll. inguinales profundi).

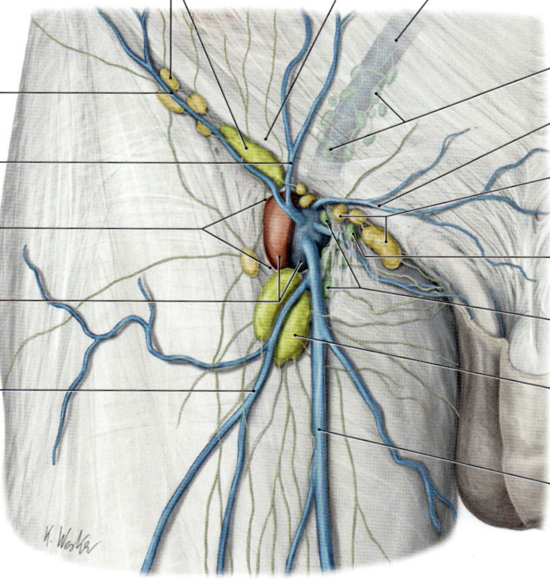

B Tiefe Lymphknoten der Leistenregion

Rechte Leistenregion nach Entfernung der Fascia cribrosa im Bereich des Hiatus saphenus. Der Bereich oberhalb des Lig. inguinale ist durchscheinend dargestellt. Ansicht von vorne. Die tiefen Leistenlymphknoten (Nll. inguinales profundi) liegen in der Nähe der Einmündungsstelle der V. saphena magna, medial der V. femoralis. Sie sind insofern besonders wichtig, als über sie die *gesamte Lymphe des Beins* weiter in die iliakalen Lymphknoten gelangt. Am weitesten kranial, auf Höhe des Canalis femoralis, befindet sich der größte Lymphknoten aus dieser Gruppe (sog. *Rosenmüller-Lymphknoten*). Unmittelbar oberhalb des Leistenbandes beginnt die Gruppe der Beckenlymphknoten mit den Nll. iliaci externi.

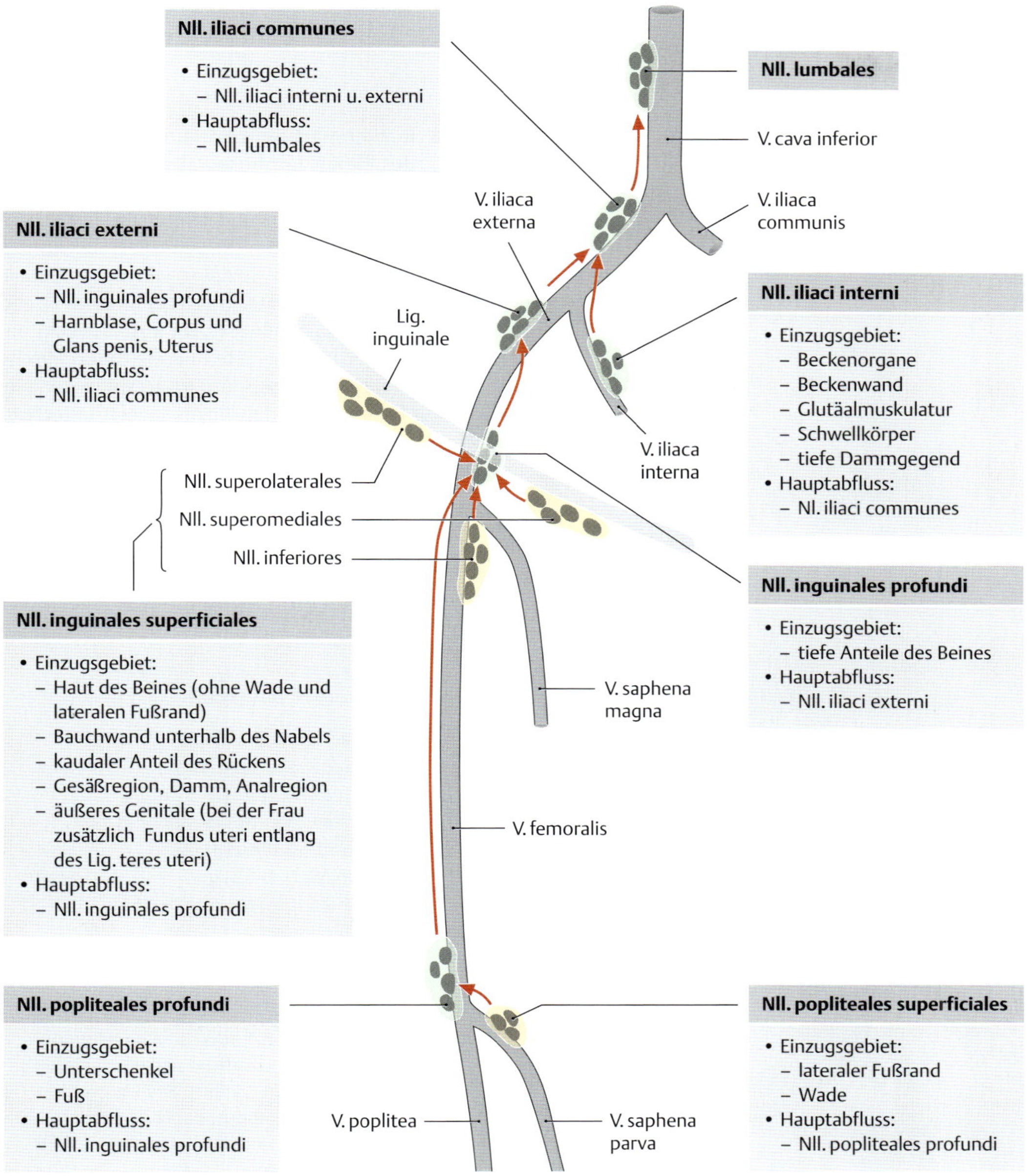

C Lymphknotenstationen und Lymphabflusswege an der unteren Extremität

Rechtes Bein, Ansicht von vorne. Die Pfeile kennzeichnen die Hauptabflussrichtung innerhalb des oberflächlichen und tiefen Lymphgefäßsystems.

Beachte: Die Lymphe von Cutis und Subcutis des lateralen Fußrandes und der Wade fließt über die oberflächlichen und tiefen poplitealen Lymphknoten entlang des subfaszialen Lymphgefäßsystems *direkt* in die tiefen Leistenlymphknoten (Nll. inguinales profundi) ab. Die Lymphe der restlichen Haut des Beines gelangt im Unterschied dazu über das ventromediale Bündel entlang der V. saphena magna zunächst in die oberflächlich gelegenen Leistenlymphknoten (vgl. **A**). Innerhalb der *oberflächlichen Leistenlymphknoten* (Nll. inguinales superficiales), die auf der Fascia lata liegen, unterscheidet man:

- parallel zum Lig. inguinale angeordnete Lymphknoten (Nll. inguinales superomediales u. superolaterales) und
- vertikal angeordnete Lymphknoten, entlang des mündungsnahen Abschnitts der V. saphena magna (Nll. inguinales inferiores).

Sie drainieren zunächst in die tiefen Leistenlymphknoten (Nll. inguinales profundi, s. **B**), im weiteren Verlauf entlang der V. iliaca externa in die iliakalen Lymphknoten (Nll. iliaci externi u. communes) und schließlich in die lumbalen Lymphknoten (Nll. lumbales).

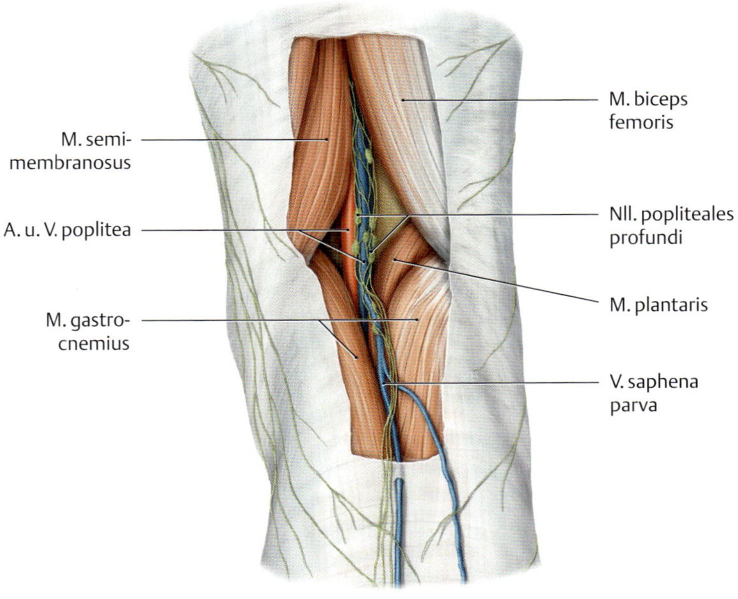

D Tiefe Lymphknoten im Bereich der Kniekehle

Fossa poplitea eines rechten Beines in der Ansicht von hinten. Die Lymphflüssigkeit aus den tiefen Lymphgefäßen des Unterschenkels gelangt (über die Nll. popliteales profundi, die zwischen dorsaler Kniegelenkskapsel und Vasa poplitea liegen) entlang der V. femoralis durch den Adduktorenschlitz nach vorne zu den tiefen inguinalen Lymphknoten.

4.4 Aufbau des Plexus lumbosacralis

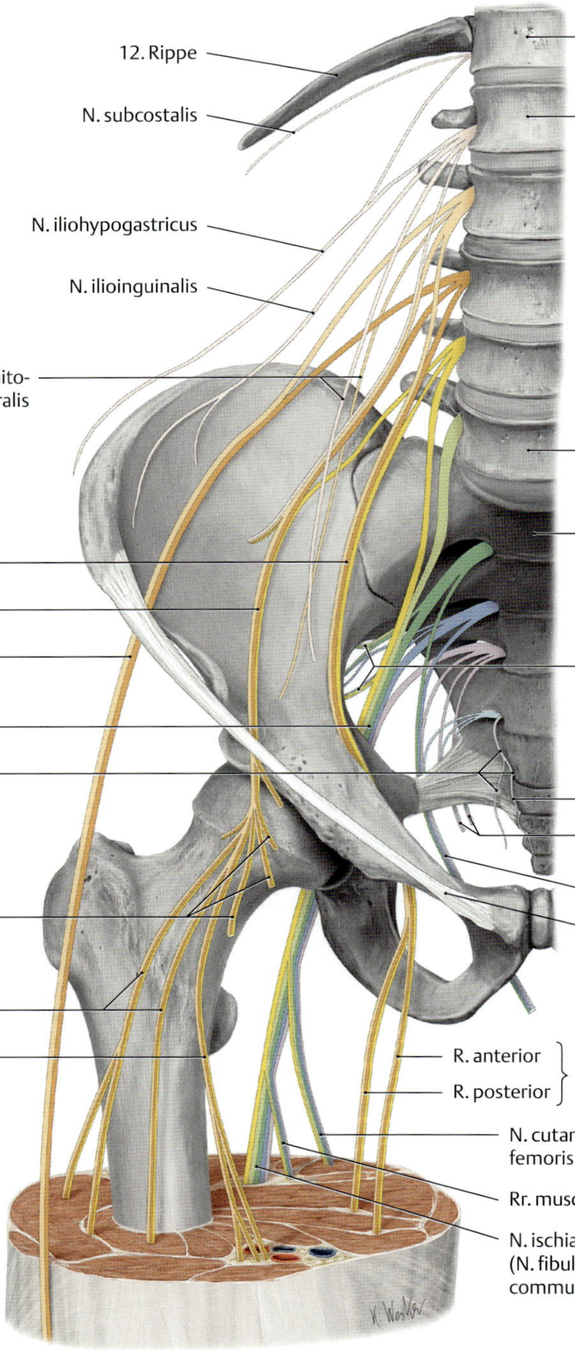

A Plexus lumbosacralis und seine Äste
Rechte Seite, Ansicht von vorne. Aus Gründen der Übersichtlichkeit sind die Muskeln im Bereich des Beckens und der Lendenwirbelsäule entfernt worden. Lateral der Foramina intervertebralia der Lendenwirbelsäule bilden die *Rr. ventrales* der *lumbalen* Spinalnerven L1–4 den Plexus lumbalis und ziehen durch den M. psoas major hindurch. Dabei innervieren die kleineren Äste als Rr. musculares direkt den M. psoas major, die größeren Äste treten an verschiedenen Stellen aus dem Muskel aus und erreichen mehr oder weniger steil absteigend Bauchwand und Oberschenkel. Die einzige Ausnahme hiervon ist der N. obturatorius, der in der lateralen Wand des kleinen Beckens zum Oberschenkel zieht. Die Rr. ventrales der *sakralen* Spinalnerven S1–4 treten aus den Foramina sacralia pelvina des Kreuzbeins aus und vereinigen sich auf der Vorderfläche des M. piriformis mit dem R. ventralis von L5 zum Plexus sacralis. Von da aus erreichen sie ebenfalls steil absteigend die Rückseite des Oberschenkels sowie Unterschenkel und Fuß.

B Rückenmarksegmente und Nerven des Plexus lumbosacralis
Der Plexus lumbosacralis versorgt die untere Extremität sensibel und motorisch. Er wird von den vorderen Ästen (Rr. ventrales) der lumbalen und sakralen Spinalnerven unter Beteiligung des N. subcostalis (Th12) und des N. coccygeus (Co1) gebildet (s. **D**). Mit Rücksicht auf die Versorgungsgebiete und die topografische Lage wird der Plexus lumbosacralis in den Plexus lumbalis und den Plexus sacralis unterteilt.

Plexus lumbalis (Th12–L4)
- N. iliohypogastricus (Th12–L1)
- N. ilioinguinalis (L1)
- N. genitofemoralis (L1–2)
- N. cutaneus femoris lateralis (L2–3)
- N. obturatorius (L2–4)
- N. femoralis (L1–4)
- direkte, kurze Äste (Rr. musculares) zu einzelnen Hüftmuskeln

Plexus sacralis (L4–S4)*
- N. gluteus superior (L4–S1)
- N. gluteus inferior (L5–S2)
- N. cutaneus femoris posterior (S1–3)
- N. ischiadicus (L4–S3) mit
  - N. tibialis (L4–S3) und
  - N. fibularis (peroneus) communis (L4–S2)
- N. pudendus (S1–4)
- direkte, kurze Äste (Rr. musculares) zu einzelnen Hüftmuskeln

* Häufig wird der Plexus sacralis weiter in einen Plexus ischiadicus und einen Plexus pudendus aufgegliedert. Der Hauptast des Plexus pudendus, der N. pudendus, versorgt Haut und Muskulatur im Bereich des Beckenbodens, des Dammes und der äußeren Genitalorgane.

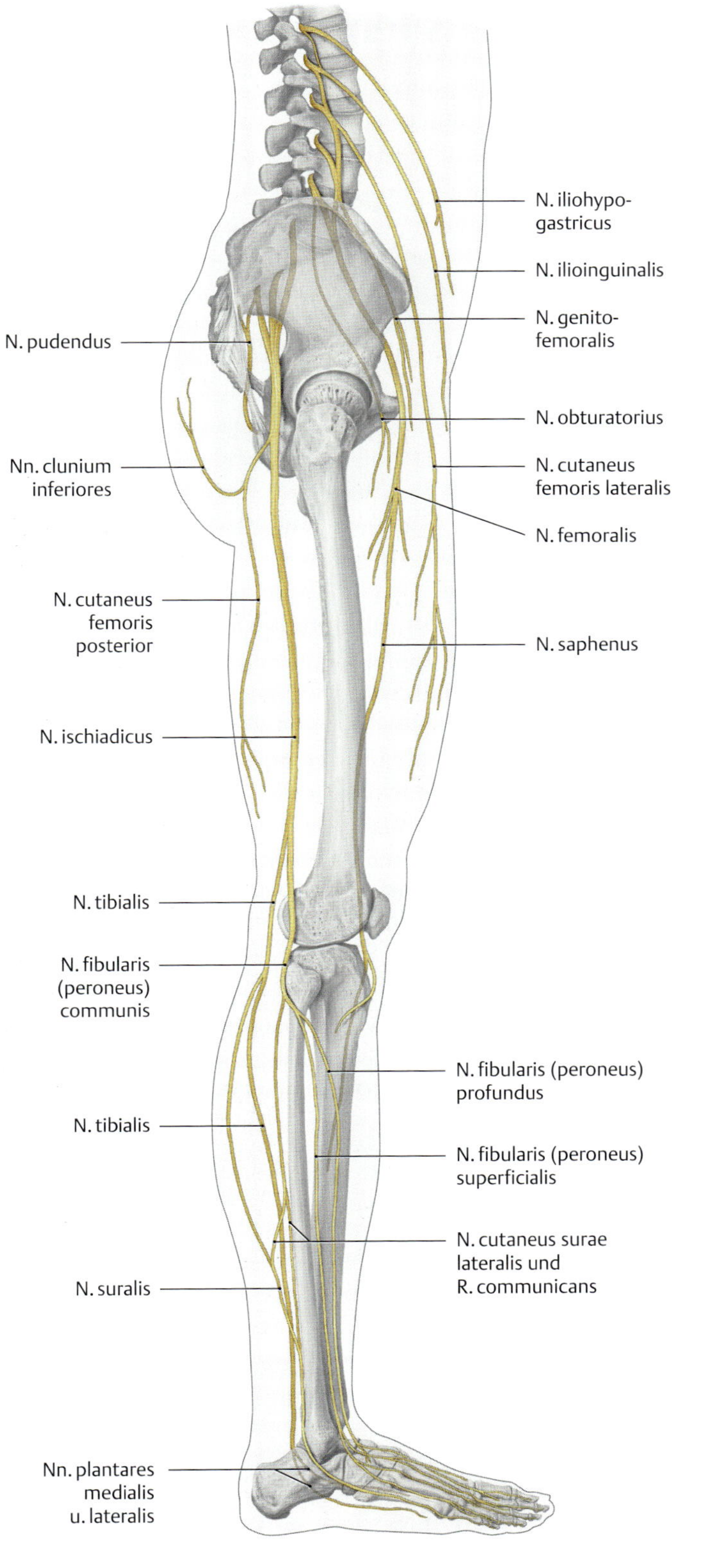

C Topografie des Plexus lumbosacralis

Rechte untere Extremität, Ansicht von lateral. Da die Systematik des Plexus lumbosacralis nicht ohne Grundkenntnisse seiner Topografie verständlich ist, wird hier kurz auf wesentliche topografische Fakten eingegangen. Die Nerven des Plexus lumbalis erreichen die untere Extremität *vor* dem Hüftgelenk und versorgen im Wesentlichen die *Vorderseite des Oberschenkels,* während die Nerven des Plexus sacralis *hinter* dem Hüftgelenk abwärts ziehen und die *Rückseite des Oberschenkels,* den überwiegenden Anteil des *Unterschenkels* sowie den gesamten *Fuß* innervieren.

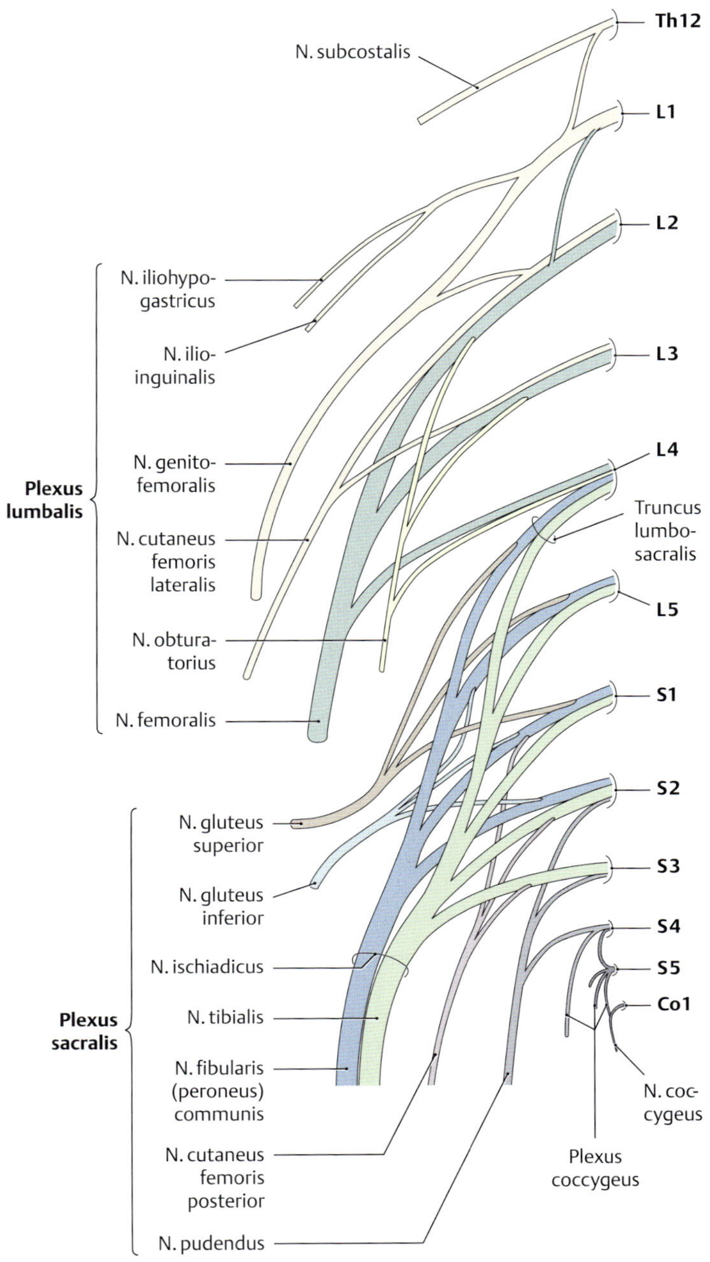

D Schematischer Aufbau des Plexus lumbosacralis

Der Verbindungsast zwischen dem Plexus lumbalis und dem Plexus sacralis enthält Faseranteile aus dem R. ventralis von L4 und wird als Truncus lumbosacralis bezeichnet. Der N. coccygeus ist der letzte Spinalnerv und tritt aus dem Hiatus sacralis aus. Zusammen mit den Rr. ventrales des 4. und 5. Sakralnervs bildet er den Plexus coccygeus (s. S. 560).

4.5 Nerven des Plexus lumbalis: Nn. iliohypogastricus, ilioinguinalis, genitofemoralis und cutaneus femoris lateralis

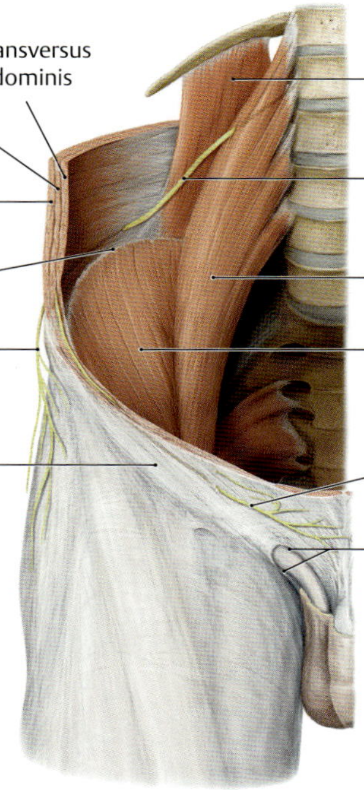

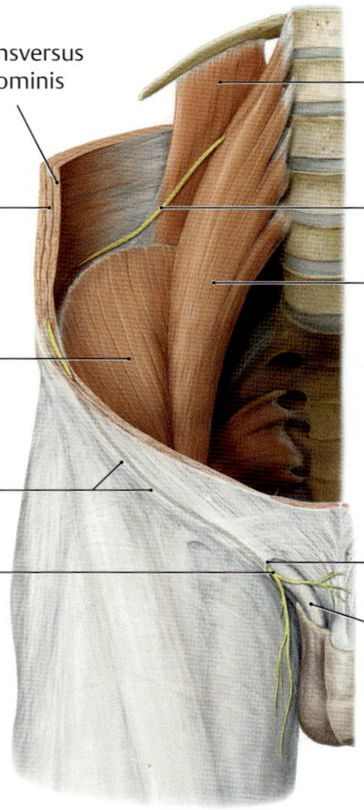

A Verlauf der Nn. iliohypogastricus, ilioinguinalis, genitofemoralis und cutaneus femoris lateralis nach Austritt aus dem Plexus lumbalis

Rechte, seitliche und hintere Bauchwandregion, Ansicht von ventral.

a Der **N. iliohypogastricus** tritt in der Regel gemeinsam mit dem N. ilioinguinalis (s. **b**) am lateralen Rand des M. psoas major aus und verläuft auf der Vorderfläche des M. quadratus lumborum schräg nach lateral. Etwa 3–4 cm von dessen seitlichem Rand durchbohrt er den M. transversus abdominis und zieht dann zwischen dem M. transversus abdominis und dem M. obliquus internus abdominis oberhalb der Crista iliaca nach ventral. Nach Abgabe mehrerer Rr. musculares an diese beiden Muskeln sowie eines sensiblen R. cutaneus lateralis zur Haut der seitlichen Hüftregion verläuft der Endast des N. iliohypogastricus parallel zum Lig. inguinale nach medial. Kranial vom äußeren Leistenring (= Anulus inguinalis superficialis) durchbohrt er die Aponeurose des M. obliquus externus abdominis und innerviert mit dem sensiblen R. cutaneus anterior die Haut oberhalb des Leistenbandes.

b Der **N. ilioinguinalis** verläuft in der Regel zusammen mit dem N. iliohypogastricus (s. **a**) auf dem M. quadratus lumborum, trennt sich jedoch bald von ihm und zieht auf Höhe der Crista iliaca zur seitlichen Bauchwand, die er an variabler Stelle durchbohrt. Zwischen den Mm. transversus abdominis u. obliquus internus abdominis, an die er Rr. musculares abgibt, verläuft er auf Höhe des Leistenbandes nach medial und tritt mit sensiblen Fasern durch den äußeren Leistenring zur Haut oberhalb der Symphyse sowie zur seitlichen Region der großen Vulvalippen bzw. des Scrotum.

B Nerven des Plexus lumbalis im Überblick

Nerv	Segment	Innervierter Muskel	Hautäste (zur jeweils sensibel innervierten Region, s. **C** sowie S. 546 u. 547)
• N. iliohypogastricus	Th12–L1	• M. transversus abdominis, M. obliquus internus abdominis (jeweils die kaudalen Anteile)	• R. cutaneus anterior • R. cutaneus lateralis
• N. ilioinguinalis	L1	• M. transversus abdominis, M. obliquus internus abdominis (jeweils die kaudalen Anteile)	• Nn. scrotales anteriores ♂, Nn. labiales anteriores ♀
• N. genitofemoralis	L1–2	• M. cremaster ♂ (R. genitalis)	• R. genitalis, R. femoralis
• N. cutaneus femoris lateralis	L2–3		• N. cutaneus femoris lateralis
• N. obturatorius (s. S. 552) – R. anterior – R. posterior	L2–4	• M. obturatorius externus • M. adductor longus, M. adductor brevis, M. gracilis, M. pectineus • M. adductor magnus	 • R. cutaneus
• N. femoralis (s. S. 553)	L1–4	• M. iliopsoas, M. pectineus, M. sartorius, M. quadriceps femoris	• Rr. cutanei anteriores, N. saphenus
• direkte, kurze Äste (Rr. musculares, s. S. 552)	Th12–L4	• M. psoas major, M. quadratus lumborum, M. iliacus, Mm. intertransversarii lumborum	

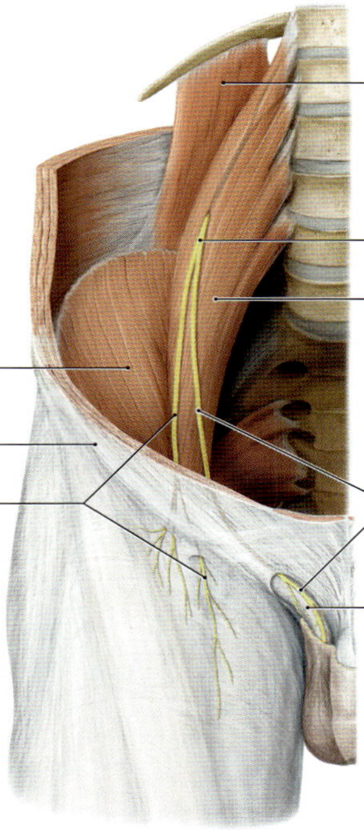

c

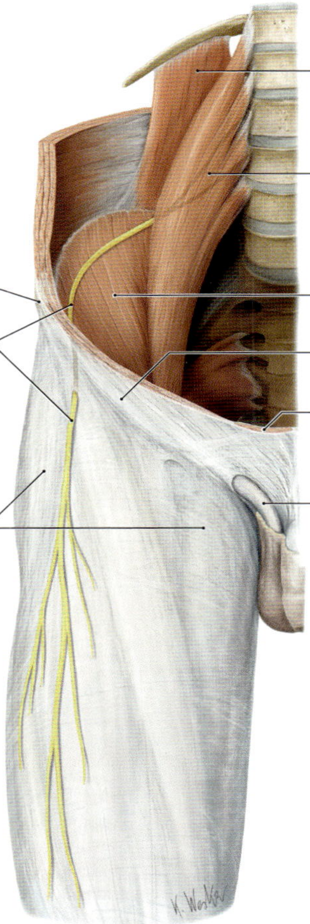

d

c Der **N. genitofemoralis** durchbohrt den M. psoas major und teilt sich auf der Vorderseite des Muskels absteigend in seine beiden Endäste, den R. genitalis und den R. femoralis:

- der *rein sensible R. femoralis* gelangt nach Durchtritt durch die Lacuna vasorum (s. S. 567) im Bereich des Hiatus saphenus an die Oberfläche. Er versorgt bei beiden Geschlechtern die Haut unterhalb des Leistenbandes;
- der *gemischte R. genitalis* verläuft beim Mann im Funiculus spermaticus, bei der Frau zusammen mit dem Lig. teres uteri zunächst durch den Leistenkanal. Im weiteren Verlauf zieht er mit seinen sensiblen Anteilen bei der Frau zur Haut der großen Vulvalippen, beim Mann zur Haut des Scrotum. Zusätzlich innerviert er mit motorischen Fasern den M. cremaster beim Mann (s. S. 184).

d Der **N. cutaneus femoris lateralis** verläuft nach Verlassen des M. psoas major unter der Faszie des M. iliacus schräg absteigend nach lateral in Richtung Spina iliaca anterior superior. Medial von ihr verlässt der Nerv durch die laterale Lacuna musculorum (s. S. 567) das Becken und zieht zunächst unter der Fascia lata und später auf ihr zur Haut des lateralen Oberschenkels (Durchtrittsstelle etwa 2–3 cm unterhalb der Spina iliaca anterior superior). Die Austrittsstelle aus dem Becken unterhalb des Lig. inguinale kann gelegentlich zum Ort mechanischer Läsionen werden, da der Nerv an dieser Stelle um etwa 80° abknickt und insbesondere bei Hüftextension gedehnt wird. Außerdem wird er an dieser Stelle nur sehr wenig von Fettgewebe gepolstert. In diesem Fall kommt es zu Sensibilitätsstörungen (Parästhesien) bzw. Schmerzen am *lateralen* Oberschenkel.

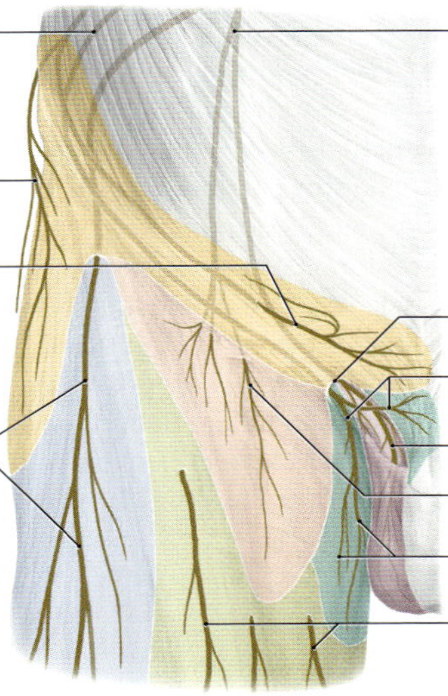

C Sensible Versorgung der Leisten- und Schenkelregion

Rechte Regio inguinalis eines Mannes, Ansicht von ventral. Die sensiblen Innervationsgebiete der Haut sind mit unterschiedlichen Farben hervorgehoben.

Beachte: Sowohl der N. ilioinguinalis als auch der R. genitalis des N. genitofemoralis ziehen durch den äußeren Leistenring. Beide Nerven werden häufig miteinander verwechselt. Zum Aufsuchen des R. genitalis muss beim Mann zunächst der Funiculus spermaticus eröffnet werden. Bei der Frau zieht der R. genitalis mit dem Lig. teres uteri in die Haut der großen Vulvalippen (vgl. **Ac**).

4.6 Nerven des Plexus lumbalis: Nn. obturatorius und femoralis

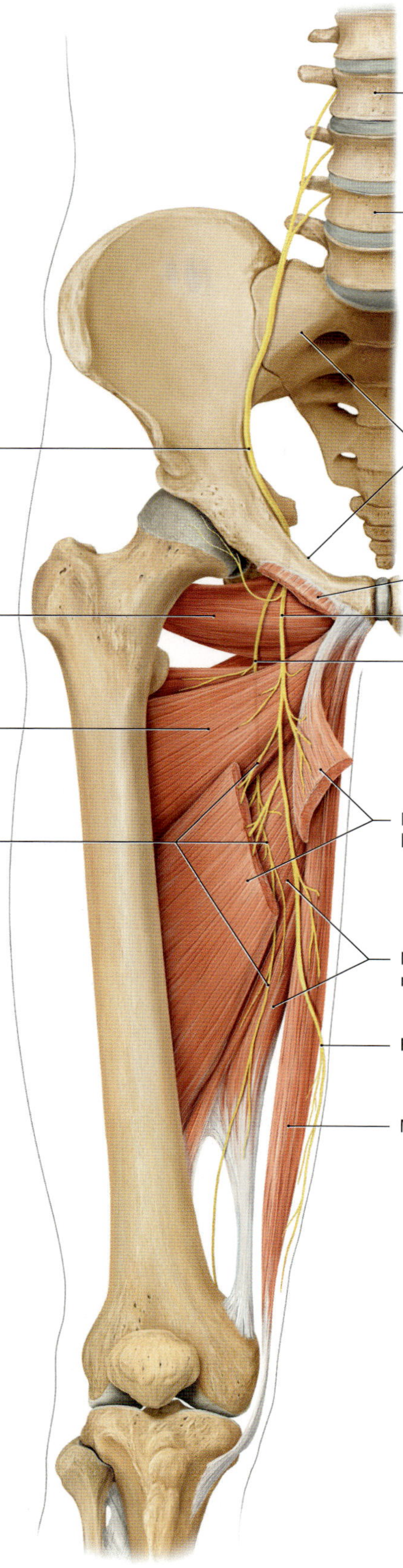

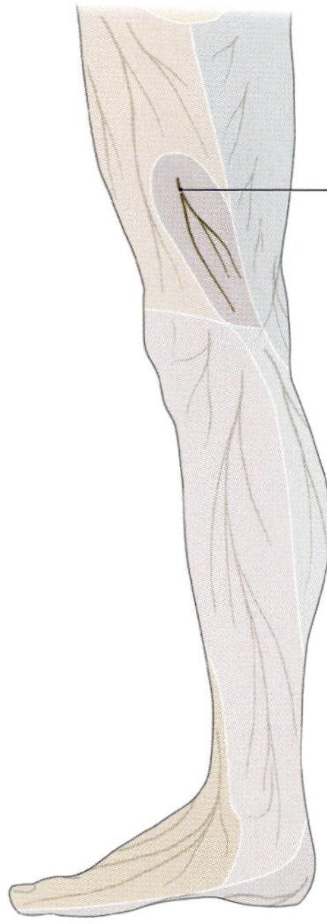

B Sensibles Innervationsgebiet des N. obturatorius
Rechtes Bein, Ansicht von medial.

A Verlauf des N. obturatorius
Regio inguinalis und Oberschenkel einer rechten unteren Extremität, Ansicht von vorne. Der N. obturatorius erhält Faseranteile aus den lumbalen Segmenten L2–4. Nach Verlassen des Plexus lumbalis verläuft er hinter bzw. medial des M. psoas major (hier nicht zu sehen) in Richtung kleines Becken abwärts und tritt unterhalb der Linea terminalis zusammen mit den Vasa obturatoria in den Canalis obturatorius (hier nicht zu sehen). Distal davon versorgt er mit Rr. musculares den M. obturatorius externus und teilt sich im weiteren Verlauf in einen R. anterior und einen R. posterior auf. Die beiden Äste verlaufen vor bzw. hinter dem M. adductor brevis weiter nach distal und innervieren die restlichen Adduktoren (Mm. pectineus, adductor longus, adductor brevis, adductor magnus, adductor minimus u. gracilis) motorisch. Als sensibler Endast des R. anterior tritt ein R. cutaneus am Vorderrand des M. gracilis durch die Fascia lata zu einem handtellergroßen Hautareal an der distalen Innenseite des Oberschenkels. Für die Beurteilung der Ausfallerscheinungen bei Verletzungen des N. obturatorius (z. B. nach Beckenfrakturen, aber auch während der Geburt) ist es wichtig zu wissen, dass sich an der Innervation des M. pectineus der N. femoralis und an der Innervation des M. adductor magnus der N. ischiadicus beteiligt.

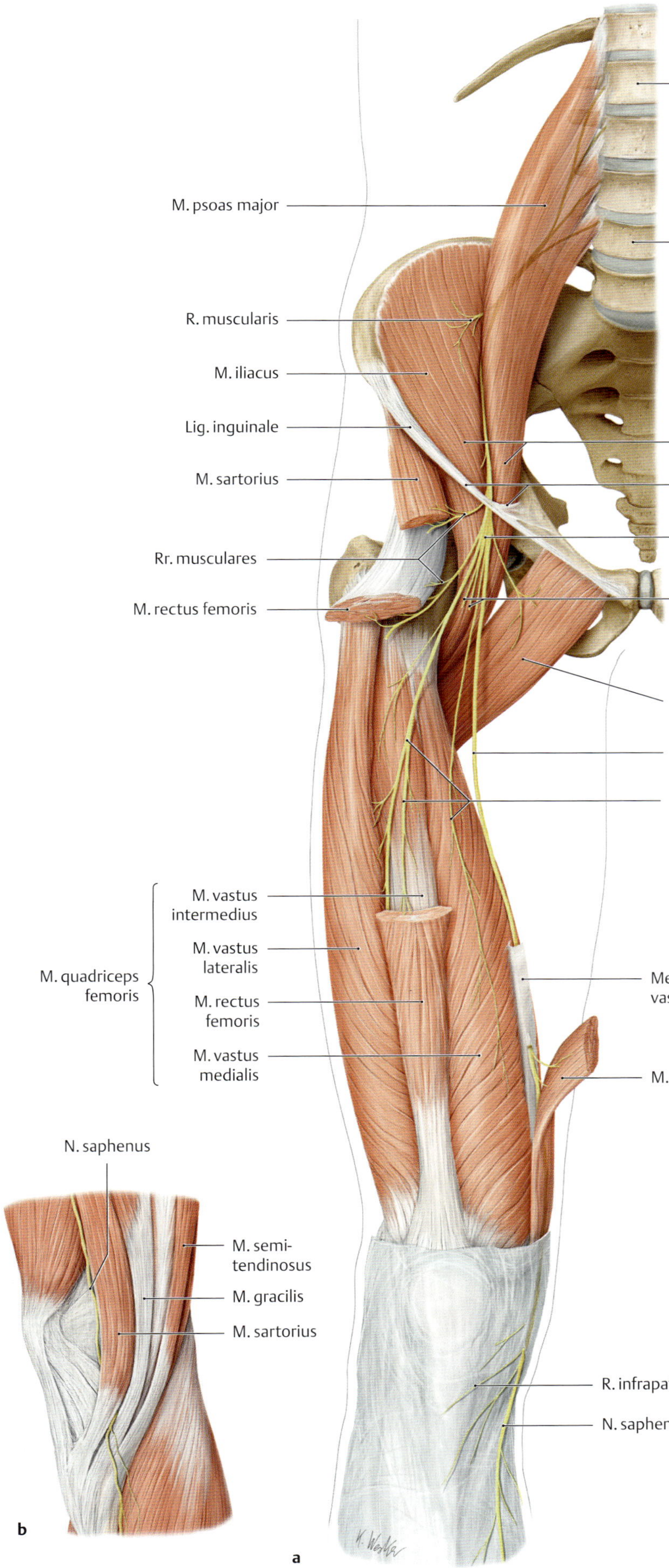

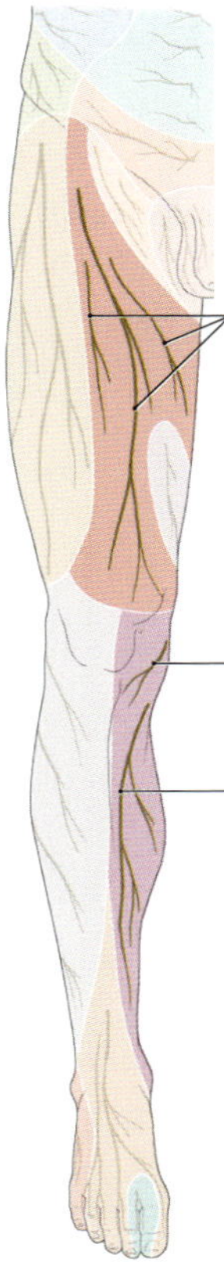

D Sensibles Innervationsgebiet des N. femoralis
Rechtes Bein, Ansicht von vorne.

C Verlauf des N. femoralis

a Regio inguinalis und Oberschenkel einer rechten unteren Extremität, Ansicht von vorne;
b Verlauf des N. saphenus unter dem M. sartorius, Ansicht von medial.

Regio inguinalis und Oberschenkel einer rechten unteren Extremität, Ansicht von vorne. Als größter und längster Nerv des Plexus lumbalis erhält der N. femoralis Faseranteile aus den lumbalen Rückenmarksegmenten L1–4. Er versorgt *motorisch* die Mm. iliopsoas, pectineus, sartorius u. quadriceps femoris, *sensibel* die Haut des vorderen Oberschenkels sowie des medialen Unterschenkels und Rückfußes (s. **D**). Der Nerv gelangt (von der Psoasfaszie bedeckt) in einer Rinne zwischen M. psoas major und M. iliacus zur medialen Lacuna musculorum, wobei er Rr. musculares zu beiden Muskeln abgibt. Etwa eine Handbreit unterhalb des Leistenbandes verzweigt sich der N. femoralis in zahlreiche Hautäste (Rr. cutanei anteriores) und Muskeläste (Rr. musculares) sowie einen langen, bis zum Fuß ziehenden sensiblen Endast, den N. saphenus. Der N. saphenus verläuft zusammen mit den Vasa femoralia zunächst zum Adduktorenkanal (unter der Membrana vastoadductoria), verlässt diesen jedoch wieder durch die Membrana vastoadductoria, um zusammen mit dem M. sartorius weiter in Richtung mediales Kniegelenk zu ziehen (s. **b**). Nach Abgabe des sensiblen R. infrapatellaris zur Haut des medialen Knies folgt er der V. saphena magna zur Haut des medialen Unterschenkels und Fußes.

4.7 Nerven des Plexus sacralis: N. gluteus superior, N. gluteus inferior und N. cutaneus femoris posterior

A Nerven des Plexus sacralis (Teil I)
(Nerven des Plexus sacralis, Teil II und III s. S. 556 u. 560.)

Nerv	Segment	Innervierter Muskel	Hautäste
• N. gluteus superior	L4–S1	• M. gluteus medius • M. gluteus minimus • M. tensor fasciae latae	
• N. gluteus inferior	L5–S2	• M. gluteus maximus	
• N. cutaneus femoris posterior	S1–3		• N. cutaneus femoris posterior – Nn. clunium inferiores – Rr. perineales (zum sensiblen Versorgungsgebiet s. **F**)
• *Direkte Äste aus dem Plexus:*			
– N. musculi piriformis	S1–2	• M. piriformis	
– N. musculi obturatorii interni	L5–S2	• M. obturatorius internus • Mm. gemelli	
– N. musculi quadrati femoris	L4–S1	• M. quadratus femoris	

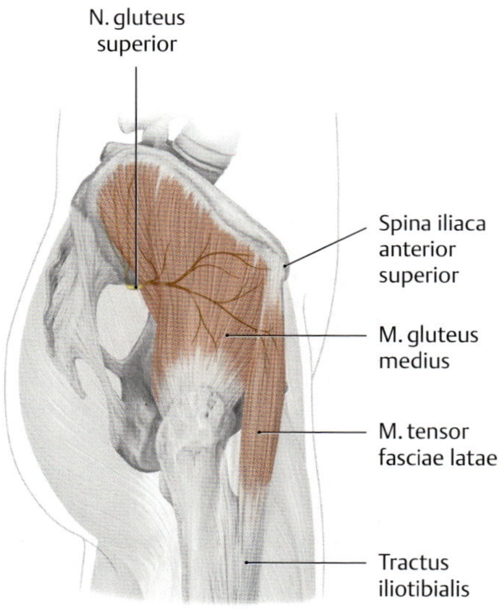

B Motorisches Innervationsgebiet des N. gluteus superior
Rechte Hüftregion, Ansicht von lateral. Gemeinsam mit den gleichnamigen Gefäßen verlässt der N. gluteus superior das kleine Becken durch das Foramen suprapiriforme (s. S. 572), verläuft im Spatium intergluteale und innerviert die kleinen Glutäalmuskeln (Mm. glutei medius u. minimus) sowie den M. tensor fasciae latae.

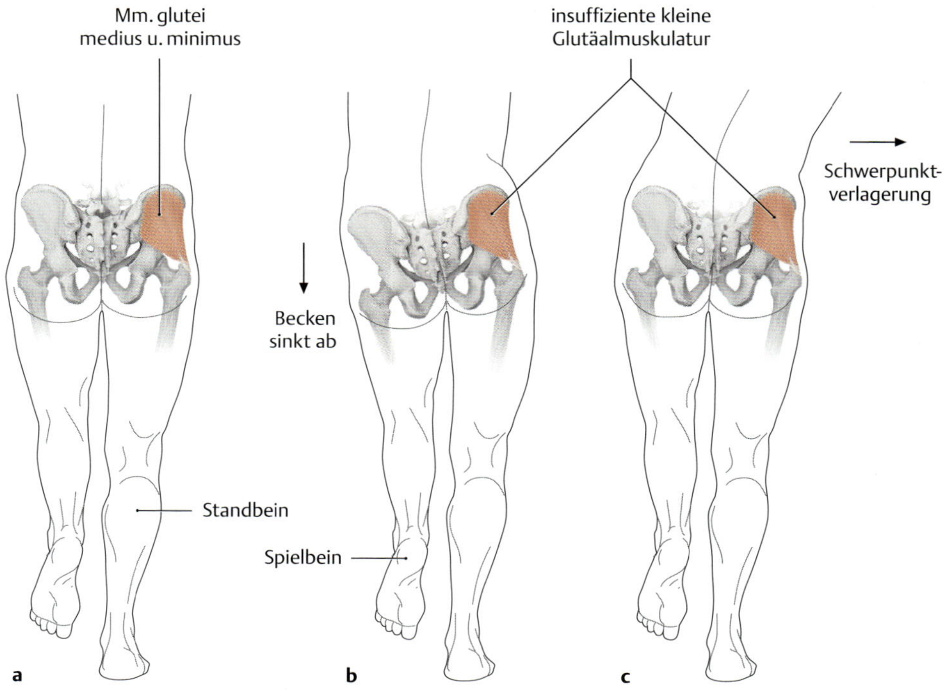

C Indikatoren für eine Schwäche der kleinen Glutäen: Trendelenburg-Zeichen und Duchenne-Hinken
Untere Körperhälfte, Ansicht von hinten.

a Beim Gesunden kann das Becken im Einbeinstand mit Hilfe der kleinen Glutäen der Standbeinseite in der Frontalebene stabilisiert werden.

b Eine Lähmung bzw. Schwäche der kleinen Glutäen, z. B. infolge einer nicht korrekt durchgeführten intramuskulären Injektion und nachfolgender Schädigung des N. gluteus superior, äußert sich in einer deutlichen Abduktionsschwäche im betroffenen Hüftgelenk sowie einer fehlenden Stabilisierung des Beckens in der Frontalebene: Das Becken sinkt im Einbeinstand auf der *gesunden* Seite (Spielbeinseite) ab (positives *Trendelenburg-Zeichen*).

c Durch Neigung des Oberkörpers auf die erkrankte Seite und damit Verlagerung des Schwerpunktes auf die Standbeinseite kann das Becken der Spielbeinseite angehoben werden *(Duchenne-Hinken)*. Bei beidseitigem Ausfall der kleinen Glutäen kommt es zum typischen Watschelgang.

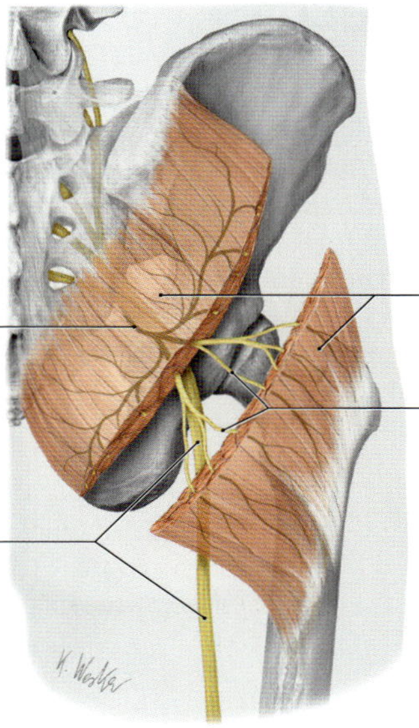

D Motorisches Innervationsgebiet des N. gluteus inferior
Rechte Beckenhälfte, Ansicht von hinten. Der N. gluteus inferior verlässt das kleine Becken gemeinsam mit dem N. ischiadicus über das Foramen infrapiriforme (s. S. 572) und innerviert mit zahlreichen Rr. musculares den M. gluteus maximus. Bei Lähmungen des M. gluteus maximus ist der normale Gang auf ebenem Boden wenig beeinträchtigt, da der Ausfall gut durch die ischiokruralen Muskeln (s. S. 502) kompensiert werden kann. Laufen, Springen und Treppensteigen sind hingegen nicht mehr möglich.

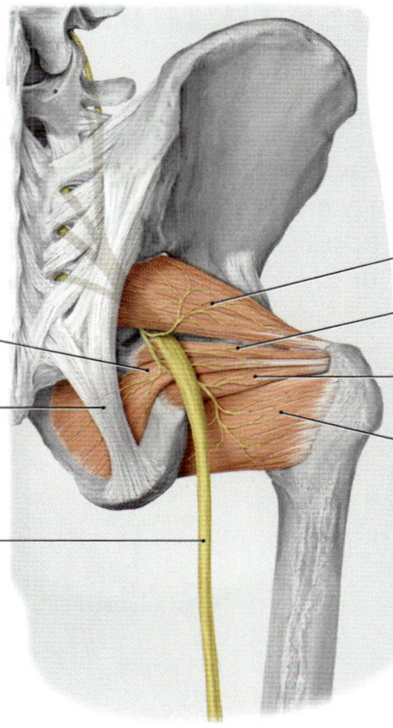

E Muskeln, die von direkten Ästen des Plexus sacralis innerviert werden
Rechte Beckenhälfte, Ansicht von hinten. Zu den direkten Ästen des Plexus sacralis s. **A**.

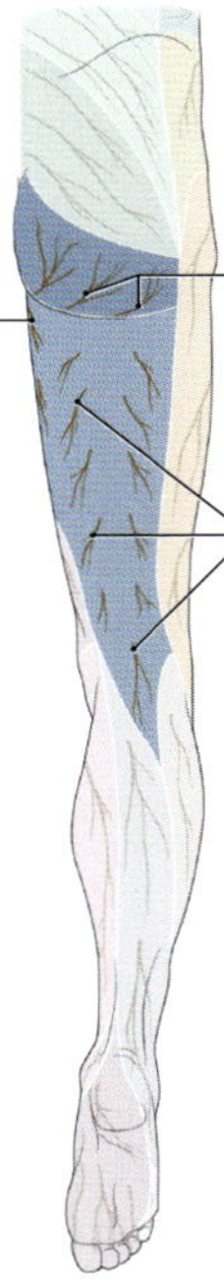

F Sensibles Innervationsgebiet des N. cutaneus femoris posterior
Rechtes Bein, Ansicht von hinten. Zusätzlich zur Haut des hinteren Oberschenkels innerviert der N. cutaneus femoris posterior mit einigen Ästen die Haut im Bereich der Gesäßfurche (Nn. clunium inferiores) sowie mit den Rr. perineales die Haut der Dammregion (das Autonomgebiet ist dunkler dargestellt).

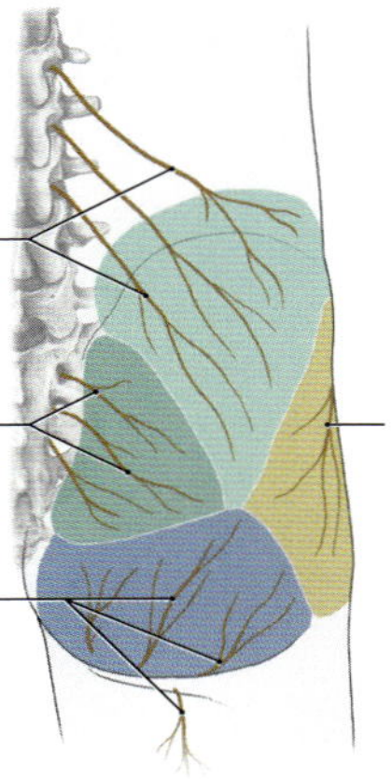

G Sensible Versorgung der Gesäßregion
Rechtes Gesäß, Ansicht von hinten.
Die Gesäßregion wird sowohl von Teilen der Plexus sacralis u. lumbalis (Rr. ventrales der Spinalnerven) als auch von Rr. dorsales der Spinalnerven sensibel versorgt:

- Versorgung durch den Plexus sacralis: Nn. clunium inferiores (aus dem N. cutaneus femoris posterior);
- Versorgung durch den Plexus lumbalis: R. lateralis des N. iliohypogastricus;
- Versorgung durch Rr. dorsales der Spinalnerven: Nn. clunium superiores (Rr. dorsales von L 1–3) sowie clunium medii (Rr. dorsales von S 1–3).

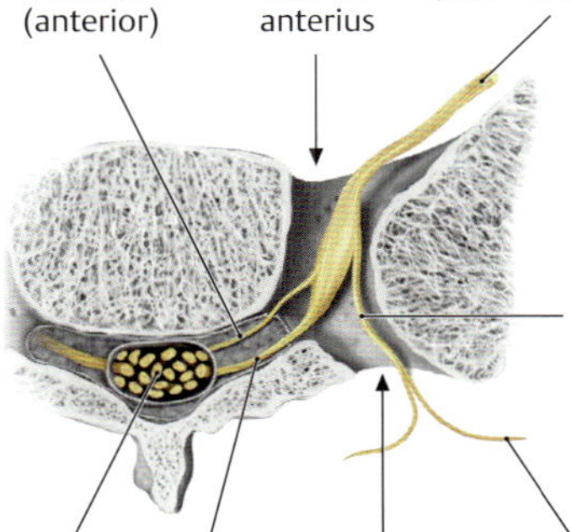

H Austritt eines Sakralnervs
Horizontalschnitt durch die rechte Hälfte des Os sacrum auf Höhe der Foramina sacralia. Während der R. ventralis eines Sakralnervs das Os sacrum durch ein Foramen sacralis *anterior* verlässt, zieht der entsprechende R. dorsalis durch das Foramen sacralis *posterior* zur Gesäßhaut.

4.8 Nerven des Plexus sacralis: N. ischiadicus (Übersicht und sensibles Innervationsgebiet)

A Nerven des Plexus sacralis (Teil II)
Als kräftigster und längster peripherer Nerv verlässt der N. ischiadicus das kleine Becken über das Foramen infrapiriforme und zieht unter dem M. gluteus maximus zur Rückseite des Oberschenkels. In wechselnder Höhe, *in der Regel* jedoch unmittelbar vor seinem Übertritt in die Fossa poplitea, teilt er sich in seine beiden Hauptäste, den N. fibularis* communis und den N. tibialis. Die vom N. ischiadicus abgehenden *Muskeläste* (Rr. musculares) lassen sich jedoch bereits proximal der Teilungsstelle einem *Fibularis* (Fib)- bzw. *Tibialisanteil* (Tib) zuordnen (vgl. S. 558). Mögliche Schädigungen des N. ischiadicus entstehen durch Kompression des Nervs bei seinem Austritt im Foramen infrapiriforme (meist durch äußeren Druck, z. B. beim Sitzen), durch fehlerhafte intramuskuläre Injektionen (bei denen der Nerv „aus Versehen" getroffen wird) oder nach Beckenfrakturen sowie operativen Eingriffen (wie z. B. Implantation einer Hüftprothese).

Nerv	Segment	Innervierter Muskel	Hautäste
N. ischiadicus	L4–S3	• M. semitendinosus (Tib) • M. semimembranosus (Tib) • M. biceps femoris – Caput longum (Tib) – Caput breve (Fib) • M. adductor magnus (Tib), oberflächlicher Teil	
• N. fibularis* communis	L4–S2		• N. cutaneus surae lateralis (→ N. suralis) • R. communicans fibularis
– N. fibularis superficialis		• M. fibularis longus • M. fibularis* brevis	• N. cutaneus dorsalis medialis • N. cutaneus dorsalis intermedius
– N. fibularis profundus		• M. tibialis anterior • M. fibularis tertius • M. extensor digitorum longus • M. extensor digitorum brevis • M. extensor hallucis longus • M. extensor hallucis brevis	• N. cutaneus hallucis lateralis • N. cutaneus digiti secundi medialis
• N. tibialis	L4–S3	• M. triceps surae • M. plantaris • M. popliteus • M. tibialis posterior • M. flexor digitorum longus • M. flexor hallucis longus	• N. cutaneus surae medialis (→ N. suralis) • Rr. calcanei laterales • Rr. calcanei mediales • N. cutaneus dorsalis lateralis
– N. plantaris medialis		• M. abductor hallucis • M. flexor digitorum brevis • M. flexor hallucis brevis, Caput mediale • Mm. lumbricales I + II	• Nn. digitales plantares proprii
– N. plantaris lateralis		• M. adductor hallucis • M. flexor hallucis brevis, Caput laterale • M. quadratus plantae • M. abductor digiti minimi (Baxter-Nerv**) • M. flexor digiti minimi brevis • M. opponens digiti minimi • Mm. lumbricales III + IV • Mm. interossei plantares I–III • Mm. interossei dorsales I–IV	• Nn. digitales plantares proprii

* Anstelle der Bezeichnung „fibularis" kann auch die Bezeichnung „peroneus" verwendet werden.

** *Beachte:* Der 1. gemischt motorisch-sensible Ast des N. plantaris lateralis zum M. abductor digiti minimi heißt „Baxter-Nerv" (nach seinem Erstbeschreiber Donald Baxter). Aufgrund seines ungewöhnlichen Verlaufs kann dieser Nerv Ursache von Fersenschmerzen sein. Der Baxter-Nerv zieht nach Abgang auf Höhe des Eingangs zum hinteren Tarsaltunnel (s. S. 581, Abb. **E**) unmittelbar unterhalb des Malleolus medialis unter die Ursprungssehne des M. abductor hallucis (s. S. 559, Abb. **B**) in die Tiefe. In seinem weiteren Verlauf nähert er sich dem Ansatz der Plantaraponeurose, um schließlich zur Fußaußenseite zu gelangen und dann den M. abductor digiti minimi zu innervieren (s. S. 582, Abb. **B**).

→ = geht über in

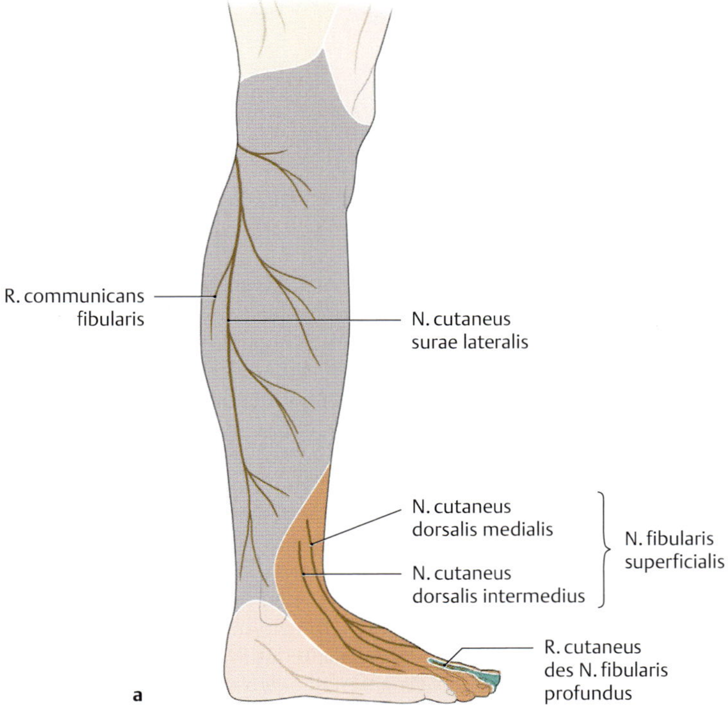

a

B Sensibles Innervationsgebiet des N. ischiadicus

Rechter Unterschenkel. **a** Ansicht von lateral; **b** Ansicht von vorne; **c** Ansicht von hinten.

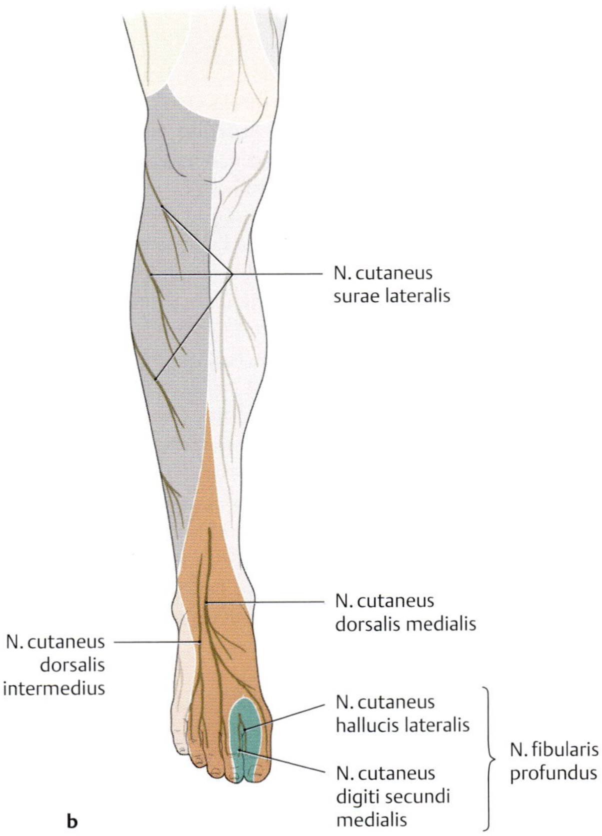

b

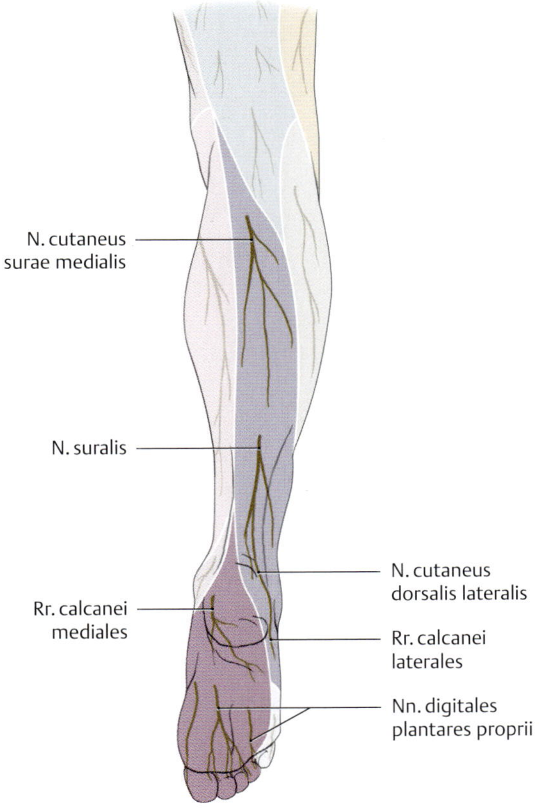

c

4.9 Nerven des Plexus sacralis: N. ischiadicus (Verlauf und motorisches Innervationsgebiet)

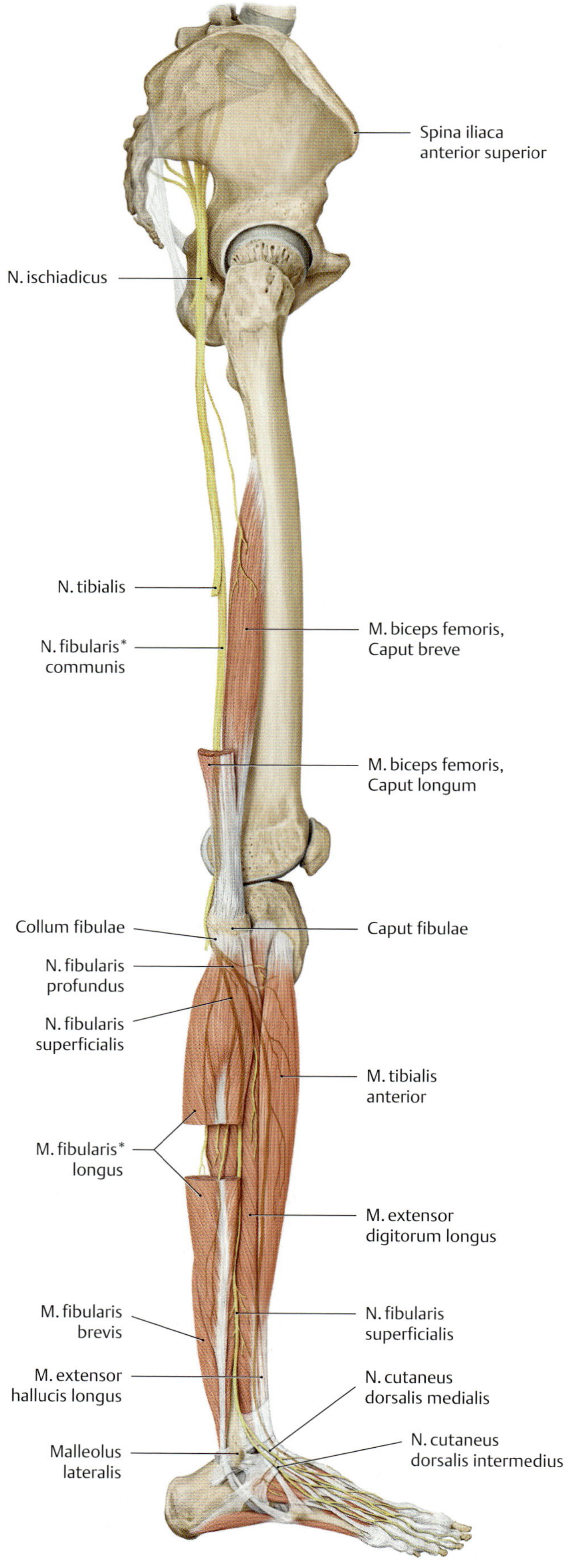

A Verlauf und motorisches Innervationsgebiet des N. ischiadicus: Fibularisanteil (N. fibularis* communis)

Rechtes Bein, Ansicht von lateral. Nach Abgabe mehrerer Muskeläste seines Fibularisanteils (zum Caput breve des M. biceps femoris) teilt sich der N. ischiadicus regelhaft unmittelbar oberhalb der Fossa poplitea in den N. tibialis und den N. fibularis communis. Der N. fibularis communis folgt dann dem medialen Rand des M. biceps femoris bis zum Caput fibulae und windet sich um das Collum fibulae herum (Verletzungsgefahr, s. u.) zur Vorderseite des Unterschenkels. Sofort nach seinem Eintritt in den M. fibularis longus teilt er sich in seine beiden Endäste, den N. fibularis *profundus* und den N. fibularis *superficialis*. Der N. fibularis superficialis innerviert die Mm. fibulares und verläuft zwischen M. fibularis longus und Fibula zum Fußrücken. Der N. fibularis profundus tritt durch das Septum intermusculare cruris anterius in die Extensorenloge. Nach Innervation der Mm. tibialis anterior, extensor digitorum longus u. extensor hallucis longus gelangt er in einer Rinne zwischen den Mm. tibialis anterior u. extensor hallucis longus zusammen mit den Vasa tibialia anteriora auf der Membrana interossea cruris zum Fußrücken. *Verletzungen oder Kompressionen des N. fibularis communis* lassen sich anhand der daraus resultierenden Fußfehlstellung bzw. Gangstörung grob lokalisieren:

- Wird der Nerv *vor* seiner Trennung in die beiden Endäste geschädigt, also z. B. auf Höhe des Collum fibulae (sehr exponierter Verlauf des Nervs an dieser Stelle!), resultiert daraus eine Lähmung bzw. Schwäche von Extensoren *und* Pronatoren. Sie äußert sich als sog. Pes equinovarus (= Spitzfuß-Klumpfuß-Stellung).
- Wird der Nerv *nach* seiner Trennung in die beiden Endäste geschädigt, wird zwischen einer *isolierten* Lähmung oder Schwäche der Extensoren *oder* der Pronatoren unterschieden, je nachdem, ob der N. fibularis *profundus* (also die Extensoren) oder der N. fibularis *superficialis* (also die Pronatoren) betroffen sind. Dementsprechend ist die Folge ein Pes equinus (= Spitzfuß/Fußheberschwäche) oder eine Pronationsschwäche. In der Regel ist bei *isolierten* Läsionen des N. fibularis superficialis meist nur der *sensible* Endast betroffen, d. h. es bestehen Schmerzen am distalen Unterschenkel und am Fußrücken. Zu Gangstörungen kommt es also nur bei einer isolierten Läsion des N. fibularis profundus (z. B. beim Kompartmentsyndrom nach Blutungen in die Extensorenloge, vgl. S. 585), der dann zum Spitzfuß und den daraus resultierenden Gangstörungen (Stepper- oder Storchengang) führt. Damit die Fußspitze in der Schwungbeinphase nicht am Boden schleift, ist eine verstärkte Beugung im Hüft- und Kniegelenk notwendig.

* Anstelle der Bezeichnung „fibularis" kann auch die Bezeichnung „peroneus" verwendet werden.

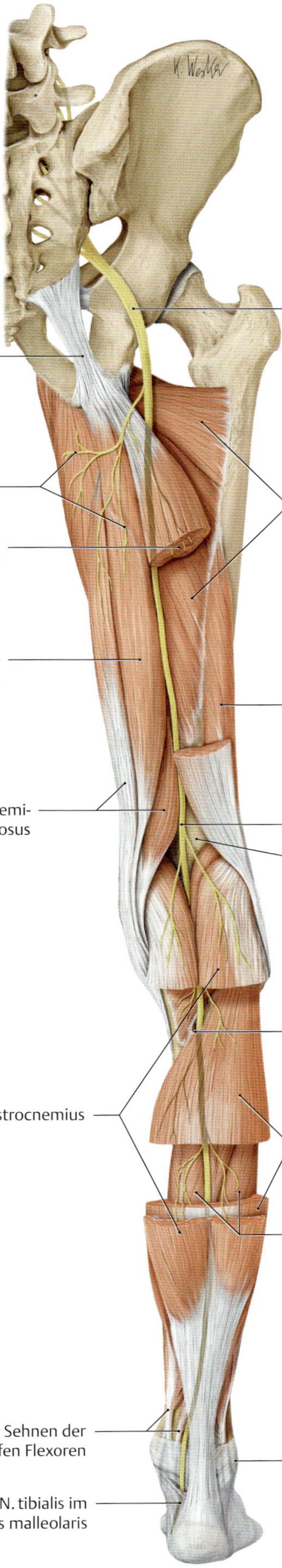

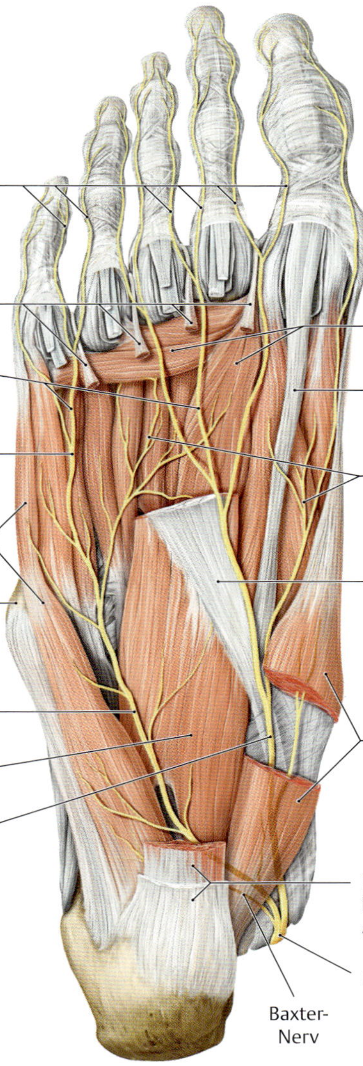

B Verlauf und motorisches Innervationsgebiet des N. ischiadicus: Tibialisanteil (N. tibialis)

a Rechtes Bein, Ansicht von hinten; **b** rechter Fuß, Ansicht von plantar. Bereits am Oberschenkel zweigen aus dem Tibialisanteil des N. ischiadicus mehrere Muskeläste zu folgenden Muskeln ab: Mm. semitendinosus, semimembranosus, biceps femoris (Caput longum) und M. adductor magnus (medialer Teil). Nach Aufteilung des N. ischiadicus zieht der N. tibialis senkrecht durch die Mitte der Fossa poplitea und gelangt unter dem Arcus tendineus musculi solei zu den von ihm innervierten oberflächlichen und tiefen Flexoren. In der tiefen Flexorenloge verläuft der N. tibialis zusammen mit den Vasa tibialia posteriora (hier nicht dargestellt) in einem Gefäß-Nerven-Strang weiter nach distal und gelangt zusammen mit den Sehnen der tiefen Flexoren durch den Canalis malleolaris (= medialer oder hinterer Tarsaltunnel) auf die Plantarseite des Fußes (**b**). Während der Passage durch den Malleolenkanal teilt der N. tibialis sich in seine beiden Endäste (Nn. plantares lateralis u. medialis) auf, die sämtliche Muskeln an der Plantarseite des Fußes innervieren. Eine Kompression des N. tibialis oder seiner Endäste an dieser Stelle äußert sich als sog. Engpasssyndrom (= mediales oder *hinteres* Tarsaltunnelsyndrom – im Unterschied zum sehr viel selteneren *vorderen* Tarsaltunnelsyndrom, das die Folge einer Kompression des sensiblen Endastes des N. fibularis profundus ist, z. B. durch Tragen von hohen Absätzen). Mögliche Folgen sind Schmerzen und Sensibilitätsstörungen im Bereich der Fußsohle und evtl. (z. B. wenn die Kompression zu stark ist, etwa nach Frakturen des Tibiaschaftes und des Malleolus medialis) Paresen der kurzen Fußmuskeln. Zum Baxter-Nerv s. S. 556.

4.10 Nerven des Plexus sacralis: N. pudendus und N. coccygeus

A Nerven des Plexus sacralis (Teil III)
Als unterster Ast des Plexus sacralis entsteht der N. pudendus aus einem eigenen kleinen Geflecht der Rr. ventrales von S1–4 und wird daher gelegentlich auch als *Plexus pudendus* bezeichnet. Sein viszeraler Faserbestandteil enthält neben sympathischen v. a. parasympathische Anteile für die Eingeweide des kleinen Beckens.

Nerv	Segment	Innervierter Muskel	Hautäste
• N. pudendus *(Plexus pudendus)*	S1–4	• Beckenbodenmuskulatur – M. levator ani – M. transversus perinei superficialis – M. transversus perinei profundus – M. bulbospongiosus – M. ischiocavernosus – M. sphincter ani externus – M. sphincter urethrae	• Nn. rectales inferiores • Nn. perineales – Nn. labiales posteriores ♀ – Nn. scrotales posteriores ♂ – N. dorsalis clitoridis ♀ – N. dorsalis penis ♂
• N. coccygeus *(Plexus coccygeus)*	S5–Co2	• M. coccygeus	• Nn. anococcygei (Rr. ventrales) • Rr. dorsales

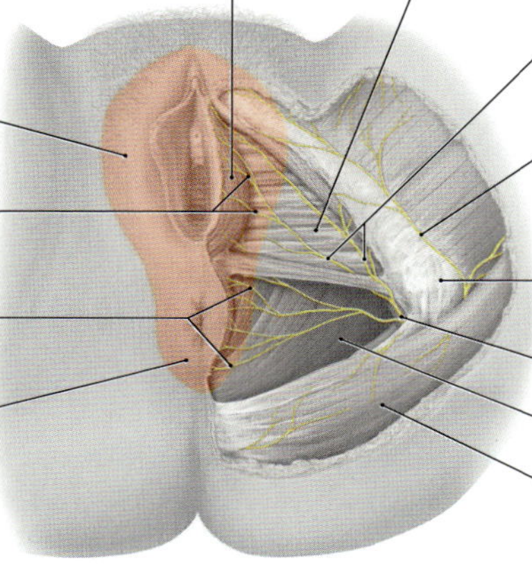

B Hautäste des N. pudendus und ihr sensibles Innervationsgebiet bei der Frau
Steinschnittlage, Ansicht von kaudal. Auf der linken Seite sind die Hautschichten entfernt und die Endäste des N. pudendus in der Fossa ischioanalis (s. S. 574) dargestellt. Das sensibel versorgte Hautareal ist farbig markiert. Große Teile der Regio urogenitalis und der Regio analis werden sensibel vom N. pudendus innerviert. Im Rahmen der Geburtshilfe kann durch Infiltrations- bzw. Leitungsanästhesie das vom N. pudendus versorgte Hautareal anästhesiert werden. Auf diese Weise können eine schmerzfreie Episiotomie (Dammschnitt) sowie die nachfolgende Versorgung der Wunde durchgeführt werden (s. S. 240). Hierbei wird entweder lokal der Damm (Perineum) zwischen Anus und hinterer Scheidenkommissur durch Infiltration mit einem Lokalanästhetikum schmerzunempfindlich gemacht oder im Bereich der Spina ischiadica (hier ist der N. pudendus noch nicht verzweigt!) durch vorübergehende Unterbrechung der Erregungsleitung (sog. Pudendusblock) mit Hilfe eines Anästhetikums (Leitungsanästhesie) außer Kraft gesetzt (s. **C**).

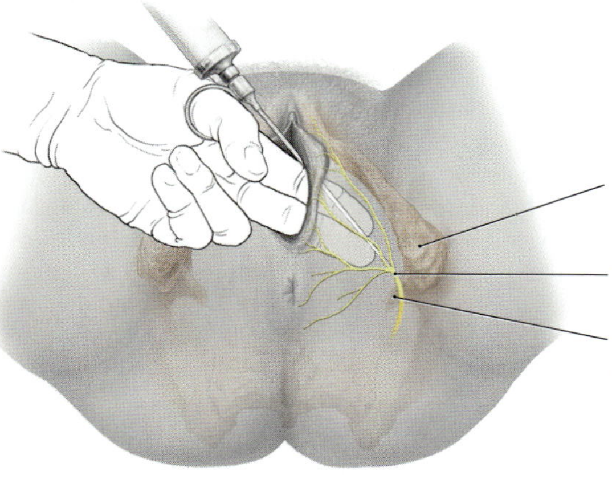

C Durchführung einer linksseitigen Pudendusanästhesie (Pudendusblock)
Steinschnittlage, Ansicht von kaudal. Die am häufigsten durchgeführte Leitungsanästhesie im Rahmen von vaginalen Entbindungen ist der Pudendusblock, der die Schmerzempfindung im Bereich des Dammes, der Vulva und des unteren Scheidendrittels aufhebt. Beim *transvaginalen Zugang* werden von vaginal beidseits mit einer speziellen Führungskanüle je 10 ml eines Lokalanästhetikums etwa 1 cm kranial und 1 cm lateral der zu tastenden Spina ischiadica injiziert. Hierdurch wird der N. pudendus bei seinem Verlauf um die Spina ischiadica noch *vor* seinem Eintritt in den Alcock-Kanal (Canalis pudendalis) und noch *vor* der Aufzweigung in seine Endäste blockiert (Leitungsblock). Häufig legt man die Pudendusanästhesie am Ende der Austreibungsphase, um den Dehnungsschmerz im Dammbereich zu lindern (s. S. 240).

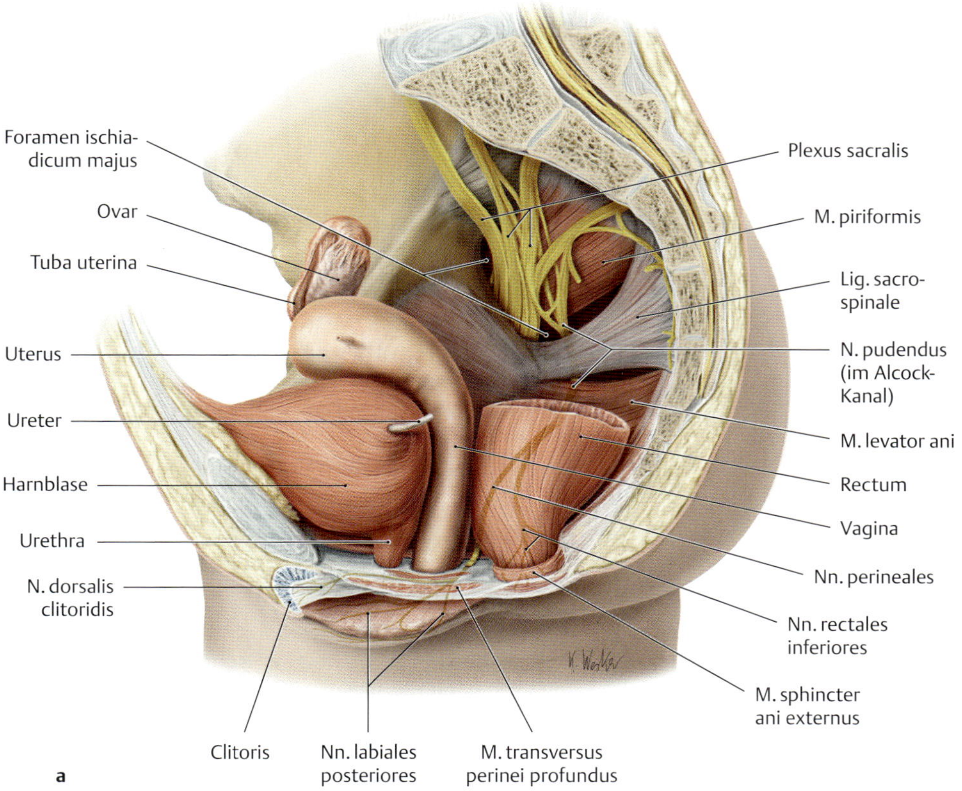

a

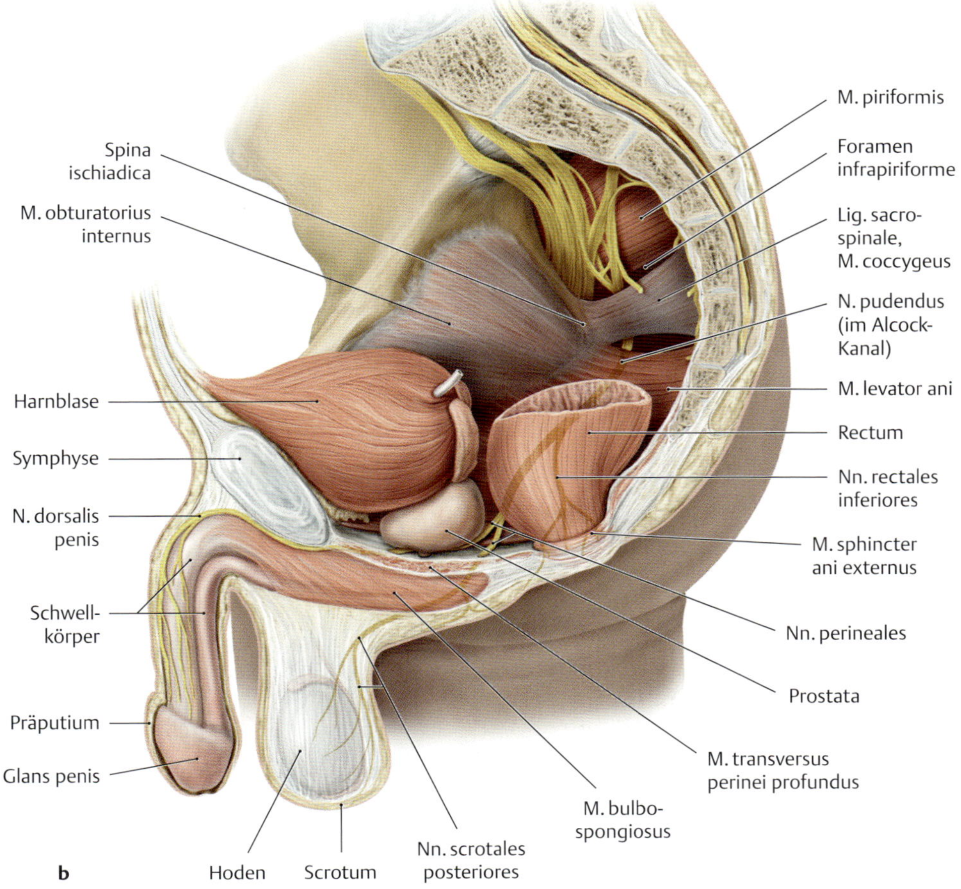

b

D Verlauf des N. pudendus und des N. coccygeus bei der Frau und beim Mann

a Sagittalschnitt durch ein weibliches Becken, Ansicht von links lateral;

b Sagittalschnitt durch ein männliches Becken, Ansicht von links lateral.

Der **N. pudendus** verlässt das kleine Becken durch das Foramen ischiadicum *majus.* Er zieht dann dorsal um die Spina ischiadica bzw. das Lig. sacrospinale herum und tritt durch das Foramen ischiadicum *minus* in die Fossa ischioanalis (ischiorectalis, s. S. 574) ein. In deren lateraler Wand verläuft er, eingebettet in eine Faszienduplikatur des M. obturatorius internus (Canalis pudendalis = Alcock-Kanal), zusammen mit den Vasa pudenda interna nach vorne (s. S. 573). Unterhalb der Symphyse erreicht er den Penisrücken bzw. die Clitoris. Auf seinem Weg durch die Fossa ischioanalis zweigen zahlreiche *Äste vom N. pudendus* ab:

- Nn. rectales inferiores für die motorische Innervation des M. sphincter ani externus und die sensible Versorgung der Haut um den Anus,
- Nn. perineales mit motorischen Ästen für die restlichen Beckenbodenmuskeln (s. S. 170) sowie sensiblen Ästen zur Haut des hinteren Scrotum bzw. der großen und kleinen Vulvalippen, zur Haut des Penis bzw. der Clitoris, zur Glans, zum Präputium und zu den Schwellkörpern.

Eine *Schädigung des N. pudendus,* z. B. infolge von Dammverletzungen während der Geburt, führt zu einem Funktionsverlust des Beckenbodens einschließlich der Schließmuskeln von Blase und Darm (Harn- und Stuhlinkontinenz) sowie zu einer Störung der Geschlechtsfunktionen (z. B. Impotenz beim Mann).

Die Rr. ventrales des 5. Sakral- und des 1. bzw. 2. Kokzygealnervs bilden den **N. coccygeus** (aufgrund des zarten Geflechtes auch als *Plexus coccygeus* bezeichnet), der mit seinen sensiblen Endästen, den Nn. anococcygei, entlang des Lig. anococcygeum zur Haut zwischen Steißbein und Anus zieht.

5.1 Oberflächenrelief und epifasziale Leitungsbahnen: Ansicht von vorne

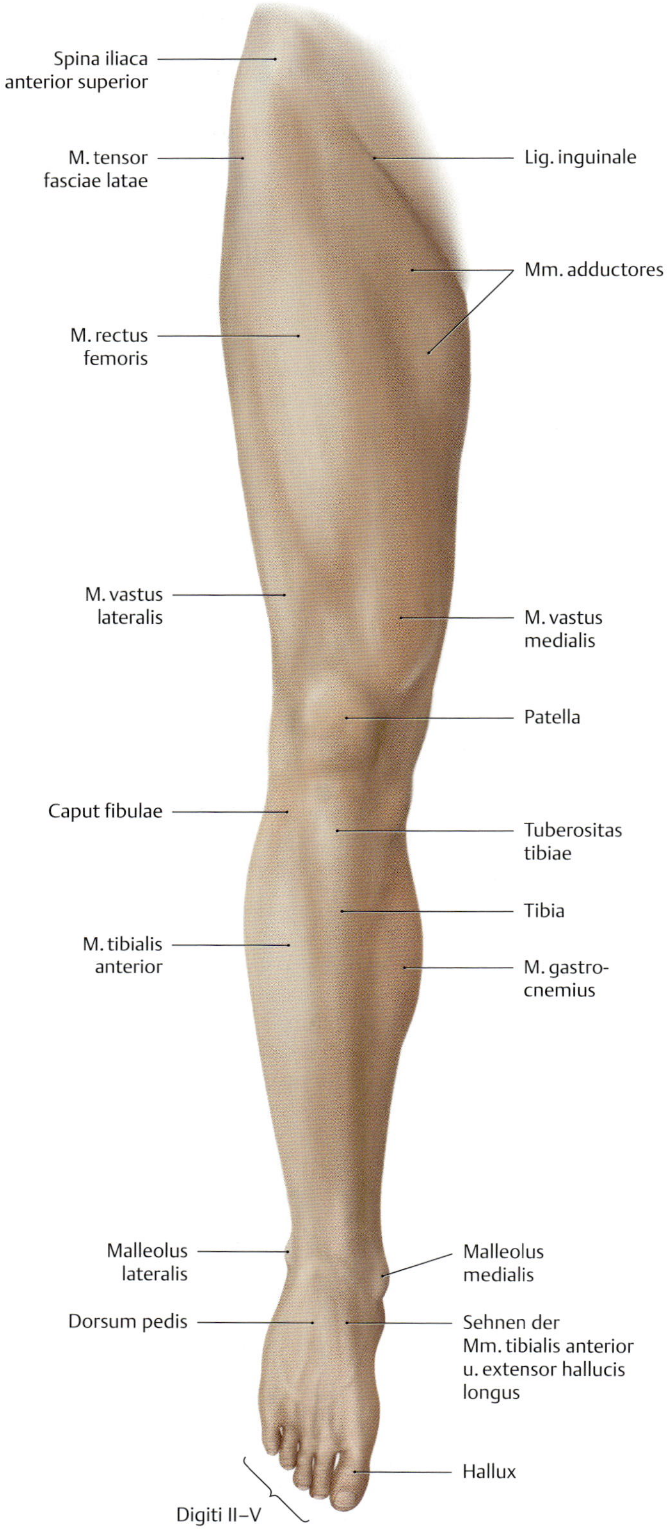

A Oberflächenrelief eines rechten Beines
Tastbare *Knochenpunkte* an der unteren Extremität s. S. 423.

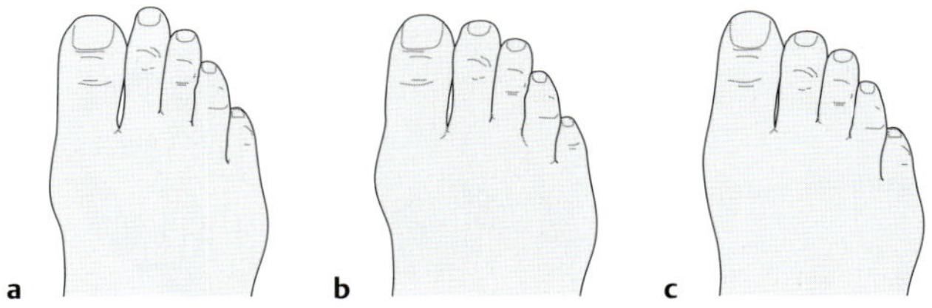

B Die häufigsten Varianten des Vorfußes und der Zehen (nach Debrunner u. Lelièvre)
Nach der Länge der 1. und 2. Zehe unterscheidet man verschiedene Fußformen:

- **a** griechische Fußform (2. Zehe länger als 1. Zehe);
- **b** rechteckige Fußform (1. und 2. Zehe gleich lang);
- **c** ägyptische Fußform (1. Zehe länger als 2. Zehe).

Bei der griechischen Fußform ist in der Regel das Os metatarsi II länger als das Os metatarsi der Großzehe. Hieraus resultiert häufig, insbesondere beim Tragen von hohen Absätzen, eine schmerzhafte Überlastung des 2. Metatarsalköpfchens.

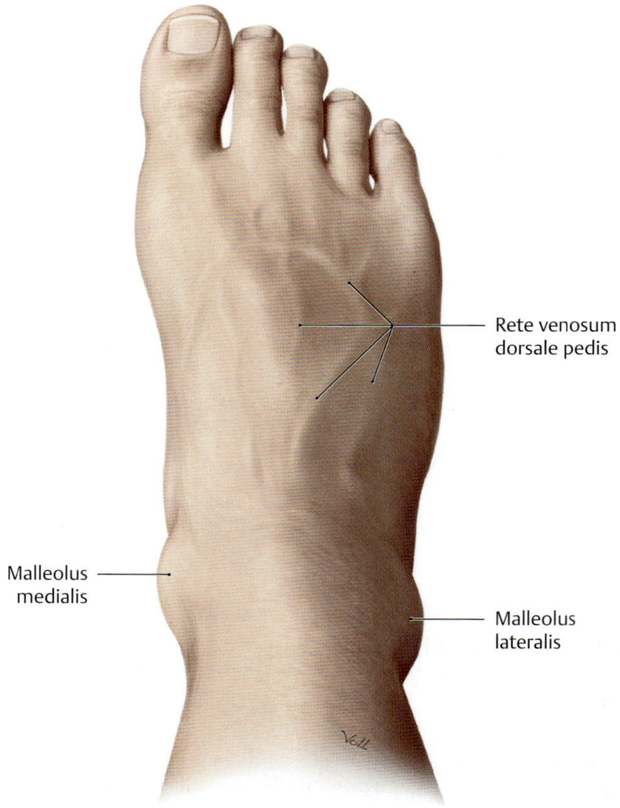

C Dorsum pedis eines rechten Fußes
Am Fußrücken erkennt man das epifaszial gelegene Rete venosum dorsale pedis (vgl. **D**).

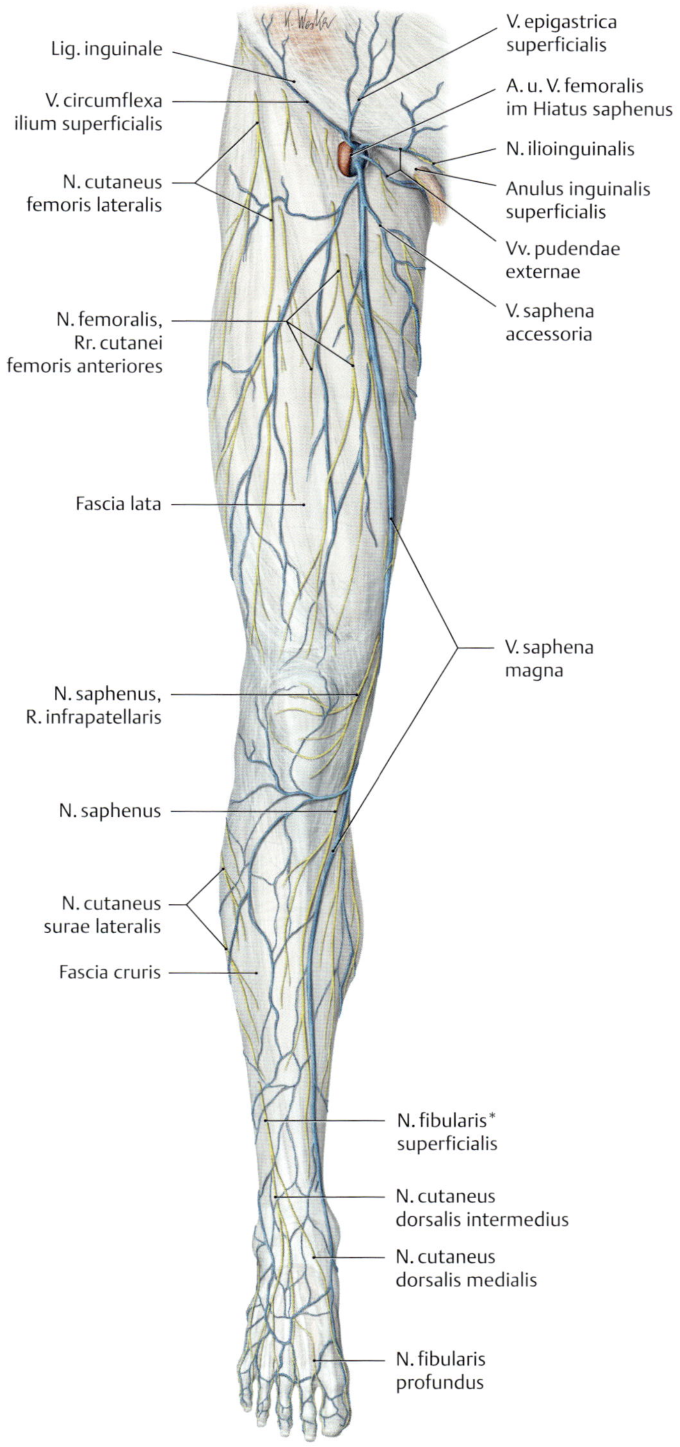

D Epifaszial gelegene Hautvenen und -nerven eines rechten Beines
Ansicht von vorne. Aus dem Venennetz des Fußrückens (Rete venosum dorsale pedis) gehen im weiteren Verlauf zwei größere Venenstämme (V. saphena magna und V. saphena parva) hervor, in die variabel verlaufende Hautvenen einmünden. Während die V. saphena parva (s. S. 565) bereits im Bereich der Kniekehle in die V. poplitea mündet, zieht die V. saphena magna auf der Medialseite des Beines bis kurz unter das Leistenband, wo sie durch den Hiatus saphenus der Fascia lata zur V. femoralis gelangt. Die epifaszialen, oberflächlichen Venen der unteren Extremität sind besonders häufig von einer Varikosis betroffen. Sie sind dann verdickt und vermehrt geschlängelt und deutlich sicht- und tastbar (vgl. S. 545).

* Anstelle der Bezeichnung „fibularis" kann auch die Bezeichnung „peroneus" verwendet werden.

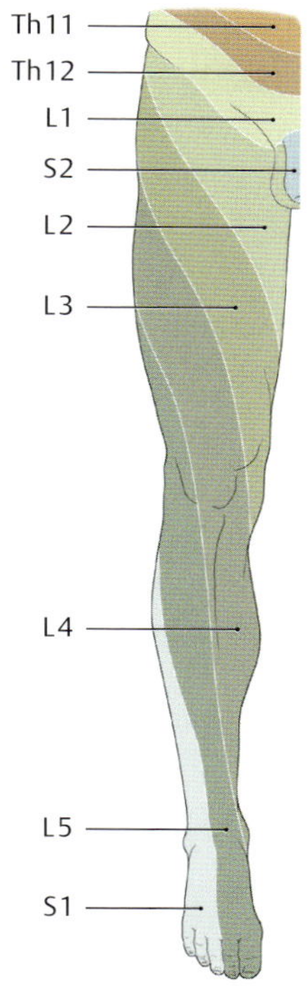

E Segmentale bzw. radikuläre Hautinnervation (Dermatome) eines rechten Beines
Wie am Arm werden mit dem Auswachsen der unteren Extremität während der Ontogenese die sensiblen Hautsegmente in unterschiedlichem Maße in die Länge gestreckt und zu schmalen Streifen ausgezogen. Dabei werden v. a. die Segmente L4, L5 und S1 so weit nach peripher verlagert, dass sie keine Verbindung mehr mit den entsprechenden Segmenten des Rumpfes haben.
Beachte, dass die Dermatome der lumbalen Rumpfsegmente vorzugsweise auf der Vorderseite, die der sakralen Rumpfsegmente im Wesentlichen auf der Hinterseite des Beines liegen (s. S. 92). Dies kann z. B. bei Bandscheibenvorfällen diagnostisch wichtig sein, u. a. um festzustellen, auf welcher Höhe der Vorfall lokalisiert ist.

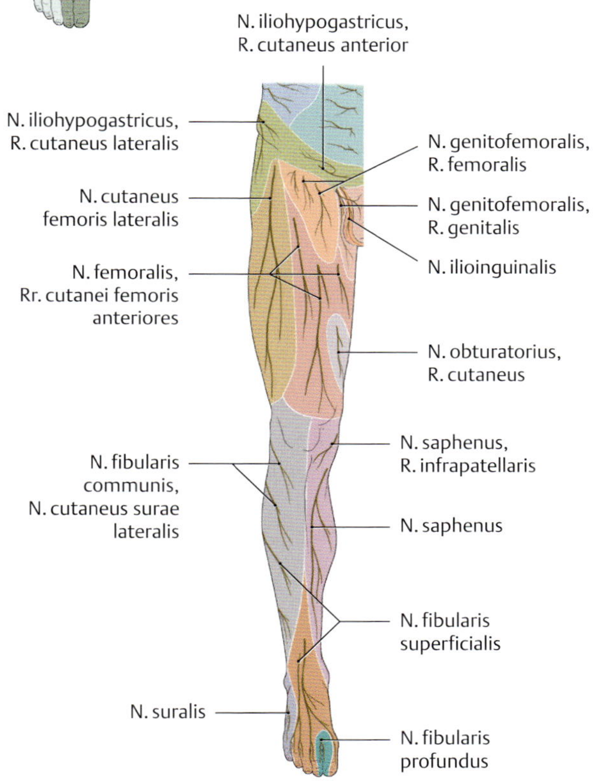

F Periphere Hautinnervation der rechten unteren Extremität
Wie am Arm entsprechen auch die Innervationsgebiete an der unteren Extremität den Verzweigungsgebieten der peripheren Hautnerven (Rr. cutanei) im Unterhautbindegewebe. Dabei überlagern sich die Versorgungsgebiete der einzelnen peripheren Nerven insbesondere in den Randbereichen. Das klinisch ermittelte *Autonomgebiet* eines einzelnen Hautnervs (also das Areal, das dieser Nerv alleine versorgt) ist daher in der Regel deutlich kleiner als das anatomisch darstellbare *Maximalgebiet*. Aus diesem Grund besteht bei Unterbrechung (Verletzung) eines Nervs im Autonomgebiet völlige Empfindungslosigkeit (Anästhesie), in den Randbezirken dagegen häufig nur eine verringerte Empfindungsfähigkeit (Hypästhesie).
Beachte, dass der Sensibilitätsausfall nach Schädigung eines peripheren Nervs ein vollkommen anderes Muster aufweisen wird als bei Schädigung einer Nervenwurzel (s. S. 96).

5.2 Oberflächenrelief und epifasziale Leitungsbahnen: Ansicht von hinten

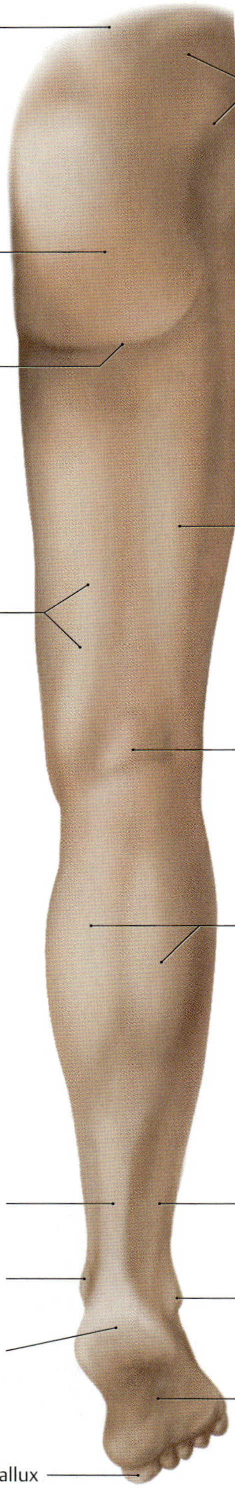

A Oberflächenrelief eines rechten Beines
Fuß plantarflektiert. (Tastbare *Knochenpunkte* an der unteren Extremität s. S. 423.)

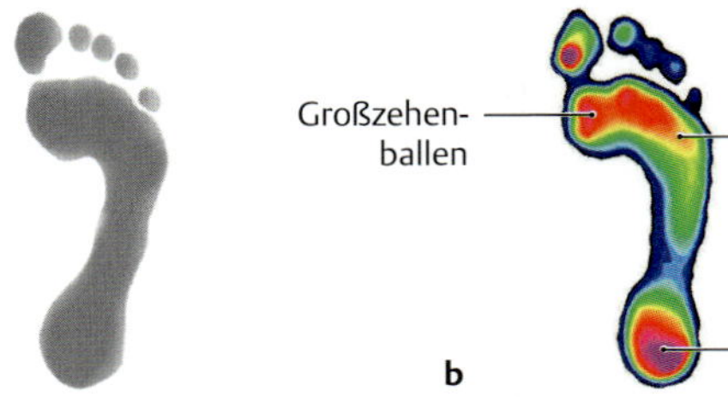

B Fußabdrücke (Podogramme) gesunder rechter Füße von Erwachsenen
Mit Hilfe eines Podogramms lässt sich die Belastung des Fußes grafisch darstellen. Neben einer Inspektion der Fußsohle gibt daher die Beurteilung eines Podogramms den besten Aufschluss über die statischen Verhältnisse am Fuß.

a Fußsohlenabdruck mit Hilfe eines Stempelkissens;
b Dynamisches Druckpodogramm (s. auch S. 483) bei normaler Fußwölbung (Pes rectus). Die Druckverteilung wird mit Hilfe unterschiedlicher Farben erfasst und zeigt, dass der Druck an allen Auflagepunkten (Groß- und Kleinzehenballen sowie Fersenpolster) gleich hoch ist (rotviolett) und dass die dazwischen liegenden Fußsohlenareale weitgehend unbelastet sind (Originalabbildung **b**: Michael Kriwat, Kiel).

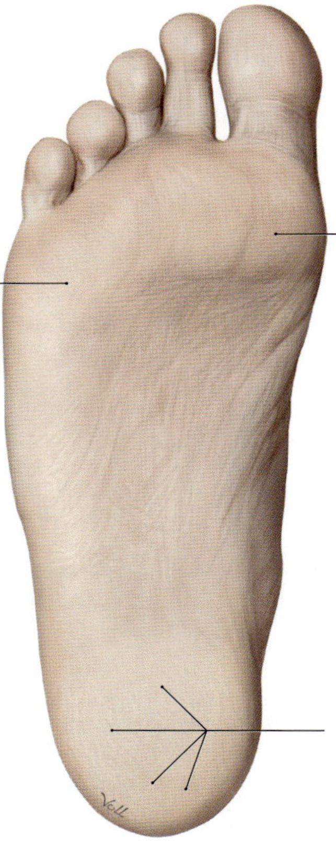

C Planta pedis eines rechten Fußes
Die Haut der Fußsohle stellt als Sinnesorgan den Kontakt zum Boden her und nimmt über Rezeptoren in der Fußsohle die Beschaffenheit des Bodens im Stehen und bei der Fortbewegung wahr. Durch die Kraftübertragung im Bereich des Fersenpolsters sowie des Großzehen- und Kleinzehenballens entstehen an diesen Stellen lokal hohe Druckkräfte, an die das subkutane Bindegewebe durch seinen Aufbau in Form eines *Druckkammersystems* funktionell angepasst ist (vgl. S. 490).

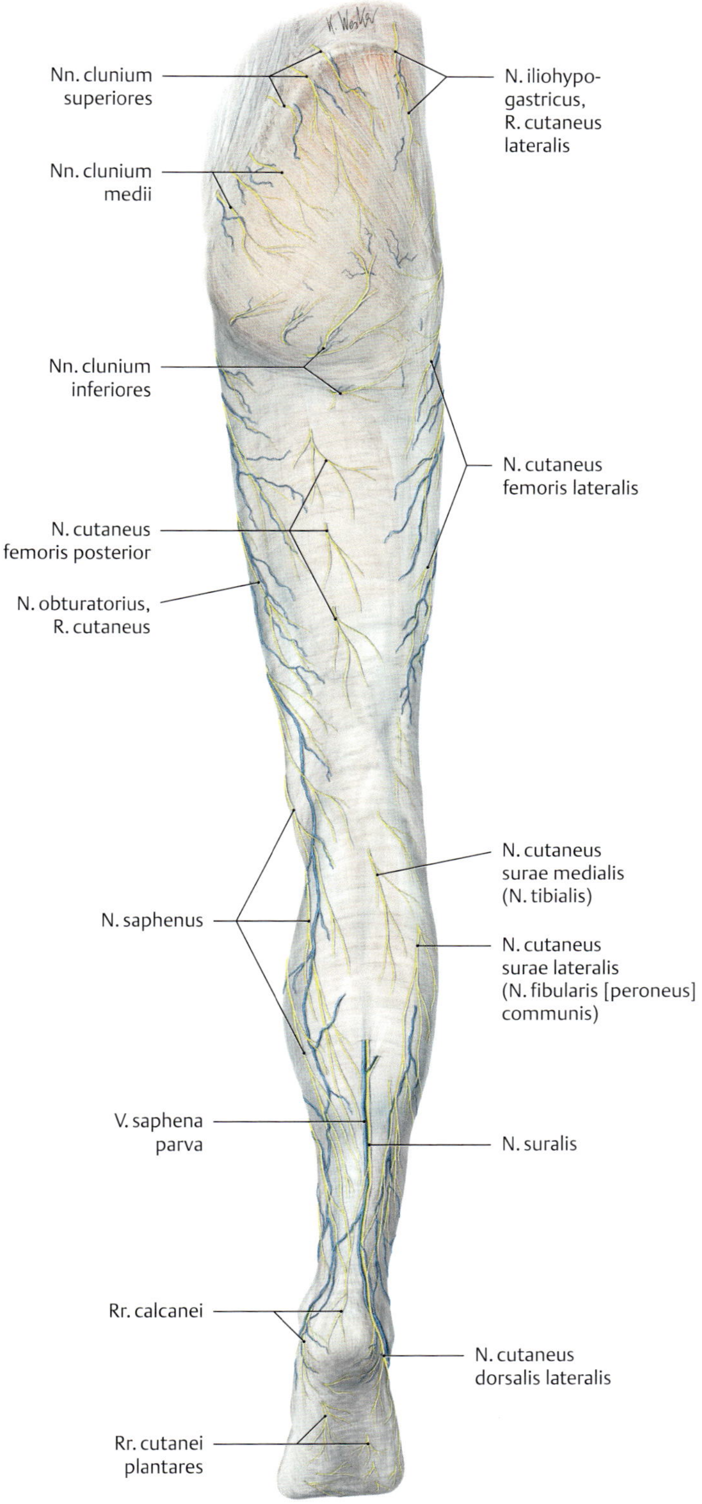

D Epifaszial gelegene Hautvenen und -nerven eines rechten Beines
Ansicht von hinten.

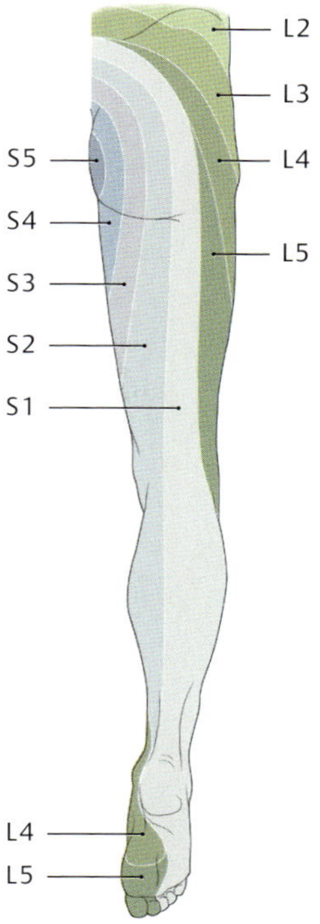

E Segmentale bzw. radikuläre Hautinnervation (Dermatome) eines rechten Beines
Wie am Arm werden mit dem Auswachsen der unteren Extremität während der Ontogenese die sensiblen Hautsegmente in unterschiedlichem Maße in die Länge gestreckt und zu schmalen Streifen ausgezogen. Dabei werden v. a. die Segmente L4, L5 und S1 so weit nach peripher verlagert, dass sie keine Verbindung mehr mit den entsprechenden Segmenten des Rumpfes haben.
Beachte, dass die Dermatome der lumbalen Rumpfsegmente vorzugsweise auf der Vorderseite, die der sakralen Rumpfsegmente im Wesentlichen auf der Hinterseite des Beines liegen (s. S. 88). Dies kann z. B. bei Bandscheibenvorfällen diagnostisch wichtig sein, u. a. um festzustellen, auf welcher Höhe der Vorfall lokalisiert ist.

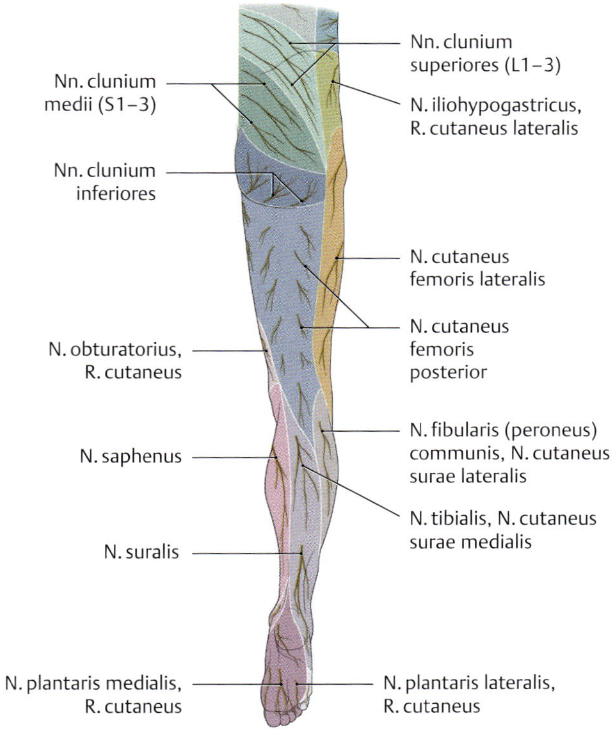

F Periphere Hautinnervation der rechten unteren Extremität
Wie am Arm entsprechen auch die Innervationsgebiete an der unteren Extremität den Verzweigungsgebieten der peripheren Hautnerven (Rr. cutanei) im Unterhautbindegewebe. Dabei überlagern sich die Versorgungsgebiete der einzelnen peripheren Nerven insbesondere in den Randbereichen. Das klinisch ermittelte *Autonomgebiet* eines einzelnen Hautnervs (also das Areal, das dieser Nerv alleine versorgt) ist daher in der Regel deutlich kleiner als das anatomisch darstellbare *Maximalgebiet*. Aus diesem Grund besteht bei Unterbrechung (Verletzung) eines Nervs im Autonomgebiet völlige Empfindungslosigkeit (Anästhesie), in den Randbezirken dagegen häufig nur eine verringerte Empfindungsfähigkeit (Hypästhesie).
Beachte, dass der Sensibilitätsausfall nach Schädigung eines peripheren Nervs ein vollkommen anderes Muster aufweisen wird als bei Schädigung einer Nervenwurzel (s. S. 96).

5.3 Vorderseite des Oberschenkels (Regio femoralis anterior mit Trigonum femorale)

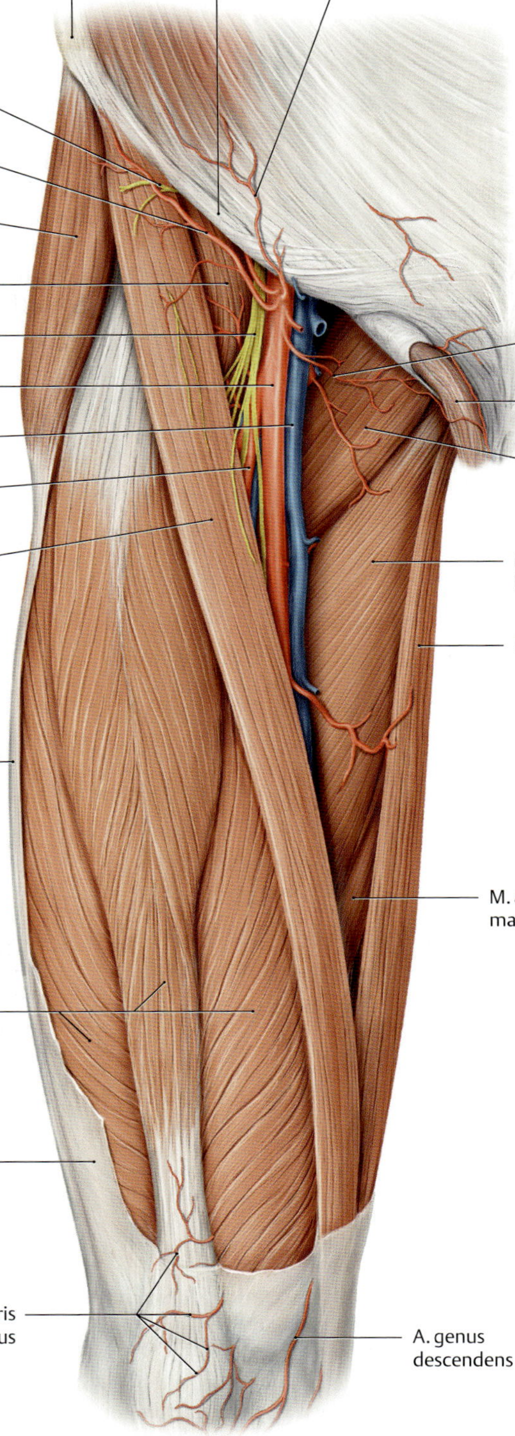

A Trigonum femorale
Rechter Oberschenkel, Ansicht von vorne. Zur Darstellung der Leitungsbahnen im Trigonum femorale (Schenkeldreieck) sind Haut, Unterhaut und Fascia lata entfernt worden. Das Schenkeldreieck wird kranial durch das Leistenband (Lig. inguinale), lateral durch den M. sartorius und medial durch den M. adductor longus begrenzt. Es enthält die aus dem Becken kommenden Leitungsbahnen, die unterhalb des Leistenbandes durch die Lacuna musculorum und die Lacuna vasorum (vgl. **C**) auf die Oberschenkelvorderseite treten. Die muskuläre Grundlage des Trigonum femorale bilden von lateral nach medial die Mm. iliopsoas u. pectineus.

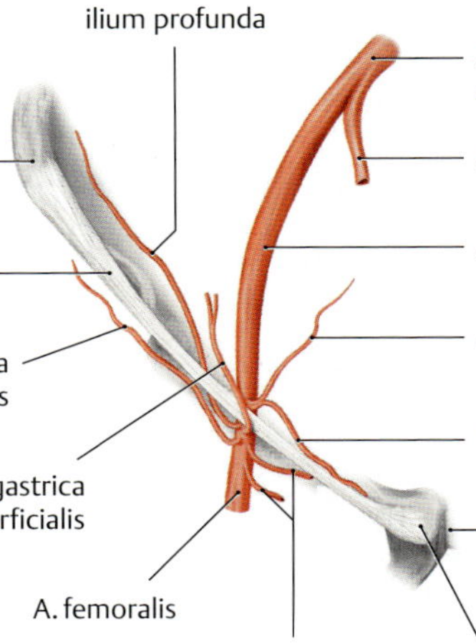

B Astfolge der A. iliaca externa am Übergang zur A. femoralis im Bereich des Leistenbandes
Beachte: Die A. circumflexa ilium profunda ist hier als Ast der A. iliaca externa auf Höhe des Leistenbandes dargestellt. Tatsächlich ist der Ursprung dieses Gefäßes sehr variabel und kann z. B. auch oberhalb bzw. unterhalb des Leistenbandes liegen.

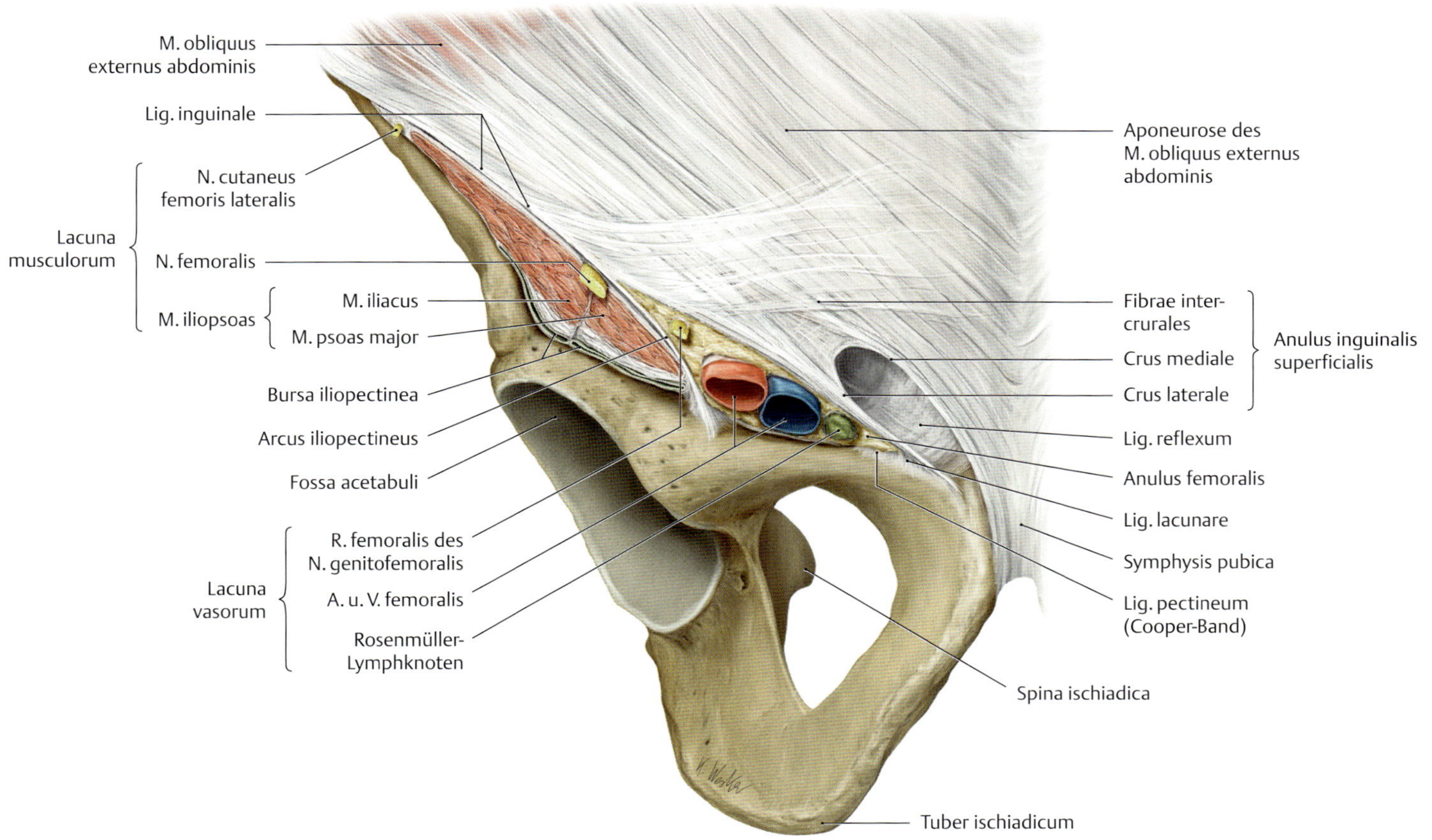

C Leistenregion und Inhalt von Lacuna musculorum und Lacuna vasorum

Ansicht von vorne. Die Abbildung zeigt einen Teil des rechten Os coxae und den angrenzenden Bereich der vorderen, unteren Bauchwand mit dem Anulus inguinalis superficialis sowie den Inhalt der Lacuna musculorum und Lacuna vasorum unterhalb des Lig. inguinale. Die von Leistenband und oberem Beckenrand begrenzte Durchtrittsstelle für Muskeln und Gefäße wird durch den bindegewebigen Arcus iliopectineus in eine laterale Muskel- (Lacuna musculorum) und eine mediale Gefäßpforte (Lacuna vasorum) unterteilt.

Lacuna vasorum: Sie liegt medial des Arcus iliopectineus. Durch diese „Gefäßpforte" verlaufen von lateral nach medial der R. femoralis des N. genitofemoralis, die A. femoralis und die V. femoralis sowie die Vasa lymphatica inguinalia profunda (hier nur ein Lymphknoten dargestellt). Den medial von der V. femoralis liegenden Teil der Lacuna vasorum bezeichnet man als *Schenkelring (Anulus femoralis).* Durch ihn gelangen die Lymphgefäße vom Oberschenkel in das Becken. Der Anulus femoralis wird von einer dünnen Bindegewebsplatte, dem Septum femorale (hier nicht dargestellt), verschlossen, in dem meistens ein Lymphknoten liegt (Rosenmüller-Lymphknoten), der zur Gruppe der tiefen Leistenlymphknoten gehört (vgl. S. 546).

Lacuna musculorum: Sie liegt lateral des Arcus iliopectineus. Durch diese „Muskellücke" ziehen der M. iliopsoas, der N. femoralis und der N. cutaneus femoris lateralis.

Beachte den unter dem M. iliopsoas gelegenen Schleimbeutel, die Bursa iliopectinea. Sie ist der größte Schleimbeutel der Hüftregion und kommuniziert in 15 % der Fälle mit der Gelenkhöhle des Hüftgelenks. Aus diesem Grund kann eine Entzündung dieser Bursa (Bursitis) auch die Folge einer entzündlichen Erkrankung des Hüftgelenks sein. Bei einer Entzündung ist die Bursa iliopectina häufig schmerzhaft und geschwollen und kann dann bei MRT-Aufnahmen gelegentlich mit Tumoren verwechselt werden.

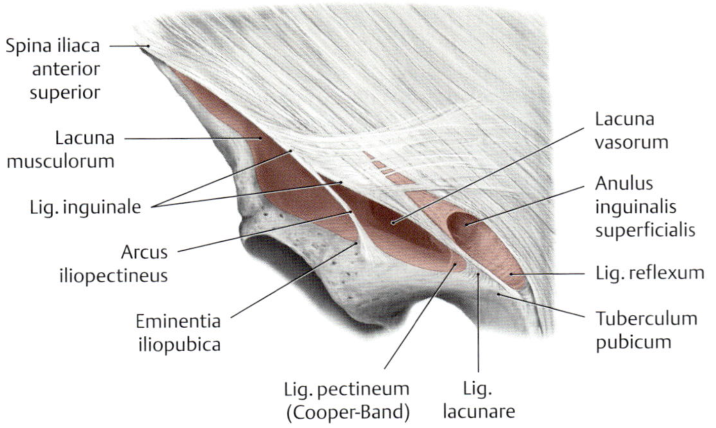

D Bindegewebige und knöcherne Begrenzung von Lacuna musculorum und Lacuna vasorum

Schema der rechten Leistenregion, Ansicht von vorne. Die bindegewebige Grenze zwischen Lacuna musculorum und Lacuna vasorum bildet der Arcus iliopectineus, ein verstärkter medialer Teil der Musculus-iliacus-Faszie. Er verbindet das Lig. inguinale mit der Eminentia iliopubica. Den Bindegewebszug, der am medialen Ansatz des Leistenbandes bogenförmig nach unten verläuft, bezeichnet man als Lig. lacunare, welches sich nach medial als Lig. pectineum (Cooper-Band) auf den R. superior ossis pubis fortsetzt. Dieses scharfkantige Lig. lacunare bildet die mediale Begrenzung der Lacuna *vasorum* und kann bei sog. Schenkelhernien eine Einklemmung des Bruchsackes begünstigen (vgl. S. 222). Oberhalb vom Leistenband liegt der Anulus inguinalis superficialis, die äußere Öffnung des Leistenkanals (vgl. S. 218). Die laterale Begrenzung der Lacuna *musculorum* bildet die Spina iliaca anterior superior.

5.4 Arterielle Versorgung des Oberschenkels

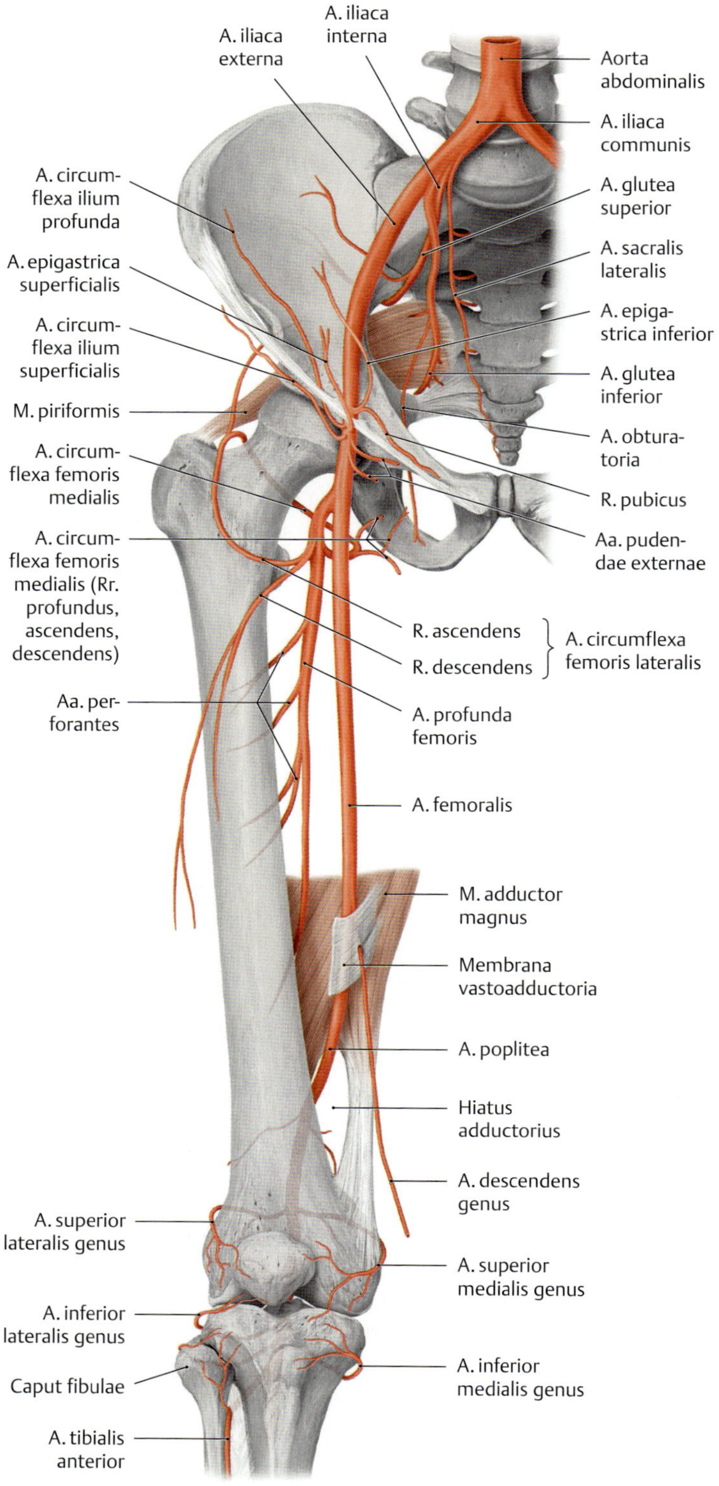

A Verlauf und Astfolge der A. femoralis

Die A. femoralis verläuft als Fortsetzung der A. iliaca externa am medialen Oberschenkel zum Adduktorenkanal, in dem sie zur Rückseite des Beines gelangt. Nach ihrem Durchtritt durch den Hiatus adductorius trägt sie die Bezeichnung A. poplitea. Im klinischen Alltag wird die A. femoralis häufig als A. femoralis *superficialis* bezeichnet, da sie, im Gegensatz zur A. *profunda* femoris, die aus ihr hervorgeht (s. **D**), einen oberflächlichen Verlauf auf der Oberfläche der Oberschenkelvorderseite nimmt.

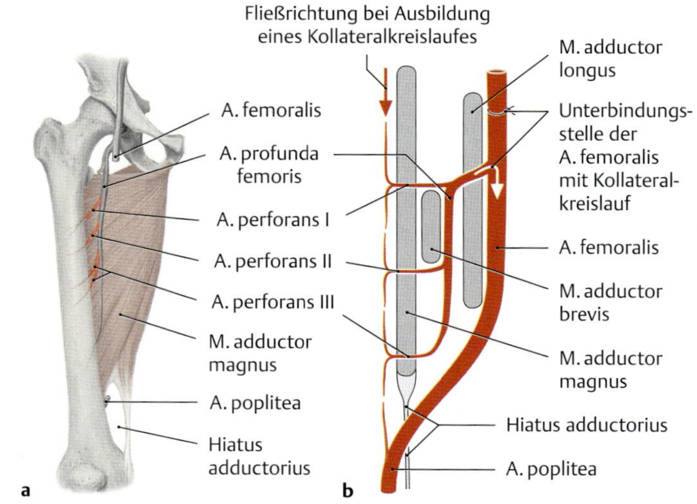

B Verlauf der A. profunda femoris und Durchtrittsstellen der Aa. perforantes im Bereich der Adduktorenmuskulatur

a Rechter Oberschenkel, Ansicht von vorne; **b** schematischer Längsschnitt durch die Adduktorenmuskulatur auf Höhe der Aa. perforantes. Aus der A. profunda femoris treten etwa 3–5 Endäste, die durch den oberschenkelnahen Ansatzbereich der Mm. adductores von der Vorder- zur Rückseite des Oberschenkels ziehen (= Aa. perforantes I–III). Sie versorgen die ischiokrurale Muskulatur (Mm. biceps femoris, semitendinosus u. semimembranosus). Die Durchtrittsstellen liegen in der Regel oberhalb und unterhalb des M. adductor brevis sowie unmittelbar oberhalb des Hiatus adductorius. Aufgrund eines guten Kollateralkreislaufs mit Ästen der A. iliaca interna (A. glutea inferior und A. obturatoria) wird eine Unterbindung der A. femoralis proximal des Abgangs der A. profunda femoris relativ gut toleriert.

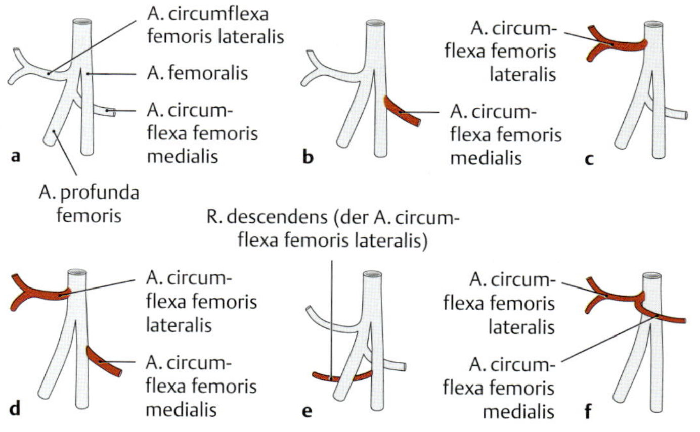

C Varianten der Astabgänge aus der A. femoralis (nach Lippert u. Pabst)

a A. profunda femoris sowie Aa. circumflexae femoris medialis u. lateralis entspringen gemeinsam aus der A. femoralis (58 % der Fälle – und so auch in den anderen Abb. auf dieser Seite dargestellt);
b die A. circumflexa femoris medialis entspringt direkt aus der A. femoralis (18 % der Fälle);
c die A. circumflexa femoris lateralis entspringt direkt aus der A. femoralis (15 % der Fälle);
d beide Aa. circumflexae entspringen aus der A. femoralis (4 % der Fälle);
e der R. descendens der A. circumflexa femoris lateralis ist ein direkter Ast der A. femoralis (3 % der Fälle);
f beide Aa. circumflexae haben einen gemeinsamen Stamm (1 % der Fälle).

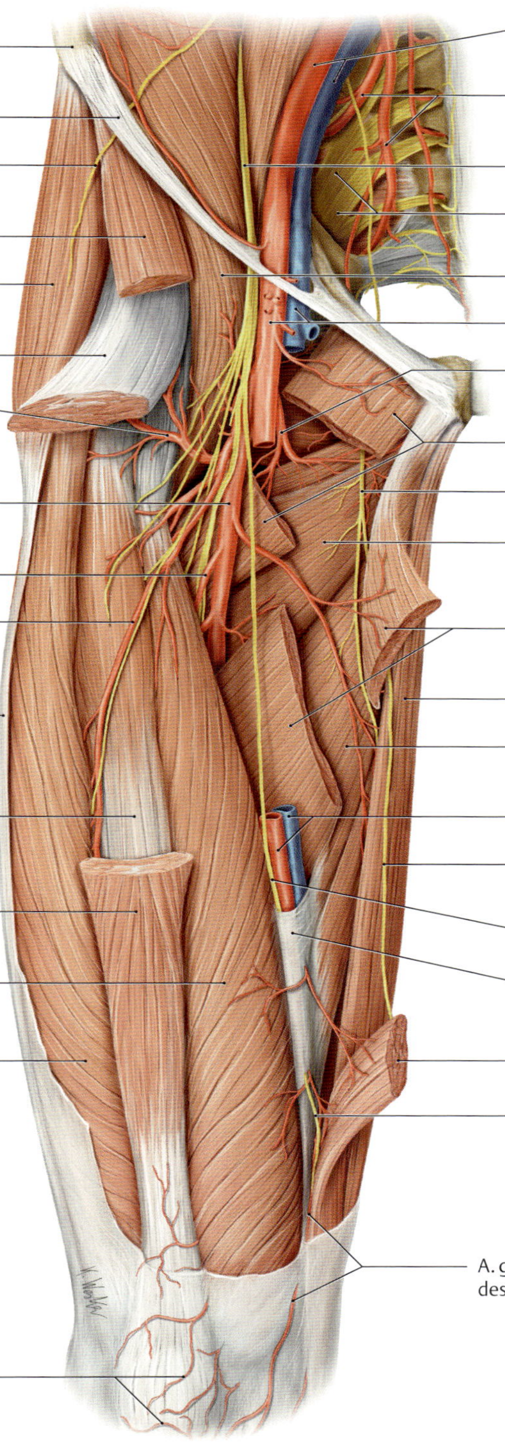

D Blutversorgung des Oberschenkels durch die A. profunda femoris

Rechter Oberschenkel, Ansicht von vorne. Um den Verlauf der A. profunda femoris am Oberschenkel darzustellen, wurden die Mm. sartorius, rectus femoris, adductor longus u. pectineus teilweise entfernt und die A. femoralis in ihrem mittleren Abschnitt abgetragen. Aus Gründen der Übersicht wurden die Venen bis auf die V. iliaca externa ebenfalls entfernt. Kranial des Lig. inguinale sind sowohl die vordere Bauchwand als auch die Becken- und Bauchorgane nicht dargestellt. Während die Äste der Aa. circumflexae medialis u. lateralis vorwiegend die Extensoren und die Adduktoren des Oberschenkels mit Blut versorgen, gelangen die Endäste der A. profunda femoris (Aa. perforantes I–III, s. **B**) an der medialen Seite des Femur durch Lücken im Ansatzbereich der Mm. adductores auf die Rückseite des Oberschenkels und versorgen die ischiokruralen Muskeln (Mm. biceps femoris, semitendinosus u. semimembranosus).

Beachte: Der Adduktorenkanal wird nach vorne durch die Membrana vastoadductoria begrenzt. Durch sie treten die A. genus descendens und der N. saphenus hindurch (s. **E** u. **F**).

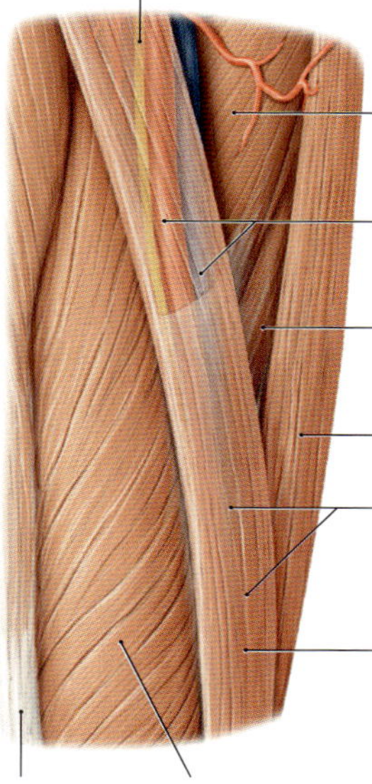

E Lage des Adduktorenkanals (Canalis adductorius)

Rechter Oberschenkel, Ansicht von vorne. Gemeinsam mit der A. u. V. femoralis zieht der N. saphenus auf der Vorderseite des Oberschenkels in den Adduktorenkanal. Während die beiden Gefäße über den Hiatus adductorius weiter in Richtung Kniekehle verlaufen, durchbricht der N. saphenus zusammen mit der A. genus descendens die Membrana vastoadductoria, um zur medialen Seite des Kniegelenks zu gelangen (vgl. **F**).

F Begrenzungen und Inhalt des Adduktorenkanals (Canalis adductorius)

Begrenzung
- M. adductor longus (hinten)
- M. adductor magnus (medial)
- Membrana vastoadductoria (vorne)
- M. vastus medialis (lateral)

Inhalt
- A. femoralis
- V. femoralis
- N. saphenus } durchbrechen die Membrana vastoadductoria
- A. genus descendens } durchbrechen die Membrana vastoadductoria

5.5 Gesäßregion (Regio glutealis): Gefäße und Nerven im Überblick

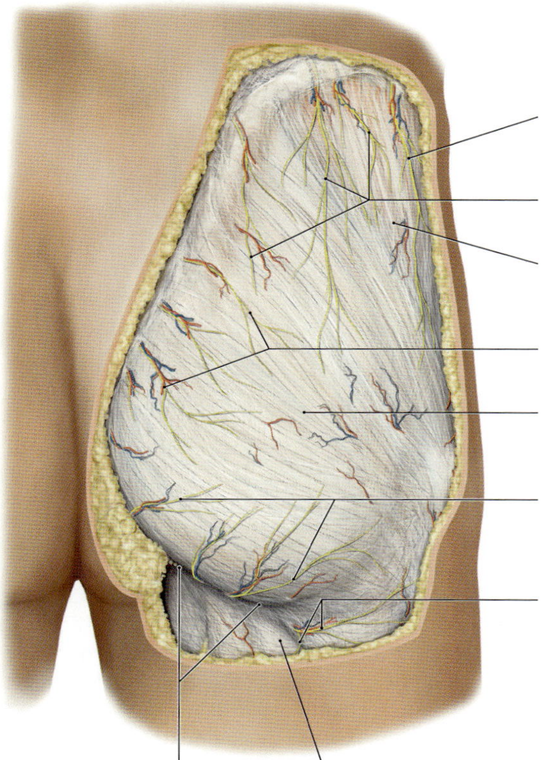

A Faszienverhältnisse und Hautnerven im Bereich der oberflächlichen Gesäßregion

Rechte Gesäßregion, Ansicht von hinten. Die Regio glutealis wird von der Fascia glutea, einem Teil der Fascia lata, bedeckt (wobei der Begriff Fascia lata genau genommen nur den Teil unterhalb der Mm. glutei medius u. maximus bezeichnet). Auf dem M. gluteus maximus senkt sie sich septenartig zwischen die Muskelbündel. Am Übergang zwischen Gesäßregion und Oberschenkelrückseite liegt die leicht bogenförmig verlaufende Gesäßfurche (Sulcus glutealis), in der Verstärkungszüge der Fascia lata auf Höhe des Tuber ischiadicum quer über den Oberschenkel ziehen.

Beachte im Hinblick auf die Oberflächenanatomie: Der schräg verlaufende, kaudale Rand des M. gluteus maximus (s. **B**) *kreuzt* die Gesäßfalte. Sein Verlauf ist also nicht identisch mit dem der Gesäßfalte!

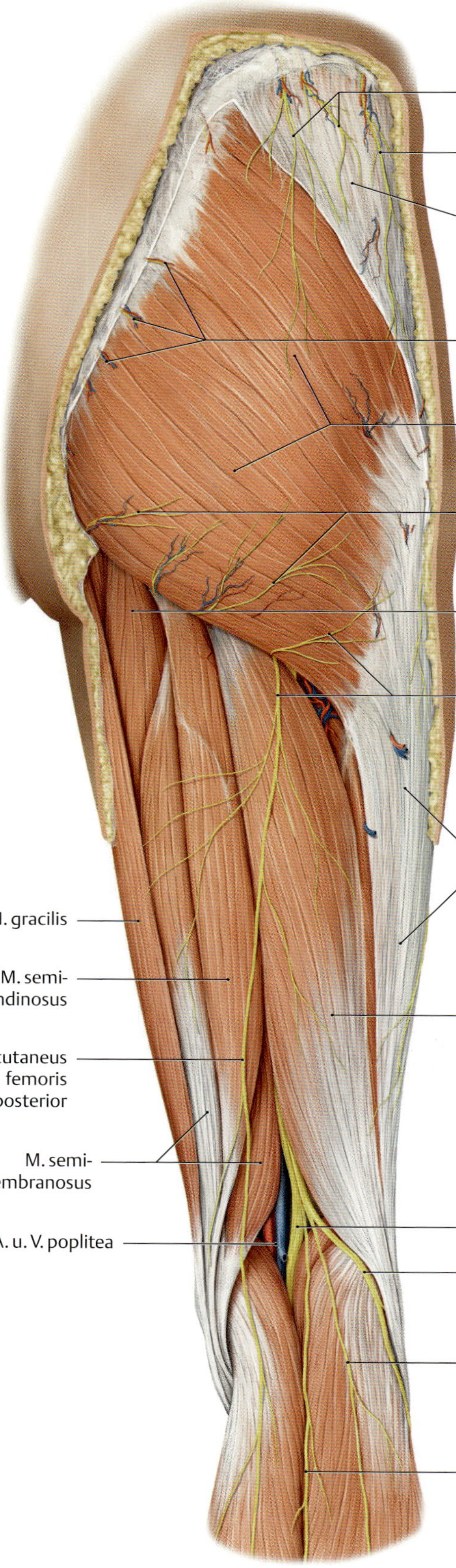

B Gesäßregion und Oberschenkelrückseite nach Entfernung der Faszien

Rechtes Bein, Ansicht von hinten. Nach Entfernung der Fascia lata kann der über weite Strecken subfaszial verlaufende Hauptstamm des N. cutaneus femoris posterior bis in die Kniekehle verfolgt werden.

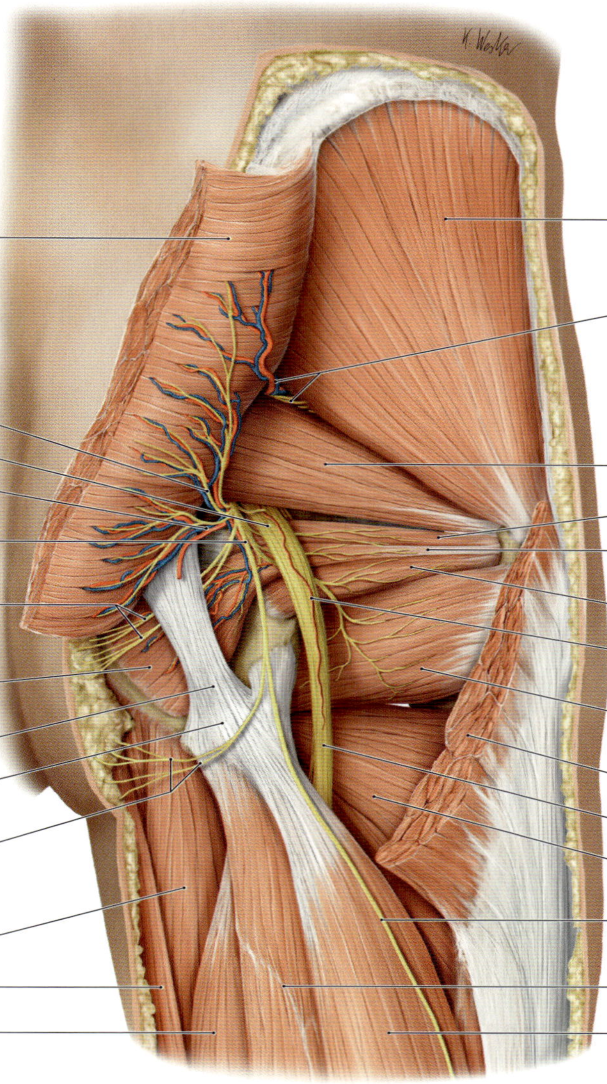

C Gefäße und Nerven der tiefen Gesäßregion

Rechte Seite nach teilweiser Entfernung des M. gluteus maximus, Ansicht von hinten.

Die Leitungsbahnen der tiefen Gesäßregion verlaufen in einem ausgedehnten Fett- und Bindegewebsraum unterhalb des M. gluteus maximus. Der Boden des Bindegewebsraumes wird von den Mm. piriformis, obturatorius internus, gemelli u. quadratus femoris gebildet. Über die Foramina ischiadica steht er mit den Bindegewebsräumen des kleinen Beckens und der Fossa ischioanalis (hier nicht dargestellt) in Verbindung. Als topografische Orientierungshilfe dient der M. piriformis. Er zieht von der Facies pelvica des Kreuzbeins durch das Foramen ischiadicum majus zur Spitze des Trochanter major und unterteilt dabei das „große Sitzbeinloch“ in einen supra- und infrapiriformen Abschnitt (s. **A**, S. 566).

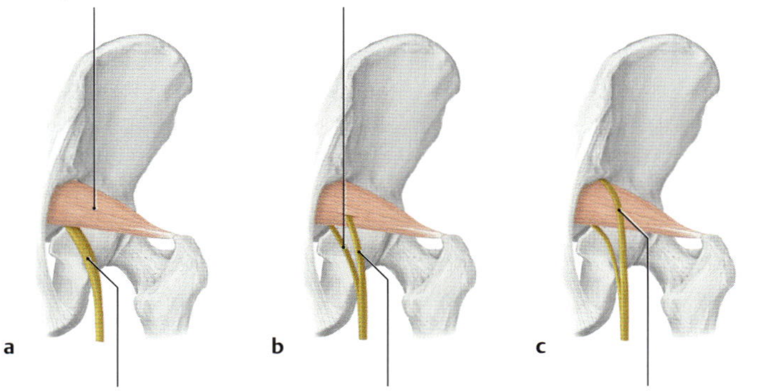

D Variabler Verlauf des N. ischiadicus in Bezug zum M. piriformis

- **a** Der N. ischiadicus verlässt das kleine Becken durch das Foramen infrapiriforme (nahezu 85 % aller Fälle).
- **b** Es liegt eine sog. *hohe Teilung* des N. ischiadicus vor (etwa 15 % der Fälle), wobei der Fibularisanteil (N. fibularis [peroneus] communis), und manchmal auch der N. cutaneus femoris posterior, durch den M. piriformis hindurchzieht und dabei komprimiert werden kann (Piriformissyndrom). Als „Piriformissyndrom“ werden häufig auch die Beschwerden bezeichnet, die sich im Anschluss an ein Trauma in der Gesäßregion entwickeln können und mit intensiven Schmerzen in der Glutäalregion einhergehen. Ob diese Beschwerden auf eine Kompression von Teilen des N. ischiadicus zurückzuführen sind, ist dabei aber noch nicht gesichert.
- **c** Der Fibularisanteil des N. ischiadicus verlässt das kleine Becken oberhalb des M. piriformis durch das Foramen suprapiriforme (selten, nur ca. 0,5 % der Fälle).

5.6 Gesäßregion (Regio glutealis): Foramina ischiadica und N. ischiadicus

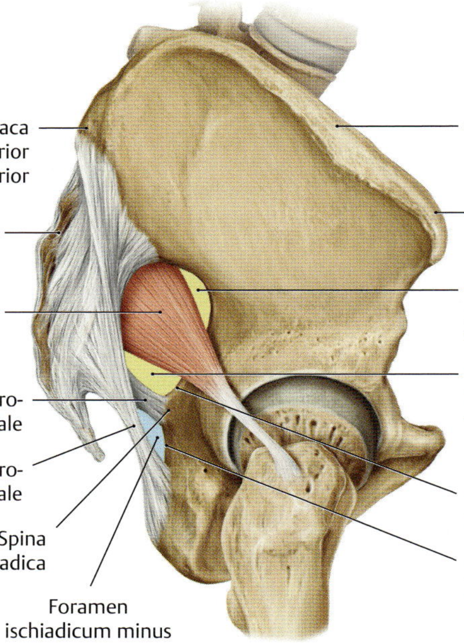

A Lage der Foramina ischiadica majus und minus
Rechtes Hüftbein, Ansicht von lateral.

B Grenzen der Foramina ischiadica und durch sie durchziehende Strukturen

Über die Foramina ischiadica steht der subglutäale Bindegewebsraum mit den Bindegewebsräumen des kleinen Beckens und der Fossa ischioanalis in Verbindung. Das Foramen ischiadicum majus wird durch den M. piriformis in ein Foramen suprapiriforme und ein Foramen infrapiriforme unterteilt.

Foramen	Grenzen	Durchziehende Strukturen
• Foramen ischiadicum majus	• Incisura ischiadica major • Lig. sacrospinale • Os sacrum	• *Foramen suprapiriforme* – A. u. V. glutea superior – N. gluteus superior • *Foramen infrapiriforme* – A. u. V. glutea inferior – N. gluteus inferior – A. u. V. pudenda interna – N. pudendus – N. ischiadicus – N. cutaneus femoris posterior
• Foramen ischiadicum minus	• Incisura ischiadica minor • Lig. sacrospinale • Lig. sacrotuberale	– A. u. V. pudenda interna – N. pudendus – M. obturatorius internus

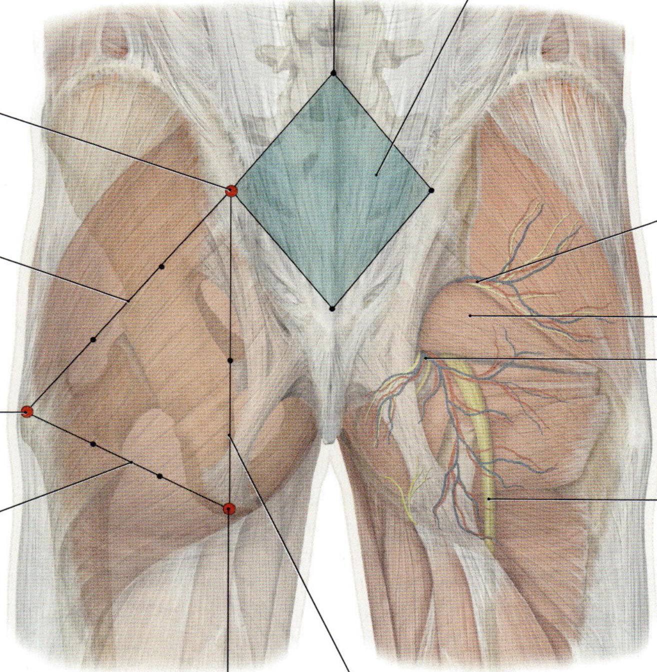

C Hilfslinien zum Aufsuchen der in der Regio glutealis verlaufenden Leitungsbahnen

Rechte und linke Gesäßregion, Ansicht von hinten.

Die Hilfslinien orientieren sich an folgenden Punkten: Spina iliaca posterior superior (seitlicher Eckpunkt der Michaelis-Raute), Tuber ischiadicum und Trochanter major.

- **Spina-Trochanter-Linie:** Zwischen mittlerem und oberem Drittel liegt die Austrittsstelle der Vasa glutea superiora aus dem Foramen suprapiriforme;
- **Tuber-Trochanter-Linie:** Zwischen mittlerem und medialem Drittel verläuft der N. ischiadicus nach kaudal;
- **Spina-Tuber-Linie:** Auf der Mitte dieser Linie liegen die Austrittsstellen des N. ischiadicus, des N. gluteus inferior und des N. pudendus sowie der Vasa pudenda interna u. glutea inferiora aus dem Foramen infrapiriforme.

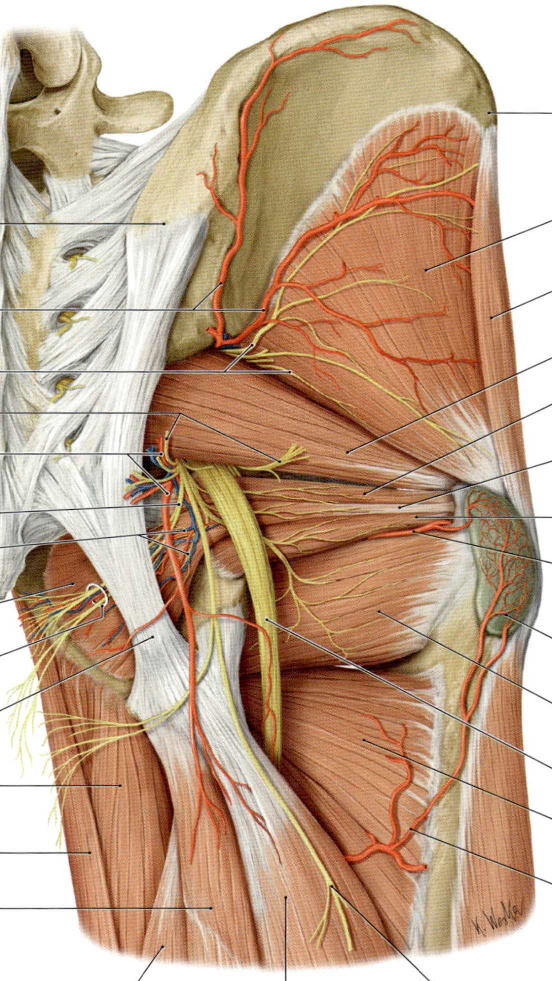

D Gefäße und Nerven der Regio glutealis und der Fossa ischioanalis

Rechte Gesäßregion nach Entfernung der Mm. glutei maximus u. medius, Ansicht von hinten.

Beachte den Verlauf der Vasa pudenda interna und des N. pudendus in der lateralen Wand der Fossa ischioanalis im sog. Alcock-Kanal (Canalis pudendalis), einer Faszienduplikatur des M. obturatorius internus (s. S. 496).

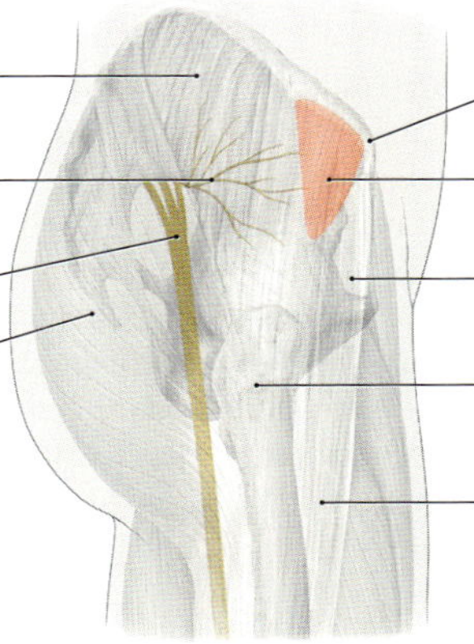

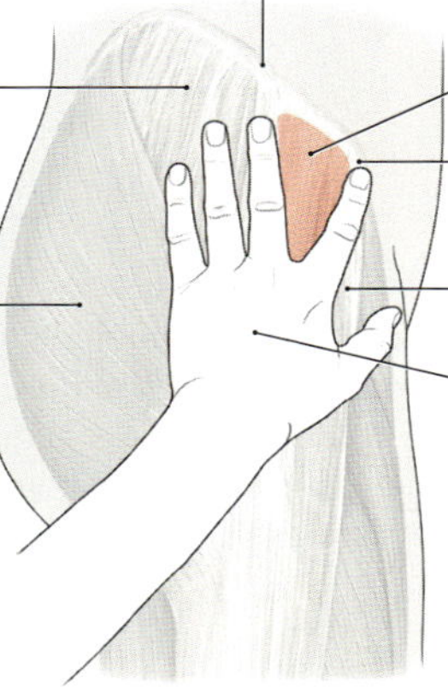

E Lokalisation der Nn. ischiadicus und gluteus superior und ihr Schutz bei intraglutäalen Injektionen

Rechte Gesäßregion, Ansicht von lateral.

a In der Regio glutealis verlaufen zwei besonders wichtige Nerven, der N. ischiadicus und der N. gluteus superior. Um diese Nerven bei intramuskulären Injektionen nicht zu gefährden, sollte die intraglutäale Injektion mit einem größtmöglichen Sicherheitsabstand zu diesen Strukturen erfolgen. Dass dieser Sicherheitsabstand eingehalten wird, gewährleistet die Injektion innerhalb des sog. *von-Hochstetter-Dreiecks.*

b Aufsuchen des von-Hochstetter-Dreiecks: Das von-Hochstetter-Dreieck liegt in der seitlichen, vorderen Glutäalregion (daher auch die Bezeichnung ventroglutäale Injektion). Bei einer intramuskulären Injektion, beispielsweise auf der rechten Seite, legt man die Handfläche der linken Hand auf den Trochanter major und die Spitze des Zeigefingers auf die Spina iliaca anterior superior. Bei abgespreiztem Mittelfinger erfolgt die Injektion möglichst senkrecht zur Hautoberfläche in das dreieckige Feld zwischen den beiden Fingern und der Crista iliaca.

5.7 Fossa ischioanalis (infralevatorischer Raum)

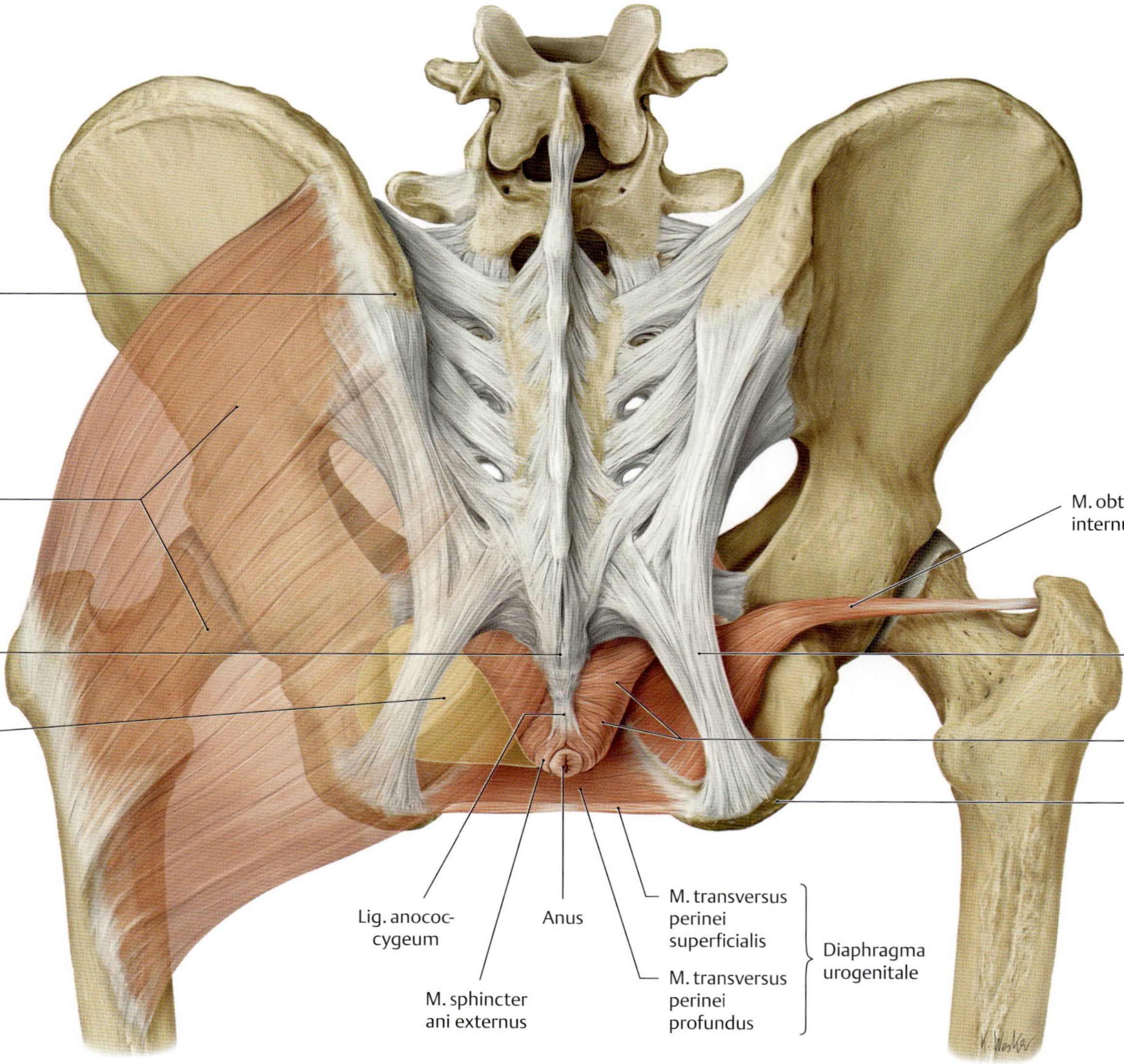

A Muskuläre Begrenzung der Fossa ischioanalis
Linke und rechte Gesäßregion, Ansicht von hinten. Die sagittal ausgerichtete, pyramidenförmige Fossa ischioanalis liegt jeweils lateral des M. levator ani. Die Spitze der dreiseitigen Pyramide zeigt symphysenwärts, die Basis weist nach hinten. Folgende Muskeln begrenzen die Fossa ischioanalis:

- medial der M. levator ani,
- lateral der M. obturatorius internus und
- kaudal der M. transversus perinei profundus;
- nach hinten wird der Eingang in die Fossa ischioanalis von M. gluteus maximus und Lig. sacrotuberale begrenzt.

Der Fettkörper, der die Fossa ischioanalis weitgehend ausfüllt (Corpus adiposum fossae ischioanalis), dient als Verschiebepolster und kann beispielsweise bei der Entleerung des Darms oder bei der Geburt nach hinten unten ausweichen. Er wird von den Ästen der Vasa pudenda interna und des N. pudendus durchquert (s. **B**), deren Stämme in einer Faszienduplikatur des M. obturatorius internus (Canalis pudendalis bzw. Alcock-Kanal) verlaufen (s. **A**, S. 576).

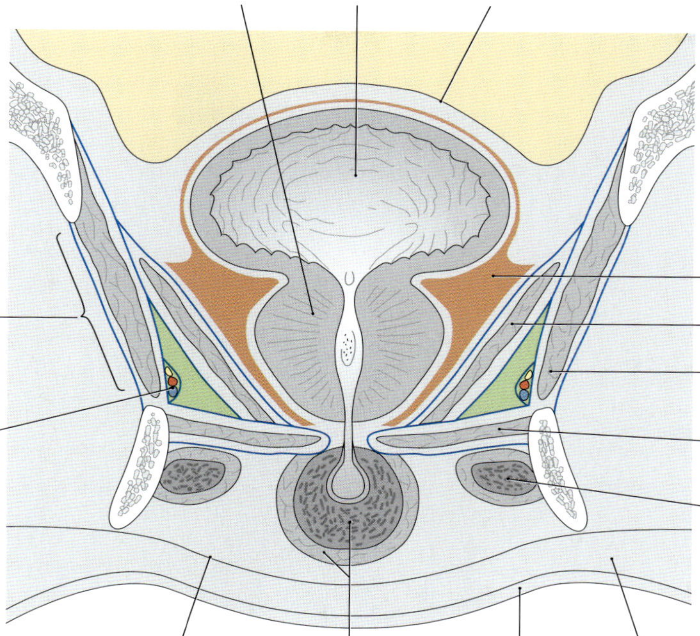

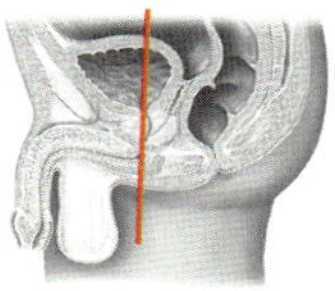

a

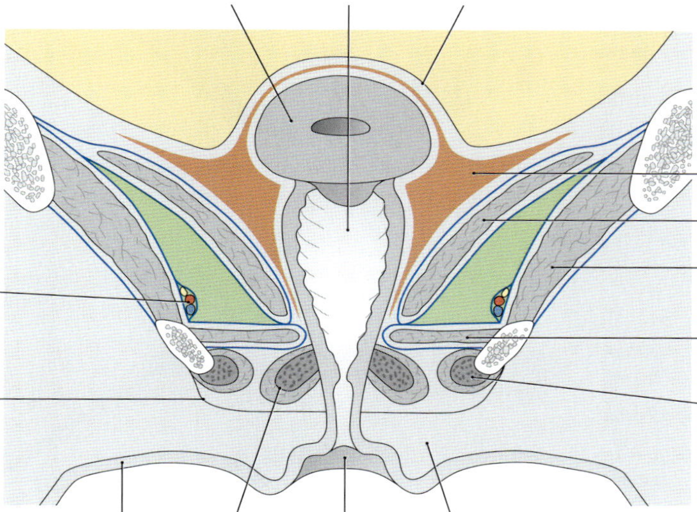

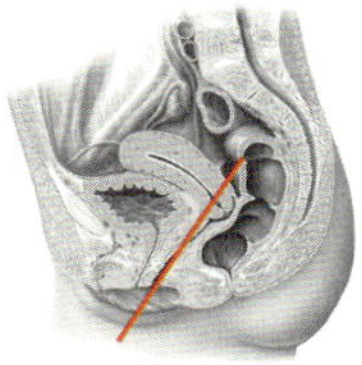

b

B Die Fossa ischioanalis als unterste Etage des Beckenraumes

a Frontalschnitt durch ein männliches Becken auf Höhe der Prostata;
b nach hinten geneigter Frontalschnitt durch ein weibliches Becken auf Höhe der Vagina.

Der Beckenraum wird durch das Peritoneum und den Beckenboden in drei Etagen gegliedert:

- obere Etage: Peritonealhöhle des kleinen Beckens;
- mittlere Etage: subperitonealer (supralevatorischer) Raum;
- untere Etage: infralevatorischer Raum (Fossa ischioanalis).

Die Beckenorgane haben an der Ausgestaltung der Peritonealhöhle und des subperitonealen Raumes unterschiedlichen Anteil, in der Fossa ischioanalis sind sie dagegen nicht vertreten. Während der peritoneale Raum vom Peritoneum parietale bzw. viscerale (bei intraperitonealer Lage der Organe, z. B. Ovar) ausgekleidet wird, wird der subperitoneale Raum von den sog. Beckenfaszien (Fascia pelvis parietalis und Fascia pelvis visceralis) ausgekleidet (s. S. 191).

5.8 Canalis pudendalis und Regio perinealis (Regio urogenitalis und Regio analis)

A Lage des Canalis pudendalis (Alcock-Kanal) und durchziehende Leitungsbahnen

Rechte Beckenhälfte, Ansicht von medial. Mit Ausnahme der Mm. psoas major, piriformis u. obturatorius internus sind alle Muskeln entfernt. Aus Gründen der Übersichtlichkeit sind auch die einzelnen Venen nicht dargestellt. Der Alcock-Kanal ist eine Faszien-Duplikatur des M. obturatorius internus. Er beginnt unmittelbar unter der Spina ischiadica und zieht in der lateralen Wand der Fossa ischioanalis unterhalb des Arcus tendineus m. levatoris ani in Richtung Symphysis pubica bzw. Hinterrand des Diaphragma urogenitale (s. S. 170). Die Leitungsbahnen, die in ihm verlaufen (Vasa pudenda interna, wobei hier nur die Arterie dargestellt ist, und N. pudendus, vgl. **B**) haben zuvor das kleine Becken durch die infrapiriforme Abteilung des Foramen ischiadicum majus verlassen und sind durch das Foramen ischiadicum minus in den Canalis pudendalis eingetreten. Sie verlaufen mit ihm in Richtung Symphyse bzw. Hinterrand des Diaphragma urogenitale.

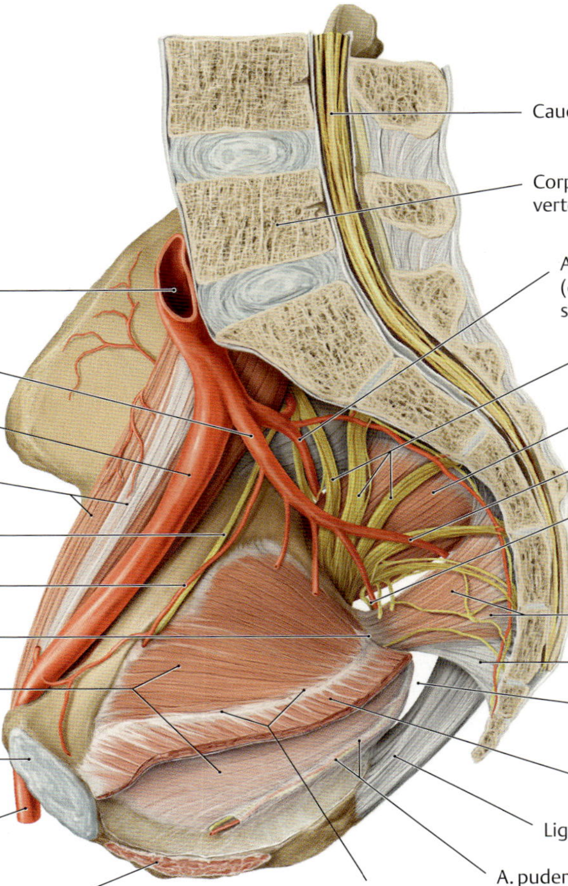

B Versorgung von Anus, Damm und äußeren Geschlechtsorganen durch den N. pudendus und die Vasa pudenda interna

Regio glutealis und Fossa ischioanalis der rechten Gesäßseite, Ansicht von hinten. Um den Verlauf des N. pudendus sowie der Vasa pudenda interna darzustellen, wurden der M. gluteus maximus und das Lig. sacrotuberale teilweise, das Fettgewebe der Fossa ischioanalis vollständig entfernt. Auf ihrem Weg durch den Canalis pudendalis (hier nicht dargestellt, um den Verlauf von Nerv und Gefäßen unterhalb des Lig. sacrotuberale sichtbar zu machen) zweigen die einzelnen Nerven- und Gefäßäste nacheinander fächerförmig ab und versorgen Anus, Damm und äußere Geschlechtsorgane. Im Rahmen der Geburtshilfe wird sehr häufig die sog. Pudendusanästhesie durchgeführt, bei der der N. pudendus auf Höhe der Spina ischiadica (also noch vor seiner Aufzweigung in die Nn. rectales inferiores, perineales, dorsalis clitoridis sowie labiales posteriores) durch eine Leitungsanästhesie vorübergehend ausgeschaltet wird (s. S. 560).

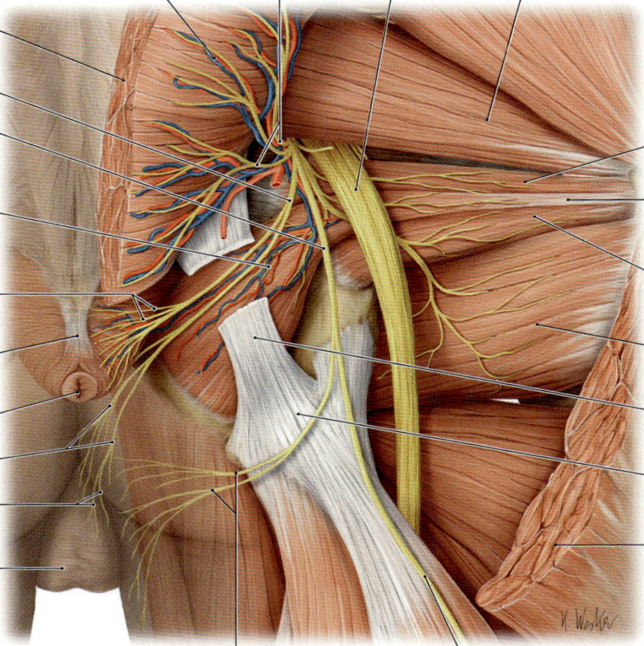

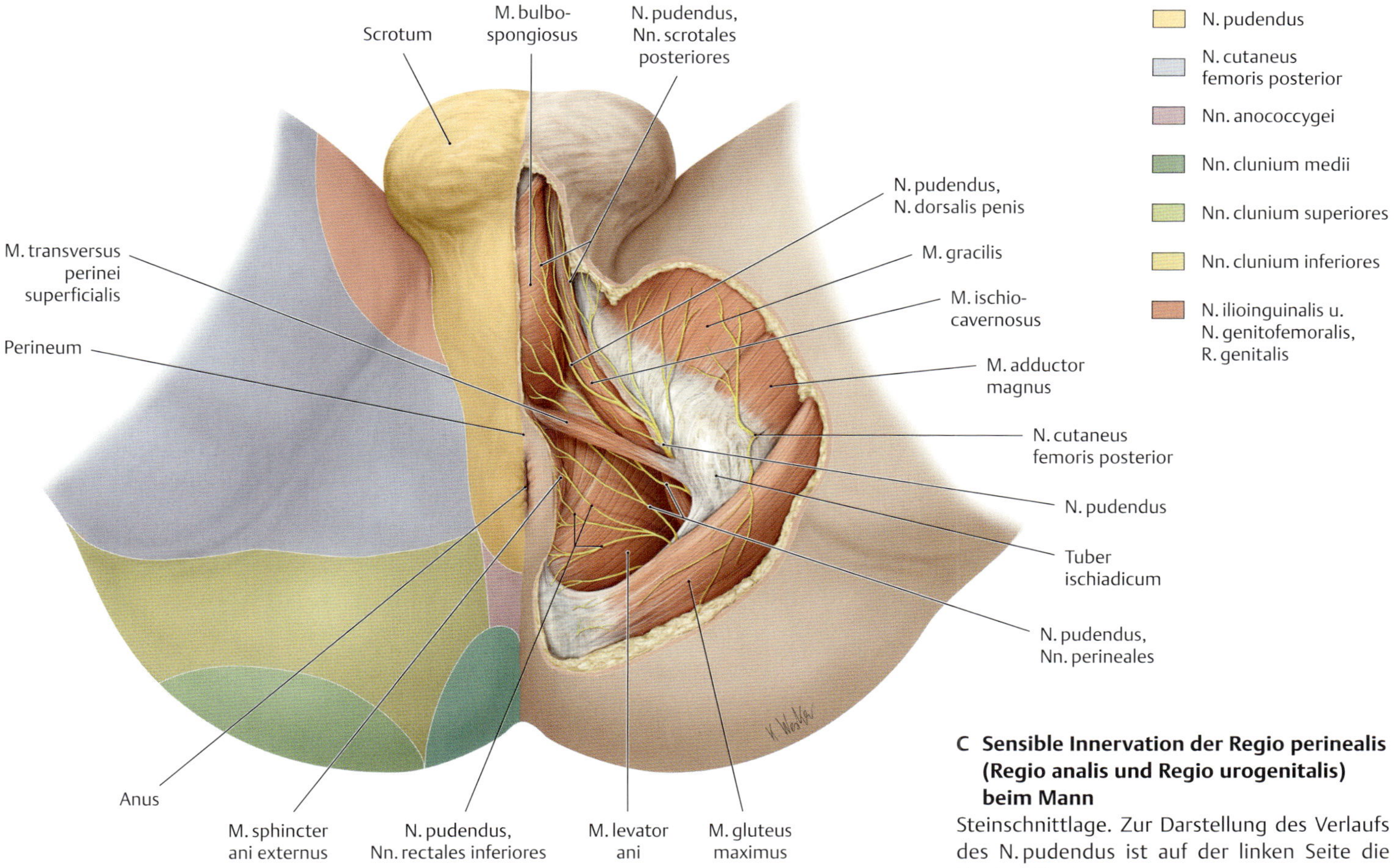

C Sensible Innervation der Regio perinealis (Regio analis und Regio urogenitalis) beim Mann

Steinschnittlage. Zur Darstellung des Verlaufs des N. pudendus ist auf der linken Seite die Haut entfernt.

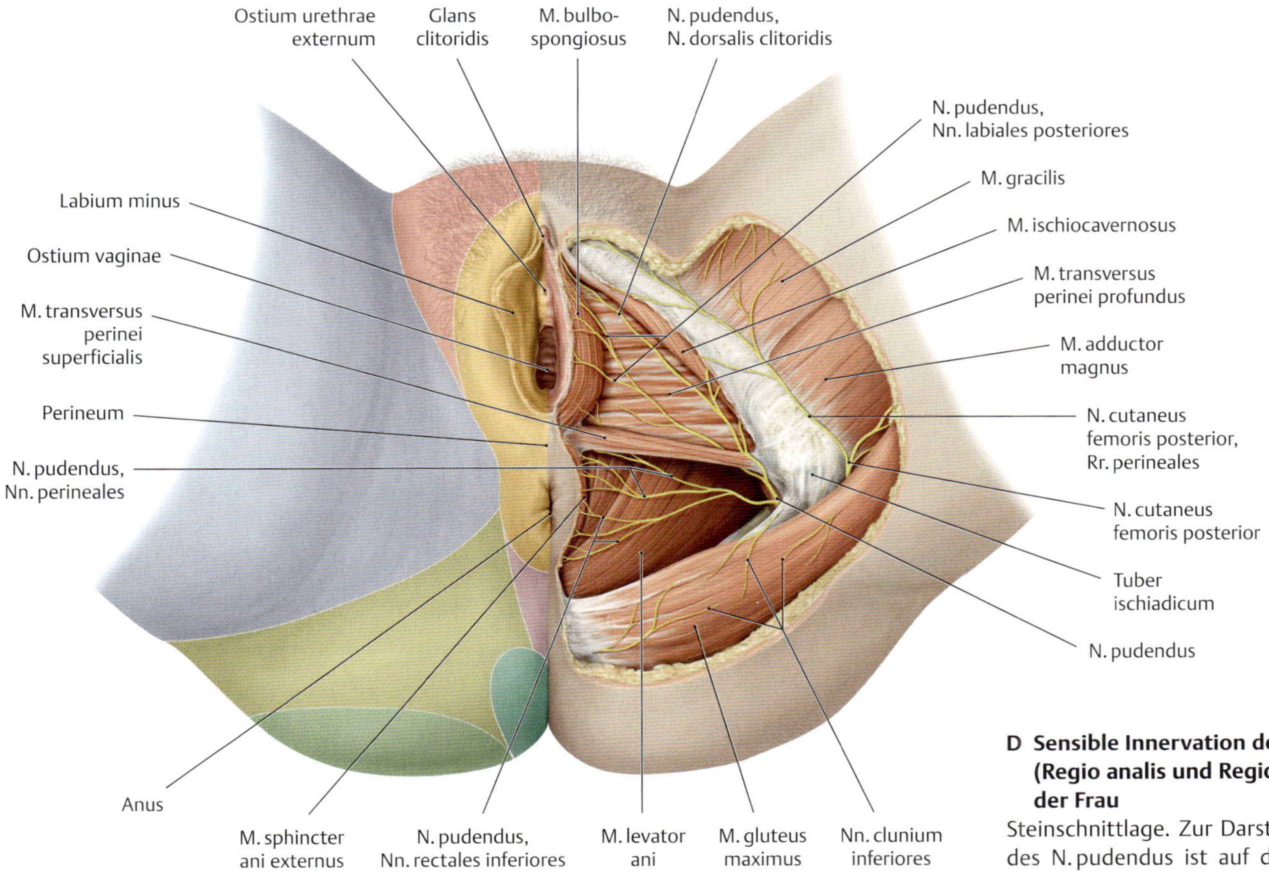

D Sensible Innervation der Regio perinealis (Regio analis und Regio urogenitalis) bei der Frau

Steinschnittlage. Zur Darstellung des Verlaufs des N. pudendus ist auf der linken Seite die Haut entfernt.

5.9 Rückseite des Oberschenkels (Regio femoris posterior) und der Knieregion (Regio genus posterior)

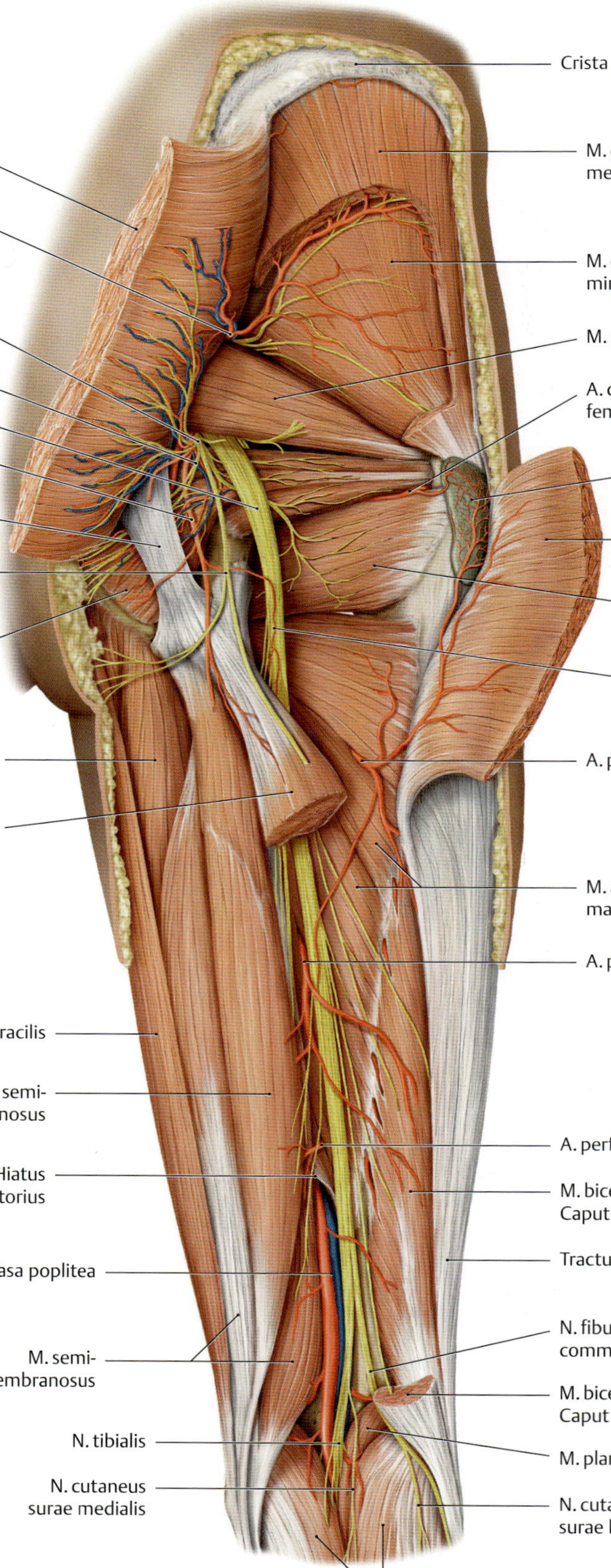

A Gefäße und Nerven der Oberschenkelrückseite

Rechter Oberschenkel, Ansicht von hinten. Um die Gefäße und Nerven in ihrem Verlauf von der Glutäalregion über die Rückseite des Oberschenkels zur Kniekehle (Fossa poplitea, vgl. **C**) darzustellen, wurden Haut und Muskelfaszien sowie folgende Muskeln teilweise entfernt: Mm. glutei maximus, medius u. biceps femoris. Zur Darstellung des Hiatus adductorius (Durchtritt der A. u. V. femoralis) wurde der M. semimembranosus etwas nach medial gezogen (zum Verlauf der Leitungsbahnen in der Tiefe der Fossa poplitea s. **F**). Die Blutversorgung der Oberschenkelrückseite wird im Wesentlichen von Ästen der A. profunda femoris (Aa. perforantes I–III) und vom R. profundus (nicht dargestellt) der A. circumflexa femoris medialis vorgenommen. In seinem proximalen Teil wird der N. ischiadicus von der A. comitans n. ischiadici aus der A. glutea inferior versorgt, im distalen Abschnitt von Ästen der Aa. perforantes I–III.

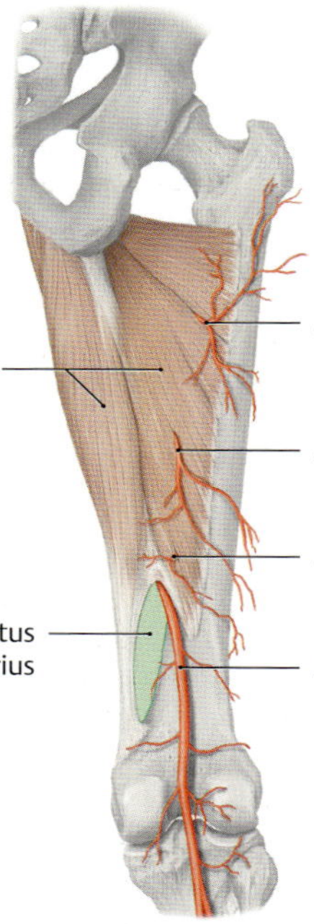

B Durchtrittsstellen der Aa. perforantes auf die Rückseite des Oberschenkels

Rechter Oberschenkel, Ansicht von hinten. Bis auf den M. adductor magnus wurden alle Muskeln entfernt.

Beachte: Die A. femoralis tritt durch den Hiatus adductorius in die Kniekehle über, und heißt ab hier A. poplitea.

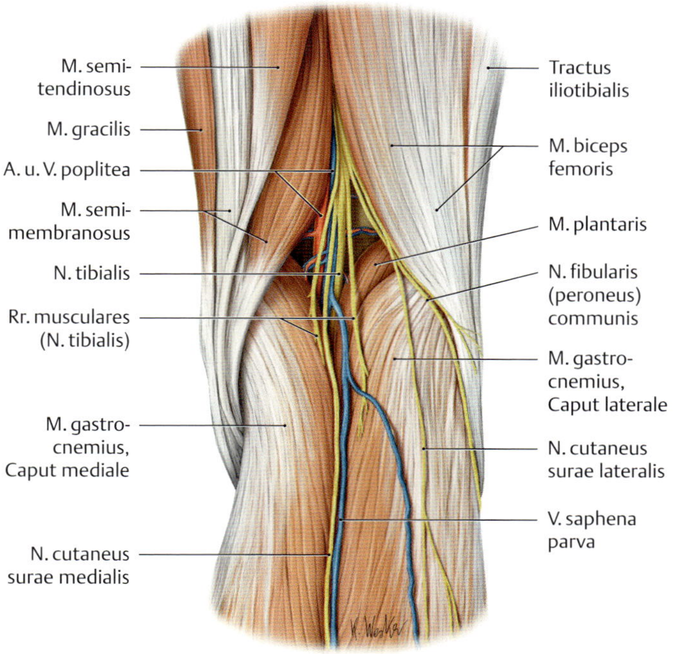

C Muskuläre Begrenzung der Kniekehle (Fossa poplitea)
Rechte Kniekehle, Ansicht von hinten. Aus Gründen der Übersichtlichkeit sind Haut, Faszien und Fettkörper entfernt worden.

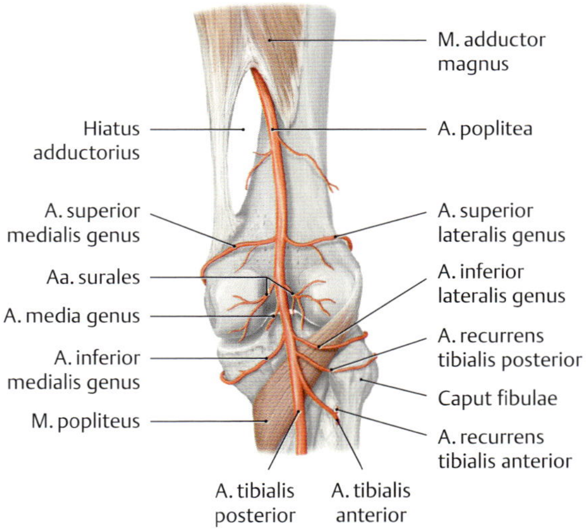

D Äste der A. poplitea, die in der Kniekehle verlaufen
Rechtes Kniegelenk, Ansicht von hinten. Die A. poplitea beginnt am Ausgang des Adduktorenkanals und endet auf Höhe des M. popliteus, wo sie sich in die A. tibialis anterior und die A. tibialis posterior aufzweigt.

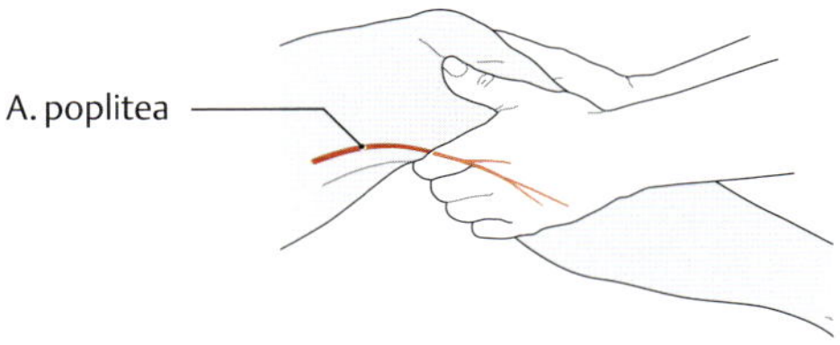

E Palpation der A. poplitea in der Kniekehle

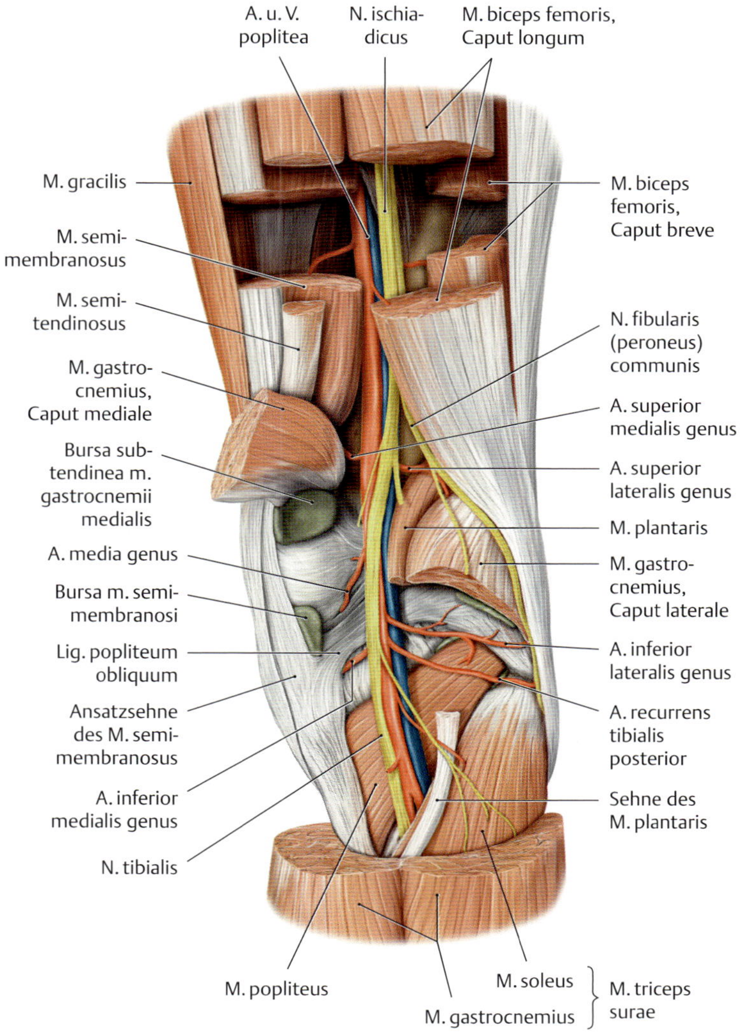

F Leitungsbahnen in der Tiefe der Kniekehle (Fossa poplitea)
Rechtes Kniegelenk, Ansicht von hinten. Um den Verlauf der Leitungsbahnen in der Tiefe der Fossa poplitea darzustellen, sind Teile der beiden Gastroknemiusköpfe des M. triceps surae sowie Teile der ischiokruralen Muskeln entfernt worden. Im mittleren Abschnitt der A. poplitea zweigen fünf, teils paarige Gefäße zur Versorgung des Kniegelenks ab (vgl. **D**):

- Aa. superiores lateralis u. medialis genus,
- A. media genus sowie
- Aa. inferiores lateralis u. medialis genus.

Eines dieser Gefäße, die A. media genus, durchbohrt die Kniegelenkkapsel im Bereich des Lig. popliteum obliquum und gelangt zu den Kreuzbändern. Die anderen Gefäße ziehen auf der medialen und lateralen Seite nach vorne, wo sie das Rete articulare genus bilden. An der Versorgung des Rete articulare genus beteiligen sich die A. recurrens tibialis posterior sowie die A. recurrens tibialis anterior. Die paarigen Aa. surales versorgen die beiden Gastroknemiusköpfe (s. **D**, in **F** entfernt).
Beachte auf der medialen Seite die Bursa subtendinea m. gastrocnemii, die regelmäßig mit der Kniegelenkhöhle kommuniziert, und die Bursa m. semimembranosi, die gelegentlich mit dem Schleimbeutel des Gastroknemiuskopfes in Verbindung steht (in diesem Fall bildet sich ein ausgedehnter Recessus der Kniegelenkshöhle, der sich pathologisch vergrößern kann: Baker-Zyste, vgl. S. 456).

5.10 Rückseite des Unterschenkels (Regio cruris posterior) und mediale Knöchelregion (Regio retromalleolaris medialis)

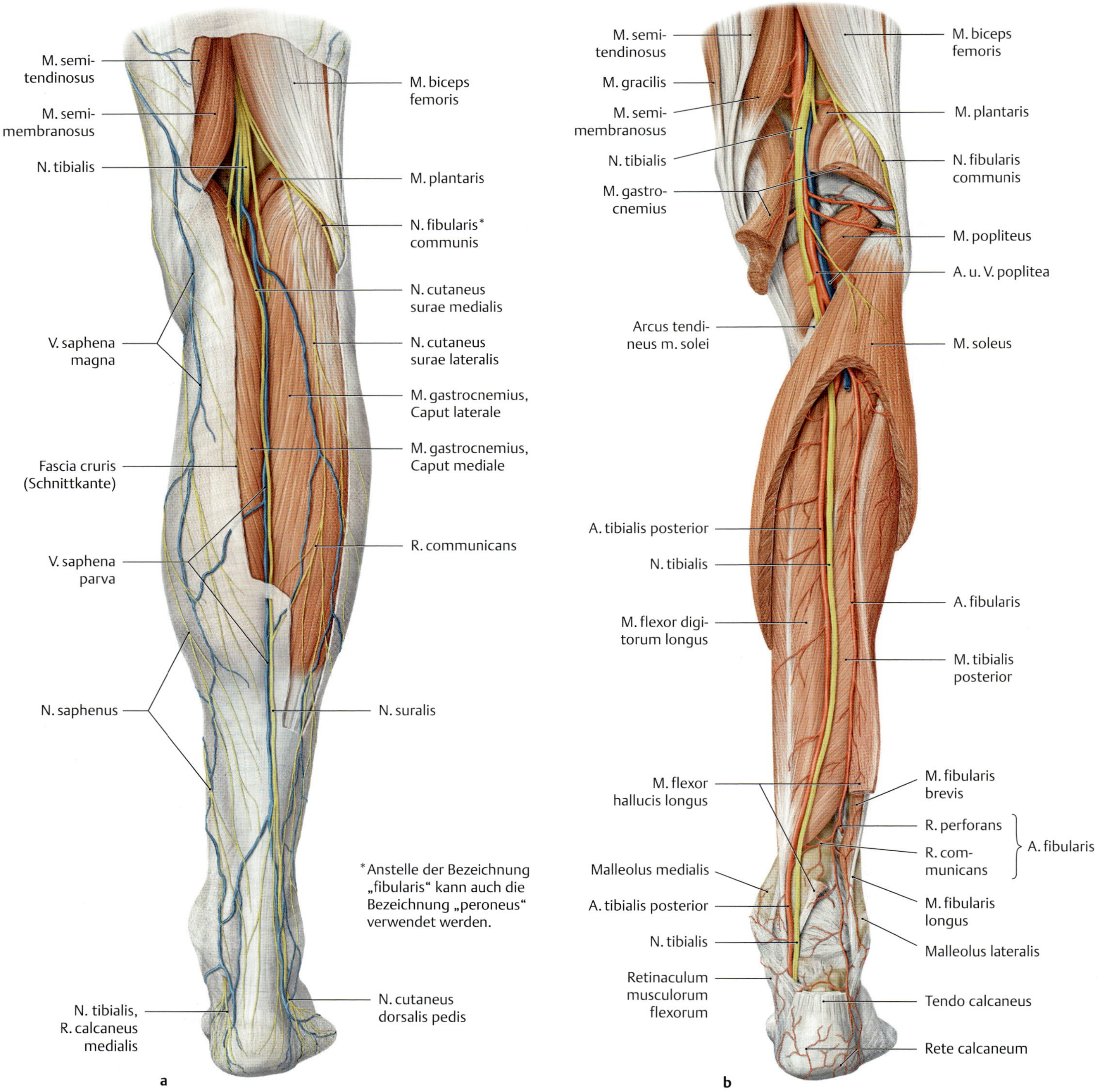

A Leitungsbahnen in der oberflächlichen und tiefen Flexorenloge
Rechter Unterschenkel, Ansicht von hinten.

a Leitungsbahnen in der *oberflächlichen Flexorenloge:* Das oberflächliche Blatt der Fascia cruris umhüllt den M. triceps surae und ist im proximalen Abschnitt teilweise entfernt.

b Leitungsbahnen in der *tiefen Flexorenloge* nach teilweiser Entfernung des M. triceps surae und des tiefen Blattes der Fascia cruris. Am distalen Rand des M. popliteus teilt sich die A. poplitea in die A. tibialis anterior und die A. tibialis posterior auf. Die A. tibialis anterior durchbohrt die Membrana interossea cruris (hier nicht dargestellt, s. **B**) und gelangt auf der Vorderseite des Unterschenkels in die Extensorenloge. Die A. tibialis posterior tritt zusammen mit dem N. tibialis unter den Arcus tendineus m. solei in die tiefe Flexorenloge, gibt kurz danach die A. fibularis (peronea) ab und zieht weiter nach distal hinter dem Malleolus medialis auf die Plantarseite des Fußes. Die tiefe Flexorenloge ist eine von vier wenig dehnbaren Muskellogen am Unterschenkel (sog. osteofibröse Kanäle oder Kompartimente), die infolge von Gefäßverletzungen Ort eines Kompartmentsyndroms sein kann (vgl. S. 585).

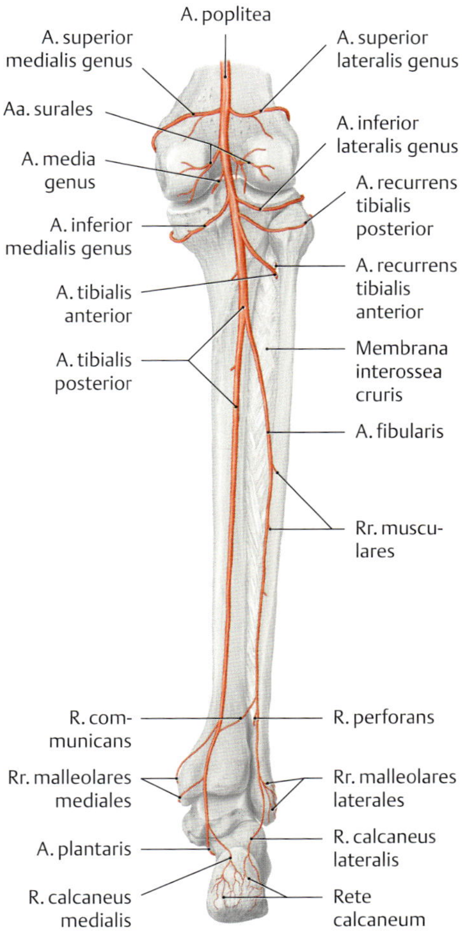

B Arterien des Unterschenkels
Ansicht von hinten.

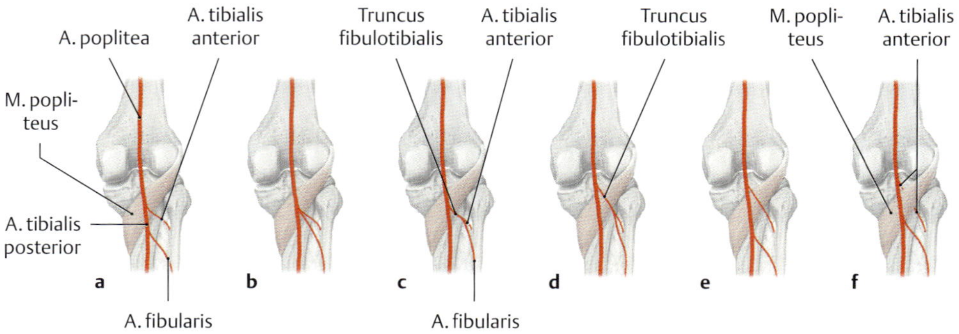

C Regelfall und Varianten der Aufteilung der A. poplitea (nach Lippert u. Pabst)

a Regelfall: Dorsal des M. popliteus geht die A. tibialis anterior aus der A. poplitea ab, die nach dieser Abzweigung A. tibialis posterior heißt, d. h. die A. poplitea teilt sich in eine A. tibialis anterior und eine A. tibialis posterior. Weiter distal verlässt die A. fibularis die A. tibialis posterior;

b dorsal des M. popliteus zweigen A. tibialis anterior und A. fibularis *gemeinsam* aus der A. poplitea ab (4 % der Fälle);

c die A. fibularis entspringt aus der A. tibialis anterior (= Truncus fibulotibialis, 1 % der Fälle);

d der Truncus fibulotibialis entspringt proximal des M. popliteus (1 % der Fälle);

e die A. tibialis anterior geht proximal des M. popliteus aus der A. poplitea ab (1 % der Fälle);

f die A. tibialis anterior verläuft zwischen M. popliteus und Tibia (1 % der Fälle).

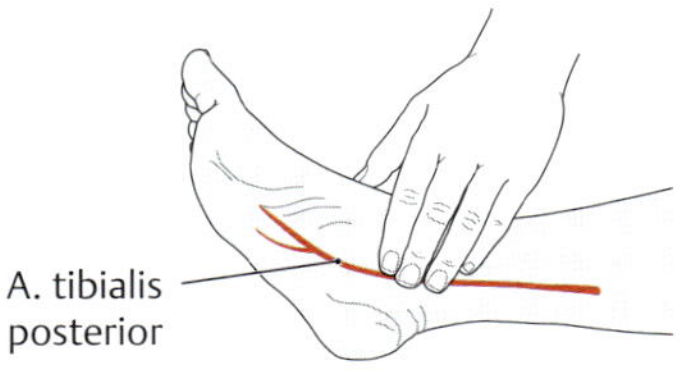

D Palpation der A. tibialis posterior unterhalb des Malleolus medialis

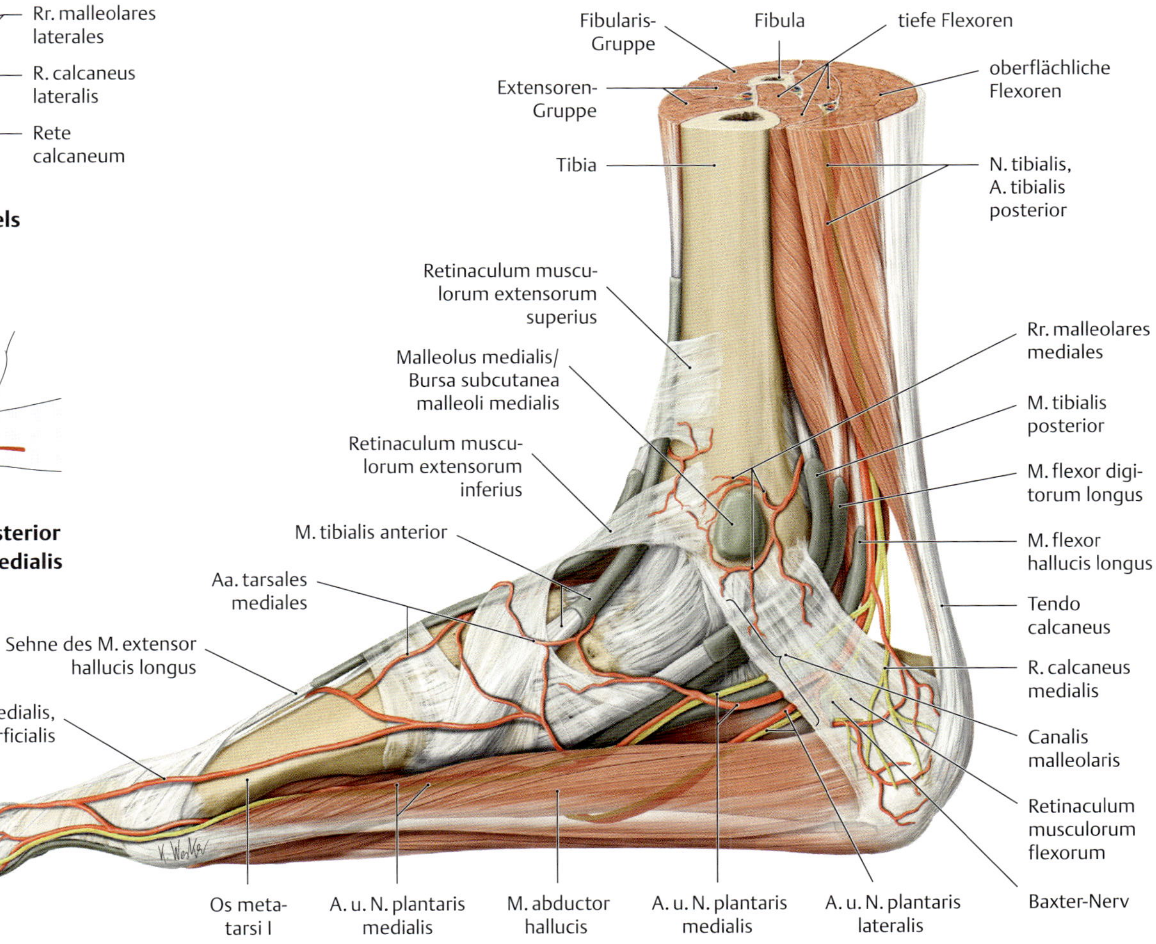

E Leitungsbahnen der medialen Knöchelregion
Rechter Fuß, Ansicht von medial. Die Leitungsbahnen aus der tiefen Flexorenloge gelangen im Canalis malleolaris (medialer oder hinterer Tarsaltunnel, zwischen Retinaculum musculorum flexorum und medialem Malleolus) auf die Plantarseite des Fußes. Mit ihnen verlaufen – in ihren Sehnenscheiden – die Ansatzsehnen der langen Flexoren (Mm. tibialis posterior, flexor digitorum longus u. flexor hallucis longus).

Beachte die Aufteilung des N. tibialis in die Nn. plantares medialis u. lateralis und der A. tibialis posterior in die Aa. plantares medialis u. lateralis innerhalb des Canalis malleolaris. Bei einer Kompression der Nerven an dieser Stelle spricht man von einem medialen oder hinteren Tarsaltunnelsyndrom (vgl. S. 559). Zum Baxter-Nerv s. S. 556.

5.11 Fußsohle (Planta pedis)

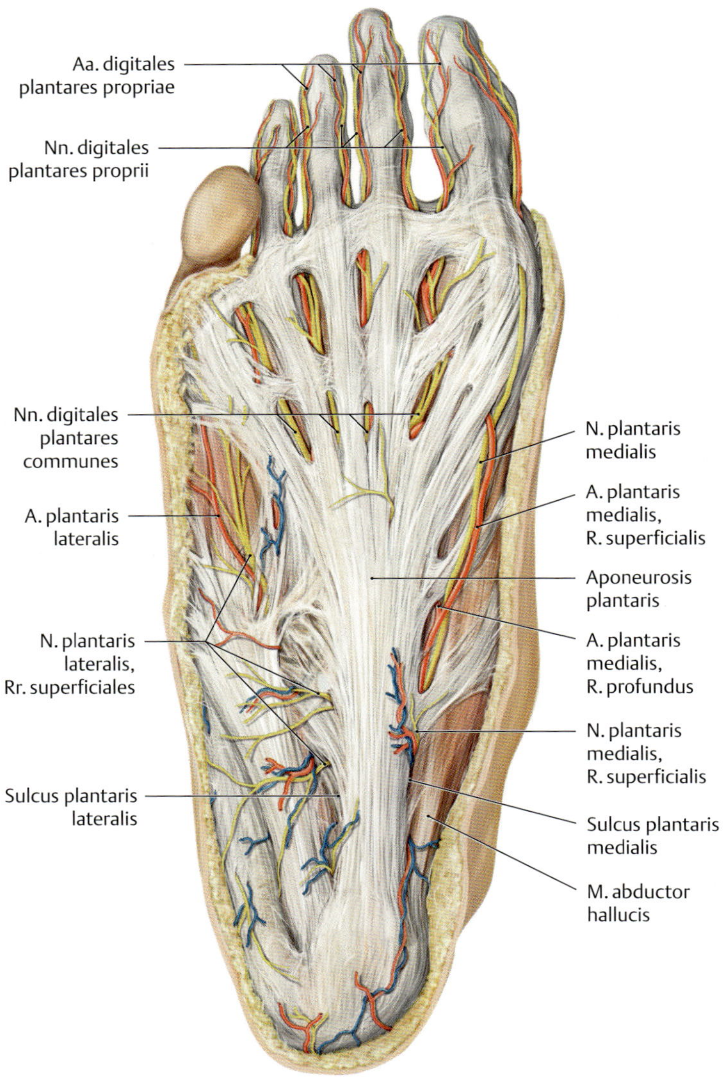

A Arterien und Nerven der Planta pedis (oberflächliche Schicht)
Rechte Fußsohle, Ansicht von plantar. Zur Darstellung der Plantaraponeurose und der oberflächlich verlaufenden Leitungsbahnen sind Haut und subkutanes Fettgewebe entfernt worden.

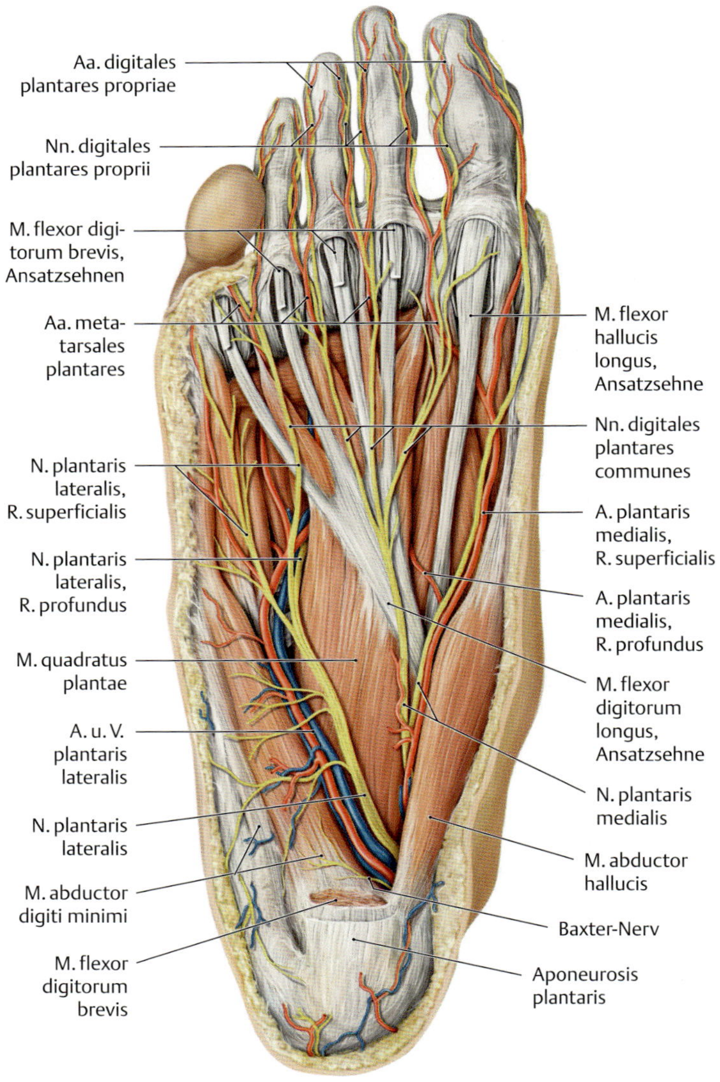

B Arterien und Nerven der Planta pedis (mittlere Schicht)
Rechte Fußsohle, Ansicht von plantar, nach Entfernung der Aponeurosis plantaris und des M. flexor digitorum brevis. Zum Baxter-Nerv s. S. 556.

C Arterien der Planta pedis: mögliche Varianten
Rechte Fußsohle, Ansicht von plantar. Man unterscheidet im Wesentlichen vier Versorgungstypen (nach Lippert u. Pabst):

- **a** Der Arcus plantaris profundus sowie die von ihm abzweigenden Aa. metatarsales plantares werden ausschließlich vom R. plantaris profundus der A. dorsalis pedis versorgt (53 % der Fälle);
- **b** die Aa. metatarsales plantares I–III werden aus dem R. plantaris profundus der A. dorsalis pedis, die A. metatarsalis plantaris IV hingegen wird aus dem R. profundus der A. plantaris lateralis versorgt (19 % der Fälle);
- **c** die Aa. metatarsales plantares I und II werden aus dem R. plantaris profundus der A. dorsalis pedis, die Aa. metatarsales III und IV vom R. profundus der A. plantaris lateralis versorgt (13 % der Fälle);
- **d** Die Versorgung des Arcus plantaris profundus sowie der Aa. metatarsales plantares I–IV erfolgt ausschließlich aus dem R. profundus der A. plantaris lateralis (7 % der Fälle).

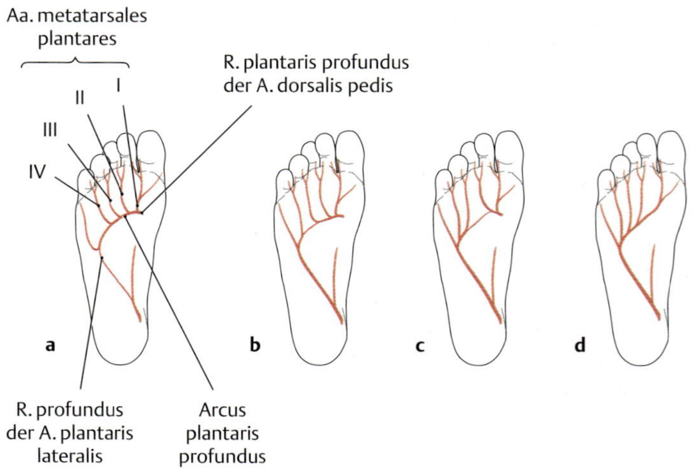

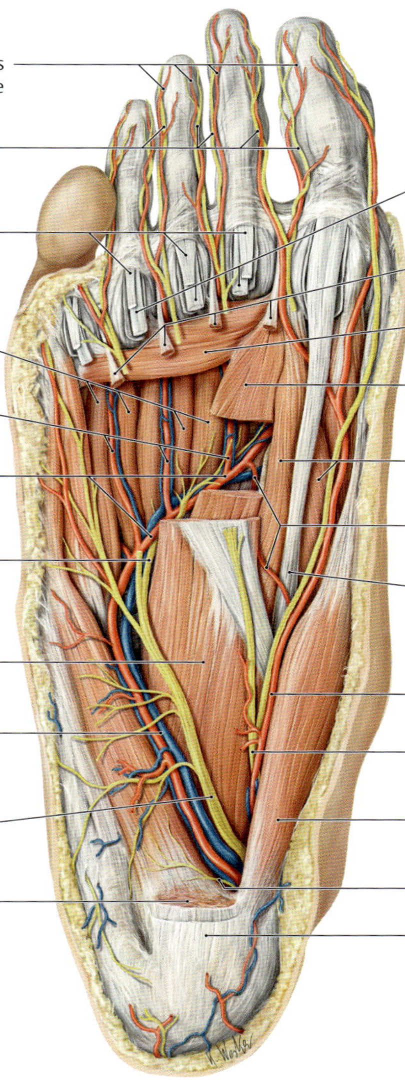

D Arterien und Nerven der Planta pedis (tiefe Schicht)

Rechte Fußsohle, Ansicht von plantar. Zur Darstellung des Arcus plantaris profundus und des R. profundus n. plantaris lateralis sind neben der Plantaraponeurose und dem M. flexor digitorum brevis die Sehnen des M. flexor digitorum longus sowie das Caput obliquum des M. adductor hallucis entfernt worden.

Beachte: Die Rr. superficiales des N. plantaris lateralis und der A. plantaris lateralis verlaufen im *Sulcus plantaris lateralis,* die Rr. superficiales des N. plantaris medialis und der A. plantaris medialis im *Sulcus plantaris medialis* (vgl. **A**). Die Rr. superficiales aus den Aa. plantares medialis u. lateralis sind an der Blutversorgung des so wichtigen Druckkammersystems an der Fußsohle (s. S. 490) beteiligt.

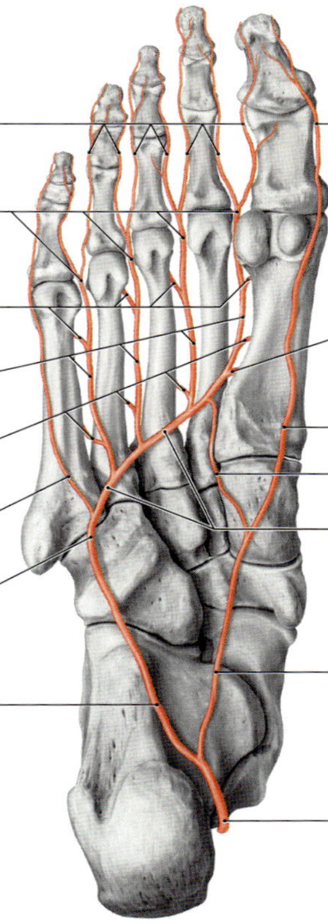

E Arterien der Planta pedis: Übersicht

Rechte Fußsohle, Ansicht von plantar.

Der *Arcus plantaris profundus* ist ein Arterienbogen im Bereich der Fußsohle, der sowohl vom R. plantaris profundus der *A. dorsalis pedis* als auch vom R. profundus der *A. plantaris lateralis* gebildet wird. Häufig sind diese beiden Arterien, aus denen der Arcus plantaris profundus gespeist wird, unterschiedlich ausgebildet. Dementsprechend unterschiedlich sind auch die Anteile, die sie zur Versorgung der vier Aa. metatarsales plantares (I–IV) beitragen, die regelhaft aus dem Arcus plantaris profundus abzweigen (vgl. **C**).

5.12 Vorderseite des Unterschenkels und Fußrückens (Regio cruris anterior und Dorsum pedis): Hautinnervation

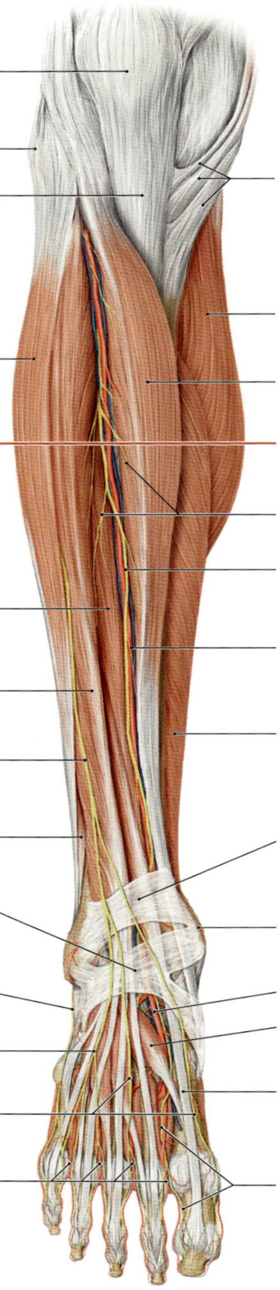

A Leitungsbahnen der Extensorenloge und des Fußrückens
Rechter Unterschenkel mit plantarflektiertem Fuß, Ansicht von vorne. Zur Darstellung der Vasa tibialia anteriora (= A. u. V. tibialis anterior) und des N. fibularis* profundus in der Extensorenloge sind Haut, Unterhaut sowie Faszien entfernt worden; die Mm. tibialis anterior u. extensor hallucis longus sind zur Seite gezogen. Am Übergangsbereich zwischen Unterschenkel und Fußrücken unterkreuzt die *A. tibialis anterior* die Sehne des M. extensor hallucis longus. Unterhalb des Retinaculum musculorum extensorum inferius verläuft sie als *A. dorsalis pedis* lateral der Hallucis-longus-Sehne zusammen mit dem Endast des N. fibularis profundus auf dem Fußrücken (Stelle des Fußpulses s. **E**). Der *N. fibularis profundus* kann bei seinem Verlauf unter dem Retinaculum musculorum extensorum inferius komprimiert werden (vorderes Tarsaltunnelsyndrom mit Sensibilitätsstörungen im Bereich der Großzehe und der zweiten Zehe).

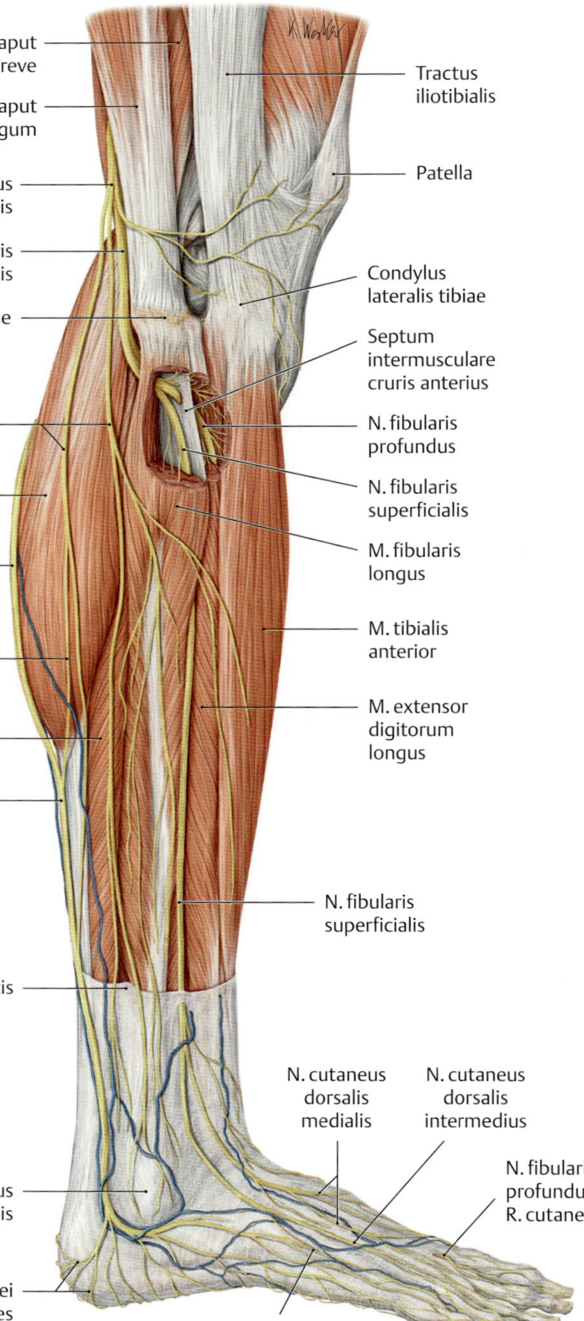

B Aufzweigung des N. fibularis communis in die Nn. fibulares profundus und superficialis
Rechter Unterschenkel, Ansicht von lateral. Unterhalb des Caput fibulae und des Condylus lateralis tibiae wurden die Ursprünge der Mm. fibularis longus u. extensor digitorum longus gefenstert. Nach der Aufzweigung des N. fibularis communis im proximalen Teil der Fibularisloge verbleibt der *N. fibularis superficialis* in der Fibularisloge. Der *N. fibularis profundus* durchbohrt das Septum intermusculare cruris anterius und zieht zusammen mit den Vasa tibialia anteriora in der Extensorenloge nach distal (zu den Logen vgl. **C**).

* Anstelle der Bezeichnung „fibularis" kann auch die Bezeichnung „peroneus" verwendet werden.

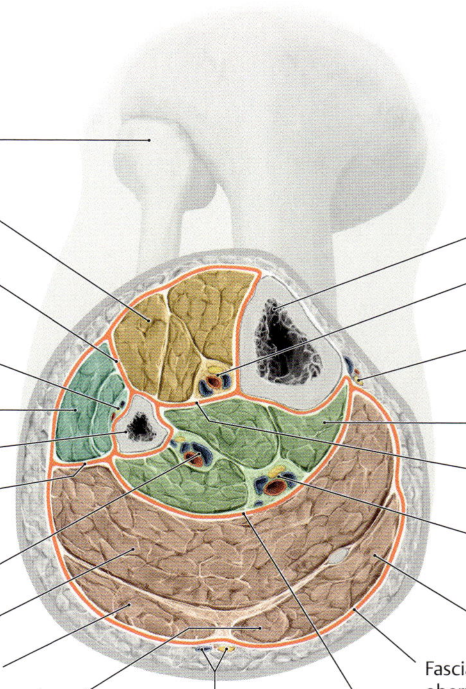

C Muskellogen (Kompartimente) und Gefäß-Nerven-Straßen am Unterschenkel

Querschnitt durch einen rechten Unterschenkel eine Handbreit unterhalb des Collum fibulae, Ansicht von distal (zur Lage der Schnittebene s. **A**). Zusammen mit dem oberflächlichen und tiefen Blatt der Fascia cruris bilden die Septa intermuscularia cruris und die Membrana interossea cruris vier deutlich abgegrenzte, wenig dehnbare, osteofibröse Muskellogen oder Kompartimente, in denen die Leitungsbahnen (Gefäß-Nerven-Straßen) nach distal ziehen. Eine Erhöhung des Gewebedrucks, z. B. infolge eines Frakturhämatoms oder eines Muskelödems, kann zur Kompression der Nerven und Gefäße führen und eine lokale Ischämie hervorrufen, die innerhalb weniger Stunden zu irreversiblen Schäden der Nerven und der Muskulatur führt (Kompartmentsyndrom, z. B. Tibialis-anterior-Syndrom). Besonders gefährdet sind die Leitungsbahnen der tiefen Flexorenloge (A. u. Vv. tibiales posteriores und N. tibialis) und der Extensorenloge (A. u. Vv. tibiales anteriores und N. fibularis* profundus). Beim Tibialis-anterior-Syndrom bestehen im akuten Stadium erhebliche Schmerzen. Zudem können die Zehen dorsal nicht extendiert werden, weil die Flexoren überwiegen. Die Zehen „krallen" sich also zusammen. Als einzige Therapie zu diesem Zeitpunkt kommt in aller Regel die notfallmäßige Spaltung der Faszie (Fascia cruris) in Frage. Dadurch wird das Kompartiment sofort entlastet, der Druck kann entweichen und es besteht keine Gefahr mehr, dass die Gefäße, die die Muskeln versorgen, komprimiert werden.

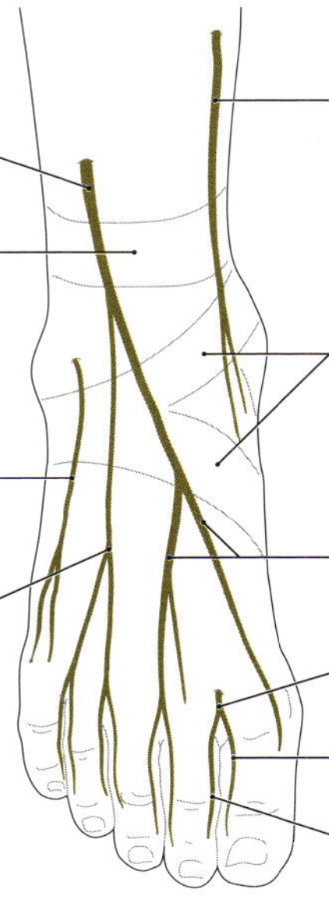

D Hautnerven des Fußrückens

Rechter Fuß, Ansicht von dorsal.

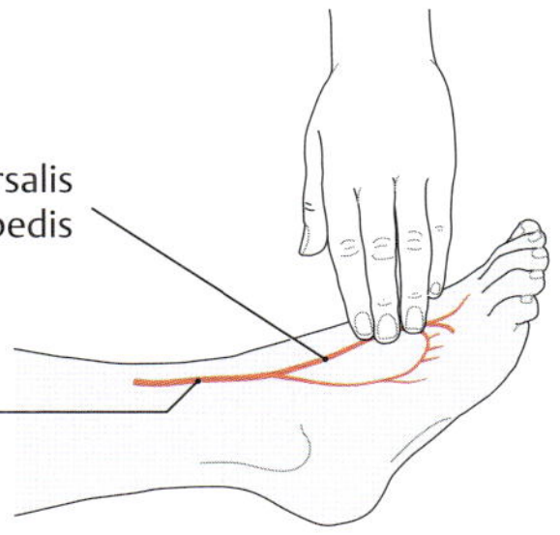

E Palpation des Fußpulses

Die A. dorsalis pedis ist am dorsalen Fußrücken lateral der Sehne des M. extensor hallucis longus auf der Höhe der Tuberositas ossis navicularis zu tasten. Das Tasten von peripheren Pulsen ist neben der Beurteilung der Hauttemperatur eine wichtige Untersuchung bei Verdacht auf arterielle Durchblutungsstörungen (ein Fuß ist deutlich kälter oder blasser als der andere, als Folge einer Minderperfusion). Man fängt beim Bein in der Regel in der Leistenbeuge (A. femoralis) an und arbeitet sich bis zum Fußrücken vor (Kniekehle/A. poplitea, Innenknöchel/A. tibialis posterior und Fußrücken/A. dorsalis pedis als Endast der A. tibialis anterior). Es sollte immer im Seitenvergleich palpiert werden. Man sollte beachten, dass insbesondere bei peripheren Ödemen die Fußpulse nur sehr schwer oder gar nicht tastbar sind. Daher am besten beim liegenden Patienten untersuchen.

5.13 Arterien des Fußrückens (Dorsum pedis)

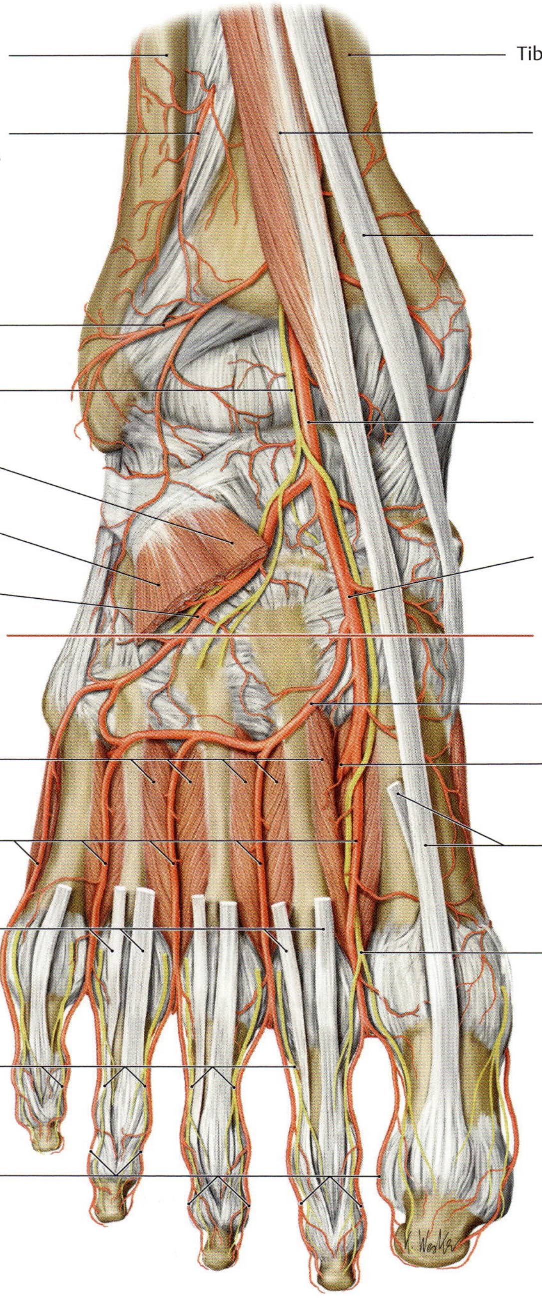

A Arterien und Nerven des Fußrückens
Rechter plantarflektierter Fuß, Ansicht von dorsal. Aus Gründen der Übersichtlichkeit sind Haut, Unterhaut sowie das oberflächliche und tiefe Blatt der Fascia dorsalis pedis zusammen mit den Ansatzsehnen des M. extensor digitorum longus und der Mm. extensor digitorum brevis u. extensor hallucis brevis entfernt worden. Zu den Varianten der Arterien s. **D**.

* Anstelle der Bezeichnung „fibularis" kann auch die Bezeichnung „peroneus" verwendet werden.

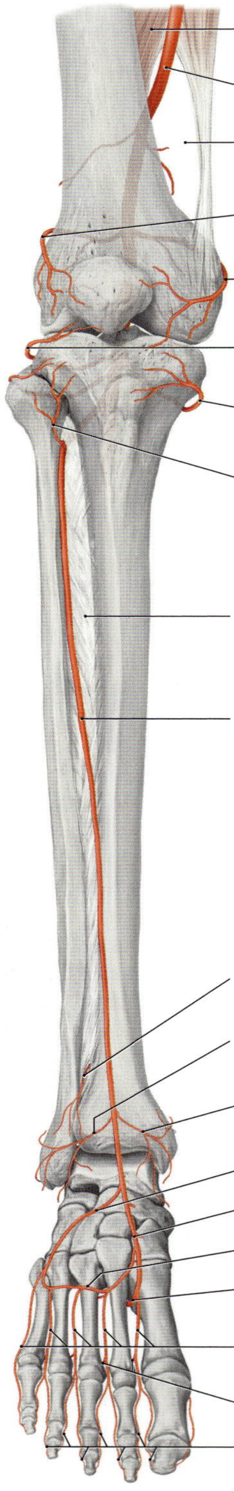

B Unterschenkel- und Fußarterien
Rechte Extremität, Ansicht von vorne.
Beachte: Der Fußrücken wird hauptsächlich aus der A. tibialis anterior gespeist.

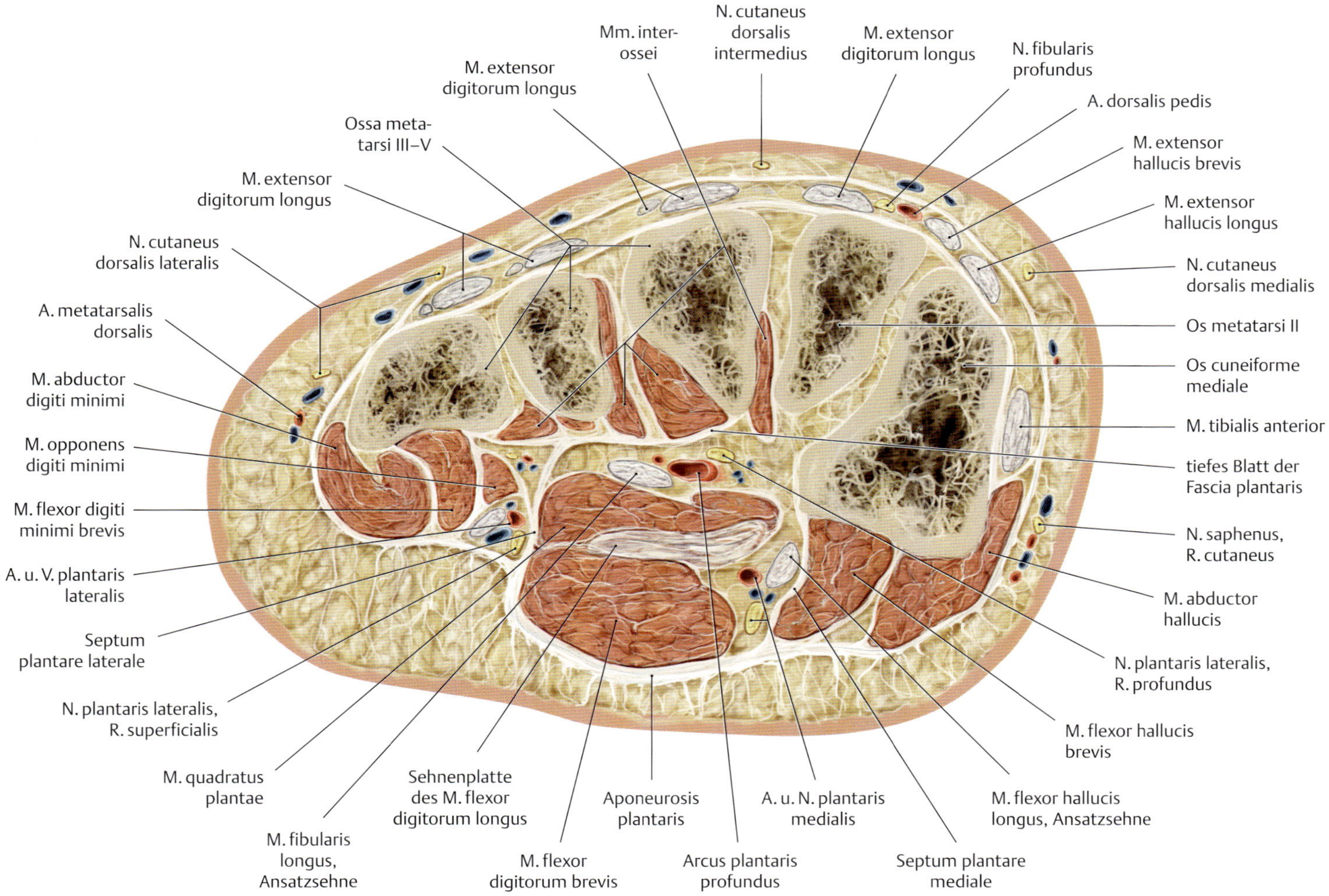

C Gefäß-Nerven-Straßen an der Fußsohle
Querschnitt durch einen rechten Fuß in Höhe des Os cuneiforme mediale (Schnittebene s. **A**), Ansicht von distal.
Beachte das tiefe Blatt der Fußsohlenfaszie (Fascia plantaris), in dessen Bindegewebe die tiefen Leitungsbahnen der Planta pedis (Arcus plantaris profundus und R. profundus n. plantaris lateralis) eingebettet und damit „abgepolstert" und geschützt sind (zur Lage der Fuß-Kompartimente bzw. Muskellogen s. S. 541).

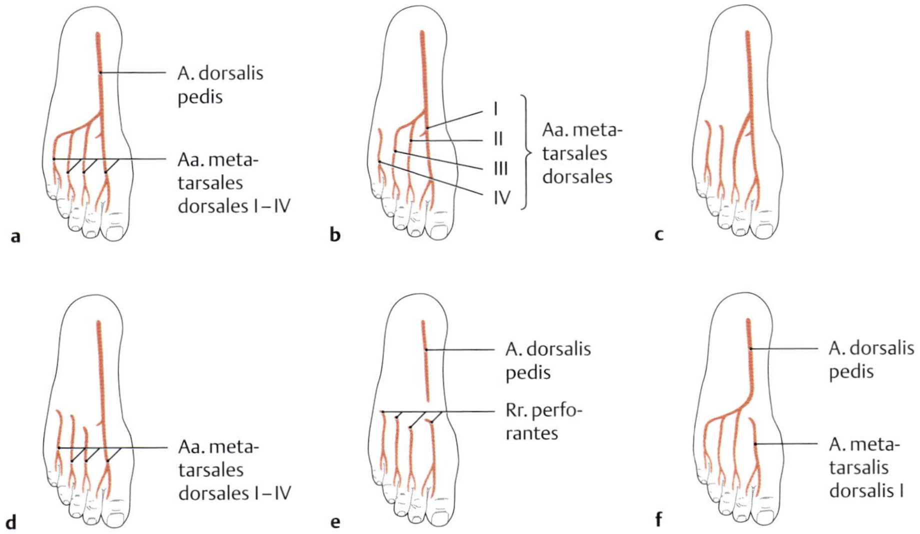

D Varianten der Arterien des Fußrückens
(nach Lippert u. Pabst)

- **a** Alle Aa. metatarsales dorsales pedis entstammen der A. dorsalis pedis (20 % der Fälle);
- **b** die A. metatarsalis dorsalis pedis IV wird über einen R. perforans von der Planta pedis versorgt (6 % der Fälle);
- **c** die Aa. metatarsales dorsales pedis III und IV werden über Rr. perforantes von den Aa. metatarsales plantares versorgt (5 % der Fälle);
- **d** die A. metatarsalis dorsalis I ist der einzige Ast der A. dorsalis pedis (40 % der Fälle);
- **e** alle Aa. metatarsales dorsales werden über Rr. perforantes der Aa. metatarsales plantares versorgt (10 %);
- **f** die A. metatarsalis dorsalis I wird als einzige von einem R. perforans versorgt (5 %).

Anhang

Literaturverzeichnis

Agur AMR. Grants Anatomie. Lehrbuch und Atlas. Stuttgart: Enke; 1999

Bähr M, Frotscher M. Neurologisch-topische Diagnostik. 10. Aufl. Stuttgart: Thieme; 2014

Baskin L, Shena J, Sinclair A et al. Development of the Human Penis and Clitoris. Differentiation 2018; 103: 74–85

Battermann N et al. Int J Sports Med 2011; 32: 211–215

Baumgartl F. Das Kniegelenk. Berlin: Springer; 1969

Bohndorf K, Imhof H, Fischer W, Hrsg. Radiologische Diagnostik der Knochen und Gelenke. 2. Aufl. Stuttgart: Thieme; 2006

Bohndorf K, Imhof H, Wörtler K, Hrsg. Radiologische Diagnostik der Knochen und Gelenke. 4. Aufl. Stuttgart: Thieme; 2017

Böhni U, Lauper M, Locher H, Hrsg. Manuelle Medizin 2. 2. Aufl. Stuttgart: Thieme; 2020

Buckup K. Klinische Tests an Knochen, Gelenken und Muskeln. 5. Aufl. Stuttgart: Thieme; 2012

Chassard J, Lapiné C. Étude radiologique de l'arcade pubienne chez la femme enceinte. J Radiol Electrol 7 (1923), 113

Christ B, Wachtler F. Medizinische Embryologie. Wiesbaden: Ullstein Medical; 1998

Dauber W. Bild-Lexikon der Anatomie. 10. Aufl. Stuttgart: Thieme; 2008

Debrunner AM. Orthopädie. Die Störungen des Bewegungsapparates in Klinik und Praxis. 2. Aufl. Stuttgart: Hans Huber; 1985

Debrunner HU. Gelenkmessung (Neutral-0-Methode), Längenmessung, Umfangmessung. Bern: AO-Bulletin; 1971

Di Marino V, Lepidi H. Anatomic Study of the Clitoris and Bulbo-Clitoral Organ. Schweiz: Springer International Publishing; 2014

Drews U. Taschenatlas der Embryologie. Stuttgart: Thieme; 1993

Echtermeyer V, Bartsch S. Praxisbuch Schulter. 2. überarb. u. erw. Aufl. Stuttgart: Thieme; 2004

Efinger K, Kildal D, Hrsg. Bildgebende Diagnostik beim Polytrauma. Stuttgart: Thieme; 2019

Faller A. Anatomie in Stichworten. Stuttgart: Enke; 1980

Ficat P. Pathologie Fémoro-Patellaire. Paris: Masson; 1970

Földi M, Földi E, Kubik S. Lehrbuch Lymphologie. 7. Aufl. Stuttgart: Urban & Fischer, Elsevier; 2010

Frick H, Leonhardt H, Starck D. Allgemeine und spezielle Anatomie. Taschenlehrbuch der gesamten Anatomie, Bd. 1 u. 2. 4. Aufl. Stuttgart: Thieme; 1992

Fritsch H, Kühnel W. Taschenatlas der Anatomie. Bd. 2. 11. Aufl. Stuttgart: Thieme; 2013

Gertz SD, Liebman M. Basiswissen Neuroanatomie. 4. Aufl. Stuttgart: Thieme; 2003

Goerke K. Taschenatlas der Geburtshilfe. 2. Aufl. Stuttgart: Thieme; 2006

Graf, R. Fundamentals of sonografic diagnosis in infant hip dysplasia. J Pediatr Orthop 1984, 4, 735–740

Graumann W, Sasse D. CompactLehrbuch Anatomie. Bd. 4. Stuttgart: Schattauer; 2005

Haag-Wackernagel D. 2021a. Die Klitoris – das zentrale Organ der weiblichen Lust. Teil 1: Entdeckt, ignoriert und verleugnet – die erstaunliche Geschichte des Bulbo-Klitoralorgans. FRAUENARZT 62 (6), 402–407.

Haag-Wackernagel D. 2021b. Die Klitoris – das zentrale Organ der weiblichen Lust. Teil 2: Bau und Funktion der äußeren weiblichen Genitalien. FRAUENARZT 63 (7), 484–489

Haag-Wackernagel D. 2022. Sensorische Nervenendigungen – der Schlüssel zur weiblichen Lust. Sexuologie 29 (1-2), 5–20

Hansen K, Schliack K. Segmentale Innervation. 2. Aufl. Stuttgart: Thieme; 1962

Hees H. Grundriss und Atlas der Mikroskopischen Anatomie des Menschen. Bd. 1. Zytologie und Allgemeine Histologie. 12. Aufl. Stuttgart: Gustav Fischer; 1996

Henne-Bruns D. Duale Reihe Chirurgie. 4. Aufl. Stuttgart: Thieme; 2012

Hepp WR. Radiologie des Femoro-Patellargelenkes. Bücherei des Orthopäden. Bd. 37. Stuttgart: Enke; 1983

Hilgenreiner H. Zur Frühdiagnose der angeborenen Hüftgelenksverrenkung. Med Klein 21 1925. Stuttgart: Hippokrates; 1981

Hochschild J. Strukturen und Funktionen begreifen. Bd. 1. 4. Aufl. u. Bd 2. 3. Aufl. Stuttgart: Thieme; 2014 u. 2012

von Hochstetter A, von Rechenberg HK, Schmidt R. Die intragluteale Injektion. Stuttgart: Thieme; 1958

Hüter-Becker A, Schewe H, Heipertz W. Physiotherapie. Bd. 1. Biomechanik, Arbeitsmedizin, Ergonomie. Stuttgart: Thieme; 1999

Junghanns H. Die funktionelle Pathologie der Zwischenwirbelscheibe als Grundlage für klinische Betrachtungen. Langenbecks. Arch Klin Chir 1951; 267: 393–417

Kahle W, Frotscher M. Taschenatlas der Anatomie. Bd. 1. 11. Aufl. Stuttgart: Thieme; 2013

Kapandji AI. Funktionelle Anatomie der Gelenke. 6. Aufl. Stuttgart: Thieme; 2016

Kaufmann P. Reife Plazenta. In: Becker V, Schiebler TH, Kubli F, Hrsg. Die Plazenta des Menschen. Stuttgart: Thieme; 1981

Kilka HG, Geiger P, Mehrkens HH. Die vertikale infraklavikuläre Blockade des Plexus brachialis. Anästhesist 1995; 44: 339–344

Kobelt GL. Die männlichen und weiblichen Wollustorgane des Menschen und einiger Säugethiere in anatomisch-pyhsiologischer Beziehung. Freiburg im Breisgau: Druck und Verlag von Adolph Emmerling; 1844

Koebke J. Anatomie des Handgelenkes und der Handwurzel. Unfallchirurgie 1988; 14: 74–79

Konermann W, Gruber G. Ultraschalldiagnostik der Bewegungsorgane. Kursbuch nach den Richtlinien der DEGUM und der DGOOC, Buch und DVD. 3., überarb. Aufl. Stuttgart: Thieme; 2011

Kristic RV. General Histology of the Mammals. Berlin: Springer; 1985

Kubik S. Lymphsystem der oberen Extremität. In: Földi M, Kubik S, Hrsg. Lehrbuch der Lymphologie für Mediziner und Physiotherapeuten. Stuttgart: Gustav Fischer; 1989

Kummer B. Biomechanik der Wirbelgelenke. In: Meinicke FW. Die Wirbelbogengelenke. Stuttgart: Hippokrates; 1983

von Lanz T, Wachsmuth W. Praktische Anatomie. Bd. I/3 Arm. 2. Aufl. Berlin: Springer; 1959

von Lanz T, Wachsmuth W. Praktische Anatomie. Bd. I/4 Bein und Statik. Berlin: Springer; 1972

Lehnert G. Dopplersonographische Diagnostik der erektilen Dysfunktion unter Anwendung des Papaverintests [Dissertation] Kiel: Universität Kiel, Medizinische Fakultät; 1995

Lelièvre J. Pathologie du Pied. 2. Aufl. Paris: Masson; 1961

Lippert H, Pabst R. Arterial Variations in Man. München: Bergmann; 1985

Loeweneck H. Diagnostische Anatomie. Berlin: Springer; 1981
Lüllmann-Rauch R. Taschenlehrbuch Histologie. 5. Aufl. Stuttgart: Thieme; 2015
Lundborg G, Myrhage R, Rydevik B. The vascularization of human flexor tendons within the digital synovial sheath region – structural and functional aspects. J Hand Surg 1977; 2: 417–427
Luschka H. Die Halbgelenke des menschlichen Körpers. Berlin: Reiner; 1858

Masuhr KF, Neumann M. Neurologie. Duale Reihe. 7. Aufl. Stuttgart: Thieme; 2013
Matzen P. Praktische Orthopädie. 3., vollst. überarb. u. aktualisierte Aufl. Stuttgart: J. A. Barth Verlag im Thieme Verlag; 2002
Meier G, Bauereis C, Maurer H, Meier Th. Interscalenäre Plexusblockade. Anästhesist 2001; 50: 333–341
Mense S. Muskeln, Faszien und Schmerz. Stuttgart: Thieme; 2021
Merk H, Jerosch J, Hrsg. Arthroskopie des Schultergelenks. Stuttgart: Thieme; 2000
Möller TB, Reif E. Taschenatlas der Röntgenanatomie. 6. Aufl. Stuttgart: Thieme; 2016
Möller TB, Reif E. Taschenatlas der Schnittbildanatomie. Bd. 3: Extremitäten, Gelenke, Wirbelsäule. Stuttgart: Thieme; 2007
Mow VC, Hou JS, Owens JM. Biphasic and quasilinear viscoelastic theories for hydrated soft tissue. In: Mow JC, Ratcliffe A, Woo SL. Biomechanics of Diarthrodial Joints. Springer: New York; 1990. Vol. I: 215–260
Mubarak SJ, Hargens AR. Compartment Syndromes and Volkamn's Contracture. Philadelphia: W. B. Saunders; 1981
Müller L, Hollinger B, Burkhart K, Hrsg. Expertise Ellenbogen. Stuttgart: Thieme; 2016
Müller-Vahl H, Mumenthaler M, Stöhr M. Läsionen peripherer Nerven und radikuläre Syndrome. 10. Aufl. Stuttgart: Thieme; 2014

Netter FH. Farbatlanten der Medizin. Stuttgart: Thieme; 2000
Niethard FU, Pfeil J. Orthopädie. Duale Reihe. 8. Aufl. Stuttgart: Thieme; 2017
Niethard FU. Kinderorthopädie. 2. Aufl. Stuttgart: Thieme; 2009
Noback CR, Strominger NL, Demarest RJ. The Human Nervous System. 4. Aufl. Philadelphia: Lea & Febiger; 1991

O'Dey DM, Bozkurt A, Pallua N. The anterior Obturator Artery Perforator (aOAP) flap: surgical anatomy and application of a method for vulvar reconstruction. Gynecol Oncol. 2010. 119 (3): 526–30
O'Dey DM. Anatomisch-funktionelle Rekonstruktion des weiblichen Genitales nach ritueller Beschneidung. Journal für Ästhetische Chirurgie 2015; 8(4)
O'Dey DM. Complex reconstruction of the vulva following female genital mutilation/cutting. Der Urologe 2017; 56(10): 1298–1301
O'Dey DM. Vulvar Reconstruction following female genital Mutilation/Cutting (FGM/C) and other acquired Deformaties. Cham: Springer Nature Switzerland; 2019
O'Rahilly, Müller RF. Developmental Stages in Human Embryos. Carnegie Institution of Washington: Publication 637; 1987

Pape HC, Kurtz A, Silbernagl S. Physiologie. 7. Aufl. Stuttgart: Thieme; 2014
Pauwels F. Eine neue Theorie über den Einfluss mechanischer Reize auf die Differenzierung der Stützgewebe (X). Beitrag zur funktionellen Anatomie und kausalen Morphologie des Stützapparates. Z Anat Entwickl Gesch 1968; 121: 478–515
Pauwels F. Atlas zur Biomechanik der gesunden und kranken Hüfte: Prinzipien, Technik und Resultate einer kausalen Therapie. Heidelberg: Springer; 1973
Petersen W, Tillmann B. Structure and vascularization of the cruciate ligaments of the human knee joint. Z Orthop 1999; 137: 31–37
Petersen W, Zantop T. Das vordere Kreuzband – Grundlagen und aktuelle Praxis der operativen Therapie. Köln: Deutscher Ärzte-Verlag; 2009
Pette D. Das adaptive Potential des Skelettmuskels. Dtsch Z Sportmed 1999; 50: 262–271
Pette D, Staron RS. Transitions of muscle fiber phenotypic profiles. Histochem Cell Biol 2001; 115 (5): 359–379
Platzer W. Taschenatlas der Anatomie. Bd. 1. 11 Aufl. Stuttgart: Thieme; 2013
Platzer W. Atlas der topographischen Anatomie. Stuttgart: Thieme; 1982

Rauber A, Kopsch F. Anatomie des Menschen. Bd. 1–4. Stuttgart: Thieme; Bd. 1. 2. Aufl. 1997; Bde. 2 u. 3 1987; Bd. 4 1988
Reiser M, Kuhn FP, Debus J. Radiologie. Duale Reihe. 2. Aufl. Stuttgart: Thieme; 2006
Rockwood CA. Subluxations and dislocations about the shoulder. In: Rockwood CA, Green DP (eds). Fractures. Philadelphia: Lippincott; 1984: 722–985
Rohen, JW. Topographische Anatomie. 10. Aufl. Stuttgart: Schattauer; 2007
Rohen JW, Yokochi C, Lütjen-Drecoll E. Anatomie. 8. Aufl. Stuttgart: Schattauer; 2015
Romer AS, Parson TS. Vergleichende Anatomie der Wirbeltiere. 5. Aufl. Hamburg und Berlin: Paul Parey; 1983
Rudigier J. Kurzgefasste Handchirurgie. 6. überarb. Aufl. Stuttgart: Thieme; 2014

Scheldrup, EW. Tendon sheath patterns in the hand. Surg Gynec-Obestetr 1951; 93: 16–22
Schmidt HM, Lanz U. Chirurgische Anatomie der Hand. 2. Aufl. Stuttgart: Thieme; 2003
Schünke M. Funktionelle Anatomie – Topographie und Funktion des Bewegungssystems. 2. Aufl. Stuttgart: Thieme; 2014
Schumpelick V. Hernien. 5. Aufl. Stuttgart: Thieme; 2015
Silbernagl S, Despopoulos A. Taschenatlas der Physiologie. 8. Aufl. Stuttgart: Thieme; 2012
Sökeland J, Rübben H. Taschenlehrbuch Urologie. 14. Aufl. Stuttgart: Thieme; 2007
Starck D. Embryologie. 3. Aufl. Stuttgart: Thieme; 1975
Stäbler A, Ertl-Wagner B, Hrsg. Radiologie-Trainer: Bewegungsapparat. 4. Aufl. Stuttgart: Thieme; 2022
Streater GL. Developmental horizons in human embryos: age group XI, 13–20 somites and age group XII, 21–29 somites. Contrib Embryol 1942; 30: 211–245

Tossy JD, Newton CM, Sigmond HM. Acromioclavicular separations: useful and practical classification for treatment. Clin Orthop 1963; 28: 111–119

Uhthoff HK. The Embryology of the Human Locomotor System. Berlin: Springer; 1990

Vahlensieck M, Reiser M. MRT des Bewegungsapparates. 4. Aufl. Stuttgart: Thieme; 2014
Vega J, Francesc M et al. The lateral fibulotalocalcaneal ligament complex: an ankle stabilizing isometric structure. Knee Surg Sports Traumatol Arthrosc. 2020; 28(1): 8–17

Weber U, Greulich M, Sparmann M. Orthopädische Mikrochirurgie. Stuttgart: Thieme; 1993
Wiberg G. Roentgenographic and anatomic studies on the femoropatellar joint. With special reference to chondromalacia patellae. Acta Orthop Scand 1941; 12: 319–410
Wiberg G. Studies on dysplastic acetabulum and congenital subluxation of the hip joint with special reference of the complication of osteoarthritis. Acta Chir Scand 1939; 83 (Suppl. 58)
Wolpert L, Beddington R, Brockes J et al. Entwicklungsbiologie. Weinheim: Spektrum; 1999

Sachverzeichnis

Begriffe, die nicht Bestandteil der aktuellen Terminologia anatomica sind, wurden mit einem Sternchen (*) gekennzeichnet.

Halbfette Zahlen bezeichnen Seiten mit detaillierter Darstellung oder deutlicher Abbildung der gesuchten Struktur.

A

B

C

D

E

F

G

H

I

J

K

L

M

N

O

P

Q

R

S

T

U

V

PROMETHEUS PROMETHEUS PROMETHEUS PROMETHEUS PROMETHEUS **PROMETHEUS** PROMETHE
US PROMETHEUS PROMETHEUS PROMETHEUS PROMETHEUS PROMETHEUS PROMETHEUS PROM
ETHEUS PROMETHEUS PROMETHEUS PROMETHEUS PROMETHEUS PROMETHEUS PROMETHEUS P
ROMETHEUS PROMETHEUS PROMETHEUS PROMETHEUS PROMETHEUS PROMETHEUS PROMETHE
US PROMETHEUS **PROMETHEUS** PROMETHEUS PROMETHEUS PROMETHEUS PROMETHEUS PROM
ETHEUS PROMETHEUS PROMETHEUS PROMETHEUS PROMETHEUS PROMETHEUS PROMETHEUS P
ROMETHEUS PROMETHEUS PROMETHEUS **PROMETHEUS** PROMETHEUS PROMETHEUS PROMETHE
US PROMETHEUS PROMETHEUS PROMETHEUS PROMETHEUS PROMETHEUS PROMETHEUS PROM
ETHEUS PROMETHEUS PROMETHEUS PROMETHEUS PROMETHEUS PROMETHEUS PROMETHEUS P
ROMETHEUS PROMETHEUS PROMETHEUS PROMETHEUS PROMETHEUS PROMETHEUS PROMETHE
US PROMETHEUS PROMETHEUS PROMETHEUS PROMETHEUS PROMETHEUS PROMETHEUS PROM
ETHEUS PROMETHEUS PROMETHEUS PROMETHEUS PROMETHEUS PROMETHEUS PROMETHEUS P
ROMETHEUS PROMETHEUS PROMETHEUS PROMETHEUS PROMETHEUS **PROMETHEUS** PROMETHE
US **PROMETHEUS** PROMETHEUS PROMETHEUS PROMETHEUS PROMETHEUS PROMETHEUS PROM
ETHEUS PROMETHEUS PROMETHEUS PROMETHEUS PROMETHEUS PROMETHEUS PROMETHEUS P
ROMETHEUS PROMETHEUS PROMETHEUS PROMETHEUS PROMETHEUS PROMETHEUS PROMETHE
US PROMETHEUS PROMETHEUS PROMETHEUS PROMETHEUS PROMETHEUS PROMETHEUS PROM
ETHEUS PROMETHEUS PROMETHEUS PROMETHEUS PROMETHEUS PROMETHEUS PROMETHEUS P
ROMETHEUS PROMETHEUS PROMETHEUS **PROMETHEUS** PROMETHEUS PROMETHEUS PROMETHE
US PROMETHEUS PROMETHEUS PROMETHEUS PROMETHEUS PROMETHEUS PROMETHEUS PROM
ETHEUS PROMETHEUS PROMETHEUS PROMETHEUS PROMETHEUS PROMETHEUS PROMETHEUS P
ROMETHEUS PROMETHEUS PROMETHEUS PROMETHEUS PROMETHEUS PROMETHEUS PROMETHE
US PROMETHEUS PROMETHEUS PROMETHEUS PROMETHEUS PROMETHEUS PROMETHEUS PROM
ETHEUS PROMETHEUS PROMETHEUS PROMETHEUS PROMETHEUS PROMETHEUS PROMETHEUS P
ROMETHEUS PROMETHEUS PROMETHEUS PROMETHEUS PROMETHEUS PROMETHEUS PROMETHE
US PROMETHEUS PROMETHEUS PROMETHEUS PROMETHEUS PROMETHEUS PROMETHEUS PROM
ETHEUS PROMETHEUS PROMETHEUS PROMETHEUS PROMETHEUS PROMETHEUS PROMETHEUS P
ROMETHEUS PROMETHEUS PROMETHEUS PROMETHEUS PROMETHEUS **PROMETHEUS** PROMETHE
US **PROMETHEUS** PROMETHEUS PROMETHEUS PROMETHEUS PROMETHEUS PROMETHEUS PROM
ETHEUS PROMETHEUS PROMETHEUS PROMETHEUS PROMETHEUS PROMETHEUS PROMETHEUS P
ROMETHEUS PROMETHEUS PROMETHEUS PROMETHEUS PROMETHEUS PROMETHEUS PROMETHE
US PROMETHEUS PROMETHEUS PROMETHEUS PROMETHEUS PROMETHEUS PROMETHEUS PROM
ETHEUS PROMETHEUS PROMETHEUS PROMETHEUS PROMETHEUS PROMETHEUS PROMETHEUS P
ROMETHEUS PROMETHEUS PROMETHEUS PROMETHEUS PROMETHEUS PROMETHEUS PROMETHE
US PROMETHEUS PROMETHEUS PROMETHEUS **PROMETHEUS** PROMETHEUS PROMETHEUS PROM
ETHEUS PROMETHEUS PROMETHEUS PROMETHEUS PROMETHEUS PROMETHEUS PROMETHEUS P
ROMETHEUS PROMETHEUS PROMETHEUS PROMETHEUS PROMETHEUS PROMETHEUS PROMETHE